LEHRBUCH DER MILITÄRHYGIENE

BEARBEITET VON

W. ASAL · E. BAADER · F. W. BREKENFELD · E. DANIELSEN · H. v. DIRINGS-HOFEN · W. FROMME · F. FULL · S. HANDLOSER · H. HETSCH · W. HOFF-MANN · C. JAECKEL · F. JUNGBLUT · C. KERSTING · W. KITTEL · F. KLOSE F. KONRICH · E. MASCKE · W. MAUSS · B. MÖLLERS · H. MÜLLER O. MUNTSCH · G. NERLICH · W. OSTERLAND · R. OTTO · E. PASSAUER J. PELTRET · H. RAUCH · H. RUGE · W. SCHREIBER · R. SCHREINER O. SCHRÖDER · J. SCHUSTER · P. UHLENHUTH · A. WALDMANN · K. WALTHER K. WENZIG · M. WINTER · H. ZIEMANN

HERAUSGEGEBEN VON

PROF. DR. A. WALDMANN UND **PROF. DR. W. HOFFMANN**

GENERALSTABSARZT UND HEERESSANITÄTSINSPEKTEUR BERLIN

GENERALOBERARZT A.D., DIREKTOR IM HAUPTGESUNDHEITSAMT DER STADT BERLIN I.R.

MIT 174 ABBILDUNGEN UND ZAHLREICHEN TABELLEN

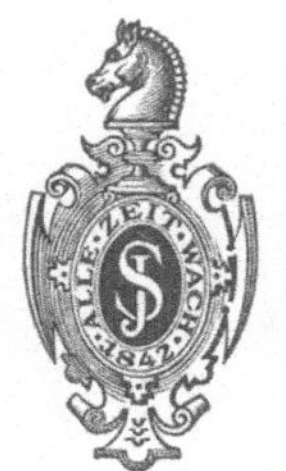

BERLIN
VERLAG VON JULIUS SPRINGER
1936

ISBN-13: 978-3-642-89332-2 e-ISBN-13: 978-3-642-91188-0
DOI: 10.1007/978-3-642-91188-0

Softcover reprint of the hardcover 1st edition 1936

DEM HERRN REICHSKRIEGSMINISTER UND
OBERBEFEHLSHABER DER WEHRMACHT

GENERALFELDMARSCHALL
v. BLOMBERG

IN EHRERBIETUNG GEWIDMET

DIE HERAUSGEBER

Vorwort.

Das fünfbändige, 1910—1912 in der Bibliothek v. COLER und v. SCHJERNING erschienene *Lehrbuch der Militärhygiene* von BISCHOFF-HOFFMANN-SCHWIENING ist seit längerer Zeit im Buchhandel nicht mehr erhältlich gewesen. Es war ein allgemein empfundenes, dringendes Bedürfnis, die militärhygienischen Erfahrungen des *Weltkrieges* und die beim *Aufbau der neuen Wehrmacht im Dritten Reich* neu ein- und durchgeführten militärhygienischen Erkenntnisse und Forderungen in einem neuen Lehrbuch zusammenzufassen. Hierbei werden die in der letzten Zeit maßgebenden Grundsätze für die Ernährung und Bekleidung der Soldaten und die allgemeine und spezielle Hygiene der Dienstverrichtungen dargestellt sowie die Erfahrungen zur Verhütung und Bekämpfung der Infektionskrankheiten — auch in den Tropen — und der nicht ansteckenden eigentlichen Militärkrankheiten. Die durch die nationalsozialistische Weltanschauung auch in der Wehrmacht in den Vordergrund getretenen Forderungen der Eugenik, die für die besonderen Leistungen der neuen Luftwaffe sich ergebende Hygiene des Luftdienstes wie die Unterseeboots- und Kriegsschiffshygiene, die hygienischen Gefahren des Gaskrieges und der Motorisierung, die Beobachtungen bei sportlicher Schulung und bei Wettkämpfen werden weitgehend berücksichtigt.

Die Abhandlungen über die militärischen Unterkünfte des gesunden wie des kranken Soldaten bringen die neuzeitlichen Bauforderungen, die durch zahlreiche, wirkungsvolle Pläne und Abbildungen besonders der zum Teil erst eben fertiggestellten Lazarette und Kasernen erläutert werden.

Die für die Wehrmacht und den Reichsarbeitsdienst außerordentlich bedeutungsvollen Musterungs- und Aushebungsergebnisse im Vergleich zu denen in der Vorkriegs-, Kriegs- und Nachkriegszeit, auch die soeben veröffentlichten aus *1935*, sind durch eine große Reihe von statistischen Tabellen und Kurven veranschaulicht; diese besonders in bevölkerungspolitischem Sinne wertvollen Schilderungen werden auch in Kreisen außerhalb der Ärzteschaft Beachtung finden. Der vielseitig interessanten, auf amtlichem Material sich aufbauenden Militärsanitätsstatistik ist ein besonderer Abschnitt von größerem Umfang gewidmet, da es bekannt ist, daß diesen die Vorkriegs-, Kriegs- und die Nachkriegszeit umfassenden statistischen Überblicken, Vergleichen und kritischen Wertungen militärische und nichtmilitärische Kreise des In- und Auslandes reges Interesse entgegenbringen. In der Abhandlung über Heeresergänzung und Rekrutierung sind die erst aus dem März *1936* stammenden Verfügungen noch während der Drucklegung hineingearbeitet worden, wie auch soeben bekannt gewordene Angaben über die Ergebnisse der Malariabekämpfung während des italienisch-abessinischen Feldzuges. Die Herausgeber haben es für ihre Pflicht gehalten, die tatsächlichen Fortschritte auf dem Gebiet der Militärhygiene aus der letzten Zeit, die so reich an Beobachtungen, Ansichten und Forderungen ist, noch zu verwerten.

Der Kreis der *Mitarbeiter* setzt sich aus auf den einzelnen Sondergebieten besonders erfahrenen aktiven und früheren Sanitätsoffizieren des Heeres, der Kriegsmarine und der Luftwaffe zusammen. Das Bestreben, das neue Lehrbuch der Militärhygiene in *einem* Band erscheinen zu lassen, veranlaßte, auf eine klare und knappe Darstellung Wert zu legen und Wiederholungen durch zahlreiche Hinweise auf benachbarte Gebiete zu vermeiden. Nur in den wissenschaftlichen Abhandlungen über die körperlichen Arbeitsleistungen und ihre Auswirkungen auf Wärmeregulierung, Stoffumsatz usw. haben die Herausgeber bewußt einen milderen Standpunkt eingenommen, um das Verständnis dieser nicht ganz einfachen Körpervorgänge in verschiedenen Kapiteln zu erleichtern.

Das *Lehrbuch der Militärhygiene* hat den Zweck, ein zuverlässiger Berater für die Angehörigen des Sanitätskorps des Heeres, der Kriegsmarine und der Luftwaffe zu sein; es wendet sich aber in gleicher Weise an die deutsche Ärzteschaft, die als Ärzte des Beurlaubtenstandes sich Kenntnis von den im Interesse der Schlagfertigkeit unserer Wehrmacht dringend erforderlichen militärhygienischen Forderungen des gesamten militärischen Lebens verschaffen wollen und müssen, und an die Ärzte des Reichsarbeitsdienstes, der SA., der SS., der NSKK., der HJ., welche die ihnen anvertrauten Volksgenossen in gleicher oder ähnlicher Weise hygienisch zu betreuen haben. Nicht zuletzt soll aber das Lehrbuch dem ärztlichen Nachwuchs die Grundlage abgeben, auf der sich die akademische Jugend rechtzeitig diejenigen hygienischen Kenntnisse aneignen kann, durch die sie befähigt wird, die Wehrmacht und damit das deutsche Volk vor gesundheitlichen Schäden zu bewahren. Die Leistung der deutschen Ärzte im Weltkrieg ist ein Ehrenmal für alle Zeiten, das Nachfolge heischt.

Besonderen Dank sprechen die Herausgeber dem Verlage aus; er hat die Herausgabe dieses neuen Lehrbuches der Militärhygiene in dem vorliegenden Umfang freudig übernommen und durch die Aufnahme der zahlreichen Abbildungen, Tabellen und Kurven zum leichteren Verständnis beigetragen.

Berlin, im Mai 1936.

WALDMANN. HOFFMANN.

Inhaltsverzeichnis.

Zweiter Abschnitt.

Bauhygiene.

Dritter Abschnitt.

Diensthygiene.

Vierter Abschnitt.

Infektionskrankheiten.

Fünfter Abschnitt.

Nichtinfektiöse Krankheiten.

Sechster Abschnitt.

Militärsanitätsstatistik.

Abkürzungen der wichtigsten Dienstvorschriften.

B.A.	Reichswehrsanitätsvorschrift, Teil 8: Ärztliche Berichtsanweisung.
Bauv.O.	Bauverwaltungsordnung für das Heer.
D.A.Df.	Dienstanweisung für Beurteilung der Dienstfähigkeit für das Heer.
F.S.O.	Friedenssanitätsordnung.
G.G.	Garnisongebäudeordnung.
G.S.V.	Gasschutzvorschrift.
H.A.O.	Heeresanzugsordnung.
H.E.B.	Heeresergänzungsbestimmungen.
Kch.V.	Küchenvorschrift.
K.S.O.	Kriegssanitätsordnung.
Kt.O.	Krankenträgerordnung.
M.B.	Militärbauordnung.
Rw.San.V.	Reichswehrsanitätsvorschrift.
U.f.S.	Unterrichtsbuch für Sanitäts-Mannschaften.
V.Bkl.	Vorschrift für die Bekleidungswirtschaft im Frieden.
Verpfl.V.	Verpflegungsvorschrift.
V.U.Wm.	Vorschrift über militärärztliche Untersuchungen der Wehrmacht.
Wm.San.V.	Wehrmachtsanitätsvorschrift.

Einführung.

Militärhygiene im Frieden und Krieg.

Von A. **Waldmann**-Berlin.

Bedeutet Hygiene das Erforschen und Auswerten der Wechselwirkungen zwischen Mensch und Umwelt, so begrenzt das Wort „Militär" den Begriff Mensch auf den wehrhaften Mann, den Soldaten, andererseits die „Umwelt" auf die dem Truppenkörper eigenartigen Einwirkungen auf den Soldaten.

Deutsche Denkungsart sieht in der deutschen Wehrmacht nicht allein den Weg zum Wehrbarmachen eines Volks für den Krieg, sondern in erster Linie die *hohe Schule* des Gesamtvolks für den *mutvoll durchzustehenden Lebenskampf*, „für den es keinen Frieden gibt, solange ein Lebewesen sein eigenes Leben behaupten, seine Kräfte entfalten und gebrauchen und neues artähnliches Leben erzeugen will" (M. v. Gruber).

Lebenskampf ist aber *Auseinandersetzung* mit der *Umwelt*; somit obliegt der Militärhygiene nicht nur das Schützen und Fördern des wehrhaften Volksteiles, sondern sie deckt sich mit dem Ziel der Gesamthygiene: bestmögliche Erhaltungs- und Entwicklungsbedingungen zu schaffen und so die Widerstandskraft, Tüchtigkeit und Leistungsfähigkeit des Menschen zu erhalten und zu fördern; im ganzen: den harmonischen Ablauf der Lebensvorgänge = Gesundheit in Obhut zu nehmen und zu sichern.

Das „Wie" dieses Ablaufs ist erstens abhängig von der Innenbeschaffenheit, „der Konstitution", des Menschen, also seinen Fähigkeiten und Mängeln, die er als Einzelwesen und Glied seiner Volksart von den Ahnen überkommen hat und zum zweiten von den Eigenschaften und Kräften seiner besonderen Umwelt, hier also des Wehrmachtlebens.

Enges Zusammenleben vieler jugendlicher Männer, Loslösen von Familie, Beruf, Arbeitskameraden und Frauenwelt, stärkste körperliche Inanspruchnahme für das Waffenhandwerk, Umstellung von Erwerbsinteressen, Lebensgenüssen, von Spiel und Sport auf kargen Lohn, Entsagen und straff geregelte Zeitverwendung, Verzicht auf Eigenwillen, Unterordnung und Gehorsam ohne Prüfung der Motive, entschlossenes selbstsicheres Einsetzen für ideale Werte, immer den kategorischen Imperativ der Pflichterfüllung und vorbildlicher Lebensführung vor sich, all diese Kräfte der soldatischen Umwelt und insbesondere ihr Gemeinschaftsgeist, der nur nach Leistung und Persönlichkeit, nicht aber nach sozialer und beruflicher Lebensführung fragt, regeln, fördern und stimmen ab nach dem Maßstab: *„Was fördert die militärische Leistung?"* Hier ist die engere Aufgabe der Militärhygiene *im Frieden* eingebaut. Mag auch heute die seelische Umformung durch die vormilitärische Erziehung in Organisationen der nationalsozialistischen Bewegung weniger übergangslos einsetzen. Die seelische Hygiene hat trotzdem ein weites Feld. Sie soll im Wehrpflichtigen Heimatgefühl für seine militärische Umwelt wecken; sie pflanzt in ihn die Überzeugung, daß er bei seinem Führer und seinem Truppenarzt Schutz und Förderung im Dienst, Lebensfreude in der Freizeit, kameradschaftliche Verbundenheit auch über die Dienstzeit hinaus selbst in körperlicher und seelischer Not findet.

Indes aufs stärkste stimmt die *körperliche* Höchstinanspruchnahme um. Grundlegend bleibt dabei die Erforschung der physischen Lebensbedingungen, nicht zuletzt auch auf dem Weg *experimenteller Naturforschung*, wenn nicht die Zeiten der Redensarten und des Spekulierens wiederkommen sollen.

Die daraus gewonnenen hygienischen Gesetze und Regeln für den Soldaten sind aber auch wesentlich beeinflußt von militärischen Zielen, von der Art der Durchführung des Dienstes, von der Technik, von klimatischen Bedingungen und vom Körperzustand des Wehrdienstleistenden. Die Militärhygiene wertet dabei alle Forschungsergebnisse der allgemeinen Hygiene aus und gibt so ihrerseits wieder Anregungen für die Förderung der Gesundheit und der Leistung des Gesamtvolkes, nicht nur für die Gegenwart, sondern auch für kommende Geschlechter. Damit arbeitet sie mit an dem Endziel der Hygiene, sich nicht bloß um das Einzelindividuum, die einzelne Generation zu kümmern, sondern die Gesundheit fortdauernd den kommenden Generationen weiterzugeben. Indem sie so das gesunde Leben des Keimplasmas und damit zahlreiche, gesunde Nachkommenschaft sichert, verbürgt sie das ewige Leben eines Volkes.

Deckt sich somit, im großen gesehen, die Militärhygiene in ihren Friedensaufgaben mit der Allgemeinhygiene, so erzeugen doch die besonderen militärischen Lebens- und Arbeitsbedingungen auch neue Zielsetzungen, die insbesondere in der Untergliederung der Wehrmacht in Waffengattungen mit ihren unterschiedlichen Aufgaben wurzeln.

Die Hygiene des militärischen Dienstes ist bestimmt durch die Erfahrung am jungen Wehrpflichtigen *(Rekruten)* und durch die Auswertung der Leistungsbreite des *trainierten* Soldaten.

Den Weg, Höchstleistungen zu schaffen und zu erhalten, zeigen neben klinischen Untersuchungen die experimentellen Prüfungen des Stoffwechsels und seiner Beeinflussung durch Arbeit des unbelasteten und belasteten Körpers, durch seelische Antriebe und Hemmungen, durch Klima (Tropen), durch Ernährung und Bekleidung und im besonderen durch die nach Waffengattungen wechselnden physikalisch-technischen Sondereinwirkungen (Luftdruck, Luftzusammensetzung, Bewegungsgeschwindigkeit mit und ohne Beschleunigung, Licht, Schall, Hitze, Erschütterung).

Die Luftwaffe und die Marine hat nach ihrem Dienstbetrieb besondere hygienische Fragen wie verminderter Luftdruck, Sauerstoffmangel, Fallbeschleunigung, Lichtwirkung, Kälte- und Hitzewirkung, Tropenkrankheiten und Detonationswirkung in geschlossenem Raum; für letztere hat auch die Festungshygiene Interesse.

Der menschliche Geist erfand dazu Maßnahmen, vorwiegend hygienischer Art, die daraus entstehende mögliche Schäden verhindern oder ausgleichen können.

Die Unterkunft des *gesunden* Soldaten ist im ganzen bestimmt durch die Normen der Massenbeherbergung nach Luftraum, Reinigungsmöglichkeiten, Wasser- und Abfallversorgung und Beheizung. Aber die erhöhte Körperarbeit im Waffenhandwerk, die Folgen der Technisierung, die Art der Ausbildungsstätten (wie Exerzierplatz, Exerzierhaus, Reithaus, Schwimmanstalten, Truppenübungsplatz, Werkstätten, Maschinenraum), weiter Garagen und Lagerräume für Ausrüstungen erzwingen besondere gesundheitliche Maßnahmen, gegründet auf langjährige praktische Erfahrung und sorgsame Untersuchungen. Stand der Technik (zentrale Beheizung, Beleuchtung, Abfallbeseitigung), Zwang zur Bedürfnislosigkeit (enger Wohnraum, gemeinsame Nebenräume, einfachste Ausstattung) müssen Ausgleich suchen.

Die Unterkunft des *kranken* Soldaten schließt sich an die Bauregeln des Zivilkrankenhauses. Aber die zahlreichen, aus dem Alltagsdienst entstehenden leichten äußeren und inneren Erkrankungen erzwingen schon eine Sonderkrankenunterkunft in der Kaserne selbst (Revier), das im Betriebe etwa der Krankenstube der Familie entspricht, sonst aber alle notwendigen Krankenpflegemittel planmäßig besitzt. Andererseits stehen die Lazarettbauten unter dem bestimmenden Einfluß fortschreitender, ärztlich-wissenschaftlicher Erkenntnisse und der Technik.

Als die ersten, wenn auch noch lückenhaften Kenntnisse über die Ursachen der Seuchen erworben waren, erkannte man die Schäden der geschlossenen, engen Korridor-Krankenhausbauten und ging aus Isolierungsgründen zum weitläufigen Pavillonsystem über. Heute, da wir die Entstehung der Seuchen und ihren Ablauf im wesentlichen beherrschen, können wir das wirtschaftlich unerwünschte und für die Krankenversorgung ungünstige Pavillonsystem als übergroße Vorsichtsmaßnahme verlassen und zu geschlossenem Krankenhausbau in mehreren Stockwerken — aber nicht als Hochhaus — zurückkehren. Denn er ist vervollkommnet durch technische Einrichtungen, die die im Volksbewußtsein erfühlten, in experimenteller Laboratoriumsarbeit aufgeschlossenen natürlichen Heilkräfte (Luft, Licht, Wasser) heranziehen und andererseits die möglichen Schäden einer fabrikmäßig wirkenden „Krankenreparaturanstalt" vermeidet. (Strenge Trennung der eigentlichen Krankenunterkunft mit Wohn- und Heimeigenschaft von den Verwaltungs-, Verpflegungs- und technisch-maschinellen Behandlungsanlagen.)

Die Eigenart der militärischen Organisation erlaubt auch, Kranke und Genesende in geschlossenen Anstalten in Obhut zu nehmen, die in der Gesamtbevölkerung ambulant behandelt werden (z. B. Geschlechtskranke, leichtkranke, geschlossen Tuberkulöse, Keimträger, Hautmykosen). Das erfordert bestimmte für die Wehrmachtlazarette charakteristische Einrichtungen (z. B. Sondereßgeschirr, Sondernebenräume, Genesungsheime und in Abteilungen für Geschlechtskranke den sog. Spritzraum). Mit diesen Maßnahmen leistet die Militärmedizin einen wesentlichen hygienischen Beitrag für die Volksgesundheit.

Die *Bekleidung* und *Ausrüstung* richtet sich im Grundmaterial nach den durch Erfahrung, Sitte, Gewohnheit und wissenschaftliches Experiment erworbenen, gesundheitlichen Gesichtspunkten. Allein die der Wehrmacht eigene körperliche Inanspruchnahme, der Zwang, eine für *alle* Klimawirkungen brauchbare Bekleidung zu schaffen, die teilweise auch gegen äußere Einwirkungen schützen soll (Stahlhelm, Gasmaske, besondere Schutzkleidung), ferner bestimmten Bedürfnissen einzelner Waffengattungen gerecht werden muß (Kraftfahrer, Tankbesatzung, Flugdienst, Matrosendienst), die außergewöhnlich starke Belastung des Soldaten durch seine Ausrüstung führen zu Sondermaßnahmen (Art und Farbe des Materials, Zusammensetzung und Schnitt der Uniform, besondere Tragevorrichtungen, Formung des Arbeitsgeräts [Spaten u. dgl.]). Das neuzeitliche Gaskampfmittel zwingt zur Schaffung von der Wehrmachtbekleidung und -ausrüstung angepaßten Schutz- und Entgiftungsgeräten, die ihre Brauchbarkeit auf experimentelle, hygienische Untersuchungen stützen.

Die *Verpflegung,* die Grundlage jeder Körperarbeit, fußt auf Erfahrung, Volkssitte und physiologischen Grundsätzen, die für Schwerarbeiterernährung erprobt sind. Indes, die verschieden starke Beanspruchung des Körpers in der Wehrmacht wird z. B. bei einem mehr geistige Arbeit leistenden Generalstäbler oder einem Funker, die quantitativ massige, Kohlehydrate bevorzugende Nahrung des schwerarbeitenden Infanteristen oder Pioniers vermeiden und dafür eine eiweißreichere und deshalb mengenmäßig leichter zu ertragende Kost, einer bewegungsarmen Arbeit angepaßt, fordern. Der Flieger kann in hohen Luftschichten gärungsfähige Nahrungsmittel schlecht ertragen und ähnlich der im Unterseeboot wechselndem Atmosphärendruck ausgesetzte Matrose. Die Wirkung von Belebungsmitteln, der Einsatz rasch kraftspendender Zuckerarten oder nachhaltiger Fettkost, die Art der Nahrungszubereitung sind Fragen, die erst nach Klärung in hygienischen Laboratorien zunächst an einer Versuchstruppe und dann in bindenden Vorschriften für die Allgemeinheit praktisch verwertbar werden.

Jede Massenversorgung fordert statistische Bearbeitung, wenn ihre Erfahrungen auswertbar sein sollen. So ermöglicht die Statistik der *Rekrutierung* auf dem Grundsatz der Allgemeinen Wehrpflicht den Stand der Volksgesundheit weitgehend zu erfassen und Anregungen zu geben. Dies ist ein besonders wichtiges Gebiet der hier wieder Volkshygiene werdenden Militärhygiene. Ihre Ergebnisse im Verein mit einer gut durchdachten Sanitätsstatistik geben die Grundlage auch für staatliche Betreuung der Gesunden und Verhütung von Schäden.

Die für die Krankenbehandlung grundlegenden Gesetze der *Entkeimung* und die *Schutzimpfung* z. B. gegen Starrkrampf, die uns die bakteriologische Forschung schenkte und damit wesentliche Verluste durch Wundinfektion, die Geißel der Verwundetenbehandlung in der vorbakteriologischen Zeit, vermeiden lehrte, sind in eingehender experimenteller Arbeit in militärhygienischen Laboratorien in der Nachkriegszeit auf neue, unbedingt sichere Grundlage gestellt worden. Heute richten sich auch die Entkeimungsanlagen der Zivilkrankenhäuser danach. Für die Kriegs-Sanitätsausrüstung sind diese Nachkriegsarbeiten bindend.

Scharfe Trennung der hygienischen Aufgaben nach Krieg und Frieden ist nicht möglich. *Vorbereitende* Maßnahmen im Frieden werden im Krieg in die *Tat* umgesetzt. Daß die systematische Durcharbeitung der Schutzimpfung gegen die Kriegsseuchen ein Hauptgebiet erfolgreicher Militärhygiene ist, bewies der Weltkrieg und 1935/36 die italienische Armee im abessinischen Feldzug. Die besonderen Anforderungen des *Kriegszustandes* an den Menschen bedingen aber zusätzliche oder geänderte Aufgaben.

Der große Maßstab der im Krieg nötigen Seuchenschutzimpfung, die straffe Zentralisierung der Verpflegung mit der Feldküche, die nicht nur gute, ausreichende Ernährung, sondern auch hygienische Fürsorge durch Abwehr von Nahrungsmittelvergiftungen leistet, stellen z. B. zusätzliche Aufgaben hygienischer Art dar.

Der erhöhte Kraftaufwand im Krieg verlangt Zusatznahrung. Das Ausmaß gibt die physiologisch-hygienische Messung dieses Mehraufwands an Arbeit. Das Fehlen festen Wohnsitzes, das damit verknüpfte Freiluftleben wecken die Bedingungen des Nomadenlebens. Biwak, Zeltbau, Erdhütte, Unterstand, sichere Abfallstoffbeseitigung ohne zentrale technische Anlagen, einwandfreie Wasserversorgung aus vielen nicht überwachbaren Bezugsquellen fordern klare und einfache, oft behelfsmäßige hygienische Weisungen und Geräte (z. B. besonders Zeltmaterial, Lüftungsapparate, bewegliche Heizkörper, tragbare Trinkwasserfilter, Abkochen des Wassers).

Das im Krieg oft schwer erfüllbare Bedürfnis, den Körper zu reinigen, der dem Krieg eigentümliche Befall mit Parasiten (Kleiderlaus u. dgl.) fordern sinnreich erdachte Apparate (Bade- und Entlausungsanlagen); der Gaskampf zwingt zum Einbau von Entgiftungsverfahren in diese Geräte.

Andererseits ertüchtigt die primitive Lebensführung im Felde die Widerstandskraft des domestizierten, verweichlichten Menschen und steckt so die gesundheitlich noch tragbaren Grenzen ab für die körperliche Schulung der Jugend des Dritten Reichs.

Weil die Kriegsanforderungen an den Menschen in weiten Grenzen schwanken, braucht die Kriegshygiene nur ein Minimum an hygienischen Notwendigkeiten fordern.

„Der menschliche Körper ist nicht eine starre, mühsam ersonnene und knapp gerade dem Bedarf genügende Maschine, die stets aufs sorgfältigste geputzt, geölt und nachgebessert werden muß, soll sie nicht allmählich stehen bleiben. Er ist ein unendlich vollkommenes Werk, voll Dehnbarkeit, Elastizität und Anpassungsfähigkeit."

Im Krieg aber bewährt sich diese Eigenschaft besonders. Sie schafft mit Hilfe der Hygiene das Gleichgewicht zwischen Soldat und Kriegsumwelt.

Jede hygienische Vorschrift wird aber versagen, steht nicht hinter ihr Manneszucht, Ordnung und die straffe Disziplin machtvoller Führung.

Deshalb ist die Führung der militärhygienischen Aufgaben von der Wehrmachtführung hygienisch geschulten Sanitätsoffizieren mit eigenem hygienisch-bakteriologischem Rüstzeug (Laboratorium und Hilfskräfte) überantwortet. Sie betreuen, gestützt auf die Befehlsgewalt der Wehrmachtführung, im Frieden als *Korpshygieniker* beim Korpsarzt ihren Korpsbereich und im Kriege als *beratende Hygieniker*, als Organe der Armeeärzte oder der stellv. Korpsärzte des rückwärtigen Gebiets, die Feldtruppe und die wehrkraftspendende Heimat.

Erster Abschnitt.

Luft, Wärmeregelung, Ernährung.

A. Luft.

Von O. MUNTSCH-Berlin.

Mit 16 Abbildungen.

Die Luft ist des Menschen Freund, sie vermittelt ihm den lebenswichtigen Sauerstoff. Sie ist ebenso des Menschen Feind; denn grobe Veränderungen ihrer Zusammensetzung oder Beimischungen fremder Bestandteile können schwerste gesundheitliche Störungen herbeiführen. Die Reinhaltung der natürlichen Luft, die Erkennung, Verhütung und Behebung von Gefahren aller Art, die durch sie für Mensch und Tier entstehen, ist daher eine wichtige Aufgabe der Hygiene. Der Soldat ist solchen Gefahren nicht nur allgemein wie jeder Mensch ausgesetzt, sondern der *militärische Dienst* in Krieg und Frieden bringt oft eine besondere Gefährdung mit sich, z. B. durch den *Gaskrieg*.

I. Die Zusammensetzung der Luft.

Die uns umgebende Luftschicht bezeichnen wir bis zu einem Abstand von etwa 10 km von der Erde als *Troposphäre*. In ihr spielen sich die Witterungserscheinungen ab. Infolge ihrer fortwährenden Durchmischung (Wind) besitzt sie eine annähernd gleichmäßige chemische Beschaffenheit. Der mittlere Gehalt an *Sauerstoff* der nicht verunreinigten Luft beträgt hier 20,7 Vol.-% (etwa 23 Gew.-%), der Gehalt an Stickstoff 78,8 Vol.-%, in letzterem etwa 0,94 Vol.-% Argon. Daneben finden sich Spuren von Ozon, Wasserstoffsuperoxyd, Helium, Krypton, Neon, Xenon sowie Gase, die auf der Erde entstehen, wie Kohlensäure (0,03 Vol.-%), schweflige Säure, Ammoniak u. a., endlich noch Wasserdampf (0,46 Vol.-%). Die Höhe der darüberlagernden Schicht, der *Stratosphäre*, ist nicht konstant, sondern schwankt je nach Hoch- und Tiefdruckgebieten zwischen 13 und 9 km. Dort erhalten die Gase die nötige Ruhe, um sich nach ihrem Molekulargewicht anzuordnen. In etwa 10 km Höhe Erdabstand beginnt der Aufbau der Atmosphäre nach dem DALTONschen Gesetz. Der Sauerstoffanteil der Luft tritt gegenüber dem Stickstoffanteil mehr und mehr zurück, so daß von etwa 60 km Höhe an von einer *Stickstoffatmosphäre* gesprochen werden kann. Darüber schichtet sich noch eine *Wasserstoffatmosphäre* und zuletzt eine Zone, die ein noch leichteres Gas als Wasserstoff (Coronium) enthält.

Die *Luftfeuchtigkeit*, d. h. der Gehalt der Luft an Wasserdampf ist eine das Wohlbefinden des Menschen stark beeinflussende Größe. Da der Wasserdampf vorzugsweise als metereologisch-klimatischer Faktor zu berücksichtigen ist, wird er in Zusammenhang mit anderen physikalischen Vorgängen (Temperatur, Barometerstand usw. S. 31f.) behandelt.

Als physiologischer Hauptfaktor bei der Beurteilung aller der Luft beigemischten Gase und Dämpfe muß das von einem Menschen eingeatmete

Volumen Luft zugrunde gelegt werden. Es schwankt mit jeder Veränderung der Körpertätigkeit, wie Ruhe, Marsch, Lauf, Arbeit. Bei allen diesen Bedingungen atmet der Mensch in der Minute jedesmal eine ganz bestimmte Zahl von Litern Luft ein. Diese in der Minute ein- und ausgeatmete Menge Luft wird als *Atemvolumen* (Minutenvolumen) bezeichnet.

Über den Sauerstoffbedarf, die Kohlensäureentwicklung und das Atemvolumen bei verschiedener Tätigkeit gibt nachstehende Tabelle (nach HALDANE) Auskunft:

Mann von 70 kg Gewicht bei 0° C und 720 mm Druck	km/1 Stunde	Sauerstoff-verbrauch l/mm	Kohlensäure-entwicklung l/mm	Verbrauch an Atemluft l/mm	Atemzüge je Minute
im Bett ruhend .	—	0,24	0,2	7,7	16,8
stehend	—	0,23	0,26	10,4	17,1
gehend	3,1	0,8	0,7	28,6	14,7
„	6,4	1,6	1,4	37,3	18,2
laufend	8,0	2,5	2,4	60,9	19,5

In der Klinik pflegt man die *Zahl der Atemzüge* in der *Minute* zu zählen und sie zusammen mit Temperatur und Puls aufzuzeichnen. Dieser Brauch zeigt ein mangelndes Verständnis für die Bedeutung der *Atemgröße*. Nur wenn jene Zahlen gleichzeitig durch Angabe des mittleren Volumens der Atemzüge ergänzt werden, wird die Atemtätigkeit richtig gemessen. Was wir wissen müssen, das ist die *Anzahl von Litern Luft,* die der Patient in 1 Minute einatmet (HAGGARD-HENDERSON).

Im Durchschnitt atmet der Mensch mit jedem Atemzuge etwa einen halben Liter Luft ein. Bei normalerweise in der Minute erfolgenden 16 Atemzügen beträgt demnach das aufgenommene Luftquantum ungefähr 8 Liter in der Minute.

Die ausgeatmete Luft enthält etwa 79,2% Stickstoff, 15,4% Sauerstoff und 4,4% Kohlensäure. Sie ist außerdem mit Wasserdampf gesättigt.

a) Der Sauerstoff (O_2). Da der Sauerstoffgehalt der Luft nur unwesentlichen Schwankungen unterworfen ist, kommt es im *Freien* nicht zu hygienisch bedeutsamen Veränderungen. In geschlossenen Räumen, in schlecht belüfteten Höhlen, *Unterständen, Kasematten, Panzertürmen* usw. kann der Sauerstoffgehalt erheblich vermindert werden durch die Respiration dort tätiger Lebewesen, durch Beleuchtungsapparate, durch Sprenggase sowie durch Entstehung von Kohlensäure und Grubengasen.

In *Sappeur-* und *Minenstollen* sind im Kriege für Pioniere oft Gesundheitsstörungen aufgetreten. Die sog. Minenkrankheit dürfte jedoch mehr auf die gleichzeitige starke Entwicklung von Kohlensäure und Wasserdampf sowie auf Entwärmungsvorgänge als auf Sauerstoffmangel zurückzuführen sein.

Der Mensch braucht durchaus nicht die 21% Sauerstoff, die sich normalerweise in der Atmosphäre befinden, zur Atmung. Bei einem Gehalt von 13—14% O_2 ist die Atmung immerhin einige Tage, bei 10—11% noch 1—2 Stunden, bei 7—8% einige Minuten möglich. Diese Werte gelten jedoch nur für den ruhenden Menschen (KAISER). Bei einem Gehalt von 12% wird die Atmung schon sehr tief, bei 5—6% tritt *Bewußtlosigkeit* ein, nach einiger Zeit der *Tod.* Wenn auch auf Grund von Versuchen feststeht, daß vorübergehend ein Sauerstoffgehalt von 11% vom ruhenden Menschen ertragen wird, erscheint es doch notwendig, in Räumen, in denen Menschen längere Zeit atmen müssen, den Sauerstoffgehalt nicht unter 14—15% sinken zu lassen. Die untere ertragbare Grenze ist individuell verschieden, sie hängt ab von der Konstitution, dem Gesundheitszustand und der Tätigkeit des Einzelnen (WIRTH-MUNTSCH).

Tödliche Vergiftungen durch Einatmung von reinem Sauerstoff auf die Dauer von mehreren Tagen sind am Tiere beobachtet. Auch die Einatmung von reinem Sauerstoff unter höherem Drucke führt schon nach kurzer Zeit zu gesundheitlichen Störungen wie Krämpfen usw. Da bei der therapeutischen Sauerstoffinhalation mit den üblichen *Einatmungsgeräten* niemals reiner, d. h. unverdünnter Sauerstoff unter höherem Drucke viele Stunden lang ohne Unterbrechung eingeatmet wird, sind hiebei Schädigungen nicht zu befürchten.

Gewöhnlich gelangen nur 40—50% Sauerstoff enthaltende Mischungen in die Lungen (LOEWY und MEYER). Infolge der raschen Sättigung des Blutes und der Lungen mit Sauerstoff soll man schon aus Gründen der Sauerstoffersparnis eine Sauerstoffinhalation nicht stundenlang ununterbrochen fortsetzen (MUNTSCH).

b) Der Stickstoff (N). Der Stickstoff stellt ein für den Menschen vollkommen indifferentes Gas dar, das nur als Verdünnungsmittel für den Sauerstoff und die übrigen Gase in Betracht kommt. Er verursacht Asphyxie durch Sperrung der Sauerstoffzufuhr zu den Lungen, ohne daß er etwa selbst in erheblicherem Maße vom Blute absorbiert wird. Zur Ausübung einer erkennbaren Wirkung muß er daher in beträchtlicher Menge vorhanden sein. Zur Verdrängung von soviel Sauerstoff aus der Atmungsluft, daß nennenswerte Erscheinungen von Anoxämie auftreten, müssen 33% Stickgase in der Mischung von Luft und Gas vorhanden sein. In gleichem Sinne wie Stickstoff wirken Wasserstoff, Helium, Methan, Äthan u. a.

c) Die Kohlensäure (CO_2). Kohlensäure, besser als Kohlendioxyd bezeichnet, ist ein farbloses, geruchloses Gas vom Litergewicht 1,83 g. Hierdurch wird bedingt, daß sich Kohlensäure stets an den tiefsten Punkten von Räumen ansammelt und daß deshalb beim Betreten von Gärkellern, Brunnenschächten, Silos usw. Vorsicht geboten ist.

Als Quellen der atmosphärischen Kohlensäure sind zu nennen: Die Atmung von Mensch und Tier, Fäulnis- und Verwesungsprozesse, Verbrennungsvorgänge (Heizung, Beleuchtung), unterirdische Ansammlungen, die sich dann nach Bergwerken (matte Wetter) öffnen oder durch Vulkane und Erdspalten ausströmen. Im Freien beträgt der Kohlensäuregehalt der Luft im Mittel 0,3 ‰, in großen Städten um ein geringes mehr. Die enorm hohen produzierten Mengen von Kohlensäure werden durch die Tätigkeit der chlorophyllhaltigen Pflanzen, die sie zu ihrem Aufbau benötigen, und durch Niederschläge (enthalten 2 ccm CO_2 durchschnittlich im Liter) wieder fortgeschafft. Weit höher, bis zu 1,2 bis 10 ‰ kann der Kohlensäuregehalt innerhalb von Wohnräumen steigen, wo Menschen und Leuchtmaterialien viel CO_2 liefern, ohne daß durch Luftbewegungen ein Ausgleich wie im Freien stattfindet. Beträgt die Raumgröße b cbm, wird eine Kohlendioxydproduktion je Mann und je Minute von 0,5 Liter CO_2 angenommen, so steigt der CO_2-Gehalt des Raumes, wenn keine Lüftung angenommen wird, bei einer Belegung von a Mann nach x Minuten auf 3% CO_2 an, was allgemein noch als erträglich gilt. $x = \frac{20 \cdot b \cdot 3}{a}$ min. Nach BELLI und OLIVI kann der Kohlensäuregehalt von 3,7%, wie sie ihn in *Unterseebooten* (S. 377) und in Taucherapparaten ermittelten, stundenlang ohne wesentliche Störung ertragen werden. In *Atemschutzgeräten* soll der Kohlensäuregehalt nicht über 2% ansteigen (WIRTH-MUNTSCH).

Bei einem Kohlensäuregehalt von etwa 4% treten neben örtlichen Reizsymptomen (Hautrötung, Wärmegefühl, Schweißausbruch, Augen-, Nasen-, Rachenreiz) Druckgefühl im Kopf auf, Kopfschmerzen, Ohrensausen, Herzklopfen, psychische Erregung, Verlangsamung des Pulses, Schwindel, Ohnmacht, seltener Erbrechen. Von 6% an (etwa 108 mg/l) macht sich die Vermehrung der Atmung subjektiv bemerkbar, bei 8% (etwa 144 mg/l) äußert sie sich als hochgradige Dyspnoe (FLURY-ZERNIK). Bei 10% Bewußtlosigkeit, Tod durch Atemstillstand bei schlagendem Herzen unter Cyanose. Die Wirkung des Kohlendioxydgehaltes der Luft ist für den Menschen viel einschneidender, wenn Sauerstoff fehlt und Kohlenoxyd anwesend ist. Allgemein gilt: Der DECKERTsche Wert

$$G = \frac{\%\,CO_2 \cdot \%\,CO \cdot 500}{\%\,O_2}$$

soll für längere Zeit nie über 1 liegen.

In Wohnräumen wirkt auf das menschliche Allgemeinbefinden ungünstiger als die entstehende Kohlensäure ein: Die Temperaturerhöhung, der steigende Wasserdampfgehalt und die menschlichen Ausdünstungen. Da die Kohlensäure mit diesen schädigenden Einflüssen parallel geht, so liefert sie einen Maßstab für die Luftbeschaffenheit, zumal sie objektiv mittels einfacher Methoden meßbar ist. Pettenkofer benennt als Grenzzahl für „gute Luft“ in Wohnräumen einen Kohlensäuregehalt von 1‰.

Eine Resorption des Kohlendioxydgases durch die Haut wurde von Schwenkenbecher nachgewiesen. Dadurch dürfte die Wirkung von Kohlensäurebädern erklärt sein.

Nachweis. Brennende Kerzen, Öl- oder Benzinlampen erlöschen, wenn die betreffende Atmosphäre etwa 10% Kohlendioxyd enthält. Diese Probe darf nur vorgenommen werden, wenn mit Sicherheit das Vorhandensein eines anderen brennbaren Gases (Leuchtgas, Methan u. a.) auszuschließen ist.

Therapie bei Vergiftungsfällen: Künstliche Atmung. Sauerstoffzufuhr. In schweren Fällen Aderlaß mit nachfolgender Kochsalzinfusion.

Über *Arbeiterschutz* siehe Leymann, Arbeiterschutzvorschriften im Deutschen Reich. Berlin 1927.

d) Ozon (O_3). Das aus dem Luftsauerstoff sich durch die sog. stille elektrische Ladung bildende Ozon ist ein in dünner Schicht farbloses, in dicker Schicht blaues Gas von eigentümlichem Geruch, welches stark oxydierende Eigenschaften besitzt, sich aber bei höherer Temperatur und bei Berührung mit den verschiedensten oxydablen Stoffen zersetzt. Ozon ist überall im Freien, freilich nur in Spuren vorhanden, dagegen findet man es nicht in bewohnten Räumen. Es entsteht insbesondere durch elektrische Entladungen bei Gewittern, Gefahren können auftreten in Ozonisierungsanlagen und Röntgenlaboratorien.

Bezüglich der Verwendung des Ozons in der Lüftung hat Konrich nachgewiesen, daß einzelne riechende Stoffe wie Schwefelwasserstoff durch große Ozonmengen verbrannt würden, daß jedoch praktisch die Wirkung des Ozons nur auf einer „parfümierenden“ Leistung beruhe. Auch diese geruchsüberdeckende Wirkung ist beschränkt, so daß der Einbau von *Ozonapparaten* in *Lüftungsanlagen* zu verwerfen ist. Auch Kisskalt spricht den in Ozonisierungsanlagen vorkommenden Ozonmengen eine bakterientötende Wirkung ab. Höherer Ozongehalt ruft gesundheitliche Schädigungen hervor. Neben einer Reizwirkung ist eine zentrale „schlafmachende“ Wirkung eigentümlich. Angriffspunkt für die akute Wirkung sind die Lungen (Ödem und Emphysem).

e) Wasserstoffsuperoxyd (H_2O_2). Wasserstoffsuperoxyd ist ebenfalls wegen seines zweiten Sauerstoffatoms stark oxydierend. Es entsteht gleichzeitig überall dort, wo sich Ozon bildet, bei Verdunstung von Wasser sogar in erheblicherer Menge. Die in der Luft enthaltene H_2O_2-Menge ist etwas größer als die des Ozons, beträgt aber höchstens 0,499 mg/Liter (Juli). Hygienische Bedeutung kommt dem atmosphärischen Wasserstoffsuperoxyd nicht zu. Die betreffenden Konzentrationen sind sowohl für den Menschen wie auch auf Mikroorganismen ohne Wirkung.

II. Gasförmige Verunreinigungen der Luft (Giftgase).

Viele im gewerblichen Leben, in Industrie, Technik und im täglichen Leben vorkommende Stoffe können — auch ohne daß ihnen eine besondere akute Giftigkeit eigentümlich ist — schädigend auf den Organismus wirken, wenn sie in bestimmten Konzentrationen eine gewisse Zeit eingeatmet werden.

Für die *Gefährlichkeit* eines Stoffes an sich ist nicht nur die Giftigkeit, ausgedrückt in Milligramm des Stoffes, bezogen auf das Kilogramm-Körpergewicht des Menschen, ausschlaggebend. In der Regel wird die Flüchtigkeit des Giftgases mitzuwerten sein, so daß diejenigen Stoffe als gefährlichste anzusehen sind, welche am längsten und in stärkstem Maße ihre Wirksamkeit beibehalten. Neben der *Wirkungsintensität* ist also die *Wirkungsdauer* zu berücksichtigen. Der Raum bzw. Größe des Raumes und die verdünnenden Kräfte der Luft spielen eine große Rolle. In gleicher Weise bedeutungsvoll ist die *Löslichkeit* des Giftstoffes im *Blut* bzw. in der Gewebsflüssigkeit. Und schließlich darf neben der Konzentration, dem Verteilungsgrad, der Aufnahme- und Ausscheidungsgeschwindigkeit, der Art und dem Ort der Einverleibung sowie der Beschaffenheit des Giftstoffes an sich die individuelle Empfindlichkeit und Disposition, der augenblickliche Gesundheitszustand, Alter,

Geschlecht, Gewöhnung, Konstitution und Erbanlage des Betroffenen nicht übersehen werden. Unter sonst gleichen Bedingungen der absoluten Giftigkeit und Einwirkungszeit wird die Gefahr einer Giftstoffanreicherung und damit die Möglichkeit einer Vergiftung eines ungeschützten Individuums um so größer sein, je mehr von dem Giftstoff in der Zeiteinheit und auch absolut entsteht, je kleiner der Raum ist, in dem sich der Giftstoff entwickelt und je geringer die natürliche oder künstliche Lüftung bzw. Luftbewegung ist (WIRTH-MUNTSCH).

Die überaus große Zahl von *Giftgasen* und Dämpfen, die im lebenden Organismus schaden können, hat schon frühzeitig dazu geführt die Giftstoffe unter dem Gesichtspunkte ihrer Wirkung in Gruppen zusammenzufassen. Im wesentlichen entspricht dieser Zusammenfassung nach dem Wirkungsmechanismus auch eine jeder einzelnen Gruppe eigene einheitliche Behandlung bei Vergiftungen.

Die Einteilung der Giftgase nach ihrer Wirkung erhellt aus dem folgenden Schaubild, wobei die bekanntesten Vertreter in den einzelnen Gruppen benannt werden:

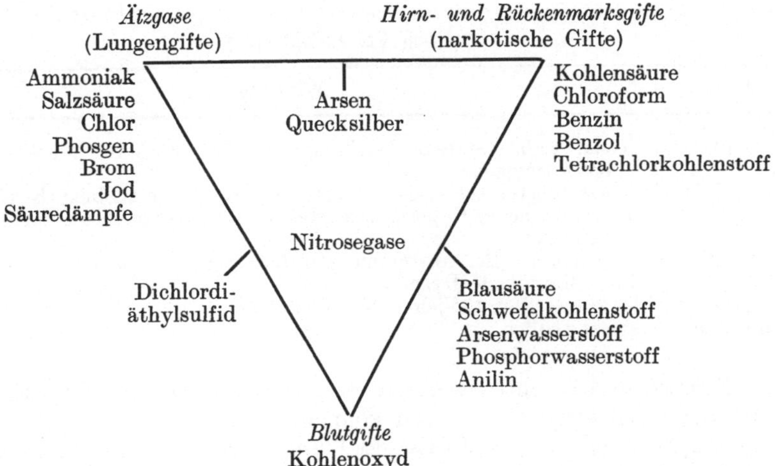

Zwischen den einzelnen Gruppen gibt es, wie ersichtlich, Übergänge. Die Nitrosegase strahlen hinsichtlich der Wirkung nach allen drei Seiten aus.

Andere Einteilungen gehen aus von technischen Gesichtspunkten (Verwendungs- und Vergiftungsmöglichkeiten in der Technik), von chemischen oder physikalischen Anschauungen (chemische Reaktionsfähigkeit, Flüchtigkeit), von äußeren Eigenschaften des Geruchs oder der Wahrnehmbarkeit.

Im folgenden können nur solche Giftgase usw. besprochen werden, die im *militärischen Leben* Anlaß zu Vergiftungen bieten können (militärische Betriebe, Motoranlagen, Laboratorien, Kraftfahrzeuge, *chemische Kampfstoffe* usw.).

a) Kohlenoxyd (CO). Kohlenoxyd ist ein farbloses, reizloses und nahezu geruchloses Gas von großer Giftigkeit, das bei jeder unvollkommenen Verbrennung entsteht. Es besitzt eine sehr große Durchdringungskraft, so daß Poren, Ritzen, Mauerwerk und auch Erdschichten durchdrungen werden. Wegen seiner hohen Flüchtigkeit kommt es in der freien Atmosphäre kaum zu Verdichtungen, die toxisch wirken können, dagegen treten Gefahren in geschlossenen oder schlecht belüfteten Räumen auch bei allergeringsten Konzentrationen des Giftgases auf.

Vorkommen. Als Grubengas (schlagende Wetter), als Brandgas, als Generatorgas, als Auspuffgas (Motoren), als Bestandteil des Leuchtgases, des Kokerei- und Wassergases, als Explosionsgas (Sprenggas) usw. Untersuchungen über behelfsmäßige Feuerungsanlagen im Kriege und die damit verbundene Kohlenoxydgefahr hat HESSE durchgeführt. Da die Verbrennung von *rauchlosem Pulver* in Kartuschen und Patronen reichliche Mengen von CO liefert, ist in *Geschütz-* und *Kasemattürmen, Tanks* usw. stets mit Vergiftungsmöglichkeiten zu rechnen. Im *Grabenkrieg* (Stollensprengungen) sind 1914—1918 viele Verluste durch CO entstanden, ebenso auf *Kriegsschiffen*. Laufende Motoren in geschlossenen Garagen bilden große Gefahrenquelle (Kraftfahrtruppe, Tankwaffe! S. 340).

Nachweis. Siehe Teil V.

Wirkungstheorie. Kohlenoxyd ist ein *Blutgift,* die Giftwirkung beruht im wesentlichen auf der Bildung von Kohlenoxydhämoglobin, also auf der Verdrängung des Sauerstoffs aus seiner normalen Bindung an das *Hämoglobin* und dem daraus entstehenden Vorgang der Erstickung infolge Sauerstoffmangels. Diese Bindung des Kohlenoxyds an das Hämoglobin ist reversibel: $HbO_2 + CO \leftrightarrows COHb + O_2$. Sauerstoff in genügender Menge vermag demnach das Kohlenoxyd aus seiner Verbindung mit dem Hämoglobin wieder zu verdrängen. Die *roten Blutkörperchen selbst werden nicht geschädigt* und können wieder als Sauerstoffträger fungieren. Nur solange sie Kohlenoxyd gebunden halten, sind sie für ihre physiologische Aufgabe untauglich. Kohlenoxyd besitzt eine stärkere Affinität zu Hämoglobin als Sauerstoff (Verhältnis etwa 300:1). Die Symptome nach Kohlenoxydeinatmung sind abhängig von dem Grade der Anoxämie, d. h. davon, inwieweit Hämoglobin mit CO in Verbindung getreten ist.

Prozentuale Sättigung des Blutes mit CO und physiologische Wirkung.
(Nach FLURY-ZERNIK.)

CO—Hb	Wirkung
10	Keine wahrnehmbare Wirkung, nur bei stärkerer Muskelanstrengung Kurzatmigkeit;
20	Kurzatmigkeit schon bei mäßiger Anstrengung, manchmal Kopfschmerzen;
30	ausgesprochener Kopfschmerz, Reizbarkeit, leichte Ermüdbarkeit, getrübte Urteilskraft;
40—50	Verwirrung. Bei Anstrengung Kollaps und Ohnmacht;
60—70	Bewußtlosigkeit, Dyspnoe;
80	in kurzer Zeit tödlich (Atemstillstand);
über 80	sofort tödlich

Militärisch sind beachtenswert die Erregungszustände im Vergiftungsbeginn, die zu *Disziplinwidrigkeiten* führen können.

Die Empfindlichkeit und Disposition des Einzelindividuums gegen CO ist außerordentlich verschieden, so daß namentlich die ersten Krankheitssymptome je nach Lage des Falles in Stärke, Reihenfolge und Charakter erheblich wechseln. Über die Erträglichkeit gibt folgende Tabelle Auskunft (nach FLURY bzw. HAGGARD-HENDERSON):

Für den Menschen	Vol.-%	mg/l etwa
Einige Stunden lang erträglich	0,01	0,11
1 Stunde ohne wahrnehmbare Wirkung atembar	0,04	0,46
1/2—1 Stunde erträglich	0,1	1,1
Nach 1stündiger Einwirkung unangenehme, aber ungefährliche Symptome	0,1—0,12	1,1—1,4
In 1/2—1stündiger Einwirkung gefährlich	0,2	2,3
In 5—10 Minuten tödlich	0,5	5,7

Chronische Vergiftungsmöglichkeit ist nach SYMANSKI, PFEIL, BAADER u. a. erwiesen, wird jedoch von SÜPFLE, BEINTKER u. a. bestritten.

Behandlung. Sauerstoffzufuhr, künstliche Atmung, Herzmittel. Methylenblauinjektion (Chromosmon), Katalysin (Thionin), Lobelin. Bluttransfusion. Kein Morphin oder andere Narkotica.

b) Blausäure (HCN). Cyanwasserstoff ist eine farblose, flüchtige, nach Bittermandeln riechende Verbindung, die zuweilen beim Verbrennen von Celluloid, von Grammophonplatten, Filmen auftritt, in Hochöfengasen vorkommt und neuerdings in der *Schädlingsbekämpfung* verwendet wird (Abschnitt IV).

Zyklon B ist ein pulverförmiges Gemisch von Blausäure mit der 1,3fachen Menge Kieselgur, aus der sich Cyanwasserstoff beim Ausstreuen entwickelt. Dabei ist, namentlich bei stärkeren Konzentrationen im Raum, auch Vergiftung im Gasschutz durch Aufnahme durch die Haut möglich (BETKE, FRIKHINGER).

Wirkungstheorie. Die Blausäure wird als Fermentgift bezeichnet. Sie verbindet sich mit dem eisenhaltigen Atmungsferment in den Zellen und stört damit die Sauerstoffaufnahme des Gewebes. Ein Teil der eingeatmeten Blausäure wird im Organismus entgiftet, ein anderer Teil wieder ausgeatmet. Daher hängt die Giftwirkung weniger von der absoluten Menge als von der Konzentration ab. Dieser Stillstand der inneren Atmung hält nur solange an, als Blausäure sich in den Zellen befindet. Durch Entfernung der Blausäure mittels natürlicher oder künstlicher Atmung kann die Zellfunktion wieder hergestellt werden. Bei Blausäurevergiftung behält das Blut auch im venösen Kreislauf seine hellrote Farbe, weil ja eine Sauerstoffabgabe nicht möglich ist.

Giftigkeit eingeatmeter Blausäure. (Nach LEHMANN.)

	mg/l
Sofort tödlich	0,3
In 1/2—1 Stunde tödlich (sofort oder später)	0,12—0,15
In 1/2—1 Stunde lebensgefährlich	0,10—0,12
1/2—1 Stunde ohne Folgen ertragen	0,05
Bei mehrstündiger Einwirkung bereits wirksam	0,02—0,04

Die *akute Vergiftung* äußert sich in Kratzen im Hals, Reizerscheinungen an den Schleimhäuten, Übelkeit, Erbrechen, Herzklopfen, Schwindel (Initialstadium). Bei zunehmender Verlangsamung und Abflachung der Atmung kommt es zu Bewußtseinsstörungen und Krämpfen (konvulsives Stadium). Tod unter Pupillenstarre und Atemstillstand (asphyktisches Stadium).

Behandlung. Künstliche Atmung. Lobelin, Kreislauf- und Herzmittel. Adrenalin intrakardial. Thiosulfat intravenös.

c) Phosphorwasserstoff (PH_3). Phosphorwasserstoffvergiftungen sind auf *U-Booten* und *Torpedobooten* beobachtet worden, wenn sich Phosphorwasserstoff durch Berühren des Phosphorcalciums der Torpedoleuchtspitzen mit Wasser bildete und die Gase zurückschlugen. Vergiftungserscheinungen ähneln der Blausäurevergiftung.

Behandlung. Sauerstoffzufuhr, Herzmittel, Aderlaß.

d) Arsenwasserstoff (AsH_3). Arsenwasserstoff ist ein farbloses Gas von starkem Geruch. Bildung von Arsenwasserstoff ist möglich, wo arsenhaltige Säuren gebraucht werden oder mit arsenhaltigen Materialien gearbeitet wird. Vergiftungen wurden beobachtet beim Laden von Akkumulatorenbatterien in *U-Booten*; die *amerikanische Marine* verwendet zum Nachweis Reagenspapiere, die mit Quecksilberchlorid getränkt sind.

Wirkungstheorie. Starkes Nerven- und Blutgift mit Hämolyse und zentraler Lähmung. Erscheinungen äußern sich in Kopfschmerzen, Übelkeit, Schwindelgefühl und Schwäche, Erbrechen, Herzschwäche, Atemnot, Ikterus, Urämie.

Behandlung. Sauerstoffzufuhr, Herzmittel, Förderung der Diurese (Diuretin u. a.). Insulintraubenzucker. Aderlaß. Morphium.

e) Tetrachlorkohlenstoff (CCl_4). Vergiftungsmöglichkeit ist bei der Verwendung als Lösungs- und Extraktionsmittel (Entfettungsmittel), als Feuerlöschmittel und bei der militärischen Verwendung der „Berger"mischung als *Tarnnebel* (Tetrachlorkohlenstoff + Zinkverbindungen) gegeben. Letztere ist im vernebelten Zustand ungefährlich, im unvernebelten Zustand können jedoch in geschlossenen Räumen durch Entweichen von Tetrachlorkohlenstoff betäubende Gase entstehen (MUNTSCH). Auch mit der Möglichkeit der Bildung von Phosgen muß gerechnet werden (FLURY-ZERNIK). Charakter der Giftwirkung narkotisch: Benommenheit, Bewußtlosigkeit, Atemlähmung.

f) Äthylenoxyd $\left(C_2H_4O = O\,\frac{CH_2}{CH_2}\right)$ Vergiftungsmöglichkeit in der *Schädlingsbekämpfung* (T-Gas, Ätox) bei Entwesung einzelner Räume.

Wirkung zunächst als Narkoticum, dann aber auch als Zellgift. Nach FLURY ist eine stundenlange Einwirkung von Luft mit nur 0,012 Vol.-% Äthylenoxyd nicht unbedenklich. Zur Entwesung benutzt man Konzentrationen von 0,5—1 Vol.-%. Bei dem beträchtlichen Absorptionsvermögen des Giftstoffes ist Vorsicht geboten (Kamelhaardecke nimmt bei 24stündiger Begasung mit einer Konzentration von 86 g/cbm etwa 3 g berechnet auf 1 kg Material auf; FLURY-ZERNIK).

g) Nitrosegase und -dämpfe. Entstehung durch Oxydation von Stickoxyd an der Luft. Vergiftungsmöglichkeiten treten auf bei Einwirkung von Salpetersäure auf organische Stoffe wie Metalle, Kohle, Papier, Sägespäne, beim Arbeiten mit rauchender Salpetersäure, insbesondere bei allen Nitrierprozessen, beim Abbrennen oder bei unvollkommener Explosion von *Nitrocellulose,* Celluloid, Schießbaumwolle, *Dynamit* und verwandten Stoffen. Im *Weltkriege* sind bei der *Kriegsmarine* große Verluste durch Nitrosegase infolge von Explosionen oder Kartuschebränden bekannt geworden, weil in den engen Bordräumen die sich entwickelnden Gase hohe Konzentrationen erreichten. Lebensgefährliche Erkrankungen sind bereits bedingt, wenn die Atmungsluft 400—600 mg nitrose Gase je 1 cbm enthält (etwa 0,03 Vol.-%).

Die Wirkung der nitrosen Gase betrifft vornehmlich die Lungen (Säureverätzung), daneben findet sich noch eine Nitritwirkung (Methämoglobinbildung). Das im Mittelpunkt des Krankheitsprozesses stehende akute toxische Lungenödem geht in analoger Weise wie bei Phosgenvergiftung mit einer mehrstündigen Latenzzeit einher.

Behandlung. Ruhigstellung des Körpers, Sauerstoffzufuhr ohne Druck und ohne Kohlensäurezusatz, Herzmittel, Aderlaß. Keine künstliche Atmung, kein Morphium!

h) Ammoniak (NH_3). *Vorkommen.* Im Rohgas (Steinkohlengas), Bestandteil der Stalluft, der Kloaken- und Fäulnisgase. Gefahr der Ausströmung in *Kühlhäusern* und Eisschränken, die mit verflüssigtem Ammoniak arbeiten. 1—2 Vol.-% Ammoniakgas in der Luft schädigen bereits schwer Augen und Atemorgane. Die Giftwirkung ist die eines ausgesprochenen Reiz- und Ätzgases, das neben äußeren Reizerscheinungen an den Schleimhäuten des Auges zum Lungenödem führt. Die Erkennung ist wegen des stechenden Geruches erleichert.

Behandlung. Wärme, Sauerstoff, Ruhe, Aderlaß und Herzmittel bei Verbot der künstlichen Atmung und von Morphium. Einatmung von zerstäubter Natriumbicarbonatlösung.

i) Quecksilber (Hg). *Vorkommen.* Überall da, wo mit Quecksilber und seinen Verbindungen (Salzen und Amalgamen) gearbeitet wird. Da schon bei Aufnahme von $^1/_{200}$ mg Quecksilber je Tag deutliche Vergiftungserscheinungen auftreten, ist Vorsicht geboten. Zu beachten ist, daß 1 cbm Luft bei 20° C etwa 20 mg Quecksilberdampf aufzunehmen vermag. In der Frage der angeblichen Quecksilbervergiftungen durch *Zahnamalgamfüllungen* hat das Reichsgesundheitsamt die Ansicht von FLURY gestützt, daß Vergiftungen nicht zu befürchten sind.

Giftwirkung. Quecksilberdampf löst sich in der Feuchtigkeit der Lungenoberfläche wahrscheinlich auf und geht ins Blut über, so daß die entstehende Quecksilberlösung in alle Organe weiterbefördert wird. Im Vordergrund stehen Symptome von seiten der Verdauungsorgane (Übelkeit, Erbrechen, Leibschmerzen) und des Nervensystems (Zittern, Krämpfe). Daneben Herzschwäche und häufig Bronchialkatarrh. Die vielfach nach Tagen noch einsetzende Zahnfleischentzündung ist durch Ausscheidung des Giftes zu erklären.

Behandlung. Herzmittel, Traubenzuckerlösung i. v., Natriumthiosulfat i. v., Milchdiät.

k) Übelriechende Gase. „Schlechte Luft.“ Als Quellen übelriechender Bestandteile der Luft sind anzusehen: Sümpfe und Moräste (Kohlenwasserstoffe), Abfallstoffe des menschlichen Haushaltes (Schwefelwasserstoff, Mercaptane, Ammoniak u. a.), gewerbliche Anlagen (Kohlenwasserstoffe, schweflige Säure, Schwefelsäure u. a.).

Die Stärke und Art des Geruchs ist keineswegs ein Gradmesser für die Schädlichkeit. Verwesungsgerüche treten auf bei langsamer Zersetzung organischer Stoffe (Oxydationsprozesse). Unter Vermoderung bezeichnet man Verwesungsvorgänge, bei denen verhältnismäßig wenig Sauerstoff, dagegen viel Feuchtigkeit vorhanden ist. Gärungsgerüche entstehen beim Abbau von meist stickstofffreien organischen Materialien, z. B. Kohlehydraten, Fetten u. a. Hierher gehören auch die Fermentationsprozesse bei der Zubereitung des Tabaks, bei der Herrichtung und Konservierung von Nahrungs- und Futtermitteln (s. „Nahrungs- und Genußmittel“ S. 99). Fäulnisgerüche endlich werden gebildet bei der Zersetzung tierischer Stoffe durch allerlei Bakterien und durch die eigentlichen Fäulniserreger. Fäulnis findet auch ohne Zutritt von Luft statt (Anaerobier!). Als Hauptvertreter der stinkenden Endprodukte kann man Schwefelwasserstoff und Ammoniak ansehen. Die Gefährdung infolge Aufnahme dieser Stoffe durch die Lungen ist jedoch geringer als die Möglichkeit der Vergiftung durch nichtflüchtige Fäulnisgifte (s. „Ernährung“ S. 73).

Der *Weltkrieg* hat gezeigt, daß auf dem Schlachtfeld liegenbleibende Leichen die Luft wohl auf weite Strecken unter Umständen mit widerwärtigem Geruch erfüllen können, daß aber von eigentlichen Vergiftungen nicht gesprochen werden kann. Die Kriegsepidemien früherer Feldzüge haben mit den *Ausdünstungen der Schlachtfelder* nichts zu tun.

Die in geschlossenen Räumen bei Anwesenheit zahlreicher Menschen auftretende „schlechte Luft“ ist, abgesehen von der Verminderung des Sauerstoffgehaltes, bedingt durch Überladung mit Wasserdampf und Kohlensäure sowie durch die erhöhte Temperatur. Spezifische giftige Stoffe sind in der vom Menschen ausgeatmeten Luft nicht nachgewiesen. WEICHHARDT glaubt gegenüber KORFF-PETERSEN und KONRICH an die Wirkung sog. Ermüdungsstoffe (Kenotoxine) in der Luft, die er als chemisch noch ungeklärte Eiweißabkömmlinge ansieht.

III. Die chemischen Kampfstoffe.

Unter der Bezeichnung „Kampfstoffe“ versteht man alle chemischen Verbindungen, die sich nicht nur in gasförmigem, sondern auch in flüssigem oder festem Zustande befinden, leicht verdampfen oder sich in Rauch bzw. Nebel verwandeln lassen, um auf diese Weise der Atmungsluft beigemischt schon in geringen Mengen eine *kämpfende Truppe* außer Gefecht zu setzen, in dem sie durch ihre biologische Wirksamkeit Schädigungen hervorrufen (s. a. HANSLIAN).

Einteilung der Kampfstoffe und ihre chemisch-physikalischen Eigenschaften.

Chemische Bezeichnung	Kp[1]	Fp[2]	Spez. Gew. (Wasser=1)	1 Liter Dampf wiegt bei 20° C	Sättigungs-konzentration[3]
	in C°			g	
I. Reizstoffe.					
a) Augen-Reizstoffe (Tränenerreger).					
Bromaceton (B-Stoff)	136	—54	1,6	5,69	bei 10°: 75 g/cbm
Brommethyläthylketon (Bn-Stoff)	133	—	1,43	6,28	—
Chloracetophenon	244	58	1,3	6,4	bei 20°: 105 mg/cbm
b) Nasen-Rachen-Reizstoffe (Blaukreuzgruppe).					
Diphenylchlorarsin (Clark 1)	333	38	1,4	11	bei 20°: 0,35 mg/cbm
Diphenylcyanarsin (Clark 2)	346	31	1,45	10,6	bei 20°: 0,1 mg/cbm
Diphenylaminchlorarsin (Adamsit)	410	195	1,57	11,5	bei 20°: 0,02 mg/cbm
II. Erstickende Kampfstoffe (Grünkreuzgruppe).					
Chlor	—33,6	—102	Gas 2,4 Flüss. 1,4	2,95	Gas
Phosgen	8,2	—126	1,43	4,1	oberhalb 8,2° C gasförmig
Chlorameisensäuretrichlormethylester (Perstoff)	127	—	1,65	8,2	bei 20°: 26 g/cbm
Chlorpikrin (Klop)	113	— 69	1,66	6,8	bei 20°: 290 g/cbm
III. Ätzende Kampfstoffe (Gelbkreuzgruppe).					
Dichlordiäthylsulfid (Lost)	216	13,5	1,26	6,6	bei 14°: 345 mg/cbm
Äthyldichlorarsin (Dick)	156	—	1,7	7,2	bei 21°: 22 g/cbm
Chlorvinyldichlorarsin (Lewisit)	190	—13	1,9	8,6	bei 20°: 395 mg/cbm

[1] Siedepunkt. [2] Schmelzpunkt. [3] Menge des Kampfstoffes in Dampfform, die in 1 cbm Luft höchstens enthalten sein kann.

Da die Wirksamkeit eines Kampfstoffes im Felde nicht nur von seiner Reizwirkung und seiner Giftigkeit abhängt, sondern auch von der erreichbaren Konzentration und der Dauer seiner Haltbarkeit in der freien Atmosphäre, spielt die „*Seßhaftigkeit*" sowie die Löslichkeit gegenüber Wasser eine nicht unwichtige Rolle.

Unerträglichkeitsgrenzen von Reizstoffen für den Menschen. (Nach FLURY-ZERNIK.)

	in 1 cbm Luft mg
Diphenylcyanarsin	0,25
Diphenylchlorarsin	1—2
Äthyldichlorarsin	2,5
Bromaceton	30
Chlorpikrin	60
Chlor	120
Ammoniak	etwa 500

Giftwirkung der Kampfstoffe. (Nach CHLOPIN.) (Giftigkeit des Chlors = 1.)

Chlorpikrin	2,2
Dichlordiäthylsulfid	8,0
Diphosgen (technisch rein) . .	16,0
Blausäure	16,5
Diphosgen (gereinigt)	27,0

Für die unter dem pharmakologischen Begriff „*Reizgase*" zusammengefaßten Kampfstoffe berechnet man die Giftwirkung zum gegenseitigen Vergleich nach der HABERschen Formel: $c \cdot t = W,$
wobei c die Konzentration des betreffenden Gases in der Luft (Milligramm oder Kubikmillimeter im Kubikmeter Luft) und t die Dauer der Einwirkung in Minuten bedeutet. Das Wirkungsprodukt W ist Tödlichkeitsprodukt beim Eintritt tödlicher Vergiftung, im allgemeinen konstant, darf aber keineswegs zum Vergleich mit Gasen anderer Gruppierung herangezogen werden, sondern gilt nur innerhalb der Reizgasegruppe für die jeweils genannten Tierarten unter gleichbleibenden Versuchsbedingungen als Minimalwert, bei dem der Tod eintreten kann, nicht muß.

Kampfstoff	Geruch	Zersetzlichkeit gegen Wasser	$c \cdot t$ Wert (Katze)
Bromaceton	stechend	sehr langsam	—
Brommethyläthylketon	,,	,, ,,	6000
Chloracetophenon . .	etwas stechend	,, ,,	4000 ?
Chlor	erstickend	HCl-Bildung	7500
Phosgen	erstickend, süßlich-faulend	rasch	900
Perstoff	stechend, nach Essigpflaumen	rasch, aber weniger als Phosgen	1100
Chlorpikrin.	stechend	nicht zersetzlich	3500
Dichlordiäthylsulfid . .	nach Senf, Meerrettich	allmählich	1500
Lewisit	nach Geranien	rasch	2000 ?
Clark 1	knoblauchartig	allmählich	4000
Clark 2	,,	langsam	4000

Neben der physikalischen Einteilung (gasförmige, flüssige und feste Kampfstoffe) hat man die Kampfstoffe nach *taktischen Gesichtspunkten* geordnet (flüchtige und seßhafte Kampfstoffe, Offensiv- und Defensivkampfstoffe). Die militärisch in Deutschland während des *Weltkrieges* üblich gewordene Einteilung entspricht im wesentlichen biologischen Gedankengängen:

Grünkreuzkampfstoffe = Substanzen mit höherem Dampfdruck und starker Giftwirkung auf Atemorgane,

Gelbkreuzkampfstoffe = Substanzen mit niedrigem Dampfdruck und stark giftiger und entzündungserregender Eigenschaft,

Blaukreuzkampfstoffe = feste Substanzen mit geringer Flüchtigkeit und großer Reizwirkung.

Die meisten Kampfstoffe besitzen je nach Konzentration zu gleicher Zeit oft auch die eine oder andere Eigenschaft einer anderen Kampfstoffgruppe, so daß das Einreihen in eine bestimmte Gruppe lediglich besagen soll, daß der Kampfstoff in der feldmäßigen Verwendungsform und Giftstärke eine physiologische Wirkung besonders augenfällig zeigt.

Den *tränenerregenden Kampfstoffen* kommt eine tiefere Wirkung auf die Atemwege im allgemeinen nicht zu; ihre Wirkung erschöpft sich in der Auslösung eines starken, zuweilen unerträglichen Reizes auf die Schleimhäute des Auges und der Nase.

Der Angriffspunkt der *erstickenden Kampfstoffe* sind die Lungen. Dort entsteht infolge hochgradigen Reizes auf die Alveolenwandung und die dort endigenden sensiblen Nervenfasern des Vagus durch Übertritt von Blutwasser in die Hohlräume das akute toxische Lungenödem mit seinen schweren Folgen für die Atmungsfunktion (Dyspnoe infolge Sauerstoffmangels) und die Herztätigkeit (Eindickung des Blutes, Verlangsamung des Strömungsumlaufes, Überbeanspruchung des Herzens). Nach mehrstündiger Latenzzeit, in der häufig äußere sichtbare Anzeichen des Lungenödems fehlen, treiben die Erstickungserscheinungen meist sehr rasch zur Katastrophe, so daß die Mehrzahl der Todesfälle innerhalb der ersten 4 Tage nach Vergiftung liegt.

Behandlung. Vollkommene Ruhigstellung (nur liegender und schonender Transport). In Zweifelsfällen aufmerksame Beobachtung des Patienten über mehrere Stunden hinweg an Ort und Stelle. Warmhaltung. Sauerstoffzufuhr mittels des Sauerstoffbehandlungsgerätes (keine künstliche Atmung, kein Druckgerät). Herzmittel (Strophanthin), Aderlaß. Calciumgluconat. Traubenzuckerlösung. Cave Morphium!

Die *„ätzenden“ Kampfstoffe* führen (bei Dichlordiäthylsulfid erst nach mehrstündiger Latenzzeit) zu ausgebreiteten Entzündungsprozessen auf der Haut, an die sich Blasenbildung und hartnäckige Ulceration mit ausgesprochener Ausdehnungsabsicht anschließt. Heildauer auch kleiner Verletzungen oft wochen- und monatelang. In dampfförmigem Zustand wirken die ätzenden Kampfstoffe auch als Atemgift, es kommt zu Entzündungen der oberen und tieferen Atemwege mit allgemeinen Stoffwechselstörungen (Resorptivwirkung). An den Augen wird nicht nur die Bindehaut, sondern häufig auch die Hornhaut in Mitleidenschaft gezogen, so daß neben mehr oder weniger heftigen Bindehautentzündungen auch Hornhautulcerationen mit allen Gefahren für die Sehkraft zu befürchten sind. Die Durchdringungskraft dieser Kampfstoffe sowie die Verschleppungsmöglichkeit (Berührungsgefahr) erhöhen die *Schwierigkeiten der feldmäßigen Abwehr.*

Behandlung. Sofortige Maßnahmen der Entgiftung durch chlorierende und oxydierende Gegenmittel (Chlorpräparate, Alkalien), welche in wässeriger Lösung auf die betroffenen Hautstellen aufgetragen werden. Im Entzündungsstadium feuchte, milde Behandlung mit Bädern unter Zusatz von Desinfizientien (Chloramin, Kaliumpermanganat, Rivanol, Chinosol u. a.). Im Ulcerationsstadium Salbenbehandlung mit Unguentolan (Vitamin-Lebertrantherapie). Im Granulationsstadium epithelisierende Salben wie Scharlachrot- oder Pellidolsalbe. Bei Schädigung der Atemwege und Augen symptomatische Behandlung (Expektorantien, Chininpräparate, Wickel, Herzmittel; Atropin, alk. Augensalbe, cave Cocain!).

Die Reizerscheinungen der Blaukreuzkampfstoffe bedürfen meist keiner ärztlichen Behandlung. In schweren Fällen der Atemwegeschädigung Behandlung wie bei Grünkreuzkampfstoffeinwirkung, bei Hautschädigung wie bei Gelbkreuzkampfstoffeinwirkung. Schutz siehe unter Kap. VI.

Brandgase (Rauchgase). Der Verlauf der Rauchvergiftungen ist abhängig von der Zusammensetzung des Rauches, insbesondere von dem Gehalt an Kohlenoxyd und Nitrosegasen. Je nach dem Brandobjekt können außer diesen beiden Bestandteilen, die fast niemals fehlen, giftige Verbrennungsprodukte aller Art entstehen, z. B. Schwefeldioxyd, Schwefelwasserstoff, Cyanwasserstoff, Stickstoffverbindungen u. a. Neben den chemischen Schädigungen kann es zu Hitzeschädigungen in den Atemwegen kommen durch Aufnahme heißer Dämpfe. Mit gegenseitiger Verstärkung der Wirkung muß bei verschiedener Zusammensetzung der Brandgase gerechnet werden.

Die *Behandlung* von Rauchvergiftungen ist einfach und klar gezeichnet, wenn es sich um reine Kohlenoxydvergiftungen handelt. Bei Mischvergiftungen ist große Vorsicht geboten, insbesondere bei Beteiligung von Reizgasen, die Lungenödem verursachen.

Giftgase und Lebensmittel. Die Verwendung von chemischen Kampfstoffen hat die Frage aufgeworfen, inwieweit durch ihre Einwirkung Lebensmittel, Wasser usw. vergiftet werden können. Es ist nachgewiesen, daß die gasförmigen Giftstoffe der Grünkreuzkampfstoffgruppe keine dauernde Vergiftung setzen, d. h. betroffene Lebensmittel und Flüssigkeiten sind nach etwa 1stündiger Belüftung an giftfreier Atmosphäre wieder genießbar. *Blausäure,* deren Verwendung als Kampfstoff wegen ihrer großen Flüchtigkeit auf Schwierigkeiten stößt, macht unter den Giftgasen eine Ausnahme: So hat man z. B. nach 12stündiger Einwirkung von 1 Vol.-% Blausäure auf Milch noch bis zu 40 mg Blausäure im Kilogramm gefunden, im Wasser bis zu 13 mg (Buttenberg). Die durch flüssige *Gelbkreuzkampfstoffe* vergifteten Nahrungsmittel müssen durch wenigstens einstündiges Kochen bei 100° C entgiftet werden, wobei auf die Gefährlichkeit etwa entweichender Abdämpfe zu achten ist. *Blaukreuzkampfstoffe* schädigen Lebensmittel usw. infolge ihres Arsengehaltes dauernd, eine Entgiftung ist auch durch Kochen nicht möglich. Lebensmittel können gasdicht geschützt werden durch Einpacken in Cellophanpapier.

Die vielfach zum Bleichverfahren oder zur Frühreifung in der Nahrungsmittelindustrie benutzten Gase sind bei ordnungsgemäßem Betriebe unschädlich. Ebenso drohen auch durch die bei der Schädlingsbekämpfung verwendeten Stoffe mit Ausnahme der Blausäure und der Arsenverbindungen keine besonderen Gefahren.

Künstliche Nebel. In weiten Kreisen herrscht oft noch Unklarheit darüber, inwieweit Nebel und Rauch, wie sie im *Heere* zur sog. Einnebelung, also zur Tarnung eigener Objekte oder Verschleierung eigener Unternehmungen oder auch zur Blendung und Täuschung des Gegners Verwendung finden, auf den menschlichen Organismus schädigend einwirken. Als Nebelstoffe sind gebräuchlich Schwefeltrioxyd, Chlorsulfonsäure, Phosphor, Zinntetrachlorid, Siliciumtetrachlorid, die sog. Bergermischung (Tetrachlorkohlenstoff + Zinkstaub). Die Verwendungsmöglichkeit des weißen Phosphors ist jedoch stark eingeschränkt durch seine Eigenschaft, sich sofort selbsttätig an der Luft zu entzünden und schwer heilbare Brandwunden auf der Haut hervorzurufen. Die fertig gebildeten Wolken aller anderen Nebelbildner sind in den verwendeten Dichten für die Atmung ungefährlich, lediglich in der unmittelbaren Nähe der Nebelgeräte ist Vorsicht am Platze. Dagegen üben die Nebelbildner im *unvernebelten* Zustand als Säure eine starke Ätzwirkung aus, die zu Hautschädigungen Anlaß geben kann (Behandlung nicht mit Wasser, sondern Erstickung von Flammen durch Trockenmittel und Waschung in 10%iger Sodalösung). Der in der *Bergermischung* vorhandene Tetrachlorkohlenstoff kann in geschlossenen Räumen beim Entweichen betäubend wirken (S. 7). Die in Nebelwolken vielfach empfundenen geringen Reizerscheinungen in den oberen Atemwegen oder auch auf der äußeren Haut sind lediglich unangenehme, aber ungefährliche Begleiterscheinungen; man kann sich also dem Schutze einer Nebelwolke ruhig auch längere Zeit anvertrauen.

IV. Verunreinigungen der Luft durch staubförmige (feste) Bestandteile.

a) Staub und Ruß. Der Staub im Freien entsteht hauptsächlich durch die Verwitterung der an der Bodenoberfläche befindlichen Steine. Der Grad der Verunreinigung der Luft mit Staub hängt ab von der Schnelligkeit der Verwitterung des Bodenmaterials, vom Feuchtigkeitsgehalt der Luft und von der Luftbewegung. Schließlich spielt auch die Größe der Staubteilchen eine Rolle.

Außer diesen anorganischen Staubteilen finden sich auch noch organische Stoffe im Staub, z. B. Pflanzenteilchen, Pflanzensamen und Pollen, Haare, Pilzsporen, Kleiderfasern u. a.

In *ruhender Luft* setzt sich der Staub infolge seiner spezifischen Schwere ab, die sehr leichten „Sonnenstäubchen" bleiben jedoch suspendiert. Sie sind gewöhnlich in der Luft nicht wahrnehmbar. Fällt aber durch einen dunklen Raum ein heller Lichtstrahl, werden sie sichtbar. Durch die *Luftbewegung* werden sie in große Höhen mitgerissen. Die Menge des Luftstaubes in Städten (Europa) wird mit 0,2—25 mg pro 1 cbm Luft angegeben. Die Zahl der Staubteilchen in 1 cbm beträgt nach Aitken auf dem Lande bei klarer Luft 500, bei dicker Luft 5000, in Edinburg bei klarer Luft 5000, bei trüber Luft 45000, in einem Sitzungssaale vor der Sitzung nahe dem Boden 175000, an der Decke 300000, nach der Sitzung nahe dem Boden 400000, an der Decke 350000. Im Freien fand er nach Regen im Kubikmeter 32000 Staubteilchen, an derselben Stelle bei Sonnenschein 130000. Die Luft in großen Höhen (Bergen) enthielt oft nur 400—800 Stäubchen, ebenso arm ist die ozeanische Luft. Der Sommer zeigt im Durchschnitt die höchsten, das Frühjahr die niedrigsten Staubmengen. Regen und Schnee reinigen die Atmosphäre von Staub.

Im allgemeinen wird Staubeinatmung zu keinen Gesundheitsstörungen führen, weil der menschliche Körper im nasobronchialen Mechanismus, welcher bis zu zwei Drittel des eingedrungenen Staubes zurückzuhalten vermag, und im lymphatischen Mechanismus, welcher einen erheblichen Teil des in den Lungen fixierten Staubes zum Abwandern bringt, ausreichende Schutzmöglichkeiten besitzt. Dauernde Einatmung größerer Staubmengen dagegen, namentlich wenn diese chemisch oder physikalisch differenter Natur sind, kann Schädigungen hervorrufen.

Auf diese Weise sind eine Reihe von gewerblichen Erkrankungen — Vergiftungen durch Blei, Arsen, Phosphor u. a. sowie die reinen Staubkrankheiten wie Anthrakosis, Siderosis, Chalicosis, Silicosis — zu erklären.

Die im Verlaufe von *Truppenübungen* im Sommer und Herbst häufig beobachtete Staubplage in langen Marschkolonnen oder bei berittenen bzw. motorisierten Formationen bedeutet ebenfalls nur eine Belästigung des Einzelnen; für empfindliche Respirationsorgane oder Augen empfiehlt sich Schutz durch Brillen (rings geschlossene Staubbrillen) und Vorhalten eines Mundtuches vor die Nase.

Der Rauch und Ruß in der Umgebung großer Städte oder in Industriegebieten rührt her von den stets unvollkommenen Verbrennungen in den Feuerungsanlagen. Neben den Rußteilchen und der Flugasche enthält der Rauch Kohlenwasserstoffe, Kohlensäure, Kohlenoxyd, Industriegase (Ammoniak, Schwefelsäure), Teerprodukte. Durch den Rauch werden oft dichte Nebel hervorgerufen (Nebel in England; hierher gehören auch die Nebel-Todesfälle im Maastal), welche nicht nur einen erheblichen Einfluß auf die Helle des Tageslichtes ausüben, sondern dadurch oft auch gesundheitsschädlich wirken können. Die Frage, ob der eingeatmete Ruß unmittelbar schädigt, ist umstritten. In besonderen Fällen ist die Reizwirkung auf das Alveolarepithel der Lungen nicht zu leugnen (Schornsteinfegerkrebs wird auf den chemischen Reiz der Haut durch Ruß zurückgeführt).

b) Luftkeime. Quelle der Luftkeime sind die verschiedensten trockenen Oberflächen, auf denen sich *Bakterien* festgesetzt hatten. Von feuchten Flächen oder von Flüssigkeiten gehen ohne weiteres keine Bakterien in die Luft über. Nur beim Verspritzen von Flüssigkeiten können Wassertröpfchen und mit ihnen auch Mikroorganismen durch die Luft fortgeführt werden.

Die Bakterien haften meist an gröberen Staubteilchen (mineralischer Staub oder Kleiderstoffasern). Nur die Sporen der *Schimmelpilze* benötigen meist kein Transportmittel in der Luft, weil die Fruchtträger der Schimmelpilze frei in die Luft ragen, durch geringe Erschütterungen bereits losgelöst und infolge ihres geringen Gewichtes durch die leisesten Luftströmungen fortgeführt werden. Je nach Art und Größe des Staubes, an dem sie hangen, werden die Bakterien sich längere oder kürzere Zeit in der Luft schwebend erhalten oder mehr oder weniger weit von ihrer Ursprungsstelle fortgetragen. Grober Staub hält sich nur eine beschränkte Zeit in der Luft und sinkt bald zu Boden, falls nicht stärkere Windbewegung ihn von neuem in die Höhe reißt. Durch dieses Absetzen wird die Luft selbsttätig von Bakterien gereinigt und es bleiben fast nur die Schimmelpilze übrig, die demnach als die kleinsten und leichtesten Teile des Luftstaubes gelten können. Größere Schwebefähigkeit besitzen die feinen, meist mit bloßem Auge nicht sichtbaren bakterienhaltigen Wassertröpfchen. Die Lebensfähigkeit der Bakterien in der Luft ist weitgehend abhängig von ihrer Widerstandsfähigkeit gegen Austrocknung. Milzbrand- und Tetanussporen, Schimmelpilzsporen u. a. ertragen das Austrocknen gut und büßen demnach in der Luft nichts von ihrer Keimfähigkeit ein. Eine direkte Übertragung auf weitere Strecken durch die Luft ist bisher nur für die Blattern nachgewiesen. Bei anderen Infektionskrankheiten kann man annehmen, daß die mit der Luft verschleppten Keime zwar an und für sich nicht ausreichen zum Zustandekommen einer Erkrankung, daß sie aber einzeln auf günstiges Nährmaterial auffallend (z. B. Typhusbacillen auf Milch) sich bei günstiger Temperatur rasch vermehren und nunmehr mit Nahrungsmitteln oder sonstwie in den menschlichen Körper gelangend zur Krankheit führen.

Der Gehalt der Atmosphäre an Mikroorganismen ist sehr wechselnd. Im Freien findet man im Mittel 500—1000 Keime in 1 cbm Luft, wovon 100—200 Bakterien sind, der Rest Schimmelpilzsporen. In der Umgebung von menschlichen Wohnstätten ist der Keimgehalt der Luft größer als in unbewohnten Gegenden, im Winter findet man weniger als im Sommer, ebenso bei feuchter Witterung (nach Regen und im Frühjahr) weniger als nach Zeitspannen von großer Trockenheit. Auch die Luftbewegung ist von Einfluß.

In geschlossenen Räumen kann im Gegensatz zum Freien die Luft leichter und häufiger Anlaß zu einer Ansteckung geben, aber auch dann nur, wenn Kranke sich dort befinden oder befunden haben. Hier machen die pathogenen Keime einen größeren Prozentsatz der Luftkeime aus und außerdem passiert ein erheblicher Bruchteil des ganzen vorhandenen Luftquantums die Lungen der dort sich aufhaltenden Personen. Mit der Dauer des Aufenthaltes und der Nähe des Kranken wächst die Gefahr der Ansteckung. Aber auch durch den Wohnungsstaub können Infektionen vermittelt werden (Tuberkulose), namentlich wenn er durch Bewegungen (Bürsten, Klopfen usw.) emporgewirbelt wird.

Zur Verhütung unnötiger Staubablagerung vermeide man in *Krankenräumen* (Lazarett, Revier) Vorsprünge und Verzierungen an Möbeln und Einrichtungsgegenständen sowie Vorhänge und Teppiche! Behandlung der Fußböden mit staubbindenden Ölen kann den Zimmerstaub einschränken. Bei der Entfernung des Zimmerstaubes wische man nicht mit trockenen Tüchern oder Staubbesen, sondern nur mit feuchten Lappen oder sauge mit Staubsaugern ab!

c) Der bakteriologische Krieg. Wie Konrich überzeugend dargelegt hat, hat die *deutsche Heeresleitung* weder während des Weltkrieges noch in den Nachkriegsjahren jemals auch nur die geringste Absicht der Führung eines bakteriologischen Krieges erwogen. Selbst wenn man die moralische Verantwortung auf sich nehmen wollte, würde diese Waffe viel zu langsam und unsicher wirken und die eigenen Reihen kaum weniger gefährden als die des Gegners. Die Verfechter des bakteriologischen Krieges glauben als Krankheitserreger hierfür in Betracht ziehen zu sollen: Milzbrandbacillen, die Erreger der Darmkrankheiten: Cholera, Ruhr und Typhus, Pestbacillen u. a. sowie Erreger von Tierseuchen. Diese Krankheitskeime könnte man nach Ansicht dieser Verfechter durch Flugzeuge oder Geschosse oder geeignete Virusträger unter den Feind bringen und damit die zugehörigen Krankheiten bei ihm verursachen, besonders wenn die Erreger außergewöhnlich virulent gemacht worden sind.

Die kultivierbaren Krankheitserreger haben nahezu immer ihre höchste Virulenz, wenn sie frisch aus dem Kranken gezüchtet werden. Bekanntlich haben wir große Mühe diesen Virulenzgrad bei Kultivierung auch nur einige Zeit zu erhalten. Aber angenommen, diese Frage der Herstellung höchst virulenter Kulturen wäre technisch gelöst, was nicht zutrifft, so erhebt sich die Frage, ob man mit solchen Bakterien wirklich beträchtliche Aussicht hätte größere Epidemien zu erzeugen. Das muß bestritten werden. Die primitive Vorstellung, als ob die Gegenwart der Keime allein schon eine Seuche nach sich zöge, ist längst überholt. Jede Infektionskrankheit stellt einen dynamischen Vorgang dar, in dem das Kräftespiel von Parasit und Wirt von beiden in wechselnder

Stärke bestimmt wird. Das gleiche gilt von einer Seuche, die ja im wesentlichen nur das Vielfache einer Einzelinfektion bedeutet. Zahl der den Wirtskörper befallenden Erreger und die Disposition des Einzelindividuums sind Faktoren von ausschlaggebender Bedeutung. Die Anfälligkeit des Einzelnen ist z. B. bei Typhuserregern und noch mehr bei Choleravibrionen sehr gering. Dabei ist in Rechnung zu stellen, daß viele von den Erregern durch die Umweltsbedingungen vorzeitig absterben. Das Ausstreuen von Erregern genügt also keineswegs. Die Tatsache ferner, daß jede der genannten Infektionskrankheiten mit einer mehr oder minder langwährenden Inkubationszeit verbunden ist, macht dem Truppenführer die Einstellung des zeitlichen Anfalles wie der Höhe der verursachten Ausfälle beim Gegner geradezu unmöglich. Pest und Fleckfieber sind an Zwischenwirte gebunden bzw. müßten durch Hunde bzw. Ratten und Läuse übertragen werden. Die Bekämpfung dieser Überträger dürfte nicht allzu schwer fallen. Auch Schutzimpfungen können die Gefahren herabmindern.

Man muß daher die Führung eines bakteriologischen Krieges — abgesehen von der moralischen Verantwortung — schon aus rein technischen Gründen ablehnen, weil die Waffe praktisch wirkungslos sein dürfte.

V. Methoden der Luftuntersuchung.

A. Chemische Luftuntersuchung.

1. Sauerstoff.

Die Bestimmung des Sauerstoffes nimmt man nur ganz selten vor. Liegt ausnahmsweise ein Bedürfnis hierfür vor, so verfährt man nach den Grundsätzen der Gasanalyse. Zur Gasanalyse benutzt man die HEMPELschen Pipetten, in welche man unter Hg-Verschluß die zu untersuchende Luft einschließt und dann durch Absorption die einzelnen Gasarten bestimmt (CO_2 durch Kalilauge, dann O_2 durch Pyrogallussäure, CO durch Kupferchlorür usw.). Einzelheiten s. GOTSCHLICH.

Dasselbe gilt auch für Stickstoff.

2. Kohlensäure.

Minimetrisches Verfahren nach LUNGE-ZECKENDORF.

Die Herstellung des Apparates ist aus Abb. 1 ersichtlich.

Versuchsausführung. Herstellung einer $^1/_{10}$ Normalsodalösung. (5,3 g wasserfreie oder 14,3 g mit 10 Mol. Krystallwasser, krystallisierte Soda in 1 Liter Wasser gelöst, dazu 0,1 g festes Phenolphthalein.) Diese Vorratslösung hält sich in gut verschlossener Flasche monatelang. Von dieser Lösung verdünnt man vor jedem Versuch 2 ccm mit 100 ccm destilliertem, gekochtem und abgekühltem Wasser. Den leeren Apparat füllt man zunächst durch mehrmaliges Zusammendrücken des Ballons mit der zu untersuchenden Luft und gibt dann 10 ccm des verdünnten Reagens hinein, setzt den Gummistopfen fest auf und drückt den Inhalt des Ballons (70 ccm) langsam durch die Flüssigkeit. Nachdem man mit den Fingern den Schlauch komprimiert hat, schüttelt man die Flasche 1 Minute, damit alle in der Luft enthaltene Kohlensäure von der Flüssigkeit absorbiert wird. Dieses Durchblasen der Luft mit nachfolgendem Schütteln wird so lange wiederholt, bis die anfänglich rot-violette Flüssigkeit gelblich gefärbt erscheint. Im Mittel gebraucht man zu dieser Entfärbung:

48	Ballonfüllungen	bei	0,3 ‰	CO_2 in der Luft
35	,,	,,	0,3 ‰	,, ,, ,, ,,
21	,,	,,	0,6 ‰	,, ,, ,, ,,
10	,,	,,	0,9 ‰	,, ,, ,, ,,
9	,,	,,	1,0 ‰	,, ,, ,, ,,
8	,,	,,	1,2 ‰	,, ,, ,, ,,
7	,,	,,	1,4 ‰	,, ,, ,, ,,
5	,,	,,	1,8 ‰	,, ,, ,, ,,
3	,,	,,	2,5 ‰	,, ,, ,, ,,
2	,,	,,	3,0 ‰	,, ,, ,, ,,

Geht der CO_2-Gehalt der Luft über 1,5 ‰ hinaus, so nimmt man besser eine doppelt so starke Lösung (4 ccm der Vorratslösung verdünnt mit 100 ccm Wasser). Mit dieser Lösung entsprechen

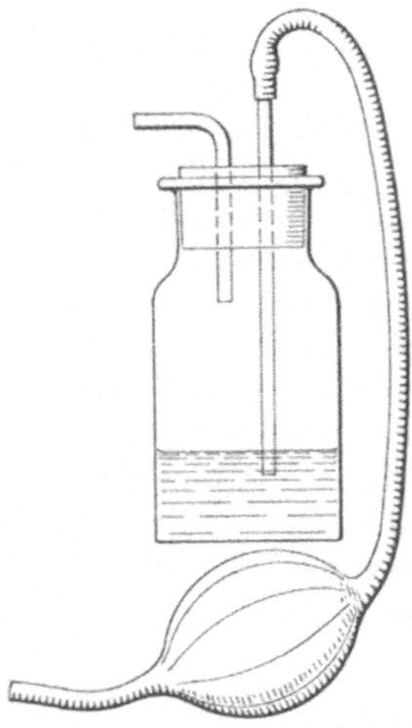

Abb. 1. Apparat von LUNGE-ZECKENDORF.

16 Füllungen	= 1,2 ‰	5 Füllungen	= 3,0 ‰
8 ,,	= 2,0 ‰	4 ,,	= 3,6 ‰
7 ,,	= 2,2 ‰	3 ,,	= 4,2 ‰
6 ,,	= 2,5 ‰	2 ,,	= 4,9 ‰

Die PETTENKOFER*sche Flaschenmethode.* Prinzip: Luft wird in einer Flasche von bekanntem Volumen mit einer genau abgemessenen Menge Barytwassers von bekannter Alkalinität geschüttelt. Die Kohlensäure der Luft wird dabei von Barytwasser nach der Gleichung $Ba(HO)_2 + CO_2 = BaCO_3 + H_2O$ gebunden. Die Alkalinität des Barytwassers nimmt dadurch ab und aus der Differenz der Alkalinität zu Beginn und am Ende des Versuchs läßt sich die absorbierte Menge CO_2 berechnen. Nach einer Modifikation von BITTER ist die Verwendung von Strontiumlauge und Schwefelsäure besser, um einen genauen Umschlagspunkt der Titration zu bekommen. Der vorhandene CO_2 wird dabei vom Strontiumwasser absorbiert, indem Strontiumcarbonat sich bildet. Der hierdurch bedingte Ausfall an Strontiumhydrat läßt sich leicht durch Titration ermitteln und gibt einen genauen Maßstab für die vorhanden gewesene Menge CO_2.

Als Reagenzien sind für die Untersuchung erforderlich: 1. Eine verdünnte Schwefelsäurelösung, welche 2,227 g H_2SO_4 im Liter enthält. 1 ccm dieser Lösung entspricht 1 mg CO_2. 2. Eine Strontiumhydratlösung von solcher Konzentration, daß 1 ccm derselben durch 1 ccm der unter 1. angeführten Schwefelsäurelösung gerade neutralisiert wird. Das Strontiumwasser muß in einer Vorratsflasche aufbewahrt werden, die mit einem doppelt durchbohrten Kautschukpfropfen verschlossen ist (Abb. 2).

Durch das lange bis auf den Grund reichende, am freien Ende mit einem Gummischlauch zum Einstecken einer Pipette versehene Glasrohr wird das Strontiumwasser abgesaugt, während das kürzere andere Rohr mit einer Vorlage in Gestalt eines mit Natronkalk gefüllten U-Rohres oder Fläschchens versehen ist. Diese Vorlage bewirkt, daß bei dem Absaugen des Strontiumwassers nur von CO_2 befreite Luft nachströmen kann. Ohne diese Vorlage würde sich der Titer der Lösung zu schnell ändern. 3. Als Indicatorlösung 1 g Phenolphthalein in 100 ccm 70%igem Alkohol.

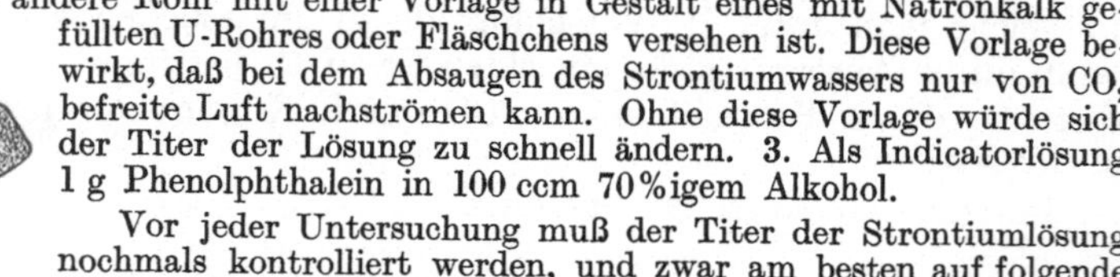

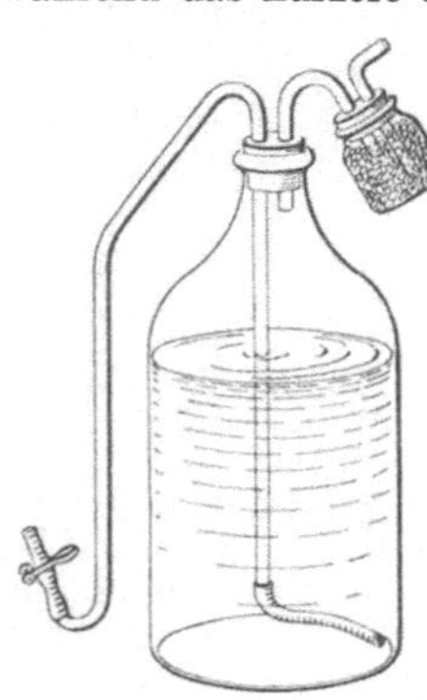

Abb. 2. Vorratsflasche für Baryt- oder Strontiumwasser.

Vor jeder Untersuchung muß der Titer der Strontiumlösung nochmals kontrolliert werden, und zwar am besten auf folgende Weise: In ein 60—100 ccm fassendes ERLENMEYER-Kölbchen, welches einen doppelt durchbohrten Gummistopfen besitzt, läßt man 25 ccm des mittels Pipette abgesaugten Strontiumwassers und dann mittels Tropfpipette 1 bis 2 Tropfen Phenolphthaleinlösung einfließen. Während die eine Bohrung sofort durch einen Glasstab verschlossen wird, steckt man durch die andere eine Glashahnbürette mit lang ausgezogener Spitze, welche mit Schwefelsäure gefüllt ist. Aus ihr läßt man zunächst rasch, dann unter fortwährendem Umschwenken langsam so lange Schwefelsäure zufließen, bis die Mischung gerade farblos geworden ist, und liest dann die verbrauchte Säuremenge ab. Während des Zufließens der H_2SO_4 lockert man von Zeit zu Zeit das Glasstäbchen, damit die gespannte Luft entweichen kann. Die Titration ist beendet, wenn zum *ersten* Male die völlige Entfärbung einen Augenblick bestehen bleibt. Nach längerer Zeit rötet sich die exakt austitrierte Probe wieder etwas ab.

Nach dieser Kontrolle des Titers füllt man einen langhalsigen etwa 4 Liter fassenden, vorher genau durch Wasser geeichten Kolben mittels eines Blasebalges mit langem Ansatzrohr durch 40—60 Stöße mit der zu untersuchenden Luft an. Dabei ist darauf zu achten, daß nicht der eigene Atem sich mit der eingepumpten Luft mischt. Der Kolben wird dann mit einem gutsitzenden doppelt durchbohrten Gummistopfen verschlossen. In den Bohrungen stecken kurze Glasstäbchen. Dann saugt man mit einer Pipette 50 ccm Strontiumwasser ab und läßt dieses nach Entfernung eines Glasstäbchens einfließen und schließt sofort wieder ab. Man schwenkt darauf das Strontiumwasser in dem Glaskolben vorsichtig hin und her und läßt behufs vollständiger Absorption der CO_2 den Kolben 12 Stunden stehen (für annähernde Bestimmung genügt einstündiges Stehen). Nun wird die wieder auf den O-Strich aufgefüllte Bürette mit H_2SO_4 durch eine Bohrung hindurchgesteckt, nachdem 2 Tropfen Phenolphthalein zuvor dem Strontiumwasser zugegeben sind, und unter zeitweisem Lüften des zweiten Glasstabes vorsichtig bis zur Entfärbung titriert.

Hat man z. B. bei der Titerstellung des Strontiumwassers in dem Vorversuch für 25 ccm Strontiumhydrat 24 ccm H_2SO_4 verbraucht, also für 50 ccm 48 ccm H_2SO_4, dagegen nach der Absorption der CO_2 der untersuchten Luft nur 41 ccm H_2SO_4, so entspricht die Differenz 48 — 41 = 7 der in der Flasche enthalten gewesenen CO_2-Menge in Milligramm = 7 mg CO_2. Diesen Wert muß man nun noch auf Prozente umrechnen. Man verwandelt zunächst die Milligramm CO_2 in Kubikzentimeter, indem man die Milligramm durch das Volumgewicht der CO_2 dividiert. Dieses hat bei verschiedenen Temperaturen und verschiedenem Luftdruck folgende Werte:

1 Liter CO_2 wiegt Gramm.

	740 mm	744 mm	748 mm	752 mm	756 mm	760 mm	764 mm	768 mm
10°	1,82	1,83	1,84	1,85	1,86	1,87	1,88	1,89
12°	1,81	1,82	1,83	1,84	1,85	1,86	1,87	1,88
14°	1,79	1,80	1,81	1,82	1,83	1,84	1,85	1,86
16°	1,78	1,79	1,80	1,81	1,82	1,82	1,83	1,84
18°	1,76	1,77	1,77	1,79	1,80	1,81	1,82	1,83
20°	1,74	1,75	1,75	1,77	1,78	1,79	1,80	1,81
22°	1,73	1,73	1,74	1,75	1,76	1,77	1,78	1,79

Man muß deshalb bei dem Einblasen der Luft in den Kolben Temperatur und Barometerstand notieren. Hätte man z. B. gefunden 16° C und 756 mm Barometerstand, so sind die 7 mg CO_2 durch 1,82 zu dividieren = 3,85 ccm CO_2. Faßt nun der Kolben gemäß der vorherigen Eichung 3680 ccm Luft, so war der Gehalt an CO_2 $\frac{3{,}85}{3680 - 50} = \frac{x}{1000} = 1{,}06\ ‰$.

(Von dem Eichungsinhalt sind die 50 ccm abzuziehen, welche durch das Einlassen von 50 ccm Strontiumwasser eingenommen worden sind.)

Pels Leusden hat eine CO_2-Bestimmungsmethode einfacher Art kürzlich beschrieben. Zur Apparatur gehört der eigentliche CO_2-Apparat, eine Barytentnahmeflasche und eine Vorratsflasche mit n/22 HCl. Im CO_2-Apparat wird die zu untersuchende Luft quantitativ aufgenommen, mit Barytlösung geschüttelt und die Barytlösung unter Luftabschluß mit HCl titriert. Die Titrationsdifferenz der vor und nach der CO_2-Absorption titrierten Barytlösung ergibt die absorbierten Milligramm CO_2. Diese werden an Hand einer Tabelle auf Kubikzentimeter bzw. Prozent CO_2 umgerechnet.

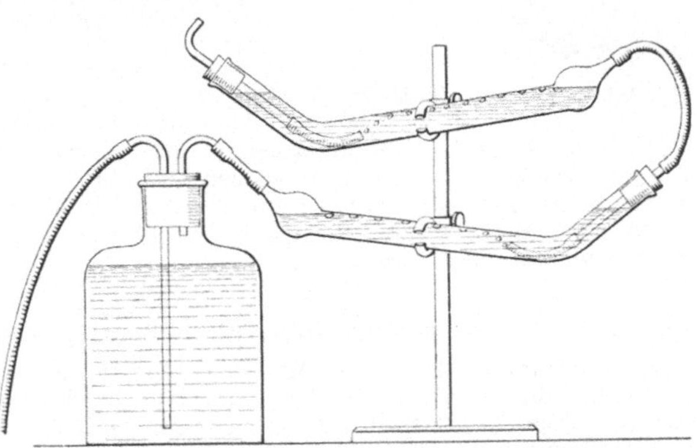

Abb. 3. Pettenkofersche Röhren zur CO_2-Bestimmung.

Bestimmung des mittleren Gehaltes einer Luft an Kohlensäure während eines längeren Zeitraumes. Mittels eines Aspirators saugt man die Luft in einem langsamen, durch einen Quetschhahn gut regulierten Strome in kleinen dichten Perlen durch zwei schräg stehende Pettenkofersche Röhren (Abb. 3), die mit Barytwasser gefüllt sind. Hierbei wird die Kohlensäure absorbiert.

Der Apparat wird in der Weise in Gang gesetzt, daß man zuerst in die Röhren das mit einer Pipette abgemessene Barytwasser bzw. Strontiumwasser einfüllt, die Gummistopfen in die weiten Enden der Glasröhren einsetzt, die erste Kugel mit dem Aspirator und die zweite mit dem im Kautschukstopfen des ersten Glasrohres steckenden dünnen Glasrohr verbindet. Die Röhren müssen so geneigt sein, daß die Kugeln nicht mit Barytwasser gefüllt sind und dieses auch nicht die Gummistopfen berührt. An das die Gummistopfen durchbohrende Glasrohr steckt man ein Stückchen Schlauch, das bis über die Biegung hinauf ins Barytwasser ragt und nahe unter der Oberfläche der Flüssigkeit endigt. Nach dieser Vorbereitung wird der Quetschhahn des Aspirators vorsichtig geöffnet und das aus dem Aspirator ausfließende Wasser wird, wenn die Luft durch das Barytwasser tritt, in Meßgefäßen aufgefangen.

Nachdem sich das Barytwasser getrübt hat, was nach Durchtritt von 1—4 Liter Luft eintritt, wird der Quetschhahn des Aspirators geschlossen und man nimmt vorsichtig den Gummistopfen der ersten Röhre heraus, verschließt diese mit dem Daumen, löst den Schlauch vom Schnabel, entfernt die Röhre aus der Klemme und gießt das Barytwasser durch den Schnabel sofort in eine Stöpselflasche aus. Mit der zweiten Flasche verfährt man ebenso. Nach dem Absitzen des kohlensauren Baryts titriert man in gleicher Weise wie bei der PETTENKOFER-Methode. Das Volumen des aus dem Aspirator ausgeflossenen Wassers ist gleich dem der durchgesaugten Luft bei der Temperatur des Wassers. Umrechnung auf 0° und 760 mm Druck ist notwendig.

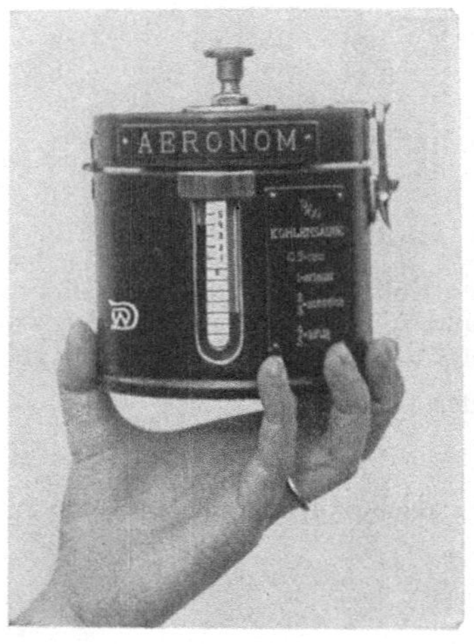

Abb. 4. Aeronom (DRAEGER).

Das Aeronom (DRAEGER). Das Aeronom beruht gleichfalls auf volumetrischer Bestimmung der Kohlensäure. Es besteht aus einem Holzzylinder mit aufklappbarem Deckel. In den Holzzylinder ist ein Metallbecher eingelassen, der bei geöffnetem Apparat die Luftprobe aus dem Raume aufnimmt. Mit dem Becher, der die Luftprobe enthält, steht ein U-förmiges, zur Hälfte mit Paraffinöl gefülltes Glasrohr in Verbindung. Der durch einen Riegel fest verschlossene Deckel wird gegen den Becherrand durch eine Gummischeibe dicht abgeschlossen. Zur Absorption der CO_2 dient eine 2- bis 5%ige Lösung von Ätznatron, die von zwei Löschpapierscheiben aufgenommen wird. Diese Scheiben liegen in Schalen, von denen eine untere vor der ersten federnd so eingespannt ist, daß die mit Ätznatron getränkten Fließpapiere der Einwirkung der Luft zunächst entzogen sind. Da nämlich die Ätznatronlösung den Feuchtigkeitsgehalt der Luftprobe und damit ihre Tension ändert, sind die Becherwände mit Löschblättern ausgekleidet, die mit Wasser angefeuchtet werden und die Luftprobe mit Wasserdampf sättigen. Erst nach erfolgter Sättigung der Luft mit Wasserdampf darf eine Einwirkung des Ätznatrons erfolgen. Durch Herabdrehen des Schließrädchens bis auf das obere Ende des Stutzens wird die untere Schale herabgedrückt, so daß nunmehr die Absorption der CO_2 erfolgen kann. Dadurch vermindert sich der Druck im Metallbecher, was durch das empirisch geeichte Manometer angezeigt wird.

3. Bestimmung von Industriegasen in der Luft.

a) Kohlenoxyd. Der qualitative Nachweis erfolgt am besten durch Absorption mit verdünnter Blutlösung und Nachweis des dabei gebildeten Kohlenoxydhämoglobins. Blutfarbstoff absorbiert etwa 40% des in der Luft enthaltenen CO. Man füllt eine etwa 5 bis 10 Liter fassende Flasche mit der zu untersuchenden Luft mittels Blasebalg, setzt 50 ccm verdünnte Blutlösung (1 + 4) hinzu, verschließt mittels einer Gummikappe und schwenkt die Flasche etwa eine $^1/_2$ Stunde lang. Bei beträchtlichen Mengen von CO besteht schon von vornherein ein Farbunterschied zwischen kohlenoxydhaltigem Blute und normaler Blutlösung: Kohlenoxydblut erscheint blaurot.

1. Zu 5 ccm dieser Blutlösung setzt man 15 ccm einer 1%igen Tanninlösung zu und schüttelt. Es entsteht eine sich langsam absetzende Trübung. In gleicher Weise werden 15 ccm einer nicht mit Luft geschüttelten Blutlösung behandelt. Nach 1—2 Stunden wird zwischen beiden Blutlösungen ein deutlicher Farbunterschied wahrnehmbar (kohlenoxydhaltige Blutlösung = hellrot, normale Blutlösung bleibt braunrot). Nach 24 Stunden ist der Farbunterschied noch stärker (kohlenoxydhaltige Blutlösung bräunlichrot, normale Blutlösung graubraun). Mit dieser Methode sind noch 0,023 ‰ CO nachweisbar. Der Farbunterschied hält sich monatelang.

2. 10 ccm Blutlösung werden mit 5 ccm 20%iger Ferrocyankaliumlösung und 1 ccm Essigsäure (1 Volum Eisessig und 2 Volumen Wasser) versetzt. Ebenso wird Normalblutlösung behandelt. Die sich sehr bald bildenden Niederschläge sind in der Normalblutlösung graubraun, in der kohlenoxydhaltigen rotbraun. Der Unterschied verschwindet aber nach kurzer Zeit allmählich.

Benutzt man zur Absorption statt der 1 + 4 verdünnten Blutlösung eine etwa 200- bis 300fach verdünnte, die nur noch ganz schwach rosa erscheint, im Spektralapparat aber noch deutliche Absorptionsstreifen zeigt, so kann man den Nachweis auch spektroskopisch führen. Kohlenoxydhämoglobin und Oxyhämoglobin zeigen beide zwei Absorptionsstreifen im gelbgrünen Teil des Spektrums, jedoch liegen beim Kohlenoxydhämoglobin die beiden Streifen näher aneinander. Setzt man zu den Blutlösungen ein Reduktionsmittel (am besten einige Tropfen frisch bereiteten farblosen Schwefelammoniums oder ein Körnchen des von BÜRKER empfohlenen geruchlosen $Na_2S_2O_4$*), so bleiben im Kohlenoxydhämoglobin die beiden Absorptionsstreifen bestehen, während sie im normalen Blut zu dem breiten Absorptionsstreifen des reduzierten Hämoglobins zusammenfließen (Nachweis nach VOGEL).

Ein qualitativer Nachweis des CO kann ferner geführt werden mittels *Palladiumchlorürpapier,* das infolge Bildung von metallischem Palladium gebräunt bzw. geschwärzt wird. Der Nachweis ist nicht spezifisch, da auch andere Gase wie Acetylen, Kohlenwasserstoffe u. a. dieselbe Reaktion ergeben.

Zur quantitativen Bestimmung kleiner CO-Mengen eignet sich am besten die Bestimmung durch Jodsäureanhydrid (Jodpentoxyd = J_2O_5). Jodpentoxyd wird in der Wärme durch Kohlenoxyd zersetzt, es bildet sich freies Jod und Kohlensäure ($J_2O_5 + 5\,CO = 2\,J + 5\,CO_2$). Die ursprüngliche Kohlenoxydmenge wird bestimmt entweder aus dem freigewordenen Jod oder aus der gebildeten Kohlensäure. 1 ccm CO macht 0,00227 g Jod frei und ein Volumen CO bildet das gleiche Volumen Kohlensäure. Die freigewordene Jodmenge wird entweder colorimetrisch oder titrimetrisch bestimmt (Apparatur nach GOUTAL).

Die Analyse des CO beim CO-Messer nach DRAEGER beruht auf der Feststellung der Wärmetönung bei der Oxydation des zu untersuchenden Luftgemisches. (Einzelheiten siehe Prospekt der Fa. Draegerwerke Lübeck.)

Schließlich sei noch auf den Nachweis von CO durch Verwendung kleiner Tiere (weiße Mäuse) hingewiesen. Diese Tiere sind außerordentlich empfindlich gegen CO und zeigen schon schwere Krankheitserscheinungen bei Einatmung von Giftdosen, die beim Menschen noch als ungefährlich gelten können.

b) Sonstige Giftgase. *Ammoniakgas* läßt sich mit Hilfe von Curcumapapier nachweisen oder durch frisches Phenolphthaleinpapier, das sich nach Rot umfärbt.

Chlor, Brom und *nitrose Dämpfe* erzeugen auf Jodkaliumstärkepapier einen Farbumschlag nach Blau bis Blauschwarz.

Schwefelwasserstoff schwärzt Papier, das mit Bleizuckerlösung getränkt ist.

Blausäure läßt sich durch die Benzidin-Kupferlösung erkennen. Lösung I enthält 2,86 g Kupferacetat in 1 Liter Wasser gelöst, Lösung II enthält 475 ccm einer bei 20^0 gesättigten Benzidinacetatlösung und 525 ccm Wasser. Zum Gebrauch werden gleiche Raumteile der beiden Lösungen gemischt und ein Papierstreifen damit getränkt. 0,1 mg HCN je 1 Liter Luft gibt sofort Blaufärbung, bei 10 mg HCN je 1 cbm färbt sich das Papier nach 1 Minute schwach, nach 2 Minuten deutlich blau.

4. Chemische Kampfstoffe.

Auf nicht spezifischem Wege kann man mittels der Leitfähigkeitsänderung, die eine Lösung dadurch erfährt, daß Luft, welche Elektrolytbildner enthält, hindurchgesaugt wird, chemische Kampfstoffe bestimmen. *Chlor, Phosgen, Perstoff* und *Dichlordiäthylsulfid* können dadurch nachgewiesen werden bzw. es sind diese Stoffe nicht vorhanden, wenn die richtig angewandte Reaktion negativ verläuft.

Da sehr viele Kampfstoffe bei der Berührung mit Wasser Säure abspalten, kann man einen nichtspezifischen Nachweis von solchen Kampfstoffen in Luft in der Weise führen, daß man eine bestimmte Menge Luft durch n/100 Kalilauge, die man mit einem geeigneten Indicator angefärbt hat, saugt. Sind Luftmenge und Laugenmenge bekannt, erhält man annähernd quantitative Wertbefunde.

STAMPE und SCHRÖTER reichern den Kampfstoff auf Kieselsäuregel an, indem sie mittels einer kleinen Pumpe Luft durch ein Prüfröhrchen saugen, in dem sich Kieselsäuregel befindet. Dann läßt man Kaliumpermanganat auf das Prüfröhrchen wirken. Bei Gegenwart oxydierbarer Stoffe färbt sich das Oxydationsmittel nach braun.

---

* Die nicht riechende STOKEssche Flüssigkeit — weinsaures Eisenoxydulammoniak — ist weniger empfehlenswert, weil sie nur frisch bereitet sicher wirksam ist.

Dichlordiäthylsulfid kann endlich nachgewiesen werden durch Durchleiten losthaltiger Luft durch eine Lösung von seleniger Säure in Schwefelsäure *bei 80° C*. Dabei tritt Rotfärbung auf (YABLICH).

GRIGNARD gibt folgendes für Dichlordiäthylsulfid spezifische Reagens an: Der Nachweis benutzt eine doppelte Umsetzungsreaktion:

$$S(C_2H_4Cl)_2 + 2\,HJ = S(C_2H_4J)_2 + 2\,HCl$$

(Dichlordiäthylsulfid geht über in Dijoddiäthylsulfid, das aus gelben Krystallen besteht).

Darstellung des Reagens: Natriumjodid 20 g, Kupfersulfatlösung 7,5% 40 Tropfen, Lösung von Gummi arab. (35%) 2 ccm, H_2O 200 ccm.

Zum Nachweis des Dichlordiäthylsulfids läßt man die zu prüfende Luft durch das Reagens perlen. Bei Gegenwart von Lost bildet sich ein gelblicher Niederschlag von Dijoddiäthylsulfid. Nach GRIGNARD ist es möglich, Lost bis zu einer Konzentration von 0,1 mg je Liter Luft in einer Zeit von 4 Minuten nachzuweisen (WIRTH-MUNTSCH).

B. Bestimmungen des Luftstaubes.

Quantitative Bestimmung des gesamten Luftstaubes: Man saugt größere Mengen der zu untersuchenden Luft durch ein etwa 1—1,5 cm weites und 5 cm langes Glasrohr,

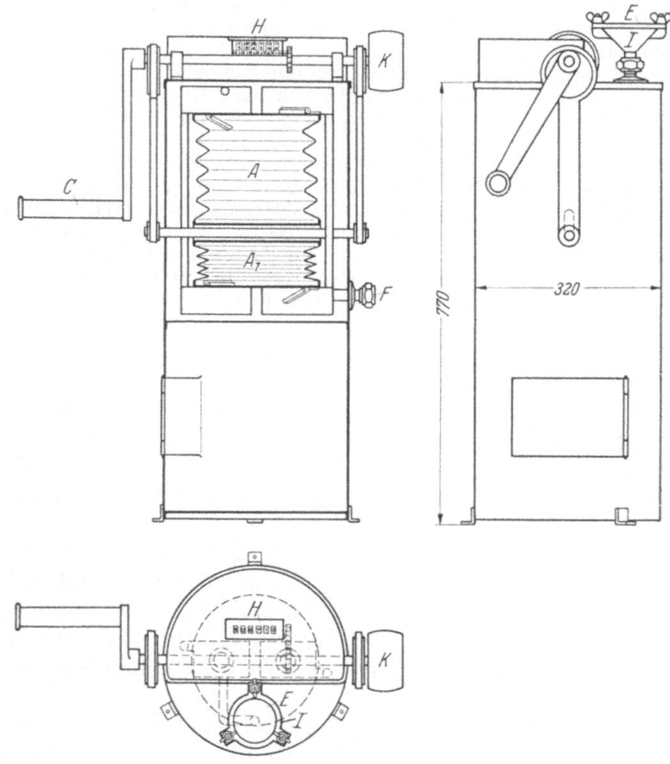

Abb. 5. Apparat zur Bestimmung des Staubgehaltes der Luft nach ASCHER. *H* Zählwerk, *I* Mündungstrichter, *E* Filter, *A* Blasebalg, *C* Kurbel zum Handbetrieb, *K* Kurbel zum maschinellen Betrieb, *F* Ausmündung.

welches mit einem *dichten* Filter aus mehreren Zentimeter dicken Schichten von Baum- oder Glaswolle ausgestopft ist. Das eine Ende des Glasrohres ist mit einem kurzen dünneren Röhrchen zum Ansatz für den Aspirationsschlauch versehen. Die Filter müssen samt den

Röhren vor und nach dem Gebrauche bis zur Gewichtskonstanz über Schwefelsäure getrocknet werden. Die Gewichtszunahme nach beendetem Versuche entspricht der aufgefangenen Staubmenge. Will man den Anteil des organischen Staubes bestimmen, so verbrennt man den Baumwollpfropf und wiegt die Asche. Der Unterschied gegenüber dem Aschegewicht eines gleichartigen nicht benutzten Filters vom gleichen Trockengewicht entspricht dem Gewicht des anorganischen Staubes.

Nur bei sehr starkem Staubgehalte der Luft genügen die gewöhnlichen Auslaufaspiratoren, sonst muß man Wasserluftpumpen usw. benutzen. Die Menge der durchgesaugten Luft ist dann durch eine eingeschaltete Gasuhr zu messen, dabei aber die eintretende Luftverdünnung in Betracht zu ziehen.

Zur *mikroskopischen* Untersuchung des Staubes legt man mit Glycerin, Lävulose usw. bestrichene Glasplatten in dem betreffenden Raum aus, auf welche der Staub sich absetzt. Für vergleichende Untersuchungen ist von MIQUEL ein besonderer Apparat hergestellt, bei dem man die Geschwindigkeit des Luftstromes, die Größe der Einströmungsöffnung und den Abstand der Glasplatte genau regulieren kann.

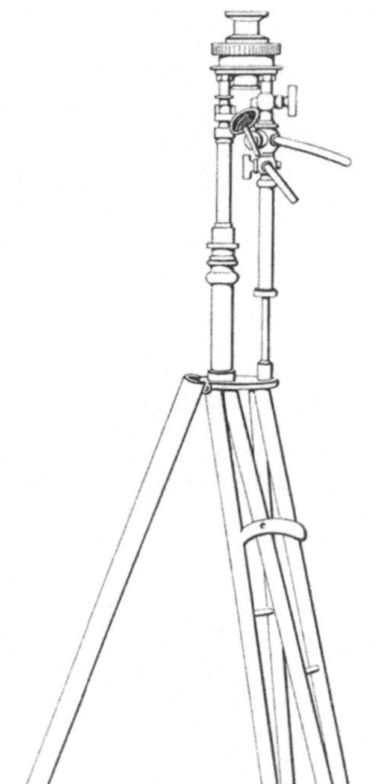

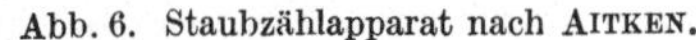

Abb. 6. Staubzählapparat nach AITKEN.

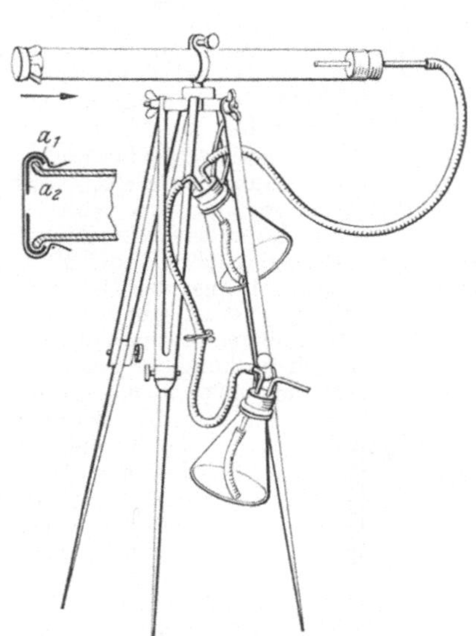

Abb. 7. Luftuntersuchungsapparat nach HESSE.

Für *Ruß*bestimmungen der Luft kommen zwei Methoden in Frage:

1. Die Methode nach RUBNER-RENK, welche vorwiegend den in der Luft fein verteilten, nicht oder kaum sichtbaren Ruß auffängt. Es wird mit einer kräftigen Saugpumpe die Luft durch ein dichtes waagerecht liegendes Papierfilter gesaugt. Papierscheiben werden mittels eines Ringes so auf einer Metalldose aufgespannt, daß stets eine Filterfläche von genau 5 cm Durchmesser der Luft ausgesetzt ist. Die eintretende Schwärzung vergleicht man mit besonders hergestellten colorimetrischen Tafeln.

2. Die Methode nach LIEFMANN. An einem Stativ sind zwei mit einer feinen Ölschicht überzogene Glasschalen befestigt, die eine horizontal, die andere vertikal. Letztere dreht sich durch eine Windfahne stets senkrecht zur Windrichtung. Nachdem die Schalen eine bestimmte Zeit lang der Luft ausgesetzt sind, wird die Ölschicht mit Äther abgespült, der Äther verdunstet und dann der Ruß mit dem Öl zusammen in einem Colorimeterröhrchen mit anderen gleichen Röhrchen verglichen, in denen sich Verreibungen genau abgewogener, abgestufter Mengen reinen Rußes mit Öl befinden.

Der ASCHERsche Apparat ermöglicht das Durchsaugen einer bestimmten, durch das Zählwerk angezeigten Luftmenge in gleichmäßigem Strome durch ein RUBNERsches Papierfilter (Abb. 5).

Zur direkten Zählung der Staubteilchen hat AITKEN einen Apparat angegeben. Prinzip: In einem mit Wasserdampf gesättigten kleinen Raume wird durch eine Luftpumpe eine Luftverdünnung hervorgerufen. Sind Staubteilchen in der Luft vorhanden, so dienen sie als Kondensationskerne, welche zu kleinen Tröpfchen heranwachsen und dann durch ihre Schwere zu Boden sinken. Läßt man diese Tröpfchen auf einen Silberspiegel fallen, auf dem Quadratmillimeter eingeätzt sind, so kann man leicht mit einem Mikroskop die Zahl der Tröpfchen ermitteln, welche aus einer Luftsäule von bestimmter Höhe auf 1 qcm aufgefallen sind. Dies ist dann die Anzahl Stäubchen, die in 1 qcm enthalten sind. Da gewöhnlich die Anzahl der Stäubchen zu groß ist, als daß an eine Zählung zu denken wäre, so mischt AITKEN in seinem Apparat einen kleinen Teil der zu untersuchenden Luft mit einem größeren, genau bekannten Quantum vollkommen staubfreier Luft und berechnet aus diesem Mischungsverhältnis die Zahl der Staubteilchen in der Volumeinheit der Untersuchungsluft (Abb. 6).

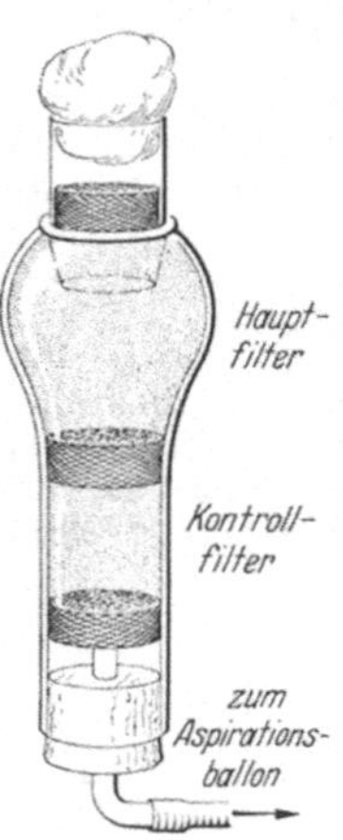

Abb. 8. Luftfilter nach FICKER.

Eine neue Methode der Freiluftstaubuntersuchung gibt SORGENFREI an, die auf einer Umkonstruktion des ZEISSschen Konimeters beruht. Näheres Originalschrifttum.

Zur *Bestimmung des Bakteriengehaltes der Luft* können wir uns nur der Kulturmethoden bedienen, mittels deren wir die aufgefangenen Bakterien getrennt nach Individuen oder Komplexen von Individuen zur Entwicklung bringen können. Zur Orientierung genügt es Schalen mit sterilen Nährböden eine bestimmte Zeit lang offen in dem zu untersuchenden Raum aufzustellen und dann nach Wiederbedeckung die Keime auswachsen zu lassen. Für quantitative Untersuchungen sind geeignet:

1. Verfahren nach HESSE. Ein Glasrohr von 70 cm Länge und 3,5 cm Weite wird auf der einen Seite mit einem Gummipfropf, in dem ein 1 cm weites und 10 cm langes Glasröhrchen steckt, mit je einem Wattepfropf an seinen beiden Enden, und auf der anderen Seite mit einer durchbohrten Gummikappe (a_2) versehen, über welche eine weitere unversehrte Kappe (a_1) gezogen wird (Abb. 7). Nach erfolgter Sterilisation wird das Rohr mit Nährgelatine beschickt, nochmals sterilisiert und dann unter einem Wasserstrahl durch Drehen nach Art der ESMARCHschen Röhren die Gelatine an den Wänden verteilt. Die Hauptmenge der Gelatine sammelt sich, nachdem die Röhre horizontal in ein Stativ eingeklemmt ist, auf dem Boden in dickerer Schicht an. Dann wird die Luft nach Lüften der äußeren Kappe langsam (1 Liter in 2 Minuten) hindurchgesaugt. Dabei setzen sich durch Wirkung der Schwere die Mikroorganismen auf der Gelatine ab, auf der sie sich zu Kolonien entwickeln, gezählt und qualitativ weiter untersucht werden können.

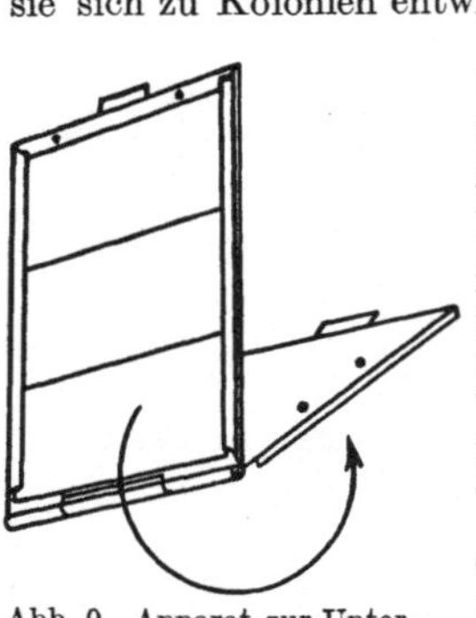

Abb. 9. Apparat zur Untersuchung von Hustentröpfchen nach HIPPKE (Hustenrahmen).

2. Bei dem Verfahren nach PETRI werden die Bakterien aus der Koloniengruppierung gerissen. Dies erreicht PETRI dadurch, daß er an Stelle des bei der quantitativen Bestimmung des gesamten Luftstaubes eingangs beschriebenen Wattefilters ein feines Filter von Quarzsand nimmt. Dieser Sand wird durch kleine Stütznäpfchen aus feinem Drahtgewebe in dem kurzen Glasrohr festgehalten. Nach Beendigung des Versuchs wird der Sand in mehreren Schälchen mit flüssigem Agar-Agar oder Gelatine möglichst gleichmäßig verteilt, mit dem flüssigen Nährboden vorsichtig zur besseren Verteilung umgeschwenkt und dann nach dem Erstarren in den Brutschrank gebracht. Die ausgewachsenen Kolonien können leicht gezählt und untersucht werden.

Modifiziertes Verfahren nach FICKER. Hierbei wird der Sand durch gestoßenes und gesiebtes Glas ersetzt, weil dadurch die in der Tiefe liegenden Kolonien besser sichtbar und zählbar werden. FICKER hat außerdem für das Glasrohr, welches den Glassand aufnimmt, eine besondere ausgebauchte Form angegeben, bei der das zuführende Ende zudem noch ein kleines Stück in den Glassand hineinragt. Dadurch wird vermieden, daß ein gewisser Prozentsatz der Keime zwischen Glaswand und Sand hindurchgeht, ohne abgefangen zu werden, wie es bei der ursprünglichen Anordnung nach PETRI der Fall ist (Abb. 8).

3. Verfahren nach FICKER. Analog der Wasseruntersuchung werden mit Gelatine gefüllte Reagensröhrchen evakuiert, ihr oberer Teil zur Spitze ausgezogen und zugeschmolzen. Im Wasserbad wird dann die Gelatine verflüssigt und im Röhrchen ausgerollt. Zur Luftuntersuchung schlägt man nur unter aseptischen Kautelen die sterilisierte Spitze ab, versieht das Röhrchen mit einem Wattepfropf und stellt es in den Brutschrank. Zum Schutze der Röhrchen während eines Transportes sind sie mit Metallhülsen umgeben.

Der *Nachweis von Bronchialtröpfchen* gelingt leicht mit Hilfe der Objektträger oder auch der Plattenmethode. HIPPKE hat zur Untersuchung von Hustentröpfchen den *„Hustenrahmen“* konstruiert. Derselbe gleicht einem aus dünnem Blech hergestellten zusammenklappbaren Taschenspiegel. An Stelle des Spiegels sitzen drei Objektträger von der quadratischen Fläche 7,6:7,6 cm. Sie sind auswechselbar. Der Rahmen wird nach dreitägiger Behustung zur Untersuchung gebracht.

VI. Gefahrenschutz.

Den Gefahren, die durch Beimischung von Giftstoffen oder anderen schädlichen Produkten Mensch und Tier drohen, sucht man zu begegnen durch *Kollektiv-* und *Einzelschutz*maßnahmen.

Zu den ersteren gehört insbesondere die Überwachung von Industriebetrieben und die Einrichtung besonderer Sicherungsmaßnahmen. Man geht dabei von dem Grundsatz aus, das Eindringen der schädlichen Körper in die Atmungsluft überhaupt zu verhindern. Durch entsprechende Entlüftungsanlagen (Exhaustoren) können z. B. die Gefahrenquellen stark herabgesetzt werden. Zu den Sicherungsmaßnahmen kann man z. B. auch das Verbot von offenen Flammen in Bergwerken zählen. Einzelheiten über derartige Schutzmaßnahmen in LEHMANN, Lehrbuch der Arbeits- und Gewerbehygiene. Neben der technischen Sicherung ist für alle, die in Arbeit und Beruf mit Giftgasgefahren rechnen müssen, die eingehende *Belehrung* über Art und Umfang der Gefahr sowie über die Eigentümlichkeiten der einzelnen schädlichen Stoffe unumgänglich notwendig.

Einzelschutz gegen schädliche Stoffe in der Luft ist im wesentlichen gleichbedeutend mit *Atemschutz,* d. h. in den meisten Fällen genügt es, die Atmungsorgane und Augen gegen die Einwirkung zu schützen. Eine Aufnahme von schädlichen Stoffen durch die Haut kommt nur in wenigen Ausnahmefällen in Frage (z. B. Blausäure, Dichlordiäthylsulfid).

Behelfsmäßige Vorrichtungen wie feuchte Taschentücher, die vor Mund und Nase gepreßt werden, bieten auf die Dauer und gegen stärkere Konzentrationen von Giftgasen oder schädlichen Stoffen keinen genügenden Schutz. Man hat deshalb bestimmte *Atemschutzgeräte* gebaut, deren Konstruktion und Auswahl sowohl den besonderen Bedingungen der Atmung angepaßt ist wie die chemischen und toxikologischen Eigenschaften der schädlichen Stoffe berücksichtigt. Von derartigen Atemschutzgeräten unterscheidet man drei grundsätzlich untereinander verschiedene Typen:

1. *Sauerstoffgeräte („Isoliergeräte“).* Der Träger des Gerätes ist von der Außenluft völlig abgeschlossen und unabhängig von ihr. Er wird mit seiner eigenen Atemluft wieder beatmet, die neuen Sauerstoff durch eine im Atmungsgerät befindliche Sauerstoffflasche erhält, nachdem die überschüssige Kohlensäure chemisch gebunden und zurückgehalten wird.

2. *Schlauchgeräte („Frischluftgeräte“).* Dem Träger wird durch Rohr- oder Schlauchleitungen frische Luft zugeführt.

3. *Filtergeräte („Gasmasken“).* Die den Träger umgebende giftige oder schädliche Luft wird vor ihrem Eintritt in die Atmungsorgane durch ein geeignetes Filter zurückgehalten oder chemisch gereinigt.

Unter „frei tragbaren“ Geräten versteht man Geräte, mit denen sich der Träger ungehindert überallhin begeben kann (Sauerstoff- und Filtergeräte). Schlauchgeräte sind in ihrem Aktionsradius durch die Länge des Schlauches beschränkt. Als „unabhängige“ Geräte bezeichnet man Geräte, die den Träger unabhängig vom Sauerstoffgehalt der umgebenden Luft machen (Sauerstoff- und Schlauchgeräte). Filtergeräte sind nur bei genügendem Sauerstoffgehalt der Atmosphäre benutzbar. „Offene“ Geräte sind Filter- und Schlauchgeräte, weil sie im Gegensatz zu den Isoliergeräten („geschlossene Geräte“) mit der Außenluft Verdindung haben.

Für die *Wahl eines Schutzgerätes* sind lediglich praktische Gesichtspunkte maßgebend. Das frei tragbare und unabhängige Sauerstoffgerät gewährleistet Bewegungsfreiheit und Sicherheit in jeder Atmosphäre, ist jedoch in der Zeitdauer der Verwendung eingeschränkt durch den begrenzten Sauerstoffvorrat. Das leichte offene Filtergerät ist wohl längere Zeit benutzbar, jedoch muß sein Filter der Eigenart der schädlichen Luft angepaßt sein. Das Frischluftgerät weist den Vorteil auf, daß der Sauerstoff der Luft zur Atmung verwertet wird, ohne daß der Träger durch die Schwere des Geräts belastet erscheint, wie es beim Sauerstoffgerät der Fall ist.

In allen Atmungsgeräten bringt die Verlängerung der Atemwege die Nachteile des toten Raumes (Kohlensäureanreicherung!) mit sich und der Widerstand für die Atmung wird durch diese Verlängerung, noch mehr durch ein vorgesetztes Filter erhöht.

1. Sauerstoffgeräte.

Vor dem Weltkriege waren Sauerstoff-Schutzgeräte hauptsächlich im Bergbau und bei Feuerwehren eingeführt. Unter Auswertung der im *Gaskrieg* gewonnenen Erfahrungen setzte *nach dem Weltkriege* eine lebhafte Weiterentwicklung dieser Geräte in technischer Hinsicht ein. Im Jahre 1915/16 war das *Heeres-Sauerstoff-Schutzgerät* (HSS - Gerät) als Typus eines Sauerstoffschutzgerätes für etwa einstündige Verwendungsdauer konstruiert und eingeführt worden. Es wurde insbesondere zur Rettung von Kohlenoxydvergifteten aus Minenstollen, Unterständen usw. benutzt. Das Gerät gehört auch heute noch zur planmäßigen Heeresausrüstung, obwohl neuere Geräte Verbesserungen in Handhabung und Konstruktion zeigen. Damit ist zum Ausdruck gebracht, daß das Prinzip, das dem HSS-Gerät zugrunde liegt, richtunggebend war und daß auch ein älteres Gerät immer noch brauchbar bleibt.

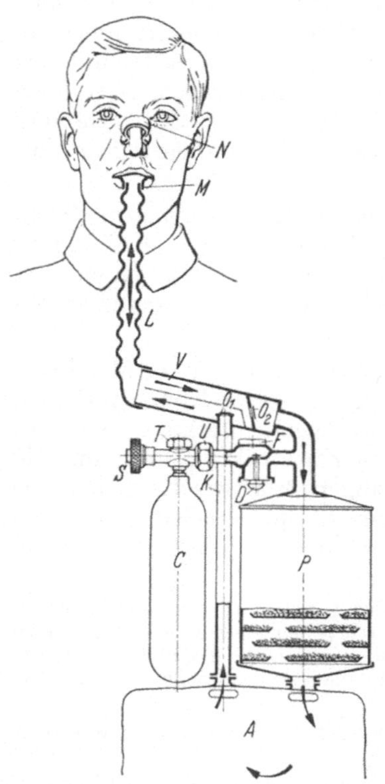

Abb. 10. Wirkungsschema des Draeger-HSS-Gerätes 1916. *A* Atemsack, *C* Sauerstoffzylinder, O_1 Einatemventil, O_2 Ausatemventil, *P* Alkalipatrone.

Unter den Sauerstoff-Schutzgeräten unterscheidet man zwei funktionelle Typen: Das Injektorgerät mit gleichmäßigem Luftumlauf, welches heute nicht mehr angewendet wird, und das *Lungenkraftgerät* mit zwangsläufig durch die Atemtätigkeit reguliertem, also durch die Lungen betätigtem Luftumlauf. Aus diesem Grunde ist bei den Lungenkraftgeräten eine ruhige, tiefe und gleichmäßige Atemtätigkeit geboten. Die einfachen Sauerstoff-Dosierungseinrichtungen sind auf die Durchschnittsleistung eines normal gebauten Menschen eingestellt, also z. B. auf 1,5—2,1 Liter Sauerstoff je Minute. Arbeitsleistung und Sauerstoffbedarf gehen ja Hand in Hand. Tritt aus irgendeinem Grunde eine Erhöhung des Sauerstoffbedarfes ein, so muß man durch Betätigung eines Druckknopfventils für Einströmung von Zusatzsauerstoff sorgen. Die Sauerstoffzufuhr kann, je nach Bauart des Geräts, von Hand, durch konstante, automatisch wirkende Dosierung oder auch durch den Lungenautomaten betätigt werden. Die ausgeatmete Kohlensäure wird bei den Preßsauerstoffgeräten durch Alkalipatronen gebunden. Als CO_2-bindendes Mittel wird eine gekörnte Masse von Ätznatron verwendet, wobei darauf zu achten war, daß in der Patrone auf möglichst kleinem Raume eine große Absorptionsfähigkeit bei möglichst kleinem Atemwiderstand erreicht wurde. Die Patronen müssen stets gut verschlossen sein, trocken und bei gleichmäßiger Temperatur gelagert werden. Bei der chemischen Arbeitsleistung der Patrone wird Wärme entwickelt, deshalb ist in die Luftleitung der Apparatur eine entsprechende Kühlvorrichtung eingebaut, um dem Träger normal temperierte Luft zuzubringen. Das Heißwerden der Patrone ist aber andererseits beim Gebrauch des Gerätes ein Beweis für ordnungsmäßiges Funktionieren. Frische und brauchbare Patronen rasseln beim Schütteln, verbrauchten Patronen fehlt diese Eigenschaft.

Die Geräte besitzen entweder ein *Mundatmungsstück* in Verbindung mit einer *Nasenklammer* oder sie können an eine *Gesichtsmaske* angeschlossen werden, die auch den Augenschutz ermöglicht und Sprechen zuläßt.

Über Einzelheiten bezüglich der Geräte muß auf die Prospekte der Herstellerfirmen (Drägerwerke Lübeck und Auer-Degea-Werke Berlin-Oranienburg) hingewiesen werden.

Unter *chemischen Sauerstoffgeräten* versteht man Geräte, bei denen im Gegensatz zu den Preßsauerstoffgeräten der Sauerstoff aus einem Chemikal entwickelt wird. Insbesondere hat man Geräte gebaut, in denen sich der Sauerstoff aus einem besonders hergestellten Natriumsuperoxyd bildet, wobei dieses Chemikal sowohl die ausgeatmete Kohlensäure wie den Wasserdampf bindet:

$$Na_2O_2 + CO_2 = Na_2CO_3 + 6$$
$$Na_2O_2 + H_2O = 2NaOH + 6$$

Das chemische Sauerstoffgerät ist leichter und billiger als das Preßsauerstoffgerät. Das Gerät kann jedoch — einmal in Gebrauch genommen — nicht wieder abgestellt werden und die Erschöpfung der Patrone ist schwieriger zu erkennen als die Erschöpfung der Sauerstoffflasche.

2. Frischluftgeräte.

Diese Geräte kommen *für Heereszwecke* nicht in Betracht.

3. Filtergeräte.

Neben dem „schweren“ Gasschutz, unter dem man die Isoliergeräte versteht, hat seit dem Weltkriege auch der „leichte“ Gasschutz in Form der *Filtermasken* erhebliche Bedeutung erlangt. Die heutige Form der Gasmaske ist aus der *deutschen Heeresgasmaske 1915* entstanden (Linienmaske). Diese „Vollmaske“ bedeckte gleichzeitig Mund, Nase und Augen. Ein Ohrenschutz erwies sich als unnötig, weil ein Eindringen von Giftstoffen durch ein unverletztes Trommelfell[1] nicht möglich ist. Die Dichtung der Maske verläuft über eine Linie an Stirn, Schläfen und Wangen entlang. Der Übelstand mangelnder Randdichtung bei verschiedenen Gesichtsformen wurde durch eine Rahmendichtung ausgeglichen.

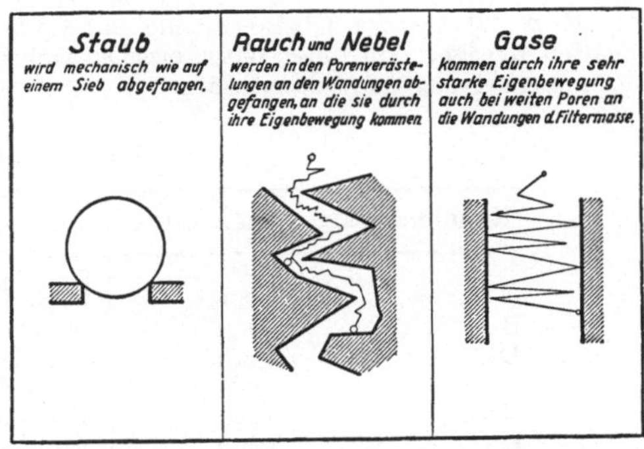

Abb. 11. Wirkungsweise von Atemfiltern.

Diese Rahmenmaske hat bisher durch nichts besseres ersetzt zu werden brauchen. Der Körperteil der Maske ist heute meist aus doubliertem imprägniertem Gummi-Drellstoff gefertigt. Der Verkleinerung des Totraumes ist stete Beachtung geschenkt worden. Bei der Wahl der Unterbringung der chemischen Filterstoffe *(Absorptionsmittel)* ging man von dem Standpunkt aus, daß es zweckmäßig sei, das Filter für sich aufzubauen und abnehmbar am Maskenkörper zu befestigen. Dadurch konnte ein Austausch der ganzen Maske vermieden werden, nur der chemisch beanspruchte Teil war im Laufe der Zeit zu ersetzen. So entstand der auch heute noch gebräuchliche Blechbehälter mit Schraubengewinde, der sich in den metallenen Mundring des Körperteiles einschrauben läßt. In diesem Behälter sind die Absorptionsmittel untergebracht (Atemeinsatz oder Filter).

Während bei den Sauerstoffschutzgeräten, welche nicht die den Träger umgebende vergiftete Luft zur Atmung verwerten, die Art des schädlichen Stoffes für die Konstruktion des Gerätes unwesentlich ist, spielt beim Filtergerät *Art und Dichte des Giftstoffes* eine nicht unbedeutende Rolle, namentlich für die Konstruktion des Filters.

Insbesondere ergeben sich Unterschiede für die Konstruktion des Filters aus der Größe der Giftteilchen, die ja schon auch die Hauptgruppen der Atemgifte voneinander trennt (Staube, Rauche, Nebel, Dämpfe, Gase s. Abb. 11).

[1] Bei perforiertem Trommelfell ist ein glyceringetränkter Wattepfropf vorzulegen.

Atemgift	Durchmesser der Teilchen	Bezeichnung
Gase, Dämpfe.	unter $1{,}10^{-7}$ cm	molekulare Dispersoide
Rauche, Nebel	zwischen $1{,}10^{-7}$ cm und $1{,}10^{-4}$ cm	kolloide Schwebstoffe
Staube	über $1{,}10^{-4}$ cm	grobe Dispersoide

Als geeignetes Filtermaterial für Gase und Dämpfe ist heute allgemein ein gekörntes Material erkannt worden. Der Einatemluftstrom zerteilt sich dadurch in eine Unmenge von Teilströmen, die zwischen den einzelnen Körnern durchstreichen. Der Filtervorgang ist dann an zwei Forderungen geknüpft: Die Giftgasmoleküle müssen an die Kornwandung gelangen und müssen dort gebunden oder zersetzt werden.

Die erste Bedingung wird erfüllt durch die lebhafte Wärmebewegung aller Giftgasmoleküle. Die zweite Bedingung kann auf dreifache Weise erreicht werden, nämlich durch chemische Bindung, durch Adsorption und durch katalytisch beschleunigte chemische Reaktion.

Für die chemische Bindung werden Reaktionslösungen verwendet, die man durch poröse Körner aufsaugen läßt. So benutzt man z. B. als Reagens für saure Gase eine Alkalicarbonatlösung, für Ammoniak eine schwer flüchtige Säure oder die Lösung eines sauren Salzes, für Blausäure eine Schwermetallsalzlösung. Als poröses Material, das als Träger der Chemikalienlösung dient, haben sich *Bims* und *Diatomit* bewährt. Durch Adsorption lassen sich alle Giftgase aus der Luft entfernen, die einen nicht zu hohen Dampfdruck besitzen (z. B. organische Dämpfe, Anilin, Benzol, chlorierte Kohlenwasserstoffe, Äthylalkohol u. a.). Als Adsorptionsmittel dient die sog. *„aktive" Kohle,* eine durch besonderes Verfahren bearbeitete Holz-, Torf- oder Obstkernkohle mit großer Oberfläche, an der die Giftstoffe festgehalten werden. Auf diese Weise ergeben sich die verschiedensten Kombinationen in der Zusammensetzung der Filtereinsätze.

Filtereinsätze:

Kennbuchstabe	Kennfarbe	Schutzbereich
A.	braun	Organische Dämpfe, Lösungsmittel
B.	grau	Saure Gase, Halogene, Nitrose Gase
D.	graugelb	Staub
E.	gelb	Schweflige Säure, Salzsäure
G.	blau	Blausäure
K.	grün	Ammoniak

Die *Leistungsfähigkeit des Universalfilters B* wird angegeben:

Chlor	5,0 g
Phosgen	6,6 g
Tetrachlorkohlenstoff	9,6 g
Blausäure	0,5 g
Schweflige Säure	3,5 g
Salzsäure	5,9 g
Ammoniak	0,7 g

Katalysatoren als *Filterfüllung* sind notwendig zum Schutze gegen Kohlenoxyd („Hopcalit").

Die Gebrauchsdauer der Filtereinsätze ist beschränkt, sie ist nicht abhängig von der Benutzungszeit, sondern von der Belastung, d. h. der Einsatz vermag nur eine ganz bestimmte Menge des Giftstoffes bis zum Durchbruch aufzunehmen, wobei freilich Wassergehalt und Temperatur der Kohle nicht ohne Einfluß bleiben.

Rauch- und Nebelfilter bedürfen einer besonderen Filtermasse, weil Rauch- und Nebelteilchen wesentlich größer sind als Gasmoleküle. Man wählt ein Filtermaterial mit engen, verästelten Poren wie Filz, Zellstoff, Watte u. ä.

Ein Teil der Filtersysteme arbeitet mit *Einwegatmung*, d. h. auch die ausgeatmete Luft verläßt die Maske durch das Filter. Will man den verhältnismäßig hohen Atemwiderstand bei dieser Ausatmung sowie die Einwirkung von Wasser-

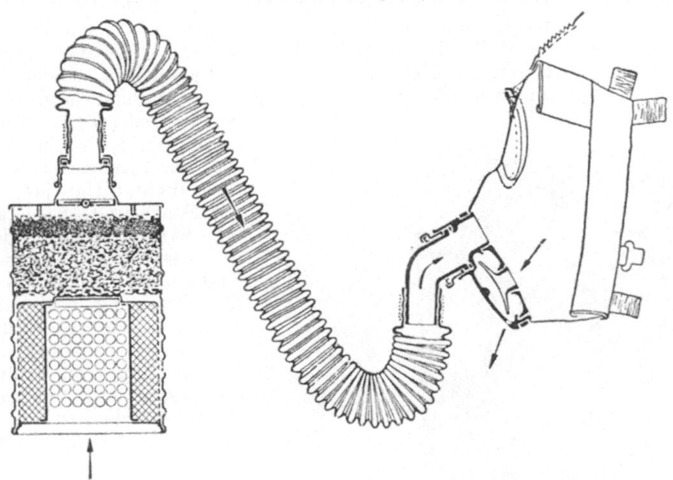

Abb. 12. Deutsche Heeresmaske 1924.

dampf und Kohlensäure der Ausatmungsluft auf die Filtermassen ausschalten, wählt man ein Ausatemventil *(Zweiwegatmung)*.

Die *deutsche Heeresmaske 1915* hatte eine einfache Liniendichtung. Der Schichteneinsatz besaß eine Diatomitfüllung, die mit Pottaschelösung getränkt war. Außerdem wurde das feuchte Granulat mit aktiver Kohle überpudert. Der Schutz war nicht allseitig.

Winter 1915/16 wurde die Rahmenmaske, 1916 der Dreischichteneinsatz eingeführt. Er enthielt 66 g getränkten Diatomit, 36 g aktive Kohle und 15 g Urotropin-Diatomit. Im Jahre 1917 kamen Gasschutzmasken mit einem gasdicht mit Mineralöl imprägnierten Leder zur Anwendung (Ersatz für Gummi wegen Rohstoffmangel). Gleichzeitig erhielten die Augengläser Klarscheiben zur Verhinderung des Anlaufens. 1918 folgte der Zweischichteneinsatz (58 g Adsorptionskohle und 15 g Diatomit mit Urotropintränkung). Durch den „Schnappdeckel" wurde ein nur unzureichender Nebelschutz erzielt. Mit der Vergrößerung des Atemfilters durch Verstärkung des Nebelfilters (Filterbüchse) ergab sich die Notwendigkeit, eine Schlauchmaske einzuführen, weil die schwere Filterbüchse nicht unmittelbar an das Gesichtsstück angesetzt werden konnte *(Heeresmaske 1924)*. Totraum und Atemwiderstand wurden durch Anbringung eines Ausatemventils überwunden.

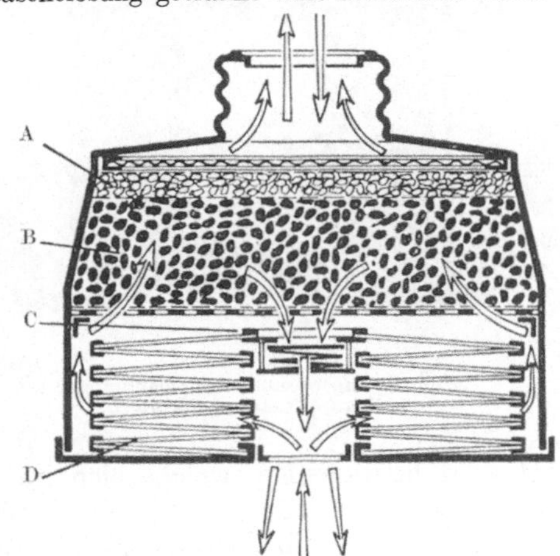

Abb. 13. Degea-Hochleistungsfilter (mit Ausatemventil im Filter). A Mundschicht, B Aktive Kohle, C Ausatemventil, D Schwebstoffilter.

Untersuchungen über die Steigerung des Energieverbrauches unter der Gasmaske haben ergeben: *Heeresmaske* 1918 Steigerung 28%, *Heeresmaske 1924* nur 9%.

Mit der Einführung des *Hochleistungsfilters* konnte unter Beibehaltung der *Zweiwegatmung* (Ausatemventil) zur alten Form der Maske bzw. zum Ansatz des Atemfilters an das Gesichtsstück zurückgekehrt werden *(Heeresmaske 1930)*. Über Desinfektion der Gasmasken siehe Entseuchungsdienstvorschrift (Formaldehyd-Verfahren).

4. Sauerstoffbehandlungsgerät.

Zur Behandlung von Gaskranken aller Art ist in der Heeressanitätsausrüstung das *Sauerstoffbehandlungsgerät (Truppensauerstoffkoffer)* aufgenommen.

Das Gerät besteht aus der Sauerstoffflasche mit komprimiertem Sauerstoff, an die sich die Dosierungs-, Meß- und Zuleitungsapparatur anschließt. Aus dem durch ein Verschlußventil abstellbaren Sauerstoffzylinder, welcher ausgewechselt werden kann, strömt der Sauerstoff vorbei an dem Sauerstoffvorratsmesser (Finimeter) und gelangt, durch ein Reduzierventil dosiert, in den Sparapparat, dessen Hauptbestandteil, der Sparbeutel, als Ausgleichssack dient. Die jeweilige Füllung des Sparbeutels ist Gradmesser für den Sauerstoffbedarf des Kranken, d. h. je nach Verbrauch, den die Füllung des Sparbeutels anzeigt, muß die Dosierung des Sauerstoffs erfolgen. Im allgemeinen genügen 6—8 Liter je Minute. Dem Sparbeutel sitzt der Atmungsschlauch an, dessen Ende in der Atmungsmaske mündet, welche dem Gesicht des Kranken angelegt wird.

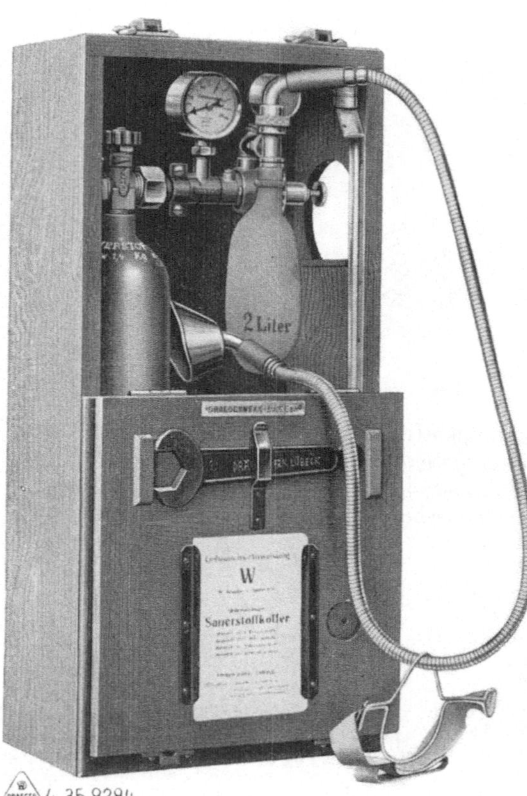

Abb. 14. Heeressauerstoffbehandlungsgerät (Truppensauerstoffkoffer).

5. Luftschutz.

Unter Luftschutz versteht man die im Frieden vorbereitete und im Kriege benutzte Organisation aller Maßnahmen, durch welche alle Volksgenossen in Gefahrenzonen soweit als möglich an Leben und Gesundheit sowie die Güter der Nation geschützt werden gegen die Gefahren feindlicher *Fliegerangriffe.* Bei der Durchführung dieser Maßnahmen müssen gleichzeitig die Arbeits- und Abwehrkräfte der Nation erhalten werden. Die Leitung des *zivilen Luftschutzes* liegt in Händen der *Polizeibehörden.* Die Bevölkerung ist eingeteilt in eine *aktive,* d. h. diejenige, welche sich im Falle der Gefahr an deren Bekämpfung unmittelbar beteiligen muß, und in eine *passive,* d. i. die große Masse der Bevölkerung. Polizeibereitschaften, Feuerwehr, Rotes Kreuz, Technische Nothilfe, Reinigungsdienst usw. rechnen unter die aktiven Kräfte. Der *sanitäre Rettungsdienst* untersteht im Luftschutzort dem Luftschutzchefarzt, welchem auch die Beratung der Luftschutzleitung in sanitärer Hinsicht zukommt. Der Rettungsdienst gliedert sich in einen *beweglichen* (Sanitätstrupps und Krankentransportwesen) und in einen *festen* (Rettungsstellen, Krankenanstalten, zentral. Bettennachweis, Sanitätsmittelniederlagen, Gesundheitspolizei).

Alle aktiven Kräfte sind mit *Einzelschutzgerät* (Gasmaske) sowie *Schutzanzügen* gegen die Einwirkung seßhafter Kampfstoffe ausgerüstet.

Die passive Bevölkerung sucht man durch *Kollektivschutz* zu sichern, insbesondere durch Einrichtung von *Schutzkellern.*

Sammelschutzräume müssen grundsätzlich Splittersicherheit und Gasschutz gewährleisten, Brandgefahr muß ausgeschaltet sein. Über bauliche Einrichtungen muß auf Spezialliteratur verwiesen werden (SCHOSSBERGER). In der Regel wird es nicht notwendig sein, einen Schutzraum länger als 3 Stunden ununterbrochen hintereinander zu benutzen. Andernfalls muß für *Frischluftzufuhr* gesorgt werden. An sich würde es zur Erhaltung der Atemtätigkeit genügen, wenn die Frischluftzufuhr so geregelt würde, daß der Kohlensäuregehalt nicht über 3% steigt. Das entspräche einer Luftmenge von 1 cbm je Person und Stunde. Im allgemeinen wird man aber bei Lufterneuerungsanlagen 2—3 cbm Luft je Person und Stunde zudrücken, um keinerlei Atembeschwerden und Unlustgefühl, das durch Wärmestauungen hervorgerufen wird, auftreten zu lassen. Gleichzeitig entsteht dadurch im Schutzraum ein geringer Überdruck, welcher verbrauchte Luft durch geringe Undichtigkeiten des Raumes entfernt und Eindringen jeglicher Giftgas-Außenluft verhindert. Solche Schutzraumbelüfter wird man für Kraft- und Handantrieb vorsehen. Einzelheiten s. Firmenanzeigen (Degea-Auerwerke Berlin und Draegerwerke Lübeck).

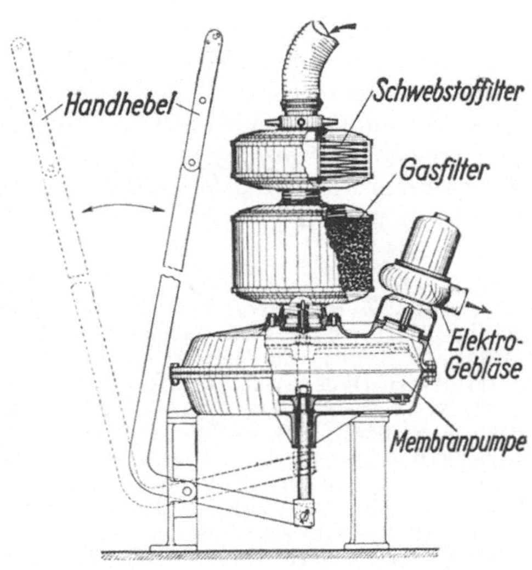

Abb. 15. Degea-Raumbelüfter für Sammelschutzraum.

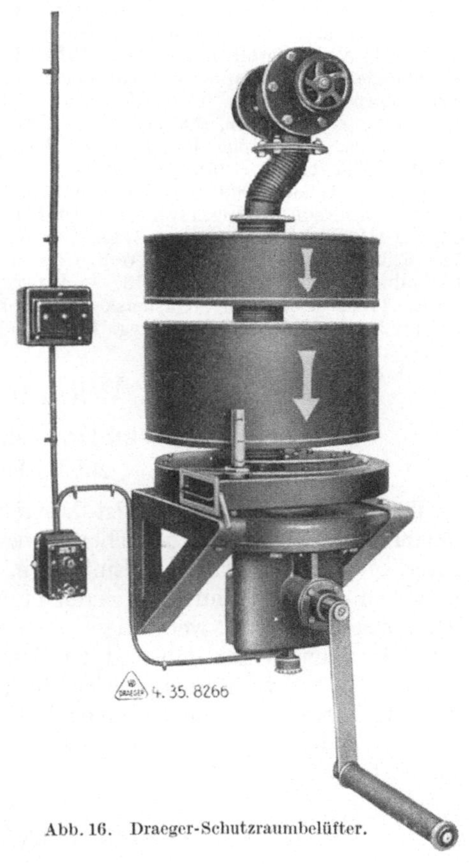

Abb. 16. Draeger-Schutzraumbelüfter.

Die von F. WIRTH festgestellte Tatsache, daß durch ein Bestreichen der Wände mit frischer Kalkmilch die Kohlensäure im Schutzraum nur in völlig ungenügender Weise aufgenommen wird, wurde von QUASEBART bestätigt. Besser wirkt Ausbreiten von Natriumsuperoxyd, doch stehen seiner Verwendung die hohen Kosten entgegen. Durch Zufuhr von Frischluft gelingt es unschwer, die gebildete Kohlensäure zu entfernen und genügend Sauerstoff herbeizuschaffen. Dagegen ist es nicht möglich, der Steigerung der Raumtemperatur in gleicher Weise entgegenzuwirken, die bis zu einem bestimmten Gleichgewichtszustand ansteigt. Dieser ist abhängig von der Bauart, der Belegdichte, der Menge und Temperatur der zugeführten Luft.

Die *Entgiftung* eines *Luftraumes* wird im allgemeinen nicht notwendig sein, weil die mit der Luftbewegung abziehende Gaswolke weder zeitlich noch räumlich erfaßt werden kann. Die Entgiftung des *Geländes* ist jedoch notwendig, um Geländekampfstoffe zu vernichten und ihre Wirkung auf Haut, Augen und Atemwege auszuschalten. Besprengen mit Wasser sowie Bestreuen mit Chlorkalk oder ähnlichen Mitteln führt zum Ziele. Einzelheiten s. WIRTH-MUNTSCH. Die *personelle Entgiftung* erfolgt in Bade- und Entgiftungsanstalten bzw. beim Heere durch *Entgiftungsformationen*. Auch hierüber muß auf die Spezialliteratur verwiesen werden (WIRTH-MUNTSCH). *Hygiene der Luftfahrt* s. S. 356.

Schrifttum.

ASCHER: Z. Städtehyg. u. Gesdh.techn. **1909**, Nr 20. — BAADER: Gewerbekrankheiten. Berlin 1931. — BEINTKER: Gasmaske **4**, 75 (1932). — BELLI-OLIVI: Hyg. Rdsch. **24**, 296 (1914). — BETKE: Zbl. Gewerbehyg. **1931**, Nr 10. — BITTER: Z. Hyg. **9**, 1 (1890). — BUTTENBERG-DECKERT-GAHRTZ: Z. Unters. Nahrgsmitt. usw. **1925**, 49. — DASSEL: Gasmaske **1932**, Nr 4/5. — FLÜGGE: Grundriß der Hygiene. Jena 1928. — FLURY-ZERNIK: Schädliche Gase. Berlin 1931. — FRIKHINGER: Gase in der Schädlingsbekämpfung. Berlin 1933. — GOTSCHLICH: Handbuch der hygienischen Untersuchungsmethoden. Jena 1926. — GOUTAL: Ann. de Chim. analyt. **1910**, 15. — HAGGARD-HENDERSON: Zit. nach FLURY-ZERNIK. — HALDANE: Zbl. Gewerbehyg. **1915**, 100. — HANSLIAN: Der chemische Krieg, 2. Aufl. Berlin 1927. — HEMPEL: Gasanalytische Methoden. Braunschweig 1913. — HESSE: Dtsch. med. Wschr. **1918 II**, 1149. — HIPPKE: Z. Hyg. **91**, 330 (1920). — KAISER: Gasmaske **1930**, Nr 2. — KONRICH: Z. Hyg. **73**, 443 (1913); **78**, 1 (1914). — KORFF-PETERSEN: Z. Hyg. **78**, 37 (1914). — LEHMANN: Lehrbuch der Arbeits- und Gewerbehygiene. Leipzig 1919. — LEWIN: Die Kohlenoxydvergiftung. Berlin 1920. — LEYMANN: Arbeiterschutzvorschriften im Deutschen Reich. Berlin 1927. — LIEFMANN: Hyg. Rdsch. **16**, 813 (1906). — LOEWY-MEYER: Veröff. Mil.san.wes. **1919**, H. 74. — MIQUEL: C. r. **86**, 1552. — MUNTSCH: Pathologie und Therapie der Kampfgaserkrankungen, 3. Aufl. Leipzig 1935. — Sauerstofftherapie. Fortschr. Ther. **1935**, 3. — PARADE: Fortschr. Ther. **1931**, 24. — PELS-LEUSDEN: Z. Hyg. **112**, 606 (1931). — PFEIL: Beih. Zbl. Gewerbehyg. Bd. 1, H. 4. — PRAUSSNITZ: Grundzüge der Hygiene. Berlin 1908. — QUASEBART: Gasschutz und Luftschutz **1933**, 1. — RUBNER: Lehrbuch der Hygiene. Berlin 1907. — RUBNER-RENK: Gesdh.ing. **51**, 845 (1909). — SCHOSSBERGER: Bautechnischer Luftschutz. Berlin 1934. — SCHWENKENBECHER: Virchows Arch. **1904**, 1. — SORGENFREI u. KÖHLER: Z. physik. Ther. **44**, 141 (1933). — STAMPE-SCHRÖTER: Gasschutz u. Luftschutz **1934**, 1. — SÜPFLE: Z. Hyg. **115**, 623 (1933). — SYMANSKI: Arch. Gewerbepath. **4**, 199 (1933). — WEICHHARDT: Über Ermüdungsstoffe. Stuttgart 1913. — WIRTH-MUNTSCH: Die Gefahren der Luft, 2. Aufl. Berlin 1935. — WOLLIN: Gasmaske **2**, 24 (1931). — YABLICH: J. amer. chem. Soc. **42**, 266 (1920). — ZERNIK: Erg. Hyg. **14**, 141 (1933).

B. Wärmeregelung.

Von E. **DANIELSEN**-Dresden und K. **WALTHER**-Berlin.

Mit 5 Abbildungen.

Der menschliche Körper ist bestrebt, seine Körperwärme stets auf einer gleichmäßigen Höhe, die zwischen etwa 36,5 und 37,5° C liegt, zu erhalten. Er unterliegt aber vielfältigen Einflüssen, die ihm teils Wärme zuführen, teils entziehen. Diesen Einflüssen kann er sich durch verschiedene Einrichtungen weitgehend anpassen; wenn diese versagen, treten schwere Gesundheitsschäden auf. Der Mensch hat daher Hilfsmittel nötig, die ihm die Anpassung an die äußeren Wärmeverhältnisse erleichtern, wie Kleidung, Nahrung, Wohnung, Heizung. Dadurch kann er seinen Körper meist innerhalb der sog. *Behaglichkeitszone* halten, in der seine den Wärmehaushalt regelnden Einrichtungen unmerklich tätig sind.

I. Die Wärmeregelung des Soldaten.

A. Der Wärmehaushalt.

a) Erzeugung der Wärme. Der Mensch erzeugt Wärme durch Verbrennung der aufgenommenen Nahrungsstoffe oder von Körperstoffen. Arbeit kann er nur leisten, wenn die dazu notwendige Kraft durch Verbrennung dieser Stoffe erzeugt wird, wobei auch Wärme entsteht. Wenn man die innerhalb einer gewissen Zeit verbrauchten Nahrungs- und Körperstoffe nach ihrem *Brennwert* (Calorien) bestimmt, so entspricht das Ergebnis der erzeugten Wärmemenge, wenn nicht ein Teil des verbrauchten Brennwertes zur Leistung von Arbeit verwendet worden ist.

Ein erwachsener Mensch erzeugt nach RUBNER in 24 Stunden in Ruhe 2303, bei mittlerer Arbeit 2843, bei schwerer Arbeit 3361 Calorien.

ZUNTZ und SCHUMBURG haben unter militärischen Verhältnissen 5 junge Leute untersucht. Ein regelrecht genährter Mann von 70 kg verbrauchte in 24 Stunden bei völliger *Ruhe* 1973 Calorien, d. h. je Minute 1,35 Calorien, ein 67 kg schwerer 1728 bzw. 1,2 Calorien. Dazu ist die Verdauungstätigkeit mit 200—300 Calorien hinzuzurechnen. Bei gewöhnlicher *Tätigkeit* — Stehen, Hin- und Hergehen — ergaben sich 3101 bzw. 2924 Calorien = 2,2 bzw. 2,0 Calorien je Minute. Beim *Marsch* auf ebener Straße wurden für 1 kg Körpergewicht 563 bzw. 544 calorien verbraucht. Der 70 kg schwere Mann benötigte demnach bei einer mittleren Geschwindigkeit von 4,5 km/Stunde (75 m in der Minute) 39,4 Calorien oder 3,0 Calorien je Minute. Bei einer *Belastung* mit 22 kg benötigte er 3,9 Calorien je Minute oder 234 Calorien je Stunde, also das doppelte gegenüber ruhiger Tätigkeit. Stieg die Marschstrecke an, so wurde noch mehr gebraucht, z. B. bei sanfter *Steigung* für 1 mkg Arbeit durch Heben des Körpers 7,5 calorien. Wurde schneller marschiert, wurde ebenfalls mehr Energie verbraucht, auch Ermüdung wirkte in gleicher Richtung.

Für den Soldaten wichtig ist die Feststellung, daß eine *schmerzhafte Reizung der Sehnenscheiden* an einem Fuße den Energieverbrauch um 18,4% des vordem festgestellten Mittelwertes, gegen Schluß des Marsches noch um weitere 9,2% erhöhte. Ebenso wirken Wundlaufen, Blasen an den Füßen, Druckstellen vom Rückengepäck usw.

Da die für die Arbeitsleistung benötigte Energie nur 30% des herangezogenen Brennwertes ausnutzt, so führen die übrigen 70% zu einer entsprechenden Erhöhung der Wärme.

b) Abgabe der Wärme. Der Mensch ist nur innerhalb eines sehr eng gespannten Bereiches der Körperwärme voll leistungsfähig; die Körperwärme schwankt daher sehr wenig. Wenn die Außenwärme hoch ist, z. B. im Sommer, wird die Wärmeerzeugung deshalb durch Verringerung der Nahrungsaufnahme gesenkt, auch werden Nahrungsmittel mit geringerem Brennwert bevorzugt.

Außerdem verfügt der Körper über Einrichtungen, die ihm eine größere Wärmeabgabe ermöglichen. Das geschieht durch *Strahlung, Leitung* und *Wasserverdunstung.*

Auf diese Weise werden nach RUBNER unter gewöhnlichen Verhältnissen abgegeben durch die Atmung 1,29, durch die Arbeit 1,88, durch die Erwärmung der Kost 1,55, durch Wasserverdunstung 10,66, durch Leitung 30,85, durch Strahlung 43,74% der Gesamtwärmeabgabe.

Die Wärmeabgaben durch Strahlung, Leitung und Wasserverdunstung können nebeneinander, wie auch einzeln wirken; können sie alle drei nicht tätig sein, wird die Gesundheit schwer geschädigt.

Strahlung und Leitung wirken im allgemeinen nur dann, wenn die Luft oder die Gegenstände in der Nähe des Menschen kälter sind als seine Oberfläche, weil der Wärmeaustausch vom wärmeren zum kälteren Körper geht.

Die Wärme an der *Oberfläche der Uniform* beträgt ungefähr 18—20°. Sind daher die Luft oder die Gegenstände in der Nähe des Soldaten wärmer, kann durch Strahlung keine Wärme abgegeben werden; dies ist im Sommer leicht der Fall. Im Freien kommt hierbei sehr oft nur die Luftwärme in Betracht, in geschlossenen Räumen die festen Gegenstände, besonders die Zimmerwände. Der menschliche Körper strahlt langwellige Ultrarotstrahlen aus, die von der Luft praktisch nicht ausgesandt oder absorbiert werden. Die Bekleidung des Menschen ist für das Ultrarot schwarz, d. h. sie ist kein Ausstrahlungsschutz, höchstens insofern, als bei der durch sie bewirkten Herabsetzung der Wärmeleitung auch der Strahlungsverlust des Körpers verringert wird.

Die Strahlung wird beinahe ganz aufgehoben, wenn der Mensch auf allen Seiten von anderen Menschen, also gleichwarmen Körpern, umgeben ist. Ebenso kann bei einem *Marsch* durch enge Hohlwege, enge Straßen, Wälder o. ä., die durch Sonnenbestrahlung stark erhitzt sind, die Wärmeabgabe durch Strahlung ganz aufgehoben sein, die Soldaten können sogar noch Wärme durch Strahlung von diesen Flächen erhalten. Auch bei Aufenthalt im freien Sonnenschein kann der Körper durch Strahlung Wärme erhalten, anstatt sie abzugeben.

Wärme wird durch *Leitung* abgegeben, wenn die Körperoberfläche von kälteren Stoffen unmittelbar berührt wird; im allgemeinen sind diese Stoffe *Luftteilchen*, gelegentlich kommen auch andere Stoffe in Betracht, z. B. im Bade das *Wasser*.

Für die Luft hat hierbei der *Wind* großen Einfluß, weil er immer neue Luftteilchen mit dem Körper in Berührung bringt und so eine größere Wärmemenge ableitet, als wenn die Luft ruhig um den Körper stehen bleibt. Je niedriger also die Luftwärme und je stärker die Luftbewegung ist, um so mehr Wärme gibt der Körper durch Leitung ab.

Feuchte Luft absorbiert nicht nur die dunklen Wärmestrahlen gut, sie leitet sie auch besser als trockene. Daher ist feuchte Kälte unangenehmer als trockene. Steigt bei niedriger Lufttemperatur die relative Feuchtigkeit um 25%, so wird der Haut ebenso viel Wärme entzogen, wie wenn die Temperatur um 2^0 gesunken wäre. Bei hohen Temperaturen wird das Wärmegefühl in ähnlicher Weise gesteigert.

Die Wärmeabgabe durch *Wasserverdunstung* hängt ab von Temperatur, Feuchtigkeit und Bewegung der Luft.

Der Körper bemüht sich zunächst, durch Änderung der Blutverteilung, und damit der Hautwärme, die Wärmeabgabe durch Strahlung und Leitung zu regeln. Erst wenn diese nicht mehr ausreichen oder bei hoher Wärme ganz versagen, setzt die Wasserverdunstung ein. Bei fetten und anämischen Personen beginnt sie früher als bei mageren und gesunden, weil im ersten Fall die Haut die Wärme schlechter leitet und die Blutmenge in der Haut nicht genügt.

Bei gleichbleibender Feuchtigkeit wird am wenigsten Wasserdampf bei 15—20^0 Luftwärme abgegeben. Werden diese Grade unter- oder überschritten, so steigt die Wasserverdunstung an. Beim Überschreiten bestimmter Luftwärme, deren Höhe vom Fettreichtum des Körpers, von der Arbeit, vom Blutreichtum und von der Ernährung abhängt, tritt an Stelle der Wasserdampfabgabe starker Schweiß, dessen Verdunstung dem Körper mehr Wärme entziehen kann. Von 25^0 an aufwärts steigt stets die Verdunstung mit dem Wachsen der Temperatur, bei Überernährung schon von 15^0 an. Alkoholgenuß vermehrt ebenfalls die Verdunstung etwas.

Dauernd wird Wasserdampf mit der ausgeatmeten Luft abgegeben; diese ist gesättigt, während die Inspirationsluft in der Regel noch nicht gesättigt ist. Nach Loewy ist die Wasserabgabe in der Ausatmungsluft in größeren Höhen gesteigert gegenüber dem Tiefland (in Berlin 250—410 g, in Davos rund 450 g, in Muottas-Muraigl 500—610 g), wobei aber die gesamte unmerkliche Wasserdampfabgabe abgenommen hat.

Da *Arbeit* Wärme erzeugt, kann bei niedrigen Temperaturen (5—6^0) viel Arbeit geleistet werden, ohne daß die Wasserdampfabgabe gesteigert zu werden braucht, weil die Bedingungen für Strahlung und Leitung günstiger sind. Bei mittleren Temperaturen (15—20°) steigt bei gewöhnlicher Arbeit die stündliche Wasserdampfabgabe auf 60—120 g Wasser gegenüber 40—50 g in der Ruhe. Bei 15,7—26,4° erzeugten *feldmarschmäßig ausgerüstete Soldaten* 406—584 g, auf einem *Marsche* von 5—6 Stunden also 2096—3447 g Wasser von der Haut aus (ZUNTZ und SCHUMBURG).

Geht die *Luftfeuchtigkeit* über einen bestimmten Gehalt hinaus, wird die Wasserdampfabgabe bis zum Schweißausbruch gesteigert.

Bei 22% relativer Feuchtigkeit beginnt dieser gegen 30° Luftwärme, bei 60% gegen 25°, bei 70% treten schon bei 24° die Anzeichen der Wärmestauung auf. Den Einfluß der relativen Feuchtigkeit auf die Wasserdampfabgabe bei Arbeit zeigt folgende Tabelle (WOLPERT):

Bei 15000 mkg Arbeit je Stunde wurden abgegeben

bei	7°	und	82%	Feuchtigkeit	58,0 g	Wasser
„	13°	„	84%	„	70,8 g	„
„	17°	„	87%	„	90,4 g	„
„	19°	„	81%	„	112,8 g	„
„	25°	„	47%	„	230,0 g	„

Nach ZUNTZ und SCHUMBURG entspricht eine Marschleistung von 6,04 km je Stunde einer Arbeit von 39080 mkg, eine solche von 3,6 km je Stunde 19870 mkg.

Bei gleichbleibender Luftwärme hängt die Wasserdampfabgabe von der relativen Feuchtigkeit der Luft ab. Bei Ruhe, gemischter Kost und Windstille sind für die Mitteltemperaturen von 18—20° 40—60% Feuchtigkeit am günstigsten; bei Überernährung und Arbeit verschieben sich diese Werte nach unten. Bei Wind ist die Wasserdampfabgabe am geringsten bei 27°; bis etwa 20° ist sie etwa 5% höher als bei Windstille, bei 20—35° beträgt sie nur die Hälfte bis ein Drittel, von 36° an das Doppelte und mehr als bei Windstille (WOLPERT).

c) Regelung der Wärme. Der Körper regelt die Wasserverdunstung chemisch oder physikalisch.

Bei der *chemischen Regelung* steigern oder vermindern die in der Haut liegenden Temperaturnerven reflektorisch die Verbrennungsvorgänge im Körper, besonders in den Muskeln.

Für je 1° Temperaturerhöhung sinkt die CO_2-Ausscheidung und die Wärmeerzeugung um 2%. Bei 20° hört für den mäßig bekleideten Menschen diese Regelung auf. Bei stärkerer Abkühlung wird durch unwillkürliche (Zittern) und willkürliche Bewegungen (Armschlagen, Umherlaufen usw.) die Wärmeerzeugung gesteigert.

Physikalisch beginnt der Körper die Wärme zu regeln, wenn die chemische Regelung nicht mehr ausreicht, also etwa bei 15—20—25° Luftwärme. Hierbei arbeitet vor allem die Haut mit ihren Gefäßen und Drüsen, um die Eigenwärme des Körpers zu erhalten, indem der Blutumlauf und die Wasserdampfabgabe vermehrt oder vermindert werden. Die Blutzufuhr zur Haut beeinflußt vor allem die Wärmeabgabe durch Leitung und Strahlung.

Auch die *physikalische Wärmeregelung* kann naturgemäß nur durch die Hautnerven reflektorisch in Tätigkeit gesetzt werden. Die auf die Haut einwirkenden physikalischen Einflüsse erregen die Nervenendigungen und wirken so auf die niedrigen Nervenzentren. Von hier gelangt die Erregung zum Teil unmittelbar zu den höheren Nervenzentren, zum Teil auf dem Wege des Vagus und Sympathicus zu den vegetativen Organen, wodurch der Stoffwechsel teils unmittelbar, teils über die Drüsen mit innerer Sekretion beachtlich beeinflußt wird. Dadurch werden dann auch wieder die Nervenzentren angeregt. Außerdem werden aber auch die Blutgefäße der Haut durch die physikalischen

Bedingungen der Außenwelt beeinflußt. Wenn diese Reizungen am geringsten sind, fühlt der Mensch sich behaglich; die Luftwärme liegt hierbei ungefähr zwischen 16 und 28°, das Optimum wahrscheinlich bei 22,5°. Bei jeder Entfernung von dieser Behaglichkeitszone treten Gefühle der Kühle, der Kälte, des Frostes bzw. der Wärme oder der Hitze auf.

Über die Beziehungen des Energiehaushaltes zu den abkühlenden Einflüssen der Außenwelt, d. h. außerhalb geschlossener Räume, liegen nach Pfleiderer bisher überhaupt noch keine exakten Beobachtungen vor.

Man hat wohl versucht, den Energiehaushalt eines Probekörpers als komplexes Maß für die meteorische Einwirkung zu verwenden, hat aber dabei die Beziehungen dieser „Abkühlungsgröße" zum Energiehaushalt des Menschen noch nicht klargelegt. Diese Abkühlungsgröße wird mit dem Davoser *Frigorimeter* von Dorno bestimmt, einem kugelförmigen Körper von einem bestimmten Durchmesser mit einer Oberflächenwärme von 36,5°. Die durch Lufttemperatur, Luftbewegung und Strahlung diesem Körper entzogene Wärmemenge in Milligrammcalorien je Quadratzentimeter und Sekunden ausgedrückt, ist die Abkühlungsgröße; das Instrument mißt also die Masse der dem Körper von der Umwelt entzogenen Wärme (Dorno).

B. Die Kleidung.

Die Kleidung besteht zum größten Teil aus Stoffen, die aus Fasern verschiedener Herkunft gewebt sind. Diese sind porös, d. h. sie besitzen zwischen den einzelnen Fasern lufthaltige Zwischenräume. Daneben werden für die Bekleidung des Soldaten einige dichte, ungewebte Stoffe verwendet: Leder für Fußbekleidung und Handschuhe, Eisen für die Kopfbedeckung (Stahlhelm), und Pelzwerk.

Bei den gewebten Stoffen unterscheidet man nach Rubner die Eigenschaften der Grundstoffe an sich — die primären Eigenschaften — und die Eigenschaften der Stoffe nach ihrer Verarbeitung — die sekundären Eigenschaften —. Beide weichen zum Teil erheblich voneinander ab; praktisch wichtig sind die letztgenannten, die zum größten Teil durch die Art der Gewebe bedingt sind. Sie geben die Wirkungen der Kleidungsstoffe an, wie sie sich im Gebrauch tatsächlich äußern.

1. Die Eigenschaften der Grundstoffe.

Für die aus Geweben hergestellten Kleidungsstoffe der Soldaten kommen hauptsächlich Pflanzenfasern und Tierhaare in Betracht, nur ausnahmsweise natürliche und künstliche Seide.

a) Pflanzenfasern. *1. Baumwolle.* Ihre Fasern bestehen aus den Samenhaaren verschiedener Gossypiumarten, die plattgedrückt, im Querschnitt ei- bis nierenförmig oder platt, meist spiralig gewunden, an der Spitze stumpf, 12—40 μ dick und 10—40 mm lang sind. Sie bestehen hauptsächlich aus Cellulose und Wasser.

Die einzelne Faser hat eine sehr dicke Zellwand, die an den Längsrändern verdickt ist; an sich farblos, erscheint die Faser durch eingetrocknete Protoplasmareste in ihrem sonst hohlen Innern mehr oder weniger gefärbt. Wird die Baumwollfaser mit Kupferoxydammoniak und konzentrierter Schwefelsäure behandelt, so verkürzt sie sich um 40—60% und faltet sich, andererseits quillt das Protoplasma, so daß die unlösliche Oberhaut reißt und sich an einzelnen Stellen zu widerstandsfähigen Ringen zusammenrollt, zwischen denen sich das gequollene Protoplasma vorbaucht.

Die *Baumwolle* ist *wenig hygroskopisch:* 100 Teile nehmen 11,6 Teile Wasser auf; die Fasern benetzen sich rasch mit Wasser; sie haben ein Wärmeleitungsvermögen von 29,9 (Luft = 1).

2. Leinen. Die Bastfasern von Flachs (Linum usitatissimum) sind gleichmäßig dick, 12—26 μ, und 30—60 mm lang. Die Faser ist glatt, zeigt parallele Längsfalten und hat eine scharfe Spitze; sie ist häufig durch Verschiebungen und Verdickungen, Knoten, unterbrochen, so daß sie wie gegliedert aussieht. Die eigentümlichen Querschnitte sind vielseitig, scharfeckig. Der innere Längshohlgang erscheint als schmale, dunklere Linie und ist mit Protoplasma ausgefüllt.

Hygroskopisches Verhalten und Wärmeleitungsvermögen sind wie bei der Baumwolle; die Leinenfaser benetzt sich aber leichter mit Wasser.

b) Tierhaare. *1. Wolle.* Verwendet wird fast nur die Wolle des Schafes, die sich je nach der Rasse durch Länge, Kräuselung und Feinheit des Haares unterscheidet. Die Wollhaare bestehen aus einer Faserschicht und einer diese deckenden Schuppenschicht, deren Schüppchen sich meist dachziegelförmig decken und so den Haaren ihr eigentümliches Aussehen verleihen. Diese Schuppenschicht bedingt die leichte Verfilzbarkeit der Wolle. Die Haare sind 13—68 μ dick, 4—60 cm lang. Sie sind fast marklos; Grannenhaare zeigen, je nachdem, wie grob sie sind, Markzylinder von mehr oder weniger großer Ausdehnung.

Die *Wolle* ist *sehr hygroskopisch:* 100 Teile nehmen 25—28 Teile Wasser auf; sie benetzt sich aber schwer mit Wasser; das Wärmeleitungsvermögen beträgt 6,1.

2. Kunstwolle, auch Lumpenwolle, Shoddy, Mungo genannt, wird aus gerissenen oder zerkratzten — meist abgebrauchten — Wollstoffen hergestellt, oft mit neuer Wolle, auch mit Baumwoll- oder Leinenfasern gemischt. Die Wollhaare dieser Kunstwolle sind kurz, 4—20 cm, an den Enden aufgefasert, ihre Schuppenschicht ist mehr oder weniger verschwunden.

3. Andere Tierhaare (Kamelhaar, Roßhaar usw.) unterscheiden sich von den Wollhaaren des Schafes besonders durch die Stärke des Markzylinders. Im übrigen lassen sich die verschiedenen Haarsorten leichter an ihren äußeren Merkmalen als an der anatomischen Form erkennen. Ihr hygroskopisches Verhalten, die Benetzbarkeit und das Wärmeleitungsvermögen entsprechen denen der Wolle.

c) Seide. Die Seide ist das Erzeugnis der künstlich gezüchteten Seidenraupe (Bombyx mori). Die Kernmasse des Seidenfadens besteht aus Fibroin; ihm ist aufgelagert das Sericin, das beim Einspinnen der Raupe die einzelnen Fadenwindungen zur festen Hülle, dem Kokon, verklebt, welcher die Puppe umgibt.

Die *Rohseide* besteht aus Doppelfäden mit der Sericinhülle, die weiß bis gelb gefärbt ist, einen matten Glanz und harten Griff besitzt. Nach Entfernen des Sericins erhält man den einzelnen, glänzenden Fibroinfaden der Handelsseide.

Außer dieser echten Seide gibt es noch die sog. Tussahseide, welche von wild lebenden Raupen gewonnen wird.

Die Seidenfäden sind solide, strukturlos, zylindrisch mit glatter Oberfläche. Die Sericinhülle ist oft von Spalten und Rissen durchsetzt und zeigt manchmal große Wülste. Die Fäden der besseren Sorten sind 7—24 μ dick, die der Tussahseide 10—75 μ.

In bezug auf das *hygroskopische* Verhalten steht die Seide zwischen Wolle und Baumwolle: 100 Teile nehmen 16,5 Teile Wasser auf. Sie ist leicht benetzbar, Wärmeleitungsvermögen 19,2.

d) Kunstseide. Kunstseiden sind künstlich erzeugte fortlaufende Fäden, die mit der natürlichen Seide gewisse physikalische Eigenschaften gemein haben, in chemischer Beziehung aber mit den Pflanzenfasern verwandt sind, da ihr Grundstoff Cellulose oder eine Celluloseverbindung ist. Die gereinigte Cellulose — Baumwollabfälle, Zellstoff, Seidenpapier — wird je nach den einzelnen Verfahren in bestimmten Flüssigkeiten gelöst zu einer dickflüssigen Masse, die durch enge Düsen gepreßt wird und dadurch einen dünnen Faden erzeugt. Dieser gelangt entweder in eine geeignete Flüssigkeit, in der er fest wird, oder er wird durch schnelle Verdunstung des Lösungsmittels gefestigt. Die so erzeugten feinen Fäden werden sofort in größerer Anzahl zu einem Hauptfaden zusammengewunden, gezwirnt.

Die Kunstseide hat an sich einen starken Glanz, der aber dem der natürlichen Seide durch entsprechende Behandlung angeglichen werden kann. Ihre Dehnbarkeit entspricht der der Naturseide, aber ihre Festigkeit in nassem Zustand ist geringer.

Je nach der Herstellung unterscheidet man Nitro- oder Chardonnetseide, Kupferseide (Glanzstoff), Viscoseseide und Acetatseide; $^9/_{10}$ der Handelsware ist Viscoseseide.

2. Die Eigenschaften der Stoffe nach ihrer Verarbeitung.

Die aus den Grundstoffen hergestellten Gewebe stellen ein viel verzweigtes Gerüst dar, in dessen Maschen und Spalträumen je nach der Herstellungsart mehr oder weniger Luft enthalten ist. In den Fäden selbst sind die Fadenräume nur klein; zwischen den Fäden befinden sich die Zwischenfadenräume; wo hervorstehende Fasern und Fäden den Stoff von unmittelbarer Berührung mit der Haut fernhalten, sind die Kontakträume.

Nach der Herstellung unterscheidet man *gewebte* und *gewirkte* Stoffe.

Bei der *Weberei* werden die Fäden rechtwinklig gekreuzt; der Längsfaden heißt Kette, der quer laufende Schuß oder Einschlag. Wenn ein Schußfaden abwechselnd über und unter sich einen Kettenfaden weglaufen läßt, entstehen glatte Gewebe; läuft ein Kettenfaden jeweils über und unter zwei oder mehr Schußfäden und wechseln stets mehr als zwei verschiedene Lagen des Schusses miteinander ab, so ist das Gewebe geköpert.

Die glatten Gewebe enthalten die meisten Stoffasern und die geringsten Spalträume. Unter diesen Geweben nehmen die wollenen Zeuge eine Sonderstellung ein. Bei der Streichwolle bekommen die Gewebe in der Walke eine filzige Oberfläche, werden dann gerauht und geschoren, z. B. Tuch, Fries, Flanell. Bei den Kammgarnen sind die Wollhaare vor dem Verspinnen durch Kämmen gleichgerichtet; die Fäden liegen offen und werden nicht von einer Filzdecke verdeckt.

Tuche, die nach der Abnahme vom Webstuhl nicht weiter behandelt werden, heißen Loden. Die Unterschiede zwischen Tuch, Frieß, Flanell sind durch die verschiedenen Arten der Weiterbehandlung bedingt.

Bei den *gewirkten* Stoffen werden die Fäden in Form von Maschen verschlungen; dadurch werden diese Stoffe viel dehnbarer. Hierzu gehören die gestrickten Stoffe und die Trikotgewebe. Sie sind locker und enthalten große Spalträume.

a) Die mechanischen Eigenschaften der Gewebe. Von der Art des Gewebes hängt zunächst seine Dicke ab, die man mit dem *Sphärometer* von RUBNER feststellt oder — etwas einfacher — nach BACHMANN (1) mit Hilfe des Mikroskopes.

Glatte Gewebe aus Baumwolle, Leinen und Seide sind 0,16—0,4 mm, Trikotgewebe 0,6—1,2 mm, Wollflanelle 2—3 mm, Stoffe der Oberkleidung 2—4 mm, Überzieherstoffe 6—7 mm, Pelze 12—40 mm dick.

RUBNER hat auch die Dicke der ganzen Kleidung gemessen und dabei die Größe der Luftschicht zwischen den einzelnen Kleidungsstücken berechnet:

Dicke der ganzen Kleidung		Dicke der Stoffe	Luftschicht
Rumpf	22 mm	7,5 = 34,3%	= 65,7%
Arm	8 „	3,9 = 49,1%	= 50,9%
Bein	6 „	3,3 = 55,1%	= 44,9%.

Für das Flächengewicht, d. h. das Gewicht eines 1 bzw. 100 qcm großen Stückes eines fertigen Kleidungsstoffes bei mittlerer Feuchtigkeit ist neben der Webart das *Gewicht des Grundstoffes* maßgebend.

Das *spezifische Gewicht* der Grundstoffe ist rund 1,3, von Baumwolle und Kunstseide 1,5; das spezifische Gewicht der lufthaltigen Gewebe muß also geringer sein. Dieses wird für 1 ccm des Stoffes aus Flächengewicht und Dicke errechnet und beträgt z. B. für Flanelle 0,09—0,15, mittleres Trikot 0,2—0,3, feinen Schirting 0,87, Pelze 0,05.

BACHMANN (2) will den Ausdruck „spezifisches Gewicht" nur in streng physikalischem Sinne gebraucht haben, also nur für das reine Fasergerüst des Stoffes ohne die darin enthaltene Luft; das Gewicht der Volumeneinheit des Kleiderstoffes mit der Luft darin bezeichnet er als „scheinbares spezifisches Gewicht".

Wenn man das Gewicht der in 1 ccm enthaltenen festen Stoffe eines Kleidungsstückes durch das spezifische Gewicht der Grundstoffe teilt, erhält man das *Porenvolumen,* den Luftgehalt des Stoffes. Je nach Belastung ist er verschieden groß; im Mittel beträgt er in Flanellen 89—92%, Trikot 73—86%, feinem Schirting 33%, Pelzen 95—97%.

Die Nachgiebigkeit und *Elastizität* der Kleiderstoffe schwächt Stoß und Druck auf den Körper ab und ist deshalb wichtig, besonders für den Fuß, weil die Körperlast auf der Sohle weniger wirksam wird. Bei Belastung werden die Stoffe komprimiert. Den Grad dieser Komprimierbarkeit hat RUBNER bei verschiedenen Belastungen untersucht. Danach ist die Komprimierbarkeit eine Funktion der Webweise; alle Stoffe mit geringem spezifischem Gewicht sind leichter komprimierbar als die anderen. Die Grundstoffe bedingen nur bei dichten Geweben einen deutlichen Unterschied.

Die Stoffe verlieren im allgemeinen durch das Tragen und Reinigen an Elastizität.

Von der Zahl und Größe der Poren hängt die *Durchlässigkeit* der Stoffe für Strahlen ab. SCHWARZ und SCHULTZE haben sie mikrophotographisch bestimmt. Alle Stoffe lassen Strahlen durch; bei gefärbten Stoffen spielt die Stoffdicke eine gewisse Rolle.

b) Das Verhalten der Stoffe zur Luft. Die Luft in den Hohlräumen der Gewebe ist beweglich; RUBNER nennt den Grad ihrer Beweglichkeit *Permeabilität.* Zu ihrer Bestimmung müssen Dicke und Porenvolumen der Stoffe bekannt sein. Sie wird mit Hilfe des RECKNAGEL*schen Differentialmanometers* bestimmt.

Der *Permeabilitätskoeffizient* ist die Sekundenzahl, welche angibt, wie lange es dauert, bis durch 1 qcm Fläche eines 1 cm dicken Stoffes 1 ccm Luft bei einem Wasserdruck von 0,42 mm hindurchgeht. Diesen hat RUBNER gefunden bei Baumwolltrikot zu 1,1 Sekunden, bei Wolltrikot zu 5,7, bei Loden zu 2,8, bei grauem Militärmanteltuch zu 9,7, bei glattgewebtem Baumwollstoff zu 76,3 Sekunden. Die Zeiten für den Luftdurchgang verhalten sich proportional der Dicke. Wenn durch Appretieren, Stärken oder Plätten ein großer Teil der Lufträume verstopft wird, kann 90% der Permeabilität verlorengehen.

Bei stärkeren Luftströmen brauchen nach BACHMANN (2) Stoffe in verschieden dicker Lage keineswegs eine Permeabilitätsverminderung aufzuweisen, die der zunehmenden Stoffdicke proportional wäre. Er hat gefunden, daß mit zunehmender Windgeschwindigkeit innerhalb der Versuchsbreite die relative Permeabilität der Stoffe für Luft abnimmt, bzw. ihr Widerstand eine prozentuale Zunahme erfährt. Der Einfluß der Stoffdicke wird bei den gewebten Stoffen von mittlerem und niedrigem Porenvolumen besonders deutlich: bei schwachen Luftströmen (1,7 cm, 13,7 cm/sec.) ist die Verminderung der Luftdurchgängigkeit der zunehmenden Schichtdicke nahezu proportional; bei stärkerem Luftdruck wächst der Widerstand der Stoffilter in geringerem Maße, als der Stoffdicke entsprechen würde.

Nicht das Porenvolumen allein braucht maßgebend zu sein, sondern auch die technische Zusammensetzung der Stoffe ist von Bedeutung. Zwischen gewebten und gewirkten Stoffen besteht dabei ein Unterschied; bei beiden pflegt das höhere Porenvolumen mit größerer Luftdurchgängigkeit verbunden zu sein. Es gibt auch sehr dünne gewebte Stoffe (Voile, Crepe georgette), deren Luftdurchgängigkeit an die von hochporösen Stoffen heranreicht.

Die Luftdurchlässigkeit der Gesamtkleidung richtet sich nach der Durchlässigkeit des am wenigsten durchlässigen Stoffes. Die übereinander angezogenen Kleidungsstücke müssen also gleich durchlässig für Luft sein. Deshalb ist der *Wegfall des Futters* bei der *Feldbluse* gut, weil dadurch eine Schicht beseitigt ist, die sehr wenig Luft durchließ (S. 49).

c) Das Verhalten der Stoffe zum Wasser. Alle Kleidungsstoffe sind *hygroskopisch* und ändern ihren Wassergehalt nach dem Feuchtigkeitsgehalt der Luft. Von diesem an die Gewebsfaser *gebundenem* Wasser ist das durch Benässung (Regen, Durchwaten eines Baches usw.) in die Kleidung aufgenommene *zwischengelagerte* Wasser zu unterscheiden.

Die Menge des *gebundenen* Wassers in den Geweben hängt in erster Linie von der hygroskopischen Kraft der Grundstoffe und dann erst von der Größe der Oberflächen der Fasern, also der Webart, ab. Die hygroskopische Kraft der Wollfaser ist bei 100% relativer Feuchtigkeit = 25—28, der Seidenfaser = 16,5, der Baumwoll- und Leinenfaser = 11,6.

Die Gewebe aus Baumwolle und Leinen nehmen am wenigsten, die aus Wolle am meisten hygroskopisches Wasser auf, andererseits nehmen die glattgewebten Stoffe weniger, die Tuche am meisten auf.

Bei dem *zwischengelagerten* Wasser unterscheidet RUBNER die maximale Wasserkapazität, bei der sämtliche Poren des Stoffes vom Wasser ausgefüllt sind, von der minimalen, welche die Wassermenge angibt, die zurückbleibt, wenn der vorher vollständig durchnäßte Stoff gründlich ausgedrückt ist. Das zwischengelagerte Wasser schließt je nach Webart und Grundstoff einen größeren oder geringeren Teil der Poren. Je lockerer ein Stoff ist, um so mehr Poren bleiben offen. Die Poren der glattgewebten Baumwoll- und Leinenstoffe schließen sich nach Benetzung vollkommen und werden undurchlässig für Luft. Weil diese Stoffe sich in nassem Zustande (größeres Gewicht!) der Unterlage sehr stark anlegen, kann neue Luft gar nicht oder nur sehr schwer eindringen.

Die Stoffe nehmen auch verschieden schnell das Wasser auf, wobei ein Unterschied zwischen kaltem und warmem Wasser besteht. Wolle benetzt sich am schlechtesten, dann folgen Baumwolle, Leinen, Seide. Je stärker die Appretur und je rauher die Oberfläche ist, desto schlechter benetzen sich die Stoffe aus gleichem Material; daher vermehrt Waschen die aufsaugende Kraft. Gegenüber kaltem Wasser ist diese Kraft bedeutend geringer als gegenüber warmem.

Bei Wasseraufnahme nehmen glattgewebte Wolle und Baumwolle an Dicke erheblich zu, Leinen sogar bis 35%. Alle lockeren Stoffe nehmen dabei an Dicke etwas, Wollflanell um 30% ab.

Das hygroskopische Wasser verdunstet bei den Leinen-, Baumwoll- und Seidenstoffen vermöge der geringeren hygroskopischen Kraft schneller als bei den Wollstoffen. Das zwischengelagerte Wasser verdunstet an der Oberfläche des Stoffes, bei porösen Stoffen auch in der Tiefe.

Die *Verdunstungsgröße* hängt von der Menge des in dem Stoffe enthaltenen Wassers ab, in erster Linie also von der minimalen Wasserkapazität.

Aus wollenen und porösen Stoffen verdunstet das Wasser schwerer als aus glattgewebten Leinen- und Baumwollstoffen mit geringerem Porenvolumen. Die Zeitdauer der Verdunstung innerhalb derselben Webart hängt von der Dichte des Stoffes ab. Je dichter ein Stoff ist, desto größer ist die Zahl der festen Teile, die das Wasser festhalten.

Je mehr Wasser verdunstet, desto mehr wirkt die Anziehungskraft der Fasern, so daß zum Austreiben des letzten Wassers, besonders bei den wollenen Tuchen, eine verhältnismäßig lange Zeit erforderlich ist.

Die Verdunstung beginnt stets an den wärmeren Stellen; die Stoffe trocknen also von den wärmeren nach den kälteren Stellen zu.

Trockene Stoffe legen sich nicht an, nasse je nach Webweise und Grundstoffen verschieden stark. Die glatten Stoffe aus Leinen, Baumwolle und Seide legen sich am stärksten an (adhärieren), weniger die Trikots aus diesen Elementen, fast gar nicht die aus Wolle verfertigten Flanelle und Trikots. Bei den Wollstoffen verhindern die aus der Oberfläche hervorstehenden elastischen Härchen das Anlegen der Stoffe.

d) Imprägnierung. Die Wasseraufnahme ändert Schwere, Luftdurchlässigkeit und thermische Eigenschaften eines Kleidungsstoffes. Dadurch werden die hygienischen Verhältnisse sehr ungünstig beeinflußt. Deshalb hat man versucht, die Kleidungsstoffe wasserdicht zu machen, wenn Durchnässungen nicht vermieden werden können.

Gefirnißte, geteerte, geölte oder mit Gummi hergestellte Stoffe sind zwar wasser-, aber auch luftdicht und können deshalb höchstens vorübergehend getragen werden, kommen also für den Soldaten nicht in Betracht. Für längeres Tragen sind nur *wasserdichte, aber luftdurchlässige* Kleidungsstücke geeignet.

Um dies zu erreichen, werden die Gewebe mit Chemikalien behandelt, *imprägniert.* Dazu werden Lösungen von neutraler essigsaurer Tonerde, von Metallsalzen oder von reiner Natronseife, der eine Beizung mit schwefelsaurer Tonerde oder Alaun vorangeschickt ist, angewendet.

Nach dem Imprägnieren nehmen die Gewebsfasern das Wasser nicht mehr an, sondern sie stoßen es ab, so daß es abläuft. Bei längerem Gebrauch oder nach wiederholten Durchnässungen geht aber die Imprägnierung verloren, die Stoffe müssen dann wieder *neu imprägniert.* werden. Dies trifft auch dann zu, wenn nicht das fertige Kleidungsstück, sondern schon der Faden, mit dem das Stück hergestellt ist, wasserabstoßend imprägniert ist.

e) Die thermischen Eigenschaften. Zu unterscheiden ist zwischen dem *Wärmestrahlungs-* und dem *Wärmeleitungsvermögen* der *trockenen* und der *nassen* Kleiderstoffe.

Rubner maß diese Vermögen mit einem Lesliеschen Würfel bzw. dem Stefanschen Calorimeter. Neuerdings ist das Davoser *Frigorimeter* auch dazu benutzt worden (Dorno, Müller, von Vintschger).

Die *Strahlung,* auf Ruß = 100 bezogen, beträgt z. B. für glänzenden Seidenstoff 83,3, Sommerkammgarn 98,7, glatt gewebte Baumwolle 102,2, Trikot 109,9, Wollflanell 108,7. Nasse Stoffe strahlen um 37% mehr Wärme aus. Befindet sich in der Nähe eines Stoffes eine Quelle höherer Wärme, so nimmt seine Wärme durch Bestrahlung zu, wobei die leuchtenden Strahlen den größten Einfluß ausüben. Für die Aufnahme dieser Strahlen gibt die Farbe des Kleiderstoffes den Ausschlag. Wenn Weiß 100 Wärmeeinheiten aufnimmt, so werden von Hellgelb 102, Hellgrün 152, Dunkelgrün 161, Rot 168, Hellbraun 198, Schwarz 208 Wärmeeinheiten aufgenommen. Feldgrau nimmt etwa 150—160 Wärmeeinheiten auf.

Das *Leitungsvermögen* beträgt, wenn es für Luft = 1 gesetzt wird, bei Wolle 6,1, Seide 19,2, Baumwolle und Leinwand 29,9. Alle Grundstoffe leiten Wärme also erheblich besser als Luft; Wasser hat fast das gleiche Wärmeleitungsvermögen wie Baumwolle und Leinen.

Die Stoffe enthalten neben den Fasern viel Luft; ihr Wärmeleitungsvermögen ist daher geringer als das der Fasern allein. Rubner hat das Leitungsvermögen, wie er es bei Geweben einer Grundsubstanz gefunden hat, wenn sie in gleichen Gewichtsmengen und gleicher Raumgröße untersucht wurden, typisches Leitungsvermögen genannt. Das Leitungsvermögen, wie es dem natürlichen spezifischen Gewicht und Porenvolumen zukommt, nennt er das reelle Leitungsvermögen; es wird stets auf 1 cm Dicke des Stoffes berechnet. In der Praxis sind die Wärmemengen wichtiger, die ein Stoff von handelsüblicher Dicke durchtreten läßt. Diese Wärmedurchgangswerte hängen ab von der Dicke, der Dichte des Stoffes und dem Leitungsvermögen der Grundstoffe.

Je dicker, aber je weniger dicht ein Gewebe und je kleiner das Leitungsvermögen des Grundstoffes ist, desto größer ist die wärmesparende Eigenschaft.

Wenn ein Stoff Wasser aufnimmt, muß sich sein Leitungsvermögen erhöhen. Das hygroskopisch gebundene Wasser vergrößert es bei der Wollfaser um 109,8%, bei Seide um 41%, bei Baumwolle um 16%. Bei fertigen Stoffen ist die Zunahme geringer entsprechend dem Luftgehalt, etwa 10—20%.

Das zwischengelagerte Wasser ändert das Leitungsvermögen noch erheblicher; es steigt z. B. bei Wollflanell um 56%, Wolltrikot um 120%, Loden um 160%, Winterkammgarn um 110%, glatt gewebter Baumwolle um 240%. Die Erhöhung ist also ungleichmäßig und am stärksten bei den glatten Baumwoll- und Leinenstoffen. Die luftreicheren Stoffe, besonders die Wollstoffe, halten in nassem Zustand also doppelt so warm wie die glattgewebten.

f) Verschmutzung und Reinigung der Stoffe. Die Stoffe nehmen aus der Außenwelt Feuchtigkeit, Staub, Bakterien auf; wenn sie mit der Haut des Menschen unmittelbar in Berührung kommen, werden sie mit Schweiß, Fett, Hautschuppen und auch Bakterien verschmutzt. Die Bakterien sind im allgemeinen harmloser Art; pathogene Keime gelangen nur durch Berührung mit den infektiösen Entleerungen Kranker oder Ansteckungsfähiger an die Kleidung.

Je rauher, dichter und dicker ein Stoff ist, je rauher und loser seine einzelne Faser ist, um so mehr Staub und Bakterien werden aufgenommen. Der Gehalt an diesen Verschmutzungen nimmt auch mit der Tragezeit zu und kann erhebliche Mengen erreichen. Unter günstigen Umständen können sich die Krankheitskeime lange Zeit ansteckungsfähig in der Kleidung halten. Wird die Kleidung naß, so dringt der Schmutz mehr in die Tiefe, wo er sich infolge seiner überwiegend organischen Natur zersetzt und üble, muffige Gerüche verursacht. Die Stoffe können auch aus der Umgebung flüchtige, stark riechende Bestandteile aufnehmen. Die wollenen Stoffe sind hierbei viel stärker beteiligt als die baumwollenen, die aus Leinen am wenigsten.

Die Kleidungsstücke müssen daher so oft wie möglich *gereinigt* werden. Die unmittelbar am Körper getragene Unter- oder Leibwäsche, die aus Baumwollstoffen besteht, wird durch *Waschen* gesäubert; dabei muß die Wäsche mit Seifenwasser gekocht werden, um den Schmutz zu lösen und die Bakterien abzutöten. Die Wäsche wird nicht genügend gereinigt, wenn sie nur mit kaltem Wasser und Seife ab- oder ausgebürstet wird. Besonderer Wert ist auf gründliche Reinigung der Strümpfe (und Fußlappen) zu legen; Leute, die an Schweißfuß leiden, sollen die Strümpfe täglich wechseln oder doch wenigstens zwei Paar in Gebrauch haben, die umschichtig angezogen werden, damit das andere Paar gründlich auslüften und trocknen kann (S. 58).

Wollene Stoffe, auch wollene Strümpfe, vertragen das Auskochen und überhaupt heißes Wasser nicht; sie dürfen nur in höchstens 50^0 heißem Wasser gewaschen werden, weil sie sonst einlaufen und verfilzen.

Während die Leibwäsche mindestens wöchentlich gewechselt werden soll, ist ein so häufiger Wechsel bei der Oberkleidung nicht möglich. Diese wird in der Regel nur durch Ausklopfen und Ausbürsten gesäubert, da sie auch ein Auskochen nur schlecht verträgt. Die Anwendung des Staubsaugers, die STEINITZER empfiehlt, dürfte für *militärische Verhältnisse* nicht in Betracht kommen. Wenn auf diese Weise der Staub und loser Schmutz entfernt werden kann, so muß man etwaige Bakterien mit anderen Mitteln beseitigen. Hierüber sind in dem Abschnitt Desinfektion und Entwesung (Abschnitt IV) weitere Ausführungen gemacht.

Durch häufiges Reinigen, Bürsten und Klopfen werden die Stoffe abgerieben, sie werden glatt, glänzend und verlieren an Gewicht. Bei Behandlung mit Wasser verkürzen sich die meisten Tier- und Pflanzenfasern bis zu 0,4 ihrer Länge und quellen dabei auf; dadurch gehen die Kleider ein.

3. Die hygienischen Aufgaben der Kleidung.

Die Kleidung hat die Aufgabe, den Menschen zu schützen gegen Kälte sowohl wie gegen übermäßige Sonnenstrahlung, gegen Regen, Wind und Staub und schließlich auch gegen Verletzungen, Insekten usw. Eine einheitliche Kleidung kann in unserem Klima diese sich zum Teil widersprechenden Aufgaben nicht ohne weiteres erfüllen. Während im bürgerlichen Leben der Mensch im allgemeinen sich mit seiner Kleidung den jeweiligen äußeren Verhältnissen anpassen kann, muß die *militärische Bekleidung* auch auf militärische Forderungen Rücksicht nehmen: sie soll im Gelände nicht auffallen, sie soll sich schnell allen Witterungsverhältnissen anpassen lassen, sie soll haltbar sein und schließlich den Staat geldlich nicht übermäßig belasten.

Der deutsche *Soldat* erhält deshalb eine *Einheitsbekleidung*, die für die heiße Jahreszeit geeignet ist, sich aber dadurch, daß der Wärmeschutz durch Zugabe weiterer Kleidungsstücke erhöht wird, auch im Winter verwenden läßt. Jederzeit gewährt sie Schutz gegen Staub, Wind und Regen, sowie in gewissem Umfange gegen Verletzungen.

Die Hauptaufgabe der Bekleidung besteht in dem *Wärmeschutz.*

a) Beziehungen der Kleidung zur Wärmeabgabe. Die Hauttemperatur des unbekleideten Menschen schwankt je nach der Lufttemperatur. Bei mittlerer Luftwärme von 10—26° beträgt sie 27—32°, dabei haben die vorspringenden Körperteile (Nasenspitze, Ohren) gewöhnlich eine um 2—3° niedrigere Eigenwärme. Bei einem überwiegend bekleideten Menschen beträgt die Hautwärme unter der Kleidung etwa 31,5—33,5°, während die unbekleideten Teile ungefähr 29° warm sind. Die Kleidung, welche in unserem Klima als Wärmeschutz notwendig ist, bedeckt beim Soldaten ungefähr 90% der Körperoberfläche.

Die Kleidung ändert den *Wärmeaustausch* der Körperoberfläche mit der umgebenden Luft. Dieser Austausch geht stets vom wärmeren zum kälteren Körper vor sich. Da die Kleidung der Körperoberfläche anliegt, wird zunächst die *Wärmeabgabe* durch *Leitung* beeinflußt. Hierbei spielt mehr die Zahl der Kleidungsstücke als die Dicke des einzelnen Stückes eine Rolle.

Unter der Kleidung bleibt die Hautwärme innerhalb weiter Grenzen von der Außentemperatur unbeeinflußt; erst bei starker Kälte sinkt auch sie ab, während sie bei hohen Lufttemperaturen (und hohem Feuchtigkeitsgehalt) steigt (bis etwa 38°). Der Wind beeinflußt die Hautwärme wesentlich; ist er stark genug, kühlt er sie sowohl auf der getroffenen Vorderseite, wie auch, allerdings weniger, auf der ihm abgewendeten Seite ab. Bei etwa 34° beeinflußt der Wind die Hautwärme überhaupt nicht mehr.

Innerhalb der Kleidung nimmt die Wärme von der Haut bis zur Kleideroberfläche ab, so daß in jeder Schicht eine andere Temperatur sich findet; der Wärmeabfall ist um so größer, je niedriger die Lufttemperatur ist, um so steiler ist dann das Temperaturgefälle innerhalb der Kleidung.

Wenn die Ausstrahlung der nackten Haut eines Mannes bei mittlerer Temperatur = 100 gesetzt wird, so wird sie durch die Kleidung bis auf 33 herabgesetzt, entsprechend der Zahl und Art der Stücke (Rubner).

In ähnlicher Weise hat Rubner den Temperaturschutz, den die Kleidungsstücke gewähren, festgestellt und gefunden, daß er bis zu 14,1° betragen kann. Ebenso hat er ermittelt, daß der vollbekleidete Mensch weniger Kohlensäure ausscheidet als der nur wenig bekleidete.

Die Kleidung hält also nicht nur warm, sondern sie vermindert auch den *Stoffumsatz.* Der Mensch kann daher infolge der Bekleidung bei kleinerem Energieverbrauch niedrigere Temperaturen ertragen. Dies ist wirtschaftlich wichtig; es ist zweckmäßiger, durch passende Kleidungsstücke das Wärmegleichgewicht herzustellen, als dies durch reichlichere Nahrung und Heizung zu bewirken.

Die Kleidung ermöglicht es dem Menschen, die Luftwärme unmittelbar an der Haut weitgehend in den Grenzen der Behaglichkeitszone zu halten, auch bei höheren Temperaturen; denn hier schützt sie die empfindlichen Körperteile vor zeitweiligen raschen Abkühlungen durch plötzliche Windstöße, zu schnelle Schweißverdunstung und durch Regen. Die Kleidung stellt also infolge ihrer spezifischen Wärme einen Puffer dar, der plötzliche Kältereize abmildert.

Bei diesen Vorgängen spielt das reelle Leitungsvermögen die Hauptrolle; man wird es besonders dann berücksichtigen, wenn bei verschiedenen Stoffen festgestellt werden soll, welcher absolut besser leitet. Für praktische Zwecke ist der absolute Wärmedurchgang wichtiger, bei dem neben der Dichte und dem Leitungsvermögen der Grundstoffe die Dicke des Stoffes maßgebend ist. Hierbei muß die relative Feuchtigkeit der Kleidung berücksichtigt werden, die die thermischen Eigenschaften ändert.

Die Kleidung wird um so wärmer halten, je mehr Luft sie enthält. Wenn einerseits zu große Luftdurchgängigkeit den Wind zu viel Wärme entziehen läßt, so muß andererseits ein gewisser Luftwechsel möglich sein. Der Luftwechsel vollzieht sich unmittelbar durch die Kleidung hindurch und vor allem durch die Öffnungen der Kleidung. Bei dem letzten sind die Beziehungen der Öffnungen zueinander wichtig.

Ilzhöfer hat diese Beziehungen genauer untersucht. Bei *offenem* (Schiller-) Kragen entweicht in Ruhe durch die Halsöffnung doppelt so viel Luft wie bei *geschlossenem Kragen*, bei Arbeit war dies Verhältnis nicht so klar ausgesprochen; wenn Ärmel- und Beinöffnungen zugebunden waren, verminderten die Werte sich auf ungefähr die Hälfte. Bei *Körperruhe* zog durch den offenen Kragen $^1/_3$ der durch die Kleidung selbst herausgegangenen Luftmenge ab.

Für die *militärische Bekleidung* ist also die offene Trageweise der Feldbluse im Sommer unbedingt zu fordern, um Wärmestauungen nach Möglichkeit hintanzuhalten, um so mehr, weil die Hosen in den Stiefeln getragen werden und dadurch die vertikale Durchlüftung der Kleidung behindert wird.

Auch die Wasseraufnahmefähigkeit der Stoffe ist wichtig. Im Sommer erzeugt der Soldat oft viel Schweiß. Je rascher und je mehr ein Gewebe Feuchtigkeit aufsaugt, um so schneller und enger legt es sich der Haut an; dadurch wird die Dicke und die Permeabilität der ganzen Kleidung verringert, ihre Leitungsfähigkeit erhöht; infolgedessen tritt leicht ein unbehagliches Kältegefühl auf. Durch die Verdunstung der von der Kleidung aufgenommenen Feuchtigkeit wird dem Körper auch Wärme entzogen; der Stoff, der die Verdunstung begünstigt, wird daher ungünstiger sein.

Einen günstigen, allmählichen Temperaturausgleich werden solche Stoffe schaffen, die große Kontakträume herstellen, gleich elastisch bleiben, geringes Leitungsvermögen und großen Luftreichtum besitzen.

b) Beziehungen der Kleidung zur Wasserdampfabgabe des Körpers. Der Mensch gibt bei mittlerer Kost, geringem Fettpolster und mäßiger Arbeit am wenigsten Wasserdampf bei 15° ab. Von dieser mittleren Temperatur an wird die Wasserdampfabgabe durch höhere Außenwärme ebenso wie durch die Kleidung gesteigert.

Eine zweckmäßige Kleidung hält aber diese Abgabe in gewissen Grenzen. Das liegt an dem „Klima“, welches die Kleidung um den Körper schafft.

Der *Feuchtigkeitsgehalt der Kleiderluft* hängt von der relativen Feuchtigkeit der *Außenluft* ab. Da sie aber gewöhnlich wärmer ist als die Luft, so ist die relative Feuchtigkeit der Kleiderluft niedriger als die der Außenluft. Die Wasserdampfabgabe des bekleideten Körpers muß daher geringer sein als bei unbekleidetem Körper. Die Wasserdampfabgabe der Haut geht daher anscheinend spurlos an der Kleiderluft vorüber. Wenn die Wärmeabgabe behindert oder ganz gehemmt wird, so steigt die Hautwärme und die Verdunstung. Dadurch steigt zunächst die relative Feuchtigkeit der Kleiderluft. Zur wirksamen Entwärmung muß der Wasserdampf entfernt werden, ehe er sich kondensieren kann. Das hängt von der Permeabilität der Kleidung ab. Wenn diese versagt, kann auf Grund der hygroskopischen Eigenschaften das Leitungsvermögen der Kleidung erhöht und dadurch mehr Wärme fortgeschafft werden. Genügt das nicht, kommt es zu *Schweißausbruch*.

Die Kleidung muß daher möglichst homogen sein, d. h. die einzelnen übereinander getragenen Kleidungsstücke müssen gleichmäßig gut für Luft durchgängig sein.

Wenn der Schweiß von der Kleidung aufgenommen wird, erhöht er das Leitungsvermögen der Stoffe und vermehrt dadurch die Wärmeabgabe; geschieht dies in Ruhe nach größerer Arbeit, dann wirkt der Temperatursturz dadurch zu plötzlich und zu stark auf die überwärmte Haut ein, die in diesem Zustand besonders empfindlich gegen plötzliche Temperaturschwankungen geworden ist.

Glattgewebte, besonders leinene Stoffe saugen das Wasser am schnellsten und am meisten auf, sie legen sich auch um so enger an die Haut an. Dadurch wird die Gesamtdicke der Kleidung herabgesetzt, die Leitungsfähigkeit erhöht und die Luftdurchgängigkeit vermindert. *Das auf der Haut zunächst getragene Kleidungsstück darf also nicht glattgewebt sein.*

Je lockerer ein Gewebe ist, desto leichter wandert der *Schweiß* von der Haut nach außen, desto mehr breitet er sich in der Dicke des Gewebes und nicht in der Fläche aus. Wolle läßt dabei den Schweiß ganz durchtreten, Leinen und Baumwolle halten ihn mehr.

Jede Schweißabsonderung ist ein Zeichen von Überwärmung und Behinderung geregelter Wasserabgabe. Behinderte Wärmeabgabe setzt aber die Arbeitsleistung herab oder erzeugt Beklemmung oder Ermüdung. *Deshalb muß die Gesamtkleidung gleichmäßig gut durchlüftbar sein.*

Allgemein muß man von der Kleidung verlangen, daß sie bequem sitzt, daß sie größere Blutgefäße, Nervenstämme und die Eingeweide nicht drückt, daß sie den Blutumlauf nicht behindert und dem Träger volle Bewegungsfreiheit gewährleistet.

c) Untersuchungsmethoden. Die zur Erforschung der Beziehungen des Wärmehaushaltes des Menschen zur Bekleidung und zu den Umwelteinflüssen zweckmäßigen Untersuchungsverfahren haben PFLEIDERER und BÜTTNER zusammengestellt, SCHÜTZ die Untersuchungsmethoden der Kleidung. Auf sie darf verwiesen werden, da der beschränkte Raum selbst eine gedrängte Übersicht nicht so gestattet, daß danach gearbeitet werden könnte. Wer sich mit diesen Untersuchungsverfahren befassen will, wäre daher stets auf diese Arbeiten angewiesen.

4. Die Bekleidung und Ausrüstung des Soldaten[1].

In diesem Abschnitt wird im wesentlichen die Bekleidung und Ausrüstung der Soldaten des *Heeres* beschrieben. Soweit die besondere Bekleidung der Soldaten der *Kriegsmarine* und der *Luftwaffe* in wärmeökonomischer Beziehung einer Erörterung bedarf, wird auch darauf eingegangen werden. Im übrigen s. S. 375 und S. 357.

„Die Bekleidung und Ausrüstung des Soldaten ist einer der vielen Faktoren, von denen die Schlagfertigkeit einer Armee, die Möglichkeit, die in das Feld geführten Kräfte auch jederzeit mit vollem Nachdruck einsetzen zu können, abhängt. Man hat daher dieser Frage die größte Aufmerksamkeit gewidmet, um die Leistungsfähigkeit des einzelnen Mannes durch eine zweckmäßige Bekleidung und Ausrüstung, unter Vermeidung jeder überflüssigen und unnötigen Belastung, so hoch zu bringen, wie irgend möglich[2]."

---

[1] Von K. WALTHER-Berlin.
[2] VILLARET: „Realencyclopädie der gesamten Heilkunde", 1894.

Für die Leistungsfähigkeit des Soldaten muß die Kleidung 3 Hauptforderungen erfüllen: Sie muß

1. den Körper gegen Witterungseinflüsse möglichst schützen,
2. daher auch dauerhaft und strapazierfähig sein,
3. gut verpaßt sein und den natürlichen Körperformen gut anliegen, ohne aber Druck, Einschnürungen, Wundreiben u. ä. hervorzurufen.

Es wäre ein Idealzustand, wenn der *Soldat* gleich seinem im *„Zivilberuf“* stehenden Volksgenossen sich den verschiedenen Monats- und Tagestemperaturen in seiner Bekleidung und der Zusammenstellung seines Marschgepäcks anpassen könnte. Allein selbst wenn diese Lösung vom Standpunkt der Finanzen eines Landes möglich wäre, würde ihre praktische Verwirklichung doch immer an Lagerungs- und besonders Nachschubschwierigkeiten scheitern. Sie ist auch mit der Berufstätigkeit des Soldaten kaum in Einklang zu bringen. Die Bekleidung des Soldaten muß also einer 4. Hauptforderung genügen: für Sommer und Winter gleich gut verwendbar zu sein.

Zu allen Zeiten und bei allen den Völkern, bei denen es stehende Heere gegeben hat, ist der Soldat durch eine besondere „Berufs“kleidung und -ausrüstung ausgezeichnet gewesen. Einheitlich war indessen größtenteils nur die Ausrüstung (Panzer, Schild, Schwert, Hellebarde, Muskete usw.), während die Wahl der eigentlichen Kleidungsstücke und besonders ihres Zuschnitts noch bis vor wenigen Jahrhunderten in das Belieben des einzelnen gestellt war. Erst seit Ende des 18. Jahrhunderts kann man von einer gleichmäßigen (*„uniformen“*) Bekleidung der Truppe sprechen. Es ist sicher, daß schon der Große Kurfürst einzelnen Truppen „Uniformen“ gegeben hat. Im preußischen Heer wurde die Uniform unter König Friedrich I. allgemein eingeführt.

Bekleidung und Ausrüstung haben im Lauf der Jahrhunderte zahlreiche Wandlungen erfahren. Schnitt und Farbe haben sich geändert, neue Bekleidungsstücke sind hinzugetreten, mancher unnötige Ballast in der Ausrüstung ist weggefallen, der eine oder andere nützliche Ausrüstungsgegenstand (Feldflasche, Schanzzeug u. a.) ist dazugekommen. Durch den Weltkrieg 1914—1918 ist schließlich das Bunte der Kleidung geschwunden. An seine Stelle trat bei der Felduniform aller modernen großen Heere eine Tarnfarbe. Die *feldgraue* deutsche Felduniform war schon mehrere Jahre vor dem Krieg neben der bunten Friedensuniform in Gebrauch. Die moderne Kriegführung brachte Stahlhelm und Gasmaske in den verschiedensten Formen. Im deutschen Nachkriegsheer trat an die Stelle der für die einzelnen Waffengattungen verschiedenen Waffenröcke und Kopfbedeckungen ein für alle Truppengattungen in Schnitt und Ausführung gleicher Waffenrock, eine einheitliche Dienstmütze und der Stahlhelm.

In Anbetracht dieser grundsätzlichen Änderungen der militärischen Kleidung soll die Friedensuniform des deutschen Vorkriegssoldaten, soweit sie von der jetzigen Bekleidung wesentlich abweicht, kurz geschildert werden.

Die Bekleidung des Vorkriegsheeres. Das Lehrbuch der Militärhygiene von Bischof, Hoffmann und Schwiening zählt 12 Bekleidungsstücke auf: Kopfbedeckung, Feldmütze, Halsbinde, Waffenrock, Litewka, Tuchhose, Unterhose, Hemd, Strümpfe, Mantel, Handschuhe und Stiefel. Für besondere Dienstverrichtungen und Dienstzweige waren außerdem Sonderbekleidungsstücke vorgesehen.

Die vorherrschende *Kopfbedeckung* des Infanteristen, der Lederhelm mit metallener Spitze war vollkommen wasserdicht, leidlich lüftbar und sehr dauerhaft und bot mit dem Vorderschirm auch gegen zu grelles Licht einen gewissen Schutz. Messungen der Innenwärme ergaben bei einer Luftwärme von 21—24° nach zweistündiger Bestrahlung in der Mittagszeit unter dem Lederhelm eine Temperatur von 40° (Hiller), unter der Tuchkappe des österreichischen Infanteristen eine solche von 47,9° (Wiener). Neben dem Lederhelm waren für einzelne Truppengattungen der Ledertschako bzw. die Lederczapka (der Ulanen), der Fellkalpak (der Husaren) und Metallhelme in Gebrauch.

In Ostafrika, Togo und Kamerun trug die deutsche *Schutztruppe* einen mit weißem Baumwollstoff überzogenen Korkhelm mit großem Vorder- und weitausladendem Hinterschirm, in Deutsch-Südwestafrika einen großen Hut aus grauem weichem Haarfilz mit großer Krempe, die an der rechten Seite hochgeschlagen wurde. Im Hochsommer war diese Kopfbedeckung zum Strahlungsschutz nicht ausreichend, Einlegen eines Taschentuches oder eines Gras- oder Laubpolsters schuf Abhilfe. In der Form ähnlich war die Kopfbedeckung (Strohhut) des deutschen Ostasiatischen Expeditionskorps. Sie war jedoch gegen die

Einflüsse der oft wechselnden Witterung nicht widerstandsfähig genug und wurde daher später bei einzelnen Formationen durch einen Tropenhelm mit Nackenschutz ersetzt.

Neben der *Halsbinde* war für die Felduniform der Fußtruppe ein 37 g schweres, 25:95 bzw. 32:95 cm großes *Halstuch* aus grauem Baumwollstoff eingeführt. Es wurde mehrfach gefaltet umgelegt und vorn durch einen kreuzweise zusammengelegten Knoten geschlossen. Es hielt wärmer als die einfache Halsbinde, wurde jedoch bei längerem Gebrauch namentlich bei Dauermärschen in der Sommerhitze (Vormarsch 1914!) sehr faltig und scheuerte dann im Nacken und am Hals. In den vielen Falten und Rillen setzte sich Schweiß und Staub fest. Der *Waffenrock* aus Tuch, mit Kaliko gefüttert, war rockartig zugeschnitten mit angesetztem Schoß (mit hinten 2, vorn links einer Tasche), 4 cm hohem Stehkragen, blanken Knöpfen und 2 hinteren Taillenhaken. Die *Litewka* der Unteroffiziere und Mannschaften unterschied sich vom Rock durch den mehr blusenartigen Schnitt und den Klappkragen. Sie wurde mit Knöpfen (aus Horn, Galalith oder einer ähnlichen Masse) verdeckt zugeknöpft. Auch der mit Köperstoff gefütterte Feldrock war blusenartig zugeschnitten. Sein hinten 8,5, vorn 6,5 cm hoher, im Umfall 5,5 cm breiter Klappkragen konnte bei Kälte hochgeschlagen werden. Neben den 5 Taschen des alten Waffenrocks befand sich vor jeder Hüfte eine durch Patten verschließbare Seitentasche. In Taillenhöhe war eine Zugvorrichtung zum Verschmälern des Rückenteils angebracht. An Stelle des feldgrauen Waffenrocks trat im Lauf des Krieges eine litewkaartig geschnittene, weitsitzende Feldbluse, die das Unterziehen warmer Unterkleidung (Wolljacken, Pelzwesten) ermöglichte.

Für die Truppen in *Übersee* waren den einzelnen Klimaten entsprechende Bekleidungsstücke eingeführt. Die Soldaten des in den Chinawirren um die Jahrhundertwende eingesetzten Ostasiatischen Expeditionskorps waren in braunen Drellrock und Beinkleidern eingekleidet, führten aber außerdem blaue Tuchlitewka und Tuchbeinkleider mit sich. Die afrikanische Schutztruppe hatte als Waffenrock einen Feldrock aus gelbem Kakidrell mit Umlegekragen und 2 Brust- und 2 Seitentaschen, in Südwestafrika außerdem einen Waffenrock (Litewka) aus Kordstoff mit Umlegekragen, unter dem während der Feldzüge Halsbinden meist nicht getragen worden sind.

Über *Mantel* und *Stiefel* des Vorkriegsheeres soll im Zusammenhang mit der jetzigen Bekleidung berichtet werden. Erwähnenswert ist hier lediglich noch die *Unterhose* aus entschlichtetem Köper. Sie war an den Beinenden mit Bändern versehen und hatte eine Gesäß- und eine Uhrentasche. Die vordere Knopfreihe war verdeckt knöpfbar, so daß die Hose im Sommer auch als Oberhose in den Stiefeln getragen werden konnte.

Die Grundstoffe der Kleidung. Für die militärische Bekleidung werden dichte, ungewebte Stoffe (Leder, Pelzwerk) und gewebte poröse, aus Fasern verschiedener Herkunft gefertigte Stoffe verwandt. Pflanzlicher Herkunft sind Baumwolle, Leinen, Hanf, Jute, Nessel, tierischer Wolle und Seide.

(Über die Natur der Stoffe s. Abschnitt B. I.)

Aus den Grundstoffen werden 3 Hauptarten von *Geweben* dargestellt: glatte Gewebe, Trikotgewebe und wollene Zeuge. Zum Verständnis der folgenden Lieferungsbedingungen für die Wehrmacht seien einzelne Eigenschaften der Gewebe hier kurz erwähnt. Jedes Gewebe hat Maschen und Spalträume (Fadenraum; Zwischenfadenraum, bei Wolle sehr groß; Kontakträume, die dort entstehen, wo die Schichten aufeinanderliegen).

Glatte Gewebe zeichnen sich dadurch aus, daß jeder querlaufende Schuß einen Kettenfaden abwechselnd über und unter sich weglaufen läßt. Ein *geköpertes Gewebe* entsteht dadurch, daß 2 und mehr Kettenfäden unter und über den Schußfaden laufen und stets mehr als 2 verschiedene Lagen des Schusses miteinander abwechseln. *Trikotgewebe* werden durch vielfach verschlungene, in Schlangenlinien verlaufende Fäden erzeugt. Die sehr lockeren Trikotstoffe werden unter anderem zur Unterkleidung verwendet.

Für die *Herstellung* der Stoffe sind entsprechend den Anforderungen, denen die militärische Bekleidung genügen muß, genaue Bedingungen angegeben. Sie sind von größter Wichtigkeit, weil von ihrer Erfüllung Dichte, Elastizität und Festigkeit abhängen, also die Eigenschaften der Kleidung, die *physiologisch* bedeutungsvoll sind.

Die Bedingungen für die Lieferung von Tuchen für die Wehrmacht (aufgestellt vom Beschaffungsamt) enthalten im wesentlichen folgende Einzelheiten:

Es darf nur gute, gesunde, kräftige und sorgfältig sortierte Schurwolle verwandt werden. Beimischung von Kämmlingen, Kunst-, Sterblings- und Gerberwollen und Verwendung carbonisierter[1] oder stark klettenhaltiger Wolle ist untersagt. Die Tuche müssen ein gutes Aussehen haben und möglichst fehlerfrei hergestellt sein. Für das mit Strichappretur zu liefernde Rocktuch sind besonders offene Wollsorten auszuwählen, um zu vermeiden, daß die beim ungerauhten Tuch nicht sichtbaren Wollknoten und -noppen[2] bei der Strichappretur zum Vorschein kommen. Feldgraues Manteltuch und neugraues Hosentuch sind ungerauht zu liefern. Feldgraues Rocktuch muß auf der rechten Seite gerauht, mit feiner, fest aufliegender Strichappretur (möglichst kurz geschoren) versehen sein und durchaus tropf- und bügelechten Glanz haben. Der Glanz darf nach Abschluß der Strichappretur nicht durch Pressen vermehrt werden. Nach dem letzten Dekatieren[3] muß das Tuch mit Strichappretur gründlich abgedämpft werden.

Die Farben müssen durchweg echt sein, d. h. den im täglichen Leben vorkommenden Einflüssen des Lichts, der Luft und des Wassers eine angemessene Zeit hindurch widerstehen. (Hierfür sind besondere Abnahmevorschriften gültig.)

Einzelne Bedingungen, die an Dichte, Festigkeit und Dehnbarkeit gestellt werden, ergeben sich aus den nachfolgenden Übersichten!

Blusentuch, feldgrau.

Wollfeinheit: Reine, gesunde, 10—12 Monatsschurwolle B, ohne Beimischung von Kämmlingen, Kunst-, Sterblings- und Gerberwollen. Beimischung von 5% deutscher Kunstspinnfaser.

Breite: Mindestens 140 cm ohne Leisten.
Metergewicht: 700 g.
Stücklänge: Etwa 35 m.
Fadenstand: Kette 17, Schuß 18 auf 1 cm (nur zum Anhalt).
Festigkeit: Mindestens 60 kg in Kette und Schuß.
Dehnbarkeit: Mindestens 8 cm in Kette und Schuß.

Eine ausdrückliche Vorschrift über die Luftdurchlässigkeit besteht nicht. Sie soll jedoch 30—40 l in der Minute auf 19 cdm in der Regel nicht übersteigen.

Köper, feldgrau.

a) *Material:* Amerikanische Baumwolle, 28/29 Stapellänge.
b) *Garn-Nr.:* Kette 20er mit $37^1/_2$ Fäden auf 1 cm, Schuß 40/2 f. *Zwirn* mit 22 Fäden auf 1 cm.
c) *Bindung:* 4schäftiger Kettköper.
d) *Breite:* 83/84 cm.
e) *Gewicht:* 150/160 g für 1 laufenden Meter.

Wegen der Luftdurchlässigkeit siehe das bei Blusentuch Gesagte. Sie wird durch den Zwirnschuß (s. b) gehoben.

Die zur Anfertigung zu verwendenden Garne müssen gleichmäßig gesponnen, gut gedreht, vollständig rein und möglichst frei von Schäden sein. Jede künstliche Beschwerung des Gewebes ist verboten.

Der Stoff muß gut und gleichmäßig gewebt sein, sowie ein schönes Aussehen und guten Griff haben, die Webekanten (Leisten) müssen ganz sein. Zur Herstellung dürfen nur die vorgeschriebenen Garnarten und -nummern verwendet werden.

Die Färbung mit Schwefelfarbstoffen muß echt, rein und gleichmäßig sein. Es werden folgende Echtheitsgrade gefordert (nach Normen und Typen der Echtheitskommission im Verein Deutscher Chemiker):

Waschechtheit: IV,
Wasserechtheit: V,
Schweißechtheit: IV—V,
Bügelechtheit: V,
Reibechtheit: Der zum Reiben benutzte weiße Baumwollappen darf nur wenig angefärbt sein.

---

[1] Unter „Carbonisieren" versteht man das Zerstören der im Ursprungsgewebe der Kunstwolle vorhandenen Leinen- und Baumwollfasern durch Säureeinwirkung.

[2] Noppung des Gewebes = Entfernung von Fremdkörpern und Knoten nach dem Weben.

[3] Die einzelnen Bearbeitungsvorgänge des Gewebes sind: noppen, waschen, walken, kneten, nachwaschen, rauhen, scheren, pressen, dekatieren (= pressen unter Anwendung von Wasserdampf) und bürsten.

Mützentrikot.

Material: Reine Schurwolle von A Feinheit.
Bindung: 8schäftige Trikotbindung.
Einstellung: 5750 Fäden (200 cm mit Leiste breit).
Fertigware: Kette etwa 38 Fäden, Schuß etwa 28 Fäden auf 1 cm.
Gewicht: 600 g ± 20 g per laufenden Meter.
Breite: 140 cm ± 2 cm ohne Leiste.
Zerreißfestigkeit: Kette 65 kg, Schuß 54 kg.
Dehnbarkeit: Kette 9 cm, Schuß 9 cm.

Drillich, rohgrau.

Stoff	Fertig-Breite cm	Garn			Fadenzahl auf 1 qcm		Gewicht für 1 lfd. m
		Art	Nr. K	Nr. S	Kette	Schuß	
Drillich rohgrau	83/84	Kette: rohgrau Flachs Ia. mech. Kette	25		26/27		265/275
		Schuß: extra prima rohes Werg		25		22/23	

1. Die Garne müssen aus guten, reinen, langen Fasern gleichmäßig gesponnen und gut gedreht sein. Sie dürfen keine holzigen oder filzigen Teile enthalten. Schuß- und Kettgarne dürfen nicht geschlichtet werden. Jede künstliche, für die Bearbeitung entbehrliche Beschwerung der Gewebe ist verboten.

2. Die Stoffe müssen gut und gleichmäßig gewebt sein, sowie ein schönes Aussehen, einen guten Griff und einwandfreien Geruch haben. Die Webkanten (Leisten) müssen ganz sein. Zur Herstellung des Gewebes dürfen nur die vorgeschriebenen Garnarten und -nummern verwendet werden.

Im Abschnitt über die sekundären Eigenschaften der Gewebe wurde das Wissenswerte über die ihrer Feststellung dienenden Untersuchungsarten bereits beschrieben (s. oben). Jede Kleidung muß unter einem Hauptgesichtspunkt begutachtet werden, daß sie ihren Träger schützen soll gegen die verschiedenartigsten Einflüsse der Umgebung; zu große Hitze und Kälte, Niederschläge und Bodenfeuchtigkeit, starke Sonnenbestrahlung, Stoß und Druck. Auch wenn diese Forderungen erfüllt werden, soll die Kleidung doch auch für Wärme und Luft durchgängig sein, um die natürliche Ausdunstung des Körpers nicht zu behindern. Die hygienische Untersuchung umfaßt also — um das noch einmal kurz zusammenzufassen — außer der mikroskopischen und chemischen Untersuchung des Gewebes die Prüfung des Verhaltens der Stoffe gegen Luft, Wasser, in thermischer, mechanischer und chemischer Beziehung, und schließlich die Prüfung der Zersetzungsvorgänge in der Kleidung und der Aufnahmefähigkeit für Gase, Gerüche, und Bakterien. Der *Krieg* hat uns gelehrt, daß auch den zuletzt genannten Eigenschaften eine nicht zu unterschätzende Bedeutung zukommt bei der Betrachtung des gesundheitlichen Wertes der militärischen Kleidung.

Die einzelnen Kleidungsstücke. Für die Bekleidung des Soldaten sind eine Anzahl von Vorschriften gültig, in denen Anordnungen über Aussehen und Beschaffenheit der einzelnen Kleidungsstücke und ihre Trageweise, über die aus den Kleidungsstücken sich zusammensetzenden Anzugsarten sowie Bestimmungen über die Bekleidungswirtschaft enthalten sind. Da an dieser Stelle nicht alle Einzelheiten der Bekleidung angeführt werden können, sei für eingehenderes Studium auf diese Dienstvorschriften hingewiesen. Maßgebend sind zur Zeit:

für *Heer:* H.Dv. 121 (Vorschrift über die Bekleidungswirtschaft der Truppen im Frieden (V.Bkl.) vom 1. 4. 35, H.Dv. 122 Abschnitt A, Anzugordnung für das Reichsheer (H.A.O.) vom 14. 11. 34, Abschnitt B, Anzugbestimmungen vom 8. 4. 35.

für *Kriegsmarine:* M.Dv. 260, Bekleidungsbestimmungen (Bekl.Best.) vom 13. 11. 26 bzw. 14. 4. 27 bzw. 6. 4. 32.

für *Luftwaffe:* L.Dv. 422, Anzugordnung für die Luftwaffe (L.A.O.) mit Anzugbestimmungen vom 1. 4. 35.

Anm. In der H.Dv. 122 Abschnitt A sind noch nicht enthalten Beschreibungen der Feldbluse, der Schnürstiefel für Berittene und Unberittene, des Tornisters 34, der Packtasche 34 sowie der Kraftfahrsonderbekleidung und Ausrüstung. Diese Stücke werden in einem besonderen Abschnitt der H.A.O. *„Der neue Feldanzug“* zusammengefaßt und demnächst veröffentlicht werden.

Folgende *Anzugarten* werden unterschieden:

Heer	Luftwaffe	Kriegsmarine	
		blaue Uniform	feldgraue Uniform
	Flugdienstanzug		
	Anzug für Sonderdienst	Tropenanzug	Arbeitsanzug
Feldanzug	Feldanzug		Feldanzug
Dienstanzug	Dienstanzug	Dienstanzug	Dienstanzug
Kleiner Dienstanzug für Offiziere und dienstleitende Unteroffiziere	Kleiner Dienstanzug für Offiziere und dienstleitende Unteroffiziere	Kleiner Dienstanzug	
Meldeanzug	Meldeanzug		
Paradeanzug	Paradeanzug	Große Uniform	
Ausgehanzug	Ausgehanzug	Ausgehanzug	Tagesanzug (Straßenanzug)
Gesellschaftsanzug für Offiziere	Gesellschaftsanzug	Großer und kleiner Gesellschaftsanzug	
	Sommeranzug für Offiziere		
Sportanzug	Sportanzug	Sportanzug	Sportanzug

Für die *Trageweise* gelten unter anderem folgende Bestimmungen:

Offiziere und Unteroffiziere haben beim Eintreten in die Front den gleichen Anzug wie die Mannschaften zu tragen. Soldaten, denen die Bekleidung geliefert wird, dürfen mit Genehmigung des Kompanie- usw. Chefs außer Dienst eigene Bekleidungs- und Ausrüstungsstücke tragen. Diese und die Bekleidungs- und Ausrüstungsstücke der zur Selbsteinkleidung verpflichteten Soldaten und Wehrmachtsbeamten müssen den Vorschriften entsprechen. Sie dürfen aus feinerem und leichterem Stoff oder Leder und nach Maß hergestellt sein. Zu Röcken und langen Hosen ist Trikot, zu Reit- oder Stiefelhosen Trikot oder Kord und zu Mänteln wasserdichter Stoff zulässig. Reithosen dürfen ohne Besatz oder auch mit Tuchbesatz getragen werden. Solche Stücke dürfen die zur Selbsteinkleidung verpflichteten Soldaten und Wehrmachtsbeamten auch im Dienst tragen (H.Dv. 122, Abschnitt B Ziff. 2 und 3_{1-2}).

Bekleidungsstücke sind geschlossen zu tragen. Jedoch dürfen alle Soldaten, die in die Front eingetreten sind, auf Anordnung des Truppenbefehlshabers die Feldbluse halsfrei tragen, d. h. Kragen und obersten Knopf der Feldbluse öffnen, das Hemd nach innen und die Blusenklappen nach außen umschlagen, die Kragenbinde umknöpfen. Andere *Erleichterungen,* durch die das militärische Ansehen nicht leidet, dürfen gleichfalls vom Truppenbefehlshaber angeordnet werden (wie oben Ziff. 4_{1-2}). (Siehe auch S. 318 Marscherleichterungen.)

Die Heeresbekleidung. Träger der Bekleidungswirtschaft sind die *Wirtschaftstruppenteile.* Ihnen fällt unter anderem die Aufgabe zu, das Bekleidungs- und Ausrüstungssoll jederzeit vollständig in dienstbrauchbaren Stücken zu halten und zu verwalten, Ergänzungsbestände durch sparsame Wirtschaft darüber hinaus in ungetragenen Stücken niederzulegen und rechtzeitig aufzufrischen, die Mannschaften unter zweckmäßigster Verwendung der hierfür verfügbaren Mittel mit einem in und außer Dienst den Anforderungen entsprechenden Anzug zu bekleiden und auszurüsten (Sanitätsabteilungen haben keine eigene Bekleidungswirtschaft).

Für jedes Bekleidungs- und Ausrüstungsstück sind *Tragezeiten* festgesetzt. Um sie einhalten zu können, ist sorgfältige Pflege, rechtzeitiges Reinigen und Instandsetzen der Sachen nötig. Alle Soldaten müssen daher über die sachgemäße Behandlung ihrer Bekleidung und Ausrüstung unterrichtet sein.

Für das Reinigen der Leibwäsche haben sie selbst zu sorgen, für das Waschen anderer Gebrauchssachen nur insoweit, als sie es mit Wasser, Seife u. ä. und unter Benutzung einer weichen Bürste selbst ausführen können (Drilchanzüge, Futterstoff). Bekleidungs- und Ausrüstungsstücke, insbesondere Leibwäsche, von Soldaten, die an ansteckenden Krankheiten leiden, oder unter dem Verdacht einer ansteckenden Krankheit stehen, werden vor der Reinigung entseucht. Wollene Sachen auf Kammer werden zum Schutz gegen *Mottenfraß* im Frühjahr und möglichst auch nochmals im Herbst, außerdem vor jedem Verpacken, durchgesehen und ausgeklopft. Da Mottenraupen und Eier bei 37° C und darüber zugrunde gehen, werden die Sachen, einzeln ausgebreitet, beiderseitig je 1—2 Stunden lang gesonnt und danach tüchtig ausgeklopft. Als *Ungezieferabwehrmittel* sind handelsübliche Präparate im Gebrauch.

In der *Anzugordnung* sind 53 Bekleidungsstücke aufgeführt, von denen ein Teil lediglich Sonderzwecken dient. Hier sollen nur die wärmeökonomisch besonders wichtigen Stücke soweit beschrieben werden, als nähere Angaben hygienisch von Interesse sind. Sie lassen sich, dem Zweck entsprechend, in 7 Gruppen zusammenfassen: Kopfbedeckung, Rumpfbekleidung, Beinkleider, Überkleidung, Unterkleidung, Fußbekleidung und Sonderbekleidung.

1. *Kopfbedeckung* sind Schirmmütze, Bergmütze und Feldmütze[1].

Die *Schirmmütze* ist eine 11,8 cm hohe Klappmütze aus feldgrauem Trikotstoff mit Sturmriemen (Kordel). Sie ist mit braunem, geflammtem, luftdurchlässigem Baumwollstoff gefüttert. Zwischen Tuchdeckel und Futterboden befindet sich eine Gazeeinlage, im Innenrand ein nach innen umgelegtes Schweißleder aus Schaf- oder Ziegenleder. Der Mützenschirm ist halbrund aus schwarz, innen braun gelacktem Vulkanfiber gefertigt. Die Mütze wiegt etwa 220 g. Sie soll von vorn gesehen waagerecht auf dem Kopf sitzen und so weit sein, daß der Hinterkopf bedeckt ist; der untere Schirmrand soll an seiner tiefsten Stelle mit den Augenbrauen abschneiden. Die *Feldmütze* für Offiziere und Beamte ist aus feldgrauem Döskin, mit hellbraunem Atlas oder Atlasserge gefüttert. Am Innenrand läuft ringsherum ein hellbraunes Schweißleder (Schaf- oder Ziegenleder), das an der Stirnseite durchlöchert ist. Als Druckschutz und zur Schweißaufnahme ist eine 15 × 2 cm große Gummischwammeinlage eingeklebt. Gewicht etwa 160 g. Mützensitz wie oben. Für Unteroffiziere und Mannschaften dient eine eiförmig geschnittene, nach hinten spitz zulaufende Feldmütze aus feldgrauem Blusentuch, in deren Seitenstücken je eine 0,5 cm große feldgraue Metallöse als Lüftungsloch eingelassen ist. Am unteren Rand der Seitenstücke ist eine aus zwei gleichgroßen Teilen bestehende, herunterziehbare Klappe befestigt. Die Mütze, mit feldgrauem Köper gefüttert, etwa 100 g schwer, wird etwas schief nach hinten getragen, so daß der untere Rand etwa 1 cm über dem rechten und etwa 3 cm über dem linken Ohr sitzt. Die etwa 155 g schwere *Bergmütze* aus feldgrauem Strichtuch mit einer hinten und seitlich 16 cm breiten, nach vorn schmaler werdenden Klappe hat ähnlichen Schnitt wie die Mannschaftsfeldmütze, ist mit feldgrauem Nesselstoff gefüttert und hat einen Schirm aus Grundtuch mit Spaltledereinlage. Rings um den Mützenrand ist ein Schweißleder gesteppt. Mützensitz wie bei der Schirmmütze. Für die Mütze ist ein Überzug aus weißem Baumwolltrikot vorhanden.

2. *Rumpfbekleidungsstücke.*

Im *bisherigen Reichsheer,* das nur lang dienende Soldaten kannte, war für Dienst- und Ausgehanzug ein in Schnitt und Ausstattung gleicher Rock vorgesehen. Daneben war es dem Soldaten gestattet, außer Dienst eine eigene Uniform zu tragen, die im Schnitt dem Dienstrock glich, aber mit besonderen Unterscheidungsmerkmalen versehen war (Vorstoß in der Waffenfarbe, Kragenpatten aus Abzeichentuch in der Waffenfarbe mit silbernen Doppellitzen, hellsilberne Knöpfe usw.).

[1] Der Stahlhelm gilt als Ausrüstungsgegenstand.

Da der bisherige Dienstrock den Erfordernissen des Dienstes nicht entsprach, wurde 1932 an Stelle des *Tuchrockes* eine *Feldbluse* für den Außendienst zunächst versuchsweise eingeführt, die leichter zu verpassen ist und dem Träger eine größere Bewegungsfreiheit läßt. Als *Ausgehrock* ist nach Wiedererstehen der allgemeinen Wehrpflicht nunmehr ein im Schnitt dem Friedensrock der Infanterie ähnelnder Rock mit Stehumfallkragen eingeführt. Bis auf weiteres kann jedoch der Dienstrock nach der Beschreibung der H.Dv. 122 Ziff. II_5 und als Ausgehrock außerdem ein selbst beschaffter Extrarock gleichen Schnitts getragen werden.

Der *Rock (Bergrock)* aus feldgrauem Strichtuch hat je 2 Vorder-, Seiten-, Rücken- und Hinterschoßteile und je 2 Ober- und Unterärmel. Vorder- und Seitenteile sind in der ganzen Länge geschnitten. Der Hinterschoß ist geöffnet. Am Rock des bisherigen Ausgehanzugs ist ein vorn 4, hinten 4,5 cm hoher Stehumfallkragen, am Rock des Dienstanzugs ein flacher vorn 1 cm, hinten etwa 4 cm hoher Umlagekragen. Rumpf, Schoßteile und Ärmel sind durchweg mit feldgrauem Futterstoff gefüttert. Der Rock hat je eine Seitentasche aus Futterstoff vor der Hüfte, je eine äußere Brusttasche aus Grundtuch, eine Innentasche und je eine Schoßtasche aus Futterstoff und in der unteren Ecke des linken Vorderteils eine Futterstofftasche für 2 Verbandpäckchen. Der Rock soll — über dem Hemd verpaßt — leicht anliegen, ohne zu zwängen und ohne vorn Falten zu schlagen, und so lang sein, daß er das Gesäß noch bedeckt. *Gewicht* des Rockes etwa 1492 g.

Die *neue Feldbluse* aus feldgrauem Tuch ohne Futter wiegt nur etwa 1140 g. *Vorteile* gegenüber dem gefütterten Rock: Hohe Luftdurchlässigkeit, daher verminderte Schweißbildung, Begünstigung der Hautatmung, Erhöhung der allgemeinen Leistungsfähigkeit; bessere Austrocknungsmöglichkeit des nassen Kleidungsstücks; *Nachteile:* geringerer Kälteschutz bei kalter Jahreszeit.

Die *Bluse,* etwa 3 cm kürzer als der Tuchrock, ist aus 2 Vorder- und einem Rückenteil, 2 Ober- und Unterärmeln und einem Oberkragen geschnitten. Rückenteil und Vorderteile sind durch zwei Seitennähte verbunden, etwa 3,5 cm von ihnen sind je 3 Schnürlöcher angebracht. Der Rückenteil ist unten etwa 15—17 cm lang geschlitzt. Die Ärmel sind zum Umstülpen mit Knopfverschluß versehen. Das Oberteil des flachen vorn etwa 1 cm, hinten etwa 4 cm hohen Umlegekragens besteht aus feldgrauem Abzeichentuch, das Unterteil aus feldgrauem Moleskin. An der Innenseite des Kragens kann eine gefütterte Kragenbinde aus feldgrauem baumwollenem Zanella eingeknöpft werden. Innerhalb der Bluse ist eine Gleitvorrichtung aus Futterstoff zum Einziehen der Trageriemen aus Gurtband (zum Tragen des Koppels usw.) angebracht. Die Bluse hat 2 äußere Brusttaschen und 2 vor der Hüfte aufgesteppte Seitentaschen aus Grundtuch sowie in der unteren Ecke des rechten Vorderteils eine Futterstofftasche zur Aufnahme von 2 Verbandpäckchen. Die Feldbluse wird grundsätzlich geschlossen, nur auf besondere Anordnung halsfrei getragen. Sie soll über der Wolljacke verpaßt, im Rumpfteil weit und blusig sitzen.

3. *Beinkleider.* Tuchhose, Reithose, Berghose.

Für die *Tuchhose* der Truppe wird neugraues, ungerauhtes Tuch aus Tuchbindung ohne Strichappretur verwandt, für *Reit-* und *Berghose* graues Tuch ohne Strich.

Die Tuchhose ist mit weißem Köper gefüttert, hat auf beiden Vorderteilen je eine und auf dem rechten Hinterteil je eine Tasche aus Futterstoff und im rechten Vorderteil eine Uhrtasche aus Grundtuch. Sie wiegt etwa 875 g. Die Tuchhose mit Reitbesatz aus chrom- oder samischgar gegerbtem Kalbsleder (Wild- oder Bockleder freigestellt) wiegt etwa 1160 g. Die Beinenden können je nach der Länge des Futters, mit Knopfverschluß oder Bindevorrichtung (bei vollständiger Fütterung) geschlossen werden. Die Hose soll im Spalt so sitzen, daß der Träger in der Kniebeuge keinen lästigen Druck empfindet. Die *Berghose* gleicht im Schnitt der Schihose. Sie hat einen Tuchbesatz am Gesäß. Gewicht der Hose etwa 1035 g.

4. *Überkleidung.* Hauptsächliches Kleidungsstück ist der *Mantel* aus feldgrauem Tuch. Wegen seines *Gewichts* (etwa 2100 g) ist wiederholt erwogen worden, ihn zur *Gepäckerleichterung* im Sommer am Mann durch eine Decke oder Unterjacke zu ersetzen. (Siehe den besonderen Abschnitt über Gepäckerleichterung.)

Der Mantelrumpf besteht aus einem Rücken- und zwei Vorderteilen. Das Rückenteil ist vom unteren Rand 12—17 cm unterhalb der Gürtellinie durch einen zuknöpfbaren

Schlitz in der Mitte geteilt. Die unteren Mantelteile können beim Marschieren oder Reiten umgeschlagen und angehakt werden. Der vorn etwa 10, hinten etwa 12 cm hohe im Umfall etwa 9 cm breite Klappkragen wird, hochgeklappt, durch Schlaufe und Knopf zusammengehalten. Der hochgeklappte *Kragen* soll bis über den Mund völlig geschlossen werden können. Der Mantel ist im Rumpf mit feldgrauem Köper, in den Ärmeln mit grauem Eisengarnfutter gefüttert, hat 2 vordere Seitentaschen und auf der linken Brustseite innen eine Tasche aus feldgrauem Köper und soll, gut verpaßt, bis zur Mitte des Unterschenkels reichen.

Offiziere usw. können zum Mantel oder allein einen *Umhang* aus feldgrauem wasserdichtem Loden- oder Mantelstoff tragen. *Radfahrer* sind mit einem Umhang aus wasserdichtem Windjackenstoff mit Kapuze ausgerüstet. Besonderen Zwecken dient eine *Windjacke* aus olivgrünem Kaliko, die so weit sitzen soll, daß sie über der Tuchkleidung und auch über dem umgeschnallten Leibriemen mit Patronentasche getragen werden kann.

5. *Unterkleidung.* Die *Unterhose* wird in zwei Ausführungen geliefert, aus glattem Trikotgewebe, aus amerikanischem Baumwollgarn und aus weißem Köper. Die Köperunterhose, mit 350 g Gewicht etwa 27 g schwerer als die Trikotunterhose, hat im Bund und im Spalt auf beiden Seiten der Gesäßnaht Köperfütterung. Das *Hemd* ist aus Baumwolltrikot gefertigt. Es wiegt etwa 330 g und soll so lang sein, daß es mindestens 18 cm unter den Spalt reicht. Der untere Rand des Ärmelbundes soll bei herunterhängendem Arm dicht oberhalb des Handgelenks sitzen. Zur Fertigung der Nachthemden wird weißes Hemdentuch aus Baumwolle verwandt. Zum Schutz bei Kälte können *Unterjacken* unter der Bluse getragen werden. Sie sind für die *Hochgebirgstruppen* aus grüngrau gemischtem, reinem, fast knotenfreiem Kammgarn gefertigt, für die übrigen Truppen aus grünweiß gemischter, reiner, gleichmäßig ausgesponnener, gut gedrehter Kammgarnwolle. Die Unterjacken haben Westenform und sind vorn zuknöpfbar. Zur Zeit werden von einzelnen Truppenteilen Schlupfjacken ohne Brustverschluß versuchsweise getragen.

6. *Fußbekleidung.* Im Gegensatz zum Vorkriegsheer werden *Strümpfe* und *Fußlappen* dem Soldaten jetzt *dienstlich geliefert.*

Die gestrickten Strümpfe sind aus sog. Schweißwollen hergestellt. Bei der Bedeutung, die gerade der Fußbekleidung auf dem *Marsch* zukommt, ist auf guten Sitz, ohne zu drücken oder Einschnürungen hervorzurufen, zur Verhütung von Wundlaufen besonders zu achten. Vor dem Tragen eigener dünner Strümpfe aus glatter Baumwolle, die bei Nässe (Bodenfeuchtigkeit, Schweiß) am Fuß kleben und faltig werden, muß dringend abgeraten werden. Die Strümpfe müssen groß genug sein, daß die Zehen sich frei bewegen können, und daß der verstärkte Strumpfteil die Ferse gut umschließt. Fußlappen sind aus weißem baumwollenem Flanell, doppelseitig gerauht, 40 cm groß im Geviert. Das Anlegen der Fußlappen, die glatt unter der Fußsohle liegen sollen, erfordert einige Geschicklichkeit. Wenn in der Regel auch entweder Strümpfe oder Fußlappen getragen werden, so hat es sich beim *Vormarsch 1914* doch auch bewährt, in gut verpaßten Stiefeln Fußlappen und darüber Strümpfe anzuziehen.

Auf gutsitzende und haltbare *Marschstiefel* ist im Heere von jeher größter Wert gelegt worden. Der bisherige, als „Knobelbecher" bekannte Marschstiefel hat aber trotz der ungeheuren Marschleistungen, die mit ihm während des Krieges 1914/18 vollbracht wurden, nicht restlos genügt. *Nachteile* sind unter anderem, daß der Stiefel im Schaft nach mehrjährigem Gebrauch faltig wird, zusammensackt und dann drückt und auch unansehnlich wird, daß infolge des nicht eng anliegenden Schaftes Wasser von oben in die Stiefel einfließt, und daß der naßgewordene Stiefel schwer aus- und anziehbar ist. Versuche, die Fußtruppe mit Schnürschuhen und Wickelgamaschen marschieren zu lassen, haben wegen der Störung der Blutzirkulation durch zu enges Wickeln und auch aus ökonomischen Gründen wenig befriedigt. Von einem *brauchbarem Marschschuhzeug* muß verlangt werden, daß es leicht verpaßbar ist und auch naß leicht an- und ausgezogen werden kann, so daß sein Träger im Ruhezustand (z. B. bei Marschrasten) sich Erleichterungen schaffen kann. Diesen Zwecken soll der zur Zeit eingeführte Marschstiefel dienen.

Der Stiefelschaft aus gutem Oberleder ist, in der Hinternaht vom Absatz bis zum oberen Schaftrand gemessen, 35—39 cm lang. Ganze und halbe Sohle bestehen aus bestem Kernleder. Auf der Halbsohle sind Sohlennägel aufgeschlagen, durchschnittlich 35 (Zahl nach der Stiefelgröße wechselnd). Der Absatz wird durch ein versenktes Eisen aus elektrolytisch verzinktem Stahl gegen äußere Marscheinflüsse widerstandsfähiger gemacht.

Der Stiefel muß im Spann fest sitzen, ohne zu zwängen. Die Zehengegend darf nicht gedrückt werden (H.A.O., Abschnitt A, S. 63). Da ein bequem

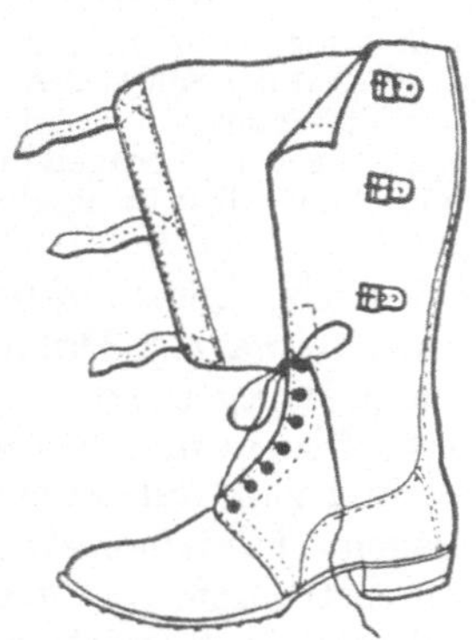

Abb. 1. Marschstiefel für Unberittene[1].

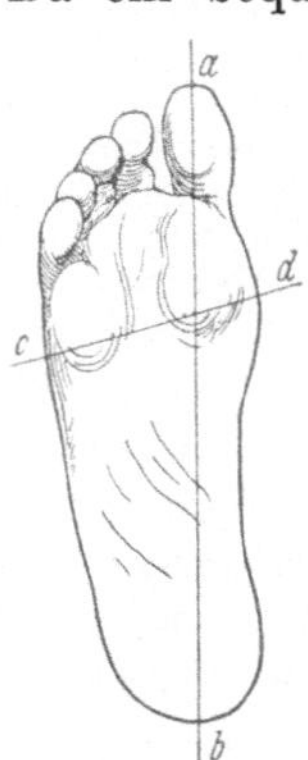

Abb. 2.

a b MEYERsche, *c d* STARKEsche Linie[2].

sitzender Stiefel wärmer hält als ein enger, durch den Blutzufuhr und -kreislauf behindert werden, muß zwischen bekleidetem Unterschenkel bzw. Fuß und Stiefel noch ein gewisser Spielraum sein, der im Winter gegebenenfalls auch das Überziehen eines zweiten Strumpfpaares gestattet, ohne indessen ein „Schlappen“ des Stiefels zu verursachen.

Alle Stiefel werden über hölzernen Leisten angefertigt, die in verschiedenen Maßformen nach Länge, Weite und Breite der Füße vorrätig sind. Für die Fertigung des Marschstiefels

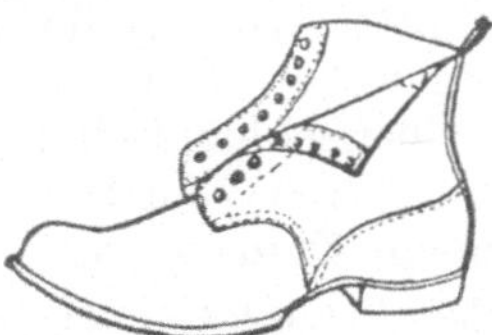

Abb. 3. Schnürschuh[1].

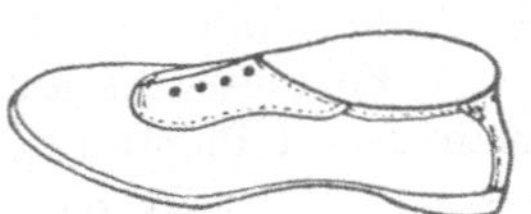

Abb. 4. Laufschuh.

kommt zur Zeit der verbesserte „Leisten 06“ in Betracht. Grundsatz ist Erfüllung der von MEYER erhobenen Forderung, die Sohle so zuzuschneiden, daß besonders die große Zehe ihre natürliche Lage einnehmen kann. Die sog. „*MEYERsche Linie*“ geht vom Fersenrückrand durch den Mittelpunkt der Ferse gerade nach vorn zur Großzehenspitze. Sie soll mit der Richtungslinie der Sohle zusammenfallen und gibt die größte Länge des Fußes an. Die *STARKEsche Linie,* Verbindung der Köpfchen des 1. und 5. Mittelfußknochens bezeichnet die größte Fußbreite.

Die Zahl der „*Fußkranken*“ im Heer ist keineswegs gering.

Nach dem Sanitätsbericht über das Reichsheer wurden 1932 z. B. 2,83‰ der Iststärke an Knickfuß, Plattfuß und Folgezuständen, 0,93‰ der Iststärke an Fußgeschwulst behandelt. Als Ursachen des Auftretens einer Fußgeschwulst wurde in 66% Überanstrengung beim Marsch, in 20% Umknicken angegeben. Bemerkenswert ist dabei die überwiegende Beteiligung der Rekruten. Auch Fälle von eingewachsenem Zehennagel sind nicht selten. Im Berichtsjahre 1931 z. B. wurden 76 Erkrankungen dieser Art behandelt. Nicht immer ist *bei Fußleiden* das Schuhzeug mit verantwortlich zu machen. Häufig verursacht bei Rekruten schon das Ungewohnte der Fußbekleidung Wundlauf und andere Fußerkrankungen.

---

[1] Aus: V.Bkl. (H.Dv. 121). Berlin: Bernard u. Graefe.

[2] Aus: BISCHOFF, HOFFMANN u. SCHWIENING: Lehrbuch der Militärhygiene.

Derartige Erscheinungen treten um so mehr auf, als durch die in großen Serienanfertigungen hergestellten Zivilschuhe, die nun einmal nicht der Eigenart des einzelnen Fußes entsprechen können, oft Form- und Richtungsfehler, Nagelkrankheiten u. ä. verursacht werden, die in der militärischen Fußbekleidung beim Fußdienst und Marsch hinderlich sind und Beschwerden verursachen. Bestrebungen nach einer *Änderung der Fußbekleidung* sind unter Wissenschaftlern und Praktikern seit langem im Gange (Weinert, Schede, Hohmann, Böhmer u. a.). Durch Heeresverwaltungsamt und Heeressanitätsinspektion ist die Schuhleistenfrage zur Zeit erneut aufgegriffen worden. Unabhängig davon muß noch entschieden werden, ob Marschstiefel alter oder neuer Art endgültig einzuführen sind. Ein dem neuen Marschstiefel entsprechender, aber 8—12 cm längerer *Reitstiefel* für die berittenen Truppen hat sich nicht bewährt. Neben dem Marschstiefel hat der Soldat *Schnürschuhe* aus leichtem Fahlleder und *Laufschuhe* (Hausschuhe) zur Verfügung.

Die Schnürschuhe werden in der Regel zum Ausgehanzug getragen (unbenagelt und ohne Absatzstreifen). Auf dem Marsch werden sie vorderhand am Mann selbst im Rückengepäck mitgeführt (s. auch Abschnitt „Gepäckerleichterung").

7. *Sonderbekleidung* für besondere Dienstzweige oder -verrichtungen: *Drillichanzug* aus rohgrauem Drillich, *Arbeitsanzug* aus blauem oder schwarzem Drillich. (Im Winter dürfen, soweit wirtschaftliche Gründe nicht dagegen sprechen, *Arbeitsjacken* aus dunkelblauem Tuch beschafft werden.) Offiziere und Beamte können bei verschiedenen Gelegenheiten (u. a. im Büro und zum außerdienstlichen Reiten) einen Rock aus weißem Kottondrell tragen. Für *Hochgebirgstruppen* stehen als besondere Kleidungsstücke Garnwadenstrümpfe aus graugemischtem, nicht entöltem Kammgarn, *Kletterschuhe* mit einer 7—8 cm starken Filz- und einer fahlledernen Einlegesohle, *Hüttenschuhe* und *Wickelgamaschen* zur Verfügung. Beim *Sport* wird ein besonderes Trikotsporthemd aus reinem weißem Baumwollgarn mit halbkreisförmigem Halsausschnitt und eine dunkelblaue, die Hälfte des Oberschenkels bedeckende Körpersporthose (diese auch allein) getragen. Die Badehose ist aus licht-, luft- und waschechtem Nessel oder Kaliko gefertigt. Der Trikot-Sportschutz-*Trainings-Anzug*, aus amerikanischem Baumwollgarn gefertigt und mit echten Diazofarben marineblau gefärbt, besteht aus einer Bluse mit Umlegekragen und einer Hose. Blusensaum und Fußenden sind mit Gummizügen versehen. Die Anzüge werden in 6 Größen bereit gehalten. Als besonderer Schutz für einzelne Körperteile dienen Kopfschützer (schlauchartiges, reinwollenes Trikotgewebe), Lederhandschuhe, gestrickte Fingerhandschuhe, Tuchhandschuhe, Überziehhandschuhe (für Hochgebirgstruppen), Filzüberziehschuhe (für Posten, Fahrer vom Bock usw.), Leibbinde aus Flanell und Pulswärmer aus feldgrauem Kammgarn.

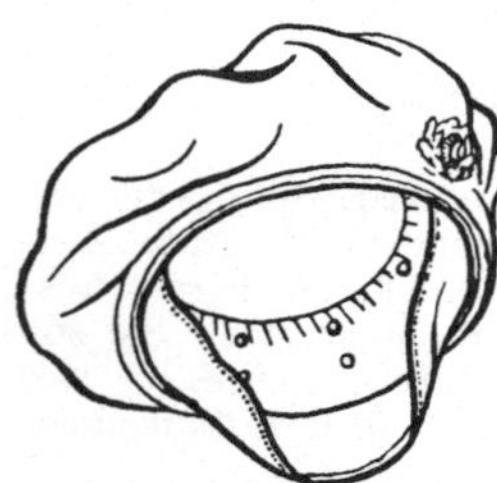

Abb. 5. Schutzmütze[1].

Neben den vorstehend aufgeführten Bekleidungsstücken ist eine besondere *Kraftfahrbekleidung* eingeführt. Ihre Sonderbekleidungsstücke sind: Schutzmütze, Feldjacke und -hose, Übermantel (Wachmantel) mit Wollfutter, Schlupfjacke, Überstrümpfe, graues Trikothemd, schwarzer Schlips, Überhandschuhe, Schutzmantel.

Die *Schutzmütze* besteht aus einer halbkugeligen, innen mit schwarzer Baumwollserge gefütterten, mit starker Gummiunterlage verarbeiteten Filzkappe und einer abnehmbaren Überzugmütze (Baskenmütze) aus schwarzem Wollstoff. Zur möglichst vollständigen Durchlüftung sind im oberen Teil des Gummikopfes 8 Luftösenpaare eingedrückt (Durchmesser je 0,6 cm), die in gleichmäßigen Abständen rings um den Kopf verteilt sind. Die Mütze wiegt (bei Größe 57) etwa 290 g.

Feldjacke und -hose, wie die Schutzmütze für das Bedienungspersonal von Pzkw. und Kpfw. bestimmt, sind aus schwarzem Feldblusen- bzw. Hosentuch hergestellt. Die Vorderteile der Jacke sind zum Offentragen mit umlegbaren Klappen geschnitten. Der Kragen der Jacke wird nur offen getragen. Für den Sitz bestimmt die Vorschrift, daß die Feldjacke über einer Wolljacke so zu verpassen ist, daß sie im Rumpfteil weit sitzt. Etwa entstehende Falten müssen beim Umschnallen des Leibriemens bzw. durch eine im Futter befindliche Zugvorrichtung gut verteilt werden. Unter der Feldjacke wird ein dunkelgraues,

[1] Aus: V.Bkl. (H.Dv. 121). Berlin: Bernard u. Graefe.

mit Indanthrenfarbstoffen gefärbtes *Trikothemd* aus Perubaumwollgarn getragen. Am Rumpf ist ein innen 4 cm hoher Umlegekragen angenäht. Dazu gehört bei geschlossenem Hemd ein schwarzer Schlips aus Kunstspinnfaser (Vistra). Die Feldhose wird mit einem etwa 4 cm breiten, starken, schwarzen Gurtband mit Schnalle festgehalten, das dicht oberhalb der Hüfte sitzt. Die Beinenden werden mit einem Zugband oberhalb der Knöchel zusammengezogen und festgebunden und müssen zur Vermeidung von Unbequemlichkeiten (Druck auf die Knie) reichlich überfallen.

Für *Kraftfahrer,* Besatzungen auf Kraftfahrzeugen mit ungeschützten Sitzen (ausgenommen ständig oder zeitweise verlastete Mannschaften) und für Posten ist ein *Übermantel* (Wachmantel) mit Wollfutter vorhanden aus feldgrauem, wasserabstoßend imprägniertem Tuch. Die unteren Teile können beim Marschieren oder Reiten umgeklappt und angehakt werden. Am Wachmantel ist eine Kapuze aus feldgrauem Köper. Unter dem Übermantel, der bei gutem Sitz bis etwa 10 cm oberhalb der Knöchel reicht, soll der untergezogene Mantel und die Ausrüstung bequem getragen werden können. *Kraftradfahrer* und -beifahrer tragen bei entsprechender Witterung einen *Schutzmantel* aus feldgrauem, einseitig grau gummierten Zwirnköper. Für die notwendige Durchlüftung wird innen im Rückenteil eine etwa 30 cm tiefe Rückenverstärkung aus feldgrauem Netzstoff in der ganzen Rückenstückbreite eingearbeitet, außerdem ist in der Armlochnaht unter dem Arm je eine 9—10 cm lange Schlitzöffnung angebracht. Die hinteren und vorderen Schoßteile lassen sich umlegen und durch eine besondere Knopfvorrichtung so hochknöpfen, daß sie, um das Bein gelegt, eine Art Schutzhose bilden. Der Schutzmantel soll über dem Tuchmantel getragen werden können. Er kann an heißen Tagen offen getragen werden (Zurückschlagen der Vorderteile, Aufknöpfen auf den 2. Knopf von oben). *Gewicht* etwa 2880 g. Die Bekleidung wird vervollständigt durch eine feldgraue, kammgarnwollene Schlupfjacke, graumelierte Streichgarnüberstrümpfe (oben mit Halteband, unten mit Bandsteg) und Überhandschuhe (mit Ansatzstulpe) aus wasserdicht imprägniertem, feldgrauem Baumwollstoff (innere Handfläche und Daumen aus grauem Nappaleder) mit Wollfutter.

Die Ausrüstungsstücke des Heeres. Von den Ausrüstungsstücken sollen hier nur für die Beurteilung der Belastung besonders wichtigen Teile erwähnt werden: Stahlhelm, Tornister mit Zubehör (Rucksack), Patronentaschen, Brotbeutel, Feldflasche, Zeltausrüstung.

Dem *Stahlhelm,* im Verlauf des Krieges von Bier gefordert, von Schwerd konstruiert, fällt in erster Linie die Aufgabe zu, den Kopf gegen Geschoßwirkungen zu schützen. Der Schutz gegen Witterungseinflüsse ist daneben so gut wie belanglos. Es ist selbstverständlich, daß ein genügender Splitterschutz an den gefährdeten Stellen des Kopfes nur durch Stahlblech von entsprechender Stärke bewirkt werden kann, wobei Legierung, Vergütung und Härte des Stahls mitbestimmend sind. Der zur Zeit in Gebrauch befindliche Stahlhelm wiegt mit Innenausstattung etwa 1260—1300 g, ein etwas leichterer Stahlhelm wird demnächst eingeführt werden (*Gewichtsverringerung* durch Änderung in der Form und Ausstattung). Da bei längerem Tragen des Stahlhelms in Sonnenhitze stärkere *Wärmestauung* unter dem Helm eintreten kann, wurde versucht, einen gewissen Wärmeschutz durch Metallisierung der Innenfläche (Chromspiegel) zu erzielen. Vergleichende Prüfungen mit Wärmequellen von 60—80° C bestrahlter Helme (Versuche am Modell und an Versuchspersonen) ergaben jedoch keine nennenswerten Unterschiede der Wärmeverhältnisse unter dem Stahlhelm, gegenüber Helmen ohne Spiegelschutz. Untersuchungen über den Wärmeschutz einer Verspiegelung bei höheren Bestrahlungstemperaturen (100° C und darüber) bleiben noch auszuführen. In der Praxis kann durch Marschpausen, in denen der Stahlhelm abgesetzt wird, Märsche in Mütze oder zeitweise ohne Kopfbedeckung dafür gesorgt werden, daß keine Störungen der normalen Wärmeregulierung durch langes Stahlhelmtragen eintreten.

Der neue *Tornister* 34 besteht aus dem Tornisterkasten mit Kochgeschirrhülle, der Tornisterklappe mit Wäschetasche und dem Trageriemen. Rücken- und Vorderwand, Boden und Seitenwände sind aus starkem, wasserdichtem Baumwollsegeltuch. In der Rückenwand ist eine Asbest-, zwischen den Stofflagen des Bodens eine Ledereinlage. Der innere Kastenraum wird durch 2 Stoffklappen abgeschlossen und durch 2 Regenschutzklappen vor Feuchtigkeit, Staub usw. geschützt. Die Tornisterklappe ist aus Kalbfell. An ihrer Innenseite ist der Wäschebeutel mit Klappe angebracht. Das *Gesamtgewicht* des Tornisters beträgt etwa 1280 g. Das *Kochgeschirr* mit Hülle wird nach der neuen Packordnung in der Mitte des Tornisterkastens verpackt. Das neue Kochgeschirr 31 faßt etwa 1,7 l (Fassungsvermögen innen und außen durch Maßstriche für je 0,5 l angezeigt; Kochgeschirr a/A: 2,5 l).

Hochgebirgstruppen tragen einen *Rucksack* aus wasserdichtem olivfarbenem Baumwollstoff mit einer Tasche an der inneren Rückwand und außen 2 Seiten- und eine Mitteltasche, außerdem einer Tasche unter der Regenklappe. In jeden Rucksack gehören 4 Wäsche- und 2 Schuhsäckchen aus Nesselstoff.

Der *Brotbeutel* wird am Leibriemen auf der rechten Seite getragen. Auch die berittenen Truppen sind mit Brotbeutel ausgestattet. Material: wasserdichter, feldgrauer Baumwollstoff, *Gewicht* etwa 197 g. An der *Feldflasche* 31, deren eigentlicher Flaschenteil aus Aluminium besteht, sind besonders bemerkenswert der Verschluß durch eine runde, aufschraubbare Aluminiumkapsel mit eingelegter, pasteurisierter Gummischeibe und der aufschraubbare Aluminiumbecher. Die *Zeltausrüstung* besteht aus der *Zeltbahn* mit Zeltleine, einem einteiligen Zeltstock und 2 Zeltpflöcken. Die Zeltbahn 31 ist aus wasserdichtem Makostoff gefertigt, im Stück indanthren grau gefärbt und beiderseitig mehrfarbig bedruckt. Sie bildet im unteren Teil ein 250 cm langes, 16 cm hohes Rechteck, im oberen Teil ein 174 cm hohes gleichschenkeliges Dreieck. Ihre *Wasserdichtigkeit* beträgt 500 mm Wassersäule. In der Mitte der Zeltbahn ist ein mit Ketten und Verlängerungsstreifen gesicherter Kopfschlitz angebracht zur Verwendung der Zeltbahn als Umhang. Die Zeltbahn ist ein unentbehrlicher Schutz gegen Klimaeinflüsse. Durch die besondere Eigenart der Zeltbahnform ist die Zeltbahnausrüstung mannigfach verwendbar. Zum behelfsmäßigen Wetterschutz für 1—2 Mann als Einerzelt genügt unter Umständen schon *eine* Zeltbahn schräg gegen die Wetterseite gestellt und mit der Spitze an einem Baum oder Ast befestigt. Aus zwei mit einer Seite zusammengeknöpften und mit Zeltstock und Leine gestützten Zeltbahnen entsteht ein Halbzelt als Rücken- und Seitenschutz für 2—3 Mann. Zur Herstellung einer Unterkunft werden 4 und mehr Bahnen aneinandergeknöpft (Viererzelt, Achterzelt, verlängertes Achterzelt, Hauszelt). Als *Regenmantel* ist die Zeltbahn nach Durchstecken des Kopfes für Unberittene und Berittene verwendbar. Durch besondere Umlage- und Knöpfweise entsteht eine Art Mantel, der auch über dem Gepäck getragen werden kann und leidlich gut durchlüftbar ist. Auch als Tarnmittel, zum Herstellen von behelfsmäßigen Übersetzmitteln und schließlich als *Krankentransportgerät* kann die Zeltbahn verwandt werden (Mantel- oder Rucksacktrage, Nottrage mit einem Holm, Doppelbahntrage mit 2 Holmen).

Bekleidung und Ausrüstung vom Standpunkt der Marscherleichterung. Das Gepäck wird eingeteilt:

a) für *Unberittene* in Marsch- und Troßgepäck,

b) für *Berittene* (einschl. Fahrer vom Sattel) in Marschgepäck (Reiter- und Pferdegepäck) und Troßgepäck. Der Umfang (die Anzahl der Einzelteile) des Marschgepäcks ist maßgebend für sein *Gewicht*, das Gewicht mitbestimmend für die *Leistungsfähigkeit* seines Trägers. Diese hängt ab vom Gesamtgewicht der getragenen Last, von ihrem Verhältnis zur Körperkraft und -größe des Trägers, von ihrer Verteilung auf die Körperstützpunkte und schließlich von der Marschart (Marschbeginn, Marschgeschwindigkeit, Marschpausen, Marschdauer). Als *Höchstbelastung* fordert Plönnies schon 1865 ein Drittel des *Eigengewichts* des *Trägers*, bei einem Durchschnittsgewicht von 70 kg also 23—24 kg.

Eine Übersicht über die *Durchschnittsbelastung* des Soldaten in den einzelnen Heeren um 1900 gibt die nachfolgende Tafel (nach Villaret).

	Deutschland	Österreich-Ungarn	Italien	Frankreich	Rußland	England	Schweiz	Holland	Belgien
Gesamtbelastung in kg	29,886	28,474	28,000	27,647	27,672	27,836	30,432	30,000	25,164
davon Bewaffnung und Munition	9,890	8,648	10,279	8,205	8,352	8,233	9,895	9,140	10,505

Klein hat sehr treffend gesagt, daß mit jedem Kilogramm, um welches man den Infanteristen erleichtert, die physische und moralische Leistungsfähigkeit erhöht werde. Es ist also nur verständlich, wenn immer wieder nach Mitteln und Wegen gesucht wird, die *Belastung des Soldaten* weiter herunterzusetzen und dabei sowohl den taktischen Forderungen als auch den gesundheitlichen Belangen gerecht zu werden. Den 1926 bis 1932 durchgeführten Gepäckerleichterungsversuchen lag der Gesichtspunkt zugrunde, daß der Mann bei sich die ständig notwendigen und lebenswichtigen Sachen mitführen muß, während weniger notwendige Dinge beim Troßgepäck nachgeführt werden können. Das Gepäck des Unberittenen besteht daher zur Zeit aus folgenden Einzelheiten:

Im und am Rückengepäck: 1 verkürzte eiserne Portion (= Fleisch in Einportionsdosen und Zwieback), 1 Paar Schnürschuhe, 1 Hemd, 1 Paar Strümpfe, Wasch-, Putz- und Nähzeug, Gewehrreinigungsgerät, kleine Bedarfsgegenstände, Zeltbahn, Zeltleine, Kochgeschirr mit Riemen, Mantelriemen, im *Sommer:* Mantel *oder* Decke, im *Winter:* Mantel.

Bei Übungen im Winter kann die Decke — je nach Anordnung des Bataillons- usw. Kommandeurs — gleichfalls am Mann mitgeführt werden.

Im und am Brotbeutel: Mundverpflegung, Eßbesteck, Feldmütze, Feldflasche mit aufschnallbarem Trinkbecher.

Troßgepäck für Unberittene und Berittene (einschl. Fahrer vom Sattel):

Im Bekleidungssack: 1 Sommer- (Moleskin-) Anzug, 1 Unterhose, 1 Paar Strümpfe, 1 Halsbinde, sonstige Bedarfsgegenstände; bei den *Berittenen* außerdem 1 Paar Schnürschuhe.

In Säcken: 1 Zeltstock — einteilig — und 2 Zeltpflöcke für jeden Mann der Sollstärke.

Ferner im *Winter* lose gebündelt: die Mannschaftsdecken, wenn sie nicht am Mann oder am Pferd mitgeführt werden.

Einen Vergleich über die bisher erreichte *Gepäckerleichterung* der *Infanterie* gibt die nebenstehende Übersicht (in kg):

Gegenstand	bis 1925	vor Abschluß der G.E.-Versuche	nach Abschluß der G.E.-Versuche
Bekleidung	5,782	5,828	5,372
Ausrüstung ohne Rückengepäck	9,182	8,143	7,497
Rückengepäck	15,280	10,647	7,982
Waffen	5,050	4,760	4,760
Schanzzeug	1,700	1,700	1,000
Gesamtbelastung	36,994	31,078	26,611

Durch Neuregelung der Bestimmungen über die Beschaffenheit der einzelnen Bekleidungs- und Ausrüstungsgegenstände sind *weitere Gepäckerleichterungen* eingetreten. Bei einer augenblicklichen Gesamtbelastung von etwa 19,355 kg (ohne Bekleidung, mit Bekleidung 24,389 kg) sind also vom physiologischen Standpunkt die oben erwähnten Forderungen der Belastungshöhe weitgehend erfüllt. Weitere Erleichterungen der Gesamtbelastung können nur durch Wegfall einzelner Stücke des Marschgepäcks erzielt werden. Das hat aber nur dann einen Wert, wenn es sich um nennenswerte Gewichtsersparnisse handelt, und ist nur unter der Voraussetzung möglich, daß durch einen Wegfall wärmehygienisch wichtiger Teile der Bekleidung oder Ausrüstung keine gesundheitlichen Schäden auftreten. Vom Feldanzug abgesehen wiegen am meisten die „zusätzlichen" dem Kälte- oder Nässeschutz dienenden Gegenstände: Mantel, Decke, Unterjacke, Zeltbahn. Es wird von ausgedehnten Truppenversuchen abhängen, in welcher Zusammenstellung diese „Zusatzbekleidung" je nach der Jahreszeit am Mann mitzuführen ist.

Sonderheiten der Bekleidung der *Kriegsmarine* und der *Fliegertruppe:*

Zwischen der Bekleidung des Heeres und der anderen Wehrmachtsteile bestehen vom wärmehygienischen Gesichtspunkt zwei grundlegende Unterschiede: Die *offene Trageweise* des Rocks oder der an seiner Stelle zur Bekleidung des Oberkörpers getragenen Oberkleidung und die für die warme Jahreszeit vorgesehenen Sonderbekleidungsstücke.

Während bei der Fliegertruppe wie beim Heer die Dienstkleidung der Offiziere, Unteroffiziere und Mannschaften im Schnitt etwa gleich ist, sind bei der Kriegsmarine außerdem für die einzelnen Dienstgradgruppen verschiedenartige Bekleidungsstücke vorhanden. Der *Rock* der *Offiziere* usw. besteht aus marineblauem Döskin, ist gefüttert und reicht bis etwa eine Handbreit unter das Knie. Zum besseren Sitz ist an den Vorderteilen innen eine durch 4 stoffbezogene Knöpfe verschließbare Unterweste vom selben Stoff wie das Leibfutter befestigt. Das *Jackett* besteht aus marineblauem Tuch, Döskin oder Serge und bedeckt den Träger bis unterhalb des Gesäßes. Offiziere usw. tragen bei besonderen Gelegenheiten den Messeanzug. Die dazu gehörende Messejacke besteht aus marineblauem Döskin. Dazu wird eine Weste aus dem gleichem Stoff mit Schalkragen oder eine weiße Weste nach gleichem Schnitt getragen.

Offiziere, Deckoffiziere, Musikmeister, Oberfähnriche, Marineunterärzte, Oberfeldwebel, Feldwebel, Fähnriche	Unteroffiziere und Mannschaften
Blaue oder weiße Schirmmütze	Blaue oder weiße Mütze
Blaues und weißes Jackett	Blaue Jacke
Mantel	Blauer Überzieher mit[1] Kragenpatten
Blaue und weiße Hose	Blaue und weiße Hose
Weißes Oberhemd	Blaues[2] und weißes Hemd mit Hemdenkragen
Weißer Stehkragen (mit umgelegten Ecken), mit schwarzem Binder	Seidenes Halstuch
Blauer oder weißer Schal	
Rock (nicht für Oberfeldwebel, Feldwebel und Fähnriche)	Unterhemd[3]
Messeanzug (nur für Offiziere und Zivilbeamte der Bes.Gr. A 4c bis A 2b)	

Der *Unterschied* dieser Bekleidungsart von der der Unteroffiziere und Mannschaften ist am besten an nebenstehender Übersicht erkenntlich.

An Stelle des Nachthemdes (beim Heer) wird bei der Kriegsmarine ein *Nachtanzug*, bestehend aus Jacke und Hose, getragen (Grundstoff: Mako-Zephir).

Der *Tropenanzug* besteht bei Offizieren usw. (s. oben) aus weißem Jackett, weißer Hose, weißer Schirmmütze oder Tropenhelm, Dolch, weißen Handschuhen, Stehkragen, bei Unteroffizieren und Mannschaften (außer Kadetten)

[1] Der Überzieher ist aus marineblauem Tuch gefertigt, mit blauem Molton, in den Ärmeln mit feldgrauem Eisengarn gefüttert und reicht 5—10 cm unter den Schritt.

[2] Das blaue Hemd (von Laien fälschlich als „Matrosenbluse" bezeichnet) wird aus blauem, geköpertem Molton hergestellt, mit einem 18 cm breiten, rund geschnittenen Kragen aus gleichem Stoff. Vorn ist ein etwa 19 cm langer Brustschlitz, der mit einer hellblauen, baumwollenen Schnur und einer Knöpfvorrichtung geschlossen werden kann.

[3] Das Unterhemd wird mit kurzen und langen Ärmeln geliefert.

aus weißem Hemd, weißer Hose, weißer Mütze und seidenem Tuch. Kadetten tragen einen im Schnitt der Offiziersbekleidung gleichen Ausgehanzug mit entsprechenden Abzeichen. Der Tropenanzug wird im Ausland in heißen Gegenden an Bord und an Land, als Dienstanzug (kl. Dienstanzug) und Ausgehanzug (ausnahmsweise auch als Gesellschaftsanzug) getragen, innerhalb der heimischen Gewässer nur als Tagesanzug (ohne Tropenhelm) an Bord in der Zeit vom 1. 5. bis 30. 9., im Dienst, soweit auch die Mannschaft in weißen oder Arbeitshosen erscheint.

Auf Anordnung des Auslandsbefehlshabers können Offiziere bei besonderen Veranlassungen Tropenanzüge aus Braundrell und braune Segeltuchgamaschen tragen. Für die Offiziere usw. sind auch wasserdichte Dienstbekleidungsstücke vorgesehen, und zwar Mantel, halblanger Mantel und Umhang aus wasserdichtem Stoff in Farbe und Schnitt wie die entsprechenden Tuchbekleidungsstücke. An Bord kommen hinzu Südwester, Mantel und Hose von gelber oder schwarzer Farbe in handelsüblicher Ausführung. Für Schnitt und Aussehen der *feldgrauen* Bekleidungsstücke sind die für das Heer erlassenen Bestimmungen maßgebend.

In der *Bekleidung der Soldaten der Luftwaffe* sind der Eigenart der verschiedenen Dienstzweige und -verrichtungen entsprechend verschiedene Sonderbekleidungsstücke (Kopfhaube, Schutzanzug, Überzugpelzstiefel, Gummianzug usw.) eingeführt.

II. Die Körperreinigung.

Die wichtigste Rolle bei der Regelung der Körperwärme fällt der Haut zu. Sie muß daher, mit ihren besonderen Anhängen, den Nägeln und Haaren, sorgfältig gepflegt werden.

Den natürlichen Absonderungen der Hautdrüsen mischt sich stets *Staub* bei, der als Belag der Haut Krankheitskeimen einen guten Nährboden bietet, die regelrechte Wärmeempfindung der Haut beeinträchtigt und bei längerem Haften die Poren der Haut verstopft, sowie die Tätigkeit der Schweißdrüsen behindert. Von der Haut gelangt dieser Belag mit allen Bestandteilen in die *Unterkleidung*, zersetzt sich dort, erzeugt dadurch üble Gerüche und setzt die physikalischen Eigenschaften der Kleidung herab.

Für die Hautpflege wichtig ist daher ein genügend häufiger *Wechsel der Unterkleidung* und gründliches *Waschen*.

Am besten wird der fettige Hautbelag durch warmes Wasser mit einer guten *Seife* beseitigt. Nur Seife kann den Hauttalg, die Grundlage des Belags, entfernen. Wasser allein genügt nicht. Die Seife wird am besten ausgenutzt von weichem Wasser, weil die die Härte des Wassers bedingenden Erdalkalien (Calcium, Magnesium) einen Teil der Seife binden. Die Güte einer Seife ist nicht abhängig von der Stärke zugesetzter Duftstoffe!

Im allgemeinen sind in den Kasernen besondere *Wasch- und Duschräume* (S. 233) eingerichtet, in denen der Soldat sich unter fließendem Wasser waschen und brausen kann. Die Waschräume haben in der Regel nur kaltes Wasser, die Duschräume kaltes und warmes Wasser, doch wird kaum häufiger als einmal wöchentlich warm gebraust. Vom gesundheitlichen Standpunkt aus wäre es sehr wünschenswert, wenn *warme Brausebäder* jederzeit genommen werden könnten, z. B. nach größeren Märschen und Übungen, nach Sportübungen, überhaupt nach jedem Dienst, bei dem der Soldat sich längere Zeit in stärkerem Staub aufhalten muß oder durchschwitzt. Jedes warme Bad soll mit einer kurzen *kalten Dusche* abgeschlossen werden, um den Körper abzuhärten.

Kaltes Wasser steht immer zur Verfügung, so daß sich jeder Soldat jederzeit waschen kann. Die täglichen Waschungen sollen nicht nur Gesicht und Hände, sondern mindestens den Oberkörper, am besten den ganzen Körper umfassen und nicht nur morgens vorgenommen werden, wo sie erfrischen, sondern auch abends, um den Staub des Tages nicht über Nacht auf der Haut sitzen zu lassen und ihn mit ins Bett zu bringen.

In einzelnen Unterkünften stehen noch nicht ausreichende Waschräume zur Verfügung; hier müssen die Soldaten sich in *Waschschüsseln* waschen. Diese dürfen nicht zu klein sein, auch muß nach dem Abseifen der Haut das Wasser gewechselt und mit reinem Wasser nachgespült werden, damit alle Schmutz- und Seifenreste von der Haut entfernt sind und nicht in das Handtuch eingerieben werden.

Besonderer Wert ist auf sorgfältige *Fußpflege* zu legen. Mindestens zweimal wöchentlich, wenn möglich täglich, sollen die Füße mit frischem, kaltem oder stubenwarmem Wasser und viel Seife gründlich gewaschen werden. Tägliche Waschungen mit warmem Wasser machen die Füße zu weich und zu empfindlich, sind also zu vermeiden. Daneben ist die Fußbekleidung (Strümpfe, Fußlappen) möglichst oft zu wechseln. Diese Fußpflege ist besonders wichtig für Soldaten mit Schweißfüßen).

Eine sorgsame Pflege der *Nägel* spielt in diesem Zusammenhang insofern eine Rolle, als ihre Nichtbeachtung zu Entzündungen — Panaritien — und sonstigen Gesundheitsstörungen führen kann. Bei jedem Waschen der Hände soll der Schmutz unter den Nagelrändern entfernt werden. Die Haut am Rande der Nägel darf niemals weggeschnitten, sondern höchstens hin und wieder stumpf und vorsichtig zurückgeschoben werden. Regelmäßig müssen die Nägel mit einer Schere beschnitten werden: die Fingernägel rund ab entsprechend der Kuppe des Fingers, die Zehennägel nur vorne gerade weg, damit an den Seiten vorne die Ecken aus dem Nagelbett hervorstehen und nicht einwachsen können.

In gleicher Weise darf die *Pflege des Haares* nicht vernachlässigt werden. Im Kopfhaar setzt sich leicht Staub fest, der mit den Schuppen und dem Hautfett der Kopfhaut sich vermischt. Das Haar soll deshalb täglich früh durchgekämmt und durchgebürstet werden; einmal wöchentlich soll es mit warmem Wasser und Seife gründlich gewaschen werden; nur in der heißen Jahreszeit kann öfteres Waschen angezeigt sein, wenn es nach Übungen oder Märschen stärker verschwitzt und verstaubt ist. Am besten wird das Haar im Sommer ganz kurz gehalten. Stets aber ist darauf zu achten, daß es rechtzeitig beschnitten und nicht zu lang wachsen gelassen wird.

Auch der Bart muß regelmäßig, zum mindesten um Kinn und Wangen, rasiert werden; denn die Haare des Vollbartes können den gasdichten Sitz der Gasmaske beeinträchtigen. Rasierstuben sind in wohl allen Kasernen eingerichtet.

Wannenbäder stehen den Soldaten nur in den Krankenrevieren und Lazaretten zur Verfügung, wo sie im Rahmen der Krankenbehandlung benutzt werden; sonst kommen sie nur in ganz begrenztem Umfange unter besonderen Verhältnissen (z. B. auf Übungsplätzen für Offiziere) zur Verwendung.

Günstiger als Wannen- und Brausebäder wirken die *Schwimmbäder*, einmal durch die mit dem Schwimmen verbundene größere Muskelarbeit und dann durch den größeren Reiz, den das meist kühlere Wasser auf die Haut, wie auch auf die Atemtätigkeit ausübt. In allen Standorten, in denen Flüsse oder Seen die Gelegenheit dazu bieten, sind *Militärschwimmanstalten* eingerichtet oder mit zivilen Schwimmanstalten Abkommen getroffen für eine geregelte, regelmäßige Benutzung durch die Truppe.

Die Anlage der heereseigenen Schwimmanstalten unterscheidet sich grundsätzlich nicht von der für die sonstige Bevölkerung. Grundsätzlich ist dabei auf *einwandfreies Wasser* zu sehen. An dieses brauchen nicht die hohen Anforderungen wie an ein Trinkwasser gestellt zu werden; es ist im wesentlichen grobsinnlich zu beurteilen, während chemische und bakteriologische Untersuchung nur ausnahmsweise herangezogen werden müssen. Am wichtigsten ist für den Plan eines solchen Bades die Ortsbesichtigung, bei der man besonders auf etwaige Zuflüsse oberhalb der in Aussicht genommenen Stelle der Badeanstalt zu achten hat. Abschnitt „Wasserversorgung“ bringt weitere Ausführungen (S. 162).

III. Die Störungen der regelrechten Wärmeregelung.

Trotz aller natürlichen und künstlichen Regulierungsvorrichtungen werden öfters Gesundheitsstörungen eintreten, indem entweder die Wärmeabgabe mehr oder weniger vollständig behindert oder dem Körper in mehr oder weniger großem Umfange zuviel Wärme entzogen wird.

a) Übermäßige Wärmestauung. Die akuten Erscheinungsformen der bei den Störungen der regelrechten Wärmeabgabe auftretenden Gesundheitsstörungen faßt man unter den Bezeichnungen „Hitzschlag“ und „Sonnenstich“ zusammen.

In der Hauptsache bedingt hohe Luftwärme bei gleichzeitig hohem Feuchtigkeitsgehalt der Luft den Hitzschlag; er kommt also vor allem in den Tropen und Subtropen vor, dann in den Maschinenräumen von Schiffen, besonders in den tropischen Gewässern — hier sind Temperaturen von 52 bis 67° beobachtet worden. In den gemäßigten Klimaten sind bei der Entstehung des Hitzschlages meist noch andere Umstände mit beteiligt, die im Abschnitt „Hitzschlag“ (Abschnitt IV) erörtert werden.

Vom Hitzschlag kann nicht immer scharf getrennt werden der *Sonnenstich*, der durch die unmittelbare Einwirkung der Sonnenstrahlung entsteht. Wenn diese den ungeschützten Kopf oder Nacken trifft, werden durch Wärmeleitung Hirnhäute, Gehirn und Rückenmark unmittelbar in Mitleidenschaft gezogen (RÖMER, THIEM u. a.).

Wird die Wärmeabgabe, besonders infolge behinderter Wasserdampfabgabe, durch anhaltende mäßig hohe Luftwärme bei gleichzeitiger hoher Luftfeuchtigkeit und Windstille längere Zeit gestört, was bei uns im Sommer innerhalb der Wohnungen öfter vorkommen kann, können bei empfindlichen Personen Schlaflosigkeit, starke Abspannung, Appetitlosigkeit, nervöse Reizbarkeit auftreten. Bestehende organische Erkrankungen, besonders die Paralyse, können durch Hitzeeinwirkung verschlimmert, chronische Malaria aktiviert werden (STRAUS).

b) Übermäßige Wärmeabgabe kann eintreten bei niedriger Temperatur, sie kann erhöht werden durch Feuchtigkeit und starke Luftbewegung. Die Empfindlichkeit der einzelnen Menschen gegen diese Einflüsse ist verschieden groß, die Reaktion darauf ebenfalls verschieden.

Die Teile der Körperoberfläche, welche in der Regel unbekleidet gehalten werden, halten auch bei niedrigerer Luftwärme ihre gewöhnliche Temperatur besser als die bekleideten, wenn sie unbekleidet abgekühlt werden. Die *Gewöhnung an Abkühlungen* spielt also eine gewisse Rolle. Trotzdem gibt es Menschen, welche sich leicht „erkälten“. Nach STICKER u. a. beruht dies auf einer besonderen Veranlagung, einer allgemeinen oder örtlichen Empfindlichkeit gegen Erkältungseinflüsse.

Übermäßiger Wärmeentzug findet im allgemeinen an der äußeren Haut statt, doch können auch die Luftwege und der Verdauungskanal in Betracht kommen. Viele Leute sind besonders empfindlich gegen *Zugluft*, d. h. gleichmäßige, schwache Bewegungen kälterer Luft, die einzelne Teile des Körpers treffen. Hierfür sind auch in neuerer Zeit noch eine Reihe Beobachtungen und Versuchsergebnisse bekannt gegeben (AMELUNG, RIMPAU, AFFOLTER, JEZIERSKI, YASUKAWA, NESTEROW u. a.).

Wenn STICKER dann endlich eine Infektion oder Intoxikation annimmt, damit es zu dem *„Erkältungsschaden“* kommt, so dürften für diesen damit noch nicht alle Entstehungsmöglichkeiten erschöpft sein. Störungen der innersekretorischen Vorgänge, des nervösen Regelungssystems spielen dabei vielleicht auch eine Rolle. Ebenso ist es möglich, daß bei der Entstehung eines Erkältungsschadens andere Witterungseinflüsse, vor allem Luftkörperwechsel, ursächlich in Betracht kommen. Nach COBET, v. HAEBLER u. a. muß man vielleicht auch eine gewisse psychische Einstellung in Rechnung stellen.

Wenn nasse Füße besonders leicht zu Erkältungen führen, so dürfte der Grund dafür in verschiedenen Umständen zu suchen sein, die mehr oder weniger gleichzeitig auftreten: durch fast dauernde Berührung mit dem Boden und die Möglichkeit der leichteren Durchnässung (Schweißfüße!) wird ihnen besonders leicht und viel Wärme entzogen, außerdem sind sie bei ihrer peripheren Lage viel leichter Störungen ihrer Eigenwärme ausgesetzt. Letzter Umstand kann durch zu engen Sitz des Schuhwerks noch unterstützt werden.

Geringere Grade von Wärmeentziehung treffen den Soldaten am leichtesten während der *Ruhepausen nach Anstrengungen*, wenn die Kleidung durch Schweiß oder Regen durchnäßt ist.

Wenn der Wärmeentzug zu stark ist, kann es zu *Erfrierungen* kommen. Diesen sind vor allem die Körperteile ausgesetzt, welche besonders von der Körperoberfläche hervorragen und dabei meist durch eine geringe Blutmenge oder leichte Störungen des Blutumlaufes ausgezeichnet sind: Nasenspitze, Ohren, Finger- und Zehenspitzen. Größere Teile des Körpers können erfrieren, wenn die Kleidung mangelhaft oder stark durchnäßt ist, bei ungenügender Muskelbewegung, z. B. Schlaf und ungenügender Nahrungsaufnahme (auch bei

Störungen des Verdauungsapparates). *Alkoholgenuß* fördert den schädigenden Einfluß der Kälte: er ruft zwar zunächst infolge stärkerer Durchblutung der Haut ein Wärmegefühl hervor, vermehrt dabei aber gerade durch die stärkere Blutfüllung der Haut die Wärmeabgabe (S. 31). Ebenso begünstigen große körperliche Anstrengungen mit ihrem starken Kräfteverbrauch Erfrierungen.

IV. Das Klima.

Für den Wärmeaustausch hat die „Gesamtheit der atmosphärischen Bedingungen, die einen Ort der Erdoberfläche mehr oder weniger für Menschen, Tiere und Pflanzen bewohnbar machen", das Klima (Köppen), auch bei dem *Soldaten* eine wesentliche Bedeutung. Vom physiologischen, nicht vom meteorologischen Standpunkt aus betrachtet, nennt Loewy Klima „die Summe aller für einen Ort typischen atmosphärischen und terrestrischen Zustände, durch die das Befinden des Menschen unmittelbar beeinflußt wird".

Alle physikalischen Vorgänge, die sich in dem Luftmeer unserer Erde, der Atmosphäre, abspielen, werden als die meteorologischen oder klimatischen Elemente bezeichnet, wie z. B. Strahlung und Wärme, Luftdruck, Luftbewegung, Feuchtigkeit, luftelektrische Verhältnisse. Für sie stellt die Sonne die letzte Ursache dar. Neben ihnen spielen die jeweiligen äußeren Bedingungen oder klimatischen Faktoren, wie die geographische Breite, die Höhe und die Natur der Unterlage der Atmosphäre, je nach ihrer besonderen Beschaffenheit, dann auch der Einfluß dieser klimatischen Faktoren auf die klimatischen Elemente eine Rolle.

Wenn wir nun zunächst die einzelnen *klimatischen Elemente* — soweit sie uns bekannt sind — betrachten, so üben sie nicht nur als solche einen mehr oder weniger deutlichen Einfluß auf den Menschen aus, sondern es ist vor allem der Wechsel in ihren jeweiligen Zuständen von besonderer Bedeutung. Die Kenntnisse über die einzelnen Elemente sind noch nicht vollkommen; wir stehen erst am Anfang. Aber die Wechselwirkung zwischen einzelnen klimatischen Elementen und dem Menschen ist doch in manchen Punkten schon so klar, daß sie auch für den Soldaten nicht mehr unberücksichtigt bleiben kann. Dies gilt natürlich zunächst nur für *Friedensverhältnisse*. Im *Kriege* aber werden es die jeweiligen Verhältnisse wohl kaum je zulassen, daß man die klimatischen Elemente so weitgehend berücksichtigt, wie es im Frieden möglich werden kann.

A. Die klimatischen Elemente.

1. Strahlung.

a) Herkunft und Verteilung der Strahlung. Die Energiemenge, welche die Erde von der Sonne durch Strahlung erhält, wird heute zu 1,94 g calorien je Quadratzentimeter und Minute angenommen, ein Wert, der *Solarkonstante* genannt wird (Linke).

Von dieser Energiemenge dringt nur ein Teil durch die Atmosphäre bis auf die Erdoberfläche durch. Diese Sonnenstrahlung setzt sich zu etwa 60% aus *ultraroten*, d. h. vorwiegend wärmenden Strahlen, zu etwa 39% aus den Strahlen des *sichtbaren Spektralbereichs*, also den Lichtstrahlen, und nur zu etwa 1% aus den chemisch-biologisch wirksamen *ultravioletten Strahlen* zusammen (Borchardt 1). Im groben Durchschnitt — im einzelnen schwanken die Zahlen dauernd je nach Zeit und örtlichen Verhältnissen — werden von der *Atmosphäre* etwa 14% besonders ausgesucht und aufgenommen, die in chemische und zum größten Teil in calorische Energie umgewandelt werden, durch zerstreuende Rückstrahlung an Molekülen, kleinen und größeren Teilchen gehen etwa 39%, an Wolken etwa 24% verloren. Von der zerstreuenden Rückstrahlung kommt jedoch reichlich die Hälfte als zerstreute Sonnenstrahlung der Erdoberfläche zugute, so daß im ganzen 43% als unmittelbare oder zerstreute Strahlung zur Erdoberfläche gelangt. Durch Zerstreuung werden die Strahlen aus dem ganzen Spektralbereich nicht gleichmäßig geschwächt, sondern hauptsächlich der kurzwellige Anteil (die ultravioletten, violetten und blauen Strahlen). Je tiefer die Sonne steht, um so größer ist der Verlust an kurzwelligen Strahlen. Hierbei werden die Strahlen mit den kürzesten Wellen von einer Ozonschicht verschluckt, die in der hohen Atmosphäre angenommen wird und einer unregelmäßigen Schwankung unterliegt. Demgegenüber wird die ultrarote Strahlung (über $1\,\mu$ Wellenlänge) vor allem durch den Wasserdampf aufgenommen. Moleküle und kleinere Molekülkomplexe geben von der durch sie zerstreuten Energie etwas mehr als die Hälfte als Himmelstrahlung an die Erde wieder weiter, gröbere Aerosole etwa 60—80%. Daher ist die Himmelsstrahlung um so stärker, je höher die Sonne steht und je trüber die Atmosphäre ist. Hierbei werden auch wieder die kurzwelligen Strahlen stärker zerstreut und abgebeugt, so daß die *Himmelsstrahlung* ihren größten Betrag zwischen 0,35 und $0{,}5\,\mu$ Wellenlänge besitzt gegenüber $0{,}5—0{,}8\,\mu$ bei der *Sonnenstrahlung*. Daher ist die Himmelsstrahlung um so blauer, je reiner die Luft ist. Nach dem Grade dieser Bläue (festgestellt mit einer Blauskala von Ostwald und Linke) kann man, abgesehen vom Hochgebirge, die *Reinheit der Luft* hauptsächlich in der senkrechten Richtung annähernd abschätzen. Für die *Trübung der Luft* in waagerechter Richtung ist eine internationale Skala aufgestellt, bei der die Sichtweite geschätzt wird (Linke):

Sichtstufe	0	1	2	3	4
Sichtweite	unter 50 m	50—200 m	200—500 m	500—1000 m	1—2 km
Sichtstufe	5	6	7	8	9
Sichtweite	2—4 km	4—10 km	10—20 km	20—50 km	über 50 km

Die Erde gibt nun aber auch ihrerseits gewisse Energien wieder in die *Atmosphäre* und den *Weltenraum* ab; der Betrag der letzten beläuft sich nicht ganz auf 1% der gesamten Erdstrahlung, während über 90% von der Atmosphäre aufgenommen werden. Hierbei handelt es sich um dunkle Wärmestrahlen, die vor allem durch den Wasserdampf der Atmosphäre aufgenommen werden.

Bedeutsam ist der Winkel, unter welchem die Strahlen der Sonne auf die Erde auftreffen. Je höher die Sonne steht, um so kürzer ist der Weg, den die Strahlen durch die Atmosphäre zurücklegen müssen, um so geringer sind die Verluste, die sie dabei erleiden, und um so kleiner ist die Fläche, die von den Strahlen getroffen wird; je tiefer die Sonne steht, um so mehr nimmt die Wärmemenge ab.

Ursachen sind die Drehung der Erde, der Kreislauf der Erde um die Sonne, der die Jahreszeiten bedingt, und die Stellung der Erdachse zur Sonne, die die geographische Breite bestimmt. Diese drei Umstände verändern die Menge der zugestrahlten Energie und bewirken die tägliche und die jährliche Wärmeschwankung sowie den Unterschied der mittleren Wärmeverhältnisse der verschiedenen Zonen.

Die Wärmemenge, welche ein bestimmtes Stück Erdoberfläche zugestrahlt bekommt, wird weiter von der Tageslänge beeinflußt, d. h. der Zeit, während welcher dies Stück von der Sonne beschienen wird. Dies hängt hauptsächlich mit der geographischen Breite zusammen.

Auch die *Höhenlage* eines Ortes beeinflußt die Energiemenge; denn entsprechend der Erhebung über die Meereshöhe nimmt die Dicke der Luftschicht ab und damit auch die Absorption und die zerstreute Rückstrahlung. Die Strahlungsintensität nimmt zwar zu, aber die Ausstrahlung der Erde nimmt noch mehr zu, und zwar wird die Luftwärme bei je 1000 m Höhenzunahme um 4—8° niedriger, d. h. um ebenso viel, als ob man sich dem Pole um etwa 10 Breitengrade oder mehr als 1000 km nähert. Dies gilt nur für die unteren Schichten der Atmosphäre, während die höheren dies Temperaturgefälle nicht zeigen, diese hat deshalb Teisserence de Bort als *Stratosphäre* von der erstgenannten, der *Troposphäre*, unterschieden.

Für die von der Erde ausgehende Strahlung spielt vielleicht auch der radioaktive Zerfall in der Erdoberfläche eine Rolle (Borchardt 1).

b) Wärmestrahlung. Die Wärmezufuhr zur Erde wird vermindert durch die *Bewölkung*, die andererseits auch die Ausstrahlung der Erde vermindert und dadurch Wärme zurückhält.

Die Sonnenstrahlen erwärmen den Erdboden und die auf ihm befindlichen Gegenstände verschieden nach den mannigfachsten physikalischen Bedingungen. Die Wärme der untersten Luftschichten hängt fast allein von der Erwärmung der Erdoberfläche ab. Dabei verhalten sich *feste* und *flüssige Erdoberfläche* verschieden.

Infolge der viel stärkeren Erwärmung des *Bodens* erwärmt sich tagsüber die unmittelbar mit ihm in Berührung kommende Luft durch Wärmeleitung stark. Die erwärmten Luftteilchen steigen vermöge ihres geringeren Gewichtes in die Höhe, während kältere herabsinken, um sich gleichfalls zu erwärmen. Dadurch entsteht ein dauernder *senkrechter Luftstrom,* die Konvektion, durch den die Bodenwärme in immer höhere Luftschichten getragen wird, bis zu 1000 m. In der Nacht dagegen kühlt der Boden ab, die Luft wird nicht weiter erwärmt. Die Luft gibt vielmehr ihrerseits Wärme an die nun kältere Erde durch Strahlung ab, wodurch aber nur die untersten Luftschichten wieder kühler werden, die ruhig horizontal liegen bleiben. Daher bleibt nach jedem sonnigen, ruhigen Tage ein Wärmerest in den höheren Luftschichten, der mit jedem weiteren Sonnentage größer wird.

Das *Wasser* hat eine fast doppelt so große spezifische Wärme wie der feste Erdboden; es erwärmt sich also langsamer, speichert aber große Wärmemengen auf. Außerdem dringen die Sonnenstrahlen in Wasser viel tiefer ein als in Erde (5:1 m Grenze der täglichen Wärmeschwankung), so daß sich beim Wasser die oberflächlichen Schichten nicht so stark erwärmen wie beim Erdboden, die tieferen aber umgekehrt stärker. Ein Teil, fast die Hälfte, der zugestrahlten Wärmemengen wird über den Meeren durch *Verdunstung* des Wassers absorbiert. Dazu kommt, daß sich infolge der starken Verdunstung über den Meeren *Wolken* bilden, welche die Sonnenscheindauer verkürzen und die Einstrahlung vermindern, aber während der Nacht auch die Ausstrahlung verhindern. Daher erwärmt sich die flüssige Erdoberfläche schwächer und langsamer als die feste, gibt aber auch die aufgenommene Wärme viel langsamer wieder ab. Durch die Meere wird infolgedessen im Sommer die Luft gekühlt, im Winter erwärmt.

Der tägliche Gang der Luftwärme weist daher über den Kontinenten eine große, über den Ozeanen eine geringe Differenz der Extreme (tägliche Amplitude) auf, ebenso treten auch im Jahresgang die Extreme über der festen Erdoberfläche deutlicher hervor als über den Wasserflächen.

Alle Gegenstände und damit auch die Menschen werden im Freien nicht nur von der *Wärme der Luft,* sondern auch von der *Sonne* (Insolation) und allen erwärmten Gegenständen in ihrer Nähe beeinflußt. Oft wirkt diese strahlende Wärme, verstärkt durch Rückstrahlung (Wasser, Schnee, Felswände) so viel stärker als die Luftwärme, daß diese ganz bedeutungslos wird. Wärme spenden die roten und ultraroten Strahlen, die in der Atmosphäre weniger zerstreut, mehr absorbiert werden, so daß in ihrem Spektrum „kalte Bänder“ sich finden.

c) Lichtstrahlung. Die Menge der auf die Erdoberfläche gelangenden Lichtstrahlen hängt von der Sonnenscheindauer und der Bewölkung, von dem Gehalt der Luft an Wasserdampf und Staub ab. In erster Linie beeinflußt das Licht die Psyche und diese psychische Wirkung steigert, vielleicht mit der Lichtwirkung zusammen, die körperliche Tätigkeit. Das Licht fördert die Lungendurchlüftung, zieht das Blut in die Hautgefäße und erhöht wohl auch den Hämoglobingehalt (Borchardt 2). Auch Wachstum und Entwicklung steigert das Licht.

d) Chemisch-biologisch wirksame Strahlung. Kohlensäure- und Wassergehalt der Atmosphäre, Dunst und Staub verschlucken einen großen Teil der Sonnenstrahlen durch Brechung, Zerstreuung und Rückstrahlung; diese allgemeine atmosphärische Zerstreuung ist am stärksten für das kurzwellige Ultraviolett. Bei niedrigem Sonnenstand ist die ultraviolette Strahlung infolge der schräg durchlaufenen, also breiteren Atmosphärenschicht außerordentlich gering gegenüber dem verhältnismäßigen Reichtum an Wärme- und Lichtstrahlen. Die Frühlingssonne ist bei uns ärmer an ultravioletten Strahlen als die Herbstsonne.

Die kurzwelligen, ultravioletten, chemisch-biologisch wirksamen Sonnenstrahlen werden zum großen Teil von der *Haut* aufgefangen, nur ein kleiner Teil gelangt in die Tiefe. Starke Ultraviolettstrahlung erzeugt *Erythem,* das aber erst einige Stunden nach der Bestrahlung eintritt. Abgestufte, abgemessene Sonnenbestrahlung immunisiert die Hautzellen allmählich gegen die ultravioletten Strahlen (militärische Übungen). Diese Immunität muß von Zeit zu Zeit erneuert werden, wenn sie von Dauer sein soll. Sie ist unabhängig von der meist gleichzeitig beginnenden *Pigmentierung.* Beide bedingen sich nicht wechselseitig, sind aber oft biologisch gekoppelt. Das Pigment schützt mehr vor der Wärme- als vor der Ultraviolettstrahlung und ist besonders wichtig für die Wärmeregelung des Menschen. Der *Stoffwechsel* wird durch die ultravioletten Strahlen gesteigert, die Atmung vertieft, das Blut photoaktiv; die Blutbildung wird angeregt. Außerdem wirken diese Strahlen bactericid.

e) Radioaktive Strahlung. Radioaktive Strahlen stammen in den bodennächsten Schichten aus der Erdoberfläche. SCHMIDT hat die zu erwartende Höhenverteilung vom Boden ausgehender Emanationen und weiterer Zerfallsprodukte berechnet.

SCHMIDT hat gefunden, daß die Hälfte bzw. ein Zehntel des in 1 m über dem Boden vorhandenen Gehaltes für Radiumemanation und deren kurzlebige Zerfallsprodukte in 13 bzw. 150 m, für Thoriumemanation und Thorium A 1,15 bzw. 1,6 m, für Thorium B und Folgeprodukte 5,8 bzw. 32 m, für Aktiniumemanation und Aktinium A 1,07 bzw. 1,2 m, für Aktinium B und Folgeprodukte 2,2 bzw. 6,0 m Höhe über dem Boden zu finden ist. KOLHÖRSTER hat in *höheren Luftschichten* erhebliche γ-Strahlung festgestellt, die eine sehr konstante Größe für die einzelnen Höhen aufwies.

2. Luftdruck.

In der Atmosphäre steht jede Luftschicht unter einem Drucke, der gleich ist dem Gewicht der über ihr lagernden Luftschichten. Die Luft übt, da sie aus Gasen besteht, auf alle in ihr befindlichen Gegenstände denselben Druck aus, dem sie selbst ausgesetzt ist.

Dieser Luftdruck wird gemessen durch die Höhe einer *Quecksilbersäule,* der er das Gleichgewicht hält. Bei 0^0 beträgt diese Höhe einer Quecksilbersäule von 1 qcm Querschnitt in Meereshöhe des 45. Breitengrades 760 mm. Diese Menge Quecksilber wiegt rund 1 kg. Neuerdings ist das Maß der Quecksilbersäulenhöhe durch ein absolutes Maß, das *Millibar* (mbar) ersetzt; 1 mbar $= {}^3/_4$ mm Hg.

Der Luftdruck ist abhängig von der *Höhe,* wobei er in geometrischer Progression abnimmt, und der *Temperatur.* Will man die Luftdrucke von verschiedenen Orten miteinander vergleichen, so müssen sie auf die gleiche Höhe umgerechnet werden, als welche im allgemeinen die Meereshöhe genommen wird. Aus der daraus ersichtlichen Verteilung von hohem und niedrigem Druck kann auf die Luftbewegung geschlossen werden.

Praktisch ist der geringere Luftdruck in größeren Höhen für den Aufenthalt im *Hochgebirge* und vor allem für das *Flugwesen* von Bedeutung (S. 351 u. 356).

Im Winter ist der Luftdruck in den unteren Schichten auf dem Festlande größer als über dem Meere, so daß sich die kalte Luft vom Lande zum Meere hin bewegt; im Sommer ist es umgekehrt.

Nach JACOBJ wirkt eine Erniedrigung des Luftdruckes auf das elastische Gewebe der *Lungen* in dem Sinne ein, daß die zwischen den Alveolen liegenden Arteriolen sich erweitern; dadurch kommt es zu einer *Hyperämie* der Lungen, die noch verstärkt wird durch die Ausdehnung der Gase, die in den Körperflüssigkeiten gelöst sind. Die Capillaren der Haut erweitern sich zunächst, um sich dann zu verengern, damit die inneren Organe besser mit Blut versorgt werden. Daraus erklärt JACOBJ die therapeutischen Erfolge im *mittleren Höhenklima* (bis 2000 m) bei Lungenkrankheiten und Gefäßstörungen. KESTNER (1) hält dagegen eine Luftdruckerniedrigung bis 3000 m Höhe für belanglos.

3. Luftbewegung.

Luftbewegungen entstehen dadurch, daß auf eine Luftmasse ungleiche Kräfte in verschiedener Richtung einwirken. Die Bewegung verläuft dann in der Richtung, die sich aus der Gesamtheit dieser Kräfte ergibt.

In warmer Luft nimmt der Druck mit der Höhe langsamer ab als in kalter. Wenn nun in zwei benachbarten Luftmassen von verschiedener Wärme in einer gewissen Höhe der Druck gleich ist, so wird unterhalb dieser Höhe die kältere Luft einen höheren Druck haben, oberhalb die wärmere. Es entsteht also unten eine *Strömung,* eine Luftbewegung, von der kalten zur warmen Luftmasse, oben umgekehrt. Durch dies Abfließen der warmen Luft in den oberen Schichten zur benachbarten kälteren Luftmasse hin verschiebt sich der Luftdruck auf der Erdoberfläche derart, daß dort, wo oben die Warmluft weggeflossen ist, die Luftmasse geringer und leichter geworden, der Luftdruck also gesunken ist, während die an sich schon schwerere kalte Luftmasse durch den Zufluß aus der benachbarten Warmluft noch schwerer geworden ist und dadurch den Luftdruck auf der darunter liegenden Erdoberfläche erhöht. Die Luft bewegt sich also infolge des *Druckunterschiedes,* der an verschiedenen Orten besteht. Je stärker das Gefälle des Luftdruckes, der Gradient, d. h. die Druckdifferenz auf die Einheit der Entfernung ist, um so stärker ist die Luftbewegung.

Die Bewegung der Luft wird unabhängig von der eigenen Richtung beeinflußt durch die *ablenkende Kraft* der *Erdumdrehung,* und zwar weichen die Luftmassen auf der nördlichen Halbkugel nach rechts, auf der südlichen nach links ab. Wenn daher die Luftmassen von allen Seiten einem Orte niederen Druckes (Barometerminimum oder Barometerdepression) zuströmen, so entstehen *Wirbelbewegungen,* die auf der nördlichen Halbkugel gegen den Uhrzeiger gerichtet sind *(Zyklone),* während die vom Zentrum höheren Druckes (Barometermaximum) wegströmenden Massen sich im Sinne des Uhrzeigers bewegen *(Antizyklone)*; auf der südlichen Halbkugel sind diese Verhältnisse umgekehrt. Diese Wirbel wandern, wachsen und vergehen und verursachen so die Wechsel der Windrichtungen.

Die Luftbewegung, der Wind, wird von den Unebenheiten der Erdoberfläche beeinflußt, so daß die Windgeschwindigkeit von der Erdoberfläche aufwärts zunächst schnell, dann langsamer zunimmt, um von 200 m ab bei Ostwind oft nicht mehr, bei Westwind gewöhnlich weiter zuzunehmen (Köppen).

Da am Tage das Land, in der Nacht das Meer wärmer ist, fließt in den untersten Schichten am Tage die Luft vom Meere zum Lande, — *Seebrise,*— in der Nacht vom Lande zum Meere — *Landbrise.* — Ebenso ist die tägliche Periode von *Berg-* und *Talwinden* zu erklären.

Über dem Lande nimmt im Laufe des Tages die *Windstärke* bis zum Mittag zu, etwa von 14 Uhr bis nach Sonnenuntergang nimmt sie dann wieder ab. In gewisser Höhe über dem Boden und auf Berggipfeln schwächt sich dagegen am Tage der Wind ab. Die Ursache für diese Erscheinungen ist nach Köppen in dem Austausch zwischen den unteren langsamer bewegten und den oberen, schneller bewegten Luftmassen zu sehen, wobei der Zufluß der schneller bewegten Massen eine Verstärkung, der langsameren eine Abschwächung der Luftbewegung bedingt. Auf dem freien Meere findet man fast keinen Unterschied.

Neben diesen täglichen periodischen Winden bestehen auch jährliche periodische. Die Winde — und der Luftdruck — sind auf der Erde zonenweise anzutreffen, die auf der Verteilung der Sonnenstrahlen nach den geographischen Breiten und auf dem Einfluß der täglichen Erdumdrehung beruhen.

In der Nähe des *Äquators* liegt mit niedrigem Luftdruck der *äquatoriale Kalmengürtel,* eine Zone mit stillen und veränderlichen Winden, Mallungen oder — englisch — Doldrums genannt. Nördlich und südlich davon befinden sich der Nordost- bzw. Südost-*Passatgürtel,* in denen die Winde dauernd aus derselben Richtung und mit ungefähr der gleichen Stärke wehen. In der Nähe der 30. Breitengrade schließt sich je ein Gürtel Mallungen, aber mit hohem Luftdruck an, der im Norden als Roßbreiten bekannt ist. Bis gegen den 60. Breitengrad findet man dann ein Übergewicht westlicher Winde, worauf man nach den Polen zu in Gürtel veränderlicher, oft stürmischer Winde aus allen Richtungen bei niedrigstem mittlerem Luftdruck und stärksten Luftdruckschwankungen kommt. Noch weiter den Polen zu herrschen im Winter polare oder östliche Winde vor, im Sommer entweder die gleichen oder Windstillen (Köppen). Im Laufe des Jahres schwanken diese Windgürtel infolge der wechselnden Stellung der Sonne.

Die Wärmeunterschiede zwischen Land und Meer bedingen auch jahreszeitlich wechselnde Winde, die aber über viel weitere Strecken sich ausdehnen als die erwähnten Land- und Seebrisen. Sie sind besonders an der Süd- und Ostküste Ostasiens ausgeprägt und als *Monsune* bekannt.

Der Föhn ist ein Fallwind, der meist da vorkommt, wo eine Luftbewegung durch Bergzüge aufgehalten wird. Er zeigt meist den bevorstehenden Einbruch schlechten Wetters (Zyklone) an, oft geht er einem Wettersturz voraus, der im Flachland schon eingetreten ist (de Rudder).

4. Luftfeuchtigkeit.

Auf der Erdoberfläche verdunstet ununterbrochen Wasser. Infolgedessen enthält die Luft stets Wasserdampf. Je nach ihrer Wärme kann sie verschiedene Mengen davon aufnehmen; jedoch ist für jeden Wärmegrad die Menge des Wasserdampfes, die die Luft aufnehmen kann, begrenzt; die Luft ist dann mit Wasserdampf gesättigt. Eine höher erwärmte Luft kann verhältnismäßig mehr Feuchtigkeit aufnehmen als eine kältere. Wenn eine mit Wasserdampf gesättigte Luft kälter wird, so kann sie nicht mehr die gesamte Menge Feuchtigkeit halten, sondern muß einen Teil abgeben, der sich dann in flüssige oder feste Form verdichtet.

Die *maximale Feuchtigkeit* ist nur selten vorhanden; meist enthält die Luft weniger Wasser. Die tatsächlich vorhandene Wassermenge nennt man die *absolute* Feuchtigkeit, während die *relative* Feuchtigkeit angibt, wieviel Hundertteile der für die betreffende Temperatur möglichen maximalen Feuchtigkeit die gerade vorhandene absolute Menge beträgt. Das *Sättigungsdefizit* gibt den Unterschied zwischen maximaler und absoluter Feuchtigkeit in Gramm für 1 cbm Luft an; es zeigt also an, wieviel Gramm Wasser die Luft bei der herrschenden Temperatur noch aufnehmen kann.

Der Wasserdampf in der Luft übt einen bestimmten Druck aus, der in Millimeter Hg gemessen wird; man spricht dann von absoluter, maximaler, relativer *Dampfspannung* oder Tension und von Spannungsdefizit.

Die maximale Feuchtigkeit und Spannung in 1 cbm Luft beträgt z. B.

bei einer Wärme von Grad	Tension	Gramm Wasser	bei einer Wärme von Grad	Tension	Gramm Wasser
−20	0,96	1,098	+12	10,52	10,68
−15	1,44	1,62	+14	11,99	12,09
−10	2,16	2,37	+16	13,64	13,66
− 5	3,17	3,42	+18	15,48	15,39
0	4,58	4,85	+20	17,54	17,32
+ 2	5,29	5,57	+22	19,83	19,45
+ 4	6,10	6,37	+24	22,38	21,80
+ 6	7,01	7,27	+30	31,83	30,40
+ 8	8,05	8,29	+35	42,19	39,64
+10	9,21	9,42	+40	55,34	51,16

Der Wasserdampf der Atmosphäre verdichtet sich wieder in flüssige oder feste Form entweder in der freien Atmosphäre — Nebel, Wolken — oder an festen Oberflächen — Tau, Reif —.

Wenn mit den aufsteigenden warmen Luftströmungen auch die Feuchtigkeit in höhere Schichten emporgeführt wird, so muß der Feuchtigkeitsgehalt der Luft bei der mit der Höhe abnehmenden Temperatur einmal den Sättigungspunkt erreichen. Wichtig sind hierbei hygroskopische Kerne in der Luft, um die sich die Tröpfchen bilden. Es entstehen dann *Nebel* und *Wolken*, die aus mikroskopisch kleinen Tropfen bestehen und wegen ihrer Kleinheit keine merkbare Fallgeschwindigkeit haben. Wie sich aus diesen mikroskopischen Tropfen einer Wolke Regen, Hagel und Schnee bilden, ist noch nicht völlig geklärt.

Aus dem Wasserdampf der Luft entsteht nicht immer Flüssigkeit oder Eis beim Tau- bzw. Gefrierpunkt, sondern Übersättigung mit Dampf und Unterkaltung unter 0° ohne Gefrieren ist öfter zu beobachten.

Die Bildung von *Wolken* wird durch vertikale Luftbewegungen, also das Aufsteigen warmer, sich dabei abkühlender, und das Absteigen kalter, sich dabei erwärmender Luft begünstigt. Kondensiert der Wasserdampf in den bodennahen Schichten, die infolge niedrigerer Temperatur des Erdbodens oder des Meeres sich stärker abkühlen als die über ihnen lagernden höheren Luftschichten, und wird dieser Vorgang nicht durch Winde gestört, so bilden sich *Nebel*.

Wenn in der *gemäßigten Zone* die Regen im allgemeinen häufiger sind und länger dauern, aber weniger ergiebig als in der *Tropenzone* sind, sieht HELLMANN (1) die Ursache dafür in den zahlreichen barometrischen Depressionen, die in der gemäßigten Zone von Regen begleitet werden, während auf der anderen Seite in der Tropenzone ein gleichmäßig großer Wasserdampfgehalt in der Luft durch die hohe Temperatur bedingt ist und die Gewitterregen einen erheblichen Teil der Gesamtregenmenge darstellen. Über die jährliche Periode der Niederschläge in Europa hat Hellmann (2) ebenfalls genauere Untersuchungen angestellt.

5. Luftelektrizität.

Die Luft besteht nicht nur aus den Molekülen der verschiedenen Gase, sondern sie hat eine kolloidale Natur mit vielen, mikroskopisch nicht mehr nachweisbaren Teilchen, deren Menge außerordentlich verschieden ist.

In den Luftschichten, welche der Erdoberfläche aufliegen, bilden sich unter dem Einfluß der radioaktiven Strahlen aus dem Boden und aus der emanationshaltigen Luft, sowie wahrscheinlich auch aus der aus dem Weltall kommenden Höhenstrahlung elektrisch positiv und negativ geladene *Luftionen* verschiedener Größen. Die Kleinionen bestehen aus wenigen zusammengeballten Molekülen, die Mittel- und Großionen sind dadurch entstanden, daß sich Kleinionen an in der Luft vorhandene Kerne angelagert haben. Diese Kerne kommen nur in verunreinigter Luft vor, stammen also überwiegend von der Erde, und können aus organischen oder anorganischen Stoffen bestehen, die oft hygroskopisch sind und daher für den Wasserdampf Kondensationskerne sein können. Die gelegentlich aus der Höhe in die unteren Luftschichten gelangenden Kerne sind entweder kosmischen, meteorischen Ursprungs oder vulkanischer, aus entfernter Gegend stammender Staub.

Die *elektrisch geladenen Ionen* bedingen die elektrischen Verhältnisse der Luft, d. h. ihre elektrische Leitfähigkeit und den Spannungszustand, das elektrische Potentialgefälle, unter dem sie steht. Dabei ist die Leitfähigkeit der Luft praktisch nur von der Zahl der Kleinionen abhängig, während die Großionen sie gar nicht beeinflussen.

Das *elektrische Feld der Atmosphäre* ist in der Regel ausgezeichnet durch eine positive Ladung der Ionen in der Troposphäre, die der negativen Ladung der Erdoberfläche das Gleichgewicht hält. Dicht über der Erde beträgt die Stärke des elektrischen Feldes im Mittel + 130 Volt je Meter; in Großstädten, in trüber Luft kann sie auf das dreifache und mehr ansteigen, bei Gewitter und Böen sogar auf viele 1000 Volt. Im Winter ist das vertikale Potentialgefälle, also das elektrische Feld, am stärksten, im Sommer am schwächsten.

Nach Untersuchungen von Idrac nimmt das elektrische Feld der Atmosphäre bis zu etwa 9000 m Höhe ab (in 8000 m z. B. auf 2,3 Volt). In größerer Höhe steigt es zunächst wieder, um dann weiter abzunehmen.

Im Tagesverlauf findet man in tieferen Lagen der Kontinente zwei Maxima und zwei Minima, besonders im Sommer, die ersten etwa um 9 und um 22 Uhr, die letzten um 4 und um 16 Uhr. Die maximale Spannung ist etwa doppelt so groß wie die minimale. Im Winter und im *Hochgebirge* ist in der Regel nur ein Maximum in den späten Nachmittagsstunden, ein Minimum in den späten Nachtstunden festzustellen.

In Häusern, in Wäldern, überhaupt unter allen überdachten Räumen ist kein elektrisches Feld zu bemerken, dagegen ist auf einzelnen höher gelegenen Punkten das Potentialgefälle viel größer als über ebenen Geländen (Linke).

Nachdem früher schon auf den Einfluß der *Sonnenflecken* auf die Atmosphäre besonders von Mémery hingewiesen worden ist, hat neuerdings das Ehepaar Düll auf die magnetelektrischen kosmischen Störungen wieder aufmerksam gemacht, die Elektroinvasionen infolge von *Stürmen auf der Sonne* darstellen.

Auch Wolff hat den 27tägigen, der Sonnenumdrehung entsprechenden Rhythmus dieser durch Eruptionen der sog. M-Regionen der Sonne entstandenen magnetischen Stürme bestätigt. Düll sowohl wie Wolff stellen eine *Parallelität* zur *Häufung der Todesfälle* an gewissen Krankheiten fest.

Beim *Gewitter* beruht der elektrische Vorgang nicht auf einem Ausgleich schon vorher bestehender Spannungsunterschiede, er steht vielmehr in enger Verbindung mit der Bildung und der Bewegung der Niederschlagsteilchen (Regentropfen, Schnee, Hagel usw.). Im *Blitz* entladen sich Spannungen von vielen Millionen Volt, die Stromstärke kann bis 100000 Ampere betragen. In großen Höhen genügen wegen der geringeren Dichte vielleicht schon kleinere Spannungen zur Entstehung der Blitze. Alle Niederschläge haben eine elektrische Ladung, die kleintropfigen eine stärkere als die großtropfigen (Kähler).

B. Die Luftkörper.

Die einzelnen klimatischen Elemente und Faktoren wirken zusammen, bedingen sich mehr oder weniger gegenseitig und führen so zu Zuständen in der Atmosphäre, die sich häufig ändern und vom Menschen als Wetter empfunden werden. Das *Wetter* stellt also den „*Körper*" der über einem Orte befindlichen Luftmasse dar, den Luftkörper; er wird nach seiner Herkunft benannt.

Die gemäßigte Zone bildet den Übergang von der tropischen zur polaren Zone; infolgedessen wird sie von beiden mehr oder weniger beeinflußt; es kann Luft von verschiedenen Seiten zuströmen. So kann man polare und tropische, maritime und kontinentale Luftkörper unterscheiden, aber auch Mischformen wie polar-maritim, polar-kontinental, tropisch-maritim und tropisch-kontinental. Liegt ein Luftkörper längere Zeit — über eine Woche — mit nur geringen Verschiebungen über einer Gegend, so gleicht er sich einem mittleren Zustand an, wird indifferent, altert. Wo zwei Luftmassen aneinander grenzen, befindet sich eine Zone Mischluft, eine atmosphärische Unstetigkeitsschicht (DE RUDDER), die auch *Front* genannt wird.

Der Zustand der verschiedenen Luftkörper wird bedingt durch die besonderen Eigenschaften der Luft, die sie bildet. Polare Luft ist kalt, trocken, frei von Kernen und Großionen, reich an Kleinionen; tropische Luft im Gegensatz dazu warm, feucht, reich an Kernen und Großionen, arm an Kleinionen. Maritime Luft ist im Sommer kühl, im Winter warm, feucht, reich an Kleinionen, mäßig reich an Kernen und Großionen; zu ihr stellt kontinentale Luft den Gegensatz dar, die im Sommer warm, im Winter kalt, trocken, arm an Kleinionen, reich an Kernen und Großionen ist. Die Mischformen lassen sich hieraus ableiten.

Nur Geübte mit meteorologischen Kenntnissen können die Luftkörper bei täglicher Beobachtung des Wetters oder an Hand der Wetterkarten mehrerer Tage erkennen.

In den Zyklonen, Tiefdruckgebieten, treffen in der Regel die Luftkörper mit scharfen Grenzen zusammen. An der Vorderseite sind gewöhnlich tropische oder tropisch-maritime bzw. tropisch-kontinentale Luftmassen, an der Rückseite meist maritime oder polar-maritime. In flachen Hochdruckgebieten ist der Luftkörper oft indifferent geworden; in Hochdruckrücken liegt an der Süd- und Ostfront kontinentale oder polar-kontinentale, an der Nord- und Westfront tropische oder maritime Luft. Die Fronten ziehen bei uns gewöhnlich von Westen nach Osten.

Zieht eine Front über eine Gegend, so bedeutet dies einen *Wetterumschlag*, einen Luftkörperwechsel. Dabei treten fast immer Niederschläge oder Bewölkungen auf. Wenn die kältere Luft unter die wärmere sich schiebt, muß hier der Wasserdampf sich kondensieren, das ist eine *Einbruchs- oder Kaltfront*; wenn der warme Luftkörper an dem kalten emporgleitet, so kommt es dabei ebenfalls zur Kondensation; das wird als *Aufgleit- oder Warmfront* bezeichnet. Diese Fronten sind stets gegen die Erdoberfläche geneigt, so daß die kalte Luft keilförmig unter der warmen liegt.

C. Die klimatischen Zonen.

Die klimatischen Zonen lassen sich nicht einfach nach den geographischen Breiten abgrenzen. Zwischen den beiden Wendekreisen liegt die *heiße* Zone (23°28′ N und S), in der die Mittagshöhe der Sonne zweimal jährlich das Zenit erreicht, die Tageslänge nie unter $10^1/_2$ Stunden sinkt. Eine zweite Grenze liegt an den Polarkreisen (66°32′ Br.), wo die Mittagshöhe der Sonne am kürzesten Tage auf 0 herabsinkt; hinter diesen Grenzen liegen die *Polarzonen*. Nicht die mittlere Jahrestemperatur gibt für das Leben in diesen Zonen den Maßstab, sondern es muß eine genügend kühle bzw. eine genügend warme Jahreszeit vorhanden sein. Zwischen den polaren und der heißen Zone liegen die *gemäßigten Zonen*, deren Grenzen nach der heißen Zone zu nach der Temperatur der kältesten, nach der polaren Grenze hin nach der Temperatur der wärmsten Jahreszeit zu ziehen sind; die erste wird gekennzeichnet durch eine Mitteltemperatur von 18°, die andere durch eine solche von 10°. An den Tropengrenzen schieben sich zwei unvollständige, aber charakteristische Gürtel ein: der nördliche und der südliche Trockengürtel, dazu kommt in den höheren Breiten — also nach den Polen zu — auf den Festländern der nördlichen

Halbkugel noch ein winterkalter, borealer Baumgürtel, der durch winterliche Schneedecke und durch hochstämmige Bäume gekennzeichnet ist. Unter Berücksichtigung der Niederschläge und der Jahreszeiten kann man die Zonen unterteilen und zu 11 Haupttypen der Klimate kommen (Köppen).

D. Einteilung der Klimate vom ärztlichen Standpunkt aus.

Gegenüber der geographischen Einteilung ist vom ärztlichen Standpunkt aus eine andere Einteilung zweckmäßiger, die sich mehr auf die Wirkungen der Klimagebiete auf den Menschen gründet.

Das Klima übt, wie überhaupt die Umwelt, auf den Menschen einen gewissen *Reiz* aus. Es findet nun entweder bald eine gewisse *Gewöhnung* an diese Reize statt — bei den indifferenten Klimaten —, oder die Reize wirken auf die Dauer — in den indifferenten Klimaten —. Zu den indifferenten Klimaten gehören das Binnenklima der Niederungen, das Klima mäßiger Höhen und das Strandklima an geschützten Gestaden, zu den differenten das *Wüstenklima*, das *Tropenklima*, das *Höhenklima*. Diese Klimate sind wichtig zum Teil für die Entstehung von *Krankheiten,* wie z. B. das Tropenklima, das die Malaria und das Gelbfieber durch besonders gute Bedingungen für das Leben gewisser Insekten begünstigt, zum Teil für ärztliche Maßnahmen. Gute Zusammenstellungen hierüber bringen Borchardt (1) und Loewy.

E. Die Bedeutung des Klimas für militärische Verhältnisse.

Innerhalb der nach geographischen oder medizinischen Gesichtspunkten eingeteilten Klimate bedingen die klimatischen Faktoren noch mehr Verschiedenheiten, so daß die Feststellung der Beziehungen zwischen dem Klima und dem Menschen, hier also zu dem *Soldaten* und den *militärischen Verhältnissen* überhaupt, noch andere Gesichtspunkte erfordern.

a) Das Großraumklima. So grenzt Linke zunächst das Makroklima, das Großraumklima, ab, das Klima einer größeren Gegend, deren Umkreis er mit einem Halbmesser von 100 km umfaßt. Wenn man diese Grenze ungefähr einhält, kann man in einem Gebiete verschiedene Klimate antreffen: in der Ebene Landklima, im Gebirge Höhenklima usw. Militärisch kann vor allem in der *Tropenzone* die Beachtung des Großraumklimas wichtig sein. Dabei sind zunächst die geographische Breite, die Lage zu großen Wasserflächen und Gebirgen, dann die Luftbewegungen, die Luftfeuchtigkeit zu beachten.

Bei Untersuchungen des Großraumklimas müssen örtliche Einflüsse ausgeschaltet werden.

b) Das Ortsklima. Praktisch wesentlich bedeutungsvoller ist, vor allem für *Friedensverhältnisse* in der Heimat, das Ortsklima, das nach Linke einen Bereich von 1 km Halbmesser umfaßt. Hier sind besonders die örtlich bedingten Faktoren in Rechnung zu setzen: kleinere Hügelzüge, kleinere Gewässer, Wälder, auch die Einflüsse aus der Bebauung des Landes, d. h. der Nähe von Wohn- und Industrieorten.

Diese Gesichtspunkte müssen beachtet werden, wenn neue *Kasernen* erbaut, wenn *Freibäder* angelegt werden sollen und in ähnlichen Fällen. Sie sind aber auch besonders wichtig, wenn entschieden werden soll, ob die Lage einer Wohnung für einen irgendwie kränklichen Menschen zu ungünstig ist. Soll deshalb eine Wohnung gewechselt werden, so muß zunächst das *Ortsklima* der derzeitigen Wohnung genau festgestellt werden und ebenso das Klima des Ortes, wohin die Wohnung verlegt werden soll. Manchmal bestehen schon innerhalb eines *Standortes* große Unterschiede, so daß das Ortsklima in dem einen Ortsteil für einen empfindlichen Menschen nicht günstig ist, während eine andere Stadtgegend durchaus gut vertragen wird. So besteht z. B. im *Standort Dresden* ein ortsklimatischer Unterschied zwischen den an der Elbe gelegenen Altstadtteilen und dem hoch und am Walde gelegenen Gutsbezirk Albertstadt, in welchem sich die Kasernen befinden.

Im Gegensatz zum Großraumklima muß man gerade hier die *örtlichen Einflüsse* durch Feststellungen an verschiedenen Punkten des Ortsklimabereiches und ihre Beziehungen zu den klimatischen Faktoren bestimmen.

c) Das Kleinklima. Das Klein- oder Mikroklima wird nach LINKE auf einen Raum von 10 m Halbmesser beschränkt. Es kann gelegentlich im *Kriege* eine gewisse Bedeutung erlangen, wenn z. B. *chemische Kampfstoffe* angewendet werden; in diesem Falle wäre von dem Mikroklima die Zeit mit abhängig, die der Stoff im sich Gelände halten kann.

Das Kleinklima läßt sich oft künstlich weitgehend beeinflussen, wovon man z. B. bei Anlagen von Erholungsstätten usw. Gebrauch machen kann.

F. Untersuchungsmethoden.

Eine Zusammenstellung der heute bei meteorologischen Untersuchungen gebräuchlichen Geräte gibt KLEINSCHMIDT; kürzer und im Hinblick auf hygienisch wichtige Untersuchungen hat sie schon vor einigen Jahren KUHN zusammengestellt. Hier seien nur kurz die für Beobachtungsstellen wichtigsten Instrumente und Einrichtungen angeführt, wie sie LINKE empfiehlt.

Die für ein Großraumklima notwendigen Beobachtungsstellen bestehen bereits in dem Netz der Wetterwarten des *Reichsamtes für Wetterdienst*. Diese Warten sollen orts- und kleinklimatischen Einflüssen entzogen sein.

Die Ortsklimatologie dagegen hat in therapeutischer Hinsicht eine gewisse Bedeutung, z. B. für *Lazarette, Kuranstalten* usw. Unter solchen Verhältnissen soll die Beobachtungsstelle da eingerichtet werden, wo die klimatischen Bedingungen tatsächlich auf den Menschen einwirken, also nicht auf dem Dache, sondern im Garten oder in den Kuranlagen. Die Einrichtung der Station soll so sein, daß sie in den Rahmen der übrigen Beobachtungsstellen im Reich sich eingliedern läßt. Unter diesem Gesichtspunkt ist folgende Ausstattung zusammengestellt:

1. eine Thermometerhütte, wie sie im Reiche üblich ist, die nach sachverständigen Angaben am Orte angefertigt werden kann; Preis etwa 80 RM., darin
2. ein trockenes, ein feuchtes und ein Extremthermometer; Preis etwa 50 RM., und
3. ein Thermohygrograph; Preis etwa 220 RM.;
4. ein Regenmesser mit zwei Meßgläsern; Preis etwa 25 RM.,
5. ein Anemograph, Preis etwa 3—600 RM.,
6. eine Blauskala nach OSTWALD-LINKE (zu beziehen vom Universitätsinstitut für Meteorologie und Geophysik in Frankfurt a. M.), Preis etwa 3 RM.,
7. ein Kernzähler, klein, nach SCHOLZ (Hersteller: G. Schulze in Potsdam), Preis etwa 500 RM.,
8. ein Sonnenscheinautograph nach CAMPBELL-STOKES, Preis etwa 120 RM.

Für die *Aufstellung einzelner Geräte* sind einige *besondere Anforderungen* zu beachten:

Der *Regenmesser* muß so frei stehen, daß er stets, unabhängig von der Richtung und der Stärke des Windes, den Niederschlag auffangen kann.

Die richtige Aufstellung des *Anemometers* kann oft schwierig sein, weil durch die Nähe von Gebäuden und Bäumen die Windgeschwindigkeit verändert und verringert werden kann, so daß das Anemometer unter Umständen überhaupt nicht anspricht; die Grenze dafür liegt selbst bei den besten Apparaten bei einer Windgeschwindigkeit von 0,8 m/sec. Man kann daher das Anemometer an einem anderen, günstigeren Orte aufstellen, muß dann aber von Zeit zu Zeit durch Kontrollmessungen den Reduktionsfaktor für die Thermometerhütte, die den Beobachtungsort repräsentiert, feststellen.

Der *Sonnenscheinautograph* muß selbstverständlich so stehen, daß er den Sonnenschein des ganzen Tages auffangen kann.

Sämtliche Geräte müssen *täglich zu den gleichen Zeiten abgelesen* werden, und zwar am besten um 7, 14 und 21 Uhr, wie es in den makroklimatologischen Stationen geschieht. Zu diesen Zeiten können auch Bewölkung und Nebel beobachtet und registriert werden.

Die Beobachtungen können dann gelegentlich im Rahmen mehrerer Beobachtungsstellen einheitlich ausgewertet werden.

Für die Auswertung der Beobachtungen und Registrierungen ist fachmännische Hilfe durch einen Meteorologen kaum zu entbehren. Wegen näherer Einzelheiten wird auf die Ausführungen von Linke verwiesen.

G. Wetter und Krankheit.

Die Beziehungen, welche zwischen dem Wetter, d. h. den meteorologischen Zuständen in der Atmosphäre, und den Krankheiten, ihrem Ausbruch, ihrer Verschlimmerung, ihrem letalen Ende, mit mehr oder weniger Grund vermutet wurden, sind seit einer Reihe von Jahren in stets steigendem Maße untersucht und beachtet worden. Dabei hat sich herausgestellt, daß tatsächlich solche Zusammenhänge gefunden werden konnten. Manches ist noch unklar, als sicher kann angenommen werden, daß der Frontendurchzug immer eine besonders kritische Zeit bedeutet, in der ungünstige Entwicklungen sich häufen. de Rudder hat die *Zusammenhänge zwischen Wetter und Jahreszeit als Krankheitsfaktoren* in einem Grundriß einer *Meteoropathologie* des Menschen dargestellt (1931), eine große Zahl weiterer Arbeiten hat sich seitdem ebenfalls mit diesen Beziehungen befaßt.

V. Feldzüge unter klimatisch besonders ungünstigen Bedingungen.

Ein Krieg von den Ausmaßen des in den Jahren 1914—1918 geführten zwingt die Soldaten dazu, unter den verschiedensten Witterungsbedingungen und klimatischen Verhältnissen Dienst zu tun. Die Erfahrungen aus diesem Kriege geben zahlreiche Beispiele dafür, wie weit der Wärmehaushalt des Soldaten unter solchen, zum Teil ganz außergewöhnlichen Umständen, in gesunden Grenzen gehalten werden kann und wann er versagt.

Erfrierungen kamen, wie der Sanitätsbericht über das deutsche Heer im *Weltkriege* sagt, in jedem Winter vor in der Ebene und mehr noch im Gebirge. Die Truppen, welche in ruhigen, gut ausgebauten Stellungen lagen, konnten sich naturgemäß viel besser gegen die Unbilden des Winters schützen als die Truppen, welche schwere Angriffe abwehren mußten oder sich im Bewegungskrieg befanden. Im ruhigen *Stellungskriege* boten die Unterstände mehr oder weniger gute Möglichkeit, durchnäßte Kleidung zu trocknen und sich wieder aufzuwärmen, dazu konnte eine geregelte Verpflegung und geordneter Nachschub für eine geordnete Wärmeökonomie sorgen. In großen *Abwehrschlachten* und im *Bewegungskrieg* dagegen traten in diesen geregelten Verhältnissen Störungen ein, welche oft erhebliche Gesundheitsschäden bei den Soldaten verursachten.

Die Abwehr der *russischen Frühjahrsoffensive* im März 1916 zwang unsere Soldaten dazu, tagelang in Schnee und Schlamm, in Wasser und Eis, in Nebel und Frost auszuhalten, ohne daß es in diesen Tagen möglich gewesen wäre, überallhin warme Verpflegung vorzuschaffen. „Inmitten der brodelnden Hölle aber hockten die deutschen Musketiere, vom Schüttelfrost gefaßt, hinter Schlammhaufen oder in Unterständen, die zu Wassergräben geworden waren. An ihrem Leibe war kein trockener Fetzen mehr. Wie Eis fühlten sie ihren Körper; bei jeder Bewegung meinten sie zu zerbrechen. Die Füße der Leute waren zu gefühllosen Klumpen geworden, von denen die Haut sich löste. Vielen blieben beim Durchwaten des Grabens die Stiefel im Morast stecken, ohne daß sie es merkten, so taub waren ihnen die Füße von Frost und Nässe." „Einige Leute, die es in den Lumpen nicht mehr aushielten, zogen sich nackt aus, rangen Kleider und Hemd aus und schliefen vor Erschöpfung darüber ein ..." (Flex).

Meterhoher Schnee, eisiger Ostwind, zeitweise Schneefälle erschwerten die Bewegungen der deutschen Truppen in der *Winterschlacht in Masuren* im Februar 1915. Gewaltige Märsche, auf denen der Troß kaum, die Artillerie nur mit höchster Anstrengung folgen konnten, bei nur kurzen Ruhepausen strengten die Leute bis zum äußersten an. Besonders litt das Schuhzeug; eine große Beute russischer neuer Stiefel erleichterte einem Teile der Truppen die letzten Märsche. Auch die Kämpfe zur Befreiung von *Livland* und *Estland* im Februar und März 1918 sind ein Beispiel für einen winterlichen Bewegungskrieg: auch hier meterhohe Schneeverwehungen, starke Kälte, doch bessere Verpflegungsmöglichkeiten, weil die Truppen nicht in solcher Masse eingesetzt zu werden brauchten; geringerer feindlicher Widerstand nahm die Leute nicht so stark mit, so daß sie den Wettereinflüssen besser widerstehen konnten.

Wieder anders lagen die Verhältnisse in den Kämpfen gegen *Rumänien* im Herbst 1916 und im darauffolgenden Winter: während der Kämpfe im Gebirge plötzlich einsetzende Schneefälle und Frost, dann Tauwetter, schließlich wieder harter Frost. Hier kam, wie im Winter 1914/15 in den Karpathen, zu den durch Schnee und Frost hervorgerufenen Beschwerden noch die Einwirkung der Höhenlagen auf die zum Teil des Gebirgskrieges ungewohnten Truppen, wodurch die Anstrengungen weiter erheblich vermehrt werden mußten.

In all diesen *Winterfeldzügen* kam es durch den Frost zu Erfrierungen. An anderen Stellen der weitgespannten Fronten war es die Kälte in Verbindung mit der Nässe, welche zu Verlusten durch Erfrierungen führte. So waren es besonders die Fronten im *flandrischen Trichtergelände,* in den Sümpfen *Rußlands,* aber auch an anderen, sumpfigen oder nassen Gegenden, bei denen hierdurch die Abgänge vermehrt wurden. Die Mehrzahl der Erfrierungen war I. Grades, die II. und III. Grades waren seltener (3. Armee 1917, Februar und März: 660 I., 129 II., 8 III. Grades, San.-Ber. 1.). Die schweren Erfrierungen wurden durch Abschnürungen hervorgerufen, z. B. wenn zwei Paar Strümpfe übereinander angezogen waren und diese mit den Stiefeln durchnäßt wurden, oder wenn Wickelgamaschen um die Stiefelschäfte und Unterschenkel gewickelt waren, damit die Stiefel nicht so leicht in dem morastigen Grunde stecken bleiben konnten, und sich infolge der Nässe zusammenzogen.

Bei den Truppen, welche an diesen beispielsweise erwähnten Winterkämpfen beteiligt waren, zeigte sich deutlich die Notwendigkeit eines genügenden Schutzes gegen Kälte und Nässe. Gleiche Notwendigkeit wurde auch an anderen Fronten empfunden, so in *Mazedonien* in den Herbst- und Winterkämpfen 1916/17, wo die Truppen auf kahlen Felsen schutzlos dem Regen und Schnee, dem Wind und der Kälte ausgesetzt waren. Aber auch an der Front in *Palästina* litten die Soldaten im Winter unter der Kälte, da es nicht möglich gewesen war, ihnen die vorgesehene Winterkleidung nachzuschieben, andererseits die Unterkunft sehr behelfsmäßig und Heizung kaum oder gar nicht möglich war (Steuber).

Ebenso mußte für die Kämpfer in *Ostafrika* für ausreichende Bekleidung gesorgt werden. Bei dem großen Wechsel der Kampfplätze mußte die Truppe für die höher gelegenen Gegenden ebenfalls gegen Kälte sich schützen können, dann aber bedingte der Busch auch einen Schutz gegen Dornen und ähnliche Verletzungsmöglichkeiten. Schon früh wurden diese Erfordernisse erkannt und ihnen Rechnung getragen. Da die Verbindung mit der Heimat unterbrochen war, wurde in eigenen Spinnereien und Webereien der nötige Stoff hergestellt und auch mit einer im Gelände nicht auffallenden Farbe gefärbt (v. Lettow).

Die Notwendigkeit, für kühlere Jahreszeiten oder Gegenden genügend warme Kleidung bereitzustellen oder nachzuführen, war auch für tropische und subtropische Gegenden aus den Erfahrungen unserer *Kolonialkämpfe* in den Jahren vor 1914 bekannt; auch da war es nicht immer möglich gewesen, sie rechtzeitig heranzuschaffen (Herero-Aufstand 1904—1907, San.-Ber. 2). In Deutsch-Ostafrika hatten sich für die rauhe Witterung in der Gebirgsgegend Litewken gut bewährt (Med. Ber. 1905/06).

Schrifttum.

Bischoff, Hoffmann u. Schwiening: Lehrbuch der Militärhygiene. Berlin 1910. — Dresel: Lehrbuch der Hygiene. Berlin-Wien 1928. — Heymann: Flügges Grundriß der Hygiene, 10. Aufl. Leipzig 1927. — Müller, R.: Lehrbuch der Hygiene. München 1935. — Reichenbach: v. Esmarchs Hygienisches Taschenbuch, 5. Aufl. Berlin 1930. — Solbrig: Ärztliche Sachverständigentätigkeit auf dem Gebiete der Hygiene. Berlin-Wien 1929.

1. Wärmeregelung.

Bachmann: Arch. f. Hyg. (1) **104,** 43 (1930); (2) **105,** 181 (1931); (3) **103,** 336 (1930); (4) **106,** 123 (1931); (5) **108,** 170 (1932). — Dtsch. med. Wschr. **1928 I,** 146. — Borchardt (1): Köppen und Geigers Handbuch der Klimatologie, Bd. 1, Teil E. (2): Arch. Schiffs- u. Tropenhyg. **30,** 629 (1926). — Eimer: Z. exper. Med. **64,** 757 (1929). — Feldmann, v.: Villaret-Paalzows Sanitätsdienst u. Gesundheitspflege im deutschen Heere. Stuttgart 1909. — Fischer: Dtsch. med. Wschr. **1928 I,** 382. — Freund: Bethe, v. Bergmann, Embden u. Ellingers Handbuch der normalen und pathologischen Physiologie, Bd. 17, S. 86. 1926. — Fridag: Führer durch Heer und Flotte, 1912. — Hoder: Ärztebl. Berlin **40,** 369 (1935). — Ilzhöfer: Arch. f. Hyg. **105,** 301 (1931). — Isenschmid: Bethe, v. Bergmann usw., Bd. 17, S. 1. 1926. — Kirschner: Militärgesundheitspflege, 1896. — Kreyberg: Medd. norske Nat.for. Tbk. **13,** 46 (1923). — Liese: Arch. f. Hyg. **104,** 24 (1930). — Liljestrand u. Sahlstedt: Skand. Arch. Physiol. (Berl. u. Lpz.) **46,** 94 (1924). — Loewy: Z. physik. Ther. **35,** 1 (1928). — McGlone and Bazetti: Amer. J. Physiol. **82,** 452 (1927). — Marsak: Gig. Truda (russ.) 8, 11 (1930). — Missenard: Chaleur et Ind. **14,** 143 (1933). —

Miura: Amer. J. Hyg. **13**, 432 (1931). — Mörikofer: Strahlenther. **39**, 57 (1931). — Noack: Zbl. Hyg. **28**, 1 (1933). — Pfleiderer: Z. exper. Med. **90**, 245 (1933). — Pfleiderer u. Büttner: Die physiologischen und physikalischen Grundlagen der Hautthermometrie. Leipzig 1935. — Rubner: (1) Arch. f. Hyg. **27**, 41f. (1896). (2) Rubner, v. Gruber u. Fickers Handbuch der Hygiene, Bd. 1, S. 563 u. 581. 1911. (3) Reichsgesdh.bl. **2**, 506 (1927). — Schade: Bethe, v. Bergmann usw. Bd. 17, S. 392. 1926. — Schmidt, P.: (1) Arch. f. Hyg. **69**, 18 (1909). (2) Zbl. öffentl. Gesdh.pfl. **33**, 19 (1914). (3) Arch. f. Hyg. **47**, 264 (1904). (4) Arch. f. Hyg. **70**, 8 (1909). — Schütz: Gottschlich: Handbuch der hygienischen Untersuchungsmethoden, Bd. 3, 1 (1929). — Schwarz u. Schultze: Arch. f. Hyg. **106**, 299 (1931). — Steinitzer: Die Kleidung. Berlin 1929. — Strauss: Abderhaldens Handbuch der biologischen Arbeitsmethoden. — Villaret: Realenzyklopädie der gesamten Heilkunde, 1894. — Villaret-Paalzow: Sanitätsdienst und Gesundheitspflege im deutschen Heere. Stuttgart 1909. — Vintschger, v.: Arch. f. Hyg. **101**, 261 (1929). — Waldmann, A.: Die Schutzwirkung des Stahlhelms. Wehrwart vom 2. Dezember 1922, Nr 17. — Wolpert: Arch. f. Hyg. **36**, 203 (1899); **41**, 301 (1902); **55**, 309 (1906). — Yaglou: J. industr. Hyg. **9**, 251 (1927). — Zuntz u. Schumburg: Physiologie des Marsches, Bibl. v. Coler Bd. 6. 1901.

2. Körperreinigung.

Hesse: Haut- u. Haarpflege, 2. Aufl. München 1930.

3. A. Übermäßige Wärmestauung.

Die ältere Literatur findet sich zum größten Teil bei Hiller: Der Hitzschlag auf Märschen. Berlin 1902, Schade: Bethe, v. Bergmann usw. Handbuch der normalen und pathologischen Physiologie Bd. 17, S. 411. 1926, und Wohlwill u. Straus: Kraus-Brugsch' Spezielle Pathologie und Therapie innerer Krankheiten, Bd. 10, 2. Teil, S. 445. 1924.

Griesbach: Klin. Wschr. **1924 I**, 152. — Grober: Dtsch. med. Wschr. **1911 I**, 1. — Hiller: (1) Dtsch. mil.ärztl. Z. **40**, 353 (1911). (2) Dtsch. mil.ärztl. Z. **41**, 742 (1912). (3) Dtsch. Rev. **37**, 225 (1912). (4) Dtsch. med. Wschr. **1913 II**, 1185. — Izard et des Cilleuls: Rev. d'Hyg. **53**, 731 (1931). — Kestner: Klin. Wschr. **1923 II**, 1874. — Leger: Rev. prat. Mal. Pays chauds 8, 7 (1928). — Momburg: Villaret-Paalzows Sanitätsdienst usw. — Parrino: Ann. Igiene **35**, 348 (1925). — Petragnani: Arch. ital. Sci. med. colon. **5**, 3, 33 (1924). — Richter: Med. Klin. **11**, 778 (1915). — Scharffer: Ann. d'Hyg. **5**, 224 (1927).

3. B. Übermäßige Wärmeabgabe.

Affolter: Schweiz. med. Wschr. **1933 I**, 840. — Amelung: Dtsch. med. Wschr. **1934 I**, 1602. — Bachmann: Dtsch. med. Wschr. **1935 I**, 1164f. — Bernstein: Arch. f. Dermat. **168**, 103, 177 (1933). — Borchardt: Klin. Wschr. **1930 I**, 1019. — Cobet, v. Haebler u. Parade: Z. exper. Med. **70**, 739 (1930). — Dittrich: Dermat. Wschr. **1929**, 1059. — Jezierski: Dtsch. Arch. klin. Med. **121**, 420 (1917). — Müller: Med. Welt **7**, 1672 (1933). — Nesterow: Arch. Gewerbepath. **5**, 355 (1933). — Rimpau: Münch. med. Wschr. **1930 II**, 2065, 2102. — Schade: Bethe, v. Bergmann usw. Handbuch der normalen und pathologischen Physiologie Bd. 17, S. 417. 1926. — Schmidt u. Kairies: Dtsch. med. Wschr. **1931 II**, 1361. — Sticker: Erkältungskrankheiten und Kälteschäden. Berlin 1916. — Yasukawa: Beitr. path. Anat. **94**, 543 (1934/35).

4. Klima.

Buisson et Jaussereau: C. r. Acad. Sci. Paris **182**, 232 (1926). — Dalmady, v.: Z. physik. Ther. **30**, 223 (1925). — Defant u. Obst: Lufthülle u. Klima. Leipzig-Wien 1923. — Dorno: (1) Strahlenther. **30**, 135 (1928). — Düll u. Düll: Virchows Arch. **293**, 272 (1935). — Ficker, v.: Wetter u. Wetterentwicklung. Berlin 1932. — Freyer: Wetterkunde-Fibel. Berlin o. J. (1935). — Hellmann: (1) Sitzgsber. preuß. Akad. Wiss., Physik.-math. Kl. **27**, 299 (1923). (2) Sitzgsber. preuß. Akad. Wiss., Physik.-math. Kl. **1924**, 122. — Hellpach: Geopsychische Erscheinungen, 3. Aufl. Leipzig 1923.— Idrac: C. r. Acad. Sci. Paris **182**, 1634 (1926). — Jacobj: Naunyn-Schmiedebergs Arch. **171**, 137 (1933). — Jötten: Z. Hyg. **103**, 78 (1924). — Jötten u. Grube: Arch. f. Hyg. **109**, 311 (1933). — Kähler: Naturwiss. **16**, 95 (1928). — Kestner: (1) Fortschr. Ther. **1**, 390 (1925). (2) Bethe, v. Bergmann usw. Handbuch der normalen und pathologischen Physiologie, Bd. 17, S. 498. 1926. — Kleinschmidt: Handbuch der meteorologischen Instrumente. Berlin 1935. — Köppen: Grundriß der Klimatologie. Berlin-Leipzig 1931. — Köppen u. Geiger: Handbuch der Klimatologie, Bd. 1. Berlin 1930. — Kolhörster: Z. angew. Chem. **39**, 626 (1926). — Kost, Kunze u. Schulz: Arbeitsphysiol. **7**, 134 (1933). — Kuhn: Gotschlichs Handbuch der hygienischen Untersuchungsmethoden, Bd. 1, S. 599. 1926. — Lambert, Déjardin u. Chalonge: C. r. Acad. Sci. Paris **183**, 800 (1926). — Linke: (1) Lamperts Heilquellen

u. Heilklima. Dresden-Leipzig 1934. (2) Verh. dtsch. Ges. inn. Med. **1935**, 472. — LODE: Rubner, v. Gruber, Fickers Handbuch der Hygiene, Bd. 1, S. 367. 1911. — LOEWY: Über Klimatophysiologie. Leipzig 1931. — MÉMERY: C. r. Acad. Sci. Paris **185**, 182 (1927); **186**, 629, 1428 (1928). — PFLEIDERER: Verh. dtsch. Ges. inn. Med. **1935**, 492. — PHILIPSBORN v.: Verh. dtsch. Ges. inn. Med. **1935**, 542. — RUDDER, DE: Wetter u. Jahreszeit als Krankheitsfaktoren. Berlin 1931. — SCHMIDT: Meteor. Z., Bioklim. Beibl. **1**, 3 (1934). — SCHITTENHELM: Verh. dtsch. Ges. inn. Med. **1935**, 463. — VALLOT, SARDOU et FAURE: Bull. Acad. Méd. Paris **88**, 41 (1922). — VOIGTS: Luftelektrizität. Berlin 1927. — WOLFF: Naturwiss. **23**, 210 (1935).

5. Feldzüge unter klimatisch besonders ungünstigen Bedingungen.

Der große Krieg in Einzeldarstellungen bzw. Schlachten des Weltkrieges, H. 2, 3, 5 (STEUBER), 20, 31 (FLEX), 33, 39. Oldenburg 1918—1925. — v. LETTOW-VORBECK: Meine Erinnerungen aus Ostafrika. Leipzig 1920. — Medizinalberichte über die Deutschen Schutzgebiete, 1905/06. Berlin 1907. — Sanitätsbericht: (1) Über das Deutsche Heer im Weltkriege 1914—1919, III. Bd. Berlin 1934. (2) Über die kaiserliche Schutztruppe für Südwestafrika während des Herero- und Hottentottenaufstandes für die Zeit vom 1. Jan. 1904 bis 31. März 1907, 1. Bd. Berlin 1909.

Der größte Teil des angeführten Schrifttums enthält weitere, zum Teil sehr ausgedehnte Angaben über einschlägige Arbeiten.

C. Ernährung und Verpflegung des Soldaten.

Von **F. KONRICH**-Saarbrücken, **K. WALTHER**-Berlin und **R. SCHREINER**-Berlin.

Mit 1 Abbildung.

I. Ernährung[1].

A. Einleitung.

Ein einziges Wort kennzeichnet den Unterschied zwischen den Lebewesen und der unbelebten Natur: *Stoffwechsel,* dessen Befriedigung die *Nahrungszufuhr* dient. Wissenschaftliche Einsicht in diese Vorgänge stammt erst aus jüngerer Zeit. Bis dahin hat der Einzelne und haben die Völker und Staaten die Nahrungsfrage nach altüberlieferter Erfahrung und Gewohnheit gelöst, und das angeborene Gefühl für die Nützlichkeit oder Schädlichkeit einer Nahrung haben ebenso wie das Hunger- und Durstgefühl im allgemeinen den richtigen Pfad gewiesen. Die wissenschaftliche Ernährungsfrage, kaum zwei Generationen alt, hat diese Empirie in den meisten Dingen als wohlberechtigt erwiesen, zugleich aber auch die Begründung dafür geliefert. Wir wissen heute nicht nur, wie die Ernährung beschaffen sein soll, sondern auch, warum sie so und nicht anders sein muß. Zahllose wissenschaftliche Versuche an Mensch und Tier haben die moderne Ernährungslehre begründet. Nicht immer deckten sich die Befunde und Ansichten. Manches blieb im Streite der Meinungen stehen, das durch den Versuch am Einzelnen endgültig kaum geklärt werden konnte. Hier hat der *Krieg* sein entscheidendes Wort gesprochen. Die Übertragung der biologischen Ernährungsgesetze auf das ganze Volk hat in einem solchen Ausmaße das wissenschaftliche Experiment bestätigt, daß seitdem die Grundfragen außer Erörterung stehen. Besonders in den *Kriegsgefangenenlagern* mit ihren äußerst genau beherrschbaren Verhältnissen, aber auch im *Feld- und Heimatheere,* vielfach auch in der *Zivilbevölkerung* sind die wissenschaftlichen Zahlen und Anschauungen der modernen Ernährungslehre nur zu genau im größten Rahmen bestätigt worden. Hätte man über diese Unterlagen nicht verfügt und wäre

[1] Von F. KONRICH-Saarbrücken.

man noch auf die frühere Empirie angewiesen gewesen, so würde die Ernährung des deutschen Volkes und damit das jahrelange Durchhalten des Krieges schwerlich möglich gewesen sein. Die modernen Ernährungsgesetze besitzen somit eine ganz außergewöhnliche Zuverlässigkeit.

Die Bedeutung der Ernährung für die *Truppe* bedarf keiner Begründung. Nur eine gutgenährte Truppe ist befähigt, Volleistungen herzugeben, und nichts bedingt so leicht Unzufriedenheit als unzureichende oder unschmackhafte Kost. Wird doch auch in dem elementaren Verlangen der Ernährung der Soldat gezwungen, sich einer Beköstigung unterzuordnen, auf die er keinen entscheidenden Einfluß hat. Den verantwortlichen Dienststellen obliegt daher die Pflicht, die Kost so zu gestalten, daß sie allen berechtigten Anforderungen genügt. Ohne Beachtung der wissenschaftlichen Grundlage ist das nicht möglich.

Die Ernährung des deutschen Volkes hat sich in den letzten beiden Generationen sehr erheblich verändert.

Früher war auf dem Lande, aber auch in der Stadt, bei der überwiegenden Zahl der Berufstätigen Muskelarbeit in weitem Umfange und in starkem Grade gegeben. Mit der Industrialisierung und der dadurch mit bedingten Verstädterung, mehr aber noch durch den noch immer steigenden Gebrauch von Kraftmaschinen auch auf dem Lande ist die menschliche Muskelarbeit sehr erheblich zurückgedrängt und durch Aufmerksamkeitsarbeit bei der Maschinenbedienung ersetzt worden. Damit ist aber zwangsläufig eine wesentliche Änderung der Ernährung einhergegangen. Der früher große, durch den Beruf bedingte Nahrungsbedarf und das Bedürfnis nach derber Kost, die der Körper bei starker Muskelarbeit verlangt, ist kleiner geworden. Dafür hat der *Sport* den Bedarf wieder erhöht. Durch diese Umstellung ist im allgemeinen das Verlangen nach verfeinerter Kost eingetreten, die der jetzt körperlich viel leichteren Berufsarbeit besser angepaßt ist.

Die Tätigkeit des *Soldaten* aber hat sich nicht oder doch längst nicht in dem gleichen Ausmaße geändert. Nach wie vor werden von ihm dauernde, erhebliche körperliche Leistungen verlangt, die er größtenteils im Freien aufzubringen hat. Ein beträchtlicher Teil der Mannschaften kommt aber jetzt aus dem Berufsleben mit Nahrungsgewohnheiten und -ansprüchen zur Truppe, die für das Soldatenleben fast unphysiologisch sind. Hier wird vielfach eine Umgewöhnung Platz greifen müssen. Damit soll nicht der früher üblichen, verhältnismäßig wenig abwechslungsreichen, hülsenfruchtreichen Soldatenernährung das Wort geredet sein. Aber den allgemein gestiegenen Kostansprüchen etwas entgegenzukommen, wird auch bei der Truppe zweckmäßig sein, vornehmlich durch möglichste Abwechslung. Daß ganz besondere, hochgestellte Ansprüche für die *Krankenkost* (S. 127) begründet sind, bedarf keiner Erörterung. Die überragende Bedeutung einer guten Krankenküche für die Wiederherstellung steht längst fest.

Die *Soldatenernährung* ist eine *Massenernährung*. Daraus folgt, daß eine durchschnittliche Geschmacksrichtung innegehalten werden muß und Sonderwünsche nicht berücksichtigt werden können.

Von einer *richtigen Ernährung* wird verlangt, daß sie unter keinen Umständen gesundheitsschädlich wirkt, die nötigen Calorienmengen enthält, die erforderliche Eiweißmenge aufweist, die nötigen Vitamine enthält, genügend Wasser und Salze enthält, schmackhaft und bekömmlich ist und ausreichendes Sättigungsgefühl gibt.

Diese Anforderungen müssen ohne Ausnahme erfüllt werden, wenn die Kost auf die Dauer als einwandfrei gelten soll. Sie sind bei einer Massenverpflegung nicht immer leicht zu befriedigen. Neben der Beachtung der wissenschaftlichen Elemente hängt viel von dem Geschick und der *Kochkunst des Küchenleiters* ab, inwieweit dies Ziel erreicht wird.

B. Aufgaben der Ernährung.

Der Lebensvorgang bedingt einen ununterbrochenen Verbrauch von Körpersubstanz. Diesen Verlust voll zu decken, ist die eine Aufgabe der Ernährung, die andere besteht im Aufbau des wachsenden Körpers. Dem wachsenden Körper gleichzustellen ist der Körper der Erwachsenen nach Krankheiten, die Gewichtsverlust verursacht haben, der auszugleichen ist.

Der normale *Verlust* entsteht durch die Abnutzung des lebendigen Protoplasmas, die Sekrete (Organe der Verdauung, Harnwege, Geschlechtsorgane, Atemorgane, Brustdrüse bei der stillenden Frau), die Tätigkeit der Haut (Schweiß, Hauttalg, Abstoßung der obersten Epidermisschichten, Verschleiß von Haaren und Nägeln), Aufrechterhaltung der gleichmäßigen, eigenen Körperwärme und Arbeitsleistung.

C. Die Zusammensetzung der Nahrungsstoffe.

Die Hauptmasse des Körpers (95% ohne Wasser = Trockensubstanz) setzt sich aus Kohlenstoff, Wasserstoff, Sauerstoff und Stickstoff zusammen, während die restlichen 5% von Chlor, Schwefel, Phosphor, Silicium, Natrium, Calcium, Mangan, Magnesium und Eisen eingenommen werden. Die gleichen Elemente kehren in den Nahrungsmitteln und auch da praktisch in derselben Mengengliederung wieder. In beiden Fällen lassen sich die aus den Elementen gebildeten chemischen Verbindungen in zwei große Gruppen teilen: *anorganische und organische.*

Unter den *anorganischen Verbindungen* steht das Wasser an erster Stelle, es macht etwa 63% des Körpergewichts aus, ist aber in den einzelnen Organen in sehr verschiedener Menge vertreten (Fettgewebe bis 10%, Blut 90%). Die lebende Substanz befindet sich in diesem Wasser in kolloidal gelöster Form. Außerdem finden sich im Körper unter den anorganischen Bestandteilen eine Anzahl von Salzen vor, die man auch als Aschenbestandteile bezeichnet.

Die *organischen Verbindungen* der Nahrungsstoffe lassen sich in die beiden Untergruppen stickstofffreie und stickstoffhaltige teilen. Erstere bestehen nur aus C, H, O. Letztere bestehen außerdem aus N, wozu noch bei einzelnen Verbindungen Eisen, Schwefel oder Phosphor treten.

Die *stickstofffreien Verbindungen* umfassen die Kohlehydrate und die Fette.

Zu den *Kohlehydraten,* welche die Hauptmasse der Ernährung aller Menschen liefern, gehören die verschiedenen Zucker (Monosaccharate: Dextrose, Galaktose usw. Disaccharate: Rohrzucker, Milchzucker, Maltose; Trisaccharat: Raffinose), besonders aber die Gruppen der Polysaccharate, bestehend aus der Vereinigung einer großen Zahl einfacher Zuckermoleküle. Hierher gehört vor allem die Stärke, das tierische Glykogen usw., ferner Hemicellulose und die echten Cellulosen, auch die Pentosane, Pectine usw.

Die *Fette* stellen Verbindungen von Glycerin mit einer der drei Fettsäuren dar: Tripalmitin, -stearin, -olein. Ernährungstechnisch hinzuzurechnen pflegt man das Lecithin, eine Glycerinphosphorsäure, und das Cholesterin, im Pflanzenreich durch Phytosterin vertreten. Alle diese Körper werden als Ätherextrakt bei der Fettbestimmung zusammengerechnet.

Unter den *stickstoffhaltigen Körpern* ist das *Eiweiß* der Hauptvertreter. Es ist Träger der Lebensfunktion. Unter der Bezeichnung Eiweiß werden eine größere Anzahl chemisch und physiologisch verschiedener Körper zusammengefaßt, die man als Aminosäuren bezeichnet (Glykokoll, Alanin, Leucin, Protin, Phenylalanin, Glutaminsäure, Asparaginsäure, Cystin, Serin, Tyrosin, Tryptophan usw.). Die einzelnen Aminosäuren sind in den Organen des Körpers sehr ungleich verteilt, worauf die funktionelle Verschiedenheit der Organe zum Teil mit beruhen dürfte.

Die Eiweißkörper enthalten durchschnittlich 16% Stickstoff, woraus die *„Eiweißzahl“* 6,25 sich ergibt (100:16 = 6,25). In der Ernährungslehre pflegt man in Nahrungsmitteln oder Körperausscheidungen nur den N zu bestimmen und durch Multiplizierung mit 6,25 den Eiweißgehalt zu berechnen. Es ist dabei aber stets im Auge zu behalten, daß man damit nur eine summarische Übersicht gewinnt, die N-führenden Stoffe aber physiologisch sehr verschiedenwertig sein können.

Zu den N-haltigen Stoffen gehören ferner die sog. Extraktivstoffe (Kreatinin, Kreatin usw.).

D. Die Wirkungen der organischen Nährstoffe im Körper.

Die durch die Verdauung dem Körper zugeführten organischen Nährstoffe werden im Organismus durch Oxydation entweder in ihre Endprodukte zerlegt — so bei Fetten und Kohlehydraten — oder nur teilweise aufgespalten. Dies ist bei den Eiweißkörpern der Fall. Dieser Vorgang wird als „*Stoffwechsel*" bezeichnet. C verbrennt zu Kohlensäure, H zu Wasser, N wird als Harnstoff und Harnsäure ausgeschieden. Der gesamte N erscheint in Harn und Kot wieder. Gasförmige Ausscheidung von N findet nicht statt. Durch die Verbrennung werden die für die Bestreitung des Wärme- und Kraftbetriebes des Körpers nötigen Energiemengen gewonnen.

Werden die durch die Verdauung aufgenommenen Stoffe restlos zerstört und ihre Endprodukte in den Ausscheidungen ohne Mehrung oder Verlust wieder nachgewiesen, ohne daß der Körper vom eigenen Bestande zehrt, so befindet sich der Körper im *Stoffwechselgleichgewicht*. Genügt die Nahrungszufuhr nicht, so gibt der Organismus von seinem eigenen Bestande das Fehlende in den Verbrauch. In diesem Falle besteht teilweiser Hungerzustand. Bei völlig fehlender Nahrungszufuhr deckt der Körper die gesamten Umsätze durch Einschmelzung des eigenen Bestandes: *reiner Hungerzustand*. Überwiegt dagegen die Einfuhr, so kommt es zur Mehrung der Körpersubstanz, die entweder nur als Besserung des Ernährungsstandes der Zellen = *Ansatz* oder außerdem in der Bildung neuer Zellen = *Wachstum* besteht. Letzteres ist besonders beim Säugling und in abnehmendem Grade in den Kinderjahren der Fall, kann aber auch in der Genesung nach zehrenden Krankheiten eintreten und hier auch gewaltige Ausmaße erreichen.

E. Nährwert (Wärme- oder Brennwert) der Nahrung.

Der Nährwert der Nahrung wird durch ihren Wärmewert ausgedrückt, den sie im Körper erzeugt. Das Maß ist die *Calorie* (Erwärmung von 1 Liter Wasser um 1° = 1 Calorie). Der calorische Wert der drei Nahrungsstoffe ist gemäß ihrer chemischen Zusammensetzung und ihrer oben erwähnten ungleich weit erfolgenden Verbrennung im Körper sehr ungleich. Fett hat vermöge seines hohen C-Gehaltes mehr als den doppelten Brennwert von Eiweiß oder Kohlehydrat. Außerdem ist die Verdaulichkeit der verschiedenen Nahrungsmittel ungleich. Manche von ihnen werden praktisch restlos resorbiert, andere liefern erhebliche unverdauliche Rückstände. Die Berechnung der Wärmewerte muß daher zwischen Roh- und Reincalorien unterscheiden. Letztere allein stehen hier zur Erörterung.

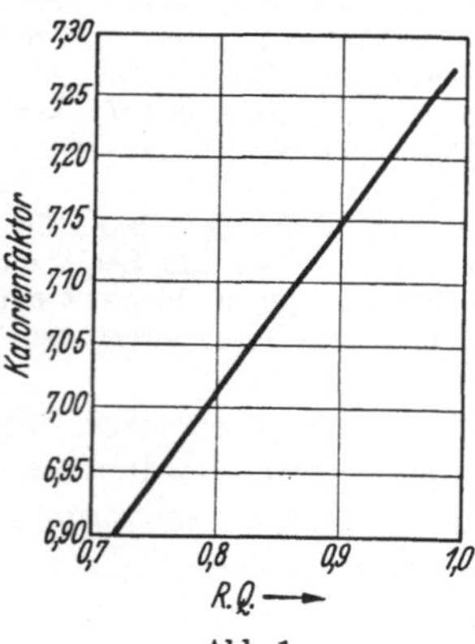

Abb. 1.

Die Bestimmung des Wärmewertes kann durch die direkte Calorimetrie in der BERTHOLDTschen Bombe oder im biologischen Versuch erfolgen. Die direkte Calorimetrie liefert für Eiweiß zu hohe Werte, weil der Körper, anders als die Bombe, diesen Nährstoff nicht restlos verbrennt. Der biologische Versuch ist daher entscheidend. Da die Verbrennung der Nahrungsstoffe im Körper durch den mit der Atmung aufgenommenen Sauerstoff bewirkt wird, untersucht man im letzteren Falle die Atmung des Menschen und bestimmt auf diese Weise den Verbrauch von Sauerstoff und die Erzeugung von Kohlensäure. Das Verhältnis: Kohlensäure zu Sauerstoff wird als *respiratorischer Quotient* bezeichnet (R.Q.). Man drückt das Ergebnis in Kubikzentimeter Sauerstoffverbrauch je Minute aus oder berechnet die dem Sauerstoffverbrauch entsprechende Calorienmenge. Für die Überführung des einen in den anderen Wert dient ein Diagramm (s. Abb. 1), bei dem die schräge Linie den R.Q. von 0,7—1,0 darstellt, während an der linken Seite eine Skala den jeweils zugehörigen Calorienfaktor angibt (KESTNER und KNIPPING). Man sucht diesen Faktor für den ermittelten R.Q. auf und multipliziert die Kubikzentimeter Sauerstoff mit ihm, um die Calorienmenge für 24 Stunden zu erhalten, oder man dividiert letzteren Wert in 24 Stunden und erhält den Kubikzentimeter = Sauerstoffwert für 1 Minute. RUBNER hat zuerst am Hunde, ATWATER und BENEDICT am Menschen die Wärmemengen, die der Körper abgibt, auch unmittelbar gemessen und die Werte mit den aus dem Sauerstoffverbrauch berechneten sehr gut in Übereinstimmung gefunden.

Man rechnet auf Grund dieser Versuche nach RUBNER als *Standardwärmewerte* für

1 g Stärke oder Zucker (Kohlehydrat)	4,1 Calorien	= Reincalorien
1 g Fett	9,3 „	
1 g Eiweiß	4,1 „	

Der *Gesamtstoffwechsel* des Menschen läßt sich, in Calorien ausgedrückt, in folgende Anteile zerlegen.

1. Grundumsatz, am ruhig liegenden, nüchternen Menschen gemessen.
2. Steigerung durch Nahrungsaufnahme.
3. Änderung durch klimatische Besonderheiten.
4. Steigerung durch Gehirn- und Muskeltätigkeit.

F. Der Grundumsatz.

Der Grundumsatz des Menschen ist abhängig von Gewicht, Größe, Alter und Geschlecht. Man kann den Wert je Kilogramm Körpergewicht angeben, doch führt dies leicht zu Fehlschlüssen. Wie RUBNER zuerst nachwies, vermeidet man sie, wenn man den Stoffwechsel nicht auf das Gewicht, sondern auf die Oberfläche (je 1 qm) bezieht.

Für die Oberflächenberechnung haben VIERORDT-MEEH zuerst für den Menschen die Formel angegeben $O = 12{,}3 \sqrt[3]{g^2}$, wobei O = Oberfläche in Quadratzentimeter und g = Gewicht in Gramm bedeutet. Die Konstante 12,3 wird in anderen Formeln etwas verschieden angegeben. Solche Konstanten kennt man bereits für viele Tiere. Es zeigt sich bei der Durchführung der Oberfläche/Stoffwechselformel, daß der erhaltene Wert für die verschiedenen Spezies nur wenig schwankt, ein Beweis, daß es sich bei diesen Verhältnissen um ein Grundgesetz des Stoffwechsels beim Warmblüter handelt. Gleichwohl ist die Berechnung des Grundumsatzes in der geschilderten Weise oder nach der komplizierten Linearformel von DU BOIS nicht ohne Einwände. Besser erscheint das Verfahren von BENEDICT und HARRIS, bei dem die Berechnung nach Tabellen erfolgt, nachdem man *Gewicht, Alter* und *Größe* des zu Untersuchenden festgestellt hat.

Grundzahl für Gewicht.

Männliche Personen							
kg	cal	kg	cal	kg	cal	kg	cal
45	685	65	960	85	1235	105	1510
46	699	66	974	86	1249	106	1524
47	713	67	988	87	1263	107	1538
48	727	68	1002	88	1277	108	1552
49	740	69	1015	89	1290	109	1565
50	754	70	1029	90	1304	110	1579
51	768	71	1043	91	1318	111	1593
52	782	72	1057	92	1332	112	1607
53	795	73	1070	93	1345	113	1620
54	809	74	1084	94	1359	114	1634
55	823	75	1098	95	1373	115	1648
56	837	76	1112	96	1387	116	1662
57	850	77	1125	97	1400	117	1675
58	864	78	1139	98	1414	118	1688
59	878	79	1153	99	1428	119	1703
60	892	80	1167	100	1442	120	1717
61	905	81	1180	101	1455	121	1730
62	918	82	1194	102	1469	122	1744
63	933	83	1208	103	1483	123	1758
64	947	84	1222	104	1497	124	1772

Man entnimmt zunächst aus der „*Grundzahl für Gewicht*" den Calorienwert für den Körpergewichtswert und addiert dazu den Calorienwert aus der Tabelle: *Zweite Zahl für Alter und Größe*. Die Summe ergibt den *Grundumsatz*. Zwischenwerte müssen errechnet werden.

Das Oberflächengesetz erfährt im Alter gewisse Abänderungen. Die Altersveränderungen können bedingen, daß der Grundumsatz je Quadratmeter auf 1000 heruntergehen kann, während er in mittlerem Alter bei 1500 liegt. Im jugendlichen Alter ist er dagegen immer größer.

Steigerung des Grundumsatzes durch die Nahrungsaufnahme. Die Nahrungszufuhr als solche bedingt bereits auch bei voller Ruhe eine Zunahme des

Stoffwechsels, die verursacht ist durch die Tätigkeit der Verdauungsorgane und die Anregung der Oxydationsvorgänge in den Zellen durch Abbauprodukte der genossenen Nahrungsstoffe. Diese Anregung ist quantitativ verschieden bei den einzelnen Nahrungsmitteln, am geringsten bei Mehlnahrung, am größten bei animalischer (also stickstoffreicher) Kost. Man bezeichnet dies als spezifisch-dynamische Wirkung der Nahrungsmittel.

Zweite Zahl für Alter und Größe.

Größe	Männliche Personen						
	Jahre						
cm	14	15	16	17	18	19	20
148	740	660	647	633	621	608	595
152	780	700	685	673	660	648	635
156	815	740	725	713	698	678	661
160	850	780	761	743	726	708	690
164	885	810	794	775	755	738	721
168	920	840	820	803	785	768	745
172	940	860	840	823	806	788	760
176	960	880	860	843	825	808	780
180	980	900	880	863	845	828	800
184	1000	920	903	883	865	848	815
188		940	920	903	885	868	840
192				923	906	888	850
196						908	860
200							870

In einem Versuche Rubners stieg der Grundumsatz durch Zugabe von Rohrzucker um 5,8, Fett um 12,7 und Fleisch um 31,9%.

Änderung des Grundumsatzes durch klimatische Besonderheiten. Bei niedriger Lufttemperatur bilden zahlreiche Warmblüter mehr Wärme; mit anderen Worten: der Stoffwechsel ist erhöht. Bei hoher Lufttemperatur findet umgekehrt eine Minderung des Stoffwechsels statt. Durch diese *chemische Wärmeregelung* wird ein Teil der thermischen Umweltsbedingungen abgeglichen. Das Ausmaß dieser Änderung kann beim Menschen bis auf *20% des Grundumsatzes* steigen. Im *Höhenklima* (S. 351) und an der *See* finden sich Steigerungen des Grundumsatzes bis zu 20 Calorien je Stunde, die auf die Licht- und thermischen Reize hin entstehen.

Zweite Zahl für Alter und Größe.

Größe	Männer														
	Jahre														
cm	21	23	25	27	29	31	33	35	37	39	41	43	45	47	49
151	614	600	587	573	560	547	533	520	506	493	479	466	452	439	425
153	624	611	597	584	570	557	543	530	516	503	489	476	462	449	435
155	634	621	607	594	580	567	553	540	526	513	499	486	472	459	445
157	644	631	617	604	590	577	563	550	536	523	509	496	482	469	455
159	654	641	627	614	600	587	573	560	546	533	519	506	492	479	465
161	664	651	637	624	610	597	583	570	556	543	529	516	502	489	475
163	674	661	647	634	620	607	593	580	566	553	539	526	512	499	485
165	684	671	657	644	630	617	603	590	576	563	549	536	522	509	495
167	694	681	667	654	640	627	613	600	586	573	559	546	532	519	505
169	704	691	677	664	650	637	623	610	596	583	569	556	542	529	515
171	714	701	687	674	660	647	633	620	606	593	579	566	552	539	525
173	724	711	697	684	670	657	643	630	616	603	589	576	562	549	535
175	734	721	707	694	680	667	653	640	626	613	599	586	572	559	545
177	744	731	717	704	690	677	663	650	636	623	609	596	582	569	555
179	754	741	727	714	700	687	673	660	646	633	619	606	592	579	565
181	764	751	737	724	710	697	683	670	656	643	629	616	602	589	575
183	774	761	747	734	720	707	693	680	666	653	639	626	612	599	585
185	784	771	757	744	730	717	703	690	676	663	649	636	622	609	595
187	794	781	767	754	740	727	713	700	686	673	659	646	632	619	605
189	804	791	777	764	750	737	723	710	696	683	669	656	642	629	615
191	814	801	787	774	760	747	733	720	706	693	679	666	652	639	625
193	824	811	797	784	770	758	743	730	716	703	689	676	662	649	635
195	834	821	807	794	780	768	753	740	726	713	699	686	672	659	645
197	844	831	817	804	790	778	763	750	736	723	709	696	682	669	655
199	854	841	827	814	800	788	773	760	746	733	719	706	692	679	665

Steigerung durch Gehirn- und Muskeltätigkeit. Geistige Arbeit allein steigert den Grundumsatz nur so unwesentlich (etwa 8 Calorien je Stunde), daß die Zunahme praktisch nicht ins Gewicht fällt.

Um so mächtiger aber bewirkt *körperliche Arbeit* Erhöhung des Grundumsatzes. Das Maß der geleisteten Arbeit in Meterkilogramm gibt einen Maßstab für den Mehrbedarf. Dabei hat sich herausgestellt, daß die Menge von Stoffen, die durch die Arbeit verbrannt wird, niemals dem Wärmeäquivalent entspricht, sondern viel größer ist. Die Muskelmaschine arbeitet allerdings mit einem sehr hohen Nutzeffekt, im günstigen Fall bis zu 35%. Bei einem Wertigkeitsverhältnis von 427 kg/m = 1 kg/cal liefert 1 g *Eiweiß* bei der physiologischen Verbrennung 1740 kg/m, 1 g Fett 3995 kg/m und 1 g *Kohlehydrat* 1742 kg/m.

Bei den Angaben über Energieaufwand ist ein wichtiger Umstand zu berücksichtigen, daß nämlich der Geübte die gleiche Arbeit mit sehr viel weniger Energieaufwand bewirkt als der Ungeübte (S. 303). Ersterer vermeidet alle unnötigen Nebenbewegungen, setzt nur das eben nötige Maß von Arbeit ein und kann bestimmte, länger gewohnte Verrichtungen auch infolge Hypertrophie der hauptsächlich beanspruchten Muskelgruppen besser leisten. Sehr viel kommt es außerdem auf die richtige Verteilung von Arbeitspausen an (S. 289). Ein überanstrengter Muskel arbeitet ungünstiger als ein nicht überlasteter. Überdies ist der Nutzeffekt größer, wenn das Verhältnis von Arbeit zu Muskelmasse eine hohe Beanspruchung des Muskels gestattet.

Die Zunahme des Kraftwechsels über den Grundumsatz hinaus infolge Arbeit zeigt folgende Übersicht. Es fordert (bei 70 kg Körpergewicht) ein Mehr an kg/cal.

	kg/cal	Die Steigerung beträgt in % des Grundumsatzes
Gehen, 3,6 km in 1 Stunde	144	215
Gehen, 6,0 km in 1 Stunde	283	420
Gehen, 8,4 km in 1 Stunde	660	1000
Gehen, 6,0 km mit 25 kg Gepäck	385	580
Steigen, 300 m bei 31% Steigung	147	220
Steigen, steile Treppen	174	260
Arbeit am Ergostaten, 30000 m/kg pro Stunde	388	580

Nach dem *Gesamtumsatz* kann man etwa folgende *Berufsgruppen* oder Nahrungsbedarfsgruppen unterscheiden:

	Calorien je 24 Stunden
Sitzende, geistige Beschäftigung	2200—2400
Sitzende, leichte körperliche Beschäftigung	2600—2800
Mäßige körperliche Beschäftigung	3000
Schwere körperliche Beschäftigung	3400—3600
Schwerarbeiter	4000 und mehr
Schwerstarbeiter	5000 und mehr.

Beim *Sport* werden über den stündlichen Grundumsatz verbraucht beim

Gehen	130—200 Calorien	*Skilaufen*	500—960 Calorien
Gepäckmarsch	200—400 „	*Schlittschuhlaufen*	300—700 „
Radfahrer	180—300 „	*Laufen*	500—930 „
„ bei Gegenwind	600 „	*Steigen*	200—960 „
Schwimmen	200—700 „	*Ringen*	980 „
Rudern	120—600 „	*Stehen*	20—30 „

Bei sehr *hohen sportlichen* Leistungen kann der Umsatz über 10000 Calorien betragen. Bei solchen außergewöhnlichen Anforderungen kommt die Ernährung nicht mehr mit. *Der Körper setzt eigene Substanz zu.* Diese sehr hohen sportlichen Leistungen sind immer nur kurze Zeit hindurch zu leisten und führen leicht zu erheblichen, wenn auch meist ausgleichbaren Körperschäden.

G. Der N- (Eiweiß-) Bedarf.

Ohne die Zufuhr ausreichender Eiweißmengen ist die Erhaltung des Lebens unmöglich, auch wenn genügende Calorienmengen aus Fett oder Zucker zur Verfügung gestellt werden. Der Körper verbraucht regelmäßig eine bestimmte Menge Stickstoff und entnimmt sie dem eigenen Bestande, wenn die Nahrung sie nicht enthält. Es ist daher von größter Wichtigkeit, zu wissen, welche Eiweißmengen erforderlich sind, eine Frage, über die lange Jahre ein lebhafter wissenschaftlicher Streit bestanden hat.

Die ersten Angaben über den Eiweißbedarf stammen von VOIT in München, der einen täglichen Eiweißverbrauch von 100—120 g, entsprechend 14—16 g N im ausnutzbaren Anteil forderte. Auf dieser Grundlage war die deutsche Soldatenkost aufgebaut. Später tauchte die Ansicht auf, daß man mit viel weniger Eiweiß auskommen könne, ja, daß die VOITsche Eiweißmenge sogar gesundheitsschädlich sei, eine Auffassung, die als durchaus irrig erwiesen ist. RUBNER bezeichnete die Anhänger dieser Anschauung als Proteinphobisten.

Die Tatsache, daß man mit *weniger und sogar sehr viel weniger Eiweiß* auskommen kann, als dem groben Eiweißwert nur 100—120 g entspricht, der sich aus dem hierbei ermittelten N-Verbrauch von 14—16 g errechnet, ist durch zahlreiche Versuche sicher gestellt. Diese Versuche führten aber auch zur Klärung der Frage, wie dies möglich ist und lieferten dadurch eindeutige Grundlagen für den Eiweißbedarf. Sie gipfelten in der Erkenntnis von der „biologischen Wertigkeit“ des Eiweißes (RUBNER).

Wie früher erwähnt, besteht das Eiweiß aus einer größeren Anzahl von Aminosäuren (16—17), die mittels der sog. Peptidbindung in verschiedenen Mengenverhältnissen zu großen Molekülen vereinigt sind. Die Verdauung zertrümmert diese Verbindungen und führt die Teilstücke als Aminosäuren der Resorption zu. Die Aminosäuren erfahren im intermediären Stoffwechsel ein verschiedenes Schicksal. Ein Teil wird gleich Fetten oder Kohlehydraten verbrannt, ein anderer Teil aber verwendet, um den Eiweißverschleiß der Körperzellen auszugleichen. Dabei werden die Aminosäuren wieder zu Eiweiß zusammengefügt, aber zu anderem Eiweiß als dem, welchem sie entstammten. Infolgedessen werden die einzelnen aufgenommenen Aminosäuren durchaus nicht immer alle gebraucht. Die entbehrlichen werden, wie erwähnt, einfach verbrannt, die zum Aufbau nötigen von der Verbrennung aber ausgeschlossen. Enthält also eine Nahrung Eiweiß, deren Aminosäurenzusammensetzung derjenigen des Körpereiweißes fast entspricht, so ist der Verlust an Aminosäuren und damit an N durch die Verbrennung gering, enthält sie umgekehrt wenig derartige, dafür aber viele mit abweichender Aminosäurenzusammensetzung, so ist der Verlust groß. Im ersten Fall arbeitet der Körper mit geringem, im zweiten Fall mit hohem Eiweißumsatz, bezogen auf den experimentell ermittelten N-Umsatz. Die ganze Frage kann nur auf Grund des im Harn erscheinenden, durch den Körperbetrieb durchgegangenen Stickstoffs betrachtet werden, aus dessen Multiplikation mit 6,25 die Eiweißzufuhr abgeleitet wird.

Daher kommt es, daß der Eiweißverbrauch bald groß, bald klein erscheint, daß aber in Wirklichkeit von den zuzuführenden Aminosäuren immer nur die gleiche Menge der gleichen Säuren für den Ersatz des Eiweißverschleißes beansprucht wird, die übrigen Aminosäuren dagegen beim Kraft- und Wärmebetriebe eingesetzt werden. Es ist bekannt, daß von den Aminosäuren Cystin, Tyrosin und Tryptophan in dem zugeführten Eiweiß stets in genügender Menge vorhanden sein müssen, anderenfalls entnimmt der Körper das fehlende Eiweiß trotz an sich zureichender N-Zufuhr dem Körper. Der menschliche Organismus kann diese Säuren nicht aus den anderen bilden, bei anderen Aminosäuren ist er dazu imstande, ebenso vermag er die übrigen N-haltigen Stoffe, die nicht Eiweiß sind (Extraktivstoffe) selbständig aufzubauen. Es kommt also letzten Endes bei der Frage des Eiweißbedarfs darauf an, ob dem Körper genügend Eiweiß als *Baustoffwechsel* (KESTNER) zugeführt wird. In dieser Richtung unzureichendes Eiweiß dient nur für den Betrieb, ebenso wie Fett oder Kohlehydrat, nicht aber für den Ersatz des Eiweißverschleißes. Führt man dem Körper mehr Eiweiß zu, als er benötigt, wird es verbrannt, auch wenn es biologisch hochwertig ist.

Die biologische Wertigkeit des *pflanzlichen* und *tierischen Eiweißes* ist recht verschieden und die Wertigkeit des Eiweißes der verschiedenen Nahrungsmittel beider Gruppen schwankt ebenfalls in erheblichem Ausmaß. Alle tierischen Nahrungsmittel besitzen eine viel höhere Wertigkeit als die pflanzlichen; Milch und Fleisch stehen am höchsten. Bestimmt man den N-Verbrauch bei N-freier Kost in Harn und Kot (also N aus körpereigenem Eiweiß) und setzt man den

N-Wert einer Nahrung, welche diesen Verlust gerade ausgleicht, gleich 100, so beträgt die *biologische Wertigkeit* bei

Rindfleisch . . .	100	Hefe	70
Milch	100	Kartoffel	79
Schellfisch	95	Weizenmehl . . .	39
Reis	88	Erbsen	55
Krabben	79	Spinat	64 (RUBNER)

McCOLLUM fand für

Milcheiweiß	100	Weizen, Mais, Reis .	50
Hafereiweiß	75	Bohnen, Erbsen . .	25

Bemerkenswert ist die geringe Wertigkeit des Broteiweißes, dagegen die hohe von Reis und Kartoffeln.

Das Ergebnis aller dieser Versuche geht dahin, daß der Erwachsene mit täglich 14 g Stickstoff = 90 g Eiweiß sich etwa im *Stickstoffgleichgewicht* befindet. Das ist aber der Grenzwert. Zur Sicherung des Eiweißbestandes wird man hierzu einen Zuschlag von 10—20 g rechnen, und damit kommt man auf die alte VOIT*sche Eiweißzahl* zurück, die sich somit als vorzüglicher Standardwert erwiesen hat.

Enthält die Kost diesen Eiweißsatz auch bei genügendem Caloriengehalt nicht, so tritt zunächst kein Schaden ein. Der Körper setzt Eiweißvorrat aus der Leber zu, späterhin solchen aus weniger wichtigen Organen, besonders den Muskeln. Erfolgt der Zusatz langsam, so macht er sich anfangs in grob verringerter Leistung nicht bemerkbar, wogegen feinere Veränderungen (Arbeitsunlust, Müdigkeit usw.) auch jetzt schon nachweisbar sind. Späterhin treten die Schäden stärker hervor, oft ziemlich schnell und äußern sich in erheblich verringerter körperlicher Leistung, Entschlußlosigkeit, Anfälligkeit gegenüber Krankheiten, Aufhören der Geschlechtsfunktionen. Diese Schäden hat die *Hungerblockade* in Deutschland nur zu deutlich kennen gelehrt, freilich kam dazu noch die calorisch unzureichende Kost. Man wird daher für die *Soldatenverpflegung* an dem Eiweißmindestsatz von rund 100 g je Tag unbedingt festzuhalten haben.

Der Eiweißanteil in der Gesamtkost. Die vorstehenden Darlegungen haben gezeigt, daß der N-Bedarf eine verhältnismäßig konstante Größe darstellt und von der körperlichen Leistung wenig abhängig ist. Gleichgroße, gleichschwere und gleichalte Menschen brauchen annähernd alle die gleiche Menge Eiweiß, einerlei, ob sie arbeiten oder nicht. Die körperliche Arbeit, die, wie erwähnt, in der Hauptsache die Stoffwechselgröße bestimmt, kann wohl zu einem erheblichen Teile mit Eiweiß bestritten werden, doch wird dieser *Betriebsstoffwechsel* in der Ernährung des täglichen Lebens nicht mit Eiweiß, sondern durch Kohlehydrate und Fett gedeckt.

In den hauptsächlichen Nahrungsmitteln erhält der Mensch zusammen mit 100 g ausnutzbarem Eiweiß in

Fleisch	500 Calorien	Kartoffeln	5000 Calorien
Ei	1100 „	Reis	5600 „
Käse	1300 „	94% Roggenbrot	7600 „
Weißbrot	3300 „		

Je schwerer die *körperliche Arbeit,* desto eher kann die Nahrung pflanzlicher Herkunft, desto geringer der tierische Anteil sein und dennoch enthält sie die nötige Eiweißmenge. Der *schwer arbeitende* Körper bewältigt diese großen Nahrungsmengen und bleibt im Stickstoff- und Stoffwechselgleichgewicht, weil in der großen Masse der resorbierten Nahrung unter viel physiologisch minderwertigem Eiweiß sich dennoch auch genügend hochwertiges findet, um den Bedarf des letzteren zu decken. Der Mensch mit *leichter Arbeit* dagegen gerät dabei sofort in Stickstoffverlust oder Eiweißunterernährung, denn in der für seinen Calorienbedarf genügenden Kost überwiegend pflanzlicher Herkunft kommt er lange nicht auf den unveränderlichen Bedarf an hochwertigem Eiweiß. Um diesen zu decken, sind Zugaben tierischer Nahrungsmittel in diesem Falle das einzige Mittel. Sie erhöhen die Calorienzufuhr wenig, beseitigen aber den Eiweißmangel. Die eingangs erwähnte Kostveränderung der Kulturnationen in der Richtung des zunehmenden Verbrauchs tierischer Nahrungsmittel findet hierin ihre Erklärung. Sie ist durchaus physiologisch begründet durch die Verminderung der körperlichen Berufsarbeit, wenn auch hinzukommt, daß besonders die *Fleischnahrung* aus geschmacklichen Gründen und der bequemen Zubereitbarkeit wegen begehrt wird.

Auch bei *schwerer Arbeit* ist eine *fleischarme Kost* nicht immer zweckmäßig. Sehr viel hängt hier von den Kostgewohnheiten der einzelnen Völker ab. Die Verminderung des großen Volumens solcher Nahrung läßt sich nur durch *Fett* erreichen, da sein Verbrennungswert fast $2^1/_2$mal größer ist als derjenige der Kohlehydrate. Dazu kommt noch, daß das Fett so wie es ist, also mit einem sehr geringen Wassergehalt den Verdauungsorganen zugeführt wird, während die Kohlehydrate in der Regel mit 40 (Brot) bis 80 (Kartoffeln) Prozent Wasser genossen werden. Das Verlangen nach fetthaltiger Kost ist somit durchaus verständlich. Der Schwerarbeiter deckt damit leichter seinen großen Calorienverbrauch, der *Leichtarbeiter* vermindert das für ihn nicht ertragbare große Kostvolumen und kommt doch auf seine Rechnung.

Es ist demnach leicht verständlich, daß ein allgemein gültiger Fettgehalt der Nahrung nicht angegeben werden kann. Wesentlich ist es, hierbei zu bedenken, daß die tierischen Nahrungsmittel in der Regel auch in beträchtlichem Grade Fettbringer sind, von den Seefischen (außer Hering) und vielen Flußfischen abgesehen.

Zahlreiche Untersuchungen über die Zusammensetzung der freigewählten Kost haben gezeigt, daß der animalische Anteil sich etwa auf $^1/_3$ der Gesamtcalorien stellt. Dieser praktisch bewährte Anteil sichert nicht nur den Eiweißbedarf, sondern gibt auch meistens schon einen genügenden Fettzuschuß zur Kost. Je höher der tierische Kostanteil, desto teurer, je kleiner, desto billiger ist aber auch die Ernährung. Die Kost der Armen liefert die Pflanze, die der Wohlhabenden das Tier.

In der *Soldatenkost* ist die eben erwähnte Mengenverteilung von Nahrungsmitteln pflanzlicher und tierischer Herkunft annähernd durchgeführt gewesen (S. 94, 128). Das tierische Eiweiß betrug sogar mehr als im Durchschnitt üblich. Die Kriegserfahrungen (S. 130, 134) ergaben jedoch, daß die mobile Truppe ohne eine besondere *Fettzulage*, die zunächst nicht vorgesehen war, nicht auskommen konnte. Diese Fettportion wurde alsbald bis zur Höhe von 65 g täglich eingeführt. Im übrigen war bei dem Soldaten, der dem Schwer- und Schwerstarbeiter gleichzusetzen ist, durchaus nach der physiologisch begründeten Regel der Betriebsstoffwechsel durch Kohlehydrate (Brot und Mehlerzeugnisse) gedeckt.

Die Kost enthielt:

	Beim *Feldheer*			
	Eiweiß	Fett	Kohlehydrate	Reincalorien
Feldkost	117	107	518	3200
erhöhte Feldkost	125	109	585	3500
besonders erhöhte Feldkost	141	122	602	3800
	Beim *Besatzungsheer*			
Feldkost	84	60	397	2200
erhöhte Feldkost	97	63	460	2550
besonders erhöhte Feldkost	110	64	550	3000

Solange diese Sätze durchgeführt werden konnten, traten keinerlei gesundheitliche Schäden auf. Im *Feldheere* sind sie auch im späteren Kriegsverlauf im ganzen nicht groß gewesen. Stärker traten sie beim *Besatzungsheere* und noch stärker bei den *Kriegsgefangenen* und Teilen der *bürgerlichen Bevölkerung* auf. Sie bestanden in der ganzen Reihe der Erscheinungen der Unterernährung von der leichten Abmagerung über den schweren Körperschwund und das *Hungerödem* bis zum *Hungertode*. Die Kost änderte sich in Menge und Zusammensetzung. Die tierischen Nahrungsmittel sanken ziemlich schnell auf einen Mindestbetrag. — Ernährungstechnisch ausgedrückt bedeutete dies: Mangel an Eiweißzufuhr überhaupt, sodann an biologisch hochwertigem Eiweiß; Fettmangel, durch Fleischminderung verstärkt und nochmals verschärft durch das magere Vieh und den starken Rückgang des Schweinebestandes: Calorienmangel.

Fragt man, welcher Mangel verderblicher war, derjenige der Gesamtcalorien oder des Eiweißes, so wird man wohl den letzteren nennen müssen. Doch ist auch zu bedenken, daß auch der Eiweißmangel weniger hart eingetreten wäre, wenn mehr pflanzliche Nahrungsmittel verfügbar gewesen wären. Denn dann hätte die vermehrte Pflanzenkost trotz ihres biologisch minderwertigen Eiweißes doch immerhin die Einschmelzung eines Teiles des menschlichen Körpereiweißes verhütet. In diesem Lichte erscheint die jetzt mögliche Bereitstellung der Brotnahrung aus dem deutschen Boden als hervorragende Leistung, andererseits aber auch die Aufgabe besonders dringlich, den noch bestehenden erheblichen Eiweißmangel unseres Volkes ebenfalls aus eigener Landwirtschaft zu decken.

Hat der *Krieg* somit gewissermaßen in negativem Sinne die Richtigkeit der oben mitgeteilten Ernährungsgesetze erwiesen, so bestätigt sie in noch viel größerem Rahmen in positivem Sinne die tatsächlich sich abspielende Ernährung der Kulturvölker, wie die nachstehende Übersicht zeigt. Dabei ist die Zusammensetzung der Völker zu je $^1/_3$ aus Männern, Frauen und Kindern, wie üblich, zugrunde gelegt und die Rechnung auf einem Durchschnittskörpergewicht von 45 kg aufgebaut. Auf den Kopf treffen dann täglich (RUBNER):

	Eiweiß g	Fett g	Kohlehydrate g	Calorien
Japan	81	29	485	2553
Italien	88	58	466	2612
Altes Rußland	79	43	473	2666
Deutschland	87	60	428	2770
Altes Österreich	81	97	478	2825
Frankreich	88	67	485	2973
England	90	105	403	2997
Nordamerika	89	—	430	
Mittel	85,4	59,8	459,6	

85,4 g Eiweiß	=	350,1 Cal.
59,8 g Fett	=	556,1 Cal.
459,6 g Kohlehydrate	=	1884,4 Cal.
	Mittel	2790,6 Cal.

Alle Menschen nehmen also praktisch die gleichen Nahrungsmengen und in praktisch gleicher Zusammensetzung hinsichtlich der drei Nahrungsstoffe auf.

Hiernach erscheint die heutige Ernährungslehre in einem Ausmaße gesichert, daß sie unter allen Umständen als Grundlage der Soldatenernährung in allen Teilen zu dienen hat.

H. Die Vitamine.

Die menschliche Nahrung muß außer der nötigen Menge Eiweiß und Calorien noch bestimmte Stoffe, wenn auch nur in sehr geringer Menge enthalten, wenn sie auf die Dauer zum gesunden Leben genügen soll. Diese Stoffe werden *Vitamine* oder Ergänzungsstoffe genannt. Ihr Fehlen oder unzureichender Gehalt führt zu Wachstumsstörungen oder Krankheitserscheinungen, die unter dem Namen Avitaminosen zusammengefaßt werden.

Es sind bisher fünf verschiedene Vitamine beschrieben worden, die als A—E bezeichnet werden. Doch ist E noch umstritten. Nach der älteren, praktisch durchaus noch brauchbaren einfacheren Einteilung werden sie auch nur als Vitamin A und B benannt, von denen A in Fett, nicht aber in Wasser löslich ist, bei B ist es umgekehrt. Man spricht daher auch kurzweg von wasserlöslichem und fettlöslichem Vitamin. Wasserlöslich sind B und C, fettlöslich A und D.

Die *Empfindlichkeit gegen physikalische Einflüsse* ist bei den einzelnen Vitaminen sehr verschieden. Gegen Erwärmung ist sehr empfindlich C, weniger B, während die fettlöslichen Vitamine A und D Erhitzung verhältnismäßig gut vertragen. D wird leicht oxydiert, ist als Ergosterin in einer unwirksamen Vorstufe verbreitet und wird durch Bestrahlung mit kurzwelligem Licht (Ultraviolettlicht) aktiviert.

Die Prüfung von Nahrungsmitteln auf Vitamine erfolgt an jungen Tieren (Ratten, Mäusen, Meerschweinchen), die mit einer vitaminfreien Grundnahrung gefüttert werden. Wenn die Tiere Krankheitserscheinungen zeigen, erhalten sie die zu prüfende Substanz. Bei vitaminfreier Nahrung bleibt die Entwicklung der jungen Tiere stehen und nach 20 bis 40 Tagen gehen sie zugrunde. Vitaminzufuhr bringt das Wachstum schnell wieder in Gang und führt es zum normalen Abschluß, selbst dann, wenn die Wachstumszeit an sich schon ihr Ende erreicht hat.

Vitamin *A* ist zum normalen Wachstum unentbehrlich. Sein Mangel führt außer zu Wachstumshemmungen zu Augenerkrankung (Xerophthalmie). Vitamin *B* ist ebenfalls zum Wachstum unentbehrlich. Sein Mangel führt zu Beriberi, bei Vögeln zu Krämpfen. Vitamin *C* beugt dem Skorbut vor und bringt ihn rasch zum Verschwinden. Vitamin *D* beugt vor und heilt Rachitis.

Der Gehalt der Nahrungsmittel an Vitaminen ist sehr ungleich. Es ist durchaus irrig, daß nur die Pflanzen, besonders ihre grünen Anteile, vitaminhaltig seien, vielmehr sind die tierischen Nahrungsmittel nicht minder wertvolle Vitaminquellen. In der folgenden Übersicht ist der *Vitamingehalt* der gebräuchlichsten Nahrungsmittel verzeichnet, wobei der Einfachheit wegen nach Fettlöslichkeit (A und D) und Wasserlöslichkeit (B und C) getrennt ist. (Die Zahl der Kreuze soll die Vitaminmenge bezeichnen.)

	Fett-löslich	Wasser-löslich		Fett-löslich	Wasser-löslich
Butter	+++	—	Brot ohne Kleie	±	±
Lebertran	+++	—	Erbsen	—	—
Schaffett	++	—	Salat, frisch	++	—
Kokosbutter	—	—	Kohl, frisch	++	+
Olivenöl	—	—	Spinat, frisch	+++	+
Speck	±	—	Möhren, frisch	+	+
Rind-, Schaffleisch	+	+	Schnittbohnen	+	+
Leber	++	++	Zwiebel, roh	++	—
Niere	++	+	Apfelsinensaft	+	+
Gehirn	+	++	Limonensaft		
Fisch, mager	0	0	(aus Citrus lemona)	+++	+
Fisch, fett	+	++	Kartoffel	+	+
Milch	++	+	Himbeeren	++	—
Magermilch	±	+	Birnen	±	+
Rahm	++	—	Äpfel	±	+
Käse, fett	+	—	Bananen	+	+
Käse, mager	—	—	Tomaten	+++	++
Eier	++	+++	Nüsse	+	++
Weißes Mehl	—	—	Hefe	—	+++

Das *Brot* kommt als Vitaminträger praktisch nicht in Betracht, wohl aber die *Kartoffel*, doch nur, solange sie nicht gekeimt ist. Durch die Größe des

Kartoffelanteils an der Ernährung (12%) ist die Kartoffel auch als Vitaminquelle wichtig.

Von den *tierischen* Nahrungsmitteln enthalten besonders die inneren Organe Vitamine, die in Wurstform hauptsächlich gegessen werden. Immerhin bringt auch das Fleisch selbst vermöge seines starken Nahrungsanteils (16% der Nährwerte) nicht unbedeutende Vitaminmengen. Eier dagegen machen kaum 1% der Kost aus und stehen in der Vitaminfrage zurück.

Milch und Milcherzeugnisse liefern rund 13% der Kost und sind auch aus diesem Grunde für den Vitaminbezug sehr wichtig.

Obst und *Gemüse* treten dagegen nicht so stark hervor, als es gemeinhin angenommen wird, auch deswegen, weil der hierauf entfallende Nahrungsanteil verhältnismäßig bescheiden ist (rund 5%). Gleichwohl sind grüne Salate und frisches Obst als Vitaminträger außerordentlich wertvoll. Die Zunahme des Gemüse- und Obstverbrauches ist anzustreben, verteuert aber die Kost.

Avitaminosen sind bei der Soldatenernährung im Frieden überhaupt nicht, im Kriege verhältnismäßig selten und nur unter besonders ungünstigen Umständen beobachtet worden. Sie gingen hier unter der viel schwereren Erscheinung der Hungerkost vielfach unter. Diese Erfahrung beweist, daß die Soldatenkost auch ohne besondere Berücksichtigung der Vitamine ausreichend und richtig zusammengesetzt gewesen ist und noch ist. Die Beköstigung des Soldaten mit der seit langem geübten Mischung pflanzlicher und tierischer Nahrungsmittel deckt nicht nur den Eiweiß- und Calorienbedarf, sondern ebenso sicher das Vitaminbedürfnis. Immerhin wird eine erhöhte Zufuhr von Milch und Milcherzeugnissen sowie von frischem Salat, Gemüse und Obst nützlich sein, sich aber infolge der bereits erwähnten veränderten Kostansprüche und -gewohnheiten mutmaßlich ohne weiteres durchsetzen, soweit die Geldmittel es erlauben.

I. Das Wasser und die Salze der Nahrung.

Wasser ist der unentbehrlichste Bestandteil der Ernährung. Sein Entzug führt viel eher zum Tode als das Fehlen der organischen, verbrennbaren Nährstoffe. Normalerweise kommt Wassermangel bei der Ernährung überhaupt nicht vor.

Über den Stoffwechsel der *Salze* in der Ernährung besitzen wir noch keine genügende Kenntnis.

Nimmt man überhaupt keine Nahrung zu sich, so scheidet man dennoch mit Harn und Kot beträchtliche Salzmengen aus. Die Aufnahme von Salzen in den Körper hängt mengenmäßig von der Art des Salzes und auch der Kost ab. Kalk und Kochsalz können in großen Mengen gespeichert werden, ohne daß die näheren Vorgänge darüber bekannt sind. Die Ausscheidung verläuft ebenfalls ganz verschieden je nach der Kost. Die nötigen Salze sind in den Nahrungsmitteln durchaus enthalten, abgesehen vom Kochsalz. Der Körper benötigt letzteres zum Aufbau der Salzsäure bei der Pepsinverdauung, auch bei starker Schweißbildung erfolgt ein erheblicher Verlust von Kochsalz, der bis zu 20 g täglich gehen kann. Dieser Verlust muß ersetzt werden, erfolgt aber ohne alle Schwierigkeiten durch die übliche Salzung der Speisen.

In der *Soldatenkost* (wie überhaupt in der Durchschnittskost des deutschen Volkes) wird rund *ein Drittel* der Calorien aus *tierischen Nahrungsmitteln* geliefert. Dies Drittel bietet aber mehr Salze als die ganze übrige pflanzliche Kost. Die Quelle der Kalkzufuhr ist dabei besonders die Milch. Die tierischen Nahrungsmittel werden (s. die folgenden Kapitel) viel vollständiger als die pflanzlichen Nahrungsmittel resorbiert. Darin liegt die Erklärung für das starke Salzangebot des tierischen Kostanteils.

Die Auffassung, durch eine sog. basisch eingestellte Ernährung könne man, im Gegensatz zu sauren, den Eiweißverschleiß herabsetzen, den N-Bedarf mithin vermindern, ist experimentell nicht belegt. Das Stickstoffgleichgewicht steht und fällt mit dem zureichenden Angebot biologisch hochwertigen Eiweißes und bleibt vom Säure-Basengehalt der Salze der Nahrungsmittel unberührt. Die Säure-Basentheorie des Blutes bei pathologischen Prozessen steht hier außer Betracht.

Die normale Soldatenernährung enthält alle anorganischen Salze in völlig ausreichender Menge. Der Organismus entnimmt seinen Bedarf davon und regelt seinen Säure-Basenbedarf ohne unser Zutun. Sog. Aufbausalze der Nahrung zuzusetzen, ist durchaus abwegig.

K. Resorption und Ausnutzung der Nahrung.

Die Nahrungsaufnahme beginnt, außer bei Suppen, mit dem *Kauakt,* durch den die Speisen zerkleinert und zugleich mit dem Speichel vermischt werden. Die Menge des Speichels schwankt sehr, je nach der Speisenart und nach der persönlichen Gewohnheit beim Kauen. Die Speicheldrüsen des Menschen wiegen 66 g und können bis zu 1500 ccm Speichel am Tage liefern. Je trockener und härter der Bissen, desto mehr Speichel verlangt er. 100 g Speise können 64—504 g (häufiges Kauen des Bissens) erfordern. Die Vorstellung, daß durch das sog. Fletschern (= langes Kauen) der Nährwert der Nahrung erhöht werde, ist durchaus falsch. Der Wert guten Kauens liegt nur in der besseren Bekömmlichkeit der Speisen.

Mit dem Kauen beginnt zugleich die *Magensaftabsonderung,* welche für die gesamte weitere Verdauung von entscheidender Bedeutung ist. Im Magen werden die Speisen größtenteils verflüssigt und nach verschieden langer Dauer in den Dünndarm weitergegeben. Die saure Reaktion des Magensaftes bewirkt zugleich Vernichtung oder Hemmung der Bakterien des Speisebreies. Bewegung und Absonderung des Darmes und die Tätigkeit der großen Verdauungsdrüsen werden durch die Arbeit des Magens gewissermaßen in Gang gesetzt. Alles, was die Magentätigkeit begünstigt, fördert somit die gesamte Verdauung.

Bewegung und Absonderung des Magens werden einmal durch psychische Vorstellung beeinflußt (Appetit, Ekel), sodann aber auch durch die Beschaffenheit der Nahrung selbst. Fleisch regt vermöge seines Extraktivgehaltes die Sekretion an, bei Cerealien die Röststoffe der Rinde, ebenso Kaffee und Kakao, endlich die Gewürze. Kestner fand Kubikzentimeter Magensaft:

Nach Einführung von	Versuch					
	I	II			III	
Wasser	61	23	6	16	58	57
Brotkrume	74	21	7	6	42	52
geröstetem Brot	161	45	45	34	138	106

Auf die Magensaftbildung ist ferner die *Temperatur* der Speise von erheblichem Einfluß. Kalte Getränke vermindern sie infolge Kontraktur der Magengefäße, zu heiße Speisen wirken ebenfalls nachteilig. Die richtig warmen Speisen bringen die Verdauung gleich voll in Gang.

Die Magentätigkeit ist für die Bekömmlichkeit und den Sättigungswert einer Speise von größter Bedeutung. Solange die sekretorische und motorische Verrichtung des Magens normal bleibt, erfolgt die Auflösung der festen Nahrungsteilchen und die Weitergabe in den Darm zur üblichen Zeit. Irgendwelche unangenehmen Empfindungen treten dann nicht auf.

Unter dem *Sättigungswert* einer Nahrung wird die Zeit verstanden, während der sie die Verdauungsorgane beschäftigt. Die folgende Übersicht gibt für eine Reihe von Nahrungsmitteln die *Verweildauer* im Magen und die Menge der Verdauungssäfte an.

	Verweildauer im Magen		Menge der Verdauungssäfte
	Std.	Min.	ccm
200 g Fleisch[1], in Stücken gebraten	4		1246
200 g Fleisch, gehackt, gebraten	3	30	1203
200 g Fleisch, gekocht, vorher die daraus bereitete Brühe	4	30	1186
200 g Fleisch, roh, gehackt, (à la tartare)	4	30	1242
250 g gekochter Schinken in Stücken	3	45	1176
250 g gekochter Schinken, zerkleinert	3		517
2 harte Eier	2	30	471
2 weiche Eier	1	30	372
2 rohe Eier	1	10	388
200 g Brot	2	30	820
200 g Brot, geröstet	2	30	839
263 g Kartoffeln, gekocht	3		742
200 g Bratkartoffeln	4		1215
Probemahlzeit (Schleimsuppe, Beefsteak, Kartoffelbrei)	3	45	1250[1]
Probefrühstück (50 g Brot, Tee)	1		400[2]
200 g Erbsen[3] in Dampf	2	20	290
200 g Erbsen in Wasser	3	50	600
200 g Schneidebohnen in Dampf	3	10	150
200 g Schneidebohnen in Wasser	4		400
200 g Weißkohl	3		470
200 g Sauerkraut	2	50	150
200 g Steckrüben	2	10	165
100 g Steckrüben, 100 g Kartoffeln	3	50	540
200 g Weißkohl, 200 g Kartoffeln	4	30	340
200 g Kartoffeln, 50 g Fleisch	5		840
2 Tassen Kakao, fettarm	3		590
2 „ Kakao, fettreich	3	20	360
2 „ Haferkakao	2		250
2 „ Tee	1	30	180
2 „ Kakao mit Brot	3	20	410
2 „ Kaffee mit Brot	2	20	250
2 „ Kaffee-Ersatz mit Brot	2	30	300
2 „ Tee mit Brot	2		220
50 g Schokolade	2	30	300

Es ergibt sich daraus, daß eine Beziehung zwischen Eiweiß- und Caloriengehalt der Nahrung und ihrem Sättigungswert nicht besteht, wohl aber zwischen dem Sättigungswert und dem Absonderungsreiz auf den Magen. Bei Fleisch und Milch steigt die Magensaftmenge mit der zugeführten Nahrungsmenge, bei Brot und Kartoffeln dagegen nicht. Die tierischen Nahrungsmittel besitzen somit für die Ernährung nicht nur den Vorzug, viel biologisch hochwertiges Eiweiß bereitzustellen, sondern darüber hinaus auch einen hohen Sättigungswert zu verkörpern. Letzterer tritt besonders dann in Erscheinung, wenn Fleisch mit Mehlkörpern verfüttert wird, wie folgende Übersicht zeigt.

Kostgemenge	Verweildauer im Magen	Menge der Verdauungssäfte
50 g Fleisch und 50 g Kartoffeln	4	546
50 g „ „ 100 g „	6	512
100 g „ „ 50 g „	$5^1/_2$	840

Hohen Sättigungswert besitzt *Mischkost* aus Brot mit Fett oder Fleisch. Fische zeigen (von Aal abgesehen) geringen Sättigungswert.

[1] Magensaft allein 800 ccm. [2] Magensaft allein 150 ccm. [3] Unveröffentlichte Versuche.

Die *pflanzlichen Nahrungsmittel* haben alle einen viel kleineren Sättigungswert, von ihnen noch den höchsten die Kartoffeln. Gemüse stehen in dieser Richtung noch viel tiefer. Durch die Zubereitung der Ceralien wird ihr Sättigungswert sehr beeinflußt, wie nebenstehende Übersicht zeigt.

	Verweildauer im Magen
Brotteig	2 Std. 41 Min. bis 3 Std. 43 Min.
Brot ohne Rinde	3 „ -
Brot	4 „ 42 „ „ 5 „ 15 „
Rundstücke . .	6 „ 10 „ „ 7 „ 4 „
Rinde	6 „ 7 „ „ 7 „ 10 „
Geröstet	6 „ 13 „ „ 6 „ 20 „

Die *Ausnutzbarkeit der Nahrungsmittel* schwankt in sehr weiten Grenzen. Alle tierischen Nahrungsmittel werden sehr gut ausgenutzt, ebenso das Fett, während bei den pflanzlichen die Ausnutzbarkeit unmittelbar bestimmt wird von dem Gehalt an Cellulose und verwandten Körpern, die für uns nur zu einem sehr geringen Anteil ausnutzbar sind. Die folgende Übersicht gibt den Verlust in Prozenten für eine Anzahl von Nahrungsmitteln oder Gemengen von ihnen an.

Bezeichnung	Von der Trockensubstanz	Vom Eiweiß	Vom Fett	Von den Kohlehydraten
Gebratenes Fleisch vom Rind	5,3	2,6	—	—
Gebratenes und gekochtes Fleisch vom Rind . . .	4,9	2,0	—	—
Schellfische	4,3	2,5	—	—
Harte Hühnereier	5,2	2,6	4,4	—
Milch	8,8	7,1	5,2	0
Milch und Käse	6,4	3,3	5,2	0
Feines Weizenbrot (mit Hefe gebacken)	4,2	21,8	—	1,1
Mittelfeines Weizenbrot	6,7	24,6	—	2,6
Grobgemahlenes Weizenmehl als Brot	12,2	30,5	—	7,4
Roggenbrot aus grobgemahlenem Korn (mit Hefe gebacken)	13,1	36,7	—	7,9
Roggenbrot aus Mehl von ganzem Korn (mit Hefe gebacken)	20,0	46,6	—	14,3
Bauernroggenbrot mit Sauerteig gebacken	15,0	32,0	—	10,9
Pumpernickel	19,3	43,0	—	13,8
Weizenmehl-Klöße	4,9	20,5	—	1,6
Makkaroni aus gewöhnlichem Weizenmehl	4,3	17,1	—	1,2
Makkaroni aus kleberreichem Weizenmehl	5,7	11,2	—	2,3
Reis (Risotto)	4,1	20,4	—	0,9
Mais (Polenta)	6,7	15,5	—	3,2
Erbsen	9,1	17,5	—	3,6
Bohnen	18,3	30,2	—	—
Grüne Bohnen	15,0	—	—	—
Kartoffeln	4,6	19,5	—	0,7
Wirsing	14,9	18,5	—	15,4
Gelbe Rüben	20,7	39,0	—	18,2
Schwämme	19,1	25,7	—	—
Gemischte Kost, enthaltend 90 g Fett (Speck) . .	8,5	12,1	17,4	1,6
Gemischte Kost, enthaltend 195 g Fett (Speck) . .	9,2	14,0	7,8	6,2
Gemischte Kost, enthaltend 214 g Fett (Butter) . .	6,7	11,3	2,7	6,2
Gemischte Kost, enthaltend 350 g Fett (Butter) und Speck)	10,5	9,2	12,7	6,8

Hinzuweisen ist auf die recht verschiedene *Ausnutzbarkeit* des *Brotes* aus Mehlen mit *wechselndem Kleiegehalt*.

Feines *Weizenbrot* steht dem Fleisch in der Ausnutzbarkeit der Trockensubstanz nicht nach, *Vollkornbrot* ist viermal schlechter ausnutzbar. Vom Eiweiß gehen aber auch beim Feinbrot 26% verloren, beim Vollkornbrot sogar 46, berechnet aus der N-Bestimmung. Gleichzeitig steigt der Verlust an Kohlehydraten von 1,1 auf 14%. Kleiezusatz zum Mehl erhöht zwar die absolute Menge des verdauten Eiweißes, aber dieser Gewinn wird erkauft mit erheblichem Verlust an Kohlehydraten. Das Soldatenbrot versucht, hier einen Mittelweg zu finden, indem die Kleie etwa zur Hälfte dem Mehle belassen wird. Es ergibt sich dann ein sog. 85%iges Mehl. Die lebhafte körperliche Betätigung des Soldatenlebens, die ihn ernährungsphysiologisch dem Schwerarbeiter gleichstellt, läßt ein solches Brot angemessen erscheinen.

L. Die Speisenbereitung.

Für Herstellung und Verteilung aller Speisen und Getränke ist größte Sauberkeit erstes Erfordernis. Mangelhafte Sauberkeit wirkt nicht nur appetitschädigend, sondern begünstigt auch die Gefahr bakterieller Nahrungsmittelvergiftungen.

Vielfach werden besonders bei der Soldatenverpflegung zusammengekochte Gerichte hergestellt, die Mehlbestandteile (Kartoffeln, Grieß usw.) neben Fleisch und Gemüse enthalten. Bei der Feldküchenverpflegung ist nur diese Kostform durchführbar. Es ist verschiedentlich die Ansicht geäußert worden, daß das oft *lange Warmhalten* solcher Speisen ihren Nährwert herabsetze, da solche Speisen im Rattenversuch mangelhafte Nährfähigkeit ergeben hätten. Die ausgedehnteste Erfahrung des Weltkrieges hat erwiesen, daß diese Befürchtung völlig grundlos ist.

Durch das *Kochen* werden die Stärke löslich, die Zellwände weich gemacht und das Eiweiß zur Gerinnung gebracht. Das Fleisch verliert beim Kochen und Braten bis zu 50% an Gewicht. Beim *Braten*, Backen und Rösten entstehen die für die Magentätigkeit wertvollen Röstprodukte, die zugleich den Wohlgeschmack ergeben.

Die *Ertragbarkeit* der Speisen ist sehr verschieden. Manche von ihnen werden tagaus, tagein gern gegessen, ja, wenn sie fehlen, vermißt (Brot, Kartoffeln), andere widerstehen bald (Abgegessensein). Letzteres tritt besonders dann ein, wenn die Speisen arm an würzigem Geschmack sind. Es ist nicht schwer, mit einigen Geldmitteln aus tierischen und pflanzlichen Nahrungsmitteln eine abwechslungsreiche Kost für Einzelne zu bereiten. Mit knappen Mitteln aber für die Massenverpflegung — und um die handelt es sich bei der Soldatenernährung — annähernd dasselbe zu erreichen, bedarf außerordentlicher Erfahrung. Beobachtungen aus einzelnen Kriegsgefangenenlagern haben aber gezeigt, daß dies sogar unter den überaus ungünstigen Bedingungen der damaligen Ernährungslage bis zu erstaunlichem Grade möglich ist. Das wird für die Truppenverpflegung immer ein Anreiz sein können. Doch sei abschließend nochmals darauf hingewiesen, daß es unphysiologisch wäre, bei der Soldatenkost die gleiche Grundlage anzustreben, die bei der großen Gruppe der Leichtarbeiter berechtigt ist: viel animalische, verhältnismäßig wenig pflanzliche Nahrungsmittel. Der Soldatenberuf ist, physiologisch gesehen, im großen ein Schwerarbeiterberuf und verlangt daher eine dieser Eigenschaft angemessene Nahrungsbeschaffenheit: verhältnismäßig viel pflanzliche Nahrungsmittel mit einem größeren Anteil von Cellulose und etwa einem Drittel der Calorien aus tierischen Nahrungsmitteln. Das ist die Erfahrung besonders auch des *Krieges* (S. 128). Soweit die soldatische Tätigkeit sich mehr zur reinen Aufmerksamkeitsarbeit umstellt, wird man zu überlegen haben, inwieweit hier die gleiche Koständerung zweckmäßig und durchführbar ist, die sich im zivilen Berufsleben aus diesem Anlaß vollzogen hat.

Es liegt auf der Hand, daß dieser Gedankengang grundsätzlich dort Platz zu greifen hat, wo die Ernährung besonderer Sachlage gerecht werden muß. Bei den *Fliegern* (S. 134) war bereits im Kriege hiernach verfahren worden; sie erhielten eine fleischreiche Kost mit celluloseamem Brot, da die übliche Soldatenkost sich für diesen Dienst als unbekömmlich erwies (Darmblähungen). Flieger und zum Teil wohl ebenso *Kraftfahrer* verkörpern ja gerade diejenige Arbeit, bei der alles auf Aufmerksamkeit ankommt, die rein muskuläre Anstrengung aber zurücktritt.

II. Verpflegung des Soldaten[1].

A. Allgemeines.

Das Wort „*Lebensmittel*" ist schon seit langem in Gebrauch. Schon 1650 wird es amtlich angewandt, die Worte „Nahrungsmittel" und „Genußmittel" tauchen erst Anfang des 18. Jahrhunderts auf. Während noch im Preußischen allgemeinen Landrecht neben dem Begriff „Lebensmittel" auch das Wort „Nahrungsmittel" angewandt wurde, stellt das Nahrungsmittelgesetz von 1879 neben das „Nahrungsmittel" das „Genußmittel". Beide sind im Lebensmittelgesetz von 1927 unter dem Begriff „Lebensmittel" zusammengefaßt, der sich im Gegensatz z. B. zu den „Heilmitteln" und „Futtermitteln" auf die zum Genuß durch Menschen bestimmten Stoffe und Erzeugnisse beschränkt. Indessen können manche Erzeugnisse (Hafer, Kartoffeln u. a.) zugleich Lebensmittel und Futtermittel sein.

Diese rechtliche Begriffsbegrenzung ist nicht allerorts eingeführt. So haben z. B. Österreich, die Schweiz und die Niederlande keine Abgrenzung gegenüber den Arzneimitteln. In England ist „Lebensmittel" alles, was gegessen und getrunken wird, mit Ausnahme von Wasser und Arzneimitteln. In Nordamerika wird auch das Futter der Tiere zu den Lebensmitteln gezählt.

Auch bei der Unterscheidung von Lebens- und Arzneimitteln sind Grenzfälle bzw. Überschneidungen möglich. So gehören z. B. die diätetischen Nährmittel, die bekanntlich einen bestimmten Heilzweck verfolgen, zu den Lebensmitteln. Auch Nährmittel, die eine arzneilich wirkende Kost enthalten (Jod, Radiumsalze usw.), werden vorderhand ohne nähere Abgrenzung zu den Lebensmitteln gerechnet. Andererseits können einzelne Lebensmittel (Himbeersirup, Zucker) auch bei der Zubereitung von Arzneimitteln oder als Arzneimittel selbst (Weinbrand) Verwendung finden.

Die Deutsche Lebensmittelgesetzgebung enthält drei *hygienisch* besonders wichtige Gesetze, das Gesetz betreffend die Schlachtvieh- und Fleischbeschau vom 3. 7. 1900, das Milchgesetz vom 31. 7. 30 und das Gesetz über den Verkehr mit Lebensmitteln und Bedarfsgegenständen (Lebensmittelgesetz) vom 5. Juli 1927. Fleischbeschau- und Milchgesetz werden bei den betreffenden Nahrungsmitteln besprochen werden. Für die Durchführung des Lebensmittelgesetzes ist das Rundschreiben des Reichsministers des Innern vom 21. 6. 34 maßgebend (Reichsgesdh.bl. 1934, S. 590). Es enthält in 11 Artikeln die Vorschriften für die einheitliche Durchführung des Lebensmittelgesetzes. Die Überwachung des Verkehrs mit Lebensmitteln und Bedarfsgegenständen ist nach diesen Vorschriften „Aufgabe der Polizeibehörden, zu deren Unterstützung chemische, tierärztliche und ärztliche Sachverständige sowie chemische, veterinäre und medizinale Untersuchungsanstalten zu bestellen sind". In Artikel 1 Abs. 2 ist ausdrücklich festgelegt, daß in den für die Beköstigung der *Wehrmachtangehörigen* geschaffenen Einrichtungen die Lebensmittelpolizei durch die hierfür bestimmten Stellen und Sachverständigen der Wehrmacht ausgeübt wird. Artikel 2—5 handeln von Befugnissen der einzelnen Sachverständigen. Für den Arzt sind besonders die Abs. 2 und 3 des Artikels 4 wichtig:

Abs. 2. Wurde durch die Beschaffenheit eines Lebensmittels oder Bedarfsgegenstandes eine Gesundheitsschädigung oder der Tod eines Menschen herbeigeführt oder liegt ein solcher Verdacht vor, so ist sofort der zuständige Amtsarzt zu benachrichtigen, der die erforderlichen Maßnahmen unter Beachtung der im Artikel 5[2] Abs. 1 gegebenen Hinweise zu veranlassen hat.

Abs. 3. Auch wenn die Gefahr besteht, daß durch Lebensmittel oder Bedarfsgegenstände Gesundheitsschädigungen herbeigeführt werden, ist nach Abs. 2 zu verfahren, sofern nicht

[1] Von K. Walther-Berlin.

[2] Artikel 5 Abs. 1 handelt von der Zusammenarbeit der Sachverständigen und bestimmt unter anderem, daß Wahrnehmungen oder Feststellungen, die auch für andere Sachverständige wichtig sind, diesen zur Kenntnis zu bringen sind.

schon auf Grund allgemeiner Erfahrung oder bestehender gesetzlicher Bestimmungen eingeschritten werden kann, vielmehr eine besondere ärztliche Prüfung und Feststellung im Einzelfalle notwendig erscheint.

Für die ärztliche Tätigkeit in der Wehrmacht ist diese Bestimmung von besonderer Bedeutung. Sie räumt den *Sanitätsoffizieren* die bei der Überwachung der Lebensmittel als ureigenes Gebiet zustehenden Aufgaben der Seuchenverhütung und -bekämpfung ein. Entgegen anderer teils von Lebensmittelchemikern, teils von Tierärzten geäußerten Ansichten kann es keinem Zweifel unterliegen, daß eine *planmäßige* Untersuchung der Lebensmittel auf Krankheitserreger notwendig ist. Bei den einzelnen Lebensmitteln wird gezeigt werden, in welcher Weise bakterielle Verunreinigungen eintreten können. Da es sich dabei hauptsächlich um Erreger tierischer Krankheiten und bei *Tieren* vorkommende Lebewesen handelt, könnte man geneigt sein, die erforderlichen Überwachungen und Untersuchungen dem Tierarzt allein als zuständig zu überlassen. Es handelt sich jedoch nicht darum, lediglich festzustellen, daß ein Lebensmittel mit Erregern tierischer Krankheiten verunreinigt ist, sondern daß daraus *menschliche Erkrankungen* entstehen. Ihre *Verhütung* und *Bekämpfung* ist Sache des Arztes. Dem Arzt, insbesondere dem Hygieniker, ist demnach das Recht zuzugestehen und zur Pflicht zu machen, bei der Überwachung des Verkehrs mit Lebensmitteln und Gebrauchsgegenständen entscheidend mitzuwirken, um so mehr als auch durch Unsauberkeit der mit Lebensmitteln umgehenden Personen *menschliche Krankheitserreger* in die Lebensmittel gebracht werden können. Daß infolge der zur Zeit noch mangelnden ärztlichen Überwachung der Lebensmittel diese gesundheitliche Gefahr in hohem Maße besteht, muß nachdrücklich betont werden.

Die Tätigkeit des Sanitätsoffiziers bei der Beaufsichtigung des Küchenbetriebes im Heere wird in Ziffer 41 der „Vorschrift für die Verwaltung der Truppenküchen“ näher erläutert.

Der *Truppenarzt* „überwacht den Küchenbetrieb vom ärztlich-wissenschaftlichen Standpunkt aus“, d. h.

1. er begutachtet, soweit nicht der Truppenveterinär zuständig ist, die *Lebensmittel*, ferner mit diesem ihre Aufbewahrungs-, Zubereitungs- und Ausgaberäume;

2. er prüft die *Kocheinrichtungen*;

3. er wirkt bei dem Feststellen des *Speisezettels* und der Kostsätze mit, wobei er für häufigen Wechsel in der Speisenfolge, gelegentliche Fischkost — möglichst wöchentlich einmal —, Verabreichen der Gemüse nach Jahreszeit, Vermeiden zu häufiger Eintopfgerichte und gelegentliche warme Abendkost[1] — in der kälteren Jahreszeit mindestens einmal wöchentlich — sorgt;

4. er veranlaßt das Ändern des Speisezettels — unter gleichzeitigem Melden an den Kommandeur —, wenn es beim Auftreten *epidemischer Krankheiten* oder aus sonstigen Gründen notwendig ist;

5. er prüft wöchentlich einmal die zubereiteten Speisen vor der Ausgabe an die Küchenteilnehmer;

6. er veranlaßt, wenn die Küchenteilnehmer Klagen über hygienisch mangelhafte Beschaffenheit der Kost äußern oder Gefahr besteht, daß durch Lebensmittel oder Bedarfsgegenstände *Gesundheitsschädigungen* herbeigeführt werden oder Gesundheitsschädigungen eingetreten sind, die erforderlichen bakteriologischen, serologischen, physiologischen, chemischen und biologischen Untersuchungen. Er entnimmt dazu das notwendige Untersuchungsmaterial und sendet es an die bakteriologischen oder chemischen Untersuchungsstellen der Wehrkreise oder die chemischen Untersuchungsstellen bei den Hauptsanitätslagern. In dringenden Fällen kann er das Material auch an sonstige für diesen Zweck zugelassene Medizinaluntersuchungsanstalten gleichzeitig übersenden. Über die Ergebnisse der Untersuchungen unterrichtet er den Truppenveterinär;

7. er unterrichtet gelegentlich die Küchenteilnehmer über die Zweckmäßigkeit und die Notwendigkeit, den Verbrauch an frischen *Seefischen* aus ernährungs- und volkswirtschaftlichen Gründen zu heben;

---

[1] Kaffee, Tee und Kakao zählen nicht dazu.

8. er untersucht das militärische *Küchenpersonal* und die Zivilhilfskräfte vor dem Antritt der Beschäftigung im Küchendienst und von Zeit zu Zeit während dieses Dienstes, wenn diese Untersuchungen nicht einem anderen Sanitätsoffizier übertragen sind.

In Ziffer 42 wird das Aufgabengebiet des Truppenveterinärs näher erläutert.

Dazu gehört vor allem das Überwachen des Verkehrs[1] mit frischem und zubereitetem Fleisch warmblütiger Tiere sowie mit Erzeugnissen aus solchem Fleisch (ausgenommen Fleischextrakt, -pepton, -gelatine, -brühwürfel, -salat und Suppentafeln), mit Wild, Geflügel, Fischen, Weich-, Schalen- und Krustentieren und ihren Zubereitungen (ausgenommen Krebs- und Krabbenextrakt) und mit Eiern (ausgenommen Trockenei, flüssiges Ei und Eipräparate).

In die Praxis des Heeresküchenbetriebes umgesetzt, hat sich nach den angegebenen Bestimmungen der H.Dv. 43a unter sinngemäßer Auslegung des Artikel 8 des Durchführungserlasses die Überwachung der Lebensmittel vom Erzeuger zum Verbraucher folgendermaßen abzuwickeln:

Besichtigen der Lieferwagen und -geräte: Truppenveterinär.

Besichtigen der Vorratsräume, Kühleinrichtungen usw.: Truppenarzt und Truppenveterinär.

Begutachten der angelieferten Waren vor der Ausgabe in die Küche: Truppenveterinär.

Überwachen der Sauberkeit im Kochraum: Truppenarzt und Truppenveterinär.

Hygienische Aufsicht über die Küchennebenräume (Kartoffelschälraum, Spülraum, Speisesaal): Truppenarzt.

Begutachten der zur Ausgabe gelangenden Nahrungsmittel und der daraus gefertigten Speisen: Truppenarzt.

Eine nicht zu unterschätzende Tätigkeit für den Sanitätsoffizier liegt im Überwachen der Gesundheit des militärischen und zivilen Küchenpersonals. Erkrankungen im Heere, hervorgerufen durch ansteckungsfähige Kartoffelschälfrauen (Paratyphus B, Breslaubakterien) beweisen die Wichtigkeit dieser Aufgabe. Nach Ziffer 31—32 der H.Dv. 43a müssen militärisches *Küchenpersonal* und Zivilhilfskräfte vor Dienstantritt eingehend untersucht werden. Die Untersuchung ist vierteljährlich zu wiederholen. Zur Untersuchung gehört jedesmal eine wiederholte bakteriologische Nachschau von Stuhl und Harn.

Das gesamte Küchenpersonal hat außerdem mindestens einmal wöchentlich warm zu baden oder sich abzuduschen. Für die weiblichen Hilfskräfte ist dafür ein besonderer Duschraum im Küchenbereich vorgesehen. Zivilhilfskräfte und Küchenmannschaften „sollen für ihre Person und in der Küche auf größte Sauberkeit halten und in der Küche stets saubere Schürzen und Küchenmützen tragen. Auf das Zubereiten der Speisen und die damit zusammenhängenden Arbeiten haben sie peinlichste Sorgfalt zu verwenden“ (H.Dv. 43a Ziffer 40_1).

Um zu verhüten, daß durch kranke Personen in Lebensmittelbetrieben bakterielle Verunreinigungen der Lebensmittel entstehen, haben die Inhaber von Fleischereien und Wurstfabriken, die Vertragslieferanten des Heeres sind, als Auftragnehmer nachzuweisen, daß das Personal frei von krankmachenden Bakterien, ekelerregenden und Geschlechtskrankheiten ist. Im Heer ist damit eine Maßnahme getroffen worden, die der starken Ausbreitungsmöglichkeit einer Seuche bei dem engen Zusammenwohnen Rechnung trägt. Für den Verkehr mit Milch und Milcherzeugnissen ist eine sinngemäße Vorschrift durch Reichsgesetz erlassen.

[1] Was unter „Überwachung des Verkehrs mit Lebensmittel zu verstehen ist, erläutert Artikel 8 der Durchführungsvorschriften: 1. Besichtigung der Herstellungs-, Lager-, Verpackungs- und Verkaufsräume (mit besonderen Ausnahmen), sowie der in diesen Räumen für Lebensmittelzwecke benutzten Geräte. 2. Besichtigung der Lebensmittel und ihres Verpackungsmaterials (mit besonderen Ausnahmen) in den unter 1. bezeichneten Räumen und bei der Beförderung sowie beim Straßen- und Markthandel (einschließlich der dazu benutzten Geräte oder sonstigen Einrichtungen), 3. Entnahme und Untersuchung von Proben.

Das Reichsmilchgesetz vom 31. 7. 30 verbietet bei der Gewinnung der Milch und beim Verkehr mit Milch die Tätigkeit von Personen, die an Typhus, Paratyphus, Ruhr oder offener Tuberkulose leiden, unter Typhus-, Paratyphus- oder Ruhrverdacht erkrankt sind oder Erreger dieser Krankheiten dauernd oder zeitweilig ausscheiden. Das Verbot kann auch auf andere übertragbare Krankheiten ausgedehnt werden. Auch Personen, die Geschwüre, eiternde Wunden oder Hautausschläge haben, dürfen im Verkehr mit Milch nicht tätig sein, wenn die Beschaffenheit der Milch hierdurch nachteilig beeinflußt werden kann oder ein ekelerregender Eindruck erweckt wird.

Die Grundbedingung einer für die *Gesundheit dienlichen Ernährung* ist, daß die Lebensmittel frei sind von Krankheitserregern. Ist diese Forderung erfüllt, wird man prüfen, ob die den Menschen unter besonderen Lebens- und Arbeitsbedingungen gegebene Kost gut ausnutzbar und somit für die Erhaltung der Körperkräfte auch ausreichend ist. In allen diesen Fragen muß der Arzt das entscheidende Wort haben; denn er hat in erster Linie für die Gesundheit des Menschen Sorge zu tragen. In diesem Pflichtenkreis wird er sich bei der Beurteilung von Teilgebieten durch Lebensmittelchemiker und Veterinär gern beraten lassen.

Die *Verpflegung des Heeres*, das typische Beispiel einer *Massenverpflegung*, wird durch die Truppenküchen bereitgestellt. Da kleine Küchen (Kompanieküchen, Küchen von Kommandanturen usw.) unwirtschaftlich sind, haben die Truppenküchen in der Regel die Verpflegung eines Bataillons zu leisten. Mehrfach sind auch mehrere Bataillone (Abteilungen) auf eine Truppenküche angewiesen. Der Zweck der Truppenküchen wird in zwei klaren Sätzen in Ziffer 1 der „Küchenvorschrift“ umrissen: „Die Truppenküchen haben den Zweck, die Soldaten einwandfrei und ausreichend zu beköstigen. Dies wird am besten durch eine dem Geschmacke der Teilnehmer entsprechende nahrhafte Hausmannskost erreicht.“

Diese Aufgabe ist nicht immer einfach zu lösen; denn die Verpflegung des Soldaten muß im Gegensatz zu der Massenbeköstigung von Menschen, deren tägliche Arbeitsleistung sich immer gleich bleibt (Insassen von Anstalten, Erziehungsheimen u. a.), den täglich wechselnden körperlichen Anstrengungen des Dienstes gerecht werden. Der Speisezettel eines Übungsmarschtages wird demnach anders aussehen, als der für einen Ruhetag auf dem Truppenübungsplatz.

Die Beköstigung des Soldaten soll schmackhaft, bekömmlich, und nahrhaft, abwechslungsreich und preiswert sein. Bei einer Massenverpflegung kann man gerade, was die Abwechslung des Küchenzettels anlangt, in den Fehler des Schematischen fallen.

Wenig abwechslungsreich ist z. B. ein Küchenzettel, der zwar innerhalb einer Woche täglich ein anderes Gericht, womöglich auch mit wechselnden Fleischsorten und -zubereitungen aufwartet, aber wöchentlich, allerhöchstens mit kleinen Abweichungen wiederkehrt, oder: ein beliebtes Sonnabendgericht, Milchreis mit Würstchen, regelmäßig im Jahre wiederholt, oder wenn z. B. Rindfleisch Sonntags als Roulade, Montags als Rindfleisch mit Nudeln, Dienstags als Deutsches Beefsteak, Mittwochs als Gulasch, Donnerstags als Zukost zu Wirsingkohl gegeben wird.

Auch die Zubereitungsart der einzelnen Fleischsorten und -gerichte muß ebenso wechseln, wie die Beikost (Gemüse, Tunken!). Eine abwechslungsreiche Kost wird am besten dadurch möglich, daß für mehrere Wochen auf einmal der Speisezettel aufgestellt wird, auf dem ein jedes Gericht nur einmal erscheint. Bestehen erst einmal mehrere solcher „Vierwochenspeisezettel“, so können daraus nachher die Zettel für die einzelnen Wochen in beliebiger Abwechslung zusammengestellt werden, ohne daß eine Eintönigkeit in den einzelnen Tagesgerichten entsteht.

Der Küchenzettel, vom Buchführer aufgestellt, wird vom Truppenzahlmeister mit Namensunterschrift vorgelegt, vom Truppenarzt geprüft und unterschrieben und vom Truppenkommandeur durch Unterschrift genehmigt. Mit seiner Unterschrift trägt der Sanitätsoffizier mit die Verantwortung. Maßgebend für die ärztliche Beurteilung ist als erstes die Zusammensetzung nach *Eiweiß-, Fett- und Kohlehydraten,* also nach Nährwerteinheiten. Als täglicher *Durchschnittsbedarf des Soldaten* an Nährstoffen können 120 g Eiweiß, 80 bis 100 g Fett, 500—600 g Kohlehydrate angenommen werden, also eine Summe von mindestens 3300 Nährstoffeinheiten. Dabei sind natürlich tägliche Schwankungen möglich und entsprechend dem der jeweiligen Marktlage angeglichenen Einkauf auch unvermeidlich. Aus langer Erfahrung heraus weist der militärische Küchenzettel eine Reihe immer wiederkehrender Gerichte und Speisezettelzusammensetzungen auf, die die Forderungen der Nährwertzufuhr jederzeit erfüllen. Denn die festgelegten Magazinsätze sind so bemessen, daß sie unter Berücksichtigung der *Ausnutzbarkeit* der einzelnen Lebensmittel dem Mengenbedarf gerecht werden. Zur Zeit gelten folgende Kostsätze (H.V.-Blatt 1936 Ziffer 92):

	Kleiner Bekköstigungssatz täglich	Großer Beköstigungssatz täglich
	g	g
a) Fleisch:		
Frisches oder gesalzenes oder gefrorenes Rind-, Schweine- oder Hammelfleisch	180	250
oder Dauerfleisch — geräuchertes Rind-, Schweine- oder Hammelfleisch —	120	200
oder Speck	120	200
„ Fleisch- oder Dauerwurst	120	200
„ Fleischkonserven	130	200
„ Leber- oder Blutwurstkonserven	130	200
„ *Fische:*		
Salzheringe mit Kopf	250	
„ Salzheringe ohne Kopf	200	
„ Fischkonserven in Marinade	250	
„ frische Flußfische	600	
„ frische Strömlinge	600	
„ frische Flundern	600	
„ frische große Seefische mit Kopf	500	
„ frische große Seefische ohne Kopf	400	
„ Salzfische	300	
„ Klippfische	200	
„ Räucherfische (aus Salz- und Klippfischen hergestellt)	200	
„ geräucherte Strömlinge	300	
„ geräucherte Flundern	500	
„ frisches Fischfilet	200	
b) Fett:		
1. Rindernierenfett	40	60
2. Besonderer Fettsatz[1] — Brotaufstrich — Butter oder Schmalz oder Schmalzkonserven in Dosen, Speisefett, Margarine oder Pflanzenfett	65	85

[1] Bei ungünstiger Verpflegungslage oder Nachschubschwierigkeiten können als Ersatz zum Brotaufstrich oder Brotbelag verabreicht werden: 55 (75) g Butter usw. und 30 g Marmelade oder 45 (65) g Butter usw. und 60 g Marmelade oder 35 (55) g Butter und 90 g Marmelade.

Ebenso kann zum täglichen Beköstigungssatz z. B. 125 g Wurst bzw. 90 g Dauerwurst und 20 g Butter usw., oder, wenn keine Butter usw. beschafft werden kann, 165 g Wurst (120 g Dauerwurst) verausgabt werden.

	Kleiner | Großer Beköstigungssatz täglich g
c) Gemüse:	
Erbsen, Bohnen oder Linsen	200
oder Mehl	250
„ Reis	125
„ Graupen	125
„ Grieß	125
„ Grütze (Hafer-, Buchweizen- oder Gersten-)	125
„ Flocken (Hafer-, Gersten- oder Roggen-)	125
„ Trockengemüse	60
„ getrocknete Pilze	100
„ Wehrmachtsuppenkonserven	150
„ Gemüsekonserven in Dosen	$^{1}/_{2}$ Normaldose
„ Kartoffeln	1500
„ Dörrkartoffeln	100
„ die halben Gemüsesätze: mit Kartoffeln	750
Dörrkartoffeln	50
„ $^{2}/_{3}$ der Gemüsesätze: mit Kartoffeln	500
Dörrkartoffeln	35
„ Teigwaren aus Weizen- oder Roggenmehl	200
„ Backobst	200
„ Speiserüben (Mohrrüben, Karotten, Kohlrüben, weiße Rüben, Kohlrabi)	1200
„ grüne Bohnen	1200
„ frische Gurken	1200
„ Salz- oder Essiggurken	1200
„ Frischgurken in Dosen und Fässern	1200
„ Kohl (Wirsing-, Weiß-, Grün- und Rotkohl)	1200
„ Sauerkohl	450
„ gesalzene Schnittbohnen in Fässern	400
„ gesalzener Spinat in Fässern	400
„ gesalzener Salat	400
„ Rotkohl in Salz	400
„ Wirsingkohl in Salz	400
„ Karotten in Salz	400
„ Blumenkohl in Salz	400
Abendkost:	
Fleischkonserven oder Wurstkonserven	130
oder frische Wurst	150
„ Dauerwurst	125
„ geräucherter Speck	125
„ Hartkäse	125
„ Schmelzkäse, vollfett	125
„ Weichkäse	150
„ Hering oder geräucherter Fisch	150
„ $^{1}/_{2}$ Gemüsesatz mit $^{1}/_{2}$ Fleischsatz oder 40 g Fett.	

Über die *Ausnutzbarkeit* der einzelnen Lebensmittel gibt die nachfolgende Übersicht (nach SCHALL) Auskunft.

Zu einer sachgemäßen und gesunden Ernährung gehört auch, daß die einzelnen Lebensmittel in bekömmlicher Temperatur dem Körper zugeführt werden.

SCHALL gibt dafür folgende Zahlen an:

Wasser	12—13° C	
Kaffee und Tee	40—43° C	(äußerste Grenze)
Fleischbrühen, Suppen	37—45° C	
Braten	40° C	

Von 100 g werden ausgenutzt	Eiweiß	Fett	Kohlehydrate
Fleisch	97,5	94	97
Fischfleisch	97	91	—
Milch	93,5	95	99
Käse	95	96	97
Eier, hart	97	95	—
Eier, weich	97	96	—
Butter	90	96	97
Reis	80	93	99
Erbsen, Bohnen (in Schale)	70	30	92,5
Erbsmehl (Heereskonserven)	84,5	40	95
Kartoffeln	78	97,5	96
Gemüse	72	93	83,5
Pilze	70	—	—

Für die Beurteilung der Geeignetheit einer Kost im Ablauf des militärischen Dienstes kann unter Umständen die Verdaulichkeit der Lebensmittel von Bedeutung sein. Die einzelnen Lebensmittel brauchen bekanntlich ganz verschieden lange Zeit, ehe sie den Magen verlassen (S. 87). Dabei spielt auch die Menge der genossenen Speisen eine Rolle.

Nach PENZOLD und STINZING gelten folgende Zahlen:

Art der Lebensmittel	Genossene Menge g	Verläßt den Magen nach wieviel Stunden
Tee, Kaffee, Kakao (ohne Zusatz)	200	1—2
Kakao mit Milch	200	2—3
Salzkartoffeln oder Kartoffelbrei	150	2—3
Schellfisch, gesotten	200	2—3
Schinken	160	3—4
Schwarzbrot	150	3—4
Reis, Mohrrüben, Spinat, Gurkensalat	150	3—4
Kalbsbraten, Lendenbraten	100	3—4
Gebratenes Beefsteak	50	4—5
Salzheringe	200	4—5
Erbsenbrei	200	4—5
Schnittbohnen	150	4—5
Rauchfleisch	100	4—5

Körperlich anstrengender Dienst (z. B. Schwimmen) unmittelbar im Anschluß an das Essen kann also unter Umständen nachteilige Folgen für die Gesundheit haben. Das Einnehmen der Mittagsmahlzeit muß daher zeitlich so liegen, daß bis zum Nachmittagsdienst für die Verdauung im allgemeinen genügend Zeit verbleibt. Überhaupt soll dem Soldaten Zeit gelassen werden, seine Hauptmahlzeit in Ruhe zu genießen.

Folgende Art der Essenausgabe ist hygienisch am zweckmäßigsten: Versammlung der Verpflegungsteilnehmer im Speisesaal nach Tischgemeinschaften (z. B. Belegschaft von 2 Stuben). Ausgabe des Eßgeschirrs und der Bestecke durch den „Stubendienst". Das Essen wird an sauber gedeckten Tischen eingenommen. Die Fleischportion wird an der Ausgabestelle vom Stubendienst empfangen. Kartoffeln, Gemüse, Suppe, Nachtisch wird in großen Schüsseln oder Speiseträgern auf den Tisch gebracht zum beliebigen Zulangen. Geschirr und Bestecke werden in besonderen Spülräumen von eigens dazu gedungenen weiblichen Hilfskräften gereinigt und in Schränken bis zur nächsten Mittagsmahlzeit aufbewahrt.

Je mehr Zeit zum Essen zur Verfügung steht, desto besser werden die einzelnen Teile der Mahlzeit durch den Zerkleinerungsvorgang für die Ernährung ausgenutzt. Der Nährwert der Beköstigung wird in der Wehrmacht nach einer besonderen *Nährwerttabelle* errechnet. Sie ist so gehalten, daß auch das Sanitätsunterpersonal die Calorienberechnung vornehmen kann. Die Abfälle, die bei den einzelnen Lebensmitteln vor der Errechnung abgezogen werden müssen, sind auf 1 g genau errechnet angegeben.

Sie betragen z. B. bei

Rindfleisch, fett	26 g	Salzkartoffeln	25 g
,, mittelfett	20 g	Pellkartoffeln	2 g
,, mager	16,5 g	Grünkohl	60 g
Flundern und Kabeljau	55 g	Weißkohl	20 g
Hering, grün	53 g	Spinat	25 g
Salzhering, Bückling	32 g	Kopfsalat	35 g
		Grüne Bohnen	4 g
Hering in Gelee	40 g	frische Äpfel	15 g
Rollmops	2 g		

Die Nährwertberechnungen werden monatlich, stichprobenweise für einen Zeitraum von 8 Tagen aufgestellt.

Als Erläuterung der Eigenart des militärischen Speisezettels einige Beispiele:

1. Kirschkaltschale, Rouladen mit Salzkartoffeln, Grießpudding.
   Abendkost: Butter, Salamiwurst, Kaffee.
2. Königsberger Klops mit Salzkartoffeln und Gurkensalat.
   Abendkost: Butter (62,5 g), Braunschweiger Wurst, Kaffee.
3. Grünkernsuppe, gebratener Fisch mit Salzkartoffeln.
   Abendkost: Kartoffelsalat mit Bockwurst, Kaffee.
4. Wirsingkohl mit Ochsenfleisch und Kartoffeln.
   Abendkost: Butter, 2 Eier, Kakao.
5. Erbsen mit gepökeltem Schweinefleisch.
   Abendkost: Butter (50 g), Jagdwurst, Kaffee.
6. Brühnudeln mit Rindfleisch.
   Abendkost: gekochter Schinken, Butter (62,5 g), Kaffee.
7. Linsen mit Bockwurst (200 g).
   Abendkost: 125 g Butter, Kaffee.
8. Citronensuppe, Kasseler Rippenspeer mit Kartoffeln und Spinat.
   Abendkost: Butter (62,5 g), weißer Käse, Kaffee.
9. Rinderschmorfleisch mit Kartoffeln und Kohlrabigemüse.
   Abendkost: Butter, Sprotten (120 g), Kaffee.

Zu jeder Tageskost kommen 750 g Brot, außerdem 1 Frühstücksportion Kaffee mit Milch und Zucker. Außer Getränk und der für mehrere Tage ausgegebenen Brotportion wird eine besondere Morgenkost nicht verabfolgt. Die Abendkost soll vielmehr so bemessen sein, daß der Soldat sich noch etwas davon für den Vormittag aufheben kann. Die aus den Kostzusammenstellungen einschließlich Brot und Kaffeezutaten (Milch, Zucker) der Morgenkost errechneten Nährwertzahlen sind folgende:

1. 4530,9	2. 3924,8	3. 3517,0	4. 3843,9	5. 3140,0
6. 3166,3	7. 4162,1	8. 4121,9	9. 3835,7.	

Die angeführten Kostzettel sind wahllos aus einem Sammelbericht herausgegriffen. Sie enthalten Sommer- und Winter-, Sonn- und Wochentagsgerichte. Wie Speisezettel und Nährwertberechnungen zeigen, lassen sich auch bei einer Massenverpflegung mit Eintopfgerichten, wie sie der sog. bürgerlichen Hausmannskost entsprechen (Nr. 5, 6) und einfachsten Kostzusammenstellungen (Nr. 7) Tagesspeisezettel zusammenstellen, die den Bedarf eines mittlere und schwere Arbeit verrichtenden Menschen zu decken vermögen.

Noch ein anderer Schluß muß aus einer solchen Zusammenstellung gezogen werden: Die Kost des deutschen Soldaten ist eine gemischte Kost. Sie enthält tierische und pflanzliche Stoffe in einer genau festgesetzten Menge. Sie ist also — obwohl nach der Kulturgeschichte die Hauptnahrung des Soldaten aller Völker und zu allen Zeiten größtenteils aus tierischen Erzeugnissen bestand — weder eine einseitige Fleisch- noch eine ausschließliche Pflanzenkost. Die deutsche Soldatenkost paßt sich damit den klimatischen Verhältnissen der mitteleuropäischen gemäßigten Zone an. Außergewöhnliche Kostarten — vegetarische Kost, Rohkost — sind bei der Massenverpflegung der Wehrmacht, wie bei jeder Beköstigung von Menschen, von denen körperliche Anstrengungen und Leistungen verlangt werden, nicht am Platze. Gelegentliche Verabfolgung von rohem Obst und roh zubereitetem Gemüse (Krautsalat, Tomaten) ist begrüßenswert, ebenso wie es ratsam sein kann, an dem einen oder anderen heißen Sommertag die fleischliche Nahrung auf ein Mindestmaß zu beschränken. Die Regel ist jedoch die gemischte Kost, denn auf das tierische Eiweiß kann nicht verzichtet werden. Es enthält in den Aminosäuren und Fleischbasen äußerst wichtige Bausteine. Den sog. unvollständigen Eiweißen, z. B. Gelatine, Weizengliadin, Legumin usw., also pflanzlichen Eiweißen fehlen diese für die Ernährung unbedingt notwendigen Bausteine häufig. Mangel daran kann unter Umständen zu schweren gesundheitlichen Schäden führen, da die Widerstandskraft des Körpers gegen Infektionen leidet.

VON DER HEIDE erinnert daran, daß die Grippeepidemie des letzten Kriegsjahres nur deswegen so viele Todesopfer forderte, weil die Betroffenen völlig eiweißunterernährt waren.

Das Verhältnis der einzelnen Eiweißarten in ihrer Wertigkeit für die Bildung des Körpereiweißes ist aus der folgenden Zusammenstellung ersichtlich (K. THOMAS, zit. nach SCHALL).

Der menschliche Körper bildet aus 100 g der nachstehenden Eiweißarten

Rindfleisch	105,73 g	Körpereiweiß	Weizenmehl	37,29 g	Körpereiweiß
Milch	99,65 g	,,	Kartoffeln	71,65 g	,,
Schellfisch	103,09 g	,,	Spinat	64,50 g	,,
Reis	85,59 g	,,	Erbsen	48,58 g	,,

Man sieht, daß neben dem Warmblütereiweiß auch das Eiweiß vom Fisch für die Bildung des Körpereiweißes von Bedeutung ist. Es ist daher verständlich, daß auch auf dem militärischen Speisezettel Fischgerichte regelmäßig vorkommen. Wöchentlich soll nach Möglichkeit eine Hauptmahlzeit aus Fisch bestehen. Daneben werden zur Abendkost die verschiedensten Fischarten und -zubereitungen (Marinaden, Salate, Räucherfische) ausgegeben. Sie sind verhältnismäßig billig zu beschaffen und bringen in den Abendspeisezettel die erwünschte Abwechslung. Dem Kostmaß des Soldaten ist durch die Höhe des *Verpflegungsgeldes* eine obere Grenze gesetzt. Ziel einer geschickten Küchenwirtschaft ist es darum, den Küchenzettel so zu gestalten, daß durch billige und doch nahrhafte Gerichte an manchen Tagen Ersparnisse gemacht werden können. Auf diese Weise wird es möglich, den Verpflegungsteilnehmern an Tagen mit besonders hoher Körperleistung Zulagen und an Fest- und Feiertagen Gerichte zu geben, die der Durchschnittsspeisezettel sonst nicht kennt (Wild, Geflügel u. ä.). Die Aufgabe, die Erfordernisse ausreichender Nahrungszufuhr in Einklang zu bringen mit dem zur Verfügung stehenden Verpflegungsgeld und dabei schmackhafte und abwechslungsreiche Kost zu liefern, kann im deutschen Heere als gelöst gelten.

Bezüglich des *energetischen Wertes* der Nahrung kommt die *englische* Heeresverpflegung der deutschen nahe. Sie verlangt im Durchschnitt 3600, auf Übungsplätzen 4000, im Kriege 4200 Calorien. Der tägliche Kostsatz besteht aus 340 g (!) Frisch- oder Gefrierfleisch, ungefähr 455 g Brot, 42,5 g Zucker und etwa 4,5 g Tee als Magazinverpflegung. Von Marktwaren des freien Handels werden 56,56 g Speck, 28,33 g Käse, 42,5 g Marmelade (Sirup) und 28,33 g Margarine geliefert. Außerdem stehen zum Einkauf von Hülsenfrüchten, Milch, Eiern und Fischen usw. $3^1/_2$ Pence pro Mann und Tag zur Verfügung. Auch im englischen Heere wird die Güte der Lebensmittel durch Fachleute, an ihrer Spitze durch das königliche Medizinalkollegium, ständig überwacht. Außerdem sind die Verpflegungsoffiziere durch Kommandos zur Heereskochschule für ihre Aufgabe geschult.

B. Die einzelnen Lebensmittel.

Die Lebensmittel werden in vier große Gruppen eingeteilt: Tierische Nahrungsmittel, pflanzliche Nahrungsmittel, Würzstoffe und Genußmittel.

Tierische Nahrungsmittel sind das Fleisch der Warm- und Kaltblüter und die daraus hergestellten Erzeugnisse, Milch und Milchprodukte und Eier. *Pflanzliche* Nahrungsmittel sind die Getreidefrüchte (Weizen, Gerste, Roggen, Reis usw.), die Hülsenfrüchte (Erbsen, Linsen, Bohnen), die Wurzelgewächse, die grünen Gemüse, die Obstfrüchte, Pilze, Zucker und zuckerhaltige Mittel und Pflanzenfette.

a) Die tierischen Nahrungsmittel.

1. Fleisch und Fleischerzeugnisse.

In der Ernährung der Völker hat Fleisch von jeher eine Rolle gespielt. Schon das vor Jahrtausenden geprägte Wort von den „Fleischtöpfen Ägyptens" gibt Kunde von dem Ernährungsbedürfnis eines Volkes. Manche Volksstämme ernähren sich auch heute noch ausschließlich von Fleisch. In den zivilisierten Staaten ist der Fleischverbrauch in den letzten Jahrzehnten mehr und mehr gestiegen.

Nach Hoesslin mögen die Gründe dafür einmal in der verhältnismäßig bequemen Zubereitung dieser konzentrierten, schnell genießbaren, den Organismus wenig belastenden und ermüdenden Nahrung liegen; zum andern in dem Glauben, daß Fleischgenuß die Leistungsfähigkeit heraufsetze, u. a. m. Tatsache ist, daß auch in Deutschland der Fleischverbrauch ständig zugenommen hat. Für die deutsche Fleischgewinnung der letzten 6 Jahre gibt Tornau folgende Zahlen (in 1000 dz):

Wirtschaftsjahr (Juli—Juni)	Rindfleisch	Kalbfleisch	Schweinefleisch	Fleisch insgesamt[1]	Davon aus deutscher Erzeugung in %
1929/30	10264	1984	19326	32582	94,9
1930/31	8909	1834	21160	32803	98,6
1931/32	9158	1994	21025	32974	99,0
1932/33	8722	1883	19887	31276	98,5
1933/34	9091	1992	21823	33701	98,7
1934/35	10066	2174	22813	35834	98,6

Der Fleisch*verbrauch* je Kopf in Kilogramm betrug nach ihm:

	1934	1933
Pferdefleisch	0,44	0,42
Rindfleisch	15,12	13,38
Kalbfleisch	3,25	2,91
Schweinefleisch	34,94	31,54
Schaffleisch	0,59	0,66
Ziegenfleisch	0,16	0,16
Zusammen	54,50	49,07

Die Ursachen der Steigerung sieht Tornau hauptsächlich in der Verstädterung und in der veränderten Zusammensetzung der Bevölkerung: starke Zunahme des prozentualen Anteils der fleischessenden Erwachsenen gegenüber den fleischarm ernährten Kleinkindern.

Fleisch ist ein Sammelbegriff. Man versteht darunter sowohl die Muskeln der Schlachttiere, des Geflügels, Wildes und der Fische, als auch die inneren Organe (Leber, Nieren, Lungen, Herz) und die Knochen. Hauptnährstoff des Fleisches ist das Eiweiß. Auf die Bedeutung der fleischlichen Eiweißstoffe als Bausteine des Körpers wurde oben hingewiesen.

Der Nährstoffgehalt des Fleisches richtet sich nach Tierart und Fütterungszustand. Tiere in freier Wildbahn sind fettarm, Masttiere (Hammel, Schweine, Gänse) fettreich. Fleisch von Jungtieren ist weniger reich an Nährstoffen als das ausgewachsener Stücke, dafür aber leichter verdaulich. Das Fleisch mancher Fische ist besonders reich an Eiweißstoffen, die gegenüber dem Warmblütereiweiß durchaus vollwertig sind. In der Heeresverpflegung sind Kabeljau,

[1] Einschließlich Schaf-, Pferde- und Ziegenfleisch.

Schellfisch, Hering, Seehecht, Seelachs und Rotbarsch die gebräuchlichsten Fischsorten. Der Wert ihres Muskelfleisches ist in den biologisch-chemischen Eigenschaften dem der Schlachttiere vollkommen gleich. Quantitative Unterschiede bestehen insofern, als der Wassergehalt des Fischfleisches höher, sein Fettgehalt in der Regel geringer ist als beim Warmblüterfleisch.

Wie sich der erhöhte Wassergehalt beim *Fischfleisch* auswirkt, zeigt die nachstehende auf mageres Fleisch bezogene Übersicht (nach VON NOORDEN).

	Rindfleisch %	Kalbfleisch %	Fischfleisch %
Trockensubstanz	24,5	22,2	19,4
Stickstoffsubstanz	20,5	20,0	17,1
Fett	2,8	1,0	0,7
Salze	1,2	1,2	1,2
Calorien	110	91	77

Man kann demnach, wenn man bei einem Fischgericht zur Erlangung des dem Rindfleisch gleichen calorischen Nährwerts eine dem Kostsatz von mageren Rindfleisch um 30% übersteigende Menge gibt, dem Körper durch eine Fischkost mehr Eiweiß zuführen. Fette Seefische (Heringe, Makrelen) reichen mit ihrem Fettgehalt annähernd an mittelfettes Rindfleisch, fettes Kalbfleisch und mageres Schweinefleisch heran. Heringe sind auch sehr vitaminreich. Von verschiedenen Gelehrten sind Seefische, insbesondere Heringe als gute Mittel zur Kropfbekämpfung bezeichnet worden. Tatsächlich enthalten Fische mehr *Jod* als Wärmblüter.

In tausend Teilen Fleisch sind enthalten bei:

Rinderleber	19—87	Makrelen	300
Kalbfleisch	22	Sardine	600
Rindfleisch	53—89	Kabeljau	1200
Rinderherz	73	Heringe	1700—2000

Alles in allem können also Fischgerichte für die Soldatenkost nachhaltig empfohlen werden. In einer Anzahl von Standorten sind besondere *Fischzubereitungskurse* eingerichtet, in denen durch Sachverständige aus dem Fischverwertungsgewerbe gelehrt wird, aus Fisch eine schmackhafte und auch abwechslungsreiche Kost herzustellen. Fischmahlzeiten sind auch aus volkswirtschaftlichen Gründen zu begrüßen. Auch in der Abendkost sind gelegentliche Fischgerichte — Marinaden, Konserven, Räucherfische — erwünscht. Es darf jedoch nicht vergessen werden, daß der Soldat sich Teile der Abendkost gern zum Frühstück aufhebt. Daher ist an heißen Tagen Ausgabe von Fischerzeugnissen gesundheitlich wenig empfehlenswert.

Von den *Fleischarten* werden in der Soldatenkost Rind- und Schweinefleisch schon deswegen bevorzugt, weil sich aus ihnen sehr abwechslungsreiche Gerichte herstellen lassen. Hammelfleisch und Kalbfleisch sind gelegentlich auf dem Küchenzettel zu finden, bei besonderen Gelegenheiten auch Wild und Geflügel. Fleisch als Abendkost wird in der Regel in Form von Wurst (mitunter auch als Schinken oder Speck) gegeben.

Je nach der Zusammensetzung und Behandlung der Wurstmasse oder des fertigen Erzeugnisses unterscheidet man Dauerwürste oder Rohwürste, Brühwürste, Blutwürste, Eingeweidewürste, Sülzwürste. Ihre handelsübliche Benennung ist in den einzelnen Gegenden sehr verschieden. Dauerwürste werden durch Kalträuchern bei 20° C, Brühwürste bei 70° C, sog. Heißräucherung, konserviert, Brühwürste nach dem Räuchern kurz gebrüht oder gekocht. Für Dosenwürste bestehen dieselben Sterilisationsvorschriften wie für Fleischkonserven (S. 116).

Nicht alle Fleisch- und Wurstzubereitungen können unbedenklich genossen werden. Wie jedem Rohkostnahrungsmittel können auch dem Fleisch in rohem oder wenig konserviertem Zustand Krankheitserreger anhaften. Sie können an Fleischprodukte wie an andere Lebensmittel durch Beschmutzung gekommen sein. In der Mehrzahl der Fälle stammen die Krankheitsstoffe aber von erkrankten Tieren. Im Fleisch können *tierische Parasiten* (Trichinen, Finnen) und *Bakterien* vorhanden sein.

Die *Trichine* ist ein Rattenschmarotzer. Von den Ratten, die in schlecht gebaute (hölzerne) Schweineställe eindringen und von den Schweinen gefressen werden, gelangt die Trichine in Zwerchfell, Zwischenrippen-, Bauch- und Kehlkopfmuskulatur der Schweine und kapselt sich dort ein.

Durch den Genuß rohen oder schwach geräucherten Fleisches gelangen die Kapseln in den menschlichen Magen und werden dort gelöst.

Die Trichinen schlüpfen aus. Es kommt zur Begattung und zur Geburt von etwa 1500 Embryonen, die nun die Darmwand durchbohren und in die menschliche Muskulatur gelangen. Während dieses Vorgangs bekommt der Erkrankte Fieber und typhusähnliche Erscheinungen. Die Schwere der Erkrankung hängt von der Zahl der Embryonen ab. In etwa 10—40% verläuft die Erkrankung tödlich. Sicheren Schutz vor Trichinose gewährt nur der Genuß gekochten Fleisches. Jedoch bietet auch eine sorgfältige *Trichinenschau* nach dem Fleischbeschaugesetz genügende Sicherheit.

Verabreichung *rohen* Fleisches ist den Truppenküchen verboten. Auch in den Kantinen darf rohes Fleisch (Hackfleisch, Schabefleisch, Hackepeter) nicht verkauft werden.

Das *Reichsgesetz,* betreffend die Schlachtvieh- und Fleischbeschau vom 3. 6. 1900 bestimmt, daß das Fleisch von Rindvieh, Schweinen, Schafen, Ziegen und Pferden, wenn es zum Genuß für Menschen verwendet werden soll, vor und nach der Schlachtung einer amtlichen Untersuchung unterzogen werden muß, und setzt fest, was mit untauglichen oder bedingt tauglichen Fleischstücken zu geschehen hat. Das Gesetz wird durch Ausführungsbestimmungen des Bundesrats vom 30. 5. 02 und 15. 6. 06 ergänzt. Diese geben Anweisung für den Gang der Untersuchung und Fleischbeschau und enthalten die Grundsätze für die Beurteilung der Genußtauglichkeit des Fleisches.

Außer Trichinen können beim Rohgenuß *Finnen,* Entwicklungsstadien von *Bandwürmern,* mitgegessen werden.

Die Finnen sind rundliche, farblose bis grauweiße, mit einer hellen Flüssigkeit gefüllte Bläschen von Hirsekorn- bis Doppelerbsengröße. In ihrem Innern ist die Anlage des zukünftigen Bandwurms, der Scolex, zu erkennen. Sie sitzen vornehmlich im Bindegewebe der Muskeln; das Fleisch der Zunge und des Herzens wird bevorzugt. Sie entstehen, wenn Bandwurmeier aufgenommen werden, was mit verunreinigtem Wasser geschieht. Die Embryonen wandern vom Darm in das Bindegewebe. An dem Kopf des Scolex bemerkt man vier Saugnäpfe und mitunter noch Hakenkränze. Die Lebensfähigkeit der Finnen ist keine erhebliche, bei Temperaturen, die noch erheblich unter dem Siedepunkt liegen, sterben sie schnell ab, desgleichen überleben sie den Tod des Wirtes, wenn das Fleisch in Kühlräumen aufbewahrt wird, nur 2—3 Wochen.

Bei der Aufnahme von Fleisch mit lebenden Finnen (rohes Fleisch, wenig geräucherte Ware) wird die Hülle der Finne im Magen gelöst, der Scolex löst sich aus, setzt an der Darmwand fest und bildet den Bandwurm. Für den Menschen kommen vier verschiedene Bandwürmer in Frage:

Taenia solium, deren Finne (Cysticercus cellulosae) in Schweinefleisch vorkommt. Der Bandwurm ist 2—3 m lang, der Kopf ist mit vier Saugnäpfen und doppeltem Hakenkranz versehen. Kommen Eier des Bandwurms in den Magen, so entwickeln sich diese auch im Menschen zu Finnen, es kommt zur Cysticerkenkrankheit. Wenn die Entwicklung in einem lebenswichtigen Organ (Auge, Gehirn) erfolgt, geht die Erkrankung mit hochgradigen Störungen einher.

Taenia mediocanellata oder saginata, deren Finne (Cysticercus inermis) im Rinde parasitiert. Am Scolex befinden sich nur vier Saugnäpfe, dagegen keine Haken.

Bothriocephalus latus, ein aus kurzen, breiten Gliedern bestehender Bandwurm, der beim Wirt außer Verdauungsstörungen auch eine hochgradige Blutarmut hervorruft. Die Finne kommt in Fischen vor. Der Bandwurm ist vornehmlich in den russischen Ostseeprovinzen verbreitet.

Neben diesen drei beim Menschen als Bandwürmer vorkommenden Parasiten ist zu nennen die *Taenia echinococcus,* die als Bandwurm im Darm des Hundes lebt. Die Eier werden mit den Hundeexkrementen abgesetzt, sie kommen auf die Weide und von dort mit dem Futter in den Magen der landwirtschaftlichen Nutztiere, gelegentlich auch, wo ein enges Zusammenleben zwischen Mensch und Hund besteht, in den Menschen. Die Finnen siedeln sich vornehmlich in der Leber, aber auch in anderen Organen an, werden bis zu kindskopfgroß und darüber und rufen dadurch Zerstörungen und Krankheit hervor. Bei den Schafen etabliert sich die Finne nicht selten im Gehirn und ist dann die Ursache der sog. Drehkrankheit, bei der die Tiere nicht geradeaus zu laufen vermögen, sondern sich dauernd im Kreise bewegen.

Bei den übertragbaren Krankheiten, die durch das Fleisch kranker Tiere auf den Menschen übertragen werden, muß man unterscheiden zwischen Krankheiten, die durch Fleischgenuß und Infektionen, die durch Verarbeitung des geschlachteten Tieres entstehen können. Als ausgesprochene alimentäre Infektionen können die Tuberkulose und die Paratyphosen gelten. Maul- und Klauenseuche und Bangsche Krankheit werden nicht durch Fleisch-, sondern durch Milchgenuß übertragen. Als Wundinfektion können Tollwut, Rotz (schon in kleinsten Hautschrunden), Aktinomykose und pyämische und septische Prozesse auftreten. Übertragung tierischer Tuberkulose auf den Menschen durch Fleischgenuß kommt trotz der großen Zahl ganz oder teilweise tuberkulös befundener Tiere verhältnismäßig selten vor. Sie ist weit geringer als die durch Milchgenuß übertragene bovine Tuberkulose. Über menschliche Paratyphosen nach Genuß von Fleischprodukten s. S. 476. Während man bei den in Dosen konservierten Fleischprodukten sichere Keimfreiheit verlangen kann — eine Forderung, die sich bei einwandfreiem Konservierungsvorgang (S. 123) mühelos erreichen läßt — wird man bei den handelsüblichen Darmwürsten immer mit einem gewissen Keimgehalt rechnen müssen, da eine keimfreie oder keimarme Herstellung schlechterdings unmöglich ist. Indessen werden sich, selbst bei Hausschlachtungen gröbere Bakterienaussaaten, die im bakterioskopischen Bild (Brekenfeld) dann als Bakteriennester nachzuweisen sind, vermeiden lassen. Da frisch geschlachtetes Fleisch wegen seiner zähen Beschaffenheit bei küchenmäßiger Zubereitung wenig geeignet ist, läßt man es in der Regel mehrere Tage hängen.

Über Fleischkonserven s. S. 116.

Auf großen Schlachthöfen ist es üblich, das Rind in Viertel zerlegt, Schweine der Länge nach halbiert, Kälber und Hammel ungeteilt zunächst in den Schlachthallen zu lassen, bis das Fleisch auf Raumtemperatur abgekühlt ist. Hierauf kommt es in Räume mit einer Lufttemperatur von 3—5° C und schließlich in die eigentlichen *Kühlhallen,* in denen die Temperatur auf 1—3° C gehalten wird. Um diese gleichmäßig zu erhalten, wird die auf 0° abgekühlte und getrocknete Luft in die Kühlhallen geleitet, die verbrauchte Luft wieder abgeführt. Das Fleisch selbst wird in umgitterten verschließbaren Ständen aufgehängt. Bei derartigen Einrichtungen kann es wochenlang, ohne zu verderben, gehalten werden, wodurch ein bei der küchengemäßen Zubereitung besonders mürbes und wohlschmeckendes Produkt gewonnen wird.

Wo solche Kühlhallen nicht eingerichtet sind, wie meist bei kleinen Schlachthöfen und da, wo noch Hausschlachterei üblich ist, wird das Fleisch vielfach im *Eisschrank* aufbewahrt. Eisschränke werden nicht selten auch in Haushaltungen, Truppenküchen und Kantinen verwendet, wenn Fleisch einige Zeit aufbewahrt werden soll. Dies ist jedoch eine sehr unzulängliche Maßnahme. Denn in den Eisschränken herrscht im allgemeinen eine Temperatur von 7—12°, bei der das Bakterienwachstum nicht aufhört. Hierzu kommt, daß im Eisschranke die Luft nicht oder nur unzulänglich erneuert wird, und daß sie meist mit Wasser völlig gesättigt ist; nicht selten wird sogar Wasser aus der Luft kondensiert. Hierdurch wird im Gegensatz zur Aufbewahrung in trockener, kalter und bewegter Luft der Kühlhallen, in der dementsprechend die Oberfläche des Fleisches austrocknet und dadurch Bakterienwucherung unmöglich gemacht wird, die Oberfläche des Fleisches dauernd feucht erhalten. Ja, an den Stellen, an denen das Fleisch aufliegt, wird es sogar mit Wasser durchtränkt, so daß es für Bakterien zu einem guten Nährboden wird.

Auch dadurch, daß das Fleisch, wie es bei manchen Schlächtern gebräuchlich ist, direkt auf Eis gelegt wird, ist eine längere Aufbewahrung nicht zu erzielen. Vorteilhafter ist es, wenn geeignete Kühlhallen nicht vorhanden sind, das Fleisch in luftigen Kellern hängend aufzubewahren, wenn für genügende Lufterneuerung Sorge getragen und ein sicherer Abschluß gegen Fliegen gegeben ist.

Da auch in den Kasernen Fleisch und Fleischprodukte mitunter 1—2 Tage vor dem Verbrauch aufbewahrt werden müssen, empfiehlt sich Einbau kleiner Kühlräume, deren Temperatur unter 5° C liegt.

2. Eier.

Eier bestehen hauptsächlich aus Eiweißstoffen und Fett. Beide Teile werden bei der Nahrung fast vollständig ausgenutzt. Die Verdaulichkeit richtet sich nach der Art der Zubereitung. Am leichtesten verdaulich sind weich gekochte Eier.

	Im frischen Eiinhalt sind enthalten nach %				
	Wasser	Eiweiß	Fett	N-freie Extraktivstoffe	Asche
Gesamteiinhalt .	73,67	12,57	12,02	0,67	1,07
Eiklar	85,61	12,77	0,25	0,70	0,67
Dotter	50,93	16,05	31,70	0,29	1,02

Der Gehalt an Nährstoffen in einem Ei wird meist wesentlich überschätzt; ein Ei enthält etwa soviel Eiweiß und Fett wie 40 g Fleisch oder 150 ccm Milch.

In Kühlräumen können Eier bei einem geeigneten Wassergehalte der Luft längere Zeit aufbewahrt werden. Findet die Aufbewahrung bei Zimmertemperatur statt, so treten bereits in verhältnismäßig kurzer Zeit Veränderungen auf. Die Eier geben infolge Verdunstung durch die Schale Wasser ab und werden dadurch leichter. Frische Eier sind mit der Hand umschlossen beim Betrachten gegen Licht durchscheinend, schlechte Eier erscheinen hierbei fleckig oder auch völlig undurchsichtig.

Eier verderben bei längerem Liegen infolge Eindringens von Bakterien, seltener von Schimmelpilzen durch die Schale, wobei Schwefelwasserstoffbildung oder Bildung eines grünen fluorescierenden Farbstoffs eindringt. Um die Wasserverdunstung aufzuheben und das Eindringen von Bakterien zu verhindern, sind verschiedene Konservierungsmethoden üblich, bei denen die poröse Eischale undurchlässig gemacht wird. So werden die Eier mit Leim, Mohnöl, Harz, Gummi, Wasserglas, Wachsarten überzogen; sehr beliebt ist das Eintauchen in Kalkwasser. Derartige Kalkeier sind zum Kochen in Wasser ungeeignet, weil die Schale brüchig ist.

In der Heeresverpflegung werden Eier (2—3 Stück) gekocht als Abendkost oder in Form von Eierspeisen als Beikost zu Gemüsegerichten (Spinat, Pfifferlingen usw.) gegeben.

Eier bilden auch einen Bestandteil der Mayonnaisen (= Eigelb, Gewürz, Essig, Wasser und Speiseöl). In letzter Zeit sind mehrfach gehäufte *Erkrankungen nach Mayonnaisengenuß* beschrieben worden. Als Ursache wurden Enteneier gefunden, die sich als paratyphusbacillenhaltig herausstellten.

Mayonnaisen sind auch in der Soldatenkost als Zutaten zu Fleisch- und Kartoffelsalat gebräuchlich. Soweit solche Gerichte nicht in der Küche des Truppenteils selbst hergestellt werden, empfiehlt es sich, sie nur von Lebensmittelfirmen von Ruf zu beziehen, die Lieferung unverfälschter und unverdorbener Erzeugnisse gewährleisten. In der warmen Jahreszeit sollen Mayonnaisengerichte nicht ausgegeben werden.

Für die Soldatenernährung kommen nur Hühnereier in Frage. Nach der Verpflegungsvorschrift sollen die Eier frisch und von gutem Geschmack sein.

Durch Trocknen von Eiweiß oder Eigelb, meist bei niederen Temperaturen, werden Eikonserven hergestellt. Das konservierte Eiweiß wird zu technischen Zwecken verwendet, das Eigelb ist bestimmt, zu Teig- und Backwaren zugesetzt zu werden.

3. Milch.

Die Milch ist eine Aufschwemmung von kleinen Fetttröpfchen in einer Lösung von Eiweiß, Zucker und Salzen. Sie ist gelblich-weiß, schmeckt leicht süßlich und ist auch schon in dünner Schicht undurchsichtig. Ihre chemische Zusammensetzung, besonders der Fettgehalt, schwankt je nach der Herkunft, der Zeit der Entnahme und der Fütterungsverhältnisse der Tiere. Die Kuhmilch enthält als wichtigste Stoffe etwa 3—5% Eiweiß, 2,7—4% Fett, 4—5% Milchzucker, 0,78% Salze. Sie ist neben dem Fleisch der für die Ernährung wichtigste Eiweißträger. Die Nährstoffe werden beim Genuß sehr gut ausgenutzt. Erwachsene resorbieren das Eiweiß zu 93—94%. Zucker wird vollständig ausgenutzt. Die Milch ist daher ein hochwertiges Nahrungsmittel, mit der man obendrein die Zufuhr der wichtigsten Nährstoffe billig gestalten kann.

Nach einer Zusammenstellung von Frei kostet 1 g Eiweiß in Form von

Magermilch	0,08 Pfg.	Schweinefleisch	1,94 Pfg.
Vollmilch	0,73 Pfg.	Eier	2,59 Pfg.
Fettkäse	0,81 Pfg.	Kalbfleisch	3,08 Pfg.
Rindfleisch	1,38 Pfg.		

Milch kann daher, da sie für Säuglinge und Kleinkinder gleich nahrhaft ist wie für Erwachsene, als Volksnahrungsmittel bezeichnet werden. In der Soldatenkost wird Milch als Zugabe zu Getränken und bei der Herstellung von Puddingen und ähnlichen Nachspeisen gebraucht. Auch in den Kantinen werden große Mengen von Milch umgesetzt. Nach Feststellungen, die der Verfasser bei mehreren Truppenteilen machen konnte, kauft sich jeder Soldat durchschnittlich $^1/_4$ Liter Milch am Tage zur Kost hinzu. Namentlich auf Truppenübungsplätzen, die ja in der Regel in der warmen Jahreszeit belegt werden, wird viel Milch getrunken. (Ungefähr 100 Liter am Tage pro Kantine sind keine Seltenheit.)

In neuzeitlichen Kochbüchern wird auf den volkswirtschaftlichen Nutzen der Magermilch hingewiesen. Magermilch enthält alle Stoffe der Vollmilch mit Ausnahme des Fettes. Es lassen sich daher aus Magermilch preiswerte und nahrhafte Gerichte herstellen. Neuerdings wird aus Magermilch ein hochwertiges Trockenpulver hergestellt und mit Lecithin versetzt in den Handel gebracht. Der weitaus größte Teil der Magermilch wird indessen vorläufig noch als Viehfutter verwendet.

Milchgenuß kann auch *gesundheitliche Schädigungen* nach sich bringen. Da die Milch ein sehr guter Nährboden für Bakterien ist, können sich die beim Melken in die Milch gelangenden Keime sehr rasch vermehren und eine Zersetzung der Milch bewirken. Milchsäurebakterien verursachen Umwandlung des Milchzuckers in Säure. Es entsteht dann die sog. „dicke Milch", die zwar mit Zucker und Zimt gemischt eine ganz wohlschmeckende und im Sommer erfrischende Speise darstellt, aber doch nur beschränkt verwendbar ist.

Durch Buttersäurebacillen wird die Milch in Flaschen stark beeinträchtigt. Heubacillen peptonisieren das Eiweiß der Milch und können unter Umständen ein Toxin bilden, das zu heftigen Darmreizungen (Sommerdiarrhöen der Säuglinge) und mitunter zum Tode führt.

Eine Reihe von Erkrankungen der Rinder sind auch auf den Menschen übertragbar. So kann als sicher angenommen werden, daß der bovine Typ der Tuberkelbacillen durch Milchgenuß auf den Menschen übertragen wird. Ebenso steht fest, daß eine orale Infektion mit Bang-Bacillen durch den Genuß der Milch abortuskranker Tiere vorkommt. Da ein großer Teil dieser Infektionen latent verläuft, ist eine genaue zahlenmäßige Angabe dieses Milchschadens nicht möglich. Anhaltspunkte über das Vorkommen von Tuberkel- und Abortusbakterien in Milch gibt Klimmer, auf dessen Angaben die folgende Übersicht beruht:

	Tbc.-Bacillen in %	Bangbakterien in %
Vorzugsmilch (mitteldeutsche Großstadt)	18	38
Pateurisierte Milch (mitteldeutsche Großstadt) . . .	20	14
Marktmilch (mitteldeutsche Großstadt)	33	43
Pasteurisierte Milch (Dresden)	0	—
Marktmilch (Dresden)	18,5	32
Vorzugsmilch (nach Meyn und Weiske)	18	36

Daß auch die *pasteurisierte* Milch Krankheitskeime aufweist, muß als grober Fehler des Pasteurisierungsvorganges bezeichnet werden. Von Vorzugs- und pasteurisierter Milch muß gefordert werden, daß sie frei von Krankheitserregern sind. Genuß nicht einwandfreier in den Handel gebrachter Milch ist also mit gesundheitlichen Gefahren verbunden. Die Verseuchung der Milchtiere mit Tuberkulose wird von maßgebender Seite auf 25%, mit Abortus Bang auf 30% geschätzt. Auch mit nachträglicher Verunreinigung an sich einwandfreier Milch durch von erkrankten Personen stammende Erreger muß gerechnet werden. 1933 z. B. sind in verschiedenen Städten insgesamt 581 Erkrankungen an Typhus nach Genuß infizierter Milch und 68 Todesfälle gemeldet worden. Auch Paratyphus- und Ruhrepidemien, verursacht durch Dauerausscheider oder Bacillenträger im Milch- und Gastwirtsgewerbe, werden im Zusammenhang mit Milch und aus Milch hergestellten Lebensmitteln beschrieben. Bei der gesundheitlichen Bedeutung der Milch vom Ernährungsstandpunkt ist es daher zu begrüßen, daß durch das *Reichsmilchgesetz* vom 31. 7. 30 strenge Richtlinien für Milchgewinnung und Milchhandel aufgestellt worden sind.

Dem *Reichsmilchgesetz* unterliegt der Verkehr mit Kuhmilch und der aus Kuhmilch gewonnenen Erzeugnisse, soweit sie für den menschlichen Genuß bestimmt sind. Es verbietet den Verkehr von Milch kranker, besonders äußerlich erkrankter tuberkuloser Kühe. Milch von Kühen, die an Maul- und Klauenseuche leiden oder aus Beständen, in denen die Seuche herrscht, darf nur dann in den Verkehr gebracht werden, wenn durch Erhitzung oder ein gleichwertiges Verfahren jede gesundheitliche Gefahr beseitigt ist.

Das Gesetz enthält ferner genaue Vorschriften über die Räume, in denen Milch aufbewahrt, bearbeitet, frischgehalten, abgezogen oder verarbeitet wird, über die Sicherheitsmaßnahmen während des Transports, über den Zustand der Gefäße und Behältnisse und über die Personen, die mit Milch zu tun haben.

Nach § 13 des Gesetzes dürfen Personen, die an *Typhus, Paratyphus, Ruhr* oder offener *Tuberkulose* leiden oder unter Typhus-, Paratyphus- oder Ruhrverdacht erkrankt sind oder Erreger von Typhus, Paratyphus oder Ruhr dauernd oder zeitweilig ausscheiden, dürfen weder bei der Gewinnung der Milch in einer Weise tätig sein, die die Gefahr mit sich bringt, daß Krankheitserreger auf andere übertragen werden.

Im Verkehr mit Milch dürfen ferner Personen nicht tätig sein, die mit Geschwüren, eiternden Wunden oder Ausschlägen behaftet sind, soweit hierdurch die Beschaffenheit der Milch nachteilig beeinflußt werden kann oder ein ekelerregender Eindruck erweckt wird.

In den §§ 20—34 sind die Vorschriften über *Markenmilch* festgelegt. Viehbestände, deren Milch als Markenmilch verwendet werden soll, müssen dem staatlich anerkannten Tuberkulosetilgungsverfahren angeschlossen sein.

Für die *Konservierung* der Milch kommt Anwendung von Kälte oder Hitze in Betracht. Kälteeinwirkung in Form der sog. Tiefkühlung erhöht die Transportfähigkeit der Milch und verhindert weitere Vermehrung etwa darin vorhandener Keime. Für Keimvernichtung ist nur die Erhitzung brauchbar. Hierfür stehen eine ganze Anzahl neuer Verfahren zur Verfügung. Ihre Anwendung ist durch Ausführungsvorschriften zum Reichsseuchengesetz, die erste Verordnung zur Ausführung des Milchgesetzes und eine Reihe Einzelerlasse geregelt.

Ohne besondere Einrichtung arbeiten folgende Erhitzungsverfahren:

Erhitzen der Milch über offenem Feuer bis zum wiederholten Aufkochen im Wasserbad auf 85° eine Minute lang und durch unmittelbare Einwirkung strömenden Wasserdampfes (nur für Milch als Futtermilch und zur Käseherstellung verwendbar).

Erhitzungsverfahren mit besonderer apparativer Einrichtung sind die Hocherhitzung auf 85° in Stab-, Flügel-, Ringscheibenrührwerkerhitzern, die Momenterhitzung auf 85° in dünner Schicht oder feiner Verteilung, die Dauererhitzung auf 60—63° 30 Minuten lang in Vier- bzw. Einzellenstandwannen und die Kurzzeiterhitzung auf 71—74° einschließlich etwa 30—40 Sekunden langer Heißhaltung auf die gleiche Temperatur.

Das Ziel der neueren Erhitzungsverfahren, eine möglichst weitgehende Schonung der biologisch-chemischen Milchbestandteile und dabei Keimvernichtung zu bewerkstelligen, wird am besten durch die Dauer- und Kurzzeiterhitzung gewährleistet. Wirtschaftlich an der Spitze steht die Kurzzeiterhitzung. Als Apparate, die nach den verschiedenen Verfahren arbeiten, seien unter anderen Ahlborn-Dauererhitzer, Degerma-Flaschenverfahren, Biorisator, Todthocherhitzer, Phönixplattenerhitzer genannt.

Eine besondere Art der Milchkonservierung ist die Herstellung von *Milchpulvern*, z. B. nach dem JUST-HATMAKER-Verfahren.

Nach W. HOFFMANN vermag dieses Verfahren Tuberkelbacillen in der Milch abzutöten; nach anderen Autoren rufen vorher eingesäte Tuberkelbacillen nach Trocknung bei 140° bei Meerschweinchen keine Tuberkulose mehr hervor.

Derartige Trockenmilch wird in der Schokoladenfabrikation sehr viel angewandt. In luftdicht verschlossenen Büchsen sind die Pulver lange Zeit haltbar. Einmal geöffnet, muß der Inhalt der Büchse bald verbraucht werden, da das Milchfett leicht ranzig wird. Im *Heere* ist die Anwendung von Milchpulvern zum Bereiten von Puddingen und sonstigen Milchspeisen zugelassen. Die Wichtigkeit einwandfreier Milchpulver für die *Kolonialtruppen* und die Heimatgarnisonen, in denen die Milchversorgung schwierig ist, wird von SACQUÉPÉE und FERRABOUC betont.

Auch *Fälschungen* der Milch sind nicht selten. Am weitesten verbreitet sind die Fettentziehung und Wässerung. Feststellungen solcher Machenschaften sind durch chemische Analysen möglich:

Bestimmung des spezifischen Gewichts nach MOHR-WESTPHAL oder mittels Aräometers (Lactodensimeter von QUÉVENNE, SOXHLETsche Spindel), Fettbestimmung (am besten durch das GERBERsche Butyrometer, weniger genau durch das Lactoskop von FESER, das Lactobutyrometer von MARCHAND-TOLLENS u. a.).

Keimwidrige *Mittel*, die die äußeren Kennzeichen der Zersetzung beseitigen sollen, z. B. Borsäure, Salicylsäure, Formaldehyd, Wasserstoffsuperoxyd zuzusetzen, ist unstatthaft.

Milchprodukt und beliebter Handelsartikel, auch in Kantinen, ist ferner die *Kondensmilch*.

Man unterscheidet gezuckerte und ungezuckerte evaporierte Kondensmilch. Für die Herstellung gezuckerter Kondensmilch wird die Ausgangsmilch stark erhitzt, dann der in heißem Wasser gelöste Zucker hinzugesetzt, die Mischung im Vakuumapparat eingedickt, danach in geeigneten Behältern abgekühlt. Fertige Milch muß in vorher sterilisierten Dosen kühl aufbewahrt werden.

Ungezuckerte Milch wird fast in gleicher Weise hergestellt. Die in Dosen abgefüllte eingedickte Milch wird nochmals sterilisiert.

Bei beiden Kondensmilchsorten ist Bombieren der Dosen nicht selten.

Schließlich seien noch die verschiedenen *Kindermilchsorten*[1] erwähnt. Man unterscheidet:

1. *Buttermilchpräparate.* Holländische Säuglingsnahrung, holländische Anfangsnahrung, Buco-Buttermilch, Feco-Buttermilch, Normalbuttermilch, Diätmilch.
2. *Buttermilchtrockenpräparate.* Lactoserve, Edelweißbuttermilch, Schweizer Trockenmagermilch, Eledon.
3. *Eiweißmilch.*
4. *Milcheiweißpräparate.* Plasmon, Larosan, Nutrose, Lactana.
5. *Besondere Milchpräparate.* Cutanmilch, Ramogen, Bumena, Edelweißmilch, Ultractina, Alipogal, Vitanamilch, Calciamilch.
6. *Vegetarisches Kindermilchpräparat.* Pflanzenmilch nach Dr. LAHMANN.

[1] In dem hier angegebenen Verzeichnis sind nur die bekanntesten und gebräuchlichsten Sorten angegeben.

Wegen der Herstellung und Zusammensetzung der einzelnen Sorten sei auf die ausgezeichnete Darstellung von F. TRENDTEL verwiesen.

4. Molkereiprodukte.

Das wichtigste Molkereiprodukt ist die *Butter*, hergestellt aus der Milch durch Schlagen des mittels Aufrührens oder Zentrifugierens gewonnenen Milchfettes. Nebenprodukt des Zentrifugierens ist die Magermilch, auf deren Bedeutung als billiger Eiweißträger bereits hingewiesen wurde. Gute Butter soll nur etwa 13% Wasser (Entwässerung durch Kneten!), 0,6% Casein, 0,5% Milchzucker enthalten. Zusatz von NaCl setzt den Wert der Butter als Nahrungsmittel herab. Kochsalzfreie, sog. „Teebutter" ist daher am teuersten. In frischer Milch etwa vorhandene Krankheitserreger gehen in die Butter über, in ihr aber nach kurzer Zeit zugrunde. Verwenden pasteurisierter Milch zur Butterbereitung schließt zwar eine Infektion aus, bedingt aber eine Verteuerung der Butter.

Wenn die Butter längere Zeit aufbewahrt wird, so wird sie ranzig, indem in ihr freie Fettsäuren auftreten. Ein schwaches Ranzigsein kann noch behoben werden, wenn die Butter nochmals mit Milch oder Buttermilch gebuttert oder mit Wasser, dem eine geringe Menge Soda zugesetzt ist, durchgeknetet wird.

Von *Fälschungen* kommen bei der Butter Beimengungen von Farbstoffen, Mehl, Schwerspat usw. vor, am häufigsten aber wird in der Weise gefälscht, daß billigere Fette, vor allem Margarine untergemischt wird. Zum Nachweis dieser Fälschungen ist eine exakte chemische Analyse erforderlich.

Zur Identifizierung eines Fettes dienen physikalische und chemische Untersuchungsverfahren. Der Gesamtgehalt an Fettsäuren wird durch Verseifen und alkoholische Kalilauge und titrimetrische Bestimmung der hierzu erforderlichen Menge errechnet (Verseifungszahl, KÖTTSDORFERsche Zahl). Für den Nachweis der Verfälschung mit fremden Fetten hat die Bestimmung der flüchtigen in Wasser löslichen Fettsäuren großen Wert (REICHERT-MEISSLsche Zahl, POLENSKEsche Zahl, HÜBLsche Jodzahl).

Neben der Butter spielen Kunstprodukte eine ernährungshygienisch wichtige Rolle, zumal weder der eigentliche Butterbedarf noch der Gesamtbedarf an Nahrungsfetten durch Inlanderzeugung geregelt werden kann. 1933 wurden für *Margarine* noch fast alle Rohstoffe eingeführt. Nach der Margarineverordnung von 1933 müssen jetzt bei der Herstellung der Margarine inländische Fette und Talg mitverwendet werden.

Nach TORNAU beträgt die *Buttererzeugung* im *Inlande* (nach 1000 dz)

Jahr	Molkereibutter	Bauernbutter	Gesamt
1932	2250	1700	3950
1933	2550	1700	4250
1934	2570	1700	4270

Außer tierischen Fetten werden auch pflanzliche Fette und Öle zur Herstellung von Speisefetten benutzt. Die gebräuchlichsten sind unter den Namen *Palmin* und *Palmona* im Handel.

die *Buttereinfuhr* (in 1000 dz)

Jahr	Menge
1932	695
1933	591
1934	618
Jan. bis Juli 1934	258
Jan. bis Juli 1935	402

Die beim Buttern zurückbleibende Buttermilch enthält $^1/_2$—1% Fett, etwa 3% geronnenes Casein, 3% Milchzucker und etwas Milchsäure. Sie wird als diätetisches Nährmittel verwandt.

Käse wird durch Fällen und Reifen des Caseins der Milch hergestellt. Die Fällung geschieht entweder durch Sauerwerden der Milch, wobei das Casein gerinnt und sich als Quarg abscheidet, oder die Trennung des Käsestoffes wird durch Labzusatz bewirkt. Den durch Lab ausgeschiedenen Käsestoff nennt man Bruch. Das abgeschiedene Casein wird mit Salz versetzt, in Formen gebracht und gepreßt.

Man unterscheidet Weichkäse, die bei niederer Temperatur koaguliert und unter hohem Druck gepreßt werden. Ferner wird, je nachdem zur Käsebereitung Magermilch, Vollmilch oder Milch mit Rahmzusatz als Ausgangsmaterial dienen, zwischen *Magerkäse, Fettkäse* und überfettetem oder *Rahmkäse* unterschieden. Zu ersteren gehören die billigen sog. Handkäse, die als Thüringer und Harzer auf den Markt gebrachten Kümmelkäse; halbfette aus einem Gemisch von Mager- und Vollmilch oder teilweise entrahmter Milch hergestellte Käse sind die Greyer oder Gruyèrekäse, nach Holländer Art dargestellte Käse; Fettkäse sind die Fromage de Brie, Camembert, Chester, Emmentaler, echter Harzer, Gorgonzola, Holländer, Romadourkäse; zu den Rahmkäsen gehören der Gervais- und Neuchâteler-Käse.

Der *Gesamtfettverbrauch* je Kopf der Bevölkerung (in Kilogramm):

Jahr	Butter	Schmalz	Margarine	Gesamt
1913	6,80	3,43	3,00	13,23
1925	5,66	3,06	6,49	15,21
1930	7,60	3,08	7,93	18,61
1932	7,10	3,46	7,82	18,38

Nach der Zubereitungsart teilt man die Käse in Labkäse, Quarg- oder Sauermilchkäse, Koch- und Schmelzkäse und Molkenkäse ein.

In besonderen Räumen, deren Temperatur und Luftfeuchtigkeit eine möglichst konstante sein muß, geht das Reifen der Käse vor sich. Die erforderliche Temperatur ist bei den einzelnen Käsearten sehr verschieden, Gleichmäßigkeit der Temperatur sichert den gewünschten Gang der Reifung. Beim Reifen tritt Verlust von Wasser ein, Ein Teil des Caseins wird in peptonartige Substanzen übergeführt, ja bis zu Aminosäuren und Ammoniak gespalten. Auch das Fett und der in den Käse übergegangene Milchzucker werden zum Teil gespalten. Die Veränderungen beim Reifen vollziehen sich durch Bakterienwirkung, bei manchen Käsesorten sind auch Schimmelpilze von Einfluß.

Alle Käsesorten, auch die Magerkäse, sind als gute Eiweißträger in der Heeresverpflegung verwendbar. Die deutsche Käseindustrie hat sich in den letzten Jahrzehnten technisch außerordentlich vervollkommnet und vermag den ausländischen Markenfettkäsen vollkommen gleichwertige Erzeugnisse herzustellen.

Die mit dem Käse in den Körper gelangenden Bakterien sind harmlose Saprophyten, die nur ganz selten einmal toxische Stoffwechselprodukte bilden und dann zu Erkrankungen führen können. Infektionskeime gehen im Käse rasch zugrunde. Bei der Käsebereitung bleibt die Molke zurück. Sie führt leicht ab, und wird daher in verschiedener Zubereitung da und dort verordnet (Labmolken, saure Molken, Weinmolken, Citronenmolken, Kräutermolken).

Aus Molken kann Milchsäure und Milchzucker gewonnen, und Molkenessig hergestellt werden. Das bei der Milchzuckergewinnung aus Molken als Nebenprodukt erhaltene Milcheiweiß wird „Ziger“ genannt.

Durch eine besondere Gärungsart können aus Milch alkoholhaltige Präparate gewonnen werden: Kumis (aus Stutenmilch) und Kefir. Kefir wird häufig bei der Ernährung Tuberkulöser verordnet.

Durch Einsaat des Thermobacterium bulgaricum bzw. des Th. acidophilum entstehen die Joghurt- und Acidophilusmilch.

Zu den Milchprodukten ist schließlich auch das *Speiseeis* zu rechnen, soweit es aus Milch usw. hergestellt wird. Nach dem Entwurf einer Verordnung über Speiseeis (Berlin: Julius Springer 1931) werden 7 Sorten unterschieden: Crem-, Frucht-, Sahnen- und Milchspeiseeis, Eiscrem, Einfacheiscrem, Kunstspeiseeis. Soweit tierische Erzeugnisse dabei Verwendung finden, liegt überall die Gefahr nahe, daß Krankheitserreger der Tiere mit in das Eis gelangen. Weit größere Gefahr entsteht durch Verunreinigung infolge unsachgemäßer oder gesundheitswidriger Herstellung. Über solche Mißstände bei dem Speiseeis wird von verschiedenen Untersuchern berichtet (Gundel und Linden u. a.).

b) Die pflanzlichen Nahrungsmittel.

In der menschlichen Ernährung werden mengenmäßig bedeutend mehr pflanzliche als tierische Nahrungsmittel aufgenommen. Man kann die tierischen Nahrungsmittel geradezu als Beigabe zur Pflanzenkost bezeichnen.

Von 100 Calorien sind nach RUBNER in

	Italien	Frankreich	England	Deutschland
Kornfrüchte . . .	63,7	55,2	37,7	40,8
Kartoffeln	1,9	6,7	6,3	12,0
Zucker.	2,2	3,4	14,2	5,9
Fleisch.	5,9	11,9	16,0	15,8
Milch	1,5	4,3	7,1	8,6

Unter den pflanzlichen Nahrungsmitteln sind 8 große Gruppen zu unterscheiden: Die Kornfrüchte, Hülsenfrüchte, Wurzelgewächse, grünen Gemüse, Obstfrüchte, Pilze, die zuckerhaltigen Nahrungsmittel und die Pflanzenfette.

1. Kornfrüchte (Mehl, Brot).

Die chemische Zusammensetzung der Kornfrüchte wird von KÖNIG wie folgt angegeben.

Fruchtart	Wasser	Stickstoffsubstanz	Fett	Zucker	Dextrin und Gummi	Stärke	Asche	Rohfaser
Weizen	13,37	12,03	1,85	3,3	2,5	62,9	1,77	2,31
Roggen	13,37	11,19	1,68	1,9	4,6	63,8	2,24	2,16
Gerste	12,95	2,68	1,96	1,2	3,8	62,0	2,50	4,40
Hafer.	12,81	10,25	5,27	1,7	1,9	54,8	3,02	9,97
Reis nicht enthülst	12,18	6,38	2,08	.	69,28		3,57	6,51
Mais	13,32	9,58	5,09	2,3	2,1	65,0	1,47	2,65
Hirse	12,50	10,61	3,89		61,11		2,82	8,07
Buchweizen, ungeschält.	13,27	11,41	2,68		58,79		2,38	11,44

Die *Stärkekörner* der verschiedenen Fruchtsorten haben eine mehr oder wenig charakteristische Gestalt. Die Weizen-, Roggen- und Gerstestärke besteht aus fast runden oder leicht nierenförmigen Scheiben verschiedener Größe, die Stärkekörnchen des Roggens sind durchschnittlich größer als die des Weizens, die der Gerste sind etwas kleiner. Die Haferstärke besteht aus kleinen scharfkantigen, polygonalen Körnchen, die zu ovalen Gebilden verbunden sind, sehr ähnlich erscheint die Reisstärke unter dem Mikroskop. Die Stärkekörnchen des Maises sind ebenfalls polygonal, doch etwas größer und ohne Zusammenschluß zu Konglomeraten. Sehr charakteristisch sind die Körnchen der Kartoffelstärke, deren Schichtung sehr deutlich hervortritt und um einen exzentrisch gelegenen Kern angeordnet ist. Die Hülsenfrüchte haben bohnen- bis nierenförmige, deutlich geschichtete Stärkekörner.

Gute Kornfrucht soll aus reifen, vollen trockenen, dünnschaligen Körnern bestehen, frei sein von verkümmerten und ausgewachsenen Körnern und nicht in auffälliger Weise mit Raden, Wicken und anderen Unkrautsamen verunreinigt sein.

Das wachsende Getreide wird von Pilz- und parasitären Schäden befallen. Krankheiten dieser Art sind der Stein-, Faul- und Schmierbrand des Weizens, Roggenkornbrand oder Kugelbrand, Flug-, Ruß- oder Staubbrand an Hafer und Gerste, Maisflugbrand oder Beulenbrand, Roggenstengelbrand, Getreiderost, Mehltau der Gräser, Rußtau des Getreides, Keulbrand des Weizens, Honigtau, Mutterkorn. Das Mutterkorn (Secale cornutum) enthält mehrere stark wirkende Alkaloide: Ergotinsäure, Spasmotoxin, Kornutin. Mutterkornpräparate sind in der Geburtenhilfe gebräuchlich.

Eine dem Mais anhaftende krankhafte Veränderung verursacht die in Südeuropa einheimische *Pellagra*.

Die einzelnen Getreidesorten können durch Unkrautsamen verunreinigt sein. Einzelne dieser Samenarten (z. B. Kornrade, Feldrittersporn) rufen mit dem Getreideverbacken Vergiftungserscheinungen hervor. Auswachsen des Getreides durch anhaltenden Regen hat Verlust an Nährstoffen, beschränkte Haltbarkeit und herabgesetzte Backfähigkeit des Mehles zur Folge. Auch durch unsachgemäße Aufbewahrung in feuchten und nicht genügend kühlen Räumen wird das Getreide verdorben. Das auf Bodenspeichern oder in Schachtspeichern (Silos) gelagerte Getreide muß gegen Eindringen von Nagern oder *Insekten* (Kornwürmern) gesichert werden. Von den im Handel befindlichen Gegenmitteln gegen Insektenbefall hat sich im *Heer* neuerdings das Mittel Naaki besonders bewährt.

Das aus den Getreidefrüchten hergestellte *Mehl* ist in trockenen luftigen Räumen lange Zeit haltbar, geht aber durch Einwirken von Feuchtigkeit und Wärme leicht in Zersetzung über (Schimmelpilzbildung). Auch Insekten (Milben, Brotkäfer, Mehlkäfer, Küchenschaben, Hausgrillen u. a. m.) können in den Mehlbeständen Schaden anrichten. Zur Verbesserung der Backfähigkeit werden besondere Salze (Kaliumbromat, Kaliumbromid, Ammoniumpersulfat) dem Mehl zugesetzt. Die Anwendung solcher Mehlveredelungspräparate ist unbedenklich. Neben der Ausnutzung der Mehlprodukte (Grieß, Graupen) zur menschlichen Nahrung und der Herstellung von Teigwaren aus Mehl (Nudeln, Makkaroni) wird das Mehl hauptsächlich zur *Brotbereitung* verwendet. Bei der Brotbereitung wird das Mehl mit lauwarmem Wasser und Salz angerührt. Jeder Backwarenteig muß gelockert werden. Beim Brot geschieht dies durch den sog. Sauerteig, bei Weißbrot und feineren Backwaren durch Hefe (Handelspreßhefe = Bierhefe und Stärke). Auch chemische Substanzen, sog. Backpulver, z. B. Hirschhornsalz (Ammoniumcarbonat) sind als Kohlensäurebildner zur Teiglockerung für Kuchen und ähnliche Backwaren besonders im Haushalt gebräuchlich.

Brot darf, solange es warm ist, nicht geworfen, gestoßen oder irgendwie stark gedrückt werden. Am besten wird es auf Brotbrettern und Gerüsten in trockenen luftigen sauberen Räumen zunächst aufgestapelt. Das Brot für den *Heeresbedarf* wird teils in *heereseigenen Bäckereien* hergestellt, teils bei Vertragsbäckern nach Vorschrift hergestellt. Die Brotportion beträgt 750 g. Ein Teil kann in Form von Weißbrot verabfolgt werden. Soldaten, insbesondere Rekruten, die mit ihrem Brotkostsatz nicht auskommen, kann auf Bescheinigung des Truppenarztes eine Zulage gegeben werden. Die Gesamtmenge soll aber 1000 g je Tag nicht übersteigen.

Das *Heeresbrot* ist ein Roggenbrot aus zu 80—82% ausgemahlenem Mehl. Entgegen anderen Ansichten, die einem Vollkornbrot den Vorzug geben, muß festgestellt werden, daß das Heeresbrot in seiner Zusammensetzung und Herstellung allen Anforderungen bisher durchaus entsprochen hat.

Landmannschaftlichen Geschmackseigentümlichkeiten kann durch Zusätze von Anis oder Kümmel Rechnung getragen werden.

Unter gewissen diätetischen Bedingungen kann es geboten sein, ein noch kleiereicheres Brot zu verabfolgen. Als Volksnahrungsmittel werden sich diese Brotarten aber schwer einbürgern. Im Interesse der Volkswirtschaft wäre es jedoch wünschenswert, wenn mehr Roggen- als Weißbrot verzehrt würde, denn Deutschland gehört neben Polen und Rußland zu den am meisten Roggen produzierenden Ländern Europas. Bei vorwiegendem Roggenbrotgenuß könnte sich das Deutsche Reich beinahe vollständig aus dem eigenen Lande mit Brot ernähren. Auch vom gesundheitlichen Standpunkt ist dem Schwarzbrot der Vorzug zu geben (vermehrtes Sättigungsgefühl, darmanregende Wirkung, vermehrte Kauarbeit). Erfahrene Kliniker und Kinderärzte benutzen das Schwarzbrot geradezu als Heilmittel bei sonst an Weißbrot gewöhnten Kranken und erreichen Hebung des Allgemeinzustandes und Appetites.

Die *Heeresbrote* werden im geformten Teig mit dem Tagesstempel versehen. Zum Genuß soll das Brot gut ausgebacken sein. Es darf beim Kauen nicht knirschen, keine unaufgelösten Mehlteile enthalten, weder teigig, klitschig noch wasserstreifig oder an den Seitenflächen angebacken sein und keine zu starke oder zu schwarze Rinde haben. Die Rinde darf von den Krumen nicht getrennt oder abgebacken sein. Die Krume muß durchweg locker sein.

Der Transport des Brotes zur Truppe muß hygienisch einwandfrei sein. In manchen Standorten sind dafür besondere Transportkörbe vorhanden.

Für Ausgabe bei besonderen Gelegenheiten (z.B. Manövern, eisernen Portionen) wird ein sog. *Feldzwieback* hergestellt. Er besteht aus etwa 82% Weizenmehl mit 66—70% Ausmahlung, 10% Roggenmehl mit 80% Ausmahlung, 5% Zucker, 1% Salz, 1,5% Bierhefe, 0,3—0,5% Kümmel.

Über die Geeignetheit und Notwendigkeit eines weiteren Zusatzes von Nährhefe sind zur Zeit ausgedehnte Tierversuche im Gange.

Unter dem Namen „*Parmentiers Nahrungspulver*" ist in der geschichtlichen Überlieferung einiger Gegenden Deutschlands ein pulverisiertes Brot bekannt. Es kann dadurch gewonnen werden, daß man Brotscheiben im Backofen dörrt, zu Pulver verreibt und nochmals eine Viertelstunde im Backofen trocknet. Geruch und Geschmack des Pulvers sind angenehm. Er kann mit Grieß und Haferflocken zu Brei verarbeitet und auch als Suppeneinlage verwandt werden. Als eiserne Portion kommt es nicht in Betracht.

An Stelle von Schwarzbrot wird für das fliegende Personal der Luftwaffe aus physiologischen Gründen 760 g Weißbrot verabfolgt.

Mais wird im deutschen Heer nur in Mehlform zur Bereitung von Mehlspeisen und Puddingen verwandt. In anderen Ländern (Südtirol, Italien, Rumänien usw.) spielt Mais eine große Rolle als Volksnahrungsmittel (Polenta, Kukuruzbrei).

Reis ist eiweiß- und fettärmer als der Mais. Er ist das Volksnahrungsmittel der Ostasiaten und Inder. Ausschließlicher Genuß von poliertem Reis ruft durch Mangel an Vitaminen die sog. Beriberikrankheit hervor (Kulikrankheit). Der Truppenküchenzettel verzeichnet Reis in Form von Suppen (mit Zusatz von Blättern und Wurzeln von Wurzelgemüsen) oder als Milchreis, ferner als Zukost mit pikanter Tunke zu Fleischragouts, im Sommer auch als kalte Nachspeise mit Fruchtsaft.

2. Hülsenfrüchte.

Trotz des hohen Eiweißgehaltes der Hülsenfrüchte ist ihre Verwendung in Europa nur beschränkt geblieben. Sie werden entweder als ganze Frucht gekocht oder in Brei- oder Suppenform genossen.

Die mittlere Zusammensetzung ist folgende:

In 100 g sind enthalten	Wasser	Eiweiß	Fett	C-Hydrate	Cellulose	Asche
Erbsen . . .	13,9	23,2	1,9	52,7	5,7	2,7
Linsen . . .	12,3	25,9	1,9	52,8	3,9	3,0
Bohnen . . .	13,5	25,3	1,7	48,3	8,1	3,1
Sojabohnen .	9,5	33,4	17,3	39,0	4,7	5,2

Im fernen Osten sind Bohnensorten als Beköstigungsmittel sehr beliebt. Aus den sehr fett- und eiweißreichen *Sojabohnen* wird ein Käse hergestellt, aus dem Brei der Sojabahnen mit Reis und Weizen durch lang dauernde Gärung ein Nahrungsmittel, das zur Suppen- oder Tunkenbereitung dient. Nissen hat über die Einwirkung des Sojamehls auf die Magensekretion Versuche angestellt und dabei gefunden, daß die Soja bei ihrer hohen Verträglichkeit, ihrem Gehalt an biologisch hochwertigem Eiweiß, dem hohen Brennwert und der günstigen Einwirkung auf die Magensekretion ein vollwertiger Bestandteil der menschlichen Nahrung zu werden verspricht, besonders in der Massenspeisung.

Erbsen-, Linsen- und Bohnensuppen, meist mit Räucherfleisch oder in Gemüseform (z. B. grüne Bohnen mit Hammelfleisch), sind in der Heeresverpflegung beliebte und nahrhafte Gerichte.

Die Hülsenfruchtmehle dienen auch zur Herstellung von *Heereskonserven.*

3. Wurzelgewächse.

Hierzu zählen die *Kartoffel* und die *Wurzelgemüse* (Mohrrüben, Teltower Rübchen, Kohlrüben, rote Rüben, Kohlrabi, Sellerie).

Die Kartoffel kann neben dem Brot als Hauptnahrungsmittel des Volkes bezeichnet werden. Da ihre chemische Zusammensetzung bei den sehr zahlreichen Kartoffelsorten erheblich schwankt (z. B. Eiweißgehalt von 0,5 bis 3,6%), ist der Nährwert sehr verschieden. Die Stickstoffsubstanz wird aber bei allen Sorten sehr gut ausgenutzt.

Nach RUBNER enthalten 100 Teile Substanz einen Mittelwert von 76,0 Wasser, 1,39 Eiweiß, 0,16 Fett, 20,54 Stärke, 0,75 Holzsäfte, 0,97 Asche. Je nach der Zubereitung ist mit mehr oder weniger großem Abfall zu rechnen.

Im Beiheft zur H.Dv. 43a sind für je 100 g Kartoffeln als Salzkartoffeln 25 g, als Pellkartoffeln 13 g Abfall angesetzt. Es darf auch hier nicht vergessen werden, daß der Kartoffel eine erhebliche Bedeutung als Sättigungsfaktor zukommt.

Die Verwendungsart im Heer unterscheidet sich in nichts von der bürgerlichen. Für die Zubereitung gelten aber einige besondere Bestimmungen. So ist es untersagt, *Kartoffelsalat* tags vorher anzurichten. Ebenso dürfen Kartoffeln nicht am Tage vor der Verwendung geschält und womöglich in Wasser aufbewahrt werden. Das erste Verbot soll Ansiedlung von schädlichen Keimen verhüten. Die zweite Anordnung verhindert, daß Nährstoffe durch längeres Stehen geschälter Kartoffeln ausgelaugt werden und verloren gehen.

Durch Erfrieren bildet sich ein Teil der Stärke in Zucker um. Nach dem Auftauen tritt schnell gesundheitsschädigende Zersetzung ein. Kartoffeln, die zu warm aufbewahrt werden, keimen aus und bilden ein Giftprodukt, das *Solanin.* Nach Genuß von Kartoffelsalat aus solchen Kartoffeln sind Vergiftungserscheinungen beobachtet worden. Wenn sonst Krankheitsfälle nach Kartoffelsalatgenuß auftreten, ist ihre Ursache in unsachgemäßer Zubereitung (s. oben) oder Aufbewahrung, oder in Verwendung nicht einwandfreier Mayonnaisen zu suchen. Gelegentlich kommen auch einmal echte Paratyphosen vor, die in der Regel von einer als Kartoffelschälfrau verwendeten Keimausscheiderin verursacht werden.

Von den Wurzelgemüsen ist die Kohlrübe im Weltkrieg als Nahrungsmittel hervorgetreten. So ominös das Wort „Kohlrübenwinter" auch heute klingen mag, so darf doch nicht vergessen werden, daß es fraglos dieser Massenernährung zu verdanken ist, daß in Deutschland so gut wie keine Skorbuterkrankungen während der Hungerblockade aufgetreten sind.

4. Grüne Gemüse und Obst.

Die weiteste Verbreitung haben die Kohlarten. Die Gemüse führen dem Körper reichlich Salze, grüne Gemüse außerdem Eisen zu. Sie enthalten ferner riechende und schmeckende Stoffe, durch die sie angenehme Abwechslung in der Kost ermöglichen und die Verdauungstätigkeit günstig beeinflussen. Sie sind aus diesem Grunde und als darmfüllende Lebensmittel wichtiger als wegen ihres Gehaltes an Nährwerteinheiten. Daher wird ihr Preis auch nicht durch den Nährwert, sondern durch andere Gesichtspunkte bestimmt. Die nährstoffärmsten Gemüse, Blumenkohl und besonders Spargel, werden z. B. am teuersten bezahlt.

Die Gemüse und das Obst sollen nur im reifen Zustande genossen werden, da sie sonst leicht Diarrhöen hervorrufen. Nur die Gurken werden im allgemeinen unreif verwendet. Salate, Gemüse und Obst dürfen, soweit sie roh verzehrt werden, nur nach gründlicher Reinigung auf den Tisch kommen. Teils von der gedüngten Gartenerde (Bandwurmeier), teils durch Infektion von seiten des Händlers können Krankheitserreger an ihnen haften.

Gemüse und Obst können leicht konserviert werden: durch Sauerwerdenlassen (Sauerkohl, Dillgurken, Salzgurken), durch Trocknen und Pressen, durch Einschließen in Büchsen und Sterilisieren (Einwecken), durch Einlegen in Essig, Öl, Zuckerlösungen und durch einfaches Trocknen (Dörrobst).

Über Obst- und Gemüsekonservieren s. den Abschnitt „Besondere Verpflegungsarten".

5. Pilze.

Pilze und Schwämme enthalten viel Wasser, etwas Eiweiß und wenig Kohlehydrate, dagegen angenehme Würzstoffe (Verwendbarkeit bei der Herstellung von Suppenwürzen). Eßbare Pilze sind Champignon, Trüffel (beide auch künstlich gezüchtet), Steinpilz (Edelpilz), Eierschwamm (Pfifferling), Reizker, Musseron, Hahnenkamm und einige Morcheln.

Beim Sammeln ist auch bei Kenntnis der Pilzarten größte Vorsicht nötig.

Pilze können durch Trocknen konserviert werden.

6. Zucker und zuckerhaltige Nahrungsmittel.

Unter dem Namen *Zucker* versteht man im allgemeinen den aus Zuckerrohr oder Zuckerrüben gewonnenen Zucker. Er bildet harte Krystalle, löst sich in Flüssigkeit leicht, schmilzt trocken erhitzt, bei 160° und ist nach dem Erkalten glasartig und von gelblicher Farbe. Durch stärkeres Erhitzen tritt Bräunung des Zuckers auf (Caramel). Aus Fruchtfleisch werden durch Zusammenkochen mit Zucker Gelees und Marmeladen hergestellt. Vor Bekanntwerden des Zuckers wurde *Honig* als Süßmittel benutzt. Er enthält durchschnittlich 75% Fruchtzucker, 21% Wasser und 4% sonstige Bestandteile (Gummi, Salze, freie Säure). Als weiteres Süßungsmittel ist hin und wieder *Saccharin* gebräuchlich, eine stickstoffhaltige Verbindung, die 250mal stärker als Zucker süßt.

7. Pflanzenfette.

Aus den Früchten mancher, auch in Deutschland heimischer Pflanzen kann ein öliges Fett gewonnen werden. Einheimische Ölfrüchte sind: Leinsamen, Raps, Nüsse, Mohn, Bucheckern. Mohn- und Leinöl werden rein oder in Mischung mit anderen Ölen als Speiseöle benutzt. Wenig wohlschmeckend ist das Rüböl (meist nur Futtermittel). Von ausländischen Ölen ist besonders das Olivenöl wichtig. Weitere Ölarten sind: Erdnußöl, Mandelöl, Sesamöl, Kakaoöl (zur Schokoladeherstellung). Über das Cocosnußöl wurde an anderer Stelle berichtet.

8. Würzstoffe.

Man versteht darunter aus den Nahrungsmitteln sich bildende aromatische Stoffe oder Speisezutaten, die den Geschmacks-, Geruchs- und Gesichtssinn anregen, den Speisen einen angenehmen Geruch und Geschmack verleihen und die Absonderung der Verdauungssäfte fördern. Wichtigster Würzstoff ist das *Kochsalz,* als Steinsalz in Bergwerken oder aus Solquellen durch Eindampfen und Auskrystallisieren gewonnen. Es ist für den Bestand des Körpers unbedingt erforderlich.

Als Zusatz zu gewissen Speisen (Salaten) und zur Früchtekonservierung wird *Essig* benutzt. Speiseessig ist eine Verdünnung der Essigsäure, die aus Alkohol durch Oxydation gewonnen wird. Geschmacklich beste Sorte ist der Weinessig.

Die *Gewürze im engeren Sinne* teilt man am besten nach den Pflanzenteilen ein, von denen sie stammen. Zu den gebräuchlichsten gehören:

a) Wurzeln: Ingwer, Süßholz.

b) Rinden: Zimt.

c) Blätter und Kräuter: Bohnenkraut, Dill, Estragon, Lorbeerblätter, Majoran, Petersilie.

d) Blüten und Blütenteile: Gewürznelken, Kapern, Safran.

e) Früchte: Anis, Fenchel, Kardamom, Coriander, Kümmel, Nelkenpfeffer, Paprika, Pfeffer, Piment, Vanille.

f) Samen: Muskatblüte, Muskatnuß, Senf.

Pfeffer ist neben Salz das am meisten angewandte Gewürz. Auch Senf ist als Speisezutat sehr gebräuchlich. Der Speisesenf (Mostrich) wird durch Einmachen von Senfpulver in Essig, Most oder Wein mit oder ohne Zutat von Zucker, Gewürzen, Kräutern und Salz gewonnen. Majoran ist ein bei der Wurstfabrikation beliebtes Gewürz.

Zu den Würzstoffen gehören auch die sog. *Suppenkräuter*. Die gebräuchlichsten sind: Zwiebel, Porree, Schnittlauch, Sellerie, Dillblätter, Petersilie, Boretsch, Beifuß, Bohnenkraut, Thymian und Salbei.

c) Genußmittel.

Als Genußmittel kann man alle Stoffe bezeichnen, die, mit der Nahrung aufgenommen, nicht unmittelbar auf den Verdauungsvorgang einwirken und daher für den Aufbau der Ernährung nicht unbedingt erforderlich sind. Die Genußmittel enthalten teils Alkohol, teils Alkaloide.

1. Alkoholartige Genußmittel.

Sie werden bei allen Kulturvölkern hergestellt. *Bier* entsteht durch Hefegärung aus Gerstenmalz oder Weizenmalz oder aus beiden, unter Zusatz von Hopfen. Man unterscheidet obergärige (Malzbier, Weißbier, Englische Biere) und untergärige Biere. Die Eigenschaften des Bieres hängen ab von der Art und dem Mengenverhältnis der Rohstoffe, dem angewandten Brauverfahren, der Gärungsführung und der Behandlung des Bieres, bis es in den Handel kommt. Bei allen Arbeiten ist peinliche Sauberkeit der Gefäße, der Räumlichkeiten und Reinheit der Luft von ausschlaggebender Bedeutung, da jede Beimengung fremder Stoffe zu Nebengärungen führt, die das Bier wesentlich beeinflussen. Man unterscheidet stark und schwach eingebraute Biere. Der Alkoholgehalt richtet sich nach dem Vergärungsgrad. Die Bierherstellung ist durch das Brausteuergesetz geregelt.

Wein. Auch für Herstellung und Vertrieb von Wein gelten reichsgesetzliche Vorschriften. Die Verschiedenheit der einzelnen Weine hängt in erster Linie von der Art der Traube ab. Für deren Güte sind Klima, Bodenverhältnisse, Lage und Bodenpflege maßgebend.

Die Weinlese findet statt, wenn die Trauben Vollreife erlangt haben. Über die Vollreife hinaus werden Trauben am Stock gehalten zur Erzielung der sog. Edelfäule (Einwirkung eines die Säure zerstörenden Schimmelpilzes). Bei diesem Vorgang wird der Traubensaft durch teilweises Verdunsten des Wassers stärker konzentriert. Weine aus solchen Trauben werden durch die Bezeichnung „Auslese“ oder „Spätlese“ oder „Trockenbeeren-Spätlese“ als besonders wertvoll gekennzeichnet. Neben der Güte der Traube sind Keltern, Gärführung und Kellerbehandlung auf die Beschaffenheit des Weins von Einfluß. Zum Schönen (Klären des Weins) vor seiner endgültigen Abfüllung auf Flaschen hat sich besonders das Filtrieren mit Seitzfiltern bewährt. Durch Vermischen verschiedener Weinsorten entstehen sog. verschnittene Weine.

Krankheiten des fertigen Weins (z. B. Kahmigwerden, Essigstich, Bitterwerden, Umschlagen, Faßgeschmack) entstehen durch Mikroorganismen, die infolge falscher Kellerbehandlung in die Fässer gelangen.

Süßweine sind durch hohen Zucker- und Alkoholgehalt ausgezeichnet. Nach den verschiedenen Arten der Zubereitung unterscheidet man konzentrierte Süßweine (Rheinischer Ausbruchwein, Tokajer, Malvasier u. a.), alkoholisierte Weine (Samos, Marsalla, Madeira, Sherry, Portwein) und gezuckerte Süßweine. Wermutweine entstehen durch Zusatz von Kräutern oder Kräuteressenzen zum gärenden Most oder Wein.

Schaumwein (Sekt), ursprünglich nur in der Champagne hergestellt, wird jetzt in den meisten Weinländern erzeugt. Dazu ist ein besonderes Verfahren erforderlich.

Aus zuckerhaltigen Früchten werden Obstweine mit oder ohne Zuckerzusatz hergestellt. Auch Schaumweine lassen sich aus Obstweinen fertigen.

In der durch die sportliche Betätigung vieler Volksgenossen gekennzeichneten Gegenwart sind *Trauben- und Obstsüßmoste* sehr beliebt. Sie werden durch Pressen der Früchte und Filtrieren des so gewonnenen Saftes hergestellt. Vermischt und unvermischt stellen sie wohlschmeckende Getränke dar. Ihr Preis ist jedoch noch verhältnismäßig hoch. Billiger sind die sog. Faßbrausen, aus

Mischobst gewonnene Säfte, die ohne vorherige Filterung auf Fässer gefüllt und beim Ausschank mit Kohlensäure versetzt werden, so daß sie im Glas ein bierähnliches Aussehen haben. Sie eignen sich nur zu raschem Verbrauch, sind aber im Sommer ein erfrischendes und auch ganz wohlschmeckendes Getränk.

Branntwein wird aus vergorenen zuckerhaltigen Maischen[1] oder alkoholischen Flüssigkeiten durch Destillation und nachfolgende Verdünnung gewonnen (Äthylalkohol). Im Gegensatz zu den Naturbranntweinen, die aus vergorenen Maischen oder vergorenen heißen Obst- und Pflanzensäften gewonnen werden, stellt man sog. Façonbranntweine oder versetzte Branntweine durch Versetzen von Spiritus mit Wasser, aromatischen Stoffen, Zucker und anderem Zubehör her. Stärkere Störungen der Gesundheit (Erblindungen) und Tod können durch den Genuß von *Methylalkohol* entstehen, wie sie vor Jahren im Obdachlosenasyl der Stadt Berlin und auch im *Weltkrieg* bei der Ostarmee beobachtet wurden.

Der Methylalkohol, auch Holzgeist, Holzspiritus genannt, wird aus Holzessig durch Destillation gewonnen; er dient als Ersatz des *teuren Äthylalkohols* zu Firnissen, Politur u. a.

Spirituosen aus zweifelhafter Quelle wird man durch chemische Untersuchungen auf Beimengungen von Methylalkohol untersuchen lassen.

Naturbranntweine sind der Kartoffelbranntwein (gesundheitsschädlich wegen der beigemischten Fuselöle), der Getreidebranntwein (Nordhäuser Korn, Whisky), Branntweine aus Früchten (Kirschwasser, Himbeergeist, Sliwowitz, Maraschino), Weinbrand, Rum, Arrak. Die letzten drei Arten werden als Edelbranntweine bezeichnet. Sie können auch künstlich hergestellt werden. Die versetzten Branntweine enthalten weniger Alkohol als die Naturbranntweine. Mit mehr als 10% Zuckergehalt werden sie Liköre genannt. Von den vielen Sorten, die im Handel erscheinen, haben einige eine sehr vielgestaltige Zusammensetzung (z. B. Benediktiner, Chartreuse, Boonekamp). Die meisten Liköre sind künstlich gefärbt.

2. Alkaloidhaltige Genußmittel.

Kaffee, Tee und Kakao enthalten das Coffein bzw. Teein, Theobromin, drei nahe miteinander verwandte Stoffe, die auf Nervensystem und Magensekretion erregend wirken und auch Herz- und Kreislauftätigkeit beeinflussen. Sie sind in größeren Mengen genossen harntreibend.

Für die Herstellung des *Kaffees* werden die rohen Bohnen zunächst geröstet, wodurch sie erheblich verändert werden. Der Zucker wird in Caramel verwandelt, es entstehen Produkte der trockenen Destillation, die wesentlich für Aroma und Geschmack, vielleicht auch für die Wirkung des Kaffees sind, das Fett geht in Kaffeeöl über und die ganze Kaffeebohne wird mahlbar. Der Nährstoff des Kaffees ist gering. Durch besondere chemische Vorgänge werden coffeinfreie bzw. coffeinarme Kaffeesorten hergestellt. Am bekanntesten ist der sog. coffeinfreie „Kaffee Hag“. An Stelle von Kaffee sind viele Ersatzmittel auf den Markt gebracht worden, die aber den Kaffee in seiner anregenden Wirkung nicht ersetzen können. Im *Heer* wird als Frühstücksgetränk ein Gemisch aus Kaffee und Kaffeezusätzen (Enrilo) mit Milch ausgegeben.

Tee wird vom Teestrauch teils durch leichte Röstung (grüner Tee), teils durch Fermentation und Röstung (schwarzer Tee) gewonnen. Läßt man die getrockneten Blätter im kochend übergegossenen Wasser zu lange stehen, so entsteht durch das Auslaugen der Gerbstoffe bitterer Geschmack. Der südbrasilianische Maté-Tee ist in Zusammensetzung und Wirkung dem chinesischen Tee ähnlich.

Kakao entsteht aus den Früchten des Kakaobaums. Die im Handel vorkommenden Marken sind im Fettgehalt sehr verschieden. Die Zubereitung des Getränks geschieht am besten in der Weise, daß man das Kakaopulver zunächst mit etwas kaltem Wasser zu einem dicken Brei anrührt, diesen in kochendes Wasser oder in Milchwassergemisch gießt und 2 Minuten kochen läßt, unter Umständen unter Zusatz von Mondamin oder Kartoffelmehl. Schokolade entsteht aus Kakao, Zucker und Gewürz.

Tabak kann als Rauch-, Schnupf- und Kautabak genossen werden. Über die Wirkung des in ihm enthaltenen Nicotins ist an anderer Stelle berichtet.

Als *leistungssteigernde* Mittel aus der Gruppe der alkaloidhaltigen Genußmittel gelten in Bolivien die *Cocablätter,* in Afrika die *Colafrüchte.* Colanuß ist auch Bestandteil einiger handelsüblicher Präparate zur Bekämpfung von Ermüdungszuständen.

[1] Maische ist der durch das Mahlen der Trauben entstehende Brei, hier allgemein der Früchtebrei.

C. Besondere Verpflegungsarten.

a) Konservierte Nahrung.

Unter Konservieren eines Nahrungsmittels versteht man sein Haltbarmachen durch besondere Verfahren, von denen in den früheren Jahrhunderten nur Dörren und Trocknen, Räuchern und Einsalzen gebräuchlich waren. Um die Wende des 18. Jahrhunderts kam zu diesen primitiven Methoden die Konservierung durch Hitze in verschlossenen Glasflaschen, die im offenen Wasserbad erhitzt wurden. Daraus hat sich nach und nach unsere heutige Konservenherstellung entwickelt.

Wissenschaftliche Forschung und hochentwickelte Technik haben es ermöglicht, daß Konserven, mit neuzeitlichem und erprobtem Verfahren hergestellt, die ernährungsphysiologischen Eigenschaften der Rohprodukte in weitgehendem Maße besitzen, wenn sie auch nicht mehr den völlig gleichen Gehalt an allen Nährstoffen und Bestandteilen des Ausgangsmaterials aufzuweisen haben. Angriffe, die sich gegen die Verwendung von Konserven richten, sind also, einwandfreie Herstellung vorausgesetzt, unberechtigt. Deutschland ist ein Land, in dem sehr viel Obst, Gemüse und Kartoffeln angebaut werden. In Zeiten großen Früchtereichtums muß es das Ziel einer fernschauenden Volkswirtschafts- und Ernährungspolitik sein, die Übermassen der Erzeugnisse vor dem Verderb zu schützen und sie so den Volksgenossen für die Notzeit bereitzustellen. Während die Herstellung von Fleisch- und Wurstwaren schon seit langem technisch auf der ernährungshygienisch notwendigen Höhe ist, gelang es erst in den letzten 2—3 Jahren, aus Gemüse und Kartoffeln unter weitgehender Schonung ihrer für die Ernährung wertvollen Bestandteile hochwertige Dauerwaren zu fertigen. Solche sog. „*Trockengemüse*“ und „*Trockenkonserven*“ (im Gegensatz zum „Dörrgemüse“ des Weltkrieges) sind im *Heer* schon versuchsweise zu Mahlzeiten verwandt worden. Sie eignen sich besonders zu Eintopfgerichten (Bohnen mit Hammelfleisch, Mischgemüse mit Schweinefleisch, Brühkartoffeln mit Rindfleisch oder auch ohne Fleischzugabe mit Mehlschwitzen oder Fett zubereitet), und sind außerordentlich wohlschmeckend. Da sie auch billig sind, steht ihrer allgemeinen Einführung in die *Volks- und Wehrmachtsernährung* nichts im Wege.

Für die militärische Herstellung der Konserven sind besondere Verfahren erprobt.

I. Fleischkonserven.

1. Lieferbedingungen[1].

Es werden Rindfleischkonserven, Schweinefleischkonserven, Mischkonserven (je zur Hälfte Schweine- und Rindfleisch) und Schmalzkonserven in Auftrag gegeben. Für die Herstellung und Beschaffenheit der Fleischkonserven, die von ganzen, einheimischen, völlig gesunden Tieren stammen müssen, gilt unter anderem folgendes:

Die Portion Fleischkonserven jeder Art ist aus 200 g frischen, knochen- und sehnenfreien Fleisch und dem Gewürz herzustellen. Das Fleisch ist in Stücke von etwa 50—60 g zu schneiden. Dabei sind die verschiedenartigen Stücke des Tieres — Hinter- und Vorderfleisch, Bauch usw. — und, soweit möglich, das Fleisch von Ochsen, Bullen, Kühen und Färsen gut zu mischen.

Zum Würzen von 200 g Fleisch genügen im allgemeinen bei allen Konservenarten etwa 1,125 g Speisesalz, 2,5 g flüssige Suppenwürze und 1,0 g frische in Fett gedünstete Zwiebeln oder Porree. Die Gewürzangaben dienen nur als Anhalt, Abweichungen sind, mit Ausnahme der Suppenwürze, zulässig. Pfeffer ist nicht zu verwenden. Im übrigen wird die Wehrkreisverwaltung bei der Zuschlagerteilung die Würzung bestimmen.

Die *Suppenwürze* muß in ihrer Beschaffenheit den Bestimmungen in der „Bekanntmachung von Grundsätzen für die Erteilung und Versagung der Genehmigung von Ersatzlebensmitteln“ vom 8. April 1918 in der Fassung vom 30. September 1919 (Deutscher Reichsanzeiger 1918, Nr. 84 und 1919, Nr. 225) entsprechen.

Das *Fleisch* wird roh in die Dosen gefüllt. Die Dosen sind vor dem Füllen mit heißem Wasser auszuspülen. Nach dem Füllen ist der Bördelrand sauber abzuwischen und die Dose auf ihr richtiges Gewicht zu prüfen.

[1] Auszugsweise.

Die *Konserven* müssen einen angenehmen, kräftigen Geruch und Geschmack haben und *schnittfest* sein. Soweit notwendig, darf dem Fleisch reine, gemahlene Schweineschwarte in angemessener Menge ohne Anrechnung auf das Fleischgewicht beigemischt werden. Das Schweinefleisch ist vor der Verarbeitung zu entschwarten.

Die Konserven sollen nicht zu fett sein, insbesondere dürfen sie keine Talg- oder Fettstücke enthalten. Gewürze dürfen nicht vorschmecken.

Zu Schmalzkonserven sind nur der entschwartete Rückenspeck und die Liesen (Flomen, Schmer) der für die Konservenanfertigung geschlachteten Schweine zu verwenden. Soweit die anfallende Menge nicht ausreicht, darf der weitere Bedarf anderweitig beschafft werden.

Speck und Flomen werden gut gemischt, durch den Fleischwolf gedreht, mit weißem Pfeffer und gedünsteter Zwiebel leicht gewürzt. Die Einlage beträgt je Dose ausschließlich Gewürz 765 g.

2. Herstellung der Fleischkonserven[1].

Fleisch ist ein vorzüglicher Nährboden für Mikroorganismen. Die Keime vermehren sich bei üblicher Temperatur nicht nur auf der Oberfläche des Fleisches, sondern wachsen auch in das Innere hinein, besonders an den Gefäß- und Lymphbahnen entlang. Die Fermente, die sie bei ihrem Wachstum bilden, greifen das Fleisch an, verändern zunächst Aussehen und Geruch, späterhin auch die Konsistenz und führen es zunächst in den Zustand des „Stichigseins" und später in Fäulnis über.

Die *Konservierung von Fleisch* setzt sich somit das Ziel, die Vermehrung der Keime zu verhindern oder, wenn das nicht möglich ist, so zu verzögern, daß sie in der Verbrauchszeit kein nennenswertes Ausmaß erreicht. Drei Wege stehen hierfür zur Verfügung: man versetzt das Fleisch in einen Zustand, in dem es den Bakterien kein oder nur sehr verlangsamtes Wachstum erlaubt, oder man hält es bei Temperaturen, welche das Wachstums unmöglich machen oder man tötet die Keime ab und verhindert den Zutritt neuer Keime zum Fleische durch eine luftdichte Hülle.

a) Trocknen, Salzen, Räuchern. Bei allen drei Verfahren wird dem Fleisch ein mehr oder minder großer Teil seines Wassers entzogen. Schon ein verhältnismäßig geringer Wasserentzug verschlechtert die Wachstumsbedingungen für die Fäulniskeime erheblich. Beim reinen Trocknen wird soviel Wasser durch Trocknen in der Sonne oder durch künstliche Wärmequellen oder durch besondere Verfahren aus dem Fleische fortgeschafft, daß es bei kühler, luftiger Aufbewahrung lange Zeit erhalten werden kann. Dem Trocknen kann Salzen vorausgehen. Der Geschmacks- und Genußwert dieses Dörrfleisches ist gegenüber Frischfleisch jedoch so gemindert, daß es zur *Truppenverpflegung* nur gelegentlich unter besonderen Bedingungen in Betracht kommt.

Beim *Salzen* und *Pökeln* wird durch das Salz dem Fleisch ebenfalls ein Teil seines Wassergehaltes fortgenommen, wofür Salz in das Fleisch eindringt. Letzteres wirkt keimhemmend. Man reibt das Fleisch entweder mit Salz ein oder legt es in eine Salzlösung, genannt Lake. Damit das Fleisch eine schöne rote Farbe behält, ist dem Salz etwas Salpeter und eine Spur Natriumnitrit zugesetzt. Salzen und Pökeln darf nur in kühlen Räumen vorgenommen werden und setzt große Erfahrung voraus; gepökelte Ware darf nur kühl gelagert werden. Auch dann bedarf sie ständiger Aufsicht, da es Bakterien gibt, die solches Fleisch und selbst Pökellake zersetzen können. Vielfach wird daher solches Fleisch einem weiteren Konservierungsverfahren unterworfen, dem Räuchern.

Beim *Räuchern* wird dem Fleisch weiterhin Wasser entzogen. Außerdem wird es — an der Oberfläche mehr, im Innern weniger — mit den keimtötenden Bestandteilen des Rauches, vornehmlich Kreosot und Formaldehyd durchsetzt. Beide Vorgänge bedingen, daß Räucherwaren bei guter Herstellung ein beträchtliches

[1] Von F. Konrich-Saarbrücken.

Maß von Haltbarkeit besitzen. Keimfrei sind sie aber kaum, sondern nur keimarm. Bei feuchter, warmer Aufbewahrung ohne Lüftung können sie daher gleichwohl in Verderbnis übergehen. Die Haltbarkeit von Dauerwurst (Hartwurst) entspricht derjenigen guten Rauchfleisches, trotzdem das Pökeln hier nicht stattgefunden hat. Dafür wird aber durch das Trocknen und Räuchern dem Fleisch soviel Wasser entzogen, und zwar durch die ganze Masse der Wurst hindurch, daß Keimwachstum bei guter Lagerung nicht eintritt. Hartwürste, deren zentraler Teil weich geblieben ist, halten sich nicht und sind zu beanstanden. Dagegen ist graue Verfärbung im Innern zwar wertmindernd, aber hygienisch unbedenklich, es sei denn, daß die durchgeschnittene Wurst überdies einen unangenehmen Geruch hat.

Die neuerdings mehr und mehr statt der Naturdärme verwendeten *künstlichen Wursthüllen* sind hygienisch völlig einwandfrei und jenen an Sauberkeit und Appetitlichkeit sogar durchaus überlegen. Die Wursthersteller müssen sich jedoch mit diesen künstlichen Därmen einspielen. Die Wursthaut muß ebenso wie der tierische Darm dem Schwundvorgang der Wurstmasse beim Trocknen und Räuchern folgen und darf sie nicht wie ein starres Rohr umgeben. Insbesondere darf zwischen Wurstmasse und Hülle kein Zwischenraum entstehen. Die schwerere Schneidbarkeit der künstlichen Wursthüllen läßt sich leicht durch Anreißen an der Schnittstelle überwinden. Für Wurstsorten, bei denen die Haut mitgegessen zu werden pflegt, kommen die künstlichen Hüllen nicht in Betracht, weil sie nicht genießbar sind.

Weichwürste (Leberwurst, Schmierwurst, Brühwurst usw.) haben wegen ihres hohen Wassergehaltes nur eine geringe Haltbarkeit. Bei der *Truppenverpflegung* ist ihnen daher stets besonderes hygienisches Augenmerk zu widmen. Verdorbene Würste oder Würste, die aus bereits nicht mehr einwandfreiem Fleisch hergestellt sind, haben einen hohen Keimgehalt, der am leichtesten und raschesten auf bakterioskopischem Wege (Gefrierschnitt) nach Brekenfeld nachweisbar ist.

Durchsichtige Überzüge an Würsten und Räucherwaren, die neuerdings zur Minderung des Schwundes beim Lagern und zum Schutz gegen Verschmutzung vielfach verwendet werden, sind hygienisch unbedenklich, wenn die Ware vor dem Überziehen genügend getrocknet worden ist.

b) Konservierung durch Kälte. Kälte wird in zwei Stufen zur Fleischkonservierung benutzt: als Kühl- und als Gefrierverfahren.

Das *Kühlverfahren* arbeitet mit + 2—4°, auch wohl etwas höherer Temperatur, und erlaubt, Frischfleisch ohne Änderung seiner Struktur 3—4 Wochen tadellos frisch zu erhalten. Die Reifung des Fleisches zu höchstem Genußwert vollzieht sich dabei besonders gut. Bei längerer Aufbewahrung tritt jedoch zunehmendes Bakterienwachstum auf, dem man durch Ozonisierung der Luft allerdings in erheblichem Grade begegnen kann. Kühlhausfleisch wird aber zweckmäßig nicht über 5—6 Wochen gehalten. Will man die Konservierung über längere Zeit, unter Umständen über viele Monate durchführen, so muß man mit der Temperatur erheblich heruntergehen, das Fleisch einfrieren und in diesem Zustande aufbewahren.

Für *Gefrierhäuser* oder *-räume* werden Kältetemperaturen zur Fleischkonservierung meistens von — 8—10° benutzt. Bis 15° herunterzugehen, wie es teilweise geschieht, bringt praktisch keinen Vorteil, außer daß so kaltes Gefrierfleisch eine längere Beförderung verträgt, ohne aufzutauen. Die Tiefkühlung der Räume erfolgt entweder nur durch Einblasen kalter Luft oder außerdem durch Rohre, die in die Kühlränme eingezogen sind und mit tiefgekühlter Sole gespeist werden. Die Kaltluft macht einen Kreislauf vom Kühler in den Kühlraum und zurück. Außerdem wird ihr täglich Frischluft beigemischt. Die Luft in den Kühlräumen darf nicht dauernd ruhig stehen. Unter Umständen ist es nötig, durch hie und da im Gefrierraum selbst angebrachte, elektrisch betriebene Lüfter die Luft kräftig zu bewegen. Die relative Feuchtigkeit kann bis 90% gehen.

Die Tierkörper werden vor dem *Einfrieren* geteilt, Rinder gevierteilt, Schweine halbiert, Kälber und Hammel, auch Schweine unzerlegt gelassen. Eine Umhüllung sollen die Fleischstücke nicht haben. Es darf nur vollgesundes Fleisch eingefroren werden. Die inneren Organe müssen entfernt sein. Zweckmäßig sind Vorkühlräume, in denen das Fleisch auf etwa $+5^0$ gekühlt wird. Auf alle Fälle muß es vor dem Einfrieren auf Lufttemperatur abgekühlt sein. Gefrier- und Aufbewahrungsräume für das durchgefrorene Fleisch sollen nach Möglichkeit getrennt sein. Ist dies nicht möglich, so muß in den Kühlräumen besonders darauf geachtet werden, daß beim Einbringen frischer Fleischstücke die Raumtemperatur nicht nennenswert ansteigt, weil sonst das Durchfrieren der zuvor eingelieferten Stücke verzögert wird. Beim Einfrieren dürfen die Fleischstücke sich weder gegenseitig noch Boden oder Wände berühren, weil sie sonst ungleichmäßig durchfrieren und an den Berührungsstellen verformt werden können. In 3—4 Tagen sind Rinderviertel und selbst ganze Schweine völlig gefroren und können wie Holz zersägt werden. Will man rascher das Durchfrieren erreichen, so geht man mit der Temperatur herunter und kann auch die Luftbewegung im Gefrierraum erhöhen.

Die durchgefrorenen Stücke können bis zu gewisser Höhe übereinander gestapelt werden, so jedoch, daß zwischen ihnen die Luft sich genügend bewegen kann. Es können dann bis 500 kg Fleisch je Kubikmeter konserviert werden. Die Temperatur des Lagerraumes soll nicht über -6^0 steigen. Besser liegt sie zwischen -8 bis -10^0.

In diesem Zustande hält sich das Gefrierfleisch viele Monate praktisch unverändert. Trotz der tiefen Temperatur können sich gelegentlich Bakterienkolonien, stärker noch Schimmelbelag entwickeln. Letzterer kann so stark werden, daß die Fleischstücke wie behaart aussehen. Durch schubweise Zugabe von Ozon zur einströmenden Kühlluft kann dies Wachstum praktisch unterdrückt werden.

Im Lauf der Zeit verliert das Gefrierfleisch naturgemäß Wasser durch Verdunstung. Der Verlust ist bei Schweinefleisch kleiner als bei Rind- oder Hammelfleisch, weil die Speck- und Schwartenschicht die Verdunstung aus dem Fleisch herabsetzt und sich selber an ihr kaum beteiligt. Der Wasserentzug betrifft praktisch nur die wasserreichen Muskelmassen, kaum das wasserarme Fettgewebe. Bei längerer Lagerung kann gefrorenes Rindfleisch an den Schnittflächen infolge der Wasserverdunstung sogar porös erscheinen. Der Genußwert geht dadurch um etwas zurück, aber hygienisch ist diese Erscheinung ohne Bedeutung. Der prozentische Verlust richtet sich in hohem Maße nach Fleischart, Aufbewahrungsdauer und Fleischstückform. Kleine, zerschnittene Stücke verlieren erheblich.

Dem Verbraucher soll das Gefrierfleisch möglichst nur in aufgetautem Zustande zugeführt werden. Das *Auftauen* soll langsam vor sich gehen, möglichst nicht durch Einlegen in Wasser, wodurch es sehr schnell aufgetaut wird. Grund hierfür ist in den Veränderungen gegeben, die das Fleisch beim Gefrieren erleidet. Fleisch kann in gewissem Sinne als eine Lösung von Eiweiß und Salzen in Wasser angesehen werden, die sich bei niederer Temperatur in bestimmtem Grade entmischt. Wasser mit Salzen tritt aus den Sarkolemmschläuchen aus, sammelt sich zum Teil in erheblichen Mengen in den kleinen und mittleren Bindegewebslücken an, gefriert hier und drängt dabei die Muskelbündelchen oft weit auseinander, wobei die quer zur Muskelfaserrichtung gespannten Fäden vielfach abreißen oder aus dem Sarkolemm zapfenartige Stücke herausreißen. Beim Auftauen tritt nur ein Teil dieses Saftes in die Faser zurück, ein Teil bleibt in den Gewebslücken stehen, ein anderer Teil tropft ab, besonders dann, wenn das Fleisch angeschnitten ist. Dieser Lecksaft enthält reichlich Eiweiß. Rasches Auftauen erhöht den Verlust an Lecksaft, langsames verringert seine Menge. Infolgedessen wird das Auftauen, wenn irgend möglich, in ganzen Stücken und am besten so vorgenommen, daß in besonderen Räumen zunächst -2—0^0 gehalten und die relative Feuchtigkeit auf etwa 70% eingestellt wird. Im Laufe von 2—3 Tagen läßt man die Temperatur auf $+5$—6^0 steigen, wonach der

Auftauvorgang abgeschlossen ist. Beim Fehlen von Auftauräumen kann das Auftauen unbedenklich auch in gewöhnlichen *Kühlräumen* bei + 3—4⁰ erfolgen.

Das aufgetaute Fleisch kann in den Kühlräumen bei + 2—4⁰ und einer relativen Feuchtigkeit von 75—80⁰ 8—10 Tage aufbewahrt werden, steht also hierin dem Frischfleisch etwas nach. Von letzterem unterscheidet es sich etwas durch die leicht dunklere Farbe, mehr noch durch die weniger elastische, sondern mehr teigige Konsistenz. Hygienisch ist es dem Frischfleisch gegenüber durchaus vollwertig und eignet sich gleich diesem zum Kochen und Braten wie auch zum Wurstmachen oder Einbüchsen.

Die Konservierung von Fischen erfolgt in der Regel durch grob zermahlenes Eis, in das die Fische nach dem Ausnehmen unmittelbar nach dem Fang eingepackt werden. Sie halten sich hierin, wenn für rechtzeitige Erneuerung des Eises gesorgt wird, etwa 3 Wochen, wenn auch der Wohlgeschmack dabei abnimmt.

Längere Konservierung ist durch schnelle Gefrierung möglich, wobei eine gewisse Menge von Fischen, deren Zwischenraum mit Wasser angefüllt sind, durch tief gekühlte Sole sehr schnell zu einem festen Eisblock zusammengefroren werden. In dieser Blockform ist der Fisch praktisch unbegrenzt haltbar. Das Verfahren hat in Deutschland bisher kaum Eingang gefunden.

Übrig gebliebene gebratene oder gekochte Fische dürfen unter keinen Umständen am nächsten Tag kalt oder aufgewärmt gegessen werden, weil dabei schwere Vergiftungserscheinungen auftreten können. Solche übrig gebliebenen zubereiteten Fische müssen unverzüglich in Essig getan werden, der die Fische ganz bedecken soll. In diesem Zustand sind sie so lange ohne weiteres genußfähig, als der Essig nicht durch Schimmelpilze aufgezehrt ist. Bei genügendem Säuregehalt erfolgt kein Bakterienwachstum.

c) Konservierung durch Wärme. Dies Verfahren stammt in seinen Grundzügen von dem französischen Zuckerbäcker Appert, der Ende des 18. Jahrhunderts entdeckte, daß genußfähige Speisen in luftdichten Behältern nach Erhitzen im kochenden Wasser lange Zeit sich halten. Unter Konserven schlechthin werden jetzt genußfertige, in luftdichten Blechdosen eingeschlossene und mit Wärme behandelte Nahrungsmittel verstanden. Für die *Soldatenernährung* besonders *im Felde* spielen sie eine überaus wichtige Rolle; ohne sie wäre die Verpflegung der Massenheere des Weltkrieges kaum durchführbar gewesen.

Zwischen den *Handelskonserven* und den *Konserven für militärische Zwecke* besteht ein grundsätzlicher Unterschied insofern, als erstere vielfach nicht keimfrei sind, letztere es aber unter allen Umständen sein müssen, damit sie unbegrenzt und unter allen Bedingungen sich unverändert erhalten. Bei den Konserven kann man saure Konserven, z. B. Apfelmus — neutrale Gemüsekonserven, z. B. Spargel — und Fleischkonserven unterscheiden. Letztere sind manchmal mit Gemüse gemischt. Bei genügend sauren Konserven genügt es, die Hefen und Wuchsformen der Sporen abzutöten, wozu eine Temperatur von 100⁰ ausreicht. Die Sporen keimen im sauren Medium nicht aus, infolgedessen hält die Konserve, da nur bei Bakterienvermehrung Verderbnis eintritt. Bei neutralen Gemüsekonserven muß man außer den Wuchsformen auch die pathogenen Sporen abtöten, erreicht aber nicht immer auch die Abtötung der hochresistenten Saprophyten. Hierzu braucht man gespannten, also heißeren Dampf, doch halten nicht alle diese Konservensorten solche Behandlung aus. Man muß sich also mit einer Wärmewirkung begnügen, die zwar eine gute Ware, nicht aber auch die Keimfreiheit gewährleistet. Daß diese Konserven dennoch meistens halten, erklärt sich daraus, daß sie nur einen schlechten Nährboden für Bakterien bilden. Bei warmer Lagerung kann aber mit Verderbnis dieser und jener Dose gerechnet werden. Bei Konserven aus Gemüse mit Fleisch oder, wie bei der

Soldatenverpflegung hauptsächlich verwendet, nur aus Fleisch, kommt man aber mit solchen, unsicher keimfreien Konserven nicht aus, weil das Fleisch einen vorzüglichen Nährboden bildet und überlebende Sporen unter günstigen Wärmebedingungen, mit denen im militärischen Leben gerechnet werden muß, auskeimen, damit die Vermehrung der Fäulniskeime einleiten und den Büchseninhalt verderben. Aus diesem Grunde ist an der Forderung der *Keimfreiheit* für alle *militärischen Konserven bedingungslos* festzuhalten.

Jede Konservierung in Büchsen setzt den Genußwert des Fleisches insofern herab, als durch die Erhitzung ein Teil des Bindegewebes in Leim verwandelt wird; dadurch leidet die erwünschte gute Konsistenz des Fleisches. Für die Gewinnung guter, schmackhafter Fleischkonserven ist erstklassiges Fleisch Grundbedingung. Geringeres Fleisch ergibt immer eine wenig schmackhafte, faserige Konserve.

Als Hülle für die Konserven dienen Blechdosen mit gelötetem Mantel und eingefalztem Boden. Nach Einfüllung des Inhaltes wird der Deckel in gleicher Weise aufgesetzt. In den Deckel sollten für militärische Zwecke Art und Menge des Inhaltes sowie Fertigungsstätte und -zeit eingepreßt sein.

Für den Betrieb einer *Konservenfabrik* ist äußerste Sauberkeit eine selbstverständliche Forderung. Das Personal soll vor der Einstellung ärztlich untersucht sein, wobei vor allem auf Hautkrankheiten zu achten ist.

Die Herrichtung des Doseninhaltes erfolgte früher so, daß das Fleisch entweder in großen Stücken — bestimmt für „Fleisch in Brühe“ — oder, schon kleingeschnitten — bestimmt für „Gulasch“ mit Salz, Gewürzen und Wasser einige Zeit gekocht wurde (Verkochung). Die großen Stücke wurden dann zerschnitten und in abgewogenen Mengen in die Büchsen gefüllt. Entsprechend wurde mit Gulaschfleisch verfahren. Die Hohlräume zwischen dem Fleisch wurden mit der gewonnenen Brühe ausgefüllt, die Büchse verschlossen und das Ganze dann sterilisiert. Dies ältere Verfahren ist hygienisch unterwertig, weil die entstandene Konserve geschmacklich nicht dem erreichbaren Höchstmaß entspricht, der Betrieb viel Reinigungsarbeit bedingt und erhöhte Kosten verursacht.

Die moderne, geschmacklich vollwertige Fleischkonserve wird so hergestellt, daß das rohe Fleisch, je nach dem Endzweck in verschieden große Stücke geschnitten, mit dem nötigen Salz und Gewürz in die Büchsen gefüllt wird, die nach Aufbringen des Deckels der *Dampfbehandlung* unterworfen werden. Die gleiche Wärme, mit der man die Keime abtötet, macht zugleich auch den Büchseninhalt gar. Eine sterilisierte Fleischkonserve ist auch immer gar.

Der Kernpunkt der Konservenherstellung ist die *Sterilisation*, die Abtötung der am Büchseninhalt anhaftenden Bakterien und ihrer Sporen. Man kommt unter günstigen, jedoch nie voraus bestimmbaren Bedingungen schon mit verhältnismäßig bescheidenen Temperaturen zum Ziel. Aber so zu verfahren, würde nichts bedeuten als eine Sterilisation auf gut Glück. Das genügt für militärische Zwecke durchaus nicht. Hier ist vielmehr zu verlangen, daß die Wärmeeinwirkung auch dann zur Keimfreiheit führt, wenn höchst resistente Keime am Konservengute vorhanden sind. Die Prüfung des Sterilisierverfahrens mit Kultursporen ist zwecklos, weil letztere an die Widerstandskraft der in der Natur vorkommenden, sog. nativen Sporen nicht entfernt heranreichen. Folglich benutzt man letztere in Form sporenhaltiger Erde zur Prüfung des Sterilisierverfahrens.

Native Erdsporen halten 100^0igen Dampf 20 Stunden und darüber aus. Die Resistenz dieser Keime ist im Kapitel Desinfektion usw. (S. 418) näher dargelegt. Für die Sterilisierung von Fleischkonserven wird jetzt meistens eine Dampftemperatur von $120^0 = 1$ atü benutzt. Dabei gehen die Testsporen in 5—6 Minuten zugrunde, weil sie frei im Dampf liegen. Unter Konservenbedingungen ist ihre Resistenz indessen wesentlich größer, weil die Fett- und Eiweißhülle sie schützt. Höhere Temperatur kürzt die Abtötungszeit wesentlich ab, wie folgende Resistenztafel von GUTSCHMIDT zeigt:

atü	Einwirkungszeit in Min.	Gartenerde ungeschützt										Erde mit Eiweißumhüllung										Erde mit Fettumhüllung									
1 (120°)	5	6 — —	8 — —	8 — —	— — —	— — —	— — —	— — —	— — —	— — —	— — —	2 4 5	2 4 5	2 4 5	3 5 5	3 5 6	3 5 6	3 5 6	3 5 6	3 5 6	4 5 6	1 3 3	2 3 3	2 3 4	2 3 4	2 3 4	2 3 4	2 3 4	2 3 4	2 3 4	2 3 5
	10	Kein Wachstum										3 5 10	3 5 10	4 7 10	4 8 10	4 8 10	5 8 —	5 8 —	5 8 —	5 8 —	5 9 —	3 5 8	3 5 8	5 6 8	5 6 9	5 6 9	5 6 10	5 6 10	5 8 —	5 8 —	5 8 —
	12	Kein Wachstum										2 5 —	3 6 —	3 8 —	3 8 —	5 8 —	5 10 —	5 10 —	5 10 —	5 — —	5 — —	5 7 —	5 7 —	5 7 —	5 7 —	6 8 —	6 8 —	6 10 —	6 — —	6 — —	6 — —
	15	Kein Wachstum										4 7 8	4 7 8	4 7 9	6 7 9	6 8 9	7 8 9	7 8 10	7 8 10	7 8 —	7 8 —	6 9 —	6 9 —	7 10 —	7 — —	7 — —	7 — —	8 — —	8 — —	9 — —	9 — —
	18	Kein Wachstum										6 — —	9 — —	9 — —	10 — —	— — —	— — —	— — —	— — —	— — —	— — —	6 — —	6 — —	8 — —	— — —	— — —	— — —	— — —	— — —	— — —	— — —
	20	Kein Wachstum										Kein Wachstum										Kein Wachstum									
	22	Kein Wachstum										Kein Wachstum										Kein Wachstum									
$1^1/_2$ (128°)	1	5 — —	5 — —	6 — —	7 — —	8 — —	10 — —	— — —	— — —	— — —	— — —	1 3 3	1 3 4	2 3 4	2 3 4	2 3 4	2 3 5	2 3 5	2 3 6	2 3 7	2 3 7	1 2 6	1 2 6	1 3 6	1 3 6	2 3 6	2 4 6	2 4 6	2 4 6	2 4 6	2 4 6
	3	Kein Wachstum										1 4 8	2 4 8	2 4 8	2 4 8	2 4 9	3 5 9	3 5 10	3 6 10	3 6 —	4 6 —	2 5 7	2 5 7	4 6 7	4 6 8	4 6 8	4 6 9	4 6 9	4 6 9	5 7 9	5 7 —
	5	Kein Wachstum										3 6 —	3 6 —	5 7 —	5 7 —	5 8 —	5 8 —	5 8 —	6 9 —	6 9 —	6 — —	4 10 —	4 10 —	5 10 —	5 10 —	5 — —	8 — —	8 — —	9 — —	9 — —	9 — —
	8	Kein Wachstum										7 — —	7 — —	9 — —	10 — —	10 — —	— — —	— — —	— — —	— — —	— — —	9 — —	— — —	— — —	— — —	— — —	— — —	— — —	— — —	— — —	— — —
	10	Kein Wachstum										Kein Wachstum										Kein Wachstum									
	12	Kein Wachstum										Kein Wachstum										Kein Wachstum									
2 (134°)	0	Kein Wachstum										3 9 —	3 9 —	4 10 —	5 — —	5 — —	5 — —	6 — —	6 — —	8 — —	8 — —	4 9 —	4 — —	5 — —	5 — —	5 — —	5 — —	8 — —	8 — —	9 — —	9 — —
	1	Kein Wachstum										5 9 —	5 10 —	5 10 —	8 10 —	8 — —	8 — —	8 — —	9 — —	9 — —	9 — —	6 — —	6 — —	7 — —	7 — —	8 — —	9 — —	9 — —	— — —	— — —	— — —
	3	Kein Wachstum										6 — —	6 — —	7 — —	7 — —	9 — —	10 — —	— — —	— — —	— — —	— — —	8 — —	9 — —	9 — —	9 — —	— — —	— — —	— — —	— — —	— — —	— — —
	5	Kein Wachstum										Kein Wachstum										Kein Wachstum									
	6	Kein Wachstum										Kein Wachstum										Kein Wachstum									
$2^1/_2$ (139°)	0	Kein Wachstum										2 7 —	4 7 —	4 8 —	4 8 —	4 8 —	4 8 —	6 9 —	6 9 —	7 9 —	7 9 —	3 — —	5 — —	5 — —	5 — —	5 — —	6 — —	6 — —	7 — —	— — —	— — —
	1	Kein Wachstum										5 — —	6 — —	6 — —	6 — —	7 — —	7 — —	8 — —	8 — —	9 — —	— — —	6 — —	6 — —	7 — —	9 — —	— — —	— — —	— — —	— — —	— — —	— — —
	3	Kein Wachstum										6 — —	9 — —	9 — —	— — —	— — —	— — —	— — —	— — —	— — —	— — —	Kein Wachstum									
	5	Kein Wachstum										Kein Wachstum										Kein Wachstum									

Die Zahlen bedeuten den Tag, an dem nach der Dampfbehandlung Wachstum aufgetreten ist. Je stärker die Dampfeinwirkung, um so länger dauert die Erholungszeit der Keime.

Die Konservenpraxis steht zu einem großen Teile auf empirischer Grundlage und scheut höhere Temperaturen, weil sie Minderung der Güte des Fleisches befürchtet. In Wirklichkeit liefert eine Sterilisiertemperatur von 135° = 2 atü eine schmackhaftere Konserve als diejenige bei der jetzt üblichen 120°-Temperatur, kürzt die Betriebszeit je Ladung ab, erhöht die Sicherheit der Keimtötung, auch dadurch, daß die Temperaturen in den verschiedenen Büchsen gleichmäßiger ansteigen. Erfahrungen aus der Praxis stehen indessen noch aus.

Die *hygienische Überwachung* der Konservenherstellung, insbesondere die wissenschaftliche Ermittlung der zweckmäßigsten Wärmebehandlung, gehört durchaus in die Hand der fachlich geschulten Sanitätsoffiziere. Das Hauptererfordernis der Konservierung, die *Sterilisation* selbst, liegt in der richtigen „Dosierung" der Wärme; nämlich nur soviel davon anzuwenden, um unbedingte Keimfreiheit zu erreichen, aber nicht mehr, um den Genußwert des Fleisches möglichst wenig zu beeinträchtigen.

Zu diesem Zweck ist es nötig, den Temperaturgang in den Büchsen während der Sterilisation thermoelektrisch in der Praxis festzustellen und zu ermitteln, wann alle Büchsen durch und durch auf die gewählte Dampftemperatur gebracht sind. Von diesem Zeitpunkte an rechnet die Sterilisation. Für die Bemessung der Abtötungszeit ist die vorstehende Tabelle maßgebend. Aus Sicherheitsgründen wird man die theoretische Mindestabtötungszeit für die Praxis etwa verdoppeln.

Für die Praxis liegt der am langsamsten sich erwärmende Punkt einer Konservendose in der Mitte. Es genügt also, je Dose hier eine Meßstelle anzulegen. Es genügt aber nicht, nur einzelne Dosen einer ganzen Sterilisierladung thermisch zu verfolgen, weil sich gezeigt hat, daß der Temperaturverlauf in den Dosen nicht unerheblich verschieden ist. Denn es kommt ja darauf an, die am ungünstigten thermisch sich verhaltende Dose zu finden und aus ihr zu erfahren, wie lange die Durchwärmung braucht, um daran die Sterilisation anzuschließen. Man kann sich nicht darauf verlassen, daß ja auch schon vor dem Erreichen der Endtemperatur die Wärme keimschädigend und vielleicht auch keimtötend tätig ist. Maßgebend kann nur der wissenschaftliche Nachweis sein, daß *alle* Dosen auf die gewollte Temperatur gebracht und bei ihr bestimmte Zeit gehalten worden sind. Man muß deshalb, um sicher zu gehen, 40—50 Dosen bei einer Ladung thermoelektrisch verfolgen und diesen Versuch mehrfach wiederholen. Das ist zwar etwas umständlich, bietet aber völlige Einsicht in die Vorgänge und ermöglicht allein, die *Verantwortung für die Sicherheit der Sterilisation* zu übernehmen. Das gehört zu den Aufgaben des entsprechend geschulten Sanitätsoffiziers.

Die gefundene Betriebszeit (Durchwärmungszeit = Steigen + Abtötungszeit + Entwärmungszeit = Fallen) gilt nur für die benutzte Dosengröße, Füllung und Kesselanlage und darf nicht ohne weiteres übertragen werden auf andere Dosengrößen, Inhalte oder Kesselanlagen. Vielmehr müssen die thermischen Messungen für jeden Fall vorgenommen und die Betriebszeit danach festgelegt werden.

Die Sterilisierung erfolgt entweder in *Wasser* oder in *Dampf* von bestimmter Temperatur. Ersteres Verfahren arbeitet langsamer und liefert daher weniger schmackhafte Konserven. Letzteres ist infolgedessen vorzuziehen. Falsch ist die oft gehandhabte Art, die Sterilisierkessel halb mit Wasser zu füllen, weil die Betriebszeit entweder für die im Dampf oder die im Wasser stehenden Dosen unrichtig ist. Die Auffassung, zwischen den Dosen könnten sich schädliche Luftinseln bilden, ist irrig. Dabei ist freilich zu sagen, daß die Sterilisierkessel durchgehend insofern unzweckmäßig gebaut sind, als der Dampfeinlaß unten und der Luftauslaß oben angebracht ist. Umgekehrt ist es richtig. In dieser Anordnung drängt der leichtere Dampf die schwerere Luft restlos und schnell aus den Dosenzwischenräumen unten am Kessel heraus.

Zur *Kontrolle der Keimfreiheit* der Dosen wird auch heute noch die Bebrütungsprobe benutzt, indem entweder die ganze Erzeugung oder ein bestimmter Hundertsatz davon bei 37° gehalten wird. Erfahren die Dosen dabei keine Veränderung, so gelten sie und die zugehörige Fertigung als einwandfrei. Die Kriegserfahrung hat gezeigt und die bakteriologische Kenntnis erklärt, daß das nur bedingt richtig ist. Nicht alle Keime wachsen genügend schnell aus und nicht alle Dosen einer Fertigung sind steril, wenn die zugehörigen bebrüteten Dosen steril sind. Das Verfahren ist ein Stück der oben genannten Empirie in der Konservenherstellung und ist im Grunde nur das Eingeständnis der Unsicherheit über die Zuverlässigkeit des gewählten Sterilisierverfahrens. Statt das Ergebnis der Sterilisation zu prüfen, untersucht man richtiger die Leistung des Verfahrens im wissenschaftlichen Versuch, durch künstliche Infizierung der Dosen mit hochresistenten Erdsporen und Ermittlung des Wärmeganges in der oben geschilderten Weise. Die auf dieser Grundlage ermittelte Betriebsvorschrift ist wesentlich zuverlässiger als die Brutprobe, weil sie nicht nur feststellt, daß die Keimfreiheit erreicht ist, sondern auch, warum daran kein Zweifel möglich ist.

Die Beurteilung von Fleischkonserven erstreckt sich auf *Aussehen*, *Geruch* und *Geschmack* der Dosen. Aufgetriebene Dosen sind zu beanstanden; fast immer ist Gasentwicklung durch Bakterienwachstum die Ursache. Dosen, die beim Schütteln glucksendes Geräusch ergeben, sind dagegen nur dann zu beanstanden, wenn der Inhalt grobsinnlich nicht einwandfrei ist. Es ist zweckmäßig, die bei der Sterilisation sich bildende Brühe durch Zusatz von etwas zermahlener Schweineschwarte zu gelieren, zumal die Konserve sich dann kalt besser ißt;

Bestandteile	Erbsensuppe		Bohnensuppe		Röstsuppe mit Kartoffeln und Karotten	
	%	Menge auf 150 g berechnet g	%	Menge auf 150 g berechnet g	%	Menge auf 150 g berechnet g
Erbsenmehl mit 11% Kleieauszug	76,6	115			10	15
Rinderfett	12	18	13,5	20,250	11,36	17,00
Speisesalz	7,4	11	6,5	9,7	7,35	11,00
Eingedickte Suppenwürze	2	3	3,2	4,8	2	3
Sonstige Gewürze	2	3[1]	1,5	2,250[2]	6,79	10,20[3]
Bohnenmehl mit 11% Kleieauszug			75,3	113		
Weizenmehl roh 1					9,35	14,00
Braunmehl 1 (ger. Weizenmehl)					45,45	68,20
Kartoffelgrieß, grob					3,85	5,80
Karottengrieß, grob					3,85	5,80
Roggenmehl 00 präp.						
Trockengemüse (Juliennegrieß)						
Gerstenmehl						
Sago, deutsch						
Weizenmehl, präp. 1						
Zucker						
Gerstengraupe, fein						
Dörrkartoffeln, grob gem.						

das Schüttelgeräusch wird dadurch unmöglich gemacht. Die Untersuchung auf Keimfreiheit erfolgt auf dem üblichen bakteriologischen Wege.

Die *Lagerung* der Konserven soll in trockenen und, wenn möglich, kühlen Räumen erfolgen, letzteres nicht aus Besorgnis vor Verderbnis, die bei sterilem Inhalte ausgeschlossen ist, sondern weil die an sich sehr langsamen autolytischen Prozesse im Fleisch bei Wärme zunehmen. Rostfleckige Dosen sind als verdächtig zu betrachten.

II. Gemüsekonserven.

1. Lieferbedingungen.

Art und Zusammenhang ergibt sich aus der den Lieferungsbedingungen (gültig ab 1. 10. 1935) entnommenen *Übersicht:*

Alle zur Herstellung der Konserven verwendeten Bestandteile wie Hülsenfrüchte, Getreidemehl, Fett, Gewürze usw. müssen von bester Beschaffenheit, Hülsenfrüchte insbesondere wurm- und käferfrei sein.

Die *eingedickte Suppenwürze* soll von fleischextraktähnlicher Beschaffenheit sein, sich in heißem Wasser klar lösen und nicht weniger als 6% Stickstoff enthalten. Ihr Wassergehalt darf 20% nicht überschreiten.

Die Konserven sollen einen angenehmen, kräftigen Geruch und Geschmack haben, dürfen also nicht weichlich schmecken, dabei aber doch nicht zu scharf gewürzt sein.

Nach der Zuschlagerteilung sind von der Fabrik Proben des Rinderfettes, der Suppenwürze, auch des Pergament- und Cellophanpapiers zur *Prüfung* auf bedingungsmäßige Beschaffenheit einzusenden. Zuständig sind für die Fabriken im Bereiche der Wehrkreise I—IV und VIII der Hauptsanitätspark Berlin NW 40, Scharnhorststr. 14, im Bereich der Wehrkreise V—VII, IX und X die chemische Untersuchungsstelle des Wehrkreises IX in Kassel-Niederzwehren. Das Untersuchungsergebnis ist seitens der Fabrik der Wehrkreisverwaltung vorzulegen mit einem Vorschlag für den Beginn der Anfertigung.

Roggensuppe		Rumfordsuppe		Kartoffelsuppe		Bemerkungen
%	Menge auf 150 g berechnet g	%	Menge auf 150 g berechnet g	%	Menge auf 150 g berechnet g	
				26,7	40	[1] 1,050 g Selleriemehl, 1,890 g Zwiebelmehl 0,060 g gem. Pfeffer
11,00	16,50	11,21	16,80	12	18	
6,64	10,00	6,77	10,16	6	9	[2] 0,930 g Selleriemehl 1,230 g Zwiebelmehl
3,05	4,60	2,33	3,50	2,6	4	0,045 g gem. Pfeffer
2,22	3,40[4]	0,31	0,46[5]	2	3[6]	0,045 g Muskatblüte
10,69	16,00	10,89	16,33			[3] 2,500 g Selleriesalz 1:4 1,900 g Kümmel 0,400 g Sellerieblätter 5,000 g Zwiebeln
		21,01	31,52			[4] 1,200 g Selleriesalz 1:4 1,700 g Kümmel 0,500 g Petersilienlaub
66,40	110					[5] 0,460 g Selleriesalz 1:4
		4,67	7,00			[6] 3,000 g Zwiebeln
		6,23	9,34			Die Gewürzangaben dienen nur als Anhalt; fremde Gewürze — wie Pfeffer und Muskatblüte — sind möglichst durch Beigabe heimischer Gewürzkräuter zu ersetzen.
		6,23	9,35			
		28,79	43,20			
		1,56	2,34			
				24	36	
				26,7	40	

2. Herstellungsweise.

Das *Mehl* wird mit dem zerlassenen Rinderfett und den übrigen Zutaten in der Mischmaschine gehörig gemischt und nach Abkühlen in Portionsklötze zu 150 g gepreßt. Die Preßklötze müssen 31 mm hoch, 78 mm lang und 53 mm breit werden. Kleine Abweichungen sind zulässig. Gewicht und Maße der Klötze sind dauernd nachzuprüfen, damit die Presse erforderlichenfalls umgestellt werden kann.

Der *Wassergehalt* der Konserven soll zwischen 7 und 9% liegen, im Mittel also etwa 8% betragen. Ist in den ersten Proben bei der chemischen Untersuchung der höchstzulässige Wassergehalt von 9% festgestellt worden, dann muß die Fabrik das Hülsenfruchtmehl stärker entwässern. Das Wassergehalt ist im Laufe der Fertigung öfter zu prüfen. Der Durchschnittswassergehalt der Liefermenge wird aus der Summe der Untersuchungen der den einzelnen Fertigungen entnommenen Proben errechnet.

Die *Gemüsekonserven* haben eine innere Hülle aus Cellophan, eine äußere aus Pergamentpapier.

Außer diesen „heereseigenen" Konserven für besondere Zwecke werden auch Konserven des freien Handels beschafft. Doch gilt hierfür der Grundsatz, daß Konservengerichte nur dann auf dem Küchenzettel erscheinen, wenn Frischobst oder Frischgemüse nicht oder nur zu hohem Preise zu kaufen ist. Für Frischgemüse- und Obstkonserven sind seitens der wirtschaftlichen Vereinigung der deutschen Obst- und Gemüseverwertungsindustrie sog. Normativbestimmungen rechtsverbindlich zugelassen. Sie enthalten allgemeine Beurteilungsgrundsätze und Begriffsbestimmungen. Für Obstkonserven gelten folgende Beurteilungsgrundsätze:

1. Obstkonserven in luftdicht verschlossenen Behältnissen enthalten nur frische, saubere, gesunde Früchte, denen keine wertbestimmende Bestandteile über das technisch unvermeidbare Maß entzogen sind; sie enthalten keine zugesetzten Konservierungsmittel und als Süßungsmittel nur technisch reinen, weißen Verbrauchszucker, unbeschadet des Zusatzes von Stärkesirup bei Preiselbeeren.

2. Obstkonserven in luftdicht verschlossenen Behältnissen enthalten keine künstlichen oder natürlichen *zugesetzten* Aromastoffe; doch können sie Farbstoffe enthalten, soweit dies zur Wiederherstellung der ursprünglichen Farbe des Obstes notwendig ist.

3. Solche Obstkonserven können mit Kupfersalz gegrünt sein, bei Kenntlichmachung „gegrünt"; auch können sie Essig enthalten bei Kenntlichmachung „Essigfrüchte" oder „süß-sauer".

4. Obstkonserven in solchen Behältnissen enthalten keinen Zusatz von Agar-Agar, Gelatine, Obstpectin oder anderen Gelierstoffen; auch keine zugesetzten Mineralstoffe oder sonstigen Fremdstoffe, unbeschadet eines Zusatzes von Citronen-, Milch- oder Weinsäure bis zu 0,3% bezogen auf das Fertigerzeugnis, unbeschadet der Bestimmungen zu Ziffer 5 der „Allgemeinen Beurteilungsgrundsätze".

5. Obstkonserven in luftdicht verschlossenen Behältnissen dürfen nur dann mit Phantasienamen usw. bezeichnet werden, wenn sie gleichzeitig die den Sorten entsprechende Bezeichnung des „Verzeichnisses" tragen.

6. Die in den Begriffsbestimmungen festgelegten Baumé- bzw. Brix-Grade der Stärke des Saftes beziehen sich auf den Zucker-Fruchtsaft der fertigen Konserve bei Zimmertemperatur gemessen und stellen Mindestwerte dar.

7. Abweichend von der Vorschrift über den Zuckermindestgehalt dürfen Obstkonserven ohne jeglichen Zuckerzusatz hergestellt und in den Verkehr gebracht werden, wenn sie neben der Sortenbezeichnung als „Dunstfrüchte" gekennzeichnet werden.

Entsprechende Bestimmungen sind für *Frisch-Gemüsekonserven* aufgestellt.

b) Trainingskost.

Besondere körperliche Betätigung erfordert auch besondere Ernährung. Zu den Regeln, denen sich der Sportler im Wettkampftraining unterwerfen muß, gehören daher auch Ernährungsvorschriften. Es ist klar, daß erhöhte Körperbewegung und die sportliche Betätigung an sich auch unter Umständen eine erhöhte Eßlust verursachen kann. Sie durch erhöhte Nahrungszufuhr zu befriedigen, bedeutet für den Sporttreibenden Zufuhr eines Überangebots an Nährstoffen, das sich nicht nur bewegungserschwerend auswirkt, sondern auch dem Körper durch den Verdauungsvorgang unnötige Mehrarbeit zumutet (S. 96). Es sind daher von erfahrenen Sportärzten *Kostzettel für Sporttreibende* ausgearbeitet worden.

KIRCHBERG schlägt folgende Zusammensetzung der *täglichen* Kost vor:

Fleisch, Käse, Eier	250 g	600 Calorien
Kartoffeln	200 g	200 ,,
Butter, Fett, Öl	100 g	900 ,,
Brot	300 g	750 ,,
Obst und Gemüse	700 g	450 ,,
Zucker, Schokolade usw.	100 g	350 ,,
Milch	350 g	250 ,,
zusammen	2000 g	3500 Calorien

Nach KOHLRAUSCH soll die *wöchentliche* Kostmenge sich folgendermaßen zusammensetzen:

Fleisch, Wurst, Fisch usw.	1000—1500 g	Kartoffeln, grüne Gemüse	3000—5000 g
Brot	2000—4000 g	Erbsen, Bohnen, Reis Nudeln	500—1000 g
Käse	250 g	Zucker	200— 400 g
Butter, Schmalz, Margarine	750—1000 g		

Die Nahrungsmittel sind also auf das unumgänglich nötige Maß beschränkt. Trotzdem wird, wie man aus den Aufstellungen sieht, dem körperlich arbeitenden Menschen die notwendige Calorienmenge verabfolgt. Auch die *Flüssigkeitszufuhr* durch Getränke muß während des sportlichen Trainings und überhaupt bei sportlichen Leistungen beschränkt werden. Alkoholische Getränke verbieten sich von selbst (S. 303).

c) Krankenernährung.

Im Gegensatz zum gesunden, normalen Menschen, der sich um die stoffliche und calorische Zusammensetzung der Nahrung nicht zu kümmern braucht und ißt, was er sich nach Maßgabe seiner Mittel beschaffen kann, bedürfen viele Kranke einer besonderen Beköstigungsart, die dem Nahrungsaufnahmevermögen, der Leistungsfähigkeit des Organismus und den besonderen Stoffwechselvorgängen des erkrankten Körpers angepaßt sein muß. Steigende Erkenntnis des Wertes oder Unwertes der verschiedensten Nahrungs- und Genußmittel bei den einzelnen Krankheitszuständen hat aus alten Volksweisheiten und Hausregeln eine besondere Wissenschaft, die diätetische Krankenernährung geschaffen. Auf ärztliche Forderung sind besondere *Diätküchen* auch in den Militärlazaretten entstanden, in denen fachlich gebildete Diätküchenschwestern tätig sind.

Für einen großen Teil der in den Krankenhäusern und Lazaretten liegenden Kranken bedingt indessen die Art ihres Leidens keine besondere Beköstigungsform. Zu ihrer Ernährung genügt eine nach den allgemeinen Grundsätzen der Ernährungslehre zusammengesetzte wohlschmeckende Hausmannskost. Von der Hausbeköstigung abweichende Beköstigungsarten sind allgemein bei fieberhaften Zuständen und im besonderen bei einer ganzen Anzahl chirurgischer und innerer Krankheiten notwendig. Die neuzeitliche Diätetik kennt z. B. folgende besondere Kostarten: Magenschonkost, Kost bei Magensaft und -säuremangel und bei Magenkrebs, Kost bei Gallen-, Leber- und Pankreaserkrankungen, bei Dickdarmerkrankungen, Zuckerkrankheit, Gicht, Nierensteinen u. a. Kochsalzarme und kochsalzfreie Kost ist Voraussetzung für die Heilung mancher Krankheiten. Sehr bekannt, doch nicht unumstritten ist die GERSON-HERMANNSDÖRFER-SAUERBRUCH-*Diät* bei tuberkulösen Erkrankungen (chirurgische Tuberkulose, Hauttuberkulose). Bei chirurgischen Krankheiten ist nach v. NOORDEN ganz allgemein zur Erzielung eines günstigen Heilerfolges eine entzündungswidrige Kost erfolgreich, deren Wesen ebenfalls in der Kochsalzarmut der Nahrung liegt. Durch geeignete Nahrungszufuhr und Nahrungszubereitung lassen sich Entfettungs- und Mastkuren durchführen, ohne daß dazu die in der Jetztzeit beliebten, aber nicht immer ungefährlichen Arzneimittel notwendig sind. Besondere Auswahl der Speisen nach ihrer chemischen Zusammensetzung ermöglichen eiweißarme, oder flüssigkeitsarme, harnsäuernde, harnalkalisierende und ketogene Kost.

Solche Kostformvorschläge können jedoch immer nur als Richtlinien oder Musterbeispiele für die jeweiligen Krankheitsarten gelten. Für das einzelne Krankheitsbild feste Diätzettel aufzustellen, ist nicht möglich. Aufgabe des Arztes ist es darum, im Rahmen der ihm durch die Wissenschaft gegebenen Richtlinien zur diätetischen Behandlung der einzelnen Krankheitsformen die jeweils für den Einzelfall geeignete Nahrungszufuhr zu bestimmen. „Wir wollen Kranke richtig und kunstgerecht ernähren, nicht aber die Kost in schematische Rahmen gegen Krankheitsnamen zwängen“ (v. NOORDEN).

D. Die Kriegsverpflegung des Soldaten[1].

a) Im Weltkriege 1914—1918.

I. Deutsches Heer.

Die Kriegsverpflegung des deutschen Heeres im Weltkriege war in der Kriegsverpflegungsvorschrift vom 28. 8. 09 geregelt, und zwar getrennt nach mobilen und immobilen Formationen.

1. Mobile Formationen.

a) Portionssätze der Feldkost. Alle mobilen Heeresangehörigen ohne Unterschied des Ranges und der Dienststellung hatten vom ersten Mobilmachungstage oder vom Tage der Ankunft beim Truppenteil nach befohlener Mobilmachung Anspruch auf die „*Feldkost*“. Sie bestand aus einer täglichen Brot- und Beköstigungsportion.

Die *Brotportion* wurde im Jahre 1915 angesichts des empfindlichen Mangels an Brotgetreide und Mehl im Interesse der Sicherstellung der Verpflegung der heimischen Bevölkerung vorübergehend auf 500 g herabgesetzt, und zwar zunächst nur mit Gültigkeit für die Generalgouvernements, für die Etappen und das gesamte Besatzungsheer in der Heimat. Im April 1917 wurde die Brotportion vom Chef des Generalstabes des Feldheeres allgemein auf 500 g festgesetzt. Die Armeeoberkommandos konnten indes in dringenden Fällen Erhöhungen eintreten lassen, und zwar für die *im Gebirge* über 1000 m Höhe befindlichen Truppen bis auf 1000 g, für die im *Kampf* befindlichen Truppen der vorderen Linie bis 750 g, für die nach dem Kampf *zurückgezogenen* Truppen auf höchstens 10 Tage bis auf 750 g und für sonstige besonders angestrengte fechtende oder Etappentruppen bis auf 600 g. Der Unterschied gegenüber dem Normalsatz von 750 g wurde den Truppen in Geld vergütet.

Schon im April 1916 wurde die Portion frisches usw. *Fleisch* auf 300 g (später zeitweise auf 250 und 200 g) herabgesetzt unter gleichzeitiger Einführung eines fleischlosen Tages in der Woche und unter Gewährung einer Speisemehlportion von 75 g, später 40 bzw. 20 g. Statt den fleischlosen Tag einzuhalten, konnten die Truppen die zuständigen Fleischportionen auch auf die 7 Tage der Woche verteilen. Für das Weniger an Fleisch erhielten die Soldaten Geld, um sich dafür etwas anderes kaufen zu können. Die fleischlosen Tage galten in erster Linie für die Truppen in Ruhestellung.

So bedauerlich die in der vorstehenden Zusammenstellung erwähnten Herabsetzungen — namentlich des Brotes und Fleisches — auch waren, so waren sie doch erforderlich infolge der großen Knappheit in der Heimat und hatten auf deren Verbrauch einen ganz erheblichen Einfluß. Es bedeutete z. B. die Ermäßigung der Fleischportion[2] von 375 g auf 250 g für 1 000 000 Mann täglich = 125 Tonnen oder 554 Rinder bei einem Schlachtgewicht von rund 225 kg.

---

[1] Von R. SCHREINER-Berlin.

[2] Nach *englischen* Berechnungen vom Jahre 1916 erhielten die *englischen* und *russischen* Soldaten täglich $29^1/_2$—30% Fleischnahrung, die *deutschen* 24%, die *französischen* 19%, die *österreichischen* und *italienischen* $17^1/_2$%.

Die einzelnen Portionssätze waren folgende:

Verpflegungsmittel	Portionssatz bei Beginn des Krieges g	Portionssatz bei Ende des Krieges g	Bemerkungen
1. Brotportion			*als eiserne Portion*
Brot	750	700	— d. h. als dauernder Verpflegungsvorrat der Truppen beim Verlassen des Standortes bei der Kavallerie: 2 Portionen, den übrigen Truppen: 3 Portionen zu je 250 g Eier- oder Feldzwieback
oder Eierzwieback.	400	400	
„ Feldzwieback	500	250	
„ bei Selbsterbackung durch die Truppen . . .	540 g Mehl und 6 g Backsalz		
2. Beköstigungsportion			*als eiserne Portion*
a) Fleisch:			200 g Fleischkonserven, und zwar alle Truppen 3 Portionen
Frisches[1], gesalzenes oder gefrorenes Fleisch	375	250	
oder *Geräuchertes* Rind-, Schweine- oder Hammelfleisch . . .	200	150	
oder Fleischkonserven . . .	200	150	
b) Gemüse			*als eiserne Portion*
Reis, Graupe, Grieß, Grütze, Hülsenfrüchte, Kartoffeln, Kartoffelflocken usw.	Portionssätze wie in Friedenszeiten		150 g Gemüse- oder Fleischgemüsekonserven, und zwar für alle Truppen 3 Portionen
c) Salz	25	25	*als eiserne Portion* 25 g, und zwar: bei der Kavallerie 2, bei allen übrigen Truppen 3
d) Kaffee, gebrannt[2] . . .	25	25 zeitweise auch z. B. nur 19 g oder 10 g oder 5 g Bohnenkaffee nebst 6 g Zichorie oder 5 g Malz- oder Gerstenkaffee	*als eiserne Portion* 25 g wie vor.
oder Tee nebst	3	1	
Zucker	17	17	

Nach und nach erfuhren die Bestandteile der Feldkost eine erhebliche Erweiterung.

An Genußmitteln traten Rauchwaren hinzu, an Verpflegungsmitteln besonders Butter, Schmalz, Marmelade, Gewürze (Zwiebeln, Pfeffer, Kümmel usw.), Büchsen- und Salzgemüse, Essig, Speiseöl, Fische (an Stelle von Fleisch), Citronensäure, Senf, Honig (Natur- und Kunsthonig).

[1] Das beim Selbstschlachten gewonnene Fett verbleibt den Truppen. Bei Verabfolgung von ausgeschlachtetem Fleisch aus Magazinen dürfen zur Fleischportion bis zu 60 g des beim Schlachten gewonnenen Fettes beigegeben werden, soweit der Vorrat reicht.

[2] An Stelle des Kaffees oder Tees bei ungünstigen klimatischen oder Witterungsverhältnissen 50 g Kakao mit 34 g Zucker, welche Menge 1916 auf 25 g Kakao (später 15 g) und 25 g Zucker herabgesetzt wurde.

Von besonderer Bedeutung waren hierbei *Butter* und *Schmalz*. Die Anforderungen an die Leistungsfähigkeit der Truppen erforderten unbedingt diese Verbesserung der Feldkost. Der Portionssatz betrug ursprünglich — dem bereits bestehenden Satz der *Kriegsmarine* angepaßt — 65 g Butter oder Schmalz. An deren Stelle traten teils in Rücksicht auf die vorhandenen Bestände, teils der Abwechslung wegen, teils in der wärmeren Jahreszeit aus Nachschubgründen 65 g Margarine oder 65 g fettes Schweinefleisch in Dosen oder 200 g Obstmarmelade oder 125 g Blut- oder Leberwurstkonserven oder 125 g gekochte Mettwurst oder 100 g Käse oder 125 g Dorschroggen oder 90 g Wurst im Darm oder 75 g Naturhonig oder 100 g Kunsthonig. Je nach den Vorräten ergab sich auch eine entsprechend festgesetzte teilweise Ausgabe des einen *und* des anderen dieser Verpflegungsmittel[1]. Daß die Schwierigkeiten der Versorgung der Truppen mit *Fetten* besonders groß waren, lag an dem Mangel an Fetten.

Der *Fettmangel* zwang insbesondere dazu, je für den einzelnen Monat eine besondere Regelung zu treffen, sei es daß an einer bestimmten Anzahl von Tagen im Monat die Fettportion ausgegeben werden durfte, sei es, daß nur kämpfende Truppen berücksichtigt werden konnten. Es mußte auch hier — wie schließlich bei allen Verpflegungsmitteln — auf die gesamte heimische Verpflegungslage dauernd Rücksicht genommen werden, und die Truppen mußten sich infolgedessen mit dem abfinden, was ihnen nach Lage der deutschen Bestände nachgesandt werden konnte. Anforderungen ganz bestimmter Verpflegungsmittel, die in der ersten Kriegszeit meist restlos hatten befriedigt werden können, konnten von den Truppen schließlich nicht mehr gestellt werden, jedenfalls konnten sie mit Sicherheit auf ihre Erfüllung nicht rechnen.

Die bestimmungsmäßige Beköstigungsportion konnte von den Armeeoberkommandos bei außerordentlichen Anstrengungen erhöht werden, vorausgesetzt, daß damit Verlegenheiten für die kommende Zeit nicht zu befürchten waren. Ebenso konnte die Getränkeportion bei ungünstigen Witterungsverhältnissen geändert werden (unter anderen konnte 0,1 Liter Branntwein neben der Getränkeportion bewilligt werden). Die Brotportion konnte auf 1000 g erhöht werden, sofern die Fleischportion [2] nicht in vollem Umfang zur Ausgabe kam.

Anfang des Jahres 1918 wurden die Zuschüsse, die von den Kommandobehörden zur Verpflegung gewährt werden konnten, durch den Generalintendanten dem Bedürfnis entsprechend einheitlich festgesetzt. Die Armeeoberkommandos und sonstigen obersten Kommandobehörden konnten hiernach, soweit die Vorräte es zuließen, zu der bestimmungsmäßigen Feldbeköstigungsportion folgende *Zuschüsse* bewilligen:

An die an einer *Großkampfhandlung* beteiligten fechtenden Truppen an 10 Tagen vor dem Einsatz und nach dem Herausziehen aus einer Großkampfhandlung sowie an die dabei mit schweren Schanzarbeiten, Wegebau und ähnlichen besonders anstrengenden Arbeiten beschäftigten Truppen:

Täglich 25 g Zucker als Zuschuß zur Feldkost, nicht als Zubehör zur Getränkeportion.

Daneben täglich 75 g frische Wurst, soweit sie beim eigenen Schlächtereibetriebe aus Blut und als Nahrungsmittel zugelassenen Schlachtabfällen hergestellt wurde, oder 1 Salzhering oder 1 Rollmops oder 2 kleine Fettheringe oder 1 Ei, soweit Eier aus den besetzten Gebieten gewonnen wurden, oder 45 g Dauerfleisch oder 45 g Dauerwurst.

Daneben täglich 1 g Tee nebst 17 g Zucker neben der zur Feldkost gehörigen bestimmungsgemäßen Getränkeportion *oder* täglich 0,05 Liter Branntwein.

Die gleichen Zuschüsse durften auch an die übrigen Truppen sowie ausnahmsweise an Etappentruppen und -formationen, die außerhalb von Groß-

[1] Nähere Einzelheiten ergeben die Armee-Verordnungsblätter 1914—1918.

[2] Herz, Lunge, Leber und Nieren kamen zu den gleichen Portionssätzen zur Verausgabung.

kampfhandlungen *außerordentlichen Anstrengungen* unterworfen waren, gewährt werden[1], indes abgesehen von der täglichen Zuckerportion nur an 4 Tagen in der Woche.

b) Arten der Gewährung der Feldkost. Die Feldkost wurde in der Regel als *Magazinverpflegung* in Natur gewährt. Soweit jedoch von *Quartierverpflegung*, d. i. die Verpflegung durch den Quartiergeber, Gebrauch gemacht werden konnte, geschah dieses zur Verminderung des Nachschubs. Besonders in den ersten Aufmarschtagen wurde Quartierverpflegung stark in Anspruch genommen. Später war im Inlande mit Rücksicht auf die Zwangsbewirtschaftung fast aller Verpflegungsmittel Quartierverpflegung nicht mehr möglich.

Konnte weder Magazin- noch Quartierverpflegung in Anspruch genommen werden, so trat *Selbstverpflegung* ein, d. h. der mobile Soldat oder mobile Truppenteil erhielt eine *Geldabfindung* zur Selbstbeschaffung der Verpflegung. Die Geldabfindung war anfangs für den Kopf auf 1,20 RM bzw. wurde später jeweilig besonders festgesetzt. Im Inlande kam die Selbstverpflegung zum Teil während des Aufmarsches (mit einem auf 1,40 RM erhöhten Betrage) in Betracht, und zwar besonders für einzelne mobile Soldaten, aber auch für ganze Truppenteile. Die Zwangswirtschaft beendete im allgemeinen die Selbstverpflegung für mobile Formationen im Inlande. Im Feindeslande ist sie nur unter besonderen Verhältnissen eingetreten, zumal auch hier bald eine Zwangsbewirtschaftung einsetzte und sich hier die Selbstverpflegung schon der Kontrolle wegen meistens von selbst verbot.

Bei *Eisenbahntransporten* erfolgte die Verpflegung im Inlande (später auch in Feindesland) aus bereits in Friedenszeiten an den Bahnstrecken eingerichteten Kriegsverpflegungsanstalten. Je nach der Tageszeit wurde Morgen-, Mittags- oder Abendkost warm bzw. kalt verabreicht, und zwar von Unternehmern (Bahnhofswirten).

c) Zubereitung der Feldkost. Der Zubereitung der Feldkost ist leider nicht immer diejenige Mühe geschenkt worden, welche im Interesse der Soldaten dringend erforderlich war und auch in Zukunft immer sein wird. Wenn auch die *Feldküche* nicht die Möglichkeit zum Braten bot, sondern nur zusammengekochte Gerichte zuließ, so ist es keineswegs dieser Umstand, welcher zu vielerlei Klagen geführt hat, sondern in der Hauptsache ergaben sich diese daraus, daß die zu den Feldküchen kommandierten Köche meist als solche nicht ausgebildet waren und vom Kochen wenig oder nichts verstanden. Es wurden zwar zur Behebung dieser Schwierigkeiten später *Kochkurse* abgehalten, doch diese konnten nur verhältnismäßig wenig Nutzen bringen. Auch belehrende Schriften wurden in vielen Exemplaren verteilt. Dadurch wird man aber noch nicht zum Koch. Das Wesentliche ist, daß *gelernte Köche* als solche bei jeder Formation eingestellt werden, die bei genügender Aufsicht durch den *Truppenarzt* und vor allem auch durch den bei jeder mobilen Formation eingeteilten *Verpflegungsoffizier* auch im Felde es verstehen werden, eine schmackhafte Verpflegung zu liefern. Wenn es sich dabei ermöglichen läßt, die Feldküche durch eine zusammenlegbare *Bratkonstruktion* zu vervollkommnen, so würde ein Ziel erreicht werden, das viel zur Hebung der Stimmung einer Truppe beitragen würde. Daß es als selbstverständlich angesehen werden muß, jede längere Ruhepause zu besonders schmackhafter Herstellung der Verpflegung auszunutzen, sei hier nur gestreift.

2. Immobile Formationen.

a) Portionssätze der täglichen Mundportion. Bei den immobilen Formationen erhielten während des Weltkrieges gemäß der Kriegsverpflegungsvorschrift vom

[1] Besondere Zuschüsse wurden den *Gebirgstruppen,* die über 1000 m in Stellung waren, in Fleisch und Brot verabreicht.

Jahre 1909 *im Standorte* die Mannschaften vom Feldwebel abwärts — alle übrigen immobilen Heeresangehörigen mußten sich *im Standort* aus ihrem Einkommen selbst verpflegen und erhielten mit Beginn der Zwangsbewirtschaftung Lebensmittelkarten wie die Zivilbevölkerung — eine tägliche Mundportion (Brotportion von 750 g und Beköstigungsportion), deren Zusammensetzung sich von der in Friedenszeiten gewährten Verpflegung[1] lediglich im Satze des rohen Fleisches (250 g statt 180), der Fleischkonserven (200 g statt 130 g), des Specks (200 g statt 120 g), des Rindernierenfetts (60 g statt 40 g) und des gebrannten Kaffees (15 g statt 10 g) unterschied.

Auf Märschen oder in sonstiger Ortsunterkunft standen allen immobilen Heeresangehörigen die für die mobilen Formationen festgesetzten Sätze der Feldkost zu.

Mit der einsetzenden *Zwangsbewirtschaftung* aller wichtigen Lebensmittel (Brot, Mehl, Fleisch, Speisefett, Kartoffeln, Zucker, Teigwaren und Mühlenerzeugnisse) veränderten sich naturgemäß auch die Portionssätze der immobilen Formationen nicht unwesentlich, lagen aber immer über den Sätzen der Zivilbevölkerung.

Brot. Mit Einführung der *Brotkarte* für die Zivilbevölkerung (durchschnittlich 2000 g wöchentlich) im Januar 1915 wurde die Brotportion der immobilen Formationen auf 600 g herabgesetzt. Im April 1915 erfolgte dann eine weitere Herabsetzung auf 500 g. Dieser Satz blieb bis zum Schluß des Krieges bestehen.

Die Erbackung des *Brotes* für immobile Formationen erfolgte bereits seit November 1914 mit einem Zusatz von 5%, später 10% Kartoffeln (Flocken, Walzmehl oder Stärkemehl). Auch frische (gekochte, geriebene, zerstampfte) Kartoffeln wurden im Verhältnis von 90 Gewichtsteilen Roggenmehl zu 30 Gewichtsteilen Kartoffeln verwendet. Bei Mangel an Kartoffeln wie im Jahre 1916 wurde Roggenmehl mit einer Ausmahlung von 93% und darüber verbacken.

Fleisch. Der Portionssatz wurde am 1. April 1916 mit gleichzeitiger Einführung von zwei fleischlosen Tagen von 250 g frischem Fleisch auf 200 g und am 1. Juni 1916 auf 180 g herabgesetzt. Auch der Satz für Fleischkonserven und geräucherten Speck senkte sich von 200 g auf 150 g.

Ab 1. November 1916 wurden *wöchentlich* nur noch 600 g frisches Fleisch (gegenüber 250 g für die Zivilbevölkerung) oder 500 g Fleischkonserven oder 500 g geräucherter Speck verabreicht.

Speisefett. Ab 1. Juli 1916 gab es an Speisefett für immobile Formationen *wöchentlich* 90 g, ab November 1916 nur noch 60 g, wohingegen die Zivilbevölkerung seit Juli 1916 wöchentlich 90 g und seit Januar 1918 noch 70 g erhielt. Hier war also die Zivilbevölkerung etwas günstiger gestellt, weil in einem kleinen Haushalt die Ausnutzung des Fettes schwieriger ist.

Kartoffeln. Der Satz von 1500 g oder von 750 g neben anderen Gemüsen konnte bis zum April 1915 beibehalten werden. Er senkte sich dann, da auch für Kartoffeln die Zwangsbewirtschaftung notwendig wurde, auf 750 g oder die Hälfte neben anderen Gemüsen, um weiterhin 1916 auf *wöchentlich* 7 Pfund und Juni 1916 auf sogar nur 3 Pfund ermäßigt zu werden.

In den Jahren 1917 und 1918 konnten dann infolge besserer Kartoffelernten 7 Pfund *wöchentlich* verabreicht werden.

Zucker war in der Kriegsverpflegungsvorschrift für immobile Formationen nicht vorgesehen. In Erkenntnis der Wichtigkeit dieses Nahrungsmittels wurden dann 500 g *monatlich* für den Kopf festgesetzt.

Außerdem trat an Marmelade ein Portionssatz von 60 g für den Kopf hinzu.

Gemüse. Die Sätze konnten im allgemeinen innegehalten werden. Frisches Gemüse, das zum Teil von den Truppen selbst angebaut wurde, leistete Aushilfe, besonders auch für den Mangel an Hülsenfrüchten.

[1] Außer Fleisch, Fett und Kaffee 250 g Hülsenfrüchte oder 125 g Reis, Graupe, Grieß oder 60 g Dörrgemüse oder 150 g Gemüsekonserven oder 1500 g Kartoffeln sowie 25 g Salz.

b) Arten der Gewährung der täglichen Mundportion und ihre Beschaffung. Die Verpflegung der immobilen Formationen wurde wie in Friedenszeiten gewährt: entweder in Geld zur Selbstbeschaffung durch den Truppenteil oder durch den einzelnen Empfangsberechtigten oder als Magazinverpflegung oder als Quartierverpflegung oder als Unternehmerverpflegung.

Die Regel war im allgemeinen folgende: Die Brotportion wurde in Natur aus den Heeresbäckereien empfangen. Die Beköstigungsportion beschafften sich die Truppen selbst, und zwar entweder unter Benutzung der bestehenden gemeinschaftlichen Speiseanstalten oder, wo solche fehlten, durch Vereinbarung mit den Quartiergebern oder durch Übertragung der Beschaffung an Lieferungsunternehmer.

Zur Beschaffung der Beköstigungsportion erhielten die immobilen Formationen bei Beginn des Krieges eine Geldabfindung von 60 Pfennig für den Kopf und Tag, die vom Kriegsministerium unter besonderen Verhältnissen bis auf 1,05 RM erhöht werden konnte. Dieser Satz wurde bald, wenn auch eine Abstufung nach den örtlichen Verhältnissen der einzelnen Standorte eintrat, zur Regel und erhöhte sich für schwerer zu bewirtschaftende kleinere Truppenküchen bis zu 1,35 RM. Diese Erhöhung ergab sich aus den Schwierigkeiten, welche den Truppen in der Beschaffung der Verpflegung entstanden. Der Ankauf der Heeresverwaltung für das Feldheer, der Ankauf der Zivilbevölkerung und der Ankauf der immobilen Formationen trieben die Preise in die Höhe, zumal auch die Einfuhr von Verpflegungsmitteln stark zurückgegangen war. Letzten Endes blieb nichts anderes übrig als eine zentrale Sicherstellung der Verpflegung für die immobilen Formationen zunächst korpsweise, bald durch das Kriegsministerium selbst. Dieses meldete den Bedarf bei den zuständigen Wirtschaftsstellen des Reiches an und sorgte für Zuleitung der so bereitgestellten Verpflegung an die immobilen Formationen.

Die Fleischversorgung erfolgte aus den nach und nach in allen Standorten eingerichteten militärisch betriebenen Schlächterien, die billiger liefern konnten als die Privatschlächter und außerdem alle verwertbaren Schlachtabfälle für die Truppen zur Verwendung bringen konnten.

Quartierverpflegung schied wie für mobile Formationen so auch für immobile mit der Zwangsbewirtschaftung aus. An ihre Stelle trat auf Märschen oder in sonstigen Ortsunterkünften die vorstehend behandelte Art der Versorgung (Fleisch gegebenenfalls durch Lieferung von Privatschlächtern oder in Gestalt von Dauerware).

Den Mannschaften vom Feldwebel abwärts, die — als Verheiratete oder aus dringenden dienstlichen Gründen — von der Teilnahme an der Truppenküche befreit waren, wurde die *Geldabfindung* zur Selbstbeschaffung der Verpflegung ausgezahlt. Hier wurde eine Erhöhung von einem Anfangssatze von 75 Pfennig (60 Pfennig Beköstigungsgeld und 15 Pfennig Brotgeld) bis zum Betrage von 2,70 RM (am 1. Oktober 1918) im Laufe des Weltkrieges erforderlich. Dem Wunsche dieser Selbstverpfleger, ihnen aus Heeresmagazinen die Bestandteile der täglichen Mundportion nach dem Satze für Soldaten zur eigenen Zubereitung zu überweisen, konnte leider nicht entsprochen werden, da ein solcher Einzelempfang sowohl technisch als auch wegen etwaiger mißbräuchlicher Benutzung der Lebensmittelkarten nicht möglich war. Diese Selbstverpfleger mußten deswegen wie die Offiziere usw. sich mit den Sätzen der Zivilbevölkerung begnügen.

c) Zubereitung der täglichen Mundportion. Hier gilt das bezüglich der mobilen Formationen unter Ic Gesagte, soweit es sich um das Kochpersonal handelt. Selbst weibliches Kochpersonal versagte zum Teil, da es schmackhafte Massenzubereitung nicht zu bieten vermochte. Andererseits war naturgemäß bei der geringeren Zuweisung namentlich an Fetten eine schmackhafte Zubereitung schwierig. Nur unausgesetzte Kontrolle konnte helfen und hat in

Gestalt von bei den Generalkommandos eingesetzten, umherreisenden Kontrollkommissionen auch vielfach mögliche Abhilfe geschaffen.

II. Deutsche Marine.

Für den Bereich der Marine an Land galten gemäß der Vorschrift betreffend die Landverpflegung der Marine im Kriege die Bestimmungen der Kriegsverpflegungsvorschrift des Heeres in gleicher Weise, ebenso auch alle Änderungen, die beim Heere im Laufe des Weltkrieges getroffen wurden.

Für die in Dienst gestellten Schiffe galten die Bestimmungen der *Schiffsverpflegungsvorschrift* (Sch.V.V.), wie sie bereits in Friedenszeiten gültig waren.

b) Ziele einer auf den Erfahrungen des Weltkrieges aufgebauten deutschen Kriegsverpflegung.

Der Weltkrieg 1914—1918 hat uns erst erkennen lassen, daß die Ernährungsgrundlage des deutschen Volkes in einem Kriege begrenzt ist. Sie wird es auch — besonders was die *Fettversorgung* anbetrifft — in einem etwaigen zukünftigen Kriege sein. Dieses darf uns aber nicht hindern, die Verpflegung der Wehrmacht so reichlich zu gestalten, wie es die heimischen Verhältnisse nur irgend gestatten. Die gegen 1914—1918 wesentlich erhöhten Anforderungen an die physischen und seelischen Kräfte des Soldaten zwingen dazu. Von diesem Gesichtspunkte aus ergibt sich etwa folgendes Bild:

1. Wie im Weltkriege wird man zwischen mobilen und immobilen Einheiten (Formationen) Unterschiede in den Portionssätzen haben, und zwar bei allen drei Wehrmachtsteilen *(Heer, Marine* und *Luftwaffe)*, wobei für die Eingeschifften der Marine die bereits in Friedenszeiten gültigen Bestimmungen Platz behalten.

Mobile Einheiten werden die Feldportion, immobile die Heimatportion erhalten. Außerdem wird für beide Einheiten eine besondere „Kalte Kost" für Tage des *Eisenbahn-, Kraftwagen-* und *Lufttransports* zu gewähren sein. Die Feldportion wird sich von der Heimatportion nur unterscheiden

im Fleischsatze: rohes Fleisch 250 g gegen 180 g, Fleischkonserven 200 g gegen 130 g;

im Fettsatze: Rindernierenfett 60 g statt 40 g, besonderer Fettsatz (Schmalz, fettes Schweinefett in Dosen, Speisefett, Margarine, Pflanzenfett) 85 g statt 65 g,

sowie im Portionssatz für Marmelade (an Stelle des besonderen Fettsatzes): 185 g statt 125 g.

Im übrigen entsprechen sowohl diese Fleisch- und Fettsätze wie auch die Portionssätze der sonstigen Lebensmittel dem großen bzw. kleinen Beköstigungssatz der Friedensverpflegung, und zwar auch bezüglich der Abendkost, wobei hervorzuheben ist, daß die Einführung der Abendkost in Kriegs- und Friedenszeiten einen wesentlichen Fortschritt gegenüber der früheren Friedensverpflegung und der Kriegsverpflegung im Weltkriege darstellt.

Die *Luftwaffe* wird mit 760 g Weißbrot und mit täglich $^1/_2$ Liter Milch für den Kopf zu versorgen sein (nur für fliegendes Personal).

Die Kaffeeportion wird auf 10 g gebrannten Kaffee und auf 15 g Getreidekaffee festzusetzen sein, um von vornherein durch eine Streckung des Kaffees eine längere Vorausgebung desselben zu ermöglichen. Statt Kaffee kann 2 g Tee empfangen werden. Der zugehörige Zucker ist in der allgemein gewährten Zuckerportion von 60 g enthalten.

An Stelle der halben Kaffeeportion dürfen auf Anordnung des Führers einer Einheit 15 g Kakao empfangen werden, wenn es der *Truppenarzt* aus gesundheitlichen Gründen für notwendig hält.

Neben der Kaffee- oder Teeportion kann auf ärztliche Anordnung 0,05 Liter Alkohol gegeben werden.

Die erwähnte kalte Kost besteht neben Brot aus: 300 g Speck oder 300 g Fleisch- oder Dauerwurst oder 400 g Fleischkonserven oder 400 g Leber- oder Blutwurstkonserven und 100 g Fett;

sowie an Abendkost aus: 130 g Fleischkonserven oder 150 g frische Wurst oder 125 g Dauerwurst oder 125 g geräuchertem Speck oder 125 g Hartkäse;

sowie 10 g Kaffee und 15 g Getreidekaffee oder 2 g Tee mit 17 g Zucker.

2. Die Armeeoberkommandos und die diesen entsprechenden Dienststellen der Marine und der Luftwaffe können eine Erhöhung oder Herabsetzung der Beköstigungsportion und der Brotportion bis zur Dauer von 14 Tagen anordnen.

Erhöhung und Herabsetzung der Beköstigungs- und der Brotportion. Eine Erhöhung darf nur erfolgen, soweit die Kampfkraft der Truppe es erfordert, sonst nur bei einzelnen Teilen der Beköstigungsportion, wenn gleichzeitig andere Teile der Beköstigungsportion entsprechend herabgesetzt werden.

Im besonderen darf eine Erhöhung der Brotportion nur stattfinden: wenn wegen Fleischmangels der Fleischsatz herabgesetzt werden muß und für Einheiten, welche unter außergewöhnlichen Anstrengungen kämpfen.

Die Erhöhung der Brotportion darf 50 g, in besonders gelagerten Fällen 250 g nicht überschreiten.

Eine Herabsetzung der Brotportion kann stattfinden: auf 600 g für Einheiten, die sich in geringer Kampftätigkeit oder in Ruhe befinden, auf 500 g, soweit keine besonderen körperlichen Anstrengungen vorliegen, ferner für das Geschäftszimmerpersonal.

Zweite Getränkeportion. Unabhängig von diesen Bestimmungen dürfen die Führer der Einheiten die Verabreichung einer zweiten Getränkeportion (Kaffee-, Tee- oder Branntweinportion) anordnen, sofern außergewöhnliche Anstrengungen, klimatische oder Witterungsverhältnisse dieses erfordern.

3. Es gibt nur noch zwei *eiserne Portionen:*

a) eine *gekürzte* im Rückengepäck oder in den Packtaschen unterzubringende: von 250 g Zwieback und 200 g Fleischkonserven;

b) eine *volle* in der Feldküchenprotze (bei motorisierten Formationen dem Wagen des Feldkochherdes) mitzuführende: von 250 g Zwieback, 200 g Fleischkonserven, 150 g Gemüsekonserven, 25 g Kaffee (gebrannt) und 25 g Salz.

4. *Große Kampfhandlungen* verhindern oft das Vorbringen *warmer Verpflegung* zu den *fechtenden Truppen.* In solchen Fällen sind diese auf kalte Kost angewiesen. Für den kämpfenden Soldaten kann eine zusätzliche Verabreichung von Wein, Schokolade und, wenn möglich, Keks genehmigt werden.

Soweit die Nachschublage und die Vorräte es gestatten, dürfen von den Armeeoberkommandos und entsprechenden Dienststellen der Marine und der Luftwaffe auf die Dauer der *Kampfhandlungen* und nur an Truppen, die *im Kampfe* stehen, gewährt werden: für den Kopf und Tag $^3/_8$ Liter ($^1/_2$ Flasche) Rot- oder Weißwein, 100 g Schokolade, 50 g Keks.

Bei *Seuchengefahr* kann in gleicher Weise allen Personen, die Anspruch auf die Feldportion haben, für den Kopf und Tag $^3/_8$ Liter oder $^1/_2$ Flasche Rotwein gewährt werden.

5. Für die Beschaffung der Verpflegung durch die Truppe selbst, soweit eine solche in Betracht kommt, werden sich Bestimmungen ergeben, die einer besonderen Regelung mit Rücksicht auf den Aufbau des Reichsnährstandes bedürfen. Quartierverpflegung wird nur von Truppen in Anspruch genommen werden dürfen, die keine Feldküchen und Feldkochherde besitzen.

6. Ganz besonderer Wert wird auf den Transport des frischen Fleisches (Kühlwagen) und den *Schutz der Lebensmittel gegen chemische Kampfstoffe* zu legen sein. Bezüglich dieser Kampfstoffe wird es eingehender Kenntnis des

Truppen- usw. Arztes bezüglich der Unschädlichmachung und der Genießbarkeit der Lebensmittel bedürfen (S. 23).

7. Kochpersonal muß schon im Frieden ausgebildet werden. Gelernte Köche sind als solche bei der Truppe einzustellen.

8. *Oberster Grundsatz.* „Die Beköstigungsportion so zubereiten zu lassen, daß sie der Geschmacksrichtung der Empfänger entspricht, muß oberster Grundsatz der für die Verpflegung verantwortlichen Führer sein. Ganz besonderer Wert ist auf die Würzung der Speisen zu legen. Oft kann mit kleinsten Mitteln Schmackhaftigkeit erreicht werden. Unausgesetzte Fürsorge der Führer und richtige Auswahl des Küchenpersonals sind Grundbedingung einer guten Verpflegung. Daneben muß jede sich bietende Gelegenheit ausgenutzt werden, die Verpflegung auch in anderer Form als in Form von Eintopfgerichten — z. B. als Braten usw. — zu verabfolgen.“

Schrifttum.

Atwater: Z. Biol. **24**, 22 u. Osawa: Z. Biol. **25**, 121. — Best, F.: Dtsch. Arch. klin. Med. **104**, 110 (1911). — Bethe, Bergmann, Embden u. Ellinger: Handbuch der normalen und pathologischen Physiologie. Berlin 1928. Bd. 5: Stoffwechsel und Energiewechsel. Bd. 16: Salzstoffwechsel und Mineralstoffhaushalt. — Bischoff: Lehrbuch der Militärhygiene, Bd. 1. Berlin 1910. — Burr: Winklers Handbuch der Milchwirtschaft. Wien 1931. — Cilleuls, des: Arch. Méd. mil. **103** (1935). — Constantinidi: Z. Biol. **23**, 453. — Danielsen: Zbl. Landärzte **1935**, Nr 35. — Demeter: Winklers Handbuch der Milchwirtschaft. Wien 1931. — Erchenbrecher: Der Truppenarzt. Berlin 1935. — Fincke: Z. Untersuch. Nahrgsmitt. usw. **57** (1929). — Franzmeyer: Z. ärztl. Fortbildg **29** (1932). — Frei: Schweiz. Arch. Tierheilk. **1930**, Nr 1. — Grimmer: Winklers Handbuch der Milchwirtschaft. Wien 1931. — Gundel u. Linder: Münch. med. Wschr. **1930 II**, 1186. — Gutschmidt: Veröff. Heeressan.wes. **1934**, H. 90. — Hahn, M.: Z. Wert- u. Verbrauchssteig. dtsch. Erzeugn. **1930**, H. 1/2. — Z. Med.beamte **1913**, Beil. III. — Heide, v. d.: Schriftenreihe des Ausschusses gegen Irreführung der Volksernährung usw. 1933. H. 1. — Hoch: Münch. med. Wschr. **1930 II**, 1578. — Hoesslein, v.: Ref. Theorie und Praxis in der Medizin, 1935. — Kestner u. Knipping: Ernährung der Menschen, 2. Aufl. Berlin 1926. — Kestner, O. u. B. Warburg: Klin. Wschr. **1923 II**, 1791. — Klimmer: Klin. Wschr. **1931 II**. — König, J.: Nahrung und Ernährung des Menschen. Berlin 1926. — Konrich: Z. Unters. Lebensmitt. **60** (1930). — Laer, v.: Inaug.-Diss. Berlin 1933. — Merres: Z. Unters. Nahrgsmitt. usw. **64** (1933). — Verh.ber. 32. Hauptverslg Ver. dtsch. Lebensmittelchem. **1935**. — Vorschriften für die einheitliche Durchführung des Lebensmittelgesetzes. Berlin 1935. — Meyer: Z. Biol. **7**, 7. — Moser: Reichsgesdh.bl. **1935**, 905. — Moss: Schriftenreihe des Reichsausschusses gegen Irreführung in Volksernährung, 1933. H. 2. — Nissen, K.: Med. Klin. **1931 I**. — Noorden, v.: Handbuch der Ernährungslehre. — Alte und neuzeitliche Ernährungsfragen. Berlin u. Wien 1931. — Klin. Wschr. **1934 I**. — Oppenheimer: Handbuch der Biochemie des Menschen und der Tiere, 2. Aufl. 1926. Bd. 6: Gaswechsel, Ernährung, Gesamtstoffwechsel. — Pfannenstiel: Dtsch. med. Wschr. **1933 I/II**, 1008 u. 1647. — Plank u. Kallert: Abh. Volksernährg H. **1915**, H. 1. Kallert und Standfuss. Eb. Heft 4. — Prausnitz: Z. Biol. **25**, 533 (1889); **26**, 227 (1890). — Rahn u. Weigmann: Winklers Handbuch der Milchwirtschaft. Wien 1931. — Reichenbach: v. Esmarchs Hygien. Taschenbuch. Berlin 1930. — Rubner: Z. Biol. **15**, 115 (1879). — Handbuch der Ernährungstherapie und Diätetik. Leipzig 1898. — Arch. f. Hyg. **13**, 122. — Die Ernährung des Menschen mit besonderer Berücksichtigung bei Leibesübungen. Berlin 1915. — Deutschlands Volksernährung. Berlin 1930. — Rubner, Gruber u. Fischer: Handbuch der Hygiene. Bd. Rubner: Lehre vom Kraft- und Stoffwechsel und von der Ernährung. Leipzig 1911. — Sacquepée u. Ferrabouc: Arch. Méd. mil. **93** (1930). — Saltet: Arch. f. Hyg. **3**, 443 (1885). — Schaede u. Kapeller: Veröff. Med.verw. **37**, 7 (1932). — Schall: Nahrungsmitteltabelle, 10. Aufl. Leipzig 1932. — Scheunert: Schriftenreihe des Ausschusses gegen Irreführung in Volksernährung usw., 1934. H. 4. — Schjerning, v.: Handbuch der ärztlichen Erfahrungen im Weltkrieg, 7. Bd.: Hygiene. Leipzig 1922. — Schlayer-Prüfer: Lehrbuch der Krankenernährung. Berlin 1935. — Spaeth: Gotschlichs Handbuch der hygienischen Untersuchungsmethoden, Bd. 2. Jena 1927. — Tornau: Dtsch. Ärztebl. **1935**, 977. — Trendtel: Winklers Handbuch der Milchwirtschaft. Wien 1931. — Walther, K.: Zbl. Bakter. I Orig. **115** (1930). — Wedemann: Reichsgesdh.bl. **1934**, Nr 11. — *Wehrmachtvorschriften:* (H.Dv. 43, 43a). — Weigmann: Winklers Handbuch der Milchwirtschaft. Wien 1931. — Weyl: Handbuch der Hygiene, 2. Aufl., Bd. 3, III. Abt. Leipzig 1912. — Winkel, U.: Nahrung und Ernährung. Berlin 1927.

Zweiter Abschnitt.

Bauhygiene.

A. Allgemeine Bauhygiene.

Von E. PASSAUER-Breslau.

Mit 11 Abbildungen.

A. Einleitung.

Von einer Bauhygiene kann bei *militärischen* Bauten erst seit der Mitte des 19. Jahrhunderts gesprochen werden.

Wenn auch die ersten Kasernen auf Befehl Ludwigs XIV. bereits gegen Ende des 17. Jahrhunderts durch VAUBAN gebaut worden sind, so dienten diese Bauten neben der Unterbringung der Soldaten nicht zum mindesten der Verteidigung und waren in völliger Unkenntnis der Forderungen der Gesundheitspflege errichtet. Diese Vernachlässigung hygienischer Grundsätze beim Kasernenbau und überhaupt, was die militärische Unterkunft anbelangt, ist bei allen Armeen festzustellen und hat einen verderblichen Einfluß auf den Gesundheitszustand der Truppen ausgeübt. Auch in *Deutschland* und insbesondere in Preußen, wo die Kasernierung seit 1820 als Grundsatz angenommen wurde, stand die Planung der Kasernenbauten lange Jahre unter dem maßgebenden Einfluß alter französischer Armee-Einrichtungen, und dies hat nach ROTH-LEX dazu beigetragen, die Forderungen der Gesundheitspflege erheblich zu beeinträchtigen. Noch in den ersten Jahren nach 1870 waren in den für die deutsche Armee geltenden Bestimmungen dem Sanitätsdienst der direkte Einfluß auf militärische Wohnungseinrichtungen nicht eingeräumt, der in bezug auf die Einrichtungen von Lazaretten der Militär-Medizinalabteilung des Königlich Preuß. Kriegsministeriums gewährt worden war. Auch die in dieser Zeit gebauten Kasernenanlagen waren nach ROTH-LEX nicht selten ganz ohne Rücksicht auf die Grundsätze der Gesundheitspflege gebaut, „da gesundheitliche Forderungen hinter allerhand zwingenden militärischen und administrativen Gründen und in zweiter Linie auch noch oft hinter Schönheitsrücksichten zurückstehen mußten“.

In *England* hatten sich die Verhältnisse anders entwickelt. Hier hatte die gewaltige Sterblichkeit der Armee im Krimkriege zur hygienischen Untersuchung von 162 Kasernen und 114 Lazaretten geführt. Und die Ergebnisse dieser Untersuchungen durch die sog. Barrack-Kommission, erschienen im Jahre 1861, wurden mit den von der Kommission gemachten Vorschlägen maßgebend für alle englischen Kasernen und Lazarette. Der Erfolg dieser gesundheitlichen Maßnahmen war so hervorragend, daß der Bericht der Barrack-Kommission für die militärischen Bauten sämtlicher Länder als Richtschnur dienen konnte. Hier galt bereits für die englische Armee die folgende Bestimmung, die in neuerer Zeit überall Anerkennung gefunden hat: „Bevor irgendeine neue Kaserne errichtet wird, müssen die Pläne mit Rücksicht auf den Platz und die Gesundheitsverhältnisse der Gebäude dem Director-General[1] zur Bestätigung vorgelegt werden.“

Für den Bau von *Lazaretten* bestanden in Preußen, wie erwähnt, zu dieser Zeit Vorschriften, die dem Stand derzeitiger hygienischer Forschung durchaus entsprachen und im Reglement für die Friedenslazarette der Königlich Preußischen Armee vom Jahre 1852 niedergelegt waren. Neueren Grundsätzen folgend ist dann in der Friedenssanitätsordnung vom Jahre 1891 der Neubau von Garnisonlazaretten in Beilage 11 genau bestimmungsgemäß erläutert und in der Fassung von 1904 ergänzt (s. S. 241). Im Kasernenbau hat man dann später ebenso wie in Frankreich auch in Deutschland den Forderungen der *Hygiene* Rechnung getragen. Die G.G.O. von 1899 enthält zahlreiche für die Bauhygiene wichtige Vorschriften. In ihr ist auch die Mitwirkung des damaligen *Sanitätsamts* in allen die Gesundheitspflege berührenden Fragen, z. B. Wahl des Bauplatzes, festgelegt, und nach der Militärbauordnung (M.B.) von 1896 wirkt der Korpsgeneralarzt auf das Garnisonbauwesen in allen das Gebiet der Gesundheitspflege berührenden Beziehungen ein.

---

[1] Director General of the Army Medical service.

Die *Sanitätsoffiziere* haben grundsätzlich bei der Planung der Neubauten mitzuwirken. Die neue Fassung der G.G. von 1911 besitzt noch heute bis zum Erscheinen der neubearbeiteten „H.Gb.O." in vieler Beziehung Gültigkeit. Im Entwurf der Bauverwaltungsordnung (Bauv.O.) vom 14. 5. 1924 ist angeordnet, daß vor weiterem der Bauplatz gemeinsam durch die Heeresortsbehörde, den Truppenteil, den sonstigen Nutznießern, das Heeresbauamt und den *Standortarzt* zu ermitteln ist (Ziffer 24). Ferner ist nach Ziffer 25 dem durch die Heeresortsbehörde der zuständigen Aufsichtsbehörde zu erstattende Bericht unter anderem beizufügen das Gutachten des Standortarztes über die klimatischen, sowie die Bodenverhältnisse und über die Brauchbarkeit des zu untersuchenden Trinkwassers. Endlich haben nach Ziffer 29 die nutznießenden Truppen usw. ihre Einverständniserklärung zu den Vor- und den Bauentwürfen, gegebenenfalls unter Mitwirkung des Standortarztes abzugeben (vgl. auch Wm.San.V. Teil 3 [Entw.] Ziffer 3, S. 8).

In bautechnischer Beziehung sind nunmehr die „Richtlinien als Anhalt für den Neubau von Mannschaftshäusern, Stabshäusern und Wirtschaftsgebäuden" zum Erlaß des Reichswehrministeriums vom 24. 1. 1934 maßgebend, während für den Bau von Heereslazaretten die Beilage 11 der F.S.O., ergänzt durch Richtlinien für die Bauausführung beim Neubau von Lazaretten vom 21. 1. 36, noch Gültigkeit besitzt.

B. Bauplatz und Baugrund.

Die in den maßgebenden Vorschriften (M.B. § 28, G.G., Ziffer 10, F.S.O. Beil. 11, § 2) niedergelegten Grundsätze zur Auswahl des Bauplatzes und zur Beurteilung des Baugrundes entsprechen allgemeingültigen hygienischen Forderungen. Es ist daher unbedingt notwendig, daß der zur Beurteilung hinzugezogene Sanitätsoffizier (Standortarzt) mit den Ergebnissen hygienischer Forschungen auf diesem Gebiet vertraut ist, und daß er ferner die *hygienischen Untersuchungsmethoden* kennt, aus denen ein klares Bild von dem Zustand des in Aussicht genommenen Bauplatzes gewonnen werden kann. Im einzelnen muß auf die Lehrbücher der allgemeinen Hygiene verwiesen werden. Es sollen jedoch kurz die Untersuchungsmethoden besprochen werden, die bei einem *heeresärztlichen Gutachten* unter besonderen Verhältnissen berücksichtigt werden müssen.

1. Neben der unbedingt erforderlichen örtlichen Besichtigung dienen zum Studium des Bauplatzes und der Gestaltung der Oberfläche Niveaupläne (Meßtischblätter), aus denen die gesunde, freie Lage des Bauplatzes, gegebenenfalls der Schutz gegen Nord- und Ostwinde hervorgeht und nachgewiesen werden kann. Die meteorologischen Eigenschaften eines Bauplatzes können durch Beobachtung der Temperatur, des Luftdrucks, der herrschenden Winde, der Luftfeuchtigkeit, der atmosphärischen Niederschläge usw. erkannt werden (C. KIRCHNER).

2. Die Menge und die Art der Vegetation ist geeignet, bereits wertvolle Aufschlüsse über die Art des Baugrundes, besonders was die Feuchtigkeit anbelangt, zu geben.

3. Um festzustellen, ob ein genügend tragfähiger Untergrund für das Gebäude vorhanden ist, wie tief die Fundamente gesetzt werden können, und in welcher Tiefe wasserführende Schichten auftreten, ist es erforderlich, das Profil des Bodens an geeigneten Gruben beim Bauplatz selbst kennenzulernen. Gegebenenfalls ist das Ergebnis von Bohrungen heranzuziehen. Abb. 1 zeigt ein Bodenprofil, das ungefähr den in Deutschland, besonders in der norddeutschen Tiefebene, vorhandenen Schichten entspricht. Für die Beurteilung ist hierbei die Richtung der einzelnen Schichten und die Richtung des Wasserabflusses von Wichtigkeit. Als guter Baugrund ist Felsgrund oder ein für Luft und Wasser gut durchgängiger Boden mit tiefstehendem Grundwasser anzusehen.

4. Zur Feststellung der *Durchlässigkeit des Bodens für Luft und Wasser* dient ferner die Bestimmung der Korngröße, der Porengröße und des Porenvolumens der einzelnen Bodenschichten. Aus diesen gefundenen Werten sind Schlüsse auf die Wasserkapazität und das capillare Aufsaugungsvermögen (capillare Attraktion) zu ziehen. Das Ergebnis der vorgenommenen Untersuchungen zeigt uns, ob ein Boden feucht oder trocken ist, ob er Verunreinigungen, organische Abfallstoffe aufnehmen kann, ob endlich sein Aufbau (Struktur) hygienisch einwandfreie Bodenverhältnisse gewährleistet.

5. Die Untersuchung der *Bodentemperatur und der Bodenluft* ist bei der Anlage von *unterirdischen Militärbauten* von Bedeutung. Eine erhöhte Bodentemperatur und die Sättigung der Bodenluft mit Wasserdampf, ihre Anreicherung mit Stickstoff, Ammoniak oder Schwefelwasserstoff rufen hier Gefahren hervor, die in tiefgelegenen Unterständen, Stollen und Kasematten besondere Abwehrmaßnahmen durch zweckentsprechende Ventilation erforderlich machen.

6. Das *Verhältnis des Bodens zum Grundwasser* ist für die Fundamentierung der Gebäude von Wichtigkeit, da aufsteigende Bodenfeuchtigkeit eine Isolierung des Grundmauerwerks erfordert. Grundwasserbeobachtungen in Brunnen und zu diesem Zwecke angelegten Schächten werden hierüber Aufschluß geben, wenn nicht bereits durch Geologen bearbeitete Grundwasserkarten vorliegen. Einen Anhalt für den Wassergehalt der oberen Bodenschichten gibt nachstehende Abb. 2. Ein hoher Grundwasserstand kann jedoch durch eine zweckmäßige Entwässerung unter Anwendung von Drainage oder Sickergräben beseitigt werden. Voraussetzung hierfür ist einwandfreie, also tiefe Lage der Vorfluter (Flüsse, Bäche), die durch künstliche Maßnahmen, z. B. Ausbaggerung erreicht werden kann. Unter besonderen Umständen kann die Anlage einer genügenden Vorflut (Gräben) notwendig werden. Nicht allein bei der Anlage von Gebäuden, sondern auch bei der Einrichtung von Exerzier- und Reitplätzen ist der Grundwasserstand und somit die Feuchtigkeit des Bodens zu berücksichtigen.

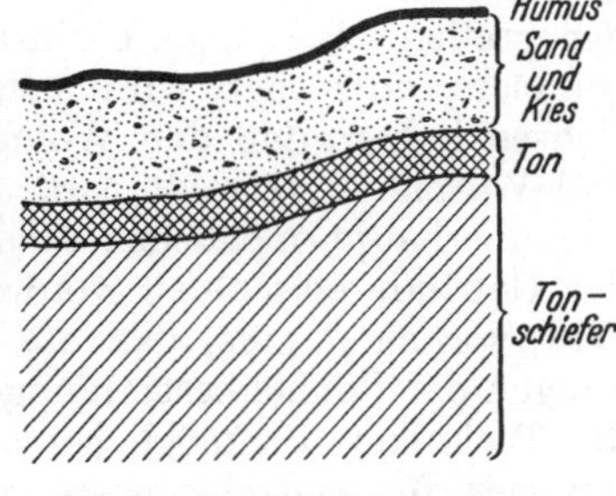

Abb. 1. Bodenprofil (schematisch) nach HILLER.

7. Ob ein Boden durch *Abfälle* aus dem menschlichen Haushalt, gewerblichen Betrieben (z. B. Zuckerfabriken, Fettschmelzen, Gerbereien, Abdeckereien usw.) verunreinigt und für Bauzwecke ungeeignet ist, kann schon durch örtliche Besichtigung festgestellt werden. Die in der Beilage 11 der F.S.O. geforderte chemische Untersuchung, falls Anlaß zu Bedenken besteht, erstreckt sich hauptsächlich auf die Menge der organischen Bestandteile und auf die Menge des Eiweiß-Stickstoffs, des Ammoniaks und der salpetrigen Säure in den tieferen Bodenschichten. Eine quantitative und qualitative Untersuchung des auf dem zu beurteilenden Gelände angetroffenen Wassers in Flachbrunnen und Quellen, gegebenenfalls auch in Probebrunnen, kann weitere Aufschlüsse geben, da das Wasser den größten Teil der im umliegenden Erdreich vorhandenen lösbaren Bestandteile auslaugt.

Durch *bakteriologische Untersuchung* können die durch Feststellung der Durchlässigkeit des Bodens auf physikalischem Wege gewonnenen Ergebnisse unter Zugrundelegung der in tieferen Bodenschichten gefundenen Bakterienzahl bestätigt und ergänzt werden. Der Nachweis von pathogenen Bakterien, wie Typhus-, Ruhr- und Cholerabacillen, hat zunächst epidemiologische Bedeutung, da theoretisch eine Verschleppung solcher Keime von verunreinigtem Boden im Bereich der Möglichkeit liegt. Ferner aber kann ein hoher Gehalt pathogener Bodenbakterien, wie des Tetanusbacillus und der übrigen pathogenen Anaerobier, des FRÄNKELschen Gasbrandbacillus und der Bakterien aus der Butyricus- und der Putrificusgruppe, einen Boden für militärische Zwecke als ungeeignet erscheinen lassen.

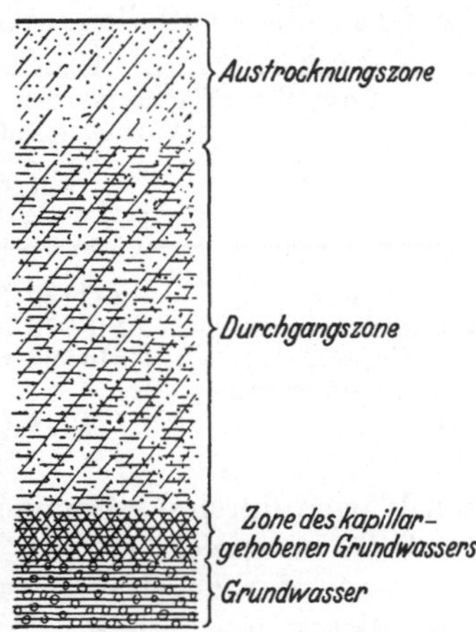

Abb. 2. Wassergehalt der oberen Bodenschicht nach BISCHOFF, HOFFMANN und SCHWIENING.

Kurz zusammengefaßt sind als Erfordernisse für einen hygienisch einwandfreien Baugrund anzuführen: Festigkeit, Porosität, Trockenheit und Reinheit.

C. Bebauung des Grundstücks.

1. Orientierung nach der Himmelsrichtung.

Die in den Dienstvorschriften (G.G. Ziffer 20 und 77d, F.S.O. Beil. 11 §§ 5, 6) enthaltenen Richtlinien für die Orientierung militärischer Bauten nach der Himmelsrichtung lassen die Wichtigkeit dieser Frage bei der Planung von

Kasernen- und Lazarettbauten erkennen. Nach NUSSBAUM kann man als Grundbedingungen für die Lage der Wohngebäude in unseren Breitengraden folgende allgemeingültigen Grundsätze anführen: Volle Ausnutzung der durch die Sonnenstrahlen gebotenen Licht- und Wärmemengen während der kühlen und kalten Jahreszeit und Schutz sowohl vor der Wärmewirkung als auch vor der grellen, das Auge beeinträchtigenden Lichtwirkung zur Zeit des Hochsommers, oder man wird sein Augenmerk nach KORFF-PETERSEN darauf zu richten haben, daß den Wohnungen im Sommer wenig, im Winter möglichst viel Wärme zugestrahlt wird. Es sind nun, wenn man die Literatur verfolgt, alle überhaupt möglichen Richtungen als die günstigsten für die Achsenlage der Gebäude empfohlen worden. KORFF-PETERSEN erklärt diesen auffallenden Widerspruch daraus, daß die verschiedenen Autoren ganz verschiedene Wirkungen der Sonnenbestrahlung als die wichtigsten angesehen haben. So halten die Techniker die möglichst ausgiebige Besonnung der Innenräume auch im Sommer für erstrebenswert, während die Hygieniker die oben angeführten Grundsätze mit Recht vom gesundheitlichen Standpunkt zur Anwendung empfehlen. Auch die in unseren Dienstvorschriften angegebenen Richtlinien tragen letzterem Rechnung, und es ist aus ihnen ersichtlich, daß die verschiedene Verwendung der Innenräume für Unterbringung und Wirtschaftszwecke auch eine den Verhältnissen entsprechende Besonnung erfordert und somit die Lage der Gebäude zu den Himmelsrichtungen bestimmt. Für die Erwärmung der Gebäude, die ja außer von der durch die Farbe bedingten Absorptionsfähigkeit des Mauerwerks, von der Dauer der Bestrahlung und dem Winkel, in dem die Sonnenstrahlen auffallen, abhängig ist, gibt folgende von KNAUFF angegebene Tabelle einen guten Anhaltspunkt.

1 qm Wandfläche werden zugestrahlt WE (Wärmeeinheiten)		
	auf O- und W-Seite	auf N- und S-Seite
Im Sommer	292130 (+111553)	180577
Herbstübergangszeit .	116076 (+ 2175)	113901
Im Winter	514620 (−107383)	622003
Frühjahrsübergangszeit	174054 (+ 81515)	92539

Hieraus ist ersichtlich, daß die Ost- und Westseite, abgesehen vom Winter, erheblich stärker erwärmt wird. Dies stimmt mit den von FLÜGGE angegebenen Werten überein, nach denen der Westseite und der Ostseite am stärksten Wärme durch die Sonne zugeführt wird. Demgemäß ist den Grundsätzen der G.G. entsprechend für *Familienhäuser* die Nord/Süd-Achse, also Ost-West-Lage der Fenster zu empfehlen, da dann das Innere des Hauses die beste Besonnung erhält. Wenn auch bei dieser Lage des Gebäudes das ganze Haus wärmeökonomisch im Winter schlechter gestellt ist, wie bei der Orientierung der Achse von Osten nach Westen, so spielt dies doch bei einem Wohnhaus in Blockform nach KORFF-PETERSEN eine geringe Rolle, da schon aus Gründen der Standfestigkeit verhältnismäßig dicke Mauern aufgeführt werden müssen.

Bei den *Mannschaftsblocks* soll nach den Richtlinien für den Neubau möglichst die Ost-West-Achse angewendet werden, denn es bietet die Lage der Wohnräume nach Süden mit geringer Sonnenerwärmung durch steilen Strahleneinfall im Sommer und wärmender Sonnenwirkung im Winter nicht zu unterschätzende Vorteile. Auf jeden Fall ist eine zweckentsprechende Verteilung der Wohn-Wirtschafts- und Unterrichtsräume nach der Lage der Fenster zu den Himmelsrichtungen in den Mannschaftsblocks von großer Wichtigkeit. Im allgemeinen kann man als Regel annehmen, daß Küchen, Badezimmer, Speisekammern, Treppen und Aborte nach Norden gelegt werden.

Was die *Lazarette* anbelangt, ist aus dem Angeführten die günstige Lage der Krankenzimmer in den Krankenblocks nach Süden hinaus (F.S.O. Beilage 11 § 5) zu folgern, jedoch ist nach neueren Bestimmungen auch das Miteinbeziehen der Ost-West-Lage für die Fenster zulässig (S. 159). Pavillons sollen, wenn besondere Gründe ihre Bau als zweckmäßig erscheinen lassen, ebenso wie die nach der Norm errichteten Krankenbaracken mit der Längsachse von Norden nach Süden gerichtet sein, denn auf diese Weise erhalten die nach Osten und Westen liegenden Krankenzimmer die zuträglichste Besonnung. Eine belästigende oder gar schädigende Sonneneinwirkung ist hier nicht zu befürchten, da bei hochstehender Sonne die Strahlen das Dach des Pavillons bzw. der Baracke treffen. Starres Festhalten an den angegebenen Regeln ist überall da zu vermeiden, wo besondere Witterungs- oder örtliche Verhältnisse vorliegen, denen der für die Beurteilung des Bauplanes hinzugezogene Sanitätsoffizier in jedem Falle unter Anwendung der im Abschnitt B 1 angegebenen Hilfsmittel Rechnung zu tragen hat.

2. Abstand der Gebäude.

In der G.G. wird mehrfach auf die ortspolizeilichen Vorschriften hingewiesen, nach denen sich die Planung und die Bauausführung zu richten hat. Im allgemeinen ist die Bebauung bei städtischen Grundstücken durch Bauordnungen geregelt, in Preußen auf Grund des Wohnungsgesetzes vom 18. 3. 18 und der Baupolizeirechtlichen Vorschriften vom 12. 5. 19. Man unterscheidet in den angeführten Vorschriften eine „*geschlossene Bebauung*“, bei der alle Gebäude an der Straße unmittelbar aneinander gebaut werden, und eine „*offene Bauweise*“, bei der alle Gebäude Abstand von den Nachbargrenzen halten müssen. Naturgemäß werden militärische Bauten in der „offenen Bauweise“ errichtet, wobei der Abstand der Gebäude aus gesundheitlichen Gründen besonderer Erwägungen bedarf. Auch bei dieser Bebauung der Grundstücke ist zu berücksichtigen, daß die Blocks zum Teil an Straßen des öffentlichen Verkehrs gelegen sind. Demnach hat sich hier die Straßenbreite und der Abstand der Gebäude von der gegenüberliegenden Bauflucht nach den ortspolizeilichen Vorschriften zu richten. Als allgemeingültiger Grundsatz ist zur Ausnutzung des diffusen Tageslichts anzunehmen, daß die Haushöhe bis zur Decke des obersten Geschosses nach der Straße zu nicht höher sein sollte als die Breite der Straße. Bei spitzen Giebeln wird $^1/_3$ der Höhe derselben zur Höhe bis zum obersten Geschoß hinzugezählt. Nach FLÜGGE soll bei Gebäuden, die im Erdgeschoß als Geschäftszimmer oder Schulzimmer benötigt werden, die Straßenbreite die $1^1/_2$fache Haushöhe betragen, um in den genannten Räumen eine ausreichende Beleuchtung zu ermöglichen.

NUSSBAUM hat unter Berücksichtigung der geographischen Ortslage und der Größe der Gemeinden nachfolgende Richtlinien aufgestellt.

Verhältnis des Gebäudeabstandes (B = Straßenbreite) zur Gebäudehöhe (H):

	B		H
1. In Ost- und Süddeutschland in kleinen Orten	1	:	1
in Großstädten	6/5	:	1
2. In Mitteldeutschland in kleineren Orten	6/5	:	1
in Großstädten	7/5	:	1
3. In West- und Norddeutschland in kleineren Orten	7/5	:	1
in Großstädten	8/5	:	1
4. Bei Landhausvierteln und Gartengebieten			
in Ost- und Süddeutschland	7/5	:	1
in Mitteldeutschland	8/5	:	1
in Norddeutschland	9/5	:	1

Diese Richtlinien wären naturgemäß auch bei der offenen Bauweise zu berücksichtigen, damit den Fenstern an den Seitenwänden der Blocks genügend Tageslicht geboten wird.

Kommt die „geschlossene Bauweise“ in Betracht, dann sind nach einigen Bauordnungen alle Gebäude so zu errichten, daß sie sich unter Einfügung einer Brandmauer aneinander anlehnen, oder es muß der Abstand vom Nachbargrundstück mindestens 5 m betragen, wenn der Nachbar von der Grenze einen Abstand gehalten hat. Dies würde einem seitlichen Abstand der beiden Gebäude von ungefähr 10 m als Mindestmaß entsprechen.

3. Höhe der Gebäude.

Die *Anzahl der Geschosse und ihre Höhe* in militärischen Bauten nach den Bestimmungen der G.G. und der F.S.O. unter Berücksichtigung der „Richtlinien für den Neubau von Mannschaftshäusern, Stabshäusern und Wirtschaftsgebäuden als Anhalt“:

a) Anzahl der Geschosse:

Wohnhäuser und gleichwertige Bauten	3 volle Wohngeschosse und Dachgeschoß
Wirtschaftsgebäude	1 oder 2 Geschosse
Krankenblocks:	2 Geschosse
Krankenblocks bei beschränktem Bauplatz . . .	3 Geschosse und mehr

b) Höhe der Geschosse:

Wohngebäude einschließlich Decke	3,50 m
Wohngebäude, Dachgeschoß ausgebauter Teil für Kammern usw. lichte Höhe	3,20 m
Wirtschaftsgebäude im allgemeinen	3,50 m
Speiseräume und Truppenküchen	größere Geschoßhöhe nach Bedarf und Möglichkeit
Familienhäuser	mindestens 3,00 m
Kammern im ausgebauten Dachgeschoß	mindestens 2,80 m
Waschküchen (nach Baupolizei-Verordnung) . .	mindestens 2,40 m
Waffenmeistereien	3,20 m
Waffenmeistereien bei der Artillerie	3,80 m
Krankenstuben in Lazaretten (lichte Höhe) . .	3,30—3,50 m
Gewölbte Kellergeschosse	2,70—2,80 m
Keller mit waagerechten Decken	etwa 2,50 m

Die Höhe der Gebäude ergibt sich also aus der Anzahl und der Höhe der einzubauenden Geschosse und ist unter Umständen von der Straßenbreite abhängig. Sie entspricht bei militärischen Bauten im allgemeinen den ortspolizeilichen Bestimmungen, jedoch ist zu berücksichtigen, daß Ausnahmen dieser Anordnungen unter anderem für öffentliche Gebäude, Fabriken, Schornstein- und anderen Nutzbauten mit Zustimmung des Regierungspräsidenten zulässig sind. *Es liegt daher im Bereich der Möglichkeit, militärische Zweck- und Nutzbauten abweichend von den allgemeingültigen Baupolizeiverordnungen zu errichten.*

Über die beim *Lazarettbau* angewandten Methoden ist weiteres aus dem Abschnitt „Lazarette“ zu ersehen (S. 241).

4. Hausfundament und Unterkellerung.

Zur Vermeidung kostspieliger Fundamentierungsarbeiten dienen in der M.B. § 28 angeführte Vorschriften, und zwar ist zu diesem Zwecke besondere Aufmerksamkeit auf die Beschaffenheit des Baugrundes, auf die Höhenverhältnisse des Grundstücks und auf die Möglichkeit einer geregelten Entwässerung (B. 3) zu verwenden, abgesehen von dem Schutz gegen weitere gesundheitliche Schädigungen. Die hygienischen Forderungen, die für die Güte des Fundaments von größter Wichtigkeit sind, nämlich Festigkeit, Trockenheit, Wasserdichtigkeit und schlechte Wärmeleitung, werden sich nur bei einwandfreier Beschaffenheit des Baugrundes ohne weiteres erfüllen lassen. Notwendig sind demnach neben der Durchführung der im Abschnitt B. 3 angegebenen Feststellungen zur

Beurteilung des Baugrundes die Verwendung eines einwandfreien Materials für die Fundamentierung und eine zweckmäßige Aufmauerung der Fundamente, nachdem gegebenenfalls für eine ausreichende Entwässerung nach den in Abschnitt B. 4 angeführten Grundsätzen Sorge getragen ist. Nicht zu umgehen ist hierbei eine genaue Beobachtung des höchsten Grundwasserstandes, der nach der G.G. mindestens 0,3 m unter dem Fußboden des Kellergeschosses liegen muß. Aber auch diese Forderung gewährt bei weiterem, jederzeit im Bereich der Möglichkeit liegendem Steigen des Grundwasserspiegels keineswegs allein so vollkommene Sicherheit, daß nicht unter allen Umständen beim Bau der Fundamente Vorkehrungen gegen aufsteigende Bodenfeuchtigkeit (Isolieranlagen) getroffen werden müßten. Unzulässig ist die Aufführung der Fundamente bei gefrorenem Boden. Da der Frost im Winter den Baugrund auflockert, müssen die Fundamente unter die Frostgrenze (1—1,25 m) in frostfreie Tiefe verlegt werden. Poröses Material ist wegen seiner Eigenschaft, durch capillare Attraktion viel Wasser aufzunehmen, wenig für die Aufmauerung der Fundamente geeignet, so erfordern Sandsteine und Kalksteine für diese Verwendung eine besondere Vorbereitung. Ohne weiteres brauchbar sind Bruchsteine oder Hausteine wie Gneis, Quarz und Granit, ferner Beton und hartgebrannte Ziegel[1].

Die Grundmauern müssen dann gegen *Feuchtigkeit* vom Erdboden aus durch Zementverputz, Asphaltanstrich, Einlagen von Asphalt-, Glas- oder Bleiisolierplatten isoliert werden. Auch Auftragen von heißem Ceresin (Erdwachs), das darauf mit heißem Eisen zu glätten ist, kommt in Betracht. In der Mauer kann ferner zur *Isolierung* eine 15 cm weite Luftschicht unter Anwendung besonderer Vorsichtsmaßnahmen, um eine Verengerung der Luftschicht durch vorspringende Mörtelteile usw. zu vermeiden, ausgespart werden. Von einer besonderen Belüftung dieser Schicht durch Ventilationskanäle gegen die Bildung von Kondenswasser ist man in neuerer Zeit abgekommen, da sie nicht immer ihren Zweck erfüllt.

Da in der M.B. und G.G. ein guter Baugrund für die Errichtung militärischer Bauten gefordert wird, kommt die Fundamentierung auf Pfahlrosten und umfangreichen Betonstützen, die bei Moor und hohem Grundwasser Verwendung finden können, schon wegen der hohen Kosten nicht in Betracht.

Der Bau und die Einrichtung der *Kellergeschosse* und ihre Zweckbestimmung erfährt in der G.G. Ziffer 16 eine besondere Würdigung. Sehr wertvoll sind die Keller schon wegen ihrer im Sommer und im Winter gleichbleibenden Temperatur (8—12° C) als Aufbewahrungsgelasse für Heizmaterial und sonstige Rohstoffe. Ferner sind sie für die Verwendung als Waschküche, Rollkammer u. dgl. vorgesehen. Die Waschküchen in Kellern von Wohnhäusern erhalten einen besonderen Eingang. Zu warnen ist vor der Einrichtung von Küchen im Kellergeschoß, da sich an den kalten Wänden die stark mit Feuchtigkeit durchsetzte warme Luft kondensiert (Wrasenbildung) und zu schneller Zerstörung des Wandanstrichs sowie zur Schimmelbildung Anlaß gibt. Als Wohnräume sind die Kellergeschosse in militärischen Bauten nicht vorgesehen.

Für die Kellermauern ist anzuwenden volles Mauerwerk aus hartgebrannten Ziegelsteinen in verlängertem Zementmörtel mindestens 51 cm stark. Gute Normenkalksandsteine sind für Hintermauerung der Innenwände zulässig. Um die Keller gegen die aufsteigende Bodenfeuchtigkeit zu schützen, dienen die besprochenen Maßnahmen für die Isolierung der Grundmauern, unter Umständen kommt auch eine Isolierung der Wände in Betracht. Überall da, wo besonderer Wert auf trockenen Fußboden zur Erhaltung hier lagernder Vorräte gelegt wird, ist Zementestrich über Beton vorgesehen. Heiz- und Kohlenräume erhalten im Keller gehärteten Zementestrich oder Klinkerpflaster.

Den Forderungen des *Luftschutzes* entsprechend sind auch bei militärischen Bauten die Keller nach besonderen bautechnischen Grundsätzen zu sichern

[1] Siehe „Richtlinien als Anhalt".

(Erl. v. 10. 4. 34). Ferner sind in den *Heereslazaretten* nach neueren Richtlinien Gasschutzkeller möglichst im Anschluß an einen Aufzug, der bis in das Kellergeschoß reichen soll, sicherzustellen. Es kommen Schutzmaßnahmen gegen Brandbomben, gegen die Wirkung etwaiger Sprengstücke, gegen Detonation von Brisanzbomben sowie gegen Verschüttung und chemische Kampfstoffe in Frage (S. 258). Bei Mannschaftshäusern, Stabshäusern und gleichartigen Gebäuden ist über das ganze Kellergeschoß von Außenmauer zu Außenmauer über den Mittelflur hinweg eine zusammenhängende einheitliche Betondecke zu spannen, die für die Nutzlast von 500 kg/qm über den Kellerräumen berechnet ist. Da mit einer dreifachen Sicherheit gerechnet ist, ergibt sich eine Bruchlast von 1500 kg/qm. Die Decke kann nötigenfalls durch behelfsmäßige Absteifungen in ihrer Tragfähigkeit verstärkt werden. Für den Mittelflur ergibt sich eine Belastungsmöglichkeit von rund 5000 kg/qm. Die Umfassungswände des Kellergeschosses sind nicht unter 51 cm stark mit verlängertem Zementmörtel (s. S. 145) zu bauen. Der Mittelflur ist an beiden Seiten des Treppenhauses und hinter dem Außeneingange zum Flur durch eine 38 cm starke Innenwand mit zweiflügliger, doppelwandiger mit Holzfüllung versehener Stahltür (Sonderbauart für Luftschutzzwecke) abzuschließen. Der Flur ist möglichst frei von Rohrleitungen zu halten. Heizrohre sind längs den Außenwänden an der Decke zu befestigen, und zwar so weit von den Fenstern entfernt, daß diese geöffnet und als Notausstieg benutzt werden können. Die über Erdoberfläche liegenden Kellerfenster sind möglichst klein zu halten, Kellerlichtschächte u. dgl. möglichst zu vermeiden.

Ist bei Familienhäusern und Wirtschaftsgebäuden von der Wehrkreisverwaltung in Verbindung mit dem Wehrkreiskommando eine Luftgefahr für vorliegend erachtet, so ist bei den Familienhäusern über dem Kellergeschoß eine Eisenbetondecke für eine Nutzlast von 150 kg/qm berechnet herzustellen. Je nach der zu schützenden Anzahl der Personen sind die Decken einzelner Kellerräume so zu verstärken, daß sie im Gefahrsfalle als Schutzräume dienen, und eine Nutzlast von 1500 kg/qm aufnehmen können. Die Umfassungswände der Schutzräume sind mindestens 38 cm stark und wie die übrigen Kellermauern in verlängertem Zementmörtel zu mauern. Bei Wirtschaftsgebäuden ist die gleiche Betondecke über dem Keller wie bei den Familienhäusern vorgesehen, jedoch ist sie, wenn im Kellergeschoß eine Heizanlage liegt, über dem betreffenden Teil für eine Nutzlast von 500 kg/qm zu berechnen. Für die Decken unter den Speiseräumen mit Nebenzimmern ist die gleiche Nutzlast anzunehmen und im Keller für etwaige Bewohner gegebenenfalls ein Schutzraum, wie angegeben, einzurichten.

5. Außen- und Innenwände.

a) Außenwände (Hausmauern). Um hygienischen Anforderungen zu genügen, wird von den Hausmauern Festigkeit, Trockenheit, schlechte Wärme- und Schalleitung und mäßige Wärmespeicherung (Anpassung an die Heizung) verlangt. Für massive Bauten, die gem. G.G. Ziffer 15 für militärische Zwecke meist angewandt werden, kommen als Mauerwerk in Betracht:

1. Hau- und Bruchsteine, poröser und lufthaltiger wie beim Fundamentbau.

2. Beton. Stampfbeton aus Zement, Sand und Kies oder Steinschlag für Fundamente. Schlackenbeton für Außenmauern, Wanddicke etwa 30 cm (aus Kessel-, Gasofen- oder granulierter Hochofenschlacke mit Zement) als erdfeuchte Masse zwischen später zu entfernende Schalwände von etwa Stockwerkhöhe geschüttet; zur Erhöhung der Festigkeit Einlage von Schienen oder Eisendraht.

Einzelbauelemente aus Beton, oft so geformt, daß aus ihnen Hohlwände zur Aufnahme von lockerem Füllmaterial (Schlacke) hergestellt werden können.

3. Ziegelsteine. Stark gebrannte Ziegel für Grundmauern, schwächer gebrannte für Außen- und Innenwände. Gut gebrannte Steine müssen beim Anschlagen mit Metall einen hellen Ton geben. Normalformat: 25 cm lang, 12 cm breit. Umfassungsmauern: $1^1/_2$ Steine

stark; bei mehr als 2 Stockwerken 2 Steine starke Mauern im untersten Stockwerk, bei 5 Stockwerken unterstes Stockwerk $2^1/_2$ Steine stark. Kellermauern $^1/_2$ Stein stärker als Mauern des Erdgeschosses (nicht unter 51 cm stark).

Ersatz für Ziegelsteine: Kalk oder Kunstsandsteine (Hydrosandsteine): stärker wärmeleitend, daher für Außenwände nur dort zu verwenden, wo Ziegel zu teuer. Mörtelsteine: im Handbetrieb unter Lufttrocknung hergestellt, geringere Druckfestigkeit als gebrannte Steine.

Rheinische Schwemmsteine: sehr porös und leicht. Geringe Druckfestigkeit; zur Auffüllung von Fachwerk.

Künstliche Hohlsteine aus Kieselgur, Kies oder Bimssand.

In massiven Mauern werden häufig *Isolierluftschichten* ausgespart. Sie machen die Wände im Winter wärmer, kühler im Sommer und trockener zu jeder Jahreszeit. Derartige Mauern sind billiger als massive Mauern, trocknen besser aus und dämpfen besser den Schall. Der Zwischenraum zwischen den Mauern mit Isolierluftschicht ist 12—14 cm stark, er muß in jedem Geschoß durch Bindeschichten abgeschlossen werden, um bei ungleichmäßiger Erwärmung der Luftschicht Konvektionsströme und eine Übertragung der Feuchtigkeit an den Innenwänden zu vermeiden. Die Luftschichten können aber auch mit schlecht leitendem Material, wie Kieselgur, Schlacken und Korkabfällen ausgefüllt werden.

Für *leichtere Bauten* werden folgende Wandkonstruktionen verwendet:

Holzfachwerkwände. Holzgerüst auf 50—80 cm hohem Steinsockel mit Isolierschicht. Die Felder werden durch $^1/_2$—1 Stein starke Mauern ausgefüllt. Werden leichtere Materialien (s. Ziffer 3) verwendet, sind die Außenwände durch Holzschindeln, Schiefer, Dachziegel oder Zementplatten vor Feuchtigkeit zu schützen.

Eisenfachwerkwände. Sie sind ähnlich wie Holzfachwerk zu verkleiden, eignen sich mehr für transportable Bauten.

Für militärische Zwecke sind rein *eiserne Bauten* nicht brauchbar. Sie sind zu heiß im Sommer und lassen sich im Winter schlecht beheizen. Isolierung der Wände schafft nur wenig Abhilfe (Hoffmann).

Wände für Barackenbau. Leichtere Konstruktion: präparierte doppelte Barackenpappe, Barackenleinwand oder Holz mit präparierter Barackenpappe in Holzrahmen. *Schwerere Konstruktion* als Ersatz für Fachwerkbauten oder leichtere Massivbaracken: Wände mit jalousieartiger Holzbekleidung über einer Lage Isolierpappe oder Holzbekleidung mit Isolierschichteinlage.

Die unter der Not des Krieges entstandenen „Sparbauweisen" mit den von vielen Firmen hergestellten Hohlsteinen in den verschiedensten Formen zur Ausfüllung mit Schlacke usw. haben sich nach Korff-Petersen an einigen Stellen nicht so bewährt, wie man erhofft hatte, sie haben daher jetzt sehr an Bedeutung verloren und entsprechen nicht militärischen Anforderungen. Über die für den Unterkunftsbau im Felde verwendeten Naturbaustoffe s. Abschnitt D. 2.

Brandmauern, die in militärischen Bauten den ortspolizeilichen Bestimmungen entsprechend angelegt werden, sind dazu bestimmt, die Verbreitung eines Brandes zu verhindern. Sie müssen in der Stärke von mindestens 1 Stein mit vollen Fugen hergestellt werden und dürfen keine Öffnungen und Hohlräume aufweisen. Hölzerne Träger und Balken dürfen in Brandmauern nur eingelegt werden, wenn die Mauer noch mindestens 12 cm stark verbleibt.

Mörtel. Die Zubereitung des Mörtels erfordert besondere Vorsichtsmaßnahmen. Verunreinigungen des Wassers mit Kochsalz oder salpetersauren Salzen (Brunnenwasser) verursachen feuchte Wände und sog. Mauerfraß.

Man unterscheidet: Wasser- (hydraulischer) Mörtel, der im Wasser steinhart und wasserdicht wird und daher für Grundmauern in feuchtem Boden, Gruben, Kanälen geeignet ist. Er besteht aus Kalk, gemischt mit Ton, Traß, Ziegelmehl, Zement od. dgl. Durch ein besonderes Mischungsverhältnis aus Kalk, Zement und Sand ist ein poröser fester Mörtel für Hausmauern über den Fundamenten zu erhalten.

Reiner Zementmörtel besitzt erhebliche Nachteile, da er Schall und Wärme besser leitet, langsamer austrocknet und an der Luft leicht Capillarrisse bekommt. Letzteres kann durch Zusatz von feinstem Holzpulver vermieden werden.

Eigenschaften der Baustoffe. Die oben erwähnte Forderung der Festigkeit der Wände ist abhängig von den technischen Eigenschaften der Baustoffe, wie Festigkeit gegen Druck, Zug und Biegung, Wetter- und Feuerbeständigkeit. Die Prüfung dieser technischen Eigenschaften wird in der Regel in den Materialprüfungsämtern vorgenommen. Als gesundheitlich wichtige Eigenschaften der Baustoffe sind ihr Luftgehalt und die Durchlässigkeit für Wasser und Luft anzuführen, von ihnen hängt ihre Wärmeleitung, die Wärmekapazität, die Trockenheit und die Schalldurchlässigkeit ab.

1. Das *Wärmeleitungsvermögen* einer Wand wird ausgedrückt durch die Wärmeleitzahl (λ) oder die Wärmemenge, ausgedrückt in Wärmeeinheiten, die bei 1^0 C Temperaturunterschied durch eine 1 m dicke Wand pro Quadratmeter und Stunde hindurchgeht. Die Wärmeleitzahl nimmt zu mit der Temperatur, dem Raumgewicht und der Feuchtigkeit. Von dieser Wärmeleitzahl ist zu unterscheiden das Temperaturleitvermögen, denn dieses drückt die Zeit aus, in der sich die Temperatur eines Punktes der Wand um 1^0 C ändert. Zwar steht es mit der Wärmeleitzahl in einem gewissen Zusammenhang, aber es ist wesentlich mitbedingt von der spezifischen Wärme und der Dichte des Körpers. Z. B. haben Metalle und Luft dasselbe Temperaturleitvermögen, dagegen ist die Wärmeleitzahl der Metalle bis 150mal größer als die der Luft (KORFF-PETERSEN). Luft ist der schlechteste Wärmeleiter, und es ergibt sich daraus, daß alle lufthaltigen Stoffe je nach ihrem Luftgehalt (Porosität) um so schlechter die Wärme leiten.

Es folgen nun einige *Wärmeleitzahlen* nach den Versuchen des Laboratoriums für technische Physik der Technischen Hochschule in München (W. KNOBLAUCH):

		Bei der Feuchtigkeit in	
		Vol.-%	Gew.-%
Bimsbeton	0,24	etwa 10,30	etwa 12,90
Schlackenbeton	0,24	„ 10,30	„ 12,90
Kiesbeton	1,04	10,20	4,50
Kalksandstein	0,80	15,30	4,85
Lehmstein	0,60	7,40	4,17
Lehmstein	0,80	10,00	5,64
Rhein. Schwemmstein	0,11		
Hochofenstein	0,14		
Ziegel, hochporös	0,16		
	0,41	0,00	0,00
Maschinenziegel	0,43	0,08	0,05
	0,60	etwa 0,90	etwa 0,56
	0,82	1,81	1,12
Eichenholz, senkrecht zur Faser	0,17		
Kiefernholz, senkrecht zur Faser	0,12		

Baustoffe mit hohen Wärmeleitzahlen (z. B. Kiesbeton, Kalksandstein) werden für Wohnungsbauten in der Regel nicht in Frage kommen. Es ist jedoch hierbei zu beachten, daß der wirkliche Wärmedurchgang durch eine Mauer nicht nur von der Wärmeleitzahl der verwendeten Baustoffe, sondern auch von einigen anderen Größen, so von der Größe der Wandfläche, der Differenz der Lufttemperaturen innen und außen, der Wärmeübergangszahl von der Luft auf die Wand und umgekehrt, der Dicke der Wand und der Summe der Wärmedurchgangswiderstände aller Wandschichten abhängt.

2. Die *Messung der Baumaterialien auf Schalldurchlässigkeit* hat in neuerer Zeit eine größere Würdigung erfahren, da die Klagen über unerträgliche Geräusche, denen der Stadtbewohner ausgesetzt ist, immer dringlicher werden.

Man unterscheidet den Luftschall in Form von Luftschwingungen und den Körperschall, der aus Schwingungen in den festen Medien besteht. Meist treten beide Arten gemeinsam auf.

Nach SÜPFLE und HOFMANN hängt die psychische Wirkung des Schalls ab von seiner dynamischen Stärke, von seiner Dauer, seiner qualitativen Eigenart, von seinem Rhythmus sowie von der Zeit und dem Ort seines Auftretens. Lärm, also jede Art von Schallschwingungen, die eine gewollte Schallaufnahme stört, wirkt kaum gesundheitsschädigend, jedoch kann er bei Nichtdisponierten auf die Dauer Zustände von reizbarer Schwäche hervorrufen. Man drückt die Lautstärke in „*Phon-Lautstärke*" oder „Phon-L", eine physiologische Größe, aus und mißt sie mit dem Geräuschmesser nach BARKHAUSEN oder dem Lärmzähler (Thorybometer) von DOLD und THIELE. Mit dem BARKHAUSEN-*Apparat* kann die Schallisolation beliebiger Wände untersucht werden.

Als Mindestforderung wird von den Außenwänden eine Schallisolation gefordert, die 60—70 Phon entspricht. Man erreicht eine genügende Einschränkung der Schallübertragung dadurch, daß man den Schall zwingt, auf seinem Wege abwechselnd auf harte und weiche Schichten zu treffen. Durch Einschluß von Luftschichten ist nur dann eine Verbesserung der Isolation zu erreichen, wenn die beiden Wandseiten sich nicht berühren, und wenn die Luftschicht dicker als 4—5 cm ist. Um die durch den Straßenverkehr oder durch Maschinen hervorgerufenen Erschütterungen zu messen, bedient man sich tragbarer Seismometer.

Auch bei militärischen Bauten werden neuere Grundsätze zur Bekämpfung störender Geräusche angewandt. Maßgebend ist das „Merkblatt für den *Schallschutz* bei Gebäuden" (Erlaß vom 26. 6. 35), in dem für Heeresbauten Schallschutzmaßnahmen bei den *Lazaretten* vorgesehen sind. Ferner ist bei Unterrichtsbauten sowie bei Stabsgebäuden höherer Stäbe von Fall zu Fall nachzuprüfen, ob bzw. welche Räume besonders zu schützen sind. Bei Mannschaftshäusern usw. der Kasernen erübrigt sich ein besonderer Schallschutz.

b) Innenwände. Für den Bau der Innenwände kommen leichtere Konstruktionen zur Anwendung, da sie die Forderungen der Wetterbeständigkeit und schlechte Wärmeleitung, die an die Beschaffenheit der Außenwände gestellt werden müssen, nicht zu erfüllen brauchen. Sie haben meist nur $^1/_2$ Steinstärke und werden häufig aus sog. Leichtsteinen, ferner aus Rabitzgewebe oder Monierkonstruktionen errichtet. Letzteres ist ein Baumaterial, das aus Drahtgewebe, mit Gips, Kalk oder Zement umhüllt, besteht und in relativ geringer Stärke erhebliche Tragkraft und Feuersicherheit gewährt. Ferner sind Voll- und Hohlplatten aus Gips, Kalk und Rohr, sog. Gipsdielen für diese Zwecke geeignet. Zur Vermeidung einer lästigen Schallübertragung können die Innenwände aus Korksteinen gebaut oder mit Torfoleumplatten (gepreßten Torfleichtplatten) bekleidet werden, auch werden Thermossteine, Kästen aus Leichtbeton mit zahlreichen, durch Pappe getrennten Hohlräumen für die Innenwände empfohlen.

Wandverkleidung der Innenwände. Die Oberflächen der Innenwände werden mit Kalkmörtel verputzt und sollen möglichst glatt hergestellt werden, um eine ausgiebige Reinigung zu ermöglichen. Ganz besonderer Wert ist in Krankenräumen zur Erleichterung der Desinfektion auf glatte Wände zu legen.

Im allgemeinen erhalten Wände, die der *Feuchtigkeit* (Wrasen) ausgesetzt sind, z. B. in Koch- und Waschküchen, Bade-, Aus- und Ankleideräumen verlängerten Zementputz (Anwurf) und darüber Kalkmörtelputz, starker Abnutzung ausgesetzte Wandflächen, z. B. in Fluren Treppenhäusern, Aborten einen 1,50 m hohen Sockel mit Zementzusatz. Wandflächen hinter eisernen Öfen, abgesehen von Wohnungen, sind mit glatter Ziegelsteinverblendung (möglichst dunkelfarbig) in genügender Höhe und Breite zu versehen.

In *Truppenküchen* und Geschirrspülräumen wird 1,50 m hoch, hinter den Kesseln und in Wasch-, Dusch-, Aus- und Ankleideräumen 1,80 m hoch eine Sockelbekleidung mit hellen, glasierten Wandplatten (1. Sortierung) verwendet. In den Wohnungen erhalten die Küchen- und Baderäume hinter dem Ausguß und hinter dem Herd bzw. der Badewanne helle, glasierte Platten (1. Sortierung), im übrigen einen 1,50 m hohen Anstrich mit Ölfarbe. Die Wandflächen unter den Ausgabeschaltern in Speisesälen und Nebenzimmern sind zu verblenden oder mit Platten zu verkleiden (Richtlinien als Anhalt für den Neubau).

Anstrich der Wände. Für die Ausführung der Innenanstriche sind im übrigen nach der G.G. vorgesehen: Kalkfarbenanstrich, Leimfarbenanstrich, Ölfarben-, Ölanstrich und Emaillefarbenanstrich. Für einzelne Räume kommt Tapezierung in Betracht.

Eine Zusammenstellung der Einzelbestimmungen über den Anstrich der Wände in den militärischen Gebäuden befindet sich in der G.G. I. Beil. D, S. 149—163, aus der für sämtliche Räume die Art des vorgesehenen Anstrichs ersichtlich ist (ergänzt durch H.V.Bl. 1927, Nr. 12). Siehe auch die Verfügung H.V.Bl. 1927, S. 70, Ziffer 226 und Erlaß Rw.Min. H.V.A. vom 6. 9. 27, nach denen 2 m hoher Ölfarbensockel und im übrigen Kalk- bzw. Leimfarbenanstrich für Krankenstuben in den Krankenrevieren und Kasernenstuben zuständig ist.

Über die Dauer des Innenanstrichs gibt Wm. Verw. V. III (Entw.) S. 51 Auskunft, und zwar werden als Dauerzeiten, immer vom Beginn des Rechnungsjahres der Ausführung ab, gerechnet:

für Kalkfarbenanstrich	3 Jahre
für den Leimfarbenanstrich und für die mit Kalkfarbe gestrichenen Decken in Räumen mit Leimfarbenanstrich der Wände .	4 „
für den Öl-, Ölfarben- und Emaillefarbenanstrich der Wände und Decken	6 „
für das Tapezieren	9 „

Auch in der G.G. Beil. D. S. 146—147 wird für Kalkfarbenanstrich eine Dauer von 3 Jahren als Regel angegeben, doch darf unter besonderen Umständen — übermäßige Staub-, Rauch- oder Wrasenentwicklung, besonders starke Benutzung, z. B. bei Waschen, Ansteckungsgefahr bei Krankheiten usw. — eine frühere Erneuerung jederzeit angeordnet werden.

Bei Leimfarbenanstrich ist unter besonders begründeten Fällen eine frühzeitigere Erneuerung zulässig. Bei Öl-, Ölfarben- und Emailleanstrich darf vor Ablauf der gewöhnlichen Dauerzeit von 6 Jahren in besonders begründeten Fällen auf einwandfreien und trockenen Wandflächen eine Erneuerung erfolgen. Die Erneuerung der Tapezierung vor Ablauf einer Dauerzeit von 9 Jahren ist nur zulässig, wenn besondere Gründe, z. B. sanitäre Rücksichten, als Anlaß für bauliche Maßnahmen usw. vorliegen.

Nachfolgende Zusammenstellung zeigt die für die *Lazarette* (S. 239) geltenden Bestimmungen:

Wand- und Deckenanstrich und Wandbekleidung in Lazaretten.
Gem. Beil. 11 F.S.O. und Erlasse Rw.Min.S.In. vom 17. 1. 27, 22. 6. 29, 7. 4. 32 und 11. 3. 33.

Ölfarben-, Lackfarben- bzw. Emaillefarbenanstrich	Leim- bzw. Kalkfarbenanstrich	Tapezierung	Kachelfliesen bzw. Porzellankacheln
Wände und Decken: Operations- u. Obduktionsräume, Vorbereitungsräume neben den Operationsräumen. Untersuchungszimmer der einzelnen Kranken-Abteilungen Krankenräume in Absonderungshäusern u. einzelne Absonderungszimmer. *2 m hoher Sockel:* Krankenstuben einschl. Betsaal. Aufnahmezimmer. Aborträume. Lazarettapotheke einschließlich Abdampfraum bzw. Arznei- u. Verbandmittelanstalten. Sanitätslager. Wasch- u. Kochküchen. Röntgenuntersuchungs- u. Entwicklungsräume. Leichenaufbahrungs- u. Aufbewahrungsräume. Flure u. Treppenaufgänge bei Neubauten. Mannschaftsstuben.	Kranken-, Verwaltungs- u. Wirtschaftsräume sowie Flure u. Treppenaufgänge, soweit nicht Öl- u. Lackfarbe zur Verwendung gelangt.	Schlaf- u. Wohnräume der Chefärzte, der wachthabenden San.-Offiziere u. oberen Beamten. Wohn- u. Schlafstuben der Rechnungsführer, Unterbeamten, Krankenpflegerinnen u. Köchinnen, sowie in den Stuben der Polizeiunteroffiziere u. San.-Unteroffiziere. In Geschäfts- u. Beratungszimmern.	Operationsräume (2 m hoch), Badestuben in der Nähe der Badewannen u. Duschen bis zur angemessenen Höhe. Küchen an den der Feuchtigkeit ausgesetzten Teilen. An den Pissoirs mit Wasserspülung an den Spülbecken. Wascheinrichtungen u. Ausgußstellen in der Nähe der Zapfhähne usw.

6. Zwischendecken.

Für *massive Zwischendecken,* die gemäß G.G. Ziffer 17 und F.S.O., Beilage 11, § 21 hauptsächlich in den Kasernen und Lazaretten verwendet werden sollen, können die verschiedensten Konstruktionen gebraucht werden. Nach den Richtlinien für den Neubau wird über den Wohngeschossen eine massive Decke als Hohlsteindecke gebaut. Für das Kellergeschoß ist, wie schon erwähnt, eine ganz oder zum Teil splittersichere Eisenbetondecke vorgeschrieben, ebenso eine Eisenbetondecke über dem unteren Teil des Dachgeschosses für Kammern u. dgl. Die Decken unter Truppenküchen, Wasch- und Duscheräumen werden als Eisenbeton- oder Vollsteindecke angelegt.

Abb. 3 zeigt die Konstruktion der massiven Zwischendecken mit ihren verschiedenen Schichten. Auf das 10 cm hohe Füllmaterial werden die Lagerhölzer für die Dielen verlegt. Das Füllmaterial wirkt schallisolierend, ebenso unter den Balkenköpfen und unter dem Fußboden angebrachter Unterlagsfilz.

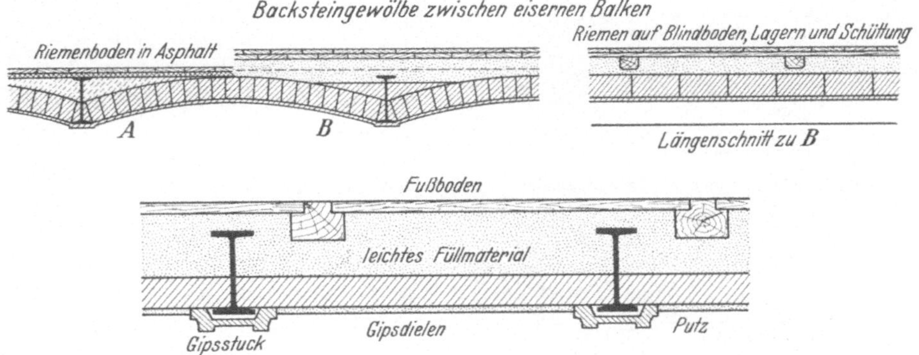

Abb. 3. Massive Zwischendecken nach BISCHOFF, HOFFMANN und SCHWIENING.

Bei *Holzdecken* unterscheidet man Dübeldecken aus massiven, dicht aneinander gereihten Balken und Sturzdecken, bei denen Balken etwa 1 m voneinander entfernt oder schmälere hochkantig gestellte Bohlen in kürzerem Abstand Verwendung finden. Auch bei den Holzdecken ist eine Zwischendeckenfüllung zwischen Fußbodenbelag und unterer Verkleidung anzubringen.

Material zur Zwischendeckenfüllung. Die oben angeführten Bestimmungen tragen den hygienischen Forderungen für die Art des Materials weitgehend Rechnung. Nach allgemeingültigen Sätzen soll es frei von fäulnisfähiger organischer Substanz, frei von Infektionskeimen und trocken sein, ferner soll es aus schlechten Wärme- und Schalleitern bestehen. Der für die Verwendung in Kasernen und Lazaretten für diesen Zweck angegebene ausgeglühte Sand ist hygienisch einwandfrei, erfordert jedoch wegen seiner Schwere starke Deckenkonstruktionen. Zu warnen ist vor dem Bauschutt alter Häuser, da er nur allzu häufig faulende Stoffe, Ungeziefer u. dgl. enthält. Müll und Kehricht ist gänzlich zu verwerfen. Brauchbar sind als Füllmaterial, abgesehen von ausgeglühtem Sand, ausgeglühte Asche, Kalktorf aus Torfmull, Kalk und Wasser hergestellt, Diatomeenerde, Kohlenschlacke (nicht für Holzdecke) und Schlackenwolle, die man durch Einleiten von Dampf in glühende Schlacken gewinnt, ferner Gipsdielen, Schwemm- oder Korksteine. Kalktorf, Diatomeenerde und Asche sind hygroskopisch und erfordern besondere Abdichtungsmaßnahmen.

7. Fußböden.

Für die hygienisch einwandfreie Beschaffenheit des Fußbodens sind einige Grundsätze maßgebend, nach denen man zu beachten hat:

1. eine wasser- und staubdichte Oberfläche,
2. schlechtes Wärme- und Schalleitungsvermögen und
3. die Möglichkeit einer leichten Reinigung.

a) Holzfußböden. Die nach den Richtlinien für den Neubau für weniger stark benutzte Räume, z. B. Wohnungen verwendeten einfachen Holzdielenfußböden bestehen aus höchstens 15 cm breiten Brettern aus Weichholz (Coniferen- oder, je nach Ortsgebrauch, gleichwertiges Tannen-, Fichten- oder Lärchenholz).

Sie haben, besonders wenn sie einfach aufgenagelt sind, den Nachteil, daß sich beim Nachtrocknen der Dielen breite Fugen bilden, die nur schwer durch Holzleisten oder Kitt zu verschließen sind. Empfehlenswert ist es, die Fußbodenbretter auf die Lagerhölzer aufzuschrauben, damit sie leichter ausgetauscht werden können. Zur Schallisolierung dienen Streifen von Papier oder Baumwollfilz, Korkplatten oder Gummilagen, die zwischen Tragbalken und Dielen gelegt werden. Auf gute Dichtung der Fußböden an den Wandanschlüssen ist besonderer Wert zu legen, sie wird durch Aufschrauben der Fußbodensockel-

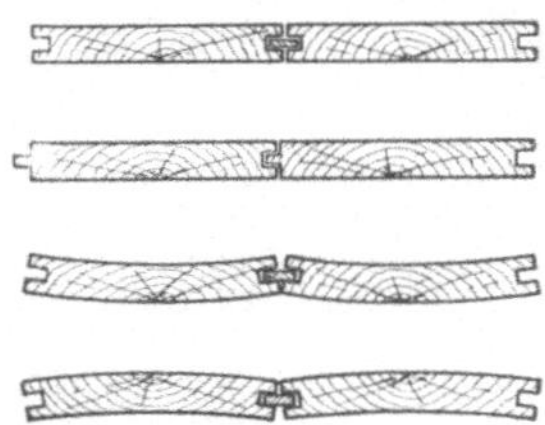

Abb. 4. Schlechte und gute Dielenfußböden.

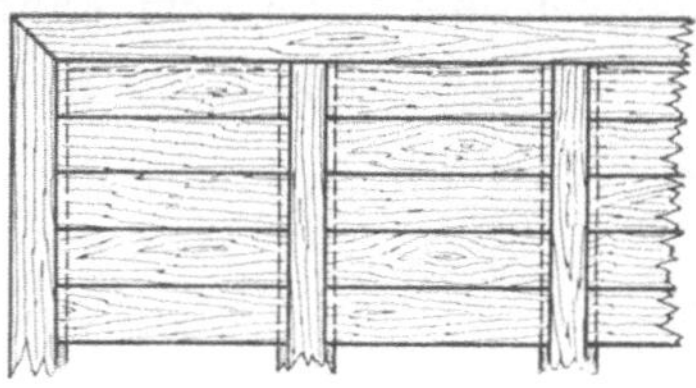

Abb. 5. Riemenfußboden auf Rahmenhölzern.

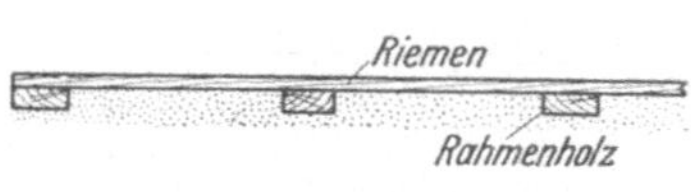

Abb. 6. Querschnitt von Abb. 5.

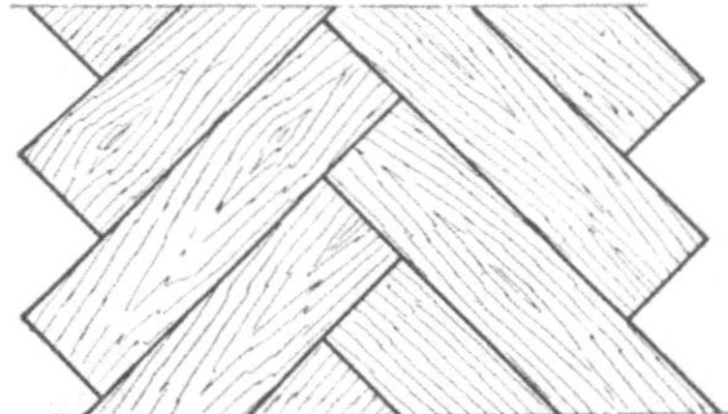

Abb. 7. Riemenfußboden in Fischgratmuster nach NUSSBAUM.

leisten an einer in die Wand eingelassenen Leiste bewirkt. Weichholzfußböden sind bis zum völligen Trockensein nur zu ölen (ohne Farbzusatz); über späteren Anstrich s. Erlaß vom 9. 10. 28.

Für stark benutzte Räume wird in der Regel in den Kasernen bei Preisangemessenheit Stab- oder Riemenboden (Schiffsboden mit versetzten Stößen) aus Hartholz (Eiche oder Buche, letztere durchgedämpft und in Öl gekocht) verwendet, und zwar benutzt man Dielen II. Wahl oder gute Dielen (Stammware I. Klasse). Der Stabfußboden setzt sich aus kurzen Brettern zusammen, die man in Rahmen faßt oder als Fischgratmuster auf Lagerhölzer vorlegt. Siehe Abb. 4, 5, 6, 7.

Wenn der Parkettfußboden nach vollkommener Austrocknung sorgfältig verlegt ist und mit Wachsmasse gebohnert wird, ist er fast vollkommen wasserundurchlässig, jedoch kann der Fußboden auch durch Einlegen des Holzes in Asphalt auf Ziegel- oder Betonpflaster oder auf Holzlager mit Sandschicht wasserdicht gemacht werden. Nach dem Erlaß vom 9. 10. 35 ist die Pflege der Hartholzfußböden mit *Leinöl* vorgeschrieben.

b) Massive Fußböden. Estriche sind für Wohnräume wegen ihrer Härte und größeren Wärme- und Schalleitungsvermögens weniger geeignet, haben aber große hygienische Vorteile für Wirtschaftsräume, Flure, Treppen, Badezimmer, Aborte und Ställe. Je nach dem verwendeten Material unterscheidet man:

Estriche aus Gußasphalt, Gips, Traß mit Kalk- oder Zementzusatz oder mit Zusatz von Steinstücken (Terrazzo-Mosaik, Granito), ferner Estriche aus Magnesiamörtel mit Zusatz von Holzpulver und Korkabfällen und massive Fußböden aus Stein-, Zement- oder Glasplatten.

Im einzelnen sind vorgesehen für:

Unterkunftsräume. Unter eisernen Öfen massiver Fußbodenbelag in ausreichendem Umfange. Wirtschaftsräume: vor den Speiseausgabestellen und Verkaufsschaltern bis 1,50 m breiter Steinzeugplattenbelag (1. Sortierung, mit glatter, immer rauh bleibender — gleitsicherer — oder gekörnter Oberfläche, oder nicht zu glatt geschliffener Terrazzobelag).

Wasch-, Dusch-, Aus- und Ankleideräume. Hellfarbige Steinzeugplatten oder Terrazzobelag mit rauher Oberfläche. Unter dem Fußboden zur Dichtung doppelte geklebte Teerpappenlage, die an den Wänden bis zur Fußbodenleiste hochgezogen, auf dem abgeglichenen Beton aufgelegt und mit Asphalt überstrichen wird.

Flure. Nicht zu hellfarbige Steinzeugplatten (1. Sortierung) mit geriffelter Oberfläche in Zementmörtel, Riffelung senkrecht zur Gehrichtung, Wandhohlkehlfußleiste.

Kellerräume. Zementestrich über Beton; Heiz- und Kohlenräume: gehärteter Zementestrich oder Klinkerpflaster. Bodenräume unter hölzernem Dachstuhl: Zementestrich auf Massivdecke.

Unentbehrlich ist nach langjähriger Erprobung auch für militärische Bauten und Lazarette als Fußbodenbelag auf Holzfußboden oder Estrich das *Linoleum* geworden, bestehend aus Leinöl, Harz und Korkmehl auf Jute aufgewalzt. Durch die Untersuchungen von W. Hoffmann wurde seinerzeit seine Brauchbarkeit erwiesen. Seine Vorzüge bestehen in seiner glatten Oberfläche, in der Wasserundurchlässigkeit und in dem großen Widerstande gegen Abnutzung. Zur Abdämpfung von Geräuschen wird zwischen Linoleum und Estrich eine 1,5 mm starke Dämpfplatte gelegt. Über die Pflege des Linoleumbelags s. H.V.Bl. 1928, Nr. 1 und Erlaß vom 2. 3. 29.

Über Linoleumverwendung in den *Lazaretten* im einzelnen s. „Richtlinien für die Bauausführung beim Neubau von Lazaretten“ vom 21. 1. 36 und Wm. San.V./5, Ziffer 13.

8. Fenster und Türen.

Äußerst wichtige gesundheitliche Forderungen, wie die ausgiebige Belichtung und Lüftung der Räume in den Kasernen und Lazaretten, besonders der Wohn- und Arbeitsräume, hängen von bautechnischen Maßnahmen ab. Hierbei ist die Lage der Fenster in den Gebäuden von Bedeutung. Die hierbei anzuwendenden Richtlinien wurden im Abschnitt 1 erläutert. Ferner ist die Größe der Fenster im Verhältnis zur Bodenfläche des Raumes zu berücksichtigen.

Wenn für die Mindestlichtfläche der Fenster in den Lazaretten in der F.S.O., Beilage 11 § 19 $^1/_5$ der Bodenfläche der Krankenzimmer gefordert wird, so entspricht dies durchaus allgemeingültigen hygienischen Grundsätzen für den Krankenhausbau. Die Fensterbreite soll nicht unter 1,20 m heruntergehen. Auch in neueren Richtlinien für den Bau von Heereslazaretten wird $^1/_7$ der Bodenfläche für die Fensterfläche als gering bemessen bezeichnet und ebenfalls $^1/_5$ der Bodenfläche vorgezogen; auch wird gefordert, daß alle Fenster möglichst hochzuziehen sind.

Bei Wohnhäusern muß die Größe der Glasfläche mit der Tiefe des Geschosses wachsen. Nach Nussbaum genügt bei Freilage im obersten Vollgeschoß ein Verhältnis der Glasfläche zur Bodenfläche von 1 : 12, für die folgenden Geschosse werden 1 : 11, 1 : 10 und 1 : 9 angegeben. Außerdem soll der Abstand der Fensteroberkante vom Fußboden $^3/_5$ des Abstandes der Innenwand von der Fensterwand betragen.

Die Richtlinien als Anhalt für den Neubau von Mannschaftshäusern usw. enthalten demgemäß Angaben für die *Tiefe der Mannschaftsstuben* im Erdgeschoß, die in der Regel 6,20 m betragen soll. Die Geschäftszimmer im

Stabshause sollen etwa 5 m tief sein (H.V.Bl. 1933, Nr. 57), sofern nicht eine stärkere Belegung mit Mannschaften eine größere Tiefe bedingt. Auch bei den Heereslazaretten erfordert die Tiefe der Räume besondere Beachtung. Bei einer lichten Höhe von 3,30—3,50 m sind Tiefen über 6 m zu vermeiden, bei kleinen Krankenzimmern sind 4,20—5,00 m als zweckmäßig zu bezeichnen.

Für die Lufterneuerung (natürliche Belüftung) in bewohnten Räumen sind auch die geschlossenen Fenster von größter, auch in neueren Arbeiten besonders anerkannter Bedeutung (KISSKALT, GULLINO). Dieser Luftwechsel muß bei der Berechnung der Heizung berücksichtigt werden, wobei zu beachten ist, daß Doppelfenster die Lufterneuerung auf die Hälfte vermindern. Nach den angegebenen Richtlinien sind ein- bzw. zweiteilige Doppelfenster ohne festen Mittelpfosten in Unterkunfts-, Geschäfts- und gleichartigen Räumen, Küchen, Abort-, Wasch-, Bade-, Aus- und Ankleideräumen, im übrigen einfache Fenster vorgesehen. Über Kippflügel an den Fenstern siehe Abschnitt „Ventilation“.

Gegen zu starke Sonnenstrahlung sind bei allen Fenstern der Heereslazarette helle leichte Vorhänge für den Sonnenschutz und für die Verdunkelung Vorhänge aus lichtdichtem Stoff vorzusehen, die ganz oder teilweise aufschiebbar sind. Versuche über die zweckmäßigste Form sind noch im Gang. Jalousien (Rolläden) dürfen nach der G.G. Ziffer 20 je nach Ortsüblichkeit und Bedarf bei Offizier- und Familienwohnungen, Geschäftszimmern und Offizierspeiseanstalten gewährt werden.

Besondere Bestimmungen über *Arrestzellenfenster* sind in der G.G. 1889 bzw. H.V.Bl. 1930, Nr. 122 enthalten. *Bodenfenster,* die in der Dachfläche liegen, sind aus Eisenblech herzustellen. Bei den *Kellerfenstern* sind die äußeren und inneren Umrahmungen glatt zu halten, damit die im Gefahrsfalle vorzunehmenden Abdichtungen durch Bohlentafeln u. dgl. möglichst dicht anschließen. Auch die *Türen* tragen erheblich zur Selbstlüftung der Räume bei. Um diese natürliche Lüftung zu fördern, sind an den unteren Füllungen häufig durch Schieber verschließbare Schlitze oder jalousieartige Ventilationseinrichtungen angebracht.

Die *Haupteingangstüren* erhalten in den Kasernen zwei Flügel und sind 1,60 m breit und mindestens 2,20 m hoch. Für innere Türen der Mannschaftsgebäude wird eine Breite von 1,60 m und für die Türen in Wohnungen eine Breite von ebenfalls 1,60 m bei einer Höhe von 2,05 m angegeben. Die Türen der Nebengelasse sind entsprechend schmäler. Dachboden- und Kammertüren müssen in feuerbeständigen Wänden den ortspolizeilichen Vorschriften entsprechend ebenfalls feuerbeständig sein, z. B. kann für diese Zwecke Stahlblech mit innerer Dämmfüllung verwendet werden. Die Türen der Bodenverschläge bestehen aus Drahtgeflecht (Richtlinien als Anhalt für den Neubau).

Im allgemeinen werden zum Schutze gegen Geräusche die Türfüllungen doppelt genommen und mit einer Einlage von Kork, Filz, Torf od. dgl. versehen. Nach der G.G., Ziffer 22 dürfen derartige Türen ebenso wie Doppeltüren oder wärmehaltende Türen überall da angebracht werden, wo es örtliche oder Witterungsverhältnisse, Rücksichten auf die Bewohner oder auf die Bestimmung der Räume erfordern.

Für *Offizierskrankenstuben* und je 5 Krankenstuben auf 100 Betten sind Doppel- oder schalldämpfende Türen einzubauen. Außerdem erhalten Doppeltüren alle Türen zu Arzt-, Operations- und Untersuchungszimmern (Rw.San. V./5, Ziffer 13).

Die innere Türfläche für *Geisteskrankenstuben* darf keinen Türgriff haben.

9. Treppen und Flure.

Die für militärische Bauten bestehenden ausführlichen Bestimmungen über die Anlage und die Ausmaße der Treppen und Flure (G.G. Ziffer 15, 18, 25, 78 und F.S.O., Beil. 11, § 18) sollen die bequeme und sichere Begehbarkeit und Feuersicherheit gewährleisten, da von der Ausführung der bautechnischen Anordnungen besonders in den Kasernen die schnelle *Alarmbereitschaft* und die schnell durchzuführende Räumung der Gebäude bei Feuersgefahr abhängt. Nach den baupolizeilichen Verordnungen muß von jedem zum dauernden Aufenthalt von Menschen bestimmten Raume eine Treppe in höchstens 25 m Entfernung erreichbar sein. Diese Forderung ist in den mehrgeschossigen Kasernenanlagen nach dem Kompaniesystem ohne weiteres erfüllt. Auch bei den älteren Bataillonskasernen ist es möglich, jede Kompanie auf eine feuersichere Treppe von mindestens 1,5 m Laufbreite anzuweisen. Weitere Maßnahmen für die Feuersicherheit sind derart durchzuführen, daß das Treppenhaus nach dem Keller und nach dem Boden zu gut abzuschließen ist, und die Treppen aus feuersicherem Material herzustellen sind. Nun werden die Treppen nach den „Richtlinien als Anhalt für den Neubau usw.", schon um eine allzu starke Abnutzung zu vermeiden, aus Eisenbeton mit aufgesattelten Beton-, Kunststandstein- oder Natursteinstufen auf durchgehenden Platten hergestellt, wodurch nach den baupolizeilichen Bestimmungen Feuersicherheit oder zum mindesten eine feuerhemmende Bauweise gewährleistet ist. Die Trittfläche soll gehärtet (Carborundium, Duromit, Diamant od. dgl.) und nicht zu glatt sein, um Unfälle durch Ausgleiten zu vermeiden. Dem entspricht die für die Lazarette geforderte Stufenbreite von mindestens 30 cm (17 : 30 oder besser 16 : 31,5), um den Krankentransport sicherer zu gestalten. Auch in den Kasernen wird es sich empfehlen, bei dem meist großen Schuhwerk der Mannschaften nicht unter den Mittelwerten zurückzubleiben (Hoffmann). Als ein gutes Verhältnis der Stufenbreite zur Stufenhöhe wird im allgemeinen 16 : 24 angegeben, ferner ist nach 12—15 Stufen ein Absatz oder Ruheplatz anzubringen. In den Lazaretten sind an den Steinstufen Aussparungen für Linoleumbelag angebracht.

Die Spitzbodentreppen bestehen aus Holz ohne Setzstufen. In den Familienhäusern sind ebenfalls Treppen aus Holz mit Verputz der Unterschicht nach der G.G. und baupolizeilichen Vorschriften entsprechend vorgesehen. Wendeltreppen sind nur da zulässig, wo es sich lediglich um einen beschränkten Personenverkehr handelt, und die Beförderung von sperrigen Geräten anderweitig möglich ist. Im einzelnen wird nach genannten Richtlinien gefordert für den Mittelflur eine Breite von 2,50 m. Das Treppenhaus scll 3,30 m breit sein bei einer Laufbreite zwischen Wand und Wange von 1,50 m. Nebentreppen können eine geringere Breite besitzen.

10. Dachgeschoß und Dach.

Für Mannschaftshäuser sind im unteren, massiven Teil des Dachgeschosses Räume für Kammern und Geräte- usw. Räume vorgesehen. Darüber liegt der Spitzboden, der keinen Holzfußboden besitzen darf, für Bodengelasse, Abstellräume, Trockenböden usw. (Richtlinien als Anhalt usw.).

Gemäß Erlaß Rw.Min. vom 10. 4. 34 ist als Maßnahme für den *Luftschutz* der untere Teil des ganzen Dachgeschosses (Kammern) in der Regel mit einem 10 cm starken Eisenbetonmantel auszubauen. Die massive Hohlsteindecke unter diesem Teil ist für eine Nutzlast von 500 kg/qm für die Unterbringung von Kammerbeständen u. dgl. zu berechnen. Der Fußboden unter dem hölzernen Dachstuhl (Spitzboden über den Kammerräumen) ist als Zementestrich auszuführen. Bei Gebäuden, deren Dachgeschosse überhaupt nicht zur Unterbringung von Kammerbeständen in Frage kommen, und daher keinen Eisenbetonmantel erhalten, ist unter dem Dachgeschoß eine Eisenbetondecke, für eine Nutzlast von 250 kg/qm berechnet, mit Zementestrich und einer Dämmschicht (Isolierung) herzustellen.

Für die angegebene Gliederung des Dachgeschosses in den Mannschaftsgebäuden kommt daher nur die in unseren Breiten gebräuchlichste Form des Daches, das Giebeldach auf Fachwerk in Betracht. Für diese Dachkonstruktion, von Nussbaum als *Steildach* mit 60° Neigung empfohlen, kann als Material Verwendung finden:

Ziegel, hartgebrannt: als Flachziegel, Dachpfannen und Falzziegel; Zementplatten; Schiefer auf Schalung mit Teerpapierunterlagen und Asbestschiefer.

Bei allen Steildächern ist auf gute Ventilation des Dachraumes durch Dachluken oder Fenster zu achten, da durch Kondenswasser leicht ein feuchtes Dach und Pilzbildung entstehen kann. Über die Firstventilation siehe Abschnitt über Ventilation. Unbedingt nötig ist ferner in den Familienhäusern die Verschalung des Daches mit Zementverputzung zum Schutze gegen Hitze und Kälte, wenn Dachwohnungen eingerichtet werden.

Über Dächer aus Stroh, Schilf, Holz siehe S. 161. Ferner sind zu erwähnen: Metalldächer: aus Wellblech nur für Schuppen und Baracken; Kupferdächer sind zu teuer, daher für militärische Bauten nur äußerst selten zu verwenden.

Dachpappe ist für vorübergehende Unterkunft und Abdecken von Schuppen usw. brauchbar. Sie ist wenig dauerhaft und im Sommer sehr heiß, jedoch kann zu starke Erwärmung durch hellen Anstrich und durch Überstreuen mit hellem Kies gemildert werden.

Flachdächer werden in neuerer Zeit auch in Deutschland für Wohnhäuser häufig verwendet und haben wegen einiger unleugbarer Vorteile auch bei der Errichtung militärischer Gebäude, wenn auch nicht für den Kasernenbau, Eingang gefunden (z. B. Stabsgebäude in Breslau). Als Vorteil der flachen Dächer ist anzuführen, daß sie billiger sind als die Giebeldächer, daß sie gut wärmeisolierend wirken, und daß sie die Möglichkeit eines Aufenthalts in freier Luft gewähren. Schon bei 2,5 cm starker Torfplattenisolierung, dem Mindestmaß der Isolierung bei Flachdächern, sollen sie nach Settele denselben Wärmedurchgangswiderstand besitzen wie Steildächer bei ruhender Luft. Ob sie aber auf die Dauer regensicher zu halten sind, muß die Erfahrung lehren.

Am geeignetsten ist für flache Dächer das *Holz-Zementdach* zu bezeichnen, da es ganz besonders dauerhaft und wasserdicht sein soll. Es besteht aus einem Gemisch von Steinkohlenteer, Pech, Harz und Schwefel, das auf mehreren Lagen von Papier verstrichen wird. Am besten werden die Holzzementpapierschichten auf massiver Unterlage, z. B. auf einem Estrich von hartgebranntem Gips oder Hartgipsdielen angebracht. Eine Holzverschalung mit Dachpappe ist ebenfalls als Unterlage brauchbar. Auf die Holzzementpapierschicht kommt eine 8—15 cm hohe Sand- und Kiesschüttung. Die Wärmeisolierung schließt dann das Dach nach innen ab. Bei Lazaretten, die nach dem Pavillonsystem gebaut sind, haben sich die Holzzementdächer seit Jahren bewährt.

Bei Dachkonstruktionen wird man ferner, um die Feuersgefahr, die durch *Brandbomben* (Thermitbomben) entstehen kann, zu vermindern, besondere Abwehrmaßnahmen zu treffen haben. Nach Wirth-Muntsch sind Einbauten aus Holz (Lattenverschläge, Lattentüren) grundsätzlich zu vermeiden und durch Eisen oder leichtes Mauerwerk zu ersetzen. Ferner kommt eine feuer- bzw. flammensichere Imprägnierung des Gebälks mit chemischen Mitteln in Betracht, so daß die Brandbombe wirkungslos ausbrennt. Um das Dachgebälk „feuerhemmend" zu machen, dienen folgende erprobte Mittel: Intrammon, der Cellonfeuerschutz und das Locron. Letzteres kann auch als Anstrichverfahren zur Anwendung kommen, während das Holz mit den beiden erstgenannten Mitteln imprägniert oder eingelaugt wird.

Blitzableiter: H.D.V. 188 §§ 23 und 24.

11. Feuchtigkeit der Gebäude.

a) **Als Ursachen** sollen genannt werden: Bodenfeuchtigkeit bei hohem *Grundwasserstand* und unzureichende Isolierung der Fundamente. Entwicklung von *Wasserdampf* besonders in Koch- und Waschküchen, der sich an den kalten Wänden niederschlägt. Sättigung der Luft mit Feuchtigkeit in engen schlecht gelüfteten Räumen, die von zahlreichen Menschen bewohnt sind (Mannschaftsstuben, Kasematten).

Eindringen von *Außenfeuchtigkeit* durch die Wände an der Wetterseite. Bei Neubauten durch das Wasser, das für die Zubereitung des Mörtels benutzt wird, ferner durch Regen bei ungeschütztem Mauerwerk des Neubaues und durch Verunreinigung der Baumaterialien durch den Urin der Bauarbeiter. Verwendung von hygroskopischen Steinen, die schwefelsaure oder salpetersaure Salze enthalten, von Mörtel mit Calciumchlorid oder Nitraten oder von feuchtem Bauholz.

b) **Nachweis der Feuchtigkeit** in den Wänden: Zunächst ist auf spezifisch modrigen Geruch, der durch Schwamm- und Schimmelbildung hervorgerufen wird, zu achten. Bei der Besichtigung der Wände fallen feuchte, dunkle Flecke unter Umständen mit Schimmelbildung auf. Tapeten auf feuchten Wänden lösen sich ab und beulen sich auf. Feuchte Stellen an den Wänden fühlen sich kälter an als der trockene Teil der Wand. Durch Probeentnahme von Teilen des Mörtels und des Putzes an verschiedenen Stellen kann der Feuchtigkeitsgehalt in chemischen Untersuchungsstellen genau bestimmt werden. Die Proben müssen in luftdicht verschlossenen Gefäßen zur Untersuchungsstelle gesandt werden. Hier kann der Wassergehalt entweder durch Mischen des Mörtels mit Calciumcarbid in dem von KORFF-PETERSEN angegebenen Apparat annähernd bestimmt werden, oder man benutzt die von LEHMANN und NUSSBAUM und von MARKL angegebenen Methoden.

c) **Verhütung und Beseitigung der Wohnungsfeuchtigkeit.** Betreffs Beseitigung der Bodenfeuchtigkeit und Isolierung der Fundamente siehe S. 143.

Ausreichende Lüftung in den Mannschaftsstuben und Verbot des Trocknens von durchnäßten oder gewaschenen Kleidungsstücken. (Über Kleidertrockenräume H.V.Bl. 1935 vom 30. 4.)

Zur Verhütung übermäßiger *Wrasenbildung* in den Mannschaftsküchen sind besondere Richtlinien (Erlaß vom 12. 11. 30) maßgebend; es sollen die Kochkessel erst geöffnet werden, wenn der Kesselinhalt unter den Siedepunkt des Wassers abgekühlt ist. Ferner ist durch Schließen der Fenster und Türen eine Abkühlung der aus den Kesseln aufsteigenden, mit Feuchtigkeit gesättigten Luft durch kalte Zuluft zu verhindern. Endlich soll der in der Küche entstehende Wasserdampf schnell abgeleitet werden, wobei zu verhüten ist, daß er auf dem Wege zum Abluftschlot zu kalte Bauteile trifft, an denen er sich niederschlagen kann. Für den Ersatz der feuchten Abluft durch warme und trockene Zuluft ist Sorge zu tragen. Bei Neubauten sollen die Außenwände der Küche 51 cm stark sein oder in einer Bauart ausgeführt werden, die keinen größeren Wärmedurchgang als eine derartige Wandstärke zuläßt. Über Decken der Küchen siehe Abschnitt 6.

Der Einbau von *elektrischen Ventilatoren* ist untersagt, da sie nur die feuchte Innenluft ins Freie absaugen, wobei die abgesaugte Luft durch die von außen zuströmende Kaltluft ersetzt wird, die dann den Raum abkühlt und die Wrasenbildung begünstigt.

Auf zweckentsprechenden Anstrich (keine Leimfarben) der Decken und der Wände sowie auf Anbringung von Wandverkleidungen (Fliesen-Sockel nach den Richtlinien als Anhalt für den Neubau) ist besonderer Wert zu legen.

Die Außenwände an der Wetterseite können durch Anbringung von Schindeln, Brettern, Dachziegeln, Schiefer, Zementplatten oder Verkleidung mit stark gebrannten Verblendziegeln geschützt werden. Die Fugen sind möglichst schmal zu halten und mit Zement auszustreichen.

Neubauten sind möglichst nicht vor dem völligen Austrocknen der Wände zu beziehen. Das Austrocknen (Verdunstung des beigemengten und Beseitigung des gebundenen Hydrat-Wassers durch die Kohlensäure der Luft und nachfolgende Verdunstung) kann durch künstliche Maßnahmen, Aufstellen von Kokskörben, Zuführung von Wärme gelegentlich der Probeheizung beschleunigt werden. Während des Baues sind in den Baupausen die Mauern durch Dachpappe oder ähnliches Material vor Regen zu schützen. Für die Bauarbeiter sind bequem gelegene provisorische Aborte zu errichten.

Zum Bau sind nur salzfreie Steine und gesundes Bauholz nach besonderen für die Beschaffung von Bauholz ergangenen Richtlinien zu verwenden. Das Wasser für die Zubereitung des Mörtels muß rein sein; Brunnenwasser, das unter Umständen Chloride oder Nitrate enthalten kann, ist möglichst zu vermeiden.

d) Hausschwamm und Trockenfäule. Feuchtigkeit in den Gebäuden bildet häufig die Ursache zur Entstehung und Ausbreitung einer Pilzinfektionskrankheit des Bauholzes, besonders an Stellen, die der frischen Luft nicht genügend Zutritt gestatten. Besonders häufig werden Nadelhölzer durch den Schwamm ergriffen, jedoch entwickelt sich das Mycel auch auf anderen Holzarten, auf Steinen und im Fehlboden. Charakteristisch ist in den Räumen des vom Schwamm befallenen Hauses ein faulig-dumpfer, morchelartiger, manchmal saurer Geruch. Der befallene Fußboden hört auf zu federn, sinkt an einzelnen Steinen ein und wird morsch. Die Fußbodenbretter wölben sich und lassen eine Erweiterung der Fugen zwischen den Brettern erkennen. Überall am Fußboden, an den Balken und Wandverkleidungen können die Fruchtkörper des Pilzes hervortreten. Holz- und Steinteile sind unter dem Bretterbelag durch Fruchtkörper, die mit Wassertropfen bedeckt sind, überwuchert. Das von Schwamm befallene Holz sieht gelbbraun oder dunkelbraun aus, schwindet beim Trocknen in allen Richtungen gleichmäßig und zerbröckelt. Im Wasser quillt es schnell auf. Die Coniferinreaktion ist bei Tannenholz aufgehoben. Sie ergibt im dünnen Holzschnitt bei gesundem Holz nach dem Betupfen mit Phenolsalzsäure und nach Belichtung blaugrüne Färbung.

Folgende *Pilzinfektionen* (Faden-Schimmelpilze) des Holzes kommen im wesentlichen in Betracht:

1. Der echte *Hausschwamm,* Merulius lacrymans. Anfangs schneeweiße, watteähnliche, später aschgraue Mycelbeläge oder wurzelähnliche bis bleistiftdicke Mycelstränge. Fruchtkörper gelbbraun, teller- oder konsolenförmig, wachsen oft weit fort und zeigen in der Jugend reichlich ausgeschiedene Wassertröpfchen. Sporen mikroskopisch klein, oval, rostbraun.

2. *Trockenfäule,* hervorgerufen durch verschiedenartige Pilze, die das Holz schon im Walde oder auf den Lagerplätzen befallen. Besonders häufig Coniophora cerebella, Keller- oder Warzenschwamm. Die Trockenfäule bewirkt meistens keine vollständige Zerstörung des Holzes, begünstigt aber als Vorerkrankung das Eindringen des echten Hausschwammes. Zusammen mit Coniophora-Arten treten oft Polyporus vaporarius- und ähnliche Arten mit schneeweißen Mycelsträngen auf.

3. *Lagerfäule,* die in der Hauptsache durch Lencitespilze hervorgerufen wird und das Holz im Lager oder an in freier Luft befindlichen Teilen befällt.

Um das Auftreten der Schwamminfektion zu vermeiden, soll nur gesundes, trockenes Holz als Baumaterial verwendet werden. Wichtig ist ferner die Anwendung eines guten Holzschutzmittels, mit dem das Holz besprüht oder getränkt wird. Die im Handel erhältlichen Präparate enthalten im wesentlichen Fluornatrium und Dinitrophenolsalze.

Als unbedingt erforderliche Maßnahmen nach festgestellter Schwamminfektion sind zu nennen: Freilegen der ergriffenen Holzteile, die bis 1 m in das gesunde Holz hinein entfernt werden müssen. Abbrennen der Maueroberfläche mit der Gebläselampe, Auskratzen der Fugen und Ausspritzen mit gesättigter

Fluornatriumlösung, Verstreichen der Fugen mit Zementmörtel und Verputzen der Mauerfläche mit Traßzement.

Das vom Schwamm befallene Holz ist sofort zu verbrennen.

D. Allgemeine Bauhygiene im Felde.

Im Weltkriege sind auf dem Gebiet der allgemeinen Bauhygiene wertvolle Erfahrungen für die Unterbringung der Truppen in vorderer Linie und für die Einrichtungen von *Truppen- und Gefangenenlagern* gewonnen.

Galt es doch für unsere Truppen in vorderer Linie Deckung gegen feindliche Waffenwirkung und zugleich Unterkunft zu schaffen, sowie nur allzuoft in kurzer Zeit Tausenden von Menschen den notwendigsten Schutz vor den Unbilden der Witterung zu gewähren und ihnen auch für längere Zeit ein Leben unter hygienisch einwandfreien Verhältnissen in den Lagern zu verschaffen. Mit den fortschreitenden Kriegsjahren wurde man auch in dieser Hinsicht auf Grund der angestellten Beobachtungen immer besser und schneller der großen Schwierigkeiten Herr, die hierbei auftraten, und nicht zum mindesten sind es hygienische Grundsätze, denen der endgültige Erfolg durch hygienisch-technische Maßnahmen zuzuschreiben ist.

Diese Erfahrungen auch heute unter Anpassung an die verschiedensten örtlichen Verhältnisse mit den zur Verfügung stehenden Hilfsmitteln zum Wohle unserer Soldaten nutzbar zu machen, ist Aufgabe des Sanitätsoffiziers als hygienischer Berater der Truppe.

1. Bauhygienische Richtlinien für die Unterbringung in vorderer Linie.

Drei Gesichtspunkte sind bei dem Bau von Unterständen und Stollen von besonderer Bedeutung, und zwar die Deckung gegen feindliche Waffenwirkung, der Schutz gegen die Bodenfeuchtigkeit und die ausreichende Ventilation in minierten Unterständen.

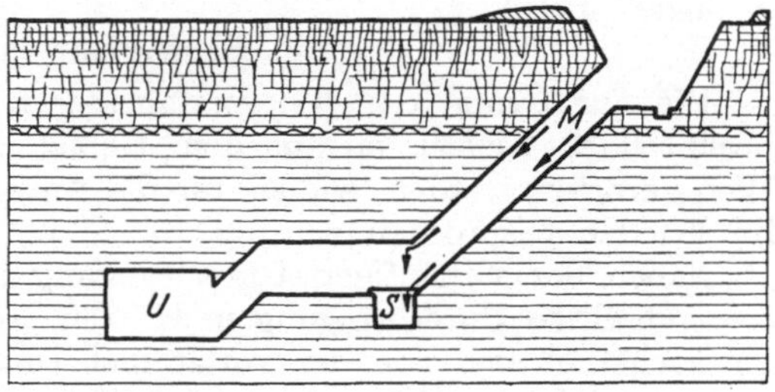

Abb. 8. Anlage trockener Unterstände. *M* Mittelwasser an der Grenze des verwitterten Tones zum unverwitterten. → Wege des eindringenden Wassers. *S* Sickerschacht. *U* Unterstand. (Aus Kriegsgeologie.)

Zunächst ist die Truppe in den *Schützengräben* auf schnell hergerichtete oberirdische Unterstände angewiesen, wozu nach den pioniertechnischen Vorschriften Balken, Wellblech, Träger, Steine usw. zu verwenden sind. Überall angelegte Sickergräben dienen zur Entwässerung. In vorbereiteten Stellungen wird man den Kriegserfahrungen entsprechend möglichst bald den Bau von minierten Stollen betreiben. Letztere sind von den Pionieren oder Bautruppen nach bestimmten Plänen anzulegen und haben je nach der verlangten Schuß- und Bombensicherheit verschiedene Tiefe. Die Tiefe der Stollen wird sich naturgemäß auch nach der Art des vorhandenen Bodens zu richten haben.

Um die Bodenfeuchtigkeit unschädlich zu machen, sind bei der Anlage von Stollen an flacheren Hängen oder in der Ebene besondere Maßnahmen erforderlich, und zwar ist es wichtig, daß der Stolleneingang etwas über der Schützengrabensohle angelegt und durch Holzschwellen gestützt wird. Ferner ist zur Entwässerung am tiefsten Punkt des schräg in die Erde hinabführenden „Schleppschachts" ein sog. „Sumpf" auszuheben, eine Grube, in der sich das von außen einsickernde Regenwasser und das aus dem Gestein sickernde Mittel- und Grundwasser sammeln soll. Der zum eigentlichen Unterstand führende Teil des Stollens hat etwas anzusteigen, um auch hier eine Entwässerung zu dem Sumpf zu ermöglichen (s. Abb. 8).

Der Sumpf muß, wenn irgend möglich, in wasserdurchlässigen Boden gelegt werden, oder es muß das sich ansammelnde Wasser nach Bedarf durch Ausschöpfen, Auspumpen (von Hand oder durch Motorkraft) oder durch Saugheberleitungen entfernt werden. Ein weiterer oberhalb des Zugangsstollens gelegener Schleppschacht ist dann anzulegen, wenn es notwendig ist, das Wasser aus einer zufällig getroffenen Wasserader abzufangen und in den Sumpf abzuleiten.

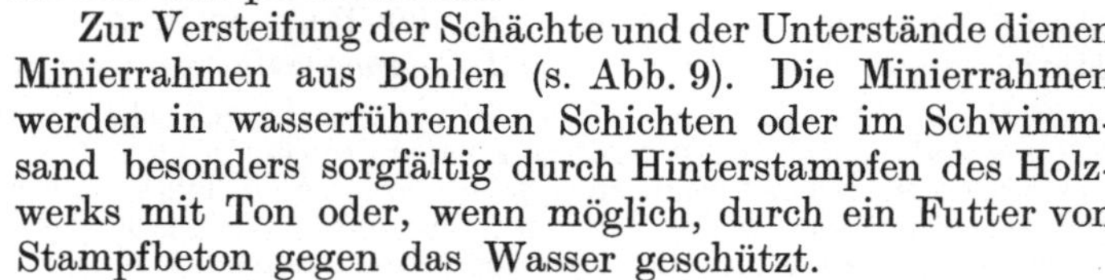

Abb. 9. Stollenrahmen 0,80×1,20.

Zur Versteifung der Schächte und der Unterstände dienen Minierrahmen aus Bohlen (s. Abb. 9). Die Minierrahmen werden in wasserführenden Schichten oder im Schwimmsand besonders sorgfältig durch Hinterstampfen des Holzwerks mit Ton oder, wenn möglich, durch ein Futter von Stampfbeton gegen das Wasser geschützt.

Im Inneren der *Unterstände* verursacht das Tropfwasser an den Decken und die Feuchtigkeit der Wände in feuchtem Gestein nur allzu häufig eine beachtenswerte Belästigung. Man hilft sich zunächst durch Anbringung von Wellblechplatten, Brettern und Zeltbahnen an den Decken und an den Seitenwänden durch Anfügen einer Schicht Füllmaterials, z. B. Rundholz an der Innenseite mit aufgelegter isolierender Dachpappe.

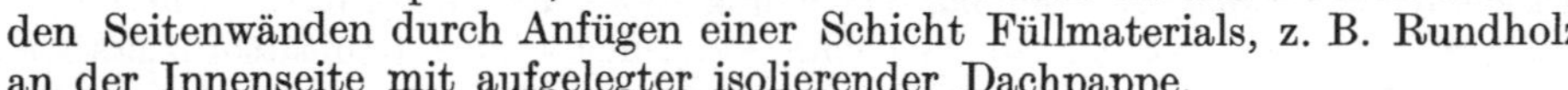

Auf die wegen ihrer kalten und feuchten Innenwände und wegen des Mangels an Licht und Luft recht unhygienischen oberirdischen Betonhäuschen (Betonklötze) soll hier nur hingewiesen werden. Mit ihren etwa 1 m starken Betonwänden bieten sie einen ausreichenden Schutz gegen Beschuß und wurden in sumpfigen Gegenden an wichtigen Stützpunkten eingebaut (C. PRAUSSNITZ und „Kriegsgeologie“ 1918).

2. Bauhygiene in Lagern.

Die auf Grund der Kriegserfahrung für die Einrichtung von Lagern zu beachtenden Richtlinien aus dem Gebiet der Bauhygiene sollen in ähnlicher Weise erörtert werden, wie sie für die Anwendung der allgemeinen Bauhygiene im Frieden besprochen wurden.

Neben der vorläufigen Unterbringung in Lagern ist in diesem Abschnitt die endgültige Unterbringung in Hütten und Baracken zu erläutern. Letztere unterscheidet sich von der vorläufigen Unterbringung weniger durch die Maßnahmen und Grundsätze, was die Wahl des Platzes und den Baugrund anbelangt, als durch die bautechnische Ausführung der Unterkunftsräume und durch die Anwendung mannigfacher hygienischer Einrichtungen (s. auch S. 138—139).

a) Auswahl des Lagerplatzes. Im Einklang mit rein militärischen oder dienstlichen Forderungen ist auch vom hygienischen Standpunkt ein weites Heideland mit eingestreuten oder umgebenden Waldungen als besonders geeignet zu bezeichnen, denn gegen Belästigungen durch Wind und Kälte kann genügender Schutz gewährt werden. Ferner ist gegen die Lage in der Nähe von Städten, bei der der Wirtschaftsbetrieb erheblich vereinfacht und erleichtert wird, aus gesundheitlichen Gründen nichts einzuwenden, denn die Gefahr der Übertragung von ansteckenden Krankheiten aus dem Lager auf die städtische Zivilbevölkerung muß nach GAERTNER als gering bezeichnet werden. Trotzdem z. B. in den Gefangenenlagern Epidemien von Unterleibstyphus, von Fleckfieber, Rückfallfieber und von Cholera aufgetreten waren, sind doch derartige Seuchen äußerst selten auf die Bevölkerung übertragen worden.

Die *Bodenbeschaffenheit* ist für die Auswahl des Lagerplatzes von allergrößter Bedeutung. Unbedingt zu vermeiden ist lehmiger oder tonhaltiger Boden sowie guter Ackerboden. Auch feiner Sandboden bildet keinen geeigneten Untergrund.

Diese Bodenarten sind bei feuchter Witterung geeignet bald zu verschlammen und bedeuten dann auf den Wegen, Übungs- und Spielplätzen eine gesundheitliche Gefahr ebenso wie sumpfige Niederungen und Gebiete, die Überschwemmungen ausgesetzt sind. Auch eine etwa 1 m unter der Oberfläche liegende wasserundurchlässige Gesteinschicht kann eine schädliche Durchfeuchtung des Bodens hervorrufen. Überhaupt ist auch hier der Stand des Grundwassers von allergrößter Wichtigkeit. Besonders bei Lagern, in denen Hütten angelegt werden, die ja vielfach über 1 m tief in den Boden eingebaut werden müssen, ist darauf zu achten, daß die Schicht des „capillaren Grundwassers" (s. Abb. 2) mindestens 2 m unter der Oberfläche des Bodens steht, während im allgemeinen ein Abstand des capillaren Grundwassers von 0,5 m oder besser 1 m von dem Boden der Hütten oder Baracken als ausreichend anzusehen ist. Gewöhnlich steht das eigentliche Grundwasser 0,5—1 m tiefer wie die Zone des capillaren Grundwassers, das sich nur durch erhöhte Bodenfeuchtigkeit bemerkbar macht. Sollte eine Senkung des Grundwasserspiegels erforderlich sein, ist nach den im Abschnitt B angegebenen Grundsätzen zu verfahren.

b) Orientierung der Bauten nach der Himmelsrichtung. Bei der geordneten, planmäßigen Bebauungsweise der Lager sind Sonnenlicht und Sonnenwärme durch richtige Orientierung der Baracken nach der Himmelsrichtung möglichst auszunutzen. Zwar wird dies bei der aus Tarnungsgründen notwendigen Anlage der Baracken in Wäldern oder an Hängen nicht immer durchzuführen sein, jedoch ist in jedem Falle anzustreben, die einzelnen Baracken mit der Längsfront nach S, SO oder SW zu richten. Nach C. PRAUSSNITZ ist hierdurch wohl niemals ein Übermaß an Sonne bedingt, da die im Sommer hochstehende Mittagssonne durch das Dach abgefangen wird, während im Winter ihre Strahlen tief ins Innere des Hauses eindringen. Als beste Richtung der Baracken wird die SO-Orientierung bezeichnet, die den Baracken die wohltuende Morgensonne zukommen läßt.

c) Fundamentierung der Bauten. Der Schutz gegen die Bodenfeuchtigkeit macht besondere Maßnahmen erforderlich. So muß der Fußboden bei Erdhütten oder Erdbaracken ganz mit Brettern belegt und mit einer Unterlage von Teerpappe versehen werden. Besondere Sorgfalt ist dann auch auf hinreichende Entwässerung der Umgebung der Erdhütten oder Erdbaracken durch entsprechende Erdaufschüttungen, Entwässerungsgräben und Überdecken der Eingänge zu verwenden (Erl. Kr.Min. vom 22. 1. 1915). Auch diese Maßnahmen erfordern einen durchlässigen Boden und sind bei einem schwer durchlässigen Boden nicht ausreichend, um Erdhütten für die Dauer bewohnbar zu machen.

Bei Holzbaracken ist der Fußboden überall auf gemauerten Pfeilern oder auf eingerammten Pfählen zu lagern und an der Unterseite mit Teerpappe gegen eindringende Bodenfeuchtigkeit zu benageln. Der freie Rand unter den Baracken wird dann durch Holz oder Mauerwerk zum Schutze gegen Mäuse und Ratten abgeschlossen. Hierdurch entsteht unter dem Barackenfußboden ein abgeschlossener Raum, der zur Beseitigung der hier auftretenden Feuchtigkeit mit ausgesparten viereckigen Öffnungen im Sockel versehen wird. Diese Öffnungen werden durch kräftige Drahtgaze versichert und durch Holzdeckel verschließbar gemacht. Hierdurch wird zugleich die militärisch dringend notwendige Kontrolle dieser Räume ermöglicht und die Fernhaltung der Kälte bewirkt (GAERTNER).

Für im Winter neu aufzustellende Baracken wird die Herstellung eines ringsum laufenden Fundaments 1 Stein breit und 3—4 Schichten hoch in Kalkmörtel, oder aus Betonsteinen in Zementmörtel, oder in lagerhaften Feldsteinen (Findlingen) in Lehmmörtel erforderlich. Zu warnen ist vor dem Ausfüllen des Zwischenraumes zwischen dem Erdboden und dem Fußboden mit Erde wegen der aufsteigenden Erdfeuchtigkeit. Aus diesem Grunde soll bei vorhandenen Baustoffen der Erdboden vorher abgepflastert oder mit einem Estrich von Zement, Gips oder Lehm versehen werden.

Für feste Unterkunftsbauten ist ein Betonsockel mit einer oder zwei Isolierschichten aus Dachpappe gegen die aufsteigende Bodenfeuchtigkeit vorgesehen (Unterkunftsbau 1923).

d) Wände. *1. Blockhäuser.* Die Wände der Blockhäuser in waldreichen Gegenden können mit Säge und Axt ohne jedes sonstige Hilfsmittel rasch hergestellt werden. Sie bestehen aus horizontalen Rundhölzern, die nahe den Enden eingekerbt werden. Die im rechten Winkel zueinander liegenden waagerechten Hölzer greifen jeweils mit den Kerben ineinander ein, so daß eine feste Verzahnung erfolgt.

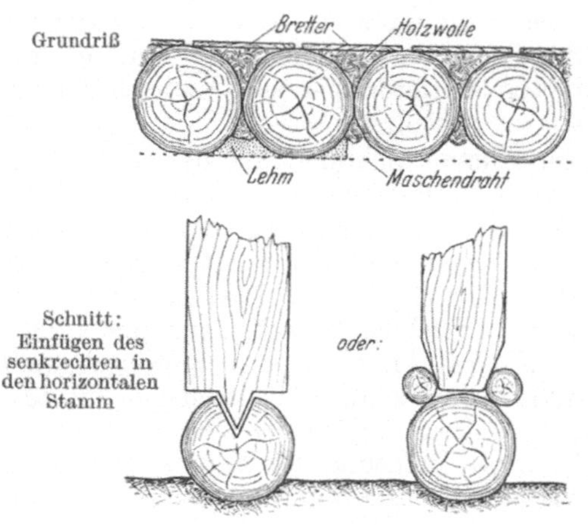

Abb. 10. Wände aus senkrechten Rundhölzern nach MESSERSCHMIDT.

Zur Abdichtung der Wände dient Ausstopfen der Fugen mit Moos usw. Dann ist die ganze Oberfläche am besten mit einem Maschendrahtnetz zu überziehen, und der Raum zwischen dem Maschendraht und den Stämmen mit Lehm dicht zu verstreichen. Auf der inneren Seite der Wand können die Zwischenräume mit Holzwolle ausgefüllt und mit Brettern übernagelt werden (MESSERSCHMIDT), s. Abb. 10.

2. Holzbaracken. Bei *behelfsmäßigen* Baracken wird ein besserer Schutz gegen Hitze wie Kälte dadurch bewirkt, daß die Wandflächen nach innen mit Brettern verkleidet werden. Die hohlen Zwischenräume (0,10—0,15 m) werden hierbei zweckmäßig noch mit trockenem Rasen, Moos, Torferde oder Stroh ausgefüllt. Ohne derartige Ausfüllung darf die Luftschicht zwischen äußerer und innerer Wandbekleidung nie ohne Zwischenteilung in ganzer Höhe von der Schwelle bis zum Rahmen durchgehen, da nur die ruhende Luftsäule wärmehaltend wirkt.

Die Wandtafeln der vorbereiteten Holzbaracken können als Innen- oder Außenschalung an die Pfosten und Stiele, also das Balkengerüst, eingesetzt werden. Die Fugen der Umfassungswände werden bei Mangel von Dachpappe mit Deckleisten vernagelt. Für den Winter ist dann eine Auskleidung der Fachwerkfelder mit geflochtenem Strauchwerk, mit Lehm- oder Kalkmörtel verschmiert und mit Dachpappe verkleidet, möglich, ferner dienen für diesen Zweck Ziegel- oder Lehmpatzen und Gips-, Zement- oder Bimssteindielen.

3. Baumaterial. Für die Wände aus Naturbaustoffen werden luftgetrocknete Lehmpatzen oder Steine, ferner Stampflehm in Kästen (sog. Leeren) verwendet, außerdem Weidenruten (Äste, Holzabfälle, Knüppel), Rundhölzer und Feldsteine. Die Baustoffe zur Herstellung der Wände sollen ausreichende Druckfestigkeit bei möglichst geringem Eigengewicht besitzen, ferner sich als schlechte Wärmeleiter bewähren, wetterabweisend, wetterbeständig und feuersicher sein, die erforderliche Luftdurchlässigkeit besitzen, zur Aufnahme des Putzes geeignet und an der Innenseite nagelbar sein. Am besten eignen sich für militärische Zwecke Fachwerkwände oder massive Wände aus Lehm (Lehmsteine oder Lehmstampfbau).

4. Innenwände. Die Innenwände werden beim Lagerbau zur Raumersparnis recht oft sehr dünn ausgeführt. Es müssen daher für Arbeitszimmer der Stäbe, Operationsräume, Krankenstuben usw. besondere schalldämpfende Mittel angewendet werden. Bei Neubauten kommen Zwischenwände als Doppelwände mit Hohlschichten in Betracht, die mit Isolierstoffen (Koksschlacke, Torfmull, trockener Sand, Lehm usw.) ausgefüllt werden. Bei vorhandenen Gebäuden kann durch Aufnageln waagerechter Latten, auf denen Gipsdielen, Koksschlackenplatten, Holzstabgewebe oder Rutenflechtwerk bzw. Knüppel mit Strohlehmausdruck zu befestigen sind, eine Schalldämpfung erreicht werden. Ferner wird Benagelung der Latten mit Dachpappe und die Verwendung von Torfoleumplatten ebenso wie für die Außenwände empfohlen.

e) Zwischendecken. Für die nicht betretbaren Zwischendecken benutzt man Rutengeflecht, oder sie sind mit Holzabfällen, Knüppeln u. dgl. auf seitlich angenagelten Leisten herzustellen. Wenn der Raum oberhalb der Decke benutzt werden soll, wendet man Holzfußböden oder Lehmtennen auf Knüppeln oder Stakschalen über den Balken an.

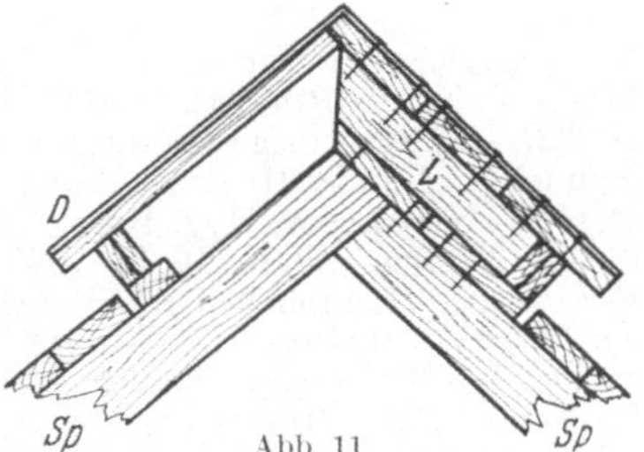

Abb. 11.
Hölzerner Entlüfter. Aus „Unterkunftsbau". Pioniertechnische Hand- und Lehrbücher. *L* Lattenstücke. *D* Schalung. *Sp* Sparren.

f) Fußböden. Für massive Fußböden sind flache, sog. „lagerhafte" Bruchsteine, Findlinge, Schieferstücke in Lehmmörtel oder angefeuchtetem Sand zu verwenden, ferner kann die flache Steinschicht durch eine 5 cm starke Kiesbetonschicht ersetzt werden. Auf die Steinschicht kommt dann eine sog. Glättschicht aus Zement, die für Krankenräume im Anschluß an die senkrechten Wände auszurunden ist. An Stelle der Steinschicht gibt auch eine geglättete Lehmschicht einen brauchbaren Fußboden ab.

Holzfußböden sollen erst gelegt werden, wenn die Feuchtigkeit aus den Räumen entfernt ist. Sie bestehen aus 2,5 cm starken, am besten gehobelten und gespundeten Brettern. Um das Faulen der Fußböden zu verhindern, darf der Raum zwischen Estrich und Fußbodenbrett nicht mit Schlacke oder Lehm ausgefüllt werden, sondern muß frei bleiben.

g) Dächer. Nach den im „Unterkunftsbau" gegebenen Anweisungen empfiehlt es sich, beim Dachbau eine schnelle Deckung mit Dachpappe auf Schalbrettern oder aus fabrikmäßig hergestellten Brettafeln anzuwenden. Diese Bretttafeln werden zur Isolierung gegen Wärmeverluste mit einer festgeschlagenen Lehmschicht versehen, die wiederum mit Rasenplatten belegt sein kann. Seitliche Stirnbretter verhindern das Abrutschen dieses Belags. Mit vorhandenen Baustoffen ist ein Dach aus Rutenflechtwerk, auf das noch eine Lage Blätter, Stroh, Reisig u. dgl. gelegt wird, herzustellen. Auf diese Schicht wird dann die Lehmauflage gelegt. In heißen Gegenden und für den Sommer wird Dach und Raumdecke gesondert hergestellt. Am höchsten Punkt des Daches wird ein hölzerner Entlüfter angebracht, so daß die Luft dauernd an der Unterseite der Dachschalung bei Sonnenbestrahlung entlang streicht und durch den Entlüfter abgesaugt wird (s. Abb. 11).

Frische Luft strömt an den Traufen nach und bewirkt eine merkbare Abkühlung des Bauwerks und der Innenräume.

Für die Dacheindeckung dient ferner Stroh und Schilf, jedoch werden die „Naturbauweisen" nicht in allen Fällen ausreichen. Man wird dann für Dauerbauten Dachziegel und Schiefer in den auch sonst gebräuchlichen Formen anwenden müssen.

Schrifttum.

Dienstvorschriften: G.G. = Garnison-Gebäudeordnung; M.B. = Militärbauordnung, nur noch Teil 3, 5, 6 gültig; Bauv.O. = Bauverwaltungsordnung 1924; Wm.Verw.V. = Wehrmacht-Verwaltungsvorschrift 1935 (Entwurf); F.S.O. = Friedenssanitätsordnung; K.S.O. = Kriegssanitätsordnung; H.D.V. 276, Teil III, Feldbefestigungsvorschrift, planm. Stellungsbau 1925; H.D.V. 316, Allgem. Pionierdienst für alle Waffen 1924; Wm.San.V. = Wehrmacht-Sanitäts-Vorschrift, H.Dv. 193/5 Entw. Richtlinien für die Bauausführung beim Neubau von Lazaretten vom 21. 1. 36.

Bischoff, Schwiening u. Hoffmann: Lehrbuch der Militärhygiene. Berlin 1911. — Bock: Gesdh.ing. **1930 II**, 477—479. — Bouardel: Traité d'Hygiène, Tome 9. Paris 1907. — Dosquet: Das moderne Krankenhaus in baulicher, sozialer und therapeutischer Beziehung. Berlin 1930. — Esmarch, v.: Hygienisches Taschenbuch. Berlin 1930. — Flügge: Grundriß der Hygiene, 10. Aufl., bearb. von Br. Heymann. Berlin 1927. — Hoffmann, W.: Experimentelles über das Wärmeleitungsvermögen des Linoleums im Vergleich zu Holzfußböden. Fortschritte der Schulhygiene. Charlottenburg: P. Joh. Müller 1906. — Hottinger u. v. Gonzenbach: Die Heiz- und Lüftungsanlagen in verschiedenen Gebäudearten. Berlin 1929. — Jacquemart et Clavelin: Le service de Santé militaire. Paris 1927. — Gullino: Gesdh.ing. **1914**, 13. — Kirchner, C.: Lehrbuch der Militärhygiene. Berlin 1877. — Kirchner, M.: Militärgesundheitspflege. Braunschweig 1896. — Korff-Petersen: Zbl. Hyg. **9**, H. 3. — Gesdh.ing. **47**, H. 51. — Z. Hyg. **75**, H.236. — Kriegsgeologie, herausgeg. vom Chef des Kriegs-Vermessungswesens. Brüssel 1918. — Manuel of Military Hygiene. London 1921. — Neisser: Das neue Frankfurt, Jg. 1, Nr. 7. 1927. — Nussbaum: Hyg. Rdsch. **1913**, Nr 1. — Pioniertechnische Hand- und Lehrbücher für alle Waffen, Bd. 6. Berlin 1923. — Prat: Notions d'hygiène militaire. Paris 1930. — Roth-Lex: Handbuch der Militärgesundheitspflege. Berlin 1875. — Rubner: Lehrbuch der Hygiene. Leipzig u. Wien 1907. — Schjerning, v.: Handbuch der ärztlichen Erfahrungen im Weltkriege, Bd. 7. Berlin 1922. — Settele: Gesdh.ing. **1932**, 319—322. — Süpfle u. Paul Hofmann: Die Methoden der Wohnungshygiene. Handbuch der biologischen Arbeitsmethoden von Abderhalden. Berlin 1934. — Thel: Grundsätze für den Bau von Krankenhäusern. Berlin 1914. (Bibliothek von Coler und von Schjerning.) — Waldmann: The military Surgeon Bd. 54, 1924. — Wirth-Muntsch: Die Gefahren der Luft und ihre Bekämpfung. Berlin 1933.

B. Wasserversorgung und Abwasserbeseitigung.

Von J. Peltret-Alt-Rehse.

Mit 3 Abbildungen.

A. Wasserversorgung.

Wasser ist für alle Lebewesen ein unentbehrliches Nahrungsmittel. Der Mensch kann höchstens etwa 5 Tage lang ohne Wasser auskommen, dagegen 2—3 Wochen und länger ohne sonstige Nahrung.

Der Kulturmensch braucht außerdem das Wasser für die hohen Anforderungen seiner Gesundheitspflege und technischen Bedürfnisse.

Für Gemeinschaften liegen im gemeinsamen Wasser große Gefahren durch die Möglichkeit von Übertragung ansteckender Krankheiten. Die *Heere* sind im Frieden seßhafte, im Kriege vorwiegend wandernde Gemeinschaften.

Die Wasserversorgung der Truppen im *Friedensstandort* bedarf hier keiner besonderen Erörterung. Im allgemeinen sind die Truppenunterkünfte an das städtische Wasserversorgungsnetz angeschlossen.

In diesem Falle hat der *Standortarzt* Verbindung mit dem *Amtsarzt* zu halten, um fortlaufend über die Art und den Zustand des Wasserwerkes unterrichtet zu sein. Hat der Standort *heereseigene Versorgung*, so liegt dem Standortarzt selbst die verantwortliche Überwachung auf den heereseigenen Grundstücken ob. Regelmäßige Prüfungen durch die Truppenärzte persönlich an Ort und Stelle sind am Beginn und Schluß der heißen Jahreszeit vorzunehmen. Besonders wichtig ist die Überwachung der Anlagen in Lebensmittelbetrieben, Waschanstalten, Schießständen, sowie der auf Übungsplätzen, Schieß- und Flugplätzen meist vorhandenen heereseigenen Sammelversorgungsanlagen. Im Standort und auf Übungsplätzen weichen die Anforderungen und Maßnahmen von denen für die übrige Bevölkerung nicht ab. Nur sollen dabei für das Heer im Hinblick auf die Enge der Gemeinschaft die strengsten Anforderungen gelten.

Bei längeren *Geländeübungen* gelten sinngemäß die nachstehend für den Krieg erörterten Anforderungen und Maßnahmen, hier allerdings stets weitmöglichst die friedensmäßigen.

Für den *Krieg* gibt nur der Krieg selbst die Vorschriften. Die Heere können im Kriege ihre Marschstraße, ja selbst den Ort der mehr oder weniger langen Seßhaftigkeit nicht immer selbst wählen. Sie treten zudem meist in großer Masse auf kleinem Raum auf. Daraus ergeben sich für die Kriegsheere besondere Beziehungen schwerwiegender Art zum Wasser.

Aus der Kriegsgeschichte seit ältester Zeit sind die verheerenden Wirkungen des Wassermangels und der durch Wasser verbreiteten Seuchen bekannt. *Wassermangel und Seuchen* schwächen die Kampfkraft der Truppe, machen unter Umständen jede Kampftätigkeit zur Unmöglichkeit. Der marschierende und kämpfende Soldat in seiner Uniform und mit seinem schweren Gepäck braucht für den Stoffwechsel und für die Entwärmung seines Körpers reichlich Wasser.

Der menschliche Körper besteht zu etwa 63% aus Wasser. Der Gesamttagesbedarf einschließlich des mit der Nahrung aufgenommenen Wassers beträgt etwa 2—4 Liter, bei schwerer körperlicher Arbeit und bei Hitze steigt er auf 5—6 Liter. Im Wüstenklima, wie im Weltkriege in *Palästina* usw., kann der reine Trinkbedarf bis auf 12 Liter täglich steigen. Unter derartigen Umständen treffen sich meist großer Wasserbedarf mit der Unmöglichkeit geordneter und einwandfreier Wasserversorgung.

Es soll schon im Frieden jeder Soldat, unter allen Umständen aber sämtliche Führer dazu erzogen werden, Wasser im Felde finden und gutes und schädliches Wasser nach ihren Kräften unterscheiden zu lernen. Dies ist eine wichtige Lehraufgabe für die Sanitätsoffiziere.

Bei jedem Ausmarsch, an dem ein Sanitätsoffizier teilnimmt, soll er die jüngeren Offiziere und Unteroffiziere an Ort und Stelle Wasserstellen finden und begutachten lassen. Viel Kleinarbeit führt auch hier zum Ziel.

Erlaubt es im Felde Kriegslage, Zeit und Örtlichkeit, dann ist Wasser von gleicher Güte zu fordern und zu beschaffen wie im Frieden und in der Heimat. Sehr häufig werden die Kriegsverhältnisse dieses nicht zulassen; schon in der Heimat ist die Beschaffung einwandfreien Trinkwassers an manchen Orten recht schwierig.

Der Truppenarzt ist oft vor schwere Entscheidungen gestellt; sie werden zur Unmöglichkeit, wenn er unter allen Umständen Friedensforderungen durchsetzen wollte. Verbietet er den Genuß verdächtigen Wassers, und die verdurstete Truppe genießt es trotzdem, ohne zu erkranken, so ist die Achtung vor seinem ärztlichen Ansehen gefährdet.

Bei der Wasserbegutachtung im Felde hat als Mindestforderung der Gesichtspunkt zu leiten, ob das Wasser mit menschlichen oder tierischen Ausscheidungen oder Abfällen verunreinigt und somit als seuchenverdächtig anzusehen ist. Die *Begutachtung* eines Wasserspenders ist nicht durchführbar ohne die Begutachtung des *Seuchenstandes der umgebenden Bevölkerung.*

Durch Trinkwasser, Wasch- und Badewasser und durch Spülwasser für Eßgeschirr können Typhus, Paratyphus, Cholera, WEILsche Krankheit, sonstige ansteckende Darmkrankheiten sowie Erkrankungen durch tierische Parasiten übertragen werden.

In verseuchten Gegenden sind an Trinkwasser, Bade- und Wirtschaftswasser hohe Anforderungen zu stellen. In nicht verseuchten Gegenden, vor allem in einem kaum oder gar nicht bewohnten Gelände, ist eine viel weitherzigere Begutachtung des Trinkwassers ohne Schaden zulässig.

Die geologischen Verhältnisse, sowie Umgebung, Art und Zustand des Wasserspenders sind von entscheidender Bedeutung. Unterstützend kommen hinzu die Ergebnisse der grob-sinnlichen sowie der chemischen, bakteriologischen und mikrobiologischen Prüfung des Wassers.

Die entscheidende *Begutachtung eines Trinkwassers* ist Aufgabe eines hygienisch geschulten Arztes, wie es heute jeder *Sanitätsoffizier* sein muß. Geologe, Chemiker und bakteriologisches Laboratorium liefern ihm durch Teilprüfungen Unterlagen für diese Gesamtbeurteilung. Der Sanitätsoffizier ist oft auf ihre Mitarbeit angewiesen. Insbesondere im Felde ist für Neuanlagen von Wasserspendern, namentlich von Daueranlagen, z. B. im Stellungskrieg, die Mitarbeit des *Geologen* unentbehrlich.

Je mehr jeder Sanitätsoffizier über geologische, hydrologische, wasserbautechnische und wasserhygienische Kenntnisse verfügt, um so mehr wird er der Truppe nicht nur bei der Beurteilung, sondern auch beim Auffinden oder Erschließen von Trinkwasser nützlich sein können.

Die Truppe benutzt im Felde in erster Linie die vorhandenen Wasserversorgungsanlagen der Bevölkerung mit. Hierbei ist die Beschaffung ausreichender Wassermengen oft nicht weniger schwierig als die Beschaffung einwandfreien Wassers. Reicht das vorhandene Wasser nicht aus oder ist es seuchenverdächtig, so sind die vorhandenen Anlagen zu verbessern oder durch neue zu ergänzen. Ist dies nach der Kriegslage oder nach Örtlichkeit, Klima usw. nicht möglich, so ist das vorhandene Wasser aller Art selbst zu verbessern.

Die Anforderungen schwanken zwischen den rein *friedensmäßigen* dort, wo es die Kriegslage und die vorhandenen Anlagen erlauben oder die Seuchenlage der Bevölkerung oder Truppe es vorschreibt, und den rein *kriegsmäßigen* dort, wo die vorhandenen Möglichkeiten dem Durst der Truppe oder des Einzelnen keine Wahl lassen.

1. Ortsbesichtigung.

Die *friedensmäßige Beurteilung* beginnt mit der *Ortsbesichtigung* des Wasserspenders.

Ergibt die Besichtigung einwandfreie Beschaffenheit oder aber die Wahrscheinlichkeit einer Verschmutzung oder Verseuchung des Wassers, so erübrigen sich im allgemeinen weitere Untersuchungen des Wassers; andernfalls sind Wasserproben zur chemischen, bakteriologischen und mikrobiologischen Wasseruntersuchung zu entnehmen. Eine Beurteilung lediglich auf Grund der letztgenannten Laboratoriumsuntersuchungen genügt niemals, zumal sie nur Augenblickszustände prüfen, während die Ortsbesichtigung auch die Zukunftsmöglichkeiten berücksichtigt.

Die örtliche Prüfung beginnt mit einer Befragung der Nutznießer des Wasserspenders und der Nachbarn, bei Sammelanlagen mit der Befragung der Wasserwerksleitung: Kessel- oder Rohrbrunnen? Oberflächen-, Quellwasser? Wann angelegt? Ob und wann ausgebessert oder verändert? Wie sind die Bodenschichten? (Etwa vorhandene Zeichnung des Bodenprofils zeigen lassen.) Wie tief ist der Brunnen? Als Trinkwasser benutzt oder nur für Wirtschaftszwecke, Vieh usw.? Täglich benutzt? Für wieviel Personen? Ist Wasser auch im Sommer kühl? Ist es nach Regen trübe? Versiegt der Brunnen zeitweise? Sind ansteckende Krankheiten, insbesondere Cholera, Typhus und Ruhr im Hause oder im Ort vorgekommen? (Auch Gemeindevorsteher, Lehrer, Pfarrer hierüber befragen.) Hierbei bekommt man schon manches Wissenswerte zu erfahren.

Es folgt die genaue Inaugenscheinnahme des Wasserspenders selbst.

a) Kesselbrunnen und flache (bis 6—10 m tiefe) Rohrbrunnen. Leitender *Gesichtspunkt:* können von außen oben oder durch die oberste Bodenschicht seitwärts oder von unten Schmutzstoffe in den Boden eindringen?

Abstand von Abortgruben, Dungstätten, Jauchegruben, Tierställen, Viehweiden, bestellten Äckern, Abwassergräben und sonstigen Schmutzquellen? (Notwendig mindestens 10 m.) Liegt obere Brunnenöffnung höher als Umgebung, so daß Schmutzwasser nicht zum Brunnen hinfließen kann? Ragt Brunnenkranz über Erdoberfläche hinaus? (Notwendige Höhe mindestens 20 cm.) Ist hervorragendes Mauerwerk fest verfugt und dicht? Ist Brunnenkrone dicht zugedeckt? (Zementplatte ohne offene Fugen und Risse; Holzbohlenbedeckung meist unzulänglich.) Ragt Brunnenbedeckung rings seitwärts über Brunnenkrone hinaus (zweckmäßig 5—10 cm) und liegt sie fugenlos dicht auf? Ist Einsteigeöffnung dicht abgedeckt? (Deckel mit überfallenden Rändern, ohne offene Löcher und Risse und so verschlossen, daß er von Unbefugten nicht geöffnet werden kann.) Ist Pumpenstock auf der Brunnenbedeckung starr und fugenlos befestigt? (Pumpenstock aus Holz meist unzulänglich.) Befindet sich Pumpenstock seitwärts vom Brunnen? (Zweckmäßig; dabei ist Brunnenschacht häufig $1-1^1/_2$ m unter Oberfläche gut abgedeckt versenkt und mit Feinsand oder Lehm überschüttet; zur Pumpe führt dann unterirdische Schleppleitung.) Ist Pumpenstock oben genügend zugedeckt? (Offen unzulässig.) Wird Überlauf- und Spülwasser in fester Abflußrinne genügend weit vom Brunnenstock (mindestens 5 m) fortgeleitet? Ist nächste Umgebung des Brunnens feucht, verschlammt und verschmutzt? (Zweckmäßig in 3 m Umkreis wasser-undurchlässig angelegt, Steinpflaster, Zement, festgestampfter Lehm mit Kiesschüttung.)

Bei *Kesselbrunnen* ist sodann durch Einsichtnahme von oben mit Hilfe einer Taschenlampe folgendes festzustellen:

Ist vorhandenes Stein- odere Ziegelmauerwerk dicht ausgefugt oder (besser) ganz mit Zement verputzt oder außen herum mit Lehmschlag abgedichtet? Sind vorhandene Zementringe gegeneinander dicht ausgefugt? (Holzverkleidete Brunnenkessel sind schlecht.) Sind senkrechte dunkle oder hellere Streifen oder Pflanzenrasen an der Innenwand zu sehen?

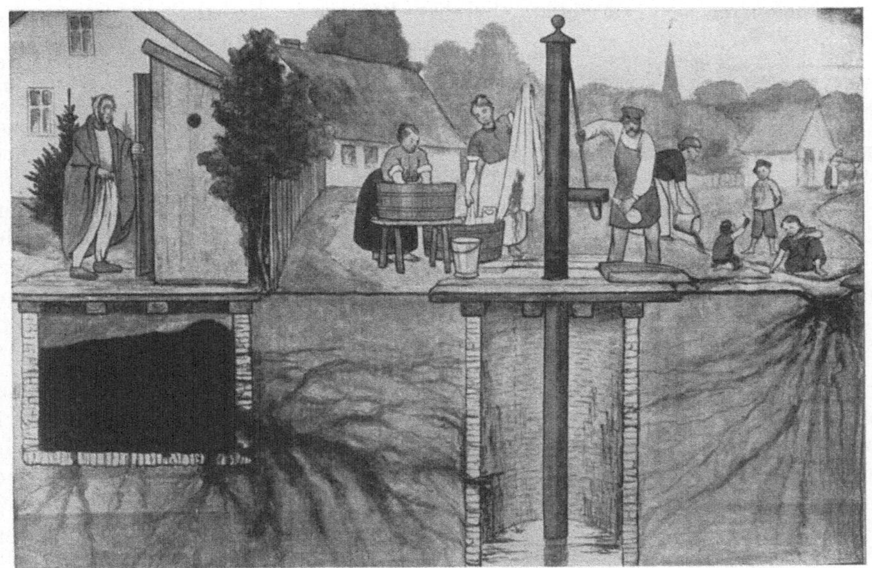

Abb. 1. Verseuchter Kesselbrunnen (nach KLUT).

Wieviel Meter unter Erdoberfläche steht der Wasserspiegel? Wie hoch über Brunnensohle steht der Wasserspiegel? Wie ist die Brunnensohle beschaffen?

Bei *flachen Rohrbrunnen* sind sinngemäß die gleichen Prüfungen vorzunehmen, insbesondere ist auf eine starre Befestigung des Pumpenaufsatzes zu achten, weil durch Wackelbewegungen, die beim Pumpen auf das Brunnenrohr übertragen werden, leicht ein offener Trichter um das Brunnenrohr hervorgerufen wird, in dem Schmutzstoffe zum Filter abwärtsfließen können.

Zuweilen findet man alte Kesselbrunnen, die durch ein von ihrer Sohle in die Tiefe getriebenes Bohrrohr erweitert worden sind. Dabei endet das Bohrrohr oben entweder offen in dem Brunnenkessel, um ihm Wasser zuzuführen; dieser Brunnen ist wie ein Kesselbrunnen zu beurteilen. Oder das Bohrrohr ist geschlossen durch den Kessel bis zum Pumpenaufsatz hinaufgeführt; solche Brunnen, die an sich wie reine Rohrbrunnen zu beurteilen sind, sind dadurch gefährdet, daß in den meist vernachlässigten Brunnenkessel Schmutzwasser einfließen kann und durch die Kesselsohle an das Rohrfilter gelangt, sofern dieses nur wenige Meter unter der Kesselsohle liegt. So abgeänderte Brunnenkessel sind mit Sand oder Lehm zuzuschütten.

Völlig offene Kesselbrunnen, als Schöpf- oder *Ziehbrunnen* betrieben, sind der Verunreinigung besonders ausgesetzt. Man findet sie noch in manchen Gegenden Deutschlands, sehr häufig in den osteuropäischen Ländern. Im Weltkriege sind sie auch zahlreich in Belgien und Frankreich angetroffen worden. Die Gefahr der Verunreinigung ist besonders groß, wenn sie nicht überdacht sind, und wenn jeder Benutzer sein eigenes Schöpfgefäß benutzt.

Die Gefahren werden vermindert, wenn der Brunnen überdacht wird und nur ein Schöpfeimer vorhanden ist, der an der Kette oder dem Seil unlösbar befestigt (angeschmiedet) ist. Ferner, wenn der Eimer oben an einer Seite mit einem angeschmiedeten Eisenstück beschwert ist, damit er leichter umkippt und untersinkt; andernfalls wird durch die Bemühungen, ihn zum Untersinken zu bringen, leicht der Boden aufgewühlt und das Wasser getrübt. Wird der hochgezogene Eimer neben dem Brunnen auf den Boden gestellt, so wird er dadurch verunreinigt; dies wird unmöglich gemacht durch zwei außen über den Eimerboden gespannte gekreuzte Eisenbügel, an denen der nicht benutzte Eimer auch an einem Haken aufgehängt werden kann (FROMME).

Im *Weltkriege* sind *Ziehbrunnen* auch dadurch verbessert worden, daß der gefüllte hochgezogene Eimer durch eine besondere Vorrichtung selbsttätig zum Umkippen gebracht wird und daß er das Wasser durch ein Rohr oder eine Rinne in den neben dem Brunnen aufgestellten Trageimer entleert. In diesem Falle kann der Brunnen durch ein völlig geschlossenes Brunnenhäuschen überdeckt werden.

Bei allen Zieh- und Schöpfbrunnen ist es zweckmäßig, für die Trageimer ein Aufstellbänkchen mit Lattenrost vorzusehen und für sichere Ableitung des Überlaufwassers etwa 5 m weit weg zu sorgen. Im übrigen sind diese Brunnen in gleicher Weise zu prüfen wie Kesselbrunnen.

Im *Weltkriege* sind offene Schöpf- und Ziehbrunnen weiterhin vielfach dadurch verbessert worden, daß zur Entnahme *Abessinier-Pumpen* benutzt wurden. Diese sind entweder unmittelbar in den Brunnenkessel eingeführt worden, am Mauerwerk unbeweglich, starr befestigt oder mit Schlepprohr etwa 10 m abseits vom Brunnenkessel aufgestellt (FROMME). Solche Brunnen mit eingebauter Abessinier-Pumpe wurden manchmal noch mit einwandfreiem Sand oder Kies zugeschüttet und dadurch Rohrbrunnen angeglichen.

b) Tiefe Rohrbrunnen sind im allgemeinen als einwandfrei anzusehen, sofern nicht durch Undichtigkeiten oder Risse in den oberen Rohr- und Pumpenteilen oder vom Einsteigeschacht aus Schmutzwasser einfließen kann. Mit Verunreinigungen muß dort gerechnet werden, wo in stark zerklüfteten und rissigen Bodenschichten die Möglichkeit besteht, daß Oberflächenwasser in Spalten und Rissen ungefiltert in die Tiefe eindringt.

c) Quellfassungen müssen an der Stelle angelegt sein, wo die wassertragende Sohle zutage streicht und müssen auf dieser Sohle aufsitzen, quellaufwärts in den Boden eingeschnitten und vollkommen dicht sein. In bewohntem oder gedüngtem Gelände ist quellaufwärts ein Schutzbezirk von 50 m zu fordern (Stacheldraht).

Das Ablaufrohr ist geschlossen mehrere Meter so weit talwärts zu führen, daß die Entnahmestelle mindestens ein Meter über Bodenoberfläche liegt. Diese Stelle ist durch eine gute Abflußrinne, nötigenfalls durch Kiesaufschüttung oder Knüppelbelag vor Verschlammung zu schützen; zweckmäßig ist auch Aufstellung eines Bänkchens (Rost) für die Entnahmegefäße.

Einwandfreies Quellwasser ist nur dann anzunehmen, wenn das Einzugsgebiet der Quelle in tiefe gut filternde Bodenschichten hinabreicht oder bei flacherer Lage durch menschliche Siedlungen und gedüngte Äcker nicht verunreinigt werden kann.

d) Sammel-Versorgungsanlagen sind, sofern sie ihr Wasser aus Kessel- oder Rohrbrunnen, Quellen oder Sickerrohranlagen entnehmen, sinngemäß nach vorstehenden Richtlinien zu prüfen. Sind daneben noch Enteisenungsanlagen vorhanden, so sind diese, abgesehen von ihrer Wirksamkeit, daraufhin zu prüfen, ob durch sie Verschmutzungsmöglichkeiten bestehen; das gleiche gilt für etwaige Sammelbehälter und Pumpanlagen.

Bei Sammelanlagen, die Oberflächenwasser entnehmen (Fluß-, See-, Talsperrenwasser, unter Umständen auch Quellwasser), sind zunächst die Entnahmestellen und deren Umgebung zu besichtigen. (Allgemeine Lage, Einzugsgebiet, verunreinigende Zuflüsse, Badeanstalten, Schiffahrt, Sicherungs- und Schutzzone, Lage des Entnahmerohres, Fassung der Quellstube.) Sodann folgt die Besichtigung der Klärungs- und Reinigungsanlagen (Absetzbecken, Filter- und Chlorungsanlagen), der Sammelbehälter und Pumpanlagen.

Im übrigen muß im Rohrnetz die Sicherheit bestehen, daß nicht durch Ausflußstellen der Rohrleitung (Aborte, Badewannen, Abwaschtische, bewegliche Schlauchleitungen) Schmutzwasser zurückgesaugt werden kann (Rohrunterbrecher).

2. Prüfung des Wassers.

Auf die Ortsbesichtigung folgt die *Prüfung des Wassers* selbst. Sie ist in erster Linie *an Ort und Stelle*, sodann an eingesandten Wasserproben in chemischen und bakteriologischen *Untersuchungsstellen* vorzunehmen.

An Ort und Stelle werden geprüft: Geschmack, Geruch, Wärmegrad, Durchsichtigkeit, Farbe, sowie grob sichtbare Verunreinigungen.

Wohlschmeckendes *Wasser* ist geruchlos, ohne unangenehmen Beigeschmack, erfrischend, d. h. von Wärmegraden zwischen 7 und 12° C, farblos und klar, sowie frei von grob sichtbaren Verunreinigungen. Dabei ist es gleichgültig, daß die hier ausgeschlossenen Eigenschaften, wie modriger Geruch und Geschmack, tintiger Geschmack nach Eisen, braune Flocken von Eisenoxydhydrat, tonige und lehmige Verunreinigungen oder Wärmegrade über 12° C an sich nicht gesundheitsschädlich sind, sondern nur den sinnlichen Genuß durch Zunge, Nase und Auge beeinträchtigen. Ein Wasser von niedrigeren Wärmegraden als 7° C kann Darmstörungen verursachen.

Der *Wärmegrad* des Wassers ist am eingetauchten Thermometer abzulesen. Die Wärmemessung von Grundwasser bei Beobachtung über mehrere Tage und Wochen hin gibt unter Umständen bei stärkeren Schwankungen der Wärmegrade einen Hinweis auf unzulässige Zuflüsse von Oberflächenwasser meist höherer Wärmegrade.

Die *Farbe* des Wassers wird in einer farblosen 1-Literflasche auf weißer Unterlage von oben nach unten beobachtet. Reines Wasser hat eine bläuliche Färbung, Wasser in Moorgegenden ist gelb bis gelbbraun.

Hält man die gleiche Flasche gegen das Licht, so kann man Trübungen feststellen. Trübung eines für gewöhnlich klaren Wassers bei Niederschlägen, Schneeschmelze ist verdächtig, weist auf unreine Zuflüsse hin. Trübungen, die sich erst bei längerem Stehen bilden, sind im allgemeinen belanglos; dies können sein weißliche (kohlensaurer Kalk), gelbbraune (Eisenoxydhydrat), graubraune bis schwarze (Manganhydroxyd). Trübungen beim Kochen können große Härte anzeigen. Trübungen eines unter stärkerem Druck ausfließenden Wassers, die nach einigen Sekunden aufwärts verschwinden, sind durch Luftbeimengung verursacht.

Der *Geruch* wird an dem frisch entnommenen Wasser geprüft. Die Prüfung wird erleichtert, wenn man das Wasser in einer halb gefüllten Flasche (mindestens 200 ccm Wasser) kräftig schüttelt, oder wenn man das Wasser auf 40—60° erwärmt. Fauliger Geruch kann auf organische Zersetzungsstoffe hinweisen und macht dadurch das Wasser ekelhaft und verdächtig, in ähnlicher Weise dumpfer, muffiger, modriger, mooriger, fischiger Geruch.

Die Geschmacksprobe ist nur bei solchem Wasser vorzunehmen, das nicht seuchenverdächtig ist. Sie wird erleichtert durch Erwärmen des Wassers auf 25—30°. Abkochen führt nicht zum Ziel.

Selbst nur geringfügig verunreinigtes Wasser bildet beim mehrere Sekunden langem Schütteln im Prüfgläschen Blasen und Schaum.

Die Prüfgläschen werden an Ort und Stelle mit dem Wasser mehrmals ausgespült, dann $^3/_4$ gefüllt und 10 Sekunden lang geschüttelt. Verschwinden des Schaums nach 1 bis 2 Sekunden ist belanglos; bleibt der Schaum mehrere Sekunden lang stehen, und geht er nach und nach in Perlen über, die am Rande des Glases einige Zeit haften bleiben, so weist dies auf verunreinigtes Wasser hin.

Der Nachweis von *Ammoniak* und *salpetriger Säure* ist an Ort und Stelle gleichfalls schnell durchführbar und für die Beurteilung verunreinigender Zuflüsse wichtig.

Ammoniak wird mit Nesslers Reagens nachgewiesen, von dem 3—4 Tropfen einem zu $^3/_4$ mit dem fraglichen Wasser gefüllten Probegläschen zugesetzt werden; Gelbfärbung zeigt die Gegenwart von Ammoniak an.

Zum Nachweis von *salpetriger Säure* (Nitrite) werden einem in gleicher Weise gefüllten Proberöhrchen 3—5 Tropfen 25%ige Phosphorsäurelösung hinzugefügt und darauf 10 bis 12 Tropfen Jodzinkstärkelösung. Je nach Menge der vorhandenen salpetrigen Säure tritt sofort oder innerhalb einiger Zeit (längstens 10 Minuten Warten) Blaufärbung auf. Die Prüfung darf nicht im Sonnenlicht vorgenommen werden. Tritt die Blaufärbung sofort auf, so enthält das Wasser etwa 0,5 mg salpetrige Säure im Liter, tritt die Blaufärbung erst nach 10 Minuten auf, so enthält das Wasser nur Spuren salpetriger Säure.

Die *Ergiebigkeit* eines Wasserspenders ist zunächst durch Befragen der Nutznießer zu beurteilen, weiterhin wenn möglich durch einen Pumpversuch mit

Zeitstoppen, durch Beobachtung der Absenkung und des Wiederanstiegs des Wasserspiegels abzuschätzen.

Die erforderliche *Wassermenge* ist je nach den Gebrauchszwecken verschieden. Als tägliche Durchschnittszahlen können angenommen werden:

In *Kasernen*

je Kopf	30—40 Liter	
je Pferd	40—50 „	
je Wagenreinigung	200—300 „	
je Kilogramm Wäsche	10—15 „	(Waschanstalten)
je Abortspülung	5—10 „	
je Wannenbad	200—400 „	
je Brausebad	40—80 „	

In *Lazaretten*

je Kranker	250—650 „	

Im *Felde* ist der Wasserbedarf je Kopf und Tag zwischen 5 und 30 Liter anzunehmen.

Für die *Laboratoriumsuntersuchung* des Wassers ist Art und Zeitpunkt der Probeentnahme, Zustand der Versandgefäße und ihrer Verpackung sowie die Versanddauer von Bedeutung.

Wegen der zahlreichen Fehlerquellen bei unsachgemäßer Entnahme soll diese in der Regel durch den untersuchenden Hygieniker selbst vorgenommen werden. Im Felde wie auch schon unter Friedensverhältnissen ist dies häufig nicht durchführbar.

Für die *bakteriologische Wasseruntersuchung* zusammen mit der *chemischen* werden 2 Liter Wasser benötigt. Die Flaschen werden im allgemeinen auf Anfordern von den Untersuchungsstellen geliefert, andernfalls sind gut gereinigte und einschließlich der Verschlüsse ausgekochte Flaschen zu verwenden. Schon aus diesem Grunde ist es notwendig, daß die Probeentnahme nicht etwa von der Truppe selbst, sondern durch geschultes Sanitätspersonal, am besten vom Truppenarzt selbst vorgenommen wird.

Für die bakteriologische Prüfung ist es wichtig, daß das Wasser durch die Probeentnahme nicht verunreinigt wird. Die Öffnungen der Ausflußhähne an Pumpen und Leitungen sind mit einem Spirituslämpchen oder einer Lötlampe abzuflammen, ebenso nach Abnahme des Verschlusses der obere Rand des Flaschenhalses. Die Flaschen sind mit dem zu prüfenden Wasser mehrmals auszuspülen und nach vollständiger Füllung mit den ebenfalls mehrfach abgespülten Stopfen oder Korken fest und sicher zu verschließen. Auf den Flaschen ist die genaue Bezeichnung des Wasserspenders anzubringen, die mit den Eintragungen auf einem Begleitzettel oder der beigefügten Wasserprüfungsliste übereinstimmen muß.

Vor der Entnahme aus Wasserleitungen ist das Wasser mindestens 20 Minuten ablaufen zu lassen; nur bei Untersuchungen auf Blei ist frühmorgens das erste Wasser ohne Ablaufen zu entnehmen.

Pumpbrunnen sind ebenfalls vor Entnahme 15—20 Minuten gleichmäßig und langsam abzupumpen, bei wenig Wasser im Brunnen kürzere Zeit, um etwaiges Leerpumpen zu vermeiden. Bei Probeentnahme durch Schöpfen ist ein außen und innen möglichst mit heißem Wasser gut gereinigtes Schöpfgefäß zu benutzen oder das Wasser unmittelbar mit der Probeflasche zu schöpfen. Entnahme etwas unterhalb der Wasseroberfläche, um Staub und Schwimmstoffe zu vermeiden.

Die Probeentnahme ist nicht bei starkem Frostwetter vorzunehmen, weil in gefrorenem Boden etwa sonst vorhandene Eintrittsstellen für Schmutzstoffe undurchlässig geworden sind. Ebenso ist Probeentnahme nach längerer Trockenheit wertlos, weil dann das Oberflächenwasser fehlt, das sonst Schmutzstoffe eindringen läßt. Besonders aussichtsreich sind dagegen Entnahmen bei nassem Wetter, nach längerer Regenperiode oder gegen Ende der Schneeschmelze sowie wiederholte Entnahme unter verschiedenen Witterungsverhältnissen.

Die entnommenen Proben sind so schnell wie möglich, nötigenfalls durch besonderen Boten auf Kraftrad od. dgl. zur Untersuchungsstelle zu befördern. Bei heißer Witterung in Eis verpackt.

Die Probe muß noch am Tage der Entnahme zur bakteriologischen Untersuchung kommen; zweckmäßig ist der Zeitpunkt der Ablieferung mit der Untersuchungsstelle zu vereinbaren, damit die Untersuchung vorbereitet werden kann.

In der Wasserprüfungsliste sind die Angaben über Art und Zustand des Brunnens und seiner Umgebung bei jeder Probeentnahme durchzusehen und nötigenfalls zu ergänzen. Die *Wasserprüfungslisten* sind im Standort von den Truppenärzten nach Grundstücken und Truppenteilen zusammenzuheften und ihnen auch alle auf das betreffende Wasser bezügliche Schriftstücke geordnet beizuheften. Über Jahre hin gesammelte Untersuchungsbefunde erleichtern die spätere Beurteilung außerordentlich. Den Wasserprüfungslisten ist fernerhin beizufügen eine einfache Lageskizze des Brunnens mit Angabe der geologischen Schichtenfolge und -mächtigkeit.

Die *chemische Prüfung* eingesandter Wasserproben erstreckt sich in erster Linie auf solche Stoffe, die unter Umständen als Anzeichen einer *Verunreinigung* zu bewerten sind, organische Stoffe und deren Reste. Organische Stoffe reißen leicht Sauerstoff an sich, lassen sich daher mengenmäßig aus dem Verbrauch eines Sauerstoffspenders (z. B. Kaliumpermanganatlösung) nachweisen. An Resten organischer Stoffe werden Ammoniak, salpetrige Säure und Salpetersäure nachgewiesen.

Ammoniak, Nitrite und *Nitrate* sind an sich völlig ungiftig, nur als Leitzeichen von Wichtigkeit.

Beim Abbau organischer Stoffe im Boden und Wasser entsteht zunächst Ammoniak, das zuerst zu Nitriten und dann zu Nitraten oxydiert wird. Nitrate können im Boden fortgeführt werden und dann ganz unbedenklich sein. Selten können Ammoniak und Nitrite auch durch Reduktion aus Nitraten entstehen, z. B. in stark besonnten Mooren, katalytisch in Eisen- und Manganwässern.

Nachweis von *Ammoniak* und *salpetriger* Säure läßt im allgemeinen auf Verunreinigungen schließen, die dem Wasser vor nicht langer Zeit zugeflossen sind, während *Salpetersäure* als Endstufe der Oxydation auf länger zurückliegende Verunreinigung hinweisen kann.

Größere *Chlormengen* (Kochsalz) können aus dem Boden stammen und sind dann unbedenklich, meist deuten sie auf Verunreinigungen mit Abfallstoffen (Speisereste, Urin) hin.

Phosphate sind als Anzeichen gröbster Verunreinigung zu bewerten.

Weiterhin erstreckt sich die chemische Prüfung auf Eisen, Mangan, Härtegrad.

Das *Eisen* stammt im allgemeinen aus dem Boden (Grundwassereisen), namentlich in der norddeutschen Tiefebene, in seltenen Fällen aus den Rohrleitungen (Rohreisen). Gesundheitlich ist es unbedenklich, stört jedoch unter Umständen durch tintenartigen Geschmack und Flockenbildung. Ähnlich verhält sich Mangan.

Zu große oder zu geringe *Härte* des Wassers ist für den Genuß an sich unschädlich, weiches Wasser schmeckt fade, hartes Wasser besser. Hartes Wasser verursacht vielleicht Durchfälle, vor allem aber ist es küchenwirtschaftlich unerwünscht. Fleisch und Hülsenfrüchte werden in hartem Wasser sehr schwer weich, Kakao und Suppen zeigen oft Flockenbildung, Kaffee und Tee bekommen leicht Trübungen, auch leidet ihr Wohlgeschmack. Als Waschwasser verursacht hartes Wasser einen hohen Seifenverbrauch und führt bei empfindlichen Menschen zu Hautreizungen; als Kesselwasser erzeugt es starke Kesselsteinbildung.

In Leitungsrohren aus *Blei,* wie sie im Innern der Häuser verlegt werden, kann Wasser mit einem größeren Gehalt an gelöstem Sauerstoff (Luft) oder freier Kohlensäure Blei aufnehmen, vor allem bei längerem Stehen des Wassers in den Bleirohren, z. B. über Nacht. Länger dauernder Genuß bleihaltigen Wassers kann zu Bleivergiftung führen. Es ist zweckmäßig, Wasser, das längere Zeit in Bleirohren gestanden hat, zunächst abfließen zu lassen.

Absichtliche, wirksame Vergiftungen oder Verseuchungen von Wasserspendern sind im *Weltkriege* nirgends festgestellt worden, auch in Zukunft trotz des Geredes von bakteriologischer und chemischer Kriegsführung (S. 9, 14) im allgemeinen nicht zu befürchten. Unbeabsichtigt (gelegentlich auch absichtlich) kann der chemische Krieg zu Wasservergiftungen führen, namentlich durch die arsenhaltigen Stoffe der *Blaukreuzgruppe,* aber auch durch die ätzenden Stoffe der *Gelbkreuz-* und der flüchtigen Stoffe der *Grünkreuzgruppe* (S. 9). Arsengehalt eines Wassers läßt sich in der chemischen Untersuchungsstelle nachweisen.

Die *bakteriologische Prüfung* eingesandter Wasserproben erstreckt sich nur in seltenen Fällen auf den Nachweis von Krankheitserregern. Einmal halten sich diese im Wasser nur wenige Tage und Wochen lebensfähig (ihr Nachweis gelingt am ehesten aus dem Grundschlamm), sodann wird die Untersuchung meist erst viele Tage bis Wochen nach der vermuteten Wasseransteckung ausgeführt. Die Beschuldigung eines Wasserspenders als Seuchenursache gründet sich im allgemeinen lediglich auf die Wahrscheinlichkeit oder Möglichkeit seiner Verseuchung. Die Annahme setzt einerseits den Nachweis seuchenkranker oder keimtragender Menschen oder Tiere in der Umgebung des Brunnens, andererseits die Möglichkeit voraus, daß Ansteckungsstoffe von diesen in den Wasserspender gelangt sein können.

Dieser Nachweis kann durch die bakteriologische Prüfung gestützt werden dadurch, daß im Wasser eine an sich hohe oder eine die Durchschnittszahl des betreffenden Wassers übersteigende *Keimzahl* festgestellt wird. Oder es werden solche an sich harmlosen Keime nachgewiesen, die sich für gewöhnlich in den menschlichen und tierischen Abgängen vorfinden (Bacterium coli).

Colibefunde sowie überhaupt höhere Keimzahlen in Flachbrunnen finden sich häufiger, ohne daß die Ortsbesichtigung Anhaltspunkte für Zuflüsse von Schmutzwasser ergeben muß. Bedenklich wird der Befund eines Colikeimes in weniger als je 100 ccm Wasser und eine Keimzahl bis zu einigen 1000 Keimen in 1 ccm Wasser erst in Verbindung mit einem schlechten örtlichen Besichtigungsbefund. Bei nicht dauernd benutzten Kesselbrunnen ist auch trotz längeren Abpumpens vor der Probeentnahme die Keimzählung für die Beurteilung von zweifelhaftem Werte.

In tiefen Rohrbrunnen dürfen Colibacillen nicht vorkommen. Ihr Befund weist mit hoher Wahrscheinlichkeit auf oberflächliche Undichtigkeiten und Zuflüsse hin. Die Gesamtkeimzahl soll bei einwandfreien tiefen Rohrbrunnen 10—50 Keime in 1 ccm nicht übersteigen.

In gefiltertem Oberflächenwasser bei Sammelversorgungsanlagen soll nach amtlicher Vorschrift die Keimzahl 100 in 1 ccm nicht übersteigen. Vereinzelte Colibefunde (1 in 100 ccm) können nach der praktischen Erfahrung hierbei als unbedenklich in Kauf genommen werden, wenn das Ergebnis der laufenden Beobachtung sonst einwandfrei ist.

Die *mikrobiologische Untersuchung* des Wassers besteht in der mikroskopischen Durchschau der Absatzstoffe; bedenklich ist der Nachweis menschlicher und tierischer Abgänge sowie von Haushaltsresten (quergestreifte Muskelfasern, Haare, Wollfasern, Wurmeier, Stärkekörner).

Die mikroskopische Untersuchung ist ebenso wie die biologische Untersuchung der Flora und Fauna für *Feldverhältnisse* im allgemeinen entbehrlich.

Die Ergebnisse aller Laboratoriumsuntersuchungen werden zum größten Teil in Zahlen ausgedrückt. In der Praxis hat sich daher der verständliche Wunsch nach *Grenzzahlen* zwischen gut und schlecht herausgebildet. Für die bakteriologischen Befunde sind oben solche Zahlen genannt. Wenn diese sowie nachstehend noch Grenzzahlen für die chemischen Befunde aufgeführt wurden, so darf daraus nicht geschlossen werden, daß alle diese Zahlen an sich bindend sind. Weder der chemische Untersucher noch das bakteriologische Laboratorium sind berechtigt, auf Grund ihrer Untersuchung und besonders dieser Grenzzahlen ein Urteil über die Güte des Wassers abzugeben. Die Zahlen geben lediglich in Verbindung mit den Ergebnissen der übrigen Untersuchungen für den hygienischen Beurteiler einen Anhaltspunkt.

In diesem Sinne können als Grenzzahlen der chemischen Befunde in einem guten Wasser (ausgedrückt in mg/l) etwa angenommen werden:

Reaktion schwach bis deutlich alkalisch (p_H größer als 7,0; Moorwässer nicht selten sauer)

Abdampfrückstand 500
Kaliumpermanganatverbrauch 12
Ammoniak . . . . Spuren (in eisenhaltigen Grundwässern sowie in Moorwässern oft bis zu 1 und mehr)

Salpetrige Säure (Nitrite) . . .	0	Gesamthärte	18
Salpetersäure (Nitrate)	30	Eisen	0,3
Chloride	30	Mangan	0,1

Phosphorsäure (Phosphate) höchstens Spuren.

3. Wasserversorgung im Kriege.

Stellt schon die *friedensmäßige Beurteilung* an den hygienischen Beurteiler hinsichtlich Sachkenntnis, Erfahrung, Blick, Denkvermögen, Vorstellungs- und Urteilskraft große Anforderungen, ja wird sie gewissermaßen durch die dabei auch notwendige, gefühlsmäßige Schau zur Kunst, so gilt das noch viel mehr für die *kriegsmäßige*.

Jahrtausende hindurch hat sich die Menschheit ohne chemische und bakteriologische Wasseruntersuchung behelfen müssen. So wie der Krieg auch sonst den Soldaten im Felde vielfach auf das Urwesen seines Menschentums zurückführt, so ist der Feldsoldat bei der Auswahl seines Trinkwassers namentlich als einzelner oft nur auf das Urteil seiner Sinne, auf seinen Instinkt angewiesen. Nur unter besonderen Verhältnissen, wie sie im Weltkrieg der Stellungskrieg darbot, oder im rückwärtigen Gebiet kann friedensmäßig verfahren werden. Im übrigen ist im Felde häufig weder zu chemischen noch bakteriologischen Untersuchungen Zeit und Gelegenheit. Die Entscheidung, ob ein Wasser genußfähig ist, muß schnell getroffen werden und sehr oft von dem Einzelnen selbständig. In der Erweckung und Pflege dieser und ähnlicher natürlicher Fähigkeiten bieten sich für die *wehrsportliche Jugenderziehung* wichtige Aufgaben.

Die Schwierigkeiten für den Feldsoldaten werden am größten, wenn keine angelegten Wasserspender oder keine einwandfreien vorhanden sind.

In erster Linie sind die *vorhandenen Wasserspender* zu beurteilen, schlechte zu verbessern oder zu erweitern. Wie dieses im einzelnen zu geschehen hat, ergibt sich im wesentlichen aus dem bei Besprechung der Ortsbesichtigung Gesagten. Entseuchungen von Brunnen sind nach der Entseuchungs- und Entwesungsvorschrift vorzunehmen. Anwendung von *Chlorkalk* verdient den Vorzug.

Um selbst neues Wasser finden zu können, braucht man gewisse allgemeine und örtliche boden- und wasserkundliche Kenntnisse.

Für das *Heimatgebiet* können vorausschauend schon im Frieden belehrende Auskünfte von Fall zu Fall bei den *Geologischen Landesanstalten* eingeholt werden. Dort sind auch geologische und geologisch-agronomische Karten erhältlich.

Die deutschen Geologischen Landesanstalten befinden sich:

Preußische Geologische Landesanstalt, Berlin N 4, Invalidenstr. 44 (zugleich für Anhalt, Braunschweig, Bremen, Lippe-Detmold, Lübeck, Oldenburg, Schaumburg-Lippe).

Sächsisches Geologisches Landesamt, Leipzig C 1, Talstr. 35.

Bayrische Geologische Landesuntersuchung München, Ludwigstr. 16.

Geologische Abteilung des Württ. Statist. Landesamts Stuttgart, Büchsenstr. 51.

Badensche Geologische Landesanstalt Freiburg i. Br., Bismarckstr. 7 u. 9.

Hessische Geologische Landesanstalt Darmstadt, Paradepl. 3.

Mecklenburgische Geologische Landesanstalt Rostock, Wismarische Str. 8.

Thüringische Geologische Landesuntersuchung Jena, Geologisches Institut der Universität.

Mineralogisch-Geologisches Staatsinstitut Hamburg, Lübecker Str. 22.

In *Feindesland* muß man sich im Gelände selbst ein geologisches Bild zu machen versuchen durch Beobachtung „anstehender" Schichten, etwa an tief eingeschnittenen Flußtälern, steilen Felsen, Hohlwegen, Eisenbahneinschnitten, Steinbrüchen, Ton- und Sandgruben, Steilküsten, Schützengräben, Stollen usw. Eine genaue eigene Erforschung des tieferen Untergrundes ist nur durch Bohrungen möglich.

Das Wasser kehrt in seinem ewigen Kreislauf durch die Luft immer wieder zum Boden zurück. Schmutzstoffe, die es in der Luft oder auf der Erdoberfläche aufgenommen hat, werden im Boden zurückgehalten und zerstört.

Aus der Tiefe des Bodens *(Grundwasser)* stammt im allgemeinen das reinste Trinkwasser.

Fast jeder Boden nimmt Wasser auf, aber nur wenige Bodenarten lassen das Wasser durchtreten, geben es in die Tiefe bis auf eine wassertragende Sohle weiter, filtern es. Nur die wasserdurchlässigen Bodenschichten sind für den Menschen wasserführende Schichten; es sind dies vor allem die diluvialen und alluvialen Kiese und Sande.

Auch an sich wasserundurchlässige Schichten können in der Tiefe in Klüften und Spalten Wasser führen. Dieses Wasser entbehrt meist der reinigenden Filterung des lockeren Bodens.

Die oberflächlichen Bodenschichten, namentlich in bewohnten und bewirtschafteten Gegenden, enthalten viel Schmutzstoffe und Keime. Auch Krankheitskeime können darin sein. Abgesehen von den eigentlichen Erdkeimen (Starrkrampf-, Milzbrand-, Gasbrandbacillen) gehen sie schnell zugrunde. In mehreren Metern Tiefe finden sich im allgemeinen keine Krankheitserreger.

Von 2 m Tiefe an nehmen die Bakterien im Boden stark ab, von 3—6 m ab ist der Boden keimfrei.

Die Bodenverunreinigungen stammen in der Hauptsache von Lebewesen, ihren Ausscheidungen, Abfall- und Zerfallsstoffen; die Seuchenkeime stammen stets von Menschen oder von Tieren.

Die festen Stoffe werden im Boden schon oberflächlich zurückgehalten, die feineren und flüssigen werden nach der Tiefe zu schon nach wenigen Metern abgefiltert und zersetzt. Übermäßige Zufuhr, mit der der Boden nicht fertig wird, führt zur Übersättigung des Bodens mit Schmutzstoffen.

Gelöste chemische Stoffe, die im Boden nicht zersetzt werden, wie z. B. Salze (Kochsalz) werden auch im Sand schlecht zurückgehalten. Sie können große Strecken fortgeführt werden.

Die *Filterkraft* eines Bodens läuft gleich mit der Zeit, die das Wasser zum Durchtritt braucht. Je feinkörniger der Boden, um so langsamer bewegt sich das Wasser, um so größer ist die reinigende Kraft. Grober Kiesboden, durch den das Wasser schneller durchtritt, muß in größerer Mächtigkeit der Schicht durchflossen werden, um reinigend zu wirken.

Ton- und Moorböden, auch Torf- und Humusböden, haben zwar ein großes Porenvolum, nehmen also sehr viel Wasser auf, halten es aber durch die capillaren Kräfte ihrer sehr kleinen Poren oder kraft quellbarer Stoffe fest und sind praktisch undurchlässig.

Die Durchlässigkeit und Filterkraft von Lehmböden steigt mit zunehmendem Sand- oder Kalkgehalt.

Gute Filter sind Böden aus Sand oder Kies, aus Lehm und Sand, aus Schotter und Sand (märkischer Sandboden), auch Sandsteine.

Schlechte Filter sind spaltige und rissige Böden, z. B. stark durchklüftetes Kalkgebirge. Sonst undurchlässige Schichten (Ton, Lehm) können nach langer Trockenheit rissig und damit durchlässig werden, ohne ausreichend zu filtern.

Schlechte und gefährliche Filter sind Aufschuttböden früherer menschlicher Kulturstätten.

In tiefere Bodenschichten können Bakterien und Schmutzstoffe dadurch gelangen, daß tief hinabreichende Pflanzenwurzeln Kanäle schaffen. Die Wurzeln der Halmfrüchte, der Kartoffeln, Rüben, des Klees reichen im Durchschnitt 2 m tief in den Boden, die Wurzeln alter Luzerne bis zu 10 m Tiefe. Alte vermodernde Baumwurzeln können besonders in gedüngtem Boden dem Grundwasser gefährlich werden. Auch Regenwürmer wühlen mehr als 2 m tief.

Bei der Erschließung und Beurteilung von Grundwasser dürfen die geschilderten Verunreinigungsmöglichkeiten niemals übersehen werden. Nicht zuletzt ist darauf zu achten, daß nicht durch die Brunnenanlage selbst Spalten, die in die Tiefe führen, erzeugt werden.

Die größten Aussichten für einwandfreie Grundwasserfunde bieten die Sandausfüllung der Flußtäler, die Sandbänke in der diluvialen Schichtenfolge und Gehängeschuttkegel an den Abhängen der Gebirge.

Außer der Reinigung und Reinhaltung des Grundwassers hat der Boden noch die Wirkung der Kühlhaltung des Wassers.

Die Sonnenwärme dringt nicht tiefer als 8—15—30 m in den Boden ein. Im allgemeinen hat Grundwasser, das mehr als 8—15 m unter der Oberfläche steht, eine gleichmäßige

Temperatur, die der mittleren Jahrestemperatur des Ortes entspricht. Schon in 6 m Tiefe betragen die Monatsschwankungen nur wenige Grade. Die Beobachtung der Grundwassertemperatur ist ein wichtiges Hilfsmittel für die Beurteilung unerwünschter Zuflüsse meist wärmeren Oberflächenmessers.

In ruhigen Zeiten im Felde ist für die *Wassererschließung* ebenso wie im Frieden nach Möglichkeit ein Geologe oder Wasserfachmann hinzuzuziehen.

Die Tatsache, daß die *Wünschelrute* bei manchen Menschen Ausschläge macht, die mit Grundwasserlagen zusammenhängen, wird heute im allgemeinen nicht mehr zu bestreiten sein. Die Schwierigkeit liegt in der Deutung; hier stehen oft richtige neben falschen. Man soll sich ohne Not niemals nur auf Rutengänger verlassen. Ihre Aussagen können aber in Verbindung mit sonstigen Feststellungen wertvoll sein, oder wenn sonst die Verhältnisse im Felde keine anderen augenblicklich notwendigen Feststellungen zulassen. „Künstliche Wünschelruten", mit denen elektrische Ströme im Boden gemessen werden, sind für die Verwendung durch die Truppen im Felde noch nicht genügend erprobt.

Der oft nicht leichten Feststellung vorhandenen, voraussichtlich brauchbaren Grundwassers folgen die Schwierigkeiten seiner einwandfreien *Gewinnung*, insbesondere für den Soldaten im Felde.

Für die schnelle und einwandfreie Erschließung im Felde eignen sich im allgemeinen gut die „*Abessinischen Brunnen*".

Mit abessinischen Brunnen kann Grundwasser aus höchstens 6—8 m Tiefe gehoben werden. Sie werden, am besten in Sandboden, eingerammt oder eingebohrt. In festerem, namentlich steinigem Boden sind sie unbrauchbar, weil dort das Bohrrohr leicht verbogen oder verletzt werden kann. Der Filterteil des Bohrrohres soll in feinporigem, gut filterndem Boden mindestens 3 m, in grobem, schlecht filterndem Boden etwa 6 m unter Erdoberfläche stehen. Die wasserführende Schicht soll mindestens 1 m stark sein. Der Pumpenaufsatz ist an einer festen Stütze (Pfahl, Mauer) so zu befestigen, daß er beim Pumpen nicht wackeln und damit den Boden um das Bohrrohr auflockern kann.

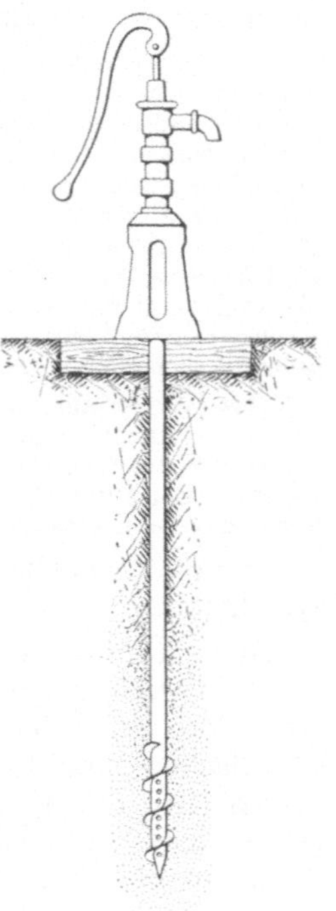

Abb. 2. Abessinischer Brunnen (nach BISCHOFF, HOFFMANN, SCHWIENING).

Die Erfahrungen mit Abessinierbrunnen im *Weltkriege* sind sehr verschiedenartig, wohl wegen der mehr oder weniger unsachgemäßen Art ihrer Benutzung und der örtlich oft ungünstigen Bodenverhältnisse. Die Brunnen haben sich aber in zahlreichen Fällen als so außerordentlich nützlich erwiesen, auch in der geschilderten Vereinigung mit vorhandenen Kesselbrunnen, daß künftig im Felde auf sie nicht verzichtet werden kann. Insbesondere für Sanitätseinrichtungen, namentlich den Hauptverbandplatz, sind sie wertvoll; sie werden im Felde von bestimmten technischen sowie Sanitäts- und Nachschubeinheiten mitgeführt.

Stehen Abessinier-Brunnen nicht zur Verfügung, oder macht der Boden sie nicht anwendbar, oder fehlt die notwendige Zeit von immerhin 2—3 Stunden und mehr, so kann Grundwasser durch einfache Grabung erschlossen werden. Wenn möglich, sind dabei die Seitenwände der Grube abzustützen und der Boden mit festen Geflechten aus Weiden usw. gegen das Aufwirbeln beim Schöpfen zu schützen, sowie die Ränder mit Brettern zu belegen. Das dabei erschlossene Wasser bedarf meist noch weiterer Klärung. Es ist wie Oberflächenwasser zu beurteilen.

Oberflächenwasser ist fast immer als verunreinigt und im allgemeinen daher ohne Aufbereitung als zu menschlichem Genuß nicht geeignet anzusehen.

Jeder stärkere Regenguß, die in der Nähe zumeist vorhandenen Siedlungen aller Art, Schiffahrt, gedüngte Äcker und sonstige Zuflüsse führen ihm nicht prüfbare, oft nicht einmal feststellbare Schmutzstoffe zu. Die natürliche Selbstreinigung ist unberechenbar; bei Flüssen bei geringer Stromgeschwindigkeit zuverlässiger als bei schneller Strömung.

Nur solches Oberflächenwasser, bei dem man verunreinigende Zuflüsse auf größere Entfernung (auf Kilometer) ausschließen kann, bietet ein im Notfall ohne weiteres genießbares Wasser.

Günstige Umstände kann man im allgemeinen nur bei *Talsperren* und einsamen Landseen annehmen, auch bei manchen durch unbewohnte Landstriche, besonders Wälder fließenden Bächen.

Muß Oberflächenwasser aus Seen, Talsperren, Flüssen und Bächen zu Trinkzwecken entnommen werden, so ist vor allem darauf zu achten, daß das Wasser durch die Entnahme nicht verunreinigt wird. Am besten ist die Entnahme mit Pumpe, sonst mit sauberen Schöpfgefäßen. Bei Schöpfentnahme läßt sich eine Verunreinigung auf die Dauer nur vermeiden, wenn an der Schöpfstelle während der Entnahmezeit ein Posten aufgestellt wird; nur dieser Posten oder eine sonst beauftragte Person darf schöpfen und austeilen; die Wasserholer halten einen durch Schranken festgelegten Abstand. Wenn möglich, sind in Seen, Flüssen usw. zur Schöpfentnahme kleine Brücken oder Stege hineinzubauen. Dadurch wird das Aufrühren des flachen Uferwassers vermieden und das an den tieferen Stellen reinere Wasser geschöpft. Die Entnahmestelle soll soweit wie möglich vom Ufer abliegen, bei Flüssen jedoch nicht in der Stromrinne.

Das Wasser aus Bächen, Flüssen, Seen usw. läßt sich auch in einiger Entfernung landwärts vom Ufer als ufergefiltertes oder Flußgrundwasser entnehmen, entweder mittels Abessinier-Brunnen, oder indem man dort Gruben gräbt, die man wie oben geschildert schützt. Bei gutem Sandboden und geeignetem Grundwasserstand geht man soweit als möglich vom Uferrande fort, um die Filterwirkung des Sandes auszunutzen (10—50 m).

Das entnommene Oberflächenwasser aller Art bedarf meist noch besonderer Reinigung.

Auch *Regenwasser* muß zuweilen Trinkzwecken dienen. Regenwasser ist durch Verdichtung aus dem Wasserdampf der Luft entstandenes, an sich chemisch reines Wasser. Seine Reinheit bedeutet aber auch Mangel an den dem sonstigen Oberflächen- und Grundwasser eigenen aus dem Boden stammenden Stoffen und Salzen, die den guten Geschmack des Wassers bedingen. Aus der Luft bringt das Regenwasser neben einzelnen chemischen Stoffen (Ammoniak, Schwefelverbindungen usw.) Verunreinigungen aller Art mit, darunter auch Bakterien. Zudem hat es die Temperatur der Luft. Im Sommer geht es leicht in Fäulnis über.

Einwandfrei aufgefangen und in noch frischem Zustande genossen, ist Regenwasser unbedenklich und für den Soldaten im Felde verdächtigem sonstigem Wasser vorzuziehen. In wasserarmen Wüsten und Steppen, in manchen Küstenstreifen (Marschen) und hochgelegenen Gegenden ohne Grund- und Quellwasser ist Regenwasser als einziges Trinkwasser dauernd im Gebrauch.

Zum ständigen Auffangen dienen größere, leicht geneigte Flächen, Dächer, gepflasterte Hofflächen, kahle, nackte, meist zerklüftete Felsböden. Bewachsener Boden ist ungeeignet. Diese Flächen sind gut reinzuhalten, nötigenfalls zu umzäunen. Die ersten Abschwemmungen sind als unsauber abzuleiten, darauf werden die Abflüsse in Sammelräumen (Zisternen) aufgefangen. Diese bestehen aus Mauerwerk mit dichtem Verputz oder aus Tonschlag. Zur Reinigung kann noch ein Sandfilter zwischengeschaltet werden. Entnahme aus dem Sammelbehälter möglichst durch Pumpe wie bei Schachtbrunnen, da Schöpfeimer das Wasser verunreinigen können. Zur Wasserreinigung kann das Pumpenfilter noch einen besonderen Sandmantel erhalten.

In Deutschland fallen die größten Niederschlagsmengen im Juli/August, die geringsten im Winter. *Schnee* ist besonders nach längerem Liegen stark verunreinigt.

Quellen führen entweder Grundwasser oder bei Bewegung des Wassers in Spalten und Klüften Oberflächenwasser oder beides. Grundsätzlich soll man gegen jedes Quellwasser mißtrauisch sein. Quellen, die an der Austrittsstelle bei Regen trübe werden oder zunehmen, sind verdächtig.

Quellen können aus oberflächlichen Zuflüssen, aus Verbindungen zu verunreinigten Bächen und Flüssen, in der Nähe gedüngter Felder oder ohne ausreichenden Schutz leicht verunreinigt werden.

Auch artesische Quellen, selbst wenn sie aus großer Tiefe (100 m) kommen, sind nicht ohne weiteres einwandfrei, da ihr Druck durch Verbindung mit Oberflächenwasser erzeugt sein kann.

Hochquellen in den *Gebirgen* sind meist weniger gut als die Tief- oder Schuttquellen am Fuße der Berge und im Tal selbst, in weiteren Flußniederungen oder in Einschnitten von Hochflächen.

Die Entnahmestelle für Quellwasser ist möglichst am Austritt aus dem Boden zu wählen. Sie ist am zweckmäßigsten in Form einer besonderen Fassung so herzustellen, daß die Entnahme ohne Verunreinigung oder Beschädigung der Austrittsstelle geschieht, am besten als wasserdicht gemauerte Brunnenstube.

Ist die Entnahme aus besonderen Gründen nur am offenen Quellauf möglich, so muß eine Verunreinigung des oberen Laufes soweit als möglich ausgeschlossen sein.

Bei Quellen, Bächen und Flüssen kann man das Wasser an mehreren Stellen aufstauen und die höchstgelegenen zur Trinkwasserentnahme, die tieferen als Viehtränken oder Waschstellen bestimmen.

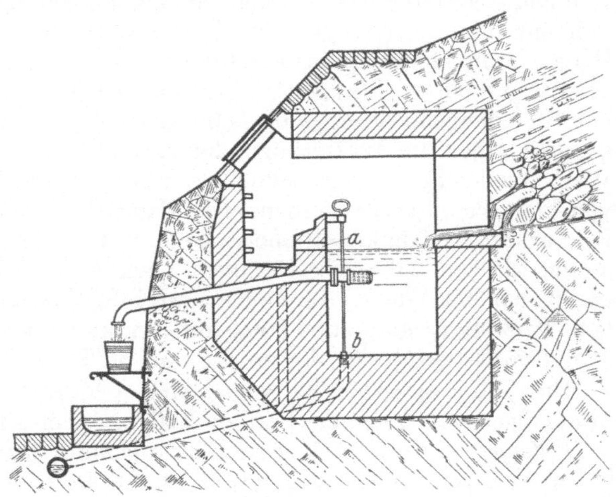

Abb. 3. Quellfassung, Brunnenstube (nach BISCHOFF, HOFFMANN, SCHWIENING).

Steht der Truppe Wasser nicht in ausreichender Menge oder nicht von einwandfreier Beschaffenheit oder nicht auch bei Mindestanforderungen noch zulässiges Wasser (d. h. nicht seuchenverdächtiges) zur Verfügung, so sind ausreichende Mengen einwandfreien Trinkwassers mitzuführen oder das vorhandene Wasser zu verbessern.

Die *Mitführung von Wasser* ist stets nur ein äußerster Notbehelf. Geeignete Behältnisse oder Fahrzeuge sind schwer zu beschaffen (z. B. Straßensprengwagen, die vorher mit Chlor ausreichend entseucht sind), auch bedeuten sie, zumal im Hinblick auf die verhältnismäßig kleinen Wassermengen, eine große Belastung für die Truppe. Im Sommer wird das Wasser bei fehlendem Wärmeschutz der Behälter zu warm.

Im *Kriege* haben sich an manchen Stellen Tragetiere mit Fässern oder Wasserschläuchen bewährt. Es wird zu erwägen sein, ob nicht besondere Wasserwagen mit Wärmeschutz und besondere Tragetierausrüstungen in gleicher Weise wie Trinkwasserbereiterwagen planmäßig bereitzustellen sind.

In manchen Lagen wird die Nachführung von *Mineralwasser* in Flaschen in Frage kommen; soweit dafür eigene Herstellungsanlagen im Felde vorhanden sind, bedarf das zur Herstellung verwendete Wasser besonderer Überwachung. Der Umstand, daß die Kohlensäure des Wassers das Wachstum darin enthaltener Keime hemmt, darf nicht dazu verleiten, schlechtes Wasser zu verwenden. In einwandfreien Flaschen ist kohlensäurehaltiges Wasser lange Zeit haltbar.

Die *Wasserverbesserungsmaßnahmen* bestehen einmal in der Klärung trüben Wassers und der Beseitigung von Schwebestoffen, sodann in der Abtötung der Keime. Meist werden beide Reinigungsarten notwendig sein.

Die größte Sicherheit bietet die Aufbereitung in besonderen *Trinkwasserbereiterwagen.* Sie verbessern das Wasser mit Filterung durch verschiedenartige Filter (Asbest-, Bimsstein-, Kieselgur- oder Porzellanfilter) und machen es danach durch Erhitzung auf 110° und mehr keimfrei. Die Rohre für das zu- und abfließende Wasser sind so gelegt, daß das gereinigte heiße Wasser durch das zufließende kühle Wasser abgekühlt, dadurch auch das Zuflußwasser vorgewärmt wird (Gegenstromkühlung, Gefahrenquelle bei undichten Rohren!). Durch ein zweites Filter wird das Wasser von den beim Kochen ausgefallenen Stoffen (Kesselstein) befreit und durch eine damit verbundene Brausevorrichtung belüftet.

Die Trinkwasserbereiterwagen haben sich im *Weltkriege* voll bewährt. Ihre Reinigungswirkung war bei sachgemäßer Bedienung gut. Schwierigkeiten haben sich nur dadurch gezeigt, daß die Rohrleitungen undicht wurden, und daß die Wagen an manchen Stellen nicht in genügender Zahl zur Verfügung standen und deswegen mehrere Truppenteile auf einen gemeinsam angewiesen waren. Dabei hat die Mengenleistung (500—800 Liter in der Stunde) im allgemeinen ausgereicht, aber die Wasserholer der einzelnen Truppen hatten einen zu weiten Weg. Vielleicht ist es zweckmäßig, eine größere Anzahl von Wagen, und zwar von kleineren, bereitzustellen. Für Sanitätseinrichtungen (Hauptverbandplatz, Feldlazarett, Krankensammelstellen) waren Trinkwasserbereiter von besonderem Nutzen. Betriebsstörungen nach etwa 6—8 Wochen traten zuweilen bei zu hartem Wasser durch Kesselsteinbildung auf. Zur Zeit werden wesentliche *Verbesserungen* an den fahrbaren Trinkwasserbereitern vorgenommen. *Tragbare Trinkwasserbereiter* dieser Art sind im Weltkriege nicht verwendet worden.

Die Trinkwasserbereiterwagen sind planmäßig bei den Sanitätsparks zusammengezogen und von Fall zu Fall bei dem Divisionsarzt anzufordern.

Filtergeräte, die von kleineren Truppenkörpern mitgeführt werden können, haben sich im Weltkriege, soweit es die zu Rissen und Sprüngen neigenden Kieselgur- und Porzellanfilter waren, wegen ihrer Verletzlichkeit nicht bewährt. Die Filterkerzen verstopfen sich zudem nach wenigen Tagen und müssen öfter ausgekocht werden. Gut bewährt haben sich dagegen die Seitz-*Filter*; sie arbeiten mit Filterplatten aus Asbest, die leicht auswechselbar sind und in größerer Zahl mitgeführt werden können. Sie liefern stündlich 300—400 Liter klares, fast keimfreies Wasser. Bei Kriegsende 1918 war von der Heeresverwaltung ein Membranfilter der Firma R. Winkel, Göttingen übernommen worden. Es kam im Felde nicht mehr zur praktischen Verwendung, wurde aber nach den Vorversuchen für brauchbar gehalten.

Ferner läßt sich Wasser durch Nachahmung der natürlichen Bodenfilterung reinigen. Für einen guten Erfolg ist jedoch eine längere Einarbeitungszeit der *künstlichen Sandfilter* erforderlich (12—24 Stunden), weil die Filterwirkung nur zum Teil auf mechanischer Zurückhaltung, vielmehr wesentlich auf der Tätigkeit von allerlei Kleinlebewesen, die sich im Filter erst vermehren müssen, beruht (biologische Wirkung). Bei der erforderlichen Dicke der Sandschicht von etwa $1^1/_2$ m ist die Filtergeschwindigkeit ziemlich langsam (langsame Sandfilterung).

Die Leistung läßt sich, allerdings auf Kosten der Reinigungswirkung dadurch beschleunigen, daß dem Rohwasser zwecks Ausfällung Aluminiumsulfat (10 bis 30 g/cbm) zugesetzt und eine Sandschicht von nur 70 cm Höhe verwendet wird (Schnellfilterung).

Beide Sandfilterungsverfahren werden im allgemeinen nur bei ruhiger Kriegslage, also im Stellungskrieg und rückwärtigen Gebiet, anwendbar sein. Sie werden dann zweckmäßig für die Wasserreinigung im Großen, wie bei Wasserwerken üblich, verwandt werden.

Notfilter lassen sich herstellen aus sauberen Tonnen mit durchlochtem Boden, die mit Kies, Sand, Häcksel, aschefreier Holzkohle, Kohle u. dgl. gefüllt sind. Dadurch wird jedoch nur eine grobe Klärung des Wassers erreicht, das dann noch weiterhin keimfrei zu machen ist. Die genannten Notfilterstoffe sind vorher durch mehrmaliges Durchspülen zu reinigen. Beim Fehlen anderer Möglichkeiten kann der Feldsoldat versuchen, das Wasser durch Hindurchgießen durch mehrere Lagen einer Zeltbahn, Decke usw. zu klären.

Das sicherste Mittel, um die Keime im Wasser abzutöten, ist das *Abkochen,* wie es auch im Trinkwasserbereiterwagen nach vorangegangener Klärung geschieht. Es genügt im allgemeinen einfaches Aufkochenlassen; besser etwa 5 Minuten lang. Nach dem Abkochen muß das Wasser erst wieder abgekühlt werden. Das Verfahren benötigt also Zeit, außerdem schmeckt abgekochtes Wasser schlecht. Schmackhafter gemacht wird es durch Belüften, z. B. durch Schütteln in der nicht ganz gefüllten und dabei von Zeit zu Zeit geöffneten Feldflasche oder durch Fruchtsaftzusätze oder durch Zubereitung als Tee und Kaffee. Im *Weltkriege* ist das *Abkochen* verdächtigen Wassers vielfach das einzige Verfahren gewesen, um wenigstens keimfreies Wasser zu erhalten.

Manche Truppenteile haben es bereitwillig angewandt, andere nur widerwillig, ungleichmäßig oder gar nicht. An heißen Tagen nach Gefechten ist Abkochen des Trinkwassers meist unmöglich, in der Regel durchführbar ist es im Stellungskrieg und rückwärtigen Gebiet. Der Befehl zum Abkochen von Wasser darf nur nach ernster Erwägung der Durchführbarkeit vom Truppenarzt vorgeschlagen und von der Truppe gegeben werden. Die geschilderten Schwierigkeiten werden vermieden, wenn Wasser im Kaffeekessel der *Feldküche* (etwa 80 Liter) abgekocht und als Kaffee oder Tee zubereitet wird.

Durch *Kälte* werden Keime im Wasser nicht abgetötet, *Eis* ist daher nach dem Zustand des Wassers zu beurteilen, aus dem es entstanden ist. Das sog. „Natureis" aus Flüssen, Tümpeln und Seen ist meist nicht einwandfrei. Das zur Herstellung von Kunsteis dienende Wasser muß den Anforderungen an Trinkwasser entsprechen.

Die bisher genannten Verfahren der Wasserverbesserung sind sämtlich teils unzulänglich, teils zeitraubend, teils umständlich. Seit langem hat man daher versucht, verdächtiges Wasser durch *Zusatz von keimtötenden Mitteln* zu entkeimen. Bereits vor dem Kriege und während des Weltkrieges sind zahlreiche Mittel zur Trinkwasserentkeimung angegeben, erprobt und wieder verworfen worden. Ein feldbrauchbares Mittel zur Wasserentkeimung muß schnell in der Wirkung, einfach in der Handhabung, unschädlich für den Menschen und ohne Nachgeschmack sein. Die größte Schwierigkeit für die Wirksamkeit aller Mittel liegt darin, daß die gelösten und ungelösten Schmutzstoffe das Entkeimungsmittel an sich reißen und zersetzen oder seine Wirksamkeit sonst verhindern.

Aus diesem Grunde ist das *Ozonisierungsverfahren* für Feldverhältnisse unbrauchbar, zumal dazu hochgespannter elektrischer Strom nötig ist.

Nach v. VAGEDES waren die Untersuchungsergebnisse der Trinkwasserentkeimung durch *ultraviolette Lichtstrahlen* so günstig, daß die Prüfung des Gerätes „Uster" der Quarzlampen A. G.-Hanau auf seine Brauchbarkeit im Heeresbetrieb angezeigt erscheint.

Nicht bewährt haben sich Brom, Kaliumpermanganat, Antiformin, Kalk, Katadyn (Schwammsilber) und andere Stoffe. Für Chlorkalk gilt an sich das gleiche, und in manchen Berichten aus dem Weltkriege wird Chlorkalk für die Trinkwasserentkeimung abgelehnt. Andererseits haben zahlreiche Laboratoriumsversuche und praktische Anwendungen im Felde die Brauchbarkeit des *Chlorkalkes* ergeben. In der Nachkriegszeit hat sich der Zusatz von Chlorgas zum Trinkwasser in Deutschland, ebenso wie auch schon vor dem Kriege in Amerika so ausgezeichnet bewährt, daß auf Chlor auch für die Trinkwasserentkeimung im Felde nicht grundsätzlich verzichtet werden sollte.

Die Schwierigkeit bei der Verwendung von *Chlor* liegt vor allem darin, daß die benötigte Chlormenge mit dem Gehalt des Wassers an organischen Stoffen oder kurz gesagt mit der Verschmutzung steigt. Die benötigte Chlormenge ist von Fall zu Fall festzusetzen und schwankt etwa zwischen 0,1 mg und 30 mg/l. Die Geschmacksgrenze liegt aber bereits bei 0,4—0,6 mg. Es ist deshalb notwendig, bei Verwendung großer Chlormengen das überschüssige Chlor unwirksam zu machen, um den Chlorgeschmack zu beseitigen. Als „Antichlor" sind gebräuchlich Natriumsulfit, Natriumthiosulfat und Wasserstoffsuperoxyd.

Die beiden erstgenannten werden bei Chlorkalkverwendung in der halben Menge des zugesetzten Chlorkalkes benötigt. Auch durch Schütteln in der Feldflasche oder längeres Abwarten wird der Chlorgeschmack beseitigt (Lüftung).

Der *Chlorzusatz* erfolgt entweder in Form von chlorhaltigen Stoffen (Chlorkalk, Chloramin, Hypochlorite u. dgl.) oder von Chlorgas. Chlorkalk enthält etwa $^1/_3$ wirksames Chlor; um Chlorverluste zu vermeiden, muß er luft- und lichtdicht verpackt sein; wird er vor der Anwendung feucht, so klumpt er zusammen und wird dadurch schwerer löslich.

Die Wirkung des Chlorkalkes kann beschleunigt werden durch Zusatz von 0,5 g Salzsäure (D.A.B.) auf 1 Liter Wasser, 15 Sekunden nach dem Chlorkalkzusatz.

Die Wirkung des Chlorkalks wird möglicherweise auch dadurch gesteigert, daß die notwendige Menge nicht auf einmal, sondern in geteilten Mengen nacheinander (fraktioniert) zugesetzt wird.

Als Durchschnittszahlen für die verschieden stark verschmutzten Wässer können zugrunde gelegt werden, Chlorkalk auf 1 Liter Wasser berechnet:

reines Grundwasser 2—3 mg . . . . 10 Minuten
gutes Oberflächenwasser 5—8 mg . . . . 30 „
danach Antichlorzusatz
lehmgetrübtes Oberflächenwasser 6—10 mg . . . . . . 30 „
Tümpelwasser u. dgl. 10 mg . . . . 1—2 Stunden

Chlorkalk darf auf keinen Fall in fester Form zugesetzt werden. Für eine als Stammlösung herzustellende *Chlorwasserlösung* gibt THIEM folgendes Beispiel: 5 g Chlorkalk werden in einer Porzellanschale mit 100 ccm Wasser angerieben (nicht im Sonnenlicht!); um eine klare Lösung zu erreichen, danach durch Fließpapier gefiltert oder absetzen gelassen. Die klare Chlorwasserlösung ist in dunkler Tropfflasche mit Kubikzentimetereinteilung aufzubewahren, vor Sonnenlicht geschützt hält sich die Lösung 2—3 Wochen.

Diese Chlorwasserlösung enthält in jedem Kubikzentimeter (etwa 25 Tropfen) 0,05 g Chlorkalk, 1 Tropfen enthält also 2 mg Chlorkalk; 1—2 Tropfen entkeimen somit 1 Liter Wasser, bei Oberflächenwasser 2—4 Tropfen. Die Geschmacksgrenze liegt etwa bei 2 mg Chlorkalk/Liter, ist mehr zugesetzt, wird Antichlor notwendig (Natriumthiosulfatlösung 2,5:100; Lösung nur 2—3 Tage haltbar), davon gleiche Tropfenzahl wie Chlorwasser.

Das THIEMsche Verfahren ist noch *nicht einfach* genug, um es durch den *einzelnen Mann* im Felde ausführen zu lassen. In der Hand des *Sanitätspersonals* erscheint es jedoch *brauchbar,* etwa in der Weise, daß vorausgeschickte Sanitätsunteroffiziere den in Ortschaften aufgestellten Wassereimern u. dgl. Chlorwasserlösung und nötigenfalls Antichlor zusetzen. Der Inhalt eines Eimers beträgt etwa 14 Liter, eine Wanne faßt etwa 100—120 Liter. Bei einiger Übung lernen die Sanitätsunteroffiziere den Inhalt der Gefäße abzuschätzen, in gleicher Weise auch den Verschmutzungsgrad des Wassers. Zweckmäßig wird auch scheinbar reinem Wasser die doppelte Chlormenge zugesetzt, d. h.

1 Eimer = 25 Tropfen = 1 ccm Chlorwasserlösung
1 Wanne . . . . . = 4—5 ccm „

10—15 Minuten einwirken lassen, dabei mit sauberem Holzspatel oder Löffel umrühren. Antichlor ist hierbei nicht nötig.

Auch das Wasser in Kesselbrunnen kann nach schätzungsweiser Berechnung ihres Wasserinhalts durch Eingießen von Chlorwasserlösung und nötigenfalls nachfolgenden Antichlorzusatz entkeimt werden; fernerhin verschmutztes Oberflächenwasser aller Art, nachdem es vorher durch Tücher gefiltert ist, durch Zusatz von 4—5 Tropfen Chlorwasser auf 1 Liter und Antichlorzusatz nach 15 Minuten Einwirkungszeit.

Der Chlorzusatz eignet sich auch für Schwimm- und Badewasser und zur Keimfreihaltung von Wasser in Wasserbehältern, z. B. in Lazarettzügen. Im Notfall auch zur Entkeimung chirurgischer Instrumente und der Hände (3—5 Tropfen auf 1 Liter).

Besser für die Anwendung auch durch den einzelnen Mann geeignet scheint eine von der Firma Bayer & Co. während des Krieges unter dem Namen *Desazon* herausgebrachte, gebrauchsfertig abgeteilte Chlorkalkpackung zu sein. Die Packung enthält mehrere Röhrchen mit 0,2 75%igem Chlorkalk und die gleiche Röhrchenzahl mit 0,2 Ortizon (Wasserstoffsuperoxyd als Antichlor). Nach der Vorschrift kann die Chlorung in der Feldflasche oder dem Kochgeschirr vorgenommen werden, und zwar 10 Minuten, danach Antichlorzusatz. Das Verfahren ist im *Kriege* in großem Umfange angewendet und von Nachuntersuchern günstig beurteilt worden, auch bei kürzerer Einwirkungszeit.

Alle Chlorungsverfahren lassen meist eine Gefahrenquelle offen, die darin besteht, daß zwar das verdächtige Wasser entkeimt wird, nicht aber der Rand der Wassergefäße. Vielfach wird sich diese Gefahr dadurch verringern lassen, daß die vorher gut gereinigten Gefäße für die Chlorung bis an den Rand gefüllt werden, oder die Gefäße werden, vorausgesetzt, daß die Zeit es erlaubt, vorher mit stärker gechlortem Wasser gründlich gereinigt und entseucht.

Wenn die Chlorungsverfahren oder andere Mittel zur Trinkwasserentkeimung nicht allgemein ohne weiteres anwendbar erscheinen oder ihre Wirkung nicht bei jedem Wasser zur völligen Entkeimung führt, so ist es falsch, derartige Verfahren deswegen überhaupt nicht zu verwenden. Es besteht die Möglichkeit, durch solche Mittel so weitgehend zu entkeimen, daß der Mensch ein solches Wasser alsdann ohne Gefahr genießen kann. Immerhin ist das Reinigen des Wassers durch chemische Mittel bei dieser Sachlage stets nur ein Notbehelf, auf den zurückzugreifen ist, wenn keine besseren Möglichkeiten bestehen. Diese Lage wird im *Felde* nicht selten vorliegen.

Die *Durchführung der Wasserversorgung* und die hieraus sich ergebenden hygienischen Anforderungen und Maßnahmen sind verschiedenartig, wenn sich die Truppe auf Eisenbahnbeförderung, auf Fuß- oder Kraftwagenmarsch, in Ortsunterkunft, Biwak oder Gefecht befindet, wenn sie geschlossen in großer Zahl auf kleinem Raum oder in Einzeltrupps aufgelöst auf weite Strecken verstreut auftritt, ob sie im Bewegungs- oder Stellungskrieg kämpft.

Auf *Eisenbahnmarsch* ist im allgemeinen mit ausreichendem und einwandfreiem Wasser auf Haltepunkten zu rechnen. Nötigenfalls macht die Mitführung von einwandfreiem Wasser in ausreichender Menge keine Schwierigkeit (S. 175).

Auf *Fußmärschen,* die sich in der Regel planmäßig auf Straßen vollziehen, benutzt die Truppe die vorhandenen Wasserspender in Ortschaften, wo auch die Einwohner das Wasser entnehmen. Soweit nicht bereits an der Hauptmarschstraße durch den Korpshygieniker geprüft, sind durch vorauszusendende Sanitätsoffiziere, Offiziere, Sanitätsunteroffiziere oder Unteroffiziere die Wasserspender und das Wasser zu prüfen und durchführbare Verbesserungsmaßnahmen vorzunehmen (Chloren, Zubereitung als Kaffee oder Tee). Stets ist nach ansteckenden Krankheiten, namentlich Darmkrankheiten in den letzten Monaten zu fragen. Verdächtige oder nicht einwandfreie Brunnen sind so zu sperren, daß ihre Benutzung unmöglich ist, auch für die Zivilbevölkerung (Verbotstafeln allein genügen nicht). Auf gute Wasserspender ist durch Richtungstafeln, nötigenfalls mit Ortsangabe und Angabe der Entfernung hinzuweisen. Längere Zeit nicht benutzte Brunnen sind vor der ersten Entnahme gründlich abzupumpen. Bei der Beurteilung von Brunnen, die von einer seuchenfreien Bevölkerung dauernd und regelmäßig ohne Schaden benutzt werden, ist nicht engherzig zu verfahren. Wird Wasser in besonderen Gefäßen an der Marschstraße aufgestellt, so ist auf Reinlichkeit der Gefäße zu achten, nötigenfalls zu chloren. Die Truppe ist anzuweisen, sämtliche vorhandenen Wasserspender, auch die zunächst gesperrten, pfleglich zu behandeln, damit sie von nachfolgenden Truppen weiter benutzt oder verbessert werden können.

Werden größere Orte berührt, die ihr Wasser durch Sammelversorgung erhalten, so sind diese Anlagen durch hygienisch vorgebildete Sanitätsoffiziere zu prüfen (Amtsärzte, Korpshygieniker).

Bei *Kraftwagenmarsch* ist sinngemäß zu verfahren, unter Umständen macht hier auch die vorausschauend angeordnete Mitführung von Wasser keine Schwierigkeiten. Es ist darauf zu achten, daß nicht das gute Trinkwasser ohne Not für Betriebszwecke der Kraftfahrzeuge verbraucht wird. Kolonnen aller Art haben einen großen Wasserverbrauch.

An *Umschlag- und Ausgabestellen* ist Sicherstellung von ausreichenden Wassermengen vorzusehen.

Bei *Ortsunterkunft* ist es zweckmäßig, daß der Ortskommandant die einwandfrei befundenen Wasserspender den einzelnen Truppen — erforderlichenfalls der Zeit nach — zuweist, damit deren übermäßige Benutzung und

Massenansammlungen daselbst vermieden werden. Zudem behandelt die Truppe den „eigenen“ Brunnen pfleglicher. Die Truppe darf nicht Brunnen sperren, um sie nur für sich zu verwenden.

Die Wasserversorgung im *Biwak* ist beim Fehlen nahegelegener einwandfreier Wasserspender schwierig. Ausgabe von Kaffee und Tee aus der Feldküche wird oft die einzige Möglichkeit und im Hinblick auf das meist kühle Nachtlager erwünscht sein. Hier besonders ist darauf zu achten, daß zum Waschen und Spülen der Kochgeschirre nicht Schmutzwasser und schmutziger Sand gebraucht wird.

Im *Gefecht* hat der Sanitätsoffizier sein Augenmerk darauf zu richten, daß der kämpfenden Truppe rechtzeitig Wasser nachgeführt wird. Im Weltkriege haben sich hierfür Wasserschläuche bewährt, die bequem getragen werden können. Auch die gesammelten und mit Kaffee und Tee gefüllten Feldflaschen der nicht am Kampfe teilnehmenden Mannschaften des Gefechtstrosses usw. können der Truppe mitgegeben oder abends nachgeführt werden. *Je besser die kämpfende Truppe rechtzeitig und ausreichend mit Wasser versorgt wird, um so weniger kommt sie in Versuchung, schlechtes Wasser zu genießen.* Die Truppe ist über kampfgasvergiftetes Wasser und seine Entgiftung nach der Gasschutzvorschrift zu belehren.

Am schwierigsten kann die Wasserversorgung für weit vorgeschobene *Spähtrupps u. dgl.* werden, die die Ortschaften vermeiden müssen. Hier kann Mitgabe von Verbesserungsmitteln, z. B. von Desazon, das leicht mitzunehmen und anzuwenden ist, zweckmäßig sein.

Die Wasserversorgung im *Stellungskrieg* wird oft mit großen Schwierigkeiten beginnen, beim alsbaldigen Einsetzen planmäßiger Maßnahmen jedoch bald einer friedensmäßigen Versorgung angeglichen werden können. Hier wird das Abkochen und Chloren des Wassers, die Verwendung von Trinkwasserbereitern und Einzelfiltern, sowie die Neuanlage von Brunnen, Sammelbehältern u. dgl. ohne Schwierigkeiten von Fall zu Fall anwendbar sein. Im Weltkriege war während der mehrjährigen Stellungskämpfe die Wasserversorgung in den Stellungen planmäßig geordnet. Die Wasserspender wurden regelmäßig geprüft, Skizzen und Wasserprüfungslisten angelegt, Wasserbautrupps unter fachmännischer Leitung eingesetzt, Mineralwasserfabriken und Eisfabriken angelegt, stellenweise sogar Rohrleitungen von 30 km Länge mit Hochbehältern sowie einwandfreie, viel und gern benutzte Bade-, Brause- und Schwimmanstalten erbaut, auch fahrbare Bade- und Brauseeinrichtungen nachgeführt. Das amerikanische Heer in Frankreich hatte besondere Wasserversorgungsregimenter.

Die *Wasserversorgung der Truppe im Felde* auf den verschiedenartigen Kriegsschauplätzen und in den verschiedenen Kriegslagen ist für den Truppenarzt ein wichtiges Betätigungsgebiet. Wie bei allen hygienischen Maßnahmen ist auch hierbei nicht nach starren Grundsätzen zu verfahren. Der leitende Gesichtspunkt ist die Verhütung von Seuchenübertragung oder anderen Gesundheitsschädigungen durch das Wasser. Mit Verboten allein ist der Truppe nicht geholfen. Jedem *Verbot* muß die *tatsächliche Bereitstellung zulässigen Wassers* sofort folgen. Die angeordneten Maßnahmen müssen für die Truppe nach der Kriegslage, dem Kräftezustand der Truppe und den sonstigen Umständen durchführbar sein. Technisches Verständnis für Behelfsmaßnahmen und Beweglichkeit im Denk- und Vorstellungsvermögen sowie schnelle und zielsichere Entschlußkraft sind wichtige Vorbedingungen. Das Ziel ist, die Krampfkraft der Truppe nicht zu gefährden, sondern zu erhalten und zu fördern.

B. Abwasserbeseitigung.

Abwasser als Träger von Abfallstoffen der Menschen, des menschlichen Haushaltes und der Tiere ist eine der wichtigsten Ursachen der Bodenverunreinigung. Mit dem Wasser (auch Regenwasser) dringen Schmutzstoffe in den Boden ein. Mit dem Wasser können die Schmutzstoffe am leichtesten in Bäche, Flüsse, Seen, Quellen, Brunnen, d. h. in alle Anlagen, aus denen Trinkwasser entnommen wird, eindringen. Geordnete Abführung und Beseitigung der Abwässer ist eine von der Fürsorge für gutes Trinkwasser unlösbare Aufgabe.

Die Abwassermenge ist im allgemeinen bedingt durch die Größe des Wasserverbrauchs. Wasser-Sammelversorgung, die den höchsten Wasserverbrauch bedingt, ist in der Regel mit einer Sammelabführung des Abwassers in unterirdischen Rohrleitungen verbunden. Bei Einzelbrunnen ist die Abwasserabführung in der Regel nicht geordnet oder nur eine offene, oberflächliche; die Abwassermengen sind hier wesentlich geringer.

Die endgültige Beseitigung der Abwässer geschieht durch Einleitung in Wasserläufe oder Seen (Vorfluter) oder durch Versickerung im Boden.

Die Einleitung in einen Vorfluter, der große Wassermengen führt und somit das Abwasser stark verdünnt, kann ohne Vorbehandlung geschehen, andernfalls wird das Wasser zuvor durch eine Abwasserreinigungsanlage geführt. Bodenversickerung als Dauereinrichtung ist nur mit vorgereinigtem Abwasser durchführbar.

Die *Abwasserbeseitigung im Standort* ist im allgemeinen geregelt in Verbindung mit der für die übrige Bevölkerung. Der Standortarzt muß hierüber ebenso wie über die Trinkwasserversorgung laufend unterrichtet sein. Bei abseits gelegenen Truppenunterkünften, auf Truppenübungs-, Flugplätzen u. dgl. kann die Notwendigkeit eigener Abwasserbeseitigung entstehen. Die Regel bildet hier Einleitung in einen Vorfluter mit oder ohne Vorreinigung; deren Art und Umfang richtet sich nach der Art des Abwassers und nach dem Reinigungsgrade, den der Vorfluter verlangt. Von den biologischen Reinigungsmethoden wird die Anwendung des Belebtschlammverfahrens nur selten oder gar nicht nötig sein; das Verfahren ist auch zur Zeit noch zu kostspielig. Eine Verbilligung aller biologischen Verfahren ist unter Umständen durch Verbrauch oder Verkauf der Abwassergase zu erreichen. Auch das Abwasserfischteichverfahren ist zu den wirtschaftlich günstigen zu zählen, unter Umständen auch das Rieselfeldverfahren mit Gemüsebau.

Bei den Abwasseranlagen auf nicht ständig oder nur mit sehr wechselnder Stärke belegten *Übungsplätzen* ist der wechselnden Belegung Rechnung zu tragen; die meisten biologischen Reinigungsverfahren verlangen ständigen gleichmäßigen Betrieb und ständige Aufsicht. Fischzucht und Gemüsebau verlangen Fachkenntnisse.

Fehlt ein Vorfluter und ist ausreichendes grobsandiges Gelände vorhanden, so ist für Truppenübungsplätze die feldwechselnde Verrieselung mit vorgeschalteten Faulkammern zweckmäßig.

Zur mechanischen Klärung durch Absetzenlassen der Schwebestoffe sind am geeignetsten der Emscher-Brunnen und ähnliche Verfahren, auch als Vorreinigung für eine weitergehende Klärung durch biologische Verfahren. Mit der Vereinigung dieser beiden Arten lassen sich alle erforderlichen Grade der Abwasserreinigung erzielen.

Die Abwasserbeseitigung *im Felde* ist besonders bei der marschierenden und kämpfenden Truppe stets eine ungeregelte. Sie deckt sich hier im allgemeinen mit der Beseitigung der Abfallstoffe überhaupt. Wichtigster Gesichtspunkt ist die Erziehung der Truppe zu der Erkenntnis, daß eine sorglose Verstreuung der Abfallstoffe (Kot, Urin, Abfälle u. dgl.) eine Ansteckungsgefahr für die eigene oder nachfolgende Truppe bedeutet. Besonders von allen Entnahmeanlagen für Trinkwasser ist alles Abwasser sorgfältig fernzuhalten.

Besonderer Regelung bedarf die Abwasserbeseitigung im *Stellungskrieg*. Im Weltkrieg haben sich dafür ebenso wie die im Biwak usw. zweckmäßigen, tief gegrabenen Reitsitzlatrinen, auch Einzellatrinen mit Kübeln und Bottichen bewährt, die mit Sand, Chlorkalk, Kalk, Torfmull u. dgl. bestreut und regelmäßig zum Vergraben des Inhalts entleert wurden. Für Urinaufnahme haben sich Vorrichtungen etwa wie in den Boden senkrecht gesteckte Ofenrohre bewährt, deren obere Öffnung trichterförmig erweitert war. Es ist notwendig, alle diese Anlagen tiefer als die Grabensohle zu legen. Vom Boden kann Abwasser nur aufgenommen werden, wenn er wasserdurchlässig ist (Kies, Sand). Versickerungsgruben bieten bei solcher Bodenbeschaffenheit das beste Verfahren zur Abwasserbeseitigung. Regelmäßiges Hineinbringen von Kalk- oder Chlorkalkmilch und häufiger Wechsel der Gruben verhindert Geruch und Fliegenplage.

In allen Fällen ist der *Beseitigung der Fliegenplage* an den Latrinen besondere Sorgfalt zuzuwenden. Vorschriften zur Fliegenbekämpfung und zur Entseuchung enthält die *Entseuchungs- und Entwesungsvorschrift* (s. auch S. 416).

Ermöglicht es das Gelände im Felde, daß Flußläufe, Seen usw. zur Aufnahme der Abwässer und Abfallstoffe benutzt werden, so muß auch hier bedacht werden, daß nicht etwa andere Truppen strömungsabwärts das gleiche Wasser für Trink- oder Reinigungszwecke, Bäder usw. verwenden.

Schrifttum[1].

BACH: Die Abwasserreinigung. München u. Berlin 1934. — * BISCHOFF, HOFFMANN, SCHWIENING: Lehrbuch der Militärhygiene, Bd. 2. Berlin 1910. — BRIX, IMHOFF, WELDERT: Die Stadtentwässerung in Deutschland. Jena 1934. — FLÜGGE: Lehrbuch der Hygiene. Berlin 1927. — FROMME: Über Wasserbeurteilung im Felde. Münch. med. Wschr. **1918 I**, 848. — FÜRST: Trinkwasserversorgung und Beseitigung der Abfallstoffe im Felde. Erg. Hyg. **2**, 109 (1917). — GÄRTNER: Die Hygiene des Wassers. Braunschweig 1915. — GOTSCHLICH: Handbuch der hygienischen Untersuchungsmethoden, Bd. 1. Jena 1926. — GROSS: Handbuch der Wasserversorgung. München u. Berlin 1930. — * Grundzüge der Trinkwasserhygiene. Herausgeg. von der Preuß. Landesanstalt für Wasser-, Boden- und Lufthygiene. Berlin 1926. — HAMBLOCH u. MORDZIOL: Über Trinkwasserversorgung im Felde. Berlin, Braunschweig u. Hamburg 1915. — * Handbuch der ärztlichen Erfahrungen im Weltkrieg 1914—1918; Bd. 7. Berlin 1922. — * Handbuch der ärztlichen Sachverständigen-Tätigkeit, Bd. 10, 2. Teil. Berlin 1929. — * Handbücherei für Staatsmedizin, Bd. 9. Ortshygiene. (Enthält auch die gesetzlichen Vorschriften.) Berlin 1928. — HEILMANN: Die chemischen Reinigungsverfahren bei der Wasserversorgung der Truppe im Felde. Gesdh.ing. **1921**, 213. — HESSE: Die Hygiene im Stellungskrieg. Erg. Hyg. **2**, 1 (1917). — HUBER: Entstehung, Betrieb und Wirtschaftlichkeit der neuen Klärteichanlage auf dem Truppenübungsplatz Grafenwöhr. Gesdh.ing. **1929**, 871, 886. — IMHOFF: Fortschritte der Abwässerreinigung. Berlin 1926. — Taschenbuch der Stadtentwässerung (bringt bautechnische Angaben). München u. Berlin 1928. — KAYSER: Hygienische Kriegserfahrungen. Veröff. Heeressan.wes. **77**, 63 (1923). — KEILHACK: Grundwasser- und Quellenkunde, 3. Aufl. Berlin 1935. — KELLER: Wassergewinnung in heißen Ländern. Berlin 1929. — * KISSKALT: Brunnenhygiene. Leipzig 1916. — KLUT: Untersuchung des Wassers an Ort und Stelle. Berlin 1927. — KONRICH: Erfahrungen über Trinkwasserversorgung im Felde und über einen neuen Trinkwasserbereiter. Gesdh.ing. **1920**, 503. — Kriegssanitätsordnung. Berlin 1907. — KRUSE: Zur Entkeimung von Trinkwasser im Felde. Münch. med. Wschr. **1915 II**, 1157. — MESSERSCHMIDT: Die Wasserversorgung der Truppe im Kriege. Arch. f. Hyg. 18, 93 (1919). — OHLMÜLLER-SPITTA: Untersuchung und Beurteilung des Wassers und des Abwassers, 5. Aufl. Berlin 1931. — RIEMER u. ENDRES: Über neuere chemische Sterilisationsverfahren für Trinkwasser. Münch. med. Wschr. **1916 I**, 212. — SACHS-MÜKE: Welche Anforderungen sind in einem künftigen Kriege voraussichtlich an den Sanitätsdienst zu stellen usw.? Veröff. Heeressan.wes. **82**, 1 (1928). — SALOMON: Über einige im Kriege wichtige Wasserverhältnisse des Bodens und der Gesteine. Gesdh.ing. **1916**, 477. — SELTER: Trinkwasserversorgung im Felde. Z. Hyg. **85**, 323 (1918).— SPITTA: Die Desinfektion kleiner Trinkwassermengen durch chemische Mittel. Med. Klin. **1915 II**, 1259. — * THIEM: Keimfreies Wasser fürs Heer. Leipzig 1916. — VAGEDES, v.: Über Trinkwasserentkeimung durch Quarzlicht. Gas- u. Wasserfach **1935**, Nr 5. — VOLLBRECHT u. STERNBERG-RAASCH: Trink- und Nutzwasser in der deutschen Wirtschaft. Berlin 1930.

[1] Es sind nur die wichtigsten Arbeiten angeführt, aus denen weitere Arbeiten ersichtlich sind. Die mit einem * versehenen werden zum praktischen Gebrauch für Truppenärzte empfohlen.

C. Beleuchtung.

Von F. W. Brekenfeld-Berlin.

Mit 2 Abbildungen.

Die *Kasernen* haben die Entwicklung der Lichtquellen in allen ihren Abschnitten erlebt. Es gibt wohl kaum eine Lichtquelle, welche im Frieden oder Krieg nicht beim Militär in Anwendung gekommen wäre. Es sei hier in aller Kürze eine Charakteristik alter und neuer Lichtquellen gegeben.

Kerzen. Früher aus Talg, jetzt aus reinen Fettsäuren; hygienisch und wirtschaftlich sehr mangelhaft. — Wert als Notbeleuchtung.

Petroleum. Licht hygienisch, aber starke Wärmeproduktion. Luftverschlechterung durch Kohlensäure und Wasserdampf ziemlich beträchtlich.

Spirituslampen. Als Spiritusglühlicht gut bewährt. Ausnutzbarkeit der Leuchtkraft etwa dreimal so groß als bei der Petroleumlampe, während Gesamtwärmeproduktion und Wärmestrahlung nur etwa $^1/_3$ so groß sind wie bei der Petroleumlampe. Feuersgefahr bei Spiritusglühlicht weit größer als bei Petroleumlampe.

Gaslicht. Die alten Schnitt- und Zweilochbrenner wegen Zuckens und Unruhe der Flamme für Naharbeit so gut wie ungeeignet. — Auerbrenner (Gasglühlicht) wirtschaftlich wie hygienisch wesentliche Verbesserung. Unmittelbares Hineinsehen streng vermeiden (Milchglasschirme). — Gefahren wie Explosion und Vergiftung (Kohlenoxyd) bei richtiger Anlage und Vorsicht sehr gering.

Acetylengas. Auch ohne Glühkörper als Zweilochbrenner hygienisch einwandfrei zu verwerten. Wärmeentwicklung und Luftverschlechterung viel geringer als beim Leuchtgas. Wegen der großen Flächenhelle gut abschirmen!

Elektrisches Licht. Größter Vorzug, keine Luftverschlechterung. Wärmeproduktion nur gering (Metallfadenlampe nur noch $^1/_3$ der Kohlenfadenlampe). Flächenhelligkeit der elektrischen Glühbirnen bedeutet gewissen hygienischen Nachteil. Die Entwicklung der elektrischen Glühbirne: 1881: Kohlenfaden — 1904 Kohle metallisiert. 1906: Tantal — 1906 Wolfram. 1911: Wolfram intensiv. 1913: Gasgefüllte und luftleere Birnen.

A. Grundlagen der Beleuchtungswissenschaft.

Mit Licht bezeichnen wir diejenige Form der strahlenden Energie, die in unserem Auge eine Lichtempfindung hervorruft. Die für das elektrische Licht typische Gleichmäßigkeit der Lichtstärke hat erst die Möglichkeit gegeben, die Lichttechnik zur exakten Wissenschaft zu machen. Den wirklichen Fortschritt in der Lichttechnik bedeutet nicht so sehr die hohe Lichtstärke, mit der man alles gleichmäßig erhellt, sondern die Beachtung lichttechnischer Gesetze wie: richtige Anbringung der Lichtquelle, Ausnutzung der Reflexion, Vermeidung der Blendung und die richtige Wahl der für den besonderen Zweck notwendigen Lichtstärke. Diesen Gesetzen muß nicht nur beim künstlichen, sondern auch beim Tageslicht Raum gegeben werden.

Die *Einheit* der *Lichtstärke* ist die Hefnerkerze (HK); sie wird dargestellt durch die Lichtstärke, welche die 40 mm hohe Flamme der Amylacetatlampe nach Hefner-Alteneck in horizontaler Richtung aussendet.

Die *Einheit* der *Beleuchtungsstärke* ist das Lux (Lx). Sie entsteht auf einer Ebene, wenn diese in 1 m Abstand durch 1 HK senkrecht bestrahlt wird. Die Art der bestrahlten Fläche, ihre Farbe, ihr Reflexionsvermögen usw. sind dabei gleichgültig.

Die *Lichtstromeinheit* ist das Lumen (Lm). 1 Lm ist vorhanden, wenn eine Fläche von 1 qm an allen Stellen die Beleuchtungsstärke 1 Lx aufweist.

Die *Einheit* der *Leuchtdichte* ist das Stilb (Sb). Ein leuchtender Körper hat die Leuchtdichte von 1 Sb, wenn 1 qcm seiner ebenen Oberfläche in senkrechter Richtung (bei gekrümmter Oberfläche die 1 qcm große Projektion auf die zur Richtung senkrechte Ebene) die Lichtstärke von 1 HK abstrahlt, also $1\ \text{Sb} = \frac{1\ \text{HK}}{1\ \text{qcm}}$.

Die Beleuchtung an einer bestimmten Stelle wird mit einem Beleuchtungsmesser gemessen. Für die praktische Verwendung in der Wehrmacht kommt nur eine der neuesten Konstruktionen z. B. der *Osram-Beleuchtungsmesser* in Frage[1].

Das Prinzip der Beleuchtungsmessung beruht darauf, zwei Flächen miteinander zu vergleichen, ob sie gleich hell sind. Die eine der beiden Flächen empfängt diejenige Beleuchtungsstärke, welche gemessen werden soll; die andere (Vergleichs-) Fläche erhält nur Licht von einer Vergleichslichtquelle derart, daß sie durch eine besondere Vorrichtung veränderlich beleuchtet werden kann. Die auf beiden Flächen durch die Beleuchtung erzeugten Leuchtdichten werden nun miteinander verglichen und die Beleuchtung der Vergleichsfläche so lange geändert, bis deren Leuchtdichte gleich derjenigen der anderen Fläche geworden ist. Durch Vergleichsmessungen im Laboratorium ist es möglich, den Beleuchtungsmesser unmittelbar in Lux zu eichen. Man kann dann jederzeit eine Beleuchtungsstärke messen, die von außen her durch eine oder mehrere Lichtquellen auf der Lichtauffangfläche erzeugt wird.

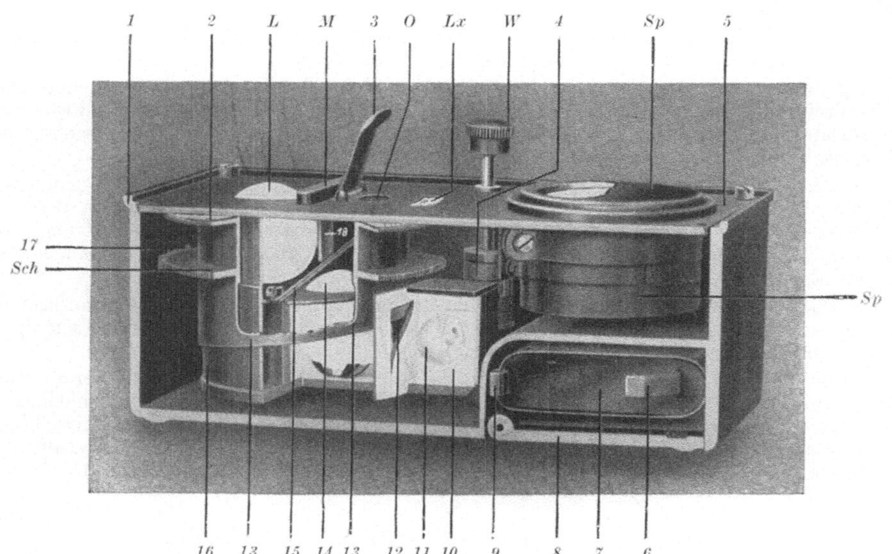

Abb. 1. Inneres des Osram-Beleuchtungsmessers (Gehäuse, Meßzylinder und Lichtkammer aufgeschnitten). Aus Osram „Der Osram-Beleuchtungsmesser". *1* Bakelit-Gehäuse, *2* Ringscheibe mit Lux-Skala, *L* Lichtauffangfläche, *M* Schieber zur Bedienung des Grauglases *18*, *3* Klappe zum Beschatten der Einblicköffnung *O*, *O* Einblicköffnung, *Lx* Fenster für die Lux-Skala, *W* Widerstandsknopf, *4* Regelwiderstand, *Sp* Spannungsmesser, *5* Deckplatte, *6* kurzer Kontaktstreifen, *7* Trockenbatterie, *8* Klappe der Batteriekammer, *9* langer Kontaktstreifen, *10* Lichtkammer, *11* Vergleichslampe, *12* Blendenöffnung, *13* Abdeckzylinder, drehbar, *14* Vergleichsfläche, *15* Glasscheibe mit Beobachtungsfeld, darunter schwaches Blaufilter, *16* feststehender Zylinder, *Sch* Meßringscheibe, *17* Schlitz für die Meßringscheibe *Sch*, *18* Grauglas (unter dem Schieber *M*).

Der Osram-Beleuchtungsmesser beherbergt die notwendige Einrichtung in einem sehr handlichen, tragbaren Kasten, dessen Inneneinrichtung in drei Hauptteile zerfällt (Abb. 1): 1. Lichtauffanggerät, 2. Vergleichsgerät, 3. elektrische Einrichtung (Glühlampe, Spannungsmesser, Widerstand).

Das *Lichtauffanggerät* besteht aus einer Opalglaskugel, die mit einer Kugelhaube (L) von bestimmter Höhe aus der Deckplatte (5) herausragt. Diese gewölbte Lichtauffangfläche L wird — wie ihr Name andeutet — von außen her, also durch den Lichtstrom, beleuchtet, der die zu messende Beleuchtungsstärke erzeugt. Der einfallende Lichtstrom durchdringt die Kugelhaube L, wird von der Innenwand der Kugel wiederholt diffus reflektiert und beleuchtet sie dadurch gleichmäßig an allen Stellen. Ein seitlich liegender Teil der Kugeloberfläche wird als Meßfläche durch die Einblicköffnung O anvisiert. Um hierbei eine bequeme Blickrichtung schräg nach unten zu erreichen, ist ein Glasspiegel in der Weise angebracht, daß das Spiegelbild der Meßfläche in Blickrichtung zu sehen ist. Damit man in dieser Richtung gleichzeitig auch die Vergleichsfläche anvisieren kann, ist die Spiegelscheibe 15 nur streifenförmig mit Spiegelbelag versehen, so daß die Vergleichsfläche 14 zwischen den Spiegelstreifen (durch die Klarglasstreifen hindurch) sichtbar ist.

[1] Andere moderne Geräte dieser Art sind: Der VOEGEsche Beleuchtungsmesser, der lichtelektrische Beleuchtungsmesser nach Dr. B. LANGE und das Photron-Luxmeter.

Bei der Messung müssen diese dicht nebeneinanderliegenden Streifen auf gleiche Leuchtdichte eingestellt werden, so daß sie möglichst verschwinden und das sichtbare Spiegelfeld nicht mehr gestreift, sondern gleichmäßig hell erscheint.

Das *Vergleichsgerät* ist ebenfalls eine Opalglaskugel, die schräg unter der vorstehend beschriebenen Auffangkugel in einer abgeschlossenen zylinderförmigen Kammer sitzt. Ein Teil dieser Kugel ragt als Kugelhaube aus der oberen Abschlußebene der Kammer heraus und ist, wie aus den Abb. 1 (Inneres) und 2 hervorgeht, durch die durchsichtigen Streifen des Spiegels hindurch in normaler Blickrichtung als Vergleichsfläche sichtbar.

Die Vergleichskugel erhält einen veränderlichen Lichtstrom von der Vergleichslichtquelle 11, einer Osram-Zwerglampe für 4 Volt, die seitlich in einer kleinen innen mattweiß gestrichenen Kammer sitzt (10). Der Lichtstrom durchdringt die Kugelwand und beleuchtet — ebenso wie bei dem Lichtauffanggerät — durch wiederholte diffuse Reflexion die Innenfläche der Kugel gleichmäßig an allen Stellen. Demnach hat auch die streifenweise sichtbare und als Vergleichsfläche dienende Kugelhaube eine gleichmäßige Leuchtdichte. Soll nun eine Beleuchtungsstärke gemessen werden, so muß diese Leuchtdichte der Leuchtdichte der Meßfläche gleich gemacht werden, sie muß also in möglichst weiten Grenzen veränderlich sein. Um dieses zu erreichen, ist zwischen Vergleichslichtquelle und Vergleichskugel eine besonders durchgebildete Blende (12 und 13 Abb. 2) eingefügt.

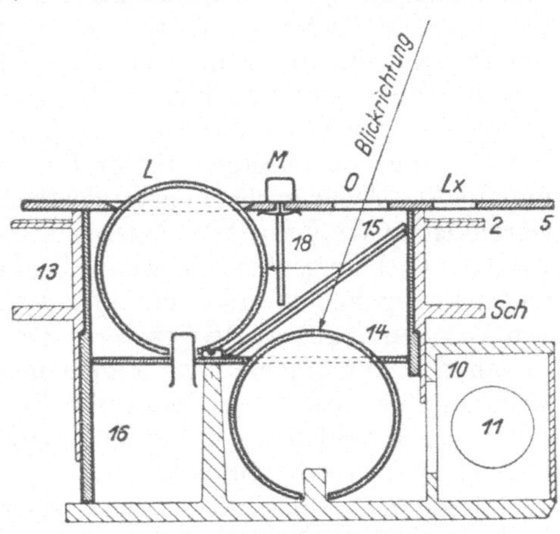

Abb. 2. Schema der Meßeinrichtung. (Zeichenerklärung s. Abb. 1.) Aus Osram „Der Osram-Beleuchtungsmesser".

Zur Einstellung der Meßspannung dient ein Präzisionsspannungsmesser (Sp) und ein Widerstand (4). Der Strom für die Vergleichslampe wird von einer gewöhnlichen Taschenlampenbatterie (7) geliefert.

Beim Arbeiten mit dem *Beleuchtungsmesser* ist darauf zu achten, daß keine Schatten (z. B. durch den Untersucher selbst) auf die stets sauber zu haltende Lichtauffangfläche (L) des Apparates fallen, und daß die Spannung der Vergleichslampe während der Messungen konstant bleibt.

B. Lichtquellen.

a) Natürliche Lichtquellen. Das Tageslicht schwankt in seiner Stärke zwischen 100 und 60000 Lux. Die natürliche Tagesbeleuchtung ist somit durch eine große Lichtstärke ausgezeichnet. Die wichtigsten Faktoren für Verteilung des Lichtes und der Helligkeit im Freien sind: Sonne, Himmel, Atmosphäre, Wolken, Farben- und Reflexionsfaktoren verschiedener rückstrahlender Flächen.

Die *Atmosphäre* vermindert den Umfang der strahlenden Energien, die das Tageslicht begleiten und das Auge treffen. Sie verkürzt das Sonnenspektrum in der ultravioletten Region durch Absorption und reduziert stark den Umfang der ultraroten Strahlung ohne nennenswerte Beeinträchtigung der sichtbaren Strahlen. So kommt es, daß das natürliche Licht prozentual weniger ultrarote Strahlen enthält und deshalb weniger Wärmewirkung auslöst, als künstliches Licht gleicher Stärke. Die Verbesserung unserer Lichtquellen geht deshalb in der Richtung „kaltes Licht", d. h. die Lichttechniker sind bemüht, die unhygienische Wärmeentwicklung der künstlichen Lichtquellen weitgehendst auszuschalten und sie auch darin den natürlichen anzugleichen.

1934 hat die deutsche lichttechnische Gesellschaft *Leitsätze der Tagesbeleuchtung* herausgebracht. Als durchschnittliche horizontale Beleuchtungsstärke im Freien wurden 3000 Lux festgesetzt. Bei dieser Außenbeleuchtung muß an bestimmten Stellen im Arbeitsraum noch eine für die betreffende Arbeit genügende Beleuchtung vorhanden sein.

Die Mindestwerte der zu fordernden Raumbeleuchtung werden zur Beleuchtung im Freien durch Einführung des Tageslichtquotienten in Beziehung gesetzt. Dieser gibt das Verhältnis der Arbeitsplatzbeleuchtung zur normierten Tageslichtbeleuchtung (3000 Lux) in Prozent an, wie die folgenden Werte zeigen:

Grobe Arbeit 40 Lux (Tageslichtquotient 1,33%), mittelfeine Arbeit 80 Lux (2,60%), feine Arbeit 150 Lux (5%), sehr feine Arbeit 300 Lux (10%). Mit Hilfe des Tageslichtquotienten kann man bestimmen, in welchem Maße die natürliche Beleuchtung eines Arbeitsplatzes oder Raumes durch *Kunstlicht* ergänzt werden muß. Als wirklich gut beleuchtete Arbeitsplätze sind nur diejenigen anzusehen, von denen aus ein Stück Himmel gesehen wird. Diese Forderung muß besonders für Arbeitsplätze für sehr feine und feine Arbeit, sowie für *Schulräume* erhoben werden.

Die Frage der natürlichen Beleuchtung im Raum ist durch das Hilfsmittel der *Fenster* bisher recht ungenügend gelöst, wenn wir vergleichen, wie sich das Licht im Freien gestaltet, oder was wir durch künstliches Licht erreichen können. In bezug auf Richtung, Verteilung, Stetigkeit, Stärke und Dauer ist das durch die Fenster erzielte Licht wenig befriedigend. Um die Ausblickmöglichkeit zu gewährleisten, sind die Fenster im allgemeinen sehr niedrig angebracht. Der untere Teil der Fenster ist dadurch bei der Mehrzahl der Fenster für die Raumbeleuchtung von untergeordneter Bedeutung, da er kein direktes Himmelslicht hereinläßt. Auch große Fensterglasflächen, wie man sie bei modernen Bauten (Krankenhäuser, Lazarette, Operationssäle) häufig findet, sind nur dann für die Raumbeleuchtung wertvoll, wenn die Fenster zum Hereinlassen direkten Himmelslichtes genügend hoch hinauf gezogen sind. Fenstergeschosse oder hoch in den Wänden angeordnete Fenster haben sich für die Innenbeleuchtung sehr gut bewährt. Die einfachste, im allgemeinen aber nicht anwendbare Form zur Erzielung guter natürlicher Raumbeleuchtung ist das flache oder fast flache Oberlicht, das sowohl das direkte Sonnenlicht als auch das Himmelslicht in ausreichender Weise hereinläßt.

Die *Tagesbeleuchtung* eines Raumes hängt in ihrer Größe ab:

1. Von der Sauberhaltung des Glases. Reines Krystallglas läßt 75—90% des auffallenden Lichtes durch. Den Unterschied in der Lichtdurchlässigkeit von sauberen und schmutzigen Fenstern zeigt nebenstehende Tabelle 1.

Tabelle 1.

Glasart	Durchlaßfaktor in %		Durch Reinigen erhöhte Durchlässigkeit
	vor dem Reinigen	nach dem Reinigen	
Einfaches klares Glas	12	88	7,3 mal
„ „ „	16	88	5,5 „
Fein geripptes „	14	80	5,7 „
„ „ „	17	76	4,5 „
„ „ „	0,3	75	250,0 „
Gewelltes Drahtglas	13	80	6,1 „
„ „	5	75	15,0 „

Eine Messung der Beleuchtungsstärke vor und nach dem Fensterputzen in einem Raume ergibt erstaunliche Ergebnisse. In manchen Fällen beträgt die Erhöhung das 5—10fache.

2. Von dem Verhältnis der *Fensterfläche* zu der *Bodenfläche* des Raumes. Die Fensterfläche soll im allgemeinen $^1/_8$ der Zimmerbodenfläche betragen, in Arbeits- und Leseräumen, Geschäftszimmern, Krankenstuben und -sälen $^1/_4$—$^1/_6$, und zwar nach Abrechnung der Fensterkreuze, die manchmal bis zu $^1/_3$ der ganzen Fensterfläche einnehmen.

3. Von dem *Einfallswinkel der Lichtstrahlen.* Hierunter versteht man den Winkel, der von einer Linie, die den zu messenden Arbeitsplatz mit der oberen Fensterkante verbindet, und der Horizontalen gebildet wird. Je größer dieser Winkel ist, je steiler also der obere Schenkel des Einfallwinkels verläuft, um so näher liegt der Platz dem Fenster, um so größer ist seine Helligkeit. Sie nimmt im Quadrat der Entfernung vom Fenster ab. Nach FLÜGGE soll der Einfallswinkel nicht kleiner als 27° sein und die Zimmertiefe nicht mehr als das Doppelte der Fensterhöhe betragen. Die Mannschaftsstuben der älteren Kasernen tragen diesen Forderungen wenig Rechnung, sie sind zumeist sehr tief und haben an der einen Seite die Fenster, an der anderen die Flurwand. Durch Einfügen von Fensterflächen in ihren oberen Teil ließe sich das meistens sehr reichliche Flurlicht nutzbar machen. In Fabrik- und Werkstättenräumen soll nach HOLTZMANN bei einseitigem Lichteinfall die Gebäudetiefe nicht mehr als 10 m betragen und der Arbeitsplatz nicht mehr als 6 m von der Fensterwand entfernt sein.

4. Von dem *Öffnungswinkel,* den das freie Himmelsstück, welches das Licht in den Raum wirft, darstellt. Er wird gebildet von einer unteren Linie, die den zu messenden Platz mit der oberen Kante des gegenüberliegenden Hauses, Raumes usw. verbindet, und

einer oberen, welche von demselben Punkt wie die untere durch die obere Fensterkante gezogen ist. Je höher sich das gegenüberliegende Haus u. dgl. über dem Arbeitsplatz erhebt, um so kleiner der Öffnungswinkel. Je höher der zu messende Platz im Haus gelegen, um so größer der Öffnungswinkel.

5. Von dem *Anstrich der Wände und Decken.* Die weiße Farbe wirft die Lichtstrahlen am ausgiebigsten in den Raum zurück, die dunklen absorbieren am meisten Licht (s. Tabelle 5). In Geschäfts-, Lese-, Zeichenzimmern u. a. wird besonders bei Sonnenseiten die Abblendung zu großer Helligkeit durch direkte Sonnenbestrahlung häufig notwendig sein. Hierzu sind weiße, gewöhnliche Vorhänge zu verwenden, die etwa 80% der Lichtmenge fortnehmen. Die Fenstervorhänge sollen gleichfarbig und von glattem Stoff sein, damit sie das Licht gleichmäßig zurückhalten bzw. durchlassen und möglichst wenig Staub aufnehmen und festhalten. In militärischen Familienwohnhäusern und Dienstwohnungen kann das Anbringen von Brettchenvorhängen der üblichen Arten zweckmäßig sein, welche nicht nur ausgezeichneten Lichtschutz gewähren, sondern im Winter auch einen vortrefflichen Kälte- und Windschutz darstellen.

b) Künstliche Lichtquellen. Wir können uns darauf beschränken, die für militärische Verhältnisse im Frieden allein in Frage kommende *elektrische Glühlampe* zu besprechen. Wie die meisten heutigen Lichtquellen beruht ihre Wirkung auf der sog. Temperaturstrahlung, bei welcher das Licht von einem auf hohe Temperatur erhitzten festen Körper ausgeht. Dieser ist bei der elektrischen Glühlampe ein Kohle- oder Metallfaden. Die Fortschritte in den Lampen sind in erster Linie auf die Steigerung der Temperatur des lichtaussendenden Körpers zurückzuführen. Der Faden der elektrischen Kohlenfadenlampe hatte eine Temperatur von 1800°, während der Metallfaden in der Gasfüllungslampe bis auf 2500° C erhitzt wird. Diese Temperatur hält nur das schwer schmelzende *Wolfram* aus.

Der Wolframdraht als Leuchtkörper ist in den neueren Lampen aus physikalischen und technischen Gründen in Form einer eng gewickelten Wendel angeordnet. Die Oxydation des Leuchtdrahtes (Schwarzwerden der Birnen) wird dadurch vermieden, daß man in der Birne ein Vakuum oder eine Füllung mit sauerstofffreiem Gas herstellt. Lampen geringen Stromverbrauchs werden mit Argon, solche größerer Stromstärke mit Stickstoff gefüllt. Es hat sich in wirtschaftlicher Hinsicht als das zweckmäßigste erwiesen, kleinere Typen (bis 50 Watt) als luftleere, größere als gasgefüllte Lampen zu bauen. Die *Osramlampen* der Einheitsreihe werden allen gewöhnlichen Ansprüchen gerecht. Wegen der durch die hohe Leuchtdichte aller Wolframdrahtglühlampen verursachten Blendung müssen diese Lampen stets mattiert verwendet werden.

Die Lichtausstrahlung ist bei den Osramlampen gegenüber den alten Langdrahtlampen sehr günstig. Bei diesen bestand ein ausgesprochenes Maximum in horizontaler Richtung. Bei den neuen Osramlampen ist die Lichtstärke unter einem Ausstrahlungswinkel von 0° bis nahezu 160° fast vollkommen gleichmäßig.

In hygienischer Hinsicht ist wissenswert, daß alle Glühlampen für Beleuchtungszwecke nur für eine mittlere Lebensdauer von 1000 Stunden gebaut sind. Während des Brennens nimmt die Lichtstärke der Lampe infolge der fortschreitenden Verdampfung des Wolframdrahtes allmählich ab. Der dadurch dünner werdende Draht setzt die Stromaufnahme der Lampe herab, so daß sie weniger Licht gibt; dann schlägt sich auch, besonders bei luftleeren Lampen, der verdampfte Wolfram als dunkler Beschlag am Glaskolben nieder. Hierdurch wird Licht absorbiert und der Lichtstrom vermindert. Der Lichtverlust beträgt während der Lebensdauer von 1000 Stunden etwa 20%, fällt also für die Raumbeleuchtung erheblich ins Gewicht.

C. Leuchten.

Die Leuchten sollen die Lampen aufnehmen und schützen; sie lenken den Lichtstrom auf die Arbeitsfläche und vermeiden die Blendung. Sie bestehen zu diesem Zwecke aus Reflektoren und Glocken. Die Reflektoren wirken lichtverteilend und richtunggebend, die Glocken schützen vor Verschmutzung und Beschädigung der Lampe, verhindern die Blendung und hellen die Schatten auf.

Die Schatten sind um so schärfer und dunkler, je punktförmiger die Lichtquelle ist; sie werden daher gemildert, wenn die Lichtquelle eine große leuchtende Glocke erhält.

Die Reflexion der Glocke ist in ihrer Stärke von dem Material, aus dem die Glocke besteht, und der Art des inneren Überzuges abhängig, wie nachstehende Übersicht zeigt.

Tabelle 2. Reflexion.

a) Spiegelnde Reflexion.	
Reines Silber reflektiert	91—94%
Glasspiegel mit Silberbelag	80—88%
Glasspiegel mit Quecksilberamalgan	70%
b) Gemischte, vorwiegend zerstreute Reflexion.	
Weiße Emaille reflektiert	73—78%
weißer Lack	72%
Dichtes Opalglas	76—80%
Gewöhnliches Opalglas	58—79%

Die Glocken wirken um so besser, je dichter und größer sie sind. Einfache Mattierung genügt nicht. Nach BLOCH *absorbieren* Glocken das Licht etwa wie folgt (Tabelle 3):

Tabelle 3.

Aus Klarglas	3— 8%
„ Krystall-, Holophan-, Eisglas	5—15%
„ Opal- und Opalinglas	10—20%
„ mattiertem Klarglas	15—30%
„ Alabasterglas	20—40%
„ Milchglas	30—50%

Regelmäßige Reinigung der Beleuchtungskörper ist außerordentlich wichtig, andernfalls findet eine Verringerung der anfänglichen Beleuchtung um 20 bis 50% statt.

Nach den *Strahlenrichtungen* unterscheidet man drei Hauptgruppen von Leuchten: Tiefstrahler, Breitstrahler und Hochstrahler und innerhalb jeder Gruppe zwei Untergruppen: Starktiefstrahler und Leichttiefstrahler usw.

Tiefstrahler. Man erreicht diese Wirkung durch halb diffuse, tiefe Blechreflektoren, durch Parabolspiegellampen mit versilbertem Glasspiegel und mattierter Abschlußglocke, durch Glockenspiegellampen mit versilbertem Glasspiegel und mattierter Abschlußglocke, durch Glockenspiegellampen mit versilbertem Glaszonenspiegel und mittels Holophanreflektoren. Dies sind Glasreflektoren mit eingepreßten, prismatischen Längsstreifen, die durch Totalreflexion wirken. Durch verschieden tiefes Einführen der Lampen in die Reflektoren kann man, besonders bei den beiden letztgenannten, den Grad der Tiefenwirkung beeinflussen. Leuchten mit starker Tiefenstrahlung kommen zur Innenbeleuchtung für besonders hohe Werkstätten und Montagehallen mit schlecht reflektierenden Decken zur Verwendung. In der Außenbeleuchtung dienen Tiefstrahler als *Platz-* und *Straßenbeleuchtung*.

Breitstrahler. Diese Lichtverteilung erzielt man ebenfalls mittels versilberter Glaszonenspiegel oder Holophanreflektoren bei geeigneter Ausbildung der Zonen und zweckmäßiger Anbringung der Lampe, ferner durch flachere Blechreflektoren mit Opal- oder Milchglasglocken. Man erzielt mit Breitstrahlern eine gleichmäßige Beleuchtung bei verhältnismäßig großem Lampenabstand und nicht zu großer Aufhängehöhe. Auf Vermeidung von Blendung muß bei starker Breitstrahlung besonders geachtet werden. Man verwendet Breitstrahler zur *Innenbeleuchtung* von Räumen mit hellen Wänden bei mittlerer und geringer Aufhängehöhe, ferner in der *Außenbeleuchtung* (Höfe, Straßen, Plätze).

Hochstrahler. Während die bisher genannten Leuchten direktes Licht lieferten, haben die Hochstrahler eine vorwiegend indirekte oder ganz indirekte Wirkung. Sie sind daher nur für Innenräume mit *hellen Wänden* und *Decken* gebräuchlich. Das charakteristische der von ihnen gelieferten Beleuchtung ist vollkommene *Blendungsfreiheit,* sehr große Gleichmäßigkeit und das Fehlen von Schlagschatten. Ihr Anwendungsgebiet sind daher bei halb indirektem Licht mit noch vorhandener reicher Schattenbildung: Geschäftszimmer, Zeichensäle, Verkaufsräume, Kantinen, Schulzimmer usw. Bei ganz indirekter Beleuchtung: Lesezimmer, Kameradschafts- und Offiziersheime, Festsäle usw. Man erzielt die halb indirekte Beleuchtung durch mehr oder weniger dichte Trübglasschalen oder -glocken unter der Lampe und hellere evtl. ganz durchsichtige Glocken über der Lampe. Ein Reflektor kann hierbei die Wirkung nach oben noch unterstützen. Bei oben ganz offener Glocke verstaubt diese zu leicht; die Abnahme kann nach drei Wochen schon 40% betragen (H. LIEGENFELSER: Licht und Lampe 1920). Ganz indirekte Beleuchtung liefern unter der Lampe angebrachte diffuse, halb diffuse oder spiegelnde, lichtundurchlässige Reflektoren, ebenfalls mit schwachen Trübglasglocken darüber.

Nach der Form und Bauart der Leuchten unterscheidet man einfache Schirmleuchten (ohne Glocken) und Glockenleuchten. Bei den Schirmleuchten besteht der Reflektor aus Glas oder Emaille, neuerdings auch aus Kunstharz (Bakelit). Sie sind am festen Gestänge oder am Zugpendel aufgehängt und werden mit Vorliebe als Arbeitsplatzleuchten verwendet. Die Glockenleuchten werden ihrer Form nach unterschieden in: Kugel-, Kegel- (Doppelkegel-), Zylinder (Doppelzylinder-), Teller-, Conus-, Decken-, Wand- u. a. Leuchten.

Die in militärischen Gebäuden noch häufig anzutreffenden Luzetten haben sich nicht bewährt, da ihre Konkavform als ausgezeichneter Staubfänger wirkt und die Leuchtstärke sehr bald nachteilig beeinflußt. Die Glockenleuchten dienen in erster Linie der Allgemeinbeleuchtung. Regelmäßige gründliche Säuberung ist bei ihnen besonders wichtig.

D. Beleuchtungsarten.

Die Leitsätze der deutschen beleuchtungstechnischen Gesellschaft unterscheiden Arbeits-, Verkehrs- und Stimmungsbeleuchtung. Zwischen den beiden ersten Beleuchtungsarten und der zuletzt genannten besteht ein grundsätzlicher Unterschied. Jene tragen den praktischen Bedürfnissen Rechnung, diese ist vorwiegend gefühlsbetont.

a) Arbeitsbeleuchtung. Das Ziel der Arbeitsbeleuchtung ist, durch zweckentsprechende Beleuchtung die Arbeitsbedingungen so günstig wie möglich zu gestalten und dadurch die Arbeitsleistung zu erhöhen. Die *Beleuchtungsstärke eines Arbeitsplatzes* soll betragen für:

Tabelle 4.

	Luxzahl	
	mittlere	kleinste
1. Grobe Arbeit: Walzwerke, Schmiede, Versammlungsräume. . .	15— 30	10
2. Mittlere Arbeit: Schlosserei, Tischlerei, Kraftwagenhallen und -werkstätten	40— 60	20
3. Feine Arbeit: Feinmechanik, Nähstube, Büroarbeit, Druckerei .	60— 90	30
4. Feinste Arbeit: Uhrmacher-, Graveurarbeit, Zeichensäle, Setzerei	90—250	50

Die Beleuchtungsstärke eines *Arbeitsplatzes* ist von folgenden Faktoren abhängig:

1. Stärke der Lichtquellen. 2. Art der Leuchten. 3. Aufhängehöhe der Leuchten. 4. Zahl und Abstand der Leuchten voneinander. 5. Farbe der Decke und Wände. 6. Vorhandensein und Farbe der Fenstervorhänge.

Die Stärke der Lichtquellen wird wegen ihrer großen Bedeutung für die Militärhygiene noch besonders behandelt (S. 194—198).

Die gewünschte Beleuchtungsstärke (Luxzahl) wird durch Allgemeinbeleuchtung, Platzbeleuchtung oder einer Kombination von beiden erreicht. Die Beleuchtung kann durch direktes oder indirektes Licht bewirkt werden. Je nach der Art der Arbeit bevorzugt man Allgemein- oder Platzbeleuchtung, direkte oder indirekte, bzw. eine Kombination. Rein indirektes Licht gibt keine Schatten, ist also z. B. für Lese- und Operationssäle das Erstrebenswerte. Für Zeichensäle wird eine Kombination von indirektem und direktem Licht zur Gewinnung weicher Schatten anzustreben sein. Direktes Licht ist zur Erzielung hoher Luxzahlen bei Feinstarbeiten (Kartenzeichner, Feinstmechaniker, gewisse Werkstättenarbeit wie Fräsen) erforderlich. Bei direkter Beleuchtung z. B. eines Schulraumes werden durch den Schatten des Körpers beim Schreiben etwa 60% Licht fortgenommen, bei indirekter Beleuchtung nur 20%. Allerdings ist mit indirekter Beleuchtung ein Lichtverlust bis zu 60% verbunden, der aber durch Aufhellung der Schatten bei dieser Beleuchtungsart zum Teil wieder gut gemacht wird.

Zur Erzielung der gewünschten Luxzahl muß die Glühbirne um so stärker sein, je weiter sie senkrecht und horizontal vom Arbeitsplatz entfernt ist, je indirekter ihr Licht denselben erreicht und je dunkler bei indirekter Beleuchtung die Reflexionsflächen sind. Den Einfluß des *Farbanstrichs* auf die *Reflexion* der Lichtstrahlen zeigt nachstehende Tabelle.

Tabelle 5. Reflexionsvermögen verschiedener Anstriche.

Farbe und Material	Reflexionsvermögen für weißes Licht
Weißanstrich neu . . .	0,82 —0,89
„ alt	0,75 —0,85
Elfenbeinanstrich . . .	0,73 —0,78
Gelbanstrich	0,61 —0,75
Hellgrünanstrich	0,48 —0,75
Rötlicher Gelbanstrich .	0,49 —0,66
Rosaanstrich	0,36 —0,61
Hellblauanstrich	0,34 —0,61
Gelbbraunanstrich . . .	0,30 —0,46
Grauanstrich	0,17 —0,61
Dunkelrotanstrich . . .	0,13 —0,30
Dunkelgrünanstrich . . .	0,11 —0,25
Schwarzes Papier . . .	0,05
„ Tuch	0,01 —0,015
„ Samt	0,002—0,005

Nicht in allen Arbeitsräumen ist weißer Deckenanstrich zur Erzielung größter Reflexion erforderlich. In *Geschäftszimmern* z. B., mit halb indirekter Beleuchtung ist ein leicht gelblicher Anstrich (Creme) zu empfehlen. Man nimmt an, daß das Reflexionsvermögen der Wände, um angenehm auf das Auge zu wirken, möglichst zwischen 30 und 50% liegen soll; für die Decken ist ein solches von mindestens 65% anzustreben, dagegen sollen die Tischplatten nicht mehr als 25% der Lichtstrahlen reflektieren, um Blendung zu vermeiden.

Die Bedeutung der Art der Leuchten für die Beleuchtung wurde bereits bei der Besprechung der Leuchten erwähnt. Bauart der Leuchte und durch sie erreichte Strahlenrichtung bewirken entweder mehr Allgemein- oder mehr Platzbeleuchtung. Zu beachten ist, daß bei der Arbeit mit dunklen Gegenständen oder Stoffen eine wesentlich stärkere Beleuchtung gebraucht wird, als bei der Bearbeitung von hellen. Das ist in Handwerker- und Nähstuben, mechanischen und elektrotechnischen Werkstätten, Schlossereien, Kraftwageninstandsetzungshallen usw. besonders zu berücksichtigen. Je feiner das zu bearbeitende dunkle Material ist (z. B. Elektrotechnik, Nähen), um so größer muß die Beleuchtungsstärke sein.

Bezüglich der Aufhängehöhe der Lampen ist zu bemerken, daß das quadratische Entfernungsgesetz für die Allgemeinbeleuchtung nicht gilt, wenn Wände und Decke bei der Lichtverteilung mitwirken. Es nimmt vielmehr die Beleuchtungsstärke mit zunehmender Aufhängehöhe in viel geringerem Grade ab, als es nach diesem Gesetz der Fall sein müßte. Es ist deshalb bei weißen Wänden und Decken zur Erzielung einer Gleichmäßigkeit und Blendungsfreiheit in der Allgemeinbeleuchtung meist zweckmäßig, die Lampe möglichst hoch aufzuhängen.

Zur Gewinnung hoher Luxzahlen auf bestimmten Arbeitsplätzen ist das Zugpendel oft unentbehrlich. Es erlaubt die Lichtquelle weitmöglichst an den Arbeitsplatz heranzubringen und damit die Beleuchtungsstärke aufs höchste zu steigern.

Zahl und *Abstand der Lampen* voneinander ist für die Art der Beleuchtung wichtig. Oft wird man zur Erzielung direkter Beleuchtung mit einer starken Lampe im Raum auskommen können, sich aber doch für Aufteilung der Leuchte in mehrere Einheiten entschließen, um das Auftreten scharfer Schatten bei einer Lampe zu vermeiden. Durch große Glocken und Reflektoren läßt sich gleichfalls eine Milderung der Schatten bewirken.

Den Abstand a zweier Lampen bei Allgemeinbeleuchtung wählt man am besten zu 1,5—2mal die Lichtpunkthöhe p, d. h. die Höhe der Lampen über der Arbeitsfläche. Bei $a = 1{,}5$ p fällt die Beleuchtung fast gleichmäßig aus. Bei $a = 2$ p wird die Beleuchtung zwischen 2 Lampen etwa halb so groß wie diejenige unter einer Lampe.

Zahl und *Verteilung der Lampen* hat sich im übrigen nach der Art des Raumes, Einteilung der Decke durch etwa vorhandene Unterzüge, sowie nach der Lage der Arbeitsplätze zu richten. Um einen dem Tageslicht ähnlichen Lichteinfall zu erzielen, werden die Lampen häufig zwischen den Fenstern oder in der Nähe derselben angeordnet. In größeren Räumen werden die Lampen schematisch verteilt. Müssen sie in mehreren Reihen an der Decke angebracht werden, so sind sie zur Erzielung einer größeren Gleichmäßigkeit und Lichtersparung nicht nebeneinander aufzuhängen, sondern abwechselnd im Sinne der Zahl 5 des Würfels anzuordnen (⁙). Ist die Breite des Raumes nicht größer als 8—10 m, so kommt man meist mit einer Lampenreihe aus.

Sehr häufig findet man in Unterrichts-, Lese- und Zeichenräumen die Fenster ohne oder mit dunklen *Vorhängen*. Je größer die Fensterfläche, um so mehr Licht flutet nach draußen oder wird von den dunklen Vorhängen absorbiert. Es gilt von den Fensterflächen dasselbe wie von Decken und Wänden: sie müssen durch helle Vorhänge verdeckt sein, damit kein Licht aus dem Raum verlorengeht, vielmehr eine gute Reflexion gewährleistet ist, besonders wichtig bei Allgemein- bzw. indirekter Beleuchtung.

Die Arbeitsplatzbeleuchtung soll durch Allgemeinbeleuchtung ergänzt werden. Tabelle 6 gibt die *zweckmäßige Stärke der Allgemeinbeleuchtung* in verschiedenen Gebäuden an.

Tabelle 6.

Wohnhäuser (Kasernen)		*Geschäftsräume*	
Eingang, Flure, Nebenräume	5— 10 Lux	Schreibstuben, Besprechungszimmer	30— 50 Lux
Vorhalle, Treppe, Küche	10— 20 „	Zeichenräume	50—250 „
Schlafzimmer	10— 25 „	Verkaufsräume (Kantinen usw.)	50— 80 „
Wohn- und Speisezimmer	20— 40 „	Flure, Neben-, Lagerräume	5— 10 „
Arbeitszimmer	50— 80 „		
Waschräume	20— 75 „		
Krankenhäuser (Lazarette)		*Schulen*	
Krankenzimmer (Schlafsäle)	8— 15 „	Turnhallen	20— 40 „
Speisesäle, Tagesräume	15— 25 „	Schulzimmer, Hörsäle	30— 50 „
Operationssäle	80—120 „	Zeichensäle	50— 80 „

In vielen der aufgeführten Räume wird man mit dieser Allgemeinbeleuchtung auskommen. In anderen wird sie durch Arbeitsplatzbeleuchtung ergänzt werden müssen. Die Allgemeinbeleuchtung darf weder vollkommen schattenlos sein, noch dürfen störende Schlagschatten auf dem Fußboden, den Wänden und den im Raum befindlichen Gegenständen entstehen. Gewisse Schattenbildung ist ein Erfordernis guten Erkennens. Störende Beleuchtungsunterschiede von Stelle zu Stelle und zeitliche Beleuchtungsschwankungen müssen vermieden werden.

b) Verkehrsbeleuchtung. Sie ist in Kasernenanlagen und militärischen Betrieben von untergeordneter Bedeutung und soll auf Höfen, Durchgängen usw. 2—6 Lux betragen. Ziel der Verkehrsbeleuchtung in militärischen Anlagen ist Sicherstellung eines ungehinderten Verkehrs und Verhütung von Unfällen.

c) Stimmungsbeleuchtung. Sie ist mehr oder weniger gefühlsbetont und trägt den verschiedenartigsten Bedürfnissen Rechnung. Maßgebend für die Beleuchtungsart sind hierbei in erster Linie künstlerische Gesichtspunkte unter Berücksichtigung der allgemeinen Grundbedingungen für eine gute Beleuchtung. Stimmungsbeleuchtung in militärischen Gebäuden ist im allgemeinen auf Kameradschafts- und Offiziersheime sowie Festsäle beschränkt. Hier kommt mit Vorliebe zur Erzielung einer gewissen Behaglichkeit oder Feierlichkeit die Verwendung vorwiegend indirekter Beleuchtung in Frage, soweit aus wirtschaftlichen Rücksichten auf sie nicht verzichtet werden muß. Alsdann spielt die Erzeugung farbigen Lichtes (gelb, rot, blau) durch farbige Glocken oder Lampenschirme eine große Rolle. Mit großer Vorliebe werden bunte Stoffe als Leuchtenverkleidung (Pendellampen) auch auf *Mannschaftsstuben* verwendet. Die dadurch erzielte Behaglichkeit geht in jedem Falle auf Kosten der Beleuchtungsstärke des Raumes und der einzelnen Tischplätze. Da diese Stoffverkleidungen außerdem Staubfänger sind, ist ihre Verwendung vom hygienischen Standpunkt aus in zweifacher Hinsicht zu verwerfen. Auch in *Offiziers-* und *Kameradschaftsheimen* sind Lampenverkleidungen dieser Art aus denselben Gründen unangebracht. Vorwiegend indirekte Beleuchtung ist hier das Erstrebenswerte.

E. Licht und Arbeit.

Hygienisch einwandfreie Beleuchtung des Arbeitsplatzes ist für alle Arbeitsarten bei natürlichem und künstlichem Licht anzustreben. Ihr Einfluß auf die Arbeit ist erheblich, denn einwandfreie Beleuchtung bewirkt Hebung der Arbeitsquantität, Verbesserung der Arbeitsqualität, Verminderung der Fehlarbeit.

So berichtet Halbertsma, daß in einer Spulwickelei nachts nur 55% der Tagesproduktion erzielt wurde, davon 10—15% Fehlarbeit gegenüber nur 5% am Tage. Wilson berichtet von 12—20% Produktionsabnahme bei künstlicher Beleuchtung. Nach Eshleman ist die Arbeitsleistung in Stahlwerken, Webereien und Schuhfabriken nach Verbesserung der Beleuchtung um 2—10% gestiegen. Wenn auch aus physiologischen und psychologischen Gründen die Nachtarbeit gegenüber der Tagesproduktion im allgemeinen stets etwas zurückbleiben wird, so sind die angeführten Unterschiede doch in der Hauptsache durch den Wertunterschied von ausreichender natürlicher und unzulänglicher künstlicher Beleuchtung zurückzuführen.

Für die Arbeitsfläche eines Arbeiters kann man mit einigen 100 Watt ein ausreichendes künstliches Tageslicht erhalten.

Die verschieden starke Wirkung der Beleuchtungsart auf die *Arbeitsleistung* ist leicht zu erklären:

1. Bei ungenügender und unzweckmäßiger Beleuchtung ermüdet das Auge leicht, die Arbeitslust läßt dadurch nach, die Stimmung wird gedrückt.

2. Licht regt an, die Dunkelheit ist die Zeit des Ruhens. Daher wirkt ausreichende und angenehme Arbeitsplatzbeleuchtung anregend, ungenügende einschläfernd.

3. Gute Beleuchtung ermöglicht Sauberkeit, Ordnung und Disziplin. Bei mangelhafter Beleuchtung beeinträchtigen Unsauberkeit und Unordnung die Arbeitsfreude, Arbeitsleistung und Disziplin.

So kann man sagen, die wirkungsvollste Beleuchtung ist jene, die große Sicherheit, Genauigkeit, Geschwindigkeit und Behaglichkeit bei der Arbeit ermöglicht. Dieser Zustand wird dann am besten erreicht, wenn Qualität und Intensität des im Freien herrschenden Tageslichtes auch auf die Raumbeleuchtung übertragen werden. Die Feststellung ist bedeutungsvoll, daß eine erhöhte Produktion des Arbeiters infolge besserer Beleuchtung nicht auf Kosten seiner Energie geht. Durch die Erhöhung der Sicherheit des Sehens kann der Arbeiter leichter und mit größerer Bestimmtheit arbeiten. Gute Beleuchtung gleicht daher den Zeitverlust aus, welcher bei ungenügender und nicht zweckvoller Beleuchtung unvermeidlich ist. Die Schwere der Arbeit an sich bleibt in beiden Fällen die gleiche, nur leistet der Arbeiter bei ungenügender Beleuchtung weniger.

Die Art der Beleuchtung ist bedingt durch den Lichteinfallswinkel, die Lichtverteilung, die Lichtquellenzahl, Lichtstärke und -farbe. Jede einzelne dieser Faktoren oder mehrere zusammen können Ermüdung bewirken und dadurch die Arbeitsleistung beeinträchtigen. Verringert kann diese auch durch Blendung werden. Blendung bewirkt Nachbilder, zwingt das Auge zum Adaptieren. Jede Adaption ist eine Arbeitsleistung für das Auge und verbraucht Energie. Der Energieverbrauch führt bei allen Lebewesen zu Ermüdungserscheinungen.

Jede Allgemeinbeleuchtung fällt um so günstiger, gleichmäßiger und wirtschaftlicher aus, je heller der ganze Raum gehalten ist. Deshalb sollten alle Arbeitsräume, bei denen der persönliche Geschmack nicht maßgebend ist, hell ausgestattet werden.

Bei Arbeitsplatzbeleuchtung befinden sich die Lampen direkt im Gesichtsfeld. Hier muß also zur Vermeidung einer Blendwirkung die Leuchtdichte auf mindestens 0,75 HK/qcm herabgesetzt werden, am besten dadurch, daß die Lampe ganz im Reflektor verschwindet. Dieser kann dabei undurchsichtig oder durchscheinend sein und aus genügend dichtem weißem oder außen grünem Glas bestehen.

Zusammengefaßt sind für die Innenbeleuchtung eines Arbeitsraumes folgende Punkte zu beachten:

1. Die Beleuchtung muß besonders an den Stellen, auf die es ankommt, ausreichend und genügend gleichmäßig sein. 2. Jede Blendung ist zu vermeiden. 3. Richtige Diffusität, d. h. richtige Schattenbildung der Stärke der Schatten nach und richtiger Lichteinfall und damit richtige Schattenbildung der Lage der Schatten nach sind anzustreben. 4. Farbige Beleuchtung soll sich den zu beleuchtenden Gegenständen anpassen. Bei farbigen Stoffen sind gegebenenfalls Tageslichtlampen zu verwenden.

F. Gesundheitsstörungen durch schlechtes Licht.

a) Augenstörung. Nach Luckiesh wurde in einzelnen amerikanischen Betrieben festgestellt, daß 50% der Belegschaft schlechte Augen hatte. Dieser Hundertsatz stieg mit der Erhöhung des Durchschnittsalters und war zum großen Teil auf schlechte Beleuchtung zurückzuführen. Die Augenschädigung kann bewirkt werden durch zu schwache Beleuchtung, durch periodische Schwankungen in der Beleuchtungsstärke infolge zu großer Flächenhelle und durch Blendung oder durch zu starke Kontraste.

Schwache, ungenügende Beleuchtung zwingt den Menschen, mehr als die Norm von 25—35 cm an den zu beobachtenden Gegenstand heranzugehen. Hierdurch wird die Konvergenzbewegung der Augen und die Akkommodation durch Veränderung der Linsenkrümmung überanstrengt; es kommt zur Ermüdung der Augen und allmählich zur Augenmuskelschwäche. Diese kann Abweichen eines Auges und damit lästiges Doppelsehen bewirken. Überanstrengung von Augenmuskeln und Akkommodation können weiterhin zu Blutandrang nach dem Kopfe, Kopfschmerz und Bindehautkatarrhen führen.

Periodische Schwankungen in der Beleuchtung nötigen das Auge zu fortdauernder Anpassung an den Wechsel und führen damit gleichfalls zur Ermüdung von Augenmuskeln und Akkommodation, sowie des Sehnerven.

Blendung tritt auf: bei *Platzbeleuchtung*, wenn Lichtquellen mit einer Leuchtdichte von über 0,75 HK/qcm Licht direkt in das Auge des Arbeitenden fallen; ferner bei *Allgemeinbeleuchtung*, wenn Lampen mit einer Leuchtdichte von über 5 HK/qcm Licht direkt in das Auge werfen. Lampen, welche so hoch angeordnet sind, daß der Winkel zwischen der Waagerechten und der Blickrichtung nach der Lampe mehr als 30° beträgt, gelten auch bei höherer Leuchtdichte nicht als blendend. Blendende Lichtquellen sind abzuschirmen oder in lichtstreuende Hüllen einzuschließen. Schließlich tritt Blendung auf bei jeder Art von *Beleuchtung blanker Flächen,* die durch Spiegelung störendes Licht in das Auge des Arbeitenden reflektieren (indirekte Beleuchtung). Auch starke Beleuchtung weißer Flächen kann Blendung durch Reflexion hervorrufen. Schließlich führt starke Unregelmäßigkeit in Raum- bzw. Gebäudebeleuchtung zu blendungsähnlichen Erscheinungen, die für das Auge nachteilig sein können. Blendung kann durch alle leuchtenden Strahlen hervorgerufen werden. Sie wirkt auf die Stäbchen des Augenhintergrundes, die Träger des für Lichtreiz sehr empfindlichen Sehpurpurs, der stark gebleicht wird. Der geblendete Mensch erkennt zunächst nichts mehr, dann treten Nachbilder auf. Häufige leichte oder einmalige starke Blendung beeinträchtigt das Erkennungsvermögen, führt zur Abnahme der Sehschärfe, Lichtscheu und Kopfschmerz.

Um bei Tageslicht Blendung möglichst zu vermeiden, hat man den Einfallswinkel des Lichtes auf mindestens 27° festgesetzt. Man ist sich dabei bewußt, daß allein hierdurch die gewünschte Wirkung nicht immer erzielt werden kann.

b) Unfälle. Luckiesh berichtet, daß in Amerika etwa 20% aller industrieller und Verkehrsunfälle durch schlechte Beleuchtung hervorgerufen werden. Nach Halbertsma sollen von 500 000 vermeidbaren Unfällen jährlich 25% mangelhafter oder fehlender Beleuchtung zuzuschreiben sein. Mängel oder Fehler in der Beleuchtung, welche die Unfälle vornehmlich verursachen, sind: zu schwache Beleuchtung und Blendwirkung. Zu schwache Beleuchtung verhindert ein rechtzeitiges oder ausreichendes Erkennen. Blendwirkung kann bei einem an Dunkelheit gewöhnten Auge schon durch ein aufflammendes Streichholz oder sogar eine aufleuchtende Zigarette hervorgerufen werden.

G. Beleuchtung in militärischen Gebäuden.

Neue Erkenntnisse und Fortschritte der Beleuchtungswissenschaft müssen auch bei Neuanlagen innerhalb der Wehrmacht berücksichtigt werden. Da Beleuchtungsfragen zu einem erheblichen Teil in das Gebiet der Hygiene fallen, ist der zuständige Berater und Mitbearbeiter in solchen Fragen innerhalb eines Wehrkreises der *Wehrkreishygieniker,* welcher über den Wehrkreisarzt zu beteiligen ist.

Die jeweilige Beleuchtungsart und -stärke ist von der Bestimmung des Raumes abhängig. Anstrichfarbe von Decken und Wänden wird sich nach dem erforderlichen Prozentsatz an direktem und indirektem Licht zu richten haben. Bei auch nur teilweise indirektem Licht dürfen helle Fenstervorhänge nie fehlen. Decke und Wände müssen hell sein.

Die für einen Raum je nach seiner Bestimmung zu fordernde *Luxzahl* ergibt sich aus Tabelle 6; diese jetzt allgemein als gültig anerkannten *Beleuchtungsstärken* sind von der deutschen beleuchtungstechnischen Gesellschaft aufgestellt worden. Mit Hilfe dieser Luxzahlen, dem Flächeninhalt des Fußbodens (qm) und einem Nutzfaktor (f) läßt sich die für den Raum erforderliche Wattzahl berechnen nach der Formel

$$\frac{\text{Fläche (qm)} \times \text{Beleuchtungsstärke (Lux)}}{\text{Nutzfaktor } (f)} = \text{Watt}$$

Der Nutzfaktor ergibt sich dabei aus nachstehender Aufzeichnung:

Tabelle 7.

Beleuchtungsart	60—100 Watt	150—300 Watt	300—1000 Watt
Direkte Beleuchtung	7	8,5	9
Vorwiegend direkte Beleuchtung	5,5	7	8
Indirekte Beleuchtung	—	5,5	6

Bei gegebener Wattzahl und gesuchter Beleuchtungsstärke (Lux) verfährt man entsprechend der Gleichung

$$\text{Lux} = \frac{\text{Watt} \cdot f}{\text{qm}}.$$

Man kann mittels dieser Formel den Luxwert feststellen, welcher in einem Raum bei Erfüllung aller lichttechnischen bzw. lichthygienischen Bedingungen (richtige Leuchten, zweckmäßiger Anstrich, helle Fenstervorhänge usw.) und gegebener Wattzahl erreicht werden muß. Mit dem Osrambeleuchtungsmesser stellt man fest, ob der Wert erreicht ist, oder wieviel Lux fehlen und wird dann die Fehler abzustellen suchen, welche an der Fehlzahl schuld sind.

In *militärischen Gebäuden* haben wir es vorwiegend mit Allgemeinbeleuchtung und Arbeitsplatzbeleuchtung, weniger mit Verkehrs- und Stimmungsbeleuchtung zu tun.

Die Beleuchtung in den *Mannschaftsstuben* wird für gewöhnlich durch Zugpendellampen mit einem Glas- oder Emaillereflektor erreicht[1]. Nach den von mir angestellten Messungen wird damit eine ausreichende Arbeitsplatzbeleuchtung (40—60 Lux) über dem gemeinsamen Tisch, und eine genügende Allgemeinbeleuchtung, die nur gering sein braucht, erreicht, wenn die zuständige Wattzahl auf zweckmäßig angebrachte Leuchten richtig verteilt wird. Oft ist das nicht der Fall. Decke- und Wandanstrich, sowie Fenstervorhänge sind bei dieser vorwiegend direkten Beleuchtung von untergeordneter Bedeutung. Mit Spiegelleuchten läßt sich bei kleiner Wattzahl eine größere Beleuchtungsstärke erreichen. Die höheren Anschaffungskosten werden durch Stromersparnis sehr bald ausgeglichen.

In großen Mannschaftsräumen genügen die Zugpendellampen nicht. Zur gleichzeitigen Platz- und Allgemeinbeleuchtung sind hier größere Spiegelleuchten erforderlich. Richtige Verteilung der Leuchten und Wattstärken auf diese ist auch hier wichtig. Bei diesen Leuchtkörpern spielt in großen Mannschaftsunterkünften für die Beleuchtungsstärke Anstrich und Vorhandensein heller Fenstervorhänge eine gewisse Rolle, da es sich um halb indirektes Licht handelt.

In *Schreibstuben und Büros* muß eine Allgemeinbeleuchtung (Durchschnitt 20 Lux) und eine Arbeitsplatzbeleuchtung (50 Lux) vorhanden sein. Die Allgemeinbeleuchtung ist nicht nur zweckmäßig, sondern auch hygienisch wichtig, weil sie den starken für das Auge schädlichen Gegensatz zwischen gut erleuchtetem Arbeitsplatz (bei Schreiben und Lesen gesteigert durch die Reflexwirkung des weißen Papiers) und dunklem Allgemeinraum mildert. Befinden sich mehrere Arbeitsplätze in einer Schreibstube, Büro usw., so muß möglichst jeder Platz seine Arbeitsbeleuchtung haben. Bisweilen wird für zwei gegenüberliegende Plätze ein Leuchtkörper genügen. Wegen der Allgemeinbeleuchtung sind auch in diesen Räumen heller Anstrich und weiße Fenstervorhänge anzustreben.

Unterrichtsräume benötigen im allgemeinen eine Platzbeleuchtung von wenigstens 50 Lux. Sie wird für gewöhnlich durch 2—6 Leuchten (je nach der Größe des Unterrichtsraumes) mit vorwiegend direktem Licht bewirkt. Bei Neuanlagen ist den Spiegelleuchten ihrer größeren Wirtschaftlichkeit und

[1] Neuesterdings werden in den Kasernen wegen ihrer größeren Haltbarkeit feste Pendelleuchten mit Schirmen aus Kunstharz (Bakelit) verwendet.

zweckmäßiger Strahlenführung wegen der Vorzug zu geben. Wird auf schattenschwache bzw. freie Beleuchtung Wert gelegt, sind Leuchten mit halb, vorwiegend oder ganz indirektem Licht zu bevorzugen. Das wird sich von Fall zu Fall nach der Art des Unterrichts zu richten haben.

Neuartig für Unterrichtsräume ist die Beleuchtung durch konzentriert tiefstrahlende Parabolspiegellampen über oder zwischen den Fenstern angebracht und schräg nach unten in den Raum gerichtet. Sie ahmen die Wirkung des Tageslichtes gut nach; es entstehen ungefähr die gleichen Schatten wie am Tage. Die seitliche Anbringung der Leuchten hat noch den Vorteil, daß die Lichtpunkte dem Blickbereich entzogen sind und deshalb Augenstörungen (Blendwirkung) nicht eintreten können.

Besondere Sorgfalt ist der Beleuchtungsanlage in *Zeichensälen* zuzuwenden. Plan- und besonders das Vermessungszeichnen sind für das Auge an sich schon anstrengend; sie werden bei ungenügender Luxzahl in hohem Grade gesundheitsschädlich. 75—150 Lux sind für jeden Arbeitsplatz zu fordern. Je mehr Schattenfreiheit gewünscht wird, um so indirekter muß die Beleuchtung sein. Ausschließliche Platzbeleuchtung durch Zugpendellampen für jeden Arbeitsplatz, wie man sie in Vermessungszeichensälen bisweilen findet, schafft zwar eine ausreichende Luxzahl. Indessen wird hierbei die Leuchte so dicht über die Zeichenarbeit gezogen, daß eine erhebliche Blendwirkung, fast unvermeidbare Schatten und unangenehm empfundene Wärmewirkung auftreten. Eine ideale Lösung für die Beleuchtung von Zeichensälen stellt eine Kombination von seitlicher und Deckenbeleuchtung dar. Für die Seitenbeleuchtung sind auch hier die Parabolspiegellampen besonders geeignet. Als Deckenbeleuchtung wählt man Halb- oder Ganzindirektleuchten.

Bei der Beleuchtungsanlage für *Schulräume* aller Art ist schließlich auf sachgemäße Wandtafelbeleuchtung zu achten, die am besten durch einen 1—1,5 m vor der Tafel angebrachten Schrägstrahler erreicht wird, welcher eine Blendung vermeidet.

Die Beleuchtung in den militärischen *Werkstätten* usw. läßt bisweilen zu wünschen übrig. Unfälle und mangelhafte Arbeitsleistung sind die Folge. Alle Werkstätten müssen eine ausreichende Allgemeinbeleuchtung besitzen. Nach den Leitsätzen für die Beleuchtung mit künstlichem Licht der deutschen beleuchtungstechnischen Gesellschaft genügen für grobe Arbeiten (Eisengießerei, Schmiede) 40 Lux; für mittlere (Spritzguß, einfaches Formen, Grobmontage, Sägen, Hobeln, Fräsen, Bäckerei, Küche usw.) 60 Lux; für feine Arbeit (schwieriges Formen, Feinmetallverarbeitung, feine Sägearbeiten, Polieren, Schneiderei, Näherei, Druckerei usw.) 120 Lux; für sehr feine Arbeit (Feinmechanik, Gravieren, Lithographieren, Zeichnen usw.) 150—300 Lux.

Einzelplatzbeleuchtung ist erforderlich, wenn nur an bestimmten, einzelnen Arbeitsstellen eine besonders gute Beleuchtung notwendig ist. In solchen Fällen wird man häufig auf eine unnötige starke Allgemeinbeleuchtung verzichten können. Je nachdem am Arbeitsplatz aus geringer Entfernung eine große Fläche oder ein kleiner Umkreis besonders gut beleuchtet werden soll, wählt man einen Breitstrahler oder eine Leuchte mit stark konzentriertem Lichtkegel, die zur Vermeidung der Blendung genügend hoch über dem Arbeitsplatz angebracht werden kann. In Montagehallen und Kraftwagenwerkstätten sind schließlich Einzelplatzleuchten unentbehrlich, welche an mehr oder weniger langen Kabeln beweglich und dadurch an beliebiger Stelle der Werkstätte einzusetzen sind.

Der Beleuchtung in Unterrichtsräumen, Zeichensälen und Werkstätten muß der Sanitätsoffizier innerhalb seines Bereichs sein besonderes Augenmerk schenken. Er kennt die Gefahren mangelhafter Beleuchtung für Gesundheit und Leben. Er ist deshalb als erster mit dazu berufen, rechtzeitig auf Abstellung etwaiger Mängel hinzuwirken.

In *Lesezimmern* ist eine schattenfreie indirekte Beleuchtung am angenehmsten. Soweit sie in militärischen Anlagen zu kostspielig ist, wird man mit vorwiegend direkter oder ganz direkter Platzbeleuchtung vorlieb nehmen müssen, die nicht unter 50 Lux liegen soll.

In *Kameradschaftsheimen, Offiziersheimen, Kantinen* usw. wird man im wesentlichen mit einer guten Allgemeinbeleuchtung auskommen und nach Möglichkeit eine ganze indirekte Stimmungsbeleuchtung wählen, soweit für einzelne Raumteile nicht Platzbeleuchtung angezeigt ist. Die erforderliche Luxzahl bewegt sich zwischen 30 und 80, in besonderen Festräumen bis 150.

Die Beleuchtung in den *Krankenzimmern* der *Lazarette* konnte noch nicht überall glücklich gelöst werden, weil sich bisher die Beleuchtungstechnik noch zu sehr in der Entwicklung befand. Man findet nebeneinander Allgemein- und Platz- (Nachttisch-) Beleuchtung. Mehr wie anderswo gehört in Krankenräume ein Licht, welches allen modernen hygienischen Forderungen Rechnung trägt. Diese sind:

1. Keine Blendung; 2. genügende Helle an allen Krankenbetten (50 Lux zum Lesen); 3. genügende Helle an allen Stellen des Krankenzimmers, damit überall Sauberkeit und Ordnung sowie eine einwandfreie Krankenpflege möglich ist (nicht unter 20 Lux).

Nachttischlampen zum Lesen blenden nicht nur den zugehörigen, sondern oft auch gegenüber oder daneben liegende Kranke. Die Forderungen werden nur durch moderne Spiegelleuchten erfüllt. Halb indirektes oder überwiegend direktes Licht ergeben die beste Krankenzimmerbeleuchtung. Leuchten an der Wand über dem Kopfende des Kranken haben sich bewährt (bei einreihigen Krankenräumen).

Sonst kommen zweckmäßig andere Beleuchtungskörper in Frage, welche ein mildes Licht ausreichender Stärke liefern. Ein Schema ist hier am wenigsten angebracht. Die Entscheidung muß fachmännisch von Fall zu Fall getroffen werden. Im Interesse der Kranken darf auch hier nicht die zuständige Wattzahl, sondern allein die zu fordernde Luxzahl entscheidend sein. Der Anstrich der Krankenzimmer wird den Strahlenrichtungen Rechnung zu tragen haben. Je mehr indirektes Licht, um so heller Decke und Wände, wobei indessen jede Blendwirkung vermieden werden muß (Tönung).

Beleuchtung der *Operationsräume* S. 251.

In *Tages-* und *Wachträumen* muß über dem gemeinsamen Tisch eine Leuchtstärke von 50 Lux vorherrschen, die ein einwandfreies Lesen, Spielen usw. erlaubt. Eine Kugelleuchte wird für gewöhnlich in ausreichender Weise dieser Forderung entsprechen. In Wachträumen kann eine Zugpendel- oder Schreibtischlampe, gegebenenfalls neben schwacher Allgemeinbeleuchtung (10 bis 20 Lux) ausreichend sein.

Während bis 1933 für jeden Dienstraum die zuständige Wattzahl nach einem bestimmten Schlüssel errechnet (Fußbodenfläche, Kopfzahl der Belegung usw.) und dadurch die notwendige Luxzahl oft nicht erreicht wurde, sind im Reichsbesoldungsblatt vom 12. 2. 34 neue Richtlinien für die Beleuchtung von Diensträumen herausgekommen, welche für die einzelnen Räume entsprechend ihrer Bestimmung die Beleuchtungsstärke in Lux festsetzen (Tabelle 8). Hiermit ist im wesentlichen den hygienischen Forderungen entsprochen worden.

Unter Zugrundelegung der Beleuchtungsstärke in Tabelle 8 wird unter Berücksichtigung der Fußbodenfläche (qm) nach einer empirisch gewonnenen Übersicht der Wattbedarf für geschlossene Räume mit weißer Deck- und halb indirekter Beleuchtung errechnet.

Die Beleuchtung *anderer* hier nicht besonders besprochener *Räume* ergibt sich ohne weiteres aus dem bisher Gesagten. Je mehr sich ein Sanitätsoffizier mit der Bedeutung und dem Wesen der Beleuchtungshygiene und -technik und ihren Grundsätzen vertraut gemacht hat, um so mehr Freude wird er über eine zweckmäßige Raumbeleuchtung empfinden und ein um so besserer Ratgeber wird er seinen militärischen Dienststellen sein können.

Tabelle 8. Beleuchtungsstärke für die Allgemeinbeleuchtung in Lux gemessen in 1 m Höhe über Fußboden bzw. auf der Arbeitsfläche.

5	15	30	50	75 Lux
Räume mit schwachem Verkehr, für deren Benutzung das Erkennen großer Gegenstände ausreicht, z. B. gewöhnliche Keller und Bodenräume, Lagerräume u. ähnliche Nebenräume.	Räume mit stärkerem Verkehr, in denen das Erkennen kleiner Gegenstände großer Druckschriften oder großer Beschriftung notwendig ist, z. B. Werkstätten für Grobarbeit, Aborte, Bäder, Kleiderablagen, Umkleideräume, Treppen, Schlafsäle.	Aufenthaltsräume, in denen Schreibschrift, Buch- oder Zeitungsdruck erkennbar sein muß, z. B. Küchen, Speiseräume, Maschinenräume, Werkstatt für Kleinarbeit und feinere Einzelteile, Botenzimmer, Fernsprechzentralen, Büchereien.	Geschäftszimmer, Kasernen, Unterrichtsräume, Lesezimmer, Registraturen, Sitzungsräume, Arbeitsräume für zeichnerische Arbeiten gewöhnlicher Art oder feinmechanische Arbeiten	Räume für kartographische, lithographische, laboratorische und klinische Feinarbeiten

Beleuchtungsstärken von mehr als 75 Lux, z. B. zu Repräsentationszwecken, sind in jedem Falle besonders zu begründen.

H. Beleuchtung der Feldsanitätsformationen und Lazarettzüge.

Im Kriegsfalle ist die Wehrmacht im Operationsgebiet in Ermangelung von elektrischem Licht im allgemeinen auf andere leichter zu beschaffende Lichtquellen angewiesen (Kerzen, Petroleum, Spiritus, Öl, Acetylen, Fackeln). Es waren deshalb bisher nach der K.S.O. (Kriegs-Sanitätsverordnung) an Beleuchtungsgerät für Sanitätsformationen und Lazarettzüge vorgesehen:

a) Sanitätskompanie. (Hauptverbandplatz) zwei große Beleuchtungskästen. Diese enthalten unter anderem 40 Wachsfackeln, 6 Blechleuchter für Kerzen; 2 Operationsleuchter mit Reflektor für Kerzen; 40 Handlaternen für Öl und Petroleum; Patrouillen- und Zeltlampen (Acetylen) und Signallampen (Petroleum).

b) Feldlazarett. Zwei kleine Beleuchtungskästen, welche lediglich je eine Zeltlampe mit Zubehör enthalten; außerdem 8 Blendlaternen zum Aufhängen, 5 Handlaternen, 6 Leuchter und mehr.

c) Lazarettzug. Für alle Fälle genügend Leuchter für Kerzen, Hand- und Notlaternen; für den Chefarztwagen außerdem ein Acetylen- und ein elektrisches Beleuchtungsgerät.

Dank der großen Fortschritte der Beleuchtungstechnik wird künftig im Kriegsfalle eine Ausstattung der Sanitätsformationen mit besseren Beleuchtungsgeräten möglich sein. Eine neue Kriegs-Sanitätsordnung wird voraussichtlich neben einer Notbeleuchtung (Kerzen usw.) Boschscheinwerfer in ausreichender Zahl vorsehen, die von eigenen Aggregaten mit Strom gespeist werden.

Schrifttum.

Halbertsma: Fabrikbeleuchtung. Oldenbourgs technische Handbibl., Bd. 21. München 1918. — Holtzmann: Gewerbehyg. **1928**, Beih. 10. — Wasser u. Gas **15**, 185 (1925). — Kommission für praktische Beleuchtungsfragen, Leitsätze der deutschen beleuchtungstechnischen Gesellschaft für die Beleuchtung mit künstlichem Licht. Berlin 1931. — Kühn: Deutsche Psychologie, S. 62. 1927. — Luckiesh-Lellek: Licht und Arbeit. Berlin 1926. — Osram: Der Osrambeleuchtungsmesser. Osram-Lichtheft, Bd. 2. — Reichsbesoldungsblatt **1934**, 16. — Selter: Grundriß der Hygiene, Bd. 2. Dresden 1920. — Teichmüller: Die physiologischen, psychologischen und ästhetischen Grundlagen der Lichttechnik und ihre kulturellen Ziele. Karlsruhe 1927. — Voege: Leitfaden der Lichttechnik. Berlin 1928. — Wien u. Harms: Handbuch der Experimentalphysik. Leipzig 1931.

D. Heizung.

Von E. Passauer-Breslau.

Mit 15 Abbildungen.

A. Innentemperaturen.

Nach den seit langem geltenden Grundsätzen der Hygiene hat die Heizung die Aufgabe, in bewohnten Räumen den durch Abkühlung bewirkten Wärmeverlust bei niedriger Außentemperatur auszugleichen, so daß der menschliche Körper vor allzu großer schädlicher Wärmeabgabe bewahrt wird. Die Innentemperatur soll jedoch so bemessen sein, daß die natürliche, durch den Lebensprozeß bedingte Wärmeabgabe des Körpers nicht gestört wird.

Der Wärmegrad, der für den einzelnen gesunden Menschen am zuträglichsten ist, wird naturgemäß je nach dem Lebensalter, nach der Ernährung und nach der Bekleidung verschieden sein. Junge, kräftige Soldaten werden daher auch bei nicht allzu stark erwärmten Zimmern in den Kasernen das Gefühl der Behaglichkeit empfinden, das im allgemeinen als maßgebend für die richtige Beheizung angesehen wird. Allerdings ist nach Rubner zu beachten, daß man sich an niedrige oder hohe Temperaturen gewöhnen kann. Es beweist demnach das Gefühl der Behaglichkeit allein noch nicht, daß die herrschende Temperatur die zuträglichste ist.

Vor hundert Jahren hat man vielleicht wegen der noch nicht genügend entwickelten Heiztechnik im Winter in verhältnismäßig kühlen Zimmern gelebt, so wurden 13° C in Wohnungen, Hotels und Krankenhäusern für normal angesehen. Dies galt naturgemäß auch für die Temperaturen in den *Kasernenstuben,* denn es konnte z. B. in England mit den dort gebräuchlichen Galtonschen Kaminen (s. Abschnitt D. 1a) in den Kasernen nur eine Temperatur erreicht werden, die 4,5—6° höher war als die Außentemperatur, und noch im Jahre 1877 schien für gesunde Soldaten nach C. Kirchner die Temperatur im Quartier „nicht so sehr wesentlich und oft mehr eine Frage des Komforts zu sein".

Die heute bestehende technische Möglichkeit, die Innentemperaturen beliebig hoch zu halten, darf jedoch aus hygienischen Gründen nicht zu Übertreibungen führen.

So war man mit der Entwicklung der Technik in Amerika anscheinend über die zuträgliche Innentemperatur hinausgegangen. Nach einer Mitteilung von Hubbard aus den Erfahrungen des Weltkrieges sollen die *amerikanischen Soldaten,* infolge allzu starker Beheizung der Innenräume verweichlicht, durch blasse Gesichtsfarbe aufgefallen sein. Ferner haben sie Neigung zu chronischen Katarrhen gezeigt und waren überhaupt empfindlicher wie die Engländer und Franzosen.

Im allgemeinen hat man jetzt eine Raumtemperatur von 18—20° C, die Amerikaner nennen sie die „Effektiv- oder Empfindungstemperatur", als zuträglich und richtig erkannt.

Hat man hygienischen Grundsätzen folgend die Temperatur für die Mannschaftsstuben in den Kasernen, ferner in Wohn- und Arbeitsräumen festgelegt, dann ist es unbedingt erforderlich, bis zu einem gewissen Grade das ganze in Frage kommende Gebäude zu beheizen, um eine allzu leichte Abkühlung der Räume zu vermeiden, und um auch sonst in den Nebenräumen eine hygienisch einwandfreie Temperatur zu gewährleisten.

Zweckmäßig wird im Reichsheere die erforderliche und durch die Heizung bewirkte Temperatursteigerung von den Wehrkreisverwaltungen nach Anhören der Bauabteilungen einheitlich festgesetzt. In kälteren Gegenden beträgt sie für die Wohnräume 40° C bei einer angenommenen Außentemperatur von — 20° C, in wärmeren Gegenden werden 30° C genügen (Erlaß vom 27. 1. 28). Um einen Überblick über die zur Zeit im einzelnen geltenden

Bestimmungen zu geben, sollen die Innentemperaturen in zentralbeheizten Räumen der Heeresverwaltung nach dem Erlaß vom 2. 11. 32 angegeben werden.

Operationsräume in den Lazaretten	30° C
Lackier- u. Anstreicherräume	25° C
Baderäume in den Lazaretten	22° C
Mannschaftsstuben Krankenstuben Wohnräume Wachen Geschäftszimmer Arrestzellen Bade-, Dusch- u. Waschräume	20° C
Handwerkerstuben Werkstätten der Mechaniker Schulklassen Filmvorführungsräume	18° C
Treppenhaus, Flure und Aborte der Lazarette	15° C
Turnhallen Werkstätten, Werkhallen	15° C
Vorräume, Flure, Treppenhäuser, Aborte der Mannschaftshäuser, und Vorräume, Flure und Aborte der Familienhäuser	12° C
Treppenhäuser der Familienhäuser, Handlanger und Akkuladeräume, sowie Treppen, Flure und Aborte der Werkstätten	10° C
Gummilagerräume und Kraftfahrzeughallen für Fahrbereitschaft	5° C
Große Lagerräume	frostfrei

In den Krankenstuben der *Lazarette* soll die Luftwärme während der Heizzeit tagsüber zwischen 17 und 20° C betragen, nachts ist sie nach Weisung des behandelnden Arztes zu senken (Wm.San. V./5 Entw. Z. 23 H.Dv. 193/5).

Für *militärische Gebäude* wird nun der *Wärmebedarf* unter Zugrundelegung der angegebenen Temperaturen nach den „Regeln des Wärmebedarfs an Gebäuden, Din 4701“ durch die Heeresbauämter berechnet. Hierbei ist nicht lediglich der Rauminhalt in Betracht zu ziehen, sondern auch der *Wärmeverlust*, der naturgemäß nach der Lage der Räume und Beschaffenheit der Wände und Decken verschieden ist, muß Gegenstand genauer Berechnungen sein.

Man berechnet den Wärmeverlust nach der Formel:

$$W = f\,K\ (t_i - t_a),$$

wobei f die wärmeabgebende Fläche in Quadratmeter, t_i Innentemperatur, t_a Außentemperatur und K eine durch Erfahrung gewonnene Konstante bedeutet, die von der Beschaffenheit der wärmedurchlässigen Umfassungen abhängt und von 0,57—3,5 schwankt. Hierzu kommen noch Zuschläge von 5—30%, z. B. für Himmelsrichtungen, Windanfall, Eckräume und Betriebsunterbrechungen und Abschläge, z. B. für Doppelfenster (20%).

Aus den angeführten Grundsätzen über Wärmebedarf und Wärmeverlust geht hervor, daß es aus wärmewirtschaftlichen Gründen Aufgabe des Architekten sein muß, die erforderliche Wärmemenge durch geeignete Bauweise und sorgfältige Bauausführung so niedrig wie möglich zu halten (Bonin).

B. Hygienische Anforderungen an die Heizung.

Die Zuführung der durch die Wärmebedarfsberechnung festgelegten erforderlichen Wärmemenge kann durch die Heizung auf verschiedenem Wege bewirkt werden. Ehe jedoch auf die für militärische Zwecke in Betracht kommenden Arten der Beheizung näher eingegangen wird, sollen die hygienischen Voraussetzungen angeführt werden, denen die Heizung zu entsprechen hat, denn durch eine unvollkommene Heizung hervorgerufene gesundheitliche Schädigungen liegen sehr wohl im Bereich der Möglichkeit und sind besonders in früheren Zeiten vielfach beobachtet worden. Die an eine Heizanlage zu stellenden gesundheitlichen Forderungen sind wie folgt zusammenzufassen:

1. Möglichst schnelle und ausreichende *Regulierbarkeit* bei gering bemessener *Anheizzeit.* Diese Forderungen sind gerade bei Mannschaftsräumen, die nicht dauernd bewohnt werden, dann aber einer im allgemeinen stärkeren Wärmeproduktion durch die Belegung ausgesetzt sind, von besonderer Wichtigkeit. Dauerheizung ist für militärische Unterkunftsräume unzweckmäßig.

2. *Verunreinigungen der Zimmerluft* sollen vermieden werden, und zwar sind hier folgende schädliche Verunreinigungen anzuführen: Verbrennungsgase der Heizstoffe, Produkte der Staubversengung, Staub von Brennmaterialien.

Zu den schädlichen Verbrennungsgasen sind Kohlensäure, Kohlenoxyd und Rauchbestandteile zu rechnen, die aus den Öfen bei schlecht ziehendem Schornstein, ferner aus zu schwach brennenden und mangelhaft schließenden eisernen Öfen in die Stuben gelangen können. Als in hohem Grade gefährlich haben sich auch die *Klappen* zwischen Feuerraum und Ofen erwiesen, wenn sie den Abzug zu sehr verengen. Ganz abschließende Klappen sind daher verboten, es muß auch bei geschlossener Klappe mindestens ein Viertel der Abzugsöffnung frei bleiben.

Welch große Gefahr die Ofenklappen in früheren Zeiten gerade auch in den militärischen Unterkünften bildeten, geht daraus hervor, daß in 4 Jahren von 1867—1870 im ganzen in der Preußischen Armee 170 Vergiftungsfälle vorgekommen sind, unter denen 45 tödlich waren (Roth-Lex).

Produkte der *Staubversengung*, die sich bei schlecht gereinigten Heizflächen bei einer Temperatur der wärmeabgebenden Teile von über 70° C entwickeln, können Trockenheitsgefühl im Rachen und Reizwirkung auf die Schleimhäute der Augen und der oberen Luftwege hervorrufen. Schon der durch die Hitze aufgewirbelte Staub ist geeignet, ähnliche schädigende Wirkungen hervorzurufen. Es ist daher notwendig, die Temperatur der Heizflächen möglichst niedrig zu halten und für zweckentsprechende Reinigung der Heizkörper, die nach modernen Grundsätzen leicht zugängliche glatte Flächen haben sollen, Sorge zu tragen (s. Wm.San.V./5 Entw. Z. 20 H.Dv. 193/5). Bei Ofenheizung wird es sich nicht vermeiden lassen, daß beim Heizen selbst und besonders beim Herausnehmen der Asche Staub aufgewirbelt wird. Da sich in militärischen Bauten eine Verlegung der Heizungstüren nach außen nicht überall durchführen läßt, ist zur Vermeidung der Staubbeimengungen in der Luft auf sorgfältige Bedienung der Öfen und auf die Verwendung zweckentsprechenden Heizmaterials zu achten.

3. Die *Wärmestrahlung* soll bei den Heizkörpern dadurch unschädlich gemacht werden, daß die Heizflächen mit einer möglichst niedrigen Temperatur wirken und möglichst niedrig angebracht sind, denn die strahlende Wärme wird an den unteren Teilen des Körpers von den meisten Menschen weniger unangenehm empfunden, ja sie kann durch Erwärmung des Fußbodens in kurzer Zeit Behaglichkeitsgefühl hervorrufen.

4. Die tiefe *Aufstellung der Heizkörper* hat Vorteile, um eine möglichst gleichmäßige Temperaturverteilung im Raum zu erreichen. Bei zentraler Beheizung empfiehlt sich die Aufstellung der Heizkörper unter den Fenstern. Diese Maßnahmen bewirken eine schnelle Durchmischung der warmen mit der kalten Luft, so daß der Temperaturunterschied in vertikaler Richtung möglichst gering gehalten wird.

C. Heizstoffe.

Nach Rubner wird der Wert des Brennmaterials bestimmt durch die Brennkraft, d. h. die Quantität der erzeugten Wärme oder den „calorimetrischen Effekt" und die Heizkraft, den „pyrometrischen Wärmeeffekt", den man durch Messung des Höhegrades der Wärme erhält. Und zwar liefern 1 kg an Brennmaterial:

	Wärmemenge in Calorien	Pyrometrischer Effekt in °C		Wärmemenge in Calorien	Pyrometrischer Effekt in °C
Holz	2900	1950	Steinkohle	7000	
Torf	3600	2110	Koks	6800	2480
Braunkohlen	4500	2250	Anthrazit	8000	2510
Braunk.-Briketts	4500		Leuchtgas 2 cbm	11000	

In der Wehrmacht-Verwaltungsvorschrift II, Anl. 13 ist für die Stubenfeuerung in *militärischen Gebäuden,* also Ofenheizung, ein Tarif gültig, der die zuständigen Feuerungsportionen für das Jahr, den Monat und täglich in den drei Heizabschnitten festsetzt.

Es gelten als I. Heizperiode: die Monate April und Oktober, als II. Heizperiode: die Monate November und März, sowie als III. Heizperiode: die Monate Dezember, Januar und Februar.

An *Holz* wird als tarifmäßige Feuerungsportion angesetzt: 20 Stück Weichholz (Fichten-, Tannen-, Kiefern- oder Lärchenholz); 13 Stück Hartholz (Birken-, Buchen- oder Erlenholz).

Die tarifliche *Steinkohlenmenge* ist in den Wehrkreisen verschieden und beträgt etwa 3,6 kg.

100 kg Steinkohlen sind gleichzusetzen:

100 kg Koks	125 kg Oberbayerische Pechkohlen
100 kg Steinkohlenbriketts	220 kg Torf
140 kg Braunkohlenbriketts	200 kg Maschinenpreßtorf
300 kg Rohbraunkohlen	

Mit einfachem Tarif werden abgefunden: unter anderem Unterrichts- und Arbeitsräume, mit $1^1/_4$fachem Tarif: unter anderem Wohnstuben für Unteroffiziere und Mannschaften und mit 2fachem Tarif: Krankenräume der Krankenreviere, mit 3fachem Tarif: Wachstuben.

Eine Erhöhung der zustehenden Mengen an Heizmaterial um den vierten Teil tritt ein, wenn die Räume in Kasematten, Fachwerkbauten oder Massivbaracken, um das Doppelte (also auf das Dreifache), wenn sie in Wellblech- oder ähnlichen leichten Baracken liegen. Feuerungsmittel für lagermäßig untergebrachte Truppen werden nach Bedarf verabfolgt. Bei Zentralheizungen setzt die Wehrkreisverwaltung die Verbrauchsmengen nach Bedarf fest, soweit in Einzelfällen nicht Abfindung nach dem Tarif eintritt.

Die *Truppenführer* haben dafür zu sorgen, daß die Feuerungsmittel nur soweit beansprucht werden, als Dienst und Gesundheit der Truppe es erfordern. Hierbei ist Mitwirkung der Truppenärzte unerläßlich.

Die *Lararette* sind an eine „Heizperiode" nicht gebunden. Ob geheizt wird, entscheidet der Chefarzt (Wm.San.V./5 Entw. Z. 23, H.Dv. 193/5).

Bei *Ofenheizung* steht den einzelnen Lazaretten für Kopf und Tag der Belegungsstärke ein Feuerungssatz zu. Er besteht aus Weichholz und Steinkohle und ist aus dem Verbrauch der Rechnungsjahre 1931, 1932 und 1933 von den einzelnen Lazaretten zu ermitteln. Für die *zentralgeheizten Lazarette* setzen die Wehrkreisverwaltungen die Verbrauchsmengen nach Bedarf fest (Wm.Verw.V. II, Anl. 16). Richtlinien für das Bewirtschaften der Feuerungsmittel sind in Anl. 12 der Wm.Verw. V. II enthalten.

D. Die verschiedenen Arten der Heizung.

Für die Beheizung militärischer Gebäude finden die beiden Heizarten: Einzelheizung und Zentralheizung Anwendung. Hierbei ist unter Einzelheizung oder Lokalheizung die Anwendung von Heizkörpern zu verstehen, die mit dem Feuerungsraum im Zimmer unmittelbar verbunden sind. Bei den Zentralheizungen, zu denen auch die Fernheizungen zu rechnen sind, werden die Heizkörper der Räume eines Gebäudes oder eines größeren Bezirks von Gebäuden von einer Heizstelle aus erwärmt, wobei als Wärmeübermittler Wasser, Dampf oder erhitzte Luft verwendet wird.

Je nach den örtlichen Verhältnissen wird die Art der Beheizung in militärischen Bauten Verwendung finden, die als zweckentsprechend und wirtschaftlich günstig angesehen und beurteilt wird. Auch können beide Heizarten, z. B. Einzelheizung durch Öfen in den Mannschaftsstuben der Kasernen und Zentralheizung in den Waschräumen (Erlaß vom 18. 3. 33) angewandt werden. Familienwohnungen sollen nach neueren Richtlinien Ofenheizung erhalten (Erlaß vom 24. 1. 34).

1. Einzelheizung.

a) Die besonders in England noch übliche **Kaminheizung** kommt für Deutschland aus verschiedenen leicht ersichtlichen Gründen nicht in Betracht.

Bei den Kaminen wird Holz an offener Feuerstelle verbrannt, und die Wärmeabgabe erfolgt in der Hauptsache durch Strahlung. Durch die Kamine wird ein sehr erheblicher Luftwechsel verursacht, der jedoch einen beträchtlichen Mehraufwand an Brennmaterial hervorruft. Nach ROTH-LEX werden bei den gewöhnlichen Kaminen nur 12—14% der erzeugten Wärme für die Heizung des Raumes, der übrige Teil zur Bewegung der Luft verwendet.

Eine Verbesserung stellen die sog. GALTONschen Kamine dar, bei denen das vom Feuerherd aufsteigende Rauchrohr eine das Rauchrohr umgebende Luftkammer erwärmt. Diese Luftkammer steht in Verbindung mit der Außenluft. Die Außenluft wird angesaugt, erwärmt und tritt am oberen Teil der Luftkammer in den zu beheizenden Raum ein. Der Wirkungsgrad des GALTON-Kamines beträgt ungefähr 35%.

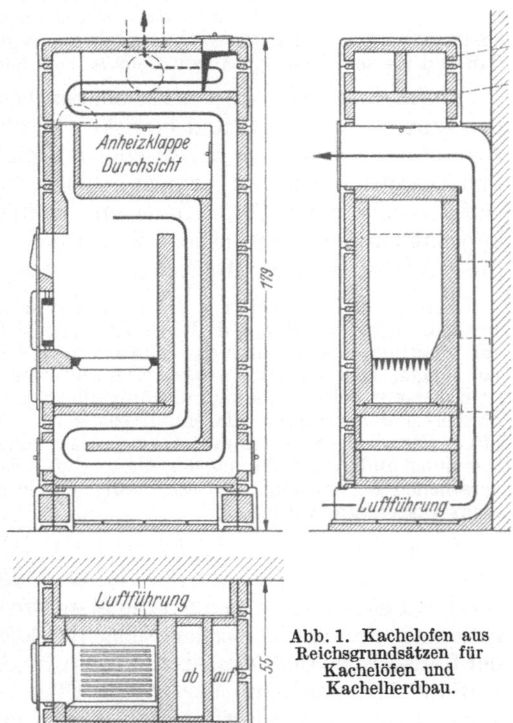

Abb. 1. Kachelofen aus Reichsgrundsätzen für Kachelöfen und Kachelherdbau.

b) Die **Kachelöfen** haben wegen ihrer nicht zu unterschätzenden Vorzüge von jeher in militärischen Bauten, besonders in den nördlich und östlich gelegenen Teilen Deutschlands Anwendung gefunden. Sie können mit jedem Heizmaterial beheizt werden und besitzen ein großes Wärmespeicherungsvermögen. Die Wärmeabgabe erfolgt langsam durch Strahlung und Konvektion, ihre Größe ist abhängig von der Menge des Heizmaterials. Der Höhepunkt der Wärmeabgabe tritt erst nach mehreren Stunden ein, jedoch werden bei guten Kachelöfen Wirkungsgrade von 80—85% erzielt.

Beeinflußt durch die Not der Kriegs- und Nachkriegsjahre ist die Bauart der Kachelöfen bedeutend verbessert worden, so hat BRABBÉE einen Einheitskachelofen mit starker Wärmespeicherung konstruiert. Er berechnet die Größe der Kachelöfen nicht nur nach den Kubikmetern des Raumes, sondern auch unter Berücksichtigung des Gesamtwärmeverlustes des Raumes in 1 Stunde und der Wärmeleistung von 1 qm Heizfläche in Wärmeeinheiten/Stunde. Als Anhalt für die Berechnung dient ferner die „Tabelle zur Berechnung der Größe hochwertiger Kachelöfen nach der Länge der Außenwände“ von BARLACH, und für den Bau und das Material hat der Verband des Deutschen Töpfer- und Ofensetzerhandwerks e. V. allgemeingültige „Reichsgrundsätze für Kachelofen- und Kachelherdbau“ herausgegeben. Abb. 1 zeigt Durchschnitte eines modernen Kachelofens, aus denen die Zugführung und Luftzuführung zur schnellen Erwärmung ersichtlich ist.

Naheliegend ist es, die saugende Wirkung der am Ofen aufsteigenden Luft als treibende Kraft für die *Zuführung von Frischluft* zu verwenden, die erwärmt dem Raume zugeführt wird. Der Ofen ist dann von einem Mantel umgeben, oder er besitzt Röhren, die durch das Innere des Ofens gehen. Nun tritt die Luft aus dem Freien durch einen feinvergitterten Einlaßschacht zwischen Mantel und Ofen oder in die Röhren ein und strömt an der Decke durch eine ebenso vergitterte Öffnung in den Raum aus. Die erwärmte Frischluft besitzt dann eine Temperatur von 50—60° C. Das auf diese Weise eingeführte Luftquantum hängt natürlich von dem Durchschnitt der Röhre und dem Grade der Heizung ab (C. KIRCHNER). In den älteren Garnisonlazaretten hat diese Art der Beheizung mit MEISSNER*schen Mantelöfen* häufig Anwendung gefunden und hat sich hier bei guter Pflege der Öfen und Schächte und bei sachgemäßer Bedienung bewährt.

Nach den Richtlinien als Anhalt für den Neubau von Mannschaftshäusern, Stabshäusern und Wirtschaftsgebäuden vom 24. 1. 34 ist die *Größe der Kachelöfen* nach der „Barlach-Tabelle" zu bestimmen. Die *Form* ist rechteckig, möglichst glatt, breit und niedrig zu wählen. Der Ofen soll frei von der Wand (Abstand 12 cm) auf Füßen oder Sockelkästen stehen. Alle Flächen, auch Rückseiten, Wärmeröhre und Decke bestehen aus glasierten Kacheln. Zur besseren Wärmehaltung des Ofens ist eine Absperrvorrichtung im Rauchrohr zulässig, wenn sie mindestens $^1/_4$ des Rohrquerschnitts in einer zusammenhängenden Fläche dauernd für den Rauchgasabzug freiläßt, sich leicht reinigen läßt und herausnehmbar ist.

c) Im Gegensatz zu den Kachelöfen besitzen die **eisernen Öfen** eine wesentlich kürzere Anheizzeit und bewirken hierdurch eine schnelle Raumerwärmung. Als weitere Vorzüge, die die Eisenöfen auch für die Verwendung in den Kasernen und Truppenlagern sehr geeignet machen, sind zu nennen: ihre Regulierfähigkeit, einfache und billige Aufstellung und kleiner Platzbedarf. Die geringe Wärmekapazität und die sehr geringe Wärmeaufspeicherung müssen und können durch fortgesetzten Betrieb (Dauerbrand) ausgeglichen werden.

Wenn in früherer Zeit mit den alten sog. *Kanonenöfen* schlechte Erfahrungen gemacht wurden, so liegt dies daran, daß die alten Systeme keine zweckentsprechenden Vorrichtungen zur Regelung der Brennungsgeschwindigkeit besaßen. Die durch DEVILLE und TROST vor langen Jahren nachgewiesene CO_2-Diffusion durch den gußeisernen Mantel hindurch ist daher nur bei unmodernen und unvollkommenen Eisenöfen möglich und soll durch das dunkel- und hellrotglühende Metall vor sich gehen. Abgesehen davon bedeutet die überhitzte Ofenfläche zum mindesten eine Belästigung durch allzu starke Strahlung, Staubverbrennung und Austrocknung der Zimmerluft. Außerdem aber waren die mit Rosteinsatz versehenen Kanonenöfen unzweckmäßig, da sie meist undicht waren, und die Rauchgase nicht ausgenutzt wurden.

Diese Nachteile wurden durch die mit nicht backendem Brennmaterial, Anthrazit und Koks, zu beheizenden *Regulierfüllöfen* behoben. Als bahnbrechend sind hier zu nennen die Mantelregulier-Füllöfen von Meidinger, Karlsruhe und die amerikanischen Schachtfüllöfen von Perry mit Korbrosten, ferner der französische *Cadéofen,* ebenfalls nur für Anthrazit und guten Koks. Praktisch bewährt hat sich dann der irische Ofen — Musgraveofen — mit Schamotteausmauerung und Schüttelrost, der auch mit Steinkohle, Torf, Braunkohle und Preßkohle beheizt werden kann. Hierbei ist zu erwähnen, daß die Verfeuerung der verschiedenen Brennstoffe im eisernen Dauerbrandofen auf zwei grundsätzlich voneinander verschiedene Arten vorgenommen werden kann, und zwar wird beim „Durchbrand" der Brennstoffvorrat im Füllraum langsam von unten nach oben verbrannt. Der Füllraum wird daher zum Verbrennungsraum (irische Bauart). Beim „unteren Abbrand" verbrennt nur der unmittelbar auf dem Rost befindliche Teil des Brennstoffes, während der Rest des Brennstoffes erst dann an der Verbrennung teilnimmt, wenn er dem Abbrand entsprechend auf dem Rost nachgerutscht ist. Der Füll- und Verbrennungsraum sind also getrennt (Amerikaneröfen für Anthrazitkohle und Spezialöfen mit unterem Abbrand, s. Heft 15 der Vedeo, Vereinigung Deutscher Eisenofenfabrikanten e.V., Kassel).

Im Heere haben sich in der Vorkriegszeit eiserne Kasernenöfen als praktisch gut brauchbar erwiesen, und zwar wurden häufig verwendet der *Reichskasernenofen* von A. Benver und der verbesserte *Brandenburger Kasernenofen* von I. F. Krause. Weit besser sind jedoch die damals in den neuen Kasernen eingebauten Mantelöfen mit doppelten Wänden, so z. B. der *Regulierfüllofen* von KEIDEL. Zur Zeit verwendet man im Heere nur Eisenöfen mit „Durchbrand" nach der Art der irischen Öfen.

Die Beschaffung von eisernen Öfen für die *Kasernen* ist durch den Erlaß vom 14. 5. 27 geregelt. Hiernach sind die Anforderungen, die in technischer Hinsicht an einen guten Eisenofen zu stellen sind, aus den technischen Vorschriften des Reichsverdingungsausschusses unter Abschnitt XV, Ziffer 14 usw. zu entnehmen. Neben gußeisernen, ausgemauerten Öfen (irische Vierkantöfen) sind auch ausgemauerte Blechmantelöfen (irische Rundöfen) zum Wettbewerb zugelassen, die beide gut abgedichtet sind, dicht schließende Türen und sicher wirkende Regulierung aufweisen.

Die Ofenfabrikation unterscheidet jetzt drei Arten eiserner Öfen: schwerste Qualitätsöfen (Wirkungsgrad 85%), Öfen vom mittelschwerer Qualität (Wirkungsgrad 75%) und leichte Ware. Neben den hochwertigen kommen auch mittelschwere Qualitätsöfen für die Zwecke der Heeresverwaltung je nach der voraussichtlichen Beanspruchung in Betracht. Im übrigen gelten die von der Vedeo angegebenen Richtlinien als maßgebend.

Demnach geht die Auswahl so vor sich, daß in den Zahlentafeln der „Richtlinien" für Kasernenstuben Zahlentafel 1, irische Öfen, aufgesucht wird. Dann wird die Heizungsart (in Kasernenstuben immer Zeitheizung) und die Temperatursteigerung nach Abschnitt A bestimmt. Hiernach erfolgt die Feststellung der Heizfläche. Zu diesem erhaltenen Wert kommt in allen Fällen ein Zuschlag von 25% unter Berücksichtigung der aus den verschiedensten Gründen eintretenden Wärmeverluste. Diese Zahl ist bestimmend für die Auswahl der Ofengröße.

Bei der Aufstellung der Öfen ist zu beachten, daß nach neueren Versuchen das *Rauchrohr* nur so lang zu wählen ist, daß seine Oberfläche einschließlich zweier Kniestücke 50% der Heizfläche des Ofens beträgt. Der Ofen selbst soll mindestens 12 cm von der Wand entfernt stehen (Richtlinien als Anhalt für den Neubau von Mannschaftshäusern, Stabshäusern und Wirtschaftsgebäuden vom 24. 1. 34 und Wehrmacht-Verwaltungsvorschrift II, Anl. 12 A).

Eine Kombination von Kachelofen und eisernen Öfen ist möglich. Im allgemeinen werden jedoch die Kachelöfen mit Dauerbrandeinsatz für unzweckmäßig gehalten, da man hiermit die Nachteile beider Systeme vereinigt (Reichenbach).

Auf sog. *Zusatzheizapparate* zur Erhöhung der Heizwirkung durch Verlängerung des Weges der Rauchabgase bei eisernen Öfen oder durch Ausnutzung der Wärme der verlängerten abführenden Rohre für Luftansaugung und Erwärmung kann nur hingewiesen werden.

Auch eiserne Öfen können für die Ofenventilation und Erwärmung der Frischluft nutzbar gemacht werden. Hauptsächlich hat man dieses Verfahren bei *Krankenpavillonen* und festen *Baracken* angewandt (s. auch K.S.O.-Anlage XI, Ziffer 481 und Handbook for the Medical-Soldier, S. 278). Da derartige Systeme jedoch stets sorgfältige Pflege und sachgemäße Bedienung erfordern, ist man neueren Grundsätzen folgend vom Einbau der Ofenventilation abgekommen.

d) Gasöfen. In früherer Zeit erfreuten sich die Gasöfen im allgemeinen keiner großen Beliebtheit, da ihre Nachteile allzusehr in den Vordergrund traten.

Als *Nachteile* der Gasöfen älterer Konstruktion waren zu bezeichnen: *Explosionsgefahr*, wenn das Luft-Gasgemisch 15—18% Gas enthielt, allzu hohe Oberflächentemperatur der Heizflächen mit dem Nachteil der Staubversengung, wegen des Anschlusses zwangsweise Aufstellung der Öfen meist an den Innenwänden, daher Zugwirkung an den Fenstern, keine Speicherfähigkeit, Wasserkondensation in den Schornsteinen und endlich sehr hohe Betriebskosten.

Mit der technischen Verbesserung der Gasöfen ist nun diese Scheu nicht angebracht, denn nach den Arbeiten und Angaben des „Vereins für Gas- und Wasser-Fachmänner" ist die Explosionsgefahr fast ganz ausgeschaltet.

Als *Vorzüge* werden angegeben, daß die Gasheizung fast keine Bedienung erfordert, daß sie ausgezeichnet regulierbar ist, und daß ein Brennstoffvorrat nicht angelegt zu werden braucht. Der Brennstoffverbrauch kann vollkommen an den Wärmebedarf angepaßt werden. Es gibt Wärmeregler, die den Zustrom zum Gasofen entsprechend der gewünschten Temperatur einstellen und so eine Gasersparnis von 50% und mehr ermöglichen (Fischer).

In den *Kasernen* kommen die Gasöfen zum Durchheizen der großen Gebäude *nicht* in Betracht, während sie als Zusatzheizung schwer zu beheizender Zimmer oder nicht regelmäßig beheizter Räume ausgezeichnete Dienste leisten können. So werden sie auch im Auslande (London) gern in Sitzungszimmern, Wartehallen, Vorsälen und Kirchen eingebaut.

Man unterscheidet die Gas-Reflektoröfen (Gaskamine), bei denen durch Vermittlung von Magnesia-Heizkörpern strahlende Wärme mit einem Metallspiegel in den Raum gesandt wird, ferner die Konvektionsöfen; bei letzteren wird die Wärme durch Heizkörper (Gas-Radiatoren) aufgenommen. Endlich gibt es kombinierte Strahlungs- und Konvektionsöfen, auch sollen die Gaskachelöfen mit zwei unabhängigen Feuerungen für Gas und Brennstoff, ersteres für die Übergangszeit, Erwähnung finden.

e) Elektrische Öfen. Nach HOTTINGER ist auch unter Berücksichtigung der Fortschritte der Technik die Elektrizität nicht berufen, selbst in wasserreichen Ländern andere Heizmittel zu ersetzen, da sie zu teuer ist, wohl aber ist es denkbar, daß in ausgedehnten Stollenanlagen die Elektrizität als einzige zur Verfügung stehende Energiequelle auch für die Heizung ausgenutzt werden kann. Hygienisch entspricht sie allen Anforderungen, Wärmeverluste treten nicht ein, da die gesamte Energie in nutzbare Wärme umgesetzt wird. Ferner spricht für die elektrische Heizung das sehr rasche Anheizvermögen, die genaue Regulierbarkeit und die Möglichkeit, die Heizkörper an jedem Teil des Raumes aufzustellen. Ohne näher auf die technischen Einzelheiten eingehen zu können, seien die Arten der elektrischen Beheizung erwähnt; man unterscheidet: *Widerstands-*, *Elektroden-* und *Induktionsheizung.*

Auf die sog. elektrischen Heizsonnen und Heizteppiche für den Kleinbedarf soll noch hingewiesen werden. Auch für die in neuerer Zeit zur gleichmäßigen Verteilung der Wärme im Raume empfohlene Paneel- und Fußbodenheizung wird die Anwendung von elektrischem Strom empfohlen.

f) Raumheizung mit **Petroleum-** oder **Spiritusöfen** kommt für militärische Zwecke im Frieden kaum in Frage; sie erfordert ganz besondere Aufmerksamkeit, was Bedienung und sachgemäße Behandlung der Apparate anbelangt, und es ist von Wichtigkeit zu beachten, daß Petroleumöfen wegen starker CO_2-Vermehrung in der Raumluft nur vorübergehend zu verwenden sind (HAUPTMANN, MARX).

2. Zentralheizung (Sammelheizung).

Für militärische Bauten ist die Zentralheizung von großer Bedeutung und wird in neu erbauten Kasernen in umfangreichem Maße angewandt. Der Wegfall des Transports von Brennmaterial und Asche und somit der Fortfall der Verunreinigung in den Kasernenräumen, die gut regulierbare Raumwärme, die Möglichkeit, die Heizkörper unter den Fenstern aufzustellen, der geringe Platzbedarf der Heizkörper und endlich die einfache Bedienung, die sich den militärischen Anforderungen in bezug auf die Beheizung der Kasernenräume leicht anpassen kann, alles dies sind Vorteile, die vom hygienischen und wirtschaftlichen Standpunkt nicht zu unterschätzen sind. Nach den „Richtlinien als Anhalt für den Neubau usw.“ sind für die Ausführung der Zentralheizungsanlagen in den Kasernen die „Anweisung zur Herstellung und Unterhaltung von Zentralheizungs- und Lüftungsanlagen“ vom Jahre 1909 und die „Regeln für die Berechnung der Kessel- und Heizkörpergrößen von Heizungsanlagen“ vom Jahre 1929 (Din 4701) zu beachten.

a) Luftheizung. Die Anwendung der Luftheizung beruht auf demselben Prinzip, nach dem die Öfen mit Frischluftzufuhr eingerichtet sind, also Ansaugung von Außenluft, Erwärmung und Zuführung der erwärmten Luft in den zu beheizenden Raum. Jedoch erfolgt bei der Luftheizung die Erwärmung der Luft für das ganze Gebäude in einer möglichst tiefgelegenen Heizkammer, von der aus Heizkanäle in die einzelnen Räume geleitet werden. Nach REICHENBACH ist es jedoch bei der Luftheizung nicht möglich, stets mit der Luftheizung eine zweckentsprechende Ventilation zu verbinden, denn um dies zu erreichen, müßte die zur Heizung nötige Zuluftmenge gerade den Ventilationsbedarf decken. Dieser aber ist abhängig von der Zahl der Rauminsassen und ist mit dem Heizbedarf keineswegs gleichlaufend.

Nach obigem setzt sich also das System der Luftheizung zusammen aus *Heizofen* (Kalorifer), *Heizkammer* und *Luftkanälen*, bei denen wiederum Frischluftkanäle, Heißluftkanäle und Abluftkanäle zu unterscheiden sind.

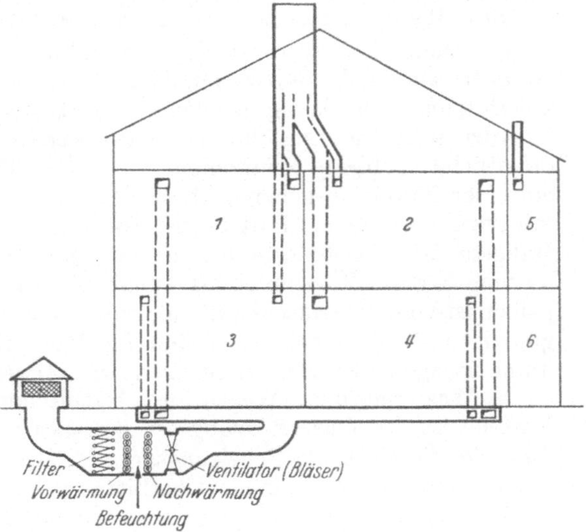

Abb. 2. Schema einer Luftheizungsanlage.

Der *Heizofen* ist ein eiserner, gut regulierbarer Dauerbrandofen und soll möglichst wenig Staubansammlung an den Oberflächen zulassen, was durch glatte Wandungen, Vermeidung von Rippen und durch möglichst wenig horizontale Flächen zu erreichen ist. Leichte Reinigungsmöglichkeit der Heizflächen ist unbedingt zu fordern.

Die *Heizkammer* soll so groß sein, daß eine Überhitzung der Luft über 80° hinaus vermieden wird. Sie soll gut zugänglich und leicht zu reinigen sein, ihre Wände sollen aus diesem Grunde mit hartgebrannten Ziegeln, Kacheln, Zement oder Beton verkleidet werden. Wassergefäße, am Heizofen angebracht, dienen zur Wasserverdunstung, um den Feuchtigkeitsgehalt der den Räumen zugeführten Luft zu erhöhen.

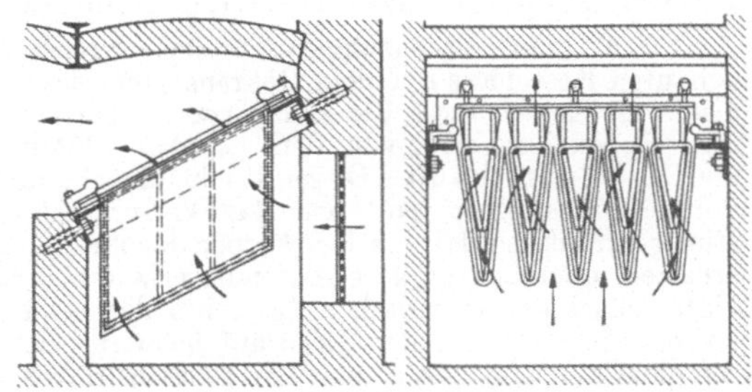

Abb. 3. Filtervorrichtungen für eine Luftheizungsanlage nach BISCHOFF, HOFFMANN und SCHWIENING.

Die *Frischluftzuführung* geschieht am besten in 2 Kaltluftkanälen, die von zwei entgegengesetzten Seiten des Hauses staub- und rußfreie Luft ansaugen sollen, damit etwaige Windstöße vermieden werden. Zweckentsprechend ist es aus diesem Grunde, vor die Heizkammer noch eine Luftkammer einzuschalten, in der ein grobes Filter zur Fernhaltung von Insekten, aber auch die im Abschnitt Ventilation angeführten modernen Apparate zur Luftreinigung eingebaut werden können.

Die *Heißluftkanäle* (mindestens 25 cm lichte Weite) werden von den oberen Teilen der Heizkammer an den Innenwänden der Gebäude in möglichst vertikaler Richtung hochgeführt, so daß jeder zu beheizende Raum einen Heißluftkanal erhält. Die Öffnung im Zimmer soll 1—2 m über Kopfhöhe liegen. Die Temperatur der Warmluft, die in das Zimmer einströmt, darf nicht mehr als 40—50° Wärme betragen; und die Geschwindigkeit der austretenden Luft ist mit höchstens $^1/_2$—1 m/sec zu bemessen, um eine Belästigung durch den Luftzug zu vermeiden. Neuerdings wird für Krankenanstalten die sog. Paneelheizung empfohlen, bei der die erwärmte Luft in flachen Kanälen aus gebranntem Ton innerhalb der Wände hochsteigt und nach der Abgabe der Wärme zur Heizkammer zurückströmt (EBERT).

Die *Abluftkanäle* des für gewöhnlich angewandten Systems sollen im allgemeinen im Raume eine obere, nahe der Decke befindliche, und eine untere, am Fußboden gelegene, verschließbare Öffnung haben, von denen die unten gelegene in der Regel offen gehalten wird. Die obere dient zur schnellen Entwärmung des Raumes. Die Abluftkanäle werden über Dach geführt, können auch auf den gut ventilierten Dachboden münden (s. Ventilation) und zur Verbesserung ihrer Wirkung neben den erwärmten Schornstein geleitet werden.

Die Abluftkanäle nach einem amerikanischen Luftheizungssystem ganz fortzulassen, wird als unzweckmäßig bezeichnet (Reichenbach), da besonders bei Windanfall die Undichtigkeiten der Wände, Türen und Fenster nicht ausreichen, um der verbrauchten Luft einen Ausweg zu verschaffen (Abb. 2 und 3).

Die *Regulierung* der Luftheizung geschieht entweder durch Änderung der Ofentemperatur in der Heizkammer oder durch Änderung der zugeführten Warmluftmenge. Da ersteres Verfahren sich erst nach einiger Zeit auswirken kann, hat es sich als zweckmäßig erwiesen, für jeden Heizkanal einen Mischkanal mit Kaltluftzuführung einzubauen, dem durch Klappenzug die erforderliche Menge Kaltluft zugesetzt werden kann. Wichtig ist es, daß die Regulierung der Luftheizung von einer Stelle, vom Heizer aus, vorgenommen wird.

In neuerer Zeit wird vor der Anwendung der Luftheizung in Wohnhäusern gewarnt, weil sie bei unzweckmäßiger Bedienung durch Trockenheitsgefühl und Überhitzung sehr lästig werden kann (Reichenbach). Die Luftheizung als Überdruck-Luftheizung mit Ventilatorbetrieb wird im allgemeinen für große öffentliche Gebäude empfohlen, weil ihre Regelung nicht von Bewohnern einzelner Räume ausgehen darf, und es fehlt nicht an Stimmen, die die Heizung mit erwärmter frischer Luft als die „Heizung der Zukunft" und als das Einfachste, Billigste und Gesündeste bezeichnen. Für *militärische* Zwecke ist die Luftheizung in den „Richtlinien als Anhalt für den Neubau usw." nicht vorgesehen, jedoch ist vom hygienischen Standpunkt die Einrichtung einer Luftheizung unter günstigen Bedingungen unter Zuhilfenahme aller technischen Fortschritte und unter sachgemäßer Bedienung nicht zu verwerfen.

b) Wasserheizung. Wegen ihrer bedeutenden hygienischen und technischen Vorteile ist die Wasserheizung als *Warmwasserheizung* für *Krankenhäuser* und *Lazarette* die gegebene Beheizungsart. Nach Göring ist sie sehr betriebssicher, milde, verursacht also keine Überhitzung der Heizkörper, erzeugt eine gleichmäßige Raumerwärmung und ist von langer Lebensdauer. Als einziger Nachteil ist die Gefahr des Einfrierens, die sich bei sachgemäßer Bedienung vermeiden läßt, anzuführen. Die verhältnismäßig lange Anheizzeit spielt bei der Dauerheizung im Lazarettbetrieb keine ausschlaggebende Rolle.

Die Warmwasserheizung stellt einen Kreislauf des Wassers von dem im Keller eingebauten Kessel aus in einem Röhrensystem dar. Das bis etwa 95° erwärmte Wasser steigt also vom Kessel durch die Heizkörper in ein auf dem Boden angebrachtes Ausdehnungs- oder Expansionsgefäß, von dem es abgekühlt infolge der eigenen Schwerkraft wieder in den Kessel zurückläuft. Dieser Rücklauf geht nun entweder durch besondere Fallstränge vor sich (Zweirohrsystem), oder das Wasser geht aus den Heizkörpern in den Warmwasserstrang zurück, so daß die Heizkörper der unteren Stockwerke des Hauses kühleres Wasser erhalten, demnach größere Ausmaße erhalten müssen (Einrohrsystem). Es wird also der Unterschied des spezifischen Gewichts des erwärmten und des abgekühlten Wassers als motorische Kraft für den Kreislauf benutzt. Bei der sog. Verteilung von unten erhalten die einzelnen Heizkörper das Warmwasser durch besondere Stränge, die im Dachgeschoß vereint werden und in das Expansionsgefäß münden. Beide Systeme haben technische Vorteile und Nachteile, auf die näher einzugehen sich hier erübrigt (Abb. 4).

Bei den Warmwasserheizungen mit *beschleunigtem Umlauf* erhöht man die Druckdifferenz zwischen Vor- und Rücklauf durch Zumischen von Dampf- und Luftblasen in das aufsteigende Wasser, hierdurch ist die Möglichkeit des stoßweisen Umlaufs gegeben. Ferner kann die Beschleunigung des Wasserumlaufs durch eine im Rücklauf eingebaute Pumpe mechanisch bewirkt werden. Die Pumpe wird meist durch einen Elektromotor betrieben. Dieses System wird hauptsächlich für weitläufige Gebäude mit wenig Stockwerken verwendet.

Endlich eignet sich die Warmwasserheizung vorzüglich für *Etagenheizungen,* bei denen sich der Heizkessel in der Wohnung befindet. Neuere Systeme verzichten hier auf den Heizkessel und verwenden Öfen mit Kesselwänden.

Die *Heißwasserheizung,* Hochdruck-Wasserheizung (Perkins-Heizung) kommt für bewohnte Räume mit einer Wassertemperatur von etwa 160° (etwa 6 Atmosphären) nicht in Betracht, wohl aber für technische (Trocken- und Lackier-) Anlagen.

Die *Kessel* (Gliederkessel) der Warmwasserheizung müssen für Dauerbetrieb eingerichtet sein. Es empfiehlt sich für größere Anlagen 2 Kessel einzubauen, die dann je nach der Witterung verwendet werden können.

Die Möglichkeit einer *zentralen Regulierung* der Warmwasserheizung bedeutet einen erheblichen Vorteil und kann durch selbsttätige Regelung der Kesselfeuerung vorgenommen werden. Die Regulierung der Temperatur in den einzelnen Räumen erfolgt durch Absperrventile an den einzelnen Heizkörpern.

Als Heizkörper werden glatte Rohre in Form von Heizschlangen verwendet, wenn große Räume möglichst gleichmäßig beheizt werden sollen. Für Wohn- und Krankenräume kommen jedoch nur die Radiatoren mit glatter Oberfläche und 1—2 Wasserkanälen in Anwendung, die aus einzelnen Gliedern von 30 bis 150 ccm Höhe in der erforderlichen Anzahl zusammengesetzt werden.

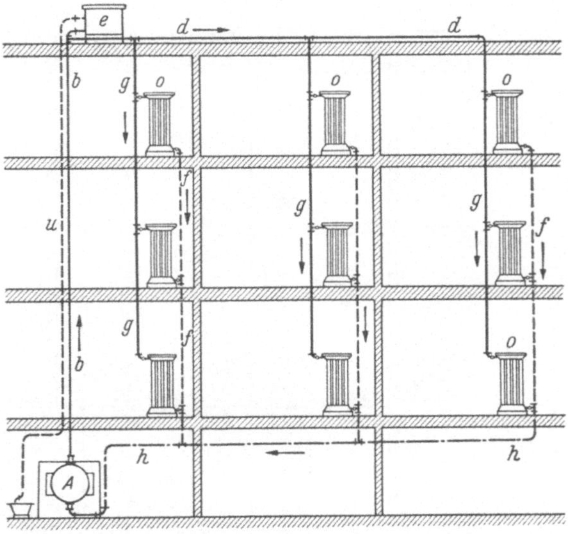

Abb. 4. Schema einer Warmwasserheizung (Verteilung von oben). *A* Kessel, *b* Steigrohr, *e* Expansionsgefäß, *d* Verteilungsrohr, *g* Zuleitungsrohr zu den Öfen, *o* Öfen (stehende Rohre), *f* u. *h* Rückleitungsrohre nach BISCHOFF, SCHWIENING u. HOFFMANN.

c) Dampfheizung. In militärischen Bauten soll nach den „Richtlinien als Anhalt für den Neubau usw.“ in der Regel Niederdruckdampfheizung (Dampfdruck von 0,05 bis zu etwa 0,29, höchstens 0,5 Atmosphären = etwa 100 bis 105° C) mit Warmwasserbereitung und Dampfkochanlage verwendet werden.

Wie bei allen Dampfheizungssystemen wird auch hier der Dampf in einem Kessel (Glieder- oder Röhrenkessel) erzeugt und durch Rohrstränge ebenso wie bei der Warmwasserheizung zu den Heizkörpern geleitet, in denen sich der Dampf kondensiert und durch seine eigene Schwere in den Heizkessel wieder zurückfließt (Abb. 5).

Die *Heizkörper* (Radiatoren) besitzen dieselbe Form, wie wir sie bei der Warmwasserheizung kennengelernt haben. Ihre Regulierung erfolgt durch ein Regulierventil, durch das eine mehr oder weniger ausgiebige Verdrängung der im Radiator befindlichen Luft bewirkt wird. Die durch den Dampf verdrängte Luft kann durch ein Entlüftungsventil oder eine besondere Entlüftungsleitung entweichen. Die oberen Teile des Radiators behalten stets die hohe Temperatur von etwa 100° C, da durch die Regulierung nicht die Temperatur des ganzen Heizkörpers, sondern nur die Größe der wärmeabgebenden Fläche verändert wird (REICHENBACH). Die mit Nachteilen (Staubröstung) verknüpfte hohe Temperatur des Heizkörpers kann durch eine allerdings in hohem Grade vom Dampfdruck abhängige Luftumwälzung im Radiator nach verschiedenen Systemen vermieden werden. Die Heizkörper sind in militärischen Bauten möglichst unter den Fenstern in Nischen anzubringen.

Aus hygienischen und wirtschaftlichen Gründen wichtig ist die Möglichkeit, die Raumtemperatur durch *selbsttätige Temperaturregler* an den Radiatoren auf einer bestimmten Höhe zu halten.

So arbeitet der automatische Temperaturregler nach JOHNSON, um nur ein Beispiel anzuführen, mit Druckluft, die auf ein Membranventil am Radiator einwirkt. Die

Druckluft wird gesteuert durch eine aus zwei verschiedenen Metallen zusammengelötete Feder, die sich bei Abkühlung streckt und bei Erwärmung zusammenzieht. Diese Bewegung wird auf das Druckluftventil übertragen. Es wird geöffnet, wenn der gewünschte Temperaturgrad erreicht wird. Durch die Druckluft wird dann das Membranventil am Radiator geschlossen und das Nachströmen von Dampf verhindert.

Die in militärischen Gebäuden noch an manchen Stellen verwendete *Hochdruckdampfheizung* ist für einen Überdruck von 3—6 Atmosphären = etwa 134—160° C eingerichtet. Sie ist konzessionspflichtig und ist für Wohnräume wegen der starken bei der Belüftung und Entlüftung der Radiatoren auftretenden Geräusche nicht zu empfehlen.

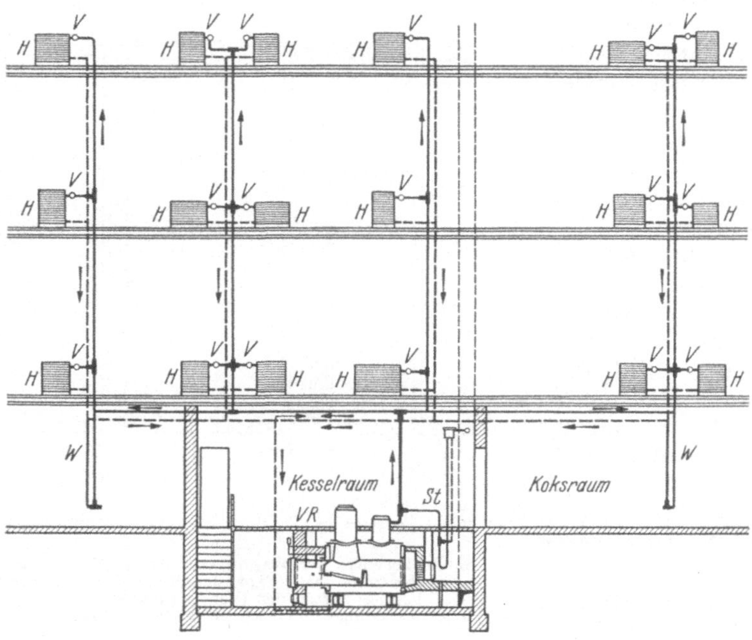

Abb. 5. Schema einer Niederdruckdampfheizung. ——— Dampfleitung, - - - - Kondensleitung, *VR* Verbrennungsregulator, *St* Standrohr, *E* Entlüftungsrohr, *H* Heizkörper, *V* Regulierventile, *W* Wasserschleife. Nach Bischoff, Schwiening und Hoffmann.

Im allgemeinen hat die Dampfheizung den Vorteil der unbeschränkt möglichen Ausdehnung der Anlage bei guter Isolierung der Fernrohrleitungen. Sie kann demnach als *Fernheizung* verwendet werden, wie sie auch bereits seit langen Jahren für militärische Gebäudekomplexe, z. B. in dem ehemaligen Offizier-Genesungsheim Falkenstein im Taunus Anwendung gefunden hat. Besonders für die Städte besitzt die Fernheizung eine große Zukunft, da man es mit dem Fortschreiten der Technik gelernt hat, die Abfallwärme größerer Industrieanlagen auszunutzen und somit die Wärmeabgabe zu verbilligen.

E. Heizvorrichtungen für den Gebrauch im Felde.

Für die Truppen im Felde sind die verschiedensten Heizvorrichtungen empfohlen worden. Man kann sagen, daß sie sämtlich vom einfachen, zweckmäßig angelegten Lagerfeuer bis zu den hygienisch in jeder Hinsicht einwandfreien Heizanlagen der Unterkünfte ihren Zweck erfüllen.

Wir beginnen mit dem Wärmefeuer in Verbindung mit einem Windschirm nach dem „Unterkunftsbau“. Aus Abb. 6 ist die durchaus zweckentsprechende Anlage des wärmespendenden Feuers ersichtlich.

Zur Erwärmung kleinerer Zelte, z. B. für Wachen, genügen einige Ziegelsteine, die erhitzt in eine Grube in der Mitte des Zeltes gelegt, und mit Rasen oder Erde leicht zugedeckt werden.

Es folgt die Abbildung der Heizanlage in einem Zelt, bei der besonderer Wert auf die Sicherung des Rauchrohrs durch Spanndrähte und auf den Schutz der Zeltdecke zu legen ist (Abb. 7).

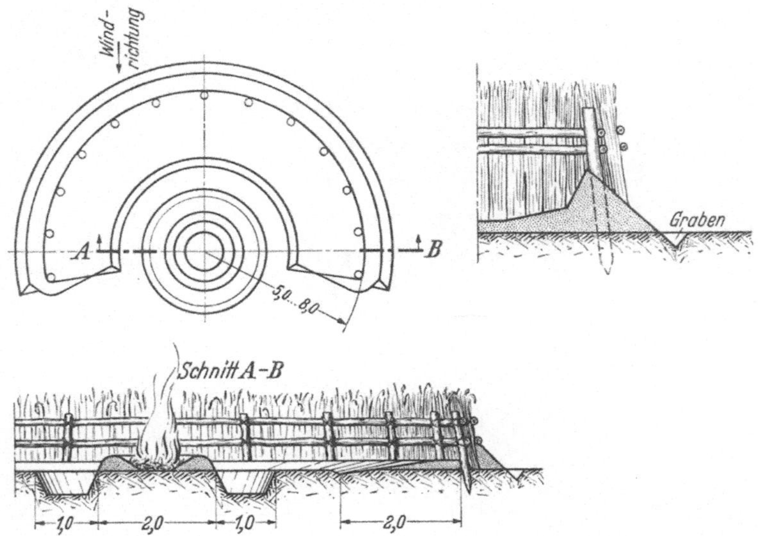

Abb. 6. Windschirm für einen Zug mit Wärmefeuer. Nach Unterkunftsbau, Pioniertechn. Hand- und Lehrbücher.

Heizvorrichtungen mit Heizkanälen wurden zuerst 1867 durch die *Amerikaner* bekannt und im russisch-japanischen Krieg von den *Japanern* in den Stellungen verwendet (Haga). Auch bei uns haben sie Eingang und auf Kriegserfahrungen beruhende Berücksichtigung gefunden.

Heizkanäle für größere *Zelte* werden entweder ganz in den Boden eingelassen, mit Dachziegeln, Ziegelsteinen oder Steinplatten abgedeckt, oder aus halb

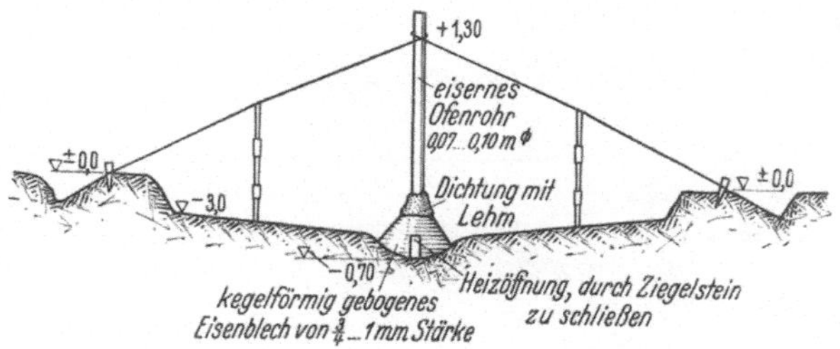

Abb. 7. Heizanlage in einem Zelt. Nach Unterkunftsbau, Pioniertechn. Hand- und Lehrbücher.

versenkten Tonröhren, Regenabfall- oder Ofenröhren gebildet (Abb. 8, 8a, b u. c). Auch können 1 m lange Weißblechstreifen zur Abdeckung der Heizkanäle Verwendung finden. Nach der einen Richtung mündet der Heizkanal in einen aus Feldsteinen, Rasen oder aus Erde errichteten Schornstein von 30—50 cm Sockelhöhe, auf dem ein möglichst hohes Rohr mit Draht zu befestigen ist, nach der anderen Seite in ein etwa 1,20 m tiefes Feuerloch, welches gleichzeitig als Kochvorrichtung dienen kann.

Nach ähnlichen Grundsätzen sind *Erdhütten* mit Heizkanälen zu erwärmen. Derartige Anlagen erfordern viel Mauersteine oder Rohre und sind nur bei vollkommener Rauchabdichtung verwendbar (Abb. 9).

Für *Krankenzelte* ist in der K.S.O. Anl. XI, Z. 632 eine Fußbodenheizung mit zwei unter den Betten im Fußboden verlegten Heizkanälen angegeben, die sich im Felde bewährt hat (Abb. 10).

Für die Beheizung von *Scheunen* zeigte sie jedoch einige Nachteile, da sie für einen größeren Raum nicht ausreichte, und viel Wärme dadurch verlorenging, daß der Heizofen außerhalb des zu beheizenden Raumes liegt. Nach

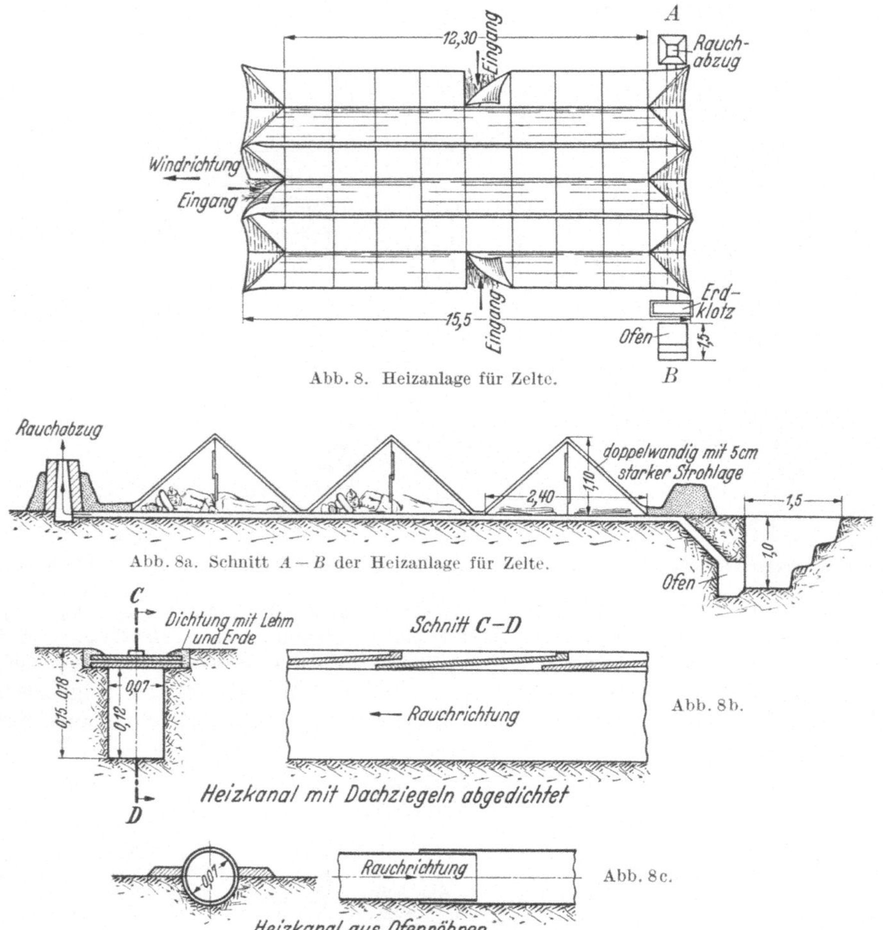

Abb. 8. Heizanlage für Zelte.

Abb. 8a. Schnitt $A-B$ der Heizanlage für Zelte.

Abb. 8b.

Abb. 8c.

BRÜCKNER half man sich dadurch, daß man einen Ofen in der Scheune selbst und einen zweiten Ofen außerhalb des Gebäudes anlegte. Hierdurch wurde eine kräftige Saugwirkung auch bei längerem Heizkanal erzielt (Abb. 11).

Hier soll auch auf die im Felde erprobte Beheizung von größeren Stallungen für Lazarettzwecke mit Öfen aus halbkreisförmig gebogenen Blechplatten, die auf Ziegelmauerwerk befestigt waren, hingewiesen werden (ALLHOF).

In *Unterständen* und Stollenanlagen halfen sich unsere Soldaten, wenn sich die Verausgabung von Schützengrabenöfen nicht ermöglichen ließ, mit behelfsmäßig hergestellten Öfen. So benutzte man sog. „Feuertöpfe", aufgehängte eiserne Gefäße mit durchlöcherten Boden und Seitenwänden, in denen Koks oder Holzkohle brennend gehalten wurde. Allerdings sind diese Vorrichtungen wegen der drohenden Kohlenoxydvergiftung gefährlich. Nach E. HESSE kann diese Gefahr dadurch beseitigt werden, daß man auf die verwendeten Gefäße einen gut schließenden Deckel setzt, der mit einem winklig abgebogenen Blechrohr

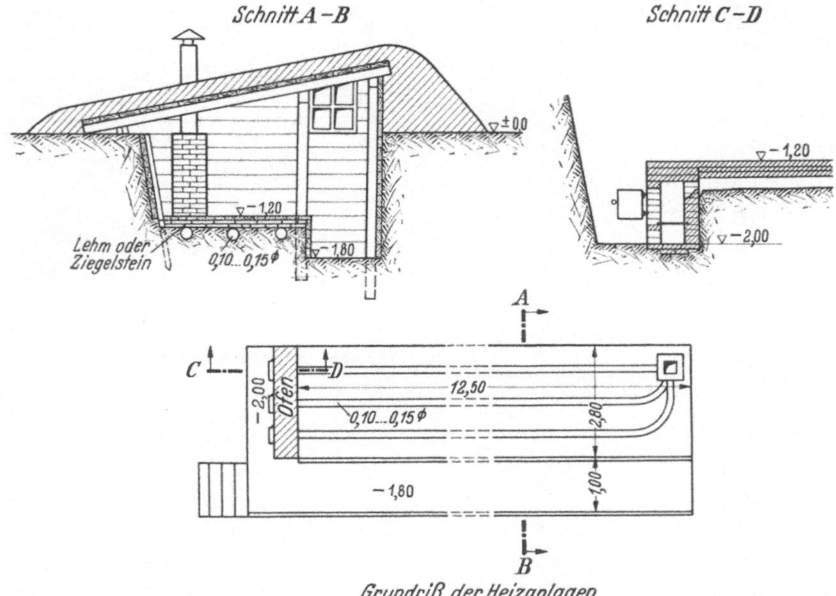

Abb. 9. Erdhütte mit Heizanlage, ebenso wie Abb. 8, 8a—c. Nach Unterkunftsbau, Pioniertechn. Hand- und Lehrbücher.

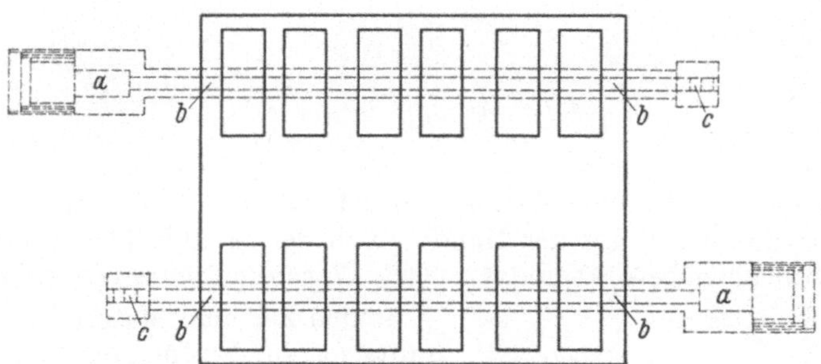

Abb. 10. Fußbodenheizung für Krankenzelte nach K.S.O. Anl. XI.

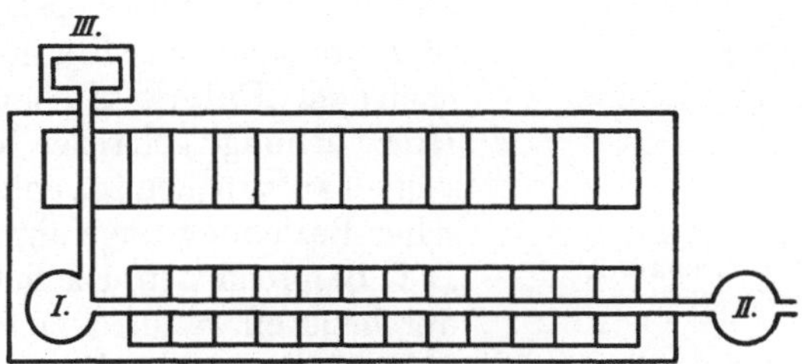

Abb. 11. Heizanlage für Scheunen nach Brückner.

versehen ist. Durch das Blechrohr sollen dann die schädlichen Gase nach außen abgeleitet werden. Öffnungen im oberen Teil des Raumes genügen zur Ventilation nicht.

Abb. 12 und 13 zeigen einen im Kriege bei den Österreichern verwendeten zusammenlegbaren Schützengrabenofen und denselben Ofen mit Steinummauerung

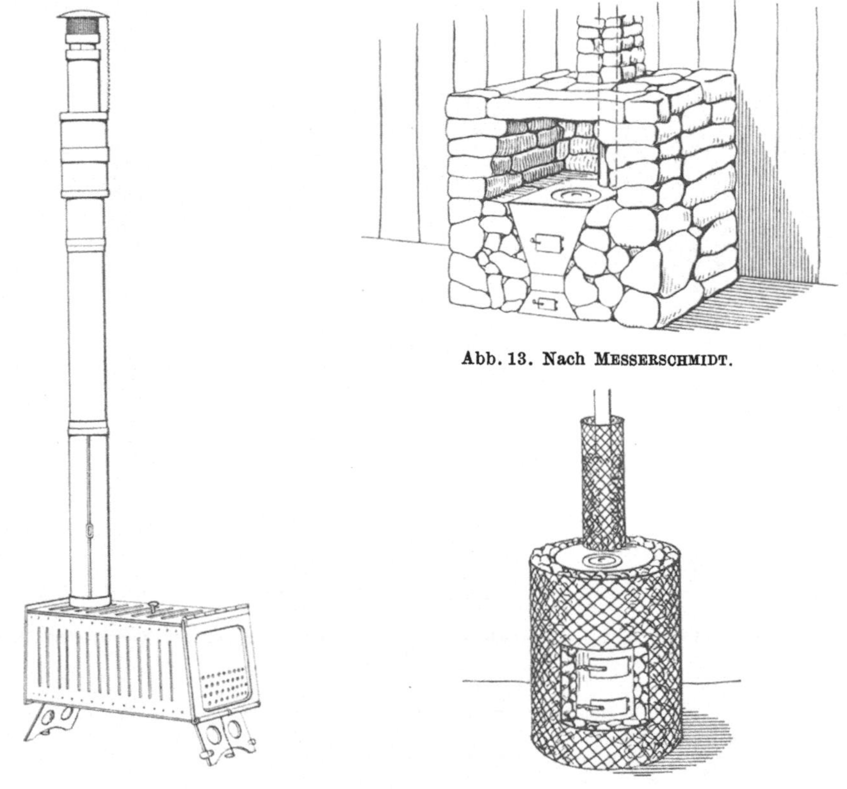

Abb. 13. Nach MESSERSCHMIDT.

Abb. 12.

Abb. 14. Nach MESSERSCHMIDT.

als Herd ausgebaut. Die Vorteile dieser behelfsmäßigen Vorrichtung mit erhöhter Wärmekapazität liegen auf der Hand. Auch der in Abb. 14 dargestellte runde Schützengrabenofen bewirkt eine vermehrte Wärmespeicherung (MESSERSCHMIDT).

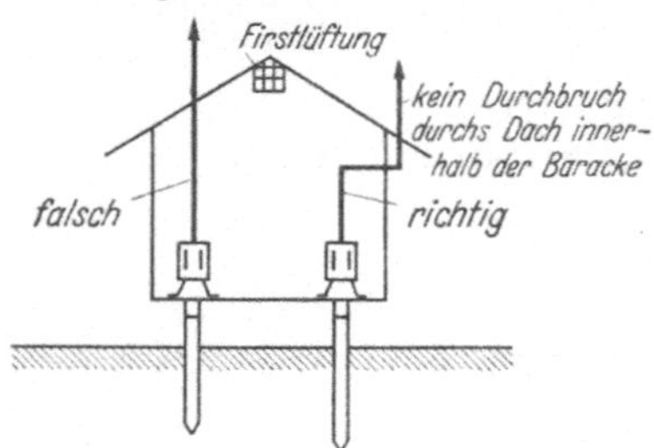

Abb. 15. Führung des Rauchrohrs (Bauvorschriften der Süd-Armee) nach V. SCHJERNING.

Stehen Zeit und Material für den Unterkunftsbau zur Verfügung, dann ist der mit Lehmsteinen hergestellte und gutem Strohlehmputz versehene Ofen wegen seiner noch größeren Wärmeaufspeicherung eisernen Öfen vorzuziehen. Ein derartiger Ofen, der nach dem „Unterkunftsbau" möglichst unter Hinzuziehung gelernter Töpfer leicht und schnell aufzubauen ist, entspricht in hygienischer Beziehung ungefähr den im Abschnitt D 1 besprochenen Kachelöfen und ist als durchaus einwandfrei zu bezeichnen.

Um eine möglichst gleichmäßige Erwärmung des Raumes und eine ausgiebige Ausnutzung zu ermöglichen, ist es zu empfehlen, die Öfen in den Unterkünften möglichst nahe der Tür aufzustellen und das Rauchrohr weit durch den Raum zu leiten. Nach C. PRAUSSNITZ hat sich eine Bauart bewährt, bei der der einfach gemauerte Ofen oben mit einer Platte bedeckt wird, auf der Speisen und Getränke gewärmt werden können; die gemauerten Züge werden zur

Erwärmung des Fußbodens mehrere Meter weit horizontal fortgeleitet. Bei eisernen Rauchrohren ist zu beachten, daß sie mindestens 12 cm Durchmesser haben müssen. Sie sollen wegen der Feuersgefahr nicht zu dicht an der Wand liegen und sollen nicht unmittelbar durch das Dach geführt werden. Hier ist eine gute Isolierung, am besten durch ein mindestens 6 cm weites Futterrohr erforderlich. Die in der Abb. 15 angegebene Führung des Rauchrohrs hat sich als brauchbar erwiesen, besonders da das Dach bei direkter Hochführung des Rauchrohres leicht undicht werden kann.

Schrifttum.

Dienstvorschriften: GG. = Garnison-Gebäudeordnung; Wm.Verw.V. = Wehrmachtsverwaltungs-Vorschrift (Entwurf) 1935. F.S.O. = Friedens-Sanitätsordnung; K.S.O. = Kriegs-Sanitätsordnung; Wm.San.V. = Wehrmacht-Sanitätsvorschrift, H.Dv. 193/5 Entw.

ALLHOFF: Dtsch. med. Wschr. **1916 I**, 168. — BARLACH: Kachelofenheizung. Berlin 1926. — BISCHOFF, HOFFMANN u. SCHWIENING: Lehrbuch der Militärhygiene. Berlin 1910. — BONIN: Einzelofenheizung, H. 13 der Vedeo. Kassel 1929. — BRABBÉE: Gesdh.ing. **41**, Nr 3, 21. — BRÜCKNER: Dtsch. med. Wschr. **1915 I**. — BUNGE: Gas- u. Wasserfach **70**, H. 35 (1927). — EBERT: Z. Krk.hauswes. **1931**, H. 25. — FISCHER: Gas- u. Wasserfach **67**, H. 26 (1924). — FLÜGGE: Grundriß der Hygiene, 10. Aufl., bearb. von BR. HEYMANN. Berlin 1927. — GÖRING: Heizung. Handbuch der Hygiene von RUBNER, von GRUBER u. FICKER. Leipzig 1927. — HAGA: Dtsch. mil. Z. **40**, H. 24 (1911). — HAUPTMANN: Wien. med. Wschr. **1932 I**, 49—52. — Handbook for the Medical Soldier. New York 1927. — HESSE: Dtsch. med. Wschr. **1918 II**, 1449. — HILLER: Gesundheitspflege des Heeres. Berlin 1905. — HOTTINGER u. v. GONZENBACH: Die Heiz- und Lüftungsanlagen in verschiedenen Gebäudearten. Berlin 1929. — HUBBARD: J. amer. med. Assoc. **85**, Nr 14 (1925). — KORFF-PETERSEN: Dtsch. med. Wschr. **1915 II**, 1223—1255. — Zbl. Hyg. **9**, H. 3. — LIESE: Gesdh.ing. **51**, H. 26 (1928). — MARX: Gesdh.ing. **47**, H. 5 (1924). — Pioniertechnische Hand- und Lehrbücher für alle Waffen, Bd. 6. Berlin 1923. — PRAUSSNITZ: Arch. f. Hyg. **88**, 1. — RECKNAGEL: Lüftung und Heizung. Handbuch der Hygiene von RUBNER, von GRUBER u. FICKER. Leipzig 1927. — Reichsgrundsätze für Kachelöfen und Kachelherdbau. Berlin-München 1934. — RIETSCHEL: Heiz- und Lüftungstechnik, Berlin 1930. — Royal-Armys Medical-Corps-Training. London 1925. — VERNON: J. ind. Hyg. **12**, 281—289 (1930).

E. Ventilation.

Von E. PASSAUER-Breslau.

Mit 7 Abbildungen.

A. Notwendigkeit der Raumlüftung.

Durch die in der zweiten Hälfte des 18. Jahrhunderts einsetzende exakte Forschung auf dem Gebiet der Physik und Hygiene waren Forscher und Ärzte bemüht, wissenschaftlich nachzuweisen, warum Menschenanhäufungen in abgeschlossenen Räumen eine seit alter Zeit beobachtete Schädigung hervorriefen; man war zu dem Ergebnis gekommen, daß die Hauptursache dieser Schädigung die durch überfüllte Räume bedingte schlechte Luft sein müßte.

HUFELAND schreibt im Jahre 1795, daß reine Luft ebenso gewiß das größte Erhaltungs- und Stärkungsmittel unseres Lebens sei, als eingeschlossene, verdorbene Luft das feinste und tödlichste Gift.

Besonders naheliegend war es, in den zuerst im Jahre 1690 erbauten *Kasernen* die äußerst ungünstige Einwirkung des engen Zusammenwohnens auf den Gesundheitszustand der Soldaten zu beobachten. Für das Auftreten der in früherer Zeit ohne jeden Erfolg bekämpften Krankheiten in den Kasernen, insbesondere Typhus und Lungentuberkulose, machte man die verbrauchte Luft mehr als alle anderen Ursachen verantwortlich, und der häufig beobachtete bessere Gesundheitszustand der Truppen in *Baracken- und Zeltlagern* schien dieser Auffassung recht zu geben. Bis in die neuere Zeit hat sich die Lehre von der Giftwirkung der verbrauchten Luft erhalten, denn noch im Jahre 1888 glaubten BROWN-SÉQUARD und D'ARSONVAL in den Anthropotoxinen, die sie in der Ausatmungsluft nachgewiesen haben wollten, die schädlichen Gifte gefunden zu haben, und in neuerer Zeit ist WEICHARDT zu ähnlichen Ansichten gekommen, die allerdings starken Widerspruch fanden.

Die Auffassung, daß durch mehrere Ursachen in überfüllten Räumen eine schädliche Luftveränderung hervorgerufen wird, hat PETTENKOFER vertreten. Er bediente sich des mengenmäßigen Nachweises der *Kohlensäure* in der Raumluft als Maßstab, um sich ein Urteil über die Beschaffenheit der Zimmerluft zu bilden. Aber die Kohlensäure muß nach seinen Untersuchungen schon stark vermehrt sein, wenn sie auf den Menschen einen schädlichen Einfluß ausüben soll.

Man hielt daher Stoffe organischer Natur, Staub, Geruchsbelästigung, *Sauerstoffherabsetzung* und starke *Steigerung des Feuchtigkeitsgehalts* für geeignet, die Luft für den Menschen schädlich zu machen.

Einen weiteren Fortschritt bedeuteten die Arbeiten von FLÜGGE und seinen Schülern, die die mangelhafte Erwärmung durch erhöhte Temperatur und Feuchtigkeit, die sog. *Wärmestauung,* in überfüllten Räumen für auftretende Schäden verantwortlich machten. Als Folge dieser Wärmestauung sind dann verminderte Arbeitslust, körperlich und geistig, sowie Beeinträchtigung des Stoffwechsels anzusehen. Zugleich sollen nach HILL in solch feuchtwarmer Atmosphäre alle äußeren Bedingungen für die Entwicklung pathogener Keime begünstigt sein, in einem Moment, in dem der Körper an Widerstandsfähigkeit einbüßt.

Daß in *Kasernenstuben* sich besonders ungünstig die angeführten schädlichen Einwirkungen bei mangelhafter Lüftung auswirken können, ist erklärlich, denn hier lebt eine verhältnismäßig große Anzahl von Menschen zusammen, die selbst infolge ihrer anstrengenden Tätigkeit mit starker, in die Kleider übergehender Schweißproduktion, durch die Aufbewahrung eigener Nahrungsmittel in den Mannschaftsstuben, das Tabakrauchen und die häufige Reinigung der Kleidungs- und Ausrüstungsgegenstände mit Bürsten und Putzmitteln von spezifischem Geruch zur Luftverunreinigung in hohem Maße beitragen, so daß man von einem ausgesprochenen Kasernengeruch sprechen kann (W. HOFFMANN).

Wie wichtig die Abhilfe durch zweckentsprechende Lüftung ist, zeigen die Untersuchungen von OERTEL und von RECK, die in Mannschaftsstuben in früher Morgenstunde Kohlensäurewerte von 3,6—5,8, ja bis 9,0‰ fanden, während PETTENKOFER einen Kohlensäuregehalt von 1‰ in der Luft dauernd bewohnter Räume noch als gesundheitlich zulässig bezeichnet.

In *England* hat die Barrack-Kommission, die in jeder Beziehung richtunggebend auf dem Gebiete des Kasernenbaues wurde, um den geschilderten Mißständen abzuhelfen, bereits im Jahre 1861 wichtige Grundsätze für innere Ventilation aufgestellt, während der *französische* Ingenieur TOLLET im Jahre 1874 in seinen Vorschriften für den Kasernen- und Barackenbau die Ventilation ebenfalls berücksichtigt.

In *Deutschland* hat man sich seit 1874 unter Berücksichtigung der Erfahrungen des Auslandes den heimischen klimatischen Verhältnissen angepaßt und hat in der Erkenntnis der Wichtigkeit der Ventilation für stets ausreichende und gesundheitlich einwandfreie Belüftung der militärischen Bauten Sorge getragen.

B. Die Größe des Ventilationsbedarfs.

Bei der Prüfung der Größe des Ventilationsbedarfs handelt es sich um die Feststellung der Menge Frischluft, die einem abgeschlossenen Raum zugeführt werden muß, um in ihm hygienisch einwandfreie Verhältnisse zu schaffen. Die heute hier geltenden Forderungen der Hygiene sind kurz zusammengefaßt folgende: 1. Verringerung des Kohlensäuregehalts der Luft auf das zulässige Maß (1‰—1,5‰, letzterer Wert nach LANG und WOLFFHÜGEL). 2. Beschränkung der relativen Feuchtigkeit auf 40—60% (FLÜGGE). 3. Einhaltung einer Durchschnittstemperatur von 18° C. 4. Beseitigung der üblen Gerüche. Diese Grundsätze waren und sind naturgemäß in gleichem Maße für Lazaretträume und Kasernenstuben anzuwenden.

Im allgemeinen ist nach RIETSCHEL anzunehmen, daß fünfmaliger Luftwechsel in der Stunde die Höchstgrenze darstellt, bei der Zugerscheinungen in den Räumen nicht bemerkbar werden, aber es geht wohl die Auffassung zu weit, daß man in Wohn- und Arbeitsräumen die Luftbewegung überhaupt nicht fühlen dürfe. Dies darf nur für empfindliche Personen und in ungenügend beheizten Räumen Geltung haben. Geringe Luftbewegung wird dagegen nicht nur angenehm und erquickend empfunden, sondern sie regt auch die Lebenskraft ähnlich wie eine „Freiluftkur“ zur stärkeren Tätigkeit an (NUSSBAUM).

Bereits früher waren Militärärzte zu der Auffassung gekommen, daß die Kasernenstuben schon zur Beseitigung der Geruchsstoffe gründlich gelüftet werden müßten. So erreichte CHAUMONT bei zahlreichen Versuchen in den Kasernen erst bei 85 cbm Luftzufuhr für Kopf und Stunde reine Luft. MORIN verlangt im gemäßigten Klima pro Kopf und Stunde in den Kasernen 30 cbm bei Tage und 60 cbm bei Nacht, und die Untersuchungen von KISSKALT über die Beseitigung der Geruchsstoffe in den Kasernen lassen ebenfalls einen energischen Luftwechsel als notwendig erscheinen.

Unter Zugrundelegung eines zulässigen Kohlensäuregehalts der Raumluft von 1‰ ergibt sich ein stündlicher Frischluftbedarf von 33 cbm für einen kräftigen Arbeiter. Da, wie schon angedeutet, der Luftstrom nicht beliebig vergrößert werden kann, muß für den Menschen im Wohnraum ein *Mindestraum* angesetzt werden, der mit 10 cbm zu bemessen ist.

Als *durchschnittlicher Luftraum* wurden nach Abzug des Ofens und der Einrichtung vom Kubikinhalt der Zimmer 20 cbm festgelegt.

Die *Größe des Luftraums,* oder Luftkubus, also das Verhältnis des Rauminhalts in Kubikmetern zur Zahl der Belegung, war bereits in den alten preußischen Reglements von 1874, später in der Garnisongebäudeordnung für Kasernen und für Lazarette, in den Reglements für Friedenslazarette von 1852, und in der Friedenssanitätsordnung vorgeschrieben. Die in den alten Vorschriften angegebenen Maße haben sich bis heute nicht wesentlich geändert.

C. Mittel zur Lufterneuerung.

Zur Erläuterung der in den Kasernen und Lazaretten angewandten Mittel zur Lufterneuerung ist eine kurze Erklärung der hier geltenden Begriffe erforderlich.

Der Austausch zwischen Außen- und Innenluft kann durch Druckdifferenzen, und zwar durch Temperaturunterschiede und durch Windanfall vor sich gehen. Kommen diese Faktoren allein zur Wirkung, dann spricht man von *natürlicher Ventilation,* Selbstlüftung. Der Grad der natürlichen Ventilation ist in hohem Maße von der Durchgängigkeit der Wände und von der Größe der stets vorhandenen Spalten und Löcher in Türen und Fenstern abhängig. Die Luftbewegung im Freien, also der Windanfall, tritt besonders bei freistehenden Gebäuden als lufterneuernde Kraft in Erscheinung.

Wird der natürliche Luftaustausch durch besondere Vorrichtungen vergrößert, oder wird die Lufterneuerung durch technische Maßnahmen hervorgerufen, dann hat man das gewünschte Ergebnis durch *künstliche Ventilation* erreicht. Für die künstliche Ventilation kommen als Mittel zur Wirkungssteigerung der Selbstlüftung in Betracht und sind in Kasernen und Lazaretten seit langer Zeit angewandt: Das Öffnen der Fenster und Türen, das Anbringen von verstellbaren Öffnungen in Fenstern und Türen und der Einbau von Luftkanälen. Eine besonders ausgiebige Wirkung wird die Lüftung durch Fenster und Türen überall da ausüben, wo sie einander gegenüber gelegen sind, und eine sog. *Querlüftung* stattfinden kann. Türschlitze, Kippfenster, Jalousieklappen und sog. Firstventilation sind die am meisten angewandten technischen Hilfsmittel (Abb. 1).

In allen Räumen, in denen für eine gleichmäßig fortdauernde Ventilation gesorgt werden muß, hat sich die Anbringung von *Luftschächten,* die vom Raum aus über das Dach gehen, bewährt. In ihnen steigt die erwärmte Luft des Raumes nach oben. Es ist jedoch zu beachten, daß diese Luftbewegung durch *Saugköpfe oder Deflektoren* über Dach verstärkt werden muß, denn rückläufige

Bewegungen können bei ungünstiger Witterung in Zu- und Abluftkanälen ohne jede Triebkraft nur allzu häufig in Erscheinung treten (Abb. 2).

Abb. 3 und 4 zeigen die Luftbewegung in einem Raume, in dem nach den angegebenen Grundsätzen für Entfernung der verbrauchten Luft durch einen

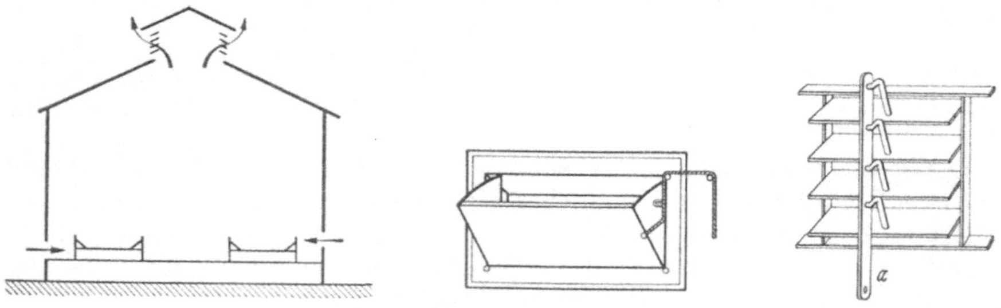

Abb. 1. Nach BISCHOFF, HOFFMANN und SCHWIENING.

Luftschacht Sorge getragen ist. Ein weiterer Luftschacht dient zur Zuführung von Frischluft. Die Schächte haben je zwei durch Klappen verschließbare, oben und unten im Zimmer gelegene Öffnungen. Die verschiedene Klappenstellung für Sommer- und Winterlüftung ist aus der Abbildung ersichtlich.

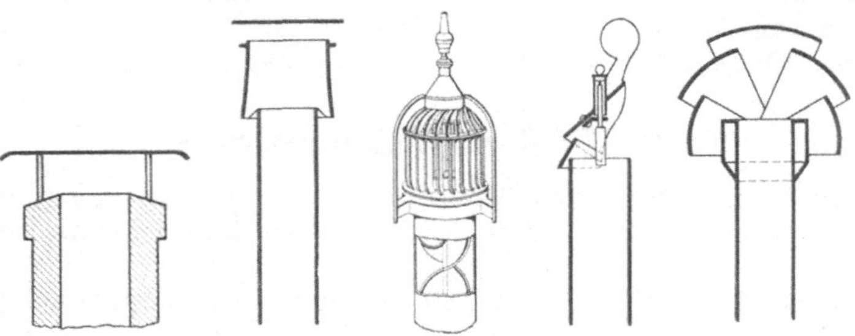

Abb. 2. Nach BISCHOFF, HOFFMANN und SCHWIENING.

Eine für militärische Bauten von PAALZOW-HARTUNG angegebene Entlüftungseinrichtung mit glatten leicht zu reinigenden Wänden der Lüftungsschächte hat sich gut bewährt und ist noch heute in vielen Kasernen und

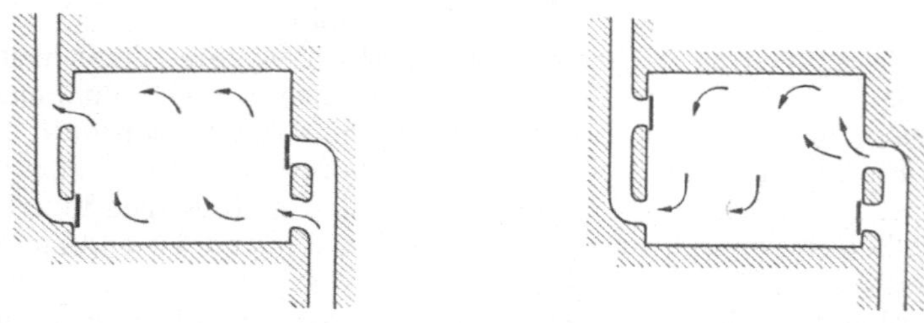

Abb. 3 (Sommerlüftung). Abb. 4 (Winterlüftung).
Nach BISCHOFF, HOFFMANN und SCHWIENING.

Lazaretten in Gebrauch (Abb. 5). Es ist daher notwendig, sich auch mit diesem System vertraut zu machen, obwohl es zur Zeit nicht mehr eingebaut wird.

Das Ansaugen und Erwärmen der Frischluft im Winter kann durch die mit der Erwärmung des Ofens entstehende Luftbewegung bewirkt werden.

Die *künstliche Ventilation allein mit technischen Hilfsmitteln* hat in militärischen Bauten nur da in beschränktem Maße Eingang gefunden, wo in Werkstätten eine schnelle Lufterneuerung stattzufinden hat. Dies entspricht der heute geltenden Auffassung, daß man sich hüten sollte, eine mechanische Ventilation da einzurichten, wo nicht ein wirkliches Bedürfnis vorliegt. Andererseits ist zu beachten, daß die Belüftungstechnik in neuerer Zeit erhebliche Fortschritte gemacht hat, denn man verfügt heute über alle Einrichtungen, die gestatten, große Räume absolut geräuschlos und auch sonst in jeder Hinsicht einwandfrei zu belüften *(Klimaanlagen)*. Es können auch Ventilationsanlagen geschaffen werden, die nicht mehr mit Frischluft arbeiten, sondern die Luft aus dem zu belüftenden Raum absaugen, sie durch Waschung, Ozonisierung und andere Mittel in hygienisch einwandfreien Zustand versetzen und hierauf den Räumen wieder zuführen. Hierbei wird die zur Anwärmung der Luft benötigte Brennstoffmenge gespart, so daß sich die Betriebskosten äußerst gering stellen (HOTTINGER und GONZENBACH). Bei der Ozonisierung ist jedoch zu berücksichtigen, daß sie keinen Ersatz für die Ventilation darstellen kann. Sie dient lediglich zur Geruchsbeseitigung (0,3 mg auf 1 cbm). Allerdings haben sich die Anlagen mit Luftumwälzung noch nicht praktisch bewährt und sind daher für militärische Zwecke nicht brauchbar. Wohl aber ist es anzustreben, daß auch für militärische Bauten den Fortschritten der Lüftungstechnik Rechnung tragend in Hörsälen, Versammlungsräumen, Werkstätten usw. die mechanische Belüftung in Verbindung mit der Heizung angewendet wird. Es soll daher eine kurze Beschreibung der in Frage kommenden Einrichtungen folgen.

Man unterscheidet hier die Drucklüftung oder das *Pulsionssystem*, wobei sich der durch Motorkraft betriebene Flügel- oder Zentrifugalventilator vor dem zu lüftenden Raume befindet, und die *Sauglüftung* oder das *Aspirationssystem*, bei dem die verbrauchte Luft durch die Ventilatoren abgesaugt wird. Voraussetzung für die Anwendung ist gute Beschaffenheit der zugeführten Luft und Vermeidung von Belästigung durch Zug. Als hygienischer Vorteil der künstlichen Belüftung ist anzusehen, daß die zugeführte Luft gut kontrolliert, und die Luft selbst durch Filtration, Erwärmung und Befeuchtung vorbehandelt werden kann.

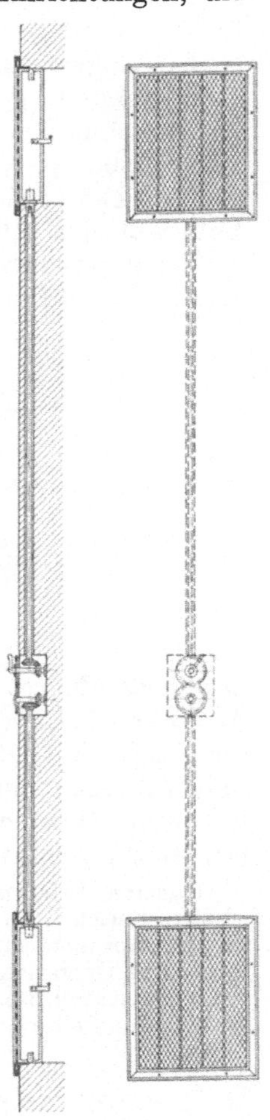

Abb. 5. Verstellbare Jalousieklappen für Sommer- und Winterlüftung nach BISCHOFF, HOFFMANN und SCHWIENING.

Zur *Entstaubung* verwendet man besondere Staubablagerungsräume mit abwaschbaren Wänden, die am besten in der Nähe der Heizvorrichtungen angelegt werden. In ihnen bringt man in Rahmen gespannte rauhe Zeugstoffe an, wodurch die Luft gezwungen wird, im Zickzackwege an den rauhen Flächen vorbeizustreichen und den Staub abzusetzen.

Als *Luftfilter* dienen Apparate aus Stoff, als Taschen- oder Zickzackfilter angeordnet, oder man benutzt Apparate mit sog. Raschig-Ringen, die mit einem klebrigen Öl überzogen sind, und den Staub zurückhalten. Bei den Luftwascheinrichtungen wird die Luft durch Wasserschleier geleitet. Derartige Einrichtungen sind zweckmäßig, aber in der Anlage und im Betrieb recht teuer.

Die *Erwärmung* der angesaugten Luft kann in besonderen Kammern durch Dampf- oder Warmwasserheizkörper erfolgen. Man stellt sie so ein, daß die Temperatur der zugeführten Luft 15—20° C beträgt. In Verbindung mit der Beheizung geschieht am besten die *Befeuchtung* der Luft mit Verdunstungsgefäßen, die über dem Heizkörper angebracht sind. Zerstäubungsapparate mit Streudrüsen sind sehr wirksam, bedürfen aber dauernder Überwachung.

Die Zuführungsöffnungen für die Luft werden im allgemeinen in den Räumen in einer Höhe von 2—2½ m angelegt. Die Abluftöffnungen liegen dann in der Nähe des Fußbodens, jedoch sind die verschiedensten Wege für den Durchstrom der Luft in dem zu belüftenden Raum je nach der Temperatur der zugeführten Luft verwendbar (Abb. 6).

Um Zugwirkung zu vermeiden, darf die einströmende Luft nicht mehr wie 0,3 m Sekundengeschwindigkeit besitzen.

Da sich in den Kanälen leicht Schmutz ansetzen kann, sollen sie *glatte Innenwände* haben und sich leicht reinigen lassen. Die abführenden Kanäle dürfen nicht direkt in das Freie führen, denn eine gelegentliche Rückströmung der Luft läßt sich schwer vermeiden.

Bei den meisten angewendeten Systemen laufen die Abluftkanäle aus den verschiedenen Räumen in einen Sammelkanal zusammen, der zum gut gelüfteten

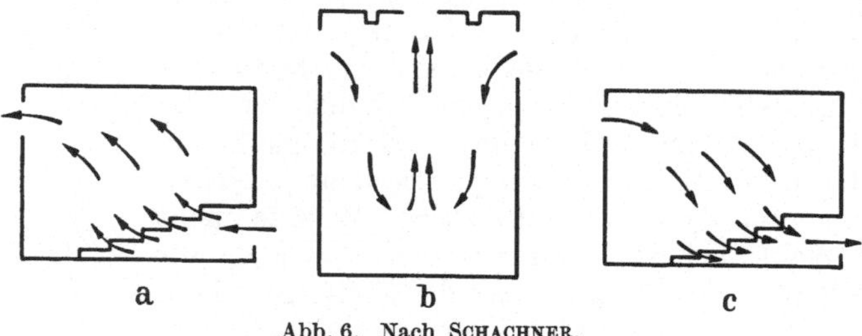

Abb. 6. Nach SCHACHNER.

Dachboden führt. Die künstliche Erwärmung des Abluftkanals kann durch einen Aspirationsheizkörper in Verbindung mit der Zentralheizung erreicht werden, um die Saugwirkung durch das Ansteigen der erwärmten Luft zu vergrößern. Demselben Zweck dienen kleine Dauerbrandöfen, auch kann die Erwärmung der Abluft durch Heizschlangen bewirkt werden. Endlich ist die Erwärmung der Abluft so zu erreichen, daß man den Abzugskanal neben ein Rauchabzugsrohr legt.

Günstige Erfahrungen liegen bereits über die Anwendung einer sog. *Klimaanlage* der „Lufttechnischen Gesellschaft“ aus dem Staatskrankenhaus der Landespolizei-Berlin im *Operationssaal* vor. Die Anlage arbeitet mit Hilfe eines Windkessels automatisch und führt dem Operationssaal temperierte Luft von 50% Feuchtigkeitsgehalt zu. Für Reinigung sorgen zwei Bakterienfilter. Zur Schalldämpfung dienen 2 m lange, parallel in die Luftströmung gestellte Schallabsorptionsplatten aus Faserstoff pflanzlicher Herkunft (SCHUM).

D. Bestimmungen über Ventilation in den Dienstvorschriften und nach neueren Erlassen.

1. Dienstvorschriften.

Die Dienstvorschriften aus der Vorkriegszeit besitzen auch, was die Ventilation anbelangt, noch heute in mancher Beziehung Gültigkeit. Ein Teil von ihnen ist sinngemäß anzuwenden.

Nach der G.G. vom 30. 7. 11 sollen alle Räume in den Kasernen mit Vorrichtungen zur gehörigen Lüftung versehen sein. Lüftungsanlagen werden nach Bedarf gelegt, jedoch dürfen elektrische Lufterneuerungsanlagen aus Garnisonverwaltungsmitteln nur mit Genehmigung des Kriegsministeriums vorgesehen werden.

Krankenstuben sollen für den Zutritt von Licht und Luft möglichst günstig liegen. In den Handwerkstätten sind besondere, gut zu belüftende Räume für die Aufstellung der Bügeleisen vorgesehen, und auch in den Exerzierhäusern sind Lüftungseinrichtungen nach Bedarf anzubringen.

Die Wm.Verw.V. II fordert in Ziffer 377, daß auf ständige Erhaltung einer reinen, gesunden Luft, besonders in den zum Aufenthalt von Menschen bestimmten Räumen zu achten ist. Hierzu dient Reinhaltung und fleißige Lüftung der Zimmer, Abwischen des Staubes von Wänden, freien Deckenflächen, Öfen, Heizkörpern, Rohrleitungen und Gerätschaften und Beseitigung alles dessen, was die Übertragung von Krankheitskeimen fördern kann.

Besondere Vorschriften (Vorschriften über Einrichtung und Ausstattung der Militärwachen, Militärarrestanstalten, Militärgerichtslokale, Handwerkerstuben G.V.O. 1881, II) befassen sich unter anderem mit der hygienisch einwandfreien Belüftung der *Arrestlokale.*

Es ist dem Arrestanten gestattet, die Zellenfenster selbst zu öffnen. An den Fenstern und Türen befinden sich verschließbare Lüftungsöffnungen. Bei Neu- und Umbauten soll die Lüftung mittels der Heizung bewirkt werden, und zwar sind bei Ofenheizung Luftkanäle von außen und zur Abführung der verbrauchten Luft Luftschlote, die von den Rauchrohren der Öfen in den Wänden durch gußeiserne Platten von 1 cm Stärke getrennt sind, mit Luftsaugern über Dach vorgesehen. Bei Zentralheizung sollen Luftschlote mit Sommer- und Winterlüftung und Saugköpfen eingebaut werden.

Für den *Zelt-* und *Barackenbau* waren und sind zum Teil noch heute die in der K.S.O. Anlage XI, vom 27. 1. 07 niedergelegten Richtlinien maßgebend, die Belüftung der Zelte und Baracken fand hierbei besondere Berücksichtigung.

In der F.S.O. vom 18. 5. 91 Beilage 11 § 17 sind besondere Anordnungen für die Lüftung in *Lazaretten* gegeben. Auch hier wird die Fensterlüftung als die ausgiebigste bezeichnet und die Anbringung von Kippfenstern in den Krankenstuben, den Aborten, an einem Teil der Flurfenster und nach Bedürfnis auch in anderen Räumen für erforderlich angesehen. Die zweckmäßige Anordnung der Fenster für die Lüftung ist hier besonders berücksichtigt.

Die Stationsaufseher in den Lazaretten haben darauf zu achten, daß in den Krankenzimmern stets reine und gesunde Luft, sowie auch sonst größte Reinlichkeit vorhanden ist. Er läßt die Zimmer möglichst oft, wenn es Witterung und Zustand der Kranken gestatten, durch Öffnen der Fenster bzw. durch richtige Handhabung der Lüftungseinrichtungen, lüften und aus denselben alles entfernen, was die Luft verderben oder üblen Geruch verbreiten kann (F.S.O., Beil. 19, Ziffer 8).

In den Krankenstuben findet jeden Morgen nach dem Aufstehen der nicht bettlägerigen Kranken bzw. während des Reinigens der Stuben ebenso nach jeder Mahlzeit eine ausgiebige Lüftung statt unter Benutzung der natürlichen Lüftungsmittel (Öffnen von Türen und Fenstern), je nach der Jahreszeit, der Windrichtung usw.

Regelmäßiger Luftwechsel in den Krankenstuben muß bei Tage und bei Nacht in der Weise stattfinden, daß die Kranken durch Zugluft nicht benachteiligt werden. Über die Handhabung der in den Lazaretten vorhandenen Lüftungseinrichtungen, namentlich wenn dieselben für den Sommer und Winter verschieden sind, ist das Pflegepersonal zu belehren (F.S.O. § 145 u. Wm.San.V./5, Ziffer 22—23).

2. Neuere Bestimmungen.

Nach den Richtlinien als Anhalt für den Neubau von Mannschaftshäusern, Stabshäusern und Wirtschaftsgebäuden (Erlaß 24. 1. 34) sind an Lüftungsanlagen vorgesehen:

a) Kippflügel an den Fenstern mit bewährtem Verschluß und Hebelgriff im (von innen) linken Teil der Fenster in Unterkunfts- u. dgl. Räumen, Unterrichtsräumen, Spiel- und Lesezimmern, Abort-, Wasch-, Bade-, An- und Auskleideräumen, Speisesälen, Nebenzimmern, Verkaufsräumen, Schreibstuben, Geschäftszimmern, Flickstuben und in den Räumen der Krankenreviere.

Kippflügel befinden sich nicht in den Stuben der Wohnungen. In den Truppenküchen sind die Hälfte der Fenster abwechselnd mit unteren, nach oben aufklappbaren, etwa 50 cm hohen Lüftungsflügeln und linksseitigen Kippflügeln auszustatten. Der Einbau von elektrischen Ventilatoren zur Wrasenbeseitigung ist untersagt.

b) Zu- und Abluftkanäle mit unverschließbaren Öffnungen in Truppenküchen, Waschküchen, Mannschafts-, Abort-, Wasch-, An- und Auskleideräumen, ferner im Heizraum der Zentralheizungsanlagen, mit verschließbaren Öffnungen (Jalousieklappe) in Unteroffizier- und Mannschaftsspeiseräumen mit Nebenzimmern. Rohrquerschnitt der Kanäle nicht unter 14 : 27 cm.

Für *Heereslazarette* sind nach neueren Grundsätzen besondere Lüftungseinrichtungen im ganzen nicht nötig, jedoch müssen sie in bestimmten Räumen eingebaut werden. Das sind: Küche mit Absaugvorrichtung, Bade- und Waschräume, Bäderabteilungen, Aborte, Röntgenräume, Operationsräume und Laboratorien.

c) Raumbedarf. Wenn auch im allgemeinen die G.G. von 1889 und 1911 bis zum Erscheinen der neu zu bearbeitenden Gebäudeordnung des Heeres noch Geltung besitzt (H.V.Bl. 1928 Nr. 18, Ziffer 261), so sind doch, was den Raumbedarf anbelangt, bereits neuere Bestimmungen maßgebend. Sie enthalten genauere Angaben über den zuständigen Flächenraum, aus denen sich der erforderliche Luftraum für die lichte Raumhöhe von 3,50 m berechnen läßt.

	Flächenraum in qm	Luftraum in cbm
Unverheiratete Oberfeldwebel und entsprechende Dienstgrade; Unverheiratete Feldwebel und entsprechende Dienstgrade sowie Funktionsunteroffiziere	14,0	49,0
Feldwebel usw. in Einzelstuben	11,0	38,5
Die übrigen Unteroffiziere in Stuben zu 2—4 Köpfen	9,0	31,5
Mannschaften in Stuben zu 6 Mann	6,0	21,0
Mannschaften in Stuben zu 8 Mann	4,5	15,75
In Wachen für Offiziere	15,0	52,5
In Wachen für Unteroffiziere und Mannschaften	—	mind. 12,0
In Standortarrestanstalten für Offiziere	12,5—14,0	43,75—49,0
„ Unteroffiziere und Mannschaften	6,5— 7,0	etwa 22,0
In Arrestzellen für vorläufig Festgenommene	6,5— 7,0	
Krankenreviere (erweitert)	6,4— 7,0	durchschn. 23,4
Krankenreviere	6,0— 6,6	durchschn. 21,0

Für *Heereslazarette* sind nach den geltenden Richtlinien (21. 1. 36) als Luftraum bei normaler Belegung für den Kranken 37 cbm festgesetzt. Eine zu starke Beschränkung des Luftraums auf weniger als 22 cbm ist in Wehrmachtslazaretten zu vermeiden (s. Wm.San.V./5, Ziffer 25). Wichtiger jedoch als der Luftraum erscheint eine genügende Bodenfläche, hier sind allgemein 10 qm je Bett zu fordern. Für den *Luftschutz in Heereslazaretten* dienen als Anhalt folgende Maße:

für jeden bettlägerigen Kranken 4,0 qm 10,0 cbm
„ „ Aufkranken . . . . 4,0 „
„ „ Kopf des Personals . . . . . . 3,0 „

In *fremden Heeren* ist für den Mann folgender Raumbedarf vorgeschrieben:

	In Kasernen		In Lazaretten		In Baracken		
	Luftraum in cbm	Bodenfläche in qm	Luftraum in cbm	Bodenfläche in qm	Luftraum in cbm	Bodenfläche in qm	Höhe in m
England	28,3		32,0		16,8	5,6	3,0
In englischen Kolonien			von 32,0 bis 81,0	von 8,63 bis 11,0	von 19,7 bis 39,6	von 5,6 bis 9,29	
Frankreich	17,0	5,0	40,0	10,0			
Österreich	15,3	4,5	36,0				
Vereinigte Staaten von Amerika	28,3	5,6	mind. 34,0	mind. 9,29	mind. 19,7	5,6	
In den Tropen (USA.)	56,6	9,2	50,0 u. mehr				

E. Ventilation in Lagerbauten, Stollen usw. mit Berücksichtigung der Kriegserfahrungen.

Als überaus wichtige Kriegserfahrungen auf dem Gebiete der Ventilation sind anzuführen: „Richtlinien für den erforderlichen Luftraum und für die Belüftung der Lagerbauten bei der Unterbringung großer Truppenmassen“ sowie „Grundsätze für die Belüftung von minierten Unterständen und Stollenanlagen“.

Demnach haben sich die Maßnahmen des Hygienikers im Felde, was die Ventilation anbelangt, einerseits gegen die Schäden, die durch zu enge Belegung mit zu gering bemessenem Luftraum entstehen können, zu richten, andererseits ist die Luftverschlechterung in den Unterständen und Stollen, sei es durch Menschenanhäufung, sei es durch Kohlenoxydgas oder Kampfgase zu bekämpfen.

1. Unterbringung in Lagern.

a) Luftraum. Die anzuwendenden Grundsätze werden nach den Kriegserfahrungen verschieden sein, wenn es sich um eine vorübergehende oder um eine endgültige Unterbringung handelt.

Werden für die Massenunterbringung in Ortschaften und ihrer näheren Umgebung schon bestehende Gebäude verwendet, soll in den belegten Räumen nicht unter 2,5 qm Bodenfläche und 5 cbm Luftraum für den Mann heruntergegangen werden.

Auch in den Lagern für vorübergehende Unterbringung wird diese Forderung erfüllt, denn die hier vorgesehenen Erdhütten gewähren für den Mann 3 qm Bodenfläche und 5 cbm Luftraum. Nach Gärtner ist es jedoch im Hinblick auf die nur vorübergehende Belegung noch statthaft, bis auf je 3 bzw. 4 cbm Luftraum herunterzugehen (s. auch C. Prausnitz).

Die zur endgültigen Unterbringung dienenden Winterlagerhütten und Erdbaracken bieten mit etwa 5 cbm einen gerade noch ausreichenden Luftraum[1], während die im Kriege verwendeten Mannschaftsschutzhütten (Genter Baracken) und die Normaltafelbaracken mit etwa 6,0 cbm Luftraum günstiger gestellt waren.

b) Lufterneuerung. Abgesehen von den hygienischen Maßnahmen, um alles fernzuhalten, was die Luft verschlechtern kann, ist zunächst in den Baracken die periodische Lüftung durch Öffnen der Fenster und Türen, die Gegenzuglüftung anzuwenden. Dabei kann man annehmen, daß in 5 Minuten die verbrauchte Luft aus der Baracke herausgetrieben und durch Frischluft ersetzt ist. Die Lüftung durch Gegenzug soll mindestens dreimal, und zwar morgens bald nach dem Aufstehen, mittags nach dem Essen und abends vor dem Schlafengehen stattfinden. Dauerlüftung ist in der kalten Jahreszeit zweifellos schädlich, so nützlich sie im Sommer auch sein mag (Gaertner, s. auch *King's Regulations*).

Für die Unterhaltung einer nebenhergehenden Dauerlüftung dient die sog. *Firstventilation* durch einfache ein- und abstellbare Holzklappen oder einfache, kleine Fenster an den Giebelseiten der Vollbaracken. Sind sie geöffnet, so dringt die kühlere, also schwerere Luft durch alle Öffnungen in den Wänden der Baracke ein und drückt die nach oben gestiegene verbrauchte, warme und feuchte Luft ins Freie. Zur Verstärkung der natürlichen Ventilation in den Baracken können weiter ein oder mehrere Entlüftungsschächte dienen, bestehend aus einem quadratischen Aufsatz von Holz (mit 30—40 cm Seitenlänge und 50 cm Höhe, oben offen, aber mit einem 20 cm über dem Aufsatz angebrachten und nach allen vier Seiten etwas überstehenden Deckel versehen). Nach unten

[1] Pioniertechnische Hand- und Lehrbücher für alle Waffen, Bd. VI, „Unterkunftsbau“.

ist der Aufsatz durch eine leicht zu öffnende, verschieden hoch einstellbare Klappe oder Drosselklappe verschließbar. Dachfenster ersetzen den Entlüftungsaufsatz. Die Dauerlüftung kann durch Kippfenster vervollkommnet werden. Über Zuführung von Frischluft in Verbindung mit der Ofenheizung siehe Abschnitt C und „Heizung“ (S. 218 u. 203—204).

Von jeder mechanischen Belüftung (Aspirations- oder Pulsionslüftung) ist bei Baracken abzusehen. Wichtig ist zweckentsprechende Anleitung des Personals (GAERTNER und *Manual of Military Hygiene*).

2. Lüftung von Stollenanlagen.

Die ausgiebige Belüftung von Stollenanlagen und Unterständen ist naturgemäß von schwerwiegender Bedeutung; sie ist nach C. PRAUSSNITZ das Schmerzenskind der Hygiene, denn Fehler, die schon bei der Anlage und dann auch während der Benutzung der Stollen gemacht worden sind, können nur schwer behoben werden. Neben der Luftverschlechterung, die durch den Aufenthalt der Besatzung entsteht, ist die durch Leuchtflammen entstehenden Kohlensäureanreicherung zu berücksichtigen. Hier wird man nach den Erfahrungen des Krieges unter Ausnutzung der natürlichen Lüftung, die allein durch die Stolleneingänge und durch Schächte vor sich gehen kann, auf eine künstliche Belüftung in vielen Fällen nicht verzichten können. Als Frischluftbedarf sind für den Mann mindestens 10 cbm in der Stunde zu rechnen (G.S.V., II, Ziffer 137).

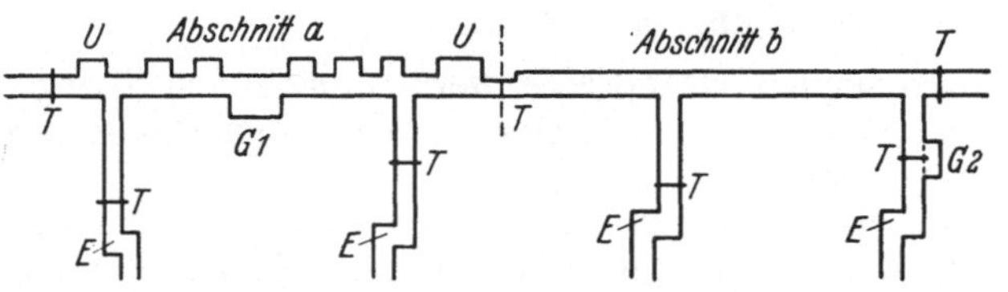

Abb. 7. Stollenanlage mit Luftentnahme durch Schächte. *E* Eingang, *T* Abschlußtüren, *U* Unterkunftsräume, G_1 Gebläseanlage mit Luftschacht, G_2 Gebläseanlage mit Luftentnahme aus einem Eingangsstollen.

Die *natürliche Lüftung* der minierten Unterstände wird nur dann wirksam sein können, wenn mindestens zwei ins Freie führende Öffnungen vorhanden sind, deren Lage zueinander eine Luftströmung ermöglicht. Es ist notwendig, daß eine der beiden Öffnungen höher liegt, damit eine Saugwirkung durch das Ansteigen der erwärmten Luft zu der höher gelegenen Öffnung und das Nachfließen von frischer Luft durch die tiefer gelegene Öffnung stattfindet.

Die *künstliche Lüftung* erfordert besondere technische Maßnahmen, die Bereitstellung durch Hand oder Kraft angetriebener Apparate (Drucklüfter) und muß sich der Bauart der einzelnen Stollen- oder Unterstandsanlagen anpassen. Bei Unterständen von 40 cbm Rauminhalt und darüber sind Apparate von mindestens 15 cbm Leistungsfähigkeit in der Minute einzubauen. Zugwirkung in der Nähe der Unterkunftsräume im Stollen ist zu vermeiden, und für eine einwandfreie Beschaffenheit der zugeführten Luft ist Sorge zu tragen. Letzteres ist bei Gasgefahr von größter Wichtigkeit. Hier ist es unter Umständen angebracht die Ventilatoren abzustellen, damit nicht Luft mit Kampfgasen vermischt angesaugt wird. Durch abschließende Türen und durch Einteilung größerer Abschnitte in Unterabschnitte, von denen jeder mit zwei Zugängen versehen sein muß, und von denen jeder eine, was Lüftung und Gasschutz anbelangt, unabhängige Einheit darstellt, wird eine ausreichende Sicherheit gewährleistet (Abb. 7). Ist jedoch einmal Kampfgas in die Unterstände eingedrungen, dann ist für die Entgasung das Aufwirbeln der Gase, wie es in offenen Gräben angebracht ist, ohne Wert, wenn die Luft nicht zugleich durch natürlichen oder künstlichen Zug nach außen geleitet wird. Der natürliche Zug kann durch Hinein- und Hinausfächeln von Luft, insbesondere bei Unterständen mit mehreren Ausgängen verstärkt werden. Die Entgasung kann ferner durch Feuer in den Öfen oder Hilfsfeuer vor sich gehen, die jedoch nur wirken, wenn eine Öffnung im Unterstande, die tiefer liegen muß, als die Austrittsöffnung der erwärmten Luft, für den Zutritt der Frischluft frei ist.

Bei der Belüftung ausgedehnter Stollenanlagen sind die im *Bergbau* geltenden Grundsätze über Wetterführung unter Anwendung von Druckluft zur Beseitigung der Gasgefahr anzuwenden.

Schrifttum.

Dienstvorschriften. G.G. = Garnison-Gebäudeordnung; Wm.Verw.V. = Wehrmachtsverwaltungsvorschrift (Entwurf) 1935; M.B. = Militärbauordnung, nur noch Teil 3, 5 und 6 gültig; F.S.O. = Friedens-Sanitäts-Ordnung; H.D.V. 220, Sprengstoffvorschrift; H.D.V. 276, Teil III, Feldbefestigungsvorschrift, planm. Stellungsbau 1925; H.D.V. 395, G.S.V., Gasschutzvorschrift; Wm.San.V. = Wehrmacht-Sanitätsvorschrift, H.Dv.193/5 Entw.

Unterrichtsbücher. Unterrichtsbuch für Sanitätsmannschaften. — Pioniertechnische Hand- und Lehrbücher für alle Waffen, Bd. 6. 1923. — Royal-Army's Medical Corps Training. London 1925. — Handbook for the Medical Soldier. New York 1927.

BISCHOFF, HOFFMANN u. SCHWIENING: Lehrbuch der Militärhygiene. Berlin 1910. — BOUARDEL: Traité d'hygiène, Tome 9. Paris 1907. — BÜRGERS: Gesdh.ing. **50**, H. 37 (1927). — CZAPLEWSKI: Gesdh.ing. **1913**, Nr 31. — ESMARCH, v.: Hygienisches Taschenbuch. Berlin 1930. — FLÜGGE: Grundriß der Hygiene, 10. Aufl., bearb. von Pr. HEYMANN. Berlin 1927. — HESSE: Erg. Hyg. **1917**. — HILLER: Gesundheitspflege des Heeres. Berlin 1905. — HOTTINGER u. v. GONZENBACH: Die Heizungs- und Lüftungsanlagen in verschiedenen Gebäudearten. Berlin 1929. — HÜTTIG: Gesdh.ing. **1931 I**, 179—183. — HUFELAND: Die Kunst das menschliche Leben zu verlängern. Jena 1798. — KIRCHNER, A.: Truppengesundheitspflege. Berlin 1894. — KIRCHNER, C.: Lehrbuch der Militärhygiene. Berlin 1877. — KIRCHNER, M.: Militärgesundheitspflege. Braunschweig 1896. — KISSKALT: Arch. f. Hyg. **71**, 380. — KONRICH: Z. Hyg. **73**, 443. — KORFF-PETERSEN: Dtsch. med. Wschr. **1915 II**, 1223—1225. — KRIEGER: Der Wert der Ventilation. Straßburg 1899. — LE BARON jr. Mil. Surgeon **57**, Nr 4. — Manuel of Military Hygiene and Sanation. London 1912. — NEISSER: Z. Krk.hauswes. **1927**, 711. — NUSSBAUM: Gesdh.ing. **1910**, Nr 24. — Hyg. Rdsch. **1913**, Nr 1. — PRAT: Notions d'hygiène Militaire. Paris 1930. — RECKNAGEL: Lüftung und Heizung. Handbuch der Hygiene von RUBNER, von GRUBER und FICKER. Leipzig 1927. — RIETSCHEL: Heiz- und Lüftungstechnik. Berlin 1930. — ROTH-LEX: Handbuch der Militärgesundheitspflege. Berlin 1875. — RUBNER: Lehrbuch der Hygiene. Leipzig u. Wien 1907. — SCHACHNER: Gesundheitstechnik im Hausbau. München u. Berlin 1926. — SCHJERNING, v.: Handbuch der ärztlichen Erfahrungen im Weltkriege, Bd. 7. Berlin 1922. — SCHUM: Vorträge und Arbeiten auf dem Gebiete des Polizeiwesens, Bd. 7. Berlin 1935. — SÜPFLE u. PAUL HOFMANN: Die Methoden der Wohnungshygiene. Handbuch der biologischen Arbeitsmethoden von ABDERHALDEN. Berlin 1934. — THEL: Grundsätze für den Bau von Krankenhäusern, 2. Aufl. 1914. (Bibliothek v. COLER-v. SCHJERNING.) — WEISS: Arch. f. Hyg. **96**, H. 1.

F. Militärische Unterkünfte.

Von **E. MASCKE**-Berlin, **O. SCHRÖDER**-Berlin und **J. SCHUSTER**-Berlin.

I. Kasernenbau[1].

Mit 7 Abbildungen.

1. Einleitung.

In *Preußen* wurde nach den Ausführungen von W. HOFFMANN in dem früheren Lehrbuch der Militärhygiene die Kasernierung der Truppen erst durch das Gesetz vom 13. Mai 1820 eingeführt, während man in anderen Staaten schon früher damit begonnen hatte. Bis zum Jahre 1820 hatten die *Städte* für die Unterbringung der Truppen zu sorgen, was anfangs durch unentgeltliche Einquartierung geschah; erst von 1810 an gewährte man eine Entschädigung.

[1] Von E. MASCKE-Berlin.

Ehe die für die Unterbringung der Truppen notwendigen Kasernenbauten fertiggestellt waren, mußte man sich mit der kasernenmäßigen Einrichtung öffentlicher Gebäude (Schlösser, Klöster u. a.) begnügen, bei denen die Unterkunftsverhältnisse meistens nicht immer hygienischen Anforderungen genügen konnten.

Da der Erwerb des Baugeländes mit größeren Kosten verknüpft war, so wurden die ersten Kasernen nach dem Zentralisationsprinzip meist unter dem Einfluß der VAUBANschen Ideen gebaut, als ein 3stöckiges Haus mit niedrigen Stockwerken und kleinen Fenstern um den Exerzierhof; die Mannschaftsstuben lagen zu beiden Seiten eines dunklen, schlecht zu ventilierenden Mittelkorridors.

Die Überstände eines allseitig umschlossenen Hofes, mangelnde Sonnenbestrahlung und Ventilation, suchte man bald abzustellen, indem man die einzelnen Gebäude im Viereck, in rechten oder stumpfen Winkeln, mit offenen Ecken oder die Kasernen jedes Bataillons linear, mit entsprechenden Abständen anordnete.

Wesentlich aber war die Einführung eines mit vielen Fenstern versehenen, hellen und gut ventilierbaren, an der einen Längsseite des Gebäudes gelegenen *Seitenkorridors,* von dem aus man in die Mannschaftsstuben gelangt, deren Fenster nach der anderen Längsseite des Gebäudes liegen. Die Bataillonskaserne mit Seitenkorridor wurde hinsichtlich der Größe zunächst als Norm betrachtet, doch konnte mit entsprechenden Abänderungen auch ein Kavallerieregiment oder eine Artillerieabteilung untergebracht werden, bei denen aber für die Einrichtung der Stallungen in besonderen Gebäuden gesorgt werden mußte.

Durch die G.G. von 1889 wurde sodann ein weiterer bedeutungsvoller Fortschritt in dem Kasernenbau — unter dem Einfluß der TOLLETschen Grundsätze — dadurch ermöglicht, daß die Durchführung des *Dezentralisationsprinzips* gestattet wurde. An die Stelle der Bataillonskaserne traten mehrere Kasernenanlagen, in denen nur je zwei Kompanien untergebracht wurden.

Es wurden auch Versuche angestellt, zumal bei alleinstehenden Bataillonen, jeder Kompanie ihre eigene Kaserne zuzuweisen. Abgesehen von den höheren Kosten der Bauausführung und des Grunderwerbs haben sich auch allgemeine militärische Gründe, z. B. Schwierigkeiten in der einheitlichen Verwaltung des Bataillons, einer weiteren Durchführung als hinderlich in den Weg gestellt, so daß man von der *Einkompaniekaserne* wieder abgekommen ist; dagegen war das *Zweikompaniesystem,* bei dem die Geschäftszimmer, die Mannschafts- und Unteroffizierspeisezimmer, die Revierkrankenstuben usw. in besonderen Gebäuden untergebracht wurden, das Prinzip, nach dem wohl alle Kasernen gebaut wurden.

Das Dezentralisationsprinzip in dem Kasernenbau hat hiernach unter anderem den wesentlichen hygienischen Vorteil, daß die Mannschaften eines Bataillons oder Regiments auf einem größeren Terrain untergebracht werden konnten, so daß von der Grundfläche des ganzen Kasernements auf den einzelnen Mann mehr Quadratmeter fielen als bei dem Bataillonssystem; da die einzelnen Doppelkompaniegebäude so weit voneinander entfernt waren, daß die Distanzbreite mindestens gleich der Höhe ist ($H = B$), so sind die einzelnen Kasernen genügend von Licht und frischer Luft umgeben. Diese Art der militärischen Unterkunft wurde deshalb als durchaus gesundheitsgemäß bezeichnet.

Nach dem Kriege 1914—1918 war das deutsche 100000 Mann-Heer ein Berufsheer mit langjähriger Dienstzeit, das im allgemeinen in vorhandenen Kasernen untergebracht wurde. Mit Rücksicht auf die lange Dienstzeit wurden wesentliche Verbesserungen der Unterkunft allmählich durchgeführt. Die Belegung der Mannschaftsstuben wurde verringert (6 qm je Kopf), die Hofaborte wurden aufgegeben und die Abortanlagen in die Gebäude verlegt. Besondere Waschräume mit Einzelwaschbecken aus weißem Steingut und Duschen wurden in jedem Kompaniebereich eingerichtet, ebenso Spiel- und Lesezimmer. Um den Soldaten nach der langen Dienstzeit den Übergang in einen bürgerlichen Beruf zu ermöglichen, wurden besondere Unterrichtskurse für Verwaltung, Wirtschaft, Technik und Handwerk eingeführt, und die dazu erforderlichen Unterrichtsräume und Werkstätten bereitgestellt.

Die für das Berufsheer nicht benötigten Kasernen wurden von den Städten übernommen und zu Kleinwohnungen, Schulen usw. ausgebaut.

Nach Wiedereinführung der allgemeinen Wehrpflicht standen die alten umgebauten Kasernen nicht mehr zur Verfügung, so daß im allgemeinen der Bedarf durch *Neubauten* gedeckt werden mußte. Dies hatte den großen Vorteil, daß diese Neubauten in technischer wie hygienischer Hinsicht nach neuzeitlichen Grundsätzen errichtet werden konnten.

Der mit äußerster Beschleunigung in der Durchführung begriffene Wiederaufbau des Heeres hatte naturgemäß eine schnell fortschreitende Entwicklung zur Folge, die entsprechend in der Anlage und den einzelnen Bauten zum Ausdruck kommt.

Die grundlegenden Bestimmungen der Gebäudeordnung (G.G.), ja selbst der Entwurf einer neuen G.G. für das Heer von 1923, sind daher zum großen Teil überholt. Eine Neubearbeitung dieser Bestimmungen wäre verfrüht, da die Entwicklung des neuen Heeres noch nicht abgeschlossen ist, und daher laufend Änderungen und Ergänzungen notwendig würden. Die notwendigen Entscheidungen müssen zur Zeit von Fall zu Fall getroffen werden.

Auch hinsichtlich der bautechnischen Durchbildung liegen gleiche Verhältnisse vor, da Erfahrungen über die bei den Neubauten angewandten Raumanordnungen und verwendeten Baustoffe und Bauweisen noch nicht vorliegen. Auch hier wird die fortschreitende Entwicklung und die Erfahrung Änderungen ergeben.

In nachstehendem sollen daher nur die hauptsächlichsten Gesichtspunkte behandelt werden, nach denen jetzt die Kasernenneubauten, insbesondere soweit sie die Unterkunft für Personen betreffen, errichtet werden.

2. Hygienische Anforderungen an die Kasernen.

Die Kaserne übt einen wesentlichen Einfluß auf die Gesundheit der Truppe aus; hier soll der Soldat eine zweckmäßige, den Verbrauch an Körperkraft wieder ersetzende Nahrung in sich aufnehmen, nach des Tages Mühen Erholung und Ruhe finden, hier soll er auch besonders durch einen gesunden Schlaf sich zu neuen körperlichen und auch geistigen Anstrengungen stärken.

Der ungünstige gesundheitliche Einfluß einer zu kleinen Wohnung im täglichen Leben ist allgemein bekannt, in um so höherem Maße sind diese Gefahren in den Kasernen zu berücksichtigen, wo die Anhäufung einer großen Zahl von Menschen auf verhältnismäßig kleinem Raum stattfindet unter Umständen, die aus rein militärischen Gründen mit den hygienischen Anforderungen nicht immer leicht in Einklang zu bringen sind.

Trotz dieser zweifellos vorhandenen *Gefahren,* die durch das enge Zusammenleben der Mannschaften besonders im Hinblick auf die Übertragungsmöglichkeit von Krankheiten in den Kasernen sich ergeben, sind die *Vorteile* einer kasernenmäßigen Unterkunft, wie eingehendere Ausbildung, geregeltere Verwaltung, straffere Disziplin, Bewahrung der Soldaten vor verderblichen moralischen und sozialen Einflüssen doch so groß, daß man an der Kasernierung festhalten und die *militärhygienische Wissenschaft ständig bemüht sein muß, die hierbei auftretenden gesundheitlichen Gefahren zu beseitigen oder möglichst einzuschränken.*

Wie gerade eine rationell durchgeführte Kasernenhygiene die gesundheitlichen Verhältnisse der Armee beeinflussen kann, hat LÖWENTHAL (3) in seiner Arbeit „*Gesundheitszustand in der französischen und deutschen Armee*" für die Garnisonen *Berlin* und *Paris* nachgewiesen; er sah den Grund, weswegen die Morbidität und Mortalität der Pariser Garnison sehr viel ungünstiger war als die der Berliner Garnison in dem *schlechten* Zustand der *Pariser Kasernen*; allerdings ist hierbei auch zu berücksichtigen, daß seinerzeit an die französischen Rekruten nicht so hohe Anforderungen gestellt wurden wie an die deutschen.

Für die *Gesundheitsverhältnisse* einer *Kaserne* sind von Wert: *Lage, Material, Beschaffenheit und Anordnung der Kasernenstuben, Ausstattung, Reinlichkeitsanlagen.*

Von der gesundheitlichen *Lage* eines Gebäudes und der Beschaffenheit des zum Bau zu verwendenden *Materials* handelt speziell das Kapitel Allgemeine Bauhygiene; jedoch erscheint es wünschenswert, an einigen Stellen noch besondere, auf den Kasernenbau bezügliche Bemerkungen einzufügen.

Einer eingehenden Besprechung bedarf die Anordnung und Beschaffenheit der einzelnen Kasernenräumlichkeiten, ihre Ausstattung und alle diejenigen Anlagen, die der besonderen Reinhaltung des Kasernengebäudes wie des ganzen Kasernengrundstückes dienen können.

3. Lage der Kaserne.

Bei der Auswahl eines Kasernenbauplatzes sind militärische, gesundheitliche und wirtschaftliche Gesichtspunkte zu beachten.

In *militärischer* Hinsicht soll der Bauplatz gute Zugänglichkeit, bequeme Verbindung sowohl zur Stadt und dem Bahnhof, wie zu den Schießständen, dem Exerzierplatz und der Schwimmanstalt haben, sowie eine ausreichende Größe und Oberflächengestaltung, die einen geordneten Dienstbetrieb ermöglichen.

In *gesundheitlicher* Beziehung ist darauf zu achten, daß reine, gute Luft allseitig zu dem Bauplatz Zutritt hat. Im übrigen siehe „Allgemeine Bauhygiene" (S. 137).

Von besonderer Bedeutung sind ferner die einwandfreie Wasserversorgung und die Abwasserbeseitigung, die, falls nicht ein Anschluß an die städtische Trinkwasserversorgung und die Kanalisation der Stadt möglich ist, von den ärztlichen Sachverständigen (Wehrkreisarzt, Hygieniker, Landesanstalt für Wasserhygiene) sorgfältig zu klären sind.

Auch bei *Zweifeln* über andere gesundheitliche Verhältnisse, namentlich hinsichtlich der Umgebung, der besonderen örtlichen, klimatischen sowie der Bodenverhältnisse ist die *militärärztliche Mitwirkung* rechtzeitig in Anspruch zu nehmen.

In *wirtschaftlicher* Hinsicht sind an einen Neubauplatz folgende bautechnische Forderungen zu stellen: Guter, nicht zu tief liegender Baugrund, nicht zu hoher Grundwasserstand und nicht zu große Unebenheiten der Oberfläche, um hohe Kosten für tiefere Gründungen, für Abdichten der Keller, Trockenhaltung der Plätze und für umfangreiche Erdarbeiten zu vermeiden.

Die Höhenlage des Bauplatzes soll eine sichere Ableitung der Abwässer, möglichst ohne Pumpenanlage und eine ausreichende Wasserversorgung bis in die höchsten Geschosse ermöglichen, auch auf eine Anschlußmöglichkeit an die Gasleitung und die elektrische Stromversorgung ist Bedacht zu nehmen.

Bei der Bauplatzwahl sind weiterhin die *bau- und ortspolizeilichen Vorschriften* und die privatrechtlichen Beziehungen zu den nachbarlichen Grundstücken zu berücksichtigen.

Die *Größe* des Kasernengrundstückes ist abhängig von der Art und Zahl der unterzubringenden Formationen, von der Verfügbarkeit geeigneten Baugeländes, seiner Form und seiner Oberflächengestaltung. Da der Aufbau des neuen Heeres zur Zeit noch nicht abgeschlossen ist, treten noch laufend Änderungen in der Gliederung ein, die sich entsprechend auf den Geländebedarf auswirken. Der Geländebedarf liegt daher zur Zeit noch nicht fest, er wird vielmehr von Fall zu Fall durch Aufstellung eines zweckmäßigen Lageplanes ermittelt.

4. Raumbedarf.

Die für die Unterbringung von Menschen, Tieren und Beständen erforderlichen Räume werden durch eine *„Raumbedarfsnachweisung"* festgelegt, die auf Grund einer die Stärke der unterzubringenden Formation nachweisenden „Stärkeberechnung" ermittelt wird.

Die Raumbedarfsnachweisung gliedert sich nach Beilage C zur G.G. I in Unterkunft von Personen und Zubehör, sowie von Pferden und Zubehör, in Unterbringung von Heeresbeständen, Nebenanlagen und sonstigen Standortanstalten.

Von dieser Raumgebühr sollen hier nur die wichtigsten Angaben über *Personenunterkunft* angeführt werden.

Ein Kasernenquartier für *Hauptleute* usw. besteht aus: 3 Stuben mit zusammen 60 qm, 1 Aufwartestube 10—14 qm zugleich für Reitzeug, 1 Sitzabort mit Wannenbad 8—10 qm, 1 Vorflur 8—10 qm, 1 Bodenverschlag 5 qm, 1 Kellerraum 5 qm.

Ein Kasernenquartier für *Leutnante* besteht aus: 2 Stuben mit zusammen 35 qm, 1 Aufwartestube 10—14 qm zugleich für Reitzeug, 1 Sitzabort mit Wannenbad 6 qm, 1 Vorflur 6 qm, 1 Bodenverschlag 5 qm, 1 Kellerraum 5 qm.

Eine Kasernenwohnung für *Oberfeldwebel* besteht aus: 3 Stuben mit zusammen 50 qm, 1 Küche 10—13 qm, 1 Sitzabort mit Wannenbad 10—13 qm, 1 Vorflur 10—13 qm, 1 Bodenverschlag 10—13 qm, 1 Kellerraum 6 qm.

Eine Kasernenwohnung für *verheiratete Unteroffiziere* besteht aus: 2 Stuben mit zusammen 37 qm, sonst wie vor; außerdem erhalten etwa $^1/_3$ der verheirateten Unteroffiziere noch 1 Schlafstube 13 qm.

Einzelstuben für *Feldwebel* und Funktionsunteroffiziere sind 14 qm, dgl. zu 2 Köpfen je 11 qm groß.

Andere *Unteroffiziere* in Stuben zu 2—4 Köpfen haben Anspruch auf je 9 qm.

Mannschaften in Stuben zu 6 Köpfen und je 6 qm.

Badeanstalten für Unteroffiziere und Mannschaften erhalten für je 15 Köpfe 1 Dusche; je Dusche rechnet man 2 qm im Duschraum und je Dusche 3 qm im Aus- und Ankleideraum; ferner sind vorhanden 2 Gesäßbrausen, 1 Warmwasserbereiter, 1 Doppelhandwaschbecken, 1 Fußwaschwanne.

Waschräume für Unteroffiziere und Mannschaften erhalten für je 3 kasernierte Unteroffiziere und je 4 Mann 1 Waschplatz von 0,65 m Länge.

In den *Aborten* für Unteroffiziere und Mannschaften rechnet man für je 10—15 Köpfe 1 Sitz- und 1 m Standabort.

Die in der Raumbedarfsnachweisung geforderten Räume werden in der Regel in folgenden Bauten gruppenweise zusammengefaßt:

I. Personenunterkunft.

1. *Mannschaftshäuser* für die Unterkunft der unverheirateten Unteroffiziere und Mannschaften, des kasernierten Offiziers und des Oberfeldwebels mit den zugehörigen Nebenräumen. Sie werden stets für 1 Kompanie usw. errichtet.
2. *Stabshäuser* für 1 Bataillon usw. enthalten außer der Unterkunft für die zugehörigen Mannschaften usw. die Wache nebst Arrestzellen, die Geschäftszimmer und allgemeinen Unterrichtsräume, die Werkstätten für die Handwerker, die Truppenkrankenstube und die erforderlichen Nebenräume. Regimentsstabshäuser enthalten dieselben Räume jedoch keine Wache, keine Handwerkerstuben und Truppenkrankenstuben.
3. *Wirtschaftsgebäude* mit den für die Verpflegung und Erholung der Unteroffiziere und Mannschaften erforderlichen Wirtschafts- und Aufenthaltsräumen, einer Wohnung für den Kantinenpächter, dgl. für einen Hauswart, sowie ferner einem Musikproberaum mit Notengelaß und einem Unterrichtsraum für Offiziersanwärter zugleich Umkleideraum für nichtkasernierte Offiziere mit Abort und Duschen und den erforderlichen Nebenräumen.
4. *Familienhäuser* für verheiratete Offiziere, Unteroffiziere und Beamte, die in der Regel außerhalb der Kaserne liegen.
5. *Offizierheime* mit den für die Verpflegung und Erholung der Offiziere notwendigen Versammlungs- und Wirtschaftsräumen, sowie Wohnräumen für den Wirtschafter und sein Personal, für die Ordonnanzen und einen Leutnant.
6. Exerzierhäuser, zugleich Turnhallen.
7. Gas- und Entseuchungsanstalt.
8. Kleinkaliberschießstände.

II. Unterkunft für Pferde und Zubehör usw.

Ställe für gesunde und kranke Pferde, Reithäuser und Reitplätze usw.

III. Unterbringung von Heeresbeständen.

Kammerräume für Bekleidung und Ausrüstung für Waffen und Sondergeräte in den Dachgeschossen der Mannschafts- und Stabshäuser und in besonderen Bauten. Fahrzeughallen für pferdebespannte und Kraftfahrzeuge, für Geschütze und Sonderwagen. Kraftfahrzeugwerkstätten und Waffenmeistereien. Munitionshäuser und Munitionsbehälter.

IV. Nebenanlagen.

Wasserversorgung für Gebrauchs- und Feuerlöschzwecke. Entwässerungsanlagen für Tages- und Gebrauchswässer. Befestigungen der Fahrstraßen, Exerzier- und Reitplätze und der Fußwege. Versorgungsanlage für Gas und für elektrischen Licht-, Kraft- und Kochstrom. Umwehrung mit Einfahrtstoren und Gehpforten. Grünanlagen und Erholungsplätze.

Als *Exerzierfläche* wird gewährt für jede Kompanie usw. je 2500 qm und je Stab 1500 qm. Die Größe des Reitplatzes jeder Eskadron beträgt 2400 qm (40 × 60 m).

Standortsportplätze werden geschaffen, wenn städtische oder sonstige Anlagen nicht mitbenutzt werden können.

Standortschwimmanstalten werden in natürlichen Gewässern oder mit künstlichen Becken errichtet. Daneben werden auch *Hallenschwimmbäder* nach Bedarf gebaut.

V. Sonstige Standortanlagen.

Schießstände und Handgranatenwurfstände. Große Exerzierplätze. Standortbegräbnisplätze. Standortkirchen. Standortwaschanstalten. Verpflegungsanlagen. Heeresbekleidungsämter. Standortlazarette (s. S. 241).

5. Lageplan.

Für die Anordnung der Gebäude auf dem verfügbaren Grundstück sind nachstehende Gesichtspunkte zu beachten:

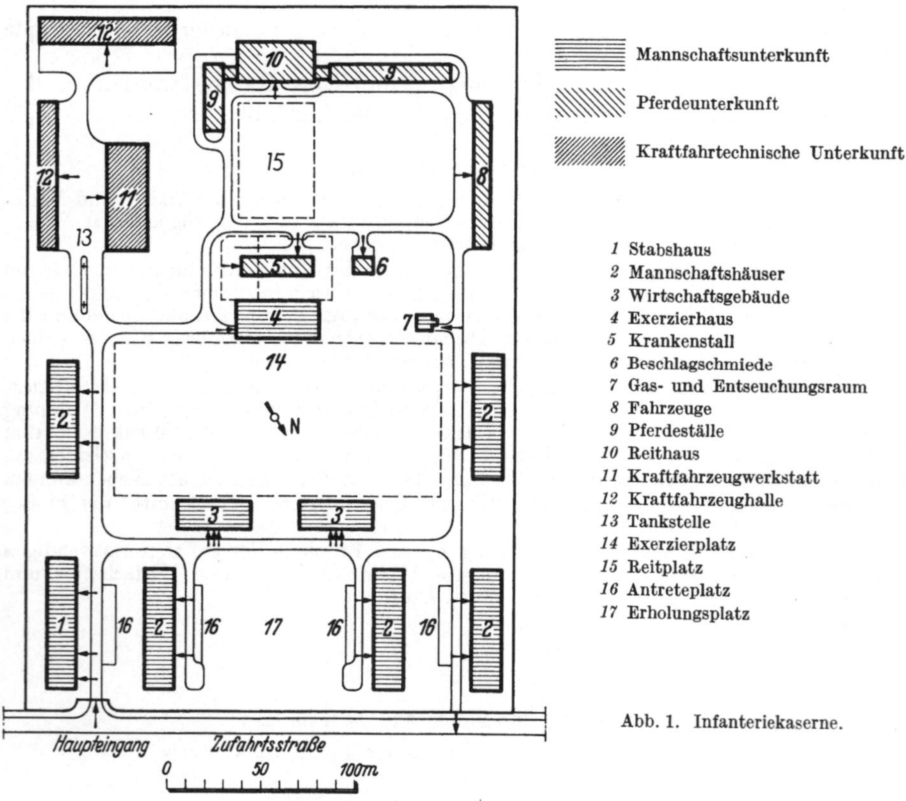

Abb. 1. Infanteriekaserne.

a) Der Haupteingang muß an einer für den militärischen Betrieb ausreichenden Zufahrtsstraße liegen.

b) Die Gebäude sind möglichst in Gruppen getrennt nach ihrer Bestimmung zusammenzufassen. An der Zufahrtsstraße sind in der Regel nur die von Personen benutzten Gebäude, die Stabs- und Mannschaftshäuser und Wirtschaftsgebäude zu errichten. Im Hintergelände jenseits des Exerzierplatzes liegen die Gebäude, welche der Tierunterkunft (Fliegenplage) und der Unterstellung und Instandhaltung des Gerätes (Lärm) dienen, sowie das Gashaus (Geruch).

c) Die Stabs- und Mannschaftshäuser sind mit ihrer Längsachse möglichst in die Nord-Südrichtung zu legen, damit beide Langseiten ausreichend Sonne erhalten.

d) Die Wirtschaftsgebäude sind in der Nähe der Mannschaftshäuser zu errichten und möglichst nahe zum Haupteingang.

e) Das Exerzierhaus soll tunlichst am Exerzierplatz liegen mit freier Sicht für Zielübungen.

f) Die Gebäudegruppe und ihre Zufahrt, welche dem Kraftfahrbetriebe dient, ist von derjenigen, welche die Pferdeunterkunft enthält, zu trennen.

Bei der Anordnung der Gebäude, namentlich der Personenunterkunft ist auf Weiträumigkeit, Trennung der einzelnen Gebäude durch Grünanlagen Bedacht zu nehmen, ohne daß jedoch durch übermäßig große Entfernungen

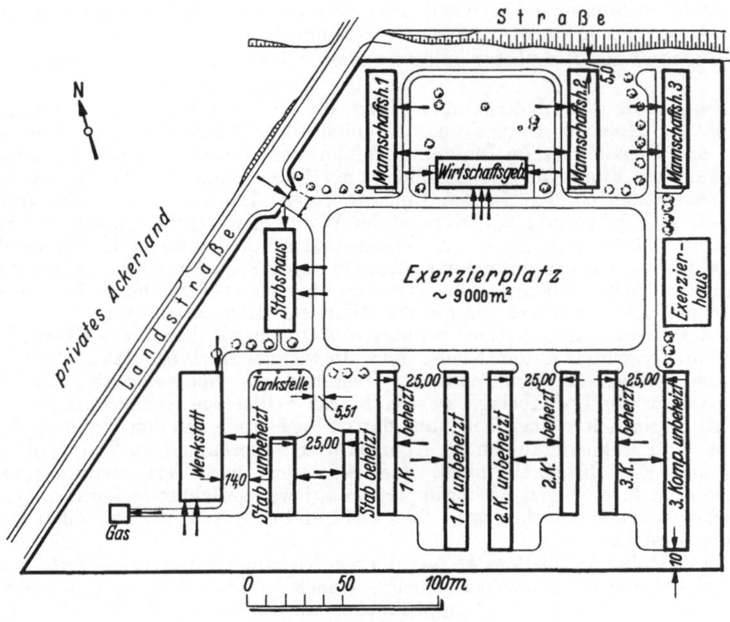

Abb. 2. Kraftfahrkaserne.

der Dienstbetrieb erschwert wird. Der Abstand zwischen einander gegenüberliegenden Langseiten der dreigeschossigen Mannschaftshäuser soll mindestens 35 m, zwischen Giebeln mindestens 15 m betragen. Durch Einordnung der zweigeschossigen Wirtschaftsgebäude zwischen die Mannschaftshäuser läßt sich eine gute Auflockerung erzielen und die Anlage weiträumiger Grünanlagen als Erholungsplätze ermöglichen.

Auf eine gute städtebauliche Wirkung der Kasernenanlage, insbesondere an Straßen ist Bedacht zu nehmen.

Die Fahrstraßen sind möglichst gerade und so zu führen, daß alle Gebäude leicht zu erreichen sind.

6. Bauart im allgemeinen.

Militärische Gebäude, welche der dauernden, standortmäßigen Unterkunft dienen, werden unter Beachtung der gebotenen Sparsamkeit und Zweckmäßigkeit massiv und möglichst dauerhaft ausgeführt; nur für vorübergehende Bedürfnisse und bei Mangel an Mitteln oder der für Massivbau erforderlichen Bauzeit kann eine leichtere Bauart gewählt werden.

Alle Räume in den Kasernen sollen ausreichend beleuchtet und gut lüftbar sein; Wohnräume müssen so liegen, daß sie eine ausreichende Besonnung erhalten.

Bauart und Baustoffe werden so gewählt, daß sie dauerhaften Schutz gegen Witterungseinflüsse und Brandsicherheit gewähren, widerstandsfähig gegen Abnutzung sind, und leichte Reinhaltung ermöglichen.

Die Bestimmungen über Bauart und Baustoffe sind in den „Richtlinien als Anhalt für den Neubau von Mannschaftshäusern, Stabshäusern und Wirtschaftsgebäuden“ zusammengefaßt.

Von diesen Richtlinien sollen hier nur die hauptsächlichsten erwähnt werden.

Außenwände massiv aus Ziegelsteinen, mindestens 38 cm stark. Außenflächen mit Sockelverblendung aus besonders wetterbeständigen Baustoffen, darüber wetterfester Putz oder Ziegelrohbau.

Innenwände ebenfalls massiv in einer dem bautechnischen Bedürfnis entsprechenden Stärke.

Decken massiv als Eisenbeton- oder Hohlsteindecken.

Treppen massiv aus Eisenbeton mit besonders gehärteter rauher Trittfläche, oder aus Werkstein.

Dachgeschoß mit Eisenbetonummantelung der Kammerräume und Treppenhäuser.

Dachstuhl aus Holz mit Eindeckung aus gebrannten Dachsteinen oder Schiefer.

Decken- und Wandflächen im Innern. In Wohn- usw. Räumen glatter Kalkmörtelputz; in Treppenhäusern, Fluren und Waschküchen ein 1,50 m hoher Sockel mit festerem, verlängertem Zementmörtelputz. In den Eingangsfluren, Truppenküchen und Geschirrspülräumen, sowie in Küchen und Baderäumen der Wohnungen hinter Ausguß und Herd bzw. Badewanne ein 1,50 m hoher Sockel, in Wasch- und Ankleideräumen der Bäder ein 1,80 m hoher Sockel und in den Duschräumen ein 2,20 m hoher Sockel aus hellen glasierten Wandplatten. In den Speisesälen und Nebenzimmern eine etwa 90 cm hohe Sockelverkleidung aus Holz, in den Kleiderablagen ein gleicher Wandschutz in 2,0 m Höhe.

Fußböden in von Mannschaften benutzten Räumen möglichst aus Hartholz (Eiche, Buche) oder aus besonders gutem Kiefernholz. In weniger stark benutzten Räumen Dielenfußböden aus Weichholz. Unter eisernen Öfen und vor Speiseausgabe- und Verkaufsschaltern massiver Fußbodenbelag. In den Fluren hellfarbige Steinzeugplatten mit quer zur Gehrichtung geriffelter Oberfläche und glatten Fegestreifen an den Wänden. In Wasch-, Dusch-, Aus- und Ankleideräumen, in Aborten und Baderäumen, in Truppenküchen, Geschirrspül- und Kartoffelschälräumen, Speisekammern und Verkaufsräumen Fußböden aus Terrazzo oder hellfarbigen Steinzeugplatten auf wasserdichter Isolierung; gleiche Ausführung in den Wohnungsküchen unter dem Herd und dem Ausguß. In Keller- und Bodenräumen Zementestrich.

Fenster aus Holz. Doppelfenster mit oberen Kippflügeln in Unterkunfts-, Geschäfts- und gleichartigen Räumen, Küchen, Abort-, Wasch-, Bade-, Aus- und Ankleideräumen; im übrigen einfache Fenster. In Truppenküchen die Hälfte der Fenster abwechselnd mit unteren nach oben aufklappbaren Lüftungsflügeln über den Heizkörpern, die andere Hälfte mit oberen Kippflügeln. Arrestzellenfenster nach H.V.Bl. 1930 N 122. Fensterbretter in den von der Truppe benutzten Räumen aus geschliffenem Kunststein oder Terrazzo mit breiter Schwitzwassermulde, sonst aus Holz. Selbsttätige Fensterfeststeller.

Türen der Wohn- usw. Räume aus Holz, stumpf einschlagend in Holz- oder Eisenzargen. Äußere Haupteingangstüren aus Hartholz, zweiflügelig, 1,60 m breit. In Wohnungen Füllungs- oder Sperrholztüren mit Futter und Bekleidung. Windfangtüren mit Verglasung, unterer Teil der Verglasung aus Drahtglas, Dachboden- und Kammertüren in feuerbeständigen Wänden ebenfalls feuerbeständig.

Anstriche nach Beilage D der G.G. Statt des Ölfarbenanstrichs der Putzflächen kann ein Mineralfarbenanstrich ausgeführt werden.

Sitzaborte. Für Unteroffiziere und Mannschaften große Tiefspülbecken mit 40 cm langer Sitzöffnung, aus braunem glasiertem Hartsteinzeug, mit Sitzbacken aus Hartholz oder Hartgummi, hinten erhöht, ohne Deckel, Einzelspülung. Für Offiziere und Beamte, Krankenstuben und Wohnungen weiße Flachspülbecken mit aufklappbarem Sitzring, in Wohnungen mit Deckel.

Standaborte für Unteroffiziere und Mannschaften Wandstände mit Rinne aus Torfit, Sanitol od. dgl. und Ölgeruchsverschluß. Für Offiziere und Beamte, Krankenstuben und in der Unteroffizierspeiseanstalt Standbecken aus weißem Hartsteingut mit Einzelspülung (s. Erlaß vom 20. 4. 31 Nr. 3. 4. 31 V_2Ia).

Wascheinrichtungen für Unteroffiziere und Mannschaften mit Waschbrausen zum Waschen unter fließendem Wasser. Die Brausen mit Einstellung des Wasserdurchflusses (2 Liter/Minute) 0,90 m über einer durchlaufenden offenen Abflußrinne mit Wandbrett für Seife usw. aus braunem oder hellem Steinzeug (Erlaß vom 18. 3. 33 $\frac{\text{Nr. 63 h 13 } V_4 \text{ (A)}}{\text{67. 2. 33 } V_2 \text{ (I)}}$). In besonderen Fällen Wasch- und Duscheinrichtungen für Offiziere nach H.V.Bl. 1931 Nr. 453. Weiße Handwaschbecken in Offiziersheimen und Unteroffiziersspeiseanstalt.

Dusch- und Badeeinrichtungen. Für Unteroffiziere und Mannschaften Dusch- mit anschließenden Aus- und Ankleideräumen nach Erlaß vom 18. 3. 33 $\frac{\text{Nr. 63 h 13 } V_4 \text{ (A)}}{\text{67. 2. 33 } V_2 \text{ (I)}}$ mit zentraler Warmwasserversorgung der Duschen und besonderem Warmwasserspender für die Handwaschbecken. Badewannen aus Gußeisen emailliert mit Dusche und Kohlenbadeofen in den Wohnungen; für Offiziere auch Gasbadeöfen oder elektrischer Einrichtung (Erlaß vom 27. 1. 33 $\frac{\text{63. h 13 } V_2 \text{ (Ic)}}{\text{Nr. 14. 1. 33.}}$).

Gas und Wasseranlagen. Rohrleitungen durch Rohrschellen mit 1,5 cm Abstand vor der Wand befestigen, nicht unter Putz und möglichst nicht an Außenwand legen, mit ausreichenden Entleerungs- und Absperrmöglichkeiten im Keller.

Entwässerungsleitungen in den Gebäuden aus asphaltierten Gußeisenrohren, im Freien aus glasierten Steinzeugrohren. Die Küchenabflußrohre mit Fettfängern. Die Ableitungen der Kraftwagenwaschplätze mit Benzin- und Sandfängern.

Heizung für alle Unterkunfts- usw. Räume mit Ausnahme der Familienwohnungen in der Regel zentrale Niederdruckdampfheizung, zugleich für Warmwasserbereitung und Dampfkochanlage. Familienwohnungen für Unteroffiziere und untere Beamte in der Regel Ofenheizung. Einsäulige, glatte Heizkörper auf Konsolen möglichst unter den Fenstern. Kesselanlage so unterteilen, daß sie jedem Wärmebedarf angepaßt werden kann. Im Heizraum unverschließbare Zu- und Abluftöffnungen, und zwei Ausgänge. Türen feuerhemmend nach außen aufgehend und selbsttätig schließend. Rohrleitungen über Putz, wo nötig mit wärmedämmender Ummantelung.

Für die Ausführung sind die „Anweisungen zur Herstellung und Unterhaltung von Zentralheizungs- und Lüftungsanlagen“ vom Jahre 1909 und die „Regeln für die Berechnung der Kessel- und Heizkörpergrößen von Heizungsanlagen“ vom Jahre 1929 (Din 4701) zu beachten.

Für die Wärmegrade der zu beheizenden Räume ist der Erlaß RWM Nr. 63 m 13 V_4 (IV) vom 2. 11. 32 maßgebend.

Eiserne Öfen und Herde in Wohnungen:

Öfen nach dem Erlaß vom 14. 5. 27 Nr. 112. 5. 27 V_2E und vom 27. 1. 28 Nr. 490. 1. 28 V_2E. 4 Ofengrößen für Räume zu 100 cbm, 150 cbm, 200 cbm und 250 cbm. Auswahl der Ofengrößen nach den „Richtlinien für die Auswahl der Größe eiserner Zimmeröfen“ mit einem Zuschlag von 25%.

Kochherde nach dem Erlaß vom 27. 9. 32 Nr. 63. h. 11. V_4 (I) nur mit Kohlenfeuerung oder kombiniert mit Gasanbau; wo landesüblich statt der Herde Grudeeinrichtungen. In neuerer Zeit auch Geräte für elektrischen Kochstrom.

Kachelöfen und Herde. Ofengröße nach der Barlachtabelle. Ofen rechteckig-freistehend auf Füßen aus glasierten Kacheln mit Wärmeröhre. Kochherde aus Kacheln, wo ortsüblich. Im übrigen sinngemäß wie für eiserne Geräte.

Truppenküchen. In der Regel Dampfkochanlage. Herd, Fischbrat- oder Etagenbratofen dann zweckmäßig mit Gaseinrichtung oder elektrischem Strom, um Verschmutzung der Küche durch Kohle zu vermeiden. Besonderes Geschirrspülabteil mit dreiteiligem Abwaschtisch. Entlüftung durch unverschließbare Abluftöffnungen. Belüftung durch untere und obere Kippflügel in den Fenstern. Warmwasserbereitung durch Dampf in einem Warmwasserspeicher. Vorläufige Richtlinien für die innere Einrichtung von Truppenküchen siehe Erlaß vom 19. 6. 30 Nr. 35. 3. 30 V_2 Ia und vom 21. 11. 31 Nr. 63 h 12 V_4 (I).

Lüftungsanlagen. In Truppenküchen, Waschküchen, Mannschaftsaborten, Wasch-, Bade-, Aus- und Ankleideräumen unverschließbare Abluftöffnungen unmittelbar unter der Decke; in Unteroffizier- und Mannschaftsspeiseräumen und Nebenzimmern ebenso, jedoch mit Jalousieklappe, gleiche Ausführung in den Küchen und Badestuben der Wohnungen. Im Heizraum unverschließbare Zu- und Abluftkanäle. Elektrische Entlüfter in Küchen nicht zulässig.

Schallschutz. In besonderen Fällen kann für besonders zu schützende Räume auf Schallschutz durch entsprechende Bauausführung Bedacht genommen werden. Erlaß vom 26. 6. 35. 63 c 10 V_4 (VII) und 27. 1. 36 63 c 10 V_4 (IV).

Elektrische Lichtanlagen. Nach den hierfür geltenden Richtlinien des V.D.E. und nach Erlaß RwMin. vom 19. 10. 25 Nr. 190. 10. 25.

Feuerlöscheinrichtungen. Nach Erlaß vom 22. 11. 33 Nr. 63b V_4 (A). Außen Hydranten. Im Innern im Treppenhausflur vor den Kammerräumen Feuerlöschhähne mit Schlauch auf Trommel. Im Kraftfahrbetrieb Speziallöscher für Treibstoffbrände s. G.Dv. $320/_2$ Teil II Ziffer 337f.

Luftschutzmaßnahmen. Bisher nach Erlassen vom 10.4.34 und 28.3.35 Nr. 39/42 V_4(VI), welcher jedoch zur Zeit neu bearbeitet wird. Bei Neubauten von *Mannschafts-* und *Stabshäusern* und gleichartigen Gebäuden über dem ganzen Kellergeschoß eine einheitliche Eisenbetondecke für eine Nutzlast von 500 kg/qm, d. h. einer Bruchlast von 2000 kg/qm. Kellerwände 51 und 38 cm stark. In *Familienhäusern* bei anerkannter Luftgefahr eine Eisenbeton-Kellerdecke für 250 kg/qm Nutzlast und eine gleichartige Decke über dem obersten

Geschoß von 125 kg/qm Nutzlast. In *Wirtschaftsgebäuden* bei anerkannter Luftgefahr über dem Kellergeschoß eine Eisenbetondecke, die über Kesselanlagen und unter den Speiseräumen und Nebenzimmern für 500 kg/qm sonst für 250 kg/qm zu berechnen ist. Die gleiche Nutzlast ist für die oberste Geschoßdecke anzunehmen.

Exerzier- und Antretplätze werden mit schwachen (1:60) Oberflächengefälle angelegt und mit Stein- oder Ziegelschlag und einer Deckschicht aus lehmhaltigen Kies befestigt. Bei undurchlässigen Untergrund ist durch Drainage für schnelle Austrocknung zu sorgen. *Reitplätze* werden ähnlich wie Exerzierplätze gebaut, doch erhalten sie eine Deckschicht aus lehmfreiem Sand.

Familienhäuser und Offiziersheime werden nach den gleichen bautechnischen Grundsätzen errichtet. Die Decken jedoch können auch, mit Ausnahme der Kellerdecke und der Decke unter dem Dachboden, als Holzbalkendecken gebaut werden.

7. Mannschaftshaus.

Der *Raumbedarf* einer heutigen Einheit (Kompanie usw.) ist so groß, daß *für jede Einheit* ein besonderes Gebäude errichtet werden muß, welches außer

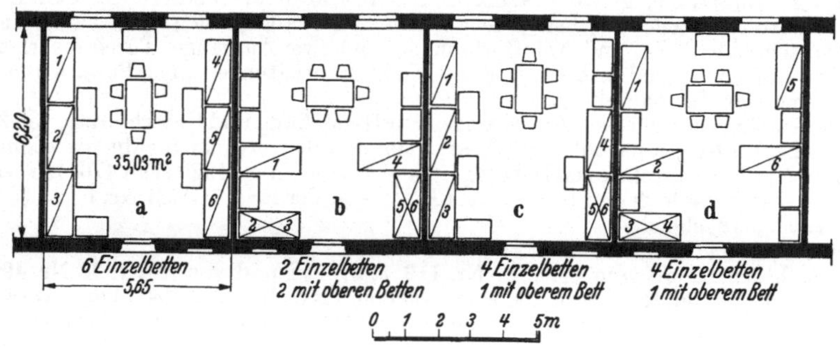

Abb. 3. Mannschaftsstube.

dem Kellergeschoß, drei Wohngeschosse und ein für Lagerzwecken ausgenutztes Dachgeschoß enthält. Um nicht übermäßig lange Gebäude zu erhalten, war es ferner notwendig, die Wohn- usw. Räume zu beiden Seiten eines Mittelflures anzuordnen. Die Lage der Wohnräume an beiden Längsseiten des Hauses zwingt dazu, die Mannschaftshäuser mit ihrer Längsachse möglichst in die Nord-Südrichtung zu legen, damit die eine Längsseite Morgensonne, die andere Abendsonne erhält. Mannschaftshäuser bis rund 50 m Länge erhalten ein, längere zwei Treppenhäuser. Die 2,50 m breiten Mittelflure werden außer durch die Treppenhäuser durch die etwa 2 m breiten Fenster an den Giebelseiten, und bei Gebäuden mit zwei Treppenhäusern noch durch einen in der Mitte liegenden breiten Lichtflur beleuchtet.

Für die Gestaltung des Mannschaftshauses war die zweckmäßige Formgebung der für 6 Mann bestimmten *Mannschaftsstube* maßgebend. Bei einer Fläche von etwa 6 qm/Kopf ergab sich als zweckmäßige Aufstellung der Einrichtungsgeräte der in Abb. 3 dargestellte Grundriß und dementsprechend eine Breite von 5,65 m bei 6,20 m Tiefe für die 6männige Mannschaftsstube. Der Belichtung dieses Raumes dienen 2 Fenster von 1,20 m Breite und 2,0 m Höhe, so daß die Fensterfläche etwa $^1/_7$ der Raumfläche beträgt.

Die Verteilung der einzelnen Räume ist in der Regel wie folgt durchgeführt (Abb. 4):

Im *Kellergeschoß*. Außer Kellerräumen, Unterstellräume für eigene Fahrräder und Kraftfahrräder (mit besonderem Eingang), Turn-, Fecht- und Scheibengerät, ferner wird in einem Raume der *Waschtrog,* welcher bisher auf dem Kasernenhof stand, untergebracht, um seine Benutzung auch im Winter zu ermöglichen.

In den drei *Wohngeschossen* werden die Mannschafts- und Unteroffiziersstuben möglichst gleichmäßig verteilt. Die *Aborte* werden je 2 in jedem Geschoß in die Gebäudeecken gelegt, um Querlüftung zu ermöglichen. Die *Waschräume,* in jedem Geschoß einer, werden neben die Aborte, oder bei langen Gebäuden in die Mitte gelegt. Die *Badeanstalt* — in jedem Mannschafts- und Stabshaus eine — liegt meist im Erdgeschoß, in dem ferner die Wohnung für den Oberfeldwebel und der Umkleideraum für auswärts wohnende verheiratete Unteroffiziere liegt. Die Leutnantswohnung liegt über der Oberfeldwebelwohnung, während die Unterrichtsräume möglichst in dem obersten Wohngeschoß untergebracht werden.

Das *Dachgeschoß* enthält die Kammerräume mit den Aufenthaltsräumen für den Kammerunteroffizier und die Arbeiter. Bodenverschläge werden im Spitzboden eingerichtet.

Die *Geschoßhöhen* einschließlich Decke betragen in der Regel für das Kellergeschoß 2,50 m, für die Wohngeschosse 3,50 m und für die Kammerräume ein Dachgeschoß 3,30 m.

Ausstattung. Die Ausstattung mit Unterkunftsgeräten ist geregelt durch H.Dv. v. $320/_2$ Ziffer 108 f. Die Bestimmungen über den Umfang der Ausstattung mit Geräten wird der Anhang „Geräteausstattung" enthalten, welcher noch nicht ausgegeben ist, weil die Ausgestaltung des Heeres noch nicht abgeschlossen ist. Auch der Anhang B „Gerätebeschreibungen" ist noch in Bearbeitung, denn es sind zur Zeit Versuche mit Kasernengeräten neuzeitlicher Form und Ge-

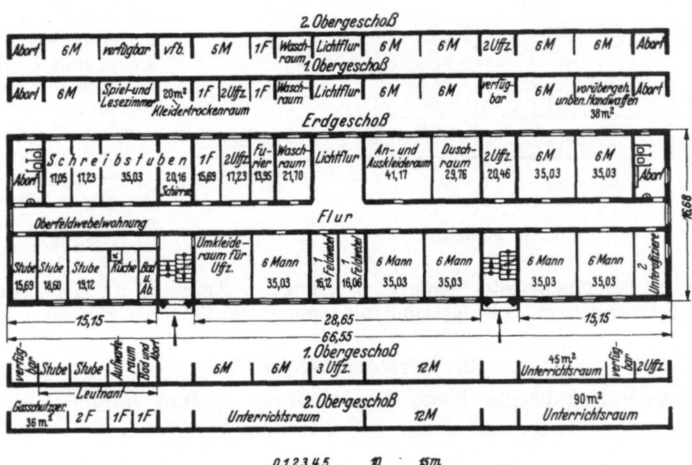

Abb. 4. Mannschaftshaus.

schmacksrichtung im Gange, und vom Ausfall dieser Versuche wird es abhängen, wie die Geräte künftig gestaltet werden. Es können dies nur solche Typen sein, die in Beschaffung und Unterhaltung wirtschaftlich und im Gebrauch widerstandsfähig sind, die aber auch soweit möglich, der neuzeitlichen Geschmacksrichtung entsprechen.

Die hauptsächlichsten Kasernengeräte: Das *Mannschaftsbett,* für kurzdienende Mannschaften mit Brettboden und Strohsack, für Unteroffiziere mit Drahtfederboden und Matratze. Als Strohsackfüllung wird Roggenstroh verwandt; in den Deckenbezug werden 1—3 wollene Decken eingezogen. Der *„Mannschaftsschrank 35"*, ist in seiner Größe so bemessen, daß er Bekleidungs- und Ausrüstungsstücke, sowie Eßwaren und Privatbedarf aufnehmen kann. Zum Sitzen dient der *Schemel,* der vielleicht durch einen gefälligeren Schemelhocker ersetzt werden wird. Ferner Tisch, Besenschränke, für Unteroffiziere Kommoden und Stühle mit Lehne.

Beleuchtung. In militärischen Gebäuden wird grundsätzlich elektrische Beleuchtung eingeführt, nur in Ausnahmefällen Gas- oder Petroleumbeleuchtung. Beleuchtungsmitteltarife s. H.Dv. $320/_2$ Teil II Ziffer 297 f. und der Anlage 14 bzw. 17, sowie Teil 1 Ziffer 184 f. und Formblatt 321. Im übrigen siehe Kapitel Beleuchtung.

Heizung. Neubauten werden in der Regel mit Zentralheizung (Niederdruckdampf) ausgestattet, die auch nach Möglichkeit in alte Kasernen eingeführt wird. Ofenheizung erhalten im allgemeinen die Familienwohnungen, doch kann auch in diese Zentral- oder Etagenheizung eingeführt werden.

Über Feuerungsmittel siehe H.Dv. $320/_2$ Teil II Ziffer 271 f. und die Anlagen 13 und 16 und Teil I Ziffer 184 f. und Formblatt 322.

Über die *Reinigung* und *gesundheitliche Überwachung* der Standortanstalten enthält die H.Dv. $320/_2$ Teil II die Bestimmungen in den Ziffern 374 f.

8. Stabshaus für 1 Bataillon.

Das Stabshaus enthält außer der Unterkunft für die zum Stabe gehörigen Mannschaften usw., für die das unter „Mannschaftshaus" Gesagte sinngemäß gilt, die Wache mit Arrestzellen, die Geschäftszimmer des Bataillons usw., das *Krankenrevier* und die Flickstuben, sowie Bekleidungskammern.

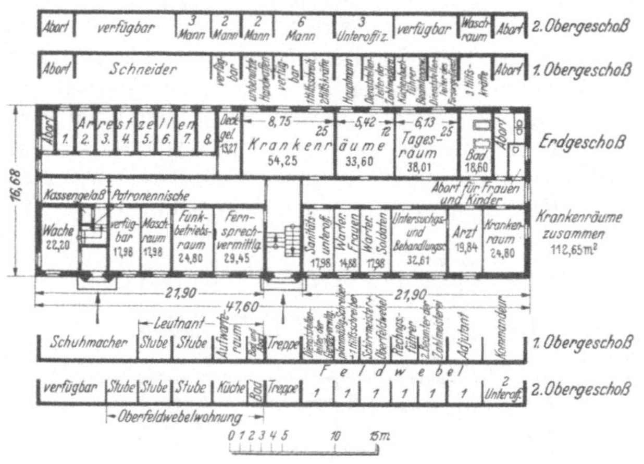

Abb. 5. Stabshaus.

Mit der *Wache* in Verbindung werden Arrestzellen von 6,5 qm Fläche eingerichtet, sowie 1 Abort mit 1 Sitz und 1 Stand. Befindet sich im Standort keine Standortarrestanstalt, so werden die erforderlichen Zellen bei dem Truppenteil vorgesehen, sonst nur 2 Zellen für vorläufig Festgenommene. Fenster 2,0 m über Fußboden, 1 m breit, 0,75 m hoch mit Vergitterung. Türe in besonders fester Bauart. Heizung im Anschluß an die Zentralheizung. Das *Krankenrevier* liegt im Erdgeschoß mit besonderem Eingang. Beschreibung s. S. 239.

9. Wirtschaftsgebäude.

Ein Wirtschaftsgebäude besteht aus einem 2,50 m hohen Kellergeschoß, einem 4,0 m hohen Erd- und einen 4,0 m hohen Obergeschoß.

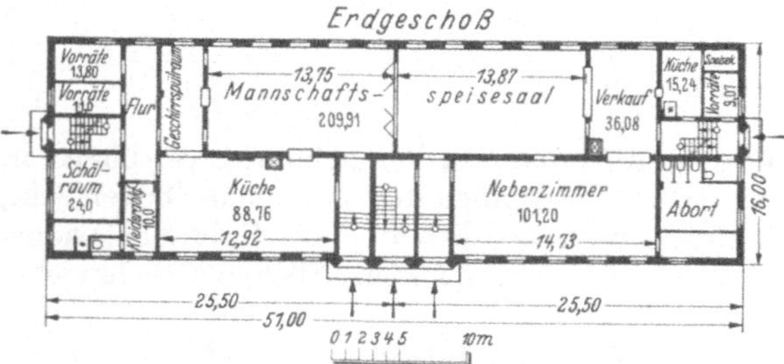

Abb. 6. Wirtschaftsgebäude.

Das *Kellergeschoß* wird zur Unterbringung der Kellerräume für die Truppenküche, die Kantine und die Familienwohnungen, die Waschküche mit Rollkammer für das Bataillon, einer Familienwaschküche mit Rollkammer, Aufbewahrungsräume für die Standortverwaltung und eines *Luftschutzkellers* für Familien ausgenützt.

Im *Erdgeschoß* liegen die Speisesäle und Nebenzimmer für die Mannschaften mit Abortanlagen, die Küche mit Spülraum, Vorratsräumen und einem Schälraum, Kleiderablage mit Bad und Abort, sowie der Verkaufsraum mit Küche, Vorratsräumen und Abort.

Im *Obergeschoß* befinden sich das Speisezimmer und Nebenzimmer für Unteroffiziere mit Kleiderablage und Abort und einer Speisenausgabe, ferner der Verkaufsraum und die Wohnung des Kantinenpächters. Weiterhin ein Unterrichtsraum für Offiziersanwärter zugleich Umkleideraum für nicht kasernierte Offiziere mit Vorflur, Abort und Duschraum, ein Musikproberaum und eine Kleinwohnung für Wärter usw.

Bis zu einer Verpflegungsstärke von 700 Köpfen werden ein, darüber hinaus zwei Wirtschaftsgebäude errichtet.

Die Größe des *Mannschaftsspeisesaals* wird für die halbe Mannschaftsstärke mit 0,75 qm Grundfläche für den Kopf bemessen.

Neben dem Mannschaftsspeisesaal liegt die *Küche,* so daß das Essen durch verschließbare Speiseausgabeöffnungen ausgegeben werden kann. Der *Geschirrspülraum* hat ebenfalls unmittelbare Verbindung mit dem Speisesaale; die Reinigung des Geschirrs besorgen Frauen in einem dreiteiligen Spültisch mit Kalt- und Warmwasseranschluß. Zum Sammeln der Speisereste ist ein Raum im Keller bestimmt. Das *Nebenzimmer* erhält etwa die halbe Größe des Speisesaales. Am Speisesaal und Nebenzimmer liegt der Verkaufsraum, mit ihnen durch breite verschließbare Verkaufsschalter verbunden.

Die Größe des *Unteroffizierspeisezimmers* wird für jeden Kopf der planmäßigen Stärke mit 1 qm Grundfläche bemessen. Die Speisen werden aus der Truppenküche durch einen Aufzug in die neben dem Speisezimmer liegende *Speisenausgabe* befördert, und von hier durch Ordonnanzen verteilt. Das *Nebenzimmer* hat ebenfalls die halbe Größe des Speisezimmers. Mit beiden Räumen durch Verkaufsöffnungen verbunden liegt der Verkaufsraum.

Die *Truppenküche* hat eine Größe von 60—100 qm, in ihr werden die Speisen für Unteroffiziere und Mannschaften zubereitet. Um den Küchenraum von Kohlenstaub und Asche möglichst frei zu halten, und größte Reinlichkeit zu erzielen, wird Kohlenfeuerung nur noch in Ausnahmefällen angewendet. Die Kessel werden in der Regel mit Dampf beheizt, und die Herde und Bratöfen mit Gas oder elektrischem Strom, Warmwasser wird durch Dampf bereitet.

Eine *neuzeitliche Küche* mit Dampf-Gasfeuerung enthält folgende Koch- usw. anlagen:

1 doppelwandiger Kochkessel für *Gemüse* und *Kartoffeln*. Innen- und Außenkessel aus Gußeisen. Hermetisch verschließbar, Deckel aus Aluminium, halbautomatischem Schwenkhahn für Kaltwasser, 1 Kartoffelkocheinsatz aus verzinktem Schmiedeeisen. Größe 200—750 Liter.

1 doppelwandiger Kochkessel für *Fleisch* und Suppen in gleicher Bauart. Größe 100 bis 450 Liter.

1 doppelwandiger Kochkessel für *Kaffee* wie vor, jedoch mit Innenkessel aus verzinntem Schmiedeeisen und losem Deckel, sowie 1 Kaffeesieb aus verzinntem Schmiedeeisen. Größen 150—700 Liter.

1 2teiliger *Fischkocheinsatz* aus verzinntem Schmiedeeisen.

1 *Etagenbratofen* für Gasheizung, 1—2 Röhren, 27 × 60 × 68 cm groß mit 2—4 Bratpfannen.

1 *Gasherd*, bis 350 Personen 110 × 190 cm, freistehend mit 2 Bratöfen je 60 × 80 cm und 2 offenen und 4 geschlossenen Kochstellen. Für mehr als 350 Personen 110 × 250 cm mit 2 Bratöfen 60 × 80 cm, 1 Wärmeschrank, 2 offenen und 6 geschlossenen Kochstellen. Dazu 2 Bratpfannen.

1 *Fischbratherd* für Gasheizung mit 2—4 Bratpfannen, 50 × 50 × 20 cm und Brateinsätzen.

Für *elektrische* Küchen sind bei den zur Zeit im Gange befindlichen Versuchen außer den Dampfkochkesseln nur elektrische Etagenbratöfen und Kippbratpfannen üblich. Herde sind zu vermeiden, weil sie besondere Kochgeschirre verlangen und unwirtschaftlich arbeiten.

Innenkessel aus Nickel haben sich nicht bewährt, zur Zeit sind Versuche mit Nirostakesseln im Gange, die jedoch wesentlich teurer sind.

Das Fassungsvermögen der Kochkessel wird im allgemeinen so festgesetzt, daß für je 100 zu beköstigende Mannschaften der Gemüsekessel 120 Liter, der Fleischkessel 60 Liter, der Kaffeekessel 50—100 Liter aufnehmen kann.

Der gesamte Kochbetrieb wird in der Regel durch Frauen besorgt, die von einem Küchenunteroffizier beaufsichtigt werden.

Es ist streng darauf zu achten, daß das Küchenpersonal saubere waschbare Kleidungsstücke, Schürzen und weißleinene Kopfbedeckungen trägt, an Händen und Armen keine eiternde Wunden oder Hautausschläge hat; auch Personen, die kleine Verbände tragen, sind so lange vom Küchenbetrieb auszuschließen, bis die Haut wieder in Ordnung ist. Das Küchenpersonal ist deshalb nicht nur vor Antritt seines Dienstes ärztlich zu untersuchen, sondern auch laufend — bei jeder Gelegenheit — auf seinen Gesundheitszustand zu kontrollieren.

Wegen der Gefahr der Bacillenträger s. S. 391f. Das Betreten des Küchenraumes durch Mannschaften, die nicht zum Küchenpersonal gehören, ist zu verbieten.

Aufgabe der Offiziere und Sanitätsoffiziere ist es, sich nicht nur von der Güte der Rohstoffe und des fertigen Essens, sondern auch durch persönliche Inaugenscheinnahme davon zu überzeugen, daß die Mannschaften und Unteroffiziere das Essen in warmem Zustande erhalten.

Kantine. Um den Unteroffizieren und Mannschaften die Möglichkeit zu geben, innerhalb der Kaserne zu wohlfeilen Preisen ihre Bedürfnisse an

Verbrauchs- und Lebensmitteln zu decken, wird im Wirtschaftsgebäude ein Kantinenbetrieb eingerichtet, dessen Verkaufsräume in unmittelbarer Verbindung mit den Speisesälen und Nebenzimmern für Mannschaften und Unteroffiziere stehen müssen. Der Kantinenbetrieb wird in der Regel von der Truppe, dessen Privatsache die Kantine ist, verpachtet.

Eingehende, ständige Überwachung der Verkaufs- und Vorratsräume hinsichtlich der Sauberkeit und der feilgebotenen Nahrungsmittel seitens des Truppenteils und des Truppenarztes auf Güte und Wohlfeilheit ist unbedingt erforderlich, insbesondere ist die häufig auftretende *Fliegenplage* nachdrücklich zu bekämpfen, um Krankheitsübertragungen zu verhüten.

10. Offiziersheim.

Offiziersheime sollen der Verpflegung und Erholung der Offiziere dienen, doch werden in ihnen auch dienstliche Zusammenkünfte abgehalten. Sie enthalten dementsprechend Räume, die für gesellige und dienstliche Zwecke bestimmt sind, und Räume, die für die Bewirtschaftung erforderlich sind. Zur ersteren Gruppe gehören unter anderem:

1 *Speisesaal.* Größe bis 25 Tischteilnehmer 60 qm, für jeden weiteren Kopf 1,5 qm. Im Anschluß ein Musikraum.

Nebenzimmer. Gesamtfläche einschließlich Bücherei darf die Grundfläche des Speisesaales nur überschreiten, soweit diese Grundfläche zur Gewährung einer durchschnittlichen Zimmergröße von 25 qm nicht ausreicht.

1 *Sitzplatz* im Freien von $^1/_3$—$^1/_2$ der Speisesaalgröße. Überdachung ist zulässig, doch dürfen hinter dem Sitzplatz liegende Räume nicht verdunkelt werden.

1 Kleiderablage, 1 Abortanlage mit Waschbecken.

Zur zweiten Gruppe gehören unter anderem:

1 *Anrichte* (18—25 qm).

1 *Küche,* mindestens 30 qm, mit Speisekammer, Vorratsräumen und Kellern.

1 *Wohnung* für den Wirtschafter und seine Bediensteten.

Aborte für Betriebspersonal, Ordonnanzen und Musiker.

1 Bad, Räume für den Rechnungsführer.

Auf Wunsch der Truppe kann der im Obergeschoß etwa verfügbar bleibende Raum zu einer oder mehreren Leutnantswohnungen ausgenutzt werden.

Im Keller kann bei vorliegendem Bedürfnis ein Raum mit einer automatischen Kühlanlage versehen werden.

Die bauliche Ausführung der Offiziersheime muß gediegen, aber einfach sein. Die dem geselligen Verkehr dienenden Räume dürfen Stabfußboden oder Linoleumbelag erhalten. Der Speisesaal darf mit einer 1,50 m hohen, die Kleiderablage mit einer 2,0 m hohen Wandbekleidung aus Holz ausgestattet werden. Die lichte Höhe der Zimmer ist im allgemeinen auf 3,50—3,80 m zu bemessen. Der Speisesaal kann eine größere, seinen Längen- und Breitenabmessungen angepaßte Höhe erhalten. Für gute *Lüftungsvorrichtungen* in allen Räumen, besonders im Speisesaal und Musikraum ist Sorge zu tragen. Eine ausreichend große Gartenanlage dient der Erholung im Freien.

11. Familienhäuser.

Für verheiratete Unteroffiziere, Beamte und Offiziere werden Familienhäuser errichtet, und zwar abgetrennt von der Kasernenanlage, um Krankheitsübertragungen zu verhüten.

Die Wohnungen bestehen aus Wohn- und Schlafzimmern, einer Küche mit Speisekammer, einem Bad mit Abort und einem Flur, sowie Keller und Bodenräumen. Wohngeschosse 3,10 m Geschoßhöhe.

Die Größe der Wohnungen ist in der Dienstwohnungsvorschrift festgelegt, nach der die Gesamtfläche der Stuben betragen darf: bei 2 Stuben 37 qm, bei 3 Stuben 50 qm.

Die *Küchen* (10—13 qm) werden mit einem Herd für Kohlen und Gasfeuerung oder auch für elektrischen Strom ausgestattet. Der Ausguß darf mit Spülabteil versehen sein usw.

Eine *Waschküche* wird für 6—8 Familien eingerichtet.

Familienhäuser werden als Einzel- oder Reihenhäuser errichtet und sollen nicht mehr wie 6 Familien an einem Treppenhaus enthalten. Bei Familienhäusern sind Gärten in bescheidenem Ausmaß anzulegen.

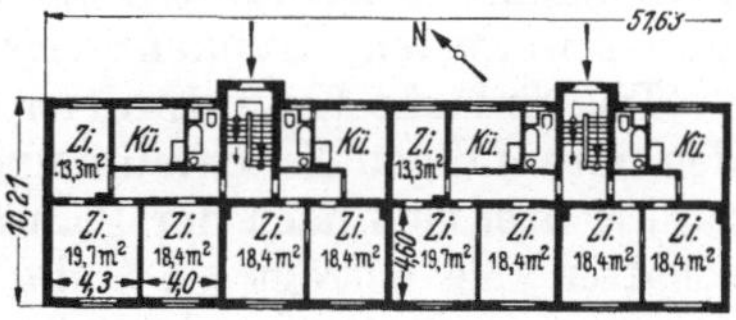

Abb. 7. Familienhaus.

II. Krankenunterkunft und Lazarettbau[1].

Mit 20 Abbildungen.

Die vorhergehenden Abschnitte geben einen Überblick von der Unterkunft des *gesunden* Soldaten. Viele Menschen auf engem Raum schaffen ansteckenden Krankheiten günstige Übertragungsmöglichkeiten und leisten der Verbreitung von Ansteckungen Vorschub. Diesen Gefahren zu begegnen ist Aufgabe der Truppenhygiene! Hochwertige leistungsfähige *Krankenunterkünfte* sind hierfür Bedingung. Die F.S.O. sah für Standorte mit 600 Soldaten und mehr ständige Belegung ein Lazarett vor. Zahlreiche kleine *Lazarette* mit 25—30 Betten wurden nach dieser Bestimmung gebaut. In Größe und Ausstattung entsprachen diese Bauten den Forderungen ihrer Zeit. Dem Kranken boten sie zweckmäßige Unterkunft. Einfache Gestaltung der Operations-, Verband-Laboratoriums- usw. Räume genügte den Ansprüchen bis zur Jahrhundertwende. Heute werden höhere Forderungen gestellt. Sie sind in *kleinen Lazaretten* nicht zu erfüllen, will man nicht unwirtschaftliche Gebilde schaffen. Eine Brücke zwischen dieser neuzeitlichen Forderung und der alten, aus bewährten militärischen Bedürfnissen heraus geschaffenen Bestimmung, schlägt die neugeschaffene Form der *erweiterten Krankenreviere* — bei der Luftwaffe noch unterteilt in mittlere und große Krankenreviere — für Standorte ohne Lazarette. Bei der Verkleinerung des Heeres sind 1920 vielfach kleine Garnisonlazarette ganz oder teilweise, je nach der erforderlichen Größe, zu erweiterten Krankenrevieren umgestaltet. Für die Truppe hat diese Form der Krankenunterbringung den Vorteil, *schnelle und sachgemäße Krankenversorgung im Bereich des eigenen Verbandes* sichergestellt zu wissen und Verlegung in *Zivilkrankenhäuser* oder *auswärtige Lazarette* auf ein Mindestmaß beschränkt zu sehen, dem Truppenarzt bleibt die Möglichkeit, einen wesentlichen Teil seiner Kranken in eigener Betreuung zu behalten und somit seine Stellung zur Truppe als ihr gesundheitlicher Berater und Helfer auf das Vertrauen zu ihrem Arzt aufzubauen.

A. Die Krankenreviere.

Für den ärztlichen Dienst bei der Truppe sind Krankenreviere vorgesehen. In ihnen erfolgt die laufende Versorgung der bei der Truppe verbleibenden Kranken. Im *Heere* sind zwei Arten von Krankenrevieren zu unterscheiden:

1. Die *einfachen* Krankenreviere.
2. Die *erweiterten* Krankenreviere.

Bei der *Luftwaffe* hat sich die Notwendigkeit ergeben, die erweiterten Reviere noch zu unterteilen, an ihrer Stelle sind dort vorgesehen:

---

[1] Von O. Schröder-Berlin.

mittlere Krankenreviere (den erweiterten Revieren des Heeres entsprechend) und *große* Krankenreviere.

Das *einfache Krankenrevier* ist bei jedem Bataillon, jeder Abteilung usw. vorhanden. In Standorten ohne Lazarett ist *ein* Krankenrevier des Standortes zum erweiterten Krankenrevier ausgebaut.

Das einfache Krankenrevier hat einen Untersuchungsraum, einen Arztraum, den notwendigen Nebenraum und ein oder mehrere Krankenstuben. Die Bettenzahl richtet sich nach der Planstärke der Truppe an Unteroffizieren und Mannschaften; sie beträgt 1,5% der Kopfstärke.

Das *erweiterte Krankenrevier* ist umfangreicher; wie bereits erwähnt, ist es bei Altbauten oft in früheren Garnisonlazaretten oder wenn sie nicht verfügbar

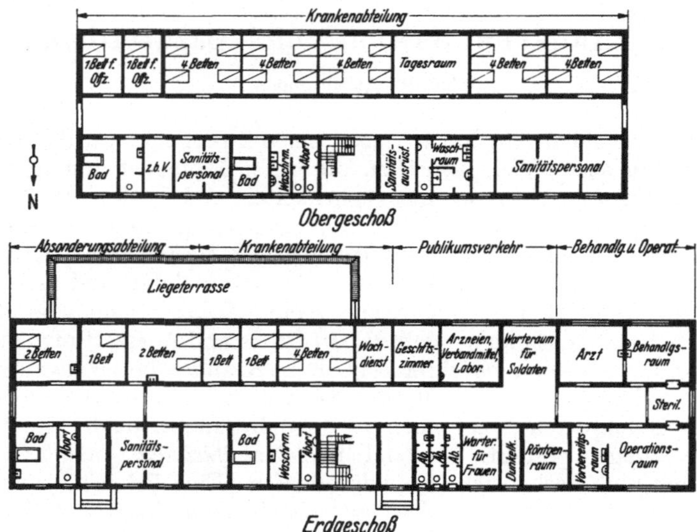

Abb. 1. Grundrißzeichnung eines großen Krankenreviers.

waren, in einem möglichst abseits der Truppenunterkunft gelegenem, geeignetem Gebäude untergebracht. Bei Neubauten wird grundsätzlich ein eigener Bau vorgesehen. Die Ausstattung dieser Gebäude, der alten wie der neuen, kann mit Recht als lazarettähnlich bezeichnet werden.

Der *Umfang* eines erweiterten Krankenreviers ist wie folgt bestimmt:

2 oder mehrere *Krankenräume,* die zusammen so groß sind, daß darin bei einem durchschnittlichen Luftraum von 22,4 cbm je Kopf, 3% der Planstärke an Unteroffizieren und Mannschaften der Truppe, für die es zugleich Krankenrevier ist, und 1,5% der Planstärke an Unteroffizieren und Mannschaften der übrigen Truppen, Stäbe usw. untergebracht werden können. Wohnfläche sind je nach der lichten Geschoßhöhe von 3,20—3,50 m je Kopf 7—6,4 qm je Kopf vorhanden.

Vorgesehen sind ferner: 1 Untersuchungs- und Behandlungsraum zu 25 qm, 1 Arztraum zu 20—25 qm, 1 Warteraum für Soldaten zu 15 qm, 1 Warteraum für Frauen und Kinder zu 15 qm, 1 Tagesraum für nicht bettlägerige Kranke zu 25—30 qm, Bade- und Waschraum, Aborte, Kasernenquartier für Sanitätspersonal.

Das *Untersuchungs- und Behandlungszimmer* wird mit Wasser- und Gasanschluß, Steckdosen für Licht- und Kraftstrom ausgestattet. Es ist für Vornahme kleinerer chirurgischer Eingriffe, zu Röntgenuntersuchungen unter Verwendung tragbarer Geräte, für elektrophysikalische Behandlungen usw. vollauf geeignet. Besonderer Erwähnung bedürfen hier die schon vorher genannten großen Krankenreviere der *Luftwaffe.* Die abgeschiedene Lage mancher Fliegerhorste, weitab von Standorten und ihren Lazaretten, ungünstig gelegen zu Land- usw. Krankenhäusern, erfordert besondere Vorkehrungen. Der Soldat der

Luftwaffe muß die Sicherheit haben, daß auf dem Flughafen, wenn seine, ihm selbstverständliche Pflichterfüllung Schaden bringt, für ihn hinreichend gesorgt ist. Hieraus ergibt sich die Forderung, die Krankenreviere noch lazarettähnlicher auszustatten, als es die erweiterten Reviere sind. Neben dem Untersuchungs- und Behandlungsraum ist ein *Operationsraum* mit dem dazu erforderlichen Sterilisier- und Vorbereitungsraum, ein *Röntgenzimmer* mit Dunkelkammer und ein Arznei- und Verbandmittelraum (zugleich Laboratorium) vorgesehen. Größere chirurgische Eingriffe, wie sie die Unfallchirurgie erfordert, können hier sachgemäß vorgenommen werden. Zur Versorgung ansteckend Kranker oder Ansteckungsverdächtiger erhalten die großen Krankenreviere noch zusätzlich zu ihrer Bettenzahl eine *Absonderungsabteilung* mit 2—3 Krankenzimmern und dem erforderlichen Nebenraum (Abb. 1).

B. Die Lazarette.

Die Größe der Lazarette wurde im Heere seit Bestehen eines geordneten Lazarettwesens aus der Stärke der Standorte errechnet. Das Lazarettreglement

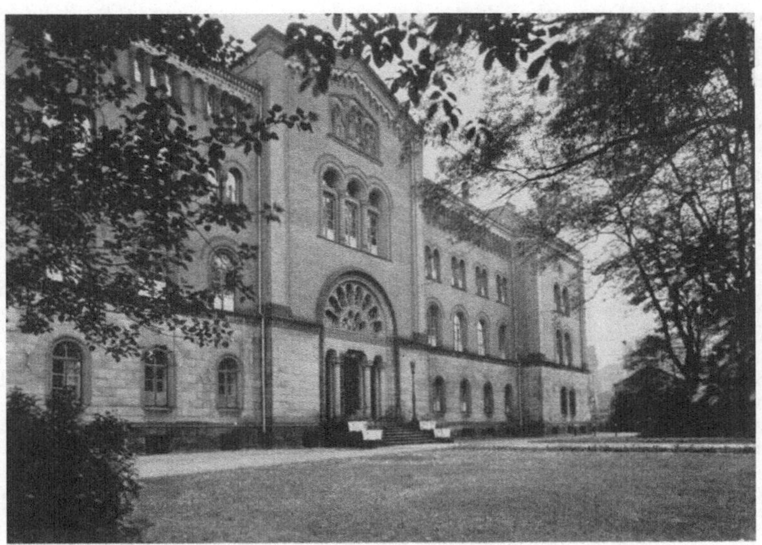

Abb. 2. Standortlazarett Hannover (Baubeginn 1842).

von 1825 bestimmt für je 15 Mann der Garnison ein Lazarettgelaß, d. h. eine Normalkrankenzahl von $6^2/_3$%. Durch Erlaß vom 26. Januar 1868 wurde die Normalkrankenzahl auf 5% herabgesetzt, durch Erlaß vom 10. Januar 1885 erfolgte eine weitere Herabsetzung auf 4%. Diese Zahl ist bis heute beibehalten.

Die *Entwicklung des Krankenhauswesens,* die ärztlichen Forderungen nach Fachabteilungen, die Abkehr vom Bau kleiner Krankenhäuser waren auch für das Lazarettwesen der Wehrmacht von entscheidender Bedeutung.

Auf Lazarette größerer Standorte werden umliegende kleinere angewiesen, die größeren Lazarette erhalten Sonderabteilungen für bestimmte kleinere Fachgebiete, eine Unterteilung in eine Abteilung für innerlich Kranke und eine für chirurgisch Kranke findet sich auch im kleinsten Lazarett. Die Bettenzahl eines Lazaretts wird wie folgt errechnet: aus dem Standort selbst 4%, aus den Standorten, die auf das Lazarett angewiesen sind, 2% der Sollstärke.

Die Normalkrankenzahl von 4% der Sollstärke stellt nicht den tatsächlichen *Krankenbestand* in den Lazaretten dar. Dieser schwankt nach den aus den Jahren 1880—1935 vorliegenden Zahlen zwischen 1,7 und 3% im Jahresdurchschnitt. Trotzdem ist es notwendig, an der Zahl von 4% festzuhalten, da für *Massenerkrankungen* und *Seuchen* verfügbarer Raum vorhanden sein muß. Die Wirtschaftlichkeit der Lazarette leidet unter diesem Gesichtspunkt nicht. Nach den jetzt anerkannten Grundsätzen ergeben sich für Lazarette der Wehrmacht folgende Größen: Lazarette zu 100, 150, 200, 250, 300, 400—500 Betten. Größere Lazarette sind nicht zweckmäßig, der Betrieb solcher Anstalten wird — vom militärischen Standpunkt aus betrachtet — zu unübersichtlich.

Die Gestaltung eines Krankenhauses folgt dem ärztlichen Können. Der Stand ärztlicher Kunst eines Landes spiegelt sich im *Krankenhausbau* wieder. Ein Rückblick auf die letzten 100 Jahre deutschen Krankenhausbaus möge dies beweisen.

Vor 100 Jahren. Hygiene, Bakteriologie, Technik sind aufblühende Forschungsgebiete, die neue Wege gehen, in ihren Erkenntnissen noch nicht Allgemeingut der Ärzte, geschweige des Volkes sind. Den Ärzten jener Zeit waren die Heilkräfte der Natur bekannt, sie wußten sie zu nutzen. Diesem Stande ärztlichen Könnens entsprachen die Krankenhäuser. Eine hochentwickelte Baukunst schuf Bauten von *monumentaler* Wirkung (z. B. Standortlazarett *Minden i. W.* und *Hannover*). 4—5 m hohe, helle nach Süden gelegene Krankenräume für 6—8 Kranke. Arzt- und Untersuchungszimmer, einige Bäder und die erforderlichen Nebenräume genügten. Gepflegte Gartenanlagen mit ausreichendem Aufenthaltsraum für die Kranken umgaben das Gebäude. Das Wesen der übertragbaren Erkrankungen war nicht klar erkannt, man sonderte wohl Pest, Cholera und einige andere Seuchen ab, wie die Namen Pesthäuser usw. noch besagen, aber die zahlreichen anderen, heute als übertragbar bekannten Krankheiten, trennte man von den übrigen Kranken nicht ab. So finden sich aus dieser Zeit einheitliche, nicht unterteilte Gebäude (Abb. 2).

Vor 50 Jahren. Hygiene, Bakteriologie, Technik haben sich entfaltet. Das Wesen der Krankheitsübertragung ist bekannt und hat zu einer „Bakterienfurcht" geführt. Die Nutzanwendung für den Krankenhausbau blieb nicht aus. Zusammengefaßte Bauweise wird abgelehnt, weitgehendes Auseinanderziehen der Bauten gefordert. Die *„Krankenzerstreuung"* findet im *Pavillonstil* ihren beredten Ausdruck. Schönheit der Form tritt hinter dem für notwendig erachteten *Zweckbau* zurück. Als Zeugen jener Zeit finden sich, dem raschen Wachsen der Städte gleichlaufend, zahlreiche Krankenhäuser im schmucklosen Baustil. Verstreut in reichlich bemessenem Gelände stehen Pavillon an Pavillon. Große von Osten und Westen beleuchtete Säle für 20—30 Kranke, einige kleine Zimmer für Schwerkranke und Sterbende, ein Arzt- und Untersuchungszimmer, Schwesternzimmer, Teeküche und Nebenräume bilden den einzelnen Bau (Abb. 3 u. 4).

Operationssäle, Laboratorien und Röntgenräume werden in besonderen Gebäuden untergebracht. Die Bauweise erfüllt die Forderung, die Kranken in kleine Gruppen zusammenzufassen, und die Gefahr von Krankheitsübertragungen auf ein Mindestmaß herabzudrücken. Nachteile stellten sich ein. Die Beförderung der Kranken zu und von den Operationssälen barg Gefahren in sich, die Krankenversorgung und Überwachung war erschwert, der Wirtschaftsbetrieb umständlich. Diese Erfahrungen führten zur Umkehr.

Jetztzeit. Vom Pavillonstil kam man erneut zur zusammenfassenden Bauweise. Die Wege, Ansteckungen zu verhüten, waren bekannt. Sie forderten keine weit verstreuten Gebäude mehr. Ein straff zusammengefaßter Betrieb konnte gleiches erreichen. Unter diesem Gesichtspunkt erstanden neue Bauten mit 4—5 und mehr Geschossen bis herauf zum Hochhaus.

Für militärische Bauten ist das *Hochhaus* abzulehnen. Mehrere Gründe zwingen dazu: Einmal ist in Deutschland das Wohnen in Hochhäusern nicht üblich, wenn somit dem gesunden Menschen der Anblick seiner Umwelt aus großer Höhe etwas Ungewohntes, Fremdes, Beklemmendes ist, wird er es dem kranken, empfindsamen Menschen in noch höherem Maße sein. Er wird in Krankenräumen, die in großer Höhe liegen, das Erdgebundene vermissen und nicht die seelische Ruhe finden, die zur Gesundung unentbehrlich. Weiter fordern Luftschutzgründe eine niedere Bauweise. Aber auch nach der anderen Seite hat der neuzeitliche Lazarettbau Grenzen, ein zu starkes Herabgehen in der Zahl der Geschosse oder ein Auflösen in Einzelbauten würde untunlich sein und ein Zurückfallen in alte Fehler bedeuten. Die Baumassen würden wesentlich vermehrt, das Freigelände stark eingeschränkt, Gestehungs- und Unterhaltskosten gesteigert. Alles in allem würden die Nachteile des Pavillonstils wieder in Erscheinung treten.

Aus diesen Erwägungen heraus ist für Neubauten eine Bauform entwickelt, die zwischen den Grenzen nach oben und unten einen Mittelweg sucht und damit die *ärztlichen* und *militärischen* Forderungen am besten erfüllt.

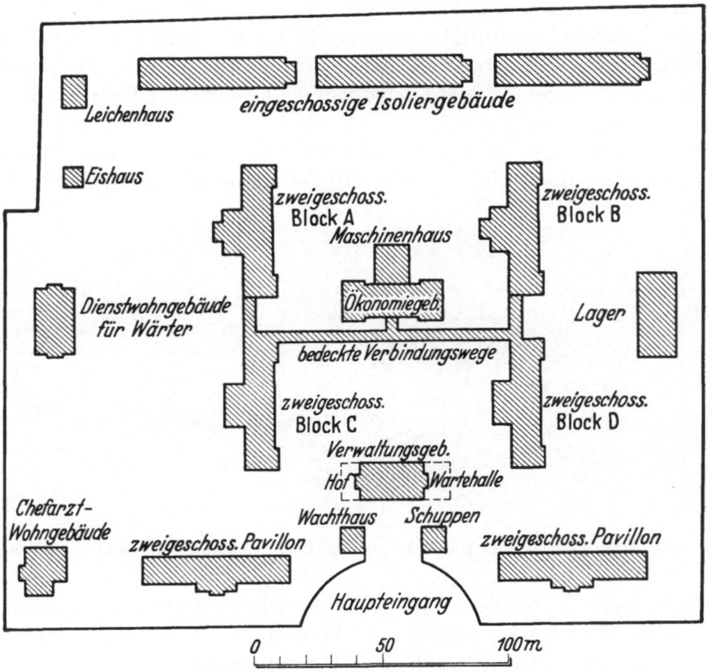

Leichenhaus
eingeschossige Isoliergebäude
Eishaus
zweigeschoss. Block A
Maschinenhaus
zweigeschoss. Block B
Dienstwohngebäude für Wärter
Ökonomiegeb.
Lager
bedeckte Verbindungswege
zweigeschoss. Block C
zweigeschoss. Block D
Verwaltungsgeb.
Hof
Wartehalle
Chefarzt-Wohngebäude
Wachthaus
Schuppen
zweigeschoss. Pavillon
zweigeschoss. Pavillon
Haupteingang
0
50
100m

Abb. 3. Lageplan Standortlazarett Tempelhof (Baubeginn 1878).

2 Betten
3 Betten
Wärter
Sitzplatz und Liegehalle
15 Betten
134,81 m²
Flur
Vorraum
Bad
Abort

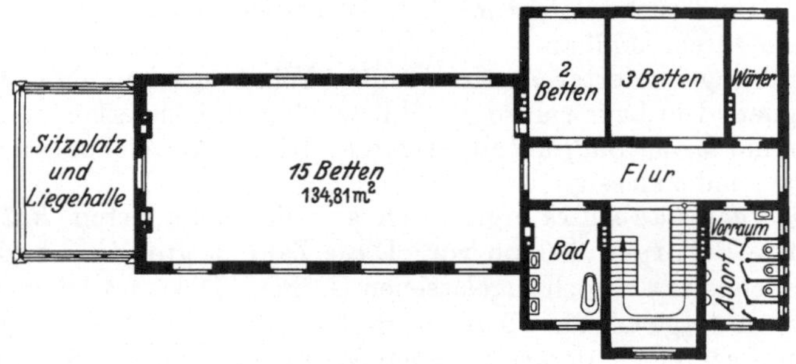

Abb. 4. Krankenbaracke um 1900.

Die Höhe des Gebäudes ist von der Bettenzahl des Lazaretts, dem für das Gelände festgelegten städtischen Bebauungsplan und den militärischen Forderungen abhängig.

Im allgemeinen wird für ein Lazarett von 100 Betten mit zweigeschossiger, von 100—200 Betten mit dreigeschossiger Bauweise allen Wünschen gerecht zu werden sein. Bei größeren Lazaretten ist nicht zu umgehen, Teile des Hauptgebäudes vier-, auch fünfgeschossig aufzuführen (Abb. 5).

a) Die Wahl des Platzes. Der Auswahl des geeigneten Platzes für ein Lazarett kommt besondere Bedeutung zu. Die ausschließlich ärztlichen Forderungen:

geeigneter Baugrund, einwandfreie Wasserversorgung und Abwässerbeseitigung, klimatisch und landschaftlich gute Lage müssen mit den *militärischen Forderungen:* günstige Lage zu den Truppenunterkünften unter Wahrung der nötigen Sicherheit bei *Luftgefahr,* guter Anschluß an die Hauptverkehrswege und öffentlichen Verkehrsmittel in Einklang gebracht werden. Hier entstehen heute mehr denn je Schwierigkeiten, die oft nur durch Verzichte auf einer oder der anderen Seite zu lösen sind.

Unbedingt erreicht werden muß bei jeder Bearbeitung der Bauplatzfrage, daß Industriebetriebe, Bahnhöfe, umfangreiche Gleisanlagen, die das Ziel von *Luftangriffen* werden können, mindestens 800—1000 m von den Lazaretten entfernt bleiben, ebenso ist es nicht erwünscht, Kasernen näher als 5—600 m an Lazarette heranzubauen.

Eingehende Prüfung des *Baugrundes* muß dem Erwerb des Platzes vorhergehen. Der Boden darf nicht stark lehmhaltig sein. Er soll gut durchlässig

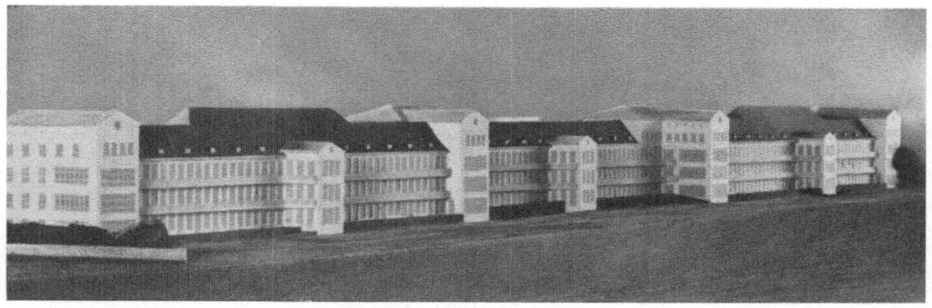

Abb. 5. Neubau Standortlazarett Hamburg (450 Betten). Entwurf: Architekt DISTEL-Hamburg.

sein, um schnelles Versickern der Niederschlagswässer zu ermöglichen und möglichst keine Wasseradern führen. Ehemalige Schutt- und Kehrichtabladeplätze sind ungeeignet (S. 139). Hoher Grundwasserstand erfordert besondere Beachtung, wenn möglich sind solche Gelände abzulehnen, ist dies aus Mangel an besseren Grundstücken nicht möglich, ist besonders sorgfältige Isolierung der Grundmauern unvermeidbar.

Nebel und ungehinderter Zustrom rauher Winde machen einen Platz gleichfalls ungeeignet. Die Lage soll so gewählt werden, daß sie erlaubt, einen *Hauptkrankenblock* mit *langer Südfront* zu errichten. Kleine Abweichungen nach Südost und Südwest sind zulässig.

Die *Größe des Bauplatzes* ergibt sich aus der geforderten *Bettenzahl.* Die F.S.O. sieht je Bett rund 200 qm vor. Diese Zahl ist groß im Vergleich zu den im Zivilkrankenhausbau noch zugelassenen Größen. Die staatlichen Vorschriften lassen ein Heruntergehen auf 75 qm je Bett zu. Für die Wehrmacht sind beim Neubau von Lazaretten derart niedrige Werte aus folgenden Gründen nicht tragbar:

1. Die Größe der Neubauten ist aus der augenblicklich vorhandenen *Kopfstärke* ermittelt, mit Erhöhung dieser Stärken an manchen Stellen muß gerechnet werden. Bei starker Beschränkung der Platzgröße werden später notwendige Erweiterungen unmöglich, kostspielige Neubauten erforderlich. Sind 200 qm je Bett zugrunde gelegt, ist ein Absinken dieses Wertes auf 180—150 qm je Bett tragbar.

2. Ein ausreichend großer *Krankengarten* mit Turn- und Spielplatz ist für ein Lazarett unentbehrlich. Der Soldat im Lazarett kann nicht wie der Sozialversicherte baldmöglichst vom Krankenbett in häusliche Pflege entlassen

werden, er muß durch Bewegungsspiele im Freien, durch planmäßige sportliche Übungen so weit gestählt werden, daß er — wenn vielleicht zunächst auch beschränkt — im Truppendienst Verwendung finden kann. Hieraus erwächst die Notwendigkeit, dem Ausbau des Krankengartens rechtzeitig besondere Aufmerksamkeit zuzuwenden, z. B. durch Bodenverbesserung, Beginn einer Bepflanzung mit schnellwachsenden Bäumen wie Pappeln und Kastanien während der Bauzeit.

b) Die Gestaltung der Lazarettanlage. Die Größe des Lazaretts bedingt die Gestaltung der Anlage. Eine bestimmte Grundform muß allen Lazaretten eigen bleiben. Es ist nicht nötig, sie so einprägsam zu wiederholen, wie die Bauten gegen Ende des vergangenen Jahrhunderts es taten, nicht so, daß in

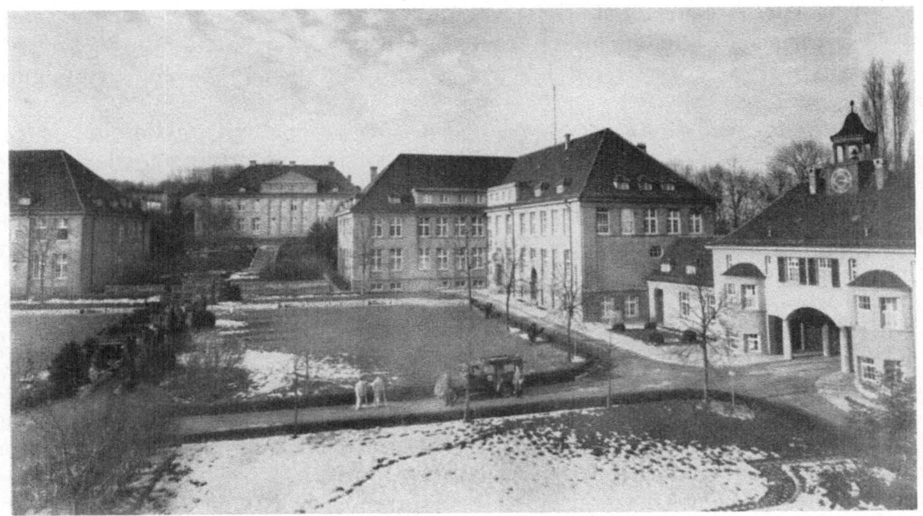

Abb. 6. Standortlazarett Ulm a/D. (Baubeginn 1913).

einem Ort unter vielen Gebäuden auch von dem weniger Erfahrenen der schmucklose, rote Backsteinbau des ehemaligen Garnisonlazaretts mit Sicherheit herausgefunden wurde, ein Bau, der als reiner *Zweckbau* errichtet wurde.

Hier war eine Änderung nötig und bereits vor dem Weltkrieg erkannt und bei Neubauten durchgeführt (z. B. Standortlazarett *Ulm a. D.*, Abb. 6).

Es ist heute die Aufgabe, auf diesem Wege mit klarer Zielsetzung fortzuschreiten, auch im Lazarettbau gibt es Moden, Künsterlaunen, sie von dem, was neu ist und Bestand haben wird, zu unterscheiden, was aus dem *öffentlichen Krankenhausbau* für die *Militärlazarette* von Wert rechtzeitig zu erkennen, was die Militärlazarette abweichend von anderen Krankenhäusern brauchen festzulegen, das sind die Aufgaben, die Baumeister und Arzt jetzt mehr denn je zusammenführen und zu gemeinsamer Arbeit verpflichten. Eine bestimmte Grundform in der Gestaltung bedingt auch diese Art der Erfassung der Aufgabe unvermeidbar. Es muß aber erreicht werden, daß ein Lazarett nicht als Fremdkörper in seiner Umgebung wirkt, als Krankenanstalt soll und muß es kenntlich bleiben. Das Einfühlen in die Bauweise der Umgebung kann viel dazu beitragen, den Bau ortsgebunden zu gestalten. Hier müssen Baumeister und Arzt vor der Entwurfsbearbeitung sich mit der Bauweise von Stadt und Land vertraut machen, aus ihr Anregungen schöpfen, die in der Bearbeitung der äußeren Form des Lazaretts ihren Ausdruck finden. Es können Klinker-Putz-Werksteinbauten, die einer Gegend oder Stadt die eigene Prägung geben, wertvolle Anregungen für die Bauausführung sein und das Lazarett zu einer Bereicherung und Verschönerung des Stadtbildes werden lassen.

Es muß einer *späteren Auflage* dieses Buches vorbehalten bleiben, durch geeignete Beispiele an jetzt *im Bau befindlichen Lazaretten* diese Ausführungen durch Abbildungen zu belegen.

Die heute gültige Anschauung, für Krankenzimmer vorzugsweise die Südlage vorzusehen, zwingt der Bauplanung — wie schon erwähnt — eine bestimmte Grundform auf:

Ein *langgestreckter Hauptbau* mit den Krankenzimmern nach Süden, den Treppen, Fluren, Nebenräumen usw. nach Norden bildet das Kernstück, ihm legt sich an der Nordseite ein *Behandlungs- und Verwaltungsflügel* an, in Größe und Gestalt von der Größe des Lazaretts abhängig.

Küche, Wäscherei und Heizung werden zur Vermeidung von Geruchsbelästigungen zweckmäßig in einem oder mehreren *Sondergebäuden* untergebracht. Ein *unterirdischer Gang* vom Küchen- zum Hauptgebäude sichert eine gute Beförderung der Speisen.

Um weitgehendste *Absonderungsmöglichkeiten* zu schaffen, erhalten die *Seitenflügel* des Hauptgebäudes eigene Zugänge, so daß Unterteilung oder andere Zusammenfassung der Krankenabteilungen möglich wird, die einzelnen Unterteilungen aber durch entsprechende Anordnung der Nebenräume für sich lebensfähig sind. Der Chefarzt hat so die Möglichkeit, je nach Art der Krankenzugänge eine Verteilung der Kranken nach Krankheitsgruppen getrennt, durchzuführen. Der Vorteil dieser gleitend gestalteten Form der Absonderung besteht darin, sie jederzeit den augenblicklichen Erfordernissen anpassen, Verlegungen der Kranken innerhalb des gleichen Hauses durchführen zu können und die Betreuung aller Kranken ärztlich und wirtschaftlich in einem Hause zu ermöglichen. Ein Verschleppen von Krankheitserregern ist bei dieser Form der Absonderung ebenso vermeidbar, wie bei der schärferen Trennung durch einzeln stehende Absonderungshäuser.

Wo die Größe des Lazaretts es ratsam erscheinen läßt, bestehen gegen den Bau eines eigenen *Absonderungshauses für besondere Zwecke* neben der eben erörterten Absonderungsmöglichkeit im Hauptgebäude keine Bedenken, jedoch kann dieses Haus in seinen Abmessungen klein gehalten werden, d. h. für ein Lazarett zu 400 Betten würde ein Absonderungshaus für 10—15 Betten vollauf genügen.

Dem *Krankengarten* mit Turn- und Spielplatz gehört neben dem Hauptkrankengebäude die beste Lage. Sie ist am leichtesten zu erhalten, wenn der Garten vor die Südfront des Hauptgebäudes gelegt und dieses soweit als möglich nach Norden gerückt wird, für die Krankenzimmer erhält man so eine freie, schöne Lage, für den Krankengarten die notwendige Besonnung.

Absonderungshäuser, Wirtschaftsgebäude, Kraftwagenhalle und Leichenhaus finden auf der Nordseite geeignete Plätze. Der beigefügte Lageplan gibt einen Anhalt für zweckmäßige Anordnung der Gebäude (Abb. 7).

c) Die Krankenzimmer. Im *Krankenraum* soll sich der Kranke wohl fühlen, Ruhe und entsprechende Umgebung finden. Zuviel Menschen in einem Raum mit den verschiedensten Wünschen und Bedürfnissen stören einander. Große Krankensäle mit 10, 20 und mehr Betten, wie sie die Krankenhäuser im Pavillonstil zeigen, werden in der Neuzeit abgelehnt. 1 und 2 Bettenzimmer für Schwerkranke. 4 und 6 Bettenzimmer für die Masse der Kranken sind zweckmäßig (Abb. 8, 9, 10). Dabei muß in Kauf genommen werden, daß die Versorgung und Überwachung der Kranken durch die Verteilung auf viele Räume erschwert wird. Erleichtert wird sie durch die heute zu großer Vollkommenheit entwickelten Lichtrufanlagen, die ein schnelles Erreichen von Pflegepersonal, wo auch immer es auf den Krankenabteilungen sich aufhalten mag, gewährleisten. Über all den möglichen Schwierigkeiten stehe aber stets das Wort „Salus aegroti prima lex esto", so werden auch hier die Schwierigkeiten gemeistert werden.

Die Vorschriften der F.S.O. sehen je Krankenraum 37 cbm *Luftraum* vor. Das ergab bei der früher geforderten Raumhöhe von etwa 4 m eine Bodenfläche von rund 9 qm je Bett. Die neuzeitliche Bauweise lehnt große Zimmerhöhen

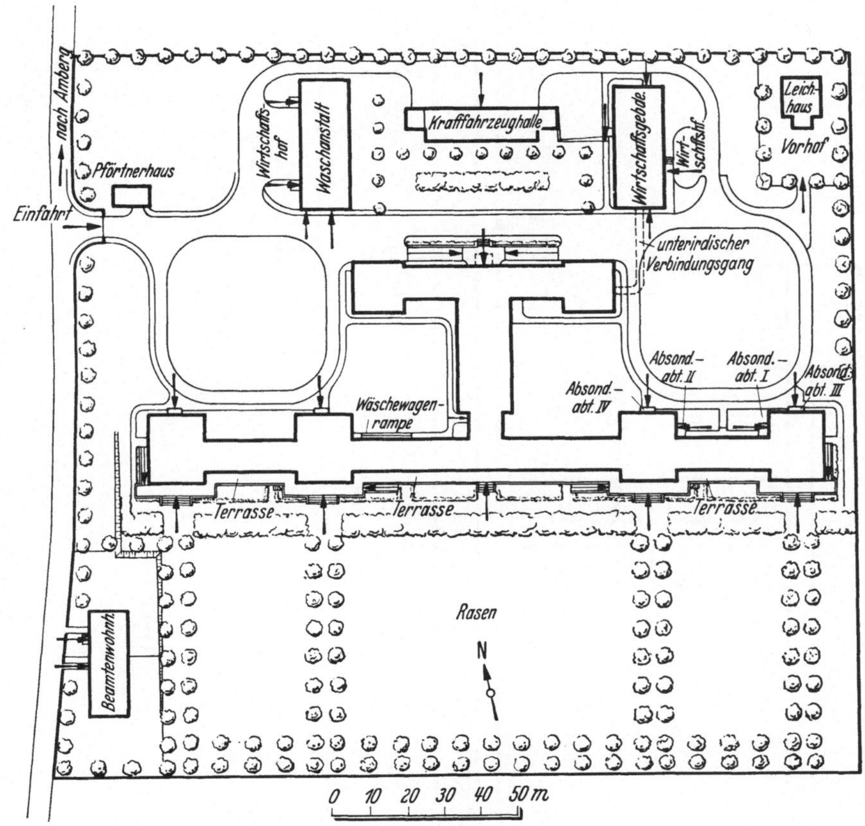

Abb. 7. Lageplan eines neuzeitlichen Standortlazaretts. Entwurf: Heeresbauverwaltungsabteilung des Reichskriegsministeriums.

ab, sie bieten heizungstechnisch erhebliche Nachteile und geben vor allem in kleineren Räumen diesen ein unwohnliches Ansehen. Durchschnittlich werden heute lichte Höhen von 3,30—3,50 m gewählt. Bei einem Luftraum von ungefähr 35 cbm je Bett stehen 10 qm Bodenfläche zur Verfügung. Diese Verschiebung der Werte ist von Bedeutung. Der Raum wird in der Grundfläche größer und dadurch in der Raumwirkung günstiger. Der größere Bodenraum kommt der Gestaltung des Krankenzimmers zugute. Betten, Tisch und Stühle lassen sich weitläufiger aufstellen, eine zu Zeiten großen Krankenzugangs vorübergehend notwendige Überbelegung leichter durchführen, da je nach der Größe der Zimmer ein oder zwei zusätzliche Betten ohne Schwierigkeiten einzufügen sind, ausreichender Luftraum bleibt hierbei gewahrt; der preußische Ministerialerlaß vom 30. 3. 25 in seiner Neufassung vom 12. 1. 33 läßt ein Heruntergehen auf 25 cbm Luft- und 7,5 qm Bodenraum je Bett in Mehrbettenzimmern für zivile Krankenanstalten zu.

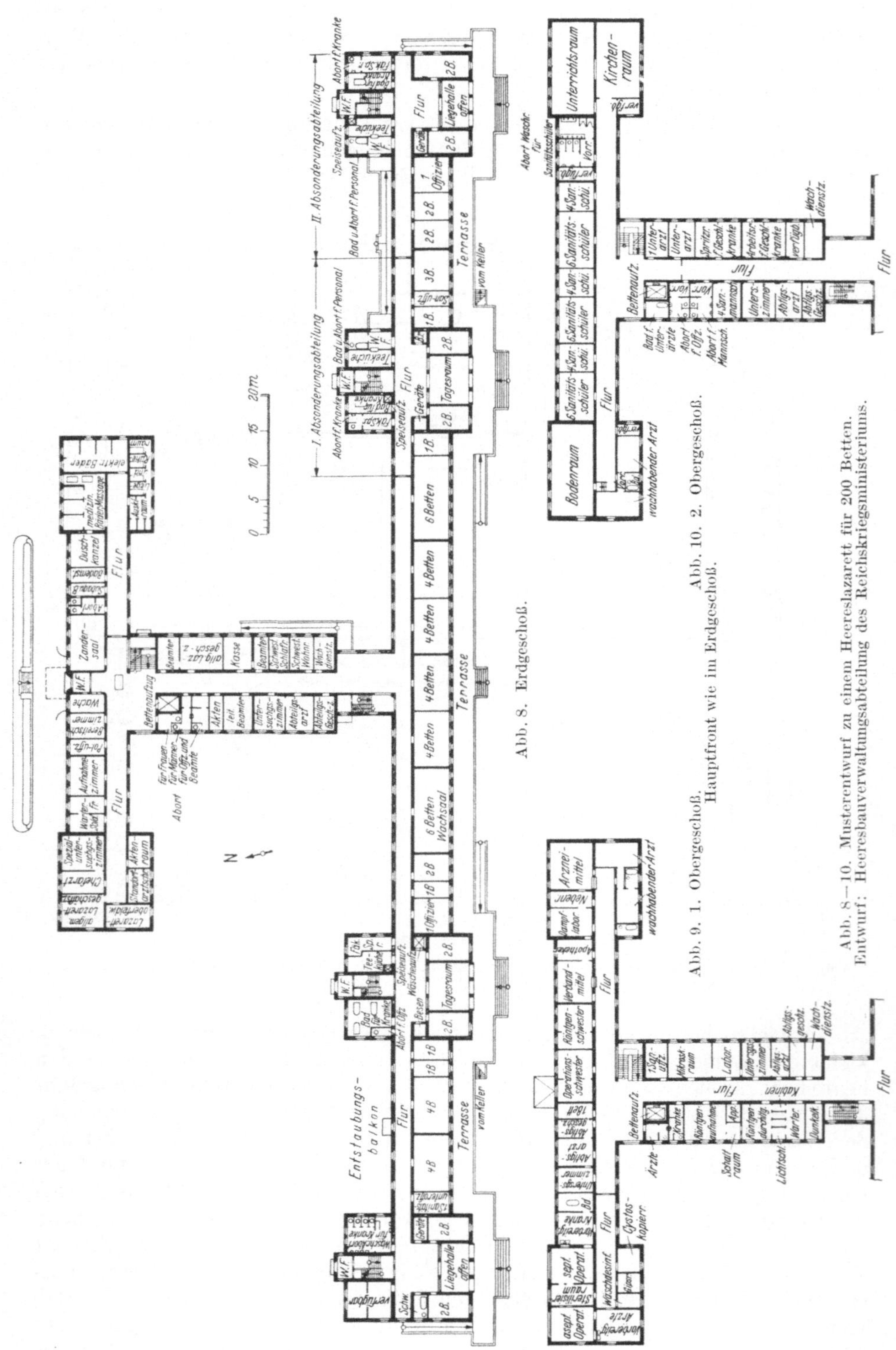

Abb. 8. Erdgeschoß.

Abb. 9. 1. Obergeschoß. Hauptfront wie im Erdgeschoß.

Abb. 10. 2. Obergeschoß.

Abb. 8—10. Musterentwurf zu einem Heereslazarett für 200 Betten. Entwurf: Heeresbauverwaltungsabteilung des Reichskriegsministeriums.

Tief heruntergezogene *Fenster*, Solbankhöhe 0,75 m, bei Balkons 0,40—0,50 m geben den Zimmern ein freundliches, helles Aussehen, das durch zartgetönte Anstriche der Wände wirksam unterstützt wird. Als Wandanstrich ist bis 2 m Höhe Öl- oder eine andere wischfeste Farbe vorgeschrieben, um einwandfreies Säubern der Wände zu ermöglichen, darüber für Wände und Decke Kalkfarbenanstrich.

Besondere *Lüftungseinrichtungen* sind in den Krankenzimmern nicht erforderlich. Auf die früher geforderten Lüftungsschächte mit Vorkehrungen für Sommer- und Winterlüftung ist zu verzichten. Ein Kippflügel an jedem Fenster, in verschiedenen Stellungen feststellbar, sorgt für ausreichenden Luftwechsel.

Vermeiden unnötiger Vorsprünge, abgerundete Übergänge von Fußboden zu Wand und Wand zu Decke, putzbündiger Übergang von Wand zur Tür, glatte Türen aus Sperrholz- oder Stahlplatten sind heute selbstverständliche hygienische Forderungen. Als *Fußbodenbelag* hat sich allgemein Linoleum gut bewährt.

Zur *Vermeidung von Staubansammlungen* werden elektrische Leitungen aller Art unter Putz gelegt. Wasser und Dampf führende Leitungen sollen über Putz so verlegt werden, daß allseitige Reinigung der Rohre leicht erfolgen kann. Verlegen in Mauerschlitze wird vielfach empfohlen, um die oft nicht schön wirkenden Leitungsstränge den Blicken zu entziehen und die Reinigung freiliegender Leitungen zu sparen. Für Bauten der Wehrmacht wird diese Art der Verlegung abgelehnt. Das Ausfüllen der Mauerschlitze bedingt technische Schwierigkeiten, das Füllmaterial muß den in ihm verlegten Rohren Spielraum lassen, die Bildung von Rissen und Spalten ist dadurch gegeben, hierin Einnisten von Ungeziefer und Ansammeln von Staub zu verhüten unmöglich. Aus diesen Gründen erscheint es besser, Rohrleitungen übersichtlich zusammengefaßt, gut zugängig vor das Mauerwerk zu verlegen und eine vielleicht gelegentlich nicht zu leugnende Einbuße an Schönheit in der Raumwirkung in Kauf zu nehmen.

Als *Sonnenschutz* erhalten die Fenster leichte, waschbare, lichtdurchlässige Vorhänge, die in der Farbe der Tönung des Zimmeranstrichs anzupassen sind. Für *Luftschutzzwecke* sind zusätzlich lichtundurchlässige Vorhänge erforderlich. Die *Beleuchtung* der Krankenzimmer erfolgt im allgemeinen durch elektrische Leuchten, die in der Mitte des Zimmers aufgehängt werden. Nachteile sind: Blendung des Kranken bei der Ruhelage im Bett, keine ausreichende Helligkeit, um im Bett lesen zu können und störende Schatten für den untersuchenden Arzt. Jetzt laufende Versuche mit einer von der Wand ausgehenden, hinter dem Kranken angebrachten Beleuchtung scheinen gute Ergebnisse zu versprechen, jedoch ist es noch nicht an der Zeit ein abschließendes Urteil hierüber abzugeben.

d) Die Liegeterrassen, Liegehallen, Tages- und Kirchenräume. Die Krankenzimmer im Erdgeschoß erhalten *Liegeterrassen* vorgelagert, sie geben die Möglichkeit, bettlägerige Kranke unmittelbar vom Zimmer ins Freie zu fahren und Freiluftliegekuren durchzuführen. Da die Terrassen fast ausschließlich Südlage haben, sind zum Schutz gegen zu starke Besonnung Markisen erforderlich. Die Terrassen sind etwa 3 m breit anzulegen, um vor den Betten genügend Bewegungsfreiheit für Pflegepersonal zu behalten. Eine niedrige Brüstung mit Blumenkästen oder eine lebende Hecke bilden den Abschluß zum Garten. Eine gelegentliche Unterteilung der Terrasse durch $^2/_3$ ihrer Breite einnehmende Mattglaswände ist zweckmäßig. Die Kranken werden hierdurch zu kleineren Gruppen vereinigt, die Gelegenheit zu gegenseitigen Störungen verringert, eine Trennung nach Dienstgraden erleichtert.

In den oberen Geschossen sind vor einer größeren Reihe von Krankenzimmern kleine 0,60 m breite *Balkons* anzubringen, um den Kranken die Möglichkeit zu geben, im Freien zu sitzen. Breitere Balkons würden eine unerwünschte

Verdunkelung der darunterliegenden Krankenzimmer zur Folge haben. Zwischen den Krankenzimmern, je nach der baulichen Gestaltung der Vorderfront, sind an einer oder mehreren Stellen gedeckte *Liegehallen* notwendig. Wieweit hier Schiebefenster vorzusehen sind, hängt von den klimatischen Verhältnissen ab. Für Kranke außer Bett ist auf etwa 60 Betten in jedem Geschoß ein *Tagesraum* erforderlich. Es ist anzustreben, ihn nicht nur für den Aufenthalt nicht bettlägeriger Kranker in den Vor- und Nachmittagsstunden zu verwenden, sondern auch die gemeinsamen Mahlzeiten dort einnehmen zu lassen. Künstlerische Ausgestaltung mit einer Holztäfelung, Plastiken, Reliefs oder Ölgemälden namhafter Künstler, geschickt angebrachter Blumenschmuck tragen dazu bei, den Kranken diese Räume behaglich zu gestalten. Eine Lautsprecheranlage darf hier heute nicht mehr fehlen.

Für Lazarette mit mehr als 100 Betten ist neben den Tagesräumen noch ein *Kirchenraum* vorgesehen, seine Größe der Bettenzahl des Lazaretts entsprechend, er soll würdig ausgestattet werden. Es empfiehlt sich, die Anordnung so zu wählen, daß es möglich ist, Altar und Zubehör durch einen Vorhang oder eine Nische mit Klapptür von dem übrigen Raum abzutrennen, so daß dieser dann für größere Veranstaltungen, Gemeinschaftsempfang, nationale Feiern usw. dem Lazarett eine geeignete Stätte bietet.

e) Die Behandlungsräume. Für die Fachabteilungen sind Behandlungsräume, der Eigenart der Fachgebiete soweit notwendig angepaßt, vorgesehen. Wesentliche Aufwendungen sind hierfür nicht erforderlich. Hals-, Nasen-, Ohren- und Augenabteilungen brauchen Verdunkelungsvorrichtungen bzw. einen Dunkelraum. Für Innere und Nervenabteilungen kann auf besondere Vorkehrungen verzichtet werden, abgesehen von den für Nervenabteilungen grundsätzlich erforderlichen Sicherheitsmaßnahmen, wie sie auch die öffentlichen Anstalten dieser Art haben.

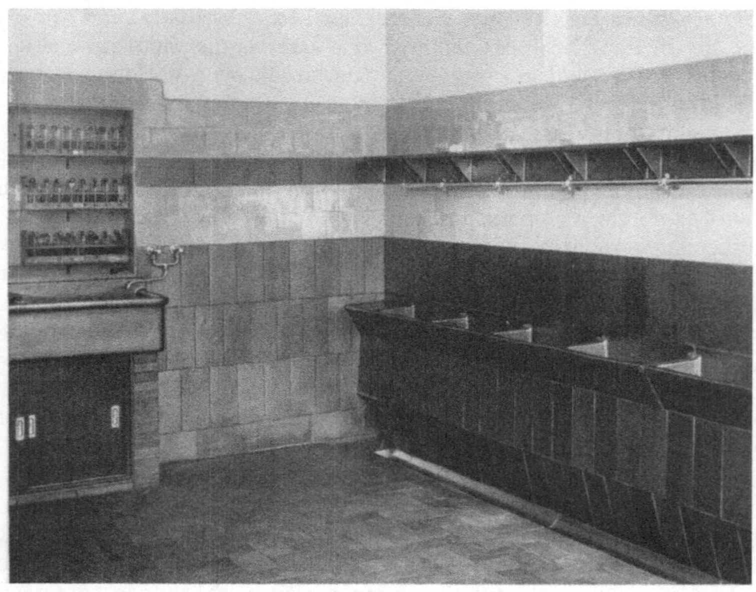

Abb. 11. Spritzraum (Standortlazarett Tempelhof).

Eine eigenartige Stellung nehmen in den Lazaretten der Wehrmacht die Behandlungsräume für Tripperkranke ein. Die Notwendigkeit, diese Kranken aus Sicherheitsgründen in Lazarette aufzunehmen, erfordert besondere Maßnahmen, die sachgemäße Behandlung sichern. Aus dieser Notwendigkeit heraus sind die *Spritzräume* geschaffen. Neben dem Eingang sind Schränke und Wärmbecken, hier werden Spritzen und Spritzlösungen aufbewahrt, die Lösungen vor Gebrauch auf Körperwärme gebracht und in die Spritzen eingefüllt. Die Kranken erhalten beim Betreten des Raumes ihre mit Nummer gekennzeichneten Spritzen, treten an die Spritzrinnen heran und führen unter Aufsicht das Spritzen aus. Das beigefügte Bild erläutert hinreichend (Abb. 11).

Die Räume haben sich vorzüglich bewährt, sie ermöglichen genaueste Überwachung des Spritzens bei jedem einzelnen Kranken, gestatten eine schnelle Abfertigung einer größeren Zahl von Kranken und verhüten Krankheitsverschleppung.

f) Die Operationsabteilung. Aus bescheidenen Anfängen hat sich der einfache Untersuchungs- und Behandlungsraum im Laufe der letzten 50 Jahre zur umfangreichen Operationsabteilung entwickelt. Unauffällig fügte sich in die Grundrisse der alten Lazarette der Operationsraum ein. Die Ausstattung war einfach: Ein Ölfarbenanstrich der Wände, an Einbauten ein Kocher und 1—2 Waschbecken, weitere Forderungen wurden zunächst nicht gestellt. Die Entwicklung der Bakteriologie, der ihr folgende Aufschwung der Chirurgie erhöhten die Forderungen. Man schuf Operations*säle,* freistehende Bauten oder einem Gebäude angelehnt, mit Glasdach und Glaswänden an drei Seiten in Halbkreisform, von Ost-Nord-West konnte Licht einströmen. Den Forderungen der Bakteriologen, den Wünschen der Chirurgen glaubte man so am besten zu dienen. Durch Jahrzehnte blieb diese Form vorherrschend. Doch Mängel wurden erkannt. Die Heizung der Säle machte Schwierigkeiten, vor allem im rauheren Klima. Die Glasvorbauten waren stärkster Abkühlung ausgesetzt. Ofen-, später vielfach Hochdruckdampfheizung konnte Wärmeschwankungen nicht verhüten. Besondere Schwierigkeiten bereiteten nachts — zu Zeiten in denen die Heizung gedrosselt war — plötzlich notwendige Operationen. Es war dann schwer in der oft nur zur Verfügung stehenden kurzen Vorbereitungszeit die nötige Wärme zu erhalten. Aus diesen Erfahrungen und der Weiterentwicklung der Beleuchtungstechnik ist die heute übliche Form der Operationsanlagen entwickelt. Es werden je nach der Bettenzahl der Krankenhäuser oder Lazarette zwei oder mehrere Operations*räume* vorgesehen. Die Größe dieser Räume liegt im allgemeinen zwischen 25—30 qm, bei 4—4,30 m Höhe. Das Tageslicht fällt durch ein mindestens $^1/_5$ der Zimmergrundfläche umfassendes Fenster ein. *Vorbauten und Oberlichter fallen fort,* da sie unnötige Abkühlungsflächen schaffen und keine Vorteile bringen. Die Heizung erfolgt im allgemeinen auf doppelte Weise, einmal durch die auch die Krankenräume versorgende Warmwasserheizung, zweitens durch eine Niederdruckdampfheizung, die als Zusatzheizung vorgesehen, in den Übergangsjahreszeiten die alleinige Erwärmung des Raumes ermöglicht.

Die *Wände* des Operationsraumes müssen glatt gehalten sein, statt der früher üblichen weißen Fliesenbekleidung wählt man heute mattgraue oder taubenblaue Wandplatten, die ein gleichmäßiges, mildes, dem Auge zuträgliches Licht zurückgeben. Der *Fußboden* erhält Plattenbelag oder Terrazzo mit Drahteinlage — um Risse zu verhüten — und Fußbodenentwässerung. Wasch- und Ausgußbecken sind in aseptischen Operationsräumen nicht vorgesehen, sie gehören in die Vorbereitungsräume. Sterilisieranlagen in den Sterilisierraum. Die beigefügte Skizze erläutert mehr als eine eingehende Beschreibung die Einrichtung einer neuzeitlichen Operationsabteilung. Es ist auch heute noch auf eine reinliche Scheidung zwischen septischen und aseptischen Operationsräumen Wert zu legen. Trotz aller Vervollkommnung der Entkeimungsmöglichkeiten ist diese, nach klinischen Gesichtspunkten festgelegte Trennung immer noch eine nicht zu vernachlässigende Forderung. Die Raumbeleuchtung erfolgt durch einfache, handelsübliche Leuchten. Daneben dienen der Beleuchtung

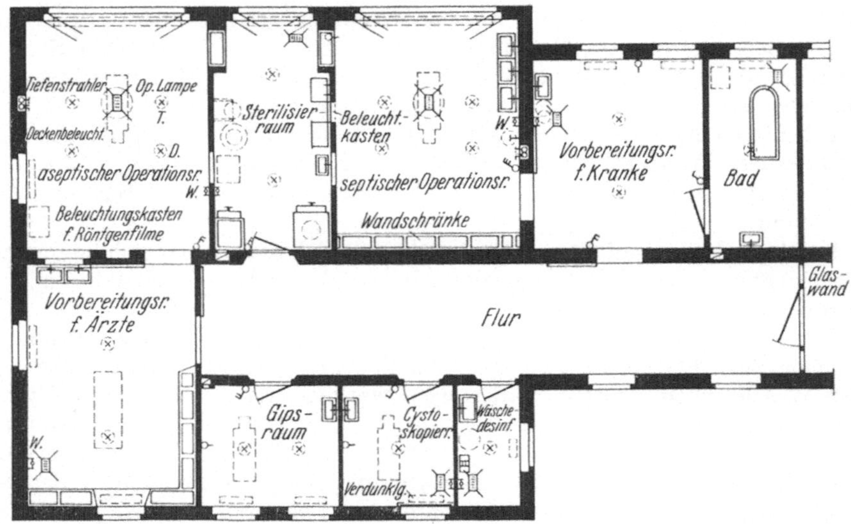

Abb. 12. Operationsabteilung.

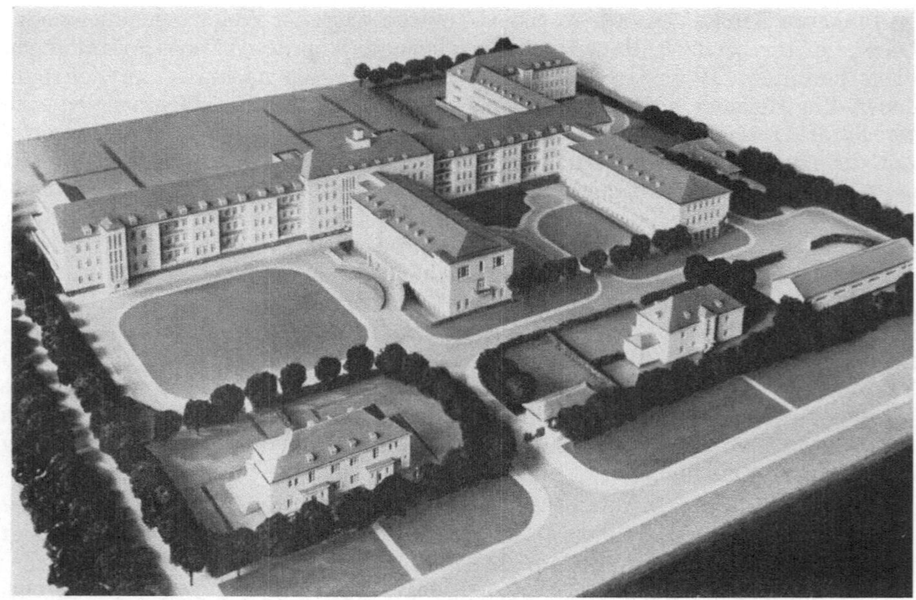

Abb. 13. Neubau Standortlazarett Stettin. Entwurf: Architekt Distel-Hamburg. Rückansicht mit Blick auf Behandlungsflügel (Operationssäle) und Wirtschaftsflügel.

des Operationsfeldes Lampen mit schattenfreiem Licht. Gute Verstellbarkeit nach allen Richtungen, genügende Kühlung des Glühkörpers muß gewährleistet sein. In den letzten Jahren sind nach diesen Forderungen gebaute Lampen von verschiedenen Firmen in den Handel gebracht.

Neben den Operationsräumen sind notwendig:

1 Vorbereitungsraum für Ärzte,

1 Vorbereitungsraum für Kranke mit Bad,

1 Raum für Cystoskopie mit Verdunklungsvorrichtung,

1 Gipsraum, wenn technisch möglich mit Abwurfschacht für Verbandstoffreste,

1 Narkoseraum.

Dazu Nebenräume Aborte, Wäschedesinfektionsraum usw. (Abb. 12 u. 13).

g) Die Röntgenabteilung. Die Besonderheit des Krankenbestandes stellt an die Röntgenanlagen der Lazarette der Wehrmacht ganz bestimmte Forderungen. Einwandfreie chirurgische Aufnahmen, beste Leistungen auf dem Gebiet der *Interndiagnostik* müssen gewährleistet sein, hiergegen tritt die *Röntgentherapie* fast völlig zurück. Geräte für Tiefenbestrahlungen sind in den Lazaretten nicht vorzusehen, da geeignete Kranke nur äußerst selten anfallen und diese dann besser bewährten, für diesen Zweck eingerichteten Zivilanstalten zugewiesen werden. Oberflächentherapie kann mit entsprechenden Röhren durch

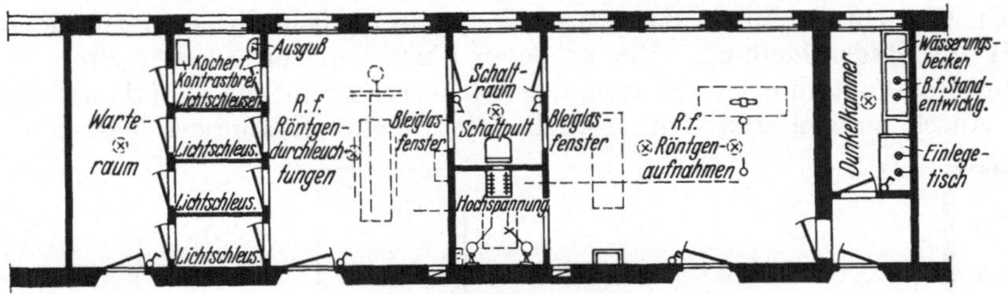

Abb. 14. Röntgenabteilung.

Aufnahmegeräte geleistet werden. Unter diesen Voraussetzungen ergibt sich für die Röntgenabteilungen der Lazarette eine Grundform folgender Art:

Das Kernstück der Anlage ist ein Apparat- und Schaltraum, dem nach einer Seite ein Raum für vorzugsweise chirurgische Aufnahmen, nach der anderen Seite für Durchleuchtungen anzulehnen ist. Dem Aufnahmeraum wird eine Dunkelkammer, dem Durchleuchtungsraum ein Warteraum mit Lichtschleusen (Auskleidekojen) vorgelagert. Diese Anordnung gewährleistet sparsamsten Einsatz von Bedienungspersonal und Gerät. In dem verdunkelbaren Durchleuchtungsraum ist Arbeiten mit dem ganzen Rüstzeug der neuzeitlichen internen Röntgendiagnostik möglich, während zu gleicher Zeit im Aufnahmeraum chirurgische Aufnahmen vorbereitet und in Durchleuchtungspausen ausgeführt werden können, da Aufnahme- und Durchleuchtungsgerät von einem Schalttisch bedienbar sind (Abb. 14).

Besondere Aufmerksamkeit ist bei Anlage der Röntgenräume dem *Strahlenschutz* zuzuwenden. Wenn auch die Vollschutzhauben der Röhren schützen, doch Sicherung gegen Streustrahlen geboten. Sind die Mauerstärken unter 0,25 m, ist Schwerspatputz oder Plattenbelag mit schützenden Stoffen notwendig. Diese Frage bedarf vor Bauausführung stets eingehendster Klärung.

h) Die Laboratorien. Im Anschluß an das Untersuchungszimmer der Abteilung für innerlich Kranke wird in jedem Lazarett ein Laboratorium vorgesehen. Es besteht aus zwei Räumen. Ein Raum ist in erster Linie für mikroskopische Arbeiten bestimmt und entsprechend ausgestattet. Ein gut beleuchteter Tisch unter einem Fenster mit Gas- und Wasseranschluß bildet das Hauptstück der Einrichtung, die weitere Ausstattung trägt der Bestimmung des Raumes Rechnung. Der zweite Raum ist vorzugsweise physiologisch-chemischen Arbeiten vorbehalten. Ein fest eingebauter Mitteltisch mit den erforderlichen Gas-,

Wasser- und elektrischen Anschlüssen, Schrank- und Schubfächern, ein Abdampfschrank, eine Zentrifuge sind hier notwendig (Abb. 15).

Im Lazarett am Sitz eines Korps- (Stations-) Kommandos befindet sich neben den genannten Laboratorium die *hygienisch-bakteriologische Untersuchungsstelle*. Sie wird bei Neubauten zweckmäßig mit dem Leichenhaus zusammengelegt (Abb. 16).

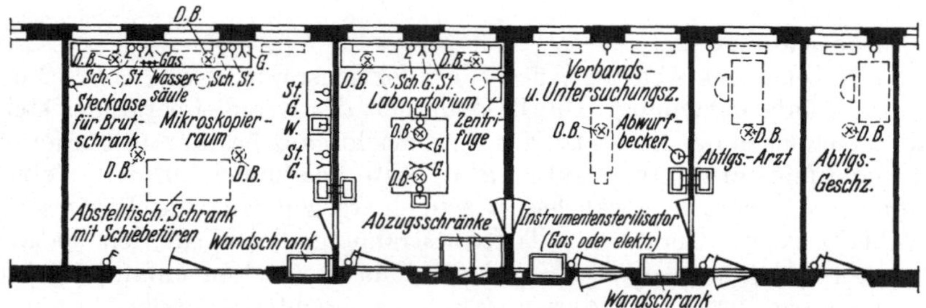

Abb. 15. Untersuchungszimmer und Laboratorien einer inneren Abteilung.

Die Einrichtung einer *Lazarettapotheke* veranschaulicht die Grundrißzeichnung.

i) Die Bäderabteilung. Die größeren Garnisonlazarette des alten Heeres hatten Bäderabteilungen, die nach der Zeit ihrer Errichtung, den damals geltenden Anschauungen und den verfügbaren Mitteln umfangreich gestaltet oder

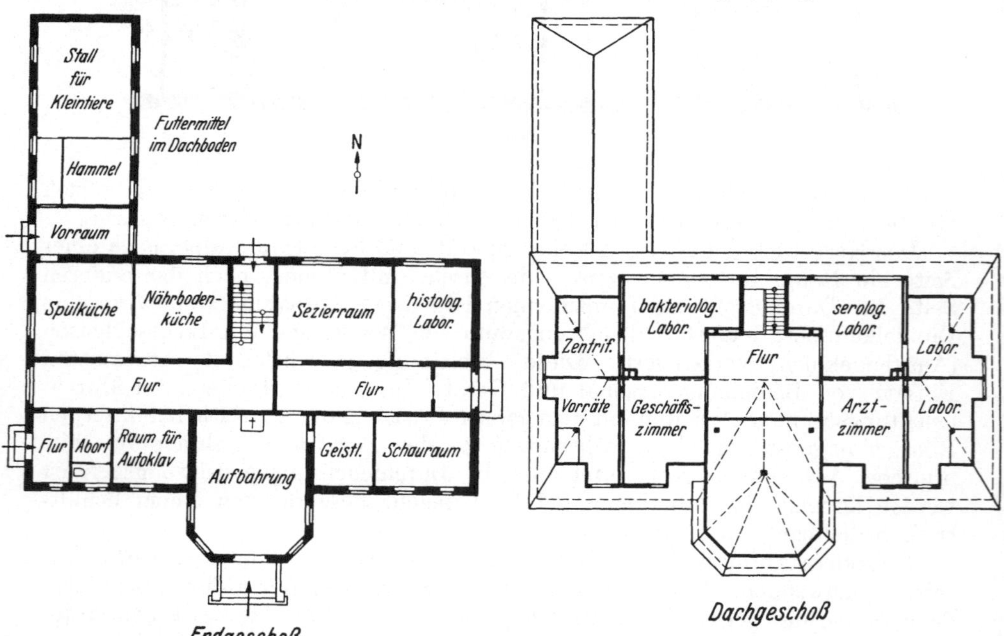

Abb. 16. Leichenhaus verbunden mit pathologisch-anatomischer und hygienisch-bakteriologischer Untersuchungsstelle.

bescheiden ausgerüstet waren. Raumnot und Mangel an Geld, um dringliche Instandsetzungen durchzuführen, zwangen in den vergangenen Jahren vielerorts, die Anlagen stillzulegen oder in verkleinertem Umfange zu betreiben. Die Belebung, die besonders in jüngster Zeit die Anwendung physikalischer Heilverfahren erfuhr, forderte, diese Behandlungsverfahren, die von jeher für den Soldaten besondere Eignung hatten, wieder planmäßiger in die Krankenbehandlung einzufügen. So läuft neben dem Ausbau der alten Abteilungen die

Schaffung *neuzeitlicher Bäderabteilungen* einher. Jeder Neubau erhält grundsätzlich eine seiner Größe entsprechende Anlage, in der alle hierher gehörenden Behandlungsmittel zusammengefaßt werden.

Eine baulich geschickte Gestaltung des Hauptbaderaums ist besonders wichtig. Es ist nicht angängig, die Abteilung in einem mangelhaft erleuchteten, ungenügend entlüfteten Raum, wie man es noch mancherorts antrifft, unterzubringen. Gegen ebenerdige Anlage sind keine Einwendungen zu erheben, nur muß Licht und Luft genügend Zutritt zu allen Räumen haben. Heller Wandplattenbelag, in lichten Farben dazu getönte Wandanstriche geben ein freundliches, dem Kranken wohltuendes Aussehen. Eine technisch vollkommene Lüftung muß für Zufuhr trockener Warmluft und guten Wrasenabzug sorgen und Zugerscheinungen verhüten. Die Wannen werden zweckmäßig offen aufgestellt, durch Mattglaswände an den Seiten, durch Vorhänge vorn abgeteilt, so ist eine leichte Beaufsichtigung des Badebetriebes mit geringstem Aufwand von Personal möglich. Nur Bäder, von denen Geruchsbelästigungen ausgehen, müssen in abgeteilten Räumen gesondert untergebracht werden (Abb. 17).

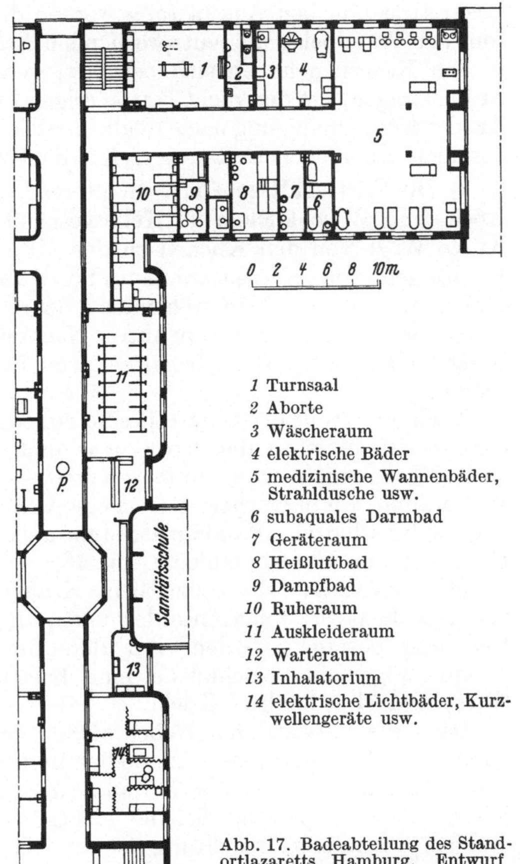

Abb. 17. Badeabteilung des Standortlazaretts Hamburg. Entwurf Architekt DISTEL-Hamburg.

Eine Bäderabteilung erfordert grundsätzlich folgende *Einteilung,* wobei die Größe der einzelnen Räume, ihre Anordnung und Ausstattung von der Bettenzahl des Lazaretts abhängig zu machen sind:

1. Warte- und Auskleideraum.
2. Ruheraum.
3. Raum für Wannenbäder.
   a) Bäder mit Arzneizusätzen.
   b) Bäder mit gasförmigen Zusätzen.
   c) Bäder mit Moor- und Schlammzusätzen.
   d) Bäder, Sonderkonstruktionen wie Stangerbäder usw.
4. Raum für Wannenbäder mit Zusätzen, die Geruchsbelästigungen verursachen,
5. Raum für ein subaquales Darmbad.
6. Raum für elektrische Bäder verschiedenster Art.
7. Raum für Dampf- und Wasserstrahlduschen u. dgl.
8. Raum (unterteilt) für Warm- und Heißluftbad, sowie für ein Dampfbad.
9. Inhalatorium für Einzelinhalationen.

k) Die Nebenräume. Bau und Ausstattung der Nebenräume in Lazaretten — *Aborte, Reinigungsbäder, Fäkalienspülräume* und *Teeküchen* — erfolgt in gleicher Weise wie in den Zivilkrankenhäusern. Es sind vorzusehen, für je 10 Kranke ein Abortsitz, für je 20 Kranke ein Standabort, für je 15 Kranke eine Badewanne für Reinigungsbäder; daneben Aborte und Bäder für Offiziere, Sanitätspersonal und Schwestern.

Fäkalienspülräume werden abgetrennt von den Aborten angelegt. Spülbecken, ein nach außen entlüftbarer Stechbeckenschrank und ein Gestell für gesäuberte Stechbecken sind erforderlich, Wandhaken und Gestelle zur Aufbewahrung von Reinigungsgeräten vervollständigen die Ausstattung.

Eine Besonderheit der Lazarette bilden die Waschräume, sie sind für nicht bettlägerige Kranke bestimmt, und zwar für je 12 Krankenbetten ein Waschplatz, nach den für Kasernen geltenden Vorschriften. In Angleichung an die in Lazaretten üblichen Ausstattung werden die Waschmulden aus weißem Feuerton, der Wandbelag aus entsprechenden Kacheln hergestellt. Die Waschräume in den Kasernen haben sich bewährt, es war berechtigt, sie in die Lazarette zu übertragen, um den nicht bettlägerigen kranken Soldaten seine ihm vertraute Art der Körperreinigung nach Möglichkeit zu belassen. Eine bewährte Anordnung der hier besprochenen Räume zeigt die Grundrißzeichnung.

l) Die Wirtschaftsgebäude. In älteren, vor allem kleineren Lazaretten waren Koch- und Waschküchen im Kellergeschoß des Hauptgebäudes untergebracht. Kurze Wege von den Küchen zu den Krankenabteilungen waren die Vorteile, Eindringen von *Küchengerüchen* und *Waschdünsten* die Nachteile. Bei den größeren, heute in Rede stehenden Lazarettbauten nimmt man grundsätzlich, einmal wegen der oben genannten Nachteile, dann um Kellerraum für *Luftschutzzwecke* verfügbar zu behalten, vom Einbau der Küchen im Kellergeschoß Abstand.

Nach der Größe des Lazaretts sind ein oder zwei Wirtschaftsgebäude erforderlich, in denen neben der Kochküche und Wäscherei mit ihren Nebenanlagen noch die Sammelheizung untergebracht werden muß. Werkdienstwohnungen, Wohnräume für unverheiratetes Personal, Speisesäle für Sanitätsunteroffiziere und -mannschaften, Wohlfahrtsräume und Kantine finden weiterhin in diesen Gebäuden ihr Unterkommen (Abb. 18).

Die Kochküche. Die neuzeitliche Krankenernährung stellt an die Bereitung der Krankenkost hohe Anforderungen, diesen muß bei Anlage der Küchen Rechnung getragen werden. Zur Bereitung der Speisen sind erforderlich:

eine allgemeine Kochküche, eine Küche für Bereitung von Sonderformen (Diät) und eine „kalte“ Küche.

Dazu die notwendigen Nebenräume: Spülküche, Kartoffel- und Gemüseputzraum, Vorratsräume und -keller und ein der Größe des Lazaretts angepaßter *Kühlraum* mit Vorkühlraum und *Eisbereitung* (in kleinem Umfang, soweit als Nebenprodukt bei der elektrischen Kühlung gewonnen).

Von besonderer Bedeutung ist im Küchenbetrieb eine ausreichende *Be- und Entlüftung* der Räume. Bewährt hat sich folgende Anordnung: Die Küchenfenster haben im oberen und unteren Drittel nach der Küche zu schlagende Kippflügel, von denen sich der untere zum Fußboden, der obere zur Decke öffnen läßt, unter dem Fenster sind Heizkörper. In den Raum eindringende Frischluft fällt auf die Heizkörper, wird erwärmt und tritt in den Raum. Zum *Absaugen* des *Wrasens* bekommt die Küche einen Abluftschacht von mindestens 0,40 : 0,40 m Durchmesser, vor ihm wird ein Heizkörper oder eine Heizschlange als „Lockfeuer“ eingebaut. Durch das Zusammenwirken dieser beiden Maßnahmen wird nach den vorliegenden Erfahrungen eine so kräftige Be- und Entlüftung der Küchen erzielt, daß sie praktisch wrasenfrei sind.

Für den Betrieb der Kochkessel kommt heute ausschließlich Dampfheizung in Frage. Die Bratherde sind im allgemeinen auf Gasfeuerung eingestellt. Elektrische Heizung ist eine Frage der Wirtschaftlichkeit, wo Kraftstrom zu entsprechenden Preisen geliefert wird, bestehen gegen seine Verwendung keine Bedenken.

Die Trennung der Küche vom Krankenblock erfordert in besonderem Maße der *Speisenbeförderung* Beachtung zu schenken. Um Abkühlung zu vermeiden, werden zunächst die Speisegefäße in der Küche vorgewärmt und auf Wärmetischen mit den Speisen gefüllt. Die Beförderung zu den Krankenabteilungen erfolgt sodann in vorgewärmten Speisetransportkarren.

Die Wäscherei. Die Größe der neuzeitlichen Lazarette erfordert grundsätzlich, die Wäschereinigung im Lazarett selbst vorzunehmen. Die Leistung einer

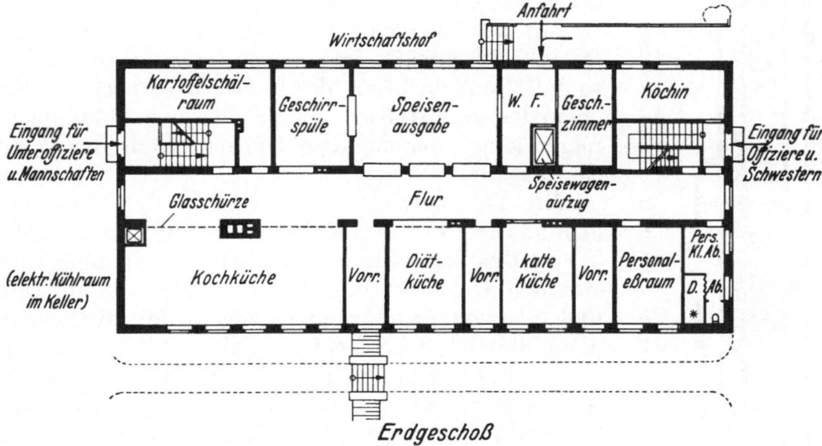

Abb. 18. Küchengebäude.

Lazarettwaschanstalt ist jederzeit dem augenblicklichen Bedarf des Lazaretts anzupassen, Tage erhöhten Bedarfs werden mühelos bewältigt. Eine Beförderung der Wäsche nach außerhalb des Lazaretts gelegenen Waschanstalten erfordert Vorsichtsmaßnahmen, um Keimverschleppungen zu verhüten. Diese hierzu notwendige Vorbehandlung der Wäsche im Lazarett stellt letzten Endes den

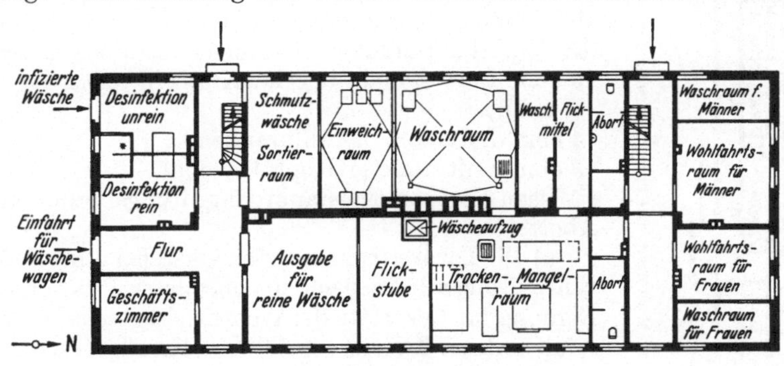

Abb. 19. Waschanstalt.

Beginn eines Waschvorganges dar, der wieder abgebrochen wird, um an anderer Stelle erneut begonnen zu werden, dies ist unwirtschaftlich. Im 100 000 Mann-Heer wurden im Gegensatz zum eben Gesagten Lazarettwäschereien der Vorkriegszeit vielfach stillgelegt und die Lazarettwäsche in den *Standortwaschanstalten* gewaschen. Der Grund war auch hier die Wirtschaftlichkeit der Anstalten, die Standortwäschereien waren auf höhere Leistungen eingestellt und konnten nur durch weitgehendes Zusammenfassen der Wäschereinigung mehrerer Standorte betriebsfähig erhalten werden. Dieser Notwendigkeit mußte trotz der damit verbundenen Unbequemlichkeiten Rechnung getragen werden. Der Wäschereibetrieb der größeren Lazarette ist heute nur noch maschinell

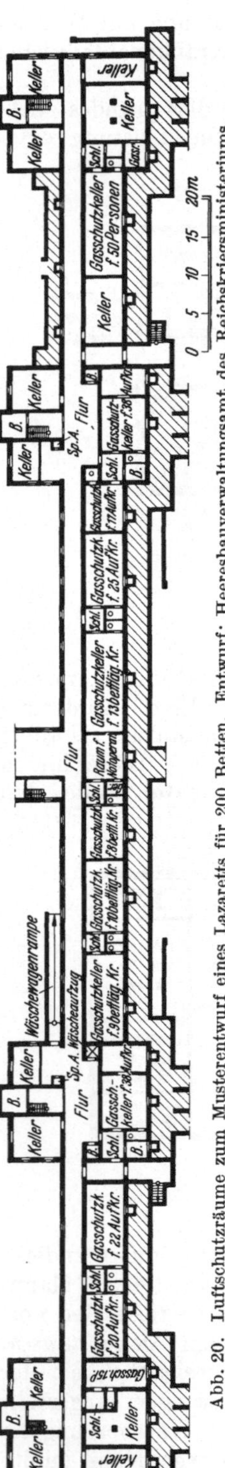

Abb. 20. Luftschutzräume zum Musterentwurf eines Lazaretts für 200 Betten. Entwurf: Heeresbauverwaltungsamt des Reichskriegsministeriums.

durchzuführen. Die Größe der Anlage ergibt sich aus der Bettenzahl des Lazaretts. Es muß je Krankenbett und Woche mit einem Wäscheanfall von 6—7 kg gerechnet werden, nach anderen Berechnungen werden bis zu 10 kg je Bett und Woche für Bemessung der Leistungsfähigkeit der Maschinen zugrunde gelegt.

Mit der Waschanstalt wird die *Desinfektionsanstalt* (S. 416) zweckmäßig im gleichen Gebäude untergebracht, so daß die Anlieferung der in Säcke verpackten Wäsche entweder unmittelbar von den Krankenabteilungen erfolgen kann oder auf dem Umweg durch die Desinfektionsanstalt.

Die Bearbeitung der Wäsche in der Waschanstalt geht aus der vorhergehenden Zeichnung hervor (Abb. 19).

m) Das Leichenhaus. Das Leichenhaus muß entfernt von den Gebäuden des Lazaretts liegen, durch Gebüsch und Bäume den Blicken entzogen. Mit Rücksicht auf die militärischen Leichenfeiern, die den Beisetzungen vorausgehen, ist bei Auswahl des Platzes ein genügend großer Antreteplatz vor dem Haupteingang des Leichenhauses vorzusehen. Für die Aufbahrung der Leichen dient ein kapellenartig hergerichteter 20—30 qm großer Raum. Zur Vornahme der Leichenöffnungen erhält das Gebäude einen Sektionsraum und ein kleines Laboratorium, ein Raum für den Geistlichen und ein Abort sind weiterhin notwendig.

n) Luftschutz. Bei Lazarettneubauten sind grundsätzlich Luftschutzräume nach den zur Zeit geltenden Bestimmungen erforderlich (Abb. 20). Für Errechnung des Unterkunftsraumes sind folgende Zahlen maßgebend:

10 cbm Luftraum je liegend Kranken (20% der Bettenzahl),
4 cbm Luftraum je Aufkranken,
3 cbm Luftraum je Kopf Personal.

Dazu Notoperationsraum, Entgiftungsraum, Schleusen, Aborte.

o) Die Lazaretthygiene. Die vorstehend beschriebenen Einrichtungen, die nach eingehendster Prüfung auf ihre Eignung für Lazarette der Wehrmacht geschaffen werden, erfüllen ihren Zweck, vorbildliche Krankenversorgung zu gewährleisten nur unvollkommen, wenn nicht dauernd alle am Lazarett tätigen Personen vom Chefarzt bis zum Arbeiter immerfort bemüht sind, an verständnisvoller *Anwendung aller hygienischen Maßnahmen* mitzuarbeiten. Nie darf das Gefühl für die große *Verantwortung* verlorengehen, das alle zu tragen berufen sind, die an einer Krankenanstalt arbeiten. Die Anhäufung von 100 und mehr Kranken auf engem Raum trägt Gefahren in sich, wenn durch Unachtsamkeiten der Übertragung von Ansteckungen die Wege freigemacht werden. Sauberkeit im Küchenbetrieb, in der Speisenausgabe und -darreichung, Gründlichkeit und Gewissenhaftigkeit bei Reinigungsarbeiten jeder Art sind von höchster Bedeutung.

Die Vorkehrungen sicher zu arbeiten und Krankheitsübertragungen in der Anstalt zu verhüten sind in reichem Maße geboten. Sie müssen nur ausgenutzt werden. Hierüber sind regelmäßige Belehrungen unerläßlich.

Wie eingangs erwähnt, sind die Lazarette im allgemeinen nicht ständig voll belegt, so daß ein Wechsel im Belegen und Nichtbelegen der Krankenräume durchzuführen ist, um Reinigen und Lüften unbelegter Räume vorzunehmen (Wehrm.San.V. Teil 5).

Schrifttum.

Distel: Veröffentlichungen in Z. Krk.hauswes. Nosokomeion **1934/35**. — Gerlach: Die Organisation des Luftschutzes für Lazarette. Veröff. Heeressan.wes. **1934**, H. 94. — Grober: Das deutsche Krankenhaus, 3. Aufl., 1932. — Ritter: Der Krankenhausbau der Gegenwart. Stuttgart: J. Hoffmann 1932. — Schmieden: Krankenhausbau in neuerer Zeit. Brücke-Verlag. — Thel: Grundsätze für den Bau von Krankenhäusern, Bibliothek v. Coler-v. Schjerning, 2. Aufl., 1914. — Waldmann: The military Surgeon Bd. 54, 1924.

III. Lagerbaracken des Reichsarbeitsdienstes[1].

Mit 10 Abbildungen.

Für den *Reichsarbeitsdienst* als einer Vorstufe des Reichsheeresdienstes gelten die militärhygienischen Anforderungen dieser Lehrbücher sinngemäß, wenn auch nicht in dem gleichen Umfang. Ein besonderes Interesse beansprucht die Art der Unterkunft in den Lagerbaracken.

Nachdem im Frühjahr 1933 der Reichsleitung des Arbeitsdienstes sämtliche Arbeitsdienstorganisationen unterstellt worden waren, zeigte es sich bald, daß ein großer Teil der *Unterkünfte* den an sie zu stellenden Anforderungen nicht genügte. In den meisten Fällen waren den Trägern des Dienstes von den Städten bzw. Gemeinden oder Landesbehörden leerstehende Fabriken, Schulen oder sonstige öffentlichen Gebäude, zuweilen auch manchmal äußerlich prunkhaft erscheinende Schlösser zur Verfügung gestellt worden, deren innere Einrichtung oft als recht kümmerlich bezeichnet werden mußte. Auch sonst entsprachen diese Unterkünfte den Bedürfnissen des Arbeitsdienstes meist in keiner Weise. Vor allem lagen sie in sehr vielen Fällen zu weit von den Arbeitsplätzen entfernt, so daß durch den weiten An- und Rückmarsch sehr viel wertvolle Arbeitszeit verlorenging.

Die *Unterkunftsabteilung der Reichsleitung* begann daher bald, zweckmäßigere Unterkünfte in Form von *Holzbaracken* zu bauen, die besser auf die Bedürfnisse des Arbeitsdienstes zugeschnitten waren und in der Nähe der jeweiligen Arbeitsstätte aufgestellt werden konnten. Von vornherein wurde Wert auf eine Konstruktion gelegt, die mehrere Male leicht auf- und abgebaut werden konnte. Im Sommer 1933 wurde bei der damaligen Reichsschule in Spandau die erste „*Reichsbaracke*" aufgestellt, deren bewährte Konstruktion mit geringen Abweichungen allen folgenden Barackenbauten zugrunde gelegt werden konnte. Das erste *Reichsbarackenlager* wurde im Herbst 1933 als „Reichsversuchs- und Lehrlager" im Rhinluch errichtet, vor allem um festzustellen, wie sich die Holzbaracken in klimatisch ungünstigem Gelände bewähren würden. Auch in dieser Beziehung enttäuschten die Baracken nicht. Trotz der manchmal äußerst ungünstigen Witterungsverhältnisse im Winter 1933/34 wurden nur verschwindend wenig schwerere Erkältungskrankheiten beobachtet.

Ein „*Lager*" setzt sich in der Regel zusammen aus mehreren Mannschaftsbaracken (Typ RL IV), einer Verwaltungsbaracke (Typ RL V), einer

[1] Von J. Schuster-Berlin.

Wirtschaftsbaracke (Typ RL VII), einer Waschbaracke (Typ RL VIII) und einer Abortbaracke (Typ RLX). Den Grundstock für die Typen RL IV, V, VII und die später noch zu erwähnenden Führerhäuser (Typ RL IX) bildet die „*Einheit*", in Abb. 1 als Mannschaftsbaracke für einen Trupp dargestellt.

Da alle Teile im Barackenbau *genormt* sind, lassen sich alle Typen mit Leichtigkeit vergrößern oder verkleinern. Bei der Konstruktion der einzelnen Teile wurde darauf Rücksicht genommen, daß dieselben möglichst stabil sind und sich auch durch ungeübte Kräfte in der leichtesten Weise zusammensetzen bzw. auseinandernehmen lassen. Die Gebäude sind so konstruiert, daß alle Einzelteile sich in bezug auf den Grundriß in ein bestimmtes Quadratsystem einfügen. Dadurch ist erreicht, daß alle Wand-, Fußboden-, Dach- und Deckenelemente untereinander austauschbar sind.

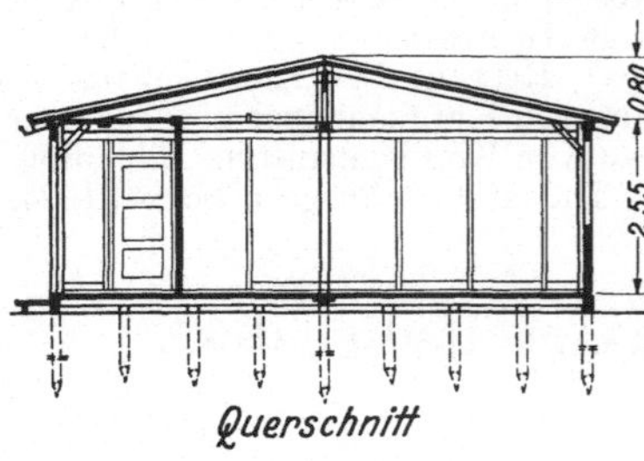

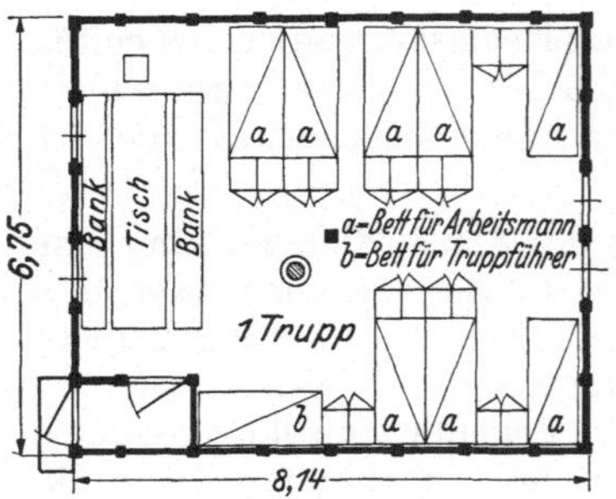

Abb. 1. Mannschaftsbaracke (Typ RL IV). Die Abbildungen der Typen RL IV, V, VII VIII, IX und X sind der 10. Preisliste für Lagerbaracken der Reichsleitung des Arbeitsdienstes entnommen.

Das *Fundament* kann gemäß den besonderen, von der Reichsleitung ausgearbeiteten Richtlinien in verschiedenen Ausführungsarten hergestellt werden, und zwar als Magerbetonplatte, als Ziegelkranzgründung mit Zwischenpfeilern bzw. mit inneren Rundholzpfählen, oder als Pfahlrostgründung. Falls das Gebäude voraussichtlich weniger als 2 Jahre am Standort bleibt, oder das Gelände sumpfig oder moorig ist, soll die Pfahlrostgründung verwendet werden, während sonst eine der anderen Fundamentgründungen vorzuziehen ist.

Der *Fußboden* wird als einfacher Nadelholzfußboden hergestellt und besteht aus etwa 17 mm starken, gehobelten und gespundeten Fußbodentafeln, die auf 7×10 bzw. 10×10 cm starken, carbolinierten Lagerhölzern ruhen.

Die *Umfassungswände* stehen in einem Schwellenrahmen und werden im Tafelsystem ausgeführt. Die einzelne Wandtafel besteht aus einem etwa 37 mm starken Holzrahmen, der beiderseitig mit je einer Lage Pappe überzogen wird und außerdem eine beiderseitige Bretterverschalung erhält.

Die *Scheidewände* bestehen aus etwa 23 mm starken, aufrecht angeordneten, gehobelten und gespundeten Fasebrettafeln.

Decken sind im allgemeinen nur für die Windfänge, Flure und den Kantinenraum in der Wirtschaftsbaracke vorgesehen. Sie bestehen aus etwa 17 mm starken, gehobelten und gespundeten Fasebrettafeln.

Das *Dach* wird durch besondere Holzbinder getragen, die ihrerseits auf Pfosten ruhen. Die Dachtafeln bestehen wie die Außenwände aus einem Holzrahmen, der beiderseitig mit etwa 17 mm starken, gehobelten und gespundeten Brettern verschalt wird. Die unterseitige Brettlage ist gefast. Zwischen dem Rahmenwerk und der unterseitigen Verschalung wird eine Lage Pappe eingefügt. Alle Dachtafeln werden bereits im Herstellerwerk mit einer Lage teerfreier Pappe oder mit ähnlichem, gleichwertigem Material eingedeckt.

Die *Türen* werden fertig bereits im Herstellerwerk in die einzelnen Tafeln eingebaut. Die Innentüren werden als Dreifüllungstüren ausgebildet, während die Türblätter der Außentüren aus einem 30 mm starken Rahmen bestehen, der beiderseitig mit aufrecht angeordneten, gehobelten und gespundeten Fasebrettern verschalt wird. Über den Außentüren ist ein aus einer Drahtglasscheibe bestehendes festes Oberlicht angeordnet.

Die einfachen *Fenster* werden ebenfalls im Herstellerwerk bereits gangbar in die einzelnen Tafeln eingebaut. Sie schlagen nach außen auf. Jedes Fenster besteht aus drei Flügeln, wovon der obere als nach außen aufschlagender Kippflügel ausgebildet ist.

Dachdurchführungen für Schornsteine werden an den hierfür vorgesehenen Stellen bereits im Werk in die Tafeln eingebaut.

Für den *Anstrich* sind von der Reichsleitung besondere Vorschriften in Form einer „Normungstafel" herausgegeben.

Als Beispiele für die verschiedenen Barackentypen mögen nachstehende drei Abbildungen dienen (Abb. 2, 3 und 4):

Die Mannschaftsbaracken (Typ RL IV) lassen sich durch Verwendung einer „Zusatzeinheit" jederzeit vergrößern.

Die *Waschbaracke* (Typ RL VIII) (Abb. 5) besteht ebenfalls aus einzelnen genormten Bauteilen und läßt sich durch ungeübte Kräfte leicht zusammensetzen

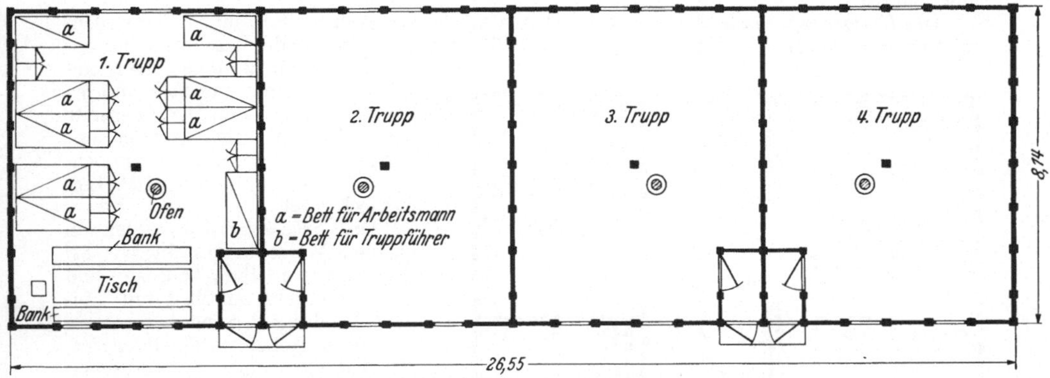

Abb. 2. Mannschaftsbaracke (Typ RL IV) für 4 Trupps.

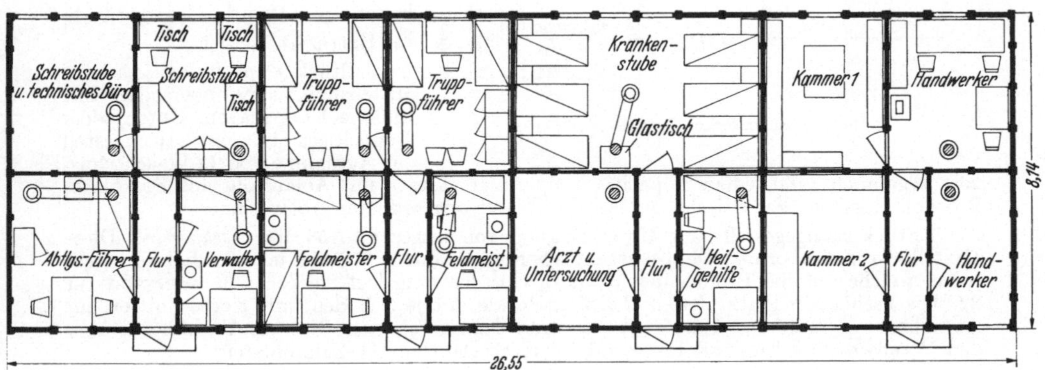

Abb. 3. Verwaltungsbaracke (Typ RL V).

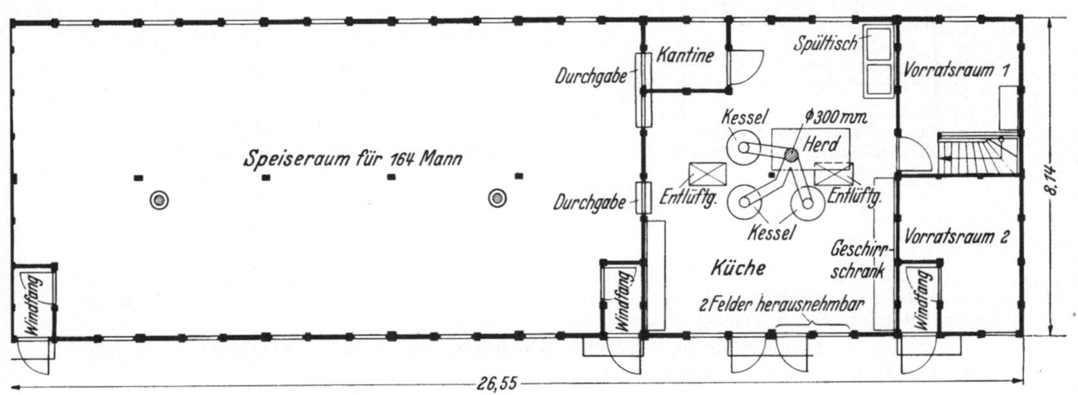

Abb. 4. Wirtschaftsbaracke (Typ RL VII).

bzw. auseinandernehmen. Auch bei dieser Baracke fügen sich die Einzelteile in ein bestimmtes Quadratsystem ein.

Das *Fundament* wird als Betonplattenfundament ausgeführt. Der Heizraum ist kellerartig vertieft und erhält eine eiserne Treppe. Innerhalb des *Brauseraums* ist unter den Duschen eine wannenartige Vertiefung angelegt.

Der *Fußboden* wird nach dem Aufstellen des Gebäudes als geriffelter Zementestrich eingebracht. Die Entwässerung wird durch entsprechende Neigungen des Fußbodens erzielt. An den Außenwänden wird der Zementestrich hohlkehlenartig an die Schwellen angeschlossen.

Die *Umfassungswände* stehen wie bei den übrigen Barackentypen in einem Schwellenrahmen und werden im Tafelsystem zur Ausführung gebracht. Jede Wandtafel besteht aus einer etwa 23 mm starken, einseitig gehobelten, gefasten und gespundeten Brettafel. Die Innenseite der Tafeln ist in ganzer Höhe mit etwa 6 mm starken feuerhemmenden C & U-Bauplatten DRP. Lignat bekleidet.

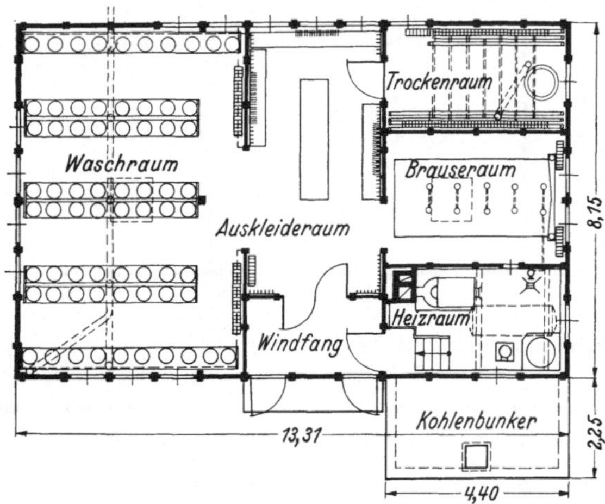

Abb. 5. Waschbaracke (Typ RL VIII).

Die *Scheidewände* werden in gleicher Weise hergestellt wie bei den sonstigen Baracken, sie sind aber außerdem einseitig mit Lignatbekleidung versehen.

Die einfachen einflügeligen *Fenster* sind oben eingehängt und schlagen als Kippflügel nach außen auf.

Für die *innere Einrichtung* kommen folgende Gegenstände in Betracht:

3 Stück *Doppelwaschtische* mit Mittelrinne, alles oberseitig mit Zinkblech beschlagen. Unter jedem Doppeltisch ist ein Lattengestell zur Aufnahme von 12 Waschschüsseln angebracht. Zu jedem Doppeltisch ein Ablaufstutzen mit Ablaufrohr aus Zinkblech. 2 Stück einfache Waschtische mit an der Wand angeordneter Ablaufrinne.

3 Stück Hängegestelle zur Unterbringung von insgesamt 156 *Waschschüsseln.* Diese Gestelle werden über den Doppelwaschtischen angeordnet. 2 Stück leiterähnliche Abstellroste, welche auf die Rinnen der Wandwaschtische aufgelegt werden und insgesamt für 22 Waschschüsseln Platz bieten. 2 Stück Regale mit je 3 Böden, mit Kerbschnitten zur Aufnahme von insgesamt 192 *Zahnbürsten* und *Zahnputzgläsern.* 2 Stück Abstellborde über den Wandwaschtischen, mit insgesamt 22 Kerbschnitten für Zahnbürsten.

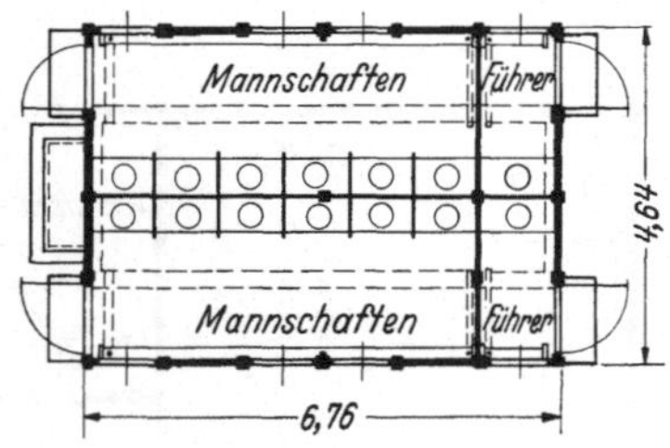

Abb. 6. Abortbaracke (Typ RL Xa).

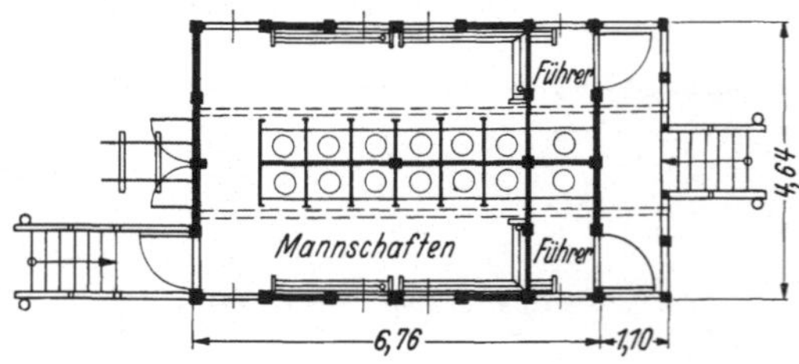

Abb. 7. Abortbaracke (Typ RL Xb).

(Neben jedem Platz für die Zahnbürste ist eine Metallnummer angebracht, ebenso auf den Waschschüsselplätzen der Lattengestelle unter den Doppelwaschtischen und den Hängegestellen über diesen Tischen.)

2 Stück Trockengestelle und 7 Stück Kleiderstangen für den Trockenraum. 5 Stück Lattenrosttafeln für den *Brauseraum.*

Rohrleitungen und sanitäre Anlagen bestehen aus genormten Anlagen für Wasserzu- und -ableitung, für Zentralheizung, für Warmwasserbereitung, für die Duschanlage einschließlich des Heizkessels, des Boilers, des Druckkessels, der Pumpe mit Motor, eines Waschkessels und der Fußbodenentwässerungen.

In jeder Waschbaracke sind selbstverständlich genaue technische *Betriebsvorschriften* für die Heizungs-, Wasch- und Brauseanlage, sowie die Pumpenanlage angebracht, ebenso eine Bade-Betriebsvorschrift.

Die *Abortbaracke* (Abb. 6 und 7) wird je nach der Beschaffenheit des Untergrundes in zwei verschiedenen Typen geliefert.

Wie alle anderen Typen bestehen auch die Abortbaracken aus einzelnen, genormten Bestandteilen.

Die *Abortsitze* werden nebst den Schamwänden aus Brettern in einzelnen Tafeln hergestellt, die sich leicht zusammensetzen und auseinandernehmen lassen. Für jeden Sitz wird ein loser Deckel mit Knopfgriff mitgeliefert.

Die Pißrinnen werden aus gehobelten Brettern hergestellt und auf Konsolstützen montiert. Über den Rinnen wird an den Außenwänden eine Schutzbekleidung aus Lignat angeordnet. Die Rinnen und die Schutzbekleidung werden mit einem Teer- oder Asphaltpräparat gestrichen.

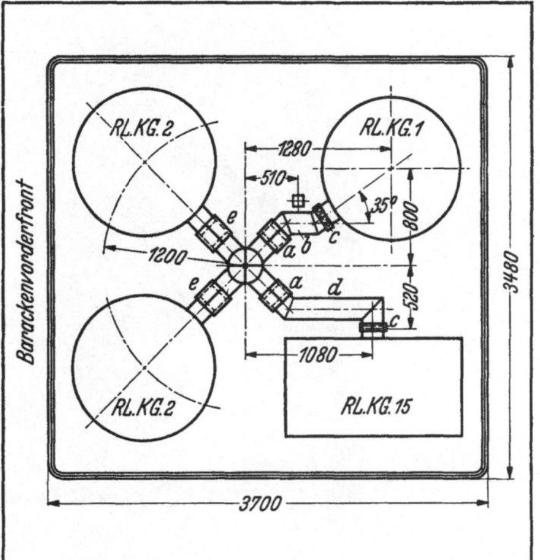

Abb. 8. Küchenanlage (Aufstellungsplan).

Für *Beleuchtungszwecke* wird in sämtlichen Baracken und auf den Höfen ausschließlich elektrisches Licht verwandt. Die Normung der Baracken bedingt auch eine Normung der Lichtinstallation. Da die Baracken zerlegbar und transportabel sind, wurden einzelne Stromnetzeinheiten entwickelt, die ohne Verlust an Material abnehmbar und zerlegbar sind. Die Ausführung und Verlegung der Stromnetzeinheiten erfolgt nach genauen Vorschriften, die in Einzeldruckblättern niedergelegt sind. Der Anschluß von Koch- und Heizgeräten ist wegen der damit verbundenen Kurzschluß- und Überlastungsgefahr untersagt. Soweit wegen der Lage der Unterkunft kein Anschluß an ein Leitungsnetz möglich ist, erfolgt die Stromerzeugung durch Dieselaggregate. Das Aggregat soll in einem wärmetechnisch gut isolierten Raum aufgestellt werden, um ein Einfrieren des Kühlwassers zu vermeiden.

Die *Heizung* erfolgt fast ausschließlich durch eiserne Qualitätsöfen nach irischem System, die für jeden Brennstoff geeignet sind.

Die *Innenausstattung* der Mannschaftsbaracken ähnelt derjenigen der früheren Mannschaftsstuben in den Kasernen. Für jeden Mann ist ein Bett mit Strohsack, Kopfpolster und 2—3 wollenen Decken, ein Spind, ein Schemel und außerdem ein Tischplatz (Bank) zuständig. Die Betten werden entweder aus Holz oder aus Eisen hergestellt, die Spinde aus Holz oder Stahl. Alle Ausrüstungsgegenstände sind ebenfalls genormt. Der Speiseraum (s. Abb. 4) ist mit genormten, zusammenklappbaren Tischen, sowie Bänken bzw. Stühlen ausgestattet.

Für den *Heildienst* ist eine „Einheit“ in der Verwaltungsbaracke (s. Abb. 3) vorgesehen. Sie enthält eine Krankenstube mit 6 Krankenbetten und Nachttischen, einen Untersuchungsraum und eine kleine Stube für den Heilgehilfen. Der Untersuchungsraum ist mit einem kleinen Instrumententisch mit Glasplatte, einem Untersuchungstisch einfachster Art und einem Stahlschrank für die notwendigsten Instrumente, Arzneimittel und Verbandstoffe ausgestattet. Sobald etwas mehr Mittel für diese Zwecke zur Verfügung stehen, ist Erweiterung der für Lagerkranke vorgesehenen Räume um einen Absonderungsraum und einen Nachtabort vorgesehen.

Zur *Küchenanlage* (s. Abb. 4) gehören unter anderem: 1 Glycerinbadkochkessel RL KG 1, 2 einwandige Kochkessel RL KG 2 und 1 Küchenherd RL KG 15.

Falls die Küche einen Holzfußboden hat, wird zum Schutze dieses Fußbodens vor Feuer und Wasser eine aus mehreren Blechtafeln bestehende Blechunterlage mitgeliefert. Die Blechtafeln sind untereinander mit Kitt gut abzudichten.

Die Aufstellung der Küchenanlage erfolgt nach dem in Abb. 8 dargestellten Aufstellungsplan.

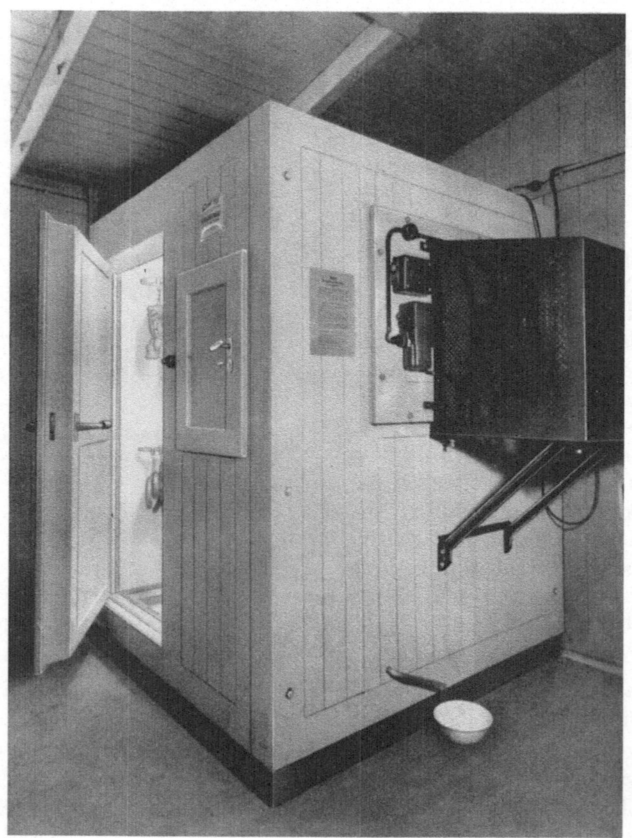

Abb. 9. Elektrische Kühlzelle.

In vielen Reichsarbeitsdienstlagern sind für die Aufbewahrung leicht verderblicher Lebensmittel im Vorratsraum der Küche genormte *elektrische Kühlzellen* (Abb. 9) aufgestellt.

In erster Linie sind damit solche Lager ausgestattet, die wegen großer Entfernung von den nächstgelegenen Ortschaften nur in größeren Zwischenräumen mit Lebensmitteln beliefert werden können, weiterhin solche, in denen infolge der ungünstigen Untergrundverhältnisse Anlage geeigneter Kellerräume nicht möglich ist.

Da viele Barackenlager in großer Entfernung von den Ortschaften aufgestellt werden mußten, war es den verheirateten Führern oft unmöglich, mit ihrer

Familie zusammenzuleben. Es wurden daher besondere *Führerhäuser* geschaffen, von denen das am meisten bevorzugte, der Typ RL IXc, im Grundriß in Abb. 10 dargestellt ist.

Das aus $1^1/_2$ Einheiten hergestellte Haus wird in gleicher Weise ausgeführt wie die übrigen Typen; es sind aber sämtliche Innenwände mit Lignatplatten versehen, außerdem erhalten alle Räume gerade Decken. Die Fenster werden mit Läden ausgestattet.

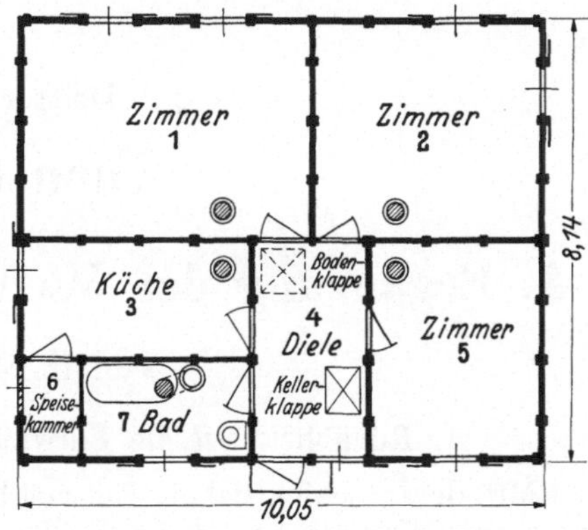

Abb. 10. Führerhaus (Typ RL IXc).

Der nur aus einer Einheit hergestellte Typ RL IX ist in erster Linie für verheiratete Unterführer gedacht, aber ebenso bei nicht zu hohen Ansprüchen als *Siedlungshaus* geeignet.

Von „Zusatzbauten“ dürfte militärisch wohl in erster Linie die in Einzelfällen zur Ausführung gelangte *Turn- und Sporthalle* interessieren. Die geräumige Halle ist ebenfalls zerlegbar und durchweg in Holzkonstruktion hergestellt.

Es sei noch kurz erwähnt, daß seit Herbst 1934 auch die *Reichsautobahn-Gesellschaft* in größerem Umfange Baracken nach den Normen der Reichsleitung des Arbeitsdienstes zur Unterbringung ihrer Arbeiter verwendet.

Dritter Abschnitt.

Diensthygiene.

A. Ergänzung der Wehrmacht und Rekrutierung.

Von H. **Müller**-Berlin.

1. Rückblick auf die Entwicklung des deutschen Wehrwesens.

Mit der geschichtlichen Entwicklung der deutschen Einzelstaaten hat die deutsche Wehrmacht im Laufe der Jahrhunderte vielfachen Wandel durchgemacht. Der Weg führte von den *Stammesheeren* unserer Vorfahren über die *Ritter- und Söldnerheere* zur *allgemeinen Wehrpflicht*. Als erster stellte König Friedrich Wilhelm I. den Grundsatz auf: „Alle Einwohner des Landes sind für die Waffen geboren." Nach dem Kanton-Reglement vom Jahre 1733 wurde jedem Regiment eine bestimmte Anzahl von Feuerstellen (Wohngemeinschaften) angewiesen, aus denen der Mannschaftsersatz ausgehoben werden sollte. Die Ortspfarrer hatten die Aushebungslisten zu führen. Aus überlieferten Standesvorrechten, volkswirtschaftlichen und anderen Rücksichten wurden jedoch Ausnahmen in solcher Zahl gemacht, daß auf Söldnerwerbung nicht verzichtet werden konnte. Die Abneigung gegen das „Soldatenhandwerk" war stark. Erst die Niederlage Preußens bei Jena und die Notzeit der Unterdrückung rüttelten das Volk auf und beseitigten die gröbsten Widerstände gegen die Bestrebung der Heeresreformatoren, die ein wahres Volksheer schaffen wollten. Scharnhorst, der Schöpfer der Wehrpflicht, erlebte die Verkündung des Preußischen Wehrgesetzes vom 3. September 1814 nicht mehr. In seinem Schüler, General v. Boyen, fand er einen würdigen Nachfolger. Mehr als 100 Jahre ist dieses Gesetz in seinen Grundzügen maßgebend geblieben. Jahrzehntelang stand Preußen noch allein. In den anderen Ländern des Deutschen Reiches war zwar auch die Wehrpflicht verkündet, jedoch wurde durch die Möglichkeit der Stellvertretung die praktische Durchführung vereitelt. Erst die Reichsverfassung vom 16. April 1871 schuf im Artikel 57: „Jeder Deutsche ist wehrpflichtig und kann sich in Ausübung dieser Pflicht nicht vertreten lassen" eine einheitliche Regelung für das ganze Deutsche Reich. Das Reichsmilitärgesetz vom 2. 5. 74 gab ergänzende Bestimmungen über den Aufbau des Heeres, Zeit der aktiven Dienstpflicht usw. Die „Ersatz- und Rekrutierungsverordnung" vom Jahre 1875 wurde durch die Deutsche Wehrordnung vom 22. 11. 88 abgelöst. Ihre grundsätzlichen Bestimmungen hatten bis zum unglücklichen Ausgang des Weltkrieges Gültigkeit. Nachdem durch das Diktat von Versailles die deutsche Armee zerschlagen und dem Deutschen Reich ein kleines Freiwilligenheer aufgezwungen war, wurde am 21. 8. 20 die allgemeine Wehrpflicht gesetzlich abgeschafft. Ein Merk- und Mahnstein am Ende einer ruhmreichen Epoche deutscher Wehrgeschichte. Doch in dem kleinen Freiwilligenheer von 100000 Mann wurden die alten Mannes- und Soldatentugenden, die einst Preußen und Deutschland zum Aufstieg verhalfen, wohl gehütet. Abseits vom politischen Kampf, wenn auch oft umworben und angegriffen, stand die Reichswehr im Staat, aber nicht mehr im ganzen Volk. Unbeirrt wurde das Gute festgehalten und aufgebaut, soweit es in dem gegebenen Rahmen möglich war. Doch erst die nationalsozialistische Bewegung schuf die Voraussetzungen, um lang gehegte Hoffnungen und Wünsche zu erfüllen.

Am *16. März 1935* wurde vom Führer und Reichskanzler dem deutschen Volke die *Allgemeine Wehrpflicht* wiedergegeben. Der erste Paragraph des Gesetzes für den Aufbau der Wehrmacht lautet: „*Der Dienst in der Wehrmacht erfolgt auf der Grundlage der allgemeinen Wehrpflicht.*“

2. Die Wehrformen im übrigen Europa.

Fast alle Staaten Europas haben die Allgemeine Wehrpflicht als Grundlage ihrer Wehrverfassung. Eine Ausnahme hiervon macht außer Österreich[1], Ungarn, Bulgarien nur England und die Schweiz. Wenn man in England auch nach dem Kriege wieder zum Freiwilligenheer zurückgegangen ist, so ist diese Wehrform durch die besondere geographische Lage bedingt, die den Schwerpunkt der Landesverteidigung auf eine große Flotte legt.

In der Schweiz ist nach dem Bundesgesetz über die Militärorganisation zwar jeder Schweizer wehrpflichtig, doch gibt es nur ein kleines Rahmenheer. Mit Ausnahme des Verwaltungs- und Instruktionspersonals und der Fortwachen befindet sich kein Mann ständig unter den Waffen. Offiziere und Wehrmänner treten nur zu bestimmten, wenige Wochen dauernden „Schulen und Kursen“ zusammen. Die Schweiz hat also eine Miliz mit allgemeiner Wehrpflicht.

Wehrpflicht und aktive Dienstzeit im übrigen Europa.

Staat	Dauer der Wehrpflicht	Dauer der aktiven Dienstzeit
Belgien . .	17.—45. Lebensjahr	8—14 Monate
Bulgarien .	keine Wehrpflicht	12 Jahre
England .	keine Wehrpflicht	12 Jahre, davon 7 imaktivenDienst
Estland . .	17.—55. Lebensjahr	12—18 Monate
Finnland .	17.—60. „	1 Jahr
Frankreich	20.—49. „	2 Jahre
Italien . .	21.—55. „ (im Kriege 17.—70. Lebensjahr)	12—18 Monate
Jugoslavien	20.—50. Lebensjahr	18—24 „
Lettland .	17.—50. „	12—15 „
Litauen . .	17.—45. „	18 „
Niederlande	20.—40. „	$5^1/_2$—15 „
Norwegen .	18.—55. „	48—183 Tage
Österreich .	keine Wehrpflicht	12 Jahre, davon 6 im aktiven Dienst
Polen . . .	19.—50. Lebensjahr	18—27 Monate
Portugal .	18.—45. „	17 „
Rumänien .	21.—50. „	18 „
Schweden .	20.—42. „	90—140 Tage
Schweiz . .	19.—52. „ (Miliz)	60—102 „
Sowjetrußland .	20.—40. „	2 bzw. 3 Jahre (in Territorialdivisionen 3 Monate)
Spanien . .	21.—39. „	1 Jahr
Tschechoslowakei .	20.—50. „	2 Jahre
Türkei . .	21.—46. „	$1^1/_2$—3 Jahre
Ungarn . .	keine Wehrpflicht	12 Jahre

3. Beginn und Dauer der Wehrpflicht.

Im Deutschen Reich beginnt nach § 4 des Wehrgesetzes die Wehrpflicht vom vollendeten 18. Lebensjahr und dauert bis zu dem auf die Vollendung des 45. Lebensjahres folgenden 31. März.

Die Dauer der aktiven Dienstpflicht für die Wehrpflichtigen setzt der Führer und Reichskanzler auf Grund des § 8 des Wehrgesetzes fest; sie ist durch Erlaß vom 22. 5. 35 einheitlich auf ein Jahr festgelegt. Nach der Entlassung aus dem aktiven Wehrdienst gehören die Wehrpflichtigen bis zum 31. März des Kalenderjahres,

[1] Am 1. 4. 36 wurde auch in *Österreich* die allgemeine Wehrpflicht eingeführt.

in dem sie ihr 35. Lebensjahr vollenden, zur *Reserve* (Wehrgesetz § 9). An die Reservedienstpflicht schließt sich nach § 11 des Wehrgesetzes die *Landwehrdienstpflicht* an; sie dauert bis zu dem auf die Vollendung des 45. Lebensjahres folgenden 31. März.

Die vorhergehende Übersicht zeigt Dauer der Wehrpflicht und der aktiven Dienstzeit in den übrigen Staaten Europas.

4. Die Heeresergänzung vor dem Weltkriege.

Abhängig von der Wehrverfassung ist die Ergänzung des Heeres. Die erforderliche Zahl von Rekruten wurde aus den als tauglich Befundenen ausgelost *(Losung)*. Diesem Verfahren hafteten bedenkliche Mängel an, und der Zufall spielte eine unerwünschte Rolle. Die Losung wurde daher 1913 abgeschafft, die Tauglichen wurden in 2 Klassen eingeteilt. Bei der Aushebung wurden in erster Linie die Tauglichen Klasse I und dann Klasse II berücksichtigt. Neben dem pflichtmäßigen Eintritt in die Wehrmacht war ein freiwilliges Eintreten möglich. Hiervon wurde von jeher ausgiebig Gebrauch gemacht. So betrug z. B. im Jahre 1910 der Anteil der sich freiwillig zum Eintritt Meldenden rund 25% der gesamten ausgehobenen Rekruten.

Das jährliche Ersatzgeschäft zerfiel in 3 Hauptabschnitte: das Vorbereitungsgeschäft, das Musterungsgeschäft und das Aushebungsgeschäft. Die Vorbereitung lag im wesentlichen den Zivilbehörden ob und bestand in der listenmäßigen Erfassung aller zur Gestellung verpflichteten Wehrpflichtigen. Die *Musterung* erfolgte durch die *Ersatzkommission* unter Mitwirkung von Sanitätsoffizieren. Sie sollte nur einen vorläufigen Überblick über die Gesamttauglichkeit aller vorhandenen Wehrpflichtigen liefern. Auf Grund der Tauglichkeitszahlen wurde bestimmt, wieviel Mannschaften jeder Bezirk bei der Aushebung zu stellen hatte. Die endgültige Entscheidung traf nach nochmaliger ärztlicher Untersuchung die *Oberersatzkommission* bei der *Aushebung*. Die Zahl der endgültig Abgefertigten stieg von Jahr zu Jahr. Die vorhandene Zahl der Tauglichen brauchte nie voll ausgeschöpft zu werden.

5. Die Heeresergänzung im Weltkriege.

Schon im Frieden war für das Ersatzgeschäft des Krieges ein vereinfachtes Verfahren vorgesehen. Musterung und Aushebung wurden vereinigt. Die zu Tausenden in die Kasernen strömenden Kriegsfreiwilligen wurden bei den Ersatztruppenteilen untersucht, die gedienten Wehrpflichtigen bei den Bezirkskommandos. Die ärztliche Untersuchung erfolgte zunächst nach der für den Frieden maßgebenden Dienstanweisung zur Beurteilung der Militärdienstfähigkeit (D.A.Mdf.). Doch schon nach den ersten Kriegsmonaten ergab sich die Notwendigkeit, diese Vorschrift den veränderten Verhältnissen anzupassen. Die bisher geltenden Begriffe „tauglich“, „bedingt tauglich“, „minder tauglich“, „untauglich“ entsprachen den vielseitigen Anforderungen des Krieges nicht mehr. Durch Verfügung des Chefs des Großen Generalstabes vom 3. 1. 15 wurde klar und genau umschrieben, nach welchen Gesichtspunkten die *Kriegsverwendungsfähigkeit* der Deutschen zu bestimmen war. Im Februar 1915 wurden die geänderten Bestimmungen in einer „Anleitung für die militärärztliche Beurteilung der Kriegsbrauchbarkeit beim Kriegsmusterungsgeschäft“ (Kr.M.Anl. = Kriegsmusterungsanleitung) bekanntgegeben.

In Friedenszeiten ist es berechtigt, jeden, der dem anstrengenden Dienst in der Wehrmacht nicht gewachsen ist, dem Heere fernzuhalten, um Gesundheitsschädigungen des Einzelnen möglichst zu verhüten und dem Staat dadurch Renten zu ersparen. In Zeiten der Not ist jeder Deutsche verpflichtet, seine Kräfte und, wenn es sein muß, sein Leben einzusetzen. Das Wohl des Einzelnen steht in jeder Beziehung hinter dem von Volk und Staat zurück. Wer dem Dienst bei der kämpfenden Truppe nicht gewachsen ist, wird je nach Kräften und Fähigkeiten an anderer Stelle eingesetzt.

Es wurde dementsprechend unterschieden in *„kriegsbrauchbar“* und *„kriegsunbrauchbar“*. Mehr noch als im Frieden mußte die Leistungsfähigkeit zum Gradmesser des Urteils gemacht werden. „Kriegsbrauchbar“ war untergliedert in *„kriegsverwendungsfähig“* (k.v.), *„garnisonverwendungsfähig* (g.v.) und *„arbeitsverwendungsfähig“* (a.v.). Der *k.v.-Beurteilte* mußte den Anforderungen des militärischen Dienstes beim Feldheer nach Ausdauer, Marschfähigkeit und Widerstandsfähigkeit gegen Witterung usw. gewachsen sein. Das *Urteil g.v.* war berechtigt, wenn der Untersuchte zwar den Anforderungen der kämpfenden Truppe nicht entsprach, aber militärischen Dienst in der Garnison oder unter ähnlichen Verhältnissen im Kriegs- oder Etappengebiet (z. B. Wach- und Ausbildungsdienst usw. noch verrichten konnte. Als *a.v.* war ein Wehrpflichtiger zu beurteilen, der infolge körperlicher Fehler zwar nicht militärisch ausgebildet, aber nach Maßgabe seiner Kräfte oder erlernten Fähigkeiten entweder als Armierungssoldat oder in einer seinem Beruf entsprechenden Tätigkeit verwendet werden konnte. Die Übergänge waren besonders oft zwischen g.v. und a.v. fließend. Beim Urteil g.v. stand die soldatische Verwendbarkeit im Vordergrund, beim Urteil a.v. die Ausnutzung der beruflichen Arbeitskraft. Wie MARTINECK sagt, wurden bei der Friedensmusterung die Dienstpflichtigen „als Objekte militärischer Ausbildung beurteilt, bei der Kriegsmusterung sollen dem Heer nicht Soldaten, sondern ganz allgemein Träger militärisch wertvoller und ausnutzbarer Arbeitskraft zugeführt werden".

Nach Bewältigung des Massenansturmes von Untersuchungen im ersten Kriegsjahre kam auch das Kriegsmusterungsgeschäft wieder in geregeltere Bahnen. Ein Gesetz vom 4. September 1915 schuf die Möglichkeit zur Nachmusterung aller Wehrpflichtigen, die in der Vorkriegszeit als Dienstunbrauchbar ausgemustert waren. Über die zahlenmäßigen Ergebnisse dieser Nachmusterung, sowie der während des Krieges dienstpflichtig werdenden Jahrgänge ist im Abschnitt VI (Rekrutierungsstatistik) berichtet.

Untrennbar verbunden mit dem eigentlichen Heeresersatz war der Bedarf notwendiger Arbeitskräfte für Industrie, Landwirtschaft usw. Diese Erfahrung wurde bei allen kriegführenden Mächten in gleicher Weise gemacht. So sagt der englische Wirtschaftler FAYLE: „Man ist geneigt zu vergessen, daß der Mann, der Granaten herstellt, ebenso wichtig ist, wie der, der sie verschießt. Noch leichter vergißt man, daß der Nachschub an Granaten zurückgehen kann, wenn man die Arbeit, Eisenerzladungen zu löschen, Mindertauglichen überläßt .... Zwei Leute in der gleichen Munitionsfabrik mögen als Soldaten den gleichen Wert haben; aber der eine mag nur Handlanger sein, der andere dagegen Facharbeiter. Die Schwierigkeiten in den Munitionsfabriken entsprangen weniger dem Umstand, daß man zuviel Leute herauszog, sondern daß man die falschen wählte." Treffend zeigen diese Worte, in welcher Richtung sich auch das ärztliche Tätigkeitsfeld über die Auswahl des eigentlichen Ersatzes hinaus erweiterte. Eine große Zahl von Facharbeitern mußte aus der Front herausgezogen werden und möglichst durch k.v.-Leute aus den Betrieben der Heimat ersetzt werden.

Mit der langen Dauer des Krieges hatten die untersuchenden Ärzte auch zunehmend die Folgen von Verwundungen und Krankheiten zu beurteilen. In der Erkenntnis, daß all diese Anforderungen ein ganz besonders hohes Maß ärztlichen Könnens und großer eigener Erfahrung voraussetzten, wurden vom Feld-Sanitätschef aktive Sanitätsoffiziere vom Feldheer zur Musterung in die Heimat abgeordnet. Ihre Erfahrungen wurden ergänzt durch die der Kriegs-Sanitätsinspekteure, die bei ausgedehnten Besichtigungsreisen zahlreichen Musterungen beiwohnten. Ihre Berichte gaben dem Kriegsministerium die notwendigen Unterlagen für allgemein gültige Anordnungen. Es wurde auf diese Weise, soweit nur menschenmöglich, erreicht, daß von erfahrenen Ärzten nach einheitlichen Gesichtspunkten untersucht und verantwortlich geurteilt wurde. Da eine Entscheidung oft nur nach sorgfältiger Untersuchung getroffen werden konnte, sollten auch bei den Kriegsmusterungen nicht mehr als 130 Wehrpflichtige an einem Tage dem Arzt vorgestellt werden. In Zweifelsfällen wurden erfahrene Fachärzte aller Sondergebiete vielfach herangezogen.

6. Die Heeresergänzung im 100000 Mann-Heer.

Durch das Versailler Diktat wurde Deutschland ein kleines Söldnerheer von 100000 Mann mit 12jähriger Dienstzeit aufgezwungen. Nur einem verschwindend kleinen Teil der deutschen wehrfähigen Jugend war es vergönnt, Soldat zu werden. Jeder Truppenteil warb den notwendigen Ersatz selbst. Der Andrang war groß. Besonders die von Jahr zu Jahr zunehmende Arbeitslosigkeit ließ nicht selten den Wunsch zum „Soldatenberuf" wach werden, war doch hier die Möglichkeit gegeben, 12 Jahre bei auskömmlicher Bezahlung zu dienen und nach ehrenvollem Ausscheiden die Anwartschaft auf Anstellung im öffentlichen Dienst zu erreichen.

Die lange Dienstzeit und die Absicht, möglichst jeden Soldaten des kleinen Heeres zum Führer heranzubilden, forderten zwangsläufig eine Auswahl des jährlich notwendigen Ersatzes nach anderen Gesichtspunkten als im Wehrpflichtheer. In den „Heeres-Ergänzungsbestimmungen" (H.Dv. 477) wurden die neuen Forderungen niedergelegt. Jeder Truppenteil beorderte zu beliebiger Zeit die in engere Wahl genommenen Freiwilligen zur „Annahmeuntersuchung", die durch den Truppenarzt vorgenommen wurde. Ergänzend wurde durch den Truppenteil eine „Sportleistungsprüfung" und Prüfung der geistigen Fähigkeiten in Form einer einfachen „Intelligenzprüfung" durchgeführt. Bei der ärztlichen Beurteilung galt es, nur zu entscheiden, ob *„tauglich"*, *„zeitlich untauglich"* oder *„untauglich"*. Diese Untersuchung erfolgte in der neu geschaffenen Reichswehr zunächst nach den im Jahre 1921 bekanntgegebenen „Richtlinien zur Beurteilung der Tauglichkeit" in Verbindung mit der bis dahin gültigen D.A.Mdf. Im Jahre 1929 wurden diese Richtlinien durch die neu bearbeitete „Dienstanweisung zur Beurteilung der Dienstfähigkeit für das Heer und zur Ausstellung heeresärztlicher Zeugnisse" (D.A.Df.) ersetzt. Hierzu wurden die alten bewährten Vorschriften der Vorkriegszeit übernommen, den Forderungen des Berufsheeres angepaßt und Änderungen dort vorgenommen, wo sie durch Erkenntnisse der fortschreitenden Wissenschaft und der Kriegserfahrung geboten schienen. Bei dem übergroßen

Angebot wurde ein sehr strenger Maßstab angelegt. Trotzdem konnte nur ein kleiner Teil der tauglich Befundenen eingestellt werden. Der sichtbare Erfolg dieses strengen Ausleseverfahrens nach gesundheitlichen Gesichtspunkten trat unter anderem auch zunehmend in einem Absinken der Zahl der als dienstunfähig aus dem Heere zu entlassenden Soldaten in Erscheinung.

Die Offizier-, Sanitätsoffizier- und Veterinäroffizieranwärter sowie der Ersatz für Spezialtruppen (Funker, Kraftfahrer usw.) wurden noch einer *psychologischen Eignungsprüfung* unterzogen, über deren Zweck und Verlauf an anderer Stelle berichtet ist (s. S. 279). Der geringe Ersatzbedarf ermöglichte es, unter großem Aufwand an Arbeit und Zeit, den besten Nachwuchs für das kleine Heer herauszukrystallisieren.

7. Die Wiedereinführung der Wehrpflicht.

Durch Gesetz vom *16. 3. 35* wurde die *Allgemeine Wehrpflicht* wieder eingeführt. Bei diesem geschichtlich bedeutsamen Entschluß des Führers und Reichskanzlers wendet sich die Reichsregierung mit einer Kundgebung an das Deutsche Volk. Hiernach ist der Zweck des Gesetzes über den Wiederaufbau der Wehrmacht: „*dem Deutschen Volke die Überzeugung und den anderen Staaten die Kenntnis zu geben, daß die Wahrung der Ehre und Sicherheit des Deutschen Reiches von jetzt ab wieder der eigenen Kraft der Deutschen Nation anvertraut wird*".

Durch die neuerstandene, dem deutschen Wesen entsprechende Wehrform erhielt die Arbeit im Heere neuen Inhalt.

Das Wehrgesetz vom 21. 5. 35 lautet:

„§ 1 (1) Wehrdienst ist Ehrendienst am deutschen Volk.

(2) Jeder deutsche Mann ist wehrpflichtig.

(3) Im Kriege ist über die Wehrpflicht hinaus jeder deutsche Mann und jede deutsche Frau zur Dienstleistung für das Vaterland verpflichtet.

§ 2. Die Wehrmacht ist der Waffenträger und die soldatische Erziehungsschule des deutschen Volkes. Sie besteht aus dem Heer, der Kriegsmarine, der Luftwaffe."

Die „Verordnung über die Musterung und Aushebung 1935" wurde am 1. Juni 1935 bekanntgegeben, die „Verordnung über das Erfassungswesen" wurde im Anschluß an die Verkündigung des Wehrgesetzes im gleichen Reichsgesetzblatt mitgeteilt.

8. Die Arbeitsdienstpflicht.

Unter zielklarer nationalsozialistischer Führung ist der Arbeitsdienst aufgebaut worden. Hier erleben die jungen Deutschen aller Stände und Berufe in engster Arbeitsgemeinschaft, was es heißt, Nationalsozialist zu sein. Selbstverständliche Unterordnung, Entsagung, Kameradschaft und strenge Disziplin bei oft schwerer körperlicher Arbeit in deutschem Boden stehen über dem Tagewerk des Arbeitsdienstes. Tausende junger Deutscher haben diese Vorschule des Heeres freiwillig durchlaufen und kehrten weltanschaulich gefestigt, körperlich gekräftigt und stolz auf die eigene Leistungsfähigkeit, die mancher erst der schweren Arbeit mit Spaten und Spitzhacke verdankte, in das bürgerliche Leben zurück. Offensichtliche körperliche Ertüchtigung und günstige Wirkung des Arbeitsdienstes auf die Gesamthaltung der jungen Wehrpflichtigen trat bei der Musterung des Jahres 1935 schon vorteilhaft in Erscheinung.

Am 26. Juni 1935 wurde durch das Reichsarbeitsdienstgesetz die Freiwilligkeit zur Pflicht. Dieses Gesetz beginnt:

„§ 1 (1) Der Reichsarbeitsdienst ist Ehrendienst am Deutschen Volke.

(2) Alle jungen Deutschen beiderlei Geschlechts sind verpflichtet, ihrem Volk im Reichsarbeitsdienst zu dienen.

(3) Der Reichsarbeitsdienst soll die deutsche Jugend im Geiste des Nationalsozialismus zur Volksgemeinschaft und zur wahren Arbeitsauffassung, vor allem zur gebührenden Achtung der Handarbeit erziehen."

Nach den weiteren Ausführungen des Gesetzes beginnt die Dienstpflicht frühestens nach vollendetem 18. und endet spätestens mit Vollendung des 25. Lebensjahres. Freiwilliger Eintritt in den Reichsarbeitsdienst zu einem früheren Zeitpunkt ist möglich. Der Führer und Reichskanzler hat durch Erlaß vom 27. Juni 1935 die durchschnittliche Stärke des Reichsarbeitsdienstes für die Zeit vom 1. 10. 35 bis 1. 10. 36 auf 200000 Mann einschließlich Stammpersonal und die Dienstzeit bis auf weiteres auf ein halbes Jahr festgesetzt.

Das Arbeitsdienstgesetz betont, wie Reichsarbeitsführer *Hierl* auf dem Parteitag in Nürnberg am 16. 9. 35 ausführte, daß endgültig die Auffassung überwunden ist, daß der Arbeitsdienst nur eine vorübergehende Aushilfe gegen die Arbeitslosigkeit sei. Vielmehr sei er jetzt das bisher fehlende Glied in der Kette der staatlichen Einrichtungen zur Erziehung unserer Jugend zwischen Schule und Wehrmacht. Da durch dieses Gesetz die Ableistung des Arbeitsdienstes zur Voraussetzung des aktiven Dienstes in der Wehrmacht geworden ist, bildet das Urteil bei der Wehrpflichtmusterung auch die Grundlage für die Aushebung zum Arbeitsdienst (s. auch S. 272).

9. Die Musterung.

Die Wehrmacht ist zwar in mancher Hinsicht anders gestaltet als die Armee der Vorkriegszeit, doch ist durch die neu erstandene Wehrpflicht wieder eine feste Brücke zu einer ruhmvollen Vergangenheit geschlagen. Jetzt bewährte es sich, daß das Erbe der Vergangenheit auch von allen Sanitätsoffizieren und Sanitätsdienststellen wohl gehütet war.

Das Deutsche Reich — ohne die ehemals entmilitarisierte Zone — ist in 28 Wehrersatzinspektionen und 218 Wehrbezirkskommandos eingeteilt. Für das Jahr 1935 wurden in der Musterungsverordnung besondere Vorschriften erlassen.

Durch die Zivilbehörden wird die Musterung der Dienstpflichtigen entsprechend der Erfassungsverordnung vorbereitet, um den Wehrbezirkskommandos die für die Musterung notwendigen Unterlagen zu liefern. Im Gegensatz zur Vorkriegszeit fand im Jahre 1935 eine *ärztliche Untersuchung nur bei der Musterung* statt, die Aushebung erfolgte lediglich auf Grund der Musterungsergebnisse. Die ärztliche Untersuchung gewann hierdurch noch an Bedeutung. Aus diesem Grunde wurden bei jedem Musterungsvorgang 2 Ärzte eingesetzt. Der Hauptarzt fällt das Urteil, nach seiner Anweisung arbeitet der Hilfsarzt, dem in erster Linie die Untersuchung der Sinnesorgane und Überwachung der Tätigkeit des Sanitätsunterpersonals beim Feststellen der verschiedenen Körpermaße, Harnuntersuchung usw. obliegt. Die Zahl der an einem Musterungstage vorzustellenden Dienstpflichtigen soll 80 nicht übersteigen.

Im Jahre 1935 wurden die Dienstpflichtigen des Jahrgangs 1914 für den aktiven Dienst in der Wehrmacht, die des Jahrgangs 1915 für den Arbeitsdienst gemustert. Von der Musterung waren die Dienstpflichtigen befreit, die bereits in der Wehrmacht, der Polizei oder SS-Verfügungstruppe gedient hatten.

Die Tätigkeit beim Ersatzgeschäft gehört mit zu den wichtigsten und verantwortungsvollsten, aber auch schwierigsten Obliegenheiten der Sanitätsoffiziere. In der Vorkriegszeit wurden nur ältere, erfahrene Sanitätsoffiziere hierzu eingesetzt.

Für die Musterung stehen 2 Monate zur Verfügung. Da die Zahl der aktiven Sanitätsoffiziere der Wehrmacht noch nicht annähernd ausreicht, müssen andere beamtete Ärzte, ehemals aktive Sanitätsoffiziere und Zivilärzte, die besonders geeignet erscheinen, herangezogen werden. Dem verständnisvollen Zusammenarbeiten aller beteiligten Stellen ist es zu danken, daß die Musterung reibungslos vonstatten ging. In der „Anleitung zur Untersuchung Wehrpflichtiger und Freiwilliger für die Wehrmacht“ (H.Dv. 252, M.Dv. 248, L.Dv. 399) wurde die erste gemeinsame Dienstvorschrift der jungen neuen Wehrmacht veröffentlicht, nach der die ärztliche Untersuchung und Beurteilung bei der Musterung erfolgte.

Nach den Erfahrungen der Musterung des Jahres 1935 wurde die Untersuchungsvorschrift *neubearbeitet* und als *Vorschrift für militärärztliche Untersuchungen der Wehrmacht,* Teil I, Untersuchung Dienstpflichtiger und Freiwilliger auf Tauglichkeit (H.Dv. 252/1, M.Dv. Nr. 248/1, L.Dv. 399/1) am *24. 3. 36* bekanntgegeben. Durch die *Verordnung über die Musterung und Aushebung* vom *21. 3. 36* (R.G.Bl. I, S. 201) wurden einige grundlegende Änderungen gegenüber dem Vorjahr getroffen. Besonders ist zu erwähnen, daß bei der Aushebung die tauglich 1 oder 2 beurteilten Dienstpflichtigen nochmals vorgestellt werden und im Bedarfsfall auch vom Arzt zu untersuchen sind.

Nach der Musterungsverordnung bestimmt der Hauptarzt den Grad der Tauglichkeit und gibt an, für welche Wehrmachtsteile oder Waffengattungen sich der tauglich befundene Dienstpflichtige bevorzugt eignet. Voraussetzung hierfür ist eine genaue Kenntnis der Anforderungen, die der militärische Dienst bei den verschiedenen Wehrmachtsteilen und Waffengattungen stellt. Diese Kenntnis kann bei der großen Zahl der musternden Zivilärzte naturgemäß nur in begrenztem Umfang vorausgesetzt werden. Irrtümer sind daher möglich und verständlich. Nicht immer wird innerhalb der kurzen, bei der Musterung zur Verfügung stehenden Zeit eine endgültige Entscheidung möglich sein, besonders wenn es sich um die Beurteilung unklarer Fehler handelt oder fachärztliche Untersuchung notwendig erscheint. Für solche Fälle ist in der Musterungsverordnung eine außerordentliche Musterung unter Zuziehung von Fachärzten vorgesehen, falls ihre Durchführung bei der ordentlichen Musterung nicht möglich war. Auf diese Weise ist weitgehend Vorsorge getroffen, daß nur einwandfrei Taugliche zum Ableisten der aktiven Dienstpflicht eingezogen werden.

Der Begriff der **Tauglichkeit** steht nicht fest. Er ist erstens abhängig von den Untersuchungsvorschriften, zweitens von dem Verhältnis zwischen Angebot und Bedarf und drittens bei manchen Fehlern von dem subjektiven Ermessen des untersuchenden Arztes.

Der erste Punkt bedarf keiner weiteren Erläuterung. Hinsichtlich des zweiten liegen die Verhältnisse jetzt anders als in der Vorkriegszeit. Bei der Musterung ist jetzt die Höhe des Ersatzes, den der einzelne Wehrersatzbezirk aufzubringen hat, noch nicht bekannt. Der entscheidende Arzt kann also unbeeinflußt sein Urteil abgeben. Die Abhängigkeit vom subjektiven Ermessen des Arztes spielt jetzt eine größere Rolle als in der Vorkriegszeit. Man muß sich vor Augen halten, daß es nie möglich ist, ganz klare Trennungslinien zwischen den verschiedenen Tauglichkeitsurteilen zu ziehen. Werden ernste Fehler der Gesundheit festgestellt, ist das Urteil nicht schwer, ebenso, wenn die Untersuchung völlige Gesundheit aller Organe bei fehlerfreiem, kräftigem Körperbau ergibt. Aber die Zwischenstufen zwischen völliger Gesundheit und ausgesprochenen Fehlern oder eindeutiger Krankheit sind so zahlreich, daß hierin die Hauptschwierigkeit bei der ärztlichen Tätigkeit liegt. Hier liegt auch die große Verantwortung, die durch keine Dienststelle oder Dienstvorschrift dem Arzt abgenommen werden kann. Er gibt sein Urteil nach eigenem pflichtmäßigem Ermessen ab. Je größer die eigene Erfahrung, um so sicherer und treffender wird das Urteil sein. Der junge Sanitätsoffizier wird systematisch durch Teilnahme an Musterungen geschult, bis er selbst verantwortlich zur Musterung herangezogen werden kann. Es werden aber noch einige Jahre vergehen, bis für die Musterungen die erforderliche Zahl von Ärzten zur Verfügung steht, die über diese besonderen Erfahrungen verfügen.

Nach der H.Dv. 252/1 ist festzustellen, ob der Untersuchte:

tauglich (1 oder 2); bedingt tauglich; zeitlich untauglich; beschränkt tauglich; untauglich (für Waffendienst) oder völlig untauglich ist.

Als Anhaltspunkte für die verschiedenen Grade der Tauglichkeit oder Untauglichkeit enthält die H.Dv. 252/1 als Anlage 1 eine Fehlertabelle, die an die Einteilung der körperlichen Fehler und Gebrechen der Vor- und Nachkriegszeit eng angelehnt ist. Die in der Fehlertabelle aufgeführten Nummern enthalten natürlich bei weitem nicht alle vorkommenden Krankheiten und Gebrechen; viele sind in Gruppen zusammengefaßt, andere müssen nach den für ähnliche Zustände gegebenen Bestimmungen beurteilt werden.

Zum aktiven Dienst in der Wehrmacht werden nur als „tauglich 1“ oder „tauglich 2“ Beurteilte, bedingt Taugliche zur kurzfristigen Ausbildung eingezogen.

Alle Dienstpflichtigen, die nicht zum aktiven Wehrdienst herangezogen werden, werden der *Ersatzreserve* überwiesen.

Diese gliedert sich in Ersatzreserve I, Marine-Ersatzreserve I, Luftwaffen-Ersatzreserve I und in die Ersatzreserve II. Der Ersatzreserve I, Marine- und Luftwaffen-Ersatzreserve I werden diejenigen wehrfähigen Dienstpflichtigen zugeteilt, die bei der Aushebung überzählig bleiben. Die Angehörigen der Ersatzreserve I, Marine- und Luftwaffen-Ersatzreserve I können im ersten Dienstjahr nachträglich zur Deckung von Ausfällen, ferner in den nächsten zwei Dienstjahren bei Bedarf noch zum aktiven Wehrdienst herangezogen werden. Der Ersatzreserve II sind die beschränkt Tauglichen und alle übrigen Dienstpflichtigen zuzuweisen, mit Ausnahme der Wehrunwürdigen und derer, die nicht zum Wehrdienst herangezogen werden.

Als *tauglich 1* ist ein Dienstpflichtiger zu beurteilen, der körperlich und geistig völlig gesund, von hinreichender Größe und kräftigem Körperbau ist. Auch bei bedeutungslosen Fehlern kann das Urteil „tauglich 1“ lauten. Stärkere Fehler nach Spalte A der Fehlertabelle, die den Gesamteindruck sichtlich beeinträchtigen oder eine Körpergröße unter 160 cm bei sonst kräftigem Körperbau rechtfertigen das Urteil *tauglich 2.* Als *bedingt tauglich* sind Dienstpflichtige zu beurteilen, die Fehler nach Spalte B der Fehlertabelle aufweisen. *Zeitlich untauglich* machen nach Spalte Z der Fehlertabelle heilbare Krankheiten und Verletzungen oder Fehler, die noch zu beseitigen sind. Auch körperlich noch ungenügende Entwicklung oder Schwächezustand nach überstandenen Erkrankungen können zeitliche Untauglichkeit bedingen, falls durch Erholung oder Kräftigung Tauglichkeit zu erwarten ist. *Beschränkt tauglich* machen erhebliche in Spalte L aufgeführte Fehler oder Gebrechen, die auch eine Herabsetzung der Leistungsfähigkeit und damit der dienstlichen Verwendbarkeit zur Folge haben. Hierunter fallen nach der Dienstvorschrift auch Hilfsschüler, sofern sie nicht als „untauglich“ oder „völlig untauglich“ zu bezeichnen sind. Die *Untauglichen* sind nach der Fehlertabelle der H.Dv. 252/1 aufgegliedert in *untauglich für Waffendienst* und *völlig untauglich.* Je nach Grad des festgestellten Fehlers ist das Urteil nach Spalte U oder v.U abzugeben. Als *völlig untauglich* sind nur solche Dienstpflichtige zu bezeichnen, die an Krankheiten oder Fehlern leiden, die keinerlei nutzbringende geregelte Arbeitsleistung erlauben. Hierunter fallen z. B. völlige Krüppel, Geisteskranke, Idioten usw. Das Urteil „völlig untauglich“ ist gleichbedeutend mit erwerbsunfähig. Dienstpflichtige, die auf Grund des Gesetzes zur Verhütung erbkranken Nachwuchses sterilisiert sind, sind in der Regel je nach Befund „untauglich (für Waffendienst)“ oder „völlig untauglich“.

Die Tauglichen für die einzelnen Wehrmachtsteile können nicht beliebig ausgehoben werden. Andere Gesichtspunkte, vorwiegend beruflicher Art, sind von entscheidender Bedeutung. Die Dienstpflichtigen der *seemännischen Bevölkerung* werden zur Ableistung der aktiven Dienstpflicht in der *Kriegsmarine,* die der *fliegerischen Bevölkerung* in der *Luftwaffe* herangezogen. Die Musterungsverordnung gibt Aufschluß, welche Berufsgruppen usw. hierunter fallen.

Ist durch diese Bestimmungen eine große Zahl Dienstpflichtiger der *Kriegsmarine* und *Luftwaffe* in erster Linie vorbehalten, so haben auch die verschiedenen Waffengattungen des Heeres ihre Sonderwünsche, die im Anhang der H.Dv. 252/1 näher angegeben sind. Die Eigenart des Dienstes verlangt oft neben beruflicher Vorbildung oder besonderen Fähigkeiten auch bestimmte körperliche Eigenschaften. So soll z. B. der Kavallerist „kurzen Oberkörper und lange Beine“ haben. Die schwere Artillerie braucht einen Ersatz mit besonders kräftigem Körperbau und hinreichender Größe, Dienstpflichtige unter 170 cm dürfen nicht zugeteilt werden. Der Dienst bei den Nachrichtentruppen und Kraftfahrtruppen stellt besondere Anforderungen an die Sinnesorgane. Bei den Panzereinheiten der Kraftfahrkampftruppen dürfen Brillenträger und Dienstpflichtige mit einer Körpergröße über 175 cm nicht eingestellt werden. Der Ersatz für die Sanitätstruppen soll in besonderem Maße Anlage und Eignung für den Sanitätsdienst haben.

All diese Bestimmungen müssen dem musternden Arzt bekannt sein; sind sie doch mit ausschlaggebend für das ärztliche Urteil, das er auf Grund seines Untersuchungsbefundes abzugeben hat. Fast verwirrend scheinen die vielseitigen Vorschriften und Forderungen. Es lag daher nahe, bestimmte, vom subjektiven Untersuchungsergebnis unabhängige Punkte herauszustellen, um auf diese Weise leichter den zum Soldaten besonders geeigneten „Typ" ausfindig zu machen.

Unabhängig vom subjektiven Urteil sind die beim Dienstpflichtigen bei der Musterung festgestellten **Körpermaße.** Fast alle Staaten haben bestimmte Mindestmaße der Körpergröße für den Heeresersatz vorgeschrieben. In der deutschen Wehrmacht beträgt das Mindestmaß 154 cm, jedoch mit der Einschränkung, daß Freiwillige von einer *Größe* unter 160 cm in der Regel nicht eingestellt werden sollen. Die Vorliebe der Heerführer für besonders große Soldaten ist geschwunden und hatte schon nach Schwiening der Überzeugung Platz gemacht, daß gerade solche Leute oft weniger widerstandsfähig sind als kleine Mannschaften. Die Körpergröße ist z. B. von *Rassen-* und *nationalen Eigentümlichkeiten* abhängig, doch sind die Ansichten über die Verschiedenartigkeit der Körperentwicklung bei den Angehörigen der gleichen Nation noch keineswegs einheitlich.

Schon im Anfang dieses Jahrhunderts wurde in mehreren Veröffentlichungen festgestellt, daß die *Körpergröße* der *europäischen Bevölkerung* mit Ausnahme weniger Länder zunähme. Die Untersuchungsergebnisse für das kleine 100000 Mann-Heer, das sich nur aus Freiwilligen ergänzte, konnten naturgemäß keine Unterlagen liefern, um diese Frage prüfend weiter zu verfolgen. Will man aber aus derartigen statistischen Erhebungen Schlußfolgerungen ziehen, so ist strengste Kritik und größte Zurückhaltung geboten. In der Vorkriegszeit lieferten die Aushebungsergebnisse kein verwertbares Material, da das Lebensalter der Gestellungspflichtigen zu verschieden war. Bei den eingestellten Rekruten fehlten die wegen Mindermaß Ausgemusterten. Der Durchschnittswert mußte also etwa zu hoch liegen. Nach einer Einzelerhebung vom 1. 12. 06 hatten die bei der Fahne befindlichen 624861 Unteroffiziere und Mannschaften eine Durchschnittsgröße von 167,74 cm. Da nach den jetzt geltenden Bestimmungen Freiwillige unter 160 cm nur in besonderen Fällen eingestellt werden sollen, würde eine Ermittlung des Durchschnittswertes der Körpergröße der jetzt aktiv dienenden Unteroffiziere und Mannschaften eine erheblich höhere Zahl ergeben. Daraus allein auf eine allgemeine beträchtliche Zunahme des Längenwachstums der wehrpflichtigen Bevölkerung zu schließen, ist natürlich nicht angängig.

Nebenbei sei erwähnt, daß die *Art des Messens* von Bedeutung ist. Nach Möglichkeit soll eine auf einem Fußbrett senkrecht stehende Meßstange mit einer senkrecht zu dieser verschieblichen Meßplatte verwendet werden. Der zu Messende stellt sich mit geschlossenen Füßen und gestreckter Wirbelsäule dicht an die Meßstange, worauf durch Herablassen der Meßplatte bis auf den Kopf das Körpermaß an der senkrechten Meßstange abgelesen wird. Da dieses Gerät bei den Musterungen nicht immer vorhanden ist, wird in dem Musterungsbesteck ein zusammenlegbares Meßgerät aus Leichtmetall mitgeführt. Dieses beruht auf dem gleichen Prinzip und kann bequem an jeden Türpfosten angeschraubt werden.

In der Nachkriegszeit sind besonders von *Schul- oder Berufsschulärzten* zahlreiche Arbeiten veröffentlicht, die unter Verwertung der verschiedenen Körpermaße der Untersuchten Schlußfolgerungen über die gesundheitliche Entwicklung der Schüler zogen. Mögen all diese Untersuchungen gewisse, meist aber nur lokal berechtigte Schlußfolgerungen zulassen, so werden auch diese durch die zu kleinen Gesamtzahlen in ihrem Wert weiter eingeschränkt. Eine Zusammenfassung dieser Einzeluntersuchungen ist schon deshalb nicht möglich, weil die Wege, auf denen die Untersuchungsergebnisse gewonnen wurden, zu verschiedenartig sind, und eine große Zahl anderer äußerer Faktoren mitwirkten.

Die Untersuchungsergebnisse über junge Männer im wehrpflichtigen Alter sind sehr spärlich. Nach einer Arbeit vom Sportlehrer O. Kunze hat er bei 12500 jungen Männern im Alter von 18—28 Jahren, die zu Sportlehrgängen des Reichskuratoriums für Jugendertüchtigung abgeordnet waren, folgendes festgestellt: Die *mittlere Größe* der Untersuchten beträgt 172,96 cm, das *mittlere Gewicht* 67,50 kg, der *mittlere Brustumfang* 94,51 cm und die *mittlere Atmungsbreite* 7,53 cm. Weiter stellt Kunze fest, daß die 1905 Geborenen kleiner als der Durchschnitt sind, aber sowohl ein größeres Gewicht als auch einen größeren Brustumfang haben. Die 1912—1915 Geborenen sind größer als der Durchschnitt. Gewicht und Brustumfang bleiben dagegen hinter dem Durchschnitt zurück. Hieraus und aus der Betrachtung der extremen Fälle wurde der Schluß gezogen, daß die körperliche Entwicklung in Richtung Schwere und Breite erst etwa mit 21 Jahren ihren vorläufigen Abschluß gefunden hat, daß darüber hinaus bei den älteren 27- und 28jährigen noch eine weitere Entwicklung in Richtung Schwere und Breite stattfindet. Die Arbeit geht unter anderem auch ausführlich auf berufsmäßig bedingte Eigenarten und landsmannschaftliche Verschiedenheiten ein. Da es sich aber auch bei diesen Untersuchungen um besonders ausgewählte junge Männer handelte, können die Ergebnisse nicht auf die Allgemeinheit dieser Altersklassen übertragen werden.

Aus der Fülle der veröffentlichten *schulärztlichen* Untersuchungen soll nur eine neuere Arbeit erwähnt werden. Koch kam auf Grund von rund 20000 Untersuchungen von Schülern und Schülerinnen in Leipzig zu folgenden Ergebnissen: „Der gesamte Wachstumsablauf des Menschen hat sich in den letzten beiden Jahrzehnten in folgenschwerer Weise geändert. Die „Wachstumsgeschwindigkeit" ist jetzt stark erhöht, so daß die Kinder bereits im Volksschulalter den Gleichaltrigen der Vorkriegszeit — der Länge nach — durchschnittlich um $1^1/_2$ (—2!) Jahre vorauseilen. Die Durchschnittslängen der Leipziger Volksschulkinder lagen bis 11,6 cm, die Durchschnittsgewichte bis 11,1 kg über den entsprechenden Vorkriegszahlen. Das Wachstum ist jedoch $1^1/_2$—2 Jahre früher beendet, so daß die „Durchschnittslänge" der Bevölkerung keine entsprechende Erhöhung erfahren wird. Der relativ „überstürzte" Ablauf des Wachstumsprozesses mutet dem jugendlichen Organismus zur Zeit eine erhöhte „bioplastische Leistung" zu, so daß eine sonstige Schonung in körperlicher und geistiger Beziehung dringlichst gefordert werden muß! Dem beschleunigten Wachstum entspricht auch in vollem Umfange eine frühzeitigere Reifung. Die 1. Menstruation setzt etwa 2 Jahre früher ein als im Durchschnitt der Vorkriegszeit. Dadurch ist die ganze Erscheinung als eine Annäherung unserer Entwicklung an diejenige in tropischen Zonen charakterisiert." Koch stellt hierfür die Theorie der „heliogenen Acceleration" des menschlichen Wachstums auf. Schon der Körper des Säuglings ist heute erheblich mehr als früher der Einwirkung des Sonnenlichtes und vor allem der Ultraviolettstrahlen ausgesetzt. Das Kind wächst im Vergleich zu der Zeit vor 20 Jahren einen großen Teil seines Lebens mit geringster Bekleidung bei Spiel, Sport, Wandern usw. im Freien auf und gibt den Körper zur Einwirkung der Ultraviolettstrahlen ausgiebig frei. Zum Schluß seiner Arbeit weist Koch auf die Auswirkungen auf bevölkerungspolitischem Gebiet hin, die zwangsläufig kommen müssen, wenn dem *„frühzeitigen Reifen"* auch ein *„vorzeitiges Altern"* folgen würde und die Menopause um 2 Jahre vorverlegt wird.

Der Inhalt dieser Arbeit war Hauptverhandlungsgegenstand der Tagung des Vereins der Kommunal-, Schul- und Fürsorgeärzte Deutschlands am 2. Dezember 1934 in Dresden. Die Warnung vor Überlastung der Jugend fand allerernsteste Zustimmung. Der Verfasser der Arbeit und die bei der Tagung anwesenden Behördenvertreter regten weitgehende Nachprüfung durch weitere Untersuchungen an, die zu einer Klärung der vermuteten Folgen führen können. Dieser Anregung ist unbedingt zuzustimmen. Es bleibt abzuwarten, ob auch die Rekrutierungsergebnisse der Zukunft diese Beobachtungen widerspiegeln. Würden die Annahmen und Mutmaßungen bestätigt, so könnte die Wehrmacht dieser Tatsache nicht gleichgültig gegenüberstehen. Vor allem ist der gesundheitlichen Betreuung der heranwachsenden Schuljugend größte Beachtung zu schenken. Schularzt und Arzt der Hitlerjugend sind hierzu in erster Linie berufen.

Neben der Körpergröße wurde dem *Körpergewicht* von jeher Bedeutung beigemessen. Vielfach wurde versucht, bestimmte Anhaltspunkte für das gegenseitige Verhältnis dieser beiden Maße zu finden und aus Abweichungen von der festgestellten Norm auf Mängel in der körperlichen Entwicklung zu schließen. Mit viel Zeit und Mühe sind auch hierüber schon in der Vorkriegszeit zahlreiche Untersuchungen angestellt worden. Nach der Brocaschen *Formel* sollte der vollkommen ausgewachsene Mensch soviel Kilogramm wiegen, wie er Zentimeter über 1 m groß ist. Aber schon Villaret stellte bei seinen Untersuchungen an etwa 42 000 Soldaten fest, daß die Brocasche Formel nur bei den kleinsten Leuten im wehrpflichtigen Alter zutreffend ist. Mit zunehmender Größe entstehen Minusdifferenzen. Auch zahlreiche andere Arbeiten haben zu keinem befriedigenden Ergebnis geführt. Da bis jetzt keine praktisch brauchbare Methode zum Festlegen einer Norm gefunden wurde, so enthalten auch die maßgebenden Dienstvorschriften keine streng formulierte Vorschrift über das Verhältnis von Größe zu Gewicht. Lediglich aus dienstlichen Gründen ist für einzelne Waffengattungen ein Höchstgewicht vorgeschrieben.

Größere Bedeutung hat in den Tauglichkeitsvorschriften der *Brustumfang*. Mit Recht wird auf seine exakte Feststellung besonderer Wert gelegt, da das Brustmaß einen guten Anhaltspunkt für die ausreichende Entwicklung des Brustkorbes und den Gesundheitszustand der Lungen bietet.

Viele Untersucher des In- und Auslandes mühten sich, auch bei diesem Maße Wechselbeziehungen vor allem zur Körpergröße zu finden. In der jüngsten Vergangenheit hat der Italiener Giovanni Piccoli Untersuchungen an 300 21jährigen Soldaten angestellt. Auch er wollte einen Index ermitteln, mit dessen Hilfe der „mittlere Typ" festgestellt und die zum Soldaten geeigneten Wehrpflichtigen ermittelt werden können. Doch ist das biologische Geschehen im menschlichen Körper zu vielgestaltig und wird sich nie vollkommen in mathematischen Formeln ausdrücken oder mit deren Hilfe exakt messen und werten lassen. Die Hauptschwierigkeit lag und liegt auch jetzt noch darin, daß das Längenwachstum schneller und stärker vor sich geht als die Zunahme des Brustumfanges. Durch die jetzt allgemein gesteigerte sportliche Betätigung aller Volkskreise wird zweifellos im Rahmen der allgemeinen körperlich günstigeren Entwicklung auch eine bessere Ausdehnungsfähigkeit des Brustkorbes zu erwarten sein.

Nach der H.Dv. 252/1 wird der Brustumfang mit einem $1^1/_2$ cm breiten Bandmaß dicht unter den unteren Schulterblattwinkeln und Brustwarzen bei seitlich waagerecht gestreckten Armen bei tiefster Ein- und Ausatmung gemessen. Wenn auch keine starren Vorschriften für das Brustmaß gegeben sind, so soll der Brustkorb eine Erweiterungsfähigkeit von mindestens 6 cm haben. Der Brustumfang soll nach der Ausatmung etwa der Hälfte der Körperlänge entsprechen.

Über die **Grundformen des Körpertyps** ist folgendes von Bedeutung. Die jetzt geltende Untersuchungsvorschrift trägt den konstitutionsbiologischen Erkenntnissen der Neuzeit dadurch Rechnung, daß sie die Beurteilung des Körperbaus nach einer der drei Grundformen *(schlankwüchsig, muskulär, runde Form)* vorschreibt. Eine Tabelle in der H.Dv. 252/1, die von Schröder angegeben und erstmalig bei der wissenschaftlichen Sitzung der Vereinigung deutscher Kommunal-, Schul- und Fürsorgeärzte im September 1934 bekanntgegeben wurde, gibt die notwendigen Erläuterungen. Wenn es auch oft Übergänge geben wird, so wird doch die Entwicklung in einer der drei Richtungen vorherrschen, so daß auch dann eine Beurteilung als z. B. „vorwiegend muskulär" möglich ist. Die Gesamtkonstitution soll aber nicht nur im Hinblick auf ein richtiges allgemeines Tauglichkeitsurteil gewertet werden, sondern je nach der festgestellten Körperbauform soll den verschiedenen Waffengattungen der richtige Ersatz zugeführt werden. Mit dieser konstitutionsbiologischen Betrachtungsweise fügt sich die Wehrmacht harmonisch in die unter dem gleichen Gesichtspunkte stehenden Erhebungen der Reichsgesundheitsführung ein. Setzt sich diese Beurteilungsweise im Laufe der Jahre auch bei den ärztlichen Untersuchungen außerhalb der Wehrmacht durch, so wird es leichter möglich sein, vorhandene frühere, z. B. schulärztliche Untersuchungsbefunde als wertvolle Grundlage für die Untersuchungen der Wehrmacht heranzuziehen.

10. Wehrpflichtausnahmen.

Den Wehrpflichtausnahmen haftet kein entehrender Charakter an, da sie teils auf gesundheitlichen teils auf beruflichen Gründen beruhen.

§ 14 des Wehrgesetzes lautet: „Zum Wehrdienst dürfen nicht herangezogen werden:

1. Wehrpflichtige, die nach dem Gutachten eines Sanitätsoffiziers oder eines von der Wehrmacht beauftragten Arztes für den Wehrdienst untauglich befunden worden sind.
2. Wehrpflichtige römisch-katholischen Bekenntnisses, die die Subdiakonatsweihe erhalten haben."

Der nationalsozialistischen Weltanschauung entsprechend gibt § 15 des Wehrgesetzes die gesetzliche Grundlage über die Behandlung der *Nichtarier*. Der Wortlaut ist folgender:

(1) „*Arische Abstammung* ist eine Voraussetzung für den aktiven Wehrdienst.

(2) Ob und in welchem Umfange Ausnahmen zugelassen werden können, bestimmt ein Prüfungsausschuß nach Richtlinien, die der Reichsminister des Innern im Einvernehmen mit dem Reichskriegsminister aufstellt.

(3) Nur Personen arischer Abstammung können Vorgesetzte in der Wehrmacht werden.

(4) Den Angehörigen arischer Abstammung der Wehrmacht und des Beurlaubtenstandes ist das Eingehen der Ehe mit Personen nichtarischer Abstammung verboten. Zuwiderhandlungen haben den Verlust jedes gehobenen militärischen Dienstgrades zur Folge.

(5) Die Dienstleistung der Nichtarier im Kriege bleibt besonderer Regelung vorbehalten.“

Grundsätzlich ist also auch der Nichtarier, sofern er die Reichsangehörigkeit besitzt, wehrpflichtig. Unterliegt er auch, wie alle Wehrpflichtigen, der Wehrüberwachung, so kann er nach Absatz 1 nicht zum aktiven Dienst herangezogen werden.

Absatz 2 sieht jedoch Ausnahmen vor. Reinrassige Juden werden zum aktiven Wehrdienst nicht zugelassen, dagegen können Mischblütige und Wehrpflichtige arischer Abstammung, die mit nichtarischen Frauen verheiratet sind, auf ihren Antrag dann zum aktiven Wehrdienst zugelassen werden, wenn sie nach Prüfung ihrer politischen Zuverlässigkeit, dem persönlichen Gesamteindruck, ihrem Charakter und nach der Art ihrer bisherigen Betätigung für geeignet gehalten werden.

Für den Nachweis der arischen Abstammung gelten folgende Bestimmungen: „Als nichtarisch gilt, wer von nicht arischen, insbesondere jüdischen Eltern oder Großeltern abstammt. Dies ist insbesondere dann anzunehmen, wenn ein Elternteil oder Großelternteil der jüdischen Religion angehört hat. Als Abstammung gilt auch die außereheliche Abstammung. Kann die arische Abstammung infolge der Unmöglichkeit, die erforderlichen Urkunden beizubringen, nicht vollständig nachgewiesen werden, oder ist die arische Abstammung sonst zweifelhaft, so ist in jedem Falle ein Gutachten des beim Reichsminister des Innern bestellten Sachverständigen einzuholen.“

Für unehelich Geborene ist die Abstammung nach einem Rundschreiben des Reichsministers des Innern folgendermaßen zu beurteilen: „Das uneheliche Kind einer Arierin gilt als nichtarisch im Sinne des § 3 BBG, § 1a Reichsbeamtengesetz in der Fassung des Gesetzes vom 30. Juni 1933, wenn sein Vater oder dessen Vater oder Mutter nichtarisch war. Geben standesamtliche Register, Gerichtsakten usw. keinen Aufschluß und ist auch sonst nicht nachzuweisen, wer der Vater war, so wird ein uneheliches Kind bei arischer Herkunft mütterlicherseits bis zum Beweise des Gegenteils oder wenn nicht besondere Umstände des Falles dagegen sprechen, als arisch anzusehen sein.“

Da auch der Nichtarier wehrpflichtig ist, wenn er auch grundsätzlich nicht zum aktiven Dienst herangezogen wird, so ist in § 15 Absatz 5 des Wehrgesetzes die Dienstleistung im Kriege besonderer Regelung vorbehalten. Über die Art der Dienstleistung werden die noch zu erlassenden Bestimmungen Aufschluß geben.

Wehrunwürdigkeit. Wehrdienst ist Ehrendienst am deutschen Volke. Nach § 13 des Wehrgesetzes ist wehrunwürdig und damit ausgeschlossen von der Erfüllung der Wehrpflicht, wer

a) mit Zuchthaus bestraft ist,

b) nicht im Besitz der bürgerlichen Ehrenrechte ist,

c) den Maßregeln der Sicherung und Besserung nach § 42a des Reichsstrafgesetzbuches unterworfen ist,

d) durch militärgerichtliches Urteil die Wehrwürdigkeit verloren hat,

e) wegen staatsfeindlicher Betätigung gerichtlich bestraft ist.

Zu c) und e) kann nach § 13, Absatz 2 der Reichskriegsminister Ausnahmen zulassen.

11. Einstellung des Heeresersatzes.

Für das Einstellungsverfahren der zum aktiven Dienst in der Wehrmacht ausgehobenen Rekruten sind die „Bestimmungen für Einstellung in das Heer und die Luftwaffe zur Erfüllung der aktiven Dienstpflicht“ vom 20. 9. 35 maßgebend. Hiernach findet auch bei der Einstellung eine nochmalige ärztliche Untersuchung statt. An Hand der vorliegenden Wehrstammkarten oder Freiwilligenuntersuchungsbefunde wird der bei der Musterung niedergelegte Befund überprüft, zwischenzeitlich aufgetretene Fehler werden festgestellt. Für jeden Rekruten wird eine Mannschaftsuntersuchungsliste angelegt und Befund sowie ärztliches Urteil bei der Einstellung eingetragen. Weicht dieses Urteil von dem Ergebnis der Musterung ab, d. h. wird ein Fehler festgestellt, der die Tauglichkeit zum aktiven Dienst ausschließt, also beschränkt tauglich oder untauglich macht, oder zeitliche Untauglichkeit bedingt, wird der Ausgehobene ohne ein formelles Verfahren in seine Heimat zurückgesandt. Wird jedoch ein bereits bei der Aushebung oder Annahmeuntersuchung festgestellter Fehler vom Truppenarzt bei der Einstellungsuntersuchung nun anders bewertet, ist ein „Zurückschicken“ unzulässig. Das zuständige Wehrbezirkskommando entscheidet dann über die weitere Wehrverwendung. Wird bei Rekruten bei der Einstellungsuntersuchung eine Geschlechtskrankheit festgestellt, sind sie nach den zur Zeit geltenden Bestimmungen grundsätzlich als „zeitlich untauglich" zu bezeichnen.

Bei dieser Untersuchung vermerkt der Truppenarzt in einer besonderen Liste alle Rekruten, die neben der regelmäßigen ärztlichen Überwachung einer besonderen ärztlichen Beobachtung bedürfen. Engste Fühlung des Arztes mit der Truppe soll besonders während der anstrengenden ersten Ausbildungszeit die Gewähr dafür bieten, daß auffälliges Verhalten oder Versagen der Rekruten während des Dienstes dem Truppenarzt zur Kenntnis kommt, damit dieser feststellen kann, ob auffällige Beobachtungen durch Fehler, Leiden oder irgendwelche Veränderungen im Gesundheitszustand des Rekruten ihre Erklärung finden. Falls nötig, wird er eine klinische Beobachtung oder Behandlung im Lazarett veranlassen.

12. Die militärärztliche Untersuchung des Heeresersatzes im Rahmen der Gesundheitsfürsorge des Volkes.

Die ärztlichen Ergebnisse, die bei der Untersuchung des Heeresersatzes gewonnen werden, nehmen einen wichtigen Platz in der Gesundheitsführung des deutschen Volkes ein. Die in der H.Dv. 252/1 vorgeschriebene Berichterstattung über die Musterungsergebnisse gibt nicht nur Aufschluß, welche Krankheiten, Fehler und Gebrechen das Tauglichkeitsurteil maßgeblich beeinflussen, sondern sie liefert darüber hinaus eine Übersicht *aller* bei dem wehrpflichtigen Jahrgang festgestellten *Fehler*. Dies bedeutet einen wesentlichen Fortschritt gegenüber der Vorkriegszeit. Es gibt keine andere Gelegenheit, von dem Gesundheitszustand eines großen Volksteiles ein solch anschauliches Bild zu erhalten, wie es die Musterung bietet, bei der die gesamte männliche Jugend vor das Auge des Arztes tritt. Kann auch der ansteigende oder absinkende Anteil der Tauglichen nicht ohne weiteres als Barometer für die Volksgesundheit angesehen werden, so liefern doch die Beobachtungen bei der Musterung den maßgebenden Stellen des Reichs wichtige Anhaltspunkte, wie der Hebel angesetzt werden muß, um beobachtete Schäden zu beseitigen. Ihren besonderen Wert verdanken die militärärztlichen Feststellungen in erster Linie der Tatsache, daß im ganzen Reich einheitlich nach den gleichen Richtlinien untersucht wird. In zunehmendem Maße sind auch die für die Gesundheitsführung des gesamten Volkes verantwortlichen Stellen bemüht, nach dem Vorbild der Wehrmacht diese einheitlichen Richtlinien allen Untersuchungen zugrunde zu legen. Auf diese Weise wird eine Vielheit der Ansichten vermieden, einer Zersplitterung wertvoller Kräfte vorgebeugt und die einheitliche Linie in der Gesundheitsführung des einzelnen Menschen, vor allem aber des Volksganzen eingehalten.

Wie die bevölkerungspolitische Gesetzgebung ihre besondere wehrpolitische Auswirkung hat, so bietet andererseits die Musterung der Wehrpflichtigen eine ausgezeichnete Möglichkeit, zur Durchführung des Gesetzes zur Verhütung erbkranken Nachwuchses wesentlich beizutragen. Die H.Dv. 252/1 schreibt in Ziffer 55 vor, daß auf einem bestimmten Formblatt Untersuchte, die an einer unter das Sterilisierungsgesetz fallenden Erbkrankheit leiden oder hierauf verdächtig sind, dem zuständigen Gesundheitsamt namhaft zu machen sind. Eine genaue Untersuchung, ob die Voraussetzungen für eine Sterilisierung gegeben sind, ist naturgemäß im Rahmen der Reihenuntersuchungen bei einer Musterung unmöglich. Bei festgestellten ansteckenden oder übertragbaren Krankheiten oder Verdacht hierauf, z. B. Tuberkulose, Lupus, Geschlechtskrankheiten, Krätze soll ebenfalls eine gleiche Mitteilung erfolgen.

Wir stehen erst im Anfang der neu erstandenen Wehrpflicht. Die in jeder Beziehung bestehende enge Verbundenheit von Volk und Wehrmacht wird gestärkt und fester geschmiedet, je mehr junge Deutsche durch die soldatische Erziehungsschule der Wehrmacht gegangen sind und das eigene Erleben als stolze und wertvolle Erinnerung wieder in das Volk hineintragen. Hierbei werden auch die Lehren und Kenntnisse auf dem Gebiete der Gesundheitspflege, der körperlichen Ertüchtigung und der allgemeinen Hygiene des täglichen Lebens wie in der Vorkriegszeit mehr als bisher verbreitet und dem ganzen Volke zugute kommen. Der Gesundheitszustand und die Gesunderhaltung des Heeresersatzes ist von größter Bedeutung für den Wert des Heeres. Diesen auf seiner Höhe zu halten und nach Kräften zu heben, ist das Ziel, auf das auch die militärärztliche Tätigkeit gerichtet ist. Die Wehrmacht wurzelt wieder in allen Schichten des Volkes. Die verantwortungsvolle Tätigkeit des Sanitätsoffiziers dient somit Heer und Volk.

Schrifttum.

FAYLE, ERNEST: Army, Navy a. Air Force Gazette **75**, 652 (1934). — FÜRST: Münch. med. Wschr. **82**, 984 (1934). — KOCH: Über die Veränderungen menschlichen Wachstums im ersten Drittel des 20. Jahrhunderts. Leipzig 1935. — KUNZE: Reichsgesdh.bl. **9**, 697 (1934). — MARTINECK: Handbuch der ärztlichen Erfahrungen im Weltkriege, Bd. 7. Leipzig 1922. — MÜLLER-LOEBNITZ: Die Rüstung der Welt. (18. Jg. von v. LÖBELLs Jahresberichten über das Heer- und Kriegswesen.) Berlin 1935. — MÜLLER, HANS: Musterung, Aushebung, Einstellung. Berlin 1936. Münch. med. Wschr. **1934 I**, 1160; **1935 I**, 867. — PICCOLI: Giorn. Med. mil. **1935**, H. 4, 316. — Sanitätsbericht über das deutsche Heer im Weltkriege 1914/18, Bd. 3. Berlin 1934. — SCHJERNING, v.: Sanitäts-statistische Betrachtungen über Volk und Heer. Berlin 1910. — SCHOLTZ: Die allgemeine Wehrpflicht in Deutschland und in der Welt. Hamburg 1935. — SCHROEDER: Z. Gesdh.verw. u. Gesdh.fürs. **5**, 524 (1934). — STUHLMANN-STANGE: Wehrgesetz und Wehrpflicht. Berlin 1935. — SCHWIENING: Lehrbuch der Militärhygiene, Bd. 3, V. Berlin 1911. — WAGNER-RÖDER: Die allgemeine Wehrpflicht. Berlin 1935.

B. Psychologische Untersuchungen.

Von W. MAUSS-Berlin.

Die dauernd steigenden Anforderungen von Industrie und Technik, der sich immer mehr erschwerende Ausbildungsgang des Nachwuchses, bei dem viele Anwärter nach langen vergeblichen Mühen und großen Opfern an wertvollen Lebensjahren und Geld schließlich das erstrebte Ziel nicht erreichten, weil sie auf Grund ihrer physischen oder psychischen Veranlagung den Anforderungen des erwählten Berufes nicht gewachsen waren, ließ schon vor dem Weltkrieg nach Mitteln suchen, um die für einen bestimmten Beruf ungeeigneten Leute von diesem fernzuhalten. Unter den vielen hierzu beschrittenen Wegen schien sich zunächst die „Psychotechnik“ als besonders geeignet zu erweisen. Mit ihrer Hilfe sollte unabhängig von bisher Erlerntem die technische Veranlagung für bestimmte Berufsgruppen erfaßt werden. Mit zum Teil sehr fein erdachten Methoden, mit Zahlen, Tabellen und Kurven wurden einzelne Fähigkeiten registriert und es wurde in vielen Fällen erreicht, daß Ungeeignete von einem für sie nicht passenden Beruf ferngehalten werden konnten.

Es lag sehr nahe, auch auf *militärischem Gebiet* sich dieser Prüfmethoden zu bedienen, um vor allem die technischen Truppen einerseits von ungeeigneten Leuten zu entlasten, ihnen andererseits aber einen möglichst guten Ersatz zuzuführen. So fanden im Weltkrieg bereits psychotechnische Untersuchungen statt. Sie wurden insbesondere von Amerika zur Auswahl des Fliegernachwuchses durchgeführt.

Als nach dem Krieg die kleine deutsche Reichswehr darauf angewiesen war, möglichst geeignete Leute aus der großen Zahl ihrer Bewerber auszuwählen, wurde ebenfalls zunächst auf die psychotechnischen Untersuchungsmethoden zurückgegriffen. Sie erwiesen sich aber bald als nicht ausreichend, um den Anforderungen des Heeres Rechnung zu tragen. Nicht in der technischen Begabung allein durfte die Geeignetheit zum Soldaten gesucht werden, sie mußte der Persönlichkeit, der Charakterveranlagung untergeordnet sein. Die Untersuchungen mußten sich deshalb erweitern, sie mußten versuchen, nicht eine Einzelveranlagung, etwa zum Funker, zum Flieger, zum Kraftfahrer zu erfassen. sondern sie hatten die Aufgabe, die gesamte Persönlichkeit mit ihren verschiedenen Wesensformen herauszustellen. Charakterologische, psychologische, physiologische und psychiatrische Untersuchungen wurden mit psychotechnischen vereinigt. Es entstanden unter Prof. Rieffert die wehrpsychologischen Eignungsuntersuchungen, deren weiterer Ausbau in der Folgezeit durch das psychologische Laboratorium des Reichskriegsministeriums erfolgte.

Die psychologischen Untersuchungen bei der Wehrmacht suchen vor allem zwei Gruppen von Soldaten zu erfassen, den Nachwuchs des Offizierkorps und die Anwärter für einzelne technische Formationen sowie für besondere technische Aufgabengebiete, wie z. B. Funker, Flieger, Entfernungsmesser, Unterwasserhorcher u. ä. Während im Vordergrund der Untersuchungen der ersten Gruppe vor allem das charakterologisch-psychologische Bild der Persönlichkeit steht, spielen bei der zweiten die psychotechnischen und sinnespsychologischen Untersuchungen eine besondere Rolle, ohne daß aber darüber das Gesamtbild der Persönlichkeit in seiner soldatischen Wertung außer acht gelassen werden soll. Durch die allgemeine Wehrpflicht wird allerdings bei dieser Gruppe der Hauptwert auf die Feststellung der technischen Eignung gelegt werden müssen, da es nicht angängig sein wird, allgemein soldatisch weniger geeignete Leute nur aus diesem Grunde technischen Truppen fernzuhalten und sie z. B. nur der Infanterie zuzuweisen.

Der Grundgedanke der Untersuchungen ist bei beiden Gruppen derselbe, es wechseln nur die Prüfmethoden, bei denen durch Einschieben oder Fortlassen, durch Verkürzen oder Erweitern einzelner Stationen das erstrebte Ziel der Persönlichkeitserfassung erreicht werden soll. Nicht aus einer einzelnen Erscheinung, sondern aus den sich im ganzen Verlauf der Untersuchung bei den verschiedenartigsten Prüfstationen immer wieder hervortretenden Eigenschaften des Prüflings soll sein psychisches Bild entwickelt werden. Dieselben Beobachtungen, die auch von Nichtpsychologen bei der Beurteilung eines Menschen angewandt werden, die Verfolgung seines Lebenslaufes, seines Gebarens, seiner Gedanken und seiner Denkweise, seines Handelns sind auch den Untersuchern bei den psychologischen Prüfungen Richtschnur.

Es ergeben sich daraus vier Hauptuntersuchungsgebiete zur Erfassung des Menschen: die Analyse des Lebenslaufes, des Ausdruckes, des Geistes und der Handlung.

In der *Lebenslaufanalyse* zeigt sich dem Prüfer ein Bild der bisherigen Entwicklung des Untersuchten, er sucht die Daten zu erfassen, die besonders Einfluß auf ihn hatten, er sieht aus ihr oft den Grund für ein besonderes Verhalten des Prüflings und sucht aus seinen Reaktionen auf die einzelnen Umweltereignisse Schlüsse für sein späteres Verhalten zu ziehen.

Die *Ausdrucksanalyse* sucht durch Beobachtung von Mimik und Pantomimik, d. h. der Bewegungsformen, ihres Ablaufs und ihres Ausdrucks, durch Analyse der Sprechweise nach Lautheit, Tonlage, Klangfarbe, Melodie, Artikulation, Tempo und Betonung, der Sprachform nach Wortwahl, Satzgestaltung und Gliederung und durch Schriftanalyse Eindrücke über die Persönlichkeit zu gewinnen.

Die *Geistesanalyse* erfolgt in einer „Intelligenzprüfung“ durch zahlreiche verschiedenartige Aufgaben und in der „Exploration“, in der sich der Prüfling in gleichberechtigter Unterhaltung frei und selbständig äußern kann. Hierbei kommt es nicht so sehr auf das erlernte Schulwissen an, im Vordergrund der Untersuchung steht die Feststellung der Denkantriebe und Denkfähigkeit.

Die *Handlungsanalyse* soll vor allem durch Feststellen der verschiedenen Reaktionen auf plötzliche und dauernde Reize und durch Arbeitsprüfungen, bei denen zum Teil der Einsatz letzter Kraftreserven verlangt wird, einen Einblick in die Willensqualitäten des Untersuchten eröffnen und soll in einer „Führerprobe“ sein Verhalten im Umgang mit anderen Menschen aufzeigen.

Es ergibt sich so im Untersuchungsgang ein bestimmtes Persönlichkeitsbild, dessen charakteristische Eigenschaften immer erneut in verschiedenen Prüfstationen und bei verschiedenen Prüfern hervortreten. Sie werden im „Psychologischen Befund“ niedergelegt und geben den militärischen Mitprüfern die Unterlage zur Beurteilung der militärischen Eignung des Anwärters. Dem mitprüfenden Psychiater liegt neben der allgemeinen Mitbeurteilung die besondere Pflicht ob, etwaigen psychopathologischen Momenten in der Familie und der Persönlichkeit des Prüflings nachzugehen und sie kritisch im Rahmen der Gesamtuntersuchung zu werten.

Wenn auch das Ergebnis der psychologischen Untersuchungen nicht bindend für die Einstellung des Bewerbers ist, so gibt es doch dem Kommandeur wertvolle Hinweise auf die Persönlichkeit seiner Anwärter und kann ihm manche Schwierigkeit in der Erziehung und Anleitung überwinden helfen. Selbstverständlich muß man sich aber immer bewußt sein, daß auch das Urteil einer noch so eingehenden psychologischen Untersuchung nicht unumstößlich ist. Sie sucht die Eigenschaften zu erfassen, wie sie zur Zeit der Prüfung feststellbar sind und daraus Schlüsse für die zukünftige Entwicklung zu ziehen. Sie hat aber als Gegenstand junge, noch großenteils unausgereifte Menschen, die das Leben erst formen muß. Vor der Vielgestaltigkeit seines Geschehens, vor der vorher unberechenbaren Einwirkung äußerer Einflüsse, innerer Umwandlungen muß aber jedes menschliche Können versagen, unergründliche Gesetze der Natur richten hier ihre Schranken auf.

Ausführlichere Erörterungen dieser bedeutungsvollen Fragen hier zu bringen, muß ich mir bei dem beschränkten Raum versagen.

Schrifttum.

LERSCH: Gesicht und Seele. München 1932. — NUBER: Wahl des Offiziersberufes. Verlag Vohwinkel 1935. — SIMONEIT: Wehrpsychologie. Berlin 1933. — *Soldatentum,* herausgegeben vom psychol. Laborat. des R.K.Min. Jg. 1 u. 2. — STREHLE: Analyse des Gebarens. Berlin 1934.

C. Eugenik im Heere.

Von C. KERSTING-Hamburg.

Ansätze eugenischen Denkens sind in der Weltgeschichte verschiedentlich zu finden:

Alte Kulturvölker gaben den Führern im Volke, den Tüchtigsten die Möglichkeit zu einer reichlichen Nachkommenschaft durch eine große Anzahl von Frauen, so daß ganze Stämme aus den Nachkommen eines ihrer Führer bestanden (LENZ). Sparta und andere Völker setzten schwächlichen Nachwuchs aus, Familienoberhäupter, die noch keinen Erben hatten, wurden vom Kriegsdienst zurückgestellt (Herodot, siehe bei DARRÉ), Verbote ergingen gegen Ehen zwischen Siegern und besiegten Völkerschaften, um eine Vermischung der Rassen und damit eine Verschlechterung des Volkes zu verhindern. Kriege wurden mit Söldnern geführt, die gewöhnlich Abenteurer oder Landfremde waren. Friedrich Wilhelm I. von Preußen ordnete bei Werbung auf dem Lande an, daß nur solche Individuen eingestellt werden sollten, die für bürgerliche Berufe nicht brauchbar wären (LENZ). Von seinen langen Kerls verlangte er eine Ehe mit ebenbürtigen Frauen. Nach siegreichen Kriegen wurden altverdiente Soldaten in schwach besiedeltem oder neu erworbenem Gebiet angesiedelt, um hierdurch dem Volk neues Blut zuzuführen. Alleinige Ernährer von Familien oder letzte Söhne wurden im Kriege zurückgestellt, um die Familien vor dem Untergang zu bewahren. Unterführer wurden für Verdienste vor dem Feinde in die Offiziersklasse eingereiht und hatten dadurch die Möglichkeit zu sozialem Aufstieg.

Bis zum ausgehenden Mittelalter wurden die Kriege mit *Lehnsheeren* geführt, die aus den Besten des Volkes bestanden. Die Verluste an wertvoller Volkskraft waren dementsprechend groß. Erst die *Söldnerheere* schützten den Volkskörper selbst und waren daher für den kriegführenden Staat günstiger. Mit der französischen Revolution wurde der Begriff des *Volksheeres* und der allgemeinen Wehrpflicht in die europäischen Völker eingeführt; jeder Bürger war jetzt zum Heeresdienst verpflichtet. Mit diesem Augenblick steigen auch die durch Verwendung von Söldnerheeren eingedämmten Blutsopfer der Volkskraft rasch an. Und die Verluste an tüchtigen Rasseelementen steigen um so höher an, je mehr wir uns der Jetztzeit und dem letzten großen Kriege nähern. Die körperliche Tauglichkeit gab bei der Anwerbung von Soldaten früher nicht immer den Ausschlag. Mit der *allgemeinen Wehrpflicht* trat aber der Begriff der Wehrwürdigkeit und der körperlichen Tauglichkeit in den Vordergrund. Die Gefahr, daß hierdurch die Führerschicht eines Volkes ausgemerzt wird, liegt nahe, sie wird aber im modernen Kriege dadurch gemildert, daß die neueren weittragenden Waffen und Luftangriffe nicht nur den vordersten Linien, sondern auch dem rückwärtigen Kampfgebiet und der Heimat Verluste zufügen. Solange ein Volk gesund ist, muß es jeden Verlust aus sich selbst heraus wett machen können, gleichgültig ob große Katastrophen, Pandemien und Erdbeben wahllos in den Volkskörper eingegriffen und alle Volksschichten getroffen haben oder ob der Krieg in der Hauptsache die Wehrtauglichen dahingerafft hat. Die Erhebung eines Volkes kann immer nur aus sich selbst von innen heraus erfolgen, wenn es sich frei hält von fremden Einflüssen und eine hochwertige, auch zahlenmäßig ausreichende Nachkommenschaft zeugt. Geburtenbeschränkung, Überalterung des Volkes und Überhandnehmen minderwertiger Elemente führen rasch zum Niedergang eines Volkes, wenn nicht rechtzeitig zweckmäßige Gegenmaßnahmen getroffen werden.

Deutschland war 1914 das unverbrauchteste von allen Völkern, die in den Krieg eintraten. Als solches ist es auch trotz der großen Verluste an Menschenleben aus ihm hervorgegangen. Durch den *Weltkrieg* haben „alle beteiligten Völker soviel von ihrem besten Blut verloren, daß der Vorsprung Deutschlands als solcher bestehen geblieben ist" (W. SCHULTZE, s. RÜDIN). Diesen Vorsprung, um den uns andere Völker beneiden, müssen wir uns zu erhalten suchen und dem Geburtenrückgang, der seit Ende des 19. Jahrhunderts auch in Deutschland einsetzte, Einhalt tun. Der unglückliche Ausgang des Krieges und seine Nachwirkungen haben das stetige Sinken der Geburtenziffer, das in der Hauptsache die führenden Schichten betrifft, noch beschleunigt und könnten für unser Volk verhängnisvoll werden, wenn nicht in letzter Zeit erfolgversprechende Gegenmaßnahmen getroffen wären.

In jedem Heere lebt eine alte *Tradition*. Aus vielen Familien tritt Generation für Generation wieder in das Heer ein; manche Regimenter unserer alten Armee ergänzten sich nur aus Freiwilligen derselben Gegend und der gleichen Familien. Die preußischen Könige suchten sich gerade aus dem Adel des Landes und aus alterprobten bürgerlichen Familien ihre Offiziere aus, da sie wußten, daß in diesen Familien die wertvollsten Charaktere und besten Erbanlagen zu finden waren. Und daß diese Geschlechter nicht die schlechtesten waren, wissen wir von den vielen hervorragenden Gestalten, die sie hervorbrachten. Nicht unwichtig war in der Vorkriegsarmee die Auswahl der Kapitulanten, die aus den besten Soldaten genommen wurden, denen Lust und Liebe für das Soldatenleben schon von den Ahnen her im Blute lag. Für sie wurde durch bürgerlichen Unterricht weiter gesorgt, so daß sie nach Abschluß ihrer 12jährigen Soldatenlaufbahn eine gesicherte bürgerliche Stellung einnehmen konnten, die ihnen auch die Möglichkeit eines sozialen Aufstieges gab. Während des Weltkrieges wurde durch Herausziehen *letzter Söhne* aus der Front oder durch *Kriegstrauung* vor dem Ausrücken manche Familie vor dem Aussterben bewahrt und dadurch wertvolles Blut gerettet. In unserem kleinen, aus Freiwilligen bestehenden Berufsheer der Nachkriegszeit war den Unteroffizieren und Mannschaften Weiterbildung und sozialer Aufstieg durch Teilnahme am Fachschulunterricht gegeben. Ebenso konnten besonders begabte, tüchtige und wertvolle Unteroffiziere in die Offizierslaufbahn übertreten. Diese Maßnahmen können als eugenisch wertvoll gewertet werden. Aber sie müssen wirkungslos bleiben, solange ihnen noch der Begriff der *Erbauslese* fehlt. Nicht die Umwelt formt den Menschen und gibt ihm vererbbare Eigenschaften mit, maßgebend für ihn ist nur das *Erbgut* allein, das er von seinen Vorfahren mitbringt. Dies hatte schon *Friedrich der Große* erkannt und in die Worte gekleidet:

„Die Menschen haben von Natur einen unvertilgbaren Charakter. Die Erziehung kann Erkenntnisse verschaffen, dem Schüler Scham über seine Fehler einflößen, aber die Erziehung wird niemals die Natur ändern. Die Grundlage bleibt, und jedes Individuum trägt die Ursachen seiner Handlungen in sich."

Unser neues nach dem *Wehrgesetz vom 21. 5. 35* geschaffenes Heer muß eine *eugenische Erziehung* genießen, wie sie der völkische Staat für jeden Staatsbürger vorschreibt. Schon in der Schule und in der Jugendorganisation sollen eugenische, rassenhygienische Kenntnisse gelehrt werden, damit jeder junge Mensch einen Begriff von dem hat, um was es sich bei der *Rassenhygiene* handelt, wenn er seine berufliche Ausbildung beginnt. Grundsatz für unsere eugenische Erziehung muß sein, daß jeder zur Mitarbeit herangezogen wird. In erster Linie wird der Truppenvorgesetzte (Offizier und Unterführer), der die engsten Beziehungen zu seinen Untergebenen hat und sie durch das tägliche Zusammensein am besten kennt, derjenige sein, der den Soldaten rassenhygienische Unterweisungen erteilen und eugenische Fragen mit ihnen besprechen kann. Unterstützt wird seine Arbeit durch die Tätigkeit des Truppenarztes und durch die des Seelsorgers; jenen bringt seine ärztliche Tätigkeit mit den Truppenangehörigen und deren Familien, bei denen er der Hausarzt ist, in enge Fühlung, dieser kann in Kasernenstunden und in persönlicher Aussprache mit den Einzelnen wichtige eugenische Arbeit leisten. Seine Mitarbeit in rassenhygienischen Fragen ist psychologisch ganz besonders wertvoll und daher nicht zu entbehren, hat er doch häufig einen großen Einfluß auf den jungen Soldaten und auch auf die Frauen.

Der *Militärarzt,* der während des Universitätsstudiums eine durchgreifende eugenische Ausbildung genossen hat, steht mitten im Kampf um die Herausstellung rassenhygienischer Fragen. Er ist also der gegebene Mittler zwischen der Wissenschaft und den von ihm Betreuten. Den künftigen Offizier muß er in der Truppe, auf der Kriegsschule und später bei seiner fachlichen Weiterbildung mit eugenischen Fragen vertraut machen, damit der junge Offizier schon mit einem gewissen Grundstock an eugenischem Wissen vor die Truppe treten kann. Hierdurch wird es sich ermöglichen lassen, einen Stamm von Lehrern zu erziehen, die nunmehr als Zellen für eugenische Fragen in der Truppe angesehen werden und den Unterricht der Unterführer mit übernehmen können.

Für den Truppenarzt ergeben sich überall wichtige eugenische Fragen, die er zu beantworten hat und weiter verwerten kann. Schon die Untersuchung der Dienstpflichtigen bei der *Musterung,* ihre nochmalige Untersuchung bei der *Einstellung* und die häufigen Untersuchungen der Mannschaften weisen den Truppenarzt auf die Verschiedenheit der einzelnen Leute, je nach ihrer Abstammung hin. Je nach der Gegend und nach dem landsmannschaftlichem Ersatz werden wir in den einzelnen Truppenteilen Rein- und Mischrassige dem äußeren Erscheinungsbilde nach finden; und daneben wird sich der Truppenarzt noch mit dem inneren Erscheinungsbilde befassen müssen; Charakter, Anlagen, Fähigkeiten entsprechen vielfach nicht dem äußeren Rassenbilde. Ein gut geschulter Truppenarzt kann hierbei viel lernen und für seine Vorträge in der Truppe verwerten. Jeder Gang durch die Kaserne, jede Beobachtung im Dienst der Truppe, jede Frage nach der Beschaffenheit der Truppe und ihrer Leistungsfähigkeit im militärischen Dienst, im Sport und im Unterricht, überall wird der Truppenarzt Rasseneigentümlichkeiten finden und für seine Belehrungen verwerten können. Diese Belehrungen sind in Form von Vorträgen vor einer größeren Gemeinschaft oder von Besprechungen mit einer kleinen Gruppe oder mit Einzelpersonen durchzuführen und bieten die Möglichkeit auf Einzelfragen der Zuhörer einzugehen. Durch Frage und Antwort werden am besten Unklarheiten und falsche Anschauungen beseitigt. Wert muß der Truppenarzt darauf legen, daß jeder Truppenangehörige von sich aus ihn aufsucht und seinen Rat in erbbiologischen Fragen erbittet. Das Verständnis für den Vortrag kann durch Bilder und Filmvorführungen sehr erleichtert werden.

Die *Belehrungen in der Truppe,* die sofort mit dem Eintritt der jungen Rekruten ins Heer einzusetzen haben und nach einem mit der Truppe zu vereinbarenden Unterrichtsplan durchzuführen sind, wobei auf die Auffassungsgabe der Zuhörer Rücksicht genommen werden muß, haben sich in erster Linie auf *erbbedingte Krankheiten* zu erstrecken. Hierbei muß auf die Wichtigkeit der Erkennung von Nerven- und Geisteskrankheiten in der Aszendenz und in den Seitenlinien hingewiesen, auch müssen vererbbare Augen- und Ohrenkrankheiten, Haut- und Blutkrankheiten sowie deren Krankheitsbereitschaften besprochen werden. Kurze Hinweise auf die Mendelschen Regeln und die Art der Krankheitsübertragung auf die Nachkommenschaft erleichtern das Verständnis. Inwieweit Geschlechtskrankheiten auf den Einzelnen und auf die Nachkommenschaft einwirken, wie Sterilität des Mannes und der Frau zustandekommt, muß erörtert werden. Auch kurze Erklärungen über ein- oder mehreiige Zwillinge und deren Krankheitsbereitschaften, über Zwitterbildung und Infantilismus gehören in den Rahmen dieser Besprechungen. Daneben sind Vorträge über die europäischen Menschenrassen und deren Verteilung in Deutschland sehr wichtig. Hierbei müssen auch die Gefahren besprochen werden, die durch das *Eindringen fremder Rassen* in Europa und insonderheit in das deutsche Vaterland entstehen können. Ob hieran Erörterungen über Papillarmuster der Finger, über Blutcapillarmikroskopie und Blutgruppenbestimmung und deren Verschiedenheiten bei den einzelnen Rassen geknüpft werden können, muß im einzelnen je nach dem Zuhörerkreis entschieden werden. Wieweit der Truppenarzt die Vorträge selbst übernimmt oder ob unter seiner Anleitung andere Truppenangehörige, die eine entsprechende Vorbildung bereits genossen haben und nach der Ansicht des Arztes Belehrungen selbständig übernehmen können, Vorträge und Besprechungen halten, hängt von der Entscheidung des Truppenarztes und der Durchbildung der Truppe in rassenhygienischen Fragen ab. Wünschenswert ist ein immer größeres Bekanntwerden aller Truppenangehörigen und deren Familien mit den eugenischen, für uns alle so wichtigen Fragen.

Ein besonderes Kapitel beansprucht die *Belehrung* des jungen Heeresangehörigen *vor der Ehe* und die Beratung der Eheleute selbst. Zwar wird der Soldat vor dem Eingehen der Ehe mit einer Fremdblütigen durch die Forderung des Wehrgesetzes (§ 15, 4[1]) geschützt. Doch soll auch sonst seine Auswahl nach dem KUHNschen Wort erfolgen: Gedenke, daß Du ein Ahnherr bist! Sehr wünschenswert ist, wenn jeder Soldat *frühzeitig heiraten* kann. Ist doch dadurch mehr die Gewähr gegeben, daß er nicht schon mit unehelichen Kindern in die Ehe tritt und daß die Kinder — ehelich geboren — von Geburt an unter elterlicher Aufsicht bleiben und eine Erziehung im Elternhaus genießen. Wenn man im allgemeinen im völkischen Staat das 25. Lebensjahr als das Jahr bezeichnet, in dem der junge Mann zur Ehe körperlich und geistig reif ist und wirtschaftlich so gestellt sein soll, um eine Ehe einzugehen, so muß dies auch für den Soldaten zutreffen. Die Ansprüche des jungen Ehepaares müssen jetzt wie überall möglichst niedrig gehalten werden, um unabhängig von anderen, namentlich den Eltern der Eheleute zu sein. Früher war es für den Offizier vielfach eine Notwendigkeit, materielle Rücksichten gelten zu lassen, um standesgemäß auftreten zu können. Der Hauptwert ist aber nur auf die *Familie* zu legen, aus der die Militärperson seine Frau holt, die berufen ist, seine Familie in eugenischem Sinne fortzupflanzen. Alles andere muß hinter dieser Forderung zurücktreten. Und hierbei ist der Truppenarzt wieder der gegebene Berater. Hier gilt wie überall die Regel: erst die Familie kennen zu lernen, bevor der Heeresangehörige den Schritt zum Standesamt tut. Nicht nur die künftige Ehefrau muß gesund sein, sondern auch in der Familie dürfen keine ungünstigen Erbanlagen vorhanden sein, die dann durch die selbst gesunde Braut in die Familie des Soldaten hineingetragen werden. Als wichtige Regel kann gelten, daß Frauen aus kinderreichen Familien auch wieder zahlreiche Kinder haben werden, daß die Ehe mit einer aus harmonischer Ehe hervorgegangenen Tochter gleichfalls eine solche zu werden verspricht und daß nicht allein die künftige Ehefrau sich aus der Familie besonders hervorhebt, sondern die Familie im ganzen als solche den eugenischen Anforderungen entspricht (MJOËN). Auch hier müssen die Seitenlinien berücksichtigt werden, um alle Möglichkeiten einer Sippenverschlechterung auszuschalten. Wünschenswert ist eine genaue Untersuchung nicht nur des Soldaten, sondern auch der Braut, damit neben der körperlichen Gesundheit die Ehetauglichkeit erwiesen und damit der Zweck der Ehe erreicht wird. Für jede deutsche Ehe sind mindestens 3—4 eigene Kinder erforderlich; denn nur durch diese Kinderzahl können wir uns im Bestand und im Kampfe mit andern Völkern behaupten. Nach der Geburt des Kindes hat der Truppenarzt Gelegenheit, eine ordnungsmäßige Säuglingspflege zu überwachen, das Heranwachsen der Kinder und ihre Einschulung zu beobachten und später bei der Berufsberatung mitzuwirken.

Mit den Eltern wird der Truppenarzt Fragen der sexuellen Hygiene besprechen müssen; Fragen, die sich aus dem Zusammenleben der Eltern und aus der Geburtenfolge der Kinder ergeben. Er kann vor gewollter Kinderarmut, künstlicher Schwangerschaftsunterbrechung, empfängnisverhütenden Mitteln, die keimschädigend wirken können, warnen und die Gefahren, die sich aus einer zeitweisen Sterilisierung durch Röntgenstrahlen, durch Alkoholgenuß und Betäubungsmittel für den Keim ergeben können, besprechen sowie die Ursachen der Unfruchtbarkeit eines Ehepartners klären. Wichtig ist hierbei Eingehen auf die Familienkunde. Wünschenswert ist, wenn allmählich jeder

[1] § 15, 4 besagt: Den Angehörigen arischer Abstammung der Wehrmacht und des Beurlaubtenstandes ist das Eingehen der Ehe mit Personen nichtarischer Abstammung verboten. Zuwiderhandlungen haben den Verlust jedes gehobenen militärischen Dienstgrades zur Folge.

Truppenangehörige von sich aus eine *Ahnen- und Sippschaftstafel* anlegt und in seinem Verwandtenkreis über Krankheiten und Krankheitsanlagen Erkundigungen einzieht. Hierbei ist schon viel wert, wenn über das Aussehen der Familienmitglieder, ihr örtliches Herkommen, ihre Größe, das erreichte Lebensalter, die Lebensstellung, Todesursache usw. Einzelheiten niedergeschrieben werden. Eugenisch wichtige Ermittlungen kann der Truppenarzt durch das örtlich zuständige Gesundheitsamt ausführen lassen.

Eine der wichtigsten Fragen ergibt sich für uns aus dem Gesetz zur *Verhütung erbkranken Nachwuchses* vom 14. 7. 33. Ebenso wie jeder andere Arzt muß auch der Sanitätsoffizier, der bei der Truppe die Stelle des beamteten Arztes für den Soldaten und seine Familienangehörigen einnimmt (Runderlaß des Reichsministers des Innern vom 6. 1. 34 II. 1079/20. 12), die Bestimmungen des Gesetzes genau beachten. Irgendwelche Eingriffe werden von Militärärzten und in Lazaretten nicht ausgeführt. Durch Ausführungsbestimmungen des Heeres-Sanitätsinspekteurs vom 15. 10. 34 Nr. 869. 7. 34 und vom 30. 1. 35 Nr. 675. 12. 34 ist dem Sanitätsoffizier der Weg vorgeschrieben und ein Verfahren festgelegt, das die erforderlichen Vorarbeiten bis zur weiteren Durchführung des Sterilisierungsverfahrens durch das Erbgesundheitsgericht gewährleistet. Der Personenkreis, den der Sanitätsoffizier als „Erbarzt" zu betreuen hat, besteht aus den Soldaten selbst, den Familienangehörigen des Soldaten (Frauen und Kinder) und aus Zivilpersonen, z. B. Freiwilligen oder Privatpatienten, die vom Arzt bei der Untersuchung als erbkrank angesehen werden. Nach dem Gesetz hat der Sanitätsoffizier die Aufgabe, Erbkranke durch Fachärzte, z. B. in Standortlazaretten, begutachten zu lassen, ihre Entlassung — soweit es sich um Soldaten selbst handelt — einzuleiten und den Fall dem Erbgesundheitsgericht zur Entscheidung vorzulegen. Bei Familienangehörigen legt er nach genügender Klärung und Begutachtung den Fall dem Erbgesundheitsgericht zur Entscheidung vor. Bei sonstigen Zivilpersonen hat der Sanitätsoffizier den Kranken entsprechend zu belehren und dem zuständigen Amtsarzt Meldung zu erstatten.

Auch in andern eugenischen Fragen wird der Truppenarzt von den Familien herangezogen werden; sehr wichtig ist z. B. die Frage der *Adoption.* So wünschenswert es auch ist, hierdurch wertvollen Persönlichkeiten zu gesicherter Erziehung und sozialem Aufstieg zu verhelfen, so schwer können für Eltern und Pflegling die Enttäuschungen später werden, wenn nicht vorher genauestens die Herkunft des Kindes geklärt ist und Erkundigungen über seine Sippe eingeholt worden sind.

Die *Arbeit des Sanitätsoffiziers im völkischen Sinne* ist eine sehr vielseitige, und ein Auf-dem-laufenden-bleiben und Mitkommen mit den neu gefundenen Erkenntnissen der *Eugenik* ist nur möglich, wenn er mit den hierfür in Frage kommenden beamteten Stellen dauernd in Fühlung bleibt. Hierdurch wird es ihm ermöglicht, besonders erbtüchtige Sippen festzustellen und wieder andere Familien, deren Weiterzüchtung weniger wünschenswert ist. Hier läuft seine Arbeit Hand in Hand mit der der *Gesundheitsämter,* beide müssen sich ihre Feststellungen ergänzen und dadurch wertvolle Arbeiten liefern, die wieder zu andern Zwecken, z. B. Siedeln u. dgl. verwendet werden können.

Notwendig ist für den Truppenarzt, daß er sich an der Hand von Büchern und geeignetem andern Material weiterbildet. Deshalb muß die für die Sanitätsoffiziere vorgesehene *Bibliothek eugenisch wichtige Bücher* enthalten und durch neu erschienene Schriften laufend ergänzt werden. Wichtig ist neben dieser theoretischen Weiterbildung die Teilnahme an praktischen erbbiologischen Kursen, die das Verständnis fördern und für die Tätigkeit in der Truppe einen wertvollen Unterbau liefern.

Die eugenische Arbeit darf aber nicht nur dem Arzt überlassen bleiben. Jeder im Heer muß mitarbeiten und seinen Beitrag dazu liefern. Wertvoll wären kleinere Aufsätze über verschiedene Fragen der Rassenhygiene in den von und für die Truppe herausgegebenen Zeitschriften. Vielleicht empfiehlt es sich hier auch Frage- und Antwortspiel einzurichten, durch das innerhalb der Zeitschriften die die einzelnen Truppenangehörigen beschäftigenden Fragen besprochen und sachgemäß beantwortet werden. Vielleicht empfiehlt sich auch der Beitritt einzelner Personen oder auch Beitritt geschlossener Truppeneinheiten zur Gesellschaft für Rassenhygiene, wodurch laufende Fühlungnahme mit den verantwortlichen Persönlichkeiten gewährleistet wird. Während der sportlichen Übungen, während der Fachschulstunden müssen rassenhygienische Fragen zur Erörterung gestellt und durchgesprochen werden. Auch religiöse Stunden, die von Truppenangehörigen oder vom Pfarrer abgehalten werden, müssen dazu dienen, unserm Volk immer wieder rassenhygienische Dinge einzuhämmern. Hierbei müssen die verschiedenen Rassen, die im deutschen Volk enthalten sind, besprochen werden. Der nordische Gedanke, dem wir das Ideal des deutschen Menschen im Nordischen oder vorwiegend Nordischen Menschen verdanken, muß hierbei in den Vordergrund gestellt werden, da ein großer Teil unseres Volkes nordisches Blut in den Adern hat. Es kommt hierbei allein darauf an, eine Jugend heranwachsen zu sehen, die sowohl an ihre eigene Ertüchtigung denkt, aber vom Schönheitsideal geleitet die Sorge für die nächsten Generationen als Ahnherr nicht außer acht läßt, sondern immer an der Ertüchtigung künftiger Geschlechter zum Wohl des Vaterlandes arbeitet.

Schrifttum.

Boeninghans: Münch. med. Wschr. **1935 I.** — Borchardt: Dtsch. med. Wschr. **1934 II.** Burgdörfer: Jkurse ärztl. Fortbildg **1935**, H. 1. — Burgdörfer, Fr.: Volk ohne Jugend, 2. Aufl. Berlin 1934. — Buttersack: Dtsch. Ärztebl. **1933**, Nr 19. — Darré, R. W.: Das Bauerntum als Lebensquell der Nordischen Rasse. München 1933. — Neuadel aus Blut und Boden. München 1934. — Depdolla: Erblehre, Rasse, Bevölkerungspolitik. Berlin 1934. — Dürre, K.: Erbbiologischer und rassenhygienischer Wegweiser für Jedermann. Berlin 1933. — Günther: Kleine Rassenkunde des deutschen Volkes. München 1934. — Naturforscher **11** (1934, Dez.). — Der Nordische Gedanke, 2. Aufl. München. — Gütt-Rüdin-Ruttke: Zur Verhütung erbkranken Nachwuchses. München 1934. — Hartnacke: Bildungswahn — Volkstod. München 1932. — Jaensch: Körperform, Wesensart und Rasse. Leipzig 1934. — Jankowsky: Die Blutsverwandtschaft im Volk und in der Familie. Stuttgart 1934. — Just: Jkurse ärztl. Fortbildg **1935**, H. 1. — Kankeleit: Unfruchtbarmachung aus rassenhygienischen und sozialen Gründen. München 1929. Kirchmair: Münch. med. Wschr. **1934 I.** — Kraitschek: Rassenkunde. Wien 1924. — Lange: Verbrechen als Schicksal. Leipzig 1929. — Die Folgen der Entmannung Erwachsener. Leipzig 1934. — Leers, v.: Geschichte auf rassischer Grundlage. Leipzig 1934. — Lenz: Menschliche Auslese und Rassenhygiene (Eugenik), 4. Aufl., 1932. (Bd. 2 von Baur, Fischer, Lenz.) — Lundborg: Rassenbiologische Übersichten und Perspektiven. Jena 1921. — Mjoën: Die Vererbung der musikalischen Begabung. Berlin 1934. — Pohlisch: Die Kinder männlicher und weiblicher Morphinisten. Leipzig 1934. — Rolf C. Reiner: Rasse, Vererbung und Charakter. Berlin 1934. — Rüdin: Erblehre und Rassenhygiene im völkischen Staat. München 1934. — Schallmeyer: Vererbung und Auslese, 4. Aufl. 1920. — Scheidt: Rassenunterschiede des Blutes. Leipzig 1927. — Schmidt-Kehl: Münch. med. Wschr. **1933 II.** — Schwarz: Ererbte Taubheit. Leipzig 1935. — Siemens: Vererbungslehre, Rassenhygiene und Bevölkerungspolitik. München 1934. — Stämmler: Jkurse ärztl. Fortbildg **1935**, H. 1. — Tirala: Dtsch. Ärztebl. **1933**, Nr 26. — Verschuer, v.: Dtsch. med. Wschr. **1934 I.** — Weinert: Biologische Grundlagen für Rassenkunde und Rassenhygiene. Stuttgart 1934.

Über eugenische Bestrebungen in *andern Ländern* schreiben: Götze: Der öffentliche Gesundheitsdienst (Dänemark), 1935, Nr. 6. — Müller: Volk u. Rasse **1935**, H. 1. — Ruttke: Volk u. Rasse (Polen) **1935**, H. 1. — Schottky: Volk u. Rasse (China, Afrika) **1935**, H. 1.

D. Allgemeine Hygiene des Dienstes.

Von K. Wenzig-Königsberg i. Pr.

Mit 5 Abbildungen.

Einleitung. Wenn wir die mächtige Industrialisierung in allen Ländern kurz vor dem großen Kriege, die Entwicklung der Kampfmethoden vom Angriffskrieg bis zum weitgehendst mechanisierten Grabenkrieg und schließlich die anfangs starke Amerikanisierung unserer Wirtschaft nach dem Kriege betrachten, so könnte es fast scheinen, als ob der *Mensch* zum Sklaven der *Maschine* werden sollte.

Der Taylorismus mit dem maschinenmäßig erzwungenen Arbeitstempo am laufenden Band ohne Rücksicht auf das Einzelindividuum ebenso wie weltanschaulich bedingte Gleichmacherei wirkten sich dahin aus, daß man sogar das faustische Problem eines Roboters oder Maschinenmenschen zu verwirklichen versuchte. So lasen wir doch kürzlich von praktischen Versuchen in Amerika, unbemannte Flugzeuge mit Fernsteuerung fliegen zu lassen.

Für einige freiere und reichere Staaten schien sich als letzte Konsequenz des großen Krieges zu ergeben, daß der Staat am besten für alle Zukunft gerüstet sei, der über die meisten und größten Kriegsmaschinen zu Lande, zu Wasser und in der Luft verfügte. Blitzartig illustriert wird diese Anschauung durch den Begriff der *Materialschlacht,* der doch nichts anderes sagen will, als daß Sieg oder Niederlage lediglich von den Maschinen, dem Material und der Masse abhängen.

Wie steht es nun tatsächlich mit dieser Anschauung? Haben nicht gerade wir Deutschen in diesem in jeder Hinsicht größten Kriege bewiesen, daß der Mensch, wenn er psychisch und physisch gesund ist, bei primitivsten Lebensbedingungen und fast dem Urzustande nahe, doch zuletzt Sieger über Zahl und Masse bleibt.

Weltanschaulich und politisch haben wir uns heute von der Materialisierung losgelöst, denn nicht die Masse, die Materie, die Maschine erringt den Sieg, sondern der *Geist* und die Idee, die hinter ihr stehen, sie lenken und sie beherrschen.

Für die *Hygiene des militärischen Dienstes* bedeutet dies die Forderung, daß die Wehrmacht nicht Maschinen ungeheuerster Ausmaße bauen und sich diesen anpassen soll, sondern daß Geräte und Maschinen für Kriegs- und Friedenszwecke so gebaut werden müssen, daß ihre Bedienung den psychischen und physischen Grenzen soldatischer Leistungsfähigkeit gerecht wird.

Wir sprechen dabei absichtlich von *soldatischer Leistungsfähigkeit,* denn der Leistungsdurchschnitt des Soldaten muß unter allen Umständen höher sein als der Leistungsdurchschnitt eines Volkes unter normalen Friedensbedingungen.

Leistungsgrenzen. Sport- und Arbeitsphysiologie bereiteten den Weg zu dieser Erkenntnis und trotzdem wir aus allen Wissenszweigen wissen, daß dem Menschengeiste gerade die Festlegung von Grenzwerten fast unerreichbar ist, müssen wir dem Ideal nachstreben und die schon gewonnenen Erkenntnisse ausbauen und erweitern helfen.

Von der *Sportphysiologie* her kennen wir die auffallende Erscheinung, daß, welche Sportart wir auch immer betrachten, von Jahr zu Jahr die Rekordleistungen sich steigern. Das liegt naturgemäß zunächst an einer gewissen Verbesserung der sportlichen Technik, an der Vermeidung einseitigen Trainings und anderen Faktoren, aber nirgendwo ist bisher eine Grenze erreicht, die nicht noch in absehbarer Zeit überbietbar war.

Wie steht es nun mit der *Arbeitsphysiologie?* Wir wissen, daß wir keine Maschinen und Arbeitsgeräte bauen können, die Wunder wirken. Eine Maschine stellt letzten Endes doch nur ein Instrument dar zur Vervielfältigung, Verstärkung und Vergrößerung einfacher physiologischer Funktionen. Ein Kran ist also nichts weiter als ein verlängerter, mit größerer

Kraft ausgestatteter Arm, ein Kanonenschuß der nach Weite und Geschoßgewicht vervielfältigte Steinwurf des Urmenschen, ein Riesenfernrohr oder ein Mikroskop nur die dimensional vergrößerte Sehfunktion. Andererseits wissen wir aber auch, daß der Mensch primitivste Arbeitsformen in mannigfaltigster Weise zu variieren vermag, ja daß er sich an eine bestimmte Arbeitsform so gewöhnen kann, daß er sie als zweckmäßig empfindet. Genaue Untersuchungen zahlreicher Varianten einer einfachen Arbeit, z. B. des Schaufelns haben nun ergeben, daß es stets eine Variante gibt, bei der unter Einhaltung bestimmter Voraussetzungen der geringste Energieaufwand stattfindet. Man nennt diese Arbeitsform *ökonomisch*.

Merkwürdigerweise besitzt der Mensch kein Gefühl für die ökonomischste Arbeitsform und es muß Aufgabe der Wissenschaft bleiben, die jeweils optimalen und ökonomischsten Arbeitsformen und -bedingungen zu finden. Nur so kann *vorzeitiger Ermüdung* und *frühzeitigem Verbrauch der Körperkräfte* vorgebeugt werden.

Auf die *Hygiene des militärischen Dienstes* übertragen heißt das, Bedingungen zu schaffen, unter denen der Soldat bei sparsamstem Energieverbrauch *Höchstleistungen,* z. B. im Marsch, vollbringen kann. Ferner müssen die zur Kriegsführung notwendigen Geräte und Maschinen so gebaut werden, daß der sie bedienende Mann optimale Bedingungen für seine Arbeit an ihnen erfüllt findet.

Arbeitsphysiologische Forschungen und militärischer Dienst. Wenn wir sagten, daß die Sport- und Arbeitsphysiologie uns die Grundlagen für eine Hygiene des Dienstes schaffen können, so erhebt sich die Frage nach den Zielen solcher Spezialwissenschaften. Beide gehen darin gleiche oder doch ähnliche Wege. Wir haben diese Wege im vorigen Abschnitt schon angedeutet, aber es erscheint mit Rücksicht auf unser Problem der Hygiene des militärischen Dienstes angezeigt, noch näher darauf einzugehen. Sie wollen zunächst einmal die *körperliche Eignung* feststellen, ferner die *Ursachen der Ermüdung* erforschen und als hauptsächlichstes Ziel hat sich die Arbeitsphysiologie die *Rationalisierung der Arbeit* zum Ziel gesetzt.

Die Wichtigkeit der Feststellung der körperlichen Eignung zum Soldaten ist seit langer Zeit erkannt. Von der Zeit der Auswahl „langer Kerls" bis zur heutigen D.A.Df. ist ein langer Weg, der durch Einarbeitung immer neuer vertiefter Gesichtspunkte an Treffsicherheit zwar stetig zugenommen hat, aber es gibt auch hier noch vieles, was verbessert werden kann. Auch soll eine solche Auswahl ja nicht allein dem Zwecke dienen, Schlechtes auszumerzen, sondern im Sinne einer *Wehrhygiene* sollen gefundene Fehler zur Vorbeugung in der vormilitärischen Erziehung dienen.

Mit Rücksicht darauf, daß die hierher gehörenden Gesichtspunkte bereits an anderer Stelle (S. 281) eingehend beleuchtet worden sind, können wir auf eine breitere Darstellung verzichten und uns dem zweiten Problem, der Erforschung der Ermüdung, zuwenden.

Wie wichtig die *Erforschung der Ermüdung* für den Soldatenberuf ist, liegt auf der Hand. Ursachen, Verlauf und Behebung von Ermüdungserscheinungen zu kennen, ist für den Sanitätsoffizier der Schlüssel zur taktischen und strategischen *Leistungssteigerung* einer Truppe. Kann er z. B. der Ermüdung des Einzelnen und der ganzen Truppe auf Märschen rechtzeitig steuern, so vermag er Ausfällen an sog. Marschkranken vorzubeugen, und zu verhindern, daß schon vor der eigentlichen Gefechtshandlung die Kräfte der Truppe versagen oder zum mindesten geschwächt sind.

Es sei hier auf die Wichtigkeit der *Marschpausen* und die *Belastung* des Infanteristen hingewiesen (S. 300). In diesen beiden Fragen der körperlichen Eignung oder Tauglichkeit und in der Frage der Ermüdung kann die Hygiene des Dienstes wichtige Hinweise aus der Arbeitsphysiologie entnehmen.

Wie steht es nun mit der dritten Frage, der *Rationalisierung der Arbeit*? Eine Arbeit rationalisieren heißt, sie so gestalten und leiten, daß mit einem Minimum von Energieaufwand und unter möglichster Ausschaltung ermüdender

Faktoren ein Maximum von Leistung erzielt wird. Dazu muß der Arbeitsvorgang der Eigenart des beseelten menschlichen Motors angepaßt werden.

Die Betrachtung der Forderung der Rationalisierung militärischer Arbeitsformen zeigt uns die Schwierigkeiten bei dem Versuch, die aus der Industrie gewonnenen arbeitsphysiologischen Erkenntnisse auf den militärischen Dienst zu übertragen. Ein praktisches Beispiel mag uns den Unterschied zwischen der Rationalisierung *industrieller* und *militärischer* Arbeit aufzeigen.

Es soll sich darum handeln, in einer Fabrik einen Stapel von Gegenständen einer bestimmten Form, Größe und Gewicht über eine bestimmte Strecke mit der Hand an einen bestimmten Ort zu befördern. Arbeitsphysiologisch ist dieses Problem dadurch zu lösen, daß der Energieverbrauch eines körperlich für diese Arbeit geeigneten Mannes für das Heben, Tragen und Absetzen der Last in verschiedenen Variationen der Arbeitsform gemessen wird. Ein Vergleich der durch die einzelnen Variationen herstellbaren Kurven zeigt uns die Variante bei der mit geringstem Energieverbrauch die beste Arbeit in der Zeiteinheit usw. geleistet wird. Damit wird gleichzeitig schon der vorzeitigen Ermüdung entgegengearbeitet.

Wir können aus solchen Versuchen genaue Angaben für die Praxis ableiten über die Körperhaltung des Arbeiters, die Art der Aufstellung der zu befördernden Last, die Art des Tragens der Last, die Geschwindigkeit des Transportes hinsichtlich Schrittlänge u. a. m.; hinzuzufügen ist noch, daß so eingehend durch Versuche an einer kleinen Anzahl von Einzelindividuen festgelegte Arbeitsbedingungen bei der Variationsbreite physiologischer Funktionen ausnahmslos für normal gebaute Menschen Gültigkeit behalten.

Übertragen wir dieses Beispiel auf militärische Verhältnisse und vermerken wir die Unterschiede! Ein Kanonier soll Munition, also einzelne gleichschwere Lasten von einem Fahrzeug auf einen Stapel im freien Felde, nahe der Batteriestellung, abladen. An sich rein äußerlich der gleiche Arbeitsvorgang, nämlich eine konstante Last aufzunehmen, über eine bestimmte Strecke zu befördern und abzusetzen. Aber während es uns bei der Fabrikarbeit möglich war, die Arbeit in zahlreiche Phasen zu zerlegen und unter diesen jeweils die günstigste, optimale Bedingung herauszuschälen und genau festzulegen, vermögen wir hier nur weniges zu erfassen und unter optimale Bedingungen zu versetzen. In der Fabrik konnten wir Kleidung des Arbeiters, Arbeitstempo, Gleichmäßigkeit und Ebenheit des Weges u. a. m. genauestens festlegen; hier dagegen vollzieht sich der an sich stets gleiche Arbeitsvorgang des Lasttragens unter stets wechselnden Bedingungen. Witterung, Bodenbeschaffenheit, Tageszeit, ganz zu schweigen vom Einfluß feindlichen Beschußes und der individuellen Disposition, die wiederum von Ernährung, Schlaf, Unterbringung usw. abhängt, kurz, scheinbar fast alles entzieht sich unserem helfenden Einfluß. Aber dennoch bleiben eine ganze Reihe von Faktoren übrig, die uns ermöglichen, auch unter so erschwerten und erschwerenden Bedingungen zu raten und zu helfen, und damit die militärische Dienstarbeit hygienischer zu gestalten, als sie ohne Berücksichtigung dieser Gesichtspunkte sein muß.

Klar und deutlich erhellt aus dem Gesagten die Wichtigkeit dieser Probleme für die *Hygiene des Dienstes*; denn mit der Rationalisierung der militärischen Arbeitsformen, mit der Ausschaltung vorzeitiger Ermüdung und mit der physiologischen Auswahl der allgemein körperlich Geeigneten und der Auswahl besonderer Spezialisten steht und fällt — abgesehen von der geistig-seelischen Einstellung des Einzelnen, vom Wehrwillen — die Leistungsfähigkeit des Einzelnen, der Truppe und der gesamten Wehrmacht.

Die hohe Aufgabe, die den *Truppenführer* verantwortlich für den Geist seiner Truppe macht und die nicht zuletzt in dem taktisch richtigen Einsatz der Kräfte seiner Truppe, ja sogar des letzten Mannes besteht, muß der *Truppensanitätsoffizier* neben anderen Aufgaben erleichtern und vorbereiten helfen. Er muß aus seiner Kenntnis der Hygiene des Dienstes heraus, durch eigene Beobachtung bei der Ausbildung und bei dem Einsatz der ausgebildeten Truppe dem Truppenführer zum Nutzen des Ganzen an die Hand gehen.

Der Sanitätsoffizier muß daher aus eigener Anschauung die militärischen Arbeitsformen, für die er in Annahme- oder Einstellungsuntersuchung Mannschaften ausgewählt hat, kennen und wissen, worin die in ihnen verborgenen, vermeidbaren Gefahren bestehen. Dazu ist Erfordernis die Kenntnis der wissenschaftlichen Grundlagen der Physiologie der militärischen Arbeit, die *Hygiene des Dienstes.*

Die Grundlagen für eine allgemeine Hygiene des Dienstes.

Aus dem vorhergehenden Abschnitt ziehen wir den Schluß, daß es nicht allein Aufgabe einer allgemeinen Hygiene des Dienstes sein kann, von außen herkommende Schädigungen rechtzeitig zu erkennen und abzuwehren; sie muß auch bestrebt sein, die von innen her, aus dem Überschreiten der Grenzen der physiologischen Leistungsbreite des Menschen drohenden Gefahren rechtzeitig zu beseitigen. Dabei kann sie, ebenso wie jede andere Disziplin der wissenschaftlichen Basis, des physiologisch-biologischen Fundaments, der theoretischen Begründung für ihr praktisches Handeln nicht entbehren.

Wir müssen daher die wissenschaftlichen Grundlagen einer solchen speziellen Hygiene näher ins Auge fassen. Wir hatten bereits erwähnt, daß Sport- und Arbeitsphysiologie auf diesem Gebiete wichtige Pionierarbeit geleistet haben und so soll in diesem Abschnitt auch die Aufgabenbegrenzung der Arbeitsphysiologie uns als Richtschnur und Einteilung dienen. Diese drei Hauptaufgaben sind:

1. Die Feststellung der körperlichen Eignung.
2. Die Rationalisierung.
3. Die Erforschung der Ermüdung.

Körperliche Eignung zur Dienstarbeit im Heere. Auf den ersten Blick will es scheinen, als ob das bereits die Aufgabe vorangegangener Ausführungen und Abschnitte gewesen sei; aber dem ist nicht so. Man könnte glauben, daß die Feststellung der körperlichen Eignung zum Dienst im Heere mit der *Annahme- und Einstellungsuntersuchung* ihren Abschluß gefunden hätte und daß die altbewährten und vielfach überprüften Methoden der *Freiwilligenuntersuchung* der D.A.Df. das Bestmögliche zu leisten vermöchten. Aber auch hier ergibt sich in der Praxis noch viel Verbesserungsbedürftiges. Es sei hier nur kurz auf die Vervollständigung dieser Untersuchung durch eine dazwischen eingeschaltete *Röntgendurchleuchtung* der Lunge und auf die Schwierigkeiten der frühzeitigen Erkennung von *Psychopathen* hingewiesen, ganz zu schweigen von der zeitraubenden Feststellung eines eingehenden *Augenbefundes.* Freilich darf bei einer Erweiterung der Einzeluntersuchungsmethoden nicht die Praxis außer acht gelassen werden, die bei der Knappheit der zur Verfügung stehenden Zeit grundsätzlich einfachste und schnellste Methodik vom Sanitätsoffizier verlangen muß.

Es ist hier nicht der Ort näher auf solche Fragen einzugehen; sie sind an anderer Stelle schon eingehend erörtert. Mit dem Begriff und der Forderung der Feststellung der körperlichen Eignung im Sinne einer allgemeinen Hygiene des Dienstes ist hier etwas anderes, nämlich die *Auswahl der Spezialisten im Heere* gemeint.

In einem neuzeitlichen Heere sind Spezialisten bei jeder Truppe, sei es nun einer der drei alten Waffengattungen oder gar eine *Spezialtruppe,* ein unbedingtes Erfordernis. Schon vor dem *Weltkriege* waren dazu Ansätze vorhanden; im Kriege brachte die Not sie zuwege. Es sei da nur kurz an die mannigfachen Spezialaufgaben einer 1918 im Graben eingesetzten Infanteriekompanie erinnert. Da gab es besondere Stoßtrupps, Scharfschützen, Telephonisten, Meldeläufer, Gasspürer, Luftbeobachter, Essenholer, Krankenträger und dgl. mehr. Jeder davon mit einem *speziellen Aufgabenkreis.*

Heute sehen wir in allen *Armeen großer Staaten* „Spezialisten“ aller Verwendungszweige und Dienstgrade, denn die Zeiten, in denen vom Krieger nur

Mannesmut und -kraft verlangt wurden, sind leider längst dahin. Heute gehören zum Kriege umfangreiche technische Fertigkeiten aller nur denkbaren Art und wissenschaftliche, z. B. chemische, mathematische und meteorologische Kenntnisse.

Während es noch in dem früheren 100 000 Mann-Heer nur eine *allgemeine Tauglichkeit* und keine *spezielle Tauglichkeit* für bestimmte Waffengattungen gab, so hat sich dies mit der Einführung der allgemeinen Wehrpflicht wieder geändert. Auf Grund der durch den Sanitätsoffizier bei der ersten Untersuchung festgestellten verschiedenen Tauglichkeitsgrade wird nunmehr die Verwendungsfähigkeit für die drei verschiedenen Wehrmachtsteile und Truppengattungen festgestellt. Doch soll in diesem Rahmen nicht näher auf diese Begriffe eingegangen werden, da ja die Rekrutierung besonders behandelt ist (S. 271 f.).

Man möchte glauben, daß durch das Sieb der Annahme- und Einstellungsuntersuchung geläutert, ein körperlich homogenes Menschenmaterial in die Hand des Truppenführers gelangt. Dem ist aber nicht so. Je größer die Erfahrung des Untersuchers ist, um so mehr wird es ihm gelingen, die in dem jungen noch unausgebildeten Körper des angehenden Soldaten schlummernden Anlagen zu erkennen und danach seine spätere Dienstbrauchbarkeit zu beurteilen.

Nach der Annahme und Einstellung werden diese jungen Leute dann im Dienst und durch den Sport einheitlich erzogen und körperlich durchgebildet. Trotz dieser gleichmäßigen Durchbildung, die uns in der Anfangszeit des Sports eine Angleichung aller Menschentypen an das Ideal der Kalokagathie der Griechen erhoffen ließ, werden sich doch allmählich und unverkennbar die einzelnen Konstitutionstypen herausschälen, ja es scheint doch so, daß ein Mensch in der Zeit vom Jünglings- zum späten Mannesalter durch verschiedene Konstitutionstypen hindurchgeht, daß der Einzelne im Laufe der Jahre sich vom Typ mit jugendlicher Schnellkraft zum ruhigeren, muskulären Typ verwandelt.

Aufgabe des Truppenarztes wird es sein, die Verteilung dieser Typen nach ihrer Eigenart dem Truppenführer für Spezialaufgaben aussuchen zu helfen. Schon der Kompanieführer muß solche Auswahl treffen. Er braucht Mg.-Leute, Meldeläufer, Krankenträger, Nachrichtenleute u. dgl. m. Jeder dieser Leute muß nicht nur die geistige und seelische Eignung für seine Sonderaufgabe haben, sondern auch ganz besonders muß er im Ernstfalle spezielle körperliche Eigenschaften mitbringen, wenn er zu Höchstleistungen fähig sein soll.

Hierfür ein *Beispiel:* Was nützt es, wenn der Schütze X. ein vorzüglicher Telephonist ist, wenn er das Morsen versteht wie kein anderer, wenn er eine besondere technische Begabung zeigt, wenn er aber körperlich als Astheniker zur Verwendung im Nachrichtentrupp der Kompanie ungeeignet ist. Wie groß die Bedeutung der körperlichen Eignung gerade für diese Männer ist, geht aus folgenden Wägungen bei einem Infanteriefernsprechtrupp hervor.

Kleidung und Ausrüstung wiegen beim Infanteriefernsprechzug ein Vielfaches des normalen Infanteriegepäcks. Bei Beginn eines Gefechtes haben diese Leute unter dieser Last den Leitungsbau durchzuführen und oft beträchtliche Strecken im freien Gelände damit zurückzulegen.

Einer dieser Leute muß rund 68—69% seines Körpergewichts als Last befördern und dabei noch Leitungsbauarbeit leisten.

Es liegt auf der Hand, daß ein Astheniker oder ein Mann mit mehr schlanker, zur Schnellkraft geeigneter Muskulatur für solche Aufgaben nicht geeignet sein kann.

Ohne hier näher auf die Bedeutung der Gepäckfrage, die unter den Begriff der Rationalisierung militärischer Arbeitsformen fällt einzugehen, sei in diesem Zusammenhang nur auf folgendes hingewiesen: Schon vor dem großen Kriege galt in allen europäischen Heeren $\frac{1}{3} = 33\%$ des Körpergewichts als normale, auf die Dauer ertragbare Gepäcklast des Infanteristen. Unser Beispiel zeigt, daß das Doppelte, wenn auch nur zeitweise, aber gerade im wichtigsten Augenblick des Einsatzes vom Infanteriefernsprecher verlangt wird.

Wenn es also technisch nicht möglich ist, die Last zu verringern oder zu verteilen, so müssen körperlich besonders geeignete Leute ausgewählt werden. Geschieht dies nicht, so muß die einmalige Arbeitsleistung zu vorzeitiger *Ermüdung* und die häufig wiederholte zu chronischer Ermüdung und zu vorzeitiger *Abnutzung* des beseelten Motors führen, d. h. es folgt im schlimmsten Falle *Dienstunfähigkeit.*

Wir möchten es bei diesem Hinweis als Beispiel für die Möglichkeit und Wichtigkeit der körperlichen Auswahl und Eignung bewenden lassen. Die Methodik solcher Eignungsprüfung ist einfach, sie braucht kaum gelehrt zu werden, schon ein Hinweis müßte gelingen; doch sei an dieser Stelle auf den Wert der *Spirometrie* hingewiesen, die uns gute Aufschlüsse über die Leistungsfähigkeit des Respirationsapparates gibt; weiter noch ergibt die Prüfung der möglichen Dauer des Atemanhaltens, ein *Ergograph* und ähnliche Methoden gute Aufschlüsse über die Leistungsfähigkeit eines Menschen.

Ferner gehörten hierher *Blutdruckmessungen* vor und nach einer Standartleistung und *Bluntuntersuchungen* aller Art mit dem Ziele der Feststellung des Trainingszustandes. Hier sind alle Untersuchungsmethoden am Platze, die in der Sportphysiologie sich schon eingebürgert haben und dort ebenso gut Anwendung finden wie hier, nur daß die Ergebnisse hier mehr unter den Gesichtspunkt der praktischen Dienstarbeit fallen.

Sehr verschieden bewertet wird der Nutzen der *Anthropometrie* zur Beurteilung der Leistungsfähigkeit. Physiologisch betrachtet sind die anthropometrischen Daten ja in der Hauptsache auf Maßen aufgebaut, die an Knochenpunkten festgestellt werden; sie geben wenig Anhalt über die Beschaffenheit der Muskulatur, der Fettverteilung am Körper u. dgl., Gesichtspunkte, die doch für die Beurteilung der Leistungsfähigkeit maßgeblich sein müssen.

Aus der großen Zahl der *Indices,* die aus anthropometrischen Daten abgeleitet werden, zuzüglich der Messung von Herzgröße u. ä., haben sich nur einzelne für den praktischen Gebrauch durchsetzen können.

Vor dem Kriege wurde den exakten Daten von *Körperlänge* und *-gewicht* und des *Brustumfanges* bei Ein- und Ausatmung eine mehr oder weniger entscheidende Rolle bei der Beurteilung der Diensttauglichkeit beigemessen. Heute wissen wir namentlich aus den Vergleichsuntersuchungen der Rekruten und von Sportuntersuchungen, daß die bei der ersten Untersuchung festgestellten Maße in weitesten Grenzen durch geeignete körperliche Erziehung beeinflußt werden können. Das Ziel muß sein, die kurzfristigen Annahme- und Einstellungsuntersuchungen durch weitere stete Beobachtung zu ergänzen, zu erweitern und zu vertiefen mit dem Blick auf die Verwendungsfähigkeit für Spezialistenaufgaben im Heeresdienst.

Die sicherste Quelle zur Erfahrung auf diesem Gebiete der Hygiene des Dienstes besteht darin, daß der in der Truppe aufwachsende Sanitätsoffizier sich bemüht, aus eigener Anschauung möglichst *viele militärische Dienstverrichtungen* bis in alle Einzelheiten kennen zu lernen. Als Truppenarzt muß er stets ein offenes Auge für alle um ihn vorgehenden Einzelheiten der Dienstarbeit besitzen, und als wissenschaftliches Rüstzeug neben guten medizinischen Kenntnissen, noch über besonders gute Kenntnisse aus den vorklinischen Semestern von der Anatomie bis zur physiologischen Chemie verfügen.

Damit lassen sich eine ganze Reihe solcher stets neu auftauchender Probleme lösen. Wenn er sich dieser Aufgabe unterzieht, so wird er reiche Erfahrung für die Auswahl von Spezialisten sammeln und dem Truppenführer für die Gesamtleistung der Truppe wertvollste Mitarbeit leisten. Gewiß ist die Behandlung Kranker im Revier und im Lazarett zu Nutz und Frommen des Ganzen eine notwendige, nutzbringende, unerläßliche und innerlich befriedigende Aufgabe, aber neben dieser rein ärztlichen Tätigkeit ist doch die vorbeugende, prophylaktische Arbeit, die *Wahrung der Hygiene des Dienstes,* das spezifische und charakteristische Arbeitsgebiet gerade des Sanitätsoffiziers.

Grundlagen und Methodik der allgemeinen Hygiene des Dienstes unter Berücksichtigung der Rationalisierung militärischer Arbeitsformen.

Wir hatten den Begriff der Rationalisierung einer Arbeit dahin gedeutet, daß es sie so gestalten und leiten heißt, daß mit einem *Minimum von Energieaufwand* ein *Maximum an Arbeit* geleistet werden kann. Wir müssen also Beziehungen zwischen der geleisteten äußeren Arbeit und dem Energieverbrauch des menschlichen Körpers herstellen.

Wir kennen diese Betrachtungsweise von der *Technik* her. Hier wird die Wirtschaftlichkeit einer Maschine, beispielsweise eines Automotors dadurch bestimmt, daß eine Beziehung zwischen Brennstoffverbrauch und Arbeitsleistung hergestellt wird. Die Arbeitsleistung kann je nach dem Zweck, für welchen die Berechnung angestellt wird, in verschiedener Weise ausgedrückt werden. Wir können den Zylinderhub, die Umdrehungszahl der Motorachse oder schließlich die Kilometerstundenzahl u. ä. zum Vergleich heranziehen mit dem Ziele, den Wirkungsgrad des Motors festzustellen.

Der menschliche Organismus benutzt die beim Abbau der Nahrungsstoffe freiwerdende Energie für alle seine Lebensäußerungen. Er befolgt dabei das Gesetz von der Konstanz der Energie. Demnach müssen wir also auch hier wie beim Benzinmotor die Energieaufnahme und -abgabe miteinander vergleichen und eine *Energiebilanz* zur Errechnung der wirtschaftlichen oder unwirtschaftlichen Arbeitsweise aufstellen können.

Die *potentielle Energie,* die beim Dissimilationsprozeß — Umwandlung der Nahrung in körpereigene Substanz — im menschlichen Organismus frei wird, wird zum größten Teil in *kinetische Energie,* hauptsächlich in Wärme und mechanische Arbeit verwandelt. Die Menge potentieller chemischer Energie kann man in Calorien, die mechanische Arbeit in Meterkilogramm (mkg) ausdrücken; es sei nur erwähnt, daß eine kleine Calorie (gcal) der 1000. Teil einer großen (kgcal) oder abgekürzt $\frac{\text{kgcal}}{1000} = 1$ gcal ist. Wollen wir den Wirkungsgrad des beseelten Motors berechnen, so müssen wir die geleistete äußere *Arbeit* ausgedrückt in mkg zu der Energieeinnahme des Organismus ausgedrückt durch die Calorien der zugeführten *Nahrung* in Beziehung setzen.

Rubner u. a. haben experimentell bewiesen, daß eine solche Berechnungsart, die Aufstellung einer Stoffwechselbilanz auch für den Menschen durchaus möglich ist.

Für unsere Zwecke, nämlich die *Rationalisierung militärischer Arbeitsformen* im Sinne einer Hygiene des Dienstes, ergeben sich jedoch bei diesem Verfahren einige wesentliche Schwierigkeiten.

Beim beseelten Motor erscheinen, wie wir schon andeuteten, nämlich die durch die Assimilation und Dissimilation der Nahrung freiwerdenden Mengen potentieller Energie nicht lediglich als äußere Arbeit. Der menschliche Organismus ist einerseits imstande die aus der Nahrung gewonnenen Energiemengen wieder in Form von potentieller Energie zu speichern, andererseits wird ein weiterer Teil der freiwerdenden Energie im Körper selbst zu dessen Betrieb und Erhaltung verwandt. Die *Konstanz der Körpertemperatur* und die *Arbeit von Herz, Lunge, Darm und Drüsen* beruhen auf diesem sozusagen inneren Energieverbrauch. Gerade das, was bei einer Maschine, einem Motor als unerwünschte Nebenerscheinung bei der Beurteilung seiner Leistungsfähigkeit und als Verlust gewertet werden muß, wie die Erwärmung, wird hier nutzbringend verwertet. Ein dritter Teil der freiwerdenden Energie erscheint dann schließlich als *äußere Arbeitsleistung,* die in Meterkilogramm ausgedrückt werden kann. Die erwähnte Schwierigkeit besteht nun darin, festzustellen, wie groß das prozentuale Verhältnis dieser 3 Energieverwendungsmöglichkeiten untereinander ist. Weiter erschwerend für exakte Berechnung kommt noch hinzu, daß der beseelte Motor nicht sofort die an einem Tage aufgenommene Energie in Arbeit umsetzt, sondern daß er zur Arbeit die *aufgespeicherten* Quellen potentieller Energie von Tagen und Monaten vorher heranziehen kann. Bei der Berechnung der Energiemengen der einzelnen Nahrungsmittel, verhindert auch noch die verschiedene Wertigkeit, z. B. des *tierischen* und *pflanzlichen Eiweißes* und der im Körperzustand selbst beruhende Ausnutzungsgrad differenter Nahrungsmittel, eine exakte Bestimmung der wirklich zugeführten Energiemengen.

Wir müssen also einen anderen Weg einschlagen, wenn wir in kurzdauernden Versuchen den Energieverbrauch für eine bestimmte äußere Arbeitsleistung ermitteln wollen. Dieser Weg ist der *Respirationsversuch.*

Die vom menschlichen Organismus erzeugte, oder vielmehr freigemachte Energie, stammt aus dem Eiweiß, dem Fett und den Kohlehydraten, die im Körper verbrannt werden gleichgültig, ob dazu die aufgenommene Nahrung oder körpereigene Depots potentieller Energie herangezogen werden. Bei dieser Verbrennung (Oxydation) wird *Sauerstoff* (O_2) verbraucht und *Kohlensäure* (CO_2) frei. Mit jedem Atemzuge wird O_2 dem Organismus zu- und CO_2 abgeführt. Beide Gasvolumina lassen sich in einer bestimmten Methodik.

auf die noch eingegangen werden wird, im *Respirationsversuch* bestimmen. Die so meßbaren Mengen der freigewordenen CO_2 und des verbrauchten O_2 sind ein Maß des der Muskelarbeit zugrunde liegenden Energieumsatzes. Erforderlich ist nun noch, daß wir die bei der Eiweißverbrennung freiwerdende *Stickstoffmenge* (N) feststellen. Das geschieht durch die Harnanalyse nach KJELDAHL. Sie beruht darauf, daß in organischen Substanzen, die mit Schwefelsäure erhitzt werden, der Stickstoff quantitativ in Ammoniak übergeht. Der Ammoniak bildet mit Schwefelsäure Ammoniumsulfat. Macht man dieses Gemisch durch Natronlauge alkalisch, so kann man den Ammoniak abdestillieren und quantitativ bestimmen.

Aus dem Vorgesagten ergibt sich, daß wir durch den Respirationsversuch unter Zuhilfenahme des KJELDAHLschen Verfahrens, ohne die in den einzelnen Mahlzeiten aufgenommenen Nahrungsmittel und ihren Energiegehalt zu kennen, unter bestimmten Voraussetzungen berechnen können, in welchem Umfange während einer Arbeitsleistung Oxydation von Eiweiß, Kohlehydrat und Fett im Organismus stattgefunden hat.

Dies alles benötigten wir, um den Weg zur Berechnung des Wirkungsgrades des beseelten Motors zu finden. Bezeichnen wir nun die durch die Oxydation freigewordene Energie mit K, die Leistung äußerer Arbeit mit A und den oben erwähnten Erhaltungsumsatz, also die für Atem-, Herz-, Lungen-, Darm-, und Drüsentätigkeit und zur Erhaltung der Körpertemperatur aufgewendete Energiemenge mit E, so ist: $A = K - E$, d. h. der *Energieaufwand* für die äußere Arbeit ergibt sich aus der Differenz zwischen der Gesamtmenge der freigewordenen Energie abzüglich des Erhaltungsumsatzes. Somit sind wir also in der Lage, durch den Respirationsversuch genaue Angaben über den Energieverbrauch einer Versuchsarbeit zu machen.

Nach diesen Vorerörterungen können wir nunmehr auf die *Methodik der Untersuchungen* eingehen, deren Ziel es ist, bei einer gegebenen Dienstarbeit, die in vielfachen Varianten ausgeführt werden kann, diejenige Variante herauszufinden, bei der unter *geringstem Energieverbrauch* die *zweckmäßigste Leistung* erzielt wird.

Daß solche Untersuchungen unerläßlich sind, konnten wir eingangs aus der Erkenntnis beweisen, daß der Mensch eine einfache Arbeit in den verschiedensten Variationen ausführen und sich in weitestem Maße an sie gewöhnen kann, daß aber andererseits experimentell nachgewiesen werden kann, daß gerade die von ihm gewählte Variante unökonomisch ist. Für solche Untersuchungen stehen heute eine beschränkte Anzahl von Methoden, angefangen vom alten ZUNTZ-GEPPERTschen Apparat, zu Verfügung. Für unsere speziellen Zwecke kommen in der Hauptsache das Verfahren nach BENEDIKT und die Methode DOUGLAS-HALDANE in Frage.

Beide Verfahren ermöglichen die exakte Bestimmung des O_2-Verbrauchs und der CO_2-Ausscheidung; jedoch kann man vermöge der Konstruktion des BENEDIKTschen Apparates und seiner Methodik damit nur ortsgebundene Arbeitsformen untersuchen. Die Methode der Wahl für *militärische Untersuchungen* ist die DOUGLAS-HALDANE-Methode, die sich auch für klinische Zwecke weitgehend eingebürgert hat. Sie gibt stets hinreichend genaue Resultate und gestattet der Versuchsperson eine ausgiebige Beweglichkeit. Das Prinzip der Methode ist kurz folgendes:

Die während eines Versuches von der Versuchsperson ausgeatmete Luft wird mittels eines Ventilschlauchsystems in einem gasdichten Gummisack aufgefangen (Abb. 1). Aus diesem Sack werden dann Luftproben im HALDANE-Apparat nach ihrer Zusammensetzung aus Kohlensäure, Sauerstoff und Stickstoff analysiert, und zwar CO_2 durch eine Absorptionspipette mit Kalilauge und O_2 durch eine solche mit Natriumhydrosulfit oder Pyrogallol (S. 15f.). Aus der Menge der Ausatmungsluft und dem Verhältnis der Zusammensetzung der drei Gase der Ein- und Ausatmungsluft, dem Barometerstand und der Ablesungstemperatur der Gasuhr läßt sich entweder rechnerisch oder mit Hilfe eines Nomogramms die *Kohlensäureausscheidung* und der *Sauerstoffverbrauch* für die Versuchsminute bestimmen. Mit Hilfe des *respiratorischen Quotienten*, dem Verhältnis von Kohlensäureausscheidung zum Sauerstoffverbrauch, kann man dann den jeweiligen Energieverbrauch für die Versuchsminute in kleinen Calorien bestimmen. Es würde zu weit führen, würden wir die Umrechnung dieser so erhaltenen Calorien im einzelnen noch weiter schildern. Um einwandfreie, untereinander vergleichbare Versuchsergebnisse zu erzielen, muß die Versuchsperson völlig nüchtern ihre Versuche anstellen. Die letzte Mahlzeit muß mindestens 8—12 Stunden vor dem Versuch stattgefunden haben, damit die aktive Verdauung auch sicher beendet ist.

Da der menschliche Körper auch im Zustande völliger Ruhe Kohlensäure abspaltet und Sauerstoff aufnimmt, ist man gezwungen, vor dem Arbeitsversuch in einem Vorversuch den jeweiligen *Ruhestoffwechsel* oder *Grundumsatz* zu bestimmen. Dieser stellt für jeden Menschen nach Alter, Körpergewicht und Größe einen fast konstanten Wert dar. BENEDIKT hat ausführliche Tabellen hergestellt, die genaue Durchschnittswerte de Grundumsatzes für eine große Anzahl der 3 genannten Faktoren enthalten. Dieser Wert wird dann von dem Energieumsatz des Arbeitsversuchs in geeigneter Form in Abzug gebracht und so erhält man den tatsächlich nur für die Arbeit aufgewandten Energieverbrauch.

Es gibt heute noch eine Reihe von Varianten der BENEDIKT-Methode und auch andere tragbare Apparate. Erwähnt sei auch noch der sog. KNIPPINGsche Apparat.

Kritisch sei zu dieser Frage noch folgendes bemerkt. Trotz eifriger Arbeit an der Verbesserung vorhandener Apparaturen und Versuchsanordnungen und trotz steter Versuche gerade für diesen Zweck vereinfachte Methoden zu finden, muß gesagt werden, daß eine wirklich einfache und einwandfreie Methode zur Feststellung des Energieverbrauchs noch nicht gefunden ist. Ein bedeutender Fortschritt ist aber durch die Herstellung von *Nomogrammen* für die bis dahin recht komplizierte Berechnung der Versuchsergebnisse erzielt worden. Ein Nachteil bei der Feststellung des Energieverbrauchs und seiner unhandlichen Apparatur besteht gerade für die *Erforschung militärischer Dienstarbeit* darin, daß man mehr oder weniger auf reine Laboratoriumsversuche angewiesen ist. Auch die Versuchspersonen müssen zunächst auf die Methoden eingeübt werden.

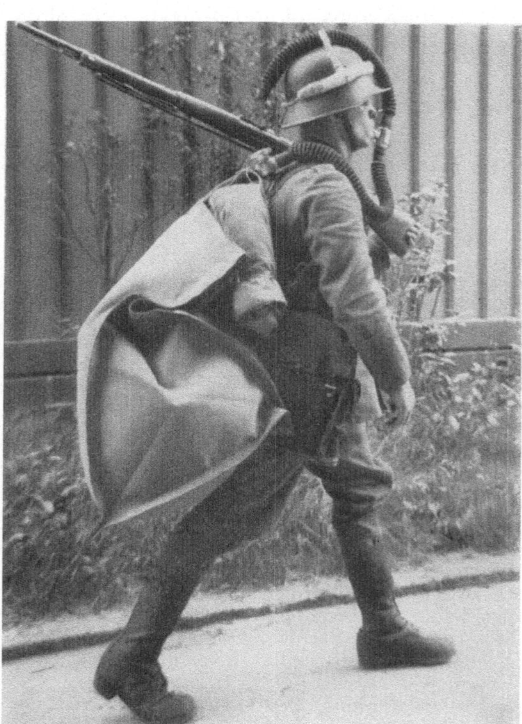

Abb. 1. Messung des Energieverbrauchs beim Marsch nach der DOUGLAS-Sackmethode. (Mit Genehmigung des Kaiser Wilhelm-Instituts für Arbeitsphysiologie.)

Gelegentlich der *Heeresmeisterschaften im Gepäckmarsch* wurde der Versuch gemacht, Energieverbrauchsmessungen *vor* und *nach den Märschen* anzustellen, doch sind diese Versuche mangels Einübung der Versuchspersonen wenig befriedigend gewesen (Abb. 2). So wertvoll und unumgänglich notwendig für die Gewinnung grundlegender Gesichtspunkte reine Laboratoriumsversuche sind, so müssen gerade rein militärische Arbeitsformen in der Praxis unter verschiedensten Umweltsformen nachgeprüft werden. Wir konnten ja schon in einem voraufgegangenen Abschnitt im Vergleich zwischen Industrie- und militärischer Dienstarbeit diese Schwierigkeiten aufzeigen.

So ist es erklärlich, daß nur wenige Wissenschaftler sich diesem Forschungsgebiet zugewendet haben und daß die Versuchsresultate, soweit sie für militärische Dienstarbeit in Betracht kommen, noch zahlenmäßig gering sind.

Das bisher Gesagte gilt in der Hauptsache für die Messung des *Energieverbrauchs bei militärischer Arbeit.* Aber damit steht und fällt keineswegs die Lösung der eingangs aufgeführten Aufgaben der allgemeinen Hygiene des Dienstes. Die Messung des Energieverbrauchs hilft uns stets bei Versuchen an Arbeiten, die mit Bewegungen einhergehen. Bei mehr oder weniger rein *statischer Muskelarbeit* ist der Energieverbrauch nicht proportional der Schwere der Arbeit gesteigert; wir kommen darauf im Abschnitt der Ermüdung noch zurück. Ein bedeutender Teil *militärischer Arbeit* besteht aber gerade in statischer Arbeit, wie z. B. militärische Haltung mit und ohne feldmarschmäßiger Ausrüstung, der Gewehranschlag und vieles andere mehr.

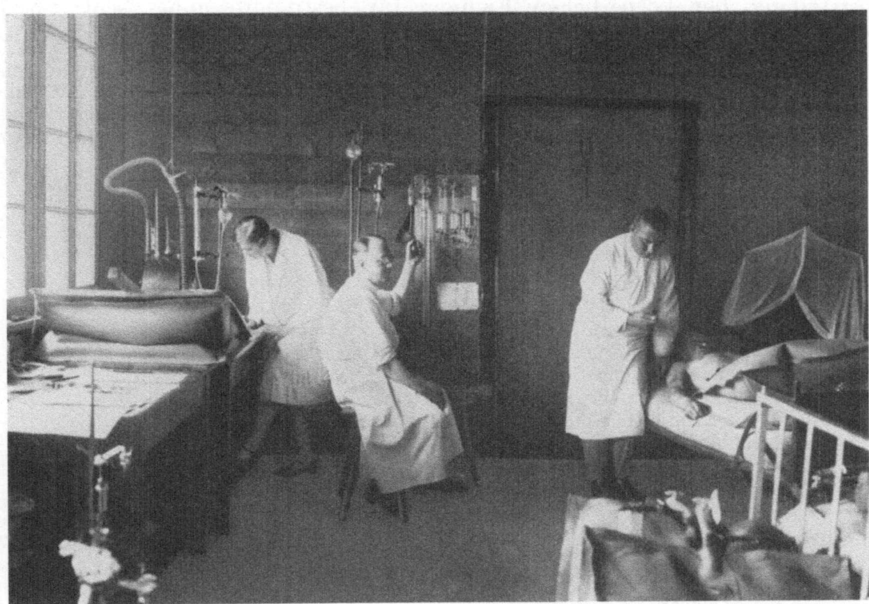

Abb. 2. Messung des Energieverbrauchs bei den Heeresmeisterschaften in Döberitz 1927. Von links nach rechts: Entleerung des DOUGLAS-Sackes durch Gasuhr und Luftprobeentnahme mit Rezipienten, Analyse im HALDANE-Apparat, Ruheversuch nach der Marschleistung.

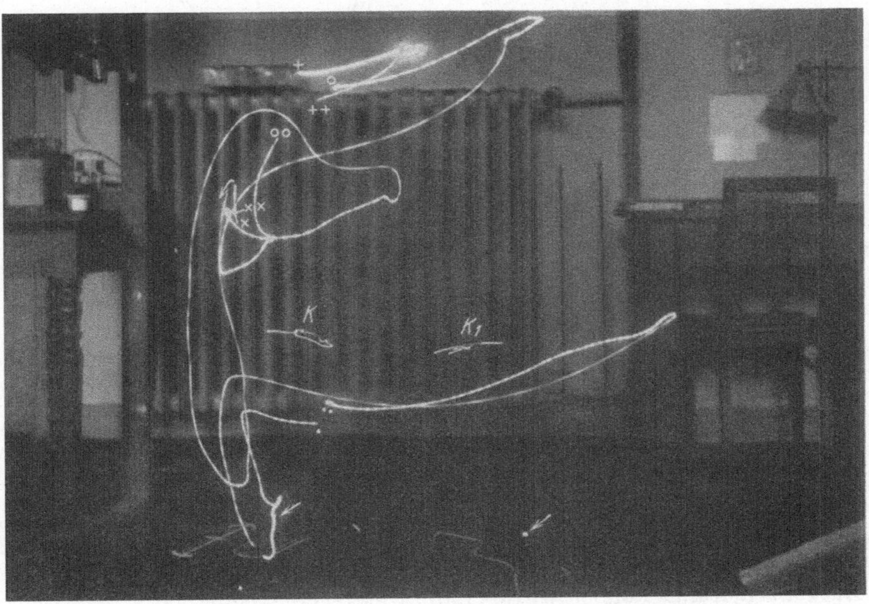

Abb. 3. Bewegungskurve eines Schaufelwurfs. + bis ++ Beginn und Ende der Kopfkurve, o bis oo Beginn und Ende der rechten Schulterkurve, × bis ×× Beginn und Ende der rechten Handkurve, · bis ·· Beginn und Ende der linken Handkurve. K rechte, K_1 linke Kniekurve, ↙ Fußgelenklampen Entfernung 65 cm. (Mit Genehmigung des Kaiser Wilhelm-Instituts für Arbeitsphysiologie.)

Wir können und dürfen uns daher für die Untersuchung militärischer Arbeitsformen nicht auf die Messung des Energieverbrauchs verlassen, sondern müssen alle Methoden der Physiologie zu Hilfe nehmen, wie wir schon eingangs bei der

Feststellung der körperlichen Eignung für bestimmte militärische Spezialarbeiten erwähnten.

Die Zahl dieser Methoden ist Legion. Es kann daher nur unsere Aufgabe sein auf einige bereits erprobte Methoden hinzuweisen ohne irgendwelche Ansprüche auf Vollständigkeit. An erster Stelle seien hier die Temperaturmessungen in Körperhöhlen, im Urinstrahl und auf der Haut mit Quecksilber- usw. Thermometern oder auf elektrischem Wege erwähnt. Es bedarf nur der Erwähnung des Namens HILLER um zu beweisen, wieviel gerade mit solchen Methoden geleistet worden ist. Seine klassischen Arbeiten über Hitzschlag und den Einfluß militärischer Dienstbekleidung auf den Wärmehaushalt des Soldaten haben auch heute noch volle Gültigkeit.

Hierher gehört z. B. auch die Methode von LEITENSTORFER, der Schwankungen der Soldaten in verschiedener Haltung und Ausrüstung durch Zeiger auf berußtes Papier in 3 Ebenen aufzeichnen ließ (S. 324). Ferner sei noch die *Chronocyclographie* erwähnt zur Feststellung von Bewegungsabläufen (Abb. 3). Dabei werden kleine elektrische Lämpchen, die in verschiedenem Rhythmus aufleuchten, auf die Gelenke der Versuchsperson befestigt und der zu untersuchende Bewegungsvorgang auf einer photographischen Platte aufgenommen. Es entstehen dann Lichtkurven, die für den Bewegungsablauf charakteristisch sind.

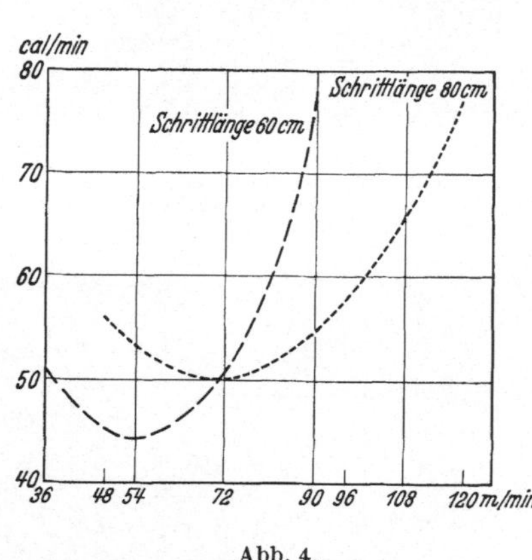

Abb. 4.

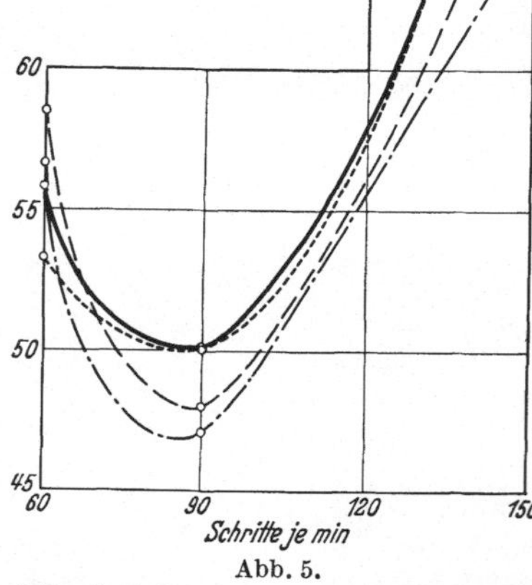

Abb. 5.

Abb. 4. Einfluß der Schrittlänge auf Energieverbrauch und Geschwindigkeit. Bei 60 cm Schrittlänge, bei 80 cm Schrittlänge. Optimum 54 m/min gleich 3,24 km-Stunden, 72 m/min = 4,32 km-Stunden. (Mit Genehmigung des Kaiser Wilhelm-Instituts für Arbeitsphysiologie.)

Abb. 5. Einfluß verschiedener Gepäckarten auf Energieverbrauch und Marschgeschwindigkeit

Blutuntersuchungen, Gewichtsfeststellungen vor und nach einer bestimmten Dienstarbeit, genau wie die früher erwähnten Eignungsprüfungsmethoden nur systematisch mit einem anderen, bestimmten Ziel in Reihenuntersuchungsform können vieles ermitteln, was zur Hygiene des allgemeinen Dienstes beiträgt. Als Beispiel sei noch eine Methode kurz erwähnt, die das Gebiet der Gepäckfrage streift. Mit Hilfe der Höhensonne, deren Licht schon schwache Hautrötungen, die in gewöhnlichem Licht kaum sichtbar sind, dunkelviolett erscheinen läßt, gelingt es für jede Gepäckart charakteristische Druckstellen auf dem Körper schon nach $^1/_2$—1stündiger Tragezeit sichtbar zu machen. Die Form und Lage dieser Druckstellen gestattet dann Rückschlüsse auf die Zweckmäßigkeit dieser oder jener Gepäckart.

Zusammenfassend können wir über die Untersuchungsmethodik der Hygiene des allgemeinen Dienstes sagen: Nicht nur die Zahl der noch zu lösenden Probleme ist groß, sondern auch die Wege zu ihrer Lösung sind vielgestaltig. Wenn auch zu erwarten ist, daß neue Methoden erfunden und uns weiterbringen werden, so ersteht doch schon jetzt die Pflicht, die vorhandenen Methoden in jeder Weise für die Hygiene des Dienstes und damit zum *Wohle der Wehrmacht* auszunützen.

Es lag auf der Hand, die vielseitigen Untersuchungen HILLERS über die damalige militärische *Dienstbekleidung* in abgeänderter Form für das Nachkriegsheer nachzuprüfen und dabei beachtliche Folgerungen und Forderungen von allgemeiner Gültigkeit aufzustellen.

Es würde zu weit gehen im einzelnen darüber zu berichten. Interessant war dabei die aus den Dienstakten der Heeres-Sanitätsinspektion hervorgehende Tatsache, daß in etwa dem gleichen Zeitraum nach dem Kriege 1870/71 eingehende Untersuchungen über die Hygiene der damaligen Bekleidung und Ausrüstung angeordnet waren, nur daß damals das wissenschaftliche Rüstzeug noch unvollkommen war und oft mehr subjektive Anschauungen über den praktischen Wert oder Unwert Platz griffen. Im Zusammenhang mit diesen Ausrüstungs- und Bekleidungsfragen mußte natürlich die Frage des *Infanteriemarsches* einer wissenschaftlichen Lösung entgegengeführt werden. Da außer in der Ausbildungszeit der Marsch nie Selbstzweck ist, sondern nur dazu dient die Truppe nach dem Willen des Führers an die Stelle ihres taktischen Einsatzes zu bringen, müssen hygienische Maßnahmen im Sinne einer Energieersparnis zwangsläufig gerade hier einsetzen. Es muß mit allen Mitteln angestrebt werden, daß die Kräfte einer Truppe möglichst 100% im Augenblick des Einsatzes frei sind und daß durch den Marsch nur wenig Kräfte verbraucht werden; ein Idealzustand, der in dieser Form nicht erreichbar ist.

Ein Schritt auf dem Wege zu diesem Ideal ist die Feststellung der *günstigsten*, ökonomischsten, weil *energiesparsamsten Marschgeschwindigkeit.*

Es ist bekannt, daß die meisten Armeen die verschiedensten Marschgeschwindigkeiten für ihre Truppen vorschreiben. Diese Angaben über Marschgeschwindigkeiten, die sich bekanntlich aus Schrittlänge und Schrittfrequenz in der Zeiteinheit zusammensetzen, sind auf Empirie gestützt. Über das Verhalten solcher empirischer Vorschriften zum wirklichen Energieverbrauch ist bereits gesprochen worden. Messungen des Energieverbrauchs beim Soldaten in feldmarschmäßiger Ausrüstung ergaben genaue Werte über Schrittlänge und Schrittfrequenz, so daß die Rationalisierung einer solchen Leistung als erreicht angesehen werden kann (Abb. 4 u. 5). Zahlreiche ältere und besonders neuere Arbeiten befassen sich, wenn auch nicht mit der militärischen Seite, so doch im allgemeinen mit diesem Problem. Nicht nur die Fortbewegung von Lasten in der Ebene, sondern auch über Treppen und auch auf verschieden geneigten schiefen Ebenen sind heute erforscht und ihre Nutzanwendung in die Praxis umgesetzt worden. Auf den ersten Blick scheint da die Messung der geleisteten Arbeit schwierig, da sich ja der Begriff des Meterkilogramms (mkg) aus Höhe und Last zusammensetzt. Er ist also eigentlich nur für vertikale Bewegungen verwendbar; indessen hat man sich daran gewöhnt, auch von horizontalen mkg zu sprechen, d. h. das Bewegen von Lasten in horizontaler Richtung in der Zeiteinheit.

Eng im Zusammenhang mit dieser Frage der *Marschgeschwindigkeit* steht natürlich die Frage der *Marschpausen*. Bisher war es üblich, Marschpausen je nach Gelände, Wetter, taktischer Aufgabe usw. zu bemessen. Es gab Führer, die lieber häufigere kleinere Rasten bei einem Marsch befahlen und andere, die nur wenige große Rasten einlegten. Beide Richtungen und viele Kompromisse dazu fanden eifrige Verfechter. Dieses Problem, so gut es für die Büro- und Industriearbeit schon gelöst ist, harrt für das *Heer* noch seiner Lösung.

Es sei uns gestattet, an dieser Stelle einige Daten aus einer *russischen* Arbeit über *Eilmärsche* anzuführen, um ein anschauliches Bild des Gesagten zu geben. Nach der dortigen Anschauung können Eilmärsche durch dreierlei Momente ihren Zweck erfüllen:

1. Durch Erhöhung der Marschgeschwindigkeit, die sich in Erhöhung der Schrittfrequenz oder Schrittlänge oder in beiden auswirkt.
2. Durch Abkürzung der Rastzeiten und
3. in Verlängerung der Gesamtmarschzeit.

Über die Marschgeschwindigkeit finden wir folgende Angaben:

	Schrittlänge in cm	Schrittfrequenz pro Minute	Stundenleistung in km
a) englisches Heer . .	87	128	6,682
b) altes russisches Heer	87	130	6,782
c) neues russisches Heer: Normalmarsch	75	115	5,175
d) neues russisches Heer: Eilmarsch . .	85	130	6,630

Für die bei d) angegebene Marschart wird auf Grund der angestellten sehr ausgedehnten Untersuchungen als optimale Rast eine solche von 15 Minuten nach je 45 Minuten Marsch bestimmt, d. h. also nach jeweils 5 km Marsch $^1/_4$ Stunde Pause. Bei einer geforderten Eilmarschleistung von 35 km würden somit $5^1/_4$ Stunde reine Marschzeit und $1^3/_4$ Stunden Pausenzeit erforderlich sein, d. h. also 7 Stunden Gesamtmarschzeit.

Die Belastung der russischen Versuchspersonen betrug 27,7 kg Gepäck. Die *russischen Autoren* kommen auf Grund ihrer Untersuchungen zu folgendem Schluß:

Die *Zeitersparnis* beim *Geschwindschritt* macht sich vom physiologischen Standpunkt aus nicht bezahlt, da die durch die beschleunigte Bewegung hervorgerufenen *Verluste* des Organismus dem erreichten Erfolge nicht proportional sind.

So interessant diese Untersuchungen im Hinblick auf *italienische* und *französische* Geschwindmarschmethoden sind, so möchten wir es bei dieser kurzen Übersicht über die russische Problemlösung bewenden lassen. Zur Frage der *Pauseneinteilung* scheint uns noch folgendes wesentlich. Es genügt nicht überhaupt Pausen einzulegen, sondern man erzielt bessere Pausenwirkung, wenn man ihre Einteilung und Dauer vorher bekannt gibt. Wir werden darüber noch im Abschnitt über die Ermüdung zu sprechen haben. Auch bei kürzester *Rast* muß das *Gepäck* abgelegt werden. Wir konnten in einer Untersuchungsreihe feststellen, daß der Energieverbrauch beim Ab- und Aufnehmen des Gepäcks einschließlich des Ruheumsatzes auch bei kurzer Ruhezeit geringer ist als der über den einfachen Ruheumsatz erhöhte Energieumsatz bei unbequemer Ruhelage mit umgehängtem Gepäck.

Wir haben weiterhin die *Schaufelarbeit* in verschiedensten Variationen untersucht, darunter auch Varianten, die militärisch-dienstlichen Charakter tragen. Die Erfahrungen des großen letzten Krieges haben gezeigt, wie wichtig für den einzelnen Mann und die Gesamtheit die schnelle, energiesparsame Herrichtung von *Erddeckungen* sein kann. Es konnte gezeigt werden, daß es jeweils unter Einhaltung bestimmter Voraussetzungen, wie Schaufelblattgröße, Stiellänge, Wurfweite und -höhe eine bestimmte Arbeitsform gibt, die ökonomischer als andere Variationen ist. Gerade mit der *Normung der Geräte* kann für die Hygiene des Dienstes viel erreicht werden.

Ihre Wichtigkeit für die Hygiene des allgemeinen Dienstes liegt auf der Hand und die fertigen *Ergebnisse* haben ihren Niederschlag in den entsprechenden *Dienstanweisungen* auch bereits gefunden.

Ermüdung. Wir hatten darauf hingewiesen, daß *Sport-* und *Arbeitsphysiologie* Pionierarbeit gerade für unser Spezialthema der Hygiene des allgemeinen Dienstes geleistet haben und hatten uns die Aufgabenbegrenzung der Arbeitsphysiologie als Richtschnur genommen. Nachdem wir im voraufgegangenen über die Forderung der besonderen körperlichen Eignung der Spezialisten im Heere und über die Rationalisierung der Dienstarbeit gesprochen haben, kommen wir nun zu der Frage der *Ermüdung*. Gelegentlich der Erörterungen über die Rationalisierung militärischer Arbeitsformen konnten wir schon auf deren Bedeutung für die Ermüdung hinweisen. Denn gelingt es uns eine Dienstarbeit ökonomisch zu gestalten, entweder indem wir das Gerät den physiologischen Bedingungen des beseelten Motors, des Soldaten, anpassen, oder indem wir die Arbeitsweise bei hohem Wirkungsgrad energiesparsam einrichten, so wirken wir ja schon der vorzeitigen Ermüdung entgegen.

Wie mit dem ganzen Fragenkomplex der Hygiene des allgemeinen Dienstes, so befinden wir uns auch mit der Spezialfrage, was heißt eigentlich Ermüdung, noch auf wenig erforschtem Gebiete. Schon die Begriffsbestimmung der Ermüdung bereitet Schwierigkeiten. Im allgemeinen Sprachgebrauch unterscheiden wir *Ermüdung, Übermüdung* und *Erschöpfung* und kennzeichnen damit graduelle Unterschiede rein äußerlich wahrnehmbarer Zustände. Die einfachste übliche Deutung dieses Begriffs besagt, daß Ermüdung dann vorliegt, wenn die Leistungsfähigkeit abnimmt. Dabei bleiben jedoch alle physiologischen Teilfragen über Sitz und Ursachen der Ermüdung völlig offen. Es ist hier auch nicht der Ort solche Teilfragen einer eingehenden Kritik zu unterziehen, dazu sind diese Fragen noch viel zu umstritten. Die bekannten Versuche am isolierten Froschschenkel und mit dem Moss*oschen Ergographen* seien nur kurz erwähnt. Daraus geht hervor, daß der isolierte Muskel einerseits durch Anhäufung von Ermüdungsstoffen und andererseits durch Verbrauch des in ihm gespeicherten Brennmaterials ermüdet. Dabei wollen wir die Frage nach der Art der *Ermüdungsstoffe* bewußt als noch ungeklärt beiseite lassen. Es können das Abfälle und Schlacken, die durch den Oxydationsprozeß im Muskel entstehen, sein, z. B. die Milchsäure oder Ermüdungsgifte, Kenotoxine, deren Nachweis noch zweifelhaft ist. Im lebenden Organismus liegen insofern andere Verhältnisse vor, als hier durch Blut- und Lymphstrom in hohem Grade die Zufuhr neuer Brennstoffe und die Abfuhr der Abbauprodukte in bestimmten Grenzen sicher gestellt ist und andererseits durch das Auftreten von Schmerzempfindungen der Organismus vor völliger Erschöpfung des Muskels oder bestimmter Muskelgruppen gewarnt wird. Solange Stoffversorgung, Stoffwechselregelung und Nervenenergie gegeben sind, wird der Muskel daher in vivo nicht ermüden.

Die Beobachtung und Erfahrung lehrt uns, daß die Ermüdung nur in seltenen Fällen den *Muskel* allein betrifft. Wir müssen also annehmen, zumal da die peripheren Nerven als praktisch unermüdbar gelten, daß die Ermüdung von den verschiedenen Zentren, den sensiblen Nervenendigungen und den motorischen Nervenendplatten ihren Ausgang nimmt. Ein weiterer Beweis dafür, daß Ermüdung mehr ihren Sitz in den *Nervenzentren* als im Muskel hat, liegt darin, daß es bei allen Bewegungen, die ohne Mitwirkung oder unter Ausschaltung des Zentralnervensystems erfolgen, praktisch ein Ermüdungsgefühl nicht gibt, so bei *Herz- und Atmungsarbeit,* im kataleptischen und hypnotischen Zustand und bei dem Veitstanz.

In diesem Sinne sprechen wir von *Hirnermüdung.* Sie wird begünstigt durch Blutmangel entweder infolge Blutverschiebung oder in der Rekonvaleszenz, bei Hunger und im Zustande des Frierens. Der Hungernde findet zwar noch Kraft in seinen Fettdepots, aber seine Kraftleistung bleibt niedriger, weil er viel Energie zur Fettumwandlung verbraucht.

Weiter bedingt *Sauerstoffmangel* vorzeitige Ermüdung, sei es daß er in *großen Höhen* eintritt oder bei *schwerer Körperarbeit.* Wir wissen zwar, daß der Körper Sauerstoffschulden eingehen kann und daß er später in der Ruhe nach anstrengender Arbeit durch erhöhte Atemtätigkeit dieses Sauerstoffdefizit ausgleicht; indessen sind gerade für dieses Sauerstoffdefizit bestimmte Grenzen gegeben und die Zeit zwischen dem Beginn solcher Schulden und dem Eintritt der Ermüdung ist je nach der Schwere der Arbeits- oder Sportleistung sehr kurz bemessen.

Alle diese Momente führen den Ermüdungszustand herbei und können lokal als *Teilermüdung* und allgemein als *Totalermüdung* in Erscheinung treten. Während wir z. B. beim Fabrikarbeiter mehr die Teilermüdung infolge einseitiger, monotoner Beanspruchung finden, werden wir beim Soldaten häufiger der Totalermüdung begegnen. Das liegt in der Art der Dienstarbeit, die nur in seltenen Ausnahmen, etwa in der Ausbildungszeit beim exerziermäßigen Einüben von Griffen u. dgl., monoton sein wird. Nach Beendigung der Ausbildung wird vom Soldaten fast stets der Einsatz des Gesamtorganismus verlangt werden. Wir sprachen bereits davon, daß Ermüdung dann eintritt, wenn die irgendwie gearteten Ermüdungsstoffe nicht beseitigt werden. Zu dieser Beseitigung benötigt der arbeitende Organismus der *Ruhe* oder *Erholung.* Geschieht dies nicht oder nur unzureichend, so muß eine zunehmende Anhäufung von Ermüdungsstoffen im Zentralnervensystem trotz scheinbar gleicher Leistung eintreten. Diesen Zustand nennen wir chronische Ermüdung. Seine hauptsächlichste Erscheinungsform äußert sich in *Unlust* und erhöhter *Reizbarkeit,* also auf rein psychologischem Gebiet.

Bei dem Versuch uns Klarheit über den Begriff der Ermüdung zu schaffen, befinden wir uns mithin auf einem Grenzgebiete der Physiologie und der Psychologie und dementsprechend sind auch die Methoden die zur Feststellung des Ermüdungsgrades während oder nach Schluß einer Arbeit vielfach mehr psychologischer als physiologischer Art.

Ehe wir indessen näher auf diese Methoden eingehen, müssen wir noch ein wichtiges Moment für die Beurteilung der mehr oder weniger großen Ermüdung durch eine bestimmte Arbeit betrachten und das ist der *Anteil an statischer Arbeit.*

Wenn wir bei irgendeiner Arbeit einen Gegenstand in einer konstanten Lage halten müssen, so geschieht das durch *Dauerkontraktion von Muskeln* oder Muskelgruppen, wobei Agonisten und Antagonisten in gleicher Weise beansprucht werden.

Als klassisches Beispiel sei an den besonders vor dem Kriege gern geübten *Daueranschlag* erinnert. Im Sinne der Physik wird dabei keine Arbeit geleistet und trotzdem wirkt eine solche Tätigkeit in kürzester Zeit hochgradig ermüdend. Der Stoffumsatz bei solcher Arbeit ist zwar relativ gering, indessen ist der O_2-Verbrauch der während der statischen Arbeit noch niedrig bleibt, nachher erheblich gesteigert.

Die folgende Tabelle zeigt uns den *Stoffverbrauchumsatz bei verschiedenen Körperstellungen:*

Nr.	Stellung	Ruheumsatz in bequemer Rückenlage	Steigerung in % gegenüber dem Ruheumsatz
1	Rückenlage	1054	0,0
2	Sitzen, Füße unterstützt mit Rückenlehne . .		3,7
3	Sitzen, Beine horizontal, Rücken angelehnt .		3,9
4	Sitzen, Füße unterstützt ohne Rückenlehne .		4,0
5	Sitzen, mit freiherabhängenden Füßen, ohne Rückenlehne		4,8
6	Kauern in Hockstellung		8,5
7	Stehen, je nach Straffheit der Haltung . . .		1,2—12
8	Militärische Haltung		26
9	Bücken mit herabhängenden Armen		55,0

Deutlich erhellt daraus die Rolle der *Schwerpunktslage*; überall da, wo der Schwerpunkt mühsam über der kleinen Unterstützungsfläche gehalten werden muß, sehen wir eine erheblichere Stoffwechselsteigerung. Gerade die Schwerpunktslage gewinnt für die militärische Dienstarbeit an besonderer Bedeutung mit Rücksicht auf die *Gepäckfrage*; denn das Gepäcktragen, sei es nun der Tornister oder andere Geräte, wie z. B. die oben erwähnte Ausrüstung der Fernsprechtruppleute oder das Mg. ist als statische Arbeit unter erschwerten Bedingungen anzusehen. Für diese Frage, die alle neuzeitlichen Heere beschäftigt, ist natürlich die einfachste Lösung die, das *Gepäck* auf ein Mindestmaß zu *verringern* und es motorisiert oder nicht motorisiert der marschierenden Truppe nachführen zu lassen. Es liegt aber auf der Hand, daß eine solche Lösung aus den verschiedensten Gründen nur selten wird erreicht werden können.

Physiologisch gesehen findet die schnelle Ermüdbarkeit bei statischer Arbeit ihre Erklärung in der *verminderten Blutzirkulation* in den beteiligten Muskeln. Durch die Kontraktion werden ja auch die im Muskel befindlichen Gefäße komprimiert. Eben wegen der verminderten Blutzirkulation tritt eine Anhäufung von Milchsäure und eine Verringerung der Muskelerregbarkeit ein. Demnach können wir also sagen, daß die subjektive Schwere einer Arbeitsleistung im wesentlichen eine Funktion ihres statischen Anteils ist. Wollen wir also eine militärische Dienstform im Sinne einer allgemeinen Hygiene des Dienstes weniger ermüdend gestalten, so müssen wir danach trachten, den statischen Arbeitsanteil entweder völlig auszuschalten und auf ein Mindestmaß zu beschränken oder wir müssen bei unvermeidbar hohem Anteil an statischer Arbeit rechtzeitig Pausen einlegen, um den Muskeln Zeit zur Erholung zu gewähren.

Nach dem Gesagten muß es zunächst also Aufgabe der Methodik der Ermüdung sein, den statischen Arbeitsanteil festzustellen. Das ist möglich mit Hilfe der oben erwähnten *Chronocyclographie* und mit *kinematographischen Aufnahmen*, unter denen besonders die Zeitlupe mit Vorteil verwendet werden kann. Damit können wir Bewegungsbilder in Kurvenform erhalten und bei Vergleich der Anfangskurven mit solchen in der Mitte und am Ende der Arbeit Abweichungen als Zeichen von Ermüdung berechnen. Eine Methode, die uns über die Blutverschiebung bei langem Stehen Aufschluß gibt, ist die Messung des Fuß- bzw. Unterschenkelvolumens, wie sie vom Kaiser Wilhelm-Institut für Arbeitsphysiologie ausgearbeitet wurde.

Wir möchten es uns in diesem Rahmen verwehren, noch näher auf die an sich nicht sehr zahlreichen physiologischen und psychologischen Meßmethoden des Ermüdungsgrades näher einzugehen. Erwähnt sei nur die Addiermethode und ähnliche Testmethoden. Für die militärische Dienstpraxis sind sie leider nicht allgemein anwendbar. Wichtig sind alle Methoden der Messung von Koordinationsstörungen, aber ihre Ergebnisse sind der schärfsten Kritik zu unterziehen, weil Ersatz der benachbarten Zentren und Willensimpuls diese Störungen beseitigen können. Gerade das, was für die *allgemeine Hygiene des Dienstes* von besonderer Wichtigkeit erscheint, nämlich die Feststellung der Grenzen zwischen schädlicher und unschädlicher Ermüdung, ist mit den derzeitigen Methoden noch nicht erreichbar. Wenn auch für die Fabrikarbeit auf diesem Gebiete schon erhebliche Fortschritte gemacht werden konnten, für die militärischen Arbeitsformen sind diese Ergebnisse bei der ständigen Variabilität des Arbeitsmilieus nicht verwertbar. Für den Truppen-Sanitätsoffizier ergibt sich daraus die Folgerung, bei schwerer Dienstarbeit, z. B. *Marsch in schwerem Gelände* und bei ungünstiger Wetterlage ständig die ihm zur Versorgung anvertraute Truppe im Auge zu behalten, damit er Leute mit den Anzeichen *schwerer Ermüdung* vor der Erschöpfung herausnehmen kann. Damit, daß er für ausgiebige Pausen und deren richtige Verwendung sorgt, wird er auch den Formen chronischer Ermüdung am besten begegnen. *Weiter ist zu fordern, daß der Sanitätsoffizier gerade diesen unerforschten Fragen mit allen ihm zu Gebote stehenden wissenschaftlichen Mitteln nachgeht.*

Bedeutung der Übung. Unsere bisherigen Ausführungen würden unvollständig sein, wenn wir sie nicht durch eine Erörterung über die Bedeutung der Übung im militärischen Dienst ergänzen würden.

Rückwärtsblickend auf unsere bisherigen Darlegungen im Vergleich zu dem nunmehr zu erörternden Begriff der Übung fällt uns die scheinbare Landläufigkeit der vorangegangenen und dieses neuen Begriffes auf. Ebenso wie körperliche Eignung, erfolgreiche und dabei sparsamste Arbeitsgestaltung und Ermüdung ist auch die *Übung* ein allenthalben gebrauchter und bekannter Begriff. Aber gerade solche Begriffe des allgemeinen Sprachgebrauches werden ja bekanntlich nach dem geistigen Horizont, dem Temperament und der Psyche dessen, der sie gebraucht, verschieden ausgelegt. Gerade die einfachsten Dinge sind es ja häufig, die plötzlich zum Nachdenken anregen, und Fortschritte in wissenschaftlicher Erkenntnis bringen. Freilich sind solche Fragen nicht von Anfang an fruchtbringend.

Der anscheinend einfache Begriff der *Übung* hat gerade in der Zeit der Verallgemeinerung und weiteren Verbreitung des *Sports* an Bedeutung und wissenschaftlicher Erkenntnis gewonnen. Hier war die Übung gleichbedeutend mit *Training* und so hat auch LEITENSTORFER vom militärischen Training gesprochen. Wir möchten den Begriff der Übung dahin deuten, daß sie jede nach bestimmten Grundsätzen und mit steigenden Anforderungen einhergehende Tätigkeit bedeutet sowohl in körperlicher, als auch seelisch-geistiger Hinsicht mit dem Ziel, höhere Leistungen zu erlangen. Dies kann sowohl für ein Einzelwesen als auch für eine Gesamtheit Geltung haben. In diesem Sinne kann man auch vom Training, von der *Einübung einer Truppe* sprechen. Wir begegnen damit einer seit alters her geübten Praxis im Heere, nämlich der einer *systematischen Erziehung* zu einem bestimmten Zweck, zu einer bestimmten Leistung. Indessen haben die wissenschaftlichen Forschungen über das sportliche Training insofern Neues gebracht, als bis zu ihrer Zeit das Training oder die Übung sich nur auf das Spezialziel der gewünschten Leistung erstreckte. Heute wissen wir, daß Leistung, sei es nun sportlicher oder militärischer Art, nicht allein Übung bestimmter Muskelgruppen, sondern in den meisten Fällen Stärkung von Herz- und Lungenarbeit, also des *gesamten Organismus* ist. Aus diesem Grunde wird der junge Soldat, der aus einseitiger Berufsarbeit in der Stadt und auf dem Lande kommt, zunächst einmal in seinem Gesamtorganismus durchgearbeitet. Alle notwendigen Bewegungsformen werden durch Übung vom bewußten Wollen unabhängig gemacht. Kraft, Geschicklichkeit und Geschwindigkeit werden in gleicher Weise gefördert, bis ein gleichsam spielender Ablauf der Bewegungen erzielt ist.

Während am *ersten Tage* der Energieverbrauch für das mkg irgendeiner Arbeit noch sehr hoch und am zweiten Tage sehr häufig infolge der Ermüdung noch etwas höher ist, pflegt er in den *weiteren Tagen* so weit abzufallen, bis ein gleichbleibender Minimalwert erreicht ist. Diese Steigerung des Wirkungsgrades wird durch immer zweckmäßigeres Zusammenspiel der Muskeln unter Fortfall störender Nebenbewegungen erreicht. Wir haben also hier das umgekehrte Bild wie bei der Ermüdung. Dort sahen wir einen Anstieg des Energieverbrauchs, das immer stärkere Hervortreten überflüssiger unkoordinierter Bewegungen und ein Nachlassen der Leistung. Hier wird der Energieverbrauch herabgesetzt und die Ökonomie für eine bestimmte Arbeit verbessert, weil die einzelnen Muskeln unter dem Einfluß des Nervensystems durch die Übung sich in zweckmäßiger Reihenfolge und eben ausreichender Intensität kontrahieren.

Der Einfluß des *Nervensystems* besteht darin, daß der anfangs bewußt kontrollierte und damit eben durch das Bewußtsein der Bewegung gehemmte Bewegungsablauf allmählich, wie schon oben angedeutet, automatisch wird. Das heißt, an Stelle des Umwegs über die Bewußtseinszentren spielen sich die Reize auf den Reaktionsbögen ab. Je eingeschliffener diese Reaktionsbögen werden, um so mehr verlieren sich die *überflüssigen Falsch-, Neben-* und *Mitschaltungen* und *-bewegungen.*

Die corticale Kontrolle beim Ungeübten wird beim Geübten durch den Ablauf der Impulse auf Instinktivbahnen ersetzt. So reagiert z. B. ein *geübter Reiter* beim Anreiten an ein Hindernis instinktiv durch richtige Hilfen und richtigen Satz auf jeden in Muskelspannungen des Pferdes eben fühlbaren Ausbruchversuch oft, ehe ihm die Art seiner Hilfen bewußt geworden ist. Erst dann, wenn durch Muskelermüdung, Schmerz und Hemmung wieder zum Bewußtsein dringt, setzen auch wieder beim Versuch, die Schmerzen und Hemmungen willensmäßig zu überwinden, diese Falsch- und Mitbewegungen ein. Als krasses Beispiel für unzweckmäßige Mitbewegungen sei hier nur an das Mitbewegen des Unterkiefers beim Schneiden eines starken Pappstückes mit der Schere erinnert, wie wir es häufig zur Belustigung der Zuschauer bei Ungeübten erleben können.

Wir bezeichnen das Zusammenspiel von Nervenleitung und Muskeltonus häufig als *Muskelgefühl* und gerade dieses muß durch *Übung* erworben werden. Bekannt sind die eigentümlichen verkrampften Haltungen der Rekruten bei den ersten Ehrenbezeugungsübungen und erst die stete Korrektur und die Übung bringen flüssige Bewegungen zuwege.

Während der Dickenzuwachs bestimmter Muskelgruppen, der durch Übung gewonnen wurde, bei *Nichtübung* schnell verloren gehen kann (Inaktivitätsatrophie), erleben wir es, daß die Nervenübung, die Impulsleitung auf Instinktivbahnen und der Einschliff der Reaktionsbögen trotz mangelnder Übung häufig erhalten bleiben können. Menschen, die Tätigkeiten wie Radfahren, Reiten, Schwimmen u. ä. einst gelernt und dann oft jahrelang nicht geübt haben, können trotz mangelnder Muskelkraft sich schneller wieder in der ihnen ungewohnten Tätigkeit zurecht finden, als ein Neuling mit vielleicht besserer Muskulatur.

So wird einer, der das Schwimmen in seiner Jugend gelernt hat, aber später jahrelang nicht geschwommen ist, bei einem Sturz ins Wasser ganz instinktiv die richtigen Schwimmbewegungen wieder durchführen ganz im Gegensatz zum Ungeübten, der durch unzweckmäßige Bewegungen seine Gefahr nur vergrößert.

Es erhebt sich die Frage, mit welchen Methoden kann man feststellen, ob und wieweit der beabsichtigte Übungszustand erreicht worden ist und wie sich der Ausdruck der Übung physiologisch offenbart. Zur Messung des Übungsgrades *(Trainingszustandes)* sind alle beim Sport erprobten Methoden verwendbar. Von dorther können wir vom einfachen zu komplizierteren Verfahren steigend folgende Methoden kurz anführen:

1. Messung der Pulszahlen. Die Pulszahl ist häufig während der Leistung niedriger als vorher und oft auch im Ruhezustand erheblich herabgesetzt.

2. Feststellung des Gewichts. Wir sehen während der Übungsperiode gelegentlich anfangs eine Abnahme des Gewichts bis zu einem gleichbleibendem Gewichtsoptimum. Ein weiteres Heruntergehen des Gewichts ist als Warnung zu deuten.

3. Blutdruckmessung. Der anfangs durch die Leistung gesteigerte Blutdruck bleibt mit zunehmender Übung bei gleicher oder höherer Leistung niedrig. (Blutdruckmessung vor und nach mehrmaligem Besteigen eines Stuhles.)

4. Messung der Vitalkapazität. Die Vitalkapazität steigt mit zunehmender Übung.

5. *Blutbildbeschaffenheit.* Typisch für das sog. Trainingsblutbild ist die Lymphocytose mit Monocytopenie. Der Grad der Monocytopenie ist charakteristisch für den Stand der Leistungsfähigkeit.

Das sind Methoden die jedem Truppenarzt zur Verfügung stehen. Weitere Methoden erfordern schon eine über das Übliche hinausgehende Apparatur und speziellere Vorkenntnisse. Hierher gehören:

6. *Die Messung der Alkalireserve des Blutes.* Im Zustande der Übung besteht Alkalose.
7. *Die Messung des O_2-Verbrauchs und des Energieumsatzes.* O_2-Verbrauch und Energieumsatz erreichen bei vollendeter Übung einen optimalen Minimalwert

Die Methoden der Messung des Trainingszustandes sind damit keineswegs erschöpft und wir müssen es uns versagen, auf nähere Einzelheiten näher einzugehen; wir verweisen daher wegen Einzelheiten der Methodik auf die Spezialliteratur.

Der Begriff der *Übung,* wie er hier dargestellt ist, gleicht dem Begriffe des *Trainings.* Mit Rücksicht auf den vorangegangenen Abschnitt über die Ermüdung und die darin erörterte Bedeutung der Pausen muß in diesem Zusammenhange der Begriff der Übung noch erweitert werden. Nicht nur im Verlaufe einer Übungszeit, die sich über Wochen und Monate, z. B. bei den Vorübungen zu den militärischen Herbstübungen erstrecken kann, findet der Begriff der Übung seinen Ausdruck. Auch im Laufe der Tagesleistungen gibt es eine Übungszunahme vom Beginn des Dienstes bis zur Beendigung. So wissen wir, daß jede Pause im Dienstbetrieb, z. B. eine Marschpause, zwar die im Abschnitt Ermüdung besprochene leistungsfördernde Erholung bringen kann, daß sie aber auch leistungshemmende Faktoren in sich birgt. Diese bestehen in der Hauptsache im Verlust der Übung während der Pausen. Wir alle kennen die Erscheinung, daß nach beendigter Marschpause erst wieder eine Weile „Einlaufen", die Überwindung eines gewissen Trägheitszustandes, dazu gehört, bis die Gleichmäßigkeit des Schrittes, der Geschwindigkeit und der Marschbewegung wieder erreicht ist. Alle diese Momente muß der Truppen-Sanitätsoffizier kennen und beurteilen, wenn er dem Truppenführer Bericht über den Gesundheitszustand der Truppe im ganzen oder gelegentlich einer Spezialübung erstatten soll. Mit der richtigen Beurteilung des Übungszustandes hängen ja die Fragen der einfachen und chronischen Ermüdung, des etwa drohenden *Übertrainiertseins,* der Erschöpfung und damit der ganzen Leistungsfähigkeit der Truppe zusammen. *Rechtzeitige Warnung vor drohenden Gefahren und Hinweis auf die physiologischen Möglichkeiten der Leistungssteigerung bedeutet, allgemeine Hygiene des Dienstes treiben.*

Aus der Summe und der Differenz der geübten, halbgeübten und ungeübten Einzelwesen ergibt sich der *Gesamtübungszustand der Truppe.* Aufgabe muß sein, nicht nur verständnismäßig, taktisch, sondern auch körperlich den überhaupt möglichen Übungsgrad jeder Dienstleistung auch bis zum letzten Mann zu erreichen. Bei der Beurteilung des Übungsgrades gerade des letzten Mannes muß der Sanitätsoffizier dem Truppenführer an die Hand gehen und Wege zur Verbesserung der Leistungsfähigkeit aufzeigen können.

Es erübrigt sich nunmehr noch einige Worte über die *Dauer* der durch Übung erreichten *maximalen Leistungsfähigkeit* zu sagen. Im allgemeinen können wir sagen, daß, je komplizierter eine Dienstarbeit ist, sie um so längerer Übungszeit bedarf und daß der Übungsverlust nach Erreichung einer gewissen Höchstleistungsgrenze um so schneller eintritt, je komplizierter und schwerer die Dienstarbeit ist.

Der Sportsmann setzt sein Training so an, daß er an dem Tage, an dem er in ernsthafte Konkurrenz mit seinen Gegnern antritt, eben seine Höchstleistung erreicht hat. Nach den Erfahrungen im Sport ist es dann aber nicht möglich diese *Höchstleistung* in gleicher Form für eine oder mehrere Wochen zu erhalten. Weiteres Training und Bemühungen, die Höchstform für länger zu erhalten, führen zum Zustande des Übertrainings und damit zu längerem Ausfall jeder sportlichen Leistung. Das gilt für Einzelsportler aber auch für Sportmannschaften.

In ähnlicher, wenn auch ein wenig abgeänderter Form, gilt das auch für militärische Dienstarbeit. Man kann sowohl Einzelne als auch eine Truppe in systematisch gesteigerter Übung zu einer Höchstleistung bringen. *Jedoch gelingt es nicht diese Höchstleistung dauernd zu erhalten.* So müssen im Laufe eines Jahres durch steigende Anforderungen von Dauer und Geschwindigkeit erreichte Marschleistungen nach Abschluß der Herbstübungen allmählich wieder zurückgehen und im nächsten Frühjahr von neuem eingeübt werden. Der tatsächliche Gewinn solcher systematischen alljährlichen Arbeit besteht also nicht darin, daß die einmal eingeübte Truppe ihre Leistungshöhe behält, sondern lediglich darin, daß Führer und Truppe durch stete Wiederholung der Übung Erfahrungen sammeln, die der im nächsten Jahre neu beginnenden Übung so von Nutzen sind, daß die Übungszeit verkürzt werden kann.

Wenn wir bei diesen Erörterungen als Beispiel häufig den Infanteriemarsch heranziehen, so mag das im Zeitalter der *Motorisierung* veraltet erscheinen. Aber der *Infanteriemarsch* wird und muß seine Bedeutung behalten, denn der Motorisierung sind in jedem Falle Grenzen gesetzt, über die hinaus sowohl der Reiter als auch der Infanterist vordringen müssen. Physiologisch und hygienisch betrachtet ist und bleibt der Infanteriemarsch mit feldmarschmäßigem Gepäck die schwerste Dienstleistung. Er gehört zu den Arbeitsformen, die eine ausgesprochen schwere Muskelarbeit verlangen, ohne daß gleichzeitig eine geistige oder nervöse Beanspruchung besteht und ihr Verlauf ist kontinuierlicher als bei jeder sonstigen Dienstarbeit.

Vielseitige körperliche und geistige Durchbildung des Soldaten. Die wissenschaftlichen Erkenntnisse der letzten Jahrzehnte auf dem Gebiete des *Sports* haben uns gelehrt, daß es keine einseitige Beeinflussung und Änderung einzelner Organe zur Erzielung bestimmter Leistungen geben darf. Gilt dieses Gesetz für den Sportler in dem Sinne, daß nur der wirklich auf einem Spezialgebiet Gutes leisten kann, der durch Ausgleichsgymnastik den ganzen Organismus kräftigt, so muß es auch ganz besonders für den Soldaten gelten. Wenn je *Vielseitigkeit* verlangt wird, muß sie auch vom Soldaten verlangt werden; um so mehr, als Spitzenleistungen Einzelner unwesentlich sein müssen und nur die vom gleichen Kampf- und Siegeswillen getragene Gesamtleistung den Ausschlag gibt. Wir sind uns bewußt, daß es noch vieler theoretisch-wissenschaftlicher Arbeit und praktischer Nachprüfung bis zur endgültigen Lösung dieses Problems bedarf, das für die Leistungsfähigkeit des Soldaten, der Truppe und der gesamten Wehrmacht von höchster Bedeutung ist. Gerade in einem neuzeitlichen Heere müssen die hier angeführten Gesichtspunkte mit Rücksicht auf die Motorisierung und Mechanisierung in allen Waffengattungen an Bedeutung gewinnen. Niemals, auch im Kriege nicht, soll der Mensch Sklave der Maschine sein, sondern Mut und Entschlossenheit tragen den Sieg davon, sofern nur der Soldat seine mechanisierten Waffen körperlich und seelisch beherrscht.

Schrifttum.

Abderhalden, E.: Handbuch der biologischen Arbeitsmethoden. — Altrock: Kleine Sportkunde. Leipzig 1928. — Amar, Jules: Le moteur humain. Paris 1923. — Arnold, A.: Bibliographie des 1927 erschienenen Schrifttums über Sportmedizin und deren Grenzgebiete. Leipzig 1929. — Arbeitsphysiologie. Z. Physiol. Menschen bei Arbeit u. Sport 1—8 (1928—1935). — Arnold, A. u. W. Krzywanek: Pflügers Arch. **220**, 361—365 (1928). — Atzler, E.: Dtsch. med. Wschr. **1924 II**. — Der lebendige Motor. Hütte, 2. Aufl. Berlin 1926. — Z. Gewerbehyg. **1929**, Beih. 25. — Probleme und Aufgaben der Arbeitsphysiologie. Sonderdruck Erg. Physiol. **27** (1928). — Über die Beziehungen zwischen Energieverbrauch und Arbeitsleistung. Sonderdruck Jb. Physiol. **1928**. — Arch. f. Hyg. **1928 III**, H. 2. — Atzler, E. u. R. Herbst: Z. exper. Med. **38**, H. 1/3 (1923). — Pflügers Arch. **215 III** (1927). — Arb.physiol. **1**, 54 (1928). — Atzler, E. u. G. Lehmann: Anatomie und Physiologie der Arbeit. Halle 1932. — Atzler, E. u. Mitarbeiter: Körper und Arbeit. Leipzig 1927. — Pflügers Arch. **208 II** (1925). — Baader, E.: Arb.physiol. **1**, 40

(1928). — BACH: Leitfaden zu anthropometrischen Sportuntersuchungen und deren statistischen Auswertung. München 1930. — BARTHELMES: Grundsätze der Militärgesundheitspflege für den Truppenoffizier. Berlin 1907. — BENEDIKT, F. G.: Handbuch der biologischen Arbeitsmethoden von ABDERHALDEN, Abt. IV, Teil 10, H. 3. — BEASLY, H. C.: Roy. Tank Korps J., 9. Okt. **1927**, 102, 190. — BREZINA, E.: Arch. f. Hyg. **89**, H. 1/3 (1920). — BRUNS: Verh. 33. Kongr. dtsch. Ges. inn. Med. Wiesbaden **1921**. — Münch. med. Wschr. **1925 I**, 16. — BRUSTMANN, M. u. H. HOSKE: Münch. med. Wschr. **1928 I II**. — BUYTENDIJK, F. J. J.: Ergebnisse der sportärztlichen Untersuchungen bei den IX. olympischen Spielen in Amsterdam 1928. Berlin 1929. — COERPER, C.: Erg. Med. **7** (1925). — DOEVENSPECK: Taylorsystem und schwere Muskelarbeit. Leipzig 1923. — EIMER, K.: Erg. Med. **17**, 41 (1932). — EISENBERG, K.: Ärztl. Mschr. **1926**, Maih. — EWIG, W. u. R. WIEMER: Z. exper. Med. **61**, H. 5/6 (1929). — Exerziermarsch u. Griffe: Mil. Wbl. 25. April **1929**, Nr 40. — FEIGL u. QUERNER: Z. klin. Med. **83**, 197 (1918). — FISHER, J.: Arb.physiol. **4**, 109 (1931). — FULL, F.: Z. physik. Ther. **41**, 2 (1931). — FULL, F. u. R. HERBST: Z. exper. Med. **48**, H. 3/5, 640 (1926). — FULL, F. u. K. WENZIG: Veröff. Heeressan.wes. **1928**, H. 83; **1930**, H. 84. — GESSLER, H.: Erg. Physiol. **26** (1928). — GIESE: Handwörterbuch der Arbeitswissenschaft. Halle 1927. — GRAF, O.: Arb.physiol. **2**, 575 (1930); **7**, 333f. (1933). — GRAWITZ, E. R.: Münch. med. Wschr. **1927 II**, 1176. — GUTH, E.: Zbl. Gewerbeh. **8**, 1 (1920). — HAGEN, W.: Sport und Körper, Bd. 11: Leben und Gesundheit. Dresden. — HANSELER: Ärztl. Mschr. **1924**, Sept.-H. — HARTLEBEN: Veröff. Heeressan.wes. **1930**, H. 84. — HERXHEIMER-KOST: Z. klin. Med. **110**, H. 1 (1929). — HERBST, R.: Dtsch. Arch. klin. Med. **162**, H. 1/2. — Verh. dtsch. Ges. inn. Med. München **1932**. — HIETANEN, NICKINEN, NYGSSÖLÄ u. STERNBERG: Skand. Arch. Physiol. (Berl. u. Lpz.) **54**, H. 3/4 (1928). — HILLER: Dtsch. mil.ärztl. Z. **14** (1885); **15** (1886). — HIPPKE, E.: Veröff. Heeressan.-wes. **1925**, H. 78. — HOFF, F.: Erg. Med. **13** (1929). — HOSKE, H.: Ratschläge für Training und Wettkampf. Berlin 1926. — HUEBER: Dtsch. mil.ärztl. Z. **14**, 5 (1885). — JAECK: Gesamterziehung und körperliche Leistungsfähigkeit. Langensalza 1928. — KISSKALT: Arch. f. Hyg. **70**, 17 (1909). — KLEIN, STEUBER: Die gasanalytische Methodik des dynamischen Stoffwechsels. Leipzig 1925. — KLINGENDAHL u. PESONEN: Skand. Arch. Physiol. (Berl. u. Lpz.) **54**, H. 3/4 (1928). — KNIPPING, H. W. u. P. ROMA: Stoffwechsel und Energiewechsel. Berlin 1928. — KNOLL, W. u. A. ARNOLD: Physiologie der Leibesübungen. Leipzig 1934. — KOELSCH: Zbl. Gewerbehyg. **1928 II**, Beih. 1/2, 5—6. — Münch. med. Wschr. **1929 I**. — KOMMERELL, B.: Z. exper. Med. **56**, H. 5/6 (1927). — LAGRANGE, F.: Physiologie der Leibesübungen. Jena 1912. — LEHMANN, G.: Pflügers Arch. **215**, H. 3 (1927). — Arb.physiol. **1**, 1 (1928). — Z. Gewerbehyg. **1927**, Beih. 7. — LEHMANN, G. u. A. SZAKALL: Arb.physiol. **5**, 278 (1932). — LEITENSTORFER: Das militärische Training. Stuttgart 1897. — LENKEI: Z. physik. u. diät. Ther. **11**, 654 (1908). — LILJESTRAND, G. u. N. STENDSTROEM: Skand. Arch. Physiol. (Berl. u. Lpz.) **39** (1920). — LINDHARD: Skand. Arch. Physiol. (Berl. u. Lpz.) **54**, H. 1/2 (1928). — LORENTZ, E.: Sporthygiene, 2. Aufl. Berlin 1931. — MAGNUS, R.: Körperstellung. Berlin 1924. — MALLWITZ-RAUTMANN: Muskelarbeit und Blutkreislauf. Jena 1928. — Marschregeln: Mil. Wbl. 18. Juli **1934**, Nr 3. — MESSERLE, N.: Schweiz. med. Wschr. **1928 I**. — MEYER, FR.: Arb.physiol. **3**, 529 (1930). — MEYERHOF, OTTO: Die chemischen Vorgänge im Muskel. Berlin 1930. — MÜLLER, Spandau: Ärztl. Mschr. **1926**, Okt.-H. — MÜLLER, E. A.: Arb.physiol. **3**, 298f. (1930). — MÜLLER, JOH.: Die Leibesübungen. Leipzig 1914. — MÜLLER, L. R.-Erlangen: Dtsch. med. Wschr. **1935 I**, 613. — RADEMAKER: Das Stehen. Berlin 1929. — RADTKE, E.: Z. exper. Med. **1928**, 5—6. — RAUTMANN, H.: Erg. Med. **10/12** (1927/28). — RICHTER, J.: Veröff. Heeressan.wes. **1925**, H. 18. — ROSENBLUM u. MENDYK: Erfahrungen aus dem Studium eines Eilmarsches. Aus dem Russischen. Z. Stelle. — ROTHMANN, H.: Erg. Med. 8 (1926). — RUBNER, GRUBER u. FICKER: Handbuch der Hygiene. Leipzig 1911. — SCHENK, P.: Sportarzt **4**, Nr 7 (1928). — SCHENK, P. u. Mitarbeiter: Veröff. Heeressan.wes. **1928**, H. 83. — SCHIRLITZ, K.: Münch. med. Wschr. **1934 II**. — SCHMITH: Münch. med. Wschr. **1928 II**. — SCHNELL: Biologie und Hygiene der Leibesübungen. Berlin 1922. — SCHULTE, W.: Ernährung und Leistung im Sport. Reichsmilchausschuß 1932. — SCHULZ, E.: Z. klin. Med. **110**, H. 2 (1929). — SIMONSON, E.: Pflügers Arch. **214**, H. 3 (1926). — Münch. med. Wschr. **1928 I**, 976. — SPIESS: Stimmstörungen infolge fehlerhaften Kommandierens. Frankfurt a. M. 1903. — Sport: Der, in Wissenschaft und Praxis. Leipzig 1927. — SSOKOLOFF u. SPERANSKI: Ergebnis einer psychotechnischen Orientierungsuntersuchung der Rekruten. Aus dem Russischen. Z. Stelle. — STEFFENSON and BROWN: J. Army med. Corps **1923**, 40—41. — THIELE: Arbeitshygiene, Arbeiterschutz, 2. Aufl. Dresden 1929. — VILLARET-PAALZOW: Sandst. u. Ges. Pflege. Stuttgart 1909. — VOGEL, M.: Der Mensch. Leipzig 1930. — WALINSKI, FR.: Veröff. Heeressan.wes. **1925**, H. 78. — WEBER: Veröff. Heeressan.wes. **1923**, H. 77. — WENZIG, K.: Ärztl. Mschr. **1927**, Maih. — Arb.physiol. **1**, 155, 252; **4**, 503 (1928/31/32). — Ärztl. Mschr. **1929**, Aug.-H. 236. — WORRINGEN, K.: Was muß der Arzt von den Leibesübungen wissen? München 1927. — ZUNTZ-SCHUMBURG: Die Belastung des Soldaten auf dem Marsche. Berlin 1895. — Studium zur Physiologie des Marsches. Berlin 1901.

E. Spezielle Hygiene des Dienstes.

Von E. **Baader**-Wünsdorf bei Berlin, F. W. **Brekenfeld**-Berlin,
F. **Full**-Nürnberg und C. **Kersting**-Hamburg.

Mit 4 Abbildungen.

I. Der Fußmarsch[1].

Die Einleitung zu dem Kapitel über den Marsch in der H.Dv. 300 Truppenführung vom 17. 10. 33 lautet: „Ein großer Teil der Kriegstätigkeit der Truppen besteht im Marschieren. Auf sicherer Ausführung der Märsche und einer leistungsfähigen Truppe nach zurückgelegtem Marsch beruht wesentlich der Erfolg aller Unternehmungen." Trotz zunehmender *Motorisierung* wird auch in Zukunft der *Fußmarsch* eine bedeutende Rolle bei Truppenbewegungen spielen. Es ist damit Aufgabe der Truppenführung, die Märsche unter Beachtung der gestellten Aufgaben möglichst schonend zu gestalten und alle unnötigen Ermüdungen und vermeidbaren Marschverluste auszuschalten. Hierbei Berater der Truppenführung zu sein, ist eine vordringliche Pflicht des Sanitätsoffiziers. Zur Bewältigung dieser Aufgabe sind einige Kenntnisse über die Mechanik des Ganges, über die Größe und die einzelnen auslösenden Faktoren des Kräfteverbrauchs beim Marsch, und schließlich über den Einfluß des Marsches auf die verschiedenen Funktionen des Körpers, insbesondere bei einer Höchstbeanspruchung des Körpers durch den Marsch, unerläßlich.

A. Mechanik des Ganges.

Um die Erkenntnisse der Mechanik des Ganges bzw. des Marsches haben sich vor allem die Gebr. Weber, Marey, Braune und Fischer verdient gemacht. Die einzelnen Ergebnisse hier darzulegen, würde zu weit führen. Es sollen deshalb in den folgenden Zeilen nur die für unsere Zwecke in Frage kommenden Erkenntnisse auf diesem Gebiete gebracht werden.

Beim Gang durchläuft jedes *Bein* immer wieder 2 Perioden, die eine, während der es mit dem Fuß auf dem Boden aufsteht und zunächst den Körper stützt und dann vorwärts schiebt = die Periode des Stützens und Stemmens, die andere, während der es an dem anderen nun stützenden Bein vorbei durch die Luft nach vorn bewegt wird = die Periode des Schwingens. Je nach der Schnelligkeit des Ganges gibt es eine mehr oder minder lange Periode, in der beide Füße gleichzeitig den Boden berühren = die Zeit des Doppelstützes. Die Kraft, die in der Periode des Schwingens der Bewegung des Beines zugrunde liegt, stammt, wie Fischer nachgewiesen hat, von der Muskulatur. Die durch Muskeltätigkeit hervorgerufene Bewegung wird allerdings durch rein physikalische Kräfte nach den Gesetzen der Pendelbewegung weitgehend verändert. In der Periode des Stützens sinkt die Spitze des Fußes nach Aufsetzen der Ferse auf den Boden nach unten, wobei sich der Druck des Körpergewichts von der Ferse über die Außenkante des Fußes auf die Fußballen, und zwar vorwiegend in Höhe des 2. und 3. Mittelfußknochens verlagert, womit der Fuß in die Periode des Stemmens eintritt.

Die *Arme* führen die entgegengesetzte Bewegung der Beine aus, d. h. beim Vorschwingen des rechten Beines schwingt der linke Arm vor und umgekehrt (Basler).

Bei zunehmender Geschwindigkeit vermindert sich die Zeit des Doppelstützes bis das Aufsetzen des einen und das Ablösen des anderen Fußes im gleichen Moment geschieht, d. h. jetzt wird im sog. *Schnellschritt* gegangen.

[1] Von E. Baader-Wünsdorf bei Berlin.

Die Vorwärtsbewegung beim Gehen erfolgt nicht geradlinig, sondern es tritt dabei abwechselnd ein Heben und Senken ein. Diese Höhenschwankungen sind nicht unerheblich und erreichen auf den höchsten Punkt des Kopfes bezogen 4 cm (im Durchschnitt 3,2 cm nach WEBER). Der Höchstpunkt der Erhebung ist dann gegeben, wenn das Stützbein senkrecht auf dem Boden steht. Die Senkung ist am tiefsten zur Zeit des Doppelstützes.

Die vertikalen Schwankungen werden, wie ATZLER sehr klar ausführt, um so größer, je länger die Schritte sind oder besser — je größer der Winkel ist, den beide Oberschenkel beim Schritt miteinander bilden. Je größer der Schritt bzw. dieser Winkel nämlich ist, um so tiefer wird der Schwerpunkt des Körpers beim Vorstellen des Schwungbeines gesenkt und um so höher muß er wieder gehoben werden, wenn das Schwungbein an dem Standbein vorbeigeführt wird. Der Winkel, den die Oberschenkel beim Schritt bilden, ist aber seinerseits bei einer gegebenen Schrittlänge von der Beinlänge abhängig. So muß also zu der mit dem Schritt verbundenen Hebung des Körperschwerpunktes von einem Menschen mit kurzen Beinen mehr Energie aufgewandt werden, als von einem Menschen mit längeren Beinen.

Für praktische Folgerungen hieraus ist zu beachten, daß nach Untersuchungen von FISCHER Menschen mit kürzeren Beinen gewöhnlich proportional größere Schritte machen und ferner, daß Körpergröße und Beinlänge kein festes Verhältnis zueinander haben. Bei gleicher Körpergröße hat FISCHER Unterschiede der Beinlänge bis zu 7 cm festgestellt.

Die senkrechten Erhebungen des Körpers werden bei dem sog. *Beugegang* wesentlich geringer. Dieser Beugegang, wie er z. B. in der *französischen* Armee angewandt wird, unterscheidet sich von dem gewöhnlichen Wanderschritt dadurch, daß der Körper um die Hüftachse mehr nach vorn gelegt wird, beim Gehen die Knie mehr gekrümmt bleiben und die Füße nicht höher gehoben werden als unbedingt notwendig.

Durch die Vermeidung der Erhebungen soll eine wesentliche Kraftersparnis eintreten, die durch Stoffwechseluntersuchungen auch schon nachgemessen und bestätigt wurden. Nach BESNARD hat sich jedoch diese Marschart in der Praxis nicht bewährt.

Neben den vertikalen Schwankungen bestehen auch noch seitliche Schwankungen beim Gang, die dadurch entstehen, daß das Körpergewicht jeweils auf das Stützbein verlegt wird. Diese seitlichen Schwankungen betragen bis zu 1,5 cm.

Über das Verhältnis von *Schrittlänge* und *Schrittdauer* konnte MAREY u. a. nachweisen, daß bis etwa zu einer Schrittfrequenz von 150 Schritt in der Minute bei entsprechender Erhöhung der Marschgeschwindigkeit Schrittzahl und Schrittlänge sich gleichzeitig steigern. Bei weiterer Steigerung der Schrittzahl jedoch nimmt die Schrittlänge wieder ab.

Über den Einfluß der *Belastung* auf die Marschbewegung hat FISCHER Untersuchungen angestellt und gefunden, daß sich durch die Belastung durch das Gepäck, ohne daß sich an dem typischen Ablauf des Gehens wesentliches ändert, eine Verkürzung der Schrittlänge, und zwar bei seinen Versuchspersonen von 77—80 cm unbelastet auf 72 cm belastet feststellen ließ, unter gleichzeitiger Verlängerung der Zeit des Doppelstützes, d. h. der Zeit, in der beide Füße den Boden berühren.

B. Die Ökonomie des Marsches.

Auf anatomisch-mechanischen Studien fußend haben mehrere Autoren die beim Marsch geleistete Arbeit in Kilogrammeter zu errechnen versucht, unter anderen DEMENY und MAREY, ferner AMAR und schließlich FISCHER, dessen Untersuchungen am zuverlässigsten sind.

Weissbach berechnet die Marschleistungen in Kilogrammeter pro Kilogramm Körpergewicht einfach dadurch, daß er die zurückgelegte Wegstrecke in Meter durch 12 dividiert, daß also z. B. das Gehen über einen Weg von 1 km eine mechanische Arbeit von 1000 : 12 = 83,33 mkg für 1 kg Körpergewicht erfordert. Diese Zahl ist jedoch nach Zuntz und Schumburg nur für eine Geschwindigkeit in der Nähe von 91 m pro Minute zutreffend.

Die auf anatomisch-physikalischer Grundlage beruhenden Bestimmungen des Kräfteverbrauchs sind außerordentlich kompliziert und daher in ihren Ergebnissen unsicher. Es haben deshalb auch alle späteren Untersuchungen sich nicht dieser Methode bedient, sondern der Methode der *Gasstoffwechselbestimmung* (s. ,,Allgemeine Hygiene des Dienstes" S. 288 und 295 f.).

Besonders wertvoll in ihren Ergebnissen waren die von Zuntz und Schumburg mit 5 Studierenden der *Kaiser Wilhelm-Akademie* für das militärärztliche Bildungswesen, die sich freiwillig meldeten, durchgeführten Marschversuche, auf die in unseren Betrachtungen noch öfters zurückgegriffen wird. Später waren es dann vor allem Durig, Brezina und Kollmer, Liljestrand und Stenström u. a. und schließlich Atzler und Herbst, die sich mittels der Gasstoffwechselmethode der Aufklärung des Energieumsatzes beim Marsch bzw. Gang annahmen.

Die beim Marsch den Energieverbrauch in erster Linie beeinflussenden Faktoren sind *Schrittzahl* und *Schrittlänge* und die aus diesen beiden Faktoren sich ergebende *Marschgeschwindigkeit,* die Länge, Neigung und Beschaffenheit des Weges, das *Gepäck,* das zu tragen ist, und schließlich das *Körpergewicht* des Marschierenden.

Energieverbrauch und Marschgeschwindigkeit. Besonderes Interesse hat stets der Einfluß der Geschwindigkeit auf die Höhe des Energieumsatzes gefunden, wobei das Bestreben leitend war, die optimale Geschwindigkeit festzustellen, d. h. die Geschwindigkeit, mit der ein bestimmter Weg mit dem geringstmöglichen Energieaufwand zurückgelegt werden kann.

Diese Optimalgeschwindigkeit muß jedoch für den Einzelnen stets verschieden sein, unter anderem allein schon aus anatomischen Gründen, wie schon in den früheren Ausführungen angedeutet wurde. Das Ergebnis dieser Untersuchungen ist daher keineswegs einheitlich und die gefundene optimale Geschwindigkeit schwankt zwischen 50,57 m pro Minute und 80 m pro Minute, was zum Teil auf der eben erwähnten Verschiedenheit in den Körpermaßen, andererseits aber auch auf der Verschiedenheit in der Methodik der Untersuchungen beruhen dürfte.

Man hatte im allgemeinen festgestellt, daß der Verbrauch mit steigender Geschwindigkeit sich erhöhe, und zwar für 1 m Geschwindigkeitszuwachs pro Minute um 0,425% des bei einer Geschwindigkeit von 60 m pro Minute gefundenen Wertes.

Durig hatte hingegen aus seinen Marschversuchen geschlossen und als Hypothese aufgestellt, daß innerhalb gewisser Geschwindigkeiten der Verbrauch pro Geheinheit, d. h. für die Fortbewegung von 1 kg über 1 m Weg, konstant sei. Diese ,,Wegkonstante" nahm Durig bei seinen Versuchspersonen auf 0,55 Calorien an. Die Grenzgeschwindigkeit, bei deren Überschreitung die Wegkonstante nicht mehr gilt, sondern sich der Umsatz pro Kilogramm und Meter Weg steigerte, nannte Durig die ,,ökonomische Maximalgeschwindigkeit". Spätere Untersucher, wie Brezina und Kollmer, haben diese Hypothese von Durig an der Hand zahlreicher Untersuchungen und genauer Berechnung als mit der Wirklichkeit übereinstimmend gefunden. Bei ihren Versuchspersonen lag die ,,ökonomische Wegkonstante" — d. h. der innerhalb der ökonomischen Geschwindigkeiten konstante Verbrauch pro Kilogramm und Meter Weg — ungefähr bei 0,5 Calorien, die ökonomische Maximalgeschwindigkeit bei 79,50 m. Wird die ökonomische Maximalgeschwindigkeit überschritten, so steigert sich der Umsatz pro Kilogramm und Meter Weg nach Brecina und Reichel mit jedem Meter Geschwindigkeitszuwachs um 1,2—1,5% seines jeweiligen Wertes. Ebenso fanden Liljestrand und Stenström bei niedrigen Geschwindigkeiten (weniger als 90 m pro Minute) einen Verbrauch von etwa 0,5 Calorien pro Kilogramm und Meter.

In den Veröffentlichungen von Studer werden die Geschwindigkeiten, während deren der reine Gehverbrauch gleich bleibt, mit 33—77 m pro Minute angegeben. Die ökonomische Maximalgeschwindigkeit liegt bei Studer also bei 77 m pro Minute.

Wenn man die Untersuchungen von Zuntz und Schumburg nach diesem Gesichtspunkt durchsieht, findet man auch bei ihnen verschiedentlich bei einer Geschwindigkeit um 75 m pro Minute einen auffallend geringen Energieverbrauch. Desgleichen findet sich bei der einen Versuchsperson von Liljestrand und Stenström nur eine sehr geringe Erhöhung des Energieverbrauchs — und zwar von 0,105 ccm O_2 pro Kilogramm und Meter auf 0,111 ccm O_2 — bei Steigerung der Geschwindigkeit von 66,4 auf 80,6 m pro Minute, während bei der anderen Versuchsperson sich sogar mit Erhöhung der Geschwindigkeit von 63,4 auf 76,8 m pro Minute der Verbrauch von 0,108 ccm O_2 pro Kilogramm und Meter auf 0,094 senkte. Nach Überschreitung der angegebenen Geschwindigkeiten stieg der Energieverbrauch an.

All diese Versuche ergeben, daß offenbar bis zu einer Marschgeschwindigkeit, die sich in der Nähe von 75—80 m in der Minute bewegt, der Energieverbrauch für die Wegeinheit = Fortbewegung eines Kilogramm des Körpergewichts über 1 m Weg sich mit steigender Geschwindigkeit nur wenig oder gar nicht erhöht.

Wie bei jeder Arbeit ist auch bei dem Marsch der Anteil, den die statische Arbeit an der Gesamtanstrengung hat, mit entscheidend für die ermüdende Wirkung des Marsches. Beim Marsch wird die statische Arbeit besonders für *Aufrechterhaltung* des Körpers und die Erhaltung seines *Gleichgewichtes* geleistet. Die Menge der statischen Arbeit für eine bestimmte Marschstrecke ist deshalb im allgemeinen dann am geringsten, wenn diese Strecke möglichst schnell zurückgelegt wird. Aus diesem Grunde sollte nach Möglichkeit stets mit der ökonomischen Maximalgeschwindigkeit marschiert werden, also nach den bisher angeführten Untersuchungen in der Nähe von 80 m in der Minute.

Dieser Feststellung widersprechen etwas die Ergebnisse der Untersuchungen von ATZLER und HERBST u. a., die vor allem den Einfluß von Schrittfrequenz und Schrittlänge auf den Stoffwechsel beim Marsch gesondert untersuchten und dabei auf wesentlich geringere Geschwindigkeiten als Optimum kamen: auf 50,5 m pro Minute bei einer Schrittzahl von 87,5 pro Minute und einer Schrittlänge von 57,8 cm. ATZLER führt die Differenz seiner Befunde zu den früheren Ergebnissen vor allem darauf zurück, daß der Mensch nicht von selbst die optimale Schrittlänge wähle und diese bei den angeführten Versuchen nicht berücksichtigt worden sei. *Russische* Autoren fanden als Optimum eine Geschwindigkeit von 57,6—66,0 m pro Minute bei einer Schrittfrequenz von 100 Schritt pro Minute und entsprechender Schrittlänge, und auch CATHCARD und Mitarbeiter stellten fest, daß der Mindestverbrauch bei Einhaltung einer Minutengeschwindigkeit von 64—68,6 m zu finden sei.

Doch auch bei diesen zuletzt angeführten Autoren zeigt der Energieverbrauch bei Erhöhung der Marschgeschwindigkeit bis zu der vorher erwähnten ökonomischen Maximalgeschwindigkeit keine erhebliche Steigerung.

Nach den oben mitgeteilten Untersuchungsergebnissen erscheint die beim *Deutschen Heer* für den *Exerziermarsch* und *Marsch im Gleichschritt* vorgeschriebene Marschgeschwindigkeit von 91,20 m pro Minute = 5,472 km pro Stunde bei einer Schrittlänge von 80 cm und einer Schrittfrequenz von 114 pro Minute recht hoch. Nach der H.Dv. 300, Anhang S. 22, wird nur unter günstigen Verhältnissen damit gerechnet, daß der Kilometer in 10—12 Minuten zurückgelegt wird, also in einer Marschgeschwindigkeit von 100—83 m pro Minute. Beim Marsch in größeren Verbänden werden durchschnittlich, einschließlich der gewöhnlichen Halten, 15 Minuten für den Kilometer als notwendig erachtet. Das entspricht einer Geschwindigkeit von 66,6 m pro Minute oder rund 4 km pro Stunde.

Auch im *französischen Heer* wird beim Marsch in größeren Verbänden mit der Zurücklegung von 4 km pro Stunde gerechnet, wobei 50 Minuten als Marschzeit und 10 Minuten als Rastpause vorgesehen sind. Im allgemeinen sind in den *fremden Heeren* folgende Marschgeschwindigkeiten bzw. Schrittlängen und Schrittfrequenzen vorgeschrieben:

Die entsprechenden Zahlen für das *russische* Heer sind schon in dem Kapitel Allgemeine Hygiene des Dienstes mitgeteilt (S. 288); und auch in der Frage des Eilmarsches und der Pausen- bzw. Rasteneinteilung bei diesen sei auf die dortigen Ausführungen hingewiesen.

	Schrittlänge in cm	Schrittfrequenz pro Min.	Stundenleistung i. km
Französisches Heer			
gew.	66	120—135	4,752—5,346
Eilm.	75	140	6,300
Englisches Heer			
gew.	76,5	112	5,140
Eilm.	87	128	6,682

Für den Marsch in größeren Verbänden ist von Wichtigkeit die von allen Untersuchern des Energieverbrauchs beim Marsch gefundene Feststellung, daß bei Unterschreitung einer gewissen Geschwindigkeit der Energieverbrauch steigt.

Diese Grenzgeschwindigkeit wird aber sehr verschieden angegeben, und zwar von Studer mit 33 m pro Minute und ähnlich von Brezina und Kollmer, während Atzler, Cathcard u. a. schon mit Unterschreitung der von ihnen gefundenen Optimalgeschwindigkeit steigenden Mehrverbrauch festgestellt haben. Diese Befunde zeigen, daß Stockungen im Marsch sich neben der erhöhten statischen Beanspruchung durch diese sich auch hinsichtlich des Energieverbrauches ungünstig auswirken.

Marschgepäck und Energieverbrauch. Als normale, auf die Dauer ertragbare Gepäcklast des Infanteristen galt schon *vor dem Kriege* eine Belastung mit $^1/_3$ des eigenen Körpergewichts. Militärische Belange haben jedoch diese Belastungsgrenze stets überschreiten lassen; so trug der deutsche Infanterist bei Beginn des *Weltkrieges* etwa 31 kg, heute beträgt im *Heer* die Belastung des Infanteristen mit Bekleidung, Waffen, Munition, Gasmaske und Tornisterinhalt ebenfalls etwa 30 bis 31 kg; also für einen 60 kg schweren Mann wesentlich mehr als $^1/_3$ seines Körpergewichts. Der kleine und leichte Mann ist, da bei ihm nur das Gewicht der Bekleidung entsprechend seiner Kleinheit etwas sinkt, die übrige Belastung aber gleich bleibt, besonders benachteiligt; bei ihm rächt sich naturgemäß eine Überbelastung am meisten.

Die Untersuchungen von Zuntz und Schumburg über den Einfluß der *Belastung* auf den Energieumsatz beim Marsch ergaben, daß in der Regel der Energieverbrauch fast genau der bewegten Masse proportional wächst — diese Untersuchungen erstreckten sich auf Belastung bis zu 31,5 kg — ja sie fanden vereinzelt, daß unter günstigen Umständen, wobei es, wie sie vermuteten, in erster Linie auf die Lastenverteilung am Körper ankommt, die Lasten mit geringerem Aufwand fortbewegt werden, als der eigene Körper im unbelasteten Zustande.

Diese Vermutung stimmt auch mit den Angaben von Bedale überein, die besagen, daß eine Last dann am ökonomischsten getragen werde, wenn der Körper möglichst wenig aus seiner normalen Aufrechtstellung gedrängt wird, d. h., daß also der Energieverbrauch von der Anbringungsart des Gepäcks abhängt. Nach Bedales Untersuchungen werden Lasten im Tornister und Rucksack unökonomisch getragen. Diese Tragart wird aber bis zu einem gewissen Grade immer notwendig sein, wenn man, wie es beim Soldaten unbedingt erforderlich ist, die Hände für andere Verrichtungen frei haben muß. Dieser Gesichtspunkt und die Forderung, daß die Atmung durch das Gepäck möglichst wenig behindert werde, sind bei der Frage der Tragart des Gepäcks stets zu beachten.

An dem Energieverbrauch gemessen, erscheint die Belastung mit 31 kg nicht unökonomisch, da sie für die Fortbewegung von 1 kg um 1 m Weg gegenüber den unbelasteten Körper keinen erhöhten Energieaufwand verlangt.

Demgegenüber stellten Brezina und Reichel fest, daß bei „ökonomischem Marsch", also nicht schneller als 79,5 pro Minute, der Mann mit mittleren Lasten (um 20 kg) am sparsamsten marschiert, also für die Fortbewegung von 1 kg des Körpergewichts + Last den geringsten Energieverbrauch hat. Sie fanden ferner, daß der Unbelastete und der Wenigbelastete den Marsch mit geringerem Nachteil beschleunigen dürfte als der Höherbelastete.

Mit der Größe der Belastung wächst aber auch der Anteil der statischen Arbeit an der gesamten Beanspruchung des Körpers, und zwar um so mehr, je ungünstiger die Last am Körper angebracht ist. Diese Erhöhung der statischen Muskelbeanspruchung läßt aber den Mann viel früher ermüden, und somit spricht nicht nur die Erhöhung des Gesamtenergieverbrauchs durch steigende Belastung, sondern auch die Erhöhung des statischen Anteils an der Gesamtanstrengung für eine möglichste *Begrenzung des Gepäckgewichts,* und zwar auf etwa 20 kg, was auch *französischen* Erfahrungen entspricht.

Energieumsatz und Ermüdung. Die Größe des Energieumsatzes beim *Marsch* wird wesentlich beeinflußt durch die *Ermüdung.*

So fanden Zuntz und Schumburg den Energieverbrauch vor dem Marsche für den Beginn der Märsche für die Bewegung von 1 kg pro 1000 m 511,3 Calorien, ermüdet am Schlusse 536,7 Calorien. Diese Zahlen ergaben sich bei einer Belastung mit 20 kg, während bei einer Belastung von 31 kg hingegen der Calorienverbrauch pro Kilogramm und 1000 m um 14,5% stieg! Dieser Mehrverbrauch durch Ermüdung kann durch rechtzeitig eingestreute Marschpausen gemindert werden. Eingehende Untersuchungen über den besten Zeitpunkt und beste Länge dieser Pausen liegen bis auf die oben erwähnten russischen Untersuchungen zur Zeit noch nicht vor.

In ganz besonders hohem Maße macht sich die Ermüdung ungünstig bemerkbar, wenn körperliche Schäden die freie Beweglichkeit hemmen und das Gehen anstrengend und schmerzhaft machen; z. B. eine Sehnenscheidenentzündung am Fuß (S. 602). Man kann ermessen, welch großer Mehrverbrauch an Kräften durch an und für sich bedeutungslose Erkrankungen verursacht wird, und welche Wichtigkeit der sorgsamsten Beachtung auch der kleinsten Schäden an den Gehwerkzeugen für die Marschfähigkeit der Truppe beizumessen ist.

Dem Einfluß vorausgegangener Anstrengungen auf die nächstfolgenden Leistungen, also der Nachwirkung der Ermüdung, ist man ebenfalls nachgegangen.

Man fand z. B. bei an *3 Tagen hintereinander* durchgeführten Märschen mit 31 kg Belastung einen Energieverbrauch pro Kilogramm und 1000 m — abzüglich der Ruhewerte — von

	vor dem Marsch	nach dem Marsch
am 1. Tage	588,0 Calorien	646,4 Calorien
„ 2. „	552,2 „	661,3 „
„ 3. „	664,2 „	698,5 „

Die Steigerung des Energieverbrauches durch die aufeinanderfolgenden Märsche mit hoher Belastung ist deutlich ausgeprägt.

Bei diesen aufeinanderfolgenden Märschen zeigten die späteren gleichfalls niedrigere respiratorische Quotienten zu Beginn und noch stärkeres Absinken am Schluß des Marsches; z. B. bei den oben aufgeführten Märschen mit 31 kg Belastung betrug der Quotient:

	vor dem Marsch	nach dem Marsch
am 1. Tage	87	84,5
„ 2. „	86	82
„ 3. „	84	78,5

In dem Maße der Erniedrigung des Quotienten am Schlusse des Marsches einerseits, am andern Morgen andererseits besitzt man einen Ausdruck für die durch den Marsch bedingte Erschöpfung des Körpers an leicht verfügbaren Nährstoffen und für die Unvollkommenheit ihres Ersatzes bis zum andern Tage. Bei Antritt des zweiten oder dritten Marsches ist der Kohlehydratvorrat des Körpers geringer geworden; bei mehreren aufeinanderfolgenden, anstrengenden Märschen wird also der Ernährungszustand des Körpers zurückgehen, so daß er zu seiner Wiederherstellung der Einschaltung eines Ruhetages nach höchstens 3 Marschtagen bedarf.

Die Einhaltung dieser Forderung ist natürlich im Ernstfalle nicht immer durchführbar und ist auch im *Weltkrieg* z. B. beim Vormarsch 1914 in Frankreich von der *Armee Kluck*, die viele Tage hintereinander durchschnittlich 40 km zurücklegte, ohne allzu große Ausfälle übergangen worden. Aber einen Hinweis auf die Leistungsgrenze auf lange Sicht gibt sie doch, wie aus neueren Ergebnissen der arbeitsphysiologischen Forschungen erhellt.

Simonson fand an der Hand von Untersuchungen des Respirationsquotienten, daß bei der *Arbeit* des Formens, die 2400 Calorien täglich erfordert, ein Wiederauffüllen der Kohlehydratvorräte des Körpers an den Arbeitstagen nicht möglich ist — dies wohl aber an den anderthalb Ruhetagen des Wochenendes erfolgt. Zuntz und Schumburg haben für einen 70 kg schweren Mann mit 27 kg Belastung gefunden, daß er bei einem Marsch von 25 km mit einer Durchschnittsgeschwindigkeit von 83,6 m pro Minute 1643 Calorien verbraucht und dies auf einem guten Weg ohne erheblichere Steigungen.

Wenn man bedenkt, daß für den *Soldaten* gegenüber den obenerwähnten *Arbeitern* eine erhöhte Beanspruchung außerhalb der eigentlichen Arbeit bzw. Marsches in Rechnung gestellt werden muß, so wird die obengenannte Forderung durch die Ergebnisse der Untersuchungen von Simonson unterstützt. Andererseits kommt es bei jedem *Training*, das hart durchgeführt wird, zu einer mehr oder minder großen Einschmelzung der nach Verbrauch einer gewissen Menge der Kohlehydratvorräte für diese einspringenden Fettvorräte, ohne daß von einer Schädigung des Trainierenden gesprochen werden kann. Erst wenn bei einem hochtrainierten Menschen das Eiweiß an Stelle des aufgebrauchten Fettes die ungenügende Kohlehydratzufuhr ersetzen muß, dürfte ein absoluter Gefahrenpunkt erreicht sein, der aber gerade bei einem solch hochtrainierten Mann durch die Folgen des Trainings weiter hinausgerückt ist.

Man hat schon vor Jahren beim Marsch den auch bei allen anderen körperlichen Beanspruchungen bekannten Erfolg eines Trainings festgestellt, der in einer wesentlichen Herabsetzung des Energieverbrauchs für dieselbe Arbeit bei *Ende* des Trainings gegenüber der bei *Beginn* des Trainings besteht. So sank bei einem der Versuchspersonen von ZUNTZ und SCHUMBURG der O_2-Verbrauch pro Kilogramm und 1000 m vom Marsch 3 bis Marsch 7 von 189,3 ccm auf 150,2 ccm. Ebenso verminderte sich die Zunahme des Energieverbrauches vom Beginn zum Ende der Märsche mit fortschreitender Übung.

Steigung und Energieverbrauch. Der Energieverbrauch hebt sich naturgemäß, sobald auf ansteigender Bahn marschiert wird und das Gewicht des Körpers und des Gepäcks mit fortschreitendem Marsche gehoben werden muß. Die Größe des Energieumsatzes der auf die Steigarbeit, d. h. auf die Hebung des Körpergewichts mit der Last allein entfällt, läßt sich berechnen aus der Differenz zwischen dem Energieverbrauch pro Zeiteinheit bei horizontalem Marsch und dem Energieverbrauch pro Zeiteinheit auf ansteigender Bahn bei Einhaltung gleicher Geschwindigkeit.

SIGRIST hat bei seinen Untersuchungen gefunden, daß sich der Verbrauch pro Kilogrammmeter reiner Steigarbeit, d. h. also für Hebung von 1 kg Körpergewicht usw. um 1 m im Marsch bei einer seiner Versuchspersonen 7,1 bei der anderen 7,45 Calorien betrug, bei Steigungen, die zwischen 7 und 21% lagen. Die Zahlen stimmen sehr gut mit einer schon früher von ZUNTZ angegebenen überein, der einen Verbrauch von 7,5 Calorien für die Leistung von 1 kgm Steigarbeit fand. An der Hand seiner Versuche gibt SIGRIST als optimale Bedingungen für den Marsch auf steigender Bahn an: 1. Die Steilheit der Bahn soll eine mittlere sein, nämlich 23—24%. 2. Die Marschgeschwindigkeit soll, wenn möglich 30 m pro Minute überschreiten. 3. In Anbetracht, daß bei mittleren Steigungen die optimale Geschwindigkeit bei lang dauerndem Gehen nicht erreicht werden kann, mag die Steilheit der Bahn etwas niedriger als 23% gewählt werden. Auch BREZINA und REICHEL haben berechnet, daß es ein Optimum der Steigung zum Zweck der Höhengewinnung gibt, das bei rund 20% Steigung liegt. Außerdem ergab sich aus ihren Untersuchungen, daß die Umsatzvermehrung durch hohe Lasten allmählich etwas größer wird, je steiler der Weg ansteigt und somit das Optimum der Last je steiler der Weg, desto niedriger zu liegen kommt.

C. Der Einfluß maximaler Marschleistungen auf den Körper.

Es dürfte im militärischen Leben nur bei Reisemärschen in kleinen Verbänden möglich sein, für längere Zeit sich restlos den oben beschriebenen Forderungen der Marschökonomie anzupassen. *Strategische* und *taktische Lage* werden oft besonders große Leistungen verlangen, wie auch bei den zur Zeit wieder stark in den Vordergrund tretenden *Wettgepäckmärschen* das Äußerste von der Leistungsfähigkeit des Einzelnen gefordert wird. Zur Beurteilung der Frage, wieweit solche maximale Beanspruchungen tragbar sind, welches die Folgen dieser Beanspruchung sind und welche Erscheinungen auf eine Überbeanspruchung hindeuten, darüber liegen eine Reihe von Untersuchungen vor. Die eingehendsten Untersuchungen auf diesem Gebiete wurden wohl bei den *Heeresmeisterschaften 1927* durchgeführt und in den Veröffentlichungen auf dem Gebiete des Heeressanitätswesens Heft 83 niedergelegt. In den folgenden Zeilen sollen die wichtigsten Ergebnisse kurz geschildert und in Vergleich zu anderen Untersuchungsergebnissen, wie denen von FEIGL u. a., soweit diese von Belang sind, gebracht werden. Die FEIGLschen Beobachtungen stammen von einem 35 km-*Wettgepäckmarsch* mit einer Belastung von 20 kg.

Das Verhalten des Körpergewichts bei großen Märschen ist abhängig von der Höhe der Leistung und den atmosphärischen Bedingungen. Der von allen Untersuchern gefundene Gewichtsverlust geht praktisch ausschließlich auf Abgabe von Wasser durch Haut und Lunge zurück.

Bei den *Heeresmeisterschaften 1927* wurde bei den Teilnehmern am 15 km Kompaniegepäckmarsch im Mittel eine Abnahme an *Körpergewicht* von 2,726 kg, bei den Kavalleriepatrouillen von 2,227 kg gefunden, während die Mannschaften der 25 km-Patrouillen, die besonders ausgewählt und eingehend trainiert waren, auf dieser größeren Strecke nur einen Durchschnittsverlust von 1,887 kg hatten bei einem Tornistergewicht von 12,5 kg das dem des Kompaniegepäckmarsches entsprach und das der Kavalleriepatrouillen um 5 kg überstieg. Der größte beobachtete Gewichtsverlust betrug 7,2 kg bei einem Kompaniegepäckmärschler, der bei einer Größe von 164,7 cm vor dem Marsch 72,8 kg wog. FEIGL stellte bei seinen Untersuchungen eine Durchschnittsabnahme von 1,8 kg und im Höchstfalle von 3,5 kg fest.

Bei den Untersuchungen über den *Wassergehalt des Blutes* nach solch großen Wasserverlusten wurden meist Eindickungen des Blutes festgestellt, so von FEIGL, CASSINIS u. a., während SCHENK bei den oben angezogenen Untersuchungen eine Verdünnung des Blutes fand, die er nach anfänglicher Flüssigkeitswanderung vom Blut in die Gewebe, besonders der Muskulatur, auf einen Rückfluß ins Blut bei größerer Durchlässigkeit der Zellwände infolge stärkster Ermüdung zurückführt.

Die von LONG durchgeführten Messungen der *Vitalkapazität* zeigen ein deutliches Absinken der Vitalkapazität als Folge des anstrengenden Marsches. 10—12 Minuten nach Beendigung des Marsches war das Lungenlüftungsvermögen durchschnittlich um 300 bis 1500 ccm geringer als vorher; auch nach 20 Minuten war es bei den meisten noch deutlich gesenkt, doch wurde zu dieser Zeit schon vereinzelt und später öfters der Ruhewert um 200—700 ccm überschritten.

ZUNTZ und SCHUMBURG fanden, daß mit der Steigerung der *Schwere des Gepäcks* — in ihrem Fall von 22 über 27 auf 31,5 kg — sich die Differenz zwischen der Vitalkapazitätsgröße vor und nach dem Marsch erweiterte, wobei sie allerdings infolge ihres geringeren Marschtempos diese Abnahme der Vitalkapazität nur bei Messung mit Gepäckbelastung, aber nicht mehr nach Abnahme des Gepäcks fanden. Hier spricht zweifellos die Ermüdung der Atemmuskulatur durch die Atembehinderung durch das Gepäck eine große Rolle — die Einatmung konnte gegen den Druck des Gepäcks nicht mehr so tief erfolgen —, während bei dem beobachteten Sinken der Vitalkapazität bei den Wettgepäckmärschlern neben der Ermüdung der Atmung auch die Ermüdung des Kreislaufes u. a. mitspricht.

Aufschlußreich für die Frage der anfänglichen Belastung Ungeübter ist die Feststellung, daß bei fehlendem Training die Belastung mit 22 kg fast dieselbe Senkung der Vitalkapazität hervorrief wie später die großen Belastungen.

Die von EIMER durchgeführten *orthodiagraphischen* Bestimmungen der *Herzgrößen* ergaben, wie fast stets nach großen Anstrengungen des Kreislaufs eine Verkleinerung der Herzsilhouette, und zwar entsprach der Grad der Verkleinerung im allgemeinen der Größe der Beanspruchung.

Nur in einem Falle fand EIMER beim *15 km-Gepäckmarsch* eine Vergrößerung von 1,3 cm. Dieser Mann brach bei der Untersuchung zusammen, erholte sich aber im Laufe der nächsten Stunden wieder. Die Verkleinerung der Herztransversalen betrug bis zu 2,7 cm und belief sich bei den weniger trainierten Teilnehmern an dem 15 km-Kavalleriepatrouillengepäckmärschen auf durchschnittlich 0,88 cm, während bei den besser Trainierten 25 km-Gepäckmärschlern die Verkleinerung durchschnittlich nur 0,86 cm betrug!

Diese Untersuchungen decken sich vollauf mit den *Ergebnissen späterer Forschungen* auf diesem Gebiet.

KUGELMANN fand bei denselben Gepäckmärschen bei seinen elektrokardiographischen Untersuchungen keine krankhafte *Veränderung der Herztätigkeit.*

Die nach den Märschen aufgenommenen *47 Elektrokardiogramme* wiesen eine schnellere und auch etwas unregelmäßige Herzschlagfolge auf; die Vorhofszacken waren mitunter etwas größer und die Schlußzacke T nicht selten etwas kleiner geworden.

Das Verhalten des *Pulses* und des *Blutdrucks* untersuchten WISSEMANN und GÖTTE bei derselben Gelegenheit. 5 Minuten nach dem Marsch war die Pulszahl beträchtlich erhöht, um 50—90 Schläge in der Minute, und wies nach 50 Minuten immer noch eine Steigerung um 15 bis 40 Schläge über den Ruhewert auf. Ebenso fand FEIGL nach $^3/_4$ Stunden bzw. $1^1/_2$ Stunden noch erhebliche Pulsbeschleunigungen.

Die Blutdruckuntersuchungen von WISSEMANN und GÖTTE ergaben nach den Märschen eine Senkung des systolischen Druckes um durchschnittlich 10—35 mm Hg, bei einigen durch die Leistung sehr Erschöpften um 50—60 mm Hg. FEIGL beobachtete gleicherweise eine Senkung von durchschnittlich 126 mm Hg vor dem Marsch auf 106 mm Hg nach dem Marsch. Einzelne von FEIGL beobachtete Fälle einer Erhöhung des Blutdrucks nach dem Marsch wiesen in anderen Punkten, wie Pulszahl, Urinbefund usw. keine Unterschiede gegen die Allgemeinheit auf.

Während aus der gleich nach dem Marsch festgestellten *Pulszahl,* wie schon früher betont, keine Schlüsse auf den Grad der Anstrengung gezogen werden konnten, weist eine stärkere *Senkung des Blutdrucks* auf Erschöpfungszustände hin. Aufschlußreich in dieser Beziehung dürfte auch die lang dauernde Beobachtung der Beruhigungszeit des Pulses nach derartigen Anstrengungen sein.

Die von FULL und WENZIG durchgeführten *Stoffwechseluntersuchungen* zeigten eine intensive Nachwirkung der Marschanstrengung in Form einer erheblichen Vergrößerung des Grundumsatzes, die verhältnismäßig lang anhielt und bei einer Reihe von Marschteilnehmern in der zweiten Stunde nach dem Marsch sich noch auf das Doppelte des Sollumsatzes belief.

Der *Milchsäurespiegel im Blute* ist bei körperlicher Arbeit davon abhängig, ob die Zufuhr von Sauerstoff durch das Blut zur arbeitenden Muskulatur ausreicht, die sich bildenden sauren Spaltprodukte, insbesondere die Milchsäure, wegzuoxydieren bzw. zu resynthetisieren, oder ob es mangels genügender Sauerstoffzufuhr zu einer Milchsäureansammlung im Muskel und darauffolgendem Übertritt in das Blut kommt — d. h. je intensiver die Arbeit und je anstrengender sie in der Zeiteinheit ist, desto mehr ist ein Ansteigen des Milchsäurespiegels im Blute zu erwarten. SCHENK fand bei den Gepäckmarschmeisterschaften eine angesichts der relativ geringen Anstrengung in der Zeiteinheit unerwartete Erhöhung des Milchsäurespiegels im Blute noch 60—100 Minuten nach der Leistung, die oft das Dreifache des Ruhewertes betrug. Er führt diese Erhöhung des Milchsäurespiegels in erster Linie auf die durch die Belastung mit etwa 30 kg notwendig gewordene große statische Arbeitsleistung, vor allem der Rumpfmuskulatur, zurück. In der vorwiegend statisch beanspruchten Muskulatur kommt es zu ungenügender Sauerstoffzufuhr und dementsprechend unzureichender Milchsäureentfernung, die dann nachträglich im Blute erscheint. Ferner kann der Endspurt dazu führen, daß die Sauerstoffzufuhr der Milchsäurebildung im Muskel nachhinkt.

Die Erhöhung des Milchsäurespiegels im Blut steht im engen Zusammenhang mit dem Befund von *Eiweiß,* Zylindern und roten Blutkörperchen im *Harn.* Die Säuerung des Harns durch Milchsäure und andere Zwischenkörper des Arbeitsstoffwechsels führt in individuell verschiedenem Maße, aber bei Überschreitung eines gewissen Säuregrades fast stets zum Erscheinen dieser Harnbefunde, deren einzelne Komponenten nach FEIGL nicht in einem festen Verhältnis zueinander stehen. Bei 41 Fällen von FEIGL, in denen Zylinder in Sediment gefunden wurden, war nur in 12 Fällen Eiweiß nachweisbar und unter den 10 Fällen, in denen Zylinder mit *roten Blutkörperchen* erschienen, wurde Eiweiß in 6 Fällen gefunden. Auch die Größe des Eiweißbefundes im Urin und des Blutdruckabfalls deckten sich erklärlicherweise keineswegs immer.

Wiederholt fand FEIGL im Urin eine positive *Benzidinprobe,* aber keine roten Blutkörperchen, was auf den Übertritt gelösten Blutfarbstoffes in den Harn hinweist. FEIGL konnte dementsprechend bei 22 vor und nach dem Marsch auf Oxyhämoglobin im Blutserum Untersuchten bei 11, das sind 50%, nach dem Marsch zweifelsfrei gelöstes Oxyhämoglobin im Serum nachweisen.

Der *Blutzuckerspiegel* verhält sich beim Gepäckmarsch wie bei allen anderen Dauerleistungen, d. h. während des Marsches kommt es zu einer Senkung des Blutzuckerspiegels, dem nach dem Marsch zwecks Auffüllung der Glykogenlager ein Anstieg folgt. Dieser Anstieg stellt sich nicht ein, wenn die Leistung zur völligen Erschöpfung der Zuckervorräte des Körpers geführt hat.

Das Verhalten der Blutzellen, von SCHULZ untersucht, entsprach den bei langdauernden, aber nicht zu schweren Erschöpfungszuständen führenden Leistungen meist beobachteten Befunden: Vermehrung der Gesamtzahl der im Blute befindlichen Leukocyten bei vorwiegender Neutrophilie mit Vermehrung der Stabkernigen, aber selten Erscheinen von eigentlichen Jugendformen (jugendliche Metamyelocyten, Myelocyten). Das rote Blutbild zeigt nach SCHENK eine Verminderung des Hämoglobingehalts — wohl infolge des oben beschriebenen Einflusses von Gewebeflüssigkeit in die Blutbahn, und eine mäßige Zunahme jugendlicher polychromatophiler Erythrocyten, Befunde, denen von anderer Seite aber widersprochen worden ist.

Die *Blutsenkungsgeschwindigkeit* nach dem Marsch war beschleunigt, allerdings wurden von SCHENK nur wenige derartige Untersuchungen gemacht. Von anderen Autoren sind nach 30 km-Läufen keine Beschleunigungen der Blutsenkungsgeschwindigkeit gefunden worden.

Alle oben angeführten Untersuchungen sind bei Gepäckmärschen unternommen worden, die unter sehr günstigen atmosphärischen Bedingungen durchgeführt wurden. FEIGL fand trotzdem bei vielen Leuten einen Erschöpfungszustand, während SCHENK bis auf den einen oben mitgeteilten Fall keine erheblichere Schädigung beobachten konnte. Bei ihm waren aber auch die Mannschaften, die die große Leistung des 25 km-Patrouillenmarsches durchzumachen hatten, ausgesucht und gut trainiert. Welch verheerende Folgen ein Wettgepäckmarsch, zu dem *untrainierte* Leute zugelassen sind, hat, zeigt die Mitteilung von BOEHMIG, der von den deutschen *Gepäckmeisterschaften 1935* schreibt: „Obwohl die Strecke selbst und das Wetter an dem Tage geradezu ideal genannt werden konnte, waren schwere Erschöpfungszustände, bedrohliche Herzschwächen, Muskelkrämpfe, Zwerchfellkrämpfe und blutig durchgescheuerte Füße in Menge an der Tagesordnung."

D. Hygiene des Marsches.

In diesem Kapitel soll kurz zusammengefaßt werden, welche Gesichtspunkte sich aus den oben angeführten wissenschaftlichen Untersuchungen für die Hygiene des Marsches ergeben haben, und was uns bisher die Erfahrung auf diesem Gebiete gelehrt hat.

a) Marschtraining. Es war bereits früher eindeutig festgestellt, welch großen Einfluß auf die Marschanstrengung das *Training* ausübt, und wie andererseits jede, wenn auch noch so leichte körperliche Behinderung, wie z. B. Blasenlaufen, Druckstellen am Fuß oder wie oben angeführt, Sehnenscheideentzündungen, sofort die Anstrengung wesentlich erhöht. Es ist deshalb stets darauf zu achten, daß die Truppe gut einmarschiert wird, d. h. langsam steigende Marschleistungen verlangt werden, um sie einerseits an die Marschanstrengungen selbst, andererseits an das Schuhwerk und später an das Gepäcktragen zu gewöhnen. Nicht einmarschierte Leute können durch Überanstrengung und durch Wundlaufen bei zu großen anfänglichen Anforderungen für mehrere Tage, ja Wochen, marschunfähig werden. Auch ist zu betonen, daß sportlich leistungsfähige Leute nicht von vornherein zu besonderen Marschleistungen fähig sein müssen; sie bringen zwar eine gute körperliche Geeignetheit mit, müssen aber genau wie die anderen Rekruten sich zunächst an das Schuhwerk (S. 50) und meist auch an die durch die ungewohnte Uniform und vor allem das Gepäck veränderte Atemführung und die, besonders bei Hitze, erschwerte Wärmeregulation gewöhnt werden. Eine gut *einmarschierte* Truppe wird im Marsche stets mehr leisten, als eine noch so sportlich durchtrainierte Truppe, die nicht einmarschiert ist. Ersatz des Einmarschierens durch Leibesübungen irgendwelcher Art gibt es nicht, wohl aber eine gute Vorbereitung dafür. Von einer im Marsch geübten Truppe können aber ohne Gefährdung erhebliche Marschleistungen vollbracht werden. Der Weltkrieg hat gezeigt, daß Märsche bis zu 60—70 km pro Tag ohne erhebliche Marschverluste unter günstigen äußeren Umständen durchführbar sind. Am Schluß einer Marschübungszeit können deshalb auch einmal solch große Märsche angesetzt werden, aber nur bei günstiger Witterung und mit einer frischen Truppe. Ein Marschtraining bei großer Hitze oder mit einer ermüdeten Truppe über solche Strecken wird nie zu einer Leistungssteigerung, wohl aber zur Schädigung einer mehr oder minder großen Anzahl von Leuten führen. Die Angabe, daß eine tägliche Marschleistung von 25 km mit Gepäck von etwa 25 kg nicht mehr als drei Tage hintereinander ohne Schädigung des Ernährungszustandes der Truppe durchgehalten werden könne, ist für eine gut einmarschierte Truppe sicher zu vorsichtig gehalten (S. 313). Aber bestimmte Begrenzungen der Marschgröße nach oben oder unten können nicht gegeben werden, da dies zu sehr von Witterungsverhältnissen und dem Zustand der Truppe — auf den Marsch trainiert, ermüdet von früheren Anstrengungen oder frisch, gut verpflegt oder mäßig ernährt — und schließlich den Wegeverhältnissen abhängig ist. Im *Weltkrieg* sind ohne erhebliche Marschverluste, d. h. ohne wesentliche Beeinträchtigung der Gefechtsstärke von einzelnen Truppenteilen beim Vormarsch 1914 im Westen viele Tage hintereinander 40 km täglich marschiert worden.

Derartig große Leistungen sind aber nur schadlos durchzuhalten bei wohlüberlegten Anordnungen für den Marsch, die allerdings weitgehend davon abhängig sind, ob eine Berührung mit dem Feind in Aussicht steht oder nicht.

b) Der Aufbruch zum Marsch. In Ziffer 285 der H.Dv. 300 heißt es: „Die Aufbruchstunde zum Marsch ist von der Lage, der Länge des Marsches, der Witterung und anderen Umständen abhängig. Ungenügende Ruhe beeinträchtigt die Leistungsfähigkeit der Truppe."

Es empfiehlt sich deshalb am Abend vor anstrengenden Übungen den *Zapfenstreich* frühzeitig anzusetzen, und so gleichzeitig stärkeren Alkoholgenuß möglichst zu unterbinden.

Zu frühes *Wecken* muß vermieden werden, aber andererseits der Truppe Gelegenheit zu ausgiebigem Frühstück gegeben werden. Antritt zum Marsch ohne Nahrungsaufnahme führt zu frühzeitigen Marschverlusten. Unnötiges Herumstehen auf dem Sammelplatz, zu lange Revisionen der Ausrüstung und ähnliches ist an solchen Tagen zu vermeiden. Für die Füllung der Feldflaschen — am besten mit Kaffee aus der Feldküche oder Tee — und Mitnahme eines kleinen zweiten Frühstücks im Brotbeutel, dem Zucker beigegeben ist, ist Sorge zu tragen, um den im vorigen Kapitel erwähnten Aufbrauch der Kohlehydratvorräte des Körpers hintanzuhalten. Bei großer Hitze, die, wie Ziffer 273 der H.Dv. 300 sich ausdrückt, der größte Feind der marschierenden Truppe ist, soll der Marsch so gelegt werden, daß der Marsch entweder vor Auftreten der größten Hitze beendet ist, oder daß in den heißen Stunden gerastet wird. Während besonderer Hitzeperioden wird es sich sogar empfehlen, wenigstens einen Teil des Marsches in die Nacht zu verlegen, um die Hitzeeinwirkungen nach Möglichkeit auszuschalten (s. Hitzschlag S. 591). Dabei ist jedoch zu betonen, daß der *Marsch in der Dunkelheit* für die Truppe meist besonders anstrengend ist, und zwar um so anstrengender, je schlechter der Weg ist. Öfteres Fehltreten, die Unregelmäßigkeit des Ganges, die häufigen Stockungen führen zu frühzeitiger Ermüdung.

c) Anordnungen während des Marsches. Schrittzahl, Schrittlänge, Marschordnung und Verhalten während des Marsches sind von großer Bedeutung. Ein gleichmäßig durchgehaltenes Tempo steigert die Leistungsfähigkeit der Truppe, Stockungen ermüden sie. Es wird deshalb auch eine von anderen Waffen unabhängige Truppe immer zu größeren Leistungen befähigt sein, als eine im größeren Verband marschierende Einheit. Daraus erhellt aber auch die Wichtigkeit der Einhaltung der vorgeschriebenen Marschabstände bei Bewegung größerer Truppenkörper.

Die Gewährung einer gewissen Zwanglosigkeit im Marsch erhöht die Stimmung und fördert das Vorwärtskommen, Gesang erfrischt und läßt das Gefühl der Müdigkeit lange nicht aufkommen, denn tatsächliche Ermüdung und Müdigkeitsgefühl decken sich nicht immer.

Obwohl in der Marschordnung kein Gleichschritt gefordert wird, so hält die Truppe diesen doch gern ein entsprechend der auch bei industrieller Arbeit bekannten Tatsache, daß stets ein gewisser Rhythmus in der Arbeit angestrebt wird. Die Größe des Schrittes ist aber, wie aus den früheren Ausführungen ersichtlich, sehr abhängig von dem Körperbau des einzelnen, speziell der Beinlänge und Größe. Es empfiehlt sich daher, die Kompanie mit möglichst gleichgroßen Leuten zu besetzen und bei der Zusammensetzung der Züge denselben Gesichtspunkt walten zu lassen. Während des Marsches sollen dann möglichst die einzelnen Züge sich an der Spitze ablösen.

Bei Hitze ist auf rechtzeitige — d. h. schon *vor* Anfallen der ersten Schlappen — Anordnung der *Marscherleichterungen* zu achten (S. 594).

Der Waffenrockkragen und die 3 obersten Knöpfe sind zu öffnen, die Halsbinde abzunehmen, bzw. bei der Feldbluse der oberste Knopf zu öffnen, der Stahlhelm ist rechtzeitig ab- und die Feldmütze aufzusetzen, die wiederum von Zeit zu Zeit möglichst beim Marsch im Schatten abzunehmen ist.

Doch auch jetzt noch kann es bei Hitze zur weiteren besseren *Durchlüftung der Marschkolonne* zweckmäßig sein, geteilt an den beiden Rändern des Weges zu marschieren. Auch sollen staubige Wege möglichst gemieden werden.

Notfalls kann auch durch Verladen des Gepäcks auf die Bagagewagen der Truppe eine große Erleichterung verschafft und Marschausfälle verhindert werden. Rechtzeitig angesetzte *Rasten* unter Abnahme des Gepäcks erhalten lange die Leistungsfähigkeit der marschierenden Truppe. Wie viele Rasten notwendig sind, hängt von der Länge des Marsches, Marschfähigkeit der Truppe, Geländegestaltung u. a. ab. Nach Ziffer 303 H.Dv. 300 soll ein einmaliges Rasten gewöhnlich nach dem größeren Teil der zurückgelegten Strecke — nach *französischen* Erfahrungen, die sich mit unseren decken, soll man einen Marsch ohne Rast nicht über 22 km ausdehnen — mehrmaliges etwa alle 2 Stunden eingelegt werden. Bei Nachtmärschen kann es bisweilen vorzuziehen sein, stündlich eine bestimmte kurze Zeit zu rasten. Die Rasten sollen bei Hitze nach Möglichkeit an sonnengeschützten Orten mit guter Lagerungsmöglichkeit für die Truppe stattfinden. Bei Kälte dagegen ist vor allem für einen windgeschützten und besonnten Rastplatz zu sorgen. Die Rasten und ihre Dauer sind tunlichst durch Befehl vor dem Marsch bekanntzugeben. Bei allen Märschen empfiehlt es sich kurze Zeit nach dem Marschbeginn eine kurze Pause einzulegen, um den Mannschaften Gelegenheit zum Austreten zu geben und Sitz des Gepäcks und der Fußbekleidung nachzukontrollieren.

Während bei normaler Witterung und kürzeren Märschen die in der Feldflasche mitgenommene Flüssigkeitsmenge für den Flüssigkeitsbedarf während des Marsches ausreichen dürfte, muß bei längeren Märschen und ganz besonders bei Hitze für *Trinkgelegenheit* gesorgt werden.

Durch vorausgeschickte Leute ist für Bereitstellung von hygienisch einwandfreiem Wasser zu sorgen, das von der durchmarschierenden Truppe mit dem Trinkbecher aus Eimern u. dgl. geschöpft und getrunken werden kann. Andererseits führt übermäßiger Wassergenuß zu verstärktem Schwitzen und dementsprechend früherer Ermüdung. Sich den Verhältnissen richtig anzupassen, kann nur die Erfahrung lehren. Von *italienischer* Seite wird empfohlen, mit Kochsalz versetztes Wasser bei großer Hitze zu geben. Es soll eine auf das notwendigste beschränkte Schweißsekretion und eine geringere Beanspruchung der Truppe — geringeres Ansteigen der Pulsfrequenz und der Atemfrequenz, geringeres Ermüdungsgefühl — bei Darreichung von Salzwasser beobachtet worden sein. Nachprüfungen dieser italienischen Angaben sind jedoch noch nicht bekannt geworden. Bei den großen Rasten empfiehlt sich die Ausgabe von warmen Getränken und möglichst einer warmen Mahlzeit, aber möglichst nur, wenn eine Rast von mindestens 2 Stunden gewährleistet ist, da eine *größere Nahrungsaufnahme* die *Leistungsfähigkeit* der Truppe für $1^1/_2$—2 Stunden senkt.

Dem Verhalten im Marsch bei *Kälte* ist Ziffer 274 der H.Dv. 300 richtunggebend. Dort steht: Bei Kälte sind vor allem Ohren, Backen, Hände und das Kinn rechtzeitig zu schützen. Fußtruppen hängen das Gewehr zeitweise um, damit die Hände bewegt werden können und marschieren meist besser ohne angezogenen Mantel; bei längerem Halt ist er anzuziehen. Im Schnee sollen die Züge der Kompanien abwechselnd den Weg bahnen (s. S. 70).

Von Zeit zu Zeit muß sich der Führer und der Sanitätsoffizier vom Zustand der marschierenden Truppe überzeugen, indem er vorreitet und die Truppe an sich vorbeiziehen läßt. Erschöpfte und Leute, die Anzeichen eines drohenden Hitzschlages zeigen, sind aus der Truppe herauszuziehen. Erscheint eine große Anzahl der Leute erschöpft, so ist eine Rast einzulegen.

Diese Rast ist auch dann anzusetzen, wenn sich die Truppe nur noch wenige Kilometer vor ihrem Quartier befindet.

Während der Rasten muß das Sanitätspersonal sich der Leute mit Blasen, Druckstellen an den Füßen usw. annehmen. Selbstbehandlung derartiger kleiner Schäden soll möglichst vermieden werden. Die Ausstattung des Sanitätspersonal mit Fahrrädern ist zur Durchführung ihres Dienstes unbedingt notwendig.

Für die ermattete Truppe sind nach Beendigung des Marsches die letzten Momente vor dem Wegtreten besonders gefährlich, und zwar ist es nicht das zum Schluß eines Marsches befohlene Trittfassen, sondern das Stillstehen beim Abschluß des Marsches. Die Begründung dieser Erscheinung folgt im Kapitel über das Exerzieren (S. 322). Am besten ist es, wenn die Truppe sofort nach Ankunft am Ziel in ihre Quartiere entlassen werden kann und die Verteilung der Quartierzettel schon auf dem Marsch erfolgt ist. Ist dies nicht möglich, und muß die Truppe noch eine Zeitlang versammelt bleiben, so soll ihr erlaubt werden, sich hinzusetzen oder hinzulegen.

II. Exerzieren zu Fuß[1].

Wenn auch das Exerzieren zu Fuß seine Hauptbedeutung für die Infanterie besitzt, so ist es doch auch für die übrigen Waffengattungen von erheblichem

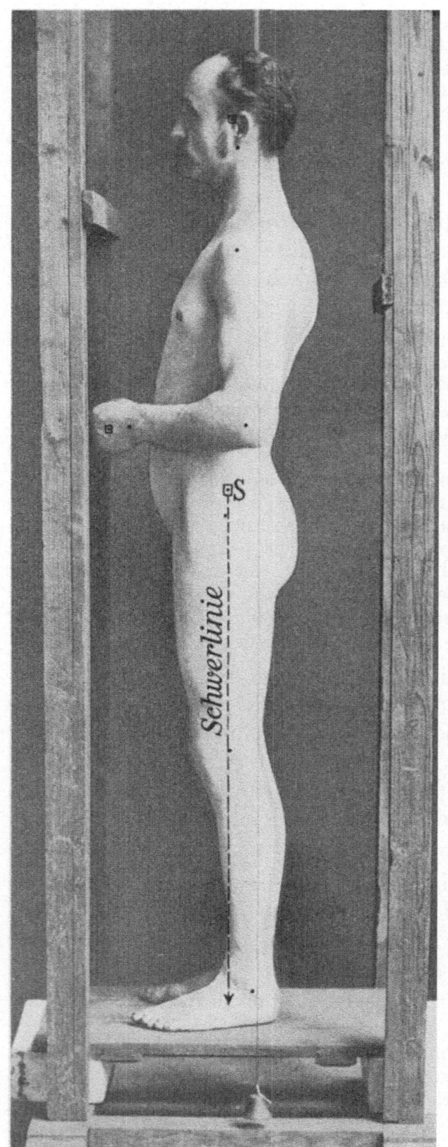

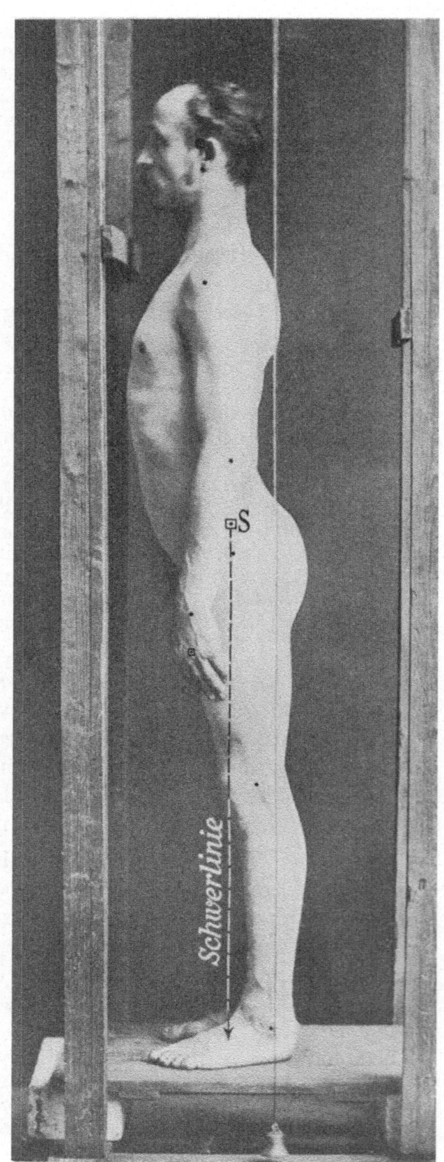

Abb. 1. Die bequeme Stellung. (Nach BRAUNE und FISCHER). Abb. 2. Die Grundstellung. ⊡ S Projektion des Schwerpunktes des ganzen Körpers.

Wert, denn es ist eins der wichtigsten Mittel zur Festigung der Manneszucht. Das Exerzieren zu Fuß zerfällt nach den Dienstvorschriften in die Ausbildung ohne Waffe und Ausbildung mit Gewehr (Karabiner).

[1] Von E. BAADER-Wünsdorf bei Berlin.

Bei der Ausbildung ohne Waffe unterscheiden die Vorschriften die *Grundstellung,* den *Marsch,* und zwar den Marsch ohne Tritt, den Marsch im Gleichschritt, den Exerziermarsch und die *Wendungen,* während in den Vorschriften bei der Ausbildung mit Waffe die Handhabungen des Gewehrs und Lauf und Marsch mit Gewehr behandelt wird.

Die Einzelausbildung führt dann über zu Übungen in geschlossenen Formationen, die besonders für die Zusammenfassung, den Zusammenhalt und die Disziplin der Truppe von Wichtigkeit sind.

a) Die Grundstellung. In der H.Dv. 130 Ziffer 1 heißt es: „Die gute Haltung des Soldaten ist ein Wertmesser für seine Erziehung und körperliche Durchbildung. Sie ist bei jeder Gelegenheit des täglichen Dienstes zu verbessern.

Als Übung hierfür ist das Erlernen der Grundstellung anzusehen.

Der Mann nimmt auf das Kommando „Stillgestanden" folgende Haltung ein: Die Füße stehen mit den Hacken nahe aneinander. Die Fußspitzen sind soweit auswärts gestellt, daß die Füße nicht ganz einen rechten Winkel bilden. Das Körpergewicht ruht gleichmäßig auf Hacken und Ballen beider Füße. Die Knie sind leicht durchgedrückt. Der Oberkörper ist aufgerichtet, die Brust leicht vorgewölbt. Die Schultern stehen in gleicher Höhe, sie sind nicht hochgezogen. Die Muskeln sind leicht und gleichmäßig angespannt. Krampfhafte Muskelanspannung führt zu einer schlechten gezwungenen Haltung."

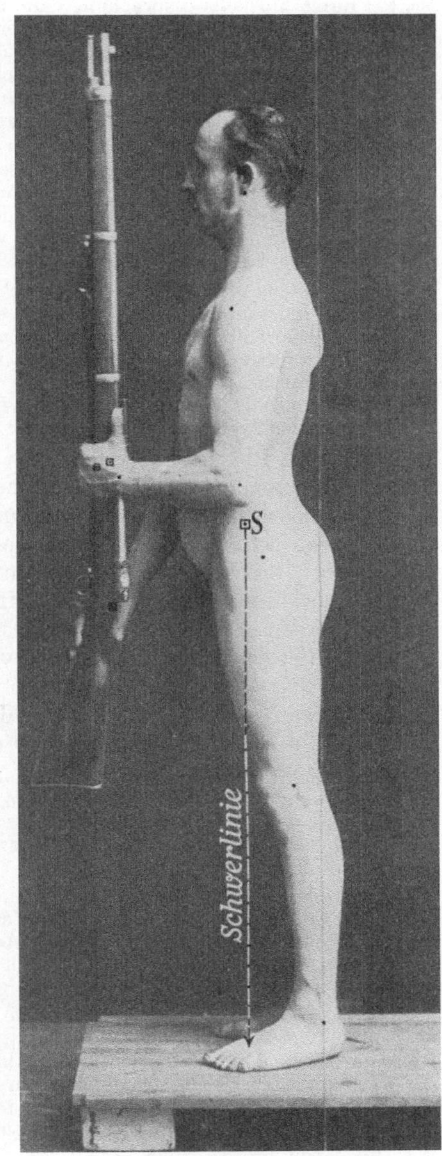

Abb. 3. Die Grundstellung mit präsentiertem Gewehr (Nach BRAUNE und FISCHER).

Beim Stehen muß stets die *Muskulatur* zur Aufrechterhaltung des Körpers und Einhaltung der Gleichgewichtslage mehr oder minder angespannt werden. In welchem Maße das geschieht, hängt von der Lage der Schwerpunkte der Einzelteile des Körpers zu den sie stützenden Gelenken und in der Hauptsache von der Lage des *Gesamtschwerpunktes* des Körpers zu den Verbindungslinien der Mittelpunkte der Hüftgelenke, der Knie- und Fußgelenke ab.

Liegt der Körperschwerpunkt vor diesen Linien, so entsteht in den betreffenden Gelenken ein Drehmoment nach vorn, das durch Muskelkraft paralysiert werden muß. Die Verhältnisse in dieser Beziehung bei der militärischen Grundstellung im Vergleich zu einer bequemen Stellung geben die Photographien von BRAUNE und FISCHER mit den eingezeichneten Schwerpunkten wieder.

Man ersieht aus Abb. 2, daß bei der militärischen Haltung die *Schwerpunktslinie* den Fuß nicht in der Mitte zwischen Hacken und Zehenballen, sondern näher dem Zehenballen trifft. Die in der Vorschrift enthaltene Angabe, daß das Körpergewicht gleichmäßig auf Hacken und Ballen ruhe, kann nicht ganz stimmen. Es ruht stets etwas mehr auf dem Zehenballen und muß dies auch aus folgenden Gründen tun: Je mehr sich die Stellung dem bequemen Stehen nähert, desto weiter rückt der Schwerpunkt nach hinten, desto labiler wird aber auch die Gleichgewichtslage nach hinten. Schwankungen nach hinten können aber nur schwer durch Muskelbeanspruchung ohne Körper- bzw. Beinbewegungen korrigiert werden, was aber bei Schwankungen nach vorne weit leichter möglich ist. Das auf dem Exerzierplatz immer wieder gehörte Korrekturwort „mehr nach vorne hereinlegen", hat also seine volle Berechtigung, wenn eine völlige Ruhigstellung des Körpers in der Grundstellung erzielt werden soll. Bei natürlich nicht übertriebener Vorlage des Körpers unter vorwiegender Belastung der Fußballen, kann der Mann am besten, auch bei Gegenwirkung, wie Windstoß u. ä., die ruhige Stellung beibehalten.

Das *Stehen in Grundstellung* mit dieser Vorverlegung des Schwerpunktes bringt eine starke statische Beanspruchung eines sehr großen Teiles der Körpermuskulatur mit sich und wirkt deshalb auch — vor allem für den Ungeübten — stark ermüdend. Bei Stellung mit präsentiertem Gewehr entsteht eine weitere Vorlegung des Schwerpunktes und eine dementsprechend noch vergrößerte Muskelbeanspruchung, wie Abb. 3 zeigt.

Bei *Belastung mit vollem Gepäck* verschiebt sich der Schwerpunkt nicht unbeträchtlich nach oben und hinten. Diese Verlegung des Schwerpunktes erfordert zur Erhaltung des Körpergleichgewichts ein weiteres Vorbeugen des Körpers. Durch diese Stellung wird zwar das Hervortretenlassen der Brust etwas begünstigt, sie beansprucht aber noch weitere zusätzliche Muskelanspannung, zumal der Schwerpunkt auch erheblich höher gerückt ist und die Standfestigkeit um so geringer wird, je höher der Schwerpunkt liegt. Die Spannungsarbeit der Muskulatur ist also noch erheblicher als bei der Stellung ohne Gepäck.

Ungeübte Rekruten werden stets dazu neigen entgegen der Vorschrift ihre Muskulatur *unnötig* stark anzuspannen und dabei nur oberflächlich zu atmen oder gar zu pressen. Bei Belastung mit Gepäck ist die *Atmung* an und für sich schon etwas behindert, und kommt es nun nach langem angestrengtem Marsch zu der eben beschriebenen unnötigen Verkrampfung beim Antreten nach dem Marsch, so kann angesichts des geringeren Blutangebotes an das Herz infolge des Aufhörens der den Rückfluß des Blutes fördernden dynamischen Muskelarbeit in diesem Moment zu einem vorübergehenden Versagen des Kreislaufes mit *Ohnmacht* kommen. Es ist deshalb ein längeres Stillstehen nach einem großen Marsch nicht immer unbedenklich und zweifellos gefährdender, als das Trittfassen am Schluß des Marsches (S. 594).

Gegen die Stellung der Füße in der Grundstellung sind in letzter Zeit von verschiedenen Seiten Einwendungen gemacht worden, so von Spitzy, Lindhart, Haglund u. a., die in der *Auswärtsdrehung* der Fußspitzen bei der militärischen Haltung einen orthopädisch grundlegenden *Fehler* sehen, da durch diese Auswärtsdrehung die ganze Statik des Beckens und der Beine ungünstig beeinflußt werde.

Gasanalytische Untersuchungen des Energieverbrauchs beim *Stehen* hatten sehr verschiedene Ergebnisse. Als Mittelwerte seien die in dem Kapitel „Allgemeine Hygiene des Dienstes" aufgeführten diesbezüglichen Angaben wiederholt. Während das gewöhnliche Stehen je nach Straffheit der Haltung den Stoffverbrauchumsatz um 1,2—12% gegenüber dem Ruheumsatz erhöht, beträgt die Steigerung bei der militärischen Haltung 26%.

Die Vermehrung des Gaswechsels beim Stehen ergibt sich neben der statischen Muskelbeanspruchung aus kleinen Balancierbewegungen, die durch Übung sich vermindern lassen. Leitenstorfer konnte mit seinen Cephalogrammen — Aufzeichnungen der Schwankung der Helmspitze auf berußtem Papier — ein erhebliches Nachlassen der Schwankungen beim Geübten gegenüber dem Ungeübten feststellen.

Dieses Erlernen eines festen ruhigen Standes trägt zur Erhöhung der Sicherheit beim Schießen nicht unwesentlich bei.

Auf das Kommando *„Rührt Euch"* wird der linke Fuß vorgesetzt, weitere Vorschriften gibt es nicht. Der Mann kann also jeweilig die bequemste und ihm zusagendste Stellung einnehmen; aber auch diese Stellung ermüdet auf die Dauer, sei es durch die auch hierbei noch notwendige statische Beanspruchung der Muskulatur, sei es infolge schmerzhaften Druckgefühls in den Gelenken und der Beanspruchung des Fußgewölbes.

Bei all diesen mit *statischer Arbeit* verbundenen Stellungen ist zu beachten, daß nach den Untersuchungen von Dolgin und Lehmann eine schwere, und deshalb nur kurz aushaltbare statische Beanspruchung zu schneller *Ermüdung* mit jedoch folgender ebenfalls schneller Erholungsmöglichkeit führt, während eine leichte und deshalb lange ertragbare Spannungsbeanspruchung steigend eine Leistungsminderung des Muskelapparates hervorruft mit nur langsamer Erholungsmöglichkeit. Dies unterstreicht die Warnung davor, die Truppe vor großen Ausmärschen lange in Reihe und Glied stehen zu lassen, da sie andernfalls mehr oder minder schon ermüdet und geschwächt ihren Marsch antritt.

b) Der Exerziermarsch. Aus der Grundstellung oder aus dem schon im Kapitel „der Marsch" behandelten Marsch im Gleichschritt entwickelt sich auf den Befehl „Abteilung Marsch" bzw. „Achtung" der Exerziermarsch.

Nach Ziffer 20 der H.Dv. 130 vollzieht sich dieser folgendermaßen: „Das linke Bein wird leicht gekrümmt und mit gestreckter, etwas auswärts zeigender Fußspitze nach vorn geführt. Der Unterschenkel schnellt leicht vor, ohne daß das Knie gehoben wird. Das durchgedrückte Bein wird in einer Entfernung von etwa 80 cm aufgesetzt. Das rechte Bein macht hierauf die gleiche Bewegung wie das linke." Ferner heißt es: „Straffe Körperhaltung ohne krampfhafte Muskelanspannung und gehobene Kopfhaltung sind zu fordern."

Die aufrechte, straffe Körperhaltung, die der der Grundstellung ungefähr entspricht und das Strecken des Schwungbeines läßt diese Gangart sich deutlich von der im Kapitel Marsch beschriebenen Gangart, dem Wanderschritt, unterscheiden. Im Gegensatz zum Wanderschritt berührt auch der Fuß nicht mit der Hacke zuerst den Boden, sondern er kommt sofort mit der *ganzen Sohle* auf den Boden zu stehen. Diese Abweichungen vom gewöhnlichen Gehen führen zu einer ungewohnten *Muskelbeanspruchung* und ermüden deshalb von vornherein schon mehr als der gewöhnliche Gang; aber auch durch die straffe Körperhaltung und das vollständige Strecken des Standbeines kommt es bei jedem Schritt zu einer größeren Erhebung des Schwerpunktes als beim Wanderschritt und dadurch zu einer Vermehrung der geleisteten Arbeit. Wenn auch die Vorschrift es als fehlerhaft bezeichnet, den vorzusetzenden Fuß höher zu heben als zur Erreichung der Schrittlänge nötig ist, oder ihn mit übertriebener Gewalt niederzusetzen, so erfolgt doch die Übertragung des Schwerpunktes von einem Bein auf das andere beim Exerziermarsch nur ruckweise, wodurch eine stärkere Erschütterung des Körpers bedingt wird. Alle diese Momente führen zu schneller *Ermüdung* bzw. bei zu hartem Aufsetzen des Fußes zu starker Beanspruchung der Bänder und Knochen des Fußes. Besonders zu beachten ist letzterer Punkt bei der Vorübung zu dem Exerziermarsch, dem *langsamen Schritt.* Der Wert des Exerziermarsches oder, wie er nach seiner häufigsten Anwendungsgelegenheit genannt wird, des *Parademarsches,* liegt in erster Linie auf disziplinärem Gebiete durch die Förderung des Zusammenhaltes der Truppe und damit der Manneszucht. Im übrigen führt er zur Erlernung eines straffen Ganges, während der langsame Schritt zugleich eine gute Gleichgewichtsübung ist und eine Stärkung der Beinmuskulatur und der Haltemuskulatur des Rumpfes und Kopfes zur Folge hat. Auch die Ausgiebigkeit des einzelnen Schrittes wird durch ihn vergrößert.

c) Bei den **Wendungen,** die auf der Stelle und im Marsch geübt werden, liegt die Schwierigkeit der Ausführung in der Erhaltung des Gleichgewichts unter gleichzeitiger Beibehaltung der militärischen Haltung, wie sie oben beschrieben ist. Namentlich wird dies durch das unbewegliche straffe Festhalten der Arme am Körper erschwert, die sonst bei der Körperbewegung eine wertvolle Mithilfe für die Erhaltung des Gleichgewichts darstellen.

d) Bei den **Griffen** handelt es sich um komplizierte Bewegungen, bei denen nur Arme und Hände arbeiten dürfen, während der übrige Körper in gerader und fester Haltung bleibt. Das Griffeüben bedingt neben der dynamischen Arbeit durch Heben und Senken des Gewehres viel statische Spannungsarbeit mit ihren oben beschriebenen Folgen bei der Einhaltung der straffen Körperhaltung und beim Halten des Gewehres, besonders beim Präsentieren. Ein zu langes Üben muß deshalb vermieden werden, vor allem bei Ungeübten.

III. Gewehrschießen[1].

Das Schießen mit Handfeuerwaffen[2] ist für jeden Soldaten, besonders für die Fußtruppen, ein wichtiger Dienstzweig. Der Schießausbildung wird daher von jeher besondere Sorgfalt zugewendet.

Das Üben der Stellung und das Griffeüben sind mehr oder weniger Vorbereitung für den Schießdienst. Für seine erfolgreiche Ausführung ist die *Körperbeherrschung* mit die erste Grundbedingung. Sie findet in Standfestigkeit, Kraft und Sicherheit in der Handhabung des Gewehrs, und scharfer geistiger Anspannung ihren Ausdruck.

Die *Standfestigkeit* kommt beim Schießen im wesentlichen nur beim stehend freihändigen Schießen in Frage, denn beim Schießen im Liegen oder Knien oder

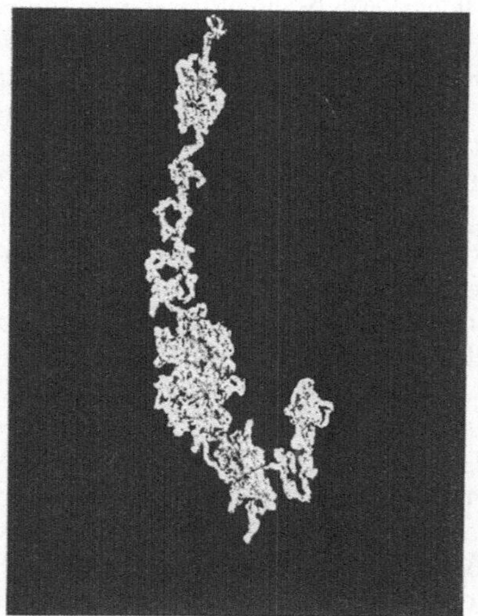

a

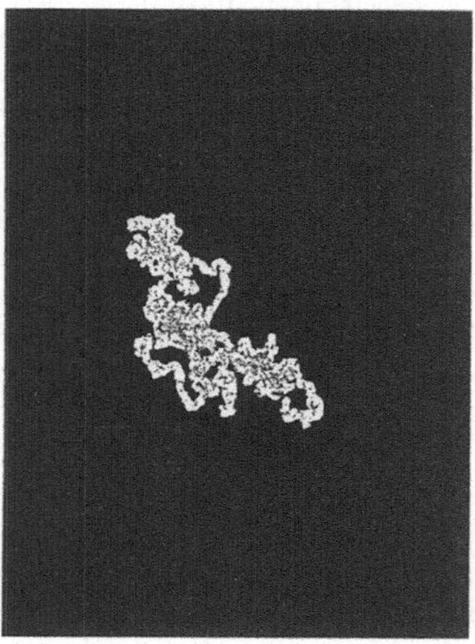

b

Abb. 4a—b. Cephalogramme eines gut trainierten Unteroffiziers; a in der Grundstellung mit hängenden Armen ohne Waffen und b in der Anschlagstellung (nach LEITENSTORFER).

mit aufgelegtem Gewehr befindet sich von vorn herein der Körper in einer Stellung, die größere Sicherheit gewährt, zumal es dem Schützen beim Knien überlassen ist, wie er durch Vor- oder Zurücksetzen des linken Fußes das Gewicht des Oberkörpers verteilen will.

Auch beim Anschlag stehend freihändig ist die Stellung des Schützen wesentlich sicherer als in der gewöhnlichen Grundstellung. Das Günstige dieser Anschlagstellung liegt in der wesentlichen Vergrößerung der Unterstützungsfläche. Die Sicherheit des Stehens in der Anschlagstellung lassen die Cephalogramme LEITENSTORFERs erkennen (Helmspitzenschrift auf berußter, die Helmspitze eben tangierender Platte).

Von den beiden vorstehenden Abbildungen, die beide von dem gleichen Unteroffizier herrühren, zeigt die eine (b) wesentlich geringere Schwankungen der Helmspitze im Anschlag als die andere (a) in Grundstellung.

Anforderung beim Schießen an Körper und Geist. Die Anschlagstellung stellt geringe Anforderungen an die Muskelleistung. Der Schießdienst als solcher ist im großen und ganzen als leicht zu betrachten. Er soll dem Soldaten auch besondere Freude machen, damit jeder beste Leistungen erstrebt. Das schließt

[1] Von F. W. BREKENFELD-Berlin.

[2] Die hygienischen Gesichtspunkte beim Artillerieschießen S. 343 u. 344.

nicht aus, daß das Schießen mit scharfer Munition für manchen Soldaten, besonders anfangs, mit geistiger und seelischer Aufregung teils aus Sorge um schlechte Schießergebnisse, teils aus Furcht vor Knall und Rückschlag verbunden ist. Dabei kommt es dann leicht zu den Fehlern, die man als „Reißen" und „Mucken" bezeichnet und die das Trefferergebnis verschlechtern.

Menschenkenntnis des Aufsichthabenden und die Gabe beruhigend zu wirken, tragen oft wesentlich dazu bei, das Zutrauen des Schützen zu sich selbst zu heben, ihm die nötige Sicherheit zu geben und die Leistungen zu verbessern.

Je besser die Truppe im ganzen geschult ist, je mehr die Schulung unter Berücksichtigung der psychologischen und hygienischen Grundsätze aufgebaut ist, je enger Offiziere und Truppenarzt zusammengearbeitet haben, um bei schwächlichen, leicht ermüdenden oder nervösen Rekruten das Maß der Anforderungen den körperlichen und geistigen Kräften anzupassen, desto seltener werden sich derartige Fehler einstellen und desto besser werden die Schießergebnisse sein.

Zur *Verhütung von Unglücksfällen* sind beim Scharfschießen besondere Vorschriften erlassen. Sie regeln die Absperrung der Gefahrenzone und suchen weitmöglichst das versehentliche Geladensein und ungewollte Abfeuern eines Gewehrs zu verhindern.

IV. Der Sport[1].

Die Entwicklung der modernen Leibesübungen, und zwar sowohl des Geräteturnens als auch der leichtathletischen Übungen, geht zurück auf JAHN, der die *Leibesübungen* als wertvolles Mittel zur *Wehrhaftmachung* erkannte. Es steht also am Anfang der modernen Geschichte der Leibesübungen der Gedanke der Vorbereitung zur Wehrhaftigkeit.

Aus derselben Wurzel entsprang auch die Gymnastiklehre des Schweden PER HENRY LING, der ebenfalls mit ihr eine körperliche Ertüchtigung seiner Landsleute für den Wehrdienst erzielen wollte. Merkwürdigerweise war es nicht JAHN, sondern LING, dessen Lehre in der ersten Zentralstelle der Leibesübungen im preußischen Heer, der am 1. Oktober des Jahres 1852 gegründeten Zentralturnanstalt, von ROTHSTEIN, dem ersten Dirigenten dieser Anstalt, eingeführt wurde.

Die LINGsche Gymnastik baute sich auf zum Teil allerdings noch primitiven, anatomisch physiologischen Vorstellungen auf und bezweckte eine Kräftigung der Muskulatur mit besonderer Bewertung einer straffen aufrechten Haltung.

Später kam der Einfluß des deutschen Geräteturnens hinzu. Erst kurz vor dem Weltkriege hat der Gedanke des Sportes im Sinne des Wettkampfsports Eingang in die Armee gefunden, der dann im 100000 Mann-Heer der Nachkriegszeit in steigendem Maße gepflegt wurde.

Während diese Zeilen geschrieben werden, stehen Sport und Leibesübungen im Heere erneut an einem Wendepunkt. Während im langdienenden 100000 Mann-Heer ein reger Sportbetrieb als ein von manchen Dienststellen auch damals noch nicht hoch genug eingeschätztes Erziehungsmittel in körperlicher wie in charakterlicher Hinsicht, als Mittel zur Frischerhaltung der Kräfte und schließlich nicht zuletzt als frohe Abwechslung im Dienstbetrieb seine unzweifelhaft große Bedeutung hatte, so muß jetzt angesichts der kurzen Dienstdauer von 1 Jahr eine erhebliche Einschränkung erfolgen; der Sport wird sich im allgemeinen für den einjährig Dienenden auf die in der *Sportvorschrift der Wehrmacht* in der Grundstufe zusammengefaßten Übungen beschränken müssen, während naturgemäß für die Berufssoldaten Offiziere und Unteroffiziere, nach wie vor alle Übungen der Sportvorschrift ihre Geltung behalten. Auch wird vorher

[1] Von E. BAADER-Wünsdorf bei Berlin.

schon im Sportleben stehenden Soldaten die Betätigung in der gewohnten Sportart, soweit es Dienst und durch diesen hervorgerufene körperliche Beanspruchung erlauben, gestattet, ja diese Betätigung von ihnen möglichst gefordert werden.

Entsprechend dieser Beschränkungen der Leibesübungen für die Allgemeinheit auf die Grundstufe sollen zunächst in erster Linie die in der Grundstufe enthaltenen Übungen in ihrem Wert für die körperliche Erziehung des Soldaten besprochen werden.

A. Grundstufe.

Nach der Sportvorschrift Ziffer 8 steht in dem ersten Drittel der Grundstufe das Lockern und Gewandtmachen des Körpers und die Stärkung der inneren Organe im Vordergrund, wobei in erster Linie Gymnastik ohne, am und mit Gerät, Spiele, sowie leichtes Boden- und Hindernisturnen in Anwendung kommen, ferner Geländelauf und Wurf- und Sprungübungen, welche letztere in der Grundstufe in die Gymnastik eingebaut sind.

a) Lockerungs- und Dehnungsübungen. Geschicklichkeit und Gewandtheit ergeben sich aus einem reibungslosen, ohne unnötige Mitinnervation unbeteiligter Muskeln und gegenseitige Hemmungen einhergehendem Zusammenspiel der Muskulatur. Diese ideale Koordination ist aber nur möglich, wenn die *unbeteiligten Muskeln* entspannt und locker gehalten werden können und dadurch Versteifungen vermieden werden. Diese Versteifungen können sich begründen auf der schon oben erwähnten Mitinnervation unbeteiligter Muskeln usw. oder aber auch dadurch, daß die Exkursionen der Gelenke infolge eines dauernden leichten Kontraktionszustandes als Nachwirkung früherer starker Muskelbeanspruchung gehemmt sind.

Durch die Lockerungs- und Dehnungsübungen soll diese *Verkrampfung* nach Möglichkeit gelöst und die freie Beweglichkeit der Gelenke wieder hergestellt werden. Besonders Rekruten, die aus körperlich anstrengenden Berufen kommen, bedürfen dieser gymnastischen Vorübungen.

b) Kräftigungsübungen. Andererseits soll bei körperlich Schwächeren durch die in der Sportvorschrift enthaltenen Kräftigungsübungen die Muskulatur zum Wachstum angeregt werden. Dieser Reiz zum Muskelwachstum, der in Form des Dickerwerdens der einzelnen Fasern und nicht in Vermehrung der Fasern vor sich geht, wächst parallel der Stärke und Intensität der Einzelspannung. Dauerkraftleistungen, wie z. B. das Drücken der Gewichte bei der Schwerathletik, oder auch kräftige Dauerspannungen, wie sie beim Turnen durch Stützung des Körpergewichts beim Handstand, der Waage und vielen anderen Übungen auftreten, stehen hierbei an erster Stelle; aber auch kurzdauernde Muskelkontraktionen gegen einen großen Widerstand wie beim Sprung, wobei das Gewicht des Körpers den Widerstand bietet, oder beim Werfen und Schwingen mit Gewichten geben Muskelwachstumsreize.

Da eine allseitig gut durchgebildete Rumpfmuskulatur eine gute Haltung verbürgt, den Eingeweiden eine gute Stütze bietet — insbesondere die Bauchmuskulatur — und schließlich den am Rumpf angreifenden Kräften der Gliedmaßen den unbedingt notwendigen Rückhalt gibt, ist bei allen Kräftigungsübungen auf die Ausbildung dieser Muskulatur besonderer Wert zu legen.

Vor einseitig betriebenen Kräftigungsübungen ist zu warnen, da sie die schon oben erwähnte Verkürzung der Muskulatur auch in der Ruhe hervorruft, die wiederum die Durchblutbarkeit und damit die Ausdauer des Muskels schädigt, die Beweglichkeit der Gelenke, ja, wie wiederholt besonders bei Ringern beobachtet, die Exkursionsmöglichkeit des Brustkorbes weitgehend einschränken kann.

Ferner führen Dauerkraftleistungen, bei denen vornehmlich mit den Armen gearbeitet wird, stets zu einer „*Pressung*“. Diese besteht darin, daß nach tiefer Inspiration die Hilfsmuskulatur für die Ausatmung, die zugleich das Schulterblatt am Rumpfe festlegt und so den Armen den nötigen Rückhalt gibt, bei geschlossener Glottis angespannt wird, wodurch ein erhöhter Innendruck im Brustkorb entsteht.

Je nach der Größe des dabei entwickelten Drucks wird der venöse Zufluß in den Venen zurückgedrückt, das rechte Herz erhält wenig Blut und muß den Lungenkreislauf gegen den erhöhten Druck aufrecht erhalten, die der linken Herzkammer zufließende Blutmenge ist auch entsprechend verringert. Diese schlechte Blutfüllung des Herzens ist vor dem Röntgenschirm am Kleinerwerden des Herzschattens deutlich zu erkennen. Wird der Blutzufluß zum linken Herzen zu gering, oder vermag der Kreislauf sich nicht durch Erhöhung der peripheren Widerstände — die sich übrigens meist schon aus der zur Pressung führenden Kraftleistung zum Teil ergeben — zwecks Hochhaltung des Blutdrucks auf das verminderte Blutangebot an das linke Herz einzustellen, so sinkt der Blutdruck und es kann infolge Hirnanämie zur Ohnmacht kommen. Dieses Ereignis kann beim Turnen, z. B. beim Riesenschwung, beim Klettern und beim Tauchen sich verderblich auswirken.

Bei Lösung der Pressung folgt automatisch einer kräftigen Ausatmung sofort eine tiefe Inspiration. Das zurückgestaute Blut schießt nun in großer Menge in das während der Pressung angestrengte und dabei infolge gleichzeitiger schlechterer Durchblutung der Kranzgefäße schlecht mit Sauerstoff versehene rechte Herz, was zu Überdehnung dieses Herzteiles führen kann.

Die Gefahren dieser Pressung sind sicher überschätzt worden, wie die Erfahrung gelehrt hat; aber bei Jugendlichen und schwachen Herzen, vor allem bei anlagemäßig vagotonisch eingestellten vasolabilen Menschen ist diese Pressung doch mit steigender Dauer und Intensität nicht unbedenklich. Sie soll deshalb bei allen Kraftleistungen nach Möglichkeit vermieden werden — ganz vermeiden läßt sie sich hierbei nie — und jugendlichen und schwachen Rekruten sollen Übungen der Schwerathletik, die erfahrungsgemäß zu starker Pressung führen, wie z. B. das Drücken schwerer Gewichte generell verboten werden.

c) Boden-, Hindernisturnen und Spiele. Das Boden- und Hindernisturnen fördert in erster Linie die Gewandtheit des Soldaten, der durch diese Übungen gezwungen wird, neue ihm ungewohnte Bewegungsabläufe zu erlernen und die Koordinationen hierfür einzuschleifen. An der Hand dieser allmählich beim Einüben in das Unterbewußtsein versinkenden und automatisch ablaufenden Bewegungsassoziationen wird er sich allen ähnlichen Anforderungen, die das Soldatenleben an ihn stellen, gegenüber geschickter benehmen.

Speziell das Bodenturnen gilt als mutfördernde Übung. Ob es eine Förderung des Mutes überhaupt gibt, ist eine schwer zu entscheidende Frage. Wohl gibt es aber eine Förderung des Selbstvertrauens durch Erhöhung der Gewandtheit und ein daraus folgendes mutigeres Verhalten mutfordernden Übungen oder Situationen gegenüber.

Beim *Spiel* wird der Rekrut ebenfalls vor ihm ungewohnte Bewegungsaufgaben gestellt und dabei sehr vielseitig auf Gewandtheit, Schnelligkeit und Ausdauer beansprucht. Die meisten Spiele fordern mehr oder minder viel Laufarbeit, so daß sich beim Spiel viele Vorteile der Gymnastik mit den fördernden Einflüssen des Laufens verbinden und somit das Spiel, bei dem auch Charaktererziehung, Erziehung zur Kameradschaft, Ritterlichkeit u. a. bei richtiger Anleitung gefördert werden können, als besonders wertvolles Erziehungsmittel erscheint. Die Freude am Spiel läßt jeden bei dieser Gelegenheit seine Kräfte besonders intensiv einsetzen, was einen entsprechenden fördernden Reiz auf die Körperfunktionen ausübt.

d) Der Lauf, sei es, daß er als Kurzstreckenlauf mit seinen stärkenden Einwirkungen auf die Beinmuskulatur oder als Lauf über größere Strecken, wie Gelände- oder Langstreckenlauf mit seiner Angewöhnung an Dauerleistungen für die Muskulatur betrieben wird, erhöht vor allem die Funktionen der *Atmung* und des *Kreislaufes*.

Der große *Blutbedarf* der beim Lauf beanspruchten umfangreichen Muskelpartien führt zu einer Erhöhung des Schlagvolumens auf das 2—3fache, während gleichzeitig der Entleerungswiderstand um das Doppelte steigt. Die Folge davon ist eine erhöhte Beanspruchung des Herzmuskels auf Spannung, die wie beim Skeletmuskel einen Wachstumreiz gibt. Und zwar ist es besonders der Lauf bzw. Geländelauf, der in einer nahe der Grenze der für einige Zeit durchhaltbaren Geschwindigkeit gelaufen wird, der den Kreislauf zur Ausnutzung seiner größten Leistungsfähigkeit zwingt. Sportphysiologische Untersuchungen haben ergeben, daß erst 3—4 Minuten nach Beginn der sportlichen Arbeit das Minutenvolumen des Herzens seine Höchstgrenze erreicht und vor allem dann erst das größtmöglichste Schlagvolumen ausgenutzt wird; also erst zu dieser Zeit wird das innerhalb der physiologischen Grenzen maximal erweiterte und gefüllte Herz am stärksten beansprucht mit entsprechend starkem Wachstumsreiz. Ob diese Höchstgrenze der Beanspruchung überhaupt erreicht wird, hängt, wie schon eben gesagt, naturgemäß von der Geschwindigkeit des Laufes ab. Aus obigen Gründen ist es erklärlich, daß vor allem bei Sportsleuten, die auf Dauerleistungen trainiert sind, besonders muskelkräftige Herzen gefunden werden.

Auch der *Atemapparat* erfährt infolge seiner starken Beanspruchung durch den Lauf eine Stärkung und Erhöhung seiner Leistungsfähigkeit. Es kommt beim Lauf bei richtiger Atemführung stets zur Vollatmung mit gründlicher Durchlüftung des Obergeschosses der Lunge und ausgiebiger Zwerchfellbeanspruchung mit entsprechender Stärkung des Zwerchfellmuskels. Eine besondere Atemgymnastik erübrigt sich für den Soldaten, wenn der Lauf in der Körperausbildung genügend Raum einnimmt. Die richtige Atemführung erlernt der Läufer meist von selbst. Vorschriften für die Atemführung beim Lauf sollen deshalb möglichst vermieden und nur dann gegeben werden, wenn der Läufer immer wieder ungenügend ausatmet. Eine gute Ausatmung verbessert das Luftgemisch in der Lunge und arbeitet einer Schädigung der elastischen Elemente in der Lunge durch Überdehnung entgegen. Entsprechend der hohen Bedeutung des Laufes für die Kräftigung der zentralen Funktionen des Körpers, den Kreislauf und die Atmung, muß der Lauf stets bei der körperlichen Ausbildung einen hervorragenden Platz einnehmen.

e) Durch die **Waffenübungen** soll, wie die Sportvorschrift schreibt, der Soldat lernen, die durch den Sport erworbenen körperlichen Fähigkeiten unter den im Ernstfall ähnlichen Verhältnissen anzuwenden. Diese Waffenübungen verändern sich mit der Waffengattung. Es ist deshalb nur ganz allgemein dazu zu sagen, daß Waffenübungen, die in kriegsmäßiger Ausrüstung durchgeführt und wettkampfmäßig betrieben werden sollen, in ihrer kräfte- und gesundheitsfördernden Auswirkung hinter den im Sportanzug unter den hygienisch besten Bedingungen durchgeführten rein sportlichen Übungen zurückbleiben und zwischen Sport und rein militärischer Ausbildung stehen. Die Vorbedingung einer vorhergehenden Leistungssteigerung durch den Sport sollte stets eingehalten werden, um *Überbeanspruchungen* bei diesen oft äußerst anstrengenden Übungen zu vermeiden. Als Beispiel sei der *Gepäckmarsch* herausgegriffen. Laut Sportvorschrift soll er nur als Mannschaftskampf durchgeführt werden, d. h. die Leistung hat sich nach der Leistung der schlechtesten zu richten. Eine homogene Zusammensetzung der Mannschaft ist deshalb anzustreben und vor allem auf ein Eintreffen im Ziel in noch kampffähigem Zustand zu achten. Dadurch wird am besten den nicht unerheblichen Gefahren beim Gepäckmarsch, bei dem zu den Anstrengungen der Dauerleistung noch die Behinderung der freien Atmung durch das Gepäck und die mitunter sehr erschwerte Wärmeregulation hinzukommt, begegnet. Wie bei jeder Dauerleistung, so ist ein Antreten zum Wettgepäckmarsch ohne vorhergehendes gründliches Training streng zu verbieten. Gerade die in letzter Zeit in großer Zahl aufgetretenen massenhaften *Schädigungen* sprechen in dieser Frage ein beredtes Wort.

f) Zu den Übungen, die bald begonnen werden sollen, gehört auch die **Boxschule**, die eine vorzügliche Koordinationsübung darstellt, da bei der Boxschule stets eine schnelle Abwechslung von starker Anspannung für den Schlag und Lockerung zum Ausweichen und Mitgehen beim gegnerischen Schlag bei lockerer und flüssiger Beinarbeit angestrebt wird.

g) Die einfachen Übungen des **Geräteturnens** sind noch in der Grundstufe enthalten. Ihr ausbildender Wert besteht in der Kräftigung der Muskulatur unter gleichzeitiger Förderung der Geschicklichkeit. Auf Atemführung, speziell Vermeidung der Pressung, soll dabei geachtet werden.

h) Das **Schwimmen,** das ebenfalls zur Grundausbildung des Soldaten gehört und möglichst früh begonnen werden soll, soweit die äußeren Umstände dies erlauben, wird in einem besonderen Kapitel behandelt.

All diese Übungen ermüden den Rekruten je nach dem Grade der vorhergegangenen körperlichen Ausbildung in verschiedenem Maße. Selbst die einfachsten Übungen können für den Ungeübten eine starke körperliche Beanspruchung darstellen, worauf bei der Ausbildung Rücksicht zu nehmen ist. Schrittweises Vorgehen und — soweit möglich — Individualisieren empfiehlt sich auch noch deshalb, weil eine ermüdete Muskulatur schlecht koordiniert, wodurch die Verletzungsgefahr sich erhöht. Aus demselben Grunde sollen auch die Sportstunden nicht im Anschluß an körperlich anstrengenden Dienst angesetzt werden.

B. Die Leistungsstufe.

Ziffer 9 der Sportvorschrift für die Wehrmacht sagt:

„Der in der *Grundstufe* geschulte und vorbereitete Soldat soll durch Kampf zur Höchstleistung auf möglichst vielen Gebieten des Sports in Grenzen seiner Veranlagung ausgebildet werden *(Leistungsstufe)*. Mit der Förderung der körperlichen Leistung wird gleichzeitig die Erziehung des Charakters zur Härte, Entschlußfähigkeit, Willensstärke und Kampfgeist erreicht."

Die für die Leistungsstufe nötige Vorschulung wird bei den kurzdienenden Soldaten nur dann erreichbar sein, wenn er schon in der vormilitärischen Zeit vorgebildet ist. Aber auch bei den schon Vorgebildeten wird meist der Mangel an Zeit und die körperliche Beanspruchung durch den Dienst nur verhältnismäßig selten eine systematische Vorbereitung zum Wettkampf und die Teilnahme an diesem erlauben. Es dürfte deshalb in erster Linie Sache des jungen Offizier- und des Unteroffizierkorps sein, sich dem Streben nach Höchstleistung im Wettkampf zu widmen und im Sinne der oben angegebenen Vorschrift an sich zu arbeiten.

Der zur Verfügung stehende Raum verhindert ein näheres Eingehen auf die Wertung der verschiedenen Übungen für die Erziehung des Körpers und des Charakters und für ihre Gefahrenquellen, zumal diese in dem Abschnitt über Grundstufe zum Teil schon behandelt sind. Es soll deshalb nur in Kürze auf die allgemeine Beeinflussung des Körpers, wie sie durch jedes richtig durchgeführte Training und vor allem bei Training auf Dauerleistung eintritt, eingegangen und später kurz noch einige Sondergebiete, wie Boxen, Fechten, Radfahren und Schwimmen behandelt werden.

a) Die Auswirkung des Trainings auf den Körper. Im Mittelpunkt der Forschungen über Trainingswirkung bzw. Folgen maximaler Arbeit stand lange Zeit die *Herzgröße.* Die Frage, ob der Höchstleistungssport öfter oder selten zu Herzvergrößerungen führe, ob diese Vergrößerungen allein auf Hypertrophie oder Dilatation mit nachfolgender Hypertrophie beruhe, ist noch nicht gelöst. Praktisch ist es als sicher anzusehen, daß das „*Sportherz*" als besonders leistungsfähiges Arbeitsherz zu betrachten ist. Im allgemeinen werden durchschnittlich die Herzen bei Anhängern von Dauerleistungssportarten größer als die der Anhänger anderer Sportarten beschrieben.

Als besonders groß werden übereinstimmend die Herzen der Ruderer beschrieben. Ein Teil der Herzvergrößerungen bei den auf Dauerleistungen Trainierten läßt sich auf die Umstimmung des ganzen vegetativen Nervensystems durch intensives Training zurückführen. Diese Umstimmung im Sinne der Betonung der parasympathischen Einflüsse führt zu dem schlaffen, wenig formbeständigen Vagusherzen, das dem Zwerchfell breit aufliegt und tonogen weit ist, zu langsamem Puls, niederem Blutdruck, langsamem tiefem Atmen, respiratorischer Arrhythmie, hoher Terminalzacke im Elektrokardiogramm; auch die relative und absolute Lymphocytosen mit Monocytopenie und häufige Phosphaturie weist nach SCHENK auf eine alkalotische Stoffwechsellage hin, die als Ursache verstärkter parasympathischer Einflüsse anzusehen sei. Sie drückt sich auch in der Erhöhung der Alkalireserve im Blute aus. Es handelt sich hierbei um Betonung der unter Vaguseinwirkung stehenden erholenden und kraftsparenden Vorgänge im Körper als Reaktion auf die die äußeren Leistungen leitenden und fördernden Einflüsse des sympathischen Nervensystems entsprechend dem Synergismus dieser beiden Systeme zur Aufrechterhaltung der Unversehrtheit des Körpers: Kampf nach außen und Wiederherstellung der Kräfte für diesen Kampf.

Bei übertriebenem Training kommt es zu einem Dauererregungszustand des vegetativen *Nervensystems,* wobei dann beide Systeme Anzeichen dieser Erregung aufweisen, wie Magendruck, starke Schweißneigung, spastische Obstipationen, Steigen der Pulszahl und des Blutdrucks und Schlaflosigkeit.

Dieser durch Überbeanspruchung entstandene und meist Übertraining bezeichnete Zustand kann sich besonders auch unter dem Einfluß von *Wettkämpfen* mit ihrer mehr oder minder starken seelischen Erregung, wenn diese zu schnell aufeinanderfolgen, entwickeln und vor allem die in dieser Hinsicht teilweise besonders empfindliche Jugend schädigen. Die *Tachykardie* jugendlicher Sportsleute, wie sie bei den Annahme- und Einstellungsuntersuchungen öfters zu beobachten ist, geht in vielen Fällen hierauf zurück. Die körperliche Betätigung im Ausbildungsbataillon des 100000 Mann-Heeres, bei dem Beteiligung an sportlichen Wettkämpfen verboten war, ließ, wie eigene Beobachtungen ergaben, diese Erscheinungen schnell verschwinden.

Die Einflüsse des Trainings auf die *Muskulatur* sind zum Teil schon früher erwähnt. Zu betonen ist noch, daß im auf *Ausdauer* trainierten Muskel wiederholt ein erhöhter Glykogengehalt und eine vermehrte Blutversorgung gefunden wurde, und zwar wurde sowohl ein dichteres arterielles Netz, als auch vermehrte und stärker gefüllte Venen festgestellt, und auch die Capillarbeobachtung ergab viele dauernd funktionierende Anastomosen und ein weiteres Vordringen der Pulswelle.

Die Einwirkung des Trainings auf die Leistung zeigen die Versuche von Peder, der alle 2 Sekunden 25 kg möglichst hoch hob, und dies bis zur Ermüdung fortsetzte. Er erreichte durch ein 52tägiges Training eine Steigerung von 4038 auf 27838 mkg. Peder untersuchte auch die Festigkeit des Trainingsgewinnes und fand, daß, wenn er nur einmal wöchentlich weiterübte 50%, wenn er nur jeden 14. Tag übte noch etwa $^1/_3$, und bei einmaligem Üben in einem Monat immer noch mehr als $^1/_4$ der Maximalleistung erhalten blieb, d. h. er leistete auch im letzten Falle immer noch doppelt soviel als im untrainierten Zustand.

b) Überwachung und Durchführung des Trainings in gesundheitlicher Hinsicht. Vorbedingungen für die Aufnahme jedes intensiven Trainings ist volle Gesundheit. Eine *ärztliche Untersuchung,* möglichst auch vor dem Röntgenschirm, ist bei jedem Trainingsbeginn zu fordern. Einfache ohne komplizierte klinische Methoden ausführbare Untersuchungen des im Mittelpunkt solcher Untersuchungen stehenden Kreislaufs auf besondere Eignung bzw. Ungeeignetheit für sportliche Leistungen gibt es nicht.

Als *Funktionsprüfung* ist eine erhebliche Anstrengung nach vorhergehender Feststellung der Gesundheit mit 40 Kniebeugen unter Vorstrecken eines Schemels o. ä. mit Beobachtung des Pulses, des Blutdrucks, der Atmung und vor allem der Beruhigungszeit zu empfehlen, ferner das Bürgersche Preßdruckverfahren, das die Regulationsfähigkeit des Kreislaufs auf Erhöhung des Innendrucks im Brustraum prüft und die Methode des Atemanhaltens vor und nach einer dosierten Anstrengung. Nötigenfalls können während des Trainings diese Untersuchungen wiederholt und unter vorsichtiger Bewertung der Ergebnisse zur Beurteilung der Form des Trainierenden herangezogen werden. Die sonstige Überwachung des Trainings geschieht am besten auf dem Sportplatz im Benehmen mit dem Sportlehrer bzw. Trainer, da Leistung, Aussehen und Allgemeineindruck des Trainierenden den besten Anhaltspunkt für seine Form und seinen Gesundheitszustand bieten. Der mit den verschiedenen Sportarten persönlich vertraute Arzt wird im allgemeinen hierzu befähigter sein.

Bei Beginn des Trainings ist eine genaue *Gewichtskurve* anzulegen.

Je nach Ernährungszustand des zu Trainierenden kommt es anfangs durch Verlust unnötigen Fettansatzes zu einem Absinken des Körpergewichts. Nach einer je nach der Härte und Art des Trainings verschieden großen Zeitspanne stellt sich das Gewicht auf eine bestimmte Höhe ein; sinkt es jetzt wiederum, muß eine Untersuchung des zu Trainierenden erfolgen, da eine Überbeanspruchung = *Übertraining* vorliegen kann. Aber schon vor diesem Gewichtssturz kann sich das Übertraining durch erhöhte Reizbarkeit, Unlust zur sportlichen Arbeit bei noch gleichbleibender oder nur geringem Sinken der Leistungsfähigkeit ankündigen. Auch die Messung der *Vitalkapazität* kann herangezogen werden. Über die Verläßlichkeit dieser Methode — Sinken der Vitalkapazität soll frühzeitig eine Überbeanspruchung oder eine herannahende Krankheit anzeigen — bestehen Meinungsverschiedenheiten.

Über mehrere Stunden nach der sportlichen Leistung anhaltende Appetitlosigkeit oder Schlafstörungen, wie schlechtes Einschlafen und frühzeitiges Erwachen mit Herzklopfen oder Druckgefühl in der Herzgegend zeigen oft ein Überschreiten der bekömmlichen Leistungsgrenze an.

Die starke körperliche Beanspruchung durch das Training verlangt, wenn sie sich kräftefördernd auswirken soll, eine entsprechende *Ruhe;* ein regelmäßiger *Schlaf* von mindestens 8 Stunden muß gewährleistet werden.

Entsprechend dem starken Kräfteverbrauch ist eine ausreichende und zweckmäßige *Ernährung* unbedingt erforderlich.

Die Angabe über die notwendige Höhe des Mehrverbrauchs im Training widersprechen sich. Nahrungsmengen über 4000 Calorien werden meist als unnötig bezeichnet. Der Soldat, der gewohnt ist, viel zu essen, fordert im Training, wie Erfahrungen an der *Heeressportschule* zeigen, eine höhere Calorienzahl. Die Wichtigkeit der Vitaminzufuhr und der Zufuhr der Mineralsalze ist angesichts des regen Stoffwechsels im Training ohne weiteres einleuchtend. Im allgemeinen dürfte die übliche Truppenkost genügend Eiweiß und Kohlehydrate enthalten. Trotzdem aber empfiehlt sich nach obigen Beobachtungen an der Heeressportschule neben der Zulage von frischen Gemüsen, Salaten und Obst, am Anfang des Trainings eine Eiweißzulage in Form von Käse und Fleisch, später reichlich Kohlehydrate. Schwimmer benötigen oft Fettzulage als Gegenwirkung auf die Abkühlung durch das Wasser. Sonst ist im allgemeinen Fett in der Nahrung einzuschränken bei im Sommer betriebenem Sport.

Übermäßige *Flüssigkeitsaufnahme* belastet den Kreislauf und ist besonders abends vor dem Schlafengehen zu vermeiden. Nach anstrengenden Leistungen mit entsprechendem Schweißverlust sind möglichst ungesüßte warme Getränke, z. B. dünner Tee oder Kaffee aus der Truppenküche bereitzustellen. Das Durstgefühl soll zunächst mittels Mundspülen und Gurgeln zur Anfeuchtung der eingetrockneten Mund- und Rachenschleimhäute auf den wahren Flüssigkeitsbedarf des Körpers zurückgeführt werden.

Genußmittel wie *Alkohol* und *Tabak* sind zu verbieten; Dopingmittel können zwar zu vorübergehender Leistungssteigerung führen, bringen aber durch Hinwegnahme des natürlichen Ermüdungsgefühls die Gefahr der Überanstrengung mit sich, haben aber auch ohne vorhergehende Überanstrengung als Nachwirkung meist eine *Leistungsminderung* zur Folge (S. 608 u. 614).

c) Die Sportmassage ist für alle Leibesübungen wertvoll, besonders wichtig ist sie im Training. Die Muskeln müssen dabei vollkommen entspannt sein.

In der im Heere eingeführten auf finnisches Vorbild zurückgehende Sportmassage unterscheidet man: *Vorbereitungsmassage* unmittelbar vor der sportlichen Leistung und *Entmüdungsmassage* unmittelbar nach der sportlichen Leistung und *Massage an übungsfreien Tagen.*

Die *Vorbereitungsmassage* wird kurz vor Beginn des Starts angewendet. Durch leichtes Streichen und Beklopfen, denen leichte Knet- und Walkgriffe folgen, erreicht man, daß einerseits die Muskeln besser durchblutet und damit leistungsfähiger und andererseits das persönliche Wohlbefinden des Massierten gehoben wird. Vorbereitungsmassage ist besonders wertvoll bei kaltem, windigem und nassem Wetter. Bei der Vorbereitungsmassage dürfen die Muskeln auf keinen Fall durch harte Griffe bearbeitet werden. Sie müssen daher rasch und leicht ausgeführt werden. Dauer etwa 10 Minuten.

Die *Entmüdungsmassage* bezweckt eine schnelle Entfernung der angesammelten Ermüdungsstoffe auf dem Blut- und Lymphwege. Sie ist vor allem mit kräftigen Knet- und Walkgriffen durchzuführen.

Die *Massage an übungsfreien Tagen* entspricht der Entmüdungsmassage, dazu kommen noch Kräftigungs- und Dehnungsübungen für die Muskulatur.

Die Bekömmlichkeit der Massage ist bei den einzelnen Menschen verschieden. Nicht alle vertragen die harte finnische Massage. Individuelle Anpassung ist deswegen notwendig. Bei sehr heftigem Muskelkater sind kurze heiße Bäder (3—4 Minuten Dauer, 36—40°) vorzuziehen.

d) Der Wert des **Boxens** in seiner Auswirkung auf die Muskulatur und als Gewandtheitsübung ist schon bei der Boxschule kurz besprochen. Beim Boxkampf und der unmittelbaren Vorbereitung hierauf kommen diese Momente noch mehr zur Geltung. Ferner wird durch den Zwang, im Kampf blitzschnell die Angriffsmöglichkeit zu erfassen, und die gegnerischen Schläge sofort zu erkennen und zu parieren, die Konzentrationsfähigkeit und damit Reaktionsgeschwindigkeit in hohem Grade geschult. Diesen Anforderungen kann aber nur der genügen, der von Natur aus mutig und kampffreudig ist, oder es erlernt, ängstliche Gefühle vor den Schlägen des Gegners zu überwinden.

Manche Schläge verursachen bei dem Getroffenen erhebliche Schmerzen, wie z. B. die Schläge auf die kurzen Rippen. Der Boxer muß erlernen, diese Schmerzen zu überwinden, wenn er seine Kämpfe durchstehen will. Das Boxen stellt somit ein vorzügliches Erziehungsmittel zur Erhöhung der *Selbstbeherrschung* und damit zum mutigen Verhalten in gefährlichen Lagen, wie es vornehmliche Pflicht des Soldaten ist, dar.

Schließlich beansprucht der Boxkampf in hohem Maße *Kreislauf* und *Atemapparat*. Der Boxer ist gezwungen, wenn er nicht vorzeitig in Atemnot geraten will, sich eine gute Atemtechnik unter Vermeidung unnötiger Pressung anzueignen.

Die Ziffer 96 der Sportvorschrift sagt deshalb mit Recht: Der im Boxen ausgebildete Soldat verfügt über so viel geistige und körperliche Kräfte, daß er für den Nahkampf mit der Waffe gut vorgebildet ist.

Der Boxsport als ausgesprochener Kampfsport ist naturgemäß nicht ganz ungefährlich. Nasenbeinbrüche, Schädigungen des Gebisses, Mittelhandknochenbrüche, und vor allem Distorsionen des Daumengrundgelenks kommen in erster Linie zur Beobachtung. Diese Verletzungen sind aber nach den Erfahrungen an der Heeressportschule nicht so häufig bzw. schwerwiegend, daß der Erziehungswert des Boxens dadurch in Frage gestellt würde. Auf den gewichtigsten Einwand gegen das Boxen, die Frage des „*Knock out*“, sei noch kurz eingegangen.

Echte *Gehirnerschütterungen* mit den entsprechenden Folgen sind bei Niederschlägen im Boxkampf der Amateure meist nur dann zur Beobachtung gekommen, wenn der Getroffene im Fallen mit dem Kopf auf den ungenügend gepolsterten Boden aufschlug, oder aus dem Ring fiel. Nicht ungefährlich ist auch ein Weiterkämpfen, wenn der Boxer „angeschlagen“, „groggy“ geschlagen ist, wie der Fachausdruck lautet, da bei dem so angeschlagenen Boxer ebenso wie nach einem Ko-Schlag auf das Kinn retrograde Amnesien beobachtet wurden. Im ersteren Fall hat der Ringarzt, der nach den Boxkampfregeln bei jedem ernsterem Kampf zur Stelle sein soll, den Kampf abzubrechen. Diese Zustände sind jedoch beim Amateurboxkampf recht selten, und es besteht fast immer eine auffallend schnelle Erholungstendenz. Personen, die schon einmal eine Gehirnerschütterung bzw. Schädelverletzung durchgemacht haben, sind oft sehr empfindlich gegen Schläge an den Kopf und reagieren mit lang anhaltenden Kopfschmerzen; sie sind von der Teilnahme am Boxen zu befreien.

Da in Gewichtsklassen geboxt wird, muß der Boxer oft „Gewicht machen“, d. h. abnehmen, um innerhalb der für die Klasse erlaubten Gewichtsgrenze zu bleiben. Dieses „Gewicht machen“ soll möglichst langsam und unter ärztlicher Aufsicht vor sich gehen, um Herzschädigungen vorzubeugen.

e) Auch das **Fechten** ist wie das Boxen ein vorzügliches Mittel zur Ausbildung von Konzentration und schneller Reaktionsfähigkeit. Es wird im Heere vorwiegend als Degenfechten geübt und ist ein Bestandteil des modernen Fünfkampfes (5000 m Geländeritt, Pistolenschießen, Fechten, 4000 m Geländelauf und 300 m Schwimmen).

Die Fechtstellung bedingt durch die fast ständige Haltung in der Kniebeuge und das lange Vorgestreckthalten des Armes viel statische Arbeit, während sich die dynamische Arbeit meist in mäßigen Grenzen hält. Die Fechtübungen sind jedoch infolge des starken statischen Anteils an der Beanspruchung der Muskulatur und der geistigen Anspannung stark ermüdend.

Trotz der *Schutzmaßnahmen* beim sportlichen Fechten durch Fechthaube, Polsterungen von Brust, Hals und rechter Körperseite, kommt es mitunter zu meist leichten Verletzungen. Es soll deshalb die Spitze des Degens usw. vor Beginn des Kampfes desinfiziert werden.

f) Das Schwimmen sollte von jedem Soldaten beherrscht werden. Diese Forderung ist sowohl aus praktisch militärischen ohne weiteres einleuchtenden Gründen zu stellen, als auch wegen der großen gesundheitlichen Vorteile, die das Schwimmen mit sich bringt. Das Schwimmen kann von jedem Menschen erlernt werden. Bevorzugt sind Menschen mit niederem spezifischem Gewicht.

Die Schwimmbewegungen beanspruchen den größten Teil der Körpermuskulatur und tragen so zu seiner harmonischen Ausbildung bei. Beim Brustschwimmen werden besonders die Streckmuskeln des Rückens, die in ihrem oberen Teil an der inspiratorischen Erweiterung des Brustkorbes mitwirken, ausgebildet.

Der *Kreislauf* wird bei Ungeübten durch zu häufige und zu heftige Schwimmbewegungen und die gleichzeitig meist unrationelle *Atmung* stark beansprucht, bei Geübten bei langsamem Schwimmen entsprechend weniger. Bei sportlichem Schwimmen ist die Anstrengung für Kreislauf und Atemapparat außerordentlich groß. Dementsprechend sind auch die Einwirkungen auf den Körper. Von allen Sportarten zeigen die Schwimmer die größte Vitalkapazität und eine vorzügliche Dehnungsfähigkeit des Brustkorbes. Der Kältereiz des Wassers führt an und für sich schon reflektorisch zu einer vertieften Inspiration, der Druck des Wassers gegen die inspiratorische Ausdehnung des Brustkorbes führt zur Stärkung der Einatmungsmuskulatur, während derselbe Druck die für eine gute Atemführung so wichtige Ausatmung bei anstrengender Arbeit fördert. Trotz dieser Ausatmungsförderung durch den Wasserdruck neigt der Ungeübte, oft aber auch noch der Fortgeschrittenere, zu ungenügender Exspiration. Hierauf ist beim Schwimmunterricht besonders zu achten.

Das Schwimmen bringt je nach der Temperatur des Wassers eine mehr oder minder große *Wärmeentziehung* mit sich. Ein Bad von 12° C bei 4 Minuten Dauer entzieht dem Körper bereits 100 Calorien. Der anfängliche Wärmeverlust wird nach HUEPPE durch verstärkte Wärmebildung, die physiologisch meßbar ist, überkompensiert und somit Unterkühlung verhindert. Diese Reaktion ist bei den meisten, aber nicht allen Menschen, vorhanden oder leicht einübbar. Es gibt zweifellos Leute, bei denen diese Reaktion erst nach langen systematischen Steigerungen des Kältereizes oder überhaupt nie eintritt. Brüskes Vorgehen ist in diesen Fällen zwecklos. Bei der Wärmeregulation spielen außerdem die Hautgefäße eine große Rolle. Im allgemeinen werden diese sich zunächst zur Verhinderung der Abkühlung einer größeren Blutmenge zusammenziehen mit dem entsprechend höheren Blutangebot an das Herz. Bei plötzlichem *Sprung ins Wasser,* besonders wenn der Temperaturunterschied zwischen Luft und Wasser sehr groß oder der Körper sehr erhitzt ist, kann es zu einer Shockwirkung auf die Vasomotoren kommen mit plötzlichem Spannungsverlust der Gefäße, Versacken des Blutes in die Bauchgefäße und damit *Ohnmacht,* die, wenn nicht Retter zur Stelle sind, zum Tode führt.

Gefährdet sind besonders Leute mit einer *Überempfindlichkeit gegen Kälteeinwirkung,* die auch bei längerem Verweilen im Wasser plötzlich im obigen Sinne reagieren und ertrinken können. Dies dürfte in vielen Fällen des Ertrinkungstodes, bei denen geübte Schwimmer zu Tode kommen, der Grund dieser Unfälle sein. Vorboten für derartige Überempfindlichkeit sind gelegentlich Kälteurticaria, leichte Schwindelanfälle bei längerem Verweilen im Wasser, desgleichen Auftreten einer Kältehämoglobinurie. Gefördert werden diese Unfälle durch Baden mit vollem Magen an Hand der Blutverschiebung nach dem Bauch für die Verdauungsarbeit.

Beim *Tauchen* besteht, wenn nicht nach der Vorschrift, nur mit halber Lungenfüllung zu tauchen und während des Tauchens langsam auszuatmen, verfahren wird, die Gefahr einer zu starken Pressung und damit ebenfalls eines Absinkens des Blutdrucks mit folgendem Bewußtseinsverlust.

Die *Wassersprünge* sind als vorzügliches Mittel zur Förderung der Körperbeherrschung anzusprechen und stellen zugleich eine bei richtigem Betriebe relativ ungefährliche „Mutübung“ dar. Trommelfellrisse beim Aufschlagen des

Ohres auf das Wasser sind hin und wieder zu beobachten. Leute mit weitem und gerade verlaufendem äußerem Gehörgang ist bei Sprüngen in das Wasser ein Schutz des Trommelfells durch Einführung eines nichtentfetteten Wattebauschs in den Gehörgang zu empfehlen.

Vorsichtsmaßregeln beim Schwimmen. Es soll vermieden werden, vor Ablauf von 2 Stunden nach der Aufnahme einer größeren Nahrungsmenge zu schwimmen bzw. zu baden. Der erhitzte Körper muß vor dem Sprung ins Wasser abgekühlt werden. Tritt Frostgefühl im Wasser ein, soll das Wasser verlassen werden. Nach Verlassen des Bades in abgekühltem Zustande muß durch Frottieren oder Bewegung für Erwärmung gesorgt werden. Ohrenkranke dürfen, wenn überhaupt, nur mit durch nicht entfettete Watte geschützten Gehörgang schwimmen und vor allem nicht ins Wasser springen. Die Vorschrift beim Tauchen ist genau zu beachten.

Da beim Schwimmen eine auch nur vorübergehende Schwäche des Kreislaufs zum Ertrinkungstode führen kann, ist bei von Krankheit Genesenen die Schwimmerlaubnis nur sehr vorsichtig und dann nur für Schwimmen unter Aufsicht zu geben. Ein zu langes Schwimmen in offenem Wasser, wie es an heißen Tagen besonders geübt wird, kann zu den oben beschriebenen Schwächeanfällen infolge Kältewirkung auch bei geübten Schwimmern führen! Die Schwimmer sind hierüber zu belehren; Einfetten des Körpers vermindert die Gefahr, vorhergehendes Abseifen erhöht sie infolge der damit verbundenen Entfettung der Haut. Beim Schwimmen in freien Gewässern muß für Einteilung einer *Rettungswache,* der genügend Hilfsmittel (Boot, Stangen, Rettungsringe) zur Verfügung stehen, gesorgt werden. Die Rettungswache soll aus Leuten bestehen, die im *Rettungsschwimmen* ausgebildet sind (Grund-, Leistungs-, Lehrschein der D.L.R.G.). Sanitätsmannschaften sollen nach Möglichkeit den Grundschein besitzen.

g) Das Reiten. Der Reiter muß zur Erhaltung der Gleichgewichtslage auf dem Pferde einen guten „Schluß" haben, d. h. er muß unter mehr oder minder großer Anspannung der Adductorenmuskulatur des Oberschenkels die Innenseite der Oberschenkel an das Pferd bzw. den Sattel anschmiegen. Für den Anfänger führt das ungewohnte Sitzen mit gespreizten Beinen schon reflektorisch zu einer Daueranspannung der Adductoren, die noch durch sein ängstliches Bemühen, sich auf dem Pferde festzuklammern, verstärkt wird. Zugleich versteift er in unnötigem Ausmaße den ganzen Körper, er leistet also sehr viel ermüdende statische Arbeit.

Der geübte Reiter wird nur bei plötzlichen unvorhergesehenen Bewegungen des Pferdes, beim Springen und bei bestimmten Gangarten einen festen Schluß benötigen.

Die Untersuchungen über den *Energieumsatz* beim Reiten ergaben folgende natürlich nur für den geübten Reiter geltenden Werte: Sitzen im Sattel erhöht den Energieumsatz um 37%, Reiten im Schritt um 122%, Trab um 490% und gestreckter Galopp um 672%, während vergleichsweise schnelles Gehen in einer Geschwindigkeit von 8,88 km pro Stunde den Energieumsatz um 762% vermehrt.

Das Reiten erreicht also auch in seiner schnellsten Gangart keinen größeren Energieumsatz in der Zeiteinheit, kann aber natürlich trotzdem bei lang dauerndem schnellem Tempo einen erheblichen Kräfteverbrauch mit sich bringen, wozu noch, besonders für den Anfänger und weniger Geübten, die oben beschriebene statische Arbeit als erheblicher Ermüdungsfaktor hinzukommt.

Das Reiten verlangt ein sehr feines *Gleichgewichts-* und *Muskelgefühl.* In dieser Richtung liegt auch sein erzieherischer Wert. Die Erschütterungen des Körpers, die besonders beim deutschen Trab auftreten, führen zu einer Hyperämie der unteren Körperregionen.

Die Verletzungsmöglichkeiten durch Sturz mit oder vom Pferde sind naturgemäß sehr zahlreich und lassen sich nicht immer vermeiden. Dagegen kann das Durchreiten durch entsprechende Maßregeln, wie Sorge für guten Sitz von Reithose und Unterwäsche, spirituöse Abwaschungen der gefährdeten Hautpartien, kalte Sitzbäder u. ä. verhindert werden.

Für das Reiten typische pathologische Erscheinungen sind unter anderem der Reitknochen, die Entstehung von Hygromen und Schleimbeutelentzündungen an der Innenseite des Kniegelenks und das Reitweh an der Kniescheibe infolge konstanten Drucks auf die Innenseite des Knies bzw. die Hautnerven und Knochenhaut daselbst (S. 604).

C. Hygienische Gesichtspunkte beim Sportbetrieb.

Einige dieser Gesichtspunkte sind schon bei den Ausführungen über das Schwimmen und das Training gestreift, und auch die erhöhte Verletzungsgefahr bei Ermüdung, die Frage der Pressung und die Gefahr der Überbeanspruchung Ungeübter kurz besprochen worden. Ziffer 14 der Sportvorschrift fordert dementsprechend: Die Anforderungen an den Körper sind seinem Kräftezustand und der vorangegangenen Leistung anzupassen, wobei ein Ausgleich in der Art der Betätigung notwendig ist. Letzteres ist besonders auf den Truppenübungsplätzen zu beachten. Schwere sportliche Wettkämpfe in dieser Zeit treffen einen durch Märsche und gegebenenfalls durch vorhergegangene Nachtübungen ermüdeten Körper und verfehlen doppelt ihren Zweck: Der Wettkampf gibt kein tatsächliches Bild der Leistungsfähigkeit der Truppe und die Wegnahme der für die Erholung notwendigen Zeit durch erneute maximale Beanspruchung des Körpers fördert nicht die Funktionstüchtigkeit des Körpers, sondern schädigt sie eher. Der dienstliche Sport soll frühestens 2 Stunden nach einer größeren Mahlzeit angesetzt werden, da sonst sowohl Verdauung als auch der leistungsfördernde Wert der Leibesübungen leidet. Auch die Heranziehung von Soldaten zum Sport nach vorausgegangener Erkrankung muß genau dem Stadium der Wiederherstellung angepaßt erfolgen; besonders die Erlaubnis zur Teilnahme an anstrengenden Wettkämpfen kann erst nach vorher vollkommener Wiederherstellung erfolgen. Die Erfahrung hat gelehrt, daß auch die Nachwehen einer einfachen Mandelentzündung oft sehr lange beachtet werden müssen.

Der Sport ist möglichst im Freien und mit entblößtem Oberkörper auszuüben, um die Einwirkungen des Sonnenlichtes und der Temperaturreize auf die Haut tunlichst auszunutzen. Auch systematische Luft- und Sonnenbäder bei langsamer Angewöhnung und Vermeidung des *Sonnenbrandes* wirken gesundheitsfördernd.

Die hauptsächlich wirksamen Strahlen sind die roten und die ultravioletten. Die roten Strahlen führen in erster Linie zu einer Hyperämie der Haut und Förderung der Schweißdrüsentätigkeit, während die *ultravioletten Strahlen* bei richtiger Dosierung eine der Einwirkung eines Trainings sehr ähnliche Umstellung der körperlichen Funktionen hervorrufen, wie Verlangsamung und Vertiefung der Atmung, Herabsetzen des Blutdrucks u. a. m. und so die Leistungsfähigkeit erhöhen. Das lange Liegen in der prallen Sonne nach dem Essen, das z. B. auf den Truppenübungsplätzen beobachtet werden kann, ist zu verbieten.

Die Sportvorschrift schreibt: Der Wert der Übungsstunden wächst, wenn vor und besonders nachher genügend Zeit zur Gesundheitspflege (Duschen, Massage usw.) gegeben wird. Massage kommt wohl nur für Soldaten, die für große Wettkämpfe vorbereitet werden, in Frage, jedoch *Duschgelegenheiten* sollen nach Möglichkeit gegeben sein.

Warme Duschen, die zur stärkeren Durchblutung der Haut und der Muskulatur führen, sind vorzuziehen, da hierdurch eine bessere Abfuhr der Ermüdungsstoffe und Wiederaufbau der chemischen Energien im Muskel erfolgt. Auch kalte Duschen können ähnlich wirken, wenn sie kurz genommen und nach Verlassen des kalten Duschstrahles durch Übergang in das umgebende wärmere Milieu reaktiv eine bessere Durchblutung der Haut erfolgt, die durch Frottieren möglichst noch zu unterstützen ist. Frieren nach Verlassen der Dusche zeigt einen zu starken Kältereiz an mit schädigender Einwirkung auf die Vasomotoren. Abkürzen oder nötigenfalls Unterlassen der Dusche ist hierbei angezeigt, und Angewöhnung an den Kältereiz durch kalte Abreibungen zu empfehlen.

Vor Schnellkraftübungen wie *Sprung, Kurzstreckenlauf* u. ä. soll bei kühlem und windigem Wetter die Muskulatur durch Massage oder leichte Bewegungen angewärmt, d. h. ihre Durchblutung gefördert werden, um ihre Verletzlichkeit herabzusetzen. Nach anstrengenden Übungen ist der Körper vor zu schneller Abkühlung zu schützen.

Die Sportunfälle lassen sich vermindern durch das schon erwähnte langsame Fortschreiten der Übungen von Schwierigkeitsstufe zu Schwierigkeitsstufe, durch Vermeidung der Beanspruchung des ermüdeten Körpers durch schwierigere

Geschicklichkeitsübungen, ferner vor allem durch Ausbildung geeigneten Lehrpersonals und schließlich durch genaue Überwachung der Sportplätze und Geräte.

Die *hygienische Überwachung der Sportplätze* hat in erster Linie folgendes zu beachten:

Die Sportplätze sollen möglichst in Nähe der Kasernen in staubfreier Luft liegen. Falls in geschlossenen Räumen geübt werden muß, sollen diese möglichst staubfrei gehalten und öfters durchlüftet werden, Lohegruben sind leicht mit Wasser zu sprengen. Die Benutzung von belegten Stallungen als Übungsplatz ist zu verbieten.

Das Sportgelände soll, wenn irgend angängig, mit einer Grasnarbe bedeckt sein. Eine vorhandene Grasnarbe soll nur mit Kunstdünger gepflegt werden unter Vermeidung von Stallmist, da dieser Tetanusgefahr in sich birgt. Wo nicht geeigneter Untergrund vorhanden ist, muß der Boden besonders hergerichtet werden, entsprechend H.V.Bl. 30 Nr. 18 Ziffer 379. Die Aschenbahn ist entsprechend der gleichen Verordnung anzulegen und zu pflegen.

Startlöcher auf der Laufbahn sind nach Gebrauch wieder auszufüllen und festzustampfen.

Bei der Weitsprunganlage ist besonders darauf zu achten, daß der Absprungbalken genau im Niveau liegt und die Anlaufbahn vor dem Absprungbalken genügende Festigkeit besitzt.

Die Absprungstelle für den Hochsprung muß ebenfalls genügende Härte besitzen.

Die Sprunggrube muß mit lehmfreiem gewaschenem Sand oder besser mit einer Mischung von $1/_3$ Torfmull, $1/_3$ Sand und $1/_3$ Maschinenhobelspänen ausgefüllt sein. Die Einfassung der Sprunggruben mit Rundhölzern oder Zementbohlen kann bei Stürzen zu Verletzungen führen, und ist deshalb zu unterlassen. Die Größe der Weitsprunggrube soll 8 m in der Länge und 1,50 m in der Breite nicht unterschreiten. Die Hochsprunggrube soll mindestens 4×4 m groß sein.

Auf Spielplätzen ist darauf zu achten, daß sich daselbst keine Hydranten befinden. Wo solche sind, sind diese gründlich abzudecken.

Bei allen Sportplätzen ist für windgeschützte Umkleideräume mit hygienisch einwandfreier Wasserversorgung und Abortanlagen, möglichst auch für Duschvorrichtungen zu sorgen. Holzbaracken sollen mit splitterfreiem Material erbaut sein. Warme Duschen sind kalten vorzuziehen.

Auf diesen Sportplätzen ist auch ein *Verbandkasten* für erste Hilfeleistung niederzulegen. In diesem Verbandkasten müssen vor allem enthalten sein: Verbandpäckchen, bzw. steriler Mull, vier- und dreieckige Verbandtücher, Binden, darunter vor allem Trikotschlauch- oder Idealbinden in den verschiedenen Größen, Kramerschienen und Schusterspan, Polstermaterial, Elastoplast oder dementsprechende Binden, Salmiakgeist und als Desinfektionsmittel das bei Schürfwunden auf der Aschenbahn besonders bewährte *Dijozol.*

Der Platzwart muß die Kenntnisse eines Hilfskrankenträgers besitzen und stets darüber orientiert sein, wo der zuständige Sanitätsoffizier zu erreichen ist.

V. Hygiene bei den Spezialtruppen[1].

A. Pioniere.

Der vielseitige Dienst des Pioniers zu Wasser und zu Lande erfordert ein großes Maß körperlicher Kraft und Gewandtheit. Der Durchschnittspionier ist ein kräftig gebauter, muskulöser, mittelgroßer bis großer Soldat. Er entstammt überwiegend dem Fischer- und Schifferberuf, oder war vor dem Diensteintritt Tischler, Zimmermann oder Maurer. Ein großer Teil der Pioniere bringt somit für den technischen Dienst ein gewisses Können und Verständnis aus dem Zivilberuf mit. Das ist in hygienischer Beziehung wichtig. Die so Vorgebildeten leisten mit weniger Kraftaufwand und ohne äußere Verletzungen dasselbe oder besseres als die Ungeübten, welche die zweckmäßigste, daher arbeitssparende, ungefährlichste Ausführung der einzelnen Verrichtungen erst lernen müssen.

Der Pionierdienst ist schwer und vielseitig. Der Gesundheitsdienst hat hauptsächlich auch vorbeugenden Charakter und auf schnelle erste Hilfe (Wiederbelebungsversuche, Schutzverbände usw.) Bedacht zu nehmen. Im Krieg ist der Pionier der treueste Helfer aller anderen Waffengattungen, besonders der Infanterie. Sein Tätigkeitsfeld ist die vorderste Front. Daher hatte 1914/18,

[1] Von F. W. Brekenfeld-Berlin.

nach dem Ehrenbuch der Deutschen Pioniere, die Pioniertruppe nächst der Infanterie prozentual die größten Verluste.

Der Pionierdienst ist der vielseitigste von allen Waffengattungen. Er gliedert sich in einen *infanteristischen* und einen *pioniertechnischen* Teil. Bezüglich des infanteristischen Teils wird auf die Kapitel Exerzieren, Marschieren, Schießen verwiesen. Der pioniertechnische Teil umfaßt:

Sperrdienst, Sprengdienst, Brückenbau (Behelfs-, Kriegsbrückenbau und Pontonierdienst), Feldbefestigung.

Sperrdienst. Sperren werden auf Wegen und festen Straßen angelegt, um den Gegner aufzuhalten. Sie bestehen aus zahlreichen hintereinander umgelegten, möglichst durch Stacheldraht miteinander verbundenen Bäumen, spanischen Reitern u. dgl. Der Stacheldraht kann durch Minen oder Starkstrom gesichert sein.

Das Umlegen der Bäume geschieht mittels einer Kraftsäge (Dolmar). Ihre Bedienung verlangt zur Vermeidung von Unglücksfällen die Beachtung einiger Vorsichtsmaßnahmen. Die drei bemerkenswertesten sind: bei laufender Sägekette nicht über die Säge steigen, Vorsicht beim Schneiden loser Hölzer (Splittergefahr), Baum erst bei genügender Sicherheit anschneiden.

Verletzungen durch die Säge sind selten, aber dann schwer. Häufiger werden Risse oder Zellgewebsentzündungen nach Verletzung durch Stacheldraht beobachtet.

Starkstromsperren werden im Frieden kaum hergestellt. Bei ihrer Beseitigung ist auf strenge Isolierung der betreffenden Soldaten zu achten (isolierte Drahtschere, Benutzung von Gummihandschuhen).

Sprengdienst. Die gebräuchlichsten Pioniersprengmittel sind: Pikrinsäure, Trinitrotoluol und das alte Schwarzpulver.

Bei ihrer Verbrennung entsteht unter anderem CO, und zwar enthalten die Verbrennungsgase der Pikrinsäure etwa 52,4%, die des Trinitrotoluols etwa 56,4%.

Es wird angenommen, daß die Entstehung des Kohlenoxyds nach folgenden Formeln vor sich geht:

Pikrinsäure: $2\,C_6H_2\,(NO_2)_3\,(OH) = CO_2 + H_2O + 11\,CO + 4\,H + 6\,N.$

Trinitrotoluol: $2\,C_6H_2\,(NO_2)_3\,(CH_3) = 12\,CO + 2\,C + 10\,H + 6\,N.$

Trotzdem gehören CO-Vergiftungen bei Pioniersprengungen zu den größten Seltenheiten. Diese Tatsache ist in erster Linie auf die stets angewandten *Sicherheitsmaßnahmen* beim Sprengdienst zurückzuführen. Von diesen sind zu nennen:

1. Spreng- und Zündmittel, die bei der Sprengung nicht gebraucht werden, sind so unterzubringen, daß sie durch das Sprengen nicht gefährdet werden;
2. man muß daran denken, daß die Sprengstücke weit fliegen, und zwar am wenigsten weit Holz, dann Stein, am weitesten Eisen (bis über 1 km). Eisen darf deshalb im Frieden nur in Spreggruben oder zwischen Erdwällen mit Auffangdach gesprengt werden;
3. Posten sollen das Gelände absperren. Fenster im Umkreis von 300 m öffnen;
4. beim Sprengen soll man sichere Deckung nehmen;
5. Sprenggase sind giftig (CO);
6. bei versagter Zündung muß man genau die vorgeschriebenen Vorsichtsmaßnahmen beachten.

Die Pioniersprengmittel wirken beim Anfassen ätzend. Vor allem ist aus diesem Grunde Berührung von Wunden, Schleimhäuten, aber auch von Eßwaren und Kleidungsstücken mit ihnen zu vermeiden.

Bezüglich der Schutzvorkehrungen gegen Vergiftungen durch Sprenggase wird auf das Kapitel Gasschutz verwiesen, in dem auch die Apparate (Selbstretter) zum Schutz gegen CO-Vergiftungen beschrieben sind (S. 23).

Im Zusammenhang mit dem Sprengdienst sei noch auf die Gefahr des *Verschüttetwerdens* durch aufgeworfene Erdmassen hingewiesen. Im Kriege 1914/18 sind besonders durch gegenseitige Miniertätigkeit während des Stellungskampfes dadurch große Verluste entstanden, daß ganze Stellungsabschnitte in die Luft gesprengt und verschüttet wurden.

Brückenbau und Pontonierdienst. Der Brückenbau ist der schwerste Pionierdienst; er bringt daher zahlenmäßig die größten Friedensverluste an Verletzten und Erkrankten, besonders wenn man den Schwimmdienst, der eine Vorbedingung für Brückenbau und Pontonieren darstellt, mit hinzurechnet.

Jeder Pionier muß *Freischwimmer,* jeder Unteroffizier *Rettungsschwimmer* sein. Das erfordert regelmäßigen und häufigen Schwimmdienst im Sommer und Winter. Schwimmen und Tauchen erhöht die Zahl der Entzündungen des äußeren, mittleren und inneren Ohres in gleicher Weise (S. 333).

Die besonderen Gefahren des Brückenbaus liegen in äußeren Verletzungen der Hände und Füße. Schwere Quetschungen durch Balken u. dgl. sind keine Seltenheiten. Das Schwimmenkönnen aller Pioniere (die Rekruten müssen es zum Teil erst lernen) schließt die Gefahr des Ertrinkens nicht aus. Deshalb ist bei jedem Brückenbau ein *Sicherheitsdienst* eingerichtet, der besteht in:

Bereithalten von Rettungsfahrzeugen, in denen Rettungsschwimmer zum sofortigen Sprung bereit sind; Bereitstellen von Rettungsringen und -Schwimmern an Land oder auf der Brücke und in gründlicher Unterweisung der übergehenden Truppe, um durch unsachgemäßes Belasten oder Befahren der Brücke Unglücksfälle zu vermeiden.

Der Wert von sachgemäßen und gründlichen, genügend oft wiederholten Unterweisungen und Belehrungen durch den Truppenarzt ist bei den Pionieren ganz besonders wichtig. Jedem Pionier müssen *Wiederbelebungsversuche* Ertrunkener geläufig sein.

Feldbefestigungen. In der Feldbefestigungsvorschrift heißt es: „Die Pioniere führen schwierige, schnell zu erledigende technische Arbeiten aus, die andere Waffen nicht ausführen können.“ Dieser schlichte Satz kennzeichnet die Wichtigkeit, Mannigfaltigkeit, Schwierigkeit und Gefährlichkeit des Feldbefestigungsdienstes der Pioniere. Schützengräben, Unterstände, Laufgräben, Drahtverhaue bauen, womöglich im feindlichen Feuer, ist oft verlustreich. Erdverschüttungen sind dabei keine Seltenheit. Außer äußeren Verletzungen (Knochenbrüche, Quetschungen usw.) ist die Gefahr des Erstickens gegeben. Wie Herhold berichtet, vermögen unter lose liegendem Sand Verunglückte eine gewisse Zeit (mindestens 20 Minuten) zu atmen, unter festliegendem Sande tritt jedoch die Erstickung bald (10 Minuten) ein. Bei den Rettungsarbeiten ist deshalb darauf zu achten, daß ein Festtreten des Sandes, unter dem Verunglückte vermutet werden können, unter allen Umständen vermieden wird.

Krankenbewegung. Die Schwere und Mannigfaltigkeit des Pionierdienstes findet in der *Sanitätsstatistik* sichtbaren Ausdruck. Die tägliche Krankenzahl auf 1000 Mann der Iststärke berechnet liegt bei den Pionieren nächst der berittenen Truppe am höchsten. Beide stehen in der Unfallhäufigkeit und somit der Zahl der Erkrankungen durch äußere Einwirkungen an der Spitze aller Waffengattungen.

Die Zahl der *Ohrenerkrankungen* beträgt bei den Pionieren das 2—3fache aller anderen Waffengattungen; auch mit den Erkrankungen der Schutzorgane des *Auges* (Bindehaut, Lider usw.) liegen die Pioniere mit an erster Stelle. Die häufigen Ohren- und Augenerkrankungen sind hauptsächlich auf den Schwimmdienst zurückzuführen. Wasserspringen und Tauchen führen oft zu Gehörgangsentzündungen und Bindehautkatarrhen. Bei chlorempfindlichen Soldaten spielt beim Entstehen dieser Entzündungen die Chlorierung der Hallenbäder, auf welche die Pioniere in der kalten Jahreszeit angewiesen sind, fraglos eine Rolle. Es ist wichtig, daß der Truppenarzt bei Gesundheitsbesichtigungen auf Reizerscheinungen der Augen besonders achtet, um die oft hartnäckigen Bindehautkatarrhe und Lidrandentzündungen möglichst schon im akuten Zustand in Behandlung zu bekommen, da oft nur so ein bleibendes Leiden verhütet werden kann.

B. Nachrichtentruppe.

Die Berufe, aus denen sich die Nachrichtentruppe vornehmlich rekrutiert, sind von denen der Pioniere entsprechend den verschiedenen Erfordernissen des Dienstes grundverschieden. Benötigt der Pionier grobe Kraft, so verlangt der Nachrichtendienst in erster Linie elektrotechnisches Verständnis, schnelle Auffassungsgabe und Geschick für Feinmechanik. Es melden sich hier zum Dienst in erster Linie Feinmechaniker, Elektrotechniker, Autoschlosser, Schüler höherer Schulen u. dgl., im Durchschnitt zierlichere und kleinere Leute, als man sie bei den Pionieren antrifft. Während der Dienst bei den *Funkkompanien* hauptsächlich an die Sinnesorgane, besonders das Sehen, große Anforderungen stellt, müssen die *Fernsprecher* außerdem auch über ausreichende Körperkräfte verfügen. Beträgt doch bei mittelgroßen Leuten das Gewicht des auf dem Rücken befestigten Fernsprechgeräts bis zu 69% des Körpergewichts, welche die einzelnen Trupps oft stundenlang hintereinander häufig querfeldein oder auf schlechten Wegen tragen müssen.

Der Truppenarzt muß Gefahren und Eigentümlichkeiten der verschiedenen Dienstzweige genau kennen, um durch sachgemäße Belehrungen und vorbeugende Fürsorge Krankheiten und Unfälle verhüten zu können. Bei der Einstellungsuntersuchung muß er daran denken, daß der Ersatz zum Teil aus Feinmechanikern und Elektrotechnikern besteht, die diesen Beruf oft ihres zierlichen und schwächlichen Körpers wegen ergriffen haben und nicht selten tuberkulös vorbelastet sind.

Bei der Nachrichtentruppe gibt es drei verschiedene *Dienstzweige*: Funk-, Fernsprech- und Blinkdienst.

Entsprechend der Verschiedenartigkeit dieser drei Dienstzweige und ihrer taktischen Bedeutung sind Funk- und Fernsprechkompanien ganz- oder teilmotorisiert. Demgemäß ist ein Teil der Mannschaften als Kraftfahrer ausgebildet oder beritten. Krankheiten und Verletzungen bei der Nachrichtentruppe entsprechen der Mannigfaltigkeit des Dienstes, wenn sie auch ziffernmäßig der Eigenart des Funk- und Fernsprechdienstes entsprechend nicht sehr hoch zu sein pflegen. Bezüglich der bei Kraftfahrern und Reitern vorkommenden gesundheitlichen Besonderheiten wird auf die betreffenden Kapitel verwiesen. Hier soll die Hygiene des Funk-, Fernsprech- und Blinkdienstes behandelt werden.

Funkdienst. Der Empfangs- und Sendedienst erfordert neben völligem Beherrschen der Funktechnik stundenlange angestrengte Aufmerksamkeit. Bei Funkern, die oft monate- bis jahrelang in demselben Dienst eingespannt sind, werden bisweilen Anzeichen nervöser Erschöpfung, wie Schlaflosigkeit, Kopfdruck, Gedächtnisschwäche beobachtet. In diesen Fällen ist umgehende Herausnahme aus dem Funkdienst erforderlich.

In Funkstationen, die mit *Starkstrom* arbeiten, treten, z. B. beim Bedienen der Morsetasten, häufig sehr unangenehme, heftige elektrische Schläge auf. Auch sonst ist die Isolierung noch nicht vollkommen. Es ist zu fordern, daß die Technik unter allen Umständen Apparate konstruiert, bei denen Körperschädigungen auch nur leichtester Art ausgeschlossen sind. Außerbetriebsetzen und Erden der Funkstation bei *Gewitter* hat so rechtzeitig zu geschehen, daß eine Gefährdung der Funker durch Blitzeinschlag vermieden wird.

Fernsprechdienst. Im Gegensatz zu der mehr sitzenden Lebensweise der Funker werden an den Fernsprecher auch in körperlicher Hinsicht große Anforderungen gestellt. Er baut die Leitungen vor dem Gefecht, wenn ein großer Teil der anderen Waffengattungen noch ruht. Während des Gefechtes versieht er seinen anstrengenden, die ganze Aufmerksamkeit erfordernden Vermittlungs- und Aufnahmedienst. Nach dem Gefecht schließlich, wenn andere bereits zur Ruhe übergegangen sind, baut er wieder ab oder beseitigt Störungen. Große Wegestrecken sind oft tagsüber von den Bau- und Störungstrupps mit ihren zum Teil schweren Geräten zu Fuß zurückzulegen. Der Truppenarzt muß diese hohen Anforderungen des Fernsprechdienstes kennen, um diesen Soldaten die nötige Fürsorge angedeihen lassen zu können.

Die Auflösung der Fernsprechkompanie in Trupps, die oft stundenlang irgendwo im Gelände ihre Kabel legen oder an der Vermittlung sitzen, macht die *regelmäßige Verpflegung* aller Leute sehr schwierig, oft unmöglich.

Eine Ziffer der Dienstvorschrift, welche den Feldkabelbau behandelt, trägt dem Rechnung. Sie sagt: „Der anstrengende und verantwortungsreiche Fernsprechdienst macht es erforderlich, mit den Kräften der Leute hauszuhalten, wo es irgend geht. Besonders haben die Nachrichtenoffiziere und die Truppführer durch angemessenes Ablösen bei Bau und Betrieb, sowie durch Sorgen für Verpflegung, den Dienst zu erleichtern."

Die Hauptgefahren für die Gesundheit drohen dem kabellegenden Fernsprecher beim Kreuzen von *Starkstromanlagen* und Benutzen von *Hochspannungsmasten*. Hierfür gibt die Dienstvorschrift ganz bestimmte Anweisungen und mahnt zur größten Vorsicht. Sie warnt auch eindringlich vor Berühren von Hochspannungsleitungen mit anscheinend nicht leitenden Gegenständen, z. B. Holzstangen, und weist darauf hin, daß selbst ihre eisernen oder hölzernen Leitungsmaste infolge Isolatorenbruchs unter starker Spannung stehen können. Das alles muß auch der *Truppenarzt* wissen, um bei Belehrungen auf diese Gefahren ausdrücklich hinweisen zu können. Er wird in seinen Vorträgen vor allem auch über erste Hilfeleistung bei Starkstromverletzung zu sprechen haben, wobei künstliche Atmung praktisch zu üben ist.

Bei *Gewitter* hat der Fernsprecher den Betrieb rechtzeitig einzustellen und zu erden. Schwerste Gesundheitsstörungen, Nervenschädigungen, Verbrennungen, Tod können sonst die Folgen sein.

Hervorzuheben ist schließlich die schlechte Beleuchtung (Kerze), bei welcher Funker und Fernsprecher kriegsmäßig oft stundenlang Funk- und Fernsprüche aufnehmen müssen. Augen und Nerven werden hierbei ganz besonders stark beansprucht. Übermüdungen und Erschöpfungszustände sind zuweilen die Folgen.

Blinkdienst. Hier ist lediglich auf Schädigungen der Augen durch schonungsloses Hineinblicken in das grelle Blinklicht hinzuweisen. Kurzer Hinweis bei Belehrungen wird auch bei diesem Dienst Schaden verhüten können.

Krankenbewegung. Die *Krankenbewegung* der Nachrichtenabteilungen, die zu einem großen Teil motorisiert sind, hat mit der Kraftfahrtruppe gewisse Ähnlichkeit. Im Vordergrunde der Erkrankungen stehen die der Atmungsorgane, besonders die Lungentuberkulose, womit die Nachrichtentruppe mit an der Spitze steht. Der weniger kräftige und zum Teil wohl auch tuberkulös vorbelastete Ersatz kommt hier neben dem Einfluß des aufreibenden Funk- und anstrengenden Fernsprechdienstes sichtbar zum Ausdruck. Im übrigen bewegt sich der Gesundheitszustand der Nachrichtentruppe auf der Mittellinie.

C. Kraftfahrtruppe.

Der Kraftfahrdienst erfordert einen geistig regen Soldaten von genügender körperlicher Gewandtheit und Ausdauer, mit Begabung für technische Arbeiten, von schneller Entschlußkraft; besonders geeignet sind Auto- und Maschinenschlosser, Kraftfahrer von Beruf und aus Liebhaberei. Kraftfahrdienst setzt eine Anzahl guter Charaktereigenschaften voraus. Das ihm anvertraute wertvolle Material, das Fahren in Kolonnen, kriegsmäßig bei Nacht abgeblendet, womöglich mit Truppen als Transportgut, verlangen Verantwortungsbewußtsein, Einsatzbereitschaft, Willensstärke, Geistesgegenwart und Disziplin. Mehr als Soldaten der meisten anderen Waffengattungen ist der Kraftfahrer auf sich selbst gestellt und muß sich allein zu helfen wissen. Bei der Musterung ist diesen Erfordernissen Rechnung zu tragen. Je größer die Bedeutung der Kraftfahrtruppe für ein neuzeitliches Heer, um so besser muß der Ersatz sein.

Motorfahrzeuge befinden sich als Personen-, Last- und Spezialkraftfahrzeuge bei allen Waffengattungen. Wir werden daher ganz allgemein auf die Gefahren und ihre Verhütung hinweisen, die mit dem Kraftfahrdienst zusammenhängen.

Schutz der Kraftfahrer vor Gesundheitsschädigungen beim Ausüben ihres Dienstes.

1. In den *Instandsetzungswerkstätten* und *Wagenhallen.* Der ständige Umgang mit *Öl* und ölhaltigen Geräten führt nur selten zu Hautentzündungen und Ekzemen. Es gibt indessen *ölüberempfindliche* Soldaten, die als Kraftfahrer ungeeignet sind; aber auch Soldaten, die gegen Öle nicht besonders empfindlich sind, müssen an Ort und Stelle Gelegenheit zur gründlichen Händereinigung haben. Ein Wannenbad zur allgemeinen Körperreinigung muß ihnen nach Bedarf zur Verfügung stehen.

Außer fließendem Wasser und Seife muß den Kraftfahrern in Instandsetzungswerkstätten und Wagenhallen ein Mittel zur Verfügung stehen, mit dem sie die schmutzige Ölschicht von den Händen leicht entfernen können. Dazu hat sich „Hirus" sehr bewährt. Es ist dies eine tonartige nach Mandeln riechende Masse, die Schmutz und Öl sehr schnell beseitigt. Nach der Gebrauchsanweisung werden die Hände mit einer Messerspitze voll Hirusseife ohne Wasser gründlich eingerieben, dann mit wenig, später mit mehr Wasser gewaschen und abgespült.

Wesentlich ist eine ausreichende *Ventilation* besonders in den Instandsetzungswerkstätten. Ob und wieweit eine dauernde Gesundheitsschädigung durch tägliches Einatmen von kleinen Mengen Benzin- oder Benzoldämpfen und Auspuffgasen bewirkt werden kann, ist wissenschaftlich noch nicht sicher erwiesen. Der Beweis für die wiederholt aufgestellte Behauptung, diese Gase begünstigen die Krebsentstehung oder die Bildung von *Thrombosen,* ist bisher nicht erbracht. Sicher ist, daß zu langes Verweilen in Auspuffgasen, Benzol- und Benzindämpfen Kopfschmerzen und Übelkeit, sogar den Tod herbeiführen kann (CO-Wirkung). Aus diesem Grunde ist das Laufenlassen der Motore und das Arbeiten unter dem Wagen in geschlossenen Hallen strengstens verboten. Andernfalls lagert sich das CO-Gas auch auf dem Boden und gefährdet die Kraftfahrer. Durch ständige Luftzufuhr und gute Ventilation wird diese Gefahr herabgemindert.

Keeser[1] schreibt über „Berufsschäden im Kraftfahrwesen" unter anderem folgendes: „Bei neueren Untersuchungen in *Dresden* und *Berlin* wurden CO-Konzentrationen der Luft durch Auspuffgase von 0,04 bzw. 0,07% CO gefunden. Da die Affinität des CO zum Hämoglobin wesentlich größer ist als die des Sauerstoffes — nach neueren Untersuchungen etwa 300mal — so wird bereits bei einem Gehalt der Luft von 0,07% CO die Hälfte des Hämoglobins in Kohlenoxydhämoglobin übergeführt. Das sind immerhin Konzentrationen, die — wenn sich auch CO sehr schnell in der Luft verteilt — nicht als unbedenklich bezeichnet werden können und dazu mahnen, der Frage der Entgiftung der Autoabgase besondere Aufmerksamkeit zu widmen.

Chronische Einatmung der Autoabgase führt auch zu einer Erhöhung der Thrombosebereitschaft des Blutes. Daher wird die Verunreinigung der Luft durch Abgase, der große Teile der Bevölkerung ausgesetzt sind, mit der Häufung der Thrombose- und Emboliefälle in den letzten Jahren in ursächlichen Zusammenhang gebracht."

Riß- und Quetschverletzungen an den Händen sind zumal beim Werkstättendienst häufig. Die früher oft beobachteten Vorderarmbrüche, die beim Anwerfen des Motors mit der Hand zumeist bei Anfängern entstanden, kommen seit Einführung des elektrischen Antriebes nur noch selten vor.

2. Beim Fahrdienst. Trotz der passiven Fortbewegung stellt der Kraftfahrdienst hohe Anforderungen an die Körper- und Geisteskräfte des Soldaten. Das Steuern der Fahrzeuge auf schlechten Straßen erfordert äußerste Kraftanstrengung bestimmter Muskelgruppen und fortdauernde Geistesgegenwart, um Unfälle zu verhüten. Das Durchfahren von Großstädten und Dorfstraßen setzt erhöhte Aufmerksamkeit voraus. Bei unerwarteten Hindernissen oder Begegnungen muß der Kraftfahrer bei höchster geistiger Anspannung stets Herr der Lage sein. Hierzu sind gesunde Sinnesorgane, eiserne Nerven und verantwortungsbewußter, besonnener Charakter Voraussetzung.

[1] Keeser: Med. Welt **1935**, Nr 2.

Gegen die Witterungsunbilden wird der Kraftfahrer durch besondere *Lederkleidung* geschützt. Sie stellt in hygienischer Hinsicht keine Ideallösung dar, im Winter ist sie kühl, im Sommer zu warm und undurchlässig für Ausdünstungen; sie schützt indessen ausreichend vor Staub und Nässe (S. 52 f.).

Wichtig ist der *Brillenschutz* der Augen gegen Staub und Sonnenblendung (auswechselbare Gläser).

Beim nächtlichen Kolonnenfahren mit abgeblendetem Licht (kriegsgemäß) muß der Kraftfahrer bei äußerster Anspannung seiner Kräfte und Aufmerksamkeit sein ganzes Können einsetzen, um Unglücksfälle zu verhüten. Bei dunkler Nacht kann ihm selbst die Lampe eines Radfahrers oder ein erleuchtetes Fenster durch Blendwirkung zum Verhängnis werden, wenn Ermüdungseinflüsse die Aufmerksamkeit auch nur im geringsten beeinträchtigen.

Um die Körper- und Geisteskräfte des Fahrers nicht nachteilig zu beeinflussen, bestimmt Ziffer 9 der Ausbildungsvorschrift für Kraftfahrtruppen Heft 1: „Dem Kraftfahrer ist das *Rauchen* während der Fahrt verboten.“

Der Fahrer darf bei Antritt der Fahrt nicht unter Einwirkung von *Alkohol* oder Rauschgift stehen. Während der Dauer des Fahrdienstes ist jeglicher Alkoholgenuß untersagt (Abschnitt V).

Schutz der Mitfahrer. Der Fahrer eines Kraftfahrzeuges muß sich stets der Verantwortung bewußt sein, die er gegenüber Mitfahrern hat. Diese Verantwortung ist besonders groß bei *Lastkraftwagenkolonnen,* auf denen Truppeneinheiten verladen sind. Hier muß der nötige Abstand und das befohlene nicht zu schnelle Tempo unter allen Umständen zur Verhütung von schweren Unglücksfällen eingehalten werden. Bei einem motorisierten Truppenteil ist es von besonderer Wichtigkeit, daß jeder Wagenführer über den Standort des *Truppenarztes* innerhalb der Kolonne unterrichtet ist; er muß jederzeit erreichbar sein und hat Schienen- und sonstiges Verbandmaterial in seinem Wagen stets bei sich zu führen. Zweckmäßig befindet sich in seiner Begleitung ein Sanitätsdienstgrad mit seiner Ausrüstung.

Sehr lästig kann bei solchen Kolonnenfahrten die *Staubeinwirkung* sein. Staubbrillen für die Augen müssen in genügender Zahl vorhanden sein. Ausfälle von Mannschaften in größerer Zahl wegen Bindehautkatarrhe, Fremdkörperverletzung der Augen u. a. m. und somit Minderung der Gefechtskraft können sonst die Folgen sein.

Es ist unvermeidlich, daß bei stundenlangen Kolonnenfahrten der Staub die Kleider durchdringt und sich überall in den Poren der Haut festsetzt. An den Zusammenhang von Staubeinwirkung und Furunkulose muß gedacht werden. Man hat versucht, durch Gesichtsmasken und Staubanzüge den schädlichen Einfluß des Staubes auszuschalten. Es ist bei den Versuchen geblieben. Brauchbaren Schutz für ganze Truppenteile hat man bisher nicht herausgebracht. Seitens des Truppenarztes muß solchen Schädigungen durch folgende Maßnahmen begegnet werden:

Bei der Fahrt haben die verladenen Soldaten das Gesicht entgegengesetzt der Fahrtrichtung zu halten, Fahrer Schutzbrille zu tragen; bei der ersten nach der Fahrt sich bietenden Gelegenheit Ausklopfen der verstaubten Sachen und gründliche Körperwaschung von Kopf bis Fuß.

Ferner ist auf eine Gefahr hinzuweisen, welche den Mitfahrern auf Lastkraftwagen beim *Abspringen* von den Seitenwänden aus dem Innern des Wagens droht. Schwere *Fingerverletzungen* kommen gar nicht selten dadurch zustande, daß die Soldaten beim Loslassen der Hände und Abspringen von der Seitenwand mit ihrem Fingerring an der Seitenwandkante hängen bleiben, und sich mit diesem, besonders wenn seine Ränder scharf sind, das Fleisch einschneiden und vom Knochen schälen. Mir selbst sind zwei solcher Fälle aus einem Manöver bekannt. Bei allen motorisierten oder verladenen Truppen ist deshalb das Tragen von Ringen vor Beginn der Übung unter Hinweis auf die geschilderten Gefahren zu verbieten.

Schließlich sei darauf hingewiesen, daß bei manchen Kraftwagenkonstruktionen, besonders Omnibussen und Spezialwagen, bei welchen sich die Tür in der Mitte der Hinterwand befindet, bei schneller Fahrt die Auspuffgase durch den starken Luftwirbel von hinten in das Innere des Wagens gedrückt werden und dadurch Gesundheitsschädigungen der Insassen auftreten können. Derartige Konstruktionen sind abzulehnen.

Zum Schutz der vorüberkommenden Mitmenschen muß Rücksicht auf diese den Kraftfahrern zur Pflicht und Gewohnheit gemacht werden. Zahlreiche Unglücksfälle werden durch rücksichtsloses Fahren verursacht.

An anderen Truppenteilen soll aus verschiedenen Gründen *langsam vorbeigefahren* werden: bei staubigen oder schmutzigen Straßen um die anderen Truppen nicht durch Staub oder Schmutz zu belästigen; bei Pferdefahrzeugen oder Reitern, weil ein Pferd scheu werden oder plötzlich in den Weg treten kann; schließlich bei Glätte, um ein Schleudern des Wagens und dadurch bedingte Unglücksfälle unter allen Umständen zu vermeiden. Ziffer 10 der Ausbildungsvorschrift für Kraftfahrtruppen Heft 1 gibt eingehendere Anweisung.

Die Vorschrift für das Verwalten des Geräts bei der Truppe beschäftigt sich in Teil 6 mit dem *Kraftfahrgerät.* Es werden zur Verhütung von Unglücksfällen genaue Anweisungen für das *Aufbewahren von Kraftstoff* und *Feuerverhütungs- und Löschvorschriften* in Kraftwagenhallen, -werkstätten usw. gegeben.

Hygienisch wichtig ist in dieser Vorschrift auch folgender Satz: „Unbedingt zu vermeiden ist, daß Kraftstoffe oder Öle in die *Kanalisation* gelangen oder in geschlossenen Räumen versickern.“ Ein Hineingelangen von Kraftstoffen oder Ölen in die Kanalisation kann den Effekt der Kläranlage, wenn er auf biologischer Grundlage beruht, ganz erheblich beeinträchtigen.

Der *Gesundheitszustand* der Kraftfahrtruppen ist über dem Durchschnitt gut. Gegenüber den anderen Waffengattungen sind die Krankheiten derjenigen Organe in manchen Jahren am häufigsten, die bei den motorisierten Truppen am meisten den Witterungsunbilden, der scharfen Zugluft und dem Staub ausgesetzt sind: Augen und Atmungsorgane.

D. Artillerie.

Die Anforderungen an den Artilleristen in körperlicher und geistiger Hinsicht sind für Feldartillerie (berittene) oder motorisierte Abteilungen verschieden. Der Feldartillerist muß nach Möglichkeit die Voraussetzungen für einen guten Reiter mitbringen: kurzen Rumpf, lange Beine, Pferdeliebe. Das flache Land gestattet eine Auswahl unter Landarbeitern und Bauernjungens und muß in erster Linie den Bedarf decken. Die schwere Artillerie benötigt große (nicht unter 1,70 m) muskulöse Männer. Die motorisierten Abteilungen stellen ähnliche Anforderungen an den Ersatz wie die Kraftfahrer. Es wird hierauf verwiesen.

Der artilleristische Dienst. Die Ausbildung zu Fuß beschränkt sich auf das Maß, das für die Ausbildung des einzelnen Mannes zur Festigung der Manneszucht und für den Gebrauch der Schußwaffe unentbehrlich ist. Dazu kommt für einen Teil der Artilleristen die Ausbildung im Fahren, Reiten und Kraftfahrdienst.

Der wichtigste Teil der Ausbildung der Kanoniere ist die Erlernung der Bedienung des Geschützes. Sie besteht aus einer großen Reihe von einzelnen Handgriffen und sonstigen Bewegungen, die bei den einzelnen Nummern der Bedienungsmannschaften so verschieden sind, daß eine Aufzählung dieser einzelnen Verrichtungen unmöglich ist. Es sollen daher nur einige allgemeine Gesichtspunkte besprochen werden.

Im großen und ganzen gelten die Anforderungen, die der artilleristische Dienst an den einzelnen Mann stellt, als schwer. Dabei bedingt weniger das rein Exerziermäßige der Ausbildung, wie bei der Infanterie, die Höhe der Anforderung, als vielmehr die Höhe der Summe der am Geschütz zu leistenden Arbeiten.

Auch das *Fahren* der aufgesessenen Kanoniere ist trotz der passiven Fortbewegung anstrengend. Das Anstemmen gegen Fußbrett oder Trittplatte, das Hineinpressen in den Sitz und das Festhalten an den Armstützen bedeutet eine statische Arbeit, die leicht den Blutumlauf hemmt, zum sog. Einschlafen der Arme oder Beine führt und vorzeitig ermüdet.

Sicherheitsbestimmungen. a) Zur Vermeidung von *Unglücksfällen* ist auf den Truppenübungs- (Schieß-) plätzen ein äußerer und ein innerer Sicherheitsdienst vorgeschrieben. Jener obliegt der Kommandantur, dieser der Truppe. Wesentlich für jeden Sicherheitsdienst ist das sichere Arbeiten der Fernsprechanlagen. Da dieses bei Gewitter nicht gewährleistet ist, ist das Feuer während der Gefahr des Blitzeinschlages einzustellen.

Für die einzelnen Schießarten, wie z. B. für die mit Manöverkartuschen, Leucht- und Signalmunition, Rauch- und Meßpatronen, sind besondere Sicherheitsbestimmungen gegeben.

Die Vorschrift zur Darstellung von Knallen mit Sprengkörpern sieht besondere Sicherheitsvorschriften vor. So ist Rauchen und offenes Licht (bzw. Feuer) beim Transport von Sprengkörpern und Glühzündern und 100 m im Umkreis um gelagerte Sprengmunition verboten.

Besondere Vorsicht wird bei Umgang mit *Sprengkörpern* 88 (Pikrinsäure) geboten (Vorschrift: Lederhandschuhe anziehen, Schleimhäute und Wunden schützen), weiter beim Transport von Glühzündern und Sprengkörpern und bei gleichzeitiger Lagerung von Glühzündern und Sprengkörpern (getrennt mit 5 m Abstand). Die Vorschrift schreibt schließlich sonstige Sicherheitsmaßnahmen, wie Deckung usw. vor.

b) Besondere *Gefährdung* beim Schießen mit Geschützen ist bedingt durch: Rohrkrepierer, welche das Geschütz zertrümmern können, Abfliegen des Führungsbandes des Geschosses nach Verlassen des Rohres, Explosion von Blindgängern und durch Platzen der Trommelfelle durch Luftdruck beim Abschuß.

Der beste Schutz gegen diese Gefahren ist, rechtzeitig an sie zu denken.

Gegen die beiden zuerst genannten Gefahren ist man im allgemeinen machtlos. Dem Platzen der Trommelfelle beugt man vor durch Öffnen des Mundes oder vorheriges Einführen von Watte in die Ohren.

Der *Gesundheitszustand* der Artilleristen bewegt sich im allgemeinen auf der mittleren Linie. In einzelnen Jahren überragen Erkrankungen der Knochen- und Bewegungsorgane sowie solche durch äußere Einwirkung zumeist infolge von Verletzungen, die im Wesen des artilleristischen Dienstes, Umgang mit Pferden und Geschützen, liegen.

E. Panzerwagen[1].

Der Dienst in den Panzerwagen stellt an den Einzelnen hohe Anforderungen; nur ganz gesunde kräftige Leute sind dem Dienst im Innern des Wagens, zumal bei der hohen Innentemperatur (50° C und mehr), gewachsen. Deshalb sind auch die in der H.Dv. 252 (Anleitung zur Untersuchung Wehrpflichtiger und Freiwilliger für die Wehrmacht vom 20. 3. 35) für die Kraftfahrtruppen aufgestellten *Forderungen an die körperliche Tauglichkeit* (Gewandte und geistig Geweckte mit gutem Hör- und Sehvermögen und unbehinderter Nasenatmung, Freisein von Augenbindehautkatarrhen, Farbenschwache und Brillenträger nur im beschränkten Umfange) für die Kraftfahrkampftruppen noch dahin erweitert worden, daß die Wehrpflichtigen und Freiwilligen normales Sehvermögen (ohne Glas) haben müssen und ihre Körpergröße 175 cm nicht überschreiten darf. Ferner wird gefordert, daß die Haut nicht zu Erkrankungen neigt. Von diesen wieder dürfen für Kampf- und Panzerwagen nur solche Soldaten ausgesucht werden, die gesunde Atmungsorgane und ein gesundes Nervensystem haben. Aus diesen wohlüberlegten Forderungen geht hervor, um welche Leistungen es sich beim Dienst in den Panzerwagen handelt und welche *hygienischen Maßnahmen* zur Gesunderhaltung des Panzerwagenpersonals erforderlich sind.

Die Besatzung der Panzerwagen trägt eine besondere *Kleidung* von schwarzer Farbe, die aus einer Schutzmütze, kurzer Feldjacke und Feldhose nach Art der Trainingshosen und Schnürstiefeln besteht. Unter der Jacke wird ein dunkelgraues Trikothemd mit Um-

[1] Von C. Kersting-Berlin.

legekragen und schwarzem Schlips getragen. Die Feldjacke kann durch umlegbare Klappen offen oder geschlossen getragen werden und muß so weit sein, daß eine Wolljacke bequem unter ihr getragen werden kann. Im übrigen s. S. 52. Die Kleidung hat den Zweck, Verletzungen der Besatzung im Wagen zu verhindern und die Temperaturunterschiede innerhalb und außerhalb des Wagens auszugleichen.

Wir müssen vom *hygienischen* Standpunkt dreierlei Faktoren berücksichtigen: 1. die Luftverhältnisse im Innern der Panzerwagen. 2. Die für den Dienst in und außerhalb des Wagens vorgeschriebene Kleidung. 3. Die Verhütung der beim Fahren möglichen Unfälle.

Die *Luftverhältnisse* im Innern des Wagens erfordern Maßnahmen, um besonders bei geschlossenen Wagen neben der Temperaturerhöhung die Insassen nicht noch durch andere Schädigungen zu treffen. Zur Entlüftung der Wagen dient ein Exhaustor, der vorn angebracht ist und im allgemeinen zur Frischluftzufuhr ausreicht. Als *Gefahrenquelle* für Luftverschlechterung im Wagen können einmal die Abgase der M.G. (Maschinengewehre) durch Kohlenoxyd in Frage kommen; da jedoch die Mündung des M.G. außerhalb des Wagens ist, so ist diese Gefahr verhältnismäßig gering. Ferner können die Abgase von Motor und heißem Öl, die gleichfalls Kohlenoxyd enthalten, schädigend wirken, besonders bei vorkommenden Undichtigkeiten. Hier beruht die Hauptgefahr bei geschlossenen Wagen in der unmerklich eintretenden Ermüdbarkeit und damit Fahrunsicherheit. Schließlich muß die hohe Innentemperatur Berücksichtigung finden, die zu Ermüdung, leichten Erschöpfungserscheinungen und sogar Ohnmacht führen und wegen des Unterschiedes zwischen der Außen- und Innenluft je nach der Jahreszeit und dem Zustande der Außenluft (kalt und trocken, warm und trocken, warm und feucht, kalt und feucht usw.) Erkältungskrankheiten beim Öffnen der Luken (Zugluft) und nach Aussteigen aus dem Panzerwagen bedingen kann. Die Luft im Innern des Wagens, die durch den abgeschlossenen Raum trocken und überhitzt ist, ruft naturgemäß durch die Luftströmungen eine vermehrte Möglichkeit der Tröpfcheninfektion des oder der Wageninsassen durch einen Kameraden hervor. Um diese Schädigungen durch die Luft im Wagen zu vermeiden, muß eine wiederholte Prüfung des Innenraumes mit Kohlenoxydpapier, sowie möglichst häufige Durchlüftung des Innenraumes zwecks Abkühlung und Luftdurchfeuchtung und unbedingte Zuverlässigkeit des Exhaustors gefordert werden. Hinzugefügt mag hierbei noch werden, daß schon die Ein- und Ausatmung der Besatzung eine erhebliche Luftverschlechterung durch Aufnahme von Kohlensäure hervorrufen kann, deren Beseitigung nur durch dauernde Frischluftzufuhr vermittelst des Exhaustors möglich ist. Die Gefahr der gegenseitigen Ansteckung durch Tröpfcheninfektion erfordert eine ganz besonders sorgfältige Überwachung der Besatzung durch den Truppenarzt, die nur durch häufige ärztliche Untersuchungen und Belehrungen gewährleistet ist. Wegen der zum Teil fast bis *ins Unerträgliche steigenden Temperaturerhöhung* erweist sich die Forderung einer gesunden kräftigen Konstitution als äußerst wichtig.

Nur Leute mit gesunden *Atmungsorganen,* wozu auch unbehinderte Nasenatmung und gesunde Mandeln gehören, sowie leistungsfähigem *Nervensystem* sind zum Dienst im Panzerwagen geeignet. Daß sie außerdem gesunde *Augen* und *Ohren* mit normalem Sehvermögen ohne Neigung zu Augenbindehautkatarrhen und keine Neigung zu Hautkrankheiten infolge der starken Schweißabsonderung haben müssen, versteht sich durch die Art des Dienstes von selbst. Auch die *Größe* des Mannes spricht mit. Große Leute über 175 cm sind in dem verhältnismäßig niedrigen Innenraum des Wagens durch zu lange Beine oder zu hohen Oberkörper wesentlich mehr behindert als kleine untersetzte Gestalten, die bekanntermaßen auch den äußeren Einflüssen gegenüber weniger empfindlich sind.

Durch die *Kleidung,* deren Stoff verhältnismäßig dick ist und die an den Händen und Knöcheln fest anschließt, besteht eine gewisse Gefahr der Überhitzung der abgeschlossenen Körperteile, da eine Luftzirkulation nicht möglich ist. Infolgedessen ist angeordnet worden, daß die Besatzung die Jacke bei geschlossenem Innenraum ausziehen darf. Die Jacke ist zum leichten Ein- und Aussteigen kurz gehalten. Hierdurch besteht die Gefahr, daß der Führer, der beim Marsch mit dem Oberkörper aus dem Turm ragt und sich zu Signalen häufig nach vorn bückt, sich dadurch erkältet, daß die Jacke nach oben rutscht und die empfindliche Lenden- und Bauchgegend freiliegt. Deshalb muß jeder Mann Wolljacke oder mindestens wollene Leibbinde für kalte Nächte oder für den Winter bei sich haben. Wollschals können nicht ausgegeben werden, da die Gefahr besteht, daß die Leute daran hängen bleiben; nur glatte Kleidungsstücke sind für Panzerwagen brauchbar.

Den *Erkältungskrankheiten,* zu denen auch Erkrankungen der Schleimhäute der Augen, des Mundes und der oberen Luftwege durch Trockenheit der Luft und starke Staubentwicklung kommen, kann nur durch eine sorgfältige Pflege und hygienische Überwachung des eigenen Körpers entgegengewirkt werden. Hierzu dient als Ausgleich, daß der übrige Dienst in möglichst staubfreier Luft stattfindet und daß häufiger Bade- und Schwimmdienst, möglichst auch im Winter, angesetzt wird. Von jedem Angehörigen der Panzertruppen muß nach Möglichkeit Rauch- und Trinkverbot für alkoholische Getränke gefordert werden. Die ärztlichen Kontrollen des Personals haben sich auch auf Prüfung des Hörvermögens zu erstrecken, um zu vermeiden, daß Schädigungen des Gehörorgans infolge starker Schalleinwirkungen sowie durch die Stoßbewegungen des Panzerwagens nicht rechtzeitig erkannt werden.

Wichtig ist letzten Endes auch die Verhütung von *Unfällen,* die durch das Fahren auf unwegsamem Gelände und die hierdurch hervorgerufenen Stöße eintreten können, zumal wenn rasche Schwenkungen vorgenommen oder Tiefen und Höhen genommen werden müssen. Zweckmäßig angebrachte Haltegriffe, Gummipolsterung im Innern des Turmdeckels, ebenso die Polsterung des Mützenrandes mit Kork oder Gummi mildern die Stöße des Wagens. Die Schutzmütze besteht aus einer Filzkappe mit einer Schaumgummieinlage, über die eine Baskenmütze als Überzug getragen wird. Erfahrungen lehren, daß Stoßunfälle wesentlich geringer werden, wenn das Personal sich allmählich an diese Möglichkeiten gewöhnt hat. Eingehende Hinweise und Belehrungen müssen deshalb für die Rekruten gefordert werden.

F. Sanitäts-Abteilung[1].

Im 100000 Mann-Heer meldeten sich jährlich von jedem Truppenteil eine Anzahl Soldaten freiwillig zum Übertritt in den Sanitätsdienst. Aus diesen mußte der Bedarf an Sanitätspersonal gedeckt werden. Es konnte nicht ausbleiben, daß die zum Sanitätsdienst Übertretenden häufig schlechte oder zu schwächliche Soldaten waren, die zum Frontdienst wenig taugten und deshalb die erste Gelegenheit zum Truppenwechsel benutzten, in der Hoffnung, es beim Sanitätsdienst besser und leichter zu haben. Dieser Ersatz war häufig für die Sanitätsabteilung eine Last, für die Truppe im Bedarfsfalle kein Segen. Jetzt stellen die Sanitätsabteilungen ihre Rekruten selbst ein und finden als *geeigneten Ersatz* Leute, die nach Vorbildung oder Beruf Lust zum Sanitätsdienst haben. Es melden sich vornehmlich Drogisten, Friseure, freiwillige Sanitätsmänner. Große Anforderungen sind an Körper, Geist und Charakter zu stellen. Der Sanitätssoldat muß den Anstrengungen des Truppen- und Sanitätsdienstes körperlich gewachsen, gegen Infektionen genügend widerstandsfähig sein, ausreichende Begabung zum erfolgreichen Besuch der Sanitätsschule besitzen und ein Vorbild echter Kameradschaft, steter Hilfsbereitschaft, unermüdlicher Pflichttreue und selbstloser Hingabe an die Sache sein.

Sanitätsdienst. Aufgabe der Sanitätstruppe ist es, durch Heilen von Wunden und Bekämpfen von Krankheiten die Schlagkraft des Heeres auf äußerster Höhe zu halten. Der Sanitätsdienst ist schwer, weil seine Aufgaben vielseitig

[1] Von F. W. BREKENFELD-Berlin.

sind, den Einsatz des ganzen Menschen fordern und bei entsagungsvoller Arbeit im Geiste der Nächstenliebe keine Gefahren scheuen darf. Das gilt nicht nur im Krieg vom Dienst auf den Truppen- und Hauptverbandplätzen, in den Feld- und Kriegslazaretten. Es trifft in ähnlicher Weise für die Friedenstätigkeit des Sanitätssoldaten in den Krankenrevieren der Truppe, auf den Seuchen-, Schwerkranken- und Operationsabteilungen der Lazarette zu.

Krankenbewegung. Die Sanitätstruppe weist die weitaus größte Zahl von *Lungentuberkulosen* auf (das 2—3fache der anderen Truppenteile). Häufig erkranken Sanitätsdienstgrade in der zweiten Hälfte ihrer 12jährigen Dienstzeit, Die Erklärung liegt auf der Hand. Die *Infektionsgefahr* in Truppenkrankenstuben und Lazarett ist groß. Es ist Pflicht der Truppenärzte, bei unklaren Allgemeinsymptomen von Truppenkranken immer an die Formen offener Lungentuberkulose zu denken, die sich in scheinbar äußerst gesunden kräftigen Körpern ohne wesentliche Temperaturerhöhungen entwickeln. Reihenröntgenuntersuchungen jährlicher Wiederkehr können hier die Ansteckungsgefahr bei der Truppe auf ein Mindestmaß herabsetzen. Bei dem Pflegepersonal der Tuberkuloseabteilungen sind Belehrungen über die Notwendigkeit der *Händedesinfektion* und Schutz vor Tröpfcheninfektion von Zeit zu Zeit notwendig. Sie sollten besonders bei Personalwechsel nie vergessen werden. Personal, welches täglich auf einer *Tuberkulosenabteilung* zu tun hat, muß möglichst monatlich einmal, mindestens aber alle 3 Monate vor den Röntgenschirm gestellt werden. Auch die Kontrolle des *Körpergewichts* und der Blutsenkung darf nicht vergessen werden.

G. Transport auf Eisenbahnen.

Die Vorschriften über Truppentransporte finden sich in der Militär-Eisenbahnordnung (M.E.O.). Die Beförderung geschieht je nach Zahl und Ausrüstung der Truppe in Zügen des öffentlichen Personenverkehrs oder in Militärzügen.

Für die *Unterbringung* der Militärpersonen in den Eisenbahnwagen ist an Sitzplatzbreite anzunehmen:

für jeden Offizier oder jede Person gleichen Ranges etwa 0,75 m, für jeden Mann mit Marschausrüstung etwa 0,62 m, für jeden Mann ohne Marschausrüstung eine solche wie im öffentlichen Verkehr.

Es sind unterzubringen: Offiziere und Beamte im Offiziersrang in der 2. Klasse, sofern sie mitgeführt wird, sonst in der 3. Klasse; Unteroffiziere und Mannschaften in der 3. Klasse oder in Ermangelung geeigneter Personenwagen in ausgerüsteten, gedeckten Güterwagen.

Die *gesundheitlichen Gefahren* einer Eisenbahnfahrt im allgemeinen, eines Truppentransportes im besonderen sind: Augenerkrankungen durch Zugluft und Fremdkörper (Kohlen- oder Staubteilchen); wechselnde Erhitzung und Abkühlung der Körper je nach Jahreszeit, Heizung der Abteile und Zugluft; Verhalten von Urin und Stuhl bei fehlenden Aborten; Ermüdung des Körpers oder einzelner Muskelgruppen oder Gliedmaßen durch stundenlanges Sitzen ohne Bewegungsmöglichkeit. Diese Gefahren liegen in der Art und Notwendigkeit der Unterbringung der Truppe in Eisenbahnwagen. Sie lassen sich durch Belehrungen vielleicht auf ein Mindestmaß herabdrücken, aber nie ganz vermeiden.

Lüftung, Heizung, Beleuchtung, Aborte. Die *Lüftungsschlitze* erfüllen nur bei bestimmter Wetterlage oder mäßig geheizten Abteilen ihre Aufgabe; im heißen Hochsommer und bei zu starker Heizung im Winter genügen sie nicht, eine ausreichende Lufterneuerung herbeizuführen. Öffnen der Fenster oder — bei gedeckten Güterwagen — der Schiebetüren ist alsdann nicht zu vermeiden. Es ist wichtig, darauf zu achten, daß die Öffnungen auf das unbedingt notwendige Maß beschränkt bleiben. Bei den Schiebetüren soll eine Öffnungsbreite von 15—30 cm nicht überschritten werden, weil sich sonst der Zugwind bei der Fahrt besonders störend bemerkbar macht.

Eine richtige *Temperatur* in den Wintermonaten in den Personenwagen zu erzielen, ist schwer. Schon im normalen Personenverkehr findet leicht eine Über- oder Unterheizung der Abteile statt. Das hängt von verschiedenen Einwirkungen ab. Immerhin ist es wichtig, in der kalten Jahreszeit nur heizbare Wagen zum Truppentransport zu benutzen. Stehen ausnahmsweise nur bedeckte Güterwagen zur Verfügung, ist ausreichendes Bedecken des Bodens mit Stroh vorzusehen. Bei der Zumessung des Strohs ist zu berücksichtigen, daß auch schon bei geringer Kälte durch das lange Stillsitzen die Körperwärme schnell absinkt, und daß es bei der engen Unterbringung nicht möglich ist, sie durch ausreichende Bewegung zu heben.

Die *Beleuchtung* ist je nach Wagenart und Transport elektrisch, Gas- oder Notbeleuchtung (Petroleum, Kerze). Sie ist zum Lesen oft nicht ausreichend.

Die *Abortfrage* läßt sich nicht immer befriedigend lösen. Ziffer 112 der M.E.O. bestimmt zwar, daß die eingestellten Personenwagen möglichst mit Aborten versehen sein sollen. Selbst wenn dieses der Fall ist, ist es den in bedeckten Güterwagen und auf den offenen Loren (bei Pferden und Fahrzeugen) untergebrachten Mannschaften nicht möglich, während der Fahrt einen Abort aufzusuchen, es sei denn, daß man bei längeren Transporten Torfmulleimer aufstellt. Die Soldaten werden häufig auch kürzere Aufenthalte (unter 10 Minuten) dazu benutzen müssen, ihre Bedürfnisse zu befriedigen, was der Transportführer zu berücksichtigen hat, da bei kürzeren Aufenthalten sonst nicht ausgestiegen wird.

Verpflegung und Körperreinigung. Militärtransporte werden verpflegt durch: Truppenverpflegung (Feldküchenverpflegung oder kalte Verpflegung), Bahnhofsverpflegung und Selbstverpflegung.

Verpflegungsaufenthalte für Feldküchen- und Bahnhofsverpflegung sollen mindestens auf 30 Minuten und höchstens auf 45 Minuten bemessen werden. Sie sind möglichst auf die Zeit von 5—9 Uhr (Morgenkost), von 11—15 Uhr (Mittagskost), von 18—22 Uhr (Abendkost) zu legen. Es ist anzustreben, sie mit Betriebsaufenthalten zusammenzulegen.

Für kalte Verpflegung und Selbstverpflegung sind keine besonderen Aufenthalte vorzusehen.

Im Einvernehmen zwischen Reichskriegs- und Reichsverkehrsminister dürfen Verkaufsstellen für Erfrischungen und Stellen zur Verabreichung freiwilliger Gaben eingerichtet werden.

Der *Truppenarzt* hat sein besonderes Augenmerk dem Verkauf von Erfrischungen (Eis, Obst, Limonaden, Schokoladen usw.) zuzuwenden. Der Verzehr zu reichlicher Mengen oder hygienisch nicht einwandfreier Waren führt häufig zu Magen-Darmkatarrhen erheblichen Ausmaßes, besonders in warmen Jahreszeiten. Auch an die Gefahr von Typhus und Paratyphusinfektionen muß gedacht werden (S. 465 u. 476).

Für die Bereitstellung ausreichender Mengen einwandfreien *Trinkwassers* hat die Reichsbahn zu sorgen. Hierfür bestimmte Brunnen müssen besonders gekennzeichnet sein. Bei langen Eisenbahntransporten ist die Truppe zur gründlichen *Körperwaschung* auf geeigneten Stationen anzuhalten. Sie soll nicht nur der Befreiung von Schmutz und Staub dienen, sondern erfrischt nach stundenlangem Sitzen auf engen Räumen den Körper in besonderem Maße. Bereitstellung von ausreichenden Duschgelegenheiten ist gegebenenfalls rechtzeitig mit der Eisenbahn zu vereinbaren.

Reinigung und Entseuchung der zu Militärtransporten benutzten *Wagen* und der zugehörigen Wagenausrüstungsstücke obliegt der Eisenbahn nach Maßgabe der allgemeinen vom Reich erlassenen Bestimmungen und der hiernach bestehenden Bestimmungen der Eisenbahnen.

Beim Einsatz der Wehrmacht im Reich und im Grenzschutz kann die eigentliche Entseuchung ausgesetzt oder an deren Stelle ein besonderes Reinigungsverfahren angeordnet werden, wenn die vorher in den Wagen beförderten Militärpersonen und Militärtiere von Seuchen, Seuchen- oder Ansteckungsverdacht frei waren (M.E.O. § 46).

Auch die von der Wehrmacht auf den Bahnhöfen benutzten Verpflegungsräume, die Trink- und Tränkeinrichtungen und die Bedürfnisanstalten, sowie die Umgebung dieser Einrichtungen sind von der Reichsbahn zu reinigen, zu entseuchen und zu beleuchten.

Für Reinhaltung der *Wagenaborte* während des Transportes muß die Truppe selbst sorgen.

Abschnitt F des 2. Abschnitts der M.E.O. regelt den *Krankentransport* in Krieg und Frieden.

Für den Transport wird unterschieden zwischen sitzenden und liegenden, nicht ansteckenden und ansteckenden Kranken.

Sanitätsdienst während der Eisenbahntransporte. Ein Truppentransportzug wird in der Regel von einem Sanitätsoffizier und dem zuständigen Sanitätspersonal begleitet. Es ist darauf Bedacht zu nehmen, daß sie die notwendige Sanitätsausrüstung für erste Hilfeleistung in ihrem Abteil haben, nicht, wie es häufig beobachtet wird, in einem Güterwagen bzw. auf einem Truppenfahrzeug. Sie sollen bei Unglücks- oder Krankheitsfällen sofort eingreifen und helfen können.

Erscheint bei einem Soldaten während des Transportes beschleunigte Einweisung in eine Krankenanstalt nötig, so kann Einweisung in ein Zivilkrankenhaus erfolgen, sofern ein Lazarett nicht am Orte oder leicht erreichbar ist.

Zur *Verhütung unabsehbarer Unglücksfälle* sind im Teil E des zweiten Abschnittes der M.E.O. genaue Vorschriften für den *Munitions- und Sprengstofftransport* erlassen, die dort nachgelesen werden können.

Schrifttum.

ALTROCK: Kleine Sportkunde. Leipzig 1928. — AMAR, J.: Le moteur humain. Paris 1923. — ANREP, G. V., A. BLALOCK and A. SAMAAN: Proc. roy. Soc. Lond. B **114**, 223 (1934). — ANREP, G. V., S. CERQUA and A. SAMAAN: Proc. roy. Soc. Lond. B **114**, 245 (1934). — ARNOLD, A.: Bibliographie des 1927 erschienenen Schrifttums über Sportmedizin und deren Grenzgebiete. Leipzig 1929. — Die sportärztliche Untersuchung. Leipzig 1933. — Rundschau: Leibesübungen und Sport. Jkurse ärztl. Fortbildg **1935**, 62. — ATZLER, E.: Physiologische Rationalisierung. ATZLER u. Mitarbeiter: Körper und Arbeit, 1927. — ATZLER, E. u. Mitarbeiter: Körper und Arbeit. Leipzig 1927. — Ausbildungsvorschrift für Kraftfahrtruppen. Berlin 1933. — BARTHELMES: Grundsätze der Militär-Gesundheitspflege. Berlin 1907. — BASLER, A.: Über das Gehen und Stehen. Med. Welt **1927**, 223. — Das Gehen. Canton 1929. — BEDALE, E. M.: Industrieal Fatigue Research Board, Report Nr 29. London 1924. — BENEDICT u. MURSCHHAUSER: Energieumsatz beim Horizontalmarsch. Carn. Inst. Washington Publ. **1915**, Nr 231. — BESNARD Lieutenant-Colonel: L'Education Physique en Service de la Tactique. Paris. — BETHE-BERGMANN u. Mitarbeiter: Handbuch der normalen und pathologischen Physiologie, Bd. 15. Berlin 1930. — BISCHOFF, HOFFMANN u. SCHWIENING: Lehrbuch der Militärhygiene, Bd. 3. Berlin 1911. — BOEHMIG: Sportärztliche Erfahrungen und Beobachtungen bei den deutschen Gepäckmarschmeisterschaften, 1935. Arzt u. Sport **1935**, 73. — BOHNENKAMP: Klin. Wschr. **1929**. — BRAUNE, W. u. O. FISCHER: Über den Schwerpunkt des menschlichen Körpers mit Rücksicht auf die Ausrüstung des deutschen Infanteristen. Abh. sächs. Ges. Wiss., Math.-physik. Kl. **15**, Nr 7 (1889). — Der Gang des Menschen, I. Teil: Versuche an belasteten und unbelasteten Menschen. Abh. sächs. Ges. Wiss., Math.-physik. Kl. **21**, Nr 4 (1895). — BREZINA, E. u. W. KOLMER: Der Energieumsatz bei der Geharbeit. Biochem. Z. **38**, 129 (1911). — Über den Energieumsatz bei der Marscharbeit. Marschversuche auf ansteigender Bahn. Biochem. Z. **65**, 16 (1914). — BREZINA, E. u. A. REICHEL: Der Energieumsatz bei der Geharbeit. Über den Marsch auf horizontaler Bahn. Biochem. Z. **63**, 170 (1914). — Über den Energieumsatz bei der Marscharbeit. Die Gesetze des Marsches auf ansteigender Bahn. Biochem. Z. **65**, 35 (1914). — Brückenbau, Berlin 1925. — BRUNS, O.: Herzgröße und Muskelarbeit. Verh. dtsch. Ärztebund Förderg Leibesübgn **1927**. — BÜRGER, M. u. Mitarbeiter: Preßdruckprobe als Herzleistungsprüfung. Arb.physiol. **1**, 614 (1929). — CASSINIS, U.: Der Refraktionsindex des Blutserums bei Muskelarbeit. Ref. Ber. Physiol. 48, 397. — CASSINIS, U. u. LORENZO BRACALONI: Untersuchungen an italienischen Soldaten in der Ruhe, während und nach Marschübungen bis zu 3 Stunden Dauer. Ref. Ber. Physiol. **47**, 755. — Über die normale hydrämische Kurve bei Ruhe, Lauf und Marsch. Ber. Physiol. **50**, 477. — CATHCARD, RICHARDSON u. CAMPBELL: J. Army med. Corps **1920**. — DEMUTH: Der Parademarsch und seine vermeintliche Schädlichkeit. Dtsch. mil.-ärztl. Z. **33**, 593—606 (1904). — DEUTSCH: Sport und Kreislauf. Wien. klin. Wschr. **1930 I**, 51. — DIEM: Anlage von Spiel- und Sportplätzen. Berlin 1926. — Drahtnachrichtendienst im Reichsheer. Berlin 1929. — DURIG: Denkschr. Akad. Wiss. Wien **68**, 242 (1911). — EIMER, K.: Ergebnisse orthodiagraphischer Herzuntersuchungen bei Gepäckmärschen. Z. exper. Med. **60**, 521 (1928). — EWIG: Kritik sportärztlicher Untersuchungsmethoden. Sportärztetagg **1931**. Jena 1932. — FEIGL u. QUERNER: Untersuchungen an Teilnehmern eines Armeegepäckmarsches. Z. klin. Med. **83** (1916). — Feldbefestigungsvorschrift. Berlin 1923, 24, 25, 28. — FISCHER, O.: Der Gang des Menschen, II. Teil: Die Bewegungen des Gesamtschwerpunktes und die äußeren Kräfte. Abh. sächs. Ges. Wiss., Math.-physik. Kl. **25**, Nr 1 (1899). — Der Gang des Menschen, V. Teil: Die Kinematik des Beinschwingens. Abh. sächs. Ges. Wiss., Math.-physik. Kl. **28**, Nr 5 (1903). — FULL: Finnische Sportmassage. Charlottenburg 1925. — FULL u. WENZIG: Bestimmungen des Energieverbrauches bei Marschleistungen gelegentlich der Heeresmeisterschaften 1927. Veröff.

Heeressan.wes. **1928**, H. 83. — GAULHOFER: Die Fußhaltung. Ein Beitrag zur Stilgeschichte der menschlichen Bewegung. Kassel 1930. — GELDRICH, J.: Über den Energieumsatz beim Reiten. Magy orv. Arch. **29**, 339—350 (1928). Ref. Ber. Physiol. **48**, 384. — GOTTHARD: Fortschr. Röntgenstr. **39** (1929). — GROSSCOURTH u. Mitarbeiter: Kreislauf bei Arbeit. Klin. Wschr. **1932 II**, 2022. — HEINRICI: Das Ehrenbuch der deutschen Pioniere. Berlin 1924. — HERBST, R.: Sport und Arbeit. ATZLERs Körper und Arbeit. Leipzig 1927. — Gasstoffwechsel und Leistungsfähigkeit. Dtsch. Arch. klin. Med. **162**, 33 (1928). — Energieverbrauch beim Sport. Sportmed. **1929**. — Stoffwechsel. KNOLL u. ARNOLD: Normale und pathologische Physiologie der Leibesübungen. Leipzig 1933. — HILGERS, W.: Die Mitwirkung der Sportärzte bei der Anlage und dem Betrieb von Sportplätzen. Arzt u. Sport **1935**, 57. — HLADIK, J.: Kurzes Lehrbuch der Militärhygiene. Wien 1914. — HIPPKE, E.: Das Differential-Leukocytenbild als Gradmesser der Muskelleistung. Veröff. Heeressan.wes. **1925**, H. 78. — HOFMANN: Die Bedeutung der Leibesübungen für die Ausbildung psychischer Eigenschaften. Veröff. Heeressan.wes. **1925**, H. 78. — HEISS, F. u. Mitarbeiter: Leibesübungen und Drüsen mit innerer Sekretion. Fermentforsch. **12**, 509 (1932). — HOSKE, H.: Fortschr. Med. **1934**, 1042. — KECK, A.: Wasserrettung. Leipzig 1933. — KEESER: Med. Welt **1935**, 37. — KIRCHBERG: Sportmassage. Berlin 1924. — KNOLL, W.: Der Skiwettläufer. Bern 1924. — Korrelationen. Normale und pathologische Physiologie der Leibesübungen. Leipzig 1933. — KNOLL u. ARNOLD: Normale und pathologische Physiologie der Leibesübungen. Leipzig 1933. — KOHLRAUSCH: Leibesübungen und Körper des Erwachsenen. Verh. dtsch. Ärztebund Förderg Leibesübgn **1928**. — KOST: Z. physik. Ther. **33** (1927). — KRÜMMEL: Aufgaben und Methoden einer Heeresanthropologie. Veröff. Heeressan.wes. **78** (1925). — LEHMANN, G.: Physiologie der Arbeit. Med. Welt **1928**, 469, 552. — Ermüdung in Theorie und Praxis. Med. Welt **1931**, 548. — Muskulatur. Normale und pathologische Physiologie der Leibesübungen. Leipzig 1933. — LEHMANN u. SZAKALL: Arb.physiol. **5** (1932). — LEITENSTORFER: Das militärische Training. Stuttgart 1897. — LILJESTRAND, G. u. STENSTRÖM: Respirationsversuche beim Gehen. Skand. Arch. Physiol. (Berl. u. Lpz.) **39**, 5/6 (1920). — LIPPMANN: Ergebnisse vergleichender Untersuchungen von Achsel- und Rectumtemperatur nach einem großen Marsch. Dtsch. med. Wschr. **1913 II**, 1496. — LORENTZ: Sporthygiene. Berlin 1931. — MALLWITZ u. RAUTMANN: Muskelarbeit und Energieverbrauch. Verh. Ber. 6. Sportärzte-Tagg Jena **1930**. — MAREY, E. J.: Le mouvement. Paris 1894. — MEYER, G.: Das Rettungswesen in Heeresbadeanstalten und -schwimmanstalten. Arch. Rettungswes. **1**, 47—49 (1912). — Militäreisenbahnordnung (M.E.O.) Berlin 1931. — MORITZ, F.: Dtsch. Arch. klin. Med. **176**, 455 (1934). — MÜLLER, J.: Grundlagen der Körpererziehung. Leipzig u. Berlin 1930. — PANCONCELLI-CALZIA: Über den Fechtertypus und einige körperliche Erscheinungen beim Sportfechten. Göttingen 1925. — PEDER, H.: Neue Versuche über die Bedeutung des Trainings für die Leistungsfähigkeit der Muskeln. Skand. Arch. Physiol. (Berl. u. Lpz.) **27**, 315 (1912). — PICKENBACH: Der Einfluß des Reitsports auf den menschlichen Organismus. Med. Klin. **1909 I**, 315. — RAUTMANN, H.: Aus dem Arbeitsgebiet des Sportarztes. Jena 1926. — Über den Normbereich des Blutdruckes beim Menschen. Verh. dtsch. Ges. Kreislaufforsch. **1932**. — Die Wirkung sportlicher Tätigkeit auf die Kreislauf- und Atmungsorgane sowie den Stoffwechsel. Dtsch. med. Wschr. **1933**, 1238. — REHBERG u. WISSEMANN: Die Alkalireserve im Blutplasma bei der militärischen Ausbildung und nach sportlichen Leistungen. Z. exper. Med. **55**, 641 (1927). — RICHTER: Einige Versuche zur Feststellung der geistigen und körperlichen Ermüdung durch sportliche Anstrengungen in verschiedenen Trainingsabschnitten. Veröff. Heeressan.wes. **1925**, H. 78. — SAAR, v.: Die Sportverletzungen. Neue deutsche Chirurgie, Bd. 13. Stuttgart 1914. — SCHEDE: Grundlagen der Körpererziehung. Stuttgart 1935. — SCHENK, P.: Ärztliche Beobachtungen bei den Gepäckmärschen. Veröff. Heeressan.wes. **1928**, H. 83. — Die Ermüdung gesunder und kranker Menschen. Jena 1930. — SCHENK, P. u. R. FISCHER: Herz und Blutkreislauf bei Arbeit und bei Sorgen. Med. Welt **1935**, 1107. — SCHLOMKA: Med. Welt **1934**, 897. — SCHNELL: Die Biologie und Hygiene der Leibesübungen. Berlin 1922. — SEHRT, E.: Das Ertrinken. Med. Klin. **1934 II**, 1591. — SENATOR: Der gesundheitliche Wert des Reitens. Stuttgart 1931. — SIGRIST: Der O_2-Verbrauch des Menschen bei Steigarbeit. Pflügers Arch. **212** (1926). — SIMONSON: Umsatz bei körperlicher Arbeit. BETHE-BERGMANNs Handbuch. — STEINHAUSEN: Mechanik des menschlichen Körpers. Handbuch BETHE-BERGMANN. — STUDER, F.: Pflügers Arch. **212**, 105 (1926). — STUMPF u. FÜRST: Ergebnisse von Kreislaufuntersuchungen an Jugendlichen. Münch. med. Wschr. **1931 I**, 1097. — TESKE: Wehrhaft durch Körpererziehung. Stuttgart 1933. — THALWITZER: Der Parademarsch. Dresden 1904. — VANOTTI, A. u. H. PFISTER: Arb.physiol. **7**, 127 (1934). — Vorschrift für das Verwalten des Geräts bei der Truppe. Berlin 1933. — Vorschrift zur Darstellung von Knallen mit Sprengkörpern. Berlin 1934. — WACHHOLDER: Arbeitsfähigkeit des Menschen. BETHE-BERGMANNs Handbuch. — WALDMANN: Sportärztliche Erfahrungen im Reichsheer. Arch. f. Hyg. **93**, 239 (1923). — The Hygiene of shelters and supply in defensive battles. Milit. Surgeon **54** (1924). — Was wissen wir von Ermüdung? Dtsch. Soldatenztg. **1925**. — WALINSKI: Der Einfluß des Trainings auf die Alkalireserve im menschlichen Blut. Veröff. Heeressan.wes. **1925**, H. 78. — WEBER: Die Leibesübungen als Erziehungsmittel, als Spiel und Sport. Veröff. Heeressan.wes. **1925**, H. 78. — WEBER, WILHELM u. EDUARD: Mechanik der menschlichen Gehwerkzeuge. Göttingen 1836. — WEISSBEIN: Hygiene des Sports. Berlin, Leipzig, Frankfurt a. M., Paris 1910. — WIESNER: Der Einfluß von Alkohol und Nicotin auf die sportliche Leistungsfähigkeit. Veröff. Heeressan.wes. **1925**, H. 78. — WISSEMANN u. ERNST: Sport und Blutdruck. Veröff. Heeressan.wes. **1925**, H. 78. — WORRINGEN: Arzt und Leibesübungen. München 1927. — ZIMMERMANN: Der Sicherheitsdienst beim Schießen im Reichsheer für alle Waffen. Berlin 1927. — ZUNTZ u. SCHUMBURG: Physiologie des Marsches. Berlin 1901.

F. Die Hygiene im Gebirgsdienst.

Von H. **RAUCH**-Reichenhall.

Eigenart und Anforderungen des Gebirges machen die Gebirgstruppe zur Spezialwaffe und unterscheiden ihre Tätigkeit weitgehend gegenüber derjenigen aller anderen Waffengattungen. Schon nach beendigter Einzelausbildung beginnt der Dienst im Gebirge und damit treten eine Menge neuer Dinge an den Soldaten heran, die gesonderter Betrachtung auch in hygienischer Hinsicht bedürfen: Die *Anforderungen an die Leistungsfähigkeit* des Einzelnen und die besonderen *Gefahren des Gebirgsdienstes.*

Der Gebirgssoldat muß selbst nach Talmärschen den Anstrengungen eines Anstieges gewachsen sein. Schwierigkeiten im Gebirgsterrain, Wetterunbill, schwerstes Gepäck sollen ihm dabei vertraut sein. Er soll den Anforderungen z. B. eines alpinen Biwaks nicht ungeübt gegenüberstehen, selbst bei ungünstigsten klimatischen Verhältnissen, wie Schneesturm oder feuchter Kälte. Er braucht alpine Erfahrung. Ein Zuwenig dieser Voraussetzungen erniedrigt die Gefechtsbereitschaft sowie die Gefechtskraft der Gebirgstruppe. Die Einwirkung der Umwelt auf den Soldaten ist im Gebirge elementar: schroffe Temperaturgegensätze, die Wucht eines Schneesturmes, plötzlicher Wettersturz; dazu gesellt sich die Wirkung des verminderten Luftdrucks. Im Sommer droht Steinschlag, im Winter Schneebrett, Lawine, Gletscherspalte u. a. So kommt also zum Kampf gegen den Feind noch der Kampf mit den Gefahren des Gebirges. Es gibt objektive und subjektive Gefahren (ZSIGMONDY-PAULKE). Den objektiven Gefahren zu begegnen ist Sache einer umsichtigen Truppenführung; die Größe der subjektiven ist mitbedingt durch den Trainingszustand, den Grad der alpinen Kenntnisse (z. B. Gelände, Schnee, Wetter) und Fähigkeiten (Skifahren usw.) und nicht zuletzt durch eine gewisse individuelle Veranlagung (Schwindelfreiheit) des einzelnen Soldaten. Die subjektiven Gefahren zu verringern ist ein Ziel der gebirgsmilitärischen Ausbildung. Aufgabe des Gebirgs-Sanitätsoffiziers ist es, in beiden Fällen beratend mitzuwirken.

Als *Zweck der Hygiene im Gebirgsdienst* ergibt sich *kraftsparend und gegen Gesundheitsschäden zu wirken.* Der Truppenarzt muß gerade in hygienischer Beziehung bis ins Kleinste mit doppelter Anstrengung tätig sein durch vermehrte Belehrung der Truppe und inniger Zusammenarbeit mit den die Ausbildung leitenden Offizieren und Unterführern. Der *Arzt der Gebirgstruppe* muß auch im Frieden diese im Gebirge überall begleiten. Dazu braucht er alpine Schulung; er muß im Felsgehen und Klettern bewandert sein, wenngleich die Bewältigung schwerster Klettereien nicht zu seinem Aufgabenbereich gehört. Unumgänglich nötig für ihn ist jedoch, Skifahren zu können.

Eine planvolle Steigerung der Leistungen während der gebirgsmilitärischen Schulung läßt die Truppe eine Härte erreichen, welche nicht nur einer erhöhten Schlagkraft zugute kommt; die Krankenstatistik einer solchen Truppe sollte sich trotz größerer und andersartiger Anforderungen in der Zahl der

Erkrankungen von keiner anderen unterscheiden. Besonders wichtig sind Mitteilungen der Offiziere und Ausbilder (auch der Heeresbergführer) an den Truppenarzt über das Zurückbleiben der Leistung oder über körperliche Veränderungen einzelner Soldaten. Die Zusammensetzung der Truppe soll in Hinsicht auf einen guten Leistungsdurchschnitt einheitlich sein, denn Schwächere bilden für die Übrigen gerade im Gebirge eine nicht zu unterschätzende Gefahr. Schon bei der Rekruteneinstellung wird auf eine möglichst gleichmäßige Körperbeschaffenheit im Sinne der H.Dv. 251, Ziffer 146 Bedacht genommen. Das Gebirge fordert im Gegensatz zum Flachland vom Schwächeren weit mehr Kraftaufwand, deshalb sinkt bei der Gebirgstruppe die Durchschnittsleistung rascher und tiefer durch ungleichmäßiges Menschenmaterial. Es werden ihr daher auch vor allen Dingen aus den Gebirgs- und gebirgsnahen Bezirken alle berggewohnten Leute zugewiesen.

Auch der Gebirgssoldat muß marschieren können, aber ebenso wichtig für ihn ist das *Steigen.* Die alte Regel, daß die Schlagkraft einer Truppe vom Marschieren abhängt, bleibt bei der Gebirgstruppe trotz Motorisierung der Armeen gültig. Alle Bergsteigerregeln gelten im militärischen Betriebe in vermehrtem Maße. Das Bergsteigen ist weitaus anstrengender, sei es zu Fuß, mit Ski oder Schneereifen, als der Marsch auf der Ebene. Es ist keine mechanische Tätigkeit, sondern verlangt, je nach dem Gelände dauernde Aufmerksamkeit; besonders Nachtaufstiege halten fortwährend unter Spannung. Auch verbieten sich die Freiheiten des Landmarsches, wie Sprechen, Singen, Rauchen zum Teil von selbst und eine ausgiebige Marscherleichterung schafft nur geringen Ausgleich. Die Belastung mit Ausrüstung und Gepäck ist im Durchschnitt größer, da der Gebirgssoldat nicht mit sofortigem Nachschub rechnen kann und deshalb sehr viele Dinge selber tragen muß. Regelmäßige Pausen mit Gepäckabnahme sind nötig. Während des Aufstieges muß das Hungergefühl durch vom Einzelnen mitgeführten Handproviant bekämpft werden; dazu eignet sich in erster Linie Zucker, Brot, Schokolade; ferner Dörrobst, Feigen, als Wurst allenfalls eine fettreiche Leberwurst als Brotaufstrich. Damit wird auch Bekämpfung von Schwächeanfällen (auch des sog. toten Punktes) erreicht. Ebenso wichtig und ebenso schwierig wie das Steigen ist die *Abwärtsbewegung im Gebirge.* Auch sie erfordert Sicherheit und lange Übung, denn Fels, Schnee und Eis verlangen verschiedene Technik. Die Gefahr der Überanstrengung mit Dauerschäden als Folge ist groß. Die Ausbildung strebt deshalb keine Höchstleistungen an, sondern höchste *Dauerleistung,* die dann im wirklichen Bedarfsfalle auch Höchstleistungen ohne Schaden zuläßt.

Einen fundamentalen Unterschied gegenüber dem Flachland bedeutet das *Gebirgsklima* (Höhenklima), das in besonderer Weise auf den Soldaten einwirkt und seine Leistungsfähigkeit beeinflußt. Hauptmerkmal ist der erniedrigte Luftdruck und die damit zusammenhängende niedrigere Sauerstoffspannung. In der für uns in Frage kommenden Durchschnittshöhe von 3000 m stehen nur mehr 80% Sauerstoff zur Verfügung. Ausgleich schafft zunächst vermehrte Atmung und Herztätigkeit bis zu einer gewissen Grenze, dann die Entleerung der Blutdepots und damit die absolute Vermehrung der roten Blutkörper. Eine solche ist schon bei Höhendifferenzen von 300 m nachzuweisen. Die Anpassung an das Höhenklima *(Akklimatisation)* beruht im wesentlichen auf einer Angleichung an eine verminderte Sauerstoffspannung; auf die inneren Zusammenhänge bei dieser physiologischen Steuerung der Respiration mit dem Säure-Basengleichgewicht im Blut und mit dem arteriellen Druck von Sauerstoff und Kohlendioxyd kann hier nur hingewiesen werden [BETHE (2)]. Psychische Einwirkungen sind bei unserer Durchschnittshöhe noch unterschwellig. Der Sauerstoffwechsel ist sowohl bei Ruhe als auch besonders bei Muskelarbeit gesteigert, ebenso bei Kälte, mangelhafter Ernährung und noch mehr bei Überanstrengung. Unter solchen Umständen kann schon bei 2000 m die Bergkrankheit auftreten. Auf die Beförderung der Verdunstung durch Abnahme des Luftdruckes und der Luftfeuchtigkeit sei hingewiesen. Staubfreiheit und dünnere Lufthülle vermehren die Strahlungsintensität und damit deren Folgen: 1. der *Sonnenbrand* und auf Eis, selbst bei diffusem Licht durch Reflexion, der *Gletscherbrand.* Verhütung durch Salben, die aktive Strahlen schluckende Substanzen enthalten;

2. die *Schneeblindheit,* mitbedingt durch Reflexion auf Schneeflächen. Vorbeugung am besten durch rauchgraue Schutzbrillen (Mittel, die ins Auge getropft werden, ersetzen die Brille nicht). Temperaturunterschiede zwischen Sonnen- und Schattenseite und gesteigerte Niederschlagsmengen bieten ungleich mehr Erkältungsursachen. Föhn, der sich besonders durch psychische Beeinflussung, jedoch nur empfänglicher Menschen kennzeichnet, bewirkt Depression, Gereiztheit, Arbeitsunlust, vermindert also das Wohlbehagen. Zu erwähnen sind noch die erhöhte *Blitzgefahr* an exponierten Punkten, an Rinnsalen, an Drahtseilsicherungen oder Metallteilen der Ausrüstung und der Erfrierungstod, der durch körperliche Erschöpfung und Nahrungsmangel begünstigt wird; an Stelle hygienischer Vorbeugungsmaßnahmen treten hier Belehrungen über besonderes Verhalten und erste Hilfeleistung. Die Möglichkeit häufiger Lawinenunglücke läßt daran denken, jeden Sanitätsdienstgrad mit einem Lobelinbesteck auszurüsten. Beachtlich ist das seltene Vorkommen des Tetanusbacillus im Gebirgsboden [Dubs (3)].

Das *Biwak* setzt den Soldaten unmittelbarer dem Einfluß des Gebirgsklimas aus als etwa die Fortbewegung im Gebirge. Es ist gerade deshalb beim Biwak besonders auf die Zweckmäßigkeit seiner Einrichtung und auf das Verhalten während desselben zu achten.

Für die *Wahl des Platzes* ist der tägliche Temperaturgang mitzubeachten, der im Gegensatz zur Höhe in den Tälern eine große Amplitude hat; es ist rechtzeitig für genügenden Wärmeschutz zu sorgen. Im Sommer wird man Schutz unter Bäumen, hinter Felsen, im Windschatten aufsuchen; in der Felsregion an steinschlagsicheren Stellen zugleich mit Maßnahmen gegen Absturzgefahr. Aufstellung von Zelten für Massenbiwak, Zeltsack für den Einzelnen; dadurch Schutz vor Kälte, Wind und Niederschlägen. Ein Biwak im Gebirge ohne Unterschlupf, z. B. bei erhöhter Gefechtsbereitschaft, stellt höchste Anforderungen an den Wärmehaushalt des Körpers, dann warmes Unterzeug, Handschuhe, wenn möglich warme Getränke, Mundvorrat, Bewegung, Tabak. Wichtig ist, die Kälte des Felsbodens durch Unterlage (Zweige, Rucksack), abzuhalten. Biwakplatz möglichst bei Wasser; auch nachts gut erreichbare Latrine. Im Winter: entweder Zelt, oder Schneekaverne, mit aus Schnee gebauten Sitzbänken, für 3—6 Mann dicht aneinander- und gegenübersitzend. Wo es die Schneelage erlaubt, stellt der „Iglu" der Eskimos den idealsten Schutz dar. Diese *Schneehütte* [beschrieben im „Winter" 1935 (4)], die schon von einem Mann in kurzer Zeit gebaut werden kann, läßt sogar Schlafen zu, da die Innentemperatur bis zu 10° steigen kann; sie verdient stärkste Beachtung. Lawinensicherer Platz, Windschatten. Um Zelte Schneemauer als Wärmeschutz. An den Eingängen der Biwakbehausungen etwa 1 m lange Gassen aus Zweigen usw. dienen als Fußabstreifer. Trampelpfade zwischen allen Biwakstellen und zur Latrine. In der Baumregion läßt sich zentral zu den einzelnen Biwakstellen ein Feuer unterhalten zum Aufwärmen, und an dem ständig warmes Getränk bereit gehalten wird. Schnee zur Wasserbereitung von seitab gelegener Stelle entnehmen, die besonders kenntlich gemacht wird. Das Problem der Beheizung der Zelte ist nicht gelöst. Die bisher übliche Holzkohle verschlechtert die Luft. Zweckmäßig ist dichteste Belegung; die Lüftung der Zelte bringt genügend Frischluft, die Wärme durch die Körperstrahlung wird besser ausgenützt. Als Beleuchtung genügt eine Kerze zum Zurechtfinden. Auf Almen, Schutzhütten u. dgl. hat sich das Spiritusglühlicht am besten bewährt.

Die Kleidung. Nach Hesse (5) müssen die Bedürfnisse der Zweckmäßigkeit der Kleidung vor den Rücksichten auf Einheitlichkeit stehen. Diese Bedürfnisse drücken sich bei der Gebirgstruppe durch eine besondere Dienstbekleidung aus, die den Anforderungen der Gefechtstätigkeit im Gebirge entspricht.

Größere Höhenlagen mit ihrer geringeren Sauerstoffspannung verlangen entweder einen größeren Energieaufwand oder eine gewisse Verringerung der zulässigen *Maximalbelastung* des einzelnen Mannes, wobei auch die Kleidung in Betracht gezogen werden müßte. Z. B. errechnete man bei der russischen Gebirgstruppe $^1/_3$ des Körpergewichtes als Maximalbelastung gleich etwa 22—24 kg, von der die Kleidung etwa 30% ausmacht [Krotkof (6)]. Es entsteht nun die Frage, wie eine evtl. Gewichtseinsparung in Einklang zu bringen ist mit den Ansprüchen, die an die *Gebirgskleidung* gestellt werden. Die schon erwähnten Temperaturgegensätze verlangen Kleider aus Stoffen, die in trockenem und feuchtem Zustand geringstes Wärmeleitvermögen besitzen, um ausreichenden Wärmeschutz zu geben (S. 54 f.). Der bei Gebirgsmärschen gesteigerte Energieverbrauch drückt sich in vermehrter

Schweißabsonderung und Hautatmung (CO_2) unter der Kleidung aus; der Stoff muß deshalb eine gute Lüftung zulassen, d. h. er muß porös sein. Aber auch die Uniform darf die Lüftung durch engen Kragenschnitt oder Aufschläge nicht behindern; ebenso ist der Hosenträger dem beengenden Gürtel vorzuziehen. Die Uniformstoffe müssen durch Imprägnation wasserundurchlässig bei erhaltener Porosität gemacht sein, denn die reicheren Niederschlagsmengen und die ausgiebige Berührung mit Schnee vermindern durch Befeuchtung der Kleidung deren hygienische Eigenschaften. Gummierte Stoffe sind wegen ihrer Luftundurchlässigkeit unbrauchbar. Die Stoffe sollen eine möglichst glatte Oberfläche haben, um das Haftenbleiben von Schnee zu vermeiden; die dem Körper zugewendete Seite soll möhlichst rauh sein, um den Luftzwischenraum der einzelnen Kleidungsstücke zu vergrößern. Damit im Zusammenhang steht ein reichlicher Zuschnitt der Kleidung, um eine möglichst große Luftschicht um den Körper zu gewährleisten, aber auch um den Mann möglichste Bewegungsfreiheit zu geben. Die sehr beträchtliche mechanische Beanspruchung der Gebirgsbekleidung setzt eine große Haltbarkeit voraus; auch muß das Gewebe einer häufigeren mechanischen Reinigung und Wäsche widerstehen.

Die *Bergmütze* darf nicht zu klein verpaßt sein, da sie bei Nässe enger wird und besonders bei Sturm, wo sie fest sitzen muß, Stirnkopfschmerz verursachen kann. Sie sollte noch mit Luftlöchern längs der oberen Kante versehen sein. Der *Dienstrock* ist ungefüttert, mit weiten Taschen versehen, hat einen niedrigen Kragen mit anknöpfbarer Halsbinde, und an beiden Ärmelenden einen überlappten Längsschlitz mit Knopf zum Abschluß des Handgelenks. Er entspricht, ebenso wie die *Berghose* neuer Art, den Anforderungen der für die Leistungsfähigkeit im Gebirge so überaus wichtigen Wärmeregulation des Körpers. Die Berghose n/A. hat Keilform und keinen Lederbesatz. Sie bietet dem ganzen Bein bis zum Knöchel Spielraum und legt sich im nassen Zustand nicht so sehr an dieses an, wie dies die engere lederbesetzte Berghose alter Art tut. Die letztere hat Lederbesatz an Knie und Gesäß. Im Verein mit dem *Rucksack* behindert dieser Lederbesatz (= $^1/_4$ der gesamten Hosenoberfläche) ganz beachtlich die Lüftung durch die Uniform hindurch, wodurch der Soldat eher zum Schwitzen kommt. Der Schweiß hält sich unter den bedeckten Stellen länger, das Leder trocknet langsamer, es tritt durch diese nassen Stellen erhöhter Wärmeverlust ein. Über den *Bergschuh* ist zu sagen, daß er reichlich groß verpaßt sein muß, um den Fuß mit je ein Paar dicken und dünnen Socken aufnehmen zu können. Er hat niedriges Gewicht und schränkt deshalb das Wundlaufen ein; um dieses völlig zu vermeiden, sollen die Socken möglichst wenig ausgebesserte Stellen haben, besonders nicht an der Ferse und in der Gegend der Achillessehne. Die Schuhpflege soll öfters mit Wichse geschehen, allzuviel Fett macht den Schuh wasserdurchlässig und erhöht die Erfrierungsgefahr ebenso wie ungenügende Socken. Die Verbindung von Hose und Schuh geschieht durch die Knöchelbinde; sie verliert beim Gebrauch die Elastizität, stört die Blutzirkulation und beansprucht die Gegend der Achillessehne. Das Auftreten von Sehnenscheidenentzündungen wird durch die Knöchelbinde zum mindestens befördert. Nach ZUNTZ und SCHUMBURG (7) bedingen beim Marsch schon sehr geringe Verletzungen oder schmerzhafte Reize am Fuße einen Energiemehrverbrauch von etwa $^1/_4$ des Normalen (S. 99). Die Knöchelbinde sitzt nach längerem Tragen meist schlecht. Besser hat sich die kurze Segeltuchgamasche mit seitlicher Verschnürung bewährt. Diese verhindert das Eindringen von Schnee und Nässe, da sie nie verrutscht, sie drückt nirgends, bietet Wärmeschutz für Ferse und Rist und läßt eine gewisse Lüftung zu. Sie fordert die gleiche Zeit zum Anlegen wie die Knöchelbinde. Die *Windjacke* aus winddichtem Stoff steigert bei den starken Luftströmungen im Gebirge den Wärmeschutz der Kleidung. Die wollenen Fingerhandschuhe müssen reichlich weit genommen werden, denn ein eng anliegender Handschuh stoppt die Blutzirkulation und bringt Erfrierungsgefahr. Zur Ergänzung dienen die Windhandschuhe (Fäustlinge), am besten aus Leinen mit Flanellfütterung. Sehr nützlich sind leichte Schuhe aus Stoff, Wolle oder Leder für Biwak und Bergunterkunft. Der *Rucksack* hat drei Außentaschen und breite Tragriemen; es läßt sich sehr viel in ihm unterbringen. Er liegt in breiter Fläche dem Rücken auf, dadurch wird die Schweißbildung bis zur Durchnässung begünstigt. Durch Druck auf die Rippen werden deren Atembewegungen behindert (Verringerung der Vitalkapazität). Gegengewicht des außerdem durch Zug auf beide Schultern lastenden Rucksacks bilden Bauchpresse und Ileopsoas. Beim sog. Norweger-Traggestell ist der Schwerpunkt des Rucksacks tiefer und mehr nach vorne verlegt; dadurch Entlastung der Antagonisten. Das Hauptgewicht lastet auf der Hüftgegend, der Zug an den Schultern wird verringert und der Rücken bleibt frei. Der Norwegerrucksack muß einzeln verpaßt werden, um seine Vorteile zeigen zu können. Das Verpassen kann in jeder Kammer ausgeführt werden. Für die Besprechung der sonstigen Gebirgsausrüstung wie Zelt, Ski, Steigeisen, Pickel ist hier nicht der Ort.

Die Ernährung. Der Kostsatz pro Mann und Tag enthält 15 g Kochsalz. Die Beobachtungen der neueren Zeit ergeben, daß bei kochsalzarmer Kost eine geringere Belastung des ganzen Kreislaufsystems eintritt; auch lehrt die Erfahrung, daß das Durstgefühl dann vermindert ist. Im Gebirge tritt gesteigerter Fettverbrauch bei gleichzeitigem Eiweißansatz auf. Dem trägt die *Höhenzulage* von täglich 50 Pfennig pro Mann Rechnung beim Dienst über 1200 m Höhe.

Die Berechnung des *Energieverbrauchs* im Gebirge ist nicht möglich. Eine Reihe schwer zu überblickender und wechselnder Faktoren sind im Spiele: der jeweilige Kräfte- und Trainingszustand, eine gewisse individuelle Eignung für das Gebirge. Außerdem wechselt dauernd die Art und Weise der Fortbewegung, ganz abgesehen von den Einflüssen des veränderlichen Klimas. Entsprechend dem schwierigen Transport und Nachschubwesen im Gebirge wird die *Truppenverpflegung* in der Hauptsache eine konzentrierte, also animalische Form haben, sie hält auch länger vor und steigert den Tätigkeitsdrang (Eiweißgehalt). Vegetabilien erhöhen das für den gleichen Nähreffekt nötige tägliche Volum der Nahrung bis auf das Doppelte. Bei der Zubereitung der Speisen über offenem Feuer (z. B. auf Almen) vermeide man nach Möglichkeit den Zutritt von Feuergasen zum Kochgut; nach wochenlangem Genuß von Speisen mit Räuchergeschmack stellten sich Zeichen von Gastritis ein. Die anregende Wirkung des *Tabakgenusses* beruht nur auf Befriedigung der Gewohnheit des Rauchens; leistungsvermindernd ist das Rauchen bei leerem Magen und beim Steigen (Abschnitt V). *Alkoholgenuß* vor und während Anstrengungen ist zu vermeiden, im Winter und in kalten Nächten bedeutet Alkohol eine Gefahr durch die starke Wärmeabgabe nach anfänglichem Wärmegefühl. Dagegen hat sich die Rumzulage zu Teeaufgüssen bei naßkaltem Wetter besonders bewährt.

Die *Körperpflege* mit Wasser und Seife ist oftmals stark behindert, kann aber behelfsmäßig meistens genügend durchgeführt werden. Im Kalkgebirge ist das Wasser sehr hart, die Seife hat keine Reinigungskraft, Abhilfe kann durch Kochen oder Zusatz von Soda (je nach Bicarbonat- oder bleibender Härte) geschehen. Große Höhe, Kälte und Strahlung verbieten oftmals das Rasieren und Waschen. Die *Wasserversorgung* im Gebirge hängt eng mit der Frage der *Beseitigung von Abfallstoffen* zusammen. Die Aufstellung der Latrinen, das Wegschaffen von Leichen, Tierkadavern und Müll wird an solchen Orten geschehen (meist seitlich, unterhalb), von denen aus keine Verunreinigung der Gewässer, auch für weiter talwärts Befindliche stattfinden kann. Die Ergiebigkeit der Brunnen ist in der heißen Jahreszeit oft sehr gering; dann ist man auf Quellen oder kleinste Rinnsale angewiesen, die primitiv gefaßt und in ausgehöhlten Baumstämmen gesammelt die gebräuchlichste Brunnenart auf dem Berg darstellen. In absolut wasserarmen Gebieten empfiehlt sich die Aufstellung von Zisternen zum Aufsammeln der Niederschläge, außerdem ist man auf Wassertransport vom Tal aus angewiesen.

Die Verhältnisse im Gebirge bedingen eine wesentlich andere Ausrüstung, Organisation und Durchführung im Truppensanitätsdienst: der *Verwundetentransport* auf Spezialgeräten, Umgestaltung des Verwundetenabschubes, Zuteilung der Sanitätsdienstgrade, um nur einiges zu nennen. Eine erschöpfende Darstellung darüber findet sich bei DUBS (3).

Schrifttum.

1. ZSIGMONDY-PAULKE: Die Gefahren der Alpen. — 2. BETHE: Handbuch der normalen und pathologischen Physiologie, Bd. 2: Atmung. Berlin 1925. Siehe auch LEOWY: Physiologie des Höhenklimas. Leipzig: Georg Thieme 1931; ferner SCHENK: Winterarbeit in den Bergen und unser Stoffwechsel. Sportmedizin und Olympische Spiele. Leipzig: Georg Thieme 1936. — 3. DUBS: Die Eigenart des Gebirgssanitätsdienstes. Med. Welt **1935**, 1507. — 4. „Der Winter.“ München: Bergverlag Rother 1935. — 5. HESSE: Die Hygiene im Stellungskriege. Berlin: Julius Springer 1917. — 6. KROTKOF u. SCHOPIN: Hygienische Forderungen an die Kleidung der Gebirgstruppen. Wojenno-sanitarnoje djelo **1935**, Nr 7, 32—33. — 7. ZUNZ u. SCHUMBURG: Die Physiologie des Marsches. Zit. nach BISCHOFF, HOFFMANN, SCHWIENING: Lehrbuch der Militärhygiene, Bd. 3, 309 (1911).

G. Hygiene der Luftfahrt.

Von H. von Diringshofen-Berlin.

Mit 1 Abbildung.

Die Luftfahrtmedizin gehört in erster Linie zur Hygiene, denn ihre Aufgabe ist die Erhaltung der Gesundheit und Steigerung der Leistungsfähigkeit der Flieger für den Flugdienst. Die Luftfahrt freier und wehrfähiger Völker ist größtenteils militärisch. Daher müßte in einem Lehrbuch der Militärhygiene eigentlich die gesamte Luftfahrtmedizin behandelt werden; es würde aber den Rahmen unseres Lehrbuches weit überschreiten, wenn darin mit der zum ausreichenden Verständnis nötigen Breite alle für die militärische Luftfahrt wichtigen medizinischen Aufgaben und Fragen behandelt würden. Daher sollen hier nur einige luftfahrtmedizinische Probleme herausgegriffen werden, deren Beziehungen zum Arbeitsgebiet der Hygiene besonders eng und charakteristisch sind. Das sind die Maßnahmen zum Schutz gegen: Wind und Kälte, Motorlärm, Erschütterungen und die Ursachen der Luftkrankheit, sowie schädliche Motorgase und der O_2-Mangel in großen Höhen.

Die erfolgreiche Durchführung eines militärischen Flugauftrages im Kriege und die siegreiche Durchführung eines Luftkampfes ist in hohem Maße von den körperlichen und seelischen Kräften abhängig, die im Zeitpunkt des größten feindlichen Widerstandes zur Verfügung stehen. Deshalb muß bei der technischen Durchbildung der Luftwaffe möglichst alles ausgeschaltet werden, was im Fluge die Besatzung unnötig körperlich und damit auch geistig ermüdet oder anderweitig leistungsherabsetzend wirkt. Die oben genannten ungünstigen Einflüsse des Fliegens auf den menschlichen Körper können erheblich eingeschränkt werden, wenn die Erkenntnis ihrer schädlichen Wirkung für Einzel- und Gesamtleistung der Luftwaffe den Willen zur Abhilfe wach erhält.

a) Schutz gegen Wind und Kälte. Die ermüdende Wirkung starker Winde bei großer Kälte ist bekannt. Sobald durch die Kälte die physikalische Wärmeregelung des menschlichen Körpers, die in der Herabsetzung der Wärmeabgabe des Blutes durch Verengerung der Hauptblutgefäße besteht, durchbrochen ist und die chemische Regelung mit vermehrter Wärmebildung durch Muskelzittern einsetzt, steigt der gesamte O_2-Verbrauch. Das steigert in größeren Höhen den Sauerstoffmangel des Blutes und damit die Neigung zur *Höhenkrankheit* und zu *Erfrierungen*. Um das zu vermeiden, muß die Flugzeugbesatzung möglichst gut gegen Fahrtwind und Kälte geschützt werden. Die physikalische Wärmereglung verlagert bei Kälteeinwirkung erhebliche Blutmengen aus der Haut in die Muskulatur, steigert meist den Blutdruck und belastet den Blutkreislauf (Schubert, Dorno, v. Diringshofen).

Für geschlossene Flugzeuge wäre die *Heizung des Führersitzes* und der Kabine durch Ausnutzung der Wärme der Auspuffgase zu empfehlen, wenn nicht hierdurch die Gefahr entstände, daß bei Verletzung der Heizrohre, z. B. durch Beschuß die Besatzung unbemerkt die CO-haltigen Auspuffgase in lebensgefährlicher Konzentration einatmet.

Es ist daher ratsam, bei Kriegsflugzeugen auf eine derartige Heizung zu verzichten und statt dessen zu versuchen, durch wärmeerhaltende *Auskleidung der Kabinenwand* die Abkühlung im Inneren möglichst weit einzuschränken, damit die Besatzung auch bei längeren Flügen in großen Höhen und starker Kälte mit einer die Bewegungsfreiheit nur wenig behindernden *Kleidung* auskommt.

Für Flüge oberhalb 5000 m ü. d. M. oder im Winter wird die Besatzung offener Flugzeuge zum Schutz gegen die Kälte schwere Pelzsonderbekleidungen benötigen. Für mehrstündige Flüge in großen Höhen und bei sehr niedrigen Temperaturen wird es häufig nötig sein, durch elektrische Heizweste, Heizhandschuhe und Heizstiefel dem Körper Wärme von außen zuzuführen.

Bei sinngemäßer Anwendung der bekannten bekleidungshygienischen Grundsätze (S. 42) für die Zusammenstellung der Sonderbekleidung, wird auch bei längeren Flügen in großen Höhen, bei Kältegraden zwischen -50 und -60^{0} C eine Unterkühlung des Körpers ohne künstliche Wärmezufuhr vermeidbar sein, wenn durch ausreichende *Windschutzverkleidung* dafür gesorgt wird, daß eine stärkere Luftwirbelbildung im Führer- und Beobachtersitz vermieden wird; denn jedes Flattern der Kleidung durch Luftwirbel setzt ihren Kälteschutzwert wesentlich herab, weil dabei die in der Kleidung befindliche Luft bewegt und durcheinander gemischt wird. Nicht der Kleidungsstoff selbst, sondern die in der Kleidung ruhende Luft bestimmt ihr Kälteschutzvermögen. Wird z. B. aus einer lockeren Bekleidung aus Wolltrikot oder aus einem Pelz die Luft herausgepreßt, so kann ihr Wert als Kälteschutz unter $^{1}/_{3}$ des Ausgangswertes herabsinken (v. DIRINGSHOFEN).

Die Besatzung friert im offenen Flugzeug meist zuerst an den Schultern und im Rücken, weil die schwere Sonderbekleidung durch ihr Eigengewicht den Pelz auf den Schultern zusammendrückt und hier und im Rücken am meisten im Flugzeug flattert. Beides kann durch Versteifen der Sonderbekleidung an diesen Stellen, z. B. durch Korkstreifen wesentlich eingeschränkt werden.

Durch *Feuchtigkeit* wird die Wärmeleitung der Bekleidungsstoffe wesentlich erhöht. Schon nach einstündigem Aufenthalt mit feuchter Kleidung in kalter Luft kann die zusätzliche Wärmeabgabe durch verstärkte Wärmeleitung beträchtlich größer sein, als der Wärmeverlust durch Verdunsten der gesamten Feuchtigkeit.

Starke *Schweißbildung* vor dem Fluge sollte daher möglichst vermieden werden, ist aber oft an heißen Tagen unvermeidlich. Die äußerste Schicht der Sonderbekleidung muß möglichst wasserdicht, windundurchlässig und trotzdem wasserdampfdurchlässig sein, wie z. B. Nappaleder, damit der Schweiß ungehindert abdunsten kann.

Durch *Vermehrung der Unterkleider* wird der Schutz gegen die Kälte nur dann verbessert, wenn damit der Luftgehalt der gesamten Bekleidung erhöht wird (S. 36). Dies ist bei enger unnachgiebiger Oberkleidung bald begrenzt. Deshalb ist es auch unzweckmäßig, unter Pelzhandschuhen noch andere Handschuhe unterzuziehen, wenn hierdurch der vorher locker sitzende Pelz zusammengepreßt wird und dadurch an Luftgehalt verliert. Dagegen ist das Überziehen lose über den Pelzfingerhandschuhen sitzender winddichter Fausthandschuhe für längere Flüge in großer Höhe sehr empfehlenswert.

Das *Auge* muß als wichtigstes Sinnesorgan des Fliegers besonders gut gegen Wind und Kälte geschützt werden. Es gibt heute verschiedene Brillenmuster, die bei richtiger Auswahl und Pflege das Auge einwandfrei gegen den Flugwind schützen. Häufig wird jedoch die Schutzbrille nicht mit genügender Sorgfalt ausgewählt und ihre Pflege vernachlässigt, so daß der Windschutz besonders am inneren Augenwinkel ungenügend wird. Dieses führt zu Bindehautreizungen, die durch Vernachlässigung in ein chronisches Leiden übergehen können, das ärztlich nur schwer zu beeinflussen ist und das Wohlbefinden und damit die Leistungsfähigkeit erheblich beeinträchtigt.

b) Schutz gegen Schall- und Erschütterungswirkungen und gegen die Ursachen der Luftkrankheit. Es ist bekannt, daß durch längere Einwirkung starker Geräusche bleibende *Gehörschäden* verursacht werden können. Solche Schallschäden wurden im Tierversuch experimentell erzeugt und konnten dann histologisch an den „Cortischen Organen“ der Schnecke des inneren Ohrs nachgewiesen werden.

Ein hoher Prozentsatz älterer Flieger leidet an einer merkbaren Verschlechterung der Hörschwelle, besonders für hohe Tonschwingungen infolge der lang dauernden Einwirkungen starker Auspuff- und Propellergeräusche. Es ist daher den Besatzungen von Flugzeugen, deren Auspuffschall nur wenig gedämpft ist, zu empfehlen, die äußeren Gehörgänge mit Watte zu verschließen. Die Hörfähigkeit für die feinere Unterscheidung des Motorlaufs wird hierdurch nicht herabgesetzt, sondern nach kurzer Gewöhnung an die Herabsetzung der gesamten Lautstärke verbessert. Werden Kopfhörer getragen, so müssen diese gut anliegen, damit sie selbst als Schutz gegen die Auspuff- und Propellergeräusche wirken.

Die allgemeine physische Beanspruchung und Ermüdung des Menschen durch Schall und Erschütterung ist wissenschaftlich bisher nur wenig bearbeitet worden. Nach Untersuchungen von G. Reiher und J. Meister werden bestimmte Schwingungsbereiche (vielleicht durch Resonanzwirkungen) physisch besonders unangenehm empfunden. Praktische Erfahrungen sprechen dafür, daß die Schwingungen an der unteren Grenze des Hörbereichs, die auch als Erschütterungen empfunden werden, bei länger anhaltender Einwirkung stark ermüden, wahrscheinlich weil sie einen reflektorischen Muskelklonus erzeugen, der besonders in der Gesichtsmuskulatur subjektiv bemerkt und auch objektiv beobachtet werden kann.

Um die Besatzung eines Flugzeuges nach mehrstündigem Fluge körperlich und geistig möglichst frisch zu erhalten, ist es nötig, wegen ihrer ermüdenden Wirkung Auspuffschall, Propellergeräusche und Erschütterungen durch den Motor oder durch den Luftschraubenwirbel weitgehend zu dämpfen; denn zahllose praktische Beobachtungen im Kraftwagen und im Flugzeug haben erwiesen, daß der Ermüdungszustand nach längeren Fahrten bzw. Flügen wesentlich von der Stärke der Geräusche und besonders von den Erschütterungen abhängt.

Angeblich ist es jetzt den *Amerikanern* gelungen, in Verkehrsflugzeugen durch systematische Ausschaltung bzw. Dämpfung aller schwingungsübertragenden Teile, die Geräusche und Erschütterungen im Fluge auf Werte herabzudrücken, die unter den in modernen D-Zugabteilen gemessenen liegen.

Ermüdend und durch Beeinträchtigung des körperlichen Wohlbefindens leistungsherabsetzend wirken auch die gehäuften *Vertikalbeschleunigungen* (plötzliches Steigen und Durchsacken) und die unregelmäßigen Schwankungen des Flugzeuges beim Durchfliegen unruhiger Luftschichten. Sie sind vornehmlich die Ursachen der *Luftkrankheit,* die wesensverwandt ist mit der Seekrankheit; denn beidemal handelt es sich vorwiegend um die Überreizung des menschlichen Gleichgewichtssystems, dessen Erregungen zentral auf das durch wiederholte Reizungen sensibilisierte vegetative Nervensystem überspringen und damit eine Störung in den vielseitigen Wirkungsbereichen des Vagus und Sympathicus hervorrufen. Die hierdurch zu erklärenden vielgestaltigen Krankheitssymptome reichen von geringer Übelkeit, leichter Müdigkeit, mäßigen Kopfschmerzen und Tätigkeitsunlust bis zum unstillbaren Erbrechen und zur völligen gedanklichen Hemmung und Willenlosigkeit. Damit können einhergehen vasomotorische Störungen aller Art, Schweißausbruch, Speichelfluß und Durchfälle, Störungen der Herztätigkeit und der Atmung (M. H. Fischer).

Die Neigung des Einzelnen zur Luftkrankheit ist sehr verschieden. Die meisten gewöhnen sich schnell an die ungewohnten passiven Bewegungen. Aber nur wenige Personen behalten nach längeren Flügen in unruhiger Luft ihr volles körperliches Wohlbefinden und geistige Frische, wenn sie mehrere Meter außerhalb des Drehmittelpunktes des Flugzeuges sitzend durch diesen Hebelarm verstärkt hin und her und auf und ab geschaukelt werden. Daher ist es zur Schonung der Besatzung zweckmäßig, ihre Plätze möglichst dicht am Drehmittelpunkt anzuordnen. Auch ist es stets ratsam, wenn es die taktische Lage erlaubt, möglichst *ruhige Luftschichten* aufzusuchen. Da „Feindflüge“ wegen der Erdabwehr größtenteils in Höhen oberhalb von 5000 m ü. d. M. durchgeführt werden müssen, so wird diese Forderung zum Ausschalten der Ursachen der Luftkrankheit meist erfüllbar sein, denn oberhalb von 3000 m ü. d. M. ist die vertikale Luftbewegung auch an heißen Sommertagen nur noch gering.

Als *Medikamente* gegen die Luftkrankheit sind dieselben Mittel zu empfehlen, die sich bei der Bekämpfung der Seekrankheit bewährt haben (STARKENSTEIN).

c) Schutz gegen schädliche Motorgase. Sollte die technische Beseitigung der vorher erwähnten, auf die Flugzeugbesatzung ungünstig wirkenden Einflüsse, eine zusätzliche Gewichtsbelastung des Flugzeuges ergeben und wegen des Verlustes an Zuladungsfähigkeit vom Flugzeugtechniker abgelehnt werden, so ist zu bedenken, daß eine mäßige Verringerung der Bomben und Munitionsladungen sicherlich gerechtfertigt ist, wenn dafür die Kampfesfrische und Zielsicherheit der Besatzung beim Einsatz der Kampfmittel wesentlich verbessert wird. Dieser Gesichtspunkt gilt auch für die technischen Hilfsmittel zum Verhüten der Einatmung schädlicher Öldämpfe und Auspuffgase. Ein geringer Verlust an Geschwindigkeit durch das Anbringen von Auspuffsammlern muß zur Erhaltung der Gesundheit und Leistungsfähigkeit der Flugzeugbesatzungen nötigenfalls mit in Kauf genommen werden.

Es muß streng darauf geachtet werden, daß von der Flugzeugbesatzung keine *Öldämpfe* aus der heißen Motorwanne und vor allem keine *Auspuffgase* eingeatmet werden, die bisweilen auf schwer feststellbaren „Schleichwegen" in den Führersitz und in die Besatzungsräume gelangen. Schädliche Motorgase, wie Kohlenoxyd, brenzlige Öle (Aldehyde und Acrolein) und neuerdings durch den Gebrauch von Bleitetraäthyl als Benzinzusatz, auch Bleioxyde können bei ungünstiger Abführung der Auspuffgase durch ihre Einatmung das Wohlbefinden und die Leistung der Besatzung erheblich herabsetzen und auch direkt gesundheitsschädlich wirken (HAHN, FLURY).

Das am heißen Motor verdampfende Öl kann auch bei schlechter Abdichtung des Motorraumes in den Führer- und Beobachtersitz bzw. in die Besatzungsräume gelangen, die durch Sogwirkung des vorbeistreichenden Flugwindes meist unter geringem Unterdruck gegenüber der Außenluft stehen. Es ist daher zweckmäßig mit der Frischluftzufuhr zu den Besatzungsräumen einen geringen Überdruck gegenüber außen zu erzeugen.

Der *Geruchssinn* nimmt schon sehr geringe Beimengungen brenzliger Öle wahr und empfindliche Personen bekommen hierdurch Übelkeitsanwandlungen. Die Neigung zur Luftkrankheit wird durch derartige Ölgerüche erheblich verstärkt. Der Magensaft kann durch solche Geruchsstoffe zur Nüchternsekretion angeregt werden, die heute als wichtige Ursache zur Magengeschwürbildung angesehen wird.

Auch die Beschleunigungen und Schwankungen des Flugzeuges können auf dem Wege über die vegetativen Nervenzentren die *Magensaftsekretion* anregen. Daher ist es ratsam, nie ganz nüchtern zu fliegen, sondern spätestens in Abständen von 3 Stunden etwas Nahrung, z. B. einige Bissen Keks oder Schokolade zu sich zu nehmen. Die Beseitigung des *Hungergefühls* vor dem Start allein durch *Zigarettenrauchen* ist eine häufige Unsitte, vor der im Hinblick auf die schädliche Wirkung der hierdurch geförderten Magensaftnüchternsekretion gewarnt werden muß.

Sind stärkere Konzentrationen brenzliger Öle in der Einatmungsluft vorhanden (besonders Acrolein), können sie mit dem Speichel in den Magen gelangen und dort die Schleimhaut reizen. Die zahlreichen Fälle chronischer *Magenerkrankungen* unter Flugzeugführern, gerade im Versuchsflugbetrieb, sind sicherlich zu einem großen Teil auf die schädliche Wirkung der Einatmung von Öldämpfen zurückzuführen, verbunden mit der starken physikalischen Beanspruchung des Magens durch Beschleunigungen. Außerdem bringt es der in der Versuchsfliegerei oft unregelmäßige Flugbetrieb mit sich, daß häufig mit leerem Magen geflogen wird.

Auch akute *CO-Vergiftungen* mit Bewußtlosigkeit durch Einatmen höherer Konzentrationen von Auspuffgasen sind im Motorfluge vorgekommen und einige Abstürze müssen hiermit erklärt werden. In Deutschland werden von der deutschen Versuchsanstalt für Luftfahrt (DVL.) jetzt neue Flugzeugmuster nur zugelassen, wenn ihre *Auspuffgasabführung* einwandfrei ist, d. h. wenn die Einatmungsluft im Führersitz und Fluggastraum unter den verschiedensten Flugbedingungen keine höheren CO-Konzentrationen als 0,0025 enthält. Damit ist auch die Gefahr völlig beseitigt, daß bei der Anwendung von Bleitetraäthyl als Benzinzusatz gesundheitsschädliche Bleimengen durch Einatmung der Auspuffgase vom Körper aufgenommen werden.

v. DIRINGSHOFEN und HARTMANN haben vor kurzem auf die Verstärkung der Höhenwirkung durch Einatmung geringer CO-Konzentrationen hingewiesen und haben auf Grund atemphysiologischer Überlegungen die Forderung abgeleitet, daß die gewerbehygienisch noch zulässige CO-Konzentration in der Einatmungsuft für Motorflugzeuge unter 0,005% möglichst auf 0,0025% herabzusetzen sei.

d) Schutz gegen den O_2-Mangel in großen Höhen. In den letzten beiden Jahren des Weltkrieges wurden die meisten Flüge über dem Feinde in Höhen oberhalb von 5000 m ü. d. M. durchgeführt, um der schon damals bis zu dieser Höhe wirksamen Erdabwehr zu entgehen. Fernaufklärungs- und Jagdflugzeuge erreichten schon 1918 7000 m ü. d. M.

Heute werden von Jagdflugzeugen „*Dienstgipfelhöhen*" bei kriegsmäßiger Bewaffnung von 10000 m verlangt. Der mit einsitzigem Jagdflugzeug erflogene Höhenrekord beträgt jetzt rund 14500 m ü. d. M. Die kriegsmäßigen Flughöhen werden wahrscheinlich in den nächsten 5 Jahren, soweit es sich nicht um ausgesprochenen Tiefflug (unter 100 m über der Erdoberfläche) handelt, hauptsächlich zwischen 5000 m und 10000 m ü. d. M. betragen, aber für Sonderaufgaben, z. B. für Fernaufklärung wird voraussichtlich auch die Stratosphäre (in unseren Breitengraden oberhalb von 11000 m) aufgesucht werden. Hieraus ergeben sich eine Menge praktisch wichtiger höhenatmungsphysiologischer Fragen.

In Höhen oberhalb von 5000 m ü. d. M. sinkt die geistige und körperliche Leistungsfähigkeit des Menschen merklich, wenn er nicht durch längeren Aufenthalt im Hochgebirge oder durch wiederholte ausgedehnte Höhenflüge mit körperlicher Betätigung oder durch anderweitiges Höhentraining, z. B. durch mehrtägiges Verweilen in einer Unterdruckkammer an den Sauerstoffmangel der Höhenluft gewöhnt ist. Die Wirkung des O_2-Mangels bewirkt bei körperlicher Ruhe zuerst erhöhte geistige und körperliche Ermüdbarkeit, verbunden mit Abneigung gegen jede Tätigkeit. Später werden die höheren geistigen Funktionen mangelhaft und Störungen im Zusammenwirken der Muskeln bei Bewegungen treten auf und schließlich kann über Störungen der Atmung und des Blutkreislaufes, Bewußtlosigkeit, Atemstillstand, Herzstillstand und Tod eintreten (KAISER, DURY).

Die geistigen und körperlichen Störungen durch den O_2-Mangel in großen Höhen werden als *Höhenkrankheit* bezeichnet. Sie haben nichts mit der *Luftkrankheit* zu tun (S. 358).

Die im Vordergrunde stehende Ursache der Höhenkrankheit ist die Herabsetzung der Sauerstoffspannung in der Lungenluft und damit im Blut und die Verringerung der O_2-Sättigung des roten Blutfarbstoffes, des Hämoglobins, wodurch die O_2-Versorgung des Organismus durch das Blut ungenügend wird. Die Funktionsbeeinträchtigung der Zellen des menschlichen Körpers ist bei O_2-Mangel sehr verschieden. Am empfindlichsten gegen die Herabsetzung der O_2-Spannung im Blut sind die Ganglienzellen des Großhirns, die als Träger der höheren geistigen Funktionen anzusehen sind. Ihre Funktionen werden meist deutlich gestört, wenn die gewöhnlich rund 100 mm Hg betragende O_2-Spannung im arteriellen Blut unter 50 mm Hg sinkt, weil dann das O_2-Druckgefälle zwischen Blut und Ganglienzellen, die im Verhältnis zu den Muskelzellen eine hohe und sehr gleichmäßige O_2-Spannung beanspruchen, ungenügend wird. Dieses äußert sich geistig in der Herabsetzung der Aufmerksamkeit, in Beobachtungsfehlern, in Denkträgheit und in der für den Flieger besonders gefährlichen zunehmenden Ausschaltung der Urteilsfähigkeit über den eigenen körperlichen und geistigen Zustand, in dem Mangel an Höhenkrankheitseinsicht. Daher werden die Anfangserscheinungen der Höhenkrankheit meist nicht beachtet und können unbemerkt in schwerere Erscheinungen mit Bewußtlosigkeit übergehen.

Im Gegensatz zum arbeitenden Großhirn, dessen relativ hoher O_2-Ruheverbrauch nach dem bisherigen Stand unseres Wissens bei geistiger Arbeit kaum meßbar gesteigert wird, verbraucht die Muskulatur bei ihrer Tätigkeit große zusätzliche Mengen Sauerstoff. Sie ist gegen die Herabsetzung der O_2-Spannung im arteriellen Blut weniger empfindlich als jenes. Das beweisen die niedrigen O_2-Spannungswerte, die in den Muskelvenen unter arterieller O_2-Drosselung arbeitender Muskeln gemessen wurden (BARCROFT). Dieser Unterschied in der Empfindlichkeit der Ganglienzellen des zentralen Nervensystems gegenüber den Muskelzellen bei Herabsetzung der arteriellen O_2-Spannung durch Atmung in verdünnter Luft ist sicherlich die wichtigste Ursache für folgende Beobachtungen und Erfahrungen:

1. Bei *Körperruhe* (z. B. bei einer ruhig im Flugzeug sitzenden Person) beherrschen die geistigen Ausfallserscheinungen und nervösen Störungen zunächst das Bild der Höhenkrankheit. Bei zunehmender Sauerstoffverarmung des Blutes (Anoxämie) treten dann später Blutkreislauf- und Atemstörungen hinzu, die schließlich über Atem- und Herzstillstand zum Tode führen können.

2. *Mäßige körperliche Arbeit* (wie z. B. Rumpfbewegung beim Beobachten nach allen Seiten während des Fluges, oder die leichte Arbeit beim Bedienen eines Bildgerätes) kann die durch Höhenwirkung bei völliger Körperruhe schon aufgetretenen geistigen und nervösen Störungen in Grenzen, die noch näher untersucht werden müssen, günstig beeinflussen, weil Muskelarbeit durch vermehrte CO_2-Bildung die Atmung anregt und damit die mittlere O_2-Spannung in der Lungenbläschenluft und im arteriellen Blut erhöht, solange der gesteigerte Sauerstoffverbrauch der Muskulatur trotz herabgesetzter O_2-Spannung im Blut und verminderter O_2-Sättigung des roten Blutfarbstoffes durch entsprechende Vermehrung der Blutzufuhr gedeckt werden kann.

Die Aussagen zahlreicher Kriegsflieger, daß sie 1917 und 1918 ohne Sauerstoffgerät zu benutzen, zwischen 6—7000 m über dem Meere stundenlang geflogen wären, ohne höhenkrank zu werden, erscheinen glaubwürdig, wenn man berücksichtigt, daß beim Fluge über dem Feinde stets nach allen Seiten beobachtet werden mußte, was eine dauernde leichte Körperarbeit ergab. Auch erfordert die Bedienung der Steuer damaliger Flugzeuge teilweise eine wesentlich größere Anstrengung als heute.

3. *Starke körperliche Arbeit* bewirkt schon in geringeren Höhen bei Personen, die an die Höhe nicht angepaßt sind, heftige körperliche Störungen. Diese Störungen ergeben aber ein wesentlich anderes Krankheitsbild als die Höhenkrankheit bei Körperruhe oder mäßiger Körperarbeit, weil ihnen hauptsächlich eine Säureüberladung des Blutes unter Einschränkung der Milchsäureglykogenrückbildung in der Muskulatur zugrunde liegt. Diese Form der Höhenkrankheit wird besonders beim untrainierten Bergsteiger beobachtet.

Solange die O_2-Spannung des arteriellen Blutes bei starker Körperarbeit in großen Höhen nicht unter 50 mm Hg sinkt, sind die bei Körperruhe infolge Sauerstoffmangel zu beobachtenden geistigen und nervösen Ausfallserscheinungen unbedeutend. Wenn aber der O_2-Verbrauch der Muskulatur größer wird, als die durch Steigerung der Atmung und Vermehrung des Blutumlaufs mögliche O_2-Zufuhr, sinkt die O_2-Spannung im arteriellen Blut zunehmend und die O_2-Versorgung des Zentralnervensystems wird gleichfalls ungenügend. Das kann bei erschöpfender Körperarbeit (z. B. bei einem 800 m-Wettlauf) auch schon in Meereshöhe eintreten, wenn durch starken Willenseinsatz trotz zunehmender Atemnot weitergelaufen wird und führt schließlich zum bewußtlosen Zusammenbrechen.

Bei Körperruhe und mäßiger Körperarbeit setzt sich nach BARCROFT die O_2-Spannung des Blutes mit der mittleren O_2-Spannung in den Lungenbläschen annähernd ins Gleichgewicht. Die O_2-Spannung der Lungenbläschenluft ist daher maßgebend für die O_2-Spannung des arteriellen Blutes und damit für die O_2-Sättigung des roten Blutfarbstoffes (letzteres nach der bekannten O_2-Sättigungskurve des Hämoglobins).

Die körperlichen und geistigen Ausfallserscheinungen in großen Höhen sind in erster Linie abhängig von der *O_2-Spannung im arteriellen Blut* und erst in zweiter Linie *vom Grad der O_2-Sättigung des Hämoglobins.* Denn schwere Höhenkrankheitserscheinungen können beobachtet werden, wenn die durch das Blut dem

Gewebe zugesicherte O_2-*Menge* noch völlig für den Bedarf ausreicht, aber die benötigte Sauerstoffmenge vom Blut nicht ins Gewebe abgegeben werden kann, weil das O_2-Spannungsgefälle zwischen arteriellem Blut und Gewebe zu gering geworden ist. Dies muß besonders hervorgehoben werden, weil neuerdings im Schrifttum der direkte Zusammenhang zwischen physischer Höhenwirkung und O_2-Sättigung des Hämoglobins zu stark in den Vordergrund höhenphysiologischer Betrachtung gestellt wurde. Eine Herabsetzung der O_2-Sättigung des Hämoglobins, z. B. durch CO-Einatmung oder eine Verminderung der Hämoglobinmenge bei primärer oder sekundärer Anämie verstärkt die Höhenwirkung dadurch, daß bei gleichem O_2-Verbrauch im Gewebe der O_2-Spannungsabfall in den Capillaren schneller erfolgt. Dies vergrößert den arteriovenösen Spannungsunterschied und setzt schließlich die mittlere O_2-Spannung im Gewebe herab (Barcroft). Umgekehrt verringert eine Vermehrung des Hämoglobins, z. B. durch Zunahme der Erythrocytenzahl den arteriovenösen O_2-Spannungsabfall in den Capillaren und verbessert damit die Fähigkeit die Höhe zu ertragen.

So wird z. B. die Herabsetzung der Hämoglobinsättigung auf 50% durch Kohlenoxydeinatmung ohne wesentliche Störung vertragen im Gegensatz zu der Herabsetzung der Hämoglobinsättigung auf 50% durch O_2-Mangel, was einer Höhenwirkung von rund 9000 m über dem Meere bzw. einer Herabsetzung der arteriellen O_2-Spannung auf rund 30 mm Hg entspricht. Letzteres hätte nach kurzer Zeit den Tod zur Folge. Der Unterschied liegt in der verschiedenen O_2-Spannung im arteriellen Blut, die bei gleicher Hämoglobinsättigung das eine Mal rund 100 mm Hg (CO-Wirkung in Meereshöhe) und das andere Mal nur 30 mm beträgt (O_2-Mangel durch Luftverdünnung).

Die Steigerung der mittleren O_2-Spannung in den Lungenbläschen und damit im arteriellen Blute ist daher der erste Schritt zur Höhenkrankheitsbekämpfung (physikalische Anpassung). Der zweite Schritt ist die *biologische Anpassung* durch längeren Aufenthalt in größeren Höhen, auf die in dem engen Rahmen dieser Abhandlung nicht näher eingegangen werden kann.

Die Vermehrung der O_2-Spannung in der Lungenbläschenluft kann durch Steigerung der Atmung, besonders der Atemtiefe, erreicht werden. Erfolgt dieses bei Körperruhe rein willkürlich, unter Vermehrung des Atem-Minuten-Volumens, so ist der Erfolg nach kurzer Zeit durch die damit einhergehende vermehrte CO_2-Ausatmung begrenzt, die eine Verschiebung des Säure-Basen-Gleichgewichtes nach der alkalischen Seite im Blute hervorruft, die nur zum Teil durch Pufferwirkungen im Blut und Alkaliausscheidung mit dem Harn ausgeglichen werden kann. Anders ist es, wenn die Atemsteigerung unwillkürlich durch vermehrte CO_2-Bildung infolge von Muskelarbeit hervorgerufen wird (S. 288f.), dann können sich CO_2-Bildung und CO_2-Abgabe, vom Atemzentrum gesteuert, die Waage halten.

Die beim Aufenthalt in größeren Höhen beobachtete (Barcroft, Jongbloed) teils durch Atemsteigerung bedingte und zum Teil auch rein physikalisch erklärte (Rühl) Herabsetzung der CO_2-Spannung im Blut wurde seinerzeit von Mosso weit überschätzt und als Hauptursache der Höhenkrankheit angesehen. Heute wird die Verarmung des Blutes an freier CO_2 bei Atmung verdünnter Luft von Rein vorwiegend blutchemisch erklärt.

Durch künstliche (5—8%) CO_2-Atmung mittels eines Atemgerätes kann die Atmung gesteigert werden, ohne daß vom Blute in der Lunge übermäßig CO_2 abgeraucht wird. Auch könnte die Wiedereinatmung eines Teils der ausgeatmeten Kohlensäure durch künstliche Vergrößerung des durch die Luftwege bedingten „Totraumes" mit einem verlängerten Mundstück oder mit einer Maske in Grenzen, die noch zu bestimmen wären, durch Vertiefung der Atmung die O_2-Spannung in den Lungenbläschen erhöhen.

Das wirksamste und bekannteste Mittel zur Erhaltung der normalen Sauerstoffspannung in der Lungenluft trotz atmosphärischer Luftdruckherabsetzung, ist die künstliche O_2-Zufuhr mit einem Sauerstoffatemgerät, dem „*Höhenfahrt-Atemgerät*". Hiermit ist es möglich, bis zu einer Luftdruckherabsetzung auf rund 145 mm Hg, entsprechend einer Höhe von rund 12000 m ü. d. M. die O_2-Spannung in den Lungenbläschen annähernd normal zu erhalten.

Für die folgenden Ausführungen über die Höhenatmung soll das „*Schaubild der Höhenatmungsprobleme*“ einen Überblick geben (Abb. 1). Es zeigt

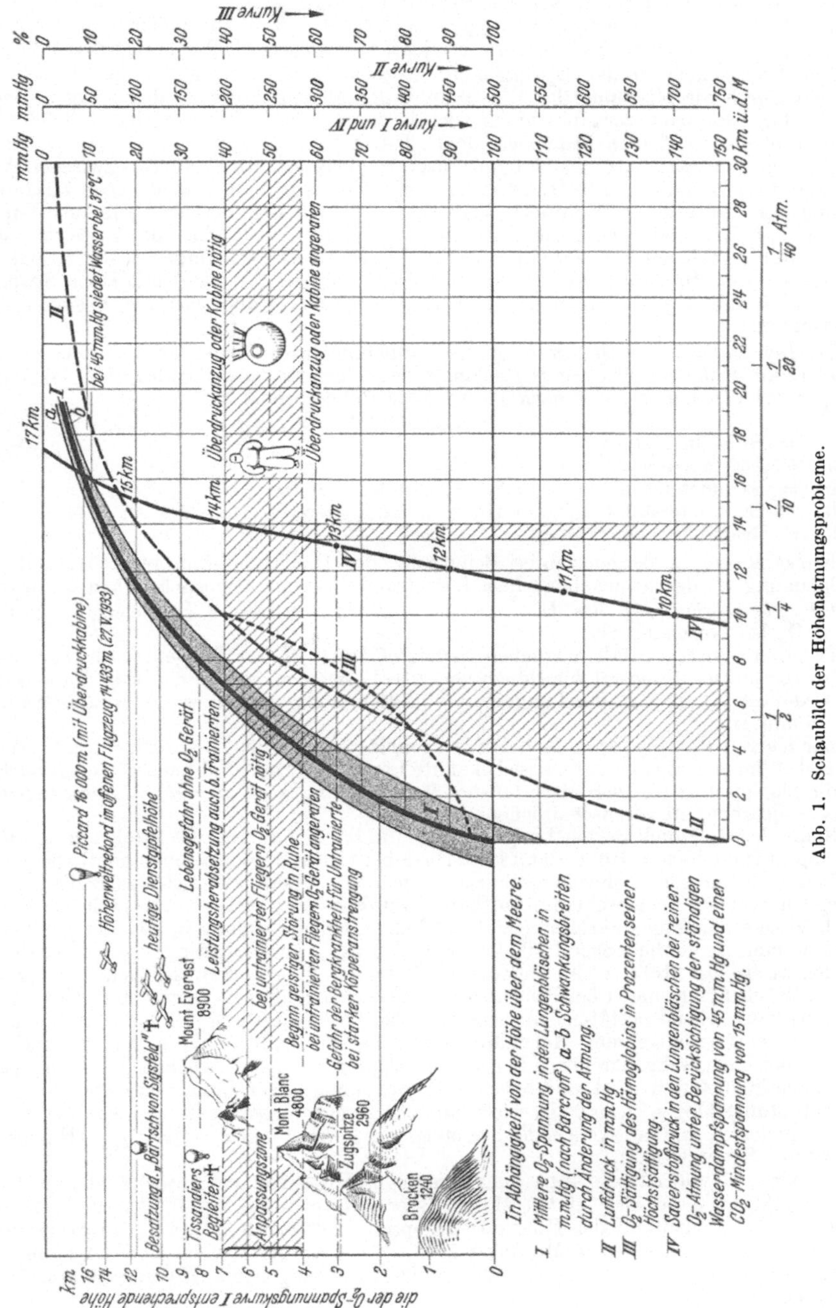

Abb. 1. Schaubild der Höhenatmungsprobleme.

in kurvenmäßiger Darstellung in Abhängigkeit von der Höhe in Kilometern über dem Meere:

I. *Die mittlere O_2-Spannung in den Lungenbläschen* in Millimeter Hg nach Werten, die Barcroft aus verschiedenen Hochgebirgsexpeditionen zusammengestellt hat.

Durch die Kurven Ia und b wurde die durch Veränderung der Atmung bedingte Schwankungsbreite der O_2-Spannung in den Lungenbläschen dargestellt. So kann z. B. durch Vertiefung der einzelnen Atemzüge, besonders bei kräftiger Ausatmung, der Unterschied zwischen dem O_2-Teildruck in der atmosphärischen Luft (s. Kurve II) und dem O_2-Druck in den Lungenbläschen soweit verringert werden, daß z. B. in 6000 m ü. d. M. die O_2-Spannung in den Lungenbläschen Werte erreicht, wie sonst in 5000 m bei normaler Atmung.

Der Unterschied in der O_2-Spannung zwischen Außenluft und Lungenbläschenluft entsteht durch die Mischung der Einatmungsluft auf dem Wege zu den Lungenbläschen mit der Luft, die nach der Ausatmung noch in den oberen Luftwegen, der Luftröhre, und in den großen und kleinen Bronchien, dem „Totraum" zurückbleibt. (In größeren Höhen ist langsame und tiefe Atmung zu empfehlen, da hierdurch das Verhältnis zwischen Atemluft und Totraumluft für die O_2-Versorgung des Blutes günstiger wird.) Die Zusammensetzung der Totraumluft entspricht ungefähr der Luftzusammensetzung in den Lungenbläschen am Ende der Ausatmung. Letztere ist immer vollständig mit Wasserdampf gesättigt und enthält der Körpertemperatur entsprechend Wasserdampf mit einer Spannung von 45—50 mm Hg und außerdem stets CO_2 bei normaler Atmung mit einer Spannung von rund 40 mm Hg, die in großen Höhen auf 15 mm Hg und darunter absinken kann (JONGBLOED).

II. *Den Luftdruck in Millimeter Hg* bei Annahme einer Temperaturabnahme zwischen 0 und 12 km Höhe von 6° C für je 1000 m Höhenunterschied und darüber einer konstanten Temperatur von minus 45° C nach HUMPHREYS-Höhenformel

$$h = 18400\,(1 + 0{,}004)\,(\log b_0 - \log b_1)$$

h = Höhe in Metern,
t = Lufttemperatur in °C,
b_0 = Barometerstand bei 0 m Höhe in Millimeter Hg,
b_1 = Barometerstand bei h m Höhe in Millimeter Hg,
log = Briggsche Logarithmen.

Kurve II gibt außerdem unter Benutzung der Ordinate I (am rechten Rande) die O_2-Spannung in der atmosphärischen Luft (rund $^1/_5$ vom atmosphärischen Luftdruck).

III. *Die O_2-Sättigung des Hämoglobins* in Prozenten seiner Höchstsättigung durch reinen O_2 bei Normaldruck.

IV. Den günstigstenfall möglichen Sauerstoffdruck in den Lungenbläschen bei *reiner O_2-Atmung mittels Atemgerät* für Höhen von 10—17 km ü. d. M. unter Abzug der ständigen Wasserdampfspannung in der Lungenluft von 45 mm Hg und einer CO_2-Mindestspannung von 15 mm Hg.

Zur *Kurve I* der O_2-Spannung in den Lungenbläschen wurden nach links die entsprechenden Höhenlinien gezogen und in diese bekannte Berge und erreichte Flughöhen eingezeichnet, um die biologischen Höhengrenzen für den Menschen und seine physische Anpassungsbreite (Anpassungszone) zu veranschaulichen.

Sinkt der O_2-Druck in den Lungenbläschen unter 60 mm Hg, das erfolgt bei normaler Atmung in rund 4000 m Höhe, dann lassen sich bei vielen Personen schon deutliche geistige Ausfallserscheinungen nachweisen. Starke körperliche Arbeit, wie z. B. das Bedienen eines beweglichen Maschinengewehrs im Luftkampf würde bei den meisten schon schwere Höhenkrankheitserscheinungen auslösen (S. 361). Sinkt die O_2-Spannung in den Lungenbläschen unter 50 mm Hg (entsprechend 5000 m ü. d. M.), dann ist die geistige Leistungsfähigkeit bei den an solche Höhe nicht angepaßten Personen durchweg wesentlich herabgesetzt. Das ist durch Erfahrungen bei Höhenflügen und durch zahlreiche Versuche in Unterdruckkammern ausreichend bestätigt. Anders ist es bei Personen, die durch längeren Höhenaufenthalt dem O_2-Mangel der Höhenluft biologisch angepaßt „akklimatisiert" sind. Sie können bei entsprechender körperlicher Veranlagung nach mehrwöchentlicher Anpassung auch noch in 7000 m ü. d. M. und bei einer O_2-Spannung in den Lungenbläschen von 40 mm Hg so leistungsfähig sein, daß sie, wie zahlreiche Hochgebirgsexpeditionen erwiesen haben, auch schwierige und anstrengende bergsteigerische Leistungen vollbringen (HARTMANN, HINGSTON, SOMMERVELL).

Die Grenzen voller Höhenanpassung werden von HINGSTON und SOMMERVELL auf Grund ihrer Erfahrungen bei der letzten Mount Everest-Expedition bei 7000 m ü. d. M. angenommen. Im „Schaubild der Höhenatmungsprobleme" wurde daher die Anpassungszone zwischen 4000 und 7000 ü. d. M. eingetragen, das entspricht bei mittlerer Atmung einer Sauerstoffspannung in den Lungenbläschen bei zwischen 60 mm Hg und 40 mm Hg (s. Kurve I).

Kurve IV zeigt, daß bei reiner O_2-Atmung mit dem Höhenfahrtatemgerät die günstigstenfalls in den Lungenbläschen erreichbare O_2-Spannung in 13300 m ü. d. M. 60 mm Hg und in 14000 m ü. d. M. schon nur noch 40 mm Hg beträgt (s. den steilen Anstieg der Kurve IV). Eine biologische Höhenanpassung hat daher für das Hinausschieben der oberen Grenze des Höhenfahrtatemgerätes nur geringe Wirkung (s. die schmale Anpassungszone für die Grenzen der Geräteatmung zwischen 13,3 und 14 km ü. d. M.).

Leibesübungen können durch Training der Atmungs- und Blutkreisorgane die Widerstandsfähigkeit gegenüber O_2-Mangel wesentlich steigern. Das beste Mittel, um dem menschlichen Organismus bei abnehmendem Luftdruck möglichst weitgehend auch ohne künstliche O_2-Atmung leistungsfähig zu erhalten, ist längerer Aufenthalt im Hochgebirge mit körperlichem Training durch Skilauf, Klettern und andere Leibesübungen (S. 352). Wo die Möglichkeit zum Training im Hochgebirge fehlt, könnte längerer Aufenthalt und körperliches Training in einer großen *Unterdruckkammer* gleichfalls die Höhenfähigkeit wesentlich steigern.

Auf die Höhenakklimatisation durch relative und absolute Zunahme der Zahl der roten Blutkörperchen und der Menge des Hämoglobins, durch blutchemische Reaktionen und Änderungen im intermediären Stoffwechsel u. a. m. kann hier nicht näher eingegangen werden (Barcroft).

Das *fliegende Personal* der Luftwaffe wird im allgemeinen dem Sauerstoffmangel in der dünnen Höhenluft nicht angepaßt sein, denn ein ausreichendes Höhentraining kann im Flugzeug nur erzielt werden, wenn Wochen hindurch fast täglich mehrere Stunden dauernde Höhenflüge durchgeführt werden und außerdem in der Höhe körperliche Arbeit geleistet wird.

Daher ist zur Sicherung einer ausreichenden Leistungsfähigkeit beim Höhenfluge nötig, rechtzeitig künstlichen Sauerstoff zu atmen, weil beim Untrainierten auch bei Körperruhe schon in 4000 m Höhe ü. d. M. mit Höhenkrankheitserscheinungen gerechnet werden muß, und weil erfahrungsgemäß ein Höhentraining durch die relativ kurzen Höhenaufstiege, wie sie heute im Flugdienst üblich sind, nicht erfolgt, sondern im Gegenteil meist nur eine Überempfindlichkeit gegenüber der Höhenwirkung eintritt. (Es besteht aus diesen Gründen die Vorschrift, daß oberhalb von 4000 m ü. d. M. im Flugzeug das Sauerstoffgerät zu benutzen ist.) Auf jeden Fall ist für längere Flüge oberhalb von 5000 m ü. d. M. künstliche Sauerstoffatmung dringend zu empfehlen, wenn es sich nicht um Flugzeugbesatzungen handelt, die im Hochgebirge für Höhenflüge besonders trainiert worden sind.

Oberhalb von 7000 m ü. d. M. besteht für *Untrainierte* und oberhalb von 8000 m ü. d. M. auch für *Trainierte* ohne künstliche Sauerstoffatmung Lebensgefahr. Das haben verschiedene tödliche Unfälle bei Ballonaufstiegen eindeutig bewiesen. Als erste Opfer des O_2-Mangels in großen Höhen starben 1875 die Begleiter Tissandiers bei einem Ballonaufstieg zwischen 7900 und 8400 m Höhe.

Da die „*Dienstgipfelhöhe*" der heutigen *Jagdflugzeuge* schon mehr als 10000 m ü. d. M. beträgt und die heutigen Erdabwehrwaffen die Flugzeuge in 5000 m Höhe bereits erheblich gefährden, so werden in den nächsten Jahren die militärisch wichtigsten Flughöhen zwischen 5000 und 10000 m ü. d. M. zu suchen sein. Die höhenphysiologischen und gerätetechnischen Probleme zur Verbesserung der Atemgeräte und die Fragen der Akklimatisation für Höhen zwischen 5000 bis 7000 m ü. d. M. haben heute für die Leistungsfähigkeit der Flugzeugbesatzungen im Bereiche der militärisch wichtigsten Flughöhen große, wenn nicht teilweise sogar schon entscheidende Bedeutung erlangt.

Als *Höhenatmungsgeräte* werden jetzt im Ausland größtenteils Preßsauerstoff- und Flüssigsauerstoffgeräte benutzt, die einen konstanten Sauerstoffstrom liefern, dessen Stärke je nach Höhe und Bedarf eingestellt werden kann. In Deutschland und neuerdings auch in Frankreich werden sog. „lungenautomatische" Höhenfahrtatemgeräte benutzt, deren O_2-Zustrom durch einen geringen Sog bei der Einatmung gesteuert wird. Dieses ermöglicht eine genaue Anpassung der Sauerstoffabgabe an das Atmungsbedürfnis, das durch körperliche Anstrengung, z. B. beim Luftkampf von 7—8 l auf 30—50 l und mehr in der Minute steigen kann.

Der Nachteil der lungenautomatischen Geräte besteht darin, daß sie nur dann einwandfrei arbeiten, wenn sie mit einem dichtschließenden Mundstück bei verschlossener Nase oder mit luftdicht abschließender Maske benutzt werden (v. DIRINGSHOFEN), sonst besteht die Gefahr, daß nebenbei atmosphärische Luft eingesogen wird, was besonders gefährlich ist, wenn infolge der starken Luftverdünnung oberhalb von 8000 m ü. d. M. der O_2-Teildruck der atmosphärischen Luft weit unter die O_2-Spannung des venösen Blutes gesunken ist, weil dann beim Einatmen atmosphärischer Luft ein O_2-Spannungsgefälle vom venösen Blut zur Lungenbläschenluft entsteht. Die Todesursache der Besatzung des Höhenballons Bartsch von Sixfeld in 10000 m ü. d. M. ist z. B. sicherlich darin zu suchen, daß die Besatzung „lungenautomatisches Höhenfahrtatemgerät" mit Mundstück und *ohne* Nasenklammer benützte. So konnte unbemerkt atmosphärische Luft durch die Nase eingeatmet werden. In 10000 m Höhe genügen nur wenige Atemzüge reiner atmosphärischer Luft um Bewußtlosigkeit auszulösen.

Versagt das Sauerstoffgerät plötzlich in Höhen oberhalb von 8000 m ü. d. M. oder fällt das Atemmundstück versehentlich aus dem Munde, oder löst sich die Verbindung des Gerätes mit der Maske, ist es ratsam, sofort den Atem anzuhalten, denn sonst verliert das Blut in den Lungen seinen Sauerstoff an die O_2-ärmere Luft der Lungenbläschen. Das in der Lunge hochgradig O_2-armgewordene Blut gelangt in das linke Herz und von dort in das Gehirn, was z. B. in 10000 m ü. d. M. in wenigen Sekunden Bewußtlosigkeit auslösen kann. Durch Anhalten der Atmung wird das „Abrauchen" von O_2 aus dem Blute verhindert und Bewußtseinsstörungen sind erst zu erwarten, wenn durch O_2-Verbrauch der Gewebe die O_2-Spannung im Blut wesentlich unter 50 mm Hg gesunken ist, was nach vorheriger ausreichender O_2-Versorgung des Blutes erst nach einer Minute zu erwarten ist. Bei sofortigem Anhalten der Atmung nach vorangehender ausreichender O_2-Versorgung des Blutes steht noch über eine Minute zur Verfügung, um im Sturzfluge ohne bewußtlos zu werden 4000—5000 m herunterzukommen.

Aus demselben Grunde ist es für *Fallschirmabsprünge* aus Höhen oberhalb von 8000 m ü. d. M. ratsam, kurz vor dem Absprung noch einige tiefe Züge O_2 aus dem Gerät zu atmen und dann den Atem möglichst lange anzuhalten, zum mindesten so lange, bis die Auslösevorrichtung des Fallschirmes betätigt wurde.

Die im *Bergbau* benutzten *„Kreislaufgeräte"* waren bisher nicht brauchbar. Die zunehmende Anwendung von Kabinen bei Militärflugzeugen eröffnet neuerdings die Möglichkeit zur Verwendung von „Kreislaufgeräten" für die Höhenatmung und auch die Möglichkeit, in gasdichten Kabinen die O_2-Konzentration ohne Überdruck zu erhöhen; hierbei können die Erfahrungen bei der O_2-Versorgung und der CO_2-Bindung in den Besatzungsräumen der Unterseeboote nutzbar gemacht werden (s. S. 377).

Eine Heizung des Gerätesauerstoffes bis auf etwa -5^0 C ist zum Vermeiden von Zahnschäden und Erfrierungen der Mund- und Rachenschleimhaut zu empfehlen. Eine Erwärmung über minus 5^0 C ist unangenehm, weil der wasserfreie, warme Sauerstoff besonders die oberen Luftwege austrocknet. Eine Anfeuchtung ist bei *Maskenatmung* nicht notwendig und technisch nur schwer durchführbar.

Oberhalb von 8000—12000 m ü. d. M. ist es zweckmäßig, ein Gemisch von 92—95% O_2 und 5—8% CO_2 zu geben, weil durch den CO_2-Zusatz tiefer geatmet wird (s. S. 362) und weil bei Atemgerätbenutzung oft überventiliert wird, wobei mehr CO_2 „abgeraucht" als gebildet wird. Hierdurch können „apnoische" Atempausen auftreten, in der die Sauerstoffspannung im Blut so weit absinken kann, daß Bewußtseinstrübungen eintreten. Im Zustand der Apnoe kann außerdem infolge des O_2-Mangels im Blut die Ansprechbarkeit des Atemzentrums derartig sinken, daß trotz späteren Wiederanstieges der Säurewerte im Blut die Atmung nicht wieder in Gang kommt.

Die Atmungsprobleme des Stratosphärenfluges. Die physiologischen Probleme der Höhenflüge oberhalb von 12000 m ü. d. M. haben zwar heute für die Luftwaffe noch keine praktische Bedeutung. Das kann sich aber sehr schnell ändern, wenn es gelingt, Höhenmotore zu entwickeln, die in diesen Höhen in ihrer Leistung nur wenig nachlassen. Daher ist es nötig, schon heute die Atmungsprobleme für Höhen zu durchdenken, in denen infolge der extremen Luftdruckherabsetzung auch das O_2-Gerät für die Erhaltung der menschlichen Leistungsfähigkeit versagt.

Wenn der äußere Luftdruck mit zunehmender Höhe unter 60 mm Hg gesunken ist (entsprechend 17000 m ü. d. M.) würde bei der Atmung im offenen Flugzeuge in den Lungenbläschen das Druckgleichgewicht mit der Außenluft allein durch den in der Lunge herrschenden Wasserdampfdruck nebst CO_2-Druck (45 mm Hg H_2O + 15 mm Hg · CO_2) hergestellt. Dabei ist eine Steigerung der O_2-Spannung in den Lungenbläschen durch künstliche Zufuhr von Sauerstoff mit einem Höhenfahrtatemgerät nicht mehr möglich. Die Lunge füllt sich unter diesen Umständen bei der Erweiterung des Brustraumes zur Einatmung lediglich von innen her mit Wasserdampf und Kohlensäure aus dem Blut. Auf jeden Fall werden in den Lungenbläschen vom O_2-Teildruck der Einatmungsluft 60 mm Hg durch Wasserdampf und Kohlensäure verdrängt. Dieser O_2-Spannungsverlust wurde der Kurve IV unseres Schaubildes zugrunde gelegt, die zeigt, daß bei einer Luftdruckherabsetzung entsprechend 12000 m ü. d. M. der O_2-Druck in den Lungenbläschen auch bei reiner O_2-Atmung nicht mehr den Normalwert von 100 mm erreichen kann.

In 13000 m ü. d. M. ergeben sich bei reiner O_2-Atmung O_2-Spannungen in den Lungenbläschen wie sonst in 5000 m bei Atmung atmosphärischer Luft. Die künstliche O_2-Atmung in 14000 m Höhe ü. d. M. ergibt günstigstenfalls Verhältnisse wie gewöhnliche Atmung in 7000 m.

Sehr kurze Höhenaufstiege, wie z. B. der Höhenrekordflüge von Donati auf 14430 m ü. d. M. sind mit künstlicher Sauerstoffatmung auch im offenen Flugzeuge gerade noch möglich, ohne daß die Besatzung ohnmächtig wird. Oberhalb von 14000 m ü. d. M. besteht jedoch im offenen Flugzeuge bei längeren Flügen in dieser Höhe Lebensgefahr.

Um in Höhen oberhalb von 13000 m ü. d. M. die Flugzeugbesatzung körperlich und geistig leistungsfähig zu erhalten, muß der Luftdruck künstlich durch Einbau einer „*Überdruckkabine*" oder durch Anwendung von „Überdruckanzügen" mindestens so weit erhöht werden, daß durch künstliche O_2-Atmung unter chemischer Bindung der ausgeatmeten Kohlensäure eine ausreichende O_2-Spannung in den Lungenbläschen und damit im arteriellen Blut erzielt werden kann. Hierfür würde bei einem ideal arbeitenden O_2-Gerät ein Gesamtdruck von mindestens 120 mm Hg nötig sein, dem atmosphärischen Luftdruck in 13000 m ü. d. M. entsprechend. (Z. B. für Flüge in 20000 m ü. d. M. bzw. bei einem äußeren Luftdruck von 35 mm Hg wäre ein innerer Überdruck von mindestens 85 mm Hg zur Erhaltung ausreichender Leistungsfähigkeit durch Sauerstoffatmung nötig.)

Will man auf künstliche Sauerstoffatmung verzichten, so muß der Luftdruck für eine an die Höhe nicht gewöhnte Besatz auf 450 mm Hg, 4000 m ü. d. M. entsprechend, erhöht werden. Für derartigen Überdruck eignet sich eine *Überdruckkabine* besser als ein *Überdruckanzug,* weil letzterer mit zunehmendem Überdruck immer unbeweglicher wird, wenn er nicht mit technisch sehr schwierig herzustellenden besonderen Gelenken ausgerüstet wird.

Der Nachteil starken Überdruckes in der Kabine eines *Kriegsflugzeuges* besteht in großen Höhen in der Gefahr eines raschen Drucksturzes bei plötzlichem Undichtwerden, z. B. durch Beschuß. Dem Druckabfall entsprechend würden die Darmgase plötzlich das Vielfache ihres Volumens beanspruchen,

Stickstoff und andere Gase würden aus dem Blut heraustreten und es würde sich ein Krankheitsbild entwickeln, daß der „*Caissonkrankheit*" der Taucher ähnlich ist (Hill, v. Diringshofen).

Oberhalb von 19000 m ü. d. M. bzw. bei einem Luftdruck von 45 mm Hg ist der Siedepunkt des Wassers schon bei Körpertemperatur erreicht. Beim Undichtwerden einer Überdruckkabine oder -anzuges in dieser Höhe würden sich im venösen Blut und in den Lymphgefäßen und Lymphspalten Wasserdampfblasen bilden, d. h. die Körperflüssigkeiten würden kochen.

Welche Zeit zur Verfügung steht, um nach einem derartigen Drucksturz das Leben der Flugzeugbesatzung zu retten, und mit welchen bleibenden Schädigungen dabei für den menschlichen Organismus gerechnet werden muß, ist noch nicht geklärt.

Eigene Tierversuche sprechen dafür, daß für die Lebensrettung vielleicht bis zu 2 Minuten zur Verfügung stehen. Das würde genügen, um ein Flugzeug im Sturzflug mit 360 km/Std.- bzw. 100 m/Sek.-Geschwindigkeit 12000 m herunterzubringen.

Schrifttum.

Barcroft, J.: Die Atemfunktion des Blutes. Monographie Physiol. **13** (1927). — Diringshofen, H. v.: Z. Hyg. **112**, H. 2, 222/241 (1931); **114**, H. 2, 174/193 (1932). — Z. Biol. **92**, H. 6, 523/534 (1932). — Dtsch. med. Wschr. **1935 I**. — Handbuch der Flugtechnik. Berlin: M. Krayn 1935. — Diringshofen, H. v. u. H. Hartmann: Luftfahrtforsch. **12**, Nr 4 (1935). — Dorno, C.: Acta aerophys. **1**, 29 (1933). — Durig, A.: Münch. Med. Wschr. **1935 I**, 445. — Fischer, M. H. Med. Klin. **1927 II**. — Klin. Wschr. **1927 I**, 179/181. — Erg. Physiol. **1927**, Nr 23. — Bethes Handbuch der normalen und pathologischen Physiologie, Bd. 11. Berlin: Julius Springer 1930. — Flury, F.: Moderne gewerbliche Vergiftungen. Verh. dtsch. pharmaz. Ges. **1928**. — Hahn u. Hirsch: Hyg. Z. **165** (1925). — Hartmann, H.: Verh. dtsch. med. Ges. inn. Med. 47. Kongr., 1. Sitzg **1935**, 47/54. — Hill, H.: Caissonkrankheit und Physiologie der Arbeit in komprimierter Luft. London 1912. — Hingston, R.: Anhang I. Die Atmungsfunktion des Blutes von Barcroft. Monographie Physiol. **13** (1927). — Hubach, J.: Fliegeruntersuchungen in 5000 m Höhe. Prüfschr. 1935. N. V. Mig. Vorkink-Bandoeng-Java. — Jongbloed, J.: Beitrag zur Physiologie des Fliegers (Prüfschrift) Utrecht: Bruna en Zoons Uitgevers Maatschappiy 1929. — Kaiser, A.: Luftfahrtforsch. **6**, H. 2, 33—60 (1930). — Loewy, A.: Die Physik des Höhenklimas. Monographien Physiol. **26** (1932). — Dtsch. med. Wschr. **1934 I**. — Mosso, A.: Der Mensch in den Hochalpen. Leipzig 1899. — Reiher, G. u. J. Meister: Forsch. Flugwes. **2**, 382 (1932). — Rühl, A.: Verh. dtsch. Ges. inn. Med. 47. Kongr., 1. Sitzg **1935**, 54—58. — Schubert, G.: Physiologie des Menschen im Flugzeug. Berlin: Julius Springer 1935. — Verh. dtsch. Ges. inn. Med. 47. Kongr., 1. Sitzg **1935**, 14—26. — Sommerwell: J. of Physiol. **60**, 282 (1925). — Starkenstein: Med. Klin. **1927 II**.

H. Schiffs- und Tropenhygiene.

Von H. Ruge-Kiel.

A. Gesundheitspflege auf Kriegsschiffen.

Im *Altertum* beherrschte die *Küstenschiffahrt* das Bild. Erst mit dem Zeitalter der Entdeckungen begannen die oft monatelangen *Seefahrten*. Infolge der primitiven Einrichtungen und des fast völligen Fehlens der Gesundheitspflege waren die Verluste von Menschenleben durch Seuchen, Avitaminosen u. a. auf diesen Überseeschiffen ungeheuer. Die meisten Opfer forderten Skorbut, Typhus, Fleckfieber, Ruhr, Gelbfieber und Malaria. Unter diesen Verhältnissen hatten *Handels-* und *Kriegsschiffe* gleichermaßen zu leiden. Beispielsweise verlor der englische Admiral *Hosier* von Juni bis Dezember 1726 in der Nähe der jetzigen Stadt Colon zweimal die Besatzung seiner Linienschiffe an Gelbfieber. Smollet berichtet, daß der englische Admiral *Vernon* im Mai/Juni 1741 von 15000 Mann 11000 wegen Gelbfieber und Skorbut in die englisch-westindischen Hospitäler ausschiffen mußte (R. Ruge). Ein sehr trauriges Kapitel bildet auch die sog. Branntweinpest, die durch den Mangel an brauchbarem Trinkwasser hervorgerufen wurde. Um das Wasser genießbar zu machen, erhielt die Besatzung etwa $^1/_4$ Liter Branntwein täglich. Da die Fleischrationen unsinnig hoch waren — es gab wöchentlich je Mann 6 Pfund Salzfleisch — verkauften die Mannschaften ihr Fleisch und setzten das erhaltene Geld in Schnaps um. Die Folgen lassen sich unschwer ausdenken. So rechnet doch ROUPPE 1764 die Säuferepilepsie zu den dem Seefahrer eigentümlichen Krankheiten. Allmählich setzte sich eine Besserung der gesundheitlichen Verhältnisse durch, die Kranken erhielten zeitweise sogar eine gewisse Pflege. Meist war das Schiffslazarett allerdings das schlimmste und finsterste Loch an Bord. Eine Ausnahme in allen den Jammerberichten aus der Segelschiffahrtszeit und der hölzernen Schiffe bilden die Briefe von *Cook* und *La Pérouse,* die einen fast den neuzeitlichen Bedingungen entsprechenden gesundheitlichen Zustand ihrer Besatzungen erkennen lassen (1772—75, 1785—88), weil die Genannten die empfohlenen Regeln der Gesundheitspflege beachteten. Mit dem Bau eiserner Schiffe und der Nutzbarmachung der Dampfkraft änderten sich die Verhältnisse grundlegend. Durch die Maschine wurden die Seetörns kürzer, die neuen Errungenschaften der Gesundheitspflege, deren Wichtigkeit man allmählich eingesehen hatte, taten das ihre, um den Gesundheitszustand der Besatzungen weiter zu heben. Das hat auch im Weltkriege seine Früchte gezeitigt. Auf S.M.S. „Wolf" kam trotz $1^3/_4$jähriger Kaperfahrt nur bei zwei Mann der Besatzung und bei 59 Gefangenen Skorbut vor, und zwar infolge der Unmöglichkeit, Frischproviant ausreichend zu ergänzen. Nach 225 Tagen ununterbrochener Seefahrt zeigte sich auf dem Hilfskreuzer „Kronprinz Wilhelm" bei 25% der Besatzung Segelschiffsberiberi, die ebenfalls durch das Fehlen von Frischproviant bedingt war (EVERS). Nach dem heutigen Stande der Wissenschaft wird man aller Voraussicht nach in der Lage sein, diese Erkrankungen durch Mitgabe der entsprechenden Vitaminmengen selbst bei jahrelangem Inseebleiben völlig zu vermeiden. Das gleiche gilt von allen den anderen Erkrankungen, denen die Seeleute in früheren Jahrhunderten in besonderem Maße ausgesetzt waren.

Die Arbeits- und Wohnverhältnisse an Bord sind besonderer Art. Das moderne Kriegsschiff ist eine schwimmende Festung. Es muß größte militärische Schlagfertigkeit mit höchstmöglicher Erfüllung der gesundheitlichen Belange der Besatzung vereinigen. Denn nur so können die vielseitigen Aufgaben, die an ein Kriegsschiff herantreten, gelöst werden, weil in den Tropen dieselben Anforderungen an Schiff und Mannschaft gestellt werden wie im gemäßigten Klima. Erschwerend kommt hinzu, daß überall raumsparend verfahren wird, damit auf kleinstem Raum größte Kräfte eingesetzt werden können.

Der *Kriegsschiffskörper* enthält in den einzelnen Decks die verschiedensten Abteilungen.

Durch Längs- und Querschotten sowie durch die Decks wird das Schiff in eine große Anzahl voneinander abschließbarer Zellen geteilt, um es bei Treffern möglichst lange schwimmfähig zu erhalten. Alle diese Zellen sind miteinander durch Türen oder Luken verbunden. Zum Schutz des Schiffskörpers dienen die wechselnd stark ausgebildeten Panzerungen. Im Notfalle können alle unter der Wasserlinie liegenden Räume mittels einer durch das ganze Schiff laufenden Anlage entwässert oder geflutet werden. Auf dem Aufbau und dem Oberdeck befinden sich die seemännischen Einrichtungen (Brücke, Boote, Anker) und die Kampfmittel (Artillerie- und Torpedorohre), teilweise Schreibstuben, Kombüsen und Offizierswohnräume, gelegentlich auch das *Lazarett* mit Zubehör. In den unteren Decks liegen achtern die übrigen Offizierskammern, weiter vorn sind die Mannschaftswohnräume, verschiedene Hilfsmaschinen, Funk- und sonstige Stationen untergebracht. Die Maschinen- und Heizräume sind an der tiefsten und am besten geschützten Stelle eingebaut. Als Baustoffe werden Eisen- und Stahl verwendet, Holz wegen der Brand- und Splittergefahr nur in beschränktem Maße. Hinzu treten Linoleum und ähnliche Stoffe.

Der *Wärmehaushalt* eines Schiffes ist eine nicht meßbare Größe. Eine gewisse Wärmemenge entsteht innerhalb des Schiffes selbst, eine andere trifft von außen auf. Besonders gesteigert sind diese Mengen bei vollem Betrieb und in den heißen Zonen. Durch die Verwendung von Eisen wird die Wärme im Winter sehr schnell abgeleitet, im Sommer dagegen gestaut. Zum Ausgleich werden daher z. B. Wegerungen[1] und Ummantelungen um die Schornsteine gelegt, und es werden bei den Wänden, die um Heiz- und Maschinenräume liegen, und bei den Außenwänden Folien und Korkschutzschichten eingebaut. In den Tropen vermindert die Wärmeeinstrahlung ein weißer Anstrich.

Die *Unterkunft* ist dem Lande gegenüber wesentlich beschränkt. Der Mann hat etwa 2—3 cbm Luftraum für sich und seine Hängematte, der Kammerbewohner

[1] Verkleidungen. Zwischen der eigentlichen Wand und der Verkleidung befindet sich meist ein mehr oder weniger großer lufthaltiger Zwischenraum.

8—10 cbm. Das Deck ist im günstigsten Falle 2,5 m hoch. Die Unteroffiziere haben von den Mannschaften getrennte Räume, in denen sie meist auch schlafen. Das Anbringen von Hängematten in zwei Stockwerken übereinander ist auf den neuen Kriegsschiffen nach Möglichkeit vermieden worden. In den Wohnräumen stehen die notwendigen Backen und Banken sowie die Spinde. In weiterem Sinne gehören hierher auch die Wasch- und Baderäume sowie die Aborte.

Durch die fast ausschließliche Verwendung von Metallen ohne wesentliche Zwischenschaltungen aus anderen Stoffen, die schwingungs- und schalldämpfend wirken, finden sich auf einem Kriegsschiff beträchtliche *Eigenbewegungen* des Schiffskörpers. Diese werden besonders unangenehm, wenn das Schiff hohe Fahrt läuft, und wenn das Gewicht der Maschinenanlagen den Hauptteil des Gesamtgewichts überhaupt ausmacht. Es ergeben sich dann derartige Schwingungen, daß ein Arbeiten im Achterschiff außerordentlich erschwert wird. Dazu kommen die Bewegungen der See, denen das Schiff ausgesetzt ist. Die *Erschütterungen* sind auf die Dauer recht unangenehm, bisher hat man aber technisch an Bord noch nicht viel dagegen unternehmen können, da schall- und schwingungsdämpfende Einbauten von Linoleum oder Filzeinlagen wegen ihrer Schwere und Feuergefährlichkeit nicht in Betracht kommen. Ebenso ist eine Isolierung durch benachbarte Hohlräume (Wegerung s. o.) nur in beschränktem Umfange möglich, da sonst die Festigkeit des Schiffskörpers leidet. Um das Schiff den Bewegungen der See weniger auszusetzen, hat man an den Seiten Wulstkiele angebracht; durch sie wird ein Teil der von außen einwirkenden Schwingungen aufgehoben.

Natürlich findet in den Heiz- und besonders den Maschinenräumen eine beträchtliche Wärmeentwicklung statt, die unter Umständen *Hitzschläge* zur Folge hat. Das war hauptsächlich auf den alten Schiffen der Fall. Hier kam es zu Temperaturen von 70° im Heizraum und bis zu 63° in der Maschine. Im allgemeinen ist heute das *Maschinenpersonal* einer größeren Belastung unterworfen als das *Heizerpersonal*. Denn in der Maschine ist der Wasserdampfgehalt der Luft höher als in den Heizräumen, außerdem sind hier die Leute nicht so dem kühlenden Luftstrom des Lüfters ausgesetzt. Das macht sich hauptsächlich im Sommer und in den Tropen bemerkbar. Auf der anderen Seite müssen die im Heizraum Fahrenden bei kaltem Wetter dickes Lederzeug tragen, damit sie sich in dem eisigen Luftstrome der Lüfter nicht erkälten. Da bei hoher Fahrt durch die gesteigerte Ölverbrennung der Sauerstoffverbrauch in den Heizräumen gewaltig zunimmt, muß durch eine entsprechend groß angelegte Lüftung genügend Sauerstoff zugeführt werden. Die körperliche Arbeit im Ölheizraum ist gegenüber dem Fahren im Kohlenheizraum wesentlich leichter geworden. Denn das Trimmen der Kohle vom Bunker in den Heizraum und das Beschicken und Reinigen der Feuer fallen völlig fort. Nur auf den älteren Schiffen mit Kohlekesseln hat der Heizer noch die gleiche, schwere, körperliche Arbeit zu leisten wie früher, die besonders eine sehr starke Inanspruchnahme von Kreislauf, Atmung und Haut darstellt. Auf dem neuzeitlichen Schiff steht heute der Heizer vor den Kesseln, an denen er einige Düsen zu bedienen hat. Kesselreinigen und die sonstigen Arbeiten im Heizraum sind geblieben.

Immerhin zeitigt auch hier das Arbeiten „*unter Tage*“ bestimmte Einwirkungen auf den menschlichen Körper. Sie machen sich äußerlich schon in einer gewissen blassen Gesichtsfarbe bemerkbar. Man hat die mannigfaltigsten Untersuchungen angestellt und hat zunächst an eine Blutarmut gedacht. Die Blutwerte sind indessen völlig normal, auch sonst sind keinerlei Abweichungen zu finden. Wahrscheinlich ist diese Blässe bedingt durch den Mangel an frischer Luft und das Fehlen von ultravioletten Strahlen, die für die gesunde Hautfarbe verantwortlich sind. Dadurch, daß man auch bei anderen Leuten (F.-T.-Personal, Schreiber), deren Dienst sich ebenfalls zum größten Teil unter Deck abspielt, die gleiche blasse Hautfarbe beobachtet, wird diese Annahme gestützt. Sport und Verbringen der Freizeit in frischer Luft beseitigen diese Blaßgesichter bald. Daneben ist für eine regelmäßige Wachablösung und für möglichst unverkürzte Freizeit zu sorgen.

Über die *allgemeine Hygiene des Dienstes* und der *Arbeit an Bord* ist folgendes zu sagen. Es ist zu unterscheiden zwischen geistiger und körperlicher Arbeit. In der heutigen Zeit wird die körperliche Arbeit auch an Bord in vielen Punkten durch die Technik abgelöst; um so stärker ist die geistige Beanspruchung geworden. Das bezieht sich auf alle Dienstzweige. In diesem Zusammenhang braucht nur auf die zahlreichen neuen optischen und elektrischen Geräte hingewiesen zu werden, deren Bedienung hohe Ansprüche stellt und bei unsachgemäßem Vorgehen rasch zu Ermüdungserscheinungen führt. Die Auswahl des geeigneten Personals erfolgt durch körperliche und psychotechnische Prüfungen.

Sehr wichtig ist neben allen Einflüssen, die an Bord auf den Menschen einwirken, die *seelische Stimmung*. Je nach der Art der psychischen Einstellung ist die Leistungsfähigkeit des Einzelnen verschieden groß. Besonders machen sich diese Einflüsse geltend bei verantwortlichen Arbeiten. Von entscheidender Bedeutung sind sie während des Gefechts. Nur durch die restlose Hingabe und den vollen Einsatz jedes Einzelnen kann der endgültige Erfolg erzielt werden. Für eine gute „Stimmung" an Bord zu sorgen, ist der Kernpunkt einer richtig ausgeübten Gesundheitspflege im weitesten Sinne des Wortes. Der Vollständigkeit halber sei erwähnt, daß in heißen Ländern allein durch das ungewohnte Klima eine beträchtliche Mehranforderung an die Besatzung gestellt wird. Daher wird für die Tropenreisen ein besonders strenger Maßstab bei der ärztlichen Untersuchung angelegt.

Von einschneidender Bedeutung ist eine zweckmäßig eingebaute *Lüftungsanlage,* d. h. Belüftung und Entlüftung. Im allgemeinen rechnet man mit 10% mehr Zu- als Abluft, da sich die Abluft infolge des leichten Überdrucks, der in dem belüfteten Raum herrscht, von selbst den Abzug nach außen sucht. Der Luftwechsel ist je nach der Stelle, an der er benötigt wird, außerordentlich wechselnd. Das zeigen am besten einige Beispiele auf „Karlsruhe" (H. Ruge):

Raum	Luft-wechsel/Std.	Windgeschwindigkeit	
		km/h	m/sec
Heizraum I u. II	780mal	50	14
Heizraum III u. IV	500 „	32	9
Hauptturbine	120 „	8	2,2
Schaltstelle B B	140 „	5	1,4
Funkraum	20 „	0,72	0,2
Wohndeck der Mannschaften	14 „	0,6	0,17
Lazarett	9 „	0,6	0,17
Wäscherei	11 „	0,3	0,10
Kammer-Schiffsarzt	4 „	0,08	0,02

Man sieht also, daß der Luftwechsel in den bewohnten Räumen völlig ausreichend ist. Eine Ansammlung von Kohlensäure (CO_2) in nachweisbar größeren Mengen hat sich trotz zahlreicher Untersuchungen erwartungsgemäß niemals feststellen lassen.

Wesentlich schwieriger ist die Entfernung von dem in manchen Abteilungen sich reichlich entwickelnden *Wasserdampf,* der sich meist als Schweißwasser an den Wänden und Decken vorfindet, ein Vorgang, der bedingt ist durch die gute Wärmeleitefähigkeit und geringe spezifische Wärme des Baustoffes, seine Porenlosigkeit, mangelhafte Benetzbarkeit und das Fehlen von hygroskopischen Eigenschaften, die noch durch den Ölanstrich verstärkt werden. Auf der anderen Seite bieten die letzten drei Eigenschaften den Vorteil, daß sich sog. Miefstoffe (Ammoniak, Schwefelwasserstoff) nicht in den Räumen festsetzen können. Sie lassen sich außerdem rasch durch ausgiebige Lüftung entfernen. Dagegen haftet verhältnismäßig fest Tabakrauch.

Luftverschlechternd wirken ferner nasses Zeug, riechende Lebensmittel und gelegentlich neue Farbanstriche. Auf diese Punkte, ebenso auf die Sauberhaltung von Badekammern und Aborten ist unbedingt zu achten. Der *Öldunst der Maschine* bleibt örtlich beschränkt und ist durch ausgiebige Lüftung zu beseitigen. Ferner verhindert die geringe Benetzbarkeit der Schiffswände das Ansammeln von zersetzungsfähigen Stoffen und erleichtert die Antrocknung und Reinigung nach dem Überkommen von Seen u. a. Das fast völlige Fehlen der hygroskopischen Eigenschaften macht sich besonders unangenehm beim Schlafengehen der Mannschaften bemerkbar, wo die Lüftung häufig abgestellt wird, und die relative Feuchtigkeit bald infolge der Wasserdampfabgabe der Menschen beträchtliche Werte erreicht. Ozonzusatzgeräte sind verschiedentlich ausprobiert worden, haben sich aber bisher nicht bewährt.

Bei *Gas- und Rauchgefahr* handelt es sich um die Entwicklung von Kohlenoxyd (CO) und nitrosen Gasen. CO entsteht bei der schlagartigen Zersetzung von Munition (Detonation), nitrose Gase entwickeln sich bei langsamem Abbrennen oder Auskochen (Deflagration). Gewöhnlich werden beide Gase auftreten. Auf alle Fälle muß im Ernstfalle mit der Gasmaske gearbeitet werden, zum mindesten von den Besatzungen der Türme, denn die Skagerrakschlacht hat gezeigt, daß Turmbesatzungen bei Volltreffern durch die Einwirkung von Spreng- und Brandgasen restlos außer Gefecht gesetzt werden können. Auch der Gefahr durch sonstige Gase (Gelbkreuz usw.) wird man in Zukunft erhöhte Aufmerksamkeit schenken müssen.

Die *Heizungsfrage* bedeutet infolge der außerordentlichen Wärmeleitungsfähigkeit der umschließenden Wände, die man allerdings besonders an der Außenseite durch verstärkten Einbau von schlechten Wärmeleitern zu vermindern sucht, ein sehr schwieriges Problem. Eine Heizungseinrichtung ist aber notwendig.

Nach Möglichkeit baut man die Heizkörper an die kalte Außenwand. Unangenehm macht sich während der Heizungszeit die trockene Luft bemerkbar, deren Ursache in dem Fehlen jeglicher hygroskopischer Eigenschaften des Baustoffes liegt. In den Wohnkammern sind die Verhältnisse besser als in den Decks, weil hier in ziemlich kleinem Raum verhältnismäßig viel wasserspeichernde Stoffe (Kleidung, Wäsche) untergebracht sind, die bei Erwärmung der Luft einen Teil ihres Wassergehaltes abgeben. Im allgemeinen ist die Heizungsfrage durch die jetzt eingeführte Niederdruckdampfheizung den Umständen entsprechend gut gelöst. Diese Heizung bedeutet jedenfalls gegenüber der Mitteldruckdampfheizung einen wesentlichen Vorteil, da die unangenehme Staubentwicklung fortfällt. Elektrische Heizung ist zu teuer und würde eine beträchtliche Verstärkung der elektrischen Anlagen verlangen; sie kommt nur für U-Boote in Frage.

Die *Beleuchtung* ist ausschließlich elektrisch. Zum Ausgleich für etwaige Ausfälle sind Reserveleitungen und schließlich Notbeleuchtungen vorgesehen. Als Lampen werden nur noch Metallfadenlampen verwendet. Sie leuchten wesentlich heller, entwickeln weniger Wärme und verbrauchen weniger Strom als Kohlenfadenlampen. Die elektrische Kraft wird durch Turbodynamos und durch Verbrennungsmotoren erzeugt, die mit Dynamos gekuppelt sind. Bei ihrem Ausfall treten Akkumulatoren in Tätigkeit. Die Helligkeit des Lichtes reicht überall aus.

Für die *Wasserversorgung* gibt es an Bord vier Arten von Wasser: 1. Trink-, 2. Wasch-, 3. See- und 4. Kesselspeisewasser. Trink-, Wasch- und Kesselspeisewasser sind in auszementierten und asphaltierten Tanks untergebracht, die miteinander in Verbindung stehen. Der Tagesbedarf an Trink- und Waschwasser beläuft sich je Mann auf 20 Liter; in den Tropen steigt er auf das etwa 3—4fache. Auf den alten Schiffen unserer Marine gab es in den Tropen 5 Liter auf den Mann! Der Vorrat reicht bei gewöhnlichem Verbrauch ungefähr 6 bis 8 Tage, in heißen Zonen also nur 2—3 Tage. Die Übernahme des *Trinkwassers* geschieht aus entsprechenden Prähmen, meist wird auch das Kesselspeisewasser gesondert übernommen, da es enthärtet und entsalzt sein muß. Im Ausland wird das Wasser, soweit es einwandfrei ist — chemisch kann es mit dem Reagenzienkasten geprüft werden — ebenfalls aus eisernen Prähmen übergeleitet. Im anderen Falle wird es, falls keine Verunreinigungen durch Bakterien zu befürchten sind, entweder mit dem Niederdruckverdampfer bei 80—90° aus See- oder Flußwasser destilliert oder mit dem Hochdruckverdampfer bei über 100°. Dieses letzte Verfahren ist aber außerordentlich teuer. Man kann die Kosten für eine Tonne Wasser auf 2—12 Mark ansetzen, je nach dem Preise des Öls. Falls nur Niederdruckverdampfer an Bord sind, muß das Flußwasser noch mit Chlor versetzt werden, eine besonders für die Tropen sehr unangenehme Beigabe. Immerhin läßt sich der Chlorgeschmack durch Zusatz von Antichlor (S. 177) mildern oder beseitigen. Aussichtsreich erscheint das Katadynverfahren — Versilbern des Wassers und damit Abtötung der Krankheitserreger durch die oligodynamische Wirkung der Silberionen — und die Trinkwasserentkeimung durch Quarzlichtentkeimer Uster der Quarzlampengesellschaft Hanau — das auch den Vorzug der wesentlichen Billigkeit gegenüber den Verdampfern aufweist. Außerdem wird durch das Katadynverfahren im Gegensatz zum Destillieren der Geschmack des Wassers nicht beeinträchtigt. Verdampftes Wasser schmeckt trotz nachherigen Überleitens über Marmor immer etwas fade. Bakterienfilter sind meist entbehrlich, desgleichen Kohlefilter, die häufig rasch verschmutzen (S. 176). — Seewasser wird gebraucht zur Feuerlöscheinrichtung, zum Reinschiff, zum Baden und zum Spülen der Aborte. — Die Verwendung von Flußwasser zu diesen Zwecken ist im Auslande bedenklich wegen der etwaigen Verunreinigung mit Typhus-, Cholera-, seltener Ruhrkeimen.

Bade- und Waschräume sind auf den neuzeitlichen Schiffen in ausreichender Menge vorhanden. Das gemeinsame Waschen in Balgen, das oft zu kleinen Epidemien von Hautkrankheiten führte, ist endgültig beseitigt. Alle Abwässer werden zum Teil in Rohrleitungen durch Speigatten außenbords abgeführt. Feste Abfälle werden in See über Bord geworfen, im Hafen in Aschprähme geschüttet oder an Land gegeben.

Entwesung und Entseuchung an Bord ist von größter Bedeutung. Zur örtlichen Bekämpfung von Ungeziefer, die im allgemeinen ausreichend ist, nimmt man die üblichen Mittel (S. 433); bei stärkerem Befall (Ratten) erfolgt die Vertilgung am besten durch Vergasen des gesamten Schiffes mit Blausäure. Für die Entseuchung gelten die gleichen Grundsätze wie an Land. Als gasförmige Desinfektionsmittel werden Formaldehyd und Dampf verwendet. Zur allgemeinen Entkeimung des Schiffes, z. B. bei starkem Befall mit Furunkulose, dient verdünnte Kresolseifenlösung. Die Entseuchung des Bilgewassers wird mit Kalkbrühe vorgenommen (vgl. Entseuchungs- und Entwesungsvorschrift für die Reichswehr).

Kühlanlagen sind außerordentlich wichtige Anlagen an Bord. Sie dienen zur Erhaltung von gleichmäßiger Temperatur in den Munitionsräumen und zur Frischerhaltung von Nahrungsmitteln, hauptsächlich Fleisch. Zur Eis- und Kälteerzeugung verwendet man Kohlensäure.

Die *Ernährung* soll der Besatzung einen gewissen Ausgleich für die mannigfachen Unbequemlichkeiten des Bordlebens bieten. Es handelt sich genau wie an Land um Verpflegung aus einer großen gemeinschaftlichen Küche. Der Verpflegungsausschuß, der aus dem 1. Offizier, dem Schiffsarzt und dem Schiffs-Verwaltungsoffizier besteht, ist für die sachgemäße Zubereitung der Nahrungsmittel und die Überwachung der Kombüsen und des Speisezettels verantwortlich. Zu bedenken ist bei der Zusammensetzung der Ernährung, daß es sich größtenteils um jugendliche Leute handelt, deren Wachstum noch keineswegs abgeschlossen ist. Auf kleineren Schiffen gibt es ein etwas erhöhtes Verpflegungsgeld, da hier häufig die Wohnverhältnisse noch beschränkter sind als in großen Fahrzeugen. Der Speisezettel sieht etwa folgendermaßen aus (H. RUGE):

Linienschiff.

Wochentag	Früh	Mittag	Nachmittag zugleich Abend	
Sonntag	Kaffee, Butter, Brot	Bouillonsuppe, Kalbsbraten, Kartoffeln, Tunke, Erbsen u. Karotten, 2 Apfelsinen	Tee	Dauerwurst, Brot
Montag	desgl.	Weißkohl mit Gänsepökelfleisch, Kartoffeln	,,	Frische Wurst, Brot
Dienstag	,,	Fruchtsuppe, Schweinebraten, Kartoffeln, Tunke, Quittenschn.	,,	Käse, Brot
Mittwoch	,,	Suppe mit Einlage, Frikand., Kartoffeln, Tunke, rote Beete	,,	Leberwurst, Brot
Donnerstag	,,	Grießsuppe, Ragout, Kartoffeln, Senfgurken	,,	Schinkenwurst, Brot
Freitag	Kaffee, Butter Brot, Blutwurst	Fleischbrühe, Rinderbrust, Kartoffeln, Meerrettichtunke	,,	Hamburger Wurst Brot
Sonnabend	Kaffee, Margar. Brot, Honig	Makkaroni mit Schinken und Backobst	,,	ger. Aal, Brot

Torpedoboot.

Wochentag	Früh	Mittag	Nachmittag zugl. Abend	
Sonntag	Kaffee, Butter 1 Ei, Brötchen	Fleischbrühe, Rinderbrust, Tunke, Kartoffeln, Stachelb. i. Dos.	Kaffee	Brot, Butter Wurst
Montag	Kaffee, Brot, Margarine	Klopse, Tunke, Kartoffeln, Preißelbeeren	Tee	Brot, Käse
Dienstag	desgl.	Weißkohl mit Hammelfleisch, Kartoffeln	Kaffee	Brot, fr. Wurst
Mittwoch	,,	Suppe, Karbonaden, Gemüse, Tunke, Kartoffeln	,,	Brot, Butter, Bücklinge
Donnerstag	,,	Eisbein, Erbsmuß, Sauerkohl	Kaffee	Brot, Butter, Tomaten, 1 Ei
Freitag	,,	Makkaroni mit Speck Backobst	Tee	Brot, Butter, Sülze, Kart.-Salat
Sonnabend	,,	Suppe, Nierenragout, saure Gurken	Kaffee	Brot, Butter, frische Wurst

Zum Teil gibt es auch statt der Abendzulagen 2mal wöchentlich 100 g frische Butter. Gelegentlich wird auch Kakao verausgabt. An Bord werden durchschnittlich verabfolgt: Eiweiß 120,6 g, Fett 151,8 g, Kohlehydrate 642,2 g, zusammen 4249,7 Calorien. Diese Zahlen schwanken etwa um $\pm$ 7%. An Bord treten für das Maschinenpersonal hinzu für die Tage, an denen 24 Stunden durchgefahren wird: Eiweiß 35,6 g, Fett 25,6 g, Kohlehydrate 86,6 g, zusammen 779,9 Calorien (obere Grenze).

Die *Alkoholfrage* spielt an Bord lange nicht mehr die Rolle wie in früheren Jahrzehnten. Das ist bedingt durch die allgemeine sportliche Einstellung und durch die wesentlich größere Beanspruchung des Einzelnen, die zu ausgedehnten Feiern keine Zeit mehr läßt. Anders steht es mit dem Tabakverbrauch, dieser hat anscheinend bisher kaum ab-, sondern im Gegenteil zugenommen. Auf die Folgen eines übermäßigen Tabakgenusses wird von seiten der Schiffsärzte immer wieder in den vorgeschriebenen Gesundheitsvorträgen hingewiesen.

Die *Unterkleidung* besteht aus dem sog. Troyer, einem Wollmoltongewebe. Er hat halblange Ärmel und reicht bis knapp zur Mitte der Oberschenkel, hinzu treten Unterhose aus Wolle oder Baumwolle. Das sog. Hemd ist eine dunkelblaue aus Wolle mit weitem Kragen, einem Brustschlitz und weiten, am Handgelenk zuknöpfbaren Ärmeln. Als Hosenstoff wird Tuch verwendet. Der Überzieher, der bis an das obere Drittel des Oberschenkels reicht, ist ebenfalls aus Tuch und hat einen hochklappbaren Kragen. Entweder werden wollene oder baumwollene Strümpfe getragen, an Schuhzeug die halbhohen Stiefeln, Schnürschuhe oder Segeltuchhalbschuhe. Dazu kommt das Arbeitszeug aus weißem Moleskin. In den Tropen wird der Dienst an Bord vielfach im Sportzeug gemacht, an Land wird weißes Zeug aus Leinen oder Moleskin, Tropenhelm und Tropenunterzeug (Trikotbaumwolle) angezogen.

Der *Sanitätsdienst* an Bord fordert von dem Arzt eine Summe von Sonderkenntnissen, die auf dem üblichen Studiengang nicht erworben werden können. Er tritt daher unmittelbar nach Ablegung der Reifeprüfung in die Marine als Matrose ein. Während seines Studiums wird er nach Abschluß bestimmter Semester abkommandiert zu Sportkursen, militärischen Lehrgängen und Dienstleistungen auf den einzelnen Abteilungen der großen Lazarette. Auf diese Weise lernt er den Marinesanitätsdienst von Grund auf kennen. Für seine weitere Ausbildung sorgen entsprechende Fortbildungskurse und Fachkommandos an Universitätskliniken.

Je nach der Größe des Schiffes befinden sich ein oder zwei Ärzte an Bord. Verbände kleinerer Fahrzeuge erhalten einen Verbandsarzt. In disziplinarer Hinsicht untersteht der Arzt dem Kommandanten bzw. dem Chef des Verbandes unmittelbar, er ist Referent für den Gesundheitsdienst an Bord.

Durch die erlassenen Vorschriften wird der Sanitätsdienst im einzelnen geregelt.

Die Größe der Ausrüstung an Bord der verschiedenen Schiffsklassen bestimmt das Soll der Sanitätsausrüstung. Daneben können auf Antrag besondere Arzneimittel und Geräte mitgegeben werden, z. B. für längere Auslandsreisen. Auf allen größeren Schiffen befinden sich Mikroskope, Röntgengeräte, Heißluftkästen, Höhensonnen, Solluxlampen usw. Die Reserveausrüstung, sowie Krankentragen, Transporthängematten werden im Lazaretthellegat untergebracht.

Für das Schiffslazarett soll ein möglichst ruhiger und luftiger Ort gewählt werden. Am besten eignen sich hierfür das Aufbau- oder Oberdeck, weniger gut das Batterie- und Zwischendeck. Wegen der Bewegungen des Schiffes ist eine Lage möglichst in der Mitte des Schiffskörpers anzustreben. Die Kojenzahl im Lazarett wird auf 1,7% — Höchstzahl 14 Kojen — der Besatzungsstärke veranschlagt. Für den Platz jeder festen Lagerstelle werden 5 qm gefordert. Dazu treten Operations- und gelegentlich Röntgenraum, Apotheke, Baderaum mit Abort. Ebenso ist eine sog. Isolierkoje für ansteckende Kranke vorgesehen. Überall sind Wasserleitungen mit fließendem Wasser eingebaut. Der Instrumentenkocher und Verbandstoffentkeimer werden mit Dampf oder elektrisch geheizt. Im Notfall, so bei großem Krankenbestand in den Tropen, müssen Hängematten im Lazarett angebracht werden oder Leseräume u. dgl. belegt werden.

Die Berichterstattung ist durch die Reichswehrsanitätsvorschrift festgelegt, nach der für Marine und Heer einheitliche Vordrucke verwendet werden, um leicht Vergleiche aufstellen zu können.

Gefechtssanitätsdienst. Für das Gefecht sind besondere Verbandplätze vorgesehen. Sie sollen möglichst unter Panzerschutz liegen, müssen aber wegen des manchmal schwierigen Transportes der Verwundeten gut zugänglich sein. Der Weg zu ihnen ist durch rote Kreuze kenntlich gemacht. Auf größeren Schiffen sind ein Haupt- und ein Nebengefechtsverbandplatz vorgesehen. Dazu kommen noch Räume für Gasvergiftete. Ihre Unterbringung ist insofern schwierig, als sie an einem geschützten und gleichzeitig gut lüftbaren Ort untergebracht werden sollen. Denn während des Gefechtes muß die Belüftung häufig wegen Gas- und Rauchgefahr abgestellt werden oder wird durch Treffer unbrauchbar. Die Verbandplätze sind völlig ausgestattet und sollen neben fließendem Wasser auch noch genügend Wasser in Tanks und möglichst Eis vorrätig haben, da der Verbrauch durch die Verwundeten und das häufige Waschen sehr groß werden kann. Für Reservebeleuchtung ist Sorge zu tragen (Akkumulatoren, Taschenlampen). Der Gefechtsverbandplatz ist nur für die erste Versorgung der Verletzten bestimmt. Danach werden sie, soweit es die Umstände irgend zulassen, in benachbarten, geschützten Abteilungen gelagert. Die ärztliche Ausrüstung der Gefechtsverbandplätze ist gänzlich auf erste chirurgische Hilfeleistung eingestellt. Größere Operationen kommen nicht in Frage wegen des oft recht erheblichen Verwundetenandranges. Selbstverständlich müssen Unterbindungen und in dringenden Fällen Absetzungen von Gliedmaßen vorgenommen werden. Zweckmäßig richtet man den Verbandplatz auf einen großen Zustrom von Verwundeten ein und stattet ihn dementsprechend reichhaltig mit Instrumenten, Arznei- und Verbandmitteln sowie sonstigen Geräten aus.

Außerdem werden ein großer bzw. zwei geeignete kleinere Räume mit 2 Gefechtsverbandspinden ausgerüstet. Die Gefechtsverbandkästen — je nach der Größe des Schiffes 3 oder 4 werden als Depots an den verschiedenen Stellen des Schiffes niedergelegt, um bei Ausfall der eigentlichen Gefechtsverbandplätze in Funktion zu treten. Im Schiff sind nach der Zahl der Gefechtsstände Gefechtsverbandtaschen und Transporthängematten verteilt und an den Niedergängen sind Heißvorrichtungen angeschlagen, um die Verwundeten möglichst schonend aus Maschinen- und Heizräumen heraufzubringen. Im Gefecht zeigt sich der Wert einer gründlichen Ausbildung in der ersten Hilfeleistung, die schon im Frieden planmäßig bei der ganzen Besatzung durchgeführt wird.

Nach Möglichkeit soll das Anlegen von frisch gewaschenem Zeug vor dem Gefecht angestrebt werden, um Wundeiterungen weitgehend einzuschränken. Von Bakterien spielen Eitererreger (Staphylo- und weniger Streptokokken) die Hauptrolle. Tetanus kommt kaum vor, Gasbrand ist meines Wissens bisher nicht an Bord beobachtet worden. Die Hauptverletzungen bilden Zerreißungen, Zertrümmerungen, Stauchungen, Quetschungen und Verbrennungen. An Bord ist die Splitterwirkung meist größer als an Land, da die Splitter oft nicht wieder ins Freie gelangen. Sie reißen vielmehr Stücke aus Blechwänden u. ä. aus, die ihrerseits wieder als Splitter schwere Verletzungen verursachen können. Gefährlich und verlustreich sind auch Brände, die durch Inbrandsetzen der dicken Ölfarbenanstriche und der Munition entstehen.

Die Zahl der Verluste an Toten ist im Seegefecht unverhältnismäßig viel höher als im Landkampf. Das Verhältnis: Tote : Verwundeten stellte sich nach den Erfahrungen der Skagerrakschlacht auf 5 : 1 auf deutscher und sogar auf 10 : 1 auf englischer Seite. Im Landkriege sind die Zahlen gerade umgekehrt. Die hohen Verlustziffern in der Skagerrakschlacht sind durch den Untergang ganzer Schiffsbesatzungen bedingt. Rechnet man diese durch Totalverluste verursachten Ausfälle ab, so ergibt sich auf beiden Seiten immer noch das hohe Verhältnis 1 : 1. Die Gesamtausfälle betrugen auf der deutschen Seite 6,79% und auf der englischen 11,59%. Es fochten gegeneinander 99 deutsche mit 660000 t und 150 englische Kriegsschiffe mit 1165000 t. Die Engländer verloren 115025 t Schiffsraum, 6094 Tote, davon $^9/_{10}$ durch Totalverluste, 674 Verwundete und 177 Gefangene. Die Verluste auf deutscher Seite beliefen sich auf 61180 t, 2551 Tote, davon $^5/_6$ durch Totalverlust und 507 Verwundete. — Nach dem Gefecht muß man versuchen, die Toten und Schwerverwundeten möglichst rasch von Bord geben.

Lazarettschiffe sind als Flottenbegleitschiffe gedacht, um tunlichst rasch nach Beendigung der Schlacht die Schwerverwundeten an Bord zu nehmen. Ihre Ausrüstung entspricht der eines gut ausgerüsteten Krankenhauses. Es werden große und kleine Lazarettschiffe unterschieden. Teils gibt es eigens für diesen Zweck gebaute Schiffe, teils werden größere Passagierdampfer hierfür hergerichtet. Lazarettschiffe gelten als Einrichtungen des Roten Kreuzes und sind entsprechend der Genfer Konvention zu behandeln. Sie sind durch einen breiten, grünen, weiß abgesetzten Streifen gekennzeichnet, der in der Höhe der Wasserlinie um das ganze Schiff läuft. Im Weltkrieg ist allerdings von seiten der „assoziierten und alliierten Mächte“ keineswegs nach diesem Grundsatz verfahren worden (Wegnahme des Lazarettschiffes „Ophelia“, Verwendung von als Lazarettschiff getarnten Dampfern zu Truppentransporten). — Meist werden Lazarettschiffe nur im Kriegsfall in Dienst gestellt. England und Amerika haben auch in Friedenszeiten Lazarettschiffe in der Flotte. Sie sind sehr wertvoll als schwimmende Sanatorien in tropischen Gegenden, in denen an Land eine ausreichende ärztliche Versorgung nicht gewährleistet ist. So hat Italien jetzt acht 10—20000 t große Passagierdampfer als Lazarettschiffe in Dienst gestellt, welche die Rückführung der Kranken und Verwundeten von der abessinischen Front von Massaua aus in die Heimat besorgen, bzw. als schwimmende Krankenhäuser dienen. Sie sind mit allen neuzeitlichen Einrichtungen zur Krankenpflege ausgestattet und besitzen auch Luftkühlanlagen.

Einer besonderen Besprechung bedürfen die gesundheitlichen Verhältnisse auf U-Booten. Bei dem zur Verfügung stehenden geringen Raum kann es sich hier selbstverständlich nur um einige ganz kurze, das Wichtigste streifende Hinweise handeln.

An die Besatzung der U-Boote werden außerordentliche *körperliche* und *geistige* Ansprüche gestellt und es muß daher eine besonders weitgehende Gesundheitspflege getrieben werden (U-Bootsbegleitschiffe, zweckentsprechende Ernährung und Körperpflege, Freizeitgestaltung, Sport).

Die *Raumverhältnisse* sind sehr beschränkt, besonders auf den kleinen Booten, da jeder Platz bis auf das Letzte für ihre Kampfeigenschaften ausgenutzt werden muß. Daher ist auf den Booten selbst für hygienische Einrichtungen und für die Bequemlichkeit der Besatzung fast nichts übrig. Infolgedessen sucht man durch die Gewährung von Zulagen einen gewissen Ausgleich zu schaffen und die Besatzung nach ihren Fahrten möglichst bequem auf Begleitschiffen oder in Kasernen unterzubringen.

Im U-Boot selbst ist die Beschaffenheit der *Luft* das Wichtigste, und zwar 1. in chemischer und 2. in physikalischer Hinsicht. So beträgt der Luftraum z. B. auf kleinen Booten von 250 t, die eine Besatzung von 23 Mann haben, etwa 180 cbm. Als Durchschnittsbedarf an O_2 rechnet man je Mann-Stunde 30 l. Daraus ergibt sich folgendes Verhalten von CO_2 und O_2, wobei die CO_2-Abgabe im U-Boot den tatsächlichen Verhältnissen entsprechend der Menge des verbrauchten O_2 annähernd gleichzusetzen ist.

Übersicht.

Stunden	CO_2 %	O_2 %
0	0,00	21,00
1	0,38	20,62
2	0,77	20,23
3	1,15	19,85
4	1,53	19,47
5	1,92	19,08
6	2,30	18,70
7	2,68	18,32
8	3,06	17,94
9	3,45	17,55
10	3,83	17,17
11	4,21	16,79
12	4,60	16,40

Bei völliger *Unmöglichkeit einer Lufterneuerung* wird sich also die Anhäufung von CO_2 viel eher gefahrdrohend auswirken als der Mangel an O_2. Denn bereits eine Anreicherung von mehr als 4% CO_2 führt zu stärkeren Störungen. Dagegen machen sich die ersten Folgen des O_2-Mangels, der etwa bei einer O_2-Konzentration von weniger als 15% auftritt, bei dem Betroffenen zunächst praktisch nicht warnend bemerkbar. Aus Zweckmäßigkeitsgründen darf aber der O_2-Gehalt nicht unter 17% fallen und der CO_2-Gehalt nicht über 2% ansteigen. Es liegen damit also die kritischen Grenzen für den höchstzulässigen CO_2- und den erforderlichen O_2-Gehalt nicht wesentlich auseinander (s. Übersicht). Zur Ergänzung des verbrauchten O_2 dienen Sauerstoffflaschen und zur Bindung der CO_2 werden Alkalipatronen verwandt. Bei Überwasserfahrt ist für möglichst gleichmäßige Durchlüftung aller Räume zu sorgen.

Daneben kann es noch zur Bildung anderer unangenehmer bzw. schädlicher Gase kommen. Hierunter sind zu verstehen Ausdünstungen der menschlichen Haut und Abgase aus dem Maschinenbetrieb und der Kombüse. Ferner kann sich beim Eindringen von Seewasser in die Akkumulatorenzellen Chlor entwickeln, das auch beim Aufladen entsteht und sorgfältig abgesaugt werden muß. Außerdem können Vergiftungen durch Schwefelsäuredämpfe der Akkumulatorenbatterien hervorgerufen werden. Bei Berührung beschädigter Torpedoleuchtspitzen mit Wasser entwickelt sich der sehr giftige Phosphorwasserstoff. Die von diesen Gasen ausgehenden Gefahren lassen sich durch sorgfältige ausgiebige Lüftung vermeiden. An Bord der Boote steht den Besatzungen als Schutz die Gegenlunge (Tauchretter) im Isoliergerät zur Verfügung.

Von der gleichen einschneidenden Bedeutung ist das physikalische Verhalten der Luft, d. h. Luftwärme und Luftfeuchtigkeit. (Daneben spielt auch der Partialdruck eine gewisse Rolle.) Beide sind für die Wärmeregulation sehr wichtig. Bekanntlich tritt bei einem ungefähren Feuchtigkeitsgehalt der Luft von 14 g/cbm, d. h. bei einer völligen Sättigung der Luft mit Wasserdampf bei 17,5^{0}, das sog. Schwülegefühl ein. Mit zunehmender Wärme und zunehmender absoluter Wassermenge je Kubikmeter steigert es sich und führt bei starker Überschreitung zu Wärmestauungen und Hitzschlägen. Die Feuchtigkeit, die sich bei der Unterwasserfahrt entwickelt, stammt von der Wasserabgabe der Besatzung, aus der Kombüse, aus Verdunstung des Bilge- und Schweißwassers und den Ausdünstungen des nassen zum Trocknen meist im Maschinenraum aufgehängten Zeuges. — Bei der Fahrt des Bootes im kalten Wasser schlägt sich ein großer Teil des Kondenswassers an den Wänden nieder, und es kann sich bei niedrigen Temperaturen mit fallendem Barometerdruck beim Öffnen des Turmluks beim Auftauchen im Boot regelrechter Nebel bilden. Diese Verhältnisse sind durch die elektrische Heizung auszugleichen, soweit nicht besondere Umstände ihre Inbetriebnahme verbieten. Im Sommer, d. h. bei höheren Wassertemperaturen (z. B. Mittelmeer) herrschen dagegen im Boot mehr als tropische Wärmeverhältnisse und man kann nach dem Auftauchen bei Öffnen des Turmluks beobachten, wie nach langer Unterwasserfahrt (20 Stunden) regelrechte Dampfwolken aus dem Innern des Bootes den Weg ins Freie nehmen. Hinzukommt, daß sich im Boot selbst zwischen Kopfhöhe und dem Deck Temperaturunterschiede von 6—9^{0} vorfinden. Es liegen also Verhältnisse vor, die an die Wärmeregulationsfähigkeit des Menschen fast unerfüllbare Anforderungen stellen.

Hier besteht die Möglichkeit durch Abführung des Kondenswassers, regelmäßiges Lenzen der Bilge, den Einbau von Ventilatoren und Lufttrocknungsanlagen (wie sie z. B. die holländischen U-Boote in den Tropen besitzen) wesentliche Erleichterungen zu schaffen, ebenso hält auch eine geeignete Verkleidung der metallischen Innenhaut die Bootsfeuchtigkeit in gewissen Grenzen.

Es erhellt, daß unter diesen Umständen Frischproviant sich nur wenige Tage halten kann und daß die Besatzung daher fast ausschließlich auf Konserven angewiesen ist. Das Trinkwasser bleibt dagegen einwandfrei. Durch den Mangel an Waschwasser ist eine regelmäßige Reinigung der Besatzung bei längeren Seetörns meist völlig unmöglich.

Diese übernormalen Belastungen machen sich in seelischer Beziehung bemerkbar in einer gesteigerten *allgemeinen Reizbarkeit* während langer Fahrten. Körperlich finden sich *Gewichtsabnahme* und *Bluteindickung* infolge von Wasserverlust, Unregelmäßigkeiten in der Puls- und Atemhäufigkeit, und ferner eine offenbar durch die Aufregungen bedingte *Steigerung des Stickstoffumsatzes* und *chronischer Hitzschlag* infolge übermäßiger Inanspruchnahme bzw. Überbelastung der wärmesteuernden Zentren. Indessen gehen diese Erscheinungen beim Einlegen entsprechender Erholungspausen zwischen den einzelnen Fahrten verhältnismäßig rasch zurück. Unangenehm sind auch die Druckunterschiede, die z. B. durch das Ausströmen der Luft beim Torpedoschuß oder durch Undichtigkeiten der Preßluftflaschen entstehen und die zu einem Überdruck von etwa + 0,1 Atm. bei längerem Fahren gegenüber der Außenluft führen und die bei plötzlichem Öffnen des Turmluks der Caissonkrankheit ähnliche Zustände hervorrufen können. Doch lassen sich diese Druckunterschiede im Frieden durch rechtzeitigen Druckausgleich weitgehend vermeiden.

Durch eine strenge Auslese bei der Einstellung wird schon der *Entstehung von Krankheiten* weitgehend vorgebeugt (Zwangsimpfung gegen Pocken). Die als „gemeingefährlich" bezeichneten übertragbaren Erkrankungen (Pest, Cholera, Fleckfieber, Pocken, Gelbfieber) spielen überhaupt keine Rolle mehr. Fast das gleiche gilt auch von den übrigen Infektionskrankheiten. Nur die Grippe macht sich gelegentlich durch einen größeren Ausfall von Mannschaften unangenehm bemerkbar. Im allgemeinen ist ihr Verlauf recht günstig. Gegen Typhus und Pocken und, wenn erforderlich gegen Cholera, werden die Besatzungen der Auslandsschiffe vor jeder Ausreise geimpft (S. 472, 507 u. 542 f.). In malariaverseuchten Gegenden wird die entsprechende Schutzbehandlung durchgeführt (S. 490). — Am höchsten sind immer noch die Erkrankungen der Gruppen IX und XVI (Krankheiten der Verdauungsorgane und äußere Einwirkungen) (Abschnitt VI). Mit Hilfe der im Jahre 1923/24 wieder dienstlich eingeführten Schutzbehandlung sind die Neuerkrankungen an *Geschlechtskrankheiten* von 103,71‰: 1923 auf 18,26‰: 1934 gefallen.

Wichtig, aber infolge äußerer Verhältnisse nicht immer durchführbar ist die *Verhütung von Erkältungskrankheiten,* von denen die Besatzungen kleiner Schiffe naturgemäß in stärkerem Maße betroffen werden als die Mannschaften an Bord größerer Schiffe.

Es ist verständlich, daß es durch den dauernden Temperaturwechsel, denen der Mann häufig ungeschützt ausgesetzt ist, öfter als im gewöhnlichen Leben zu Mandelentzündungen, Bronchialkatarrhen und Rheumatismus kommt. Durch entsprechende Bekleidung läßt sich hier helfend eingreifen.

Dank der guten Beschaffenheit und der ständigen Beaufsichtigung sind *Nahrungsmittelvergiftungen* selten geworden, ebenso die hiermit im Zusammenhang stehenden Magen-Darmkatarrhe. Eine verhältnismäßig hohe Erkrankungsziffer weist immer noch die sog. katarrhalische Gelbsucht auf, die man nicht mit Unrecht als Militärkrankheit bezeichnet hat. Stoffwechselerkrankungen sind praktisch bedeutungslos.

Einer besonderen Erwähnung bedürfen die in den letzten Jahren sich häufenden Erkrankungen des Magens (meist Übersäuerung, Magen- und Zwölffingerdarmgeschwüre). Sie sind anscheinend auf die an Bord vielfach nicht zu vermeidende Unregelmäßigkeit im Essen, auf gelegentlichen Alkohol- und in vielen Fällen auf dauernden Nicotinmißbrauch zurückzuführen.

Erkrankungen des *Herzens* und der Kreislauforgane finden sich seltener als früher. Das ist wahrscheinlich auf die allgemein *sportliche* Einstellung und auf die während der Dienstzeit ausgiebig und sachgemäß betriebenen Leibesübungen zurückzuführen. Damit ist eine alte, vorausschauende Forderung UTHEMANNs, der schon vor 25 Jahren für jeden Offizier und jeden Mann eine sportliche Betätigung forderte, weitgehend in Erfüllung gegangen. Diese Maßnahme hat zweifellos mit zu der erfolgreichen Senkung des Krankenzuganges beigetragen. — Dank der gründlichen Untersuchungen und Prüfungen sind auch die Erkrankungsziffern an Neuropathie (funktionelle Nervenleiden) beträchtlich zurückgegangen. Hier lassen sich durch vorbeugende Untersuchungen bereits eine Menge ungeeigneter Elemente von der Marinelaufbahn als solcher und dann von den einzelnen Sonderlaufbahnen fernhalten.

Gewisse Schwierigkeiten bietet die *Verhütung von mechanischen Verletzungen.* Einen großen Teil dieser Unfallverletzten stellen die neu an Bord gekommenen Rekruten, denen das ganze Leben und Treiben auf einem Schiff meist völlig fremd ist. Dann fordert auch der Dienst trotz aller Vorsicht seine fast täglichen Krankmeldungen in Form von Verstauchungen oder Quetschungen; Knochenbrüche kommen seltener zur Beobachtung. Plötzliche Ausfälle in größerem Maße werden verursacht durch Dampfrohrbrüche, Explosionen irgendwelcher Art u. a. Sie lassen sich trotz des ausgewählten Materials und der guten Schulung des Personals nicht immer ganz vermeiden. Besonders in den heißen Zonen können sich Hauterkrankungen, Furunkel und Zellgewebsentzündungen sehr unangenehm bemerkbar machen. Sie erfordern eine sorgfältige gründliche Behandlung. Durch streng durchgeführte persönliche Sauberhaltung und peinliche Sauberkeit im ganzen Schiff lassen sich aber auch diese Erkrankungen eindämmen und zum Verschwinden bringen. Die Verhütung von *Ohrenerkrankungen* beansprucht die ständige Aufmerksamkeit des Schiffsarztes, zumal da in der heutigen Zeit durch die zahlreichen an Bord arbeitenden Maschinen das Innenohr beträchtlichen Beanspruchungen ausgesetzt ist. Das gleiche gilt für die *Augen.* Hier werden vorzugsweise an das seemännische Personal hohe Anforderungen gestellt (Signalpersonal, Geschützführer, Entfernungsmesser). In bestimmten Abständen durchgeführte Nachuntersuchungen decken etwaige Schädigungen rechtzeitig auf.

Zusammenfassend läßt sich sagen, daß dank der dauernden ärztlichen Beaufsichtigungen an Bord und der Anwendung aller neuzeitlichen Hilfsmittel die Krankenziffern in der Marine im letzten Jahrzehnt ständig abgefallen sind (Krankenzugang 1921 = 902,2‰, 1931 = 269,03‰). Damit kommt der Schiffsarzt dem eigentlichen Ziele seiner ärztlichen Aufgabe immer näher: „Vorbeugen ist besser als heilen."

B. Gesundheitspflege in den Tropen.

Begriff der Tropen. Für medizinische Zwecke ist es am besten, den mathematisch-geographischen Begriff „*Tropen*" fallen zu lassen und diejenigen Teile der Erdoberfläche, die zwischen den Jahresisothermen von 20° C liegen, unter der Bezeichnung „warme Länder" zusammenzufassen. In diesem Bereich ist wiederum der zwischen den Isochimenen von 20° C liegende Gürtel als eigentliche Tropenzone abgegrenzt und das Gebiet zwischen dieser eigentlichen Tropenzone und den Jahresisothermen von 20° C als subtropische Zone bezeichnet worden. Die *klimatischen Verhältnisse* in den Tropen sind ganz außerordentlich verschieden, je nachdem ob es sich um tropisches Wüstenklima, Steppen-, Savannen- oder Regenwaldklima handelt. Letzteres ist für gewöhnlich gemeint, wenn von Tropenklima im allgemeinen gesprochen wird.

Das *Tropenklima* wird vor allem durch den äquatorialen Regengürtel gebildet, der den Äquator meist auf seiner Nordseite begleitet; es zeichnet sich durch eine ununterbrochen feuchtheiße Wärme aus, deren Mittel selbst im kühlsten Monat nicht unter 18° C fällt. Eine eigentliche Trockenzeit fehlt, denn selbst im trockensten Monat fallen noch 60 mm Regen (W. Köppen). Die Luftfeuchtigkeit schwankt zwischen 75% und 90%; zur Regenzeit erreicht sie den Sättigungswert.

Die Jahreszeiten werden daher nach dem Regenfall und nicht nach der Lufttemperatur unterschieden. Tag und Nacht sind gleich lang. Eine eigentliche Dämmerung fehlt.

Charakteristisch für die Tropen ist die Regelmäßigkeit der Luftbewegung in Gestalt von Winden, die entweder das ganze Jahr hindurch (Passate) oder jahreszeitlich wehen (Monsune). Durch diese regelmäßige Windbewegung sind Tropenbewölkung und Tropenregen bedingt[1]. Die jährliche Regenmenge schwankt zwischen 300 und 12500 mm. Die größten Regenmengen fallen dort, wo die Passate oder Monsune quer auf hohe Gebirge stoßen und an ihren Hängen in die Höhe steigen, z. B. am Kamerunberg 10000 mm und auf Kauai (Sandwichsinseln) 12500 mm Regen. Nur am Äquator im Gebiet der Kalmen finden sich Stillen und unregelmäßige schwache Luftbewegungen. Der Luftdruck ist dort gleichmäßig niedrig.

Das *tropische Bergklima* beginnt je nach der Lage der Gebirge zum Äquator zwischen 300 m (Rio de Janeiro) und 1500 m (Sumatra). Doch gleicht es keineswegs dem Klima der gemäßigten Zone. In bezug auf Sonnenstrahlung, Luftbewegung und Einförmigkeit ist es rein tropisch.

Die *Akklimatisation* in den Tropen ist von Bedeutung. Man unterscheidet zwischen Einzel- und Rassenanpassung. Die Einzelanpassung ist verhältnismäßig leichter. Denn hier handelt es sich nur darum, daß der Einzelne, der oft von überdurchschnittlicher geistiger und körperlicher Verfassung ist, sich an das Klima und die Einflüsse seiner neuen Umgebung so gewöhnt, daß er sich in dieser Umwelt sein ganzes Leben oder wenigstens einen großen Teil seines Lebens behaupten kann. Das ist bei den dazu Geeigneten nicht schwer, besonders dann nicht, wenn sie ihre Tätigkeit und Lebensweise dem Klima angleichen. Leicht fällt dem Neuling die Anpassung in der Jetztzeit dadurch, daß er in vielen

[1] Im kleinen wiederholt sich die tägliche regelmäßige Luftbewegung an jeder tropischen Küste: um Mittage setzt die Seebrise, am Abend der Landwind ein.

Gegenden bereits sehr gute gesundheitliche Einrichtungen vorfindet (Panama, ostafrikanische Küste, Niederländisch-Indien, Brasilien usw.).

Im Gegensatz hierzu hat die Rassen- bzw. Massenanpassung nicht so günstige Aussichten. Meist handelt es sich hier um die Besiedlung von noch unerschlossenen Landstrichen.

Früher fielen die Ansiedler den Tücken des Klimas zum Opfer und durch Vermischung mit den Eingeborenen oder Inzucht und Seuchen kam eine dürftige Rasse zustande (poor whites in Barbados, petits blancs in Réunion). Gelungen sind bisher Rassensiedlungen im subtropischen Südbrasilien (deutsche Kolonien außertropisch) sowie im tropischen Nordqueensland (Engländer). Das Blühen der deutschen und englischen Kolonien ist dem Umstand mitzuverdanken, daß sich die Kolonisten nicht vor körperlicher Arbeit scheuten. Das gilt besonders für Queensland. Hier ist es den Siedlern aus rein geldlichen Gründen nicht möglich, irgendwelche Dienerschaft zu halten. Die Eingeborenen sind sehr spärlich dort und die Einfuhr von chinesischen Kulis wird aus rassischen Gründen abgelehnt.

Es läßt sich im allgemeinen soviel sagen, daß in manchen tropischen Gegenden eine *Rassenanpassung* möglich ist. Für andere tropische Landstriche — namentlich im Tropentiefland — besteht jedoch immer noch der Satz zu Recht, daß man nicht ungestraft jahrzehntelang unter Palmen wandelt.

Die Schwierigkeit, den Aufenthalt während der höheren Lebensjahre in vielen Tropengegenden auszuhalten, liegt an der großen Einförmigkeit des eigentlichen Tropenklimas. Schwanken doch z. B. in Jaluit (Südsee) die Mitteltemperaturen zwischen kühlstem und wärmstem Monat nur um 1° C. Dem Körper des Weißen fehlt also eine kühle Jahreszeit, in der er sich erholen könnte. Umgekehrt hat Südchina, das nach Wind- und Regenverhältnissen völlig tropisch ist, einen kühlen Winter bis zu 5 Kältegraden (Shanghai).

Infolge dieser mangelhaften Erholung stellen sich *Abmagerung* und eine gewisse *Unruhe* ein, gelegentlich findet sich auch eine *Anämie,* die nicht auf Malaria u. a. zurückgeführt werden kann.

Die *Tropenfähigkeit.* Nur völlig gesunde Leute sind den Anforderungen der Tropen gewachsen. Schlanke Leute haben die besten Aussichten. Besonders muß auf einen guten Kreislauf und ein gutes Herz gesehen werden. Wichtig sind einwandfrei arbeitende Haut- und Verdauungsorgane. Für einen längeren erstmaligen Aufenthalt beträgt die Altersgrenze 45 Jahre. Das Nervensystem muß den vielfachen Anforderungen gewachsen sein. Akute krankhafte Vorgänge schließen die Tropenfähigkeit aus. Tuberkulöse gehören nicht in die Tropen. Geschlechtskrankheiten sollen vorher völlig ausgeheilt sein (Lumbalpunktionen bei Syphilis 2—3 Jahre nach Behandlungsschluß). Nierenkranke sind für die Tropen ungeeignet, desgleichen auch schwer Ohren- oder Augenkranke. Ebensowenig passen Säufer und Cocainisten in die Tropen. Kinder nimmt man in ungesunde Tropengegenden nicht mit. Die Prüfung auf Chininverträglichkeit (S. 542 f.) darf auch heute nicht fehlen (0,5 g abends, Morgenurin auf Chinin untersuchen).

Als *Unterkleidung* kommt poröses, leichtes Gewebe in Frage, das gut den Schweiß aufsaugt, aber nicht am Körper festklebt. Am besten bewährt sich eine Mischung aus Baumwolle und Leinen. Oberkleider müssen widerstandsfähiger sein. Hier sind Leinen (Schilf- oder Jägerleinen) oder Rohseide angebracht. Die weiße Farbe wirft die meisten Sonnenstrahlen zurück und ist daher für die Kleidung am besten geeignet. Im Busch und auf Märschen ist Khaki vorzuziehen. Sehr oft werden hier nur eine kurze Hose und ein kurzärmeliges Hemd getragen. Der Tropenhelm ist die brauchbarste Kopfbedeckung, vielfach sieht man auch breitkrempige Filzhüte (oft zwei übereinander). Der Nacken muß geschützt werden. Für gewöhnlich trägt man Segeltuchschuhe mit weißen Strümpfen, auf Märschen feste hochgehende Lederstiefel oder Wickelgamaschen. Nachts darf zum Schlafanzug die wollene Leibbinde nicht vergessen werden.

Alle Kleidungsstücke sind genügend weit zu machen, um eine gute Durchlüftung und Durchwärmung zu gewährleisten. Täglicher Kleiderwechsel ist notwendig.

Als *Wohnung* eignet sich das *Zelt* nur zum vorübergehenden Aufenthalt. Die Wohnung des Weißen sollte mindestens 1000 m von Sümpfen und Eingeborenenvierteln entfernt sein. Als vorläufige Wohnungen kommen in Europa fertig hergestellte *Holzfachwerkhäuser* und neuerdings gut isolierte zerlegbare *Stahlbetonhäuser* sowie entsprechende *Baracken* in Frage. Zweckmäßig stehen die Baracken auf Pfählen oder Zementblöcken, damit der Wind unter ihnen durchzustreichen vermag und Termiten und sonstige Insekten unschädlich gemacht werden können. Als Dauerwohnungen baut man *Steinhäuser*. Große Verwaltungsgebäude und Krankenhäuser werden in neuester Zeit mit künstlichen *Kühlanlagen* ausgestattet. Sehr praktisch ist das sog. indische Haus. Es läßt sich gut lüften und bietet infolge seiner 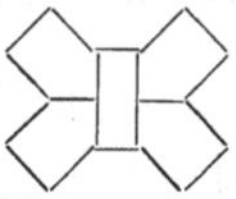 Form besseren Schutz vor Sonnenstrahlen als die bisherigen Bauten. Ein genügend hohes Dach erzielt den sehr wichtigen, ausgleichenden Luftstrom. Auf Mückensicherheit ist besonders zu achten. Schlafräume legt man in den ersten Stock, falls vorhanden, da Anophelen meist waagerecht und nicht hoch zu fliegen pflegen und versieht jedes Bett mit einem gut schließenden Mückennetz. Die Ungeziefervernichtung erfordert größte Aufmerksamkeit. Küche und Abort sollten stets getrennt von dem Wohnhaus angelegt werden. Unter allen Umständen muß an einer offenen Siedlungsweise festgehalten werden.

Ernährung. Nach den bisherigen Untersuchungen ist der Grundumsatz in den Tropen etwa um 10—15% niedriger als in den gemäßigten Zonen. Dieser Verminderung läßt sich am besten durch geringeren Eiweiß- (Fleisch) und Fett- (schwerverdauliche Fette) verbrauch Rechnung tragen. Diese beiden Stoffe sollten zweckmäßig ersetzt werden durch reichlichen Genuß von Obst und Gemüsen. Die Auswahl eines guten Kochs bewahrt vor Magen- und Darmkrankheiten. Konserven sollten nur ausnahmsweise verwendet werden, sie können frische Nahrungsmittel nicht ersetzen und sind oft recht teuer. Besondere Vorsicht erfordert das Aufheben und die Behandlung von Fleisch. Alles Fleisch darf nur gut durchgekocht oder durchgebraten genossen werden wegen der weit verbreiteten Eingeweidewürmer. Fische genießt man sofort, bei Krebsen usw. ist große Vorsicht am Platze. Als Getränke kommen Tee, Kakao und Kaffee in Frage. Alkohol sollte nur nach Sonnenuntergang in geringen Mengen genossen werden. Von vielen erfahrenen Tropenärzten wird völlige Enthaltsamkeit gefordert. — Küche und Koch bedürfen ständiger Aufsicht.

Bei der *Wasserversorgung* gelten in gesundheitlicher Beziehung dieselben Grundsätze wie im gemäßigten Klima. Es ist für reichliche Wasserzufuhr zu sorgen, da der Verbrauch an Wasser auf das 3—4fache gegenüber der Heimat steigen kann. Regenwasser kann als Trinkwasser benutzt werden, desgleichen Grundwasser, wenn es aus genügender Tiefe kommt und frei ist von zu reichlich organischen Bestandteilen. In Zweifelsfällen sind die Wässer zu reinigen. Die Reinigung kann durch Chlor (schlechter Geschmack) Filter, oder Silber (Katadynverfahren) erfolgen. Auf Ausflügen usw. wird man das Wasser abkochen. Taschenfilter sind völlig zwecklos. — Für den Hausgebrauch erfreuen sich Mineralwässer mit Recht großer Beliebtheit (Herstellungsart prüfen!).

Die *Lebensweise* muß geregelt sein. Der Tag beginnt gegen 6 Uhr. Die Arbeit dauert zweckmäßig bis 11 Uhr und wird dann bis 3 Uhr durch eine Pause unterbrochen. Gegen 5 Uhr beendet man die Arbeit, um sich bis zum Sonnenuntergang noch sportlich zu betätigen. Die Ausübung von Sport ist außerordentlich wertvoll, er erhält dem Körper die nötige Spannkraft. — Die Hauptmahlzeit wird am Abend eingenommen. — Ein sehr gefährliches Kapitel bilden die Geschlechtskrankheiten. Gegen sie muß man sich mit allen zu Gebote stehenden Mitteln schützen. Ein gesteigerter Geschlechtstrieb wird vielfach in der ersten Zeit des Tropenaufenthaltes beobachtet, daher ist in dieser Zeit besondere Vorsicht geboten. — „*Wer mit einer Eingeborenen eheliche Verbindung eingeht, versündigt sich an seiner Rasse.*“ Derjenige, der dauernd in den Tropen leben will, tut besser, vorher zu heiraten. — Ein sachgemäß verbrachter Urlaub (Klimawechsel durch Aufenthalt im Hochgebirge oder in Europa) trägt viel zur Gesunderhaltung bei und verhütet späteren Krankenhausaufenthalt.

Bei der *Körperpflege* steht an erster Stelle eine sorgfältige Hautpflege. Nach dem Aufstehen ist eine Dusche besser als ein Bad. Mehr als 2mal soll man am Tage nicht duschen oder baden, weil die Haut zu sehr aufgelockert und dadurch die Entstehung von Hautkrankheiten (Eiterkokken, Pilze) begünstigt wird. Bei Fluß- und Seebädern muß man auf etwaige Gefahren achten (Leptospiren, Blutegel, Seeigel, Bilharzia-Cercarien, Piranha usw.). Der Wäscher bedarf einer gewissen Aufsicht. Durch mangelhaft gereinigte Wäsche werden nicht selten die Erreger von Hautkrankheiten übertragen. Neugekaufte Wäsche wäscht man stets gründlich vor Gebrauch. Die Wäsche wird häufig gewechselt. Peinliche Zahn- und Fußpflege (Sandfloh, intertriginöse Ekzeme) sind selbstverständlich. Die Augen werden vor Blendung und der starken ultravioletten Strahlung durch auch an den Seiten abschließende, rauchgraue Brillen geschützt. Auf die wollene Leibbinde sei nochmals hingewiesen. Die Schutzbehandlung gegen Malaria darf man in verseuchten Gegenden nicht vernachlässigen.

Die *Krankenpflege* stellt erhöhte Anforderungen an Körper und Geist von Arzt und Pflegepersonal. Hier ist vorzugsweise für Krankenschwestern ein schwieriges, aber dankbares Feld der Betätigung. Farbige Pfleger sind meist unzuverlässig. *Krankenhäuser* müssen möglichst frei und hoch stehen, damit sie allen Winden ausgesetzt sind. Höhen- oder Seesanatorien bieten die besten Bedingungen für eine baldige Wiederherstellung.

Geschlechtsreife, Schwangerschaft, Wochenbett, Säuglingspflege, Kindesalter in den Tropen. Bei der gesunden Europäerin übt anscheinend der Tropenaufenthalt keinerlei nachhaltigen Einfluß auf den Ablauf der Menstruation aus. Auch Schwangerschaften entwickeln sich in der Regel normal. Allerdings besteht in manchen Gegenden durch Malaria und andere Erkrankungen eine erhöhte Neigung zu Fehlgeburten. In schwerverseuchten Landstrichen wird man also die Chinin- bzw. Atebrin-Plasmochinprophylaxe (S. 542f.) auch während der Schwangerschaft fortsetzen. Bei der Behandlung einer Malaria in der Schwangerschaft wird man auf Atebrin und Plasmochin zurückgreifen, um eine Fehlgeburt durch etwaige Chiningaben zu vermeiden. Die Entbindungen sind häufiger als in Europa durch Wehenschwäche, Placentaverhaltung und sekundäre Blutungen kompliziert, dementsprechend kommt es oft zu verlängerten Wochenbettszeiten. Aus notorisch ungesunden Gegenden gehen deshalb Europäerinnen am besten zur Niederkunft in die Heimat. Nicht so sehr das Klima, sondern die Begleitumstände üben einen ungünstigen Einfluß aus. Auch die Stillfähigkeit ist oft herabgesetzt. Daher muß häufig eine eingeborene Amme angenommen werden. Durch frühzeitige Absetzung von der Brust wird wieder eine erhöhte Säuglingssterblichkeit bedingt. Die künstliche Ernährung des Säuglings muß sehr vorsichtig gehandhabt werden. Heranwachsende Kinder bedürfen ständiger Aufsicht, da sie den im Tropenklima auftretenden Schädlichkeiten in erhöhtem Maße ausgesetzt sind. Schulpflichtige Kinder bringt man am besten nach Europa zurück. Ein gegenüber den europäischen Verhältnissen verfrühtes Einsetzen der Geschlechtsreife bei den in den Tropen geborenen und dort verbleibenden weißen Mädchen tritt anscheinend nicht ein.

Expeditionshygiene in den Tropen. Besonders umfassender und sorgfältiger Vorbereitungen bedürfen Expeditionen aller Art. Entscheidende Bedeutung hat die Auswahl von Trägern und ihre genaue ärztliche Untersuchung. Impfungen dürfen nicht vergessen werden. Auf genaue Innehaltung der Malariaprophylaxe (S. 542 f.) muß geachtet werden. Es ist selbstverständlich, daß kriegerische Unternehmungen z. B. schon rein körperlich viel höhere Anforderungen an den

Europäer stellen als zu Hause. Was aber Europäer leisten können, selbst wenn sie von der Heimat und damit praktisch von allen Hilfsmitteln abgeschnitten sind, hat der Lettowfeldzug in Deutschostafrika bewiesen. Der Gesundheitspflege ist auf Expeditionen in das Innere jedes Tropenlandes erhöhte Aufmerksamkeit zu schenken. Je besser die Vorbereitungen hierfür getroffen sind, um so sicherer ist der Erfolg. Ein schlagendes Beispiel ist der englische Aschantifeldzug 1873/74, der dank der Vorarbeiten der Ärzte restlos gelang. Er wird deshalb auch: „the doctor's and ingeneer's war" genannt. — Marschieren soll man, so lange die Sonne noch nicht hoch steht, über Mittag empfiehlt sich eine Ruhepause, dann kann, falls erforderlich, der Marsch bis Sonnenuntergang fortgesetzt werden. Am besten wird man die ganze Marschstrecke auf einmal, d. h. bis zum Mittag, zurücklegen, um doppeltes Auf- und Abpacken der Lasten zu vermeiden. Auf Nachtmärschen ist erhöhte Aufmerksamkeit geboten. Die Hauptmahlzeit gibt es abends. Von einem genügenden Wasservorrat hängt oft der Erfolg ab. Für die Auswahl der Lagerplätze gelten die üblichen Vorsichtsmaßnahmen. Das Übernachten in sog. Rasthäusern und Eingeborenendörfern ist gefährlich (Rückfallfieber, Malaria). Auf längere Expeditionen gehören reichlich Arznei- und Verbandmittel. Die Last für den Europäer soll sich auf 12—15 kg belaufen, die des eingeborenen Trägers 25 kg nicht übersteigen. Im Durchschnitt beträgt unter gewöhnlichen Bedingungen die Marschleistung 25 km, sie läßt sich auf das doppelte steigern. — Es braucht kaum hinzugefügt zu werden, daß auch das Auto bei dem heutigen Verkehr nach dem Inneren eine nicht zu unterschätzende Rolle spielt.

An die *ärztliche Ausrüstung* werden in den Tropen außerordentliche Anforderungen gestellt. *Arzneimittel* müssen haltbar und bequem zu verwenden sein. Am brauchbarsten sind Tabletten und Ampullen. Tabletten müssen gelegentlich auf ihre Löslichkeit geprüft werden. Tropenfestigkeit ist selbstverständlich, ebenso eine feste und sorgfältige Verpackung. Instrumente aus rostfreiem Stahl erhalten den Vorzug. Bei Ganzglas- und Rekordspritzen darf man den notwendigen Ersatz nicht vergessen. Nahtmaterial gibt es steril verlötet in Blechbüchsen und fertig zum Gebrauch. Gummisachen halten sich schlecht. Das gleiche gilt von Pockenlymphe, die rasch verbraucht werden muß. Seren bleiben länger haltbar. Sie sind nach Möglichkeit kühl aufzubewahren. Wenn es gute Seren im Lande selbst gibt, verwendet man diese, da zu ihrer Herstellung die Stämme des Landes verwandt werden und sie deshalb in ihrer Wirksamkeit anscheinend den europäischen Seren überlegen sind. — An Verbandmitteln nimmt man größere und kleinere Preßstücke aus Mull sowie Binden verschiedener Größe mit. Alles muß handlich gepackt sein. Tragbare Laboratoriumseinrichtungen sind wertvoll. Die notwendigen Arzneimittel wird sich der Arzt selbst zusammenstellen. — Für kleinere Unternehmungen empfiehlt sich die Mitnahme einer Taschenapotheke.

Die *Eingeborenenhygiene* ist eines der wichtigsten Gebiete der Tropengesundheitspflege. Der Eingeborene ist zweifellos besser in der Lage, dem Klima Widerstand zu leisten als der eingewanderte Europäer.

Es vermögen die Eingeborenen mehr Wärme und Wasserdampf abzugeben und auch besser zu schwitzen, ebenso sind sie im Durchschnitt mehr zu höheren Dauerleistungen befähigt. Ihre Ernährung unterscheidet sich häufig in vielen Punkten von der des Europäers. So können Neger z. B. auf einmal viel mehr essen und auch länger dem Hungergefühl widerstehen. Das letzte gilt auch von den Indianern der Hochkordillere, die das Kauen von Kokablättern zu außerordentlichen Leistungen befähigt. Andere Rassen sind wieder wesentlich anspruchsloser in ihrer Ernährung, so der chinesische Kuli. Dagegen herrschen bei ihnen im allgemeinen durch das Fehlen einer vernünftigen Gesundheitspflege hohe Kindersterblichkeit und schwere Seuchen. Hier hat der Europäer helfend eingegriffen. In dieser Hinsicht galten besonders die deutschen Kolonien als Muster, und bis auf den heutigen Tag bewahren die Eingeborenen ihren ehemaligen Herren ein gutes Gedenken.

Bisher ist, von geringen Ausnahmen abgesehen, nur die Gesundheitspflege des Einzelnen betrieben worden. Es ist an der Zeit, daß man durch großzügige Maßnahmen, dem Aussterben mancher wertvollen Rassen einen Riegel vorschiebt (Afrika-Schlafkrankheit). Das erreicht aber nicht eine sog. Zivilisation. Durch sie ist den Eingeborenen in früheren Jahrhunderten unermeßlicher Schaden zugefügt worden (Alkohol, Geschlechtskrankheiten). Nur einzelne Teile unserer Kultur und Zivilisation dürfen mit entsprechenden, den Eingeborenen angepaßten und ihnen verständlichen Abänderungen auf sie übertragen werden. Hierzu sind in erster Linie die Ärzte berufen. Nichts kann soviel zur Stärkung des Ansehens der weißen Rasse beitragen, wie ihr segensreiches ärztliches Wirken. Nichts ist vom kulturellen Standpunkt aus verwerflicher als eine schrankenlose Vermischung von Schwarz und Weiß und die Verbringung von farbigen Regimentern nach Europa. Sie sind nur dazu angetan, um auch den letzten Rest von Ansehen, das der weiße Mann seit dem Weltkrieg noch besitzt, völlig zu untergraben.

Bei sachgemäßer Anwendung all unserer Mittel lassen sich gerade heute in den Tropen noch Erfolge zeitigen, deren Erreichung das Ziel aller vernünftig Denkenden sein sollte. Dabei darf man nicht vergessen, die Eingeborenen selbst zu tatkräftiger Mithilfe aufzurufen. Zur Bewältigung dieser Aufgabe gehören Charakterfestigkeit, ein weiter Blick und Verständnis für die, deren Wohl man zu überwachen hat. Außerdem bedarf es einer Großzügigkeit, die sich nicht durch Erlaß vom grünen Tisch von dem einmal als richtig erkannten Handeln abschrecken läßt. — Deutschland hat von alters her an der Spitze einer planvollen kolonialen Bewegung gestanden, möge es ihm bald vergönnt sein, weitere Pionierarbeit darin zu leisten!

Schrifttum.

Castellani, A.: Climate and Acclimatisation. London 1931. — Dirksen-Bentmann-Ruge-zur Verth: Handbuch der Gesundheitspflege auf Kriegsschiffen. Jena 1914. — Ruge-Mühlens-zur Verth: Krankheiten und Hygiene der warmen Länder. Leipzig 1930. Tropical Diseases Bulletin. London 1930—1935. — Vagedes v.: „Uster". Gas- u. Wasserfach **1935**, 78, 81. — Veröff. Mar.san.wes. Sonderh. **1927**, H. 13, 14, 16, 20, 22 u. 25 (1927/34).

J. Psychische Hygiene.

Von **W. Kittel**-Berlin.

Der Begriff der *psychischen Hygiene* wurde zuerst in Amerika von Beers geprägt. Er verstand darunter die Fürsorge für psychisch Kranke und Gefährdete. Je mehr man sich mit diesem Gebiet befaßte und es neben der rein praktischen Betätigung auch wissenschaftlich zu vertiefen begann, um so mehr erwies sich die ursprüngliche Umgrenzung als zu eng gefaßt. Sie wurde dahin erweitert, daß psychische Hygiene der Inbegriff alles wissenschaftlich fundierten Strebens nach *Gesunderhaltung der Seele* des psychisch Gesunden, nach Verhütung seelischer Erkrankungen und Fürsorge für Kranke und Krankgewesene ist.

Da Leib und Seele untrennbar miteinander verbunden sind und sich stets gegenseitig beeinflussen, so ist es verständlich, daß die Hygiene des Leibes und die Hygiene der Seele in vielen Punkten gleichgerichtete Aufgaben haben. Es ist bekannt, wie weitgehend *körperliche Erkrankungen* die *Psyche* beeinflussen und oft ganz charakteristische psychische Einstellungen schaffen. Erinnert sei an die eigenartig depressiv gefärbte, reizbar-nörgelige Stimmung der Ulcuskranken, an die gegenseitige Beeinflussung psychischer und vegetativer Funktionen und den Einfluß alltäglicher mehr oder weniger belangvoller körperlicher Unlustempfindungen auf das seelische Verhalten. Ohne gesundheitliche Betreuung, ohne allgemein-hygienische, gesundheitliche Maßnahmen, ohne Fürsorge für das körperliche Wohlbefinden und die körperliche Ertüchtigung ist daher eine *psychische Hygiene* nicht denkbar.

Ihre ersten praktischen Erfolge feierte sie auf ihrem ursprünglichsten Gebiet in der Fürsorge für die Geisteskranken, die Psychopathen und die psychisch Anbrüchigen. Von vielen Einzelheiten seien nur genannt Arbeitstherapie, Familienpflege, offene Fürsorge.

Von der Fürsorge für den psychisch Gefährdeten zur Fürsorge für den seelisch Gesunden, wie er uns als *Wehrmachtsangehöriger* fast ausnahmslos entgegentritt, ist kein sehr weiter Schritt. Drängt sich doch gerade hier, wie kaum auf einem anderen Gebiet der Medizin, der fließende Übergang vom Kranken zum Gesunden zwingend auf. Der Psychiater ist, wie kaum ein anderer, in der Lage, Einblicke in menschliche Seelenvorgänge auch des Alltagslebens zu tun und kann, wenn er genügendes Wissen um das äußere Leben des einzelnen und seine Umwelt besitzt und sie offenen Auges, nicht aus einer weltabgewandten Dogmatik heraus, betrachtet, nicht nur therapeutische, sondern auch prophylaktische Schlußfolgerungen daraus ziehen. Die Ratschläge, die der Psychiater dem Neurotiker gibt, damit er sich mit seinen nicht vollwertigen Anlagen im Lebenskampf behaupten lernt, entfernen sich nicht weit von den Ratschlägen für den Gesunden, wenn dieser in Bedrängnis gerät. Sie haben alle eine sehr einfache Grundformel, die freilich dem Einzelfall angepaßt, sehr verschieden abgewandelt werden muß. Diese Ratschläge gipfeln darin, *die vorhandenen Kräfte und Anlagen mit den zu bewältigenden Aufgaben und der Beanspruchung in Einklang zu bringen.*

Ist diese Beanspruchung eine vorwiegend körperliche, so bringt *Erholung* und *Ausspannung* den nötigen Ausgleich. Meist verschafft sich der übermüdete Körper von allein schon sein Recht. Auf *militärische* Verhältnisse übertragen bedeutet das, dafür zu sorgen, daß der Soldat seine Nachtruhe und seine dienstfreien Stunden innehält und innehalten kann und zweckentsprechend gestaltet. Die *Rekrutenzeit* bedarf gelegentlich einer solchen Überwachung. Welche Erscheinungen körperliche Überbeanspruchung hervorruft, haben wir in den letzten Jahren durch das Studium des *sportlichen Übertrainings* kennengelernt. Sie bedürfen daher hier keiner Erörterung (s. S. 325 f.). *Geistige Überbeanspruchung* ist insofern gefährlicher, weil sie längere Zeit als die körperliche ertragen werden kann, ohne daß es zu einem Versagen kommt.

Übermüdung und Erschöpfung jeder Art sind gewiß im Sinne einer psychischen Hygiene zu bekämpfen; es darf das aber nicht zu einer Verweichlichung führen. Wie die körperliche Hygiene eine Ertüchtigung des Körpers und damit Steigerung seiner Leistungsfähigkeit, so muß die psychische Hygiene die Erziehung zu psychischer Härte als Endziel haben. Es darf nicht zum guten Ton gehören, daß man „mit den Nerven zusammenbricht", wenn eine schwere Arbeitsperiode zu überstehen ist oder das Schicksal es nicht gut meint. Vieltausendfältige Erfahrung hat gezeigt, daß vom vielen Arbeiten allein niemand krank wird, und daß auch Überbeanspruchungen im allgemeinen keine nachteiligen Folgen haben, weil sich doch immer eine Erholungspause einschieben läßt. Nicht also das viele Arbeiten macht krank, wohl aber, wenn noch andere Schädlichkeiten sich hinzugesellen, insbesondere solche toxischer Art, die das Gefäßsystem mitschädigen, wenn die Arbeit in dauernder Hetze und Unruhe geleistet werden muß, oder wenn mit ihr Befürchtungen, Enttäuschungen, hohes Verantwortlichkeitsgefühl oder affektive Belastungen anderer Art verbunden sind. Kurzdauernde, wenn auch stärkste solche Schädigungen werden meist leichter ertragen, als ständige, geringe Reize. Mehr als schwere Schicksalsschläge zermürben oft die kleinlichen, sich immer wiederholenden Ärgernisse des Alltags oder eintönige, unlustbetonte Arbeit ohne Aussicht auf Besserung und die Möglichkeit der Abwechselung und Erholung.

Die Krankheitserscheinungen, die als Folgezustände auftreten, kennt der Psychiater unter dem Begriff der Neurasthenie. Nach Kräpelin und Bumke versteht man darunter die echte nervöse Erschöpfung, bei der die ursprünglich gute Widerstandskraft des Menschen unter dem Druck der geschilderten äußeren Einwirkungen zusammenbricht. Eine Neurasthenie ist stets nach Beseitigung der Schädlichkeiten und nach entsprechender Erholung heilbar (etwa $^1/_4$ bis $^1/_2$ Jahr). Bleiben die Symptome trotzdem noch bestehen, so liegt eine neurasthenische Reaktion nicht vor, es überwiegen dann die anlagemäßigen Faktoren. Solche Zustände bezeichnet man als endogene Nervosität, die durch eine meist schon seit Kindheit bestehende mangelnde Widerstandskraft gekennzeichnet ist. Das sind die wehleidigen, weichlichen Menschen ohne jedes Selbstvertrauen, die bei jeder Anstrengung zusammenbrechen und dabei oft von weinerlich-depressiven, hypochondrischen und Angstgefühlen (Selbstmordgefahr) gequält werden.

Über die Behandlung des Einzelfalls hinaus, ist es Aufgabe der psychischen Hygiene hier vorbeugend zu wirken. Wenn auch der einzelne Erschöpfungszustand restlos zu beseitigen ist, so kann man doch nicht davor die Augen verschließen, daß durch häufiges Auftreten solcher Zustände die allgemeine Abnutzung ohne Zweifel beschleunigt wird und ein vorzeitiger Verbrauch eintritt. Der Minderbegabte, der Faule und Phlegmatiker findet in der Regel Wege, sich einer Mehrbelastung zu entziehen. Gefährdet sind die Ehrgeizigen, die Aufwärtsstrebenden, die Menschen mit hohem Pflicht- und Verantwortungsgefühl, mithin die Hochwertigen, die Führer. So ergibt denn auch eine Statistik Hellpachs, daß im *Kriege* mehr *Offiziere* als Mannschaften an Neurasthenie, d. h. echter nervöser Erschöpfung erkrankten, weil sie neben den körperlichen Anstrengungen noch mit einem hohen Maß an Verantwortung belastet waren. Bei den Mannschaften überwogen die endogenen und hysterischen Symptomenbilder.

Es gibt gottbegnadete Naturen, die nicht zu erschüttern sind, selten sind es die, die das selbst von sich behaupten. Solche Menschen sind nicht häufig, sie sind in ihrer Weise Genies. Will man also an der Führerschicht nicht Raubbau treiben, so sollte man als bewährt erkannte Kräfte schonen, sie nicht von Hochleistung zu Hochleistung hetzen und nicht unnötig mit immer wieder erneuten Überprüfungen und den damit unausbleiblich verbundenen psychischen Spannungen belasten.

Wie schon oben erwähnt, ist auch ein *psychisches Training* möglich. Es bezweckt mit möglichst geringer innerer Reibung die unvermeidlichen äußeren Reibungen zu bewältigen. Hierzu gehört außer einer gewissen Technik des Arbeitens, die jeder erlernen muß, der viel leisten will, daß man die affektiven Spannungen regulieren lernt, weil sie das eigentlich schädigende Moment darstellen, daß man sie vor allem von sich selbst heraus nicht steigert und größer erscheinen läßt, als sie schon sind, daß man jede Ruhepause auch wirklich zur Entspannung benutzt, und daß man die Freude an der Arbeit und dem Geleisteten zu finden lernt. Ohne ein gewisses Maß an Lebensfreude ist das Leben auf die Dauer nicht erträglich. Sie wird der eine in der Naturbetrachtung, der andere in Kunst und Musik, der dritte in einer Lieblingsbeschäftigung finden. Sieht man genauer zu, so sind es meist Dinge, die der Alltagsbeschäftigung gegenüber gegensätzlich sind und darum als Entspannung wirken. Dazu schafft dann das Gefühl, über sich selbst verfügen, sich die Beschäftigung selbst wählen zu können, den Lustgewinn und die Lebensfreude, die unerläßlich sind. All die Lustberaubungstendenzen der Aszeten und Pflichtfanatiker sind abwegig. Selbstverständlich soll der Lustgewinn, von dem hier die Rede ist, wieder die Arbeit positiv befruchten und vor allem auch dazu beitragen, in der Arbeit selber Befriedigung und Lustgewinn suchen und finden zu lassen. Es sind das Gedankengänge, die wir in den heutigen Bestrebungen der „*Kraft durch Freude*“-Organisation wiederfinden. Hier ist also im großen Stil der Versuch gemacht, vorbeugende Fürsorge für ein ganzes Volk zu betreiben.

So führt die psychische Hygiene über das Einzelindividuum hinaus zur Fürsorge für die Allgemeinheit. Sie muß daher alle Bestrebungen unterstützen, die das Zusammenleben vieler in einer Gemeinschaft erleichtern. Groß und weit ist dieses Gebiet und schwer zu umgrenzen. Es gehört hinein die Beseitigung der Elendsquartiere mit ihren demoralisierenden und zermürbenden Einflüssen, die Schaffung günstiger Arbeits- und Freizeitverhältnisse, worunter die Bekämpfung der jagenden, unruhevollen Hast im Arbeitstempo, der unausgesetzt herniedersausenden Hetzpeitsche des Daseinskampfes ebenso fällt, wie das Gegenstück, die Eindämmung zügelloser Genußsucht. Es gehört hinein die Erziehung zu gegenseitiger Rücksichtnahme (Lärmbekämpfung mit ihrer Überbeanspruchung der Sinnesorgane), die schließlich als Endziel einmündet in die Erziehung zur sozialen Verträglichkeit des einzelnen und ganzer Berufsgruppen, und damit zur Vermeidung von Kämpfen, die, wie wir wissen, die niedersten Leidenschaften auf den Plan rufen. Es gehören hierher alle Bestrebungen der *Eugenik* und *Rassenlehre,* denn nur sie vermögen die kommenden Generationen gesund zu erhalten und vor Gefährdung zu bewahren. Es gehört aber auch hierher, daß Minusvarianten als das gekennzeichnet werden, was sie sind, und daß der übertriebene Persönlichkeitskult aufhört, den eine noch nicht lange verflossene Zeit mit ihnen trieb. Es darf nicht das anbrüchige Finanzgenie oder der neurotische *Rentenjäger* sich und seine Nachkommenschaft besser durchsetzen können, als ein leiblich und seelisch Gesunder, aber Ehrlicherer, der nur kein Verständnis hat für Finanzschiebungen, oder der das „in patriae inserviendo consumor“ höher stellt als Rentenzahlungen. Jedes Zusammenleben verlangt von dem einzelnen zielstrebige Hemmung seiner niederen Triebe, mindestens eine solche Triebregulierung. Das muß im allgemeinen durch Erziehung erlernt werden, die sich des Pflichtkomplexes als Gegenmotiv bedienen muß, der abstrakt genommen, wenig schmackhaft ist, aber sofort blutvolles Leben gewinnt, wenn er an Begriffe wie Familie, Volk, Staat gekoppelt wird. Eine solche Triebregulierung ist nicht nur das beste Mittel, im Daseinskampf Erfolge zu erringen, sondern auch sich seelisch gesund zu erhalten. Eine solche Erziehung schafft die Einzelpersönlichkeit und das Volk, seiner selbst sicher, in sich gefestigt, und damit befähigt, Großes zu leisten und Schweres zu ertragen.

Vierter Abschnitt.

Infektionskrankheiten.

A. Allgemeine Ätiologie.

Von R. OTTO-Frankfurt a. M.

Schon seit den ältesten Zeiten ist man bestrebt gewesen, die Ursachen der häufig in schweren Epidemien die *Völker* und die *Heere* heimsuchenden Infektionskrankheiten zu erkennen. Im Altertum spielten dabei hauptsächlich religiöse Vorstellungen eine Rolle. Man sah in dem Auftreten der Seuchen eine Strafe der Götter, die man durch Opfer und Gebete zu versöhnen suchte. Später glaubte man die Ursache der Seuchen in schlechter Beschaffenheit der Luft und verderblichen Ausdünstungen des Bodens zu erkennen. Diese *Miasmen*theorie hat lange Zeit geherrscht. Da indessen bei einzelnen Krankheiten die Übertragung durch Berührung mit den Kranken unverkennbar war, so entstand ihr gegenüber die Lehre von der *Kontagiosität* (contagion per contactum, per formitem und per distans). Zwischen den Anhängern beider Richtungen hat der Streit jahrhundertelang gedauert, und noch vor etwa 100 Jahren unterschied man zwischen miasmatischen Krankheiten, wozu man z. B. das Sumpffieber rechnete, und kontagiösen Krankheiten, z. B. der Syphilis. Da beide Lehren zur Erklärung aller Krankheiten nicht ausreichten, wurde noch die Gruppe der miasmatisch-kontagiösen Fieber, zu der z. B. die Pocken gezählt wurden, aufgestellt. Immerhin setzte sich schon frühzeitig die Anschauung von spezifischen Ansteckungsstoffen durch. Besonders HENLE schrieb unter dem Eindruck der Choleraeinbrüche in Europa im 3. und 4. Jahrzehnt des vergangenen Jahrhunderts die ausschlaggebende Rolle bei der Entstehung und Verbreitung von Seuchen noch unbekannten, in dem befallenen Organismus parasitierenden Kleinlebewesen zu. Er wurde einer der Hauptvertreter der auf ATHANASIUS KIRCHER zurückgehenden *Lehre vom contagium animatum,* ohne daß er selbst indessen Beweise für diese Lehre erbringen konnte. Immerhin stellten er und später KLEBS, nachdem man seit LEEUWENHOEKs Entdeckungen und SPALLANZANIs Beobachtungen, verschiedentlich mikroskopisch bei gewissen Krankheiten kleinste parasitäre Elemente festgestellt hatte, schon ganz bestimmte Forderungen auf, unter denen ein Parasit als Erreger einer Krankheit anzusehen wäre, Postulate, die im wesentlichen den später zu erwähnenden Forderungen ROBERT KOCHs entsprachen.

Wie wenig aber damals noch die allgemeine Ansicht für solche Anschauungen zugänglich war, geht daraus hervor, daß z. B. die mikroskopischen und experimentellen Befunde von DAVAINE 1850 u. a. beim Milzbrand unbeachtet blieben. Einen Fortschritt brachten erst die großen Arbeiten LOUIS PASTEURs. Zunächst ergab sich bei der Streitfrage über Gärung und Fäulnis, daß sich beide vermeiden lassen, wenn die betreffenden Flüssigkeiten erhitzt und vor Luftzutritt bewahrt wurden. Aber PASTEUR wies weiter noch nach, daß die Gärungen, sowie verschiedene Krankheiten des Weines und der Seidenraupe durch bestimmte von ihm entdeckte Kleinlebewesen erzeugt werden; er erbrachte so den entscheidenden Beweis gegen das Vorkommen der Urzeugung (generatio aequivoca), was zur Einführung der Antisepsis durch JOSEPH LISTER führte, nachdem schon SEMMELWEISS gezeigt hatte, daß sich das Puerperalfieber vermeiden läßt. Indessen wurde, erst als ROBERT KOCH die schon beim Milzbrand erhobenen Befunde erweiterte und durch exakte Methoden des Experiments die Ätiologie des Milzbrands und die Entstehung von Milzbrandepizootien klarlegte, damit auch der Weg für die Erforschung der Infektionskrankheiten im allgemeinen eröffnet.

ROBERT KOCHs klassische Arbeiten über die Ätiologie des Milzbrandes und verschiedene bei Tieren experimentell zu erzeugende septische Infektionen bildeten die ersten sicheren Grundlagen unserer heutigen Kenntnisse über die *Spezifität der Erreger der Infektionskrankheiten.* Nach KOCHs genialen Methoden wurden in kurzer Zeit, besonders von ihm und seinen Schülern, bei einer großen Zahl von Infektionskrankheiten spezifische Mikroorganismen nachgewiesen und in „Reinkultur" gezüchtet. KOCH wies nach, daß für die Erzeugung jeder dieser Krankheiten immer bestimmte pathogene Mikroorganismen verantwortlich zu machen waren. Alle diese Bakterien erwiesen sich als konstante Arten. Die Anschauung, daß harmlose Saprophyten sich in pathogene Keime überführen lassen, war damit widerlegt. Seine Arbeiten wirkten revolutionierend und setzten sich nicht ohne Widerspruch durch.

Diese Erfolge waren zunächst nur möglich durch die großen technischen Fortschritte, welche KOCH in die Bakteriologie einführte: die Verwendung fester Nährböden zur Gewinnung von Reinkulturen und die Anwendung verbesserter Präparierungs- und Färbungsmethoden, sowie neuer mikroskopischer und mikrophotographischer Verfahren (ABBEscher Kondensor, ZEISSsche homogene Ölimmersion). In zweiter Linie verdanken wir die Tatsache, daß KOCH der Schöpfer der Bakteriologie und der Lehre von der spezifischen Ätiologie der Infektionskrankheiten wurde, seinem genialen kritischen Geist. Wenn auch, wie erwähnt, ähnliche Gedanken schon früher bestanden, so wurde dies Gedankengut doch erst durch KOCHs beweisende Experimente zu einem klaren Anschauungsbild geordnet.

Auf die *Konstanz der Bakterienarten* und die allgemeine Morphologie der pathogenen Bakterien soll hier nicht näher eingegangen werden. Es sei nur darauf hingewiesen, daß viele Keime neben den vegetativen Formen noch Dauerformen (Sporen) bilden, die sich durch eine besondere Widerstandsfähigkeit gegen Schädigungen (Nährstoffmangel, Austrocknung, Belichtung, chemische Agenzien) auszeichnen, und daß man neben den normalen Wuchsformen häufig Degenerations- und Involutionsformen findet. Die neuere Forschung hat weiter gezeigt, daß bei vielen pathogenen Arten besondere Typenformen vorkommen. Niemals sind aber bisher sichere Tatsachen bekannt geworden, die das Gesetz von der Konstanz der Bakterienarten erschüttern konnten. Jede Infektionskrankheit wird durch einen spezifischen Erreger erzeugt. Drei Grundforderungen sollten nach KOCHs Ansicht erfüllt sein, wenn ein Keim als *Erreger einer bestimmten Krankheit* angesprochen werden kann: sein konstanter Nachweis bei der betreffenden Krankheit, die Reinzüchtung und die spezifisch-pathogene Wirkung der gezüchteten Keime. Wenn diese drei Forderungen auch nicht als starres Dogma angesehen werden dürfen und sich auch nicht in allen Fällen erfüllen lassen, so entsprechen ihnen doch die bei einer großen Reihe von Infektionskrankheiten gefundenen Erreger.

Nachdem durch ROBERT KOCHs Arbeiten die Grundlagen der Bakteriologie geschaffen waren, gewann auch das große Gebiet der Mikrobiologie einen neuen Aufschwung. Bereits im Jahre 1881 sah KOCH voraus, daß durchaus nicht alle unbekannten Infektionserreger immer Bakterien sein müßten und er sprach die Ansicht aus, daß ebensogut auch andere Mikroorganismen hierfür in Frage kommen könnten. Heute, wo wir von den meisten Infektionskrankheiten die Erreger kennen, wissen wir, daß sie drei großen Gruppen angehören können: den Bakterien und Pilzen, den Protozoen oder schließlich filtrierbaren, ihrer Natur nach unbekannten, oft invisiblen Krankheitserregern.

Die Mehrzahl der Infektionskrankheiten dürfte auf bekannte Mikroben der ersten Gruppe zurückzuführen sein. Dabei wirken die Bakterien zum Teil nicht direkt durch ihre Vermehrung krankheitserregend, sondern erst durch die Absonderung bestimmter *Gifte*. Dies ist beim Tetanus, bei der Diphtherie, beim Botulismus und beim Gasbrand der Fall. Zur zweiten Gruppe gehören z. B. die Erreger der Malaria und die Trypanosomenkrankheiten. Ob die Spirochäten hierher zu rechnen sind, ist noch nicht völlig gesichert; ebensowenig geklärt ist die Frage, in welche dieser beiden Gruppen die Rickettsien (Erreger des Fleckfiebers u. a.) gehören. In die dritte Gruppe ist jene große Anzahl von „Virus"-Krankheiten mit noch unbekannten Erregern einzureihen, von denen hier nur Masern, Mumps, Tollwut, Poliomyelitis, Encephalitis und Gelbfieber genannt seien. Umstritten ist bisher die Frage der Ätiologie bei einer Reihe von Infektionskrankheiten, bei denen man zwar fast regelmäßig bestimmte Bakterien nachweisen kann, ohne daß diese bisher aber als die ausschließliche Ursache der Krankheit anzusprechen sind. So findet man z. B. beim Scharlach fast regelmäßig toxinbildende Streptokokken, bei der Grippe Influenzabacillen. Trotzdem muß man annehmen, daß bei beiden Krankheiten noch ein primäres Virus eine Rolle spielt, und daß dabei der Scharlach bzw. die Influenza in ihrem gewöhnlichen klinischen Bilde erst durch die sekundäre Infektion mit den genannten Bakterien zustande kommt.

Nachdem man die Erreger vieler Infektionskrankheiten entdeckt hatte, machte man bald die wichtige Beobachtung, daß durchaus *nicht jeder infizierte Mensch erkrankt*. Bei einer klinischen Erkrankung kommt es auf sehr verschiedene Umstände an. Abgesehen von Rassenunterschieden können einerseits Entbehrungen, seelische Erschütterungen, körperliche Überanstrengungen und Witterungseinflüsse, wie sie im militärischen Leben nicht selten vorkommen, die *konstitutionelle* Widerstandskraft herabsetzen und die Infektion begünstigen, andererseits voraufgegangene leichte Infektionen (latente Durchseuchung) Immunität erzeugen und damit einen Schutz gegen Infektionen hinterlassen. Die *individuelle Disposition*, deren Wesen und Ursache in vielen Beziehungen noch heute ungeklärt ist, schwankt im einzelnen sehr. Daher kommt es, daß unter einer Bevölkerung oft nur bestimmte Personen von einer Krankheit befallen werden, trotzdem nachweisbar viele der gleichen Infektion ausgesetzt waren. Eine solche „Auslesekrankheit" ist z. B. die Genickstarre. Aber auch bei anderen Krankheiten, z. B. beim gewöhnlichen Unterleibstyphus, erkrankt immer nur ein Teil der Infizierten an klinisch erkennbarem Typhus. So wurden z. B. 1909 bei der *Typhusepidemie unter den Krankenträgern* in Hannover, wie auf Grund serologischer Ergebnisse und vereinzelter positiver Bacillenbefunde (ohne daß eine klinische Erkrankung eingetreten war) von uns festgestellt werden konnte, dort neben 27 klinischen Typhusfällen noch rund 100 Infektionen ohne klinische Erkrankung gesetzt. Bei anderen Infektionskrankheiten kommt es wiederum nicht zu solchen stummen Infektionen, sondern zu chronisch verlaufenden Infektionen, z. B. bei der Syphilis und der Tuberkulose. Die ersteren können Immunität hinterlassen, bei den letzteren besteht sie nur während der Dauer der Infektion gegen Neuinfektionen. So erklärt es sich, daß in jedem Falle für den Ausbruch einer Krankheit ein individuell schwankendes Wechselverhältnis zwischen Mikro- und Makroorganismus besteht.

Neben den individuellen Zuständen wird die Disposition oder wenigstens die Erkrankungsmöglichkeit auch durch *Umweltfaktoren*, so durch örtliche und zeitliche Umstände bedingt. So kann z. B. das Vorhandensein von stehenden Gewässern, welche geeignete Mückenbrutplätze bilden, eine örtliche Disposition für Malaria geben, während andererseits zeitlich z. B. das Auftreten der Pest in Indien von der durch die Luftfeuchtigkeit bedingten Flohvermehrung abhängt. Ansteigen der Luftfeuchtigkeit schädigt die Vermehrung der Rattenflöhe, infolgedessen nimmt die Gefahr der Infektionsmöglichkeit und damit die Zahl der Pestkranken ab.

Von besonderem Einfluß ist *das militärische Leben* auf die Entstehung und Verbreitung von Infektionskrankheiten in Krieg und Frieden. Dabei bestehen diese Seuchen aber oft nicht erst im Kriege, sondern „schon im Frieden schleichen sie umher und zehren am Mark der Armee, aber wenn die Kriegsfackel lodert, dann kriechen sie hervor aus ihren Schlupfwinkeln, erheben das Haupt zu gewaltiger Höhe und vernichten alles, was ihnen im Wege steht. Stolze Armeen sind schon oft durch Seuchen dezimiert, selbst vernichtet, Kriege und damit das Geschick der Völker sind durch sie entschieden" (ROBERT KOCH). Im Altertum und im Mittelalter waren es Pest und Flecktyphus, später auch Rückfallfieber, Ruhr, Typhus, Cholera und Malaria, welche den Heeren mörderische Verluste beibrachten oder ganze Länderstriche entvölkerten. Da man die Bedingungen für das Entstehen der Seuchen nicht kannte, waren die getroffenen Maßnahmen oft völlig verkehrt.

Im folgenden seien die Bedingungen, welche für die *Ausbreitung der Seuchen in Krieg und Frieden* verantwortlich zu machen sind, kurz dargestellt. Man unterscheidet dabei zweckmäßig die Seuchen als Darmkrankheiten (Typhus, Paratyphus, Ruhr, Cholera), als ansteckende Krankheiten der oberen Luftwege (Grippe, Diphtherie, Lungentuberkulose, epidemische Genickstarre, Lungenpest), als Wundkrankheiten (Gasbrand, Wundstarrkrampf, Erysipel) und als Ausschlagkrankheiten (Pocken, Scharlach, Masern). Dazu kommen die auf den Menschen übertragbaren Tierkrankheiten (Rotz, Milzbrand, Drüsenpest, WEILsche Krankheit) sowie schließlich noch die durch Insekten von Mensch zu Mensch übertragbaren Krankheiten (Wechselfieber, Rückfallfieber, Fleckfieber).

Von Wichtigkeit sind zunächst für die Verbreitungsweise der meisten Infektionskeime die *Ausscheidungswege und die Infektionsquelle,* von der aus die Keime auf den Menschen gelangen. Hier müssen wir zwei Gruppen unterscheiden: den erkrankten bzw. infizierten Menschen und die sonstigen Reservoire des Infektionsstoffes (außerhalb des Menschen). Die Übertragung von dem Menschen geschieht: durch Berührung oder durch Aufnahme der Keime in den Mund oder durch ihre Einatmung oder durch Zwischenträger.

Nur bei den ausgesprochen kontagiösen Krankheiten, z. B. bei den Geschlechtskrankheiten, erfolgt die Übertragung *direkt* durch Berührung, bei vielen anderen meist *indirekt,* z. B. beim Typhus, häufig dadurch, daß die Absonderungen der Kranken nicht unmittelbar infizieren, sondern daß die Aufnahme des Infektionsstoffes in den Mund erst durch Trinkwasser oder Milch als Übermittler der Infektion geschieht. Bei den Fleischvergiftern (Paratyphus) findet in der Regel die Infektion direkt durch das Fleisch, bei der BANGschen Krankheit durch die Milch der kranken Tiere statt. Bei den Inhalationskrankheiten sind *Tröpfchen* oder leicht *beweglicher Staub* die direkten oder indirekten Träger der Infektionskeime, z. B. bei der Tuberkulose, der Influenza u. a. Neben beiden Infektionsformen spielen gelegentlich Ansteckungen durch Gebrauchsgegenstände, die mit dem Kranken oder seinen Ausleerungen in Berührung kommen, z. B. Kleider, Eß- und Trinkgeschirr usw., eine Rolle. Dementsprechend führt die Berührung mit den Leichen an Infektionskrankheiten Verstorbener selten zur Infektion, während hingegen die Gefahr, welche von den genesenen noch keimtragenden Kranken ausgeht, viel größer ist.

Eine besondere Form der indirekten Übertragung ist die durch bestimmte *Insekten*. Sie geschieht teils vom kranken Menschen, z. B. durch die Anophelesmücke bei der Malaria, durch Läuse beim europäischen Fleckfieber, teils aber auch von erkrankten Tieren aus, z. B. von Ratten durch Rattenflöhe auf den Menschen bei der Bubonenpest. Solche Reservoire, in denen sich außerhalb des Menschen ein Virus hält, sind vielfach Nagetiere, dabei besonders die Ratten, die auch bei der WEILschen Krankheit eine Rolle spielen.

Was nun die oben erwähnten Gruppen der Infektionskrankheiten im einzelnen betrifft, so halten sich unter Umständen die Erreger der *infektiösen Darmkrankheiten* eine gewisse Zeit in der Außenwelt an beschmutzten Nahrungsmitteln, in verunreinigtem Wasser oder an unreinen Händen. So ist es erklärlich, daß diese Krankheiten im *Frieden* seltener zu Epidemien führen, während sie im *Felde,* wo sich eine strenge Hygiene nicht durchführen läßt, häufiger epidemisch um sich greifen, wobei sie — im Gegensatz zu den Friedensverhältnissen — hier teils direkt von Mensch zu Mensch oder durch verschmutzte Gegenstände verbreitet werden, ohne daß, wie im Frieden, erst eine Infektion von Trinkwasser und Nahrungsmitteln erfolgt. Im *Felde* sind übrigens noch weitere Momente gegeben, welche bei diesen Krankheiten die Ursache einer Epidemie bilden können. Als solche kommen, außer der schwer durchführbaren Kontrolle der Nahrungsmittel usw., in erster Linie die Anhäufung großer Menschenmassen an einem Ort und die dadurch bedingte schwierige Beseitigung der Abfallstoffe in Frage. Hier liegen die Verhältnisse anders als im Frieden in den Standorten, wo für eine sichere Abfuhr aller Fäkalien, einschließlich des oft stark bakterienhaltigen Harns, durch Kanalisation oder andere Einrichtungen überall gesorgt ist. Nur bei längeren *Truppenübungen* mit Unterkunft in Dörfern, gelegentlich auch auf hygienisch weniger gut eingerichteten Übungsplätzen, ist auch im Frieden die Seuchengefahr, z. B. bei Ruhr, stark vermehrt. Möglicherweise liegt dabei in der Verschleppung der Keime durch Fliegen und in der Benutzung offener Latrinen eine verstärkte Infektionsquelle. Im Felde zeigt sich übrigens, daß die Truppen, solange sie im Marsch sind, wenig unter den ansteckenden Darmkrankheiten zu leiden haben, weil schon die Leichtkranken mit ihren gefährlichen Ausscheidungen überall zurückbleiben („Selbstreinigung der Truppe"). Dagegen stellen sich aber die Infektionskrankheiten ein, sobald die Truppen, z. B. bei Belagerungen und im *Stellungskriege,* an einem Ort längere Zeit verweilen. Besonders gefährlich waren in früheren Zeiten die sog. „Winterlager", in denen z. B. Friedrich der Große oft mehr Soldaten verlor, als in mancher Feldschlacht. Es kommt außer der Anhäufung der Massen dann auch hier wieder der Umstand hinzu, daß auch die oft nicht ganz dienstunfähigen Leichtkranken länger bei der Truppe verweilen.

Daß gerade solche Leichtkranken und die Kranken im Inkubationsstadium außerordentlich gefährliche Infektionsverbreiter sind, weiß man besonders aus den Erfahrungen bei der unter der Führung ROBERT KOCHs durchgeführten Bekämpfung des Typhus im Südwesten des Reiches. Hier ließ sich zahlenmäßig feststellen, daß ein hoher Prozentsatz der Infektionen sicher während der Inkubationszeit gesetzt wird. Bei geeigneter Jahreszeit (für Darmkrankheiten erfahrungsgemäß der Spätsommer) ist es daher leicht erklärlich, daß sich im Felde alsbald die Darmkrankheiten seuchenartig ausbreiten. Dabei ist, besonders bei der Ruhr, die schon erwähnte mechanische Verschleppung der Infektionskeime durch Fliegen von Bedeutung.

Die Verbreitung der Kriegsseuchen wird abgesehen von den Unregelmäßigkeiten und Mängeln der Verpflegung, der schwerer durchführbaren Kontrolle des Schlachtviehs, den körperlichen Strapazen und ungünstigen Witterungseinflüssen (Abkühlungen, Durchnässungen, Hitzeschädigungen), auch durch seelische

Erschütterungen begünstigt werden. Aber immer nur dort, wo die Lagerstätten und ihre Umgebung durch Ausleerungen Kranker beschmutzt werden, ist die Seuchengefahr besonders groß. Dabei sei darauf hingewiesen, daß gegenüber den Leichtkranken und den Kranken in der Inkubationszeit die „Bacillenträger" relativ weniger gefährlich sind, soweit solche Personen eben nicht Gelegenheit haben, etwa in der Küche oder auf dem Küchenwagen Nahrungsmittel zu infizieren.

Was die *ansteckenden Krankheiten der oberen Luftwege* betrifft, so ist ihre Bedeutung beim Militär gleichfalls verschieden groß unter *Friedens-* und *Kriegsverhältnissen*, und zwar im Kriege geringer als die der Darmkrankheiten. Da die Infektion einmal durch kleinste Stäubchen und andererseits durch feinste Tröpfchen beim Sprechen, Husten und Niesen erfolgt, so spielt z. B. die Diphtherie im Frieden, wo die Soldaten in Kasernenstuben eng zusammenliegen, eine viel größere Rolle als im Felde. Hier bringt das Aushusten infizierter Tröpfchen keine allzu große Gefahr mit sich, weil die Tröpfchen einmal durch die Luftbewegung sofort weitergeführt werden und weil andererseits auch weniger Gelegenheit gegeben ist zur Bildung infektiöser Stäubchen, wie z. B. beim Wohnungsstaub. Immerhin können auch die hochinfektiösen Krankheiten der oberen Luftwege im Felde leicht seuchenartige Verbreitung finden, wie dies z. B. mit der Grippe im Weltkriege der Fall war. Andererseits dürften diese Inhalationskrankheiten des öfteren auch durch den bei den kameradschaftlichen Verhältnissen in der Truppe nicht seltenen, gemeinsamen Gebrauch von Eß- und Trinkgeschirren verbreitet werden.

Die *Wundkrankheiten* sind unter den militärischen Verhältnissen im Frieden eine sehr seltene Erscheinung. Hingegen hat sich gezeigt, daß Tetanus und Gasbrand im Weltkriege eine außerordentliche Bedeutung erlangt haben. In der vorantiseptischen Zeit waren ja in allen Feldzügen die Wundinfektionskrankheiten als Hospitalkrankheiten gefürchtet. Erysipel und ähnliche Wundinfektionen spielen aber jetzt keine wesentliche Rolle mehr; dagegen bedeuten der Wundstarrkrampf und das Gasödem, die sich durch rein antiseptische Maßnahmen nicht beeinflussen lassen, eine große Gefahr bei allen Verwundungen im Felde. Auf die segensreiche Wirkung der Serumprophylaxe beim Tetanus und die frühzeitig einzuleitende Serumtherapie beim Gasödem wird bei der Besprechung dieser Krankheiten an anderer Stelle dieses Buches hingewiesen.

Von den *Ausschlagkrankheiten* hat der Scharlach unter Friedensverhältnissen manchmal Ausbreitung in den Armeen gefunden. Da der Weg der Infektion dem bei der Diphtherie entspricht, so ist hierfür wohl das enge Zusammenwohnen in den Kasernen verantwortlich zu machen. Die Bedeutung der Pocken als Friedens- und Kriegsseuche ist dank der strengen Durchführung der Schutzimpfungen in der Armee stark herabgesunken. Diese Krankheit ist für schutzgeimpfte Heere nicht zu fürchten.

Die *übertragbaren Tierkrankheiten* spielen unter militärischen Verhältnissen keine so große Rolle. Immerhin haben die Weilsche Krankheit und der Rotz im Kriege eine gewisse Bedeutung erlangt. Erstere, eine auch im Frieden häufig gerade beim Militär beobachtete Infektionskrankheit, beruht wie wir wissen, auf der Infektion mit Spirochäten, als deren Wirte die Ratten anzusprechen sind. Die Infektion mit diesen Spirochäten erfolgt unter Friedensverhältnissen in der Regel beim Schwimmdienst durch verseuchte Flußwässer, an denen militärische Badeanstalten aufgebaut sind. Im Kriege müssen die in den Schützengräben in außerordentlich großer Zahl beobachteten Ratten Gelegenheit gehabt haben, durch infektiösen Harn die Infektion direkt und indirekt (Nahrungsmittel) auf den Menschen zu übertragen.

Was schließlich die *durch Insekten übertragbaren Infektionskrankheiten* betrifft, so spielen im Frieden, wo geordnete hygienische Verhältnisse herrschen, die durch Ektoparasiten übertragenen Krankheiten für das Militär keine Rolle. Um so größer ist die Gefahr im Kriege, wo oft, besonders nach Niederlagen oder plötzlichem Zustrom großer Gefangenenmengen die Durchführung hinreichender hygienischer Maßnahmen unmöglich gemacht wird. So haben dann auch Rückfallfieber und Fleckfieber die Schlagkraft der Armeen in früheren Kriegen oft gelähmt, wobei sich immer wieder zeigte, daß gerade an den Orten, an denen Verwundete oder Gefangene zusammengezogen wurden, diese Seuchen ausbrachen. Sie können durch geeignete Sanierungsmaßnahmen, deren Durchführung — wie gesagt — allerdings im Felde oft Schwierigkeiten bereiten wird, verhütet werden. Befinden sich andererseits Stellungen oder Truppenlager in sumpfigen Gegenden, so kann es unter Umständen auch zu schweren Epidemien der durch Zwischenträger (Anophelesmücke) übertragenen Malaria kommen. Truppen in malariaverseuchten Ländern sind stets von Malaria bedroht. Durch eine geeignete Chininprophylaxe werden sich die Erkrankungen zwar in den Heeren verhüten lassen, doch ist mit dem Persistieren der Parasiten im Körper der Infizierten zu rechnen, wie das gehäufte Auftreten von Malaria in den Frühjahrsmonaten vor dem Auftreten der Mücken gelehrt hat.

Da letzten Endes die *Verhütung* der Seuchenausbrüche im Frieden und im Kriege immer die Hauptsache ist, so wird von der rechtzeitigen Durchführung solcher hygienischer Schutzmaßnahmen in Krieg und Frieden alles abhängen. Dabei muß noch darauf hingewiesen werden, daß zwar die Kenntnis des Erregers und die damit gegebene Möglichkeit einer ätiologischen Diagnostik für die Verhütung und Bekämpfung der Seuchen von größter Bedeutung ist, daß aber hierfür eine feste Grundlage schon gewonnen werden kann, wenn auch nur die Art der Übertragung der betreffenden Krankheitserreger geklärt ist.

Im vorstehenden sollte gezeigt werden, von welch großer Bedeutung für die Militärhygiene in Krieg und Frieden die Kenntnis von der *allgemeinen Ätiologie der Infektionskrankheiten* ist. Zweifellos waren die Fortschritte der ärztlichen Wissenschaft, besonders in der Kenntnis der Ursache und in der frühzeitigen Erkennung der Infektionskrankheiten sowie ihrer dadurch ermöglichten sachgemäßen Verhütung und Bekämpfung (Isolierung, Desinfektion, persönliche Prophylaxe, Schutzimpfungen) dafür ausschlaggebend, daß in den letzten Kriegen die Verbreitung der Seuchen im Gegensatz zu der in früheren Feldzügen eine so wesentlich geringere war. Aber es darf nicht übersehen werden, daß als Ursachen hierfür noch weitere Momente, und zwar hauptsächlich folgende Punkte anzusehen sind:

1. Die Hebung der allgemeinen Hygiene und der Kultur, wodurch die Zahl der Volksseuchen an und für sich vermindert worden ist. Die Kriege in weniger kultivierten Ländern bedingen noch heute regelmäßig stärkere Verluste durch Kriegsseuchen.
2. Die verbesserte Versorgung der Truppen mit Nahrung, Trinkwasser und Kleidung.
3. Die Verbesserungen in der Organisation des Heeressanitätswesens, im Krankentransport und in der Krankenpflege sowie in der ersten Hilfeleistung im Felde und
4. das *gesteigerte Verständnis für die Wichtigkeit der Heeresgesundheitspflege bei allen beteiligten militärischen Dienststellen.*

Schrifttum.

ABEL, R.: Überblick über die geschichtliche Lehre von der Infektion usw. Handbuch der pathogenen Mikroorganismen, 3. Aufl., herausgeg. von W. KOLLE, R. KRAUS, P. UHLENHUTH, Bd. 1, S. 1. Jena, Berlin und Wien 1929. — BISCHOFF, H.: Allgemeine Ätiologie der Infektionskrankheiten. Lehrbuch der Militärhygiene, 1. Aufl., Bd. 4, S. 1. Berlin 1912. — Handbuch der ärztlichen Erfahrungen im Weltkriege 1914/18, herausgeg. von OTTO VON SCHJERNING, Bd. 7. Hygiene, herausgeg. von W. HOFFMANN. Berlin 1922. — OTTO, R.: Die Entstehung und Bekämpfung der Kriegsseuchen (Vorträge für Offiziere). Berlin: E. S. Mittler u. Sohn 1915.

B. Immunität.

Von H. Hetsch-Homburg v. d. H.

Als Immunität wird der Zustand der Unempfänglichkeit eines Individuums gegenüber einer Infektion bezeichnet, an der, ein sicherer Infektionsmodus vorausgesetzt, andere Individuen derselben Art und Rasse erkranken. Zu unterscheiden ist die natürliche oder angeborene Immunität bzw. Resistenz von der erworbenen Unempfänglichkeit.

Die *natürliche Immunität* kann bei ernsteren Schädigungen des Organismus aufgehoben werden. Krankheiten, die den Körper schwächen, können bewirken, daß einzelne Individuen einer Art, die sonst immun ist, doch erkranken.

Experimentell läßt sich z. B. durch Hungernlassen, Erzeugung eines künstlichen Diabetes, durch Übermüdung oder übermäßige Abkühlung die natürliche Immunität der weißen Ratten gegen Milzbrand stören. Auch lassen sich durch Einverleibung sehr großer Kulturmengen von Natur aus gegen die betreffenden Krankheitserreger unempfängliche Tiere vielfach tödlich infizieren.

Der Resistenz gegen Infektionen sind, wie den Leistungen der einzelnen Organe und des Gesamtorganismus überhaupt, bestimmte Grenzen gezogen. Die Erfahrungen in der menschlichen Pathologie lehren ebenfalls, daß chronische Krankheiten und chronische Vergiftungen die Resistenz herabsetzen. So schädigen z. B. Stoffwechselstörungen, Unterernährung, Alkoholismus usw. die Abwehrkräfte des Körpers. Als örtlichen Ursachen der Resistenzverminderung kommt bekanntlich dem Trauma und der lokalen Abkühlung (Erkältung) für Schleimhautinfektionen und Entzündungen (z. B. Pneumonie, Erysipel) eine große Bedeutung zu. Individuelle Differenzen spielen bei der Resistenz bzw. der Empfänglichkeit einer Rasse für ein bestimmtes Krankheitsvirus keine besondere Rolle.

Wenn man beispielsweise mit kleinsten Mengen einer virulenten Tuberkelbacillenkultur oder hochinfektiöser Milzbrandbacillen eine größere Anzahl Meerschweinchen in gleicher Weise infiziert, erkranken sie sämtlich. Die spontanen Infektionen bei der Maul- und Klauensuche des Rindviehs, die Syphilisinfektion des Menschen, der Verlauf einer Masern- oder Pockenepidemie in einer nicht durchseuchten oder ungeimpften Bevölkerung beweisen das gleiche.

Eine *Erhöhung der Resistenz* läßt sich durch Injektion der verschiedenartigsten Substanzen erreichen. Nicht nur Arzneimittel, z. B. Arsen und Chinin, wirken in diesem Sinne, sondern auch pflanzliche, tierische und bakterielle Eiweißstoffe. Die künstliche Resistenz, die entweder nur lokal oder allgemein in Erscheinung tritt, hat eine verhältnismäßig nur kurze Dauer und ist *nicht spezifisch*. Sie beruht hauptsächlich wohl auf einer allgemeinen Hyperleukocytose oder einer lokalen Entzündung.

Für die Erklärung der natürlichen Immunität sind die *inneren Schutzvorrichtungen des Körpers* von größter Bedeutung, deren Wirkungsweise aber ganz verschieden erklärt wird. Die einen Autoren verlegen die Ursache der Abwehr in die Zelle, die anderen sehen sie lediglich als eine Funktion des Humor an. Eine strenge Gegenüberstellung der zellulären und humoralen Prozesse ist indes bedeutungslos, weil in letzter Instanz ja auch alle humoralen Stoffe Produkte einer Zelltätigkeit sind. Eine besondere Rolle spielen die *Phagocyten*, die befähigt sind, die Infektionserreger aufzunehmen und zu vernichten.

Man unterscheidet *mobile* und *fixe* Phagocyten. Zu den ersteren gehören die Leukocyten, Lymphocyten und die Myelocyten aus dem Knochenmark, zu den letzteren gewisse Bindegewebs- und Endothelzellen. Metschnikoff maß den mobilen Elementen die größte Bedeutung zu. Der Größe nach werden *Makro-* und *Mikrophagen* unterschieden. Zu den letzteren rechnet man die mono- und polynukleären Blutleukocyten und die Wanderzellen des Bindegewebes, während die fixen Bindegewebszellen, die einkernigen Pulpazellen der Milz und des Knochenmarks sowie größerer Gefäßendothelien, besonders die Kupfferschen Sternzellen der Leber, zu den Makrophagen zu zählen sind.

BUCHNER sah als wichtigstes Abwehrmittel bei der natürlichen Immunität die zellfreien Körpersäfte, die sog. Alexine an. Aber die Beziehungen zwischen dem Alexingehalt des Blutes und einer Erkrankungsmöglichkeit sind nicht so gesetzmäßig, daß man allein aus der Wirksamkeit des Serums in vitro auf die Empfänglichkeit oder Immunität eines Individuums bindende Schlüsse ziehen könnte.

Die meisten Autoren nehmen eine zwischen der rein humoralen und der phagocytären Lehre vermittelnde Stellung ein. Danach fällt den Leukocyten bei der Abwehr der Infektionen insofern eine besondere Bedeutung zu, als sie die eingedrungenen Mikroben, soweit sie das vermögen, phagocytieren. Die Alexine andererseits werden auf den Reiz der Infektionserreger von den Körperzellen sezerniert und speziell bei der Schwächung der virulenten Erreger wirksam, die sie zur Aufnahme durch die Phagocyten geeignet machen.

Eine natürliche Immunität gegen Gifte wird bei verschiedenen Tierarten beobachtet. So sind z. B. Schildkröten und Hühner gegen Tetanusgift immun und Schweine gegen Schlangengift. Worauf diese Giftresistenz beruht, ist noch nicht geklärt. Antitoxine und Phagocyten spielen hier jedenfalls keine Rolle. Am befriedigendsten ist noch die nach der EHRLICHschen Seitenkettentheorie (s. S. 400) mögliche Erklärung, daß in den Zellen der immunen Tiere eine das Gift bindende Atomgruppe fehlt, die bei den empfänglichen Tieren die Vorbedingung für den Eintritt der Giftwirkung ist.

Der natürlichen Immunität steht die *erworbene Immunität* gegenüber, die *spezifisch* ist und auf verschiedene Weise erworben werden kann. Wenn sie durch eine Immunisierung zustande kommt, bei der sich der Körper selbst nicht aktiv an der Bildung der Schutzstoffe beteiligt, bezeichnet man sie als *passive Immunität.*

Die *passive Immunität* wird durch Einspritzung von Rekonvaleszentenserum oder Serum aktiv immunisierter Tiere erzielt, dessen Immunsubstanzen nur resorbiert zu werden brauchen. Sie dauert nur so lange, als die einverleibten Schutzstoffe unverändert im Organismus kreisen; sobald diese abgebaut oder ausgeschieden werden, was meist in wenigen Wochen der Fall ist, erlischt auch die Immunität.

Passive Immunisierungen werden hauptsächlich zur Unschädlichmachung toxinbildender Infektionserreger angewendet. Dem infektionsbedrohten Organismus wird antitoxisches Immunserum eingespritzt, damit die Antitoxine die Bakterientoxine von vornherein neutralisieren und dem Körper die Überwindung der Infektion ermöglichen. Aber auch antiinfektiöse Sera können teilweise zur passiven Immunisierung herangezogen werden, z. B. bei Pest und WEILscher Krankheit. Die Impfungen mit Rekonvaleszentenserum, die sich z. B. bei Masern hervorragend bewährt haben, gehören ebenfalls hierher. Bemerkenswert ist, daß sich eine passive Immunität nicht erreichen läßt, wenn man Serum natürlich immuner Tiere überträgt. Daraus geht schon hervor, daß die Stoffe, die die natürliche und die erworbene Immunität bedingen, verschieden sein müssen.

Aktive Immunität wird nur durch eine Arbeitsleistung des Organismus erworben. Bei der aktiven Immunisierung macht der Körper eine *Reaktion* durch, die der Ausdruck einer erhöhten Zelltätigkeit ist, und diese letztere wird durch die Reize ausgelöst, die von den resorbierten Krankheitserregern oder ihren Giften ausgehen. Die Stoffe, die den Organismus zu einer Reaktion und zur Bildung von Antikörpern (Immunkörpern) veranlassen, nennt man *Antigene.* Je nach der Eigenart der Erreger sind bei der Immunisierung gegen die verschiedenen Infektionskrankheiten verschiedene Zellgruppen zur Bildung der Immunstoffe und zur Bindung der Gifte besonders prädestiniert. Die entstehenden *Antikörper* sind spezifisch, d. h. nur gegen die Bakterienart wirksam, deren Antigen sie ihre Entstehung verdanken. Sie treten meist erst am 5.—10. Tage nach der Einverleibung des immunisierenden Agens auf und verschwinden nach einiger Zeit wieder, während die auf der Zustandsänderung des Körpers beruhende Immunität bestehen bleibt.

Das veränderte Verhalten des immunisierten Organismus gegenüber den spezifischen Antigenen wird auch als *Allergie* bezeichnet. Mit diesem Ausdruck soll die Fähigkeit des Körpers charakterisiert werden, auf einen kleinen Reiz, den die spezifischen Infektionserreger ausüben, sofort und an jeder Körperstelle die Antikörper zu bilden. Es handelt sich also um einen Zustand veränderter Reizbarkeit und beschleunigter Reaktionsbereitschaft.

Die aktiv erworbene Immunität ist das Ergebnis eines *spezifischen* Vorgangs, sie kann entweder die Folge einer spontanen *natürlichen Erkrankung* oder einer künstlichen Immunisierung *(Schutzimpfung)* sein. In ersterem Fall ist ihre Dauer sehr verschieden. Manche Erkrankungen (z. B. Pocken und Scharlach) hinterlassen Immunität auf sehr lange Dauer, andere (z. B. Streptokokkeninfektionen) nur auf kurze Zeit. Außer Rassen- und individuellen Unterschieden der Kranken sind dabei die biologischen Eigenarten, speziell die Virulenz und Immunisierungskraft der Erreger, die auch bei ein und demselben Infektionsstoff wechseln können, maßgebend. Besonders wichtig ist die Tatsache, daß eine langdauernde Immunität nicht nur bei schweren, sondern vielfach auch bei ganz leichten, klinisch kaum in Erscheinung tretenden Erkrankungen entsteht.

Durch die künstliche Immunisierung kann man entweder eine *antiinfektiöse* oder eine *antitoxische Immunität* erzielen, je nachdem man die Krankheitserreger selbst bzw. ihre Leibessubstanzen (Endotoxine) oder die löslichen Bakterientoxine einverleibt. Man kann die Erreger in lebendem, virulentem, in abgeschwächtem oder in abgetötetem Zustand verwenden. Für die Benutzung lebender Mikroorganismen ist das wichtigste und älteste Beispiel die Jennersche Schutzpockenimpfung mit dem durch Rinderpassage abgeschwächten Pockenvirus. Die Vaccination, nach der alle Impfstoffe, die lebende Infektionserreger enthalten, als *Vaccins* oder *Vaccinen* bezeichnet werden, ist das Vorbild für alle späteren Immunisierungsverfahren mit *abgeschwächten* Krankheitserregern geworden.

Außer der Passage des Erregers durch einen für die Infektion wenig empfänglichen Tierkörper kann auch die Eintrocknung des virushaltigen Impfmaterials die gewünschte Virulenzabschwächung herbeiführen; dieses Verfahren ist hauptsächlich bei der Tollwutschutzimpfung gebräuchlich. Die Einwirkung höherer, die Virulenz schädigender Temperaturen macht man sich beispielsweise bei der Pestschutzimpfung des Menschen zunutze, ebenso bei den Milzbrand- und Rauschbrandimpfungen der Tiere. Schließlich lassen sich auch durch Zusatz von Chemikalien (Carbolsäure, Glycerin usw.) zu den Kulturaufschwemmungen Vaccins für Immunisierungen gewinnen.

Eine aktive Immunisierung mit lebenden *virulenten* Erregern ist beim Menschen bei Typhus, Diphtherie und Tollwut versucht, kommt aber nur bei letzterer, wo sehr stark verdünnte Impfstoffe eingespritzt werden können, praktisch in Betracht. Dagegen haben sich Impfungen mit abgeschwächtem Virus vielfach bewährt.

Die Schutzimpfung mit *abgetöteten* Erregern ist für die Ausbildung einer antiinfektiösen Immunität praktisch sehr bedeutungsvoll. Die Bakterien können in ihrer Form erhalten, mechanisch zerkleinert oder chemisch in Lösung gebracht, also extrahiert sein. Die Abtötung muß vorsichtig erfolgen, damit die antigenen Fähigkeiten des Impfstoffs möglichst wenig alteriert werden. Sie erfolgt meist durch Erhitzung. Bei der Typhus- und Choleraschutzimpfung, die hier als wichtigste Beispiele anzuführen sind, wurden die Bakterienaufschwemmungen anfangs 1 Stunde lang auf 60—65° C erhitzt; später ist man aber zu niedrigeren Temperaturen, 53—55° C, übergegangen in der Annahme, daß diese die antigenen Eiweißstoffe der Bakterien weniger schädigen als höhere Hitzegrade, daß die Immunisierungswirkung dadurch besser wird und daß auch geringfügigere Lokalreaktionen nach den Impfungen auftreten.

Vielfach werden *Kombinationen* der aktiven und passiven Schutzimpfung angewendet, wobei die Impfstoffe, die die aktive Immunität hervorrufen sollen, wiederum entweder vollvirulente, abgeschwächte oder abgetötete Erreger der betreffenden Krankheit enthalten.

Das Verfahren besteht darin, daß man gleichzeitig (sog. Simultanimpfung) oder innerhalb kurzer Zeit aufeinanderfolgend Impfungen mit Immunserum und Infektionsstoff vornimmt. Es hat der ausschließlich aktiven Impfung gegenüber den Vorteil, daß der Impfschutz dank den mit dem Immunserum fertig einverleibten Schutzstoffen sofort eintritt, und der nur passiven Impfung gegenüber den Vorzug, daß durch die aktiv immunisierende Wirkung des eingespritzten Antigens die Immunitätsdauer verlängert wird und daß die Reaktionen durch die Serumeinverleibung gemildert werden. Beim Menschen lassen sich derartige Kombinationsverfahren mit Vorteil z. B. bei der Pestschutzimpfung heranziehen; auch für die Immunisierung gegen Cholera, Typhus und Ruhr sind sie besonders von BESREDKA empfohlen worden. Eine große Rolle spielen die sog. Serovaccinationen in der Veterinärmedizin.

Die aktive Immunisierung des Menschen gegen *Bakteriengifte* hat erst in der neueren Zeit, besonders bei Diphtherie, praktische Bedeutung gewonnen. Man spritzt hier entweder Toxine, die in bestimmten Verhältnissen mit Antitoxinen gemischt sind, oder durch Formalin entgiftete Toxine, sog. Formoltoxoide, ein.

Die *Einverleibung der Antigene* erfolgt in der Regel subcutan oder intramuskulär. Von BESREDKA u. a. ist für verschiedene Impfstoffe, namentlich solche, die gegen infektiöse Darmkrankheiten wirken sollen, die Verabreichung per os empfohlen worden. Ob dabei, wie behauptet wird, eine besondere lokale Immunität der Darmgewebe erzielt wird, ist noch nicht sicher erwiesen; jedenfalls kann aber auch bei diesem Verfahren durch Resorption der Antigene vom Darm aus eine Immunität erzeugt werden, die auf der Bildung von Antikörpern beruht.

Bei manchen Infektionen tritt eine Immunität ein, ohne daß sich spezifische Schutzstoffe sicher nachweisen lassen. Bei anderen wieder fehlt die Immunität oder sie ist nur gering, obwohl große Mengen von Antikörpern im Blut kreisen. Man kann also wohl die uns bekannten Immunstoffe als Ausdruck oder Maßstab der Immunität eines Individuums ansehen, muß aber daneben als eigentliche Ursache der erworbenen Unempfindlichkeit noch eine spezifische, durch das Antigen erzeugte besondere Widerstandsfähigkeit der Gewebe gegen die betreffende Infektion annehmen, die durch irgendwelche biologische Reaktionen nicht ohne weiteres nachweisbar ist. Bei vielen Immunitätszuständen spielt ohne Zweifel neben der Wirkung der im Blut zirkulierenden Schutzstoffe eine *spezifische biologische Umstimmung* des Gewebes oder verschiedener Zellkomplexe gegen die Infektionserreger eine bedeutsame Rolle. Die Gewebe sind in dem Sinne umgestimmt, daß sie auf den gleichen Reiz, auf den normale Individuen nur eine geringe Menge von Antikörpern erzeugen, in kürzester Zeit relativ große Mengen produzieren. Durch einmaliges Überstehen der Krankheit, sei es der auf natürliche Weise zustande gekommenen oder der experimentell erzeugten, haben die Körperzellen gelernt, rascher und intensiver auf den spezifischen Reiz hin die Abwehrstoffe zu liefern. Dieser Zustand einer *veränderten Reizbarkeit der Zellen* kann während des ganzen Lebens des Individuums bestehen bleiben.

Die einzelnen *Methoden der aktiven Immunisierung* sind hinsichtlich der Schutzkraft, die sie verleihen, nicht gleichwertig. Abgesehen von der Dosierungsfrage im allgemeinen und der Wiederholung der Injektionen unter Steigerung der Antigenmengen ist der Zeitpunkt, in dem ein ausreichender Schutz ausgebildet ist, davon abhängig, ob die aktive Immunisierung allein oder in Kombination mit der passiven angewendet wird.

Bei der *kombinierten Immunisierung* tritt die Schutzwirkung, da mit dem Immunserum schon fertige Immunstoffe einverleibt werden, sofort nach der Impfung ein. Wird aber eine ausschließlich *aktive Immunisierung* vorgenommen, dann wird der Organismus erst nach Verlauf einiger Tage, meist zwischen dem 5. und 15. Tage, für die Infektion unempfänglich. Die Reaktion des Körpers beginnt, sobald die Antigene resorbiert werden, und führt dann ziemlich schnell zur Bildung der spezifischen Schutzstoffe, der Bakteriolysine, Agglutinine, Antitoxine usw. Bis zum 5. Tage werden diese Antikörper vorwiegend in der Milz und dem Knochenmark, ihren Hauptbildungsstätten, aufgespeichert, und erst nach dieser Zeit beginnen sie in größerer Menge in das Blut überzutreten. Sobald der zur Bindung der Bakteriensubstanz an die Zellen führende Reiz ganz abgeklungen ist, hört auch die Bildung und Abstoßung der Immunkörper auf. Frei im Blut kreisende Antikörper sind dann nicht mehr zu finden, aber die Zustandsänderung der Zellen und ihre besondere Bereitschaft zur Lieferung wirksamer Abwehrstoffe kann lange, unter Umständen zeitlebens bestehen bleiben.

Die *Stätten der Antikörperbildung* sind aber bei den einzelnen Infektionen nicht immer die gleichen. Bei manchen Erkrankungen entstehen die Schutzstoffe vorwiegend in denselben Geweben, die spezielle Angriffsziele der jeweiligen Erreger sind, so z. B. beim Tetanus im Nervensystem. Neuere Untersuchungen haben ergeben, daß auch die unter dem Namen „reticuloendotheliales System" zusammengefaßten Zellen für das Zustandekommen der aktiven Immunität eine besondere Bedeutung haben.

Man nimmt vielfach an, daß durch die künstliche Immunisierung bis zum Eintritt der Immunität beim Impfling im allgemeinen ein Zustand erhöhter Empfänglichkeit geschaffen würde. Eine derartige *negative Phase* ist insofern erklärlich und auch nachweisbar, als der Gehalt des Blutes an Schutzstoffen in dieser Zeit verringert ist. Damit ist aber nicht gesagt, daß auch die Wirkungsbereitschaft der spezifischen Stoffe des Gesamtkörpers und die Immunität der Gewebe herabgesetzt ist. Die Erfahrungen, die in der Praxis, besonders im Weltkriege bei den Typhus- und Choleraschutzimpfungen, in größtem Umfang gesammelt sind, haben die Annahme, daß die Empfänglichkeit eines Individuums für eine Infektion nach der Injektion von Schutzimpfstoffen zunächst erhöht sei, widerlegt. Nur bei bereits infizierten Menschen oder Tieren, die sich zur Zeit der Impfung schon ziemlich weit in der Inkubation befanden, ist mitunter ein beschleunigter Ausbruch der Krankheit und zum Teil auch ein schwerer Verlauf beobachtet worden.

Als Indicatoren für die durch eine Immunisierung erreichte Umstimmung des Organismus sind bei der antiinfektiösen, gegen die lebenden Infektionserreger gerichteten Immunität die *Bakteriolysine* wohl am wertvollsten. Die übrigen durch bestimmte Reaktionen im Blutserum nachweisbaren Antikörper (s. S. 403), die Agglutinine, Präzipitine und Bakteriotropine, sind ebenfalls als Zeichen immunisatorischer Vorgänge, die sich im Körper des Impflings abspielen, anzusehen, geben aber über den Immunitätsgrad im allgemeinen keine so zuverlässigen Aufschlüsse. Bei Infektionen durch toxinbildende Erreger sind die *Antitoxine* des Serums ein wichtiges Kriterium der Immunität. Auch die Intracutanprobe ist oft verwertbar. Bei Diphtherie und Scharlach wird diese Reaktion, die nach Einverleibung von kleinen Giftmengen vor der Impfung positiv ausfällt, durch die Immunisierung mit Toxoiden oder Toxin-Antitoxingemischen negativ.

Bei Tierimmunisierungen kann man den Wert der Immunisierungsverfahren direkt dadurch nachweisen, daß man einzelne Tiere durch eine spätere experimentelle Infektion auf den Grad der erworbenen Unempfindlichkeit prüft. Sonst sind genaue klinische Beobachtungen über den Verlauf der Erkrankungen bei Schutzgeimpften und sorgfältige statistische Erhebungen über Morbidität und Letalität entscheidend. Als Ausdruck einer Immunität ist schon ein leichterer, abortiver Krankheitsverlauf während einer Epidemie zu betrachten, bei der die meisten Nichtgeimpften schwer erkranken. Die Ergebnisse der *Statistiken* sind um so wertvoller, je größer die einander gegenübergestellten Zahlen der Geimpften und Nichtgeimpften sind, die in demselben Milieu unter ganz gleichen Infektionsbedingungen standen. Die Vergleichszahlen müssen aus demselben Stadium, möglichst aus dem Höhestadium der Epidemie stammen, denn es ist bekannt, daß sich beim Abflauen der Massenerkrankungen der Charakter der Krankheitsfälle und damit auch die Letalität oft von selbst wesentlich ändert.

Von aktiv immunisierten Müttern ist eine *passive Übertragung der Immunität auf die Nachkommen* möglich. Dabei werden entweder die Schutzstoffe dem Fetus schon während der Entwicklung im Uterus durch das mütterliche Blut zugeführt, oder aber die Immunisierung erfolgt erst nach der Geburt durch die Muttermilch. Bei manchen Infektionskrankheiten wird auch eine keimplasmatisch gebundene, konstitutionelle Vererbung der aktiven Immunität angenommen. Zum Beispiel sollen sich Kinder von Eltern mit positiver Schick*scher Reaktion* schwer gegen Diphtherie immunisieren lassen und selbst nach Überstehen der Krankheit positiv bleiben und eventuell wiederholt an Diphtherie erkranken.

Die Vorgänge bei der Immunkörperbildung hat von biologisch-chemischen Gesichtspunkten aus Ehrlich in einer einheitlichen Theorie dargestellt, die, an einfachere und bekannte Vorstellungen angelehnt, klärend gewirkt hat und heuristisch wertvoll geworden ist. Bei seiner *Seitenkettentheorie* ging Ehrlich von folgenden Gedankengängen aus. Gifte verhalten sich in bezug auf die Assimilation ähnlich den Nahrungsmitteln, d. h. sie werden von bestimmten Zellgruppen aufgenommen und chemisch gebunden. Das funktionierende Protoplasma einer Zelle muß man sich nicht als einheitliches Ganzes, sondern in Moleküle zerlegt vorstellen, deren jedes aus einem Kern, dem „Leistungskern", und aus „Seitenketten" besteht. Das Paradigma für dieses Bild war der Benzolkern mit seinen verschiedenen Seitenketten. Die *Receptoren* oder Seitenketten der Zellen dienen für gewöhnlich der Verankerung und Assimilierung der Nahrungsstoffe. Es ist ein rein zufälliges Zusammentreffen, wenn gewisse Bakterientoxine mit ihren haptophoren Gruppen auf Receptoren von Zellen eingepaßt sind. Bei den Giften, deren eigentliches Kennzeichen die toxophore Gruppe ist, tritt nach der durch die haptophore Gruppe vermittelten Verankerung an dem Kern die Wirkung der toxophoren Gruppe ein, die zu einer mehr oder weniger schweren Vergiftung der Zelle führt. Wenn eine gewisse Grenze der Verankerung von toxophoren Gruppen überschritten ist, stellt die Zelle ihre Funktion ein. Kommt es zu einer Außerfunktionssetzung bei zu vielen Zellen in lebenswichtigen Organen, dann geht das Individuum zugrunde. Wird diese Grenze aber nicht erreicht, so werden zum Ersatz der außer Betrieb gesetzten Teile der Zellen nach dem WEIGERTschen Regenerationsgesetz neue im Übermaß gebildet. Wie bei niederen Tieren nach einer Regeneration zerstörter Teile die überschüssig neu gebildeten Glieder, so werden auch in den Zellen die zuviel erzeugten Bestandteile, da sie für die Funktion der Zelle unnötig sind, abgestoßen. Diese abgestoßenen Elemente sind also freie Receptoren und die Reaktionsprodukte des Organismus auf die Einfuhr der Gifte. Wir haben in ihnen die Antitoxine vor uns. Wenn diese Annahme richtig ist, müssen die im Blut frei kreisenden Receptoren ebenso wie vor ihrer Abstoßung von der Zelle befähigt sein, die auf sie passenden haptophoren Gruppen der Toxine zu binden, d. h. die Gifte zu neutralisieren. Daß das in der Tat der Fall ist, hat BEHRING bewiesen, der nicht nur im Reagensglas, sondern auch im Körper des Versuchstiers eine Neutralisierung der Toxine durch Antitoxine feststellte.

In analoger Weise werden durch Einverleibung der Bakterienleiber als Reaktionsprodukte des Organismus auch die übrigen Antikörper, z. B. die spezifischen Bakteriolysine, Agglutinine usw. gebildet. Auch sie sind abgestoßene Receptoren bestimmter Zellen, zu denen die entsprechenden haptophoren Gruppen der Bakterien eine spezifische Affinität haben.

Es müssen also sehr verschiedenartige Receptoren im menschlichen und tierischen Körper angenommen werden, denn durch außerordentlich viele differente Antigene können Antikörper ausgelöst, d. h. Receptoren der Zellen zur Abstoßung gebracht werden. Maßgebend für die Antikörperbildung bleibt aber immer die besondere Affinität der jeweiligen Antigene zu ganz bestimmten Zellen oder Organen, in denen sie passende Receptoren finden. Daß vielfach auch im Blut gesunder Individuen spezifische Antitoxine, Bakteriolysine usw. nachweisbar sind, ist ohne weiteres durch das Vorkommen von Receptoren in normalen Geweben zu erklären. Bei der Immunisierung werden die auf die Antigene passenden Receptoren zur Vermehrung gebracht. Dabei spielt der sog. Bindungsreiz eine besondere Rolle, ohne den es z. B. nicht erklärlich wäre, daß häufig ganz minimale Antigenmengen zur Erzeugung großer Mengen von Antikörpern führen.

Die Kenntnis der Eigenschaften und der Wirkungsweise der spezifischen Serumantikörper ist deshalb besonders wichtig, weil sie die Grundlage für die Bewertung der serodiagnostischen Untersuchungen und für die Beurteilung der verschiedenen Schutzimpfungsverfahren und der Serumtherapie bildet. Es handelt sich um chemisch bisher nicht rein darstellbare, den Eiweißkörpern nahestehende Stoffe, deren qualitativer und quantitativer Nachweis nur auf biologischem Wege möglich ist.

Die *Antitoxine,* deren Entstehung schon kurz besprochen wurde, treten im Blutserum von Menschen und Tieren auf, die lösliche Bakteriengifte (z. B. Diphtherie- oder Tetanusgift) oder gewisse Gifte tierischen (z. B. Schlangengift) oder pflanzlichen Ursprungs (z. B. Ricin, Abrin) auf natürlichem oder künstlichem Wege aufgenommen haben. Nur diese echten Toxine sind zur Bildung von Antitoxinen befähigt. Das für sie geltende Gesetz, daß zu ihrer Neutralisierung entsprechende Multipla der Antitoxine nötig sind, hat z. B. keine Gültigkeit für die Antiendotoxine, die Antikörper der in den Leibern vieler Bakterienarten enthaltenen Endotoxine, gegen die sich immunisatorisch keine hochwertig wirksamen Antisera gewinnen lassen. Die Antitoxine haben einen ausgesprochen spezifischen Charakter. Man kann sie nur an ihrer Fähigkeit, ein bestimmtes Toxin zu binden, erkennen und umgekehrt die Toxine an ihrer spezifischen Affinität zu den Antitoxinen. Dieser auf biologischem Wege zu erbringende Nachweis ist aber unbedingt zuverlässig.

Außer mit unveränderten Toxinen lassen sich spezifische Antitoxine auch durch Immunisierung mit sog. *Toxoiden* herstellen, d. h. mit Toxinen, die durch chemische Mittel (hauptsächlich Formol) entgiftet sind und bei denen nur die labilere toxophore Gruppe zerstört, die resistentere haptophore Gruppe aber erhalten ist.

Bei höheren Immunitätsgraden sind Antitoxine außer im Blut auch in den Gewebssäften und Körpersekreten, besonders in der Milch, nachweisbar. Sie sind bei passiver Übertragung mit dem Serum hochimmunisierter Tiere sowohl für prophylaktische (Schutzimpfungs-) wie für therapeutische Zwecke verwendbar. Heilwirkungen sind von ihnen aber nur zu erwarten, solange noch nicht zu große Toxinmengen unlösbar an die Körperzellen verankert sind.

Die *Agglutinine* sind dadurch charakterisiert, daß sie in gleichmäßigen Aufschwemmungen der ihnen homologen Bakterienart Zusammenballungen der Bakterien hervorrufen. Sie sind schon im Normalserum in geringen Mengen enthalten. Unter dem Einfluß eines Infektionsprozesses oder durch künstliche Immunisierung werden die dem einzelnen Antigen entsprechenden Agglutinine in spezifischer Weise vermehrt, so daß sie noch in viel höheren Serumverdünnungen wirksam sind als vorher im Normalserum. Die Bakterienzusammenballung hat ihren Grund darin, daß das Agglutinin des Serums infolge seiner spezifischen Affinität sich mit seiner haptophoren Gruppe an das homologe Bakterium verankert und durch seine Funktionsgruppe (agglutinophore Gruppe) auf die agglutinable Substanz des Bakteriums einwirkt. Die Bakterien lagern sich durch Verklebung zu anfangs kleineren, allmählich größer werdenden Häufchen aneinander, die (im Gegensatz zur Pseudoagglutination) beim Schütteln der Aufschwemmung erhalten bleiben. Eine Abtötung der Bakterien wird durch die Agglutination nicht bewirkt.

Agglutinine lassen sich bei Tieren durch die verschiedensten Infektionsarten (subcutane, cutane, intravenöse, intraperitoneale Infektion, Verfütterung) erzeugen, und zwar nicht nur mit lebenden, sondern auch mit abgetöteten, zertrümmerten und autolysierten Bakterien. Zur Erzielung höherer Agglutinwerte im Blut ist die mehrfache Einverleibung gesteigerter Kulturdosen in etwa 7tägigen Abständen erforderlich.

Agglutinationsversuche werden in der Praxis zu verschiedenen Zwecken ausgeführt. Einerseits dienen sie zur *Identifizierung bestimmter Bakterienkulturen.* Man verwendet dazu Immunsera von Tieren, die durch längere planmäßige Vorbehandlung mit Kulturen einer bestimmten Bakterienart einen so hohen Agglutinationstiter des Blutes gewonnen haben, daß bei feinster Verreibung der zu prüfenden Bakterienkultur in hohen Verdünnungen des Immunserums nur die diesem homologen Bakterien spezifisch agglutiert werden und dadurch ein sicheres Urteil über die Art der fraglichen Kultur ermöglicht wird. Andererseits kann umgekehrt durch Feststellung der Agglutinabilität einer bekannten Bakterienart ein beliebiges Serum daraufhin geprüft werden, ob und in welchen Mengen es spezifische Agglutinine gegen diese Bakterien enthält. Das bekannteste Beispiel für diese serodiagnostische Prüfung ist die Gruber-Widal*sche Reaktion* bei Typhus, bei der durch gleichmäßige Verreibung von Typhuskultur in verschiedenen Verdünnungen eines Krankenserums festgestellt wird, ob dieses Typhusagglutinine in so großen Mengen enthält, daß auf eine bestehende oder überstandene Typhusinfektion geschlossen werden kann.

Voraussetzung für die sichere Verwertbarkeit der Ergebnisse ist für alle Agglutinationsversuche eine einwandfreie Methodik, durch die auch festzustellen ist, daß weder durch die Verdünnungsflüssigkeit (physiologische Kochsalzlösung) allein, noch durch Normalserum eine annähernd gleiche Häufchenbildung zustande kommt. Die Agglutinationswirkung der Sera muß quantitativ austitriert werden, d. h. es muß geprüft werden, bis zu welchen (frisch hergestellten) Verdünnungen eine gleiche Menge der Bakterienkultur zur Zusammenballung gebracht wird. Die Beurteilung der Resultate darf nur bei Lupenbetrachtung (nicht durch mikroskopische Untersuchung) der Aufschwemmungen erfolgen. Bemerkenswert ist, daß nicht alle Stämme derselben Bakterienart gleich gut agglutinabel sind und daß bei manchen Arten Gruppeneinwirkungen vorkommen. Wenn ein Krankenserum in höheren Verdünnungen gleichzeitig verschiedene nahe verwandte Bakterienarten (z. B. Typhus- und Paratyphusbacillen) agglutiniert, kann oft durch Absättigungsversuche (nach Castellani) entschieden werden, ob nur eine diagnostisch bedeutungslose Mitagglutination der schwächer beeinflußten Art oder eine Mischinfektion vorliegt.

Als Kriterien für den Immunitätszustand haben die Agglutinine bei der Prüfung von Krankenseren nicht die gleiche Bedeutung wie z. B. die Bakteriolysine und Bakteriotropine, aber sie sind doch als Ausdruck einer abgelaufenen oder noch bestehenden Infektion für die Diagnose sehr wertvoll.

Nach denselben Gesetzen wie die Bakterienagglutinine entstehen und wirken die *Hämagglutinine.* Wenn man Tiere mit einer heterologen Blutart systematisch vorbehandelt, bilden sich in ihrem Serum Antikörper, die Erythrocyten der Tierart, von der das zur Immunisierung verwendete Blut stammt, spezifisch zusammenballen. Praktische Bedeutung haben besonders die *Isohämagglutinine,* die gegen die Blutkörperchen anderer Individuen derselben Species gerichtet sind. Beim Menschen lassen sich auf Grund der agglutinogenen Eigenschaften der Erythrocyten und der in den spezifischen Seren enthaltenen Isohämagglutinine 4 verschiedene *Blutgruppen* unterscheiden. Es besteht die konstante Gesetzmäßigkeit, daß die verschiedenen isoagglutinierenden Antikörper immer dann im Serum enthalten sind, wenn das entsprechende Agglutinogen der Blutkörperchen fehlt, und umgekehrt sind die Agglutinine im Serum nicht nachweisbar, wenn die Blutkörperchen über das entsprechende Agglutinogen verfügen. Die Blutkörperchen der *Gruppe O* sind inagglutinabel; im Serum dieser Menschen sind Agglutinine gegen die Erythrocyten aller anderen Gruppen enthalten. Die Blutkörperchen der *Gruppe A* werden agglutiniert durch Sera der Gruppen O und B; das korrespondierende Serum agglutiniert die Erythrocyten der Gruppen B und AB. Die Blutkörperchen der *Gruppe B* werden agglutiniert durch Sera der Gruppen O und A; Serum der Gruppe B agglutiniert Erythrocyten der

Gruppen A und AB. Die Blutkörperchen der *Gruppe AB* werden durch die Sera der Gruppen O, A und B agglutiniert; im Serum der Gruppe AB sind keine Agglutinine enthalten.

Die Blutgruppenzugehörigkeit ist nach den MENDELschen Gesetzen vererbbar und bleibt lebenslang unverändert. Es liegen hier also Bluteigenschaften vor, deren Nachweis für rassenkundliche und forensische Zwecke, auch für die Auswahl von Blutspendern für Transfusionen von großer Bedeutung ist.

Die *Präcipitine* sind spezifische Antikörper, die in homologen Eiweißlösungen Niederschläge erzeugen. In ihrer Wirkungsweise sind sie den Agglutininen ähnlich. Man unterscheidet Bakterienpräcipitine und Eiweißpräcipitine. Erstere bilden sich im Blut bei Immunisierung von Tieren mit bestimmten Bakterien und geben in hohen Serumverdünnungen die charakteristische Reaktion nur mit Filtraten der homologen Bakterienart, während Normalsera wirkungslos sind und auch in heterologen Bakterienfiltraten keine Ausfällung erfolgt. Die Eiweißpräcipitine entstehen und wirken analog, wenn zur Vorbehandlung der Tiere irgendwelche Eiweißlösungen verwendet werden.

Die Präcipitation kommt durch Verbindung des im Immunserum enthaltenen Präcipitins mit der präcipitablen Substanz des Bakterienkulturfiltrates bzw. der Eiweißlösung zustande. Die Präcipitine sind gegen äußere Schädigungen (Erhitzung, Fäulnis usw.) sehr empfindlich. Die Reaktion ist bei einwandfreier Methodik (Kontrollproben!) durchaus spezifisch.

Die spezifischen Bakterienpräcipitine haben praktisch nicht eine so weitgehende Bedeutung wie die Agglutinine, doch ist z. B. bei Pest, Milzbrand, Genickstarre und Schweinerotlauf der Nachweis präcipitinogener Substanzen in den Krankheitsprodukten, in den Organen und im Blut, bei Rotz die Feststellung von Präcipitinen im Serum diagnostisch verwertbar. Durch die Eiweißpräcipitine lassen sich Eiweißlösungen verschiedener Art scharf differenzieren. Sie sind besonders in der forensischen Medizin unentbehrliche Hilfsmittel, um die Herkunft von Blutflecken sicher festzustellen. Auch bei der Nahrungsmittelkontrolle, z. B. bei der Untersuchung von Hackfleisch, Würsten usw., spielt die Verwendung präcipitierender Sera eine sehr wichtige Rolle.

Die *Bakteriolysine* sind diejenigen Stoffe eines Immunserums, die die homologen Infektionserreger zur Auflösung bringen. Sie wirken spezifisch, d. h. beeinflussen in hohen Serumverdünnungen nur diejenige Bakterienart, die zum Zustandekommen der Immunität führte. Wenn man z. B. Choleravitrionen zusammen mit einem spezifischen Choleraserum in die Bauchhöhle eines Meerschweinchens bringt, ergibt die nach einiger Zeit vorgenommene mikroskopische Untersuchung des mit Glascapillaren entnommenen Peritonealexsudats, daß die Vibrionen aufgelöst sind. Das Tier bleibt am Leben, während die Kontrolltiere, denen gleiche Mengen Cholerakultur zusammen mit selbst viel höheren Dosen von Normalserum eingespritzt werden, zugrunde gehen (PFEIFFERscher Versuch).

Die Bakteriolysine bedürfen zur Bakterienauflösung der Mitwirkung des Komplements. Sie gehören zu den komplizierter gebauten Receptoren (Amboceptoren), die mit zwei haptophoren Gruppen ausgestattet sind. Die eine von ihnen, die sog. cytophile Gruppe, wird von der Bakterienzelle verankert, die andere, die sog. komplementophile Gruppe, verbindet sich mit dem unspezifischen, in jedem frischen Serum (auch Normalserum) enthaltenen, aber sehr labilen Komplement, das nunmehr, fermentähnlich wirkend, die Auflösung des Bakteriums herbeiführt.

Die Spezifität der Bakteriolysine eines Immunserums kann, da auch fast jedes Normalserum geringe Mengen von Bakteriolysinen enthält, nur durch quantitative Austitrierung festgestellt werden. Reagensglasversuche sind zur Auswertung viel unzuverlässiger als der Tierversuch. Man muß über die Wirksamkeit jedes Serums durch Vorversuche genau unterrichtet sein, zumal Gruppenwirkungen (z. B. bei Typhusserum gegenüber gewissen Coliarten) vorkommen. Es gibt bei manchen Bakterienarten auch baktericidiefeste Stämme, gegenüber denen die spezifische Bakteriolyse versagt.

Praktische Verwertung können die Bakteriolysine bei der retrospektiven Diagnose mancher Infektionskrankheiten finden und bei der Identifizierung von Mikroorganismen. Bactericid wirkende Immunsera sind auch als Heilmittel verwendbar (z. B. Cholera-, Typhus-, Milzbrandserum), aber ihre therapeutischen Leistungen, an denen wohl auch andere Immunsubstanzen (hauptsächlich Bakteriotropine) mitbeteiligt sind, können keinen Vergleich zu denen der antitoxischen Sera aushalten.

Wenn man Tiere mit Blut einer anderen Tierart systematisch vorbehandelt, entstehen *Hämolysine*, die die homologen Blutkörperchen in spezifischer Weise auflösen. Sie wirken auf die Erythrocyten in analoger Weise wie die Bakteriolysine auf die Bakterienzellen, also ebenfalls unter Zuhilfenahme eines Komplements. Ebenso führt die planmäßige Immunisierung mit anderen heterologen Zellen (z. B. Spermatozoen, Leber- oder Milzzellen) zur Bildung spezifisch wirksamer Reaktionsprodukte, die diese Zellen auflösen oder wenigstens stark schädigen und als *Cytolysine* oder *Cytotoxine* bezeichnet werden. Eine strenge Artspezifität kommt den Bakteriolysinen und Cytotoxinen nicht zu, sie greifen vielmehr bis zu einem gewissen Grade auf nahe verwandte Zellarten über, sind also eigentlich Gruppenreagenzien.

Besondere praktische Bedeutung haben die Hämolyseversuche bei der Prüfung auf *Komplementbindung.* Die Grundlagen dieser Prüfung beruhen auf der von Bordet und Gengou festgestellten Tatsache, daß manche Immunsera nach Mischung mit dem ihnen entsprechenden Antigen Komplement in vitro fixieren. Als Indicator für die Menge von Komplement, die gebunden oder nicht gebunden wird, dient ein genau eingestelltes hämolytisches System (hämolytisches Serum + homologe Erythrocyten). Die Amboceptoren dieses Systems können die Blutkörperchen nur bei Gegenwart von frischem Komplement auflösen. Wenn man einer Mischung von Antigen, Serum und Komplement (Mischung I) das hämolytische System (Mischung II) zufügt, kann man je nach dem Eintritt oder Ausbleiben der Hämolyse feststellen, ob das Serum dem Antigen homologe Antikörper enthält oder nicht. Im ersteren Fall wird das in Mischung I enthaltene Komplement durch das Zusammentreffen von Antigen und zugehörigem Antikörper gebunden und kann daher zum Zustandekommen der Hämolyse nicht mehr beitragen: die Auflösung der Blutkörperchen wird also ganz oder teilweise ausbleiben (positiver Ausfall der Reaktion). Sind aber in Mischung I keine zu dem Antigen spezifisch passenden Antikörper vorhanden, dann bleibt das Komplement disponibel und ruft Hämolyse hervor (negativer Ausfall der Reaktion).

Das Komplementbindungsverfahren ermöglicht aber nicht nur den Nachweis spezifischer Antikörper in einem zu prüfenden Serum, sondern auch den *Nachweis spezifischer Antigene.* Wenn man ein in seiner Wirksamkeit bekanntes Immunserum zur Hand hat, kann man auf diesem Wege feststellen, ob ein Bakterienextrakt von Bakterien herrührt, die dem Serum homolog sind, oder von heterologen Bakterien. Auch für die Serumdiagnostik von Krankheiten, deren Erreger nicht bekannt sind oder nicht in Reinkultur gewonnen werden können, kann die Methode benutzt werden, wenn man an Stelle der Bakterienextrakte Organextrakte verwendet, in denen das Virus in größerer Menge enthalten ist.

Die bei der Serodiagnostik der Syphilis so bewährte Wassermannsche Reaktion gehört zu den aspezifischen Komplementbindungsreaktionen, da bei ihr auch spirochätenfreie Materialien (Extrakte aus normalen Organen von Menschen oder Tieren) als vollwertige Antigene Verwendung finden können.

Als *Opsonine (Bakteriotropine)* werden Stoffe des Serums bezeichnet, die Bakterien so verändern, daß sie von den Leukocyten leichter aufgenommen (phagocytiert) werden können. Den in jedem Serum in geringen Mengen vorkommenden Normalopsoninen stehen die Immunopsonine oder Bakteriotropine des Serums von Menschen oder Tieren gegenüber, die auf natürliche oder künstliche Weise eine Immunität gegen eine bestimmte Infektion erworben haben. Sie sind gegenüber den homologen Infektionserregern (z. B. im Typhusserum gegen Typhusbacillen) viel stärker wirksam, so daß noch hohe Verdünnungen des Serums die Phagocytose stärker fördern als unverdünntes Normalserum. Es handelt sich hier also um spezifische Wirkungen.

Der Nachweis der Bakteriotropine erfolgt in der Weise, daß eine Bakterienemulsion mit Leukocyten (aus der Peritonealhöhle des Meerschweinchens nach intraperitonealer Injektion von Aleuronatlösung oder aus dem Fingerkuppenblut des Menschen gewonnen) und verschiedenen Verdünnungen des 1 Stunde bei 60° C inaktivierten Serums in Capillaren oder Mikroreagensgläsern gemischt wird. Nachdem die Mischungen eine bestimmte (für die einzelnen Bakterien verschieden lange) Zeit im Brutschrank gehalten sind, werden aus dem Bodensatz mit sterilen Wattekügelchen Objektträgerausstriche angefertigt und entsprechend gefärbt. Die Auszählung der phagocytierten Bakterien in einer bestimmten Anzahl von Leukocyten im Vergleich zu den analog mit Normalserum hergestellten Präparaten bildet die Grundlage für die Bewertung des Bakteriotropingehaltes im Serum. Einstweilen werden die Bakteriotropine als besondere, den Amboceptoren nahe verwandte Antikörper angesehen, ihre Identität mit den Bakteriolysinen ist unwahrscheinlich. Welche Bedeutung sie für das Zustandekommen der Immunität haben, ist noch nicht klar. Anscheinend spielen sie bei der Wirkung der antiinfektiösen Sera eine wichtige Rolle.

Die Immunstoffe der Sera finden außer zur Serumdiagnostik, auf deren verschiedene Anwendungsmöglichkeiten schon mehrfach hingewiesen wurde, praktischen Gebrauch hauptsächlich für die *Immunotherapie,* die die Unschädlichmachung der Krankheitserreger und ihrer Gifte im Organismus bezweckt. Die *Serumtherapie* verfolgt dieses Ziel durch Einverleibung von Immunseren, die die jeweils erforderlichen Antikörper enthalten, die *Bakteriotherapie* (Vaccinetherapie) durch Einführung von Impfstoffen, die den Körper zur aktiven Bildung von Schutzstoffen anregen sollen.

Bei der *Serumtherapie,* die auf den bahnbrechenden Entdeckungen E. v. Behrings fußt, sind am erfolgreichsten und wichtigsten die *antitoxischen Sera,* speziell das Diphtherieserum, Tetanusserum, das antitoxische Dysenterieserum, Botulismusserum, die Gasödemsera, die Schlangengiftsera. Von den antiinfektiösen Seren, in denen keine Antitoxine nachweisbar sind oder bei denen die antitoxische Quote im Verhältnis zu anderen spezifischen Stoffen nur gering ist, sind praktisch bedeutungsvoll hauptsächlich das Meningokokkenserum, das Milzbrandserum, die Streptokokken- und Pneumokokkensera. Bei den beiden letztgenannten Präparaten spielt die Polyvalenz eine große Rolle, d. h. die Immunisierung der serumliefernden Tiere mit biologisch verschiedenen Typen oder Stämmen der Erreger. Bei jeder Serumtherapie kommt es besonders auf die frühzeitige Anwendung an, ferner auf die Injektion genügend großer Dosen, erforderlichenfalls auch deren Wiederholung, und auf die richtige Wahl der Einverleibung, die den schnellen Transport der wirksamen Antikörper an die Krankheitsherde gewährleistet. Die intramuskuläre Einspritzung ist der subcutanen im allgemeinen überlegen. Manche Sera entfalten ihre volle Wirksamkeit nur bei intravenöser oder intralumbaler Injektion. Man verwende möglichst hochwertige Sera, die die nötigen Immunkörper in relativ geringen Serumquantitäten enthalten. Wenn die Einverleibung großer Serummengen erforderlich ist, werden sie zweckmäßig auf verschiedenem Wege (teils intramuskulär und subcutan, eventuell intravenös usw.) gegeben.

Für die *Bakteriotherapie (Vaccinetherapie)* bilden das Hauptindikationsgebiet hartnäckige, chronisch verlaufende, lokalisierte Infektionsprozesse. Am besten beeinflußbar sind gewisse Staphylokokkeninfektionen (multiple Säuglingsabscesse, Furunkulose, Pyodermie), gonorrhoische Erkrankungen der Gelenke, Nebenhoden und weibliche Adnexe, ferner die Coliinfektionen der Harnorgane. Bei Streptokokkenkrankheiten sind die Ergebnisse, offenbar wegen der weitgehenden biologischen Verschiedenheit der einzelnen Streptokokkenarten, sehr unsicher.

Zur Herstellung der Vaccinen benutzt man meist junge, auf der Höhe der Entwicklung stehende Agarkulturen der betreffenden Bakterien, die abgeschwemmt und schonend durch vorsichtige Erhitzung oder durch Zusatz von Chemikalien abgetötet werden. Die Verimpfung lebender Vaccinen ist nicht unbedenklich. Die besten Ergebnisse werden zweifellos mit *Autovaccinen* erzielt, d. h. Impfstoffen, zu denen der aus den Sekreten des Kranken selbst gezüchtete Bakterienstamm verarbeitet ist. Der Behandlungserfolg ist im übrigen abhängig von der richtigen Dosierung, der Einschaltung richtiger Intervalle zwischen den einzelnen Injektionen und der Vermeidung allzu starker Allgemein- und Herdreaktionen.

Bei der *Reiztherapie (Proteinkörpertherapie)*, die hier noch kurz erwähnt sei, wird durch Stoffe, die weder zu bestimmten Organen noch zu der Krankheitsursache irgendeine elektive Beziehung haben, eine *Umstimmung* des Organismus bezweckt, die sich in einer veränderten Reaktionsfähigkeit äußert und bei den verschiedensten Krankheiten zu therapeutischen Erfolgen führen kann. Gebräuchlich sind hierfür besonders Milch- und Eiweißpräparate (z. B. Aolan, Kaseosan, Yatren, Casein, Omnadin) und Bakterienpräparate (z. B. Typhusvaccine, Vaccineurin). Die durch die Reizwirkung verursachte Protoplasmaaktivierung führt zu einer *Leistungssteigerung der Abwehrmaßnahmen.* Die Heilwirkung ist auch hier von Allgemein- und Herdreaktionen abhängig, die in richtigen Grenzen zu halten eine spezielle Erfahrung in der Dosierung und Applikationsweise der verschiedenen Präparate voraussetzt.

Eine besondere Form der künstlich erworbenen Immunität, die wie diese einen Zustand der Allergie darstellt und deren Gesetzen im allgemeinen unterliegt, ist die *Anaphylaxie.* Schon bei erstmaliger Injektion von tierischem Immun- oder Normalserum erkranken manche Menschen mit urticariaähnlichen Exanthemen und Gliederschmerzen, vielfach auch mit Fieber und Gelenkschwellungen. Von dieser *angeborenen* Empfindlichkeit oder *Idiosynkrasie* gegen parenteral (d. h. unter Vermeidung des natürlichen Resorptionsweges durch das Darmepithel) direkt in die Körpergewebe oder die Blutbahn einverleibtes Eiweiß des tierischen Serums ist die *erworbene Anaphylaxie* zu unterscheiden, welche bei Personen, die schon früher mit dem gleichen fremden Eiweiß (Serum) behandelt waren, durch die ein- oder mehrmalige Injektion verschiedenartiger menschlicher, tierischer, pflanzlicher oder bakterieller Eiweißkörper auslösbar ist. Diese Anaphylaxie ist spezifisch und passiv übertragbar.

Zum Zustandekommen der Anaphylaxie sind zwei Stoffe notwendig, an deren Wechselwirkung das Phänomen der Überempfindlichkeit (ARTHUSsches Phänomen), namentlich des anaphylaktischen Shocks gebunden ist: das Antigen (*Anaphylaktogen* oder Sensibilisinogen) und der dazugehörige Antikörper (Reaktionskörper oder *anaphylaktischer Immunkörper*). Die Anaphylaktogene, zu denen in erster Linie die nativen Eiweißkörper gehören, sind mit den Präcipitinogenen und Lysinogenen von Eiweißcharakter identisch. Die Sensibilisierung, die durch Einverleibung des Anaphylaktogens auf irgend einem parenteralen Wege zustandekommt, kann schon durch geringste Mengen erreicht werden. Wie bei der aktiven Immunisierung, bedarf es zur Ausbildung der Anaphylaxie einer bestimmten Zeit (etwa 1—4 Wochen). Dann wird schnell der Zustand der höchsten Empfindlichkeit erreicht, der sich oft lange Zeit, bis zu 1 Jahr und mehr, erhält. Bei der Reinjektion sind im Tierversuch im allgemeinen wesentlich höhere Dosen des Antigens erforderlich, um typische *anaphylaktische Erscheinungen* auszulösen. Die letzteren sind teils allgemeiner Natur (Temperatursturz, Dyspnoe Bewußtlosigkeit, Shock), teils lokale Reaktionen an der Haut, der Bronchialschleimhaut usw., die bei den einzelnen Tierarten verschieden sind. Beim Meerschweinchen ist am auffallendsten der *anaphylaktische Shock,* der bei genügender Reinjektionsdosis die Tiere unter charakteristischen Symptomen akut tötet.

Die nach Seruminjektionen beim Menschen auftretenden Krankheitserscheinungen haben zuerst v. PIRQUET und SCHICK eingehender studiert und als *Serumkrankheit* näher präzisiert. Auch hier ist zwischen der angeborenen Überempfindlichkeit bei Erstinjizierten und der erworbenen spezifischen Anaphylaxie zu unterscheiden. Bei ersterer können nach 8—12tägiger Inkubation je nach der Disposition des Kranken in verschiedenem Grade Fieber und urticariaähnliche (seltener masernähnliche oder exsudative) Exantheme auftreten, ferner Hautödeme, Drüsen- und Gelenkschwellungen, an den Schleimhäuten Rhinitis, Bronchitis, Conjunctivitis, Durchfälle usw.

Nach Reinjektionen treten bei überempfindlichen Personen die Krankheitserscheinungen, namentlich die Exantheme und Ödeme, in einem wesentlich höheren Prozentsatz der Fälle und in kürzerer Zeit, oft nur wenige Stunden nach der Seruminjektion, und dann in stürmischer Weise auf. In Ausnahmefällen kann es zu asthmatischer Dyspnoe, Cyamose und kollapsartigen Zuständen kommen, die mit dem im Tierversuch beobachteten anaphylaktischen Shock weitgehende Ähnlichkeit haben. Auch diese Erscheinungen klingen meist verhältnismäßig schnell ab. Ein ungünstiger Ausgang der Serumkrankheit ist eine große Seltenheit.

Zur *Verhütung* unerwünschter Reaktionen soll man bei Personen, die früher schon Seruminjektionen erhalten haben, von der intravenösen Einspritzung von Heilseren, wenn nicht eine ganz dringende Indikation vorliegt, am besten ganz absehen, weil sie natürlich am ehesten zu bedrohlichen Erscheinungen führt. Wichtig ist die Verwendung möglichst hochwertiger Sera, um die Einverleibung zu großer Serumquantitäten zu vermeiden. Zu Reinjektionen ist nach Möglichkeit ein Serum zu wählen, das von einer anderen Tierart stammt als das erstinjizierte Serum. Deshalb verwendet man zu Schutzimpfungszwecken heute vielfach Sera, die an Rindern oder Hammeln hergestellt sind, um bei später etwa nötig werdenden therapeutischen Injektionen beim Gebrauch der hochwertigen Sera, die sich nur an Pferden und Maultieren gewinnen lassen, die Anaphylaxiegefahr zu vermeiden. Durch vorherige Erwärmung des Serums auf 55—59° C soll sich die toxische Wirkung herabsetzen lassen. Bei intravenösen Seruminjektionen versuche man zunächst ein Stadium der Antianaphylaxie zu erzeugen, indem man der eigentlichen Einspritzung eine subcutane Einverleibung geringer Dosen (z. B. 0,2—0,5 ccm) vorangehen läßt. Durch diese präventiv gegebenen Mengen werden die freien Reaktionskörper nach Möglichkeit aufgebraucht, und das später eingespritzte größere Quantum findet dann einen desensibilisierten Organismus vor. Dasselbe Resultat kann durch eine sehr langsame, gewissermaßen fraktionierte Injektion erreicht werden.

Schrifttum.

DIEUDONNÉ, A. u. W. WEICHARDT: Schutz- und Heilimpfungen, 12. Aufl. Leipzig 1932. — KOLLE, W. u. H. HETSCH: Experimentelle Bakteriologie und Infektionskrankheiten mit besonderer Berücksichtigung der Immunitätslehre, 7. Aufl. Berlin u. Wien 1929. — Einschlägige Sonderkapitel im Handbuch der pathogenen Mikroorganismen, herausgeg. von KOLLE, KRAUS u. UHLENHUTH, 3. Aufl., Bd. 1—3. Jena u. Berlin/Wien 1929.

C. Allgemeine Prophylaxe.

Von F. KONRICH-Saarbrücken.

1. Bedeutung der Prophylaxe.

Die Prophylaxe der Infektionskrankheiten bedarf keiner Begründung, für *militärische* Verhältnisse aber ist sie besonders wichtig. Einmal leben die Wehrmachtsangehörigen unter Bedingungen, die sie sich nicht selbst gesetzt haben, sondern die Kommandogewalt. Folglich trägt auch letztere die Verantwortung dafür, daß die ihr unterstellten Menschen vor gesundheitlichen Schäden bewahrt bleiben, um so mehr, als die enge Gemeinschaft der militärischen Lebensverhältnisse erhöhte Infektionsgefährdung bedingt. Freilich steht dagegen, daß die Wehrmachtsangehörigen einen anderen, und zwar ungünstigeren Boden für Infektionskrankheiten bieten als das Gesamtvolk, da der Lebenskreis sich fast nur aus gesunden Männern in den kräftigsten Jahren zusammensetzt, nicht aber, wie bei der bürgerlichen Bevölkerung, aus allen Lebensaltern, beiden Geschlechtern und Personen verschiedenster Gesundheitslage. Endlich kann der Ausbruch ansteckender Krankheiten, besonders in akuter, epidemischer Form, unter mobilen Verhältnissen ungewöhnlich schwerwiegende Folgen haben. Es sei hier daran erinnert, daß der napoleonische Feldzug gegen Rußland in erster Linie durch Fleckfieber und Rückfallfieber und der Siegeslauf der Bulgaren gegen Konstantinopel hauptsächlich durch Cholera an der Tschataldschalinie zusammenbrachen. Es besteht somit aller Anlaß, der Prophylaxe der Infektionskrankheiten bei der Wehrmacht äußerste Aufmerksamkeit zuzuwenden.

Eine erfolgreiche Prophylaxe ist erst möglich, seitdem als Ursache der ansteckenden Krankheiten, hauptsächlich durch die Arbeiten ROBERT KOCHs und seiner Mitarbeiter, spezifische Mikroorganismen nachgewiesen worden sind. Der Wirkungsgrad eines Seuchenschutzes ist durch das Maß der Kenntnis über den jeweiligen Erreger bestimmt. Je größer dieser, desto sicherer die Prophylaxe. Doch ist es auch möglich, bei unbekannten Erregern Vorbeugungsmaßnahmen zu treffen, die sich nach denjenigen bei ähnlichen Krankheiten zu richten pflegen.

Die Blütezeit der großen bakteriologischen Entdeckungen sah die Infektionskrankheiten im wesentlichen von der Seite des Erregers und deutete die Dinge mehr als den Ausdruck eines statischen Verhältnisses zwischen Parasit und Wirtskörper. Spätere Beobachtungen stellten den Vorgang als ein Kräftespiel zwischen beiden Seiten klar, das dauernden Schwankungen unterworfen ist. Hierfür hat der Krieg eindringliche Beispiele geliefert. Die Prophylaxe wird sie zu berücksichtigen haben.

Die allgemeine Prophylaxe der Infektionskrankheiten nimmt ihren Ausgang von der Tatsache, daß diese Krankheiten an folgende Voraussetzungen gebunden ist, die hier noch einmal kurz zusammengefaßt werden sollen.

1. Vorhandensein des Errgers und seiner Vermehrungsstätte, von der aus die Keime in die Außenwelt gelangen müssen. Vermehrung der Erreger findet praktisch nur in Mensch oder Tier statt, aber nicht oder nur ausnahmsweise außerhalb dieser Wirtskörper. Doch können sie sich dort mehr oder minder lange am Leben erhalten. Ausnahmen bilden die pathogenen Anaerobier, deren Hauptvermehrungsstätte der Boden ist. Die durch sie erregten Wundkrankheiten (Tetanus, Gasbrand) treten jedoch nicht als echte Seuchen auf. Von den Mensch und Tier seuchenhaft bedrohenden Erregern kommen hauptsächlich nur Rotz- und Milzbrandbacillen, vielleicht auch noch Bang-Bacillen in Betracht. Neben den erkrankten Individuen sind als Vermehrungsstätten die *latent Infizierten* und die *Keimträger* besonders wichtig, da die von ihnen ausgehende Keimverstreuung leicht unerkannt bleibt und oft große Ausmaße aufweist.

2. Vorhandensein eines geeigneten Übertragungsweges für die Keime von der Entstehungsstätte auf gesunde Individuen. Dieser Weg kann unmittelbar (z. B. durch Hustentröpfchen oder Berühren) oder mittelbar sein (z. B. durch infizierte Gegenstände). Bei protozoischen Krankheiten ist das Vorhandensein des übertragenden Insektes nötig (z. B. Stechmücke bei Malaria).

3. Der Keim muß die für ihn gegebene Eintrittspforte im gesunden Körper vorfinden (z. B. sind pathogene Anaerobier nur in Wunden pathogen, Typhusbacillen infizieren nur von den Schleimhäuten aus).

4. Der Keim muß in genügender Menge und mit genügender Virulenz vorhanden sein.

5. Der Wirtskörper muß für den Keim empfänglich sein.

Ist eine dieser Voraussetzungen nicht gegeben, so kommt es weder zur Entstehung einer ansteckenden Krankheit noch zu ihrer Ausbreitung. Die Prophylaxe versucht daher, wenn möglich die Entstehung, und wo dies unmöglich, die Ausbreitung zu verhindern. Die Verhütung der Entstehung kann sich naturgemäß nur auf fremdländische übertragbare Krankheiten erstrecken, deren Einschleppung vorgebeugt werden muß. Die Verhinderung der Ausbreitung ist daher das Ziel bei den Infektionskrankheiten, die bei uns endemisch vorkommen.

Die Kenntnis und Technik des Seuchenschutzes ist längst Gemeingut der zivilisierten Nationen, wenn auch die Straffheit seiner Handhabung Unterschiede aufweisen mag. Im *Kriege* verfügten daher Freund und Feind im wesentlichen über gleichwertige Seuchenbekämpfung. Der Verlauf des *Weltkrieges* hat die im Frieden erdachte und erprobte *Seuchenwehr* unter den härtesten Bedingungen als zuverlässig erwiesen. Sie hat damit die schwerste Feuerprobe erfolgreich bestanden. Der Krieg hat aber auch manche neue Erkenntnisse auf diesem Gebiete erbracht, durch die der Seuchenschutz eine beträchtliche Verstärkung erfahren hat. Das gilt insbesondere für die Erkennung und Bekämpfung des Fleckfiebers. Doch verdient hervorgehoben zu werden, daß nach wie vor epidemiologische Besonderheiten weiterer Untersuchung und Erforschung bedürfen, in erster Linie die oft vorhandene eigentümliche, zeitliche und örtliche Verteilung vieler Infektionskrankheiten und ihr anscheinend periodisches Auftreten, das aus den heutigen Kenntnissen nicht zureichend zu erklären ist.

Die *Prophylaxe* versucht, eine der oben genannten Voraussetzungen zu beseitigen. Gelingt dies, so ist ihr Ziel erreicht. Wenn irgend möglich, wird sie mehrere Voraussetzungen ergreifen, um ihres Erfolges möglichst sicher zu sein. Nicht selten wird sie aber infolge besonderer Umstände darauf verzichten müssen, alle etwa möglichen Wege zu gehen, sondern nur den jeweils durchführbaren wählen.

Die Prophylaxe kann entweder den Erreger oder den befallenen Menschen oder beide zum Gegenstand ihrer Maßnahmen machen. Das erste Erfordernis besteht in der Kenntnis der Gefahr — mit anderen Worten: in der möglichst frühzeitigen Diagnose einer ansteckenden Krankheit oder in der Kenntnis von der nahen Gefahr einer solchen Krankheit durch Einschleppung. Diesem Zwecke dienen die klinisch-bakteriologische *Diagnose* und ein nationales und internationales *Nachrichtenwesen* über bestimmte ansteckende Krankheiten. Nach Feststellung einer übertragbaren Krankheit setzen alsbald die Maßnahmen gegen ihre Ausbreitung ein, die in der Absonderung des Erkrankten und gegebenenfalls der zugehörigen engeren Lebensgemeinschaft (Mannschaftsstube, Familie) und in der Vernichtung der Krankheitskeime in der Außenwelt durch die *Desinfektion* bestehen. Statt dieser Maßnahmen und auch neben ihnen können bei bestimmten Infektionskrankheiten *Schutzimpfungen* einsetzen, durch welche die bedrohten Menschen gegen die Infektionen mehr oder minder gefeit (immunisiert) werden.

2. Die gesetzlichen Maßnahmen gegen Infektionskrankheiten.

Die erfolgreiche Bekämpfung übertragbarer Krankheiten ist ohne gesetzliche Grundlage und ohne zwischenstaatliche Abmachungen unmöglich. Diese sind aber auch deswegen notwendig, weil durch sie der Seuchenschutz mit einem Mindestmaß von Eingriffen auskommen kann. Der unentbehrliche moderne Verkehr, der weitgehende Beschränkungen nicht ertragen kann, würde sonst zum Erliegen kommen.

Das deutsche *Reichsseuchengesetz* vom 30. Juni 1900 umfaßt die sog. gemeingefährlichen Krankheiten: Cholera, Pest, Gelbfieber, Fleckfieber, Pocken und Aussatz (Lepra). Für die übrigen übertragbaren Krankheiten besteht in Deutschland noch keine einheitliche Regelung. Das *Preußische Gesetz* vom 28. August 1905 kann indessen hier als praktisch maßgebend gelten, da in den anderen deutschen Freistaaten etwa gleiche Gesetze gelten. Eine *einheitliche Regelung* wäre hier sehr erwünscht. Dies Gesetz erstreckt sich auf Diphtherie, übertragbare Genickstarre, Kindbettfieber, Körnerkrankheit, Rückfallfieber, Ruhr, Scharlach, Unterleibstyphus, einschließlich Typhusverdacht, Rotz, Fleisch-, Wurst-, Fischvergiftung, Todesfälle durch Lungen- oder Kehlkopftuberkulose, spinale Kinderlähmung (Poliomyelitis) u. a.

Die *internationale* Pariser Sanitätskonferenz von 1926 erstreckt sich auf Pest, Cholera, Gelbfieber, Fleckfieber oder Pocken.

Zwischen einzelnen, besonders interessierten Staaten bestehen noch Sonderabkommen, die sich auf Gelbfieber und Schlafkrankheit erstrecken.

Bei der Hygieneabteilung des *Völkerbundes* in Genf und dem internationalen Seuchenkomitee in Paris besteht eine internationale Seuchenmeldungssammelstelle.

Zwischen dem Reichsgesetz und den deutschen Landesgesetzen besteht ein wesentlicher Unterschied insofern, als bei den im ersteren genannten Krankheiten nicht nur jeder Erkrankungs- und Todesfall, sondern auch *jeder Verdachtsfall* meldepflichtig ist, während die Landesgesetze letzteres nicht fordern — von den genannten Ausnahmen abgesehen. Der Grund hierfür ist darin gegeben, daß die vom Reichsgesetz erfaßten Krankheiten bei uns nicht bodenständig, aber besonders als Seuche zu fürchten sind, gleichwohl aber sich verhältnismäßig leicht bekämpfen lassen, so daß die Abwehrmaßnahmen aus all diesen mehrfachen Ursachen auch schon beim Verdachtsfall vorzusehen begründet erscheint. Bei den bei uns endemischen ansteckenden Krankheiten liegen die Dinge insofern anders, als es sich dabei vorderhand nicht um Ausrottung handeln kann, entsprechend der Fernhaltung der fremdländischen Seuchen, sondern nur um Verhütung der Ausbreitung. Auch erschien vielleicht der sanitätspolizeiliche Aufwand schon bei Verdachtsfällen dieser einheimischen ansteckenden Krankheiten zu groß.

Seuchentechnisch unterscheiden sich somit beide Gesetze erheblich. Der Seuchenabwehr ist, wenn nicht immer, so doch in manchen Fällen die Kenntnis der Verdachtsfälle wichtig, weil sich nur dann zu rechter Zeit die beste Vorbeugung gegen die Ausbreitung treffen läßt. Für *militärische Verhältnisse* trifft dies in erhöhtem Grade zu. Militärische Verbände führen innerhalb der bürgerlichen Bevölkerung ein Eigenleben mit der oben gekennzeichneten Sonderstellung bzw. ansteckender Krankheiten. Diese Umstände lassen es zweckmäßig erscheinen, innerhalb der militärischen Gemeinschaft nicht den Maßstab der Landesgesetze, sondern in der Regel denjenigen des Reichsseuchengesetzes anzulegen, d. h. auch den Verdachtsfällen ganz besondere Aufmerksamkeit zuzuwenden und lieber zunächst die erforderlichen Maßnahmen so anzuordnen, als wäre der Verdachtsfall schon ein erwiesener Fall. Es läßt sich nicht ändern, daß solche Maßnahmen dem Dienstbetriebe manchmal lästig sind und man wird sehr genau von Fall zu Fall zu prüfen haben, mit wie wenig Maßnahmen man bei voller Wahrung der hygienischen Verantwortung auskommt, wobei in Krieg und Frieden naturgemäß nicht immer mit dem gleichen Maß gemessen werden kann.

Die gesetzlich vorgeschriebenen *Meldungen* über das Auftreten übertragbarer Krankheiten müssen unverzüglich — nach dem Preußischen Gesetz innerhalb 24 Stunden — bei der Polizeibehörde erfolgen, am besten auf besonderem Formular.

Zur Meldung sind verpflichtet: 1. der zugezogene Arzt, 2. der Haushaltungsvorstand, 3. jede mit der Behandlung oder Pflege des Erkrankten beschäftigte Person, 4. der Inhaber der Wohnung, in welcher der Erkrankte sich befindet, 5. der Leichenschauer. Die unter 2—5 Genannten haben nur dann zu melden, wenn einer der früheren Genannten nicht vorhanden ist. Der Arzt ist also mit gutem Grunde als zunächst Meldepflichtiger genannt. Praktisch dürfte er allein in Frage kommen.

Für Militärpersonen wie für militärische Verbände obliegt der gesamte Seuchenschutzdienst, mithin auch die Meldepflicht, den militärischen Dienststellen. Das gilt auch für alle den Wehrmachtsbehörden unterstellten Unterkünfte, Schiffe, Gebrauchs- und Ausrüstungsgegenstände.

Wehrmachts- und Ortspolizeibehörden haben einen gegenseitigen Seuchenmeldedienst, damit die beiderseitigen Sanitätsdienststellen über den gesamten jeweiligen Seuchenstand dauernd in Kenntnis bleiben. Von den *Wehrmachtsbehörden* haben an die Polizeibehörden zu melden die Kommandanten bzw. die Befehlsführung einer militärischen Einrichtung, in umgekehrter Richtung die Polizeibehörde des Standortes. Die Polizeibehörde meldet auch über die Fälle im Umkreis von 20 km der Standorte.

Die Meldung der Polizeibehörde erstreckt sich auf die im Reichsseuchengesetz genannten Krankheiten und auf übertragbare Genickstarre, Rückfallfieber, gehäuft auftretende Ruhr, Diphtherie, Scharlach, sowie Massenauftreten der Körnerkrankheit.

Bei Ruhr sind nach der ersten Meldung wöchentliche Zahlenübersichten über die neuen Erkrankungs- und Todesfälle einzusenden. Auch ist mitzuteilen, wann Diphtherie, Scharlach und Körnerkrankheit erloschen sind oder nur noch vereinzelt auftreten.

Wichtig ist die Bestimmung, daß bei den Erstmeldungen der im Reichsseuchengesetz genannten Krankheiten sowie bei Rückfallfieber und Genickstarre die Wohnungen und Gebäude anzugeben sind. Auftreten und Verlauf der gemeingefährlichen Krankheiten sind von den Wehrmachtsbehörden außerdem auf kürzestem Wege an das Reichsgesundheitsamt zu melden.

Zweckmäßig ist es, den gegenseitigen Meldedienst grundsätzlich auf alle im Preußischen Gesetz über ansteckende Krankheiten genannten Infektionskrankheiten auszudehnen.

Bei dem internationalen Seuchenmeldedienst meldet jede Regierung telegraphisch den übrigen Regierungen jeden ersten sichergestellten Fall von Pest, Cholera oder Gelbfieber, sodann jeden derartigen Fall außerhalb des zuerst verseuchten Gebietes und das epidemische Auftreten von Fleckfieber oder Pocken.

3. Die Fernhaltung fremdländischer Seuchen.

Die frühere, allgemein bei Seuchen geübte *Quarantäne* ist verlassen, weil sie an sich nicht erfolgreich ist und bei dem modernen Verkehr weder wirksam noch durchführbar wäre. An ihre Stelle ist ein *Überwachungssystem* getreten, das Sperrmaßnahmen auf Sonderfälle beschränkt und im übrigen mit einem Mindestaufwand an solchen Behinderungen ein Höchstmaß von Seuchenschutz zu erreichen versucht.

Der Seeverkehr ist verhältnismäßig leicht zu sichern, sehr viel schwieriger der Landverkehr. In verseuchten Häfen werden kranke Fahrgäste nicht aufgenommen. Auf der Überfahrt ist auf das Auftreten von Erkrankungen besonders zu achten und gegebenenfalls mit Absonderung der Kranken und mit Desinfektionsmaßnahmen vorzugehen. Im Ankunftshafen werden die Schiffe aus verseuchten Häfen ärztlich durchgemustert und in verseuchte, verdächtige und reine unterschieden. Reine Schiffe unterliegen keinerlei Beschränkung außer etwa der Entrattung. Aus verseuchten Schiffen werden die Kranken in ein Isolierkrankenhaus verbracht, Leichen alsbald bestattet. Die Gesunden werden entweder ohne Beschränkung des Aufenthaltsortes entlassen oder für 5 (Cholera) oder 6 (Pest) Tage isoliert und beobachtet. Die unbehindert gebliebenen Personen müssen sich an ihrem Ankunftsorte bei der Polizeibehörde melden. Pilger- und Auswandererschiffe oder Schiffe mit allgemein ungünstigen hygienischen Bordverhältnissen werden härteren Bedingungen unterworfen.

Der Warenverkehr ist heute fast ohne Beschränkung, weil unbelebte Gegenstände an sich an der Seuchenausbreitung nicht beteiligt sind. Nur dann, wenn es sich um verdächtige Waren handelt (z. B. Lumpen, Kleider von Cholerakranken, mit Rattenschmutz beschmutzte Gegenstände bei Pestschiffen) kann Desinfektion und Entrattung angeordnet werden.

4. Die Bekämpfung inländischer Infektionskrankheiten.

a) Fernhaltung Infektiöser von der Truppe. Die Gefährdung der Truppe durch infektiös kranke *Rekruten* spielt im Frieden eine untergeordnete Rolle, weil solche Leute von der Einstellung ausgeschlossen oder doch beim Eintreffen bei der Truppe alsbald dem Lazarett zugewiesen werden. Im Kriege mit seinen ungeregelten Verhältnissen ist diese Gefahr wohl etwas größer. Durch *Urlauber,* die infiziert zur Truppe zurückkehren, ist eine solche Einschleppung eher möglich. Die regelmäßigen Gesundheitsbesichtigungen bieten dem Sanitätsoffizier eine ausgezeichnete Gelegenheit, etwa verdächtige Mannschaften herauszusuchen, besonders genau zu untersuchen und hierbei vor allem auf infektiös Kranke zu achten. Bei *Tuberkuloseverdacht* ist von der Durchleuchtung ausgiebiger Gebrauch zu machen.

Als zur Truppe gehörig ist auch das *Küchenpersonal* anzusehen. Die bakteriologische Untersuchung aller hier tätigen Personen vor Aufnahme der Arbeit und ihre weitere regelmäßige bakteriologische Untersuchung sind zur Verhütung von Typhus-Paratyphus unerläßlich. Der Gesundheitszustand des gesamten Küchenpersonals ist sorgsam zu beobachten.

b) Bakteriologische Untersuchungsstellen. Für die Erkennung des oder der besonders ersten Fälle übertragbarer Krankheiten sind die *bakteriologischen Untersuchungsstellen* unerläßlich. Die klinische Diagnose reicht für die erfolgreiche Prophylaxe nicht zu. Sie kann nur so lange als Grundlage genommen werden, bis die bakteriologische Diagnose vorliegt. Der Wirkungsbereich einer Untersuchungsstelle soll eher zu groß als nicht groß genug sein. Kleinere Anstalten kranken leicht an dem Mangel an Material. Die örtliche Lage des Laboratoriums hängt in erster Linie von verkehrstechnischen Überlegungen ab. Schnelle, häufige Verbindungen mit möglichst allen Teilen des zugehörigen Bereiches sind durchaus nötig, wenn die Untersuchungsstelle ihren Aufgaben voll entsprechen soll. Die technischen Einrichtungen der Stelle sollen so bemessen sein, daß auch wesentlich über den Durchschnittsbetrieb hinausgehende Aufgaben schnell und dennoch mit unverminderter Sicherheit aufgearbeitet werden und daß im Regelbetriebe kaum vorkommende Diagnosefragen — z. B. Cholera —

jederzeit ordnungsgemäß ohne Verzug durchgeführt werden können. Durch den modernen Verkehr (Schnellbahn, Motorwagen oder -rad, Flugzeug) ist die frühere Notwendigkeit, in besonders bedrohte Gebiete fliegende Laboratorien zu entsenden, nicht mehr in gleicher Stärke gegeben, weil die Schnellbeförderung von Proben zum ortsfesten Untersuchungsamt deren Wirkungsumfang sehr vergrößert hat. Auch kann ein Angehöriger des Amtes mit fertigen Untersuchungsschalen usw. auf diese Weise an den bedrohten Platz gebracht werden Aussaaten vornehmen und alsdann zurückkehren. Dennoch wird man tragbare Laboratorien besonders für den mobilen Fall grundsätzlich nach wie vor bereit halten. Um ihren Erfolg zu sichern, ist es durchaus nötig, daß die für ihre Benutzung bestimmten Kräfte schon im Frieden mit ihnen vertraut gemacht werden. Zur sicheren Durchführung des Seuchenschutzes in Frieden und Krieg ist es ferner eine elementare Forderung, daß eine ausreichende Anzahl hygienisch-bakteriologisch geschulter Sanitätsoffiziere zur Verfügung steht.

Bezeichnung der ansteckenden Krankheit	Ansteckungstsoff enthalten in (Blut für Agglutination)	Hauptsächlicher Übertragungsweg
Pest	Buboneneiter, Auswurf (bei Lungenpest) Blut (bei Lungenpest)	Hautwunden, Stich infizierter Flöhe, Einatmung
Pocken	Hautschuppen, Hustentröpfchen (?)	Berührung, Einatmung
Fleckfieber	Blut	Nur durch Läuse
Gelbfieber	Blut	Nur durch Stechmücken
Rückfallfieber	Blut	Nur durch Läuse
Cholera	Darminhalt (Blut für Agglutination)	Kontakt, Wasser, Nahrungsmittel
Aussatz	Hautknoten, Nasenschleim	Kontakt
Typhus	Faeces, Urin, Auswurf (Blut für Agglutination)	Kontakt, Nahrungsmittel, Wasser
Ruhr	Faeces (Blut für Agglutination)	Kontakt, Nahrungsmittel, Wasser
Diphtherie	Auswurf, Hustentröpfchen	Kontakt, Anhusten
Scharlach	Hautschuppen, Rachen- Nasen-, Augensekret	Kontakt, Einatmung
Genickstarre	Nasen-Rachensekret, Lumbalflüssigkeit	Anhusten, Kontakt
Kindbettfieber	Lochien, Blut	Kontakt
Körnerkrankheit	Augensekret	Kontakt
Rotz	Nasen-Rachensekret	Kontakt
Tollwut	Speichel, Hirn	Biß
Tuberkulose	Auswurf, tbc. Eiter	Anhusten, Berühren
Fleisch-Wurst-Fischvergiftung	Darminhalt (Blut für Agglutination)	Speisen Speisen
Trichinose	Fleisch	Speisen
Kinderlähmung (Poliomyelitis)	Nasen-Rachensekret	Anhusten, Berühren
Encephalitis lethargica	Nasen-Rachensekret	Anhusten, Berühren
Milzbrand	Karbunkeleiter, Blut bei M.-Sepsis, Darminhalt bei D.-Milzbrand	Hautwunde
Bangsche Krankheit	Milch	Milchgenuß, Berührung
Keuchhusten	Nasen-Rachensekret	Anhusten
Influenza	Nasen-Rachensekret	Anhusten
Geschlechtskrankheiten	Schankersekret, Eiter	Kontakt
Wundinfektionen	Wundsekret, Blut	Verletzung
Tetanus	Wundsekret	Verletzung
Malaria	Blut	Stechmücke
Schlafkrankheit	Blut, Drüsenpunktat, Lumbalflüssigkeit	Stechfliege

Die Arbeit der Untersuchungsstellen hängt aber wesentlich davon ab, daß sie von den Truppenärzten *sinngemäß* gebraucht wird, d. h. daß die Einsendungen der zu untersuchenden Proben so gewählt werden, daß ein entscheidendes Untersuchungsergebnis möglichst wahrscheinlich gemacht wird. Beispielsweise ist im Beginn einer Typhuserkrankung die Stuhluntersuchung fast zwecklos, die Blutuntersuchung dagegen in fast 100% der Fälle positiv. Der einsendende Arzt muß daher wissen, welches Material er jeweils einzusenden hat, worüber die folgende Tabelle Auskunft gibt.

In gewissem Sinne gehören hierher auch die epidemiologischen Untersuchungen, die von Sanitätsoffizieren vor oder auch erst bei Einrücken der Truppe in das Manöver- oder auch in das Aufmarschgelände vorzunehmen sind. Im Frieden wird der vorausgesandte Sanitätsoffizier sich am schnellsten den Überblick über den Gesundheitsstand des zu erkundenden Gebietes durch Fühlungnahme mit den Kreisärzten verschaffen. Die persönliche Kenntnisnahme der Lebenslage der Bevölkerung (Wohnung, Wasserversorgung, Abfallstoffbeseitigung usw.) wird dann ein ausreichendes Bild über die hygienische Umwelt geben, in welche die Truppen einrücken.

c) Absonderung der Kranken und Verhütung der Keimverbreitung. Im Interesse möglichst frühzeitiger Verhinderung irgendeiner übertragbaren Krankheit wird man — wie erwähnt — schon jeden Verdachtsfall bei der Truppe bereits in der Absonderungsbaracke oder -abteilung unterbringen und ihn erst dann auf die zugehörige Abteilung verlegen, wenn die bakteriologische Diagnose endgültig den nicht infektiösen Charakter des Leidens ergeben hat. Inwieweit die infektiös erkrankten Angehörigen von Wehrmachtsmitgliedern und wo sie gegebenenfalls abzusondern sind, hängt von den jeweils gegebenen Verhältnissen ab. Absonderung zu Hause ist nur dann zu vertreten, wenn die Sicherheit gegen die Keimverstreuung gegeben ist.

Die Dauer der Absonderung währt bis zu dem Zeitpunkte, in dem eine Ansteckungsgefahr nicht mehr gegeben ist. Für fremdländische Seuchen besteht der Grundsatz: Niemanden aus der Absonderung zu entlassen, der noch die Erreger ausscheidet. Bei den einheimischen übertragbaren Krankheiten ist dieser Grundsatz nicht immer völlig durchzuführen, weil die Erreger hier nicht selten wochen- und monatelang ausgeschieden werden. Für Typhus gilt die Bestimmung, daß die Entlassung erst erfolgen darf, wenn zwei Stuhlproben, im Abstand von 8 Tagen entnommen, frei von Typhusbacillen befunden worden sind. Länger als 12 Wochen darf dagegen die Absonderung nicht dauern. Typhusbacillendauerausscheider sind vom gesamten Nahrungsmittelgewerbe nach Möglichkeit fernzuhalten.

Transport von ansteckend Kranken ist möglichst zu vermeiden. Muß er gleichwohl ausgeführt werden, so ist grundsätzlich dazu ein Krankenwagen mit Krankenbegleiter zu verwenden. Nach jedem derartigen Gebrauch ist der Wagen zu desinfizieren. Zur Beförderung solcher Kranken mit der Eisenbahn bedarf es stets der vorherigen Genehmigung der Sanitätsbehörde, welche das Abteil nach Gebrauch desinfizieren läßt.

Die Verhütung der Verstreuung der Keime am Krankenbett erfolgt durch die *Desinfektion*, worüber in dem entsprechenden Kapitel nachzusehen ist.

Infektiöse Leichen werden in ein mit Desinfektionslösung getränktes Tuch gehüllt und so in den Sarg gelegt, dessen Boden handhoch mit Sägemehl od. dgl. bedeckt ist. Die Beförderung solcher Leichen ist in Zinksärgen, die in einen Holzsarg gestellt sind, statthaft. Die von infektiösen Leichen ausgehende Gefahr ist bei solchen Maßnahmen, im Gegensatz zu weitverbreiteter Meinung, sehr gering. Von ordnungsgemäß bestatteten derartigen Leichen droht überhaupt keine Gefahr mehr.

d) Keimträger und Ausbreitung der Infektionskrankheiten. Die von den ernsthaft oder doch erkennbar Kranken ausgehende Gefahr ist nach den oben gegebenen Grundsätzen verhältnismäßig leicht zu vermeiden. Sehr viel schwieriger ist es dagegen, die von den *Leichtkranken* oder den *Keimträgern* drohende

Keimverstreuung zu unterbinden, weil sie sich der Kenntnis entzieht. Die Zahl der Personen, die im Verlaufe einer Infektionskrankheit zu Keimträgern oder derjenigen, die aus der Umgebung solcher Kranken es werden, schwankt außerordentlich besonders auch nach der Art der Krankheit. Die Bedeutung dieser Keimträger für die Krankheitsausbreitung ist noch nicht genügend geklärt. Es scheint bei einzelnen Krankheiten (Diphtherie, Genickstarre) auf die Keimtypen anzukommen, die bei den Trägern gefunden werden, derzufolge beispielsweise bei der Diphtherie nur dem gravis-Typ Bedeutung zukäme. Soweit durchführbar, wird man die Keimträger absondern, bis sie die pathogenen Keime nicht mehr enthalten. Doch werden nicht selten Lagen entstehen, in denen dies nicht durchführbar ist, etwa schon deswegen, weil die Zahl der Keimträger viel zu groß ist. Hier kann man dann nur dadurch vorbeugen, daß man die zugehörige Mannschaft unter schärfster täglicher ärztlicher Kontrolle hält. Es erscheint auch nicht mehr lohnend, den bakteriologisch zu untersuchenden Personenkreis zu groß zu wählen, etwa die ganze Kompanie oder eine noch größere Einheit zu untersuchen, sondern die Untersuchung zu beschränken auf den näheren Umgangskreis des Erkrankten (eine Stube, allenfalls noch die Nachbarstuben). Doch wird man je nach der Art der Erkrankung und der örtlich gegebenen Verhältnisse verschieden verfahren. Bestimmte Regeln lassen sich hier nicht aufstellen. Bei Cholera, Pest, Typhus, Ruhr wird man schärfer zufassen müssen als bei Genickstarre, Diphtherie u. a.

5. Maßnahmen bei den Gesunden.

a) Allgemeine hygienische Maßnahmen. Eine gar nicht hoch einzuschätzende Waffe gegen viele Infektionskrankheiten besteht in der Reinlichkeit, weil sie die zu einer Infektion nötige Keimmenge oft auf ein unschädliches Maß herabdrückt. Unter mobilen Verhältnissen wird sie naturgemäß leicht und oft Not leiden und die immer wieder kommende Ausbreitung ansteckender Krankheiten im Kriege ist zum Teil sicher hierauf zurückzuführen. Durch Gesundheitsbelehrungen bei der Truppe und Erziehung zu hygienischer Lebensweise läßt sich außerordentlich viel für eine erfolgreiche Prophylaxe erreichen. Ist es doch ein altbewährtes Wort, daß man gesundheitliche Maßnahmen nur schwer gegen widerstrebende, verhältnismäßig leicht aber mit Menschen durchführen kann, die wissen, daß die Maßnahmen nötig sind und darum bereit sind, sie zu befolgen. Die *hygienische Volkserziehung* ist daher zugleich ein sehr wertvolles Hilfsmittel für die Prophylaxe von Infektionskrankheiten in der *Wehrmacht.* Im Frieden und mehr noch im Kriege spielt eine kräftig gemischte Kost eine sehr wichtige Rolle im Kampf gegen ansteckende Krankheiten, ist doch allgemein bekannt, daß ein gut ernährter, körperlich geübter Mensch Infektionen viel besser widersteht als ein schwächlicher, schlecht ernährter. Unter mobilen Verhältnissen werden naturgemäß besonders Überanstrengungen neben unzureichender Ernährung oft nicht vermeidbar sein und die Truppe für Seuchen empfänglicher machen. Der Weltkrieg hat hierfür sehr überzeugende Beispiele geliefert.

Neben der Ernährung spielt die Hygiene der Umwelt für die Ausbreitung ansteckender Krankheiten eine wichtige Rolle. Gute Beschaffenheit der Unterkünfte, ihre nicht zu dichte Belegung, einwandfreies Trinkwasser, sorgfältige Beseitigung der Abfallstoffe sind wichtige Unterstützungsmittel gegen übertragbare Krankheiten. In den *Standorten* und auch auf den *Truppenübungsplätzen* — vielfach auch im Manöver — sind diese hygienischen Grundforderungen meistens erfüllt, um so weniger aber lassen sie sich vielfach im *Kriege* erfüllen. Gleichwohl wird man auch hier nach Möglichkeit hygienische

Verhältnisse herzustellen versuchen und in erster Linie auf Beseitigung der Abfallstoffe durch Vergraben achten. Hier wird der Sanitätsoffizier äußerste Sorgfalt in der dauernden Beobachtung des Gesundheitszustandes seiner Truppe anwenden müssen, um so früh als möglich Infektionsverdächtige zu erkennen und für die Truppe unschädlich zu machen. Im Kriege ist dies in der Tat nicht selten das Hauptmittel gegen ansteckend Kranke. Je klarer der Truppenarzt das biologische Schema der Entstehung und Ausbreitung übertragbarer Krankheiten vor sich sieht und je besser er seine Truppe kennt, desto sicherer wird er zu rechter Zeit eingreifen und Gefahren im Beginn ersticken. Im Kriege ist diese ärztliche hygienische Wachsamkeit des Truppenarztes oft das einzige, immer aber ein sehr wirksames Mittel der Prophylaxe.

b) Schutzimpfungen. Wirksame Schutzimpfungen gegen die übertragbaren Krankheiten würden die zuverlässigste Prophylaxe bedeuten, weil dadurch die Empfänglichkeit der Körper für den Infekt praktisch aufgehoben würde, so daß auch beim Versagen oder bei Undurchführbarkeit der oben genannten anderen Maßnahmen ausreichender Schutz gegeben wäre. Leider gibt es nur gegen einzelne übertragbare Krankheiten brauchbare Schutzimpfungen. Die Besonderheit des militärischen Lebens rechtfertigt ihre Anwendung auch dann, wenn ein vollkommener oder doch sehr weit reichender Schutz damit nicht immer erreichbar ist. Das gilt zumindest für mobile Verhältnisse.

Die *Schutzpockenimpfung* ist die einzige, hochwirksame, im deutschen Volke und in der deutschen Wehrmacht gesetzlich durchgeführte Schutzimpfung. Alle anderen Impfungen stehen ihr an Güte wesentlich nach. Die Impfung gegen *Typhus* und *Cholera* haben sich jedoch im Kriege so einwandfrei als nützlich erwiesen (S. 472 u. 490), daß ihre Anwendung unter *mobilen* Verhältnissen selbstverständlich ist. Inwieweit sie auch unter Friedensverhältnissen auszuführen sind, läßt sich nur von Fall zu Fall entscheiden. Man wird sie hier in der Regel nur dann anwenden, wenn die Truppe von diesen Krankheiten besonders bedroht ist, z. B. beim Einrücken in Typhus-verseuchte Gegenden oder beim verbreiteten Ausbruch von Typhus in einem Teil des Reiches. Sollte es gelingen, die *Impfreaktionen* durch Verbesserung des Impfstoffes praktisch zum Verschwinden zu bringen, so würde der verbreiteten Schutzimpfung in der *Wehrmacht* das Haupthindernis genommen sein. Auch gegen *Diphtherie* (S. 454) und *Scharlach* haben die aktiven Schutzimpfungen jetzt eine solche Wirkung erlangt, daß ihre Anwendung bei der Truppe bei gehäufterem Auftreten dieser Krankheiten in Betracht kommen kann, wobei sie auf die befallene Truppeneinheit, unter Umständen auf die befallene Stubenkameradschaft beschränkt werden kann. Auch die *Ruhrschutzimpfung* (S. 484) mit giftfreien Stämmen kann in diesem Rahmen gegebenenfalls auch für größere Einheiten bei gehäufterem Auftreten dieser Krankheit in Betracht kommen. Die Schutzimpfungen gegen *Fleckfieber* (S. 513), Poliomyelitis und Gelbfieber stehen noch in der Entwicklung und wären höchstens unter besonders gefährdenden Umständen anwendbar.

Zum Schluß sei noch kurz der *Prophylaxe der Geschlechtskrankheiten* gedacht, für welche das deutsche Reichsgesetz zur Bekämpfung dieser Krankheiten die Grundlage gibt. Bei keiner anderen übertragbaren Krankheit ist das engste Einvernehmen zwischen *Militär-* und *Zivilbehörden* so nötig und so erfolgreich als bei diesen Krankheiten. Die Vorbeugung der Infektion kann, wie besonders die Marineerfahrungen erwiesen haben, durch Anwendung von Desinfizientien vor oder gleich nach dem Umgange in erheblichem Ausmaß erfolgen. Daneben steht die frühzeitige Erkennung und Behandlung der Erkrankten, wobei die regelmäßigen *Gesundheitsbesichtigungen* ein sehr wichtiges Hilfsmittel sind. Als drittes ist die Ermittlung der Infektionsquelle und die sofortige Mitteilung an die Polizeibehörde besonders wichtig (im übrigen s. S. 410).

Schrifttum.

Kolle, Kraus u. Uhlenhuth: Handbuch der pathogenen Mikroorganismen, 3. Aufl., Bd. 3, Teil 1. Gotschlich. — Möllers: Gesundheitswesen und Wohlfahrtspflege im Deutschen Reich. — Neufeld: Seuchenentstehung und Seuchenbekämpfung. — Schjerning, v.: Handbuch der ärztlichen Erfahrungen im Weltkriege, Bd. 7. — Weyl: Handbuch der Hygiene, 2. Aufl., Bd. 8, 3. Abt. Gumprecht.

D. Desinfektion, Sterilisation, Entwesung.

Von **F. Konrich**-Saarbrücken.

Mit 1 Abbildung.

Der moderne Seuchenschutz sucht die Ausbreitung übertragbarer Krankheiten durch zwei Mittel zu verhindern: durch die *Absonderung des Kranken* und die *Vernichtung von Krankheitskeimen* außerhalb des Körpers. Letzteres ist in der Hauptsache Aufgabe der Desinfektion, Sterilisation und Entwesung, deren Wirkung sich somit auf Bakterien und Protisten selbst und die mit ihnen behafteten Gegenstände oder auf Tiere als Überträger der Keime von Wirtskörper zu Wirtskörper erstreckt.

Auf alle drei Gebiete, die naturgemäß einander nahe verwandt sind, hat der *Krieg* befruchtend gewirkt. Desinfektion und Sterilisation, letztere freilich in geringerem Grade, verfügten schon vor dem Kriege über ausgedehnte wissenschaftliche Grundlagen, während die Entwesung unter diesem Namen damals überhaupt noch nicht bekannt war und nur als Ungezieferbekämpfung nach Brauch und Erfahrung betrieben wurde. Heute stellt die Entwesung einen wissenschaftlich wohlbegründeten Zweig der Hygiene dar, und auch in der Desinfektion und Sterilisation sehen wir jetzt die Dinge wesentlich klarer und können somit besseren Gebrauch davon machen. Alle drei Gebiete bedienen sich teilweise der gleichen Methoden und geben ihre innere Verwandtschaft auch damit kund.

Für die *militärischen Verhältnisse* sind jene drei Zweige der Hygiene von besonderer Wichtigkeit, weil das nahe Zusammenleben einerseits die Übertragung von Krankheitskeimen begünstigt, andererseits der Ausfall von Mannschaften, den ansteckende Krankheiten bedingen können, unter Umständen besonders schwerwiegende Folgen nach sich zieht. Der Sanitätsoffizier muß sich daher über die Bedeutung und Anwendung dieses hygienischen Rüstzeuges durchaus im klaren sein, um es sinngemäß zu gebrauchen, d. h. nicht nur das jeweils richtige Verfahren anzuwenden, sondern auch unnötige, zu weitgehende Maßnahmen zu unterlassen, die den Dienstbetrieb empfindlich stören können. Mit dem *Mindestmaß bei voller Sicherheit* auszukommen, muß das Ziel sein.

Daraus folgt, daß jede schematische Anwendung vermieden werden muß. Das ist aber nur möglich, wenn dem Sanitätsoffizier, der solche gesundheitlichen Maßnahmen anordnet, die Übertragungsweise der Krankheitskeime ebenso geläufig ist wie die Leistungen der einzelnen Verfahren zu ihrer Bekämpfung.

Die Mittel und Verfahren der Sterilisation und Desinfektion sollen aber nicht nur voll wirksam, dabei aber einfach in der Handhabung, sondern auch möglichst wohlfeil sein, besonders sollen sie das zu behandelnde Gut unverändert lassen oder es doch möglichst wenig schädigen. Hierin sind die einzelnen Verfahren durchaus verschieden zu bewerten und man tut gut, die Dinge auch von diesem Gesichtspunkte aus zu betrachten, damit vermeidbare Beschädigungen des Gutes nicht vorkommen.

Für die Ausführung der Desinfektion sind einerseits die *Ortspolizeiverwaltung*, andererseits die *Wehrmachtsbehörden* verantwortlich.

Letzteren liegt die Durchführung ob bei aktiven Militärpersonen, Personen in Dienstgebäuden oder Fahrzeugen der Wehrmacht, bei marschierenden oder auf dem Transport befindlichen Truppen und deren Ausrüstungsgegenständen, auf den nur von der Wehrmacht benutzten Grundstücken und Einrichtungen. Die Grenzen zwischen den zivilen und Wehrmachtsbehörden sind somit klar abgesteckt.

A. Desinfektion und Sterilisation.

Die Bezeichnungen Desinfektion und Sterilisation wurden früher und werden auch heute noch, besonders im chirurgischen Sprachgebrauch, vielfach unterschiedslos gebraucht. Das ist durchaus nachteilig, weil es zu unrichtiger Bewertung von Mitteln und Verfahren und damit zu schiefem Urteil über die Leistungen der Desinfektion und Sterilisation überhaupt führen kann. Es ist also zunächst nötig, festzusetzen, welcher Begriff den beiden Worten zugrunde liegt. Das *Deutsche Arzneibuch* gibt hierfür eine sehr klare Fassung. Danach heißt *desinfizieren:* „einen Gegenstand in den Zustand versetzen, daß er *nicht mehr infizieren kann*" und *sterilisieren:* „einen Gegenstand *von allen lebenden Mikroorganismen befreien*" — und um Mißverständnisse auszuschließen, setzt das Arzneibuch hinzu: „ein Gegenstand darf nur dann als steril bezeichnet werden, wenn er *frei von allen lebenden Keimen* (vegetativen Formen und Dauerformen) ist". Jedes Zugeständnis an den Begriff Sterilität wird hier ausdrücklich abgelehnt, und das mit Recht. Denn die nicht selten anzutreffende Bezeichnung: „relative Sterilität" heißt nichts anderes als Keimfreiheit mit Keimen — ein vollendeter Widersinn, statt dessen man sinngemäß nur keimarm sagen könnte.

Desinfektion und Sterilisation sind somit im Grunde nur gradmäßig verschieden. Das letztere ist gewissermaßen die höhere Stufe des ersteren. Ein Gegenstand kann wohl desinfiziert, muß aber deswegen nicht auch sterilisiert sein, während ein steriler Gegenstand auch immer desinfiziert ist, denn er kann ja nicht infizieren. Die Desinfektion hat es praktisch hauptsächlich mit den spezifischen krankmachenden Bakterien zu tun, die Sterilisation dagegen mit Bakterien überhaupt — mit anderen Worten: die Desinfektion erstreckt sich im wesentlichen auf die pathogenen Keime — Bakterien, Protisten, invisibles Virus —, die Sterilisation darüber hinaus auch auf die sog. Saprophyten. Es ist freilich bekannt, daß die Grenze zwischen diesen beiden Gruppen von Kleinlebewesen unscharf ist. Die spezifischen Erreger, die als Ursachen von Seuchen militärhygienisch besonders zu fürchten sind, unterscheiden sich insofern wesentlich von den Saprophyten, als sie bis auf wenige Ausnahmen keine Dauerformen bilden und somit leicht abtötbar sind, während die letzteren vielfach Sporen erzeugen, die weniger leicht zugrunde gehen. Überdies unterscheiden die Sporen beider Gruppen sich erheblich dadurch, daß auch die pathogenen Dauerformen sich immerhin verhältnismäßig noch leicht abtöten lassen, während dies bei saprophytischen Sporen oft sehr viel schwieriger ist. So kommt letzten Endes alles darauf hinaus, daß die jeweils aufzuwendende *Abtötungskraft* der gegenüberstehenden Widerstandskraft *(Resistenz)* der Keime angepaßt ist. Die Desinfektion kommt mit verhältnismäßig bescheidener Abtötungskraft zum Ziel, die Sterilisation muß davon sehr viel mehr aufwenden.

Damit stellt sich von selbst die Frage nach dem Resistenzgrade ein, der jeweils zu überwinden ist, und nach dem Indicator für diesen Grad.

Diese Frage hat man bis vor kurzem nicht klar herausgestellt und darin mag es begründet sein, daß die Begriffe über Desinfektion und Sterilisation auch heute noch vielfach durcheinander gehen. Man braucht zur scharfen Abgrenzung der Forderungen an die Apparatur und Verfahren *drei verschiedene*

Resistenzgrade: Den *untersten* Resistenzgrad verkörpern die nicht sporenbildenden pathogenen Keime, den *mittleren* die Milzbrandsporen und den *höchsten* die Erdsporen in nativer Form, d. h. so, wie sie in der Erde vorhanden sind.

Die Resistenz dieser Keime wird durch die Zeit ausgedrückt, während der sie in 100°igem Dampf noch gerade eben am Leben bleiben. Man benutzt Dampf dieser Temperatur, weil er sich überall bequem erzeugen und verwenden läßt. Die Kraftquelle für die Abtötung ist somit qualitativ immer gleich und nur quantitativ verschieden, in dieser Hinsicht aber sehr leicht und genau durch die Zeit der Einwirkung abmeßbar. Diese „Dampfresistenz" beträgt für die

Resistenzstufe 1 = schwächste Stufe: höchstens einige Sekunden,
„ 2 = mittlere „ 6—8 Minuten,
„ 3 = höchste „ 20 Stunden und darüber.

Resistenzstufe 1 und 2 werden für die Desinfektion zugrunde gelegt, Stufe 3 nur für die Sterilisation.

Die Resistenzstufe 1 umfaßt die seuchentechnisch wichtigsten Keimerreger von Cholera, Typhus, Tuberkulose usw. und die invisiblen Virusarten. Als Testobjekt hierfür werden meistens *Colibacillen und Staphylokokken* benutzt. Wenn auch alle diese Keime im Dampf praktisch sofort vernichtet werden, so zeigen sie doch gegenüber trockener Wärme wie gegenüber manchen chemischen Keimtötungsmitteln erheblich verschiedene Widerstandskraft. Man teilt daher unter Umständen die Mitglieder dieser untersten Stufe je nach ihrem Resistenzvermögen in Untergruppen ein, um aus den Keimtötungsverfahren für die Praxis möglichst viel Nutzen dadurch herauszuholen, daß man wohl die jeweils erforderliche, nicht aber eine für diesen Fall unnötig hohe Resistenz als Maß anlegt. Wenn man z. B. nur Typhusbacillen vernichten will, braucht man unter Umständen nicht den Resistenzgrad von Staphylokokken zugrundezulegen.

Die Resistenzstufe 2 wird durch die *Milzbrandsporen* verkörpert, nicht aber durch Sporen pathogener Keime schlechthin. Denn deren Resistenz liegt teilweise viel höher, wie folgende Übersicht zeigt. Es beträgt die Dampfresistenz für Sporen des

Milzbrandbacillus	6—8	Minuten	Rauschbrandbacillus	2—12	Minuten
Gasödembacillus	8—90	„	B. histolytius . . .	2—12	„
B. des malignen Ödems etwa	60	„	Tetanusbacillus . . .	60—180	„
Pararauschbrandbacillus. . .	2—15	„	Botulinusbacillus . .	120—180	„

Die Resistenzstufe 2 wird grundsätzlich für die *Dampfdesinfektion* zugrunde gelegt, trotzdem Milzbrand als Seuche unter den Menschen nicht bekannt geworden ist. Man bleibt aber mit Recht hier bei diesem Gradmesser, weil der Dampf mit ihm spielend fertig wird und es keinerlei Vorteil brächte, mit der Anforderung herunterzugehen. Auch für die Bewertung chemischer Desinfektionsmittel benutzt man vielfach die Milzbrandsporen. Um das lästige Arbeiten mit diesem pathogenen Keim, besonders bei der Prüfung der Dampfdesinfektionsapparate, zu vermeiden, verwendet man gern die von W. Hoffmann eingeführten *Kultur*erdsporen, deren Resistenz etwas über derjenigen der Milzbrandsporen liegt. Man arbeitet somit bei der Prüfung der *Desinfektion* grundsätzlich mit *Kultur*bakterien und -sporen.

Anders bei der *Sterilisation.* Hier reicht die Resistenz keiner Kulturspore aus, vielmehr muß man auf die sonst nicht anzutreffende Resistenz der *nativen Erdsporen* zurückgreifen. Denn auch sie muß ja in jedem Falle durch die Sterilisation überwunden werden. Daß dabei auch mit absoluter Sicherheit alle pathogenen Sporenbildner, besonders die chirurgisch zu fürchtenden Anaeroben, zugrunde gehen, erst recht aber die Keime der Resistenzstufe 1, ergibt sich aus der oben stehenden Übersicht über deren Dampfresistenz. Man kann aber nicht wahllos jede Erde benutzen, weil die höchstresistenten Sporen nicht in jeder

Erde vorhanden sind, sondern man muß sich vorher von ihrer Gegenwart überzeugen, indem man die Proben nach verschieden langer Dampfbehandlung in Nährlösungen bringt und nur diejenige Erde verwendet, die noch nach etwa 20 Stunden Wachstum ergibt.

Der innere Vorgang bei der Abtötung von Keimen hängt von der Art des Keimtötungsmittels ab. Bei der trockenen Erhitzung kommt es, je nach der Temperatur, entweder zur Zerstörung des Bakterienleibes durch völlige Verbrennung oder durch beginnende Verkohlung oder zur Abtötung durch vollkommene Vertrocknung unter Mitwirkung der höheren Temperatur an sich; bei der feuchten Erhitzung durch Quellung des Protoplasmas mit nachfolgender Gerinnung. Bei den chemischen Mitteln ist es unentschieden, ob ihre Wirkung durch Anlagerung an die Keimoberfläche oder Einlagerung in das Molekül, durch Gerinnung des Bakterieneiweißes oder sonstwie erfolgt.

Die Wirkung aller Mittel, besonders der chemischen, aber auch der physikalischen, hängt wesentlich davon ab, ob die Keime ungeschützt, z. B. in Wasser aufgeschwemmt oder einfach angetrocknet oder eingeschlossen in Eiweiß, Schleim, Blut usw. und dadurch geschützt dem Keimtötungsmittel ausgesetzt werden. Von Sonderfällen abgesehen ist durchweg zu fordern, daß der *schwierigste Fall der Praxis zum Ausgangspunkt* genommen wird, bei dem die Keime mehr oder minder geschützt der keimtötenden Kraft gegenüberstehen. Bei *Sterilisierversuchen* ist es unerläßlich, das Gut vorher mit *nativen Erdsporen* zu infizieren, damit man sicher ist, daß Keime der Resistenz 3 auch tatsächlich daran vorhanden sind. Aussaaten künstlich nicht infizierten Gutes beweisen nichts. Bei den mit trockener oder feuchter Wärme arbeitenden Apparaten muß ferner der *schwierigste Fall dichtester Packung* zugrunde und hiernach die Betriebszeit ermittelt werden. Versuche mit geringerer Ladung sind unverwertbar. Nur solche, den ungünstigsten praktischen Fall benutzende Versuche geben zuverlässige Grundlagen für die Desinfektion und Sterilisation.

1. Physikalische Desinfektionsmittel und Sterilisation.

Die Keimvernichtung durch Wärme kann auf trockenem oder feuchtem Wege erfolgen.

Seit Robert Koch die früher oft angewandte heiße Luft als verhältnismäßig schwach wirksam befunden hatte, beherrscht die von ihm eingeführte feuchte Wärme, besonders in Form von Dampf, das Feld. Die *Dampfdesinfektion* hat die großen Vorzüge voller *Tiefenwirkung* bei porösem Gut, das die Hauptmasse des Desinfektionsgutes überhaupt darstellt, *hoher Tötungskraft* und damit *kurzer Betriebsdauer*. Ihre erheblichen *Nachteile* bestehen darin, daß es Lederwaren, feinere Stoffe, geleimte Gegenstände u. a. m. zerstört, Wollsachen aus der Form bringt und bei häufigerer Anwendung hart und minderwertig macht; auch haftet den Gegenständen nachher ein unangenehmer Geruch an. Da bei der *Soldatenausrüstung* Leder eine wichtige Rolle spielt, fällt die Eigenschaft des Dampfes, solche Gegenstände zu zerstören, schwer ins Gewicht.

Demgegenüber erlaubt die Desinfektion durch *trockene Wärme*, d. h. durch heiße Luft, bei richtiger Handhabung, alles Gut zu desinfizieren, ohne es zu beschädigen oder auch nur zu verändern. Dabei fehlt auch der „Desinfektionsgeruch". Der große *Nachteil* dieses Verfahrens besteht aber in seiner *mangelhaften Tiefenwirkung* und seiner *langen Betriebszeit*. Beides gilt jedoch nur für *ruhende* Heißluft. Die *stark bewegte* heiße Luft (Preßluft), im *Kriege* erfolgreich zur Entwesung von Kleidern benutzt, gleicht diese Mängel so weit aus, daß die Heißluftdesinfektion allgemein — nicht nur für militärhygienische Zwecke — sich erfolgreich neben die Dampfdesinfektion zu stellen beginnt. Hierbei ist allerdings nachdrücklich darauf hinzuweisen, daß der große Vorteil des Heißluftverfahrens nur dann heraustritt, wenn man von ihm nicht mehr verlangt als nötig ist. Es ist zwecklos, von ihm die Überwindung der Resistenzstufe 2 (Milzbrand- oder HOFFMANN-Sporen) zu fordern, die bei der Dampfdesinfektion ohne Einschränkung nach wie vor zugrundezulegen ist. Denn Milzbrandepidemien sind, wie erwähnt, nicht unter Menschen bekannt geworden. Unter dem begründeten Verzicht auf Resistenzstufe 2 entspricht es der Praxis, von der Heißluftdesinfektion nur die *Vernichtung der Resistenzstufe 1* zu fordern. Das leistet sie in praktisch brauchbarer Zeit, und die Stufe 1 stellt den Regelfall dar, der das Vorgehen bestimmt. Kommt wirklich einmal Milzbrand vor, so kann man diesem Sonderfall dadurch entsprechen, daß man entweder beim Heißluftverfahren die Temperatur erhöht und die Zeit ausdehnt, womit man dann auch zum Ziele kommt, oder sich mit chemischen Mitteln oder Verbrennen oder Vergraben des Gutes hilft, wenn kein Dampfapparat erreichbar sein sollte. Das ist sicherlich, aufs Ganze gesehen, viel billiger und zweckmäßiger, als beim Heißluftverfahren dauernd die hier zwecklos hohe Resistenzstufe 2 anzulegen. Dieser Gedankengang zeigt besonders deutlich, wie es möglich ist, durch sorgfältiges Abwägen des Für und Wider aus einem Desinfektionsverfahren möglichst viel herauszuholen.

a) Trockene Wärme. Das einfachste Verfahren der Keimvernichtung besteht in der Verbrennung des Gutes, bedeutet also eine Sterilisation. Sie kommt naturgemäß nur für wertlose Gegenstände in Betracht (Bettstroh, Papier, Spielsachen usw.).

Im übrigen muß nachdrücklich darauf hingewiesen werden, daß *Sterilisation* durch trockene Wärme, d. h. durch *heiße Luft,* nur bei Gegenständen aus *anorganischem* Werkstoff möglich ist. Denn zur Vernichtung der Resistenzstufe 3 (native Erdsporen) muß man auf 180—200° heraufgehen, wobei man an die Verkohlungsgrenze gerät. Gegenstände aus *organischem* Grundstoff werden dabei stark beschädigt oder vernichtet. Daraus folgt, daß der Heißluftsterilisation nur Geräte aus *Metall, Porzellan und Glas* unterworfen werden können, die man 20 Minuten bei 180—200° C hält. Es ist zweckmäßig, in die Gegenstände einen Streifen weißen Papiers einzulegen, der kräftig gebräunt ist, wenn die genannten thermischen Bedingungen bestanden haben. Diese einfache Sichtprobe auf Sterilität sollte fortlaufend bei der Heißluftsterilisation benutzt werden. Sie ist zuverlässiger als die alleinige Beobachtung des Thermometers.

Man benutzt zur Heißluftsterilisation *Metallschränke,* die mit Gas oder elektrisch beheizt werden. Die Temperaturen in den verschiedenen Stockwerken dieser Schränke können sehr erheblich voneinander abweichen — ein Grund mehr, die genannte Sichtprobe dauernd anzuwenden. Neuerdings werden auch Apparate mit motorisch umgetrieber Heißluft auf den Markt gebracht, die diesen Übelstand vermeiden.

Die *Heißluftdesinfektion* bedient sich, wie erwähnt, der ruhenden und der stark bewegten Luft. Für erstere benutzt man Heißluftschränke, in denen man bei 70—80° *Bücher, Akten* u. dgl. in 6—48 Stunden, je nach deren Dicke, zuverlässig desinfizieren kann. Die lange Dauer ist oft nur scheinbar störend. Vielfach wird die nötige Zeit durchaus zur Verfügung stehen, doch sind derartige Heißluftschränke selten vorhanden.

Die *bewegte Heißluft* wird in den nach ihrem Erfinder so genannten *Vondran-Apparaten* benutzt, eisernen Kammern von rechteckigem Querschnitt und verschiedener Größe, teils mit einer Tür, teils mit zweien jeweils an der Stirnseite. Dazu gehört eine selbsttätig regelnde Heizvorrichtung (Elektrizität, Gas, Kohle — hier von Hand zu regeln —) und eine starke Luftumtriebsmaschine (Ventilator).

Die Luft wird oben abgesaugt und unten durch Löcher im Boden wieder eingepreßt, so daß sie, möglichst gleichmäßig verteilt, die Kammer betritt, Klappen ermöglichen es außerdem, die Luft aus der Kammer ins Freie zu drücken und von hier aus wieder Frischluft in die Heizkammer einzusaugen. An einem aus der Kammer herausfahrbaren eisernen Rahmen wird das Desinfektionsgut an Klammern oder über Bügel aufgehängt, Einlegen findet nicht statt, weil dadurch die Wirkung des Apparates beeinträchtigt wird. Die gesamte *Ausrüstung* eines Soldaten kommt über einen Bügel und bleibt so beisammen. Die Heißluft umspült infolge ihrer Richtung nicht nur die Oberflächen der Kleidung, sondern bläht sie auch etwas auf und erleichtert dadurch den Eintritt der Wärme in die tieferen Lagen. Die starke Bewegung der Luft hat nur den Zweck, auch die Tiefe des Gutes rasch zu erwärmen. Dort geht die Luftgeschwindigkeit naturgemäß sehr weit, vielfach auf Null zurück. Die von Breinl und Hofmann gefundene Abtötungsgeschwindigkeit für stark bewegte Heißluft gilt daher nicht für poröses Gut.

Die Wirkung der Heißluft beruht wohl hauptsächlich auf dem weitgehenden Wasserentzug, den die Keime erfahren. Vortrocknen bei nichtfeuchtem Gut ist nicht nötig. Bei feuchter oder gar nasser Ladung (durchgeregnete Uniformen) muß zunächst richtig getrocknet werden (Austreiben der heißen Kammerluft ins Freie, Ansaugen von Frischluft, die über die Wärmequelle geführt und in die Kammer gedrückt wird). Nach Aufnahme des Kreislaufbetriebes steigt die Temperatur zunächst im freien Raum auf die gewollte Höhe (= Steigezeit). Nach weiterer Zeit ist in allen Teilen des Gutes der gleiche Wärmegrad erreicht (= Ausgleichzeit). Nunmehr befinden sich Kammern und Inhalt unter den gleichen thermischen Bedingungen und werden jetzt während einer bestimmten Zeit so gehalten (= Abtötungszeit). Die Summe dieser drei Zeiten ergibt die Betriebszeit. Diese Verhältnisse werden durch obenstehende Abb. 1 schematisch versinnbildlicht.

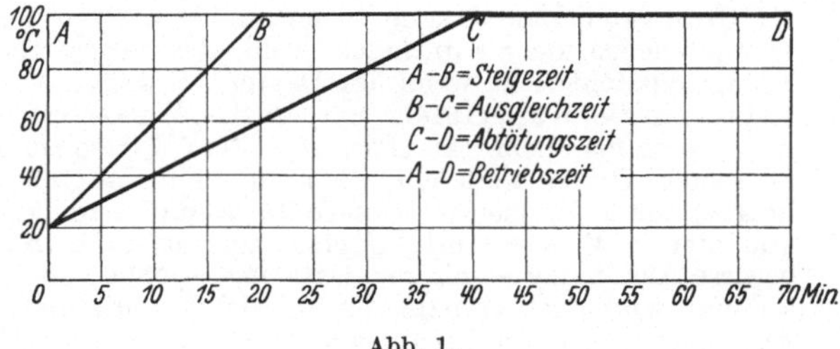

Abb. 1.

Die Abtötungsgeschwindigkeit der verschiedenen Arten von Krankheitserregern in Heißluft schwankt erheblich. Da es nicht möglich ist, die Betriebszeiten je nach Erregerart verschieden zu bemessen, nimmt man die Abtötungszeit für die widerstandsfähigste, nicht Sporen bildende Art: Staphylokokken. Die Besttemperatur beträgt 110°; sie schädigt das Gut noch nicht und tötet dennoch verhältnismäßig schnell ab. Höhere Temperaturen schädigen das Gut bereits gelegentlich, ohne nennenswerten, zeitlichen Abtötungsgewinn zu bringen, niedrigere bedingen wesentlich verlängerte Abtötungszeiten. Eine Volladung der Vondran-Kammer zu entseuchen dauert etwa 160 Minuten, die genaue Betriebsdauer muß bei den verschiedenen Apparatgrößen und Beheizungsarten thermoelektrisch und bakteriologisch ermittelt werden und auf der Betriebsvorschrift angegeben sein.

Bei *älterem Lederwerk* ist es zweckmäßig, die entzogene Feuchtigkeit durch kurzes Befeuchten zu ersetzen. Im allgemeinen verträgt älteres, viel getragenes Lederzeug die Heißluft schlechter als neueres. Doch braucht älteres deswegen von dieser Behandlung nicht ausgeschlossen zu werden.

Vondran-Apparate werden ortsfest und beweglich gebaut. Sie eignen sich vorzüglich auch zur Entwesung.

b) Feuchte Wärme. Feuchte Wärme kann als *kochendes Wasser* oder als *Dampf* benutzt werden.

Kochendes Wasser ist stets nur ein unbedingt zuverlässiges Desinfektionsmittel, aber kein sicheres Sterilisiermittel.

Kochendes Wasser dient zur *Desinfektion* von Gegenständen aus Metall und Porzellan und von Wäsche u. dgl. Letztere darf jedoch nicht mit Blut oder Eiter beschmutzt sein, weil diese Flecken infolge der Eiweißgerinnung sich nachher nicht mehr entfernen lassen („einbrennen“). Solche Wäsche wird durch zweistündiges Einlegen in 5% Kresolseifenlösung desinfiziert.

Bei dem üblichen Auskochen *chirurgischer Instrumente* wird dem Wasser Soda zugesetzt (2–5%). Dieser Zusatz verhindert lediglich das Rosten. Die Vorstellung, daß dadurch der Siedepunkt des Wassers nennenswert erhöht und dadurch wie durch den Zusatz an sich die Tötungskraft der siedenden Lösung ausschlaggebend verstärkt werde, ist irrig. (Selbst bei 15% Sodazusatz beträgt der Siedepunkt nur 100,5; man arbeitet also bei dem Auskochen von Instrumenten tatsächlich nur mit 100^{0}iger Temperatur.)

Eine *zuverlässige Instrumentensterilisation* läßt sich nur durch *Heißluft* (s. vorher) oder durch *120^{0}igen Dampf* erreichen. Letztere Apparate haben sich seit Jahren bewährt und finden mehr und mehr in die Krankenhäuser Eingang.

Dampf ist das mächtigste Keimtötungsmittel, das wir besitzen. Zur Desinfektion benutzt man ungespannten, niedriger temperierten Dampf gegen Resistenzstufe 1 und 2, zur Sterilisation gespannten, höher temperierten gegen Resistenzstufe 3.

Man unterscheidet gesättigten und ungesättigten Dampf. Beide Arten können ungespannt oder gespannt sein. Für den vorliegenden Zweck der *Keimtötung* kommt ausschließlich *gesättigter Dampf* in Betracht.

Gesättigter Dampf kann in einem bestimmten Volumen ohne Druckänderung keine Dampfteilchen mehr aufnehmen, wohl aber ungesättigter, daher sein Name. Gesättigter Dampf entsteht z. B., wenn der Dampf mit seiner Wasserquelle in dauernder Verbindung steht und die Wärmezufuhr nur an das Wasser erfolgt. Ungesättigter Dampf entsteht z. B., wenn man dem Dampf selbst weitere Wärme zuführt. Dieser Dampf ist dann heißer, als seinem Druck entspricht. Er ist überhitzt und ungesättigt zugleich. Beide Ausdrücke besagen somit das gleiche. Gesättigter Dampf wird bei Abkühlung sofort naß, weil ein Teil von ihm zu Wasser wird. Ungesättigter oder überhitzter Dampf verträgt dagegen eine gewisse Abkühlung — bis zur Sättigung — ohne naß zu werden, und erst bei weiterer Abkühlung wird auch er naß. Es ist wichtig, sich diese physikalischen Grundvorgänge zu vergegenwärtigen, um Leistungen von Dampfapparaten beurteilen und die Ursache etwaiger Versager erkennen zu können.

Druck und Temperatur des Dampfes stehen in bestimmtem Verhältnis, wie folgende Übersicht zeigt.

Druck in kg (atü)	Temperatur 0	Druck in kg (atü)	Temperatur 0
1,0	100	2,5	128
1,5	111	3,0	134
2,0	120	3,5	139

Die Keimtötungskraft des Dampfes verschiedener Temperatur ergibt sich aus folgender Übersicht (Zeit in Minuten). Man heißt dieses Zahlenbild auch „Absterbeordnung von Keimen".

Resistenzstufe 1	Resistenzstufe 2		Resistenzstufe 3	
Dampftemperatur Abtötung in Sek.	noch Wachstum nach	kein Wachstum mehr	noch Wachstum nach	kein Wachstum mehr
100	4	8	3000	—
105	1	0	360	420
108	0	0	360	420
110	0	0	110	120
112	0	0	25	30
115	0	0	13	15
118	0	0	11	12
120	0	0	5	6
128	0	0	1	3
134	0	0	0	0
139	0	0	0	0

Die Tötungskraft des Dampfes nimmt mit steigender Temperatur zunächst langsam, dann aber unverhältnismäßig schnell zu. Zur Überwindung der *Resistenzstufe 2* braucht man keinen gespannten Dampf, weil man mit dem ungespannten Dampf (sog. „strömender Dampf") schon in wenigen Minuten zum Ziel kommt. Für die Resistenzstufe 3 kommt man aber damit nicht aus. Hier braucht man, um mit praktisch erträglichen Zeiten arbeiten zu können, *Dampf von 120⁰ = 1 at.*, Überdruck.

Für die *Desinfektion* benutzt man daher grundsätzlich *ungespannten Dampf von 100⁰, für die Sterilisation gespannten Dampf von 120⁰.* Da es schwierig ist, genau 100⁰ beim Betriebe zu halten, benutzt man einen ganz geringen Überdruck des Dampfes entsprechend einer Dampftemperatur von 101—103⁰. Man vermeidet dadurch vor allem auch die Gefahr, daß beim Nachlassen des Dampfnachschubes in der Dampfkammer ein Unterdruck beim Betriebe entstehen würde, durch den dann Luft durch den gedrosselten Lufthahn eingesogen werden würde. Hierdurch könnte der Erfolg der ganzen Maßnahme in Frage gestellt werden. Auf dieser Grundlage sind die Vorschläge des Fachnormenausschusses für Krankenhauswesen („Fanok") für Desinfektion und Sterilisation aufgebaut.

Es ist lange bekannt, daß die Tötungskraft des Dampfes durch Luftbeimengung geschwächt wird. Für 120⁰igen Dampf und native Erdsporen hat MUNTSCH hierüber folgendes anschauliche Bild ermittelt (siehe Tabelle S. 424).

Der Ausdruck: Prozent-Luft besagt, wieviel von dem ursprünglichen Luftgehalt der Dampfkammer im Versuch noch vorhanden war. Jeder Punkt bedeutet eine sterile Probe, jede Zahl eine unsterile. Die Zahl besagt, an welchem Tage nach dem Versuch das Wachstum eingetreten ist.

Es zeigt sich klar, daß mit steigendem Luftgehalt des Dampfes seine Tötungskraft abnimmt.

Etwa 10—15% Luftbeimengung zum Dampf können als unschädlich angesehen werden. Gleichwohl wird das Streben dahin gehen müssen, mit möglichst luftarmem Dampf in der Praxis zu arbeiten.

Hiermit liegen die bakteriologischen Grundlagen für die Desinfektion und Sterilisation durch Dampf vor. Es kommt nunmehr darauf an, in der Praxis in dem zu behandelnden Gute die gleichen physikalischen Bedingungen zu setzen, die im theoretischen Versuch als zweckmäßig ermittelt worden sind, d. h. das Gut in allen seinen Teilen mit praktisch luftfreiem Dampf von 100 oder 120⁰ anzufüllen und diesen Zustand eine bestimmte Zeit einwirken zu lassen.

Die Apparate aus früherer Zeit sind teilweise verwickelt gebaut und weichen vielfach in Größe, Bauweise und technischer Ausrüstung stark voneinander ab, weil die wissenschaftlichen Grundlagen für die zweckmäßigste Bau- und Betriebsweise dieser Geräte früher noch nicht vorlagen. Nachdem diese Lücke ausgefüllt worden ist, hat der bereits erwähnte Fachnormenausschuß für Krankenhauswesen die Normung dieser Apparate in die Wege geleitet. Danach werden künftig nur noch folgende Größen und Formen gebaut:

Desinfektion

Dampftemperatur	100—103⁰
Schrankförmig	
Länge	2250 mm
Breite	1100 mm
Höhe	1500 mm
Inhalt	4 cbm
Liegend-zylindrisch	
Tiefe	1500 mm
Durchmesser	1150 mm
Inhalt	1,5 cbm

Sterilisation

Dampftemperatur	120⁰		
Schrankförmig			
Tiefe	600 mm	600 mm	900 mm
Breite	600 mm	600 mm	600 mm
Höhe	600 mm	1200 mm	1200 mm
Inhalt	0,2 cbm	0,4 cbm	0,6 cbm
Liegend-zylindrisch			
Tiefe		600 mm	700 mm
Durchmesser		400 mm	500 mm
Inhalt		75 l	137 l
Stehend-zylindrisch			
Höhe	500 mm	600 mm	700 mm
Durchmesser	300 mm	400 mm	500 mm
Inhalt	35 l	75 l	137 l

Luftgehalt des Dampfes %	Einwirkungszeit des			
	1	3	5	10
0	6..45.....	..9.......	....	....
40	..45..67..	..89...4..	....	....
15	52...83..2	.56..8....	..77......	9
35	443...673.	..766...6.	..66.....9	..44.8...7
50	223.87442	.4..444.92	.3..666..2	..6233..3
75	1122232.22	2222.1222	2..223366.	2..4446..2
100	1111111111	1111.211.2	1112.331.1	111.221.23

Grundsätzlich sollen alle Apparate *doppelwandig* ausgeführt sein. Der den Mantelraum durchstreichende Dampf isoliert thermisch die Dampfkammer. Der Dampfeintritt erfolgt oben, der Luftaustritt am tiefsten Punkte. In diesem Abzugsrohr für die Luft steckt ein Thermometer, nach dessen Angaben gearbeitet wird. Als Hilfsorgan ist ein Manometer vorhanden. Bei den größeren Apparaten dient ein aus der Kammer herausziehbarer Wagen oder ein Gestell zur Aufnahme des Gutes. Oben tragen die Apparate ein Tropfdach zum Schutz des Gutes gegen Kondenswassertropfen.

Die Vorgänge in der Dampfkammer. Die Kammer ist zunächst mit Luft gefüllt, die durch Dampf zu ersetzen ist. Damit dieser Platzwechsel beider Gase möglichst ungestört vor sich geht, wird der Dampf oben eingeführt, weil er etwa um $^1/_3$ leichter als Luft ist. Letzterer entweicht alsdann, weil spezifisch schwerer, am tiefsten Punkte. Bei leerer Kammer mischen sich beide Gase sehr wenig. Zeigt das Thermometer in diesem Fall 100° an, so ist die Kammer mit praktisch luftfreiem Dampf gefüllt. Das gleiche gilt für nicht poröses Gut, z. B. Konservendosen. Infolgedessen ist bei solchem Gute am 100°-Punkte der Lufthahn zu schließen. Flaschen und andere leere Hohlgefäße sind bei der Dampfbehandlung auf den Kopf zu stellen, damit die Luft herausfallen kann.

Anders bei *porösem* Gute, das ja bei Desinfektion und Sterilisation den Hauptteil ausmacht. Hier ist beim 100°-Punkte weder die Luft aus dem Gute in jedem Fall entfernt noch die beabsichtigte Temperatur im Gute schon immer erreicht. Luftentfernung und Temperaturanstieg stehen in unmittelbarer Wechselbeziehung: je mehr von der im Gute vorhandenen Luft entweicht, um so mehr nähert sich seine Temperatur derjenigen des freien Dampfraumes. Bei praktisch luftfreiem Gute besteht Temperaturausgleich. Die Luftentfernung hängt nicht ab von der Dampftemperatur oder dem Dampfdruck, wie vielfach angenommen wird, sondern lediglich von der Dichte (Porengröße) des Gutes und seiner Umhüllung. Je lockerer, desto schneller und vollständiger, je dichter, desto langsamer und unvollständiger vollzieht sich die Luftentfernung und damit die Durchwärmung. Die *Luftentfernung* und die damit praktisch parallel gehende *Durchwärmung* ist eine *Funktion der Zeit.* Bei lockerem Gute ist die Kammer praktisch schon beim 100°-Punkte luftfrei, bei dichtem ist zu diesem Zeitpunkte der Kern einer Packung oft noch überhaupt nicht vom Dampf berührt und noch ohne jede Temperatursteigerung. Die Vorgänge bei der Dampfdesinfektion und -sterilisation verlaufen somit ganz ähnlich, wie bei der Heißluftdesinfektion bildlich dargestellt: Erreichen der beabsichtigten Temperatur im freien Dampfraum = Steigezeit, Erreichen der gleichen Temperatur im Gute = Ausgleichszeit, Einwirkenlassen dieser thermischen Bedingungen = Abtötungszeit. Bei der Dampfsterilisation schließt sich daran noch die Zeit für den Druckabfall, zusammen = Betriebszeit.

Aus dieser Darlegung folgt, daß das bisherige Verfahren, beim 100°-Punkte den Lufthahn zu schließen, falsch ist. Denn die Annahme, im Gute herrsche dann schon überall die gleiche Temperatur und somit praktisch luftfreier Dampf, geht fehl. Die Entfernung dieser noch beim 100°-Punkte im Gute vorhandenen Luft vollzieht sich durch Diffusion der Luft in den Dampf. Damit dies schädliche Gemisch entweichen kann, muß der Lufthahn beim 100°-Punkte offen bleiben. Es genügt jedoch eine kleine Öffnung. Der *Lufthahn* wird somit zu diesem Zeitpunkt nicht geschlossen, sondern nur *gedrosselt.* Der schwache, dann noch entweichende Dampfstrom nimmt die Luft aus der Kammer heraus. Dieser Dampf muß geopfert werden, um die Keimabtötung sicher zu gestalten.

Die *Wärmevorgänge* in der Dampfkammer stellen sich bei richtig gebauten Apparaten folgendermaßen dar. Der Dampf trifft bei seinem Eintritt oben in die Kammer auf die kalten Metallteile und das kalte Gut. Infolgedessen kondensiert er an diesen kühlen Flächen so lange, bis das Metall und gesamte Gut Dampftemperatur erreicht haben. Die Erwärmung des Gutes wird hierbei durch die frei werdende Kondensationswärme des Dampfes bewirkt. Nach erfolgtem Temperaturausgleich kann eine weitere Kondensation am Gute nicht mehr

Dampfes in Minuten				
20	30	40	50	60
....				
....5.....	....			
...44...7.	.....7....	....		
34..442249	..66..784.	......9...	7	
..4544224	..4456.37	....5.78.4	....	....

eintreten, weil keine Körper mehr da sind, die Anlaß dazu gäben und die frei werdende Wärme aufnehmen könnten. Die auf diese Weise sich bildende Kondensatmenge beträgt selten über 5% des Gewichtes des Gutes. Meistens bleibt sie darunter. Sie bedeutet niemals eine Durchnässung des Gutes. Dieses Wasser überzieht vielmehr alle Oberflächen als ein dünnster Hauch, der beim Herausnehmen des Gutes aus der Kammer schnell verdunstet.

Anders bei falsch gebauten Apparaten. Hier vollzieht sich die Erwärmung des Gutes naturgemäß ebenso. Aber der Dampf bringt schon infolge Abkühlung auf seinem Wege vor der Kammer Wassertröpfchen mit, die sich auf dem Gute niederschlagen und es so weit durchnässen können, daß in diesen „Nässeinseln" die Temperatur unter 100° bleiben und die Keimtötung versagen kann. Dieser schädliche Kondensationsprozeß setzt sich durch Wärmeentzug in der Kammer selbst weiter fort.

Daraus folgt, daß die Apparate auf das vorzüglichste *thermisch isoliert* sein müssen, um diese Durchnässungen zu vermeiden. Bei älteren Apparaten fehlt die Isolierung oft ganz oder ist völlig unzureichend. Die *Isolierung* hat sich auf die *ganze Oberfläche* der Dampfkammer zu erstrecken. Die doppelmantelige Ausführung macht diese Isolierung durchaus nicht entbehrlich. Denn wenn der Dampfmantel außen nicht sehr gut isoliert ist, erfährt der Dampf darin bereits Abkühlung und belädt sich mit Wassertröpfchen, die trotz des Tropfdaches in den Apparaten sich teilweise auf dem Gute niederschlagen. Die thermische Isolierung ist aber auch deswegen nötig, um die Dampfquelle zu entlasten und um bei ortsfesten Apparaten nicht den Raum zu heizen, in dem die Apparate stehen. Man vergegenwärtige sich einmal die Wärmeverhältnisse bei einem fahrbaren Apparat bei starker Kälte und kräftigem Winde, um die Notwendigkeit einer hochwertigen thermischen Isolierung ohne weiteres zu erkennen. Ohne sie wird man auf gesicherten Keimtötungserfolg und auf Trockenbleiben des Gutes überhaupt nicht rechnen können.

Die Dampfversorgung kann von einem Zentralkessel aus (Krankenhaus) oder örtlich erfolgen, wobei jeder Apparat eine Dampfbereitungsanlage besitzt, die mit Kohle, Gas oder Elektrizität gespeist wird. Bei den lokal gespeisten Sterilisierapparaten, auch Autoklaven genannt, kann die Isolierung fortfallen, wenn Wassermantel und Abgasmantel genügend schützen. Die Gas- oder Elektrizitätsheizung regelt sich hierbei ebenso selbsttätig auf 120° ein, wie es bei Zentraldampf allgemein geschieht.

Die *Kesselanlage* für Einzelbeheizung soll besonders auch bei Desinfektionsapparaten *reichlich* bemessen und samt Dampfrohr zur Kammer vorzüglich thermisch isoliert sein. Man gewinnt hierbei raschere Durchwärmung des Gutes, mithin schnelleren Betrieb, was militärisch wichtig sein kann. Der Kessel soll dicht bei der Kammer stehen, um Wärmeverluste zu vermeiden. Auch bei fahrbaren Apparaten ist ein besonderer Kessel vorzusehen. Das Gesamtgewicht wird dadurch nicht größer als bei den bisher vielfach gebräuchlichen offenen Verdampfungswannen, die grundsätzlich wegen ihrer ungenügenden Leistung zu verwerfen sind.

Vorrichtungen zum *Vorwärmen* des Gutes und Nachtrocknen nach der Dampfbehandlung, die man früher vielfach in die Apparate eingebaut hatte, sind bei guter Ausführung, wie sie oben geschildert ist, überflüssig und überdies praktisch wirkungslos. Für die Vorwärmung dienten Heizrohre am Boden der Apparate, für die Nachtrocknung wurde ein Luftstrom durch die Kammer gesaugt, entweder durch Öffnen von Ventilen oben und unten an der Kammer —

der Luftwechsel ist hier sehr gering — oder durch Saugvorrichtungen. Die beste und rascheste Beseitigung der geringen Feuchtigkeitsmengen erfolgt bei der Desinfektion durch Herausnehmen der Kleider usw. sofort nach der Dampfbehandlung und Ausschwenken. Bei der Sterilisation vollzieht sich die Trocknung des Gutes in den Metallbehältern ebenso schnell, wenn man die Tür des Sterilisators etwas öffnet und so stehen läßt. Der dann in der Kammer eintretende Luftwechsel wirkt ebensogut als die Saugpumpe. Letztere dient somit praktisch nur, um den Wrasen beim Öffnen der Tür zu beseitigen. Wo dieser als lästig empfunden wird, ist die Saugpumpe zu empfehlen; sonst ist sie überflüssig.

Für *militärische Zwecke* kommen für die Desinfektion nur rechteckige Kammern in Betracht. Sie sind zwar schwerer als die bisher, wenigstens für fahrbare Apparate, meist benutzte Form liegender Zylinder, gestatten aber, im Gegensatz zu letzteren, volle Raumausnutzung und freies Aushängen der Kleider und damit deren weitgehende Schonung. Man kann in einer rechteckigen Kammer von $1^1/_2$ cbm Inhalt praktisch die gleiche Menge, nämlich 50 Monturen (Mantel, Rock, Hose, Leibwäsche) unterbringen, wie in einer zylindrischen von 2 cbm. Eine rechteckige Kammer mit nebengebautem Kessel, beides thermisch hochisoliert, wiegt nicht mehr als die genannte zylindrische Kammer mit untergebauter Verdampfungswanne, ist ihr aber an Leistung in jeder Richtung weit überlegen. Sie leistet nach GUTSCHMIDT in einer Ladung: 10 dreiteilige Matratzen oder 180 Decken oder 50 Monturen und bei Dauerbetrieb in 24 Stunden bei 15 Einzelladungen: 150 Matratzen oder 2700 Decken oder 700 Monturen. Die große *Mengenleistung* moderner Dampfapparate ist auch deswegen wichtig, weil diese Geräte außer zur Desinfektion auch zur Entlausung und Entgiftung von Kleidungsstücken usw. dienen.

Die *Luftentfernung* erfolgt grundsätzlich ins Freie, d. h. das aus dem zunächst ganz geöffneten Lufthahn entweichende luftreichere Gasgemisch aus Dampf und Luft strömt ebenso in das Freie wie das immer luftärmer werdende Gemisch, das nach der Drosselung des Lufthahnes beim 100°-Punkt während des ganzen Betriebes entweicht. Bei Einzelheizung ist diese Forderung ohne weiteres erfüllt. Wo der Austritt des Dampfes in die Raumluft unerwünscht ist (Operationsraum), kann man den Dampf durch einen Kühler niederschlagen. Bei zentraldampfgespeisten Apparaten findet man das Luftrohr nicht selten an die allgemeine Rücklaufleitung (Kondensleitung) angeschlossen, durch die der verbrauchte Dampf als Kondensat dem Kessel wieder zugeführt wird. Das ist unzweckmäßig und unstatthaft, weil keine Sicherheit dafür besteht, daß die Rückleitung frei ist. Die Luftentfernung kann infolgedessen hierbei mangelhaft sein und dadurch die Keimtötung nicht erfolgen.

Die Luftentfernung kann auf verschiedene Weise erreicht werden. Beim 100°-Punkt drosselt man entweder den Lufthahn so weit — es bleibt nur ein sehr geringer Spalt offen —, daß bei lokalbeheizten Sterilisationen die Dampftemperatur in einer halben Stunde auf 120° steigt: Strömungsverfahren. Hierbei ist die Sicherheit des Sterilisiererfolges von der Aufmerksamkeit der Bedienung abhängig. Oder man drosselt so weit, als eine Marke angibt. Oder man schließt das Ventil ganz und das Dampfluftgemisch entweicht durch eine Öffnung im Ventil (Nebenwegverfahren). Verstopfungen dieser Öffnung kommen nach MÜNDEL in der Praxis nicht vor. Oder endlich man benutzt einen „Luftabscheider".

Hierbei befindet sich unter der Dampfkammer ein besonderer Hohlkörper, dessen höchster Punkt mit dem tiefsten Punkt der Kammer durch ein weites Rohr verbunden ist, worin das Thermometer steckt. Am tiefsten Punkt des Abscheiders befindet sich das Entlüftungsventil. Dieses ist zu Beginn ganz offen wie beim Strömungsverfahren, wird aber nun beim 100°-Punkte geschlossen, nicht nur gedrosselt. Die Luft entweicht teils vermöge ihrer größeren spezifischen Schwere, teils von dem Dampfstrom getrieben in den Abscheider. Hier kondensiert der Dampf teilweise und schafft so Raum für die Luft, deren Rücktritt in die Dampfkammer durch den schwachen Dampfstrom von der Kammer zum Abscheider verhindert wird. *Vorteile* des Verfahrens gegenüber Strömungsverfahren: größere Sicherheit, weil die Handhabung der Schaltstellung beim Lufthahn fortfällt (Objektivierung des Betriebes wie beim Nebenwegverfahren), Wärmeersparnis. *Nachteile:* Gewichtsvermehrung, größere Höhe des Apparates, Erhöhung des Preises.

Betriebsvorschriften. Die Handhabung der Apparate hat genau nach der dem Apparat beigegebenen Anweisung zu geschehen. Diese, bei den früheren, oft sehr verschieden gebauten Apparaten vielfach langen und unklaren Vorschriften lauten sowohl für die Desinfektion wie für die Sterilisation bei den modernen, genormten Apparaten in den Grundzügen sehr einfach.

Nach Beschicken der Kammer Luftventil ganz öffnen, Dampf zulassen (bei Zentraldampf), Heizquelle einschalten (bei Lokalheizung), beim 100°-Punkte Lufthahn drosseln; bei Abscheiderverfahren: schließen; nach x Minuten Wärmequelle abstellen. Bei Zentraldampf ist der Dampf *allmählich* und erst beim 100°-Punkte voll einzulassen. Die Betriebsdauer ist in vielen Versuchen experimentell an jeder Normtype dadurch zu ermitteln, daß die Temperatur an vielen Stellen im Gute thermoelektrisch verfolgt wird. Hierbei ist dichteste Packung vorzunehmen, weil mit ihr in der Praxis gerechnet werden muß. Der ungünstigste Versuch ergibt die Betriebsdauer. Daneben sind bakteriologische Sterilisiertestproben zu verwenden.

Kontrolle der Apparate. Jeder Apparat ist vor der Abnahme einer thermoelektrischen und bakteriologischen Probe bei *dichtester Packung* zu unterziehen. Hierbei ist die Geschwindigkeit der Dampfentwicklung und die angegebene Betriebszeit genau zu prüfen. Alle zwei Jahre sind Nachprüfungen unter gleichen Bedingungen vorzunehmen.

Im *laufenden Betriebe* sind bei gut befundenen Normtypen Kontrollen nicht notwendig, weil Versager hier nicht mehr zu befürchten sind. Sehr empfehlenswert sind Wärmeschreiber, mit denen Temperatur und ihre Einwirkungszeit für jede Ladung auch nachträglich belegt werden können. Wenn man will, kann man bei jeder Dampfbehandlung Schmelzröhrchen einlegen, deren Inhalt bei 100 oder 120° schmilzt. Sie müssen in die Mitte der größten Packung gelegt werden. Sie besagen aber nichts über die Dauer der Wärmewirkung. Klingelthermometer sind hier zwar überlegen, stehen aber der Elektrothermometrie bei weitem in Leistung und bequemer Handhabung nach.

Verbesserung älterer Anlagen nach den neuen Richtlinien. Bei älteren Sterilisiergeräten ist eine Anpassung an die notwendige Dampfspannung und damit Temperatur fast nie möglich, weil die Autoklaven diesen Druck nicht aushalten. Hier hilft somit nur Neubeschaffung. Bei älteren Apparaten für 120° kommt die Stillegung der Vorwärmung in Betracht und ebenso diejenige der Nachtrocknung, sofern man letztere nicht als Entwrasung verwenden will. Am einfachsten erfolgt diese Stillegung durch Abschrauben der Handscheiben oder Handgriffe an den Ventilen, nachdem letztere geschlossen worden sind. Es ist aber unbedingt nötig, vorher dem Hauptübelstand der meist unzureichenden Isolierung abzuhelfen. Bei Desinfektionsapparaten, besonders den beweglichen, ist dies in erster Linie nötig. An der oft mangelhaften Dampfentwicklungsanlage dieser Apparate läßt sich meist nichts verbessern. Es ist oft zweckmäßiger, die Neubeschaffung vorzunehmen, als in eine ältere Anlage größere Summen zu einem Umbau zu stecken.

Aufstellung der Apparate. Ortsfeste Sterilisiergeräte finden im Operationssaal selbst oder besser in einem besonderen Raum nebenan Platz. Es ist vielfach üblich, die verschiedenen Geräte mit einem Umbau zu versehen, aus dem nur die Bedienungs- und Meßorgane hervorragen. Das sieht zwar gefällig aus, ist aber hygienisch gesehen, durchaus falsch. Jedes Gerät soll frei für sich stehen, damit jedes Rohr, jedes Ventil, jedes Meßgerät vollkommen übersehen werden kann. Nur so kann der Betrieb zuverlässig überwacht und in *allen* Teilen *jederzeit* kontrolliert werden. Auch lassen sich Ausbesserungen dann viel schneller und leichter vornehmen. Der Raum für die Sterilisiergeräte darf nicht, wie es oft geschieht, klein gewählt werden. Dieser wichtige Teil der Krankenhausausrüstung verlangt in Größe, Helligkeit und Ausstattung die gleiche Vorrangstellung wie der Operationssaal selbst.

Desinfektionsanstalten. Ortsfeste Anlagen werden grundsätzlich in einem besonderen Raum untergebracht und hierin so aufgestellt, daß eine türlose Querwand den Raum in zwei Teile zerlegt, die nur durch einen besonderen, mit Bad versehenen Raum miteinander verbunden sind. In die Querwand ist der Apparat eingebaut. Die zu behandelnden Sachen werden auf der „unreinen" Seite abgeliefert, die desinfizierten auf der „reinen" ausgegeben, nachdem sie die Wärmebehandlung erfahren haben. Auch hier gilt die Forderung, die Räume, besonders der unreinen Seite, groß genug zu machen, damit in Seuchenzeiten der Betrieb rasch vor sich gehen kann. Vielfach wird in großen Krankenhäusern ein besonderes Gebäude für die Apparate errichtet.

Die Anlieferung und Rückbeförderung des Gutes an die Anstalten erfolgt durch Wagen, deren Inneres natürlich nach jeder Anlieferung desinfiziert werden muß, außer wenn besondere Behälter für die Gegenstände bei der Beförderung benutzt werden, bei denen eine Verstreuung von Keimen nicht zu befürchten ist. Werden Möbel, Betten u. dgl. zur Entwanzung im Vondran-Apparat angeliefert, so ist dafür zu sorgen, daß die entwesten Gegenstände bei der Rückbeförderung nicht im Gefährt erneut bewest werden.

Apparate mit thermochemischer Wirkungsweise. Nachdem man in dem Formaldehydgas, in 35% wäßriger Lösung Formalin genannt, ein stark keimtötendes Mittel gefunden hatte, sind verschiedene Verfahren entwickelt worden, um damit Gegenstände zu desinfizieren, die der reinen Dampfbehandlung nicht zugeführt werden dürfen, weil sie dabei beschädigt oder zerstört werden. Die einfachste Form besteht in der Formalin Dampfluftdesinfektion. Hierbei leitet man in die beschriebenen Dampfkammern Dampf von *unten* ein, der den Formalinbehälter durchströmt und das Formaldehydgas mitnimmt. Der Apparat muß heizbar sein, die Betriebstemperatur liegt aber nicht bei 100°, sondern nur bei 60—65°. Oberflächenwirkung gut, Tiefenwirkung bei porösem Gut befriedigend, aber nicht vollständig. Volle Tiefenwirkung bei voller Schonung des gesamten Gutes wird bei dem sog. Universal-*Dampf-Formalin-Vakuumdesinfektionsapparat* erzielt. Hier wird in der Kammer zunächst ein hohes Vakuum erzeugt und hierauf das Dampf-Formaldehydgemisch eingelassen, das im Kreislauf durch das Gut hindurchgetrieben werden kann. Die Apparate sind schwer und teuer, da sie dem Luftdruck standhalten müssen, nicht einfach im Betriebe und verbrauchen nicht unbedeutende Formalinmengen. Bei längerem Nichtgebrauch läßt die Pumpenwirkung nicht selten nach. Die Apparate können auch für reine Dampfbehandlung des Gutes benutzt werden. Wohl ihres hohen Preises und ihres nicht ganz einfachen Betriebes wegen haben sie sich allgemein nicht durchzusetzen vermocht und finden sich nur in großen Krankenhäusern. Die schonende, billige und einfache Heißluftdesinfektion dürfte die Formalinmethoden wohl allmählich ablösen.

2. Die chemischen Desinfektionsmittel.

Im Laufe der Jahre sind ungemein viele chemische Stoffe für die Keimtötung empfohlen worden, aber nur verhältnismäßig wenige haben sich in die Praxis einführen und dort behaupten können. Auch heute noch stehen die aus der Blütezeit der bakteriologischen Ära stammenden Mittel im Vordergrund.

Die chemischen keimtötenden Stoffe wirken ausnahmslos am besten in wäßriger Lösung, während alkoholische oder gar ölige Lösungen viel weniger wirksam sind. Ein gutes Mittel soll wasserlöslich, kräftig bactericid, billig, möglichst geruchlos und möglichst ungiftig sein — Forderungen, die sich bei keinem Mittel alle erfüllt finden. Auch bei den chemischen Stoffen ist es ausschlaggebend wichtig, sich über die Anforderungen, die zu stellen sind, d. h. über den zu bewältigenden Resistenzgrad, klar zu sein. Sterilität, d. h. Überwindung der Resistenzstufe 3, wird nur sehr schwer von einem chemischen Mittel geleistet. Verlangt wird es praktisch nur bei dem Catgut, das auf diese Weise bereitet wird. Sehr ausgedehnte, bakteriologische Untersuchungen an deutschem und ausländischem Catgut haben gezeigt, daß es zwar sehr keimarm, aber nicht immer völlig keimfrei ist, wenn auch spezifische pathogene Keime daran überaus selten gefunden wurden. Das deutsche Erzeugnis stand über dem fremdländischen.

Im übrigen wird von den chemischen Mitteln Sterilisierleistung in dem oben gegebenen Sinne nicht verlangt, sondern nur die Desinfektion und damit die Überwindung der Resistenzstufe 1 und 2. Es liegt auf der Hand, daß für die Praxis die Stufe 1 weitaus am häufigsten vorkommt. Doch muß auch mit der Stufe 2 gerechnet werden. Die Dinge liegen aber hier wie bei der Heißluftdesinfektion: man soll nicht mehr an Tötungskraft verlangen, als der Praxis entspricht und ein für Resistenzstufe 1 zweckmäßiges Mittel nicht deswegen verwerfen, weil es mit Stufe 2 nicht fertig wird. Man muß daher für beide Fälle Mittel zur Hand haben oder wissen, wie man mit demselben Mittel einmal so und das andere Mal so verfährt.

Das Wirkungsmaß aller chemischen Mittel bestimmt sich aus der Konzentration und der Zeit der Einwirkung. Aus Sparsamkeitsgründen wird die Konzentration so niedrig gewählt, daß die dafür nötige Einwirkungszeit in der Praxis durchführbar ist. Man kann also durch Verlängerung der Einwirkungszeit die Wirkung bei gleicher Konzentration sehr verstärken und dadurch beispielsweise den Erfolg bei Resistenzstufe 1 auf denjenigen der Stufe 2 erweitern. Gelegentlich macht man von der Erwärmung der Lösungen Gebrauch, wodurch ihre keimtötende Kraft zunimmt.

Häufiger als bei der thermischen Keimtötung kommt es bei der chemischen zur Schädigung, aber nicht zur Vernichtung der Keime. Vorgetäuscht wird bei der chemischen Desinfektion ein volles Ergebnis dadurch, daß geringste Mengen des Stoffes mit den Keimen in den Nährboden übertragen werden und hier keimhemmend wirken können. Die chemischen Stoffe verhalten sich in ihren keimhemmenden und keimtötenden Eigenschaften sehr verschieden. Die einen hemmen zwar sehr stark, d. h. noch in sehr hoher Verdünnung, brauchen aber zur Abtötung wesentlich stärkere Konzentrationen. Diesen Typus verkörpert das Sublimat. Bei anderen liegen die keimhemmenden und keimtötenden Konzentrationen viel dichter zusammen, z. B. beim Carbol.

Die Wirkung der chemischen Mittel hängt in hohem Maße von der Umgebung ab, in der sie eingesetzt werden. In wäßrigen Aufschwemmungen sind die Keime am leichtesten angreifbar, eingeschlossen in feste Partikel dagegen viel weniger zugänglich. Sind die Keime ferner in Eiweiß oder in Schleim u. dgl. eingeschlossen, so widerstehen sie der Abtötung viel besser als in Wasser, weil sie hierdurch nicht nur mechanisch geschützt sind, sondern die Mittel selbst mehr oder minder durch diese Stoffe, die sie fällen, verbraucht werden und auch durch die so gebildeten Hüllen schwerer an die Keime herangelangen können. Die einen Mittel sind auf diese Weise leicht „störbar", andere weniger. Für die praktische Anwendung müssen diese Eigenschaften beachtet werden.

Die folgende *Übersicht* gibt die Tötungskraft der gebräuchlichsten *chemischen Desinfektionsmittel* an:

Ungefähre Desinfektionsstärke der gebräuchlichen Desinfektionsmittel.
(Nach FLÜGGE.)

Es vernichtet:

Desinfektionsmittel	Preis pro 1 kg in RM	Strepto- und Staphylokokken in 5 Minuten	Milzbrand-, Typhus-, Cholerabacillen		Milzbrandsporen	Zeit
			in 5 Minuten	in 2—24 Stunden		
Wasserstoffsuperoxyd 10 Vol.-%	1.45	3:100	1:200	1:500	1:100	1 Std.
Chlor	—	0,03%	0,03%	0,005%	0,02%	1 „
Jodtrichlorid	59.—	1:200	1:1000	1:1500	1:1000	12 „
Schwefel- oder Salzsäure	0.30	1:10	1:100	1:1500	1:50	—
Kalilauge (15%) . .	1.30	1:5	—	1:300	—	—
Soda	0.40	—	—	1:40	—	—
Ätzkalk	0.10	—	5:1000	1:1000	—	—
Silbernitrat	78.—	1:2000	—	1:4000	1:5000	—
					1:1000	2 Min.
Sublimat	25.—	1:1000—1:10000	1:2000	1:10000	1:50	40 „
Kaliumpermanganat .	2.30	1:2000	—	—	—	—
Chlorkalk.	1.20	—	1:100	1:500	—	—
Alkohol (96%) . . .	5.50	5%	n. 10 Min. 5%	—	—	—
Chloroform	4.70	—	—	1:14	—	11 Std.
Formalin (35%) . .	2.10	1:20	1:20	1:100	1:80	—
Carbolsäure	3.10	1:60	—	1:300	1:20	42 Tage
Kresolseife	1.30	1:40	1:40	—	1:20	12 Std.
Alkalilysol	2.50	—	—	—	—	—

Die Anwendung erfolgt — bis auf sehr seltene Ausnahmen — in wäßriger Lösung. Die Stärke der Lösung ist in der nachfolgenden Übersicht hinter den Mitteln vermerkt. Die zu desinfizierenden Gegenstände werden entweder in die Lösung gelegt (z. B. Wäsche mit Blutflecken in 5% Kresolseifenlösung) oder damit abgewischt (z. B. Holzmöbel) oder abgebürstet (z. B. Polstermöbel) oder geschrubbt (z. B. Fußböden). Oder man vermischt die keimhaltigen Stoffe (z. B. Urin oder Stuhl) mit der gleichen Menge des verdünnten Desinfektionsmittels und mischt oder verwandelt die zu desinfizierende Flüssigkeit durch Auflösen der festen keimtötenden Mittel (z. B. Sublimat in Badewasser) in eine keimtötende Lösung. Statt dessen kann man konzentrierte Lösung des Mittels (z. B. Kalkbrei, nicht Kalkmilch), in die Flüssigkeit gießen.

Folgende Mittel sind in Gebrauch:

1. *Sauerstoff abgebende Mittel.* Wasserstoffsuperoxyd, Kaliumpermanganat, Ozon, Magnesiumsuperoxyd ($1^1/_2$—2%).

2. *Säuren.* Schwefelsäure, Salzsäure ($^1/_2$—2%).

3. *Alkalien.* Kalilauge, Natronlauge (1—2%), Kalk, billigstes Mittel, in Form von Kalkmilch anzuwenden (1 kg Ätzkalk mit 500 ccm Wasser übergießen und damit löschen, dann mit 4 Liter Wasser unter gutem Umrühren versetzen. Statt Ätzkalk auch eingesumpfter Kalk verwendbar (1 : 3 Wasser). Aufbewahren in mit Deckel verschlossenen Gefäßen. Für Stuhl, Urin, Badewasser, Abwasser, Rinnsteine usw.).

4. *Salze.* Sublimat = Quecksilberbichlorid. Sehr giftig, aber angenehm wegen Geruchlosigkeit (fällt Eiweiß und Schleim). In Pastillen, mit Kochsalz zu gleichen Teilen und zur Kenntlichmachung mit Eosin rot gefärbt (1—5‰). Färbt Metallteile schwarz, reizt oft die Haut. Verschiedene Ersatzpräparate, annähernd gleichwertig (Quecksilberoxycyanid, Sublamin). In der Zeit der Rohstoffknappheit teuer, da Quecksilber aus dem Ausland bezogen werden muß.

5. *Halogene* oder deren *Verbindungen.* Chlor (0,2—0,5 mg je Liter).

Chlorkalk. Soll mindestens 25% Chlor enthalten, billig. Zum Gebrauch: Chlorkalkmilch, durch gutes Mischen von 1 Teil mit 5 Teilen Wasser, einen Tag haltbar. — Antiformin = 10% Natriumhypochlorid + 7,5% Natronlauge, löst Bakterien, Schleim usw. auf. Teuer. Chloramin, Rohchloramin, Sputamin. 0,5—5%. Chlorcarvacrol (= Carvasept, ein Isomer des Chlorthymol-Lavasan). *Jod,* als 10% Jodtinktur.

6. *Kresol* und *Phenol.* Letzteres in Wasser gut löslich. Gebrauchslösung 5%. Herzustellen am besten aus Carbolsäure, die mit 10% Wasser verflüssigt ist. (Die feste Substanz löst sich schlecht in viel Wasser.) Kresole in Wasser schlecht löslich, daher durch Zusätze leicht löslich gemacht. Säurezusatz: Aseptol, Hygienol, Sanatol, 5%. Laugenzusatz: Alkalysol, Solveol, 5%. Seifenzusatz: Kresolin, Kreolin, Desinfectol, Phenolin, Saprol, Lysol, *Kresolseifenlösung* des Arzneibuches. 5%.

7. *Formaldehyd.* In Wasser gelöst Formalin = 35% Formaldehydgehalt. Zur Raumdesinfektion.

8. *Alkohol.* Zur Händedesinfektion. Enthält oft Sporen, daher zweckmäßig für die Händedesinfektion vorher keimfrei zu filtrieren. *Desinfex,* alkoholhaltiges Instrumentendesinfiziens. Im Notfall: Brennspiritus. Alkohol wirkt mehr keimfixierend auf der Haut als keimtötend.

3. Ausführung der Desinfektion.

Die Desinfektion soll die Verstreuung von Keimen vom erkrankten Menschen aus verhüten. Infolgedessen sind sie alsbald nach dem Verlassen des Kranken zu vernichten durch die *laufende* Desinfektion, der alle infektiösen Ausscheidungen des Kranken und der von ihm benutzten Gegenstände zu unterziehen sind. In der *laufenden Desinfektion* ruht der *Schwerpunkt.* Nachdem der Kranke genesen, verstorben oder ins Krankenhaus verbracht ist, soll die dann erfolgende *Schluß*-Desinfektion alle Keime vernichten, die im Krankenzimmer und an dessen Gegenständen sich etwa befinden und der laufenden Desinfektion etwa entgangen sind.

Die laufende Desinfektion obliegt dem Krankenpflegepersonal, die Schlußdesinfektion entweder ebenfalls diesem oder besonderen Desinfektoren, die eine 8—14tägige Fachausbildung erfahren haben. Alle Jahre werden sie zu einem Wiederholungskurse eingezogen.

Das Gerät für die laufende wie auch für die Schlußdesinfektion ist, ebenfalls genormt, in einer Tasche enthalten. (Inhalt: Schutzanzug, Gummistiefel, Spritze aus Bronze zu 1 Liter, 3 Bürsten, 2 Scheuertücher, 4 Wischtücher, 1 Handtuch, 1 Fensterleder. 2 kg Chlorina, 100 Sublimattabletten, 2 Liter Kresolseifenlösung. Meßgerät zu 50 und 500 ccm, 1 Segeltucheimer, 1 kg Schmierseife, 1 Büchse Ätzkalk. Lackmuspapier, rot und blau. Dazu kommt für die einfache Schlußdesinfektion: 2 Emailleeimer, 1 Haarbesen, 1 Handfeger, 1 Zweiliter-Spritze. Für die verschärfte Schlußdesinfektion: ein Formalinapparat mit Zubehör, 1 Atemschutzgerät: Degea.)

Die *verschärfte* Desinfektion kommt nur bei Eisenbahnwagen, die der Viehbeförderung gedient haben, in Betracht.

Die *Schlußdesinfektion* kann entweder als mechanische oder als Formalin-Raumdesinfektion ausgeführt werden.

Bei der mechanischen Raumdesinfektion wird folgendermaßen verfahren. Wäsche, Wohnung usw., Eß- und Trinkgeschirr in Kresolseifenlösung legen oder auskochen. Eßreste verbrennen oder aufkochen. Möbel mit 1‰ Sublimat oder 5% Kresolpräparat abwischen. Wände mit Sublimat oder Kresolseife kräftig abwischen, Tapeten mit Stücken frischen Brotes abreiben, gekalkte Wände am besten frisch kalken. Fußboden mit Kresolseifenlösung aufwischen, Lehmboden mit Besen und gleicher Lösung oder 1‰ Sublimat bearbeiten. Geräte an den Platz stellen. Zur Geruchsvermeidung, wenn Kresol verwandt worden ist, Gegenstände mit Lappen und Wasser nachwischen.

Die *Formalindesinfektion* bezweckt, alle Gegenstände mit einer hauchdünnen Schicht verdünnten Formalins zu überziehen. Dies wird dadurch erreicht, daß verdünntes Formalin, meist 8%, verdampft wird. Die Dämpfe kondensieren auf der Oberfläche. Tiefenwirkung beschränkt, doch praktisch genügend. Das Formaldehydgas allein hat nur mäßige keimtötende Wirkung.

Wäsche wie vorher behandeln. Sodann Schränke usw. öffnen, Schubladen halb herausziehen, Fensterritzen mit Papierstreifen verkleben. Ofenrohr durch Ballen Stroh, mit Tuch umhüllt, verschließen. In Zimmermitte Breslauer Apparat (jetzt genormt) aufstellen, mit Formalin, Wasser und Brennspiritus beschicken (Mengen s. Tabelle), anstecken, Türe schließen, Türspalten außen verkleben. Nach Einwirkungszeit Fenster öffnen. Da der Formaldehydgeruch sich durch Lüften nicht entfernen läßt, wird wäßrige Ammoniaklösung (Mengen s. Tabelle) durch Brennspiritus in besonderem Kessel vor der Zimmertüre erhitzt und durchs Schlüsselloch eingeleitet. (Zur Verhütung von Flecken auf dem Boden Schutzhülse benutzen.) Abermals lüften, Zimmer einrichten.

Desinfektion mit Formaldehyd.

Einwirkungszeit $3^1/_2$ Stunden. Um 5 g Formaldehyd auf 1 cbm Raum zu entwickeln, ist der „Breslauer Apparat" zu beschicken mit:

1. Raumgröße in cbm	2. Formaldehyd-lösung (35%)	3. Wasser	4. Spiritus (90%)	5. Ammoniak (25%)	6. Spiritus (90%)
10	400	600	200	150	15
20	550	850	300	300	30
30	650	1000	400	400	40
40	800	2000	500	550	50
50	900	1350	550	600	60
60	1000	1500	600	750	75
70	1150	1750	750	900	90
80	1250	1850	800	1000	100
90	1400	2100	900	1150	120
100	1500	2250	1000	1200	130
110	1650	2500	1050	1350	140
120	1750	2650	1150	1500	150
130	1900	2850	1250	1600	160
140	2000	3000	1300	1750	170
150	2100	3150	1350	1800	180

Statt dieser Anwendungsform kann das Formalin auch durch sog. apparatlose Verfahren benutzt werden, indem Paraform (festes, polymerisiertes Formaldehyd) mit besonderen Zusätzen und Wasser vermischt wird. Es entwickelt sich dabei Formaldehyd und Wasserdampf.

Hier sind zu nennen: Autanverfahren (teuer), Autoform- und Formanganverfahren, Paraform-Kaliumpermanganatverfahren, letzteres seiner Preiswürdigkeit wegen am meisten zu empfehlen. Niedrige, genügend große möglichst nichtmetallene Gefäße nehmen, da sonst leicht Spritzer entstehen, die Flecken verursachen. Bester Schutz hiergegen Überdecken des Gefäßes mit Drahtgaze. Auf je 40 cbm 400 g Paraform, 1000 g Kaliumpermanganat und 8 Liter Wasser. Wirkung tritt nicht gleich ein; heißes Wasser beschleunigt sie und erhöht die Ausbeute an Formaldehyd. Zur Formaldehydentwicklung kann auch statt Ammoniak kohlensaures Ammoniak (Hirschhornsalz) erhitzt werden.

Die *Schlußdesinfektion* soll auf das *Mindestmaß beschränkt* werden. Es ist zulässig, sie bei den in Deutschland heimischen ansteckenden Krankheiten in der besonders sorgfältig auszuführenden Weise so wie bei der laufenden Desinfektion vorzunehmen. Begründung: die Hauptgefahr für die Weiterverbreitung der ansteckenden Krankheiten liegt weniger in infizierten Gegenständen als den Bacillenträgern, Leichtkranken und unerkannt Kranken. Bei den in Deutschland nicht bodenständigen übertragbaren Krankheiten (z. B. Aussatz) ist die Schlußdesinfektion jedesmal in vollem Umfange auszuführen.

Die Behandlung der einzelnen Gegenstände ist aus folgender Übersicht zu entnehmen. Statt des genannten Mittels kann ein anderes aus der gleichen Gruppe genommen werden. D. = Desinfektion, D 100 = durch 100° Dampf, St. = Sterilisation, 120 = durch 120° Dampf.

1. *Abdecktücher*. St. 120.
2. *Aborte*. D. *Sitze*. Abwischen. Kresol, Sublimat.
3. *Abortgruben*. D. Kalkmilch, Chlorkalkmilch. In Epidemiezeiten möglichst nicht entleeren.
4. *Abwässer*. D. Chlorkalk. Chlor.
4a. *Akten*. D. Heißluft. Formalinvakuum.
5. *Auswurf*. D. Kochen, Dampf, Kresole, Antiformin, Sublimat 5‰, Auffangen in brennbaren Behältern, verbrennen. Besondere Sputum. D. Apparate.
6. *Badewasser*. D. Kalkmilch, Chlorkalkmilch.
7. *Badewanne*. D. Kresole, Sublimat (nicht bei Zinkwannen).
7a. *Betten*. D. 100.
8. *Bettstroh*. St. Verbrennen.
9. *Bilder, gerahmt*. D. Kresol, Sublimat. Formaldehyd.
10. *Brunnen*. D. Kalkmilch. Säure.
11. *Bücher*. D. Heißluft. Formalinvakuum.
12. *Bürsten*. D. 100. Sublimat. St. D 120.
13. *Dung*, Düngerstätten. D. Überstreuen mit gelöschtem Kalk, Chlorkalk, Kalkmilch, Chlorkalkmilch.
14. *Erbrochenes*. D. Auskochen, Kalkmilch, Chlorkalkmilch.
15. *Eßgeräte*. D. Auskochen, Kalkmilch, Chlorkalkmilch.
16. *Faeces*. D. Kalkmilch, Chlorkalkmilch.
17. *Gummiwaren*. D 100. St. = D 120.
18. *Gummihandschuhe*. St. D 120.
19. *Handtücher*. St. D 120.
20. *Hände*. D. Sublimat. Für Operationen: Heißwasser-Bürste, Alkohol, Sublimat.
21. *Harn*. D. Kalkmilch, Chlorkalkmilch.
22. *Holzgegenstände*. St. Verbrennen, wenn wertlos. D. Heißluft, Sublimat. Formalinvakuum.
23. *Instrumente*. D. 100. Auskochen. Desinfex St. D 120°.
24. *Injektionslösungen*. St. D 120. Empfindliche: keimfreie Filtration.
25. *Kanäle*. D. Kalkmilch, Chlorkalkmilch.
26. *Kehricht*. St. Verbrennen, Vergraben.
26a. *Katheter*. *Metallene*. St. D 120. *Seidene*. D. Sublimat. *Gummi*. St. D 120.
27. *Kleidung*. Soweit nicht empfindlich, D 100°. Sonst heiße Luft. Formalinvakuumapparat. Abbürsten mit Sublimat. *Waschbare*. Auskochen, D 100.
28. *Lederwaren*. D. Heißluft. Formalin, Vakuumapparat. Sublimat. Kresol.
29. *Leichen*. In Tücher mit Sublimat. Auf Sargboden Holz- oder Torfmehl.
30. *Matratzen*. D 100°. Heißluft. Formalinvakuum. Sublimat.
30a. *Möbel*. D. Heißluft. Formalinvakuumapparat. Sublimat. Kresol.
31. *Nachtgeschirr*. D. Kresol, Sublimat, Kalkmilch, Chlorkalkmilch.
32. *Operationsmäntel*. St. D 120. D. Kresol, D 100.
33. *Pissoir*. D. Kalkmilch, Chlorkalkmilch.
34. *Rinnstein* desgl.
34a. *Seide* St. D 120.
35. *Spielsachen*. D. Heißluft. St. Verbrennen.
36. *Spucknapf*. D. Kalkmilch, Chlorkalkmilch, Kresol, Sublimat.
37. *Ställe*. D. Kalkmilch, Chlorkalkmilch.
38. *Steckbecken*. D. Kalkmilch, Chlorkalkmilch. Kresol. Sublimat.
39. *Verbandstoffe*. St. D 120°.
40. *Wäsche*. D. Nicht mit Blut oder Eiter beschmutzte. D = D 100. Sonst: Kresol. St. D 120°.
41. *Waschbecken*. D. Kresol. Sublimat.
42. *Wolldecken*. D. Dampf 100°. Heißluft.

B. Entwesung.

Unter Entwesung wird die Bekämpfung und Vernichtung der den Menschen gesundheitlich gefährdenden und ihn belästigenden *Kleintiere* verstanden, soweit sie an ihm und seiner Behausung — dies im weitesten Sinne verstanden — leben. Sie ist ein Teil der allgemeinen *Schädlingsbekämpfung*, die sich mit der Vernichtung derjenigen Lebewesen befaßt, welche den Nutztieren und -pflanzen und den Vorräten Schaden zufügen. Dieser Schaden wird in Deutschland auf reichlich eine halbe Milliarde jährlich berechnet und durch höhere und besonders niedere Tiere, aber auch durch pflanzliche Schädlinge erzeugt.

Die Entwesung hat es außer mit *Ratten* und *Mäusen* hauptsächlich zu tun mit *Läusen, Wanzen*, Flöhen, Motten, Küchenschaben, Käfern und *Fliegen*. Die Bekämpfung setzt sich naturgemäß die völlige Ausrottung dieser Tiere in einem bestimmten Raum oder Haus oder an einem bestimmten Menschen zum Ziel und erreicht es in der Tat oft genug, aber nicht immer. Der Versager kann wirklich oder scheinbar sein — wirklich durch Fehler bei der Bekämpfung oder trotz richtiger Bekämpfung infolge besonders ungünstiger Beschaffenheit des zu behandelnden Gegenstandes, scheinbar, weil alsbald nach der an sich erfolgreichen Bekämpfung der behandelte Gegenstand neu bewest worden ist. Das ist leichter möglich als im allgemeinen gedacht wird. Einmal vermehren sich alle Schädlinge außerordentlich stark, sodann erfolgt ihre Verbreitung teils aktiv durch den ihnen innewohnenden Wandertrieb, teils passiv durch Menschen oder Gegenstände, die mit ihnen behaftet sind. Letzteres ist bei den flügellosen, blutsaugenden Kerfen wohl hauptsächlich der Fall. Es ist grundfalsch, mit der Bekämpfung so lange zu warten, bis eine eigentliche Plage vorhanden ist, gegen die anzugehen sich lohne. Vielmehr ist es unbedingt geboten, dauernd auf das Auftreten von Schädlingen zu achten und bei ihrem ersten Erscheinen sofort die Bekämpfung anzusetzen, schon deswegen, weil sie dann meistens sehr viel billiger kommt als später bei ausgedehnter Bewesung. Bei örtlich begrenzter Bewesung läßt sich die Ausrottung manchmal noch mit einfachen Mitteln erreichen, die bei größerer Ausbreitung der Plage oft nicht mehr zureichen. Ob es unter den für die Entwesung in Betracht kommenden Tieren periodisch bedingte, besonders starke Vermehrungen mit darauffolgender rascher Verminderung gibt, wie dies bei land- und forstwirtschaftlichen Schädlingen bekannt ist, steht einstweilen dahin.

Eine erfolgreiche Entwesung muß naturgemäß auf der Biologie der Schädlinge aufgebaut sein. Nur dann wird sie ihren Erfolg auch mit den geringsten Mitteln erreichen. Ein Bekämpfungsmittel soll hoch wirksam, unschädlich für die damit behandelten Gegenstände, preiswert und leicht zu handhaben sein. Die Forderung möglichster Ungiftigkeit für den Menschen kann nicht grundsätzlich gestellt werden, da die Lebensfeindlichkeit eines Stoffes gleichermaßen für Mensch wie Schädling gilt, wenn auch gradmäßig verschieden.

Gegenstand der Entwesung können sein der Mensch selbst, die Sachen, die er an sich trägt, Wohn- und Schlafräume, Vorratsräume, Fahrzeuge verschiedener Art vom einfachen Wagen bis zum Ozeandampfer. Die Beschaffenheit der Gegenstände und Räume bedingt es, daß eine Art der Entwesung, die etwa der mechanischen Raumdesinfektion vergleichbar ist und auch so gehandhabt wird, höchstens gelegentlich als Notbehelf in Betracht kommt, weil ihr Erfolg unzureichend ist. In alle Poren, Spalten und Schlupfwinkel, in denen die Schädlinge sitzen können, dringt naturgemäß nur ein gasförmiges Bekämpfungsmittel ein. Hohe Flüchtigkeit und damit starkes Durchdringungsvermögen sind für den Erfolg ausschlaggebend. Der Tötungswert hängt von der Konzentration und Einwirkungszeit ab. Niedrige Konzentration und lange Einwirkungszeit kann durch höhere Konzentration und kürzere Zeit in gewissem Grade ausgetauscht werden. Aus Sparsamkeitsgründen bleibt man bei einer niedrigen Konzentration, soweit sich das mit der Wirksamkeit und dem Zeitaufwande verträgt. Bei schlecht abdichtbaren Räumen wird man wegen des hohen, hierbei eintretenden Gasverlustes über die normale Konzentration hinausgehen müssen.

Folgende Gase werden bei der Entwesung verwendet.

1. *Generatorgas,* durch unvollständige Verbrennung von Kohle erzeugt. Wirksames Prinzip ist *Kohlenoxyd.* Sehr giftig und flüchtig, völlig geruch-, geschmack- und reizlos, daher besonders gefährlich. Für Entrattung von Schiffen. Gegenstände und Ladung bleiben völlig unverändert. Einwirkungszeit mindestens zwei Stunden, möglichst länger.

2. *Claytongas,* in besonderen Apparaten zur Schiffsentrattung verwendet. Wirksames Prinzip *schweflige Säure,* die auch zur Gegenstands- und Raumentwesung verwendet wird. Reizt Augenbindehäute und Atemwege stark, in größerer Konzentration irrespirabel. Gefahr daher gering, weil Menschen durch diese Gaseigenschaft rechtzeitig gewarnt werden. Weniger flüchtig, schwerer als Luft, verteilt sich daher nicht immer gleichmäßig im Raum und ist häufiger weniger wirksam, zumal seine abtötende Kraft an sich nicht sehr groß ist. Greift Metallteile an, wird von Nahrungsmitteln teilweise aufgenommen, ohne daß diese dadurch jedoch ungenießbar werden.

3. *Blausäure,* Cyanwasserstoffgas. Sehr giftig und flüchtig, daher sehr wirksam. Reizt schwach die Atemwege, wird daher nicht leicht bemerkt, ist auch deshalb und wegen seiner schnellen tödlichen Wirkung hochgefährlich. Durch Zusatz eines starken Reizstoffes wird Warnreiz bewirkt (Zyklon-B-Verfahren). Greift weder Gegenstände noch Nahrungsmittel an. Meist gebrauchtes Entwesungsmittel für Räume. Die Benutzung in einzelnen Räumen ist verboten. Es muß stets das ganze Haus von Menschen geräumt werden.

4. *Äthylenoxyd,* eine nach faulen Äpfeln riechende Flüssigkeit, mit dem 10. Teil Kohlensäure gemischt als T-Gasverfahren verwendet. Giftigkeit etwa 10mal geringer als Blausäure. Hohe Flüchtigkeit und gute Entwesungskraft. Läßt sämtliche Gegenstände unverändert. Sein Gas bildet mit Luft explosible Gemische, daher grundsätzlich kein Feuer im durchgasten Raum. Doch bleibt die Konzentration bei der Durchgasung praktisch unter der Explosibilitätsgrenze. T-Gas darf auch in Einzelräumen bewohnter Gebäude benutzt werden. Das Gas reizt die Atemwege und warnt daher vor sich selbst. Etwaige Vergiftung macht sich allmählich bemerkbar durch Tränenreiz, Kratzen im Hals, Kopfschmerz. Abhilfe: sofort an die frische Luft gehen.

5. *Heißluft,* besonders heiße Preßluft im Vondranapparat. Nur für Gegenstände, nicht für Raumentwesung.

6. *Dampf* von 100°, s. Ziffer 5.

7. *Insektenpulver.* Fein zerriebene Blüten bestimmter Chrysanthemenarten. Wirkt durch das in ihnen enthaltene ätherische Öl. Mit Zerstäuber in die Ritzen und Spalten von Möbeln und Räumen blasen. Kerfe kommen sofort, oft in überraschenden Mengen heraus, sind aber nicht immer tot und gehen auch nicht immer zugrunde. Eier der Kerfe werden nicht angegriffen. Verfahren daher nur Notbehelf, genügt aber, regelmäßig angewandt, zur Niedrighaltung der Plage. Besser das daraus entwickelte

8. *Parexverfahren.* Aus einem kleinen, mit Spiritus oder elektrisch beheizten Apparat wird aus Wasser, dem je nach Raumgröße das flüssige Mittel zugesetzt ist, ein Nebel entwickelt, der die Entwicklungsformen der Kerfe, aber nicht ihre Eier abtötet. Daher Wiederholung der Benebelung nach einigen Wochen nötig, wenn die Eier ihre Larven entwickelt haben. Völlig ungiftig für Menschen; Gegenstände aller Art bleiben unbeschädigt. Raum hinter Fußleisten und andere Schlupfwinkel, wenn möglich, vorher freilegen.

Welches Verfahren man wählt, hängt von den örtlichen Verhältnissen ab. Die Kosten sind nicht nach der einmaligen Ausgabe, sondern auf längere Sicht gesehen, zu vergleichen. Mehrfache Anwendung, z. B. von Parex oder schwefliger Säure, kann zweckmäßiger sein als einmalige Anwendung von Blausäure, besonders wenn es sich um Räume handelt, die der Wiederbewesung stärker ausgesetzt sind. Hier kommt man unter Umständen am besten durch, wenn man die Entwesung sofort wiederholt, wenn neuer Befall, z. B. durch Küchenschaben aufgetreten ist. Man hält die Plage dann praktisch auf Null, verzichtet aber mitunter auf die grundsätzliche Freiheit der Räume von Schädlingen.

Alle Entwesungsarbeiten mit Generator-, Blausäure und T-Gas dürfen nur von geschulten, behördlich zugelassenen Leuten und auch von diesen nur unter dem Schutz der Gasmaske ausgeführt werden. Bei Blausäure sind hierzu grundsätzlich zwei Leute anzusetzen, bei T-Gas genügt einer.

Die Wirkung der eben genannten Gase nimmt mit sinkender Temperatur ab. Ausgleich kann durch Erhöhung der Konzentration auf Kosten des Preises der Entwesung vorgenommen werden. Am zweckmäßigsten ist eine Temperatur von 15—20°. Unter 8° sollten die Räume tunlichst nicht kommen.

Die Entfernung der Gase erfolgt in jedem Fall durch ausgiebige Lüftung, die, wenn möglich bei Räumen, über 1—2 Tage auszudehnen ist, damit besonders auch Reste der riechenden Gase entfernt werden (schweflige Säure, Reizstoff bei Blausäure). Bei Blausäure und T-Gas sind chemische Luftproben mit einem Testverfahren vorgeschrieben.

Die *Entwicklung der schwefligen Säure* erfolgt durch Verbrennen von Schwefelkohlenstoff mit Zusatz von je 5% Wasser und Brennspiritus (fertig als Salforkose im Handel; ähnliche Präparate: Verminal, Venoxiol, fest) oder durch Einblasen aus Stahlflaschen, in denen sie in flüssiger Form im Handel ist. Die abgeblasene Menge wird durch Gewicht festgestellt. Bei kaltem Wetter muß die Bombe in warmes Wasser gestellt werden, um genügend schnell Gas zu entwickeln. Man braucht für je 10 cbm bei 3 Vol.-%

	3 Stunden Einwirkung	2 Stunden Einwirkung
Schwefel	300	450
Schwefelkohlenstoffgemisch . .	400	600
Schwefeldioxyd . .	600	900

Die *Entwicklung der Blausäure* erfolgt entweder auf nassem Wege aus Cyannatrium, Wasser und Schwefelsäure oder besser auf trockenem Wege durch das Zyklon B-Verfahren.

Beim trockenen, durchaus vorzuziehenden Verfahren werden Stückchen hochporösen, festen Stoffes, die mit Blausäure und einem starken Reiz- (Warn-) stoff getränkt sind, einfach auf dem Boden der Gaskammer oder des zu entwesenden Raumes ausgestreut. Die Blausäure verbreitet sich dann in kürzester Zeit ohne weitere Maßnahme. Die Rückstände kommen zum Kehricht oder werden zusammengefegt und wieder verwendet. Zyklon-B-Stoff ist in dicht verschlossenen Blechbüchsen enthalten, auf denen die Raumgröße vermerkt ist, für welche der Inhalt reicht (Tesch und Stabenow-Hamburg). Konzentration: meist 1%.

Die Entwicklung von T-Stoff erfolgt für größere Räume aus Stahlflaschen, in denen das fertige Gemisch aus Äthylenoxyd und Kohlensäure enthalten ist. Für kleinere Räume werden beide Stoffe in besonderen Geräten am Ort der Verwendung gemischt und dann erst verwendet. Konzentration meist 1%.

Die *Einwirkungszeiten.* Sie sind verschieden, je nachdem man in Gaskammern arbeitet oder einen Raum entwest, in letzterem Fall hat man mit größeren Verlusten von Gas zu rechnen und verlängert deswegen die Zeiten, unter besonderen Umständen sogar außerdem die Konzentration. Außerdem widerstehen die verschiedenen Schädlinge den Stoffen in sehr verschiedenem Grade. Zeit, Konzentration, Raumdichtigkeit und Schädlingsart gestatten daher keine einheitliche Angabe.

Die Abtötung der Kleiderlaus, die als Überträgerin von Fleck- und Rückfallfieber militärhygienisch besonders gefährlich ist, erfolgt im Vondranapparat in etwa 1 Stunde bei 60°, in Blausäure, 2%, in 1 Stunde, in Carbolsäure, 5%, in 40 Minuten, 4% in 2 Stunden.

Im 100igen Dampf gehen alle Schädlinge sofort zugrunde.

Biologie der wichtigsten Schädlinge und ihre Bekämpfung.

Floh. Lebt in Kleidung. Eiablage in Fußbodenritzen, Larven (Maden), schlüpfen in 8—14 Tagen, fressen Kehricht usw. Verpuppung. Fertiges Tier. Dauer des Kreislaufs 30—300 Tage je nach Temperatur. Hunger vom geschlechtsreifen Tier bis 300 Tage ertragen. Fußboden gut mit Carbol, Sublimat, Kresolseifenlösung tränken. Kleider in Dampf, Vondranapparat, Kresolseife. Auch absuchen der Tiere möglich, am besten über weißer Badewanne, handhoch mit Wasser gefüllt. Springen nicht höher als Wanne.

Kleiderlaus. Lebt in Kleidung, legt auch dort Eier (Nisse), besonders in Nähte, aber auch an Körperhaare, außer Kopf. Nach 6—18 Tagen Larven, dreifache Häutung, fertiges Tier. Dauer des Kreislaufs 3—4 Wochen. Larven saugen 2—3mal, geschlechtsreife Tiere 1—2mal in 24 Stunden. Hunger bis 10 Tage ertragen. Ohne Nahrung keine Häutung der Larven. Dampf, Heißluft, Blausäure, T-Stoff, schweflige Säure. Vernißte Körperhaare rasieren oder mit grauer Salbe einreiben.

Kopflaus. Über Kopf Gummihaube, darunter Essigäther. 10 ccm, $^1/_2$ Stunde Einwirkung. Am besten nach 8 Tagen Wiederholung.

Wanze. Lebt in Ritzen, Spalten usw. der Wohnräume. Saugt nur nachts Blut; notfalls Tierblut. Aus Eiern 5mal sich häutende Larven. Dauer des Kreislaufs über 50 Tage. Hunger wird bis über 1 Jahr ertragen. Raumentwesung: schweflige Säure, nicht immer sicher, Zyklon B, T-Gas, Parex.

Küchenschabe. Lebt in Ritzen, Spalten. Aus Eiern Larven, vielfach Häutungen bis zum fertigen Tier. Kreislaufdauer kann mehrere Jahre dauern. Nahrungsmittelverderber. Raumentwesung: Blausäure, T-Gas. Schweflige Säure nicht immer zuverlässig, Parex. Notbehelf: Borax mit gemahlenem Zucker (2 : 1 Teil).

Fliegen. Eiablage in Dünger, faulende Stoffe. Made-Puppe, fertiges Tier. Kreislaufdauer 3—4 Wochen. Dung fliegensicher eindecken oder oft abfahren und unterpflügen. Leimstreifen wenig wirksam.

Mücken. Eiablage in stehendem Wasser. Nach 5 Tagen Larve-Puppe, fertiges Tier. Kreislaufdauer etwa 28 Tage. Im Herbst Keller ausschwefeln, Parex. Stehende Gewässer im Sommer mit Petroleum übergießen oder mit Schweinfurtergrün bestäuben.

Motten. Eiablage in Kleidern, Leder, Pelzen. Made-Puppe, fertiges Tier. Lebenskreislauf viele Wochen, je nach Temperatur. Vondranapparat (auch für ganze Polstermöbel). T-Gas. Kleider in dicht schließende Kisten legen und mit Schwefelkoholenstoff behandeln. *Vorbeugung.* Kleider mit Naphthalin oder Paradichlorbenzol in dichten Schränken versehen.

Ratten. Mäuse. Jährlich 3—4mal je 4—20 Junge. Raumentwesung. Meerzwiebelpräparate (Batum, Firma Herlitz & Co., Hamburg 15) Bacillenpräparate (z. B. Ratin, Ratingesellschaft G. m. b. H., Berlin W 35).

Schrifttum.

Bis 1932 geschlossen bei Hailer: Desinfektion. Weyls Handbuch der Hygiene, Bd. 8, 4. Abt. Leipzig 1922. Ferner:

Gutschmidt: Arch. f. Hyg. **110.** — Hoffmann, W.: Dtsch. mil.-ärztl. Z. **1909.** — Kaiser u. Fried: Z. Desinf. **1931.** — Konrich: Z. Chir. **221.** — Gesdh.ing. **1931.** — Techn. Gemeindebl. **1931.** — Dtsch med Wschr. **1932.** — Zbl. Bakter. Orig. I **126.** — Arch. klin. Chir. **175.** — Muntsch: Z. Hyg. **111.** — Sudendorf u. Kröger: Chem. Ztg **1931.** — Waldmann: Gesdh.ing. **1911**, Nr 19.

Vorschriften: Reichsseuchenges. — Preuß. Ges. betr. übertragbare Krankheiten. — Heeresdienstvorschr. 194. Entseuch. u. Entwes. Vorschr. f. d. Reichsheer. Zeitschrift f. das gesamte Krankenhauswesen, Fanokteil. Berlin: Julius Springer 1926—1935.

E. Spezielle Epidemiologie.

1. Grippe.

Von **W. Schreiber**-Berlin.

Die Grippe ist eine akute Infektionskrankheit, über deren Entstehung bis heute trotz aller Bemühungen eine von allen Seiten anerkannte Klärung noch nicht erzielt ist. Sie ist charakterisiert durch ihr wellenförmiges Auftreten. Von Zeit zu Zeit — einige Male in einem Jahrhundert — führt sie zu großen Epidemien. Oft ganz unabhängig von Witterung, Klima und Bevölkerungsschichten, an keine geographischen Grenzen gebunden, breitet sich die Seuche dann aus von Mensch zu Mensch. Die Schnelligkeit ihrer Ausbreitung ist abhängig von der Intensität des *Verkehrs.* In zivilisierten Ländern sehr schnell, dringt sie in Ländern, die über schlechte Verkehrsmittel verfügen, oder die von den Hauptverkehrsstraßen der Welt abgelegen sind, nur langsam vor.

Geschichtliches. Bei der Pandemie von *1889* war fast ganz Deutschland innerhalb von 5 Wochen durchseucht. *1831,* als der Verkehr im Reich noch nicht entwickelt war, dauerte es 3 Monate, bis die Grippe von der russischen Grenze aus das Reich durchwandert hatte. Die Insassen mancher Gefängnisse und ablegenen Klöster blieben bei der Pandemie 1889 gänzlich verschont.

Die großen Pandemien pflegen allmählich über größere und kleinere Epidemien bis zum sporadischen Auftreten abzuklingen, ein Vorgang, der sich über eine Reihe von Jahren hinziehen kann, bis plötzlich wieder eine neue Pandemie aufflammt und der Kreislauf im epidemiologischen Geschehen der Grippe sich schließt.

Während der kleineren Epidemien oder bei ihrem sporadischen Vorkommen tritt die Grippe sehr häufig in so stark *abgeschwächter Form* auf, daß sie von den einfachen Erkältungskatarrhen nur schwer zu unterscheiden ist. Das ist besonders deshalb der Fall, weil ihr häufig eine Erkältung voranzugehen pflegt. Hervorzuheben ist dabei aber — weil vom epidemiologischen Standpunkte wichtig —, daß Menschen ohne eine vorausgegangene Erkältung von der Grippe befallen werden können.

Im 19. Jahrhundert traten mehrere große Seuchenwellen auf, die auf Grund der in ihrem Zusammenhang gemachten epidemiologischen Beobachtungen sowie der mitgeteilten Krankheitsbilder unbedenklich als Grippeepidemien angesprochen werden können. Dazu gehören die Wellen in den Jahren 1800, 1830, 1847 und die bekannte „*Influenzaepidemie*“ von *1889/90.* Die damals von Rußland her eingedrungene Seuche wurde sehr schnell über ganz Deutschland von Osten nach Westen in fast jede Stadt und jedes Dorf verschleppt. In Preußen starben von 1889—1892, dem Jahre, in welchem die Pandemie zum Abklingen kam, mehr als 34000 Menschen an der Grippe. Hauptsächlich erlagen damals die älteren Leute der Krankheit, während in der Altersklasse bis 30 Jahre gar keine Todesfälle vorkamen. Dieser große Seuchenzug hat uns volle Aufklärung über die Verbreitungsart der Grippe gebracht.

Die letzte große Grippepandemie, von der die Menschheit Ende Juni *1918* plötzlich und unerwartet heimgesucht wurde, betraf alle Weltteile ohne Ausnahme. In fast jedem Lande wurde das allgemeine wirtschaftliche Leben durch die Seuche in weitestem Umfange wochen- und monatelang gestört. Ungeheuer waren die Verluste an Menschenleben und Vermögenswerten. In Deutschland erkrankten in den Jahren 1918/19 etwa 30—50% der Bevölkerung (ohne die leichten Fälle). Auf Grund der in Preußen statistisch ermittelten Zahlen hat man für das *deutsche Reich* 1918 rund *10 Millionen Erkrankungen mit 196000 Todesfällen* errechnet. Niemals wieder seit der Pest hat eine Seuche so verhängnisvoll die Welt heimgesucht wie die Grippe am Ausgange des *Weltkrieges.* Im Gegensatz zur Pandemie von 1889 erkrankten besonders *junge, kräftige Menschen* — auch im Heere — und viele von ihnen starben.

Nach einer *französischen* Zusammenstellung wird die Zahl der Grippeopfer auf 20 Millionen Tote geschätzt, davon entfallen 2600000 auf *Europa.* Die kämpfenden Truppen wurden von der Grippe ebenso heimgesucht wie die Zivilbevölkerung, die neutralen Staaten in gleicher Weise wie die kriegführenden Nationen (MÖLLERS).

Die **Ätiologie** der pandemisch auftretenden Grippe schien geklärt zu sein, als R. PFEIFFER 1891 den *Influenzabacillus* entdeckte. Die meisten Forscher teilten zunächst die Ansicht des Entdeckers, bald erhob sich aber auf Grund andersartiger Untersuchungsergebnisse die Kritik, deren wesentliche Vertreter jetzt KISSKALT und SELTER sind. Die vielfach vertretene Ansicht, daß ein ultravisibles filtrierbares Virus die Grippe hervorrufe, konnte den von UHLENHUTH und MESSERSCHMIDT u. a. durchgeführten Versuchen mit Filtrateinatmung nicht standhalten.

In neuerer Zeit wurde von den Amerikanern wieder bedeutungsvolles Beweismaterial für die Mitwirkung eines ultravisiblen Virus beim Zustandekommen der Grippe zusammengetragen. Insbesondere waren es Arbeiten über die Erreger der Schweineinfluenza, welche die Hypothese stützen, daß die Influenzabacillen nur *Begleitbakterien* eines noch unbekannten Erregers seien. K. MEYER hält es für wahrscheinlich, daß die Grippe durch das Zusammenwirken eines ultravisiblen Virus mit dem PFIFFERschen Bacillus hervorgerufen werde. R. PFEIFFER selbst hat in jüngerer Zeit seine Ansicht dahin zusammengefaßt, daß er den Influenzabacillus für den wichtigsten Faktor beim Zustandekommen der Grippe halte.

In ziemlich positivem Sinne haben GUNDEL und LINDEN zum Influenzaproblem Stellung genommen. Sie konnten anläßlich einer Influenzaepidemie im Jahre 1930 bei eingehenden bakteriologischen Untersuchungen durch das kombinierte Kultur- und Mäuseversuchsverfahren in jedem Fall Influenzabacillen im Auswurf Grippekranker nachweisen.

Aus Entzündungsprozessen, aus dem Eiter metapneumonischer Empyeme und Otitiden sowie aus Rückenmarksflüssigkeit bei Gehirnhautentzündungen sind Influenzabacillen nicht selten als alleinige Krankheitserreger gezüchtet worden (KÜHN).

Der PFEIFFERsche Bacillus kann somit ohne Zweifel ein echter Krankheitserreger sein, wenn auch seine ätiologische Bedeutung bei der Grippe noch umstritten ist.

In Epidemiezeiten wird der Influenzabacillus bei Kranken und auch bei Gesunden auf den Schleimhäuten und in den Sekreten der Atmungswege gefunden. Aber auch in epidemiefreien Zeiten gelingt es nach neueren Untersuchungen von GUNDEL, K. LIEBER u. a. verhältnismäßig häufig, ihn bei Gesunden, insbesondere Kindern, nachzuweisen; eine Tatsache, die zu der Annahme veranlaßt, daß in der Altersklasse der Kinder ein Virusreservoir der Grippe zu erblicken sei. KAIRIES hat ebenfalls in grippefreien Zeiten, und zwar bei älteren Leuten in Bronchiektasen, Kavernen und chronischen Entzündungsprozessen der oberen Atmungswege PFEIFFERsche Bacillen gefunden und am Beispiel der Influenzameningitis bewiesen, daß solche Bacillenträger zu verhängnisvollen Infektionsquellen werden können.

Im Rahmen der gegenwärtigen Entwicklung der Bakteriologie hat man versucht, auf dem Wege über die Typendifferenzierung hinter die pathogenetischen Zusammenhänge zu kommen. Weder auf morphologischem noch auf serologischem Wege ließen sich jedoch konstante Typen festlegen. Nach Ansicht GUNDELs ist der Typendifferenzierung des Influenzabacillus vorläufig weder wissenschaftliche noch praktische Bedeutung zuzuerkennen. Auch die Untersuchung des Patientenserums mit Hilfe der WIDALschen Reaktion versagt beim Influenzabacillus.

Neuere Untersuchungen *amerikanischer* Autoren weisen auf eine gewisse Bedeutung des Problems der R- und S-Formen des Influenzabacillus hin. Vielleicht werden weitere Forschungen in dieser Richtung zur Klärung der Fragen der Epidemiologie und Pathogenese der Grippe beitragen (GUNDEL).

Die Beobachtungen über den Verlauf der Grippeepidemien erklären, daß die Seuche auf gewisse Zeit einen *Schutz* gegen Neuerkrankungen hinterläßt. Nach dem langen Intervall vor 1889 konnte sich dieser Schutz nur bei den *ältesten Leuten* auswirken. 1918 lagen bei dem kürzeren vorangegangenen Intervall in seinem Bereich breitere Schichten des höheren Alters, während die *Jugend*, nicht geschützt durch eine vorausgegangene und erlebte Pandemie, in sehr starkem Grade von der Krankheit befallen wurde.

Die Erklärung entspricht auch der Auffassung GUNDELs, der annimmt, daß durch die pandemische Ausbreitung der Grippe ein relativer, wenn auch begrenzter Schutz der überlebenden Menschen erreicht wird. Erst nach seinem völligen Verlust oder Nachlassen nach Ablauf mehrerer Jahre oder einiger Jahrzehnte nach der Pandemie sei eine neue starke Ausbreitungsmöglichkeit des Erregers aus seinem Virusreservoir heraus im Sinne des Wiederaufflammens einer Epidemie oder Pandemie möglich.

Die Grippeerkrankung zeigt das Bild eines Allgemeininfektes mit vorwiegender Beteiligung der oberen Luftwege. Nach dem Grade ihres Befallenseins spricht man von katarrhalisch-febrilen und bronchitischen Formen. Ob die pneumonische Form der Grippe zum primären Prozeß zu rechnen ist oder schon in das Gebiet der Begleiterkrankungen fällt, die für die Grippe als Folgen einer durch den Infekt hervorgerufenen allgemeinen Gewebsschädigung und Resistenzverminderung charakteristisch sind, das ist solange nicht zu entscheiden, als die Frage nach der Ätiologie der Grippe ungeklärt ist (O. GSELL).

Der sekundären Infektion sind durch die herabgesetzte Resistenz bei der Grippe viele Wege geöffnet. Die gewöhnlichen Eitererreger und der Pneumococcus sind es hauptsächlich, die das Krankheitsbild verschlechtern. Neben herdförmigen und lappenförmigen *Lungenentzündungen* können Brustfellentzündung auftreten, ferner Herzmuskelerkrankungen, Mittelohreiterungen, Hauteiterungen sowie Erkrankungen des Magendarmkanals. Entzündungen des Wurmfortsatzes sind hingegen verhältnismäßig selten. Vorübergehende Gehirnhautentzündung ist namentlich bei jüngeren Individuen beobachtet worden. Die Grippe bewirkt nicht selten eine Reaktivierung *tuberkulöser* Herde. Außerordentlich groß ist die Mannigfaltigkeit aller dieser „Grippefolgen". Das gilt sowohl für gutartige Epidemien als auch für die schweren. Den Gradmesser für die Schwere einer Grippeepidemiewelle gibt aber immer die *Grippelungenentzündung*.

Das morphologische *Blutbild* zeigt eine Leukopenie. Diese Tatsache sollte immer bei den sporadischen, d. h. außerhalb der Epidemiezeiten auftretenden Grippen, die nur schwer von den gewöhnlichen Erkältungskrankheiten abzutrennen sind, zur Sicherung der Diagnose herangezogen werden.

Grippe und Wehrmacht. Der *Soldat* ist kaserniert, lebt also mit seinen Kameraden in enger Gemeinschaft, die Tröpfcheninfektion kommt dadurch leicht zur Wirkung. Durch seinen Dienst ist er besonders im Winter den Unbilden der Witterung in verstärktem Maße ausgesetzt. Hierin liegen die Faktoren, aus denen sich die große *militärhygienische Bedeutung* der Grippe ergibt.

Die Krankennachweiszahlen *aller Heere* zeigen, daß jede Grippeepidemie, die ein *Volk* befällt, auch in seinem Heer zur Auswirkung kommt.

Im Zusammenhang mit der großen Pandemie von 1889 erkrankten im *deutschen Heere* und der *Marine* mehr als 55000 Mann an Grippe, 60 davon starben. Innerhalb von 5 Wochen war die gesamte deutsche Armee bis auf wenige Truppenteile verseucht. Im *französischen Heer* waren es fast 124000 Mann bei 288 Todesfällen. Während die Zugangsziffern beim preußischen Heere in der Zeit vor der Pandemie nur verhältnismäßig niedrig waren, blieben sie danach etwa doppelt so hoch. Es muß dahingestellt bleiben, ob dieser Unterschied tatsächlich bestanden hat, oder ob er nur auf die verfeinerte Diagnosenstellung zurückzuführen ist, die sich höchstwahrscheinlich aus den Erfahrungen der Pandemie ergab.

Die jährlichen Zugänge an Grippe vor, während und nach dem Weltkrieg sind im Abschnitt VI „Krankheitenstatistik" aufgeführt. Hier interessieren die *höchsten* Zugangsziffern bei dem Herrschen einer Grippeepidemie:

In der *Vorkriegszeit* (preußisches Heer) 1889/90	108,8‰ K.
Im *Weltkrieg* (deutsches Heer) Feldheer 1917/18	140,9‰ K.
Besatzungsheer	90,1‰ K.
In der *Nachkriegszeit* (Reichsheer) 1931	100,6‰ K.

Es war vorauszusehen, daß der *Krieg* mit seinen Strapazen und vermehrten Erkältungsmöglichkeiten gegenüber der Vorkriegszeit einen Anstieg der Zugangsziffern der Grippe bringen würde. Sie bewegten sich denn auch in den *ersten 3 Kriegsjahren* um das 3—$4^1/_2$fache der Höhe der *Vorkriegszeit* herum. Ganz gewaltig war aber ihr Anschwellen im *4. Kriegsjahr*, bedingt durch die Pandemie von 1918.

Wer als Arzt am *Weltkriege* teilgenommen hat, dem steht das gewaltige Erleben dieser Pandemie, insbesondere ihrer zweiten Welle, die Ende September einsetzte, in trauriger Erinnerung. Die Grippe hat an Kranken und Todesopfern selbst die gefürchtetsten Kriegsseuchen weitaus in den Schatten gestellt.

Für die deutsche Armee liegen statistische Zahlen leider nur bis Juli 1918, also nur für die erste Epidemiewelle vor. In den Monaten Juni bis Juli 1918 wird vom gesamten Feldheer über mehr als 538000 an Grippe erkrankte Soldaten berichtet. 14,9% davon mußten den Lazaretten überwiesen werden. Ganze Truppenteile wurden mit einem Male ergriffen. Das jähe Einbrechen der Seuche und das zunächst schwer erscheinende Krankheitsbild brachten erhebliche Unruhe in Truppe und Führung. Als sich der Krankheitsverlauf dann aber schnell als kurz und leicht erwies, trat bald wieder Beruhigung ein. Ortskrankenstuben und Truppenkrankenstuben lagen damals voll von Grippekranken. Besondere *Grippekrankenstuben* mußten schnell eingerichtet werden, und der Soldat, der mit *Schüttelfrost* zusammengekauert im Graben oder im Unterstand saß oder lag, war keine seltene Erscheinung. Die Seuche war fast gleichzeitig an der West-, der Ostfront, in Mazedonien und in der Türkei aufgetreten. Dabei waren die Witterungsverhältnisse völlig verschieden.

Die Krankheit begann meist mit Schüttelfrost und allgemeinem Krankheitsgefühl. Das Fieber dauerte 2—3 Tage, nach weiteren 8—10 Tagen war die Krankheit überstanden. Die leichten Erkrankungen überwogen weitaus; bei den schweren und schwersten Formen wurde das Krankheitsbild nicht durch die oft schwere Lungenentzündung beherrscht, sondern im Vordergrund stand die allgemeine Infektion, die Blutvergiftung mit Blausucht, Atemnot, schlechtem Puls und hohem zackigem Fieber. Kreislaufmittel versagten oft und Lungenödem führte zum Tode. Eitrige Bronchialkatarrhe bis zur *eitrigen Einschmelzung von Lungenfeldern* kamen vor, die Milz war vergrößert. Ernste Rückfälle und Mischinfektionen folgten.

Pathologisch-anatomisch fand man tiefgreifende kruppöse Entzündungen und das Bild der *hämorrhagischen Bronchopneumonie.* Man verglich das Bild der Lunge mit dem der *Lungenpest,* von der mancherorts in Laienkreisen die Rede war.

Die Ende September 1918 einsetzende zweite Epidemiewelle wird allgemein als weniger umfangreich, dafür aber um so schwerer im Verlauf geschildert. Die *Todesziffern* stiegen erheblich an, in allen Lazaretten des Feld- und Besatzungsheeres starben von allen behandelten Grippekranken im letzten Kriegsjahre *0,47%*, in den vorhergehenden 3 Kriegsjahren waren es durchschnittlich *0,15%* gewesen. Von den 793 im letzten Kriegsjahr an Grippe gestorbenen deutschen Soldaten, welche statistisch erfaßt sind, entfallen 37 auf den Juni, 588 auf den Juli und 168 auf die vorhergegangenen 10 Monate.

Die mitgeteilten Erkrankungszahlen geben kein Bild von der Häufigkeit der Erkrankungen überhaupt, da die zahlreichen leichten, unbehandelten Fälle nicht mitgezählt sind. Die vielfach vertretene Anschauung, daß die Bösartigkeit der Seuche mit dem schlechten Stand der *Ernährung* im abgesperrten Deutschland zusammenhänge, ist nicht erwiesen. In der mit Nahrungsmitteln sehr viel besser versorgten *Schweiz* verlief die Grippe noch ungünstiger als in Deutschland. Die Geschichte der Grippe enthält keinen Hinweis, daß das Auftreten von Grippepandemien durch Kriege begünstigt werde (FAHRIG).

Die *feindlichen Heere* wurden von der Grippe in gleicher Weise befallen wie das deutsche Heer. Die Grippeerkrankungen im *amerikanischen* Heere in Europa betrugen vom 1. April 1917 bis 31. Dezember 1919 137,4‰ K., die Todesfälle 0,45%. Im deutschen Landheere erkrankten im letzten Kriegsjahre (bis Juli 1918) 126‰ K. der Soldaten mit 0,44% Todesfällen. Von der *französischen* Armee in Frankreich erkrankten im Jahre 1918 216,9‰ K. an Grippe, die Todesziffer betrug 6,4%. Auch das französische Heer überfielen zwei Epidemien, die erste vom Mai bis August, die zweite vom September bis Dezember 1918.

Die zweite Welle der großen Pandemie von 1918 kam im Januar 1919 zum Abflauen. Bereits ein Jahr später, im Januar *1920* setzte eine neue Epidemie im *Reichsheer* (Übergangsheer) ein, die sich am stärksten in Nordost- und Mitteldeutschland ausbreitete und dabei auch zum Teil schwer verlief.

Im Bereiche einer Division waren bei der Truppe im Durchschnitt 3,4% Todesfälle an Grippeerkrankungen. Diese Epidemie muß als eine Nachwelle der großen Pandemie angesehen werden, ebenso eine weitere Epidemie, die im Reichsheere im Jahre *1922* herrschte. Man rechnet, daß die Periode der auf die große Pandemie von 1918 folgenden Epidemien, die teilweise noch von erheblicher Bösartigkeit waren, mindestens bis zum Winter *1928* bis 1929 währte. Das zeigt sich auch in den Zahlen der Sanitätsberichte des Reichsheeres. 1930 ist zum erstenmal die Zugangsziffer auf 27,9‰ K. gesunken, 1931 zeigt sich aber wieder ein starkes Ansteigen im Zusammenklang mit Grippewellen in der *Zivilbevölkerung*.

Die Grippeerkrankungen, die nach 1921 im Reichsheer auftraten, verliefen durchschnittlich leicht, so daß Todesfälle nur in sehr geringer Zahl zu beklagen waren.

Was die Verteilung der Erkrankungen auf die verschiedenen *Dienstjahrgruppen* und die verschiedenen *Truppengattungen* sowie die jahreszeitlichen Schwankungen betrifft, so wird auf die ausführlichen Darlegungen im Abschnitt „*Statistik*" verwiesen.

Eine *spezifische* **Therapie** der Grippe gibt es nicht.

Aus dem Ausland liegen zwar Berichte über einige günstige Erfolge mit der *aktiven Immunisierung* vor, die zum Teil mit Impfstoffen aus Influenzabacillen, zum Teil mit Mischvaccinen durchgeführt wurde. In Deutschland sind derartige Versuche bisher kaum durchgeführt worden, auch von ausländischer Seite sind die berichteten günstigen Ergebnisse nicht unwidersprochen geblieben. Von den Behringwerken wird ein polyvalentes *Grippeserum* hergestellt, das neben Antikörpern gegen den Pfeifferschen Bacillus auch solche gegen Pneumokokken und Streptokokken enthält. Praktische Erfahrungen liegen über dieses Serum noch nicht vor.

Prophylaxe. Zweckmäßig erscheint die vernünftig und planmäßig durchgeführte Abhärtung des Körpers. Grundsätzlich ist dafür Sorge zu tragen, daß die leider häufig in den Mannschaftsstuben der Kasernen zu beobachtende Unsitte, die Betten unmittelbar nebeneinander aufzustellen, auf das peinlichste vermieden wird. Durch zweckmäßige Verteilung von Betten und Schränken im Raum läßt sich — auch bei enger Belegung — dieser Übelstand beseitigen. Die in den schmalen unmittelbar nebeneinander stehenden Mannschaftsbetten liegenden Schläfer befinden sich während der ganzen Nacht im gegenseitigen Atemstrom. Ansteckungen sind dabei unvermeidlich. Es bestehen keine Bedenken, die Betten übereinander zu stellen. Die Gefahr der Tröpfcheninfektion ist dabei kaum zu befürchten.

Bekämpfungsmaßregeln. Die *Isolierung* kann nur bei vereinzelten Fällen in Frage kommen. Bei epidemischem Auftreten ist die Unterbringung der Leichtkranken in besonderen Grippekrankenstuben, die in jeder Kaserne eingerichtet werden können, notwendig. Es sind dazu zweckmäßig abseits gelegene gut besonnte Räume zu wählen. Eine Desinfektion der Stuben und Gebrauchsgegenstände ist zu Epidemiezeiten wegen der zahlreichen anderen Infektionsmöglichkeiten zwecklos. Gründliche Durchlüftung der Räume in Verbindung mit starkem Heizen muß als ausreichend angesehen werden. Die Wäsche der Kranken, insbesondere ihre Taschentücher sind nach Benutzung für 5—6 Stunden in eine schwache Sagrotanlösung (1%) einzulegen. Besonders wichtig ist die *persönliche Vorsicht*. Man halte sich möglichst fern von den Kranken und vermeide alles, was den Körper schädigen oder schwächen und damit für die Infektion empfänglicher machen kann.

Zu diesem Zwecke haben bei gehäuftem Auftreten von Erkältungskrankheiten Belehrungen der Soldaten über Wesen und Verbreitungsart der Grippe stattzufinden. Zweckmäßig ist dazu die Ausgabe einfacher Merkblätter an die Soldaten. Man vermeidet damit die für mündliche Belehrungen notwendigen Ansammlungen. Der Dienst ist so zu gestalten, daß *Erkältungen* nach Möglichkeit verhütet werden. Es ist darauf hinzuwirken, daß längere unnütze Aufenthalte auf den Korridoren und Kasernenhöfen, Erhitzungen und plötzliche Abkühlungen beim Dienst im Freien vermieden werden. Nach dem Verlassen des Exerzierhauses oder der Reitbahnen sind Mäntel umzulegen. Die Soldaten sind anzuhalten, nach Durchnässungen der Füße die Strümpfe zu wechseln.

Durch verstärkte Kohlenabgabe ist auf genügendes Durchwärmen der Unterkünfte hinzuwirken. Für Verabreichung einer warmen Abendkost (Tee mit Rum, warme Suppen) ist zu sorgen. Ferner kommt noch die Verabfolgung von wollenen Schlafdecken und Leibbinden in Frage.

In der Einschränkung der Tröpfcheninfektion liegt die beste quantitative Prophylaxe der Grippe. Die Teilnahme an Tanzvergnügungen und Massenansammlungen, sowie die Beurlaubung nach verseuchten Orten ist deshalb in Epidemiezeiten zu verbieten. Die Unsitte des Ausspeiens auf Treppen und Fußböden sowie die Benutzung gemeinsamer Eß- und Trinkgeschirre ist zu bekämpfen. Schließlich wären noch Gurgelungen mit Wasserstoffsuperoxyd, mehrmals am Tage und die Ausgabe von Paraform-Pfefferminztabletten zu empfehlen.

Schrifttum.

Fahrig, C.: Grippe. Handbuch der ärztlichen Erfahrungen im Weltkriege, Bd. 8. Leipzig 1921. — Findel, H.: Grippe (Influenza). Lehrbuch der Militärhygiene. Berlin 1912. — Gsell, O.: Die Grippe. Erg. Med. **1932**. — Gundel, M.: Die Typenlehre in der Mikrobiologie. Jena 1934. — Die Grippe und Infektionen durch den Bacillus influenzae. Die ansteckenden Krankheiten. Leipzig 1935. — Gundel, M. u. H. Linden: Arch. f. Hyg. **105** (1931). — Kisskalt, K.: Zur Grippeätiologie. Dtsch. med. Wschr. **1929**. — Kolle, W. u. H. Hetsch: Die experimentelle Bakteriologie und die Infektionskrankheiten. Berlin u. Wien 1929. — Kühn, E.: Über die Bedeutung des Influenzabacillus als Entzündungs- und Eitererreger. Zbl. Bakter. **131** (1934). — Levinthal, W., M. H. Kuczynski u. E. Wolff: Die Grippepandemie von 1918. München u. Wiesbaden 1921. — Möllers, B.: Grippe. Handbuch der ärztlichen Erfahrungen im Weltkriege, Bd. 7. Leipzig 1922. — Münter, F.: Influenza. Handbuch der ärztlichen Erfahrungen im Weltkriege, Bd. 3. Leipzig 1921. — Ortner, N.: Influenza. Neue Deutsche Klinik. Berlin-Wien 1930.

2. Masern, Röteln, Scharlach, Mumps.

Von W. **Schreiber**-Berlin.

A. Masern.

Die Masern sind eine Infektionskrankheit, welche unmittelbar von Mensch zu Mensch durch Tröpfcheninfektion übertragen wird.

Der **Erreger** ist ein nicht näher bekanntes ultravisibles filtrierbares Virus. Der Nachweis, daß es sich bei den Masern um eine echte Infektionskrankheit handelt, ist sowohl experimentell als auch durch praktische Erfahrungen am Krankenbett erbracht. (Bei Transfusionen von Blut masernkranker Spender wurde die Krankheit auf die Empfänger übertragen.)

Die *Inkubationszeit* beträgt 9—14 Tage. Durch einmaliges Überstehen der Krankheit wird eine fast absolute Immunität erworben.

Die *Krankheitsempfänglichkeit* ist sehr beträchtlich, man hat sie auf 95,6% errechnet. Der Infektionsgipfel liegt zu Beginn des fieberhaften Prodromalstadiums, also 4—5 Tage vor dem Erscheinen des Exanthems. Für die Ansteckung genügt schon ein kurzes Zusammensein im geschlossenen Raum ohne Annäherung an den Kranken. Infolgedessen entgeht der Mensch, vorausgesetzt, daß er nicht in zu dünn besiedelten Gegenden wohnt, in welchen die Möglichkeit des Kontaktes fehlen kann, schon als *Kind* kaum je der Infektion. Die Hälfte sämtlicher Masernerkrankungen betrifft Kinder unter dem 6. Lebensjahre, in den ersten 3—4 Lebensmonaten besteht eine angeborene Immunität. Epidemisch treten die Masern nur bei Kindern auf. Erkranken Erwachsene — hierher gehören die verhältnismäßig seltenen Fälle bei *Soldaten* —, so handelt es sich in der Regel um Menschen, die wegen ihrer Herkunft aus dünnbesiedelten ländlichen Gegenden während der Kindheit keine Gelegenheit zur Infektion gehabt hatten.

Für unser *Heer* ist die Bedeutung der Erkrankung wegen des durchweg günstigen Ausgangs, den sie im allgemeinen bei Erwachsenen nimmt, und wegen ihres vereinzelten Auftretens nur gering. Berechnet auf das Tausend der Kopfzahl, erkrankten jährlich durchschnittlich an Masern:

Preußisches Heer 1882—1902 . . . . 1,01‰ K.
1902—1913 . . . . 0,64‰ K.
Weltkrieg (deutsches Feld- und Besatzungsheer 1914—18). 0,12‰ K.
Reichsheer . . . 1922—32. . . . . 0,21‰ K.

Ganz regelmäßig kam die Mehrzahl dieser Erkrankungen in den ersten 3 Monaten des Jahres in Zugang.

Ebenso wie im deutschen Heere treten im *englischen* und *österreichischen* die Masern verhältnismäßig selten auf. In den Heeren der romanischen Völker, besonders dem *französischen* und *italienischen*, treten sie dagegen schwerer und häufiger auf.

Nach dem Sanitätsbericht über das deutsche Heer im *Weltkriege* starben von den während der Kriegszeit in den Lazaretten behandelten 4263 masernkranken deutschen Soldaten 24, das sind 0,56%. Beim Besatzungsheer traten im Verhältnis zur Iststärke etwa 4mal so viel Masernfälle auf als beim Feldheer, eine Erscheinung, die darauf zurückzuführen ist, daß das Besatzungsheer durch Berührung mit der *französischen Zivilbevölkerung* in weit stärkerem Maße Gelegenheit zur Infektion hatte als die Fronttruppen. Wie schon in der Vorkriegszeit so nahmen auch während des Krieges die Zugangszahlen an Masern von Jahr zu Jahr ab.

Im *amerikanischen* Heere in Frankreich (nur weiße Truppen) erkrankten von August 1917 bis Juli 1918 8‰ K. der Soldaten an Masern. Davon starben 2,6%. Diese im Vergleich zu den Ziffern des deutschen Heeres außerordentlich hohe Todesziffer (4½mal so hoch) ist vielleicht darauf zurückzuführen, daß die amerikanischen Soldaten an Lebensalter durchschnittlich jünger waren als die deutschen, sie mögen außerdem in dem weniger dicht bevölkerten Amerika in der Kindheit der Maserninfektion in geringerem Grade ausgesetzt gewesen sein. Hinzu kommt, daß die neueingetroffenen Truppenteile oft ohne genügende Absonderungszeit in die Ersatzlager und zu den Fronttruppen geschickt wurden. Bei den französischen Truppen im Innern Frankreichs waren während des Krieges die Masern sehr verbreitet. Gelegenheit zur Ansteckung war den neu ankommenden amerikanischen Truppen somit reichlich gegeben. 16,8‰ K. der *französischen Inlandtruppen* erkrankten durchschnittlich jährlich an Masern, etwas über 2% der Kranken starben. Weit geringer waren die Zugänge bei den *französischen Frontarmeen*, sie betrugen durchschnittlich jährlich 1,83‰ K. mit 1% Todesfällen.

Im *englischen* Heere in Frankreich und Flandern war die Erkrankungszahl höher, die Sterbeziffer niedriger als beim deutschen Heere, auch hier nahm die Erkrankung während der Kriegszeit von Jahr zu Jahr ab.

Es war zu erwarten, daß nach dem Kriege wegen des größeren Kontaktes mit der heimatlichen Zivilbevölkerung die durchschnittliche jährliche Zugangsziffer an Masernerkrankungen im deutschen Heere wieder höher liegen würde als während der Kriegszeit. Trotzdem betrug sie nur ein Drittel der Ziffer der Vorkriegsjahre. Die vereinzelten Erkrankungsfälle — nur einmal trat bei der Infanterieschule unter den Fähnrichen eine Gruppenerkrankung von drei Fällen auf — waren immer leicht. Die Mannschaften der *ersten vier Dienstjahre* erkrankten um etwa 59% häufiger als die *älteren Soldaten*, Offiziere verhältnismäßig häufiger als Unteroffiziere und Mannschaften. Kavallerie, Artillerie und Fahrabteilungen sind an den Zugängen stärker beteiligt als die übrigen Truppengattungen, eine Feststellung, die kaum irgendwelche Schlußfolgerungen zuläßt.

In den Kasernen des Reichsheeres waren viel mehr Soldatenfamilien mit kleinen, also für die Masern krankheitsempfänglichen *Kindern* untergebracht, als das in der Vorkriegszeit der Fall war. Die zahlreichen Masernerkrankungen, welche bei diesen Soldatenkindern vorkamen und in den Kasernen behandelt wurden, haben sich auf die Truppen nicht erkennbar ausgewirkt. Daraus sowohl, wie aus der Tatsache, daß die Ansteckungen in der Regel zu einem Zeitpunkt erfolgen, an welchem die Krankheit bei dem Infektionsüberbringer noch gar nicht erkannt ist, ergeben sich die **Bekämpfungsmaßregeln.** Beim Erwachsenen genügt die *Isolierung* des Kranken im Lazarett. Die Raumdesinfektion des Zimmers, das der Kranke benutzt hat, erübrigt sich. Das von ihm benutzte Geschirr ist gründlich in Sodawasser zu waschen, das Besteck für zwei Stunden in eine 1%ige Formalinlösung zu legen. Diese Maßnahmen sind jedoch nur bis zum zweiten Tage nach Auftreten des Exanthems notwendig. Die Übertragung der Krankheit durch Arzt und Pflegepersonal ist mit Sicherheit zu vermeiden, wenn für gute Entlüftung des Krankenzimmers gesorgt wird, und wenn der mit dem Kranken in Berührung gewesene Besucher sich kurze Zeit danach im Freien aufhält.

Die Stubenkameraden sowie die nähere Umgebung des Kranken sind etwa 10 Tage lang unter tägliche ärztliche Kontrolle zu stellen, ohne Absonderungsmaßnahmen und ohne Entziehung vom Dienst.

Es ist daran zu denken, daß die Masern nach alter Erfahrung die Disposition für andere Infektionskrankheiten, namentlich *Tuberkulose,* erhöhen.

Bei Kindern unter drei Jahren kann die Prognose ernst sein. Vor allem sind schwächliche, rachitische sowie tuberkulös infizierte Kinder und solche, die in engen Wohnverhältnissen leben, durch die komplizierende Bronchopneumonie gefährdet. Der Arzt widme deshalb auch der Wohnungshygiene seine Aufmerksamkeit.

Die *spezifische Prophylaxe* der Masern mit *Rekonvaleszentenserum* wird für junge und gefährdete Kinder empfohlen und ist noch möglich bis zum 6. Inkubationstag (Nicolle und Conseil, Degkwitz). (Dosierung für Kinder bis zum 4. Lebensjahre: bis zum 4. Inkubationstag 10 ccm, am 5. und 6. Inkubationstag 15 ccm) (Degkwitz und de Rudder). Ein Kind, das mit dem Kranken täglich in Kontakt ist, befindet sich bei Exanthemausbruch am 4. Tage der Inkubation (W. Keller). Vor selbständiger Gewinnung des Masernrekonvaleszentenserums durch Ungeübte muß allerdings gewarnt werden. Steht kein solches Serum zur Verfügung, so soll unter allen Umständen ein Versuch mit *Erwachsenenblut* gemacht werden. Als Spender kommen nur solche Erwachsene in Frage, die früher sicher an Masern erkrankt gewesen waren, und die vollkommen gesund sind. Bei Erfüllung dieser Bedingungen ist die Mutter am besten geeignet. 20—40 ccm Blut, aus der Armvene entnommen, sind schnell, damit keine Gerinnung eintritt, intraglutäal einzuspritzen. Es ist zu beachten, daß durch prophylaktische Injektion von Rekonvaleszenten- oder Erwachsenenserum die Inkubationszeit verlängert werden kann.

Schrifttum.

Degkwitz, R.: Masern. Neue Deutsche Klinik. Berlin-Wien 1931. — Findel, H.: Masern (Morbilli). Lehrbuch der Militärhygiene. Berlin 1912. — Flügge, C.: Grundriß der Hygiene. Berlin 1927. — Keller, W.: Die Masern. Gundel: Die ansteckenden Krankheiten. Leipzig 1935. — Lust, F.: Diagnostik und Therapie der Kinderkrankheiten. Berlin u. Wien 1934.

B. Röteln.

Die Röteln sind eine der gutartigsten Infektionskrankheiten. Der Erreger der Krankheit ist unbekannt, gehört aber vermutlich zu den ultravisiblen Virusarten. Die Ansteckung erfolgt auf unmittelbarem und auch auf mittelbarem Wege. Übertragungen durch leblose Gegenstände und durch Personen, die zum mindesten nicht manifest erkrankt waren, sind, wenn auch selten, beobachtet worden. Die *Krankheitsempfänglichkeit* ist gering. Am häufigsten erkranken Kinder im Alter von 3—10 Jahren, aber auch Säuglinge und Greise können befallen werden. Die Ansichten darüber, ob die durch Überstehen der Krankheit erworbene Immunität lebenslänglich anhält oder nicht, sind geteilt. Zweiterkrankungen werden für möglich gehalten, sie gehören aber zu den größten Seltenheiten. Die *Inkubationszeit* wird verschieden beurteilt, im allgemeinen wird die Dauer auf 14—21, durchschnittlich 17 Tage angegeben. Die Anstekkungsfähigkeit beginnt etwa 2 Tage vor Ausbruch des Exanthems und erlöscht mit dessen Schwinden.

Die Röteln können in **Epidemien** von größerem Umfange auftreten, häufiger aber ist die Kleinraumepidemie (Kadettenanstalten, Unteroffiziervorschulen der Vorkriegszeit, Internate, Schiffe usw.). Größere Epidemien können einige Monate dauern.

Die **klinische Erscheinungsform** ist vorwiegend masern-, gelegentlich aber auch scharlachähnlich. Die wesentliche Aufgabe des Arztes ist die richtige Diagnosenstellung und damit Verhütung irgendwelcher eingreifenden Maßnahmen. Verwechslungen, besonders mit Scharlach gehören nicht zu den Seltenheiten. Ganz abgesehen davon, daß solche Verwechslungen zu unliebsamen Absonderungsmaßnahmen und Störungen führen, bergen sie auch die Gefahr der Scharlachinfektion, wenn ein an Röteln Erkrankter auf eine Scharlachstation verlegt wird. In Zweifelsfällen kann das Blutbild zur Diagnose herangezogen werden (W. KELLER).

Es besteht ein gewisser Zusammenhang mit Masernepidemien, der noch ungeklärt ist; eine Masernepidemie kann in eine Rötelnepidemie ausklingen und umgekehrt.

In den **Armeen** kommen die Röteln nur in sporadischen Fällen oder als seltene Gruppenerkrankungen vor. Aus der *Vorkriegszeit* und *Kriegszeit* liegen genauere statistische Angaben nicht vor, aus dem *Reichsheer* erst seit dem Jahre 1931. Berichtet wird über ganz leicht verlaufende spärliche Einzelerkrankungen, die Bevorzugung einer Dienstjahrgruppe ist nicht erkennbar. Die Erkrankungen verteilen sich auf die Monate Januar, Mai, Juni und Juli.

Besondere Desinfektions- und Bekämpfungsmaßnahmen sind nicht nötig. Die Kranken sind während des Exanthemstadiums im Bett zu isolieren. Die Mundpflege ist zu beachten.

Schrifttum.

FINDEL, H.: Röteln (Rubeola). Lehrbuch der Militärhygiene. Berlin 1912. — KELLER, W.: Röteln und andere akute infektiöse Erytheme und Exantheme. Neue Deutsche Klinik. Berlin u. Wien 1932. Die Röteln. — GUNDEL: Die ansteckenden Krankheiten. Leipzig 1935. — LUST, F.: Diagnostik und Therapie der Kinderkrankheiten. Berlin u. Wien 1934.

C. Scharlach.

Verbreitung. Der Scharlach ist eine Infektionskrankheit, die bei uns im wesentlichen als Kinderkrankheit auftritt. In den Deutschen Städten sind die Erwachsenen mit 10—15% an den Scharlacherkrankungen beteiligt. Aus diesem Grunde kommt der Scharlach, wie auch die Masern, im deutschen *Heere* nur verhältnismäßig selten vor. Wegen der Bösartigkeit, welche diese Krankheit jedoch mitunter annimmt, sowie wegen der Möglichkeit ihres epidemischen Auftretens auch unter Erwachsenen ist sie von weit größerer *militärhygienischer* Bedeutung als die Masern.

In den Städten tritt der Scharlach bei uns endemisch auf, allerdings können manchmal jahrelang nur vereinzelte sporadische Fälle vorkommen. Plötzlich, meist nach einigen Jahrzehnten flammt dann eine Epidemie auf, die weite Bezirke ergreifen kann. Diese Epidemien verlaufen verschieden schwer, es ist unbekannt, wodurch sie verursacht werden, ebenso ungeklärt ist auch die häufig beobachtete Erscheinung, daß sie zeitlich mit *Diphtherieepidemien* zusammenfallen.

In Gegenden, in denen Jahrzehnte hindurch keine Scharlacherkrankungen vorgekommen sind, werden die *Erwachsenen* fast ebenso häufig befallen wie die Kinder (Epidemie 1873 auf den Farör-Inseln).

Man muß danach annehmen, daß in dicht bewohnten Bezirken eine weitgehende Durchseuchung der Bevölkerung schon während der Kindheit zustande kommt; dies gilt besonders für die in größerer Wohndichte lebenden Kinder der ärmeren Bevölkerung. Sie erkranken dementsprechend bei Epidemien verhältnismäßig weniger zahlreich als die Kinder der Wohlhabenden, eine Beobachtung, die häufig in Villenvierteln gemacht wird.

Die **Krankheitsempfänglichkeit** ist für den Scharlach viel geringer als für die Masern, man schätzt sie auf 30—40%. Durch andere Erkrankungen, wie Grippe, Windpocken, Diphtherie, Masern usw. kann sie erhöht werden.

Nicht jede stattgehabte Infektion ergibt eine Scharlacherkrankung. Es kann zur typischen Scharlacherkrankung kommen, es kann aber auch bei einer einfachen Angina *ohne Exanthem,* die häufig nicht als Scharlach erkannt wird, bleiben, oder beim sog. „stummen Infekt", d. h. die Infektion erreicht nicht die Schwelle der klinischen Reaktion. Man findet in der Umgebung von Scharlachkranken oft Personen mit mehr oder weniger leichten Rachenaffektionen.

Der Scharlach ist deshalb — wie etwa die Masern — nicht eigentlich nur ein akutes Exanthem, sondern vom epidemiologischen Standpunkt aus eine spezifische Angina, die in einem bestimmten Prozentsatz der Fälle von einem Exanthem begleitet wird (v. BORMANN).

Die **Inkubation** schwankt zwischen 2 und 7 Tagen. Die *Ansteckung* kommt durch Übertragung des Nasen-Rachensekrets vom Kranken oder Rekonvaleszenten oder vom anscheinend gesund gebliebenen Keimträger aus der Umgebung Scharlachkranker auf dem Wege der *Tröpfcheninfektion* zustande. In selteneren Fällen wird die Krankheit wohl auch durch Gegenstände (Spielsachen, Kleider, Nahrungsmittel usw.) übertragen. Scharlachrekonvaleszenten, die an eitrigen Absonderungen aus dem Ohr, den Nebenhöhlen der Nase usw. leiden, bilden eine besondere Gefahr für ihre Umgebung, ebenso sollen diejenigen besonders infektiös sein, welche gleichzeitig Diphtheriebacillenträger sind.

Bei der Mehrzahl der Scharlachfälle scheint nach 3—4 Wochen die Infektiosität erloschen zu sein, es muß aber auf die sog. *Heimkehrfälle* hingewiesen werden. Nach Ablauf der 6wöchigen Isolierung in die Familie zurückgekehrt, können Genesene bei ihrer Umgebung noch Scharlacherkrankungen hervorrufen.

In Deutschland müssen Scharlachkranke 6 Wochen *isoliert* bleiben. Ebenso lange sind erkrankte Kinder vom Schulbesuch auszuschließen. Angehörige der Kranken haben die Schule nicht eher wieder zu betreten, als bis nachweislich eine vorschriftsmäßige Desinfektion der Wohnung und Kleidung stattgefunden hat. (Reichsseuchengesetz und Preuß. Seuchengesetz.) Früher wurde den *Hautschuppen* große Bedeutung für die Übertragung des Scharlachs beigemessen. Es ist anzunehmen, daß ihnen keine größere Bedeutung zukommt als anderen leblosen Gegenständen, mit denen der Kranke in Berührung gekommen ist.

Auch durch *Nahrungsmittel,* z. B. durch infizierte Milch sind Scharlachendemien übertragen worden. Als Ansteckungsquelle konnten in solchen Fällen Scharlachkranke oder Rekonvaleszenten ermittelt werden, die in Lebensmittelbetrieben tätig waren.

In seltenen Fällen kann der Scharlach auch als *Wundscharlach* auftreten (LEUBE). Bei dieser Form der Erkrankung kommt das typische Krankheitsbild zur Entwicklung. Der Beginn des Exanthems, meistens auch einer Lymphangitis, geht aber von der Stelle der Verletzung aus, häufig von Wunden nach Operationen und Verbrennungen (R. STERN).

Trotz ausgedehnter Forschungen ist in der Frage der **Ätiologie** und der Pathogenese des Scharlachs keine einheitliche Auffassung erzielt worden. Die experimentellen Untersuchungen auf diesem Gebiet haben seit den ersten Befunden von LÖFFLER und LITTEN im Jahre 1882 in ununterbrochener Folge neue Hinweise dafür gebracht, daß *hämolytische Streptokokken,* die sich bei sorgfältiger Untersuchung in 100% aller Scharlachfälle in den Mandelabstrichen nachweisen lassen, bei der Entstehung des Scharlachs zum mindesten eine sehr bedeutsame Rolle spielen müssen. Bisher ist es laboratoriumsmäßig nicht sicher gelungen, die Scharlachstreptokokken von anderen hämolytischen Streptokokkenarten durch ihre kulturellen, serologischen, tierpathogenen oder toxischen Eigenschaften abzutrennen und als solche eindeutig zu identifizieren.

Die Amerikaner G. und H. DICK haben durch Einpinseln einer Reinkultur von hämolytischen Streptokokken, die sie aus dem Eiter eines Scharlachkranken gezüchtet hatten, auf die Gaumenmandeln von 10 Gesunden mit scharlachfreier Vorgeschichte in 3 Fällen typischen Scharlach, in 2 anderen schwere Anginen erzeugen können. Die 5 weiteren Versuchspersonen blieben gesund. Ähnliche Beobachtungen wurden auch von anderen Autoren (NICOLLE, HIRSZFELD) gemacht. Im Filtrat der mehrtägigen Bouillonkultur solcher hämolytischen Scharlachstreptokokken fanden G. und H. DICK ein Toxin, welches bei Scharlachempfänglichen, in oder unter die Haut gespritzt, eine lokale entzündliche Rötung hervorruft. Die Wirkung des Kulturfiltrates konnte durch Mischung mit Scharlachrekonvaleszentenserum verhindert werden, nicht dagegen durch Mischung mit normalem Menschenserum. Es war damit der Beweis für einen gewissen Zusammenhang zwischen den gefundenen hämolytischen Streptokokken und dem Scharlach erbracht, insofern als im Serum des Scharlachrekonvaleszenten Antikörper gegen das Filtratgift vorhanden sein mußten.

Mit Hilfe des toxinhaltigen Filtrats ist es möglich, die *Empfänglichkeit* eines Menschen gegenüber dem Scharlach zu prüfen (DICK-*Probe*). Durch Injektionen größerer Mengen des toxinhaltigen Filtrats bei Scharlachempfindlichen kann man manchmal nach 12 bis 24 Stunden einen skarlatinoiden Ausschlag hervorrufen, der von einem vorübergehenden Fieber begleitet ist. Durch intracutane Einspritzung von Scharlachrekonvaleszentenserum läßt sich in diesem Ausschlag das SCHULTZ-CHARLTON*sche Auslöschphänomen,* welches für den Scharlachausschlag absolut spezifisch ist, hervorrufen. Durch mehrere Injektionen des gifthaltigen Infiltrats gelingt es DICK-positive, also scharlachempfängliche Personen, DICK-negativ zu machen. Es war damit ein wichtiger Hinweis gefunden für den Weg zur Gewinnung eines *antitoxischen Scharlachserums.* Tatsächlich haben G. und H. DICK auch durch Immunisierung von Pferden mit Kulturen und Giften von Scharlachstreptokokken ein therapeutisch sehr wirksames *Heilserum* gewonnen. Dieses Scharlachserum vermag in stärkerem Grade als das Rekonvaleszentenserum das Auslöschphänomen zu bewirken.

Man glaubte zunächst, daß die Eigenschaft, ein *spezifisches* Toxin zu bilden, die Differenzierung der Scharlachstreptokokken ermögliche, Nachprüfungen (KLEINSCHMIDT, BIELING u. a.) ergaben jedoch, daß bezüglich der Toxinbildung ein prinzipieller Unterschied zwischen Scharlachstreptokokken und anderen hämolytischen Streptokokken nicht besteht.

Andere halten deshalb das Giftbildungsvermögen der Streptokokken für eine variable Eigenschaft und meinen, daß das gleiche für die Scharlachpathogenität gelten müsse, sofern diese, was doch wohl sehr wahrscheinlich ist, zu der Giftbildung in Beziehung steht. Man hat deshalb die Vermutung ausgesprochen, daß die Scharlachpathogenität nicht der Ausdruck einer Artspezifität sondern einer „Zustandsspezifität" der Streptokokken ist.

Auf die verschiedenen anderen Ansichten über die Ätiologie des Scharlachs, ein filtrierbares Virus, das allein (italienische Autoren) oder im Zusammenwirken mit hämolytischen Streptokokken (ZLATOGOROFF) den Scharlach hervorrufen soll u. a., kann hier nicht näher eingegangen werden. Der Beweis für die ätiologische Bedeutung aller dieser Erreger ist keineswegs überzeugender als die zur Zeit vorliegenden Argumente für die Streptokokkenätiologie (W. LEHMANN).

Scharlach und Wehrmacht. Im deutschen Heere erkrankten, berechnet auf das Tausend der Kopfzahl, jährlich durchschnittlich an Scharlach:

Preußisches Heer 1882—1913	0,79‰ K.
Deutsches Feld- und Besatzungsheer 1914—1918	0,54‰ K.
Reichsheer 1922—1923	0,35‰ K.

Während der Zeit von 1882—1913 wird über Scharlachepidemien nicht berichtet.

Gleich den Masern ist auch der Scharlach im *französischen* Heere häufiger als bei den übrigen europäischen Armeen.

Während des *Weltkrieges* spielte der Scharlach im Feldheer eine unbedeutende Rolle, es kam nicht zu Scharlachepidemien. Die Zahl der Zugänge verminderte sich von Jahr zu Jahr erheblich. Beim Besatzungsheer hielt sich die Zahl der Scharlacherkrankungen im Durchschnitt auf dem Stande der Vorkriegszeit, aber auch hier nahmen die Erkrankungen vom 1.—4. Kriegsjahre erheblich (um $^2/_3$) ab. Das 2. Kriegsjahr hielt sich noch fast auf der Höhe des ersten. Dadurch zeigt sich die Abhängigkeit der Scharlacherkrankungen im Heere von denen in der bürgerlichen Bevölkerung, denn im Jahre 1915 trat Scharlach in Deutschland zum letzten Male epidemisch auf. Die Scharlacherkrankungen nahmen nach diesem Jahre in ungewöhnlicher Weise in der bürgerlichen Bevölkerung ab.

Die Erkrankungen verteilten sich fast gleichmäßig über die Armeen, im Osten traten sie etwas häufiger auf als im Westen. Das entspricht auch der Verbreitung des Scharlachs in der *Zivilbevölkerung,* sie ist in Osteuropa etwas stärker als in Westeuropa.

Im ganzen wurden von 1914—1918 2,1‰ K. der Soldaten in den Lazaretten wegen Scharlach behandelt, 4,6% der Erkrankten starben.

Das *Besatzungsheer* war etwas mehr als 8mal so stark an den Scharlacherkrankungen beteiligt als das *Feldheer*; das hängt wohl damit zusammen, daß das Besatzungsheer einen größeren Kontakt mit der Zivilbevölkerung und damit größere Ansteckungsmöglichkeiten hatte als das Feldheer.

Ähnlich lagen auch die Verhältnisse im *französischen* Heer, nur mit dem Unterschied, daß der Scharlach dort um mehr als 57% häufiger auftrat als im deutschen Heer. Bei den französischen Armeen, die im Innern Frankreichs standen, die also mit der Zivilbevölkerung einen stärkeren Kontakt hatten als die Frontarmeen, trat der Scharlach ebenfalls ungefähr 8mal so häufig auf als bei diesen.

Im *englischen* Heer betrug die durchschnittliche jährliche Zugangsziffer 0,63‰, die Zahl der Erkrankungen fiel von Jahr zu Jahr.

Im *amerikanischen* Heere (nur weiße Truppen) in Frankreich kamen in einem Jahre, vom August 1917 bis zum Juli 1918 3,8‰ der Soldaten wegen Scharlachs in Zugang, es starben davon 2,4%.

Im Jahre 1920 traten im *Übergangsheer* bei einer aufzulösenden Formation und in einigen Truppenteilen im ganzen vier Scharlachepidemien auf, darunter eine mit 32 Erkrankungen. Todesfälle kamen nicht vor. Im Jahre 1929 brach in der Infanterieschule (etwa 200 Offizieranwärter) eine *Scharlachepidemie* mit 92 Erkrankungen aus. Die Krankheit war eingeschleppt durch das in der Stadt wohnende Küchenpersonal, das von vornherein miterkrankte. 81 Offizieranwärter, 7 Aufsichtsoffiziere und 4 Mann vom Geschäftszimmerpersonal wurden befallen. Die Krankheit verlief auffallend leicht. Außerdem traten in zwei anderen Standorten Gruppenerkrankungen auf, die eine mit 2, die andere mit 3 Fällen. Das Reichsheer ist sonst von Scharlachepidemien oder gehäuftem Auftreten verschont geblieben.

Es wird in der Zeit von 1922—1932 über mehrere sog. „*Heimkehrfälle*" und über einige *Lazarettinfektionen* berichtet. Die Todesfälle waren selten, da es sich meist um leichte Formen des Scharlachs handelte, es starben 2,8% der Erkrankten, darunter ein Kranker mit Wundscharlach. Mehrfach erkrankte *Pflegepersonal* in den Lazaretten.

Die Verteilung des Scharlachs auf die einzelnen *Dienstjahrgruppen* war ziemlich gleichmäßig, ebenso auf die Waffengattungen mit Ausnahme der *Sanitätsabteilungen*. Bei ihnen traten doppelt soviel Scharlacherkrankungen auf als bei jeder anderen Waffengattung (Pflegepersonal). Die Mehrzahl der Scharlacherkrankungen kam in den Wintermonaten in Zugang. In einer kleineren Zahl der Fälle wurde die Ansteckungsquelle ermittelt (durch Familienangehörige auf Urlaub, Verkehr mit Zivilpersonen, Einschleppung durch Kinder verheirateter Soldaten usw.). Häufig ließ sich die Ansteckungsquelle nicht feststellen, öfter erfolgten Ansteckungen im Manöver.

Bekämpfung. Jede eitrige Mandelentzündung ist sofort zu isolieren, denn es kann sich um den Beginn eines Scharlachs oder um einen larvierten Scharlach handeln. Der Pfleger ist mit zu isolieren. Als Pfleger sind möglichst solche Leute zu verwenden, die früher selbst schon eine Scharlacherkrankung überstanden haben. Die Stubenkameraden und Gliednachbarn des Kranken — bei Scharlachfällen unter den in den Kasernen wohnenden Familien die Angehörigen — sind während der nächsten 8 Tage sorgfältig ärztlich zu beobachten. Während dieser Zeit sind sie von den übrigen Soldaten getrennt zu halten, können aber Dienst tun. Gesunde Geschwister können nach etwa 10 Tagen wieder zur Schule gehen.

Alle Scharlachkranken, darunter auch Kinder von Soldatenfamilien, die in Kasernen wohnen, sind in das Lazarett bzw. Krankenhaus zu überweisen. Neuerkrankte sind niemals zusammen mit Rekonvaleszenten in einen Raum zu legen.

Der Raum, in welchem der Kranke vor Ausbruch der Erkrankung gewohnt hat, ist mit Formalin-Wasserdampf zu *desinfizieren*. Alle Geräte, die der Kranke benutzt hat, sind entweder mit Dampf zu desinfizieren oder mechanisch-chemisch, wenn die Dampfdesinfektion nicht möglich ist. Bücher sind zu verbrennen. Auf die laufenden Desinfektionen am Krankenbett ist besonderer Wert zu legen. Die Mundpflege ist zu überwachen. Im Stadium der Abschuppung ist der Kranke täglich zu baden, auf gründliches Waschen des Kopfes mit Seife ist Wert zu legen.

Von den Kranken sind laufend Mandelabstriche zur bakteriologischen Untersuchung auf hämolytische Streptokokken einzusenden. Kein Scharlachrekonvaleszent sollte aus dem Lazarett entlassen werden, solange nicht die Untersuchung der Rachenabstriche auf hämolytische Streptokokken 3mal hintereinander negativ war. Wenn diese Forderung auch keine Sicherheit gegen Heimkehransteckungen ergibt, so muß sie doch für das Heer gestellt werden, solange wir nichts absolut Sicheres über die Ätiologie des Scharlachs wissen.

Herrscht in einem Standort eine Scharlachepidemie, so sind alle Truppenteile hiervon in Kenntnis zu setzen. Der Besuch von Gastwirtschaften, Tanzlokalen und auch von Familien im Orte ist zu verbieten. Urlaub nach Orten mit Scharlachepidemien ist zu untersagen.

Die *aktive Immunisierung* mit Streptokokkentoxin (intracutane Injektion von Dickschem Toxin in steigenden Dosen) oder Toxoiden eignet sich noch nicht zur allgemeinen Einführung.

Zum Schutz gefährdeter Kinder käme die passive Immunisierung in Frage, durch intramuskuläre Injektion von Scharlachheilserum oder von Scharlachrekonvaleszentenserum oder auch von elterlichem Blut.

Spezifische Therapie. Die Serumtherapie bedeutet sicher einen Fortschritt. Sie erübrigt sich in leichten und mittelschweren Fällen, die zur Zeit die Mehrzahl bilden. Gegenüber eitrigen Komplikationen ist sie wirkungslos. Fälle mit vorwiegend toxischen Symptomen werden unverkennbar günstig beeinflußt, wenn das Serum frühzeitig, d. h. am 1.—3. Krankheitstage in Anwendung kommt und genügend hoch dosiert ist. In Fällen, in denen große Serummengen gegeben werden müssen, empfiehlt sich die Anwendung des konzentrierten Serums. Bei schwer toxischen Verlaufsformen haben Transfusionen großer Mengen von Scharlachrekonvaleszentenblut überraschend günstige Erfolge gezeitigt (Bessau).

Schrifttum.

Bormann, F. v.: Scharlach. Gundel, Die ansteckenden Krankheiten. Leipzig 1935. — Breinl, F.: Der gegenwärtige Stand des Scharlachproblems. Med. Welt **1935**, 1355. — Findel, H.: Scharlach (Scarlatina). Lehrbuch der Militärhygiene. Berlin 1912. — Flügge, C.: Grundriß der Hygiene. Berlin 1927. — Kolle, W. u. H. Hetsch: Die experimentelle Bakteriologie und die Infektionskrankheiten. Berlin u. Wien 1929. — Lehmann, W.: Scharlach und seine Beziehungen zu Streptokokken. Erg. Hyg. **12**. — Lust, F.: Diagnostik und Therapie der Kinderkrankheiten. Berlin u. Wien 1934. — Stern, R.: Trauma als Ursache innerer Krankheiten. Neue Deutsche Klinik. Berlin u. Wien 1932.

D. Mumps.

Der Mumps ist eine akute, zeitweilig epidemisch auftretende Allgemeininfektion mit ganz vorwiegendem Befallensein der Ohrspeicheldrüse. Ebenso wie diese können, wenn auch seltener, die Unterkiefer- und Zungenspeicheldrüsen erkranken.

Am empfänglichsten für die Krankheit sind Kinder im Alter von 6—15 Jahren, aber auch jüngere Erwachsene bis zum 25. Lebensjahre erkranken nicht selten.

Man kann annehmen, daß auch beim Mumps eine spezifische Durchseuchung im Kindesalter zustande kommt, zum Teil in Form der „stummen Feiung“. Die Disposition für die Erkrankung ist nicht allgemein. Erwachsenenepidemien können zur Entwicklung kommen, besonders dort, wo viele Menschen dicht gedrängt beieinander leben, z. B. in *Kasernen*, auf *Schiffen* usw. Im deutschen *Heere* sind solche Epidemien früher nicht ganz selten gewesen, sie dauerten dann einige Wochen und erloschen allmählich von selbst. Eine Ausbreitung von Kasernenepidemien auf die umwohnende Zivilbevölkerung erfolgt anscheinend nur selten.

Der Mumps wird hauptsächlich von Mensch zu Mensch auf dem Wege der Tröpfcheninfektion übertragen. Die Inkubationszeit dauert ziemlich lange, 16—22 Tage, nach anderen Autoren sogar 3—30 Tage. Darauf ist es zurückzuführen, daß Mumpsepidemien sich nur sehr langsam ausbreiten und in Städten sehr lange, mitunter 2—3 Jahre dauern. Auch mit der indirekten Übertragung des Mumps durch Mittelspersonen oder leblose Gegenstände muß gerechnet werden.

Die Kontagiosität ist groß. Die Ansteckungsfähigkeit besteht lange; 6 Wochen nach Beginn der Krankheit wurde sie noch mit Sicherheit beobachtet. Das Überstehen der Krankheit verleiht Immunität.

Es handelt sich um eine im allgemeinen harmlose Krankheit, dafür sprechen schon die im Volke üblichen, zum Teil spöttischen Bezeichnungen. Es können aber auch schwere Komplikationen auftreten und manche Epidemien haben darin ihr besonderes Gepräge. Die Hoden- und Nebenhodenentzündungen gehören hierher.

In etwa 18% der Fälle kommt es bei geschlechtsreifen Männern zur Hodenentzündung, die Komplikation kann sogar primär auftreten, die typische Parotisschwellung folgt dann erst innerhalb von 9 Tagen. Eine Atrophie des befallenen Hodens ist oft die Folge der Orchitis. Bei manchen Epidemien wurde die Mumps-Hodenentzündung bei 10%, bei anderen Epidemien bis zu 100% der Erkrankungen beobachtet. Die doppelseitige Orchitis ist wesentlich seltener als die doppelseitige Parotitis. Es sind einige seltene Fälle beschrieben, bei denen die Orchitis das einzige Krankheitssymptom blieb, und die nur durch die Zugehörigkeit zu einer Epidemie als „Mumps“ erkannt werden konnten.

Nach WESSELHOEFT traten bei 10 Epidemien unter *Infanteristen* 21,6%, bei 4 Epidemien unter *Kavalleristen* 22,6% Orchitiden auf. Es zeigt sich also bei berittenen Truppen kein häufigeres Auftreten der Hodenentzündungen als bei Fußtruppen.

Eierstocksentzündungen bei Mädchen sind im Zusammenhang mit Mumps relativ selten. Häufiger scheint dagegen, nicht nur bei Frauen, die Mastitis aufzutreten.

Auch die Entzündung der *Bauchspeicheldrüse* kommt als Komplikation des Mumps vor. Die Prognose kann ernst sein. Die Komplikation durch Nierenentzündung ist im Kindesalter nicht selten, sie hat meist einen gutartigen Charakter.

In letzter Zeit sind häufiger meningitische, encephalitische sowie neuritische *Komplikationen* beschrieben worden. Bei einem Teil dieser Erkrankungen, insbesondere der einfachen serösen Meningitis, tritt völlige Heilung ein. Eine nicht unbeträchtliche Anzahl der Kranken geht aber zugrunde, oder es bleiben motorische Reizerscheinungen, Lähmungen, Psychosen, Intelligenzstörungen, Taubheit oder andere Nervenatrophien zurück.

Der **Erreger** der Parotitis epidemica ist noch nicht gefunden, es spricht aber vieles dafür, daß es sich um ein invisibles filtrierbares Virus handelt.

Durch Verimpfung von Parotissaft sowie von Speichelfiltraten Mumpskranker auf Affen gelang es, bei den Versuchstieren ein mumpsähnliches Krankheitsbild zu erzeugen (NICOLLE und CONSEIL, GORDON). M. WOLLSTEIN konnte später nachweisen, daß das Virus im Speichel Mundkranker vorhanden ist, daß es in schweren Fällen in das Blut übertritt, und daß es filtrierbar ist.

Nach KERMOGANT sollen *Spirochäten* die Erreger der epidemischen Parotitis sein. Seine Mumpsübertragungen auf Tiere ließen sich aber nicht nur mit den Kulturen dieser Spirochäten, sondern auch mit deren Filtrat durchführen. Nach W. KELLER können alle bisher als Erreger des Mumps beschriebenen Mikroorganismen mit großer Wahrscheinlichkeit ausgeschlossen werden.

In den Sanitätsberichten des preußischen Heeres wird der Mumps erst seit 1897 getrennt geführt von den übrigen Krankheiten der Speicheldrüsen.

Von 1897—1913 erkrankten im preußischen Heere durchschnittlich im Jahre 0,92‰ der Kopfzahl der Soldaten an Mumps. Auffallend hohe Erkrankungsziffern wiesen dagegen die *französische* und *italienische* Armee auf. Nach einer Zusammenstellung von LOEWENTHAL erkrankten in der Zeit von 1902—1906 im *deutschen* Heere 2500 Soldaten an Mumps, im *französischen* waren es fast 41000.

Aus der Zeit des *Weltkrieges* liegen zahlenmäßige Berichte nicht vor, schwere Mumpsfälle mit cerebralen Erscheinungen sind aber nach O. VOSS in Polen vorgekommen. Ohrensausen und Vestibularerscheinungen wurden beobachtet, die Krankheit hatte oftmals lange Zeit hindurch lästige Kopfschmerzen im Gefolge. Die nach *Typhus, Ruhr* und *Cholera* während des Krieges gelegentlich aufgetretenen eitrigen Entzündungen der Ohrspeicheldrüsen haben mit der epidemischen Parotitis nichts zu tun.

Im *Reichsheer* erkrankten in der Zeit von 1922—1932 0,66‰ K. der Soldaten an Mumps. Aus den Jahren 1928 und 1929 wird über vereinzelte kleine Gruppenerkrankungen berichtet. Mit einer Ausnahme wurden in den 11 Berichtsjahren sämtliche mumpskranken Soldaten wieder dienstfähig. Hodenentzündungen traten in 21,5% der Fälle auf, also etwas häufiger als man durchschnittlich annimmt. Die geringeren Zugangszahlen im Reichsheer gegenüber dem preußischen Heer vor dem Kriege sind wohl darauf zurückzuführen, daß im Reichsheer in den Mannschaftsstuben weit weniger Soldaten untergebracht waren als im alten Heere, daß also die Infektionsmöglichkeiten geringer waren.

Die Erkrankung tritt vornehmlich in den Wintermonaten auf, im Januar bis April kamen erheblich mehr Mumpsfälle in Zugang als in den übrigen Monaten. Unterschiede zwischen den einzelnen Truppengattungen bestehen nur insofern, als bei den *Sanitätsabteilungen* der Mumps um etwa 43% häufiger auftrat als bei den übrigen Waffengattungen.

Die Soldaten der ersten 4 Dienstjahre stellten etwas mehr Mumpserkrankungen, als die des 2. Jahrvierts. Vom 9.—12. Dienstjahr kam die Krankheit kaum noch vor.

Bekämpfung. Die Erkrankten sind zu isolieren. Bei der Länge der Inkubationszeit muß man allerdings damit rechnen, daß Infektionen der Umgebung bereits stattgefunden haben, ehe der zuerst Erkrankte isoliert wurde. Die Isolierung ist noch mindestens 8 Tage lang fortzusetzen, nachdem die klinischen Erscheinungen abgeklungen sind. Auf die Mundpflege ist während der Erkrankung besondere Sorgfalt zu verwenden. Zweckmäßig ist Gurgeln mit 2% Wasserstoffsuperoxyd. Die Umgebung des Kranken ist für die Dauer von 3 Wochen unter tägliche ärztliche Beobachtung zu stellen, ohne daß der Dienst dadurch beeinträchtigt wird.

Der Raum, in dem der Erkrankte vor Ausbruch der Erkrankung gewohnt hat, ist mit Formalin-Wasserdampf zu desinfizieren. Geräte, Wäsche und Kleider, welche er benutzt hat, sind mit Dampf bzw. mechanisch-chemisch zu desinfizieren. Soldaten, die den Mumps überstanden haben, sind nach der Entlassung aus der Absonderung für die Dauer von 3 Wochen in einem besonderen Raum unterzubringen und während des Dienstes sowie außer Dienst von den übrigen Angehörigen der Truppe fernzuhalten.

Wohnungen, in welchen sich mumpskranke Kinder befinden, dürfen von den Angehörigen der Truppe nicht betreten werden.

Schrifttum.

FINDEL, H.: Mumps. (Epidemische Ohrspeicheldrüsenentzündung, Parotitis epidemica.) Lehrbuch der Militärhygiene. Berlin 1912. — HARTLOCH, O. u. W. SCHÜRMANN: Parotitis epidemica. Handbuch der pathogenen Mikroorganismen. Bd. 8, 2. Jena, Berlin u. Wien 1930. — JOCHMANN, G. u. C. HEGLER: Lehrbuch der Infektionskrankheiten. Berlin 1924. — KELLER, W.: Mumps. Neue Deutsche Klinik. Berlin u. Wien 1931. — KOLLE, W. u. H. HETSCH: Die experimentelle Bakteriologie und die Infektionskrankheiten. Berlin u. Wien 1929. — LUST, F.: Diagnostik und Therapie der Kinderkrankheiten. Berlin u. Wien 1934. — SELIGMANN, A.: Erkrankungen des Gehörorgans infolge von Kriegsseuchen. Handbuch der ärztlichen Erfahrungen im Weltkriege, Bd. 6. Leipzig 1921.

3. Diphtherie.

Von **W. SCHREIBER**-Berlin.

Die Diphtherie ist eine fakultative Infektionskrankheit; nur eine Minderzahl jener Menschen, die sich mit Diphtheriebacillen infizieren, erkrankt.

Das Zustandekommen der Erkrankung ist abhängig von einer ganzen Reihe von Faktoren, die uns ihrer Gesamtheit nach noch nicht genügend bekannt sind. Das Lebensalter, vorausgegangene Erkrankungen, welche den Organismus geschwächt haben, Einflüsse der kalten Jahreszeit spielen neben anderen, noch unbekannten Faktoren für die Disposition sicherlich eine ebenso große Rolle wie Menge und vielleicht auch Virulenz der eingedrungenen Erreger.

Erreger. Der Diphtheriebacillus ist vielleicht nur als ein toxischer Saprophyt aufzufassen, der nur imstande ist, auf geschädigtem Gewebe seine pathogenen Eigenschaften zu entfalten (BESSAU).

Die *Ansteckung* kommt im wesentlichen auf dem Wege der unmittelbaren Übertragung von Mensch zu Mensch durch Tröpfcheninfektion zustande. Die mittelbare Übertragung durch Gegenstände, wie Taschentücher, Spielzeug, Kleider usw. ist seltener. Auch durch Nahrungsmittel (Milch) kann die Krankheit übertragen werden. Neuere Untersuchungen (KISSKALT) sprechen dafür, daß auch Haustiere (Rinder) virulente Diphtheriebacillen beherbergen können. Diesen Befunden kann aber bisher eine besondere epidemiologische Bedeutung nicht zugesprochen werden.

Für die Zeitdauer der *Inkubation* besteht keine Gesetzmäßigkeit. Im allgemeinen werden 2—4 Tage angenommen.

Die *Krankheitsempfänglichkeit* ist am größten bei Kleinkindern und jüngeren Schulkindern. Nur der Säugling ist gegenüber dem diphtherischen Infekt relativ widerstandsfähig (Nasendiphtherie). Im zweiten Lebensjahrzehnt sinkt die Diphtherieempfänglichkeit. Das deutet auf eine erworbene aktive Immunität hin, die, soweit es sich nicht um Menschen handelt, welche die Diphtherieerkrankung durchgemacht haben, wohl im wesentlichen durch unterschwellige Infekte, „stumme Feiung" erworben wird.

Nicht selten beobachtet man bei einem Patienten mehrfache Erkrankungen an Diphtherie. Die Ursache hierfür dürfte darin liegen, daß durch die passive Immunisierung bei der Behandlung das Zustandekommen einer aktiven Immunisierung weitgehend verhindert wird.

Ein praktisch leicht ausführbares Verfahren, das uns mit gewissen Einschränkungen einen Hinweis dafür gibt, bei welchen Menschen keine Diphtherieempfänglichkeit zu erwarten ist, haben wir in der SCHICK-*Probe*. Nach Einspritzung einer bestimmten Menge von Diphtherietoxin in die Haut bleibt bei einem Teil der so Behandelten die Injektionsstelle reaktionslos (SCHICK-negative), bei einem anderen Teil tritt nach 48 Stunden Rötung, bisweilen auch leichte Schwellung auf.

Man kann im allgemeinen annehmen, daß viele der SCHICK-negativen diphtherieimmun sind, denn Diphtherieerkrankungen kommen bei diesen Menschen viel seltener vor als bei SCHICK-positiven; außerdem besteht zwischen den Alterskurven der SCHICK-Reaktion und der Diphtheriemorbidität eine sehr große Ähnlichkeit. Nicht möglich ist es dagegen, den umgekehrten Schluß zu ziehen. Gesunde Bacillenträger können SCHICK-positiv sein. Nicht jedes SCHICK-positive Kind muß an Diphtherie erkranken.

Die *Wohndichte* scheint einen gewissen Einfluß auf das Negativwerden der SCHICK-Reaktion zu haben. Stadtbewohner werden schneller negativ als Landbewohner. In Spitälern und Kinderheimen wurden nach ZINGHER (zitiert nach FRIEDEMANN) alle Kinder innerhalb von 3 Monaten SCHICK-negativ, auch wenn sie nicht an Diphtherie erkrankten.

Die Diphtherie herrscht in Deutschland in allen größeren Städten seit Jahrzehnten endemisch, nachdem um die Mitte des 19. Jahrhunderts eine große Pandemie bestanden hatte. Seit dem Jahre 1933 aber haben die Diphtherieerkrankungen wieder außerordentlich zugenommen. In vielen Städten und Teilen des Reiches traten örtlich begrenzte Epidemien auf, zum Teil mit bösartigem Charakter und hohen Todesziffern. Wir finden bei der Diphtherie in ihrem epidemischen Auftreten also auch jene Wellenbewegung, wie sie für eine ganze Reihe von Seuchen nachgewiesen ist.

Es ist für die *Zunahme* der *toxischen Fälle* in den letzten Jahren bisher keine befriedigende Erklärung gefunden worden. Es liegt nahe, daran zu denken, daß es sich auch beim Diphtheriebacillus nicht um eine durchaus einheitliche Art handelt. Als durch eine Reihe englischer Autoren der Nachweis erbracht war, daß man den Erreger der Diphtherie in drei „Typen" aufteilen könne, die nach ihrer Pathogenität als Gravis, Mitis und Intermedius bezeichnet wurden, glaubte man die Erklärung für die Verschiedenheiten der Diphtherie-Krankheitsbilder gefunden zu haben. Nach deutschen Arbeiten erscheint es aber richtiger, vorerst nicht von „Typen" im eigentlichen Sinne zu sprechen, sondern nach dem kulturellen Bild von Wuchsformen, da eine unterschiedliche Toxinbildung bisher nicht festgestellt worden ist (GUNDEL und TIETZ, SCHLOSSBERGER u. a.). Aus den bis jetzt vorliegenden Ergebnissen können weder für die Epidemiologie noch für die Klinik und die spezifische Therapie praktisch-therapeutische Folgerungen abgeleitet werden.

Die Zahl der *Diphtheriebacillenträger* ist sehr groß. Es handelt sich dabei entweder um Rekonvaleszenten, die nach überstandener Erkrankung noch Diphtheriebacillen ausscheiden und beherbergen (Dauerausscheider), oder es handelt sich um solche Menschen, die, zumeist aus der Umgebung von Diphtheriekranken stammend, die Erreger beherbergen und ausscheiden, ohne selbst erkennbar an Diphtherie erkrankt gewesen zu sein *(Kontaktbacillenträger)*. Schließlich werden die Diphtheriebacillen noch von solchen Menschen ausgeschieden, die infiziert sind und kurz vor dem Ausbruch der Erkrankung stehen, aber noch keine klinischen Erscheinungen bieten. GUNDEL nennt sie *Inkubationsbacillenträger*. Sie sind am gefährlichsten für die Weiterverbreitung der Krankheit, während die Rekonvaleszenten- und Kontaktbacillenträger eine mit der Zeit zweifellos immer geringer werdende Gefahr bedeuten.

Die Verbreitung des Diphtheriebacillus innerhalb des menschlichen Körpers bleibt hauptsächlich auf die Schleimhäute des Rachens, der Nase, bei Wunddiphtherie auf die Wundflächen und die Haut beschränkt. Von hier aus wird der Körper durch die in die Körpersäfte ausgeschiedenen Ektotoxine vergiftet.

Die spezifische **Therapie** richtet sich auf die Bekämpfung der Vergiftung. v. BEHRING, der bis zum Jahre 1888 dem preußischen Heere als Stabsarzt angehört hatte, entdeckte im Jahre 1890 das Diphtherieantitoxin und stellte das *Diphtherieserum* her, das sich bei richtiger Anwendung als ein wirksames spezifisches, in den meisten Fällen absolut zuverlässiges Heilmittel bewährt hat.

Die Ansicht mancher Autoren, daß es sich bei der Heilwirkung des Diphtherieserums nicht um einen spezifischen antitoxischen Vorgang handle, sondern nur um eine unspezifische Proteinwirkung, wurde durch eingehende Nachprüfungen (KOLLE, SCHLOSSBERGER, v. BORMANN u. a.) widerlegt. Die verschiedenen Epidemiewellen haben einen verschieden schweren Charakter. Es muß zugegeben werden, daß die Entdeckung v. BEHRINGs gerade mit einem Wellental zusammenfiel, daß also damals gerade ein Niedergang der Malignität der Diphtherie vorlag. Die zuerst beobachteten großartigen Erfolge der Serumbehandlung waren also nicht nur auf diese selbst, sondern auch ganz unabhängig von ihr auf das plötzliche Nachlassen der Bösartigkeit des Leidens zurückzuführen. Wir überblicken aber jetzt seit der Einführung des Diphtherieserums eine Zeitspanne von 45 Jahren, und sie zeigt uns eine äußerst günstige Beeinflussung der Letalität durch das Serum.

Die Vorbedingung der erfolgreichen Serumanwendung bei der Diphtherie ist die *frühzeitige Verabfolgung* des Serums. Jedes Krankheitsbild, das klinisch auch nur entfernt den Diphtherieverdacht aufkommen läßt, muß wie eine Diphtherie behandelt werden. Der Arzt darf also das Ergebnis der bakteriologischen Untersuchung nicht abwarten, weil er dann zuviel Zeit verliert. Der Wert der bakteriologischen Untersuchung liegt nur in der Bestätigung der klinischen Diagnose. Gibt der Arzt das Serum erst nach dem dritten Krankheitstage, so wird seine Wirkung zweifelhaft. Es darf niemals übersehen werden, daß das Diphtherie-Heilserum hinsichtlich der Vorgänge bei seiner Wirkung nur ein Prophylakticum ist. Die schweren Bilder der malignen und toxischen Diphtherie entwickeln sich übrigens oft erst nachträglich aus anfänglich nicht schweren Fällen, die zu spät ihre Serumeinspritzung erhalten haben. (In einer Verfügung der Heeres-Sanitätsinspektion vom 1. Juni 1935 wurde besonders darauf hingewiesen.)

Es ist ein Kunstfehler, bei Diphtherieverdacht die Serumbehandlung vom Ausfall der bakteriologischen Untersuchung abhängig zu machen.

Damit soll nun aber nicht gesagt sein, daß es zwecklos wäre, nach dem 3. Krankheitstage noch Diphtherieserum einzuspritzen. Solange noch lokale Krankheitserscheinungen bestehen, werden immer wieder neue Giftmengen in den kranken Körper abgegeben. Diesen frischen Zufluß können und müssen wir durch die, wenn sonst auch verspätete Serumzufuhr unterbinden.

Die therapeutischen Serumdosen sollen nach v. BORMANN auch bei den schwersten Formen der Diphtherie nicht höher sein als 20–30000 AE. Nach SCHICK genügen bei Kindern in leichten Fällen 100 AE. pro Kilogramm Körpergewicht. Bei mittelschweren und schwersten Fällen steige man bis zu 500 AE. pro Kilogramm Körpergewicht an. LUST überschreitet diese Menge bei ausgebreiteten Belägen und malignen Symptomen in der Regel um 50–100%. Bei kleinen und mittleren Dosen ist ein 500faches, bei großen ein 1000faches Serum zu wählen. Bleibt die Wirkung aus, so kann die gleiche oder sogar eine höhere Dosis am nächsten Tag und falls nötig, an mehreren Tagen hintereinander wiederholt werden.

Die Verabfolgung geschieht für gewöhnlich intramuskulär, in schweren Fällen, sowie bei jedem Croup intramuskulär und auch intravenös, nie subcutan. Bei Wiederholung der Einspritzung nach dem 7.–8. Tag darf das Serum wegen der von da an vorhandenen Anaphylaxiegefahr nie intravenös gegeben werden. Auch bei intramuskulärer Verabfolgung besteht diese Gefahr. Hinsichtlich ihrer Vermeidung sei auf die sorgfältige Darstellung von H. SCHMIDT „Serumanaphylaxie und Serumkrankheit" hingewiesen.

Die Diphtherie verläuft nicht immer unter dem schulmäßigen Bilde mit Pseudomembranbildung. Sie kann auch der lacunären Angina außerordentlich ähneln. Deshalb sollte bei dem Soldaten, der unter dem Bilde der Mandelentzündung erkrankt ist, niemals die Einsendung des Abstriches zur *bakteriologischen Untersuchung* unterlassen werden.

Der einsendende Arzt darf das Ergebnis der bakteriologischen Untersuchung nicht zu früh erwarten. Die bakterioskopische Diagnose aus dem direkten Präparat ist nur in den seltensten Fällen möglich, und auch dann noch unsicher. Eine kulturelle Verarbeitung des eingesandten Materials ist notwendig. Die Bebrütung ergibt oft erst nach 12, manchmal sogar erst nach 24–30 Stunden einwandfreie Befunde. Für Massenuntersuchungen ist ein neuerdings von CLAUBERG angegebener Nährboden besonders geeignet. Bei seiner Anwendung fallen die zeitraubenden und dadurch die Massenuntersuchung außerordentlich erschwerenden bakterioskopischen Untersuchungen fort, ein ganzes Regiment kann in kurzer Zeit durchuntersucht werden.

Bei Entnahme des Abstriches ist darauf zu achten, daß tatsächlich Material vom Krankheitsherd, nicht etwa vom Zungengrund entnommen wird. Daß das Untersuchungsmaterial der Untersuchungsstelle auf dem schnellsten Wege zuzuführen ist, ist selbstverständlich.

In der **Prophylaxe** der Diphtherie ist das Serum das einzige Mittel, um unmittelbar gefährdete Menschen gegen die Erkrankung *sofort* zu schützen. Der Schutz dauert höchstens 2—4 Wochen an. Um eine Sensibilisierung gegen Pferdeeiweiß zu vermeiden, im Hinblick auf etwa nach Ablauf dieses Schutzes auftretende Diphtherieerkrankungen, wähle man Rinder- oder Hammel-, nicht Pferdeserum. Am zweckmäßigsten ist für die prophylaktische Serumanwendung Rinderserum, und zwar 500 AE.

Um einen länger dauernden Schutz gegen das Diphtheriegift zu erhalten, hat man in den letzten Jahren anläßlich von Diphtherieepidemien von der *aktiven Immunisierung* weitgehenden Gebrauch gemacht. GUNDEL war mit der Leitung und Organisation dieser Impfaktionen beauftragt. Sie wurden in einer Reihe von Städten im Westen des Reichs und in Mitteldeutschland im Großen durchgeführt. GUNDEL ist der Ansicht, daß, soweit nach der kurzen Beobachtungszeit ein Urteil möglich ist, die großen Unterschiede in der Entwicklung der Diphtherie in den durchgeimpften Bezirken gegenüber ungeimpften Epidemiebezirken zugunsten der aktiven Immunisierung sprächen.

Für die aktive Immunisierung stehen im wesentlichen zwei Präparate zur Verfügung. Für Kinder vom vollendeten 1. bis zum 6. Lebensjahr ist das Formoltoxoid, für ältere Kinder der T.A.F.-Impfstoff (Toxin-Antitoxin-Flocken) zu wählen. Beide Impfstoffe werden 3mal, und zwar je 1 ccm subcutan, in Abständen von je 8 Tagen eingespritzt. Der Impfschutz wirkt sich nach etwa 8—12 Wochen aus.

R. OTTO, der im Jahre 1908 in Hannover bei den dortigen Truppen die Diphtheriebekämpfung durchführte, mußte feststellen, daß trotz der für eine solche Bekämpfung in vieler Hinsicht günstigen militärischen Verhältnisse, sich dem Erfolge viele Schwierigkeiten entgegenstellten. In der neuen *Wehrmacht* werden wir kaum mit so günstigen Verhältnissen in bezug auf die Diphtherie rechnen können, wie das im Reichsheer möglich war. Die Unterbringung der Soldaten ist enger, die einjährige Dienstpflicht bringt größere Fluktuation, außerdem ist ein großer Teil der Soldaten jünger, als das im Reichsheer der Fall war. Die Infektionsmöglichkeiten sind damit größer. Bei gehäuftem oder länger dauerndem Auftreten der Diphtherie wird dann auch in der Wehrmacht die aktive Immunisierung in Erwägung zu ziehen sein.

Diphtherie und Wehrmacht. Entsprechend der Altersverteilung der Diphtherieempfänglichkeit hat die Krankheit für die *Wehrmacht* nicht die Bedeutung wie für die *bürgerliche Bevölkerung*. Größere Epidemien sind im deutschen Heere weder in der Vorkriegszeit noch in der Kriegs- und Nachkriegszeit zur Beobachtung gekommen.

Gelegentlich kamen in der Vorkriegszeit im preußischen Heer, und zwar im IX. und X. Armeekorps mehrfach längere Zeit hindurch Einzelerkrankungen vor, die systematisch bekämpft wurden, wobei über die Ausführungsbestimmungen des preußischen Seuchengesetzes insofern hinausgegangen werden konnte, als bereits im Jahre 1896 die Bestimmung getroffen wurde, daß Rekonvaleszenten nicht eher aus dem Lazarett zu entlassen seien, als bis 3mal hintereinander die bakteriologische Untersuchung des Mandelabstrichs das Fehlen von Diphtheriebacillen ergeben hat. Außerdem wurde im Jahre 1908 angeordnet, daß bei Auftreten von Diphtherie neben der bakteriologischen Untersuchung der Kranken auch eine solche ihrer Umgebung stattzufinden habe. OTTO hat bereits 1910 den Kranken, die sich im Initialstadium befinden, eine besondere Bedeutung bei der Verbreitung des Infektionskeimes zugelegt und außerdem veranlaßt, daß die Rekonvaleszenten und Bacillenträger auch nach ihrer Entlassung noch unter weiterer Kontrolle gehalten wurden. Die gehäuften Einzelerkrankungen im preußischen Heere standen stets in örtlichem und zeitlichem Zusammenhang mit Diphtherieepidemien in der Zivilbevölkerung. Die Bekämpfung erfolgte durch die allgemein-hygienischen Maßnahmen der Absonderung und Desinfektion, durch das Aufsuchen und die Isolierung der Bacillenträger, sowie durch passive Immunisierung mit Diphtherieserum.

Durchschnittlich kamen jährlich im preußischen Heere in der Zeit von 1881—1913 1,01‰ K. der Soldaten wegen Diphtherie in Zugang.

Von fremdländischen Armeen wurde in der Vorkriegszeit allein die *französische* von der Diphtherie in stärkerem Grade heimgesucht als die deutsche. Daß die Diphtherie auch schon in früherer Zeit in Heeren eine Rolle gespielt hat, beweisen die Werke des 1542 gestorbenen PARACELSUS, der berichtet, daß er zahlreiche Fälle von Bräune, darunter auch bei Soldaten beobachtet habe, und der wohl als erster die Wunddiphtherie schildert.

Als *Kriegsseuche* hat die Diphtherie besondere Bedeutung nie erlangt. Im Weltkriege erkrankten durchschnittlich im Jahre beim deutschen Feldheer 0,77‰ K. der Soldaten an Diphtherie. Beim Besatzungsheer, das in stärkerem Kontakt mit der Zivilbevölkerung stand, waren es durchschnittlich 3,0‰ K., also fast 4mal soviel als beim Feldheer. 3% der Kranken starben. Die Krankheit nahm im ganzen, besonders im 4. Kriegsjahre zu. Die Sterbeziffer der Behandelten war im Kriege etwas höher als in der Vorkriegszeit (1907 bis 1912). Der jahreszeitliche Verlauf zeigt, daß die höchsten Erkrankungszahlen auch im Kriege auf die Wintermonate fallen.

In der *bürgerlichen Bevölkerung* breitete sich die Diphtherie während des Krieges nicht seuchenhaft aus, jedoch nahm die Sterblichkeit in der Kriegszeit etwas zu.

Im *deutschen Heere* kamen nur wenige kleinere Diphtherieherde vor. Es gab Regimenter, bei denen immer wieder Diphtherieerkrankungen auftraten, die meist aus der Heimat durch Ersatzmannschaften (besonders aus der Gegend Hannover) eingeschleppt wurden. Die bei einem Infanteriebataillon, welches sich an der Ostfront in einer Stellung befand, in der eine Ansteckung durch die Zivilbevölkerung nicht möglich war, hin und wieder vereinzelt auftretenden Diphtherieerkrankungen kamen bald zum Erlöschen, nachdem bei der Truppe zwei gesunde Keimträger ermittelt und isoliert waren.

Bei einer Armeeabteilung in Lothringen kam es im Winter 1915/16 zu einer Epidemie von 122 Erkrankungen. Bei der 19. Inf.-Division traten im Westen von Januar bis Mai 1917 32 Diphtherieerkrankungen auf. Die sofort großzügig eingeleiteten bakteriologischen Durchuntersuchungen aller befallenen Truppenteile führten zur Absonderung der zahlreichen Bacillenträger in einer Diphtheriesammelstelle. Bei Ersatzmannschaften, die aus der Heimat kamen und bei den Rekruten in den Feldrekrutendepots war die Diphtherie nicht ganz selten. Die Soldaten eines ganzen Rekrutendepots mußten deshalb sogar mit Diphtherieserum schutzgeimpft werden. Die Zugänge hörten danach auf. Von der Medizinalabteilung des Kriegsministeriums wurde im Mai 1917 empfohlen, solche passiven Schutzimpfungen bei in Frage kommenden Truppenteilen mehr als bisher durchzuführen. Der Divisionsarzt der 213. Inf.-Division ließ grundsätzlich den Ersatz, der aus diphtheriegefährdeten Gegenden der Heimat kam, auf Keimträger durchuntersuchen. Die von ihm beantragte Durchuntersuchung des Ersatzes vor der Entsendung ins Feld war aus militärischen Gründen nicht möglich.

Im letzten Kriegsjahr zeigte sich ein Ansteigen der Diphtherieerkrankungsziffern beim deutschen Heer. Es liegt nahe, anzunehmen, daß nicht ein wirklicher Anstieg der Erkrankungen, sondern daß die fortschreitende Verbesserung der diagnostischen Möglichkeiten in Form der Vermehrung und Verbesserung der Laboratorien, sowie der Verbesserung der hygienischen Überwachung dazu beigetragen haben, daß die Erkrankungsziffer höher wurde. Dafür spricht auch der Verlauf der Letalitätszahlen während des Krieges. Sie gehen in den 4 Kriegsjahren dauernd herunter und liegen bei Feld- und Besatzungsheer im 1. Kriegsjahr am höchsten (Schlayer).

Etwas Neues war nach L. Aschoff die Häufung der *Wunddiphtherie*, die mit schwerer Heilbarkeit und großer Schmerzhaftigkeit einherging. Nach Wieting können die verschiedenen Formen der Wunddiphtherie, besonders die nekrotisierende und die geschwürsbildende, mit gewissen Formen des früher so gefürchteten Hospitalbrandes identifiziert werden. In der Vorkriegszeit waren Fälle von Wunddiphtherie eine große Seltenheit.

Nach Weinert (Läwen) mußten die Infektionen bereits in den Lazaretten des Operations- und Etappengebietes aufgetreten sein. Wieting berichtet über Fälle, die durch fortschreitende Nekrotisierung der Haut und Unterhaut mit weitgehender Unterminierung und Tiefennekrose in den Muskel hinein gekennzeichnet sind. Zu einem wirklich endemischen Auftreten des Hospitalbrandes ist es in den Lazaretten des Kriegsgebietes nicht gekommen. Bei Massenansammlungen von Verwundeten, wie sie nach den großen Angriffsschlachten des Frühjahrs 1918 in den Kriegslazaretten zustande kamen, waren diphtherisch belegte Wunden besonders an Amputationsstümpfen häufig zu sehen. Auf Grund umfangreicher bakteriologischer Untersuchungen, die nach Beendigung des Krieges von Anschütz, Kisskalt u. a. durchgeführt wurden, war die Infektion von Wunden mit Diphtheriebacillen in deutschen Kliniken, Krankenhäusern und Heimatlazaretten ungeahnt groß. Klinisch waren an diesen Wunden keine Veränderungen zu erkennen. Die Untersuchungen ergaben ferner, daß bei der Wunddiphtherie dieselben Komplikationen auftreten können, die wir von der Rachendiphtherie her kennen.

Weinert, Läwen u. a. haben gezeigt, daß zwischen Wunddiphtherie und Rachendiphtherie nahe Beziehungen bestehen.

Weinert fand unter 140 Fällen von Wunddiphtherie 12 Fälle von gleichzeitig bestehender Rachendiphtherie. Bei Läwen und Reinhardt ist das Verhältnis 128 : 10. Auch bei dem

Pflegepersonal von Verletzten mit Wunddiphtherie wurde gelegentlich ein diphtheriepositiver Rachenbefund festgestellt. Das klinische Bild der Wunddiphtherie wird durch die Art der bestehenden Mischinfektion bestimmt. Die Diphtheriebacillen sind sehr schwer aus den Wunden zu beseitigen. Aus epidemiologischen Gründen muß das aber energisch angestrebt werden.

Im *amerikanischen* Heere in Frankreich (nur weiße Truppen) waren die Erkrankungsziffern der Diphtherie höher als im deutschen Heere. Die Sterbeziffer lag etwas niedriger. Im *englischen* Heere waren die Erkrankungsziffern durchschnittlich erheblich niedriger als bei uns, 0,68‰ K. Die Sterbeziffer war nicht halb so hoch als im deutschen Heere.

Bei den *französischen* Frontarmeen erkrankten durchschnittlich 1,14‰ K. der Soldaten in den einzelnen Kriegsjahren an Diphtherie. Bei den Truppen, die im Innern Frankreichs standen, die also mit der französischen Zivilbevölkerung in nahe Berührung kamen, waren es 4,3‰ K. der Soldaten, also fast 4mal soviel als bei den Frontarmeen. Die Sterbeziffer lag im französischen Heer niedriger als im deutschen.

Im *Reichsheer* erkrankten in der Zeit von 1922—1932 durchschnittlich jährlich 0,21‰ K. der Soldaten an Diphtherie. Über dem Durchschnitt lagen die Jahre 1922, 1925 und 1932. Im Jahre 1920 traten in einem Standort gleichzeitig 11 Fälle auf, im Jahr darauf kamen in demselben Standort 6 Fälle in Zugang. Die bakteriologische Durchuntersuchung der Truppe ergab 49 Keimträger. 1932 trat eine Gruppenerkrankung von 3 Fällen auf einem Truppenübungsplatz auf. Alle anderen Diphtherieerkrankungen waren Einzelfälle. Mehrfach wird berichtet, daß die Kranken für lange Zeit zu Dauerausscheidern wurden. Ein solcher Dauerausscheider wurde nach 35tägiger Absonderung zur Truppe entlassen, ohne daß weitere Infektionen erfolgten. Mit Ausnahme von 2 Todesfällen im Jahre 1926 sind in den 11 Berichtsjahren keine Soldaten an Diphtherie gestorben. Die Ansteckungsquellen blieben in den meisten Fällen unbekannt, einmal wurde ein Vater durch sein krankes Kind infiziert.

Die Soldaten der ersten 4 Dienstjahre erkrankten doppelt so häufig als die der anderen Dienstjahrgruppen. Bei den Sanitätsabteilungen trat die Diphtherie etwa 3mal so häufig auf als bei den anderen Truppengattungen (Infektion bei der Krankenpflege!). Die Pioniere blieben fast ganz davon verschont, eine Beobachtung, aus der wohl kaum ein Schluß gezogen werden kann.

Die Krankheit trat beim Reichsheer durchschnittlich am häufigsten in den Monaten Juli und August auf. Wenn die absolute Zahl der Erkrankungen nicht so sehr gering wäre, könnte man annehmen, daß da ein Zusammenhang mit den Sommerübungen und dem Manöver besteht.

Bekämpfungsmaßnahmen. Jede Mandelentzündung bei Soldaten ist sofort zu isolieren, man denke an Diphtherie und Scharlach. Deshalb ist auch die Einsendung eines Abstriches zur bakteriologischen Untersuchung bei jeder Mandelentzündung notwendig. Wenn das klinische Bild für Diphtherie spricht, so ist die Umgebung des Kranken (Stubenkameraden und Gliednachbarn, bei Kindern Eltern und Geschwister) zu isolieren und die bakteriologische Untersuchung einzuleiten. Befinden sich Kinder in der Umgebung des Kranken, so sind sie prophylaktisch passiv zu immunisieren. Erkranken Kinder in Kasernenwohnungen, so sind sie unbedingt einem Krankenhaus oder Lazarett zu überweisen. Die Ergänzungen zum Seuchengesetz für Preußen vom 10. 8. 34 bieten dazu die Handhabe. Geschwister sind vom Schulbesuch fernzuhalten. Genesene Kinder dürfen die Schule erst nach 4 Wochen wieder besuchen, vorausgesetzt, daß die dreimalige, in Abständen von je einer Woche vorgenommene bakteriologische Untersuchung negative Ergebnisse hatte. Treten bei einer Truppe längere Zeit hindurch Diphtherieerkrankungen auf, so ist die aktive Immunisierung durchzuführen.

Der Raum, in welchem der Kranke vor Beginn der Erkrankung gewohnt hat, ist mit Formalin-Wasserdampf zu desinfizieren. Seine Kleidung, Decken usw. sind in Dampf zu desinfizieren. Seine Gebrauchsgegenstände und Bekleidungsstücke, die eine Dampfdesinfektion nicht vertragen, sind mechanisch-chemisch zu desinfizieren. Die Taschentücher sind für 5 Stunden in eine 1%ige Sagrotanlösung einzulegen.

Besonderer Wert ist auf die laufende Desinfektion am Krankenbett zu legen. Der Pfleger, welcher einen Diphtheriekranken pflegt, eignet sich nicht zur Pflege anderer Kranker.

Bei gehäuftem Auftreten von Diphtherie in einer Truppe ist besonderer Wert auf die bakteriologische Untersuchung des Küchen- und Kantinenpersonals zu legen.

Diphtheriebacillenträger sind zunächst streng zu isolieren. Nach 10 Tagen können sie, besonders wenn es sich um eine größere Zahl handelt, getrennt von der übrigen Truppe wieder Dienst tun. Nach 10 Wochen können sie ohne Bedenken wieder zu ihrer Truppe zurück, auch dann, wenn sie noch Diphtheriebacillen beherbergen.

Schrifttum.

ASCHOFF, L.: Allgemeines über Wundinfektion. Handbuch der ärztlichen Erfahrungen im Weltkriege, Bd. 8. Leipzig 1921. — BORMANN, F. v.: Die Diphtherie, Spezifische Therapie. GUNDEL: Die ansteckenden Krankheiten. Leipzig 1935. — CLAUBERG, K. W.: Med. Klin. **1932 I**. — Münch. med. Wschr. **1935 I**, 944. — FEER, E.: Lehrbuch der Kinderheilkunde. Jena 1934. — FINDEL, H.: Diphtherie. Lehrbuch der Militärhygiene. Berlin 1912. — FISCHL, R.: Diphtherie. Neue Deutsche Klinik. Berlin u. Wien 1928. — GUNDEL, M.: Die Diphtherie, Epidemiologie und Bekämpfung. Die ansteckenden Krankheiten. Leipzig 1935. — Med. Klin. **1935 I**. — GUNDEL, M. u. NIERMANN: Dtsch. med. Wschr. **1934**, 775. — GUNDEL, M. u. C. J. TIETZ: Z. Hyg. **116** (1934). — JOCHMANN, G. u. C. HEGLER: Lehrbuch der Infektionskrankheiten. Berlin 1924. — KOLLE, W. u. H. HETSCH: Die experimentelle Bakteriologie und die Infektionskrankheiten. Berlin u. Wien 1929. — LÄWEN, A.: Bakteriologie der Wundinfektion und Wunddiphtherie. Handbuch der ärztlichen Erfahrungen im Weltkriege, Bd. 1. Leipzig 1922. — LUST, F.: Diagnostik und Therapie der Kinderkrankheiten. Berlin u. Wien 1934. — OTTO, R.: Berl. klin. Wschr. **1910 I**. — SCHLAYER, C.: Diphtherie. Handbuch der ärztlichen Erfahrungen im Weltkriege, Bd. 3. Leipzig 1921. — SCHLOSSBERGER, H.: Zbl. Bakter. **135**, H. 1/3 (1935). — SCHMIDT, H.: Die aktive Schutzimpfung gegen Diphtherie. Neue Deutsche Klinik, Erg.-Bd. 2. Berlin u. Wien 1934. — SCHMIDT, H.: Serumanaphylaxie und Serumkrankheit. GUNDEL: Die ansteckenden Krankheiten. Leipzig 1935.

4. Tuberkulose.

Von B. MÖLLERS-Berlin.

Mit 2 Abbildungen.

Ausbreitung der Tuberkulose unter der Bevölkerung im allgemeinen. Unter allen Seuchen, die den Menschen befallen können, nimmt die Tuberkulose unstreitig in den Kulturstaaten die erste Stelle ein, sowohl hinsichtlich der Zahl der von dieser Krankheit befallenen Menschen als auch bezüglich der Todesopfer. Während sich die sonst als Volksseuchen gefürchtetsten Krankheiten, wie Pest, Cholera, Fleckfieber, Grippe plötzlich, aber doch nur vorübergehend und in mehr oder weniger langen Zwischenräumen bemerkbar machen, fordert die Tuberkulose jahraus jahrein mit gleicher Regelmäßigkeit ohne Rücksicht auf Geschlecht und Nation in allen Kulturstaaten ihre Opfer.

Wenngleich die Tuberkulose kein *Lebensalter* verschont, so befällt sie im Gegensatz zu dem Krebs und anderen häufig vorkommenden Krankheiten in erster Linie die Menschen im *wehrfähigen*, erwerbstätigen und gebärfähigen Lebensalter.

Die Tuberkulose stellt im Deutschen Reich seit jeher eine der wichtigsten *Todesursachen* dar (Abb. 1).

In den letzten Jahrzehnten *vor dem Weltkrieg* war die Tuberkulose dank der zielbewußt durchgeführten Bekämpfung in einem ständigen gleichmäßigen Rückgang begriffen. Während im Jahre 1893 von je 10000 Einwohnern noch 26,1 Personen jährlich an dieser Krankheit starben, war diese Zahl bis zum letzten Vorkriegsjahre 1913 auf 14,2 zurückgegangen, also innerhalb von 20 Jahren um 46% gesunken.

Mit dem Wachsen der Ernährungsschwierigkeiten nahmen *während der Kriegsjahre* auch die Todesfälle an Tuberkulose zu. In den ersten Kriegsjahren, solange die allgemeine Volksernährung noch einigermaßen ausreichend war, trat eine zunächst langsame Zunahme der Tuberkulosesterblichkeit ein, bis im Jahre 1917 die Zahlen stark anstiegen und im letzten Kriegsjahre 1918 ihren Höhepunkt erreichten. An Tuberkulose starben in diesem Jahre 147740, d. i. 23 Personen auf je 10000 der mittleren Bevölkerung, eine Zahl, die seit dem Jahre 1897, also seit 20 Jahren, nicht mehr erreicht war. Die Zunahme der jährlichen Tuberkulosetodesfälle betrug von 1913 bis 1918 im ganzen Reichsgebiet 60,8%, in den deutschen Städten sogar 91,1%.

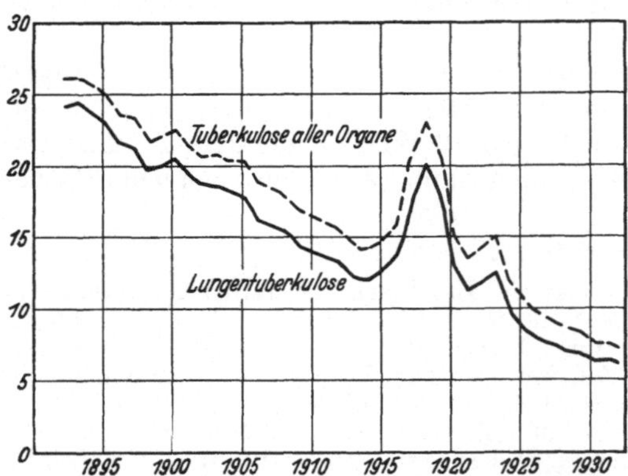

Abb. 1. Entwicklung der Tuberkulosesterblichkeit im Deutschen Reiche 1892—1932. Sterbefälle auf je 10000 Lebende.

Während im Jahre 1919 die hohen Tuberkulosetodeszahlen noch fortdauerten, trat vom Jahre 1920 an ein starker Rückgang ein, so daß die Sterblichkeitskurve im Jahre 1921 bereits ein Minimum von 13,7 auf je 10000 Lebende erreichte.

Mit der im Jahre 1922 einsetzenden Verschlechterung der wirtschaftlichen Verhältnisse und der erneut beginnenden Lebensmittelteuerung nahmen dann auch die Todesfälle an Tuberkulose wieder zu und stiegen in den deutschen Städten im Jahre 1922 auf 15,9 und im Jahre 1923 gar auf 17,1 auf je 10000 Lebende an. Seit dem Jahre 1924 sind die Todeszahlen an Tuberkulose gleichmäßig weiter gesunken und betrugen im Jahre 1932 in Deutschland nur noch 48688, d. i. 7,5 auf je 10000 Einwohner, befinden sich jetzt somit erheblich unter den Vorkriegswerten. Im Jahre 1933 ist die Zahl der Tuberkulosesterbefälle noch weiter auf 47676 oder 7,3 je 10000 Einwohner gesunken.

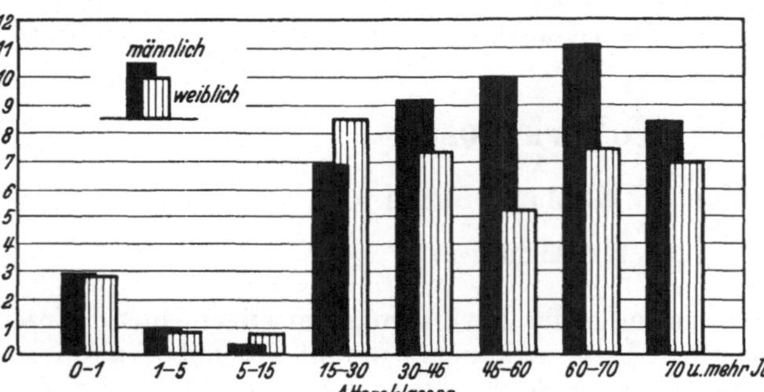

Abb. 2. Die Sterblichkeit der Tuberkulose aller Organe im Deutschen Reiche im Jahre 1932 in den einzelnen Altersklassen (auf je 10000 Lebende des gleichen Alters).

In welcher Weise sich die Tuberkulosetodesfälle auf die beiden *Geschlechter* und die verschiedenen *Altersklassen* verteilen, zeigt Abb. 2.

In den ersten 5 Lebensjahren überwiegt die Tuberkulosesterblichkeit des *männlichen* Geschlechts, vom 5.—15. sowie vom 15.—30. Lebensjahre, insbesondere während der Pubertätsjahre, dagegen diejenige des weiblichen Geschlechts. Vom 30. Lebensjahre an sind ständig die Tuberkulosesterbefälle des männlichen Geschlechts höher als beim weiblichen Geschlecht, in der Altersklasse von 45—60 Jahren fast doppelt so groß.

Man schätzt die Zahl der ansteckungsfähigen Tuberkulösen im Deutschen Reich im Jahre 1933 noch auf rund 200000. Es starben innerhalb des Jahres 1933 im Alter von 15—60 Jahren insgesamt 221381 Personen, darunter allein 36054 (= 16,3%) an Tuberkulose. Also ungefähr *jeder sechste im arbeitsfähigen Alter* in Deutschland gestorbene Mensch erlag der Tuberkulose.

Ausbreitung der Tuberkulose in den Armeen. In den Armeen der zivilisierten Völker ist der Prozentsatz der Erkrankungen an Tuberkulose durchweg geringer als in der Zivilbevölkerung, der die Rekruten entstammen, da naturgemäß bei der Ausmusterung ein großer Teil der Tuberkulosekandidaten vom Eintritt in das Heer ausgeschaltet wird.

Der Zugang an Tuberkulose zeigte in der früheren *preußischen Armee* einen ständigen Abstieg von 3,3‰ der Kopfstärke im Jahre 1890/91 bis auf 1,8‰ K. im Durchschnitt der Jahre 1908/13; im *Reichsheer* betrug er im Jahre 1922 3,67‰ K. Diese Zunahme erklärt sich neben den Wirkungen der Hungerblockade aus dem Ersatz und der Zusammensetzung des Reichsheeres in der Nachkriegszeit (Abschnitt VI „Rekrutierungsstatistik").

Der Zugang an Tuberkulose aller Formen betrug in Promille der Iststärke

		davon gestorben
1921/25	3,7	0,35‰
1926/30	3,21	0,818‰
1931	2,61	0,21‰

Die entsprechenden Zahlen betragen im *englischen* Heere:

		davon gestorben
1922	2,7‰	0,27‰
1926	1,5‰	0,17‰
1928	1,2‰	0,10‰
1929	1,7‰	0,14‰

Im *amerikanischen Heere:*

		davon gestorben
1922	3,07‰	0,32‰
1926	2,71‰	0,25‰
1928	2,69‰	0,36‰

Im *französischen* Heere (ohne Offiziere) betrug die Gesamtzahl der Tuberkulosezugänge (in Klammern Sterblichkeit Milliprozent der Iststärke)

	Französische Heimatarmee		*Französische Rheinarmee*	
1922	3,98‰	(0,62)	11,84‰	(1,44)
1926	4,04‰	(0,74)	5,94‰	(0,75)
1929	3,91‰	(0,64)	4,20‰	(0,43)

In *allen Armeen* ist die Tuberkulosesterbeziffer erheblich niedriger als bei der ihnen entsprechenden männlichen *Zivilbevölkerung* im Alter von 20 bis unter 30 Jahren. Dieser zunächst erstaunlich erscheinende Umstand erklärt sich ohne weiteres damit, daß der größere Teil der bei der Armee erkrankten tuberkulösen Soldaten frühzeitig als dienstunfähig von der Truppe entlassen wird, so daß die nach der Entlassung an Tuberkulose gestorbenen Soldaten in den Tuberkuloseziffern der Armee nicht mehr enthalten sind.

Bei der *Reichswehr* starben in den Jahren 1928, 1929 und 1930 auf je 10000 der Iststärke 2,5, 1,1 und 2,1 Mann an Tuberkulose, gegenüber 12,2, 11,9 und 10,6 Tuberkulosetodesfällen bei der entsprechenden preußischen *männlichen Bevölkerung* im Alter von 20 bis unter 30 Jahren.

Über den Einfluß der *Tuberkulose* auf den Gesundheitszustand der deutschen Armee *während des Weltkrieges* ist zu bemerken, daß nach dem „Sanitätsbericht über das deutsche Heer im Weltkriege 1914/18" Bd. III, S. 123 in allen Kriegsjahren zusammen 134149 Kranke [= 21,1‰ K., d. i. der durchschnittlichen (Kopf-) Iststärke] wegen Tuberkulose in den Lazaretten behandelt wurden; von diesen wurden 51501 = 38,4% wieder dienstfähig, 19337 = 14,4% starben (3,0‰ der Iststärke), 59744 = 44,5% wurden als dienstunbrauchbar usw. entlassen. Auf den Jahresdurchschnitt entfielen 33537 Tuberkulosekranke in den Lazaretten (5,3‰ K.).

Der Zugang an Tuberkulose hatte in der preußischen Armee 1907—1913 1,8‰ K. betragen, war also nur etwa 1/3 so hoch als beim deutschen Feld- und Besatzungsheer im Weltkriege mit 5,3‰ K., was in der ganz andersartigen Zusammensetzung begründet ist.

Die Tuberkulosesterblichkeit, die vor dem Kriege in der bürgerlichen Bevölkerung ständig abnahm, erhöhte sich während des Krieges im Heere in ähnlichem Umfange wie bei der bürgerlichen Bevölkerung.

Vor dem *Weltkriege* starben 1908—1913 in der preußischen Armee 9,3% der behandelten Kranken, im Kriege 1914/15: 8,2%, 1915/16: 9,8%, 1916/17: 11,6% und 1917/18: 14,7%.

Das *amerikanische* Heer in Frankreich hatte vom 1. April 1917 bis 31. Dezember 1919 einen Zugang an Tuberkulose von 5172 = 3,5‰ K., gestorben waren 680 = 0,47‰ K., das sind 13,2%.

Die *Engländer* hatten in Frankreich und Flandern von 1914—1918 6475 = 1,3‰ K. Tuberkulosezugänge und 229 = 0,06‰ K. Sterbefälle. Von den Erkrankten starben 4,6%.

Bei der *deutschen Marine* betrugen während des Weltkrieges nach dem Kriegs-Sanitätsbericht für die deutsche Marine 1914—1918 bei einer Kopfstärke von 1056848 die Zugänge an

Tuberkulose der Lungen	2192 =	2,07‰
„ der Knochen und Gelenke	121 =	0,11‰
„ anderer Organe	601 =	0,57‰
	2914 =	2,75‰

Von diesen wurden wieder dienstfähig	578
„ „ starben	561
„ „ wurden dienstunbrauchbar	206
„ „ „ dienstunfähig mit Versorgung	1304
„ „ blieben im Bestande	265
	2914

Bezüglich des *Erregers* der Tuberkulose, des im Jahre 1882 von ROBERT KOCH im Reichsgesundheitsamt entdeckten Tuberkelbacillus, der Bedeutung der 3 Typen des Tuberkelbacillus für den Menschen, der spezifischen *Diagnostik* und *Therapie* der Tuberkulose, sowie der Brauchbarkeit der Tuberkulinproben für die militärärztliche Praxis darf auf die entsprechenden Ausführungen in dem Lehrbuch der Militärhygiene von BISCHOFF, HOFFMANN, SCHWIENING Bd. IV, S. 177—199 und auf andere hygienische und klinische Lehrbücher hingewiesen werden.

Die Bekämpfung der Tuberkulose im Deutschen Reiche. Die guten Erfahrungen, die man bei den gemeingefährlichen Krankheiten mit den Erfolgen der *gesetzgeberischen Bekämpfungsmaßnahmen* gemacht hat, führten schon frühzeitig auch in Deutschland dazu, die Tuberkulose durch gesetzlich festgelegte Schutz- und Abwehrmittel zu bekämpfen.

In Deutschland ist die gesetzliche Bekämpfung der Tuberkulose bisher noch nicht einheitlich, sondern in den einzelnen deutschen Ländern verschieden geregelt. Der schon seit Jahren vorliegende Entwurf eines *Reichstuberkulosegesetzes*, der neben den sanitätspolizeilichen auch fürsorgerische Bekämpfungs- und Verhütungsmaßregeln vorschlug, konnte bisher wegen der finanziellen Schwierigkeiten noch nicht zur Verabschiedung gelangen. Die einzelnen Länder bemühten sich daher, ihre bis dahin teilweise noch unvollkommenen Tuberkulosegesetze in zeitgemäßer Form abzuändern, ohne gleichzeitig die Staatsfinanzen zu stark zu belasten. Insbesondere bezweckt die neuere Gesetzgebung eine *Erweiterung der Anzeigepflicht* auf alle Erkrankungsfälle an ansteckender Tuberkulose und eine Hebung der Stellung der Fürsorgestellen, welche in den Mittelpunkt der amtlichen Tuberkulosebekämpfung gestellt werden sollen.

In *Preußen*, das über $^3/_5$ der gesamten deutschen Bevölkerung umfaßt, ist durch das Gesetz zur Bekämpfung der Tuberkulose vom 4. August 1923 und das Nachtragsgesetz vom 24. März 1934 jede ansteckende Erkrankung an Lungen- und Kehlkopftuberkulose, jeder Todesfall an Tuberkulose jeder Art sowie jede Erkrankung an Hauttuberkulose und der Verdacht dieser Erkrankung anzeigepflichtig gemacht.

Nach § 61 der dritten Durchführungsverordnung zum Gesetz über die *Vereinheitlichung des Gesundheitswesens* vom 3. Juli 1934 (3. Beiheft zum Reichsgesundheitsblatt 1935 zu Nr. 15 vom 10. April 1935) hat das Gesundheitsamt die Bekämpfung der Tuberkulose im Rahmen der für die Seuchenbekämpfung geltenden Vorschriften sowie die ärztliche Fürsorge für Tuberkuloseerkrankte und -gefährdete durchzuführen. Zu den fürsorgerischen ärztlichen Aufgaben des Gesundheitsamts gehören insbesondere die Erfassung der Tuberkulosekranken, ihre laufende ärztliche Überwachung, Beratung und Belehrung sowie die Vermittlung zweckmäßiger Heilbehandlung. Außerdem sind die Gefährdeten planmäßig zu untersuchen und ärztlich zu beraten. Die ärztliche Leitung der *Tuberkulosefürsorgestellen,* die den Gesundheitsämtern unterstehen, soll nach Möglichkeit Tuberkulosefachärzten übertragen werden. Zahl, Sitz und Ausstattung der Tuberkulosefürsorgestellen bestimmt die vorgesetzte Dienstbehörde nach Anhören des Gesundheitsamts.

Die Untersuchung und Beratung in den Tuberkulosefürsorgestellen erfolgt unentgeltlich. Eine ärztliche Behandlung ist ihnen grundsätzlich untersagt; Ausnahmen sind nur mit Erlaubnis der Aufsichtsbehörde im Einvernehmen mit der ärztlichen Standesorganisation zulässig.

Von großer praktischer Bedeutung für die Stellung einwandfreier Lungendiagnose ist die Vorschrift in der Dienstordnung der Gesundheitsämter (§ 61, Absatz 4), daß jede Tuberkulosefürsorgestelle mit den notwendigen medizinisch-technischen Einrichtungen ausgerüstet sein, insbesondere über einen leistungsfähigen *Röntgenapparat* und über ausreichend geschulte Hilfskräfte verfügen müsse; falls die erforderlichen Einrichtungen in der Fürsorgestelle nicht vorhanden sind, muß ihre Benutzung andernorts vertraglich gesichert sein.

Die der Tuberkulosebekämpfung und -fürsorge sich widmenden sonstigen Stellen privaten und öffentlichen Rechts einschließlich der Sozialversicherungsträger werden zu einer praktischen *Arbeitsgemeinschaft* zusammengefaßt, um den einheitlichen und planmäßigen Einsatz aller dem gleichen Zwecke dienenden Kräfte und Einrichtungen sowie die größtmögliche Wirtschaftlichkeit der aufgebrachten Mittel sicher zu stellen.

Auf dem Gebiete der *Tuberkulosebekämpfung* ist Deutschland seit vielen Jahrzehnten führend gewesen. Schon 30 Jahre vor der Entdeckung des Tuberkelbacillus zeigte BREHMER im Jahre 1854, daß die Lungentuberkulose durch geeignete *Anstaltsbehandlung* mit Licht, Luft, Sonne und Diät in waldreicher Gebirgsgegend günstig beeinflußt werden kann. BREHMERS Assistent DETTWEILER führte die *Freiluftliegekuren* ein und errichtete 1892 die erste *Volksheilstätte*. Einen gewaltigen Auftrieb erfuhr die deutsche *Heilstättenbewegung* 1894 durch die Beteiligung der Träger der Sozialversicherung an den Kurkosten für die Versicherten und die Errichtung eigener Lungenheilstätten der Sozialversicherungsträger.

Als Mittelpunkt der Tuberkulosebekämpfung wurde 1895 das „Deutsche Zentralkomitee zur Errichtung von Heilstätten für Lungenkranke“ begründet, das im Jahre 1906 entsprechend der Erweiterung seiner Aufgaben den Namen eines *„Zentralkomitees für die Bekämpfung der Tuberkulose“* annahm. Letzteres wurde im Jahre 1933 durch den *„Reichstuberkuloseausschuß“* ersetzt, der dem „Reichsausschuß für Volksgesundheitsdienst“ angeschlossen und dem Reichs- und Preußischen Ministerium des Innern angegliedert ist.

Im Jahre 1903 wurde in Deutschland durch M. KIRCHNER die Einrichtung von Auskunfts- und Fürsorgestellen für Lungenkranke empfohlen, die die Kontrolle der Umgebung der Tuberkulosekranken durch Fürsorgeschwestern bewirkten, die in die Familien entsendet wurden. Die erste deutsche *Tuberkulosefürsorgestelle* war bereits 1899 durch PÜTTER in Halle ins Leben gerufen worden.

Neben der Fürsorgestellenbewegung gewann seit Anfang dieses Jahrhunderts auch die halboffene örtliche Erholungsfürsorge an Bedeutung. Durch die Einrichtung zahlreicher *Walderholungsstätten* wurde die Möglichkeit geboten, ansteckungsfähige Tuberkulöse aus ihrer Häuslichkeit abzusondern und Leichtkranken und Gefährdeten Gelegenheit zu mehrwöchigen Erholungskuren zu geben. 1904 wurden die ersten *Waldschulen* zur Unterbringung von tuberkulosebedrohten Kindern errichtet. Auch auf dem Gebiete der chirurgischen Behandlung der Tuberkulose und der Vornahme von Röntgenreihenuntersuchungen sind deutsche Wissenschaftler führend gewesen.

Die *Abnahme* der *Tuberkulosesterblichkeit* in Deutschland ist in erster Linie neben der Besserung der allgemeinen hygienischen Verhältnisse, dem Ausbau des Heilstättenwesens und der Tuberkulosefürsorgestellenbewegung den im letzten Halbjahrhundert erzielten Fortschritten der Heilkunst und den durch die Sozialversicherung den breitesten Volkskreisen gewährten Behandlungsmöglichkeiten zu danken.

Die Bekämpfung der Tuberkulose in der Wehrmacht. Die Richtlinien der Heeresleitung über die *Bekämpfung der Tuberkulose in der Reichswehr* sind in einem Rundschreiben des Heeressanitätsinspekteurs an sämtliche Sanitätsoffiziere der Reichswehr vom 27. 3. 31 (Reichsgesundheitsbl. 1932, S. 206) enthalten:

Die Erkrankungshäufigkeit der Soldaten des Reichsheeres an Tuberkulose ist auffälligerweise nicht am größten in den ersten 4 Dienstjahren, sondern in dem 5.—9. Dienstjahre. Damit entfällt die Annahme, daß die Tuberkulose nur Soldaten betreffe, deren Erkrankung bereits bei der Einstellung bestanden habe und durch den militärischen Dienst aufgeflackert sei. Die Wiederbelebung eines ruhenden Tuberkulösenprozesses durch den Militärdienst wird von namhaften Tuberkuloseärzten auf Grund der Kriegserfahrungen in Frage gestellt. Bei Erwachsenen kommen vorwiegend hämatogene oder lymphogene Reinfektionen oder Superinfektionen aus der Umgebung in Betracht. Nach den Erfahrungen der beiden Heereslungenheilstätten war der Beginn der in ihnen aufgenommenen Tuberkulosen in 50% ein akuter.

Da auch der wissenschaftliche Senat für das Heeressanitätswesen sich in seiner Sitzung vom 19. Februar 1931 dahin äußerte, daß im Gegensatz zu der Röntgenuntersuchung in manchen Fällen auch die sorgsamste physikalische Untersuchung nicht imstande sei, den Verdacht auf Tuberkulose zu erhärten, ordnete man im Reichsheer 1931 *Röntgenreihenuntersuchungen* der gestellungspflichtigen Freiwilligen sowie aller Soldaten einschließlich der Offiziere an (Abschnitt VI „Krankheitsstatistik").

Jeder nach dem Röntgenbild als verdächtig oder sicher erkannte Fall von Lungentuberkulose bei Soldaten muß nach dem genannten Rundschreiben des Heeressanitätsinspekteurs vom 27. 3. 31 einer genauen klinischen Beobachtung unterzogen werden, bevor ein Urteil über seine Dienstfähigkeit gefällt wird. Hinsichtlich der klinischen Beobachtung wird bezüglich der Sputumuntersuchung auf das Verfahren des Larynxabstriches hingewiesen, das auch bei sonst fehlendem Sputum in zahlreichen Fällen positive Ergebnisse gezeitigt hat. Bei negativem physikalischen Befund dürfen gestellungspflichtige Freiwillige nur abgelehnt werden, wenn die Diagnose einer offenen Tuberkulose röntgenologisch einwandfrei ist.

Vor Beunruhigung der untersuchten Soldaten und besonders vor übereilten Urteilen über Dienstfähigkeit wird gewarnt wegen der Möglichkeit von Fehldiagnosen bei den meistens nichts besagenden Hilusverschattungen oder Strängen sowie bei eben abgelaufenen Bronchitiden, wo sich den disseminierten Ausstreuungen gleichende Röntgenbefunde finden können.

Im Herbst 1932 wurde jedem der 7 Wehrkreise ein *transportabler Röntgenapparat* überwiesen, der in Standorte ohne heereseigene Röntgeneinrichtungen herumgeschickt wird; mit diesen konnten im Jahre 1935 15680 Röntgenuntersuchungen (45 je Tausend der Untersuchungen) vorgenommen werden.

Auch die *Reichsmarine* rüstete die größeren Schiffe und die erweiterten Krankenreviere mit Röntgenapparaten aus. Infolge des Auftretens vereinzelter Tuberkulosefälle auf den Auslandskreuzern ordnete die Reichsmarine im Jahre 1931 Röntgenreihenuntersuchungen der für das Ausland bestimmten Soldaten an.

November 1931 fanden sich unter 630 Untersuchten des Schulkreuzers „*Karlsruhe*" 2 Fälle (= 3,17‰) mit offener Tuberkulose. 10 weitere Soldaten mit nicht einwandfreiem Röntgenbefund wurden als *nicht tropenverwendungsfähig* erklärt, weil erfahrungsgemäß latente Tuberkuloseherde infolge des Tropenklimas leicht zum Aufflackern neigen. Ebenso wurde im Dezember 1932 unter 610 Mann des Schulkreuzers „*Köln*" ein Mann mit latenter Tuberkulose als nicht tropenverwendungsfähig erklärt. Eine Reihenuntersuchung bei 131 Eingestellten einer Marineartillerieabteilung ergab 1932 keine verdächtigen Befunde.

Das im Jahre 1931 als *Preisarbeit* gestellte Thema „Welche im Heeressanitätsdienst durchführbare Mittel können vorgeschlagen werden, um die *Einstellung latent tuberkulöser Personen* zu vermeiden und die *frühe Ermittelung latenter* oder *beginnender aktiver* tuberkulöser Soldaten zu erleichtern?" ist in den „Veröffentlichungen aus dem Gebiete des Heeressanitätswesens", Heft 87 bearbeitet worden. Durch Erlaß des Reichswehrministers vom 6. Febr. 1932 wurde beim Reichsheer die röntgenologische Untersuchung der Freiwilligen *vor* der Einstellung eingeführt, indem die sich zur Bewerbung Meldenden auf eigene Kosten ein von einer Lungenfürsorgestelle oder einem Facharzt für Lungenkrankheiten ausgestelltes Zeugnis mit Lungenröntgenbefund dem Annahmetruppenteil vorlegen mußten.

Bei der *Reichsmarine* wurden die Freiwilligen bei der Einstellung durch Marinefachärzte röntgenologisch untersucht, und zwar fanden sich 1932 bei 1224 Untersuchungen 2 Fälle von offener Tuberkulose; 14 Freiwillige mit nicht ganz einwandfreiem Röntgenbefund wurden als dienstuntauglich erklärt.

Eine größere Anzahl von Sanitätsoffizieren werden alljährlich durch Kommandos zu größeren Lungenfürsorgestellen in die röntgenologische Lungendiagnose eingeführt.

Bei dem *Heeressanitätspersonal* (einschließlich Sanitätsschüler) sowie den Schwestern und dem Arbeiterpersonal, das in Lazarettkrankenräumen tätig ist, sind einmal im Jahre röntgenologische und mindestens 2mal im Jahre physikalische Pflichtuntersuchungen auf Lungentuberkulose vorzunehmen.

Sobald ein Reichswehrsoldat an Lungentuberkulose erkrankt ist oder der Verdacht einer solchen Erkrankung besteht, sind sämtliche Stubenkameraden mittels Röntgenstrahlen auf Tuberkulose zu untersuchen und besonders im Auge zu behalten; die Stube und die Stubengeräte sind sofort zu desinfizieren.

Um die *Röntgenreihenuntersuchungen* besser auswerten zu können, ordnete die Heeressanitätsinspektion am 22. Dezember 1932 eine einheitliche Berichterstattung darüber an, wobei jeder Tuberkuloseverdächtige grundsätzlich Fachstationen der Lazarette überwiesen werden sollte zwecks Sicherstellung der Diagnose.

Auch zur einheitlichen *Einteilung der aktiven und inaktiven Tuberkulosen* wurde ein einheitliches Muster vorgeschrieben, das dem von Ulrici veröffentlichten entlehnt war und nachstehende Erscheinungsformen der Tuberkulose unterschied:

I. Aktive Lungentuberkulose **ohne** *Tuberkelbacillenbefund.*

1. *Akute* Formen: a) akute miliare Streuung, b) akute geschlossene Miliartuberkulose, c) akutes Infiltrat ohne Einschmelzung.
2. *Chronische* Formen: d) stationäres Infiltrat, e) chronische miliare Streuung, f) produktive Tuberkulose, g) produktiv-cirrhotische Tuberkulose.

II. Aktive Lungentuberkulose **mit** *Tuberkelbacillenbefund.*

1. *Akute* Formen: h) akute offene Miliartuberkulose, i) akutes einschmelzendes Infiltrat mit Streuung, k) akutes einschmelzendes Infiltrat ohne Streuung, l) exsudative Tuberkulose (käsige lobuläre oder lobäre Form).
2. *Chronische* Formen: m) produktive Tuberkulose, n) produktiv-cirrhotische Tuberkulose, o) produktiv-cirrhotische Tuberkulose mit exsudativer Herdbildung, p) schwere kavernöse Phthise.

III. Inaktive Tuberkulose.

q) Z. B. abgeheilte Primärkomplexe, Spitzennarben, Simonsche oder Puhlsche Herde, abgeheilte Tuberkulose der thorakalen Lymphknoten, Pleuraschwarten, disseminierte Kalkherde, schwielige Infiltratreste usw.

Ebenso wie bei der Reichswehr hat auch bei der *staatlichen Polizei* der Preußische Minister des Innern durch Erlaß vom 16. 2. 1933, S. 246 Röntgenreihenuntersuchungen aller Polizeibeamten zunächst für diejenigen Dienstorte angeordnet, in denen ein polizeieigenes Röntgengerät zur Verfügung steht. Die anderen Dienststellen können die Röntgeneinrichtungen des Versorgungswesens benutzen (Preis für die Durchleuchtung 1 RM, für Aufnahmen ist der Preis für den Film mit 20% Aufschlag zu erstatten).

In Ausnahmefällen können auch fachärztlich ausgebildete Polizeiärzte mit transportablen Röntgengeräten in kleinere Standorte entsandt werden. Eine Röntgenaufnahme wird der Durchleuchtung angeschlossen, wenn diese einen verdächtigen oder krankhaften Befund feststellen läßt.

Während die Röntgenuntersuchung aller Polizeioffiziere und Polizeiwachtmeister „unumgänglich notwendig" ist, soll sie auch bei der Verwaltungspolizei, Kriminalpolizei und Landjägerei „angestrebt" werden.

Umgebungsuntersuchungen bei tuberkulösen Beamten sollen durch die Polizeifürsorgestellen oder die örtlichen Lungenfürsorgestellen durchgeführt werden.

Vergleichsweise sei mitgeteilt, daß in den letzten Jahren wiederholt *Röntgenreihenuntersuchungen bei Studenten* (München, Jena, Hannover und Lemberg) vorgenommen wurden. In München waren nach KATTENTIDT 16000 Durchleuchtungen vorgenommen.

Es wurden festgestellt: (nach KATTENTIDT)	1930/31 %	1931/32 %
aktive offene Tuberkulose	0,27	0,40
aktive geschlossene Tuberkulose	0,19	0,22
halbaktive Tuberkulose	0,91	0,51
inaktive Tuberkulose	21,10	27,41

Auch bei anderen großen Organisationen (z. B. *Reichsarbeitsdienst, SS, SA, Hitler-Jugend*) ist die Einführung von Röntgenreihenuntersuchungen in Aussicht genommen oder inzwischen eingeführt.

In manchen *ausländischen Armeen* hat man in den letzten Jahren gleichfalls begonnen, die Stellungspflichtigen zu durchleuchten.

Nach Mitteilung von HOPF wurden 1932 und 1933 in der *Schweiz* unter 4880 Rekruten bei 311 Mann Lungenveränderungen festgestellt, auf Grund deren 160 (= 3,28%) militärfrei wurden. Bei städtischer Bevölkerung (2660 Personen) betrug der Prozentsatz der wegen Tuberkulose militärfrei Erklärten 3,75, bei der ländlichen Bevölkerung (2220 Personen) dagegen nur 2,7%. In schweizerischen Rekrutenschulen wurden bei der Zweituntersuchung von 4000 Mann 1,05% auf Grund des Lungen-Röntgenbefundes aus dem Militärdienst entlassen.

Hinsichtlich der *Behandlung* der tuberkulösen Soldaten gehören der Pneumothorax sowie die Phrenicusexairese ebenso wie die JAKOBÄUSsche Strangdurchtrennung in vielen Fällen jetzt zu den ersten und besten Heilmethoden der Frühfälle der Lungentuberkulose, die durch die klimatisch-diätetische und interne Behandlung nicht vollkommen ersetzt werden können (Rundschreiben des Heeressanitätsinspekteurs vom 27. 3. 31). Dem Reichswehrministerium stehen zur Behandlung tuberkulöser Soldaten die beiden *Heereslungenheilstätten Münsingen* (Rauhe Alb) mit 40 Betten und *Wünsdorf* (Brandenburg) mit 55 Betten zur Verfügung. Außerdem wurden im Jahre 1933 in der Heilstätte *Albertsberg* i. Vogtl. und im Versorgungslungenkrankenhaus *Weingarten* tuberkulöse Soldaten aufgenommen.

Über das *Schicksal der Offentuberkulosen, die als dienstfähig wieder zur Truppe entlassen* wurden, hat die Heeressanitätsinspektion nach einem Rundschreiben an die Gruppenärzte vom 3. Mai 1932 interessante Feststellungen gemacht.

Vom 1. 1. 21 bis 31. 12. 30 waren insgesamt 38 Soldaten, die an offener Tuberkulose litten, als dienstfähig aus der Behandlung zu ihrem Truppenteil entlassen. Von diesen erkrankten 10 zum zweiten Male und wurden endgültig als dienstunfähig aus dem Heere entlassen. Kurz vor der Beendigung der 12jährigen Dienstzeit standen 12 Mann, 2 starben im Anschluß an eine zweite Erkrankung, 1 war noch in Behandlung einer zweiten Erkrankung und nur ein Drittel d. i. 13 standen noch im aktiven Heeresdienst, darunter 4 Offiziere, 5 Unteroffiziere, 3 Sanitätsmannschaften und 1 Mann. Diese 13 wieder seit längerer Zeit (von 10 Monaten bis 7 Jahre 10 Monate) dienstfähig gebliebenen Soldaten standen im 6.—26. Dienstjahr.

Nach den vorstehenden Feststellungen erscheint es nicht gerechtfertigt, jeden früher offenen Tuberkulösen, auch wenn er bacillenfrei geworden ist, als dienstunfähig zu entlassen. Da aber immerhin die Dienstfähigkeit nach offener Tuberkulose eine sehr zweifelhafte bleibt, wird der Sanitätsoffizier das Für und Wider unter Berücksichtigung des Befundes, der Heilungsdauer, des Dienstgrades und der sonstigen dienstlichen Verhältnisse in jedem Falle genau prüfen müssen.

Die Heeressanitätsinspektion ordnete daher für alle als „dienstfähig Entlassenen", die an offener Lungentuberkulose genesen sind, als Überwachungsmaßnahmen neben monatlicher Gewichtskontrolle und vierteljähriger Röntgenaufnahme in den ersten 3 Jahren nach Abschluß der Behandlung eine monatliche klinische Untersuchung einschließlich Blutsenkungs- und Auswurfuntersuchung an.

Zusammenfassend ist zu sagen, daß die Anordnungen des *Reichskriegsministeriums* bezüglich der Fürsorge für die Tuberkulösen *allen Anforderungen entsprechen,* die nach dem heutigen Stand der Wissenschaft und Forschung gestellt werden können.

Schrifttum.

BEESE, H. J.: Beitr. Klin. Tbk. **85**, 1 (1934). — FRANZ u. MÜLLER: Dtsch. med. Wschr. **1932 I**, 769. — HOPF, M.: Schweiz. med. Wschr. **1934 I**, 683. — KATTENTIDT: Z. Tbk. **66**, 23 (1932). — MITARK: Veröff. Heeressan.wes. **1932**, H. 87. — MÖLLERS, B.: Gesundheitswesen und Wohlfahrtspflege im Deutschen Reiche, 2. Aufl. Berlin 1930. — POHLEN, K.: Reichsges.bl. **1933**, 676. — Gesundheitsstatistisches Jahrbuch für das Deutsche Reich, 1935. Berlin 1935. — ULRICI: Z. Tbk. **46**, H. 5 (1932).

Berichte und Verordnungen.

Die Krankenbewegung der preußischen Schutzpolizei. Jahresbericht des Preußischen Ministeriums des Innern. — Geschäftsberichte des deutschen Zentralkomitees zur Bekämpfung der Tuberkulose 1932 und 1933 und des Reichs-Tuberkulose-Ausschusses 1933/34. — Heeressanitätsinspekteur: Rundschr. vom 27. 3. 31 (Reichsgesdh.bl. **1932**, 1206). — Rundschr. vom 22. 12. 32 und vom 3. 5. 32. — Jahresbericht der anzeigepflichtigen Krankheiten im Deutschen Reich; erscheint jährlich als statistische Sonderbeilage zum Reichs-Gesundheitsblatt. — Kriegssanitätsbericht für die deutsche Marine von 1914 bis 1918, Bd. 2. Berlin 1934. — Preußischer Minister des Innern, Erl. vom 16. 2. 33 (Reichsgesundh.bl. **1933**, 246. — Reichswehrministerium, Erl. vom 6. 2. 32, Reichsgesundh.bl. **1932**, 206. — Sanitätsbericht über das deutsche Heer im Weltkriege 1914/18, Bd. 3, S. 123, 1934. — Sanitätsberichte über das Reichsheer, jährlich herausgegeben von der Heeressanitätsinspektion. — Sanitätsberichte über die deutsche Reichsmarine. Jährlich herausgegeben von der Medizinalabteilung der Marineleitung.

5. Typhus.

Von **W. HOFFMANN**-Berlin.

Verbreitung. Typhuserkrankungen haben sowohl in der Zivilbevölkerung als auch beim Militär, besonders wenn sie als Epidemie auftraten, im Frieden wie im Kriege stets ernste Beachtung gefunden. Nicht nur die unklare Vorstellung über die Entstehung dieser gefürchteten Krankheit in dem Zeitraum vor der Entdeckung des eigentlichen Erregers durch EBERTH-GAFFKY im Jahre 1880 als auch das Unvermögen, der Seuche wirkungsvoll Einhalt zu bieten, gaben von jeher den in Betracht kommenden Sanitätsbehörden Veranlassung, mit größtem Ernst die nach dem jeweiligen Stand der wissenschaftlichen Erkenntnisse erforderlichen Maßnahmen zu ergreifen. Schließlich waren früher auch die Todesfälle erschreckend hoch, aber selbst bis in die letzte Zeit forderten Typhuserkrankungen, besonders wenn sie in größerer Zahl und in schwerer Form auftraten, die Anwendung des modernen medizinischen Rüstzeuges wie auch der besten Krankenpflege, um die Erkrankungen zu bannen und die Erkrankten am Leben zu halten.

Die Verbreitung des Typhus in einzelnen *Ländern* veranschaulicht eine Zusammenstellung der Hygienesektion des *Völkerbundes* auf 100000 Einwohner für das Jahr 1931

in Deutschland	6,6	Erkrankungen	0,7	Todesfälle
„ der Schweiz	3,6	„	0,8	„
„ Norwegen	4,1	„	1,2	„
„ Österreich	14,6	„	1,5	„
„ den Vereinigten Staaten .	21,4	„	4,6	„
„ Italien	59,9	„		
„ Spanien	89,1	„		

Besonders beachtlich ist das Auftreten von Typhuserkrankungen in allen engeren Gemeinschaften, da stets die Gefahr besteht, daß bei der, besonders im Gegensatz zur Cholera und Ruhr, längeren Inkubationsdauer von etwa 14 Tagen bis 3 Wochen zahlreiche weitere Ansteckungen in der näheren und weiteren Umgebung erfolgt sind und eine Typhusepidemie ausbrechen kann. In einem Truppenteil ist *schon ein sicherer Typhusfall* das Signal für die Sanitätsdienststellen, die Quelle für diese Infektionskrankheit so schnell wie möglich aufzudecken und dafür zu sorgen, daß nicht noch weitere Ansteckungen von ihr ausgehen; noch ernster wird aber die Lage, wenn bereits schon in kurzer Zeit mehrere Angehörige der Truppeneinheit erkrankt sind und man mit dem Ausbrechen einer Epidemie rechnen muß. Von jeher hat sich in allen Kulturstaaten die *Militärhygiene* der Bekämpfung des Typhus zugewandt, da man erkannt hatte, daß die Leistungsfähigkeit der Truppe im Frieden wie im Kriege durch den Ausbruch einer Typhusepidemie stark beeinträchtigt werden kann, wenn nicht mit aller Energie und Umsicht die Bekämpfungs- und Verhütungsmaßnahmen sofort ergriffen und durchgeführt werden, die nach den neuesten Forderungen der militärhygienischen Wissenschaft sich ergeben.

Die Lehrbücher der Militärhygiene der letzten Jahrzehnte und die Sanitätsberichte zeigen die Maßnahmen und ihre Erfolge bei der Typhusbekämpfung.

Man wird das als brauchbar Erwiesene auch jetzt noch heranziehen und mit den neuen Ergebnissen militärhygienischer Forschung vereinigen; der beste Prüfstein für die praktische Verwertbarkeit der militärhygienischen Maßnahmen gegen den Typhus war der *Weltkrieg.*

Geschichtliches. Über die Kriegsepidemien im 19. Jahrhundert und das Auftreten des Typhus in früheren Kriegen berichtet v. NIEDNER, besonders schildert er den Seuchengang im Kriege 1870/71 auf beiden Seiten, in erster Linie die verheerenden Wirkungen während der Belagerung von Metz. Aber die — wenn auch amtlichen — Zahlenangaben können nur als bedingt zuverlässig angesehen werden, weil der Erreger des Typhus noch nicht bekannt war und wahrscheinlich viele andersartige Darmerkrankungen als typhös bezeichnet worden waren, die sich vom echten Typhus damals nicht abtrennen ließen. Aber immerhin ist es nicht nur interessant, sondern auch lehrreich, wieweit man schon damals den Wert allgemeiner hygienischer Maßnahmen erkannt und mit Erfolg durchgeführt hatte.

Durch diese allgemeinen hygienischen, mit militärischer Zuverlässigkeit durchgeführten Maßnahmen, unter denen einwandfreie Trinkwasserversorgung und Ernährung, Beseitigung der Abfallstoffe, später schnelle und gründliche Diagnosestellung, Isolierung und Desinfektion im Vordergrund standen, hatte man erreicht, daß der Typhus bereits am Ende des vergangenen und in dem ersten Jahrzehnt dieses Jahrhunderts ganz erheblich gegen früher zurückgegangen war. 1881—1886 betrug der Gesamtzugang an Typhus im preußischen Heer einschließlich der sächsischen und württembergischen Armeekorps $8{,}4\,^0/_{00}$ der Kopfstärke = 3156 Erkrankungen, 1908/09 dagegen nur $0{,}38\,^0/_{00}$ der Kopfstärke (206 Erkrankungen), im bayerischen Heer sogar nur $0{,}16\,^0/_{00}$, dagegen in Österreich-Ungarn $1{,}7\,^0/_{00}$, in Frankreich und Amerika $3{,}0\,^0/_{00}$, in Rußland und Japan $5{,}6\,^0/_{00}$, in England nur $0{,}5\,^0/_{00}$. Einzelheiten hierüber bringt SCHWIENING in dem Lehrbuch der Militärhygiene von BISCHOFF, HOFFMANN, SCHWIENING, Bd. 5, S. 411.

Bei kriegerischen Unternehmungen dagegen trat der Typhus, auch noch im Weltkrieg, als besondere Gefahr für die Truppen auf. Während des Burenfeldzuges (1899/1900) wurden in dem englischen Heer 42741, während des russisch-japanischen Krieges in der russischen Armee etwa 30000 Typhuserkrankungen gezählt. Von der deutschen Schutztruppe erlagen während des südwestafrikanischen Feldzuges vom Mai 1904 bis Februar 1907 bei einem Gesamtzugang von 4700 Krankheitsfällen 550 der Seuche trotz der Einführung der Typhusschutzimpfung, auf die später (S. 472) eingegangen wird.

Typhus und Wehrmacht. Über die im *Weltkrieg* in den einzelnen Kriegsjahren und auf den verschiedenen Kriegsschauplätzen aufgetretenen Typhuserkrankungen und Todesfälle und über den Erfolg der alsbald systematisch durchgeführten *Typhusschutzimpfungen* gibt der Sanitätsbericht über das deutsche Heer im Weltkrieg 1914—1918 Band III zuverlässiges Zahlenmaterial, von dem hier nur ein Gesamtüberblick gebracht werden kann. Immerhin ermöglichen diese Zahlen einen Vergleich mit den vorher gemachten Angaben.

Während der 4 Kriegsjahre sind im ganzen 116481 = 18,3‰ K. Typhuskranke in den Lazaretten bei dem Feld- und Besatzungsheer behandelt worden. Verschafft man sich aber ein zutreffendes Bild über den Seuchengang in den einzelnen Kriegsjahren, so wird hierdurch ein unerschütterlicher Beweis für einen unleugbaren Erfolg der Typhusbekämpfung im Felde erbracht.

Es ist bekannt, daß im 1. Kriegsjahr im Westen wie im Osten, besonders in den ersten Monaten des Bewegungskrieges in Feindesland, wo überall reichliche Gelegenheit zur Aufnahme von Typhuserregern durch Einrücken in feindliche Stellungen und Unterkünfte und durch Verkehr mit der von jeher unter Typhus leidenden Bevölkerung gegeben war, wo weiter die Durchführung hygienischer Maßnahmen sich nicht sogleich allgemein ermöglichen ließ, die Typhusseuche zunächst eine gefahrdrohende Ausbreitung angenommen hatte.

Durch die inzwischen zur Anwendung gekommene *Schutzimpfung* und die energisch durchgeführten allgemeinhygienischen Maßnahmen trat in den folgenden Kriegsjahren ein solcher Rückgang der Typhuserkrankungen ein, daß von einer die Leistungsfähigkeit der Truppe bedrohenden Gefahr nicht mehr die Rede sein konnte.

Der Zugang an Typhuskranken nach den Monatskrankenrappoerten der *Lazarette*[1] bei dem Feld- und Besatzungsheer betrug im

Kriegsjahr	bei dem Feldheer	‰ K.	bei dem Besatzungsheer	‰ K.	bei dem Feld- und Besatzungsheer	‰ K.
1914/15	31783	12,3	9626	5,2	41409	9,3
1915/16	14335	3,5	3576	1,4	17911	2,7
1916/17	9118	1,8	1004	0,4	10122	1,4
1917/18	15150	3,0	1621	0,8	16771	2,4
1914/18	70386	16,8	15827	7,2	86213	13,5
Nach Ausgleich der Verlegungen . . .	77437	18,5	39044	17,8	116481	18,3
Jahresdurchschnitt von den 4 Kriegsjahren	19359	4,6	9761	4,5	29120	4,6

Der erhöhte Zugang im letzten Kriegsjahr erklärt sich durch vermehrte Erkrankungen auf dem türkischen und Balkankriegsschauplatz.

Betrachtet man die entsprechenden ‰ K.-Zahlen bei zwei anderen auch gefürchteten Kriegsseuchen der *Ruhr* und der *Malaria* und auch den Geschlechtskrankheiten, so werden die Krankenzugänge in den Lazaretten des Feld- und Besatzungsheeres in den einzelnen oben aufgeführten Rubriken durch folgende Zahlen veranschaulicht bei der Ruhr: 5,3‰, 4,1‰, 5,1‰, 9,4‰, 24,3‰ und 6,1‰; bei der Malaria: 0,10‰, 0,87‰, 4,2‰ (!), 9,9‰ (!!), 16,8‰ (!!), 19,0‰ und 4,7‰; bei den Geschlechtskrankheiten: 29,8‰, 27,2‰, 24,0‰, 30,2‰, 110,3‰, 120,3‰ und 28,0‰.

Die Zahlen für *Grippe* führe ich nicht im einzelnen auf, da die Diagnosestellung erschwert war und der Zugang bei der Truppe in allen Kriegsjahren den in die Lazarette überwog; der Jahresdurchschnitt bei dem Lazarettzugang betrug 11,9‰ K., der Zugang bei der Truppe 60,6‰ K. Bei *Tuberkulose* betrug der Jahresdurchschnitt beim Lazarettzugang entsprechend 5,3‰ K.

Der Typhus steht unter Zugrundelegung dieser Zahlen aus dem Weltkriege an 6. Stelle: Geschlechtskrankheiten 28,0‰, Grippe 11,9‰, Ruhr 6,1‰, Tuberkulose 5,3‰, Malaria 4,7‰ und Typhus 4,6‰ K. In größerem Abstand folgen die anderen Infektionskrankheiten (Diphtherie mit 1,5‰, Cholera 0,13‰). Über die Todesziffern bei den Typhusbehandelten später.

[1] In der entsprechenden Tabelle des Weltkriegssanitätsberichtes ist auch der Zugang von der *Truppe* enthalten. Da bei der Truppe die Diagnosenstellung nicht immer zutreffend sein konnte, werden hier nur die Zahlen aus den Lazarettrapporten gebracht.

Man wird nach diesen Ausführungen weder im Krieg noch im Frieden mit der Verhütung und Bekämpfung des Typhus nachlassen dürfen.

Auch in der *französischen* Armee erhob während des Weltkrieges die Kriegsseuche Typhus ihr Haupt, während die *Engländer* und die *Amerikaner* mit meist rechtzeitig typhusschutzgeimpftem Heer beträchtlich weniger unter Typhus zu leiden hatten.

Die *französische* Berichterstattung durch MIGNON ist zwar sehr umfangreich und geht auch stark ins einzelne, die statistischen Angaben lassen sich aber an Übersichtlichkeit nicht mit den Feststellungen im deutschen Sanitätsbericht vergleichen. MIGNON klagt über die Schwierigkeiten, die man anfangs der Typhusschutzimpfung entgegensetzte, die erst durch die eindrucksvollen hohen Ziffern der Typhuserkrankungen zu beseitigen waren. Ein Vergleich ist aber auch deshalb erschwert, da in den französischen Berichten die Typhus- mit den Paratyphuszahlen zusammengezählt sind, wie auch wenigstens vom 2. Kriegsjahr an ein polyvalenter Typhus-Paratyphusimpfstoff zur Anwendung kam. Besonders zahlreich traten die Typhuserkrankungen nach der Marneschlacht im französischen Heer auf.

MIGNON berichtet von 39815 einwandfreien Typhuserkrankungen mit 3384 Todesfällen = 8,5% für die Zeit vom Oktober 1914 bis Februar 1916, wobei leider die Beziehung auf die Kopfstärke fehlt.

Vom	Okt.	bis	Dez. 1914	erkrankten	12137,	davon gestorben	1775 =	14,6%
„	Jan.	„	März 1915	„	7320	„ „	1022 =	13,1%
„	April	„	Juni 1915	„	4721	„ „	270 =	5,8%
„	Juli	„	Sept. 1915	„	8560	„ „	200 =	2,5%
„	Okt.	„	Dez. 1915	„	4859	„ „	86 =	1,7%
„	Jan.	„	Febr. 1916	„	2218	„ „	31 =	1,3%
					39815		3384	

Nach WIDAL, LEMIERRE und ABRAMI wurden gezählt 1914: 45078 Fälle von Typhus und Paratyphus mit 12,1% Todesfällen; 1915: 67053 mit 8,8%; 1916: 12482 mit 4%; 1917: 1678 mit 8% und 1918: 757 mit 14% Todesfällen.

In dem deutschen Kriegssanitätsbericht wird als Gesamtzahl der Typhuserkrankungen in dem *französischen* Heer in den 4 Kriegsjahren genannt 127052; von diesen starben 12139 = 9,5%.

In dem *englischen* Heer erkrankten nach Angaben von MACPHERSON in der Zeit von Beginn des Krieges bis zum 22. Februar 1916 an Typhus 1283 mit 156 Todesfällen, bis zum Kriegsende betrugen die Zahlen für Typhus und Paratyphuserkrankungen 7432 mit 266 Todesfällen. Unter den *amerikanischen* schutzgeimpften Truppen erkrankten vom 1. Januar 1917 bis 31. Dezember 1918 an Typhus 497, an Paratyphus 90. Berechnungen auf die Kopfstärke sind leider nicht möglich.

In der *Nachkriegszeit* kam dem Typhus in der deutschen *Reichswehr* keine besondere Bedeutung zu. Auch in den Standorten, in denen größere Typhusepidemien in der bürgerlichen Bevölkerung aufgetreten sind, wie z. B. in Hannover 1926 und in Glogau 1927, blieben die Truppen — allerdings unverzüglich schutzgeimpft — mit ganz verschwindenden Ausnahmen frei von Typhuserkrankungen. Auch in der *bürgerlichen Bevölkerung* hat der Typhus an Bedeutung nachgelassen; es erkrankten, wie festgestellt, nach dem Kriege mehr Frauen als Männer, soweit diese den Kriegsjahrgängen entsprachen und schutzgeimpft waren (SCHEVEN).

Nach Feststellungen im *Reichsgesundheitsamt* war die *Typhussterblichkeit* bei Männern bis 1917 höher als bei Frauen; nach 1917 ist es umgekehrt.

In *Preußen* wurden nach den Veröffentlichungen aus dem Gebiete der Medizinalverwaltung (1935) gemeldet:

1931:	3266	Erkrankungen und	378	Todesfälle	= 11,57%
1932:	3480	„ „	436	„	= 12,53%
1933:	2532	„ „	301	„	= 11,89%

Krankheitsverlauf. Der an sich verschiedenartige *Verlauf* der Typhuserkrankung kann als bekannt vorausgesetzt werden. Militärhygienisch ist von besonderer Bedeutung, daß während und besonders nach Typhuserkrankungen *Knochen* und *Muskeln* verhältnismäßig häufig, mehr jedenfalls als bei anderen Infektionskrankheiten Veränderungen erkennen lassen, die sich für den Soldaten in der Rekonvaleszenz noch störend bemerkbar machen können; andauernde Schmerzhaftigkeit ist noch lange nach der Abheilung des Typhus beobachtet worden. Nach STAEHELIN treten die meisten Knochenerkrankungen zwischen der 7. und 14. Woche, vom Beginn des Fiebers an gerechnet, auf. Besonders bevorzugt werden diejenigen Körperstellen, die Druck und Stoß am meisten ausgesetzt sind. Die Knochenveränderungen sind röntgenologisch feststellbar. Auch Typhusbacillen konnten in den Krankheitsprozessen am Knochen nachgewiesen werden.

KRAUSE fand nach seinen Feststellungen während des Weltkrieges unter 5000 Typhuskranken 1,8% mit Knochenaffektionen. Als Ursache wurden Verletzungen der Schienbeine und Vorderarme, wie sie besonders im Schützengrabenkrieg häufig sind, angesehen.

Während einer Typhuserkrankung soll man wegen der Gefahr einer vielleicht eintretenden Darmblutung mit Durchbruch und tödlicher Bauchfellentzündung mit einem längeren *Transport* des Kranken auch im Felde recht vorsichtig sein.

Der **Erreger** der Krankheit ist der EBERTH-GAFFKYsche Typhusbacillus; er ist ein obligater Parasit des Menschen. Auch außerhalb des menschlichen Körpers kann er sich unter günstigen Umständen einige Zeit lebensfähig erhalten, wenn er gegen Licht und Austrocknung geschützt ist. Im Stuhl von Typhuskranken und in Abortgruppen kann er eventuell wochenlang lebensfähig bleiben; im Wasser, besonders im fließenden, geht er verhältnismäßig schnell zugrunde, im Schlamm dagegen kann er sich längere Zeit halten. Milch ist für ihn ein guter Nährboden, auch im Eis bleibt er längere Zeit entwicklungsfähig. Hiernach kann der Krankheitserreger nicht nur von Mensch zu Mensch, sondern auch durch Nahrungsmittel übertragen werden.

Der Nachweis gelingt verhältnismäßig leicht durch bakteriologische Untersuchung menschlicher Abgänge (Stuhl, Harn u. a.) sowie besonders des Blutes; außerhalb des Menschen ist es schwerer, ihn festzustellen.

Zur Züchtung des Typhusbacillus aus den Darmentleerungen gebraucht man farbige Nährböden, auf denen die Begleitbakterien, besonders das Bacterium coli durch ihre biologischen Sonderheiten den Nährboden andersfarbig verändern; durch spezielle Zusätze sucht man die Begleitbakterien zu hemmen und die Typhusbacillen im Wachstum zu fördern. Am meisten findet jetzt wohl der ENDOsche-Fuchsin-Sulfit-Milchzuckeragar Verwendung. Colibacillen wachsen rot, Typhusbacillen fast farblos. Der früher viel benutzte v. DRIGALSKI-CONRADI-Nährboden hat an Bedeutung verloren. Die Angabe von W. HOFFMANN, die Colibakterien durch Coffeinzusatz zu hemmen. ist mehrfach bestätigt worden. In der Schweiz wird der Dreifarbennährboden von MASSINI mit Vorteil gebraucht.

Um die Typhusbacillen im fließenden menschlichen Blut nachzuweisen, wurden — auch im Weltkrieg — Röhrchen mit sterilisierter Galle oder feste Nährböden, die gallensaure Salze enthalten, verwendet. Nach GILDEMEISTER und SCHOTTMÜLLER kann man auch in wenigen Kubikzentimeter Blut aus dem Ohrläppchen oder der Fingerbeere nach einem einfachen Verfahren den Erreger nachweisen. Der Nachweis des EBERTH-GAFFKYschen Bacillus im Blut gibt wohl nach allgemeiner Auffassung mehr positive Erfolge als aus Stuhl.

In der Vorkriegszeit wurden in der ersten Woche der Erkrankung mit der Blutgallenkultur 80—90% positiver Ergebnisse erzielt, im Weltkrieg nach GOLDSCHEIDER in seinem Dienstbezirk im allgemeinen nur 54%; nur bei mit größter Schnelligkeit in die bakteriologischen Laboratorien gebrachten Gallekulturen stieg der Erfolg auf 75%. Hieraus und auch aus anderen Gründen ergibt sich die Notwendigkeit, die bakteriologischen Untersuchungsstellen möglichst weit nach vorn zu verlegen und für schnellen Transport durch Motorräder od. dgl. zu sorgen (s. auch Cholera S. 487).

Die GRUBER-WIDAL*sche Reaktion* für die Diagnose des Typhus hat gegen früher an Wert verloren, besonders wenn das Blutserum von Typhusschutzgeimpften stammt. Immerhin kann sie als diagnostisches Unterstützungsmittel Bedeutung erlangen, wenn Typhusbacillen nicht nachgewiesen werden können und der Titer der WIDALschen Reaktion während der Erkrankung ansteigt, also auch die Werte übertrifft, die nach einer Impfung aufgetreten waren und als solche noch vorhanden sind. Die Ausführung der WIDALschen Reaktion kann als bekannt gelten, das kleinste bakteriologische Lehrbuch gibt hierüber Auskunft. Das FICKERsche *Typhusdiagnosticum,* das aus abgetöteten Typhusbacillen hergestellt wird, war früher viel im Gebrauch.

Die Möglichkeiten der **Übertragung** sind auch militärhygienisch von größter Bedeutung. Als Quelle neuer Infektionen ist in erster Linie der typhusinfizierte Mensch anzusehen, der mit dem Stuhl oder dem Urin Typhusbacillen in die Außenwelt gelangen läßt. Typhusübertragungen durch Auswurf, Nasenschleim und Speichel sind selten, aber möglich. Auch der Eiter aus posttyphösen Abscessen kann die Krankheitserreger beherbergen. Neuinfektionen können durch unmittelbare Übertragung der Typhusbacillen — *Kontaktinfektion* — erfolgen oder durch Vermittlung von infiziertem *Wasser* (Eis) und *Nahrungsmitteln* (Milch, Rahm, Butter, Salat, Obst, Kartoffelsalat u. ä.).

Die Kontaktinfektionen von Mensch zu Mensch stehen bei der Verbreitung des Typhus im Vordergrund; die Übertragung durch Nahrungsmittel rufen meist epidemieartige Ausbreitung hervor. Bei diesen Epidemien laufen nebenher auch meist einige Kontaktinfektionen. Bei den Kontaktinfektionen spielt die Übertragung von eigentlich Typhuskranken eine geringere Rolle — höchstens beim Pflegepersonal — als die Abgänge von „*Dauerausscheidern*“ und „*Bacillenträgern*“; von den letzteren nimmt man an, daß sie eine klinisch kaum oder überhaupt nicht in die Erscheinung getretene Typhuserkrankung durchgemacht haben. Diese Beobachtung machte man häufiger auch bei Typhusschutzgeimpften. FROSCH hat während der Typhusbekämpfung im Südwesten des Reiches 2,47% Dauerausscheider, die noch 3 Monate Krankheitserreger ausschieden, und 2,15% Bacillenträger festgestellt. Auch STAEHELIN gibt 3% Dauerausscheider an, glaubt aber, daß die Zahl viel größer ist. Es ist sehr schwer, allgemein Zahlen über die von Dauerausscheidern usw. ausgegangenen Infektionen anzugeben. Besonders gefahrvoll sind Bacillenträger in Küchen, Kantinen und engeren Gemeinschaften; unter militärischen Verhältnissen müssen sie wie Typhuskranke wegen der Ansteckungsgefahr behandelt, zunächst isoliert und so häufig bakteriologisch untersucht werden, bis dreimal hintereinander keine Bacillen mehr nachzuweisen waren.

Wo sich dies nicht oder nicht mehr ausführen läßt, müssen die Bacillenträger selbst angehalten werden, besondere Vorsichtsmaßregeln zu beobachten, damit von ihnen keine Übertragungen ausgehen können. Für das Reichsheer ist folgendes *Merkblatt* aufgestellt worden:

Jeder, der als Typhusbacillendauerausscheider festgestellt ist, muß in gewissenhafter Weise die aufgeführten besonderen Vorsichtsmaßregeln befolgen.

Jeder Abort, der von ihm benutzt wird, ist peinlichst sauber zu halten. Das Sitzbrett und der Türgriff des Abortes in der Wohnung sind häufig mit heißer Schmierseifenlösung oder Carbolsäurelösung abzuscheuern. Nach Benutzung des Aborts ist in den Trichter eine größere Menge Kalkmilch zu schütten. (Bereitet dadurch, daß man 1 kg gut gebrannten Kalkes zunächst mit $^{3}/_{4}$ Liter Wasser vorsichtig übergießt, und wenn die Masse unter Puffen und Zischen zu Pulver zerfallen ist unter stetem Umrühren weiter $3^{1}/_{4}$ Liter Wasser zufügt.) Stets Klosettpapier verwenden!

Nach jeder Stuhl- und Harnentleerung wie vor jeder Zubereitung von Speisen und vor jedem Essen Hände mit Wasser, Seife und neuer Bürste gründlich gewaschen. Bacillenausscheider müssen sich wegen der Gefahr der Übertragung von Nahrungsmittelbetrieben unbedingt fernhalten. Die gebrauchte Leib- und Bettwäsche und die von ihnen benutzten Handtücher sollen gesondert aufbewahrt und bevor sie mit der übrigen Hauswäsche gewaschen werden, ausgekocht werden. Auch sollen Bacillenträger als Sanitätspersonal in Lazaretten vermieden werden.

Alle bisherigen Bemühungen, Dauerausscheider durch medikamentöse Behandlung von ihren Bacillen zu befreien, haben nicht befriedigt.

Im Kriege wurden besondere Bacillenträgerabteilungen errichtet. Verschiedene Mittel wurden verwendet, wie Cystinquecksilberchlorid. Mutaflor (Nissle), Typhus-Yatren (Grueter), gallentreibende Arzneien, wie Bilitropin; sie hielten alle bisher der Kritik nicht stand, so daß die Heeressanitätsinspektion es noch nicht für möglich erklärte, allgemeingültige Richtlinien zu geben (Verf. vom 11. 1. 28. II. Nr. 374. 1. 28 S. In.) Das Typhusgenesungsheim Spaa zählte in einem Jahr (1914/15) bei 12498 Genesenden 566 = 4,5% Bacillenträger, davon 456 = 50,6% Typhus- und 110 = 19,4% Paratyphusbacillenträger. Näheres hierüber im Kriegssanitätsbericht III. Band, S. 109.

Neben den bisher geschilderten Übertragungsmöglichkeiten, die im einzelnen nicht weiter ausgeführt werden können, spielt in der Armee eine gewisse *zeitliche Disposition* eine Rolle. Es hatte sich früher immer erwiesen, daß in den Monaten August bis Oktober im Heer die meisten Typhuserkrankungen in Zugang kamen, die „Manöverinfektionen". In diesen Monaten tritt eine innigere Berührung der Militärpersonen mit der Zivilbevölkerung bei den Herbstübungen im Quartier oder bei Ernteurlaub ein, wobei die Mannschaften den geregelten hygienischen Verhältnissen entzogen und besonderen gesundheitlichen Gefahren ausgesetzt sind. Diese Gefahren sind aber durch die hygienischen Verbesserungen auf dem Lande, wie einwandfreie Trinkwasserversorgung und Beseitigung der Abfallstoffe, sowie durch die systematische Typhusbekämpfung durch die Amtsärzte in den letzten Jahren wesentlich geringer geworden. In diesem Sinne stellen die zu Übungen eingezogenen Reservisten nicht mehr die gleiche Gefahr für die Truppe dar, wie früher.

In den Vorkriegsjahren war es bekannt, daß die verschiedenen Dienstjahre einen ungleichen Zugang an Typhuserkrankungen aufwiesen, und zwar waren die Mannschaften des ersten Dienstjahres am stärksten befallen; man sprach von einer individuellen Disposition, indem die jüngeren Mannschaften durch die ungewohnten körperlichen Anstrengungen dem Ansteckungsstoff geringeren Widerstand entgegensetzen. Die Statistik gab einen Beleg hierfür (Kutscher); andererseits konnte man aber auch beobachten, daß besonders kräftige Leute nicht selten vom Typhus befallen wurden. Es lohnt sich diese Frage in der neuen Wehrmacht weiter zu verfolgen.

Die Ansichten über die *örtliche Disposition* (Bodentheorie) sind wissenschaftlich noch nicht geklärt.

Es scheint auch eine gewisse *Altersdisposition* zu bestehen. So fand Ilssen, daß von 7015 Typhusfällen in den Jahren 1870—1919 befallen hatten das Alter von 0—5 Jahren: 5%, 5—15 Jahren: 22,15%, 15—20 Jahren: 16,6%, *20 bis 30 Jahren: 32,6%*, 30—40 Jahren: 14,2% und über 40 Jahren: 9,5%.

Daß *Insekten*, unter denen die Fliegen in erster Linie in Frage kommen, bei der Übertragung von Typhusbacillen, die sie von der Berührung mit Fäkalien, Urin, typhusverseuchten Wassertümpeln an ihren Füßchen tragen oder auch in ihren Darm aufgenommen haben, wohl in Frage kommen können, ist nach den Beobachtungen, die man im Kriege auch bei Cholera- und Ruhrkranken gemacht hat, wohl kaum zu bezweifeln, wissenschaftlich durch Versuche von Ficker auch wahrscheinlich gemacht. Ihre Vernichtung wird man, wenn sie auch äußerst schwierig ist, bei einer ausgebrochenen Typhusepidemie oder auf Typhusstationen in Lazaretten betreiben müssen.

Verhütung und Bekämpfung. An erster Stelle steht, neben der Durchführung der bekannten allgemein-hygienischen Forderungen, die in der vorhergehenden Darstellung verschiedentlich erwähnt worden sind, wie bei jeder Seuchenbekämpfung, die schnelle und sichere Feststellung der ersten Fälle und die bakteriologische Durchuntersuchung der Umgebung der Erkrankten. Jeder verdächtigen Erkrankung in der engeren Gemeinschaft, welcher der

Erkrankte bisher angehörte, ist besondere Aufmerksamkeit zu widmen. Die Infektionsquelle muß ermittelt und dafür gesorgt werden, daß nicht weitere Ansteckungen von ihr ausgehen können; Bacillenträger, Wasser- und Milchversorgung, Reinlichkeit auf den Latrinen, Urlaubsverbote u. dgl. können in Frage kommen; mit den Zivilmedizinalbeamten muß in Verbindung getreten werden, im Kriege müssen sich die Feststellungen auch auf die Zivilbevölkerung in den Ortsunterkünften erstrecken. In den Lazaretten kann die Typhusschutzimpfung der Sanitätsmannschaften erwogen werden, zum mindesten müssen sie über die Übertragungsmöglichkeiten erneut belehrt werden (Badewasser, Desinfektion der Fäkalien, Bett- und Leibwäsche usw. s. S. 470).

Wenn Verdacht vorliegt, sollten die Mannschaften nach der Neueinstellung wie auch die zu Übungen Eingezogenen bakteriologisch untersucht werden. Eine derartige Untersuchung ist ferner notwendig bei Kommandierung von Personen, welche in militärischen Betrieben mit der Zubereitung von Nahrungsmitteln beschäftigt sind, ferner bei Nahrungsmittellieferanten und in Küchen usw. beschäftigten Zivilpersonen, Kartoffelschälfrauen, Dienstmädchen. Unter Umständen sollen Nahrungs- und Genußmittel nur gekocht oder gebraten genossen werden. Die hygienische Erkundung des Manövergeländes sowie beim Ausbruch eines Krieges die Erkundung des Aufmarschgebietes ist die Aufgabe vorauszusendender hygienisch ausgebildeter Sanitätsoffiziere.

Daß eine regelrechte Bekämpfung des Typhus auch im Frieden bei der *Zivilbevölkerung* zu Erfolgen führen kann, wird durch die staatliche, systematisch unter der Leitung von R. Koch seit 1904 bis etwa zum Beginn des Weltkrieges in Elsaß-Lothringen, Reg.-Bezirk Trier und der Rheinpfalz durchgeführte Typhusbekämpfung erwiesen.

In diesem Gebiet waren 1904 noch 3487 Fälle gemeldet worden. Die Zahl der Typhuserkrankungen sank von Jahr zu Jahr ständig und betrug 1909 nur noch 1226, d. h. sie sank von 10,9 auf 10000 Einwohnern 1904 auf $3{,}9^0/_{000}$ im Jahre 1909, während sie in dem gesamten Königreich Preußen in dieser Zeit von 4,3 auf 3,4 gesunken war.

Der Erfolg dieser allgemein hygienischen Verbesserungen wirkte sich auch auf die Gesunderhaltung der Truppen aus, die 1908 in Elsaß Lothringen zum Kaisermanöver in einer Stärke von 70000 Mann zusammengezogen waren. Nur 3 Typhuserkrankungen in der Truppe konnten auf Manöverinfektionen zurückgeführt werden (Kutscher).

Auch *nach dem Weltkrieg* wurde die systematische Typhusbekämpfung in Mitteldeutschland durchgeführt (Reg.-Bez. Erfurt und Merseburg), über deren Erfolge 1927 in einer Denkschrift des Preußischen Ministers für Volkswohlfahrt berichtet wurde. Die aufgewendeten Summen waren „werbendes Kapital" und „machten sich bezahlt".

Auf die bestehenden Vorschriften über die gegenseitige Mitteilung über Typhuserkrankungen von seiten der *Militär-* und *Zivilbehörden* (S. 410) wird hingewiesen.

Eines der wirkungsvollsten Mittel zur Verhütung und Bekämpfung des Typhus im Frieden wie unbedingt vor oder bei Beginn eines Krieges ist die *Schutzimpfung,* neben der aber die allgemein-hygienischen Maßnahmen nicht vernachlässigt werden dürfen. Schon jetzt muß gesagt werden, daß nach allgemeiner Auffassung sowohl nach den Erfahrungen im Weltkrieg in allen Ländern als auch bei Typhusepidemien in der Zivilbevölkerung die Impfung die Zahl der Erkrankungen ganz bedeutend herabsetzt, daß die Krankheit, wenn sie trotzdem eintritt, sehr viel milder verläuft, und die Todesziffer nicht unwesentlich sinkt.

In der *englischen* Kolonialarmee war die Typhusschutzimpfung nach Wright zuerst in größerem Umfang in Ägypten, Indien und im Burenfeldzug durchgeführt worden, so daß man sich auch während der *südwestafrikanischen* Expedition 1904/07 entschloß, die

Impfung nach dem verbesserten Verfahren von PFEIFFER-KOLLE zur Anwendung zu bringen; auch in dem Heere der Vereinigten Staaten von *Nordamerika* hatte man bereits vor dem Weltkrieg deutliche Erfolge festgestellt. Einzelheiten über den Verlauf und die Erfolge der Typhusschutzimpfungen in *Südwestafrika* sind in dem Sanitätsbericht II. der südwestafrikanischen Expedition und der Veröffentlichung von MUSEHOLD enthalten. Hier nur kurz der Überblick: In den Jahren 1905—1907 erkrankten von 10935 Ungeimpften 2133 = 19,5%, von 7181 Geimpften 1013 = 14,1%. Es wird besonders hervorgehoben, daß bei den Geimpften in der Regel die Infektion leichter und schneller und mit geringeren Komplikationen verlief. Es starben von den Erkrankten, die nicht geimpft werden konnten, 12,4%, von den Geimpften nur 5,47%. Die seinerzeit noch gefürchtete „negative Phase", d. h. die 3 Wochen nach der Impfung angeblich anhaltende Überempfindlichkeit, ist später allgemein abgelehnt worden.

Über den Wert der Typhusschutzimpfung im *Weltkrieg* berichtete HÜNERMANN auf Grund seiner Feststellungen bei der 9. Armee im Osten bereits 1916 auf dem Kongreß für innere Medizin in Warschau; einen kritischen Überblick über die Erfahrungen mit der Typhusschutzimpfung gibt JUNGBLUT im Kriegssanitätsbericht 1914/18.

Von 23348 Typhuskranken — von Kriegsbeginn bis Ende Januar 1916 — waren 20546 geimpft; von diesen letzteren, deren einmalige oder wiederholte Impfung genau festlag, starben 6,5% und von den 2802 Nichtgeimpften 10,2%; die Todesziffer aller Typhuskranken betrug im 1. Kriegsjahr 16,3%, im 2. Kriegsjahr 5,5%. Die Armeeärzte urteilten in ihren Berichten übereinstimmend, daß die Typhusschutzimpfung „das Krankheitsbild weitgehend gemildert habe", und daß selbst nach Abzug der leichteren Typhuserkrankungen, die als Typhus levissimus, ambulatorius, abortivus bezeichnet wurden, „noch immer eine Milderung der Typhuserkrankung übrigblieb". Auch GOLDSCHEIDER u. a. sprachen sich in diesem Sinne aus.

In der *Nachkriegszeit* sind von BAERTHLEIN auch die neueren Erfahrungen zusammengefaßt worden; hiernach haben sich planmäßig durchgeführte Typhusschutzimpfungen in Deutschland und im Ausland — allerdings aus einem etwas anders zubereitetem Impfstoff — ausgezeichnet bewährt, und wie KOLLE und HETSCH noch kürzlich ausführten, „der Weiterverbreitung der Seuche oft schlagartig ein Ende gesetzt". Für die Zivilbevölkerung hatte der *Preußische Minister des Innern* bereits am 20. Mai 1919 die Typhusschutzimpfung amtlich empfohlen.

Weniger optimistisch beurteilt DOERR die Wirksamkeit der Impfungen — auch bei der Cholera (vgl. S. 485). *Es muß aber als objektives Ergebnis aller Beobachtungen über die Bedeutung von Typhusschutzimpfungen im In- und Ausland anerkannt werden, daß größere Epidemien verhütet und die Morbidität und Letalität stark herabgedrückt werden können. Hierdurch hat der Typhus seinen Schrecken als Heeresseuche verloren, wenn auch nicht bei allen Geimpften ein sicherer Schutz vor Erkrankung erreicht und nicht bei allen geimpften Erkrankten ein tödlicher Ausgang verhütet werden kann.* Es bedarf keiner weiteren Ausführung, daß nach immunbiologischen Erfahrungen nicht erwartet werden konnte, daß die Impfung etwa allen Geimpften einen sicheren Schutz verleiht. Nicht jeder Mensch bildet in seinem Körper die zu seinem Schutz erforderliche Menge von Immunkörpern; auch kann, zumal im Kriege, durch stärkere Schwächung der körperlichen Widerstandsfähigkeit nach großen Anstrengungen und Aufregungen, bei nicht immer ausreichender Ernährung oder vielleicht auch durch eine massige Infektion die Auswirkung der Schutzimpfung versagen. Aus diesen Gründen muß die an sich selbstverständliche Forderung wiederholt werden, daß die Lehren der allgemeinen Hygiene neben der Schutzimpfung nicht außer acht gelassen werden dürfen.

Über die *Herstellung und Anwendung des Typhusimpfstoffes* ist folgendes anzuführen: Auf Grund der Erfahrungen des südwestafrikanischen Feldzuges hatte der *Wissenschaftliche Senat bei der Kaiser Wilhelm-Akademie* für das militärärztliche Bildungswesen bereits 1907 die Frage der Typhusschutzimpfung im Heere beraten: es wurde jedoch zunächst nur die Impfung bei den Ärzten und dem Pflegepersonal empfohlen. Inzwischen waren aber Verbesserungen in der Herstellung des Impfstoffes zur Vermeidung stärkerer Reaktionen wissenschaftlich erreicht worden, so daß bei Beginn des Weltkrieges von dem Feldsanitätschef die Impfungen auch bei der Truppe empfohlen wurde, „wenn eine Verseuchung der Truppe in typhusbefallenen Gebieten droht und die Kriegslage die Impfung im Einverständnis mit den höheren Truppenführern gestattet". Im Oktober 1914 veranlaßte der Feldsanitätschef, wohl auf Grund der beim Westheer aufgetretenen Typhuserkrankungen, das Kriegsministerium, den für das Feld bestimmten Ersatz gegen Typhus impfen zu lassen. Weitere Einzelheiten über die Art und Zeit der bei dem Feldheer ausgeführten Typhusschutzimpfungen sind eingehend im Kriegssanitätsbericht III. Band, S. 108/09 berichtet. Auch sei im einzelnen auf die ausführlichen Abhandlungen von HÜNERMANN-KREHL, GOLDSCHEIDER und PFEIFFER verwiesen.

Im *deutschen Heer* wurden zur aktiven Immunisierung nur abgetötete Typhuskulturen verwendet, im südwestafrikanischen Feldzug ebenso wie im Weltkrieg und später.

Nach dem Verfahren von PFEIFFER und KOLLE enthielt der verwendete Impfstoff in 1 ccm $^1/_3$ Öse Agarkulturmasse; die Typhusagarkultur wurde mit steriler physiologischer Kochsalzlösung abgeschwemmt, durch sterile Glaswolle filtriert und durch 1stündige Erhitzung auf 53—55° C abgetötet. — Da man in Südwestafrika die manchmal störende Reaktion auf die etwas höher gewählte Temperatur zurückführte, ging man bei der Zubereitung des Impfstoffs im Weltkrieg mit der Temperatur etwas zurück und hatte damit einen völlig zufriedenstellenden Erfolg (s. KUTSCHER im IV. Band des Lehrbuches von BISCHOFF-HOFFMANN-SCHWIENING, S. 224). Nach der Prüfung der Sterilität setzte man 0,5% Phenol zu. Der Impfstoff soll polyvalent sein; während des Weltkrieges hatte man von 6 verschiedenen auseinanderliegenden Kriegsschauplätzen Typhusstämme gewonnen und die nach ihrer immunisierenden und reaktionauslösenden Wirkung die geeignetsten ausgewählt. Ganz frisch hergestellter Impfstoff ruft stärkere Reaktionen hervor, er muß also vor der Abgabe einige Wochen kühl und im Dunkeln gelagert haben. Impfstoff, der länger als 6 Monate alt war, mußte eingezogen werden. Die Abfüllung erfolgt zweckmäßig in kleineren Flaschen. Über die Erfahrungen bei der Massenherstellung des Impfstoffes haben PFEIFFER und UNGERMANN berichtet. Jeder Mann soll 3 Einspritzungen mit 7tägigen Zwischenräumen erhalten; bei der 1. Impfung soll 0,5 ccm des Impfstoffes injiziert werden; bei der 2. und 3. Impfung erhöht sich die Menge auf 1 ccm. Die Dauer des Impfschutzes kann auf 8 Monate berechnet werden.

Bei sich anschließender Wiederimpfung genügen 2 Einspritzungen von 0,5 und 1 ccm mit einem Zwischenraum von mindestens 7 Tagen. Bei späteren Wiederimpfungen nach 8 Monaten kann nur einmal 0,5 ccm Impfstoff eingespritzt werden.

Bei Beginn eines Krieges oder möglichst schon vor dem Ausrücken soll man versuchen, die Typhusschutzimpfungen durchzuführen, damit die Truppen typhusschutzgeimpft den Gefahren der Ansteckung in einem typhusinfizierten Land gegenüberstehen.

Die Impfung löst in der Regel eine deutlich ausgesprochene *Reaktion* aus; dies ist immunbiologisch begründet und erforderlich (s. Pockenschutz). Mit einer gewissen Beeinträchtigung des Wohlbefindens wird und muß jede Erzeugung einer nennenswerten Immunität verbunden sein; in der größeren Mehrzahl der Fälle gehen die leichten Gesundheitsstörungen nach 1 höchstens 2 Tagen vorüber, sie sind jedenfalls nicht so erheblich, daß sie die Gefechtsbereitschaft der Truppe in Frage stellt. Selbstverständlich müssen die höheren Truppenführer vorher ihr Einverständnis erklärt haben. Da der Höhepunkt der Reaktion meist nach 10—12 Stunden erreicht wird, empfiehlt es sich, die Impfungen am Nachmittag vorzunehmen. Vereinzelte stärkere Reaktionen sind meist auf Besonderheiten zurückzuführen. Der Kriegssanitätsbericht sowie die Abhandlungen von PFEIFFER, GOLDSCHEIDER, STAEHELIN bringen Ausführlicheres.

Auch in dem kürzlich vom *Reichsgesundheitsamt* herausgegebenen *Typhusmerkblatt* (Reichsgesdh.bl. v. 28. 8. 35) wird die Typhusschutzimpfung der Bevölkerung „empfohlen"; für die besonders gefährdeten Krankenpflegepersonen kann sie „angeordnet" werden.

In der *französischen* Armee wurde neben dem durch Erhitzung hergestellten Impfstoff auch ein ätherisierter Impfstoff nach VINCENT verwendet, seit 1916 benutzte man dort einen gleichzeitig auch gegen Paratyphus wirksamen Impfstoff. Der BESREDKAsche Impfstoff besteht aus lebenden, aber spezifisch sensibilisierten Typhusbacillen; er kann für militärische Verhältnisse nicht empfohlen werden, da er nach PFEIFFER keine bessere Wirkung ausübt.

In Deutschland, auch im Heer, wurden Versuche mit der *peroralen* Typhusimmunisierung gemacht (MUNTEY, H. MEYER, REITER, E. FRÄNKEL), da man hierdurch keine Störung des Wohlbefindens erhoffte; jedoch ist der Immunisierungserfolg fraglich.

Besonderen Schutz muß man dem *Pflegepersonal* von Typhuskranken angedeihen lassen; gründliche Belehrung über die Ansteckungsmöglichkeit bei der Typhuspflege und strenge Erziehung zur gründlichen Desinfektion der Hände nach dem Berühren des Kranken oder der von ihm stammenden Gegenstände, beim Verlassen der Krankenzimmer und vor den Mahlzeiten sind zu fordern, um Übertragungen auf andere Menschen, in erster Linie aber Selbstinfektionen, zu vermeiden. Das Tragen von großen Schürzen oder Mänteln zum Schutz der Kleidung vor Infektionen ist selbstverständlich.

Über den *klinischen Verlauf* der Typhuserkrankung nach Schutzimpfungen kann hier nichts Näheres ausgeführt werden. Es muß aber darauf hingewiesen werden, daß sich durch die Schutzimpfung das klinische Bild, wie bereits erwähnt, sich im Sinne eines *leichteren Verlaufs* ändern kann, so daß die Diagnose erschwert ist.

Diese Erfahrung hat man bereits im *südwestafrikanischen Feldzug* gemacht. Es traten auf Typhusfälle in Prozent:

	leichte	mittelschwere	schwere	nicht ermittelt
bei Geimpften	71,54	20,20	1,79	1,0
bei Nichtgeimpften . . .	55,70	22,50	4,80	4,6

Im Weltkrieg haben GOLDSCHEIDER und HERBACH während des Winterhalbjahres 1915/16 bei einem größeren Krankenmaterial, das als schutzgeimpft angesehen werden kann, festgestellt:

Sehr schwerer Typhus: 1,0%, schwerer Typhus: 3%, leichter Typhus: 26%, sehr leichter Typhus: 48%, Abortiv-Typhus: 22%.

Auch die *WIDALsche Reaktion* läßt sich bei Geimpften nicht immer mit Vorteil für die Typhusdiagnose benutzen, da sie nach einer Schutzimpfung manchmal in nicht geringer Höhe auftritt. Der Agglutinationstiter sinkt zwar meist einige Monate nach der Impfung, bleibt aber noch nach einem Jahr und länger bei etwa der Hälfte positiv (HÜNERMANN, PFEIFFER). Auch bei Bacillenträgern kann die WIDALsche Reaktion mit Typhusbacillen positiv ausfallen, ohne daß klinische Erscheinungen, selbst leichtester Art, vorliegen.

Die *Behandlung* des Typhus mit Impfstoff ist an sich wohl unschädlich, doch sind brauchbare Ergebnisse noch nicht erzielt worden. Die Behandlung mit Typhusserum bietet keine Aussichten.

Über *Desinfektion* siehe S. 413, über Meldepflicht S. 410.

Schrifttum.

BAERTHLEIN: Typhus abdominalis. Handbuch der pathogenen Mikroorganismen, 3. Aufl. Jena 1928. — BISCHOFF-HOFFMANN-SCHWIENING: Lehrbuch der Militärhygiene. Berlin 1910/12. — GOLDSCHEIDER: Typhus abdominalis. Handbuch der ärztlichen Erfahrungen im Weltkrieg, Bd. 3. Leipzig 1921. — HOFFMANN, W.: Die deutschen Ärzte im Weltkrieg. Berlin 1920. — HÜNERMANN: Über Typhusschutzimpfung. Verh. außerordentl. Tagg dtsch. Kongr. inn. Med. Wiesbaden **1916**. — KAUP: Der Wert der Cholera- und Typhusschutzimpfungen nach den Kriegserfahrungen. Arch. f. Hyg. **103** (1923). —

KOLLE-HETSCH: Bakteriologie, 7. Aufl. 1929. — Die Leistungen der Schutzimpfungen im Weltkrieg und deren Nutzanwendung für die Zukunft. Münch. med. Wschr. **1934 II**, 1196. — NIEDNER, v.: Die Kriegsepidemien des 19. Jahrhunderts. Bibliothek v. COLER-v. SCHJERNING. Berlin 1903. — PFEIFFER, R.: Typhus. Handbuch der ärztlichen Erfahrungen im Weltkrieg, Bd. 7. Leipzig 1922. — Sanitätsbericht über das deutsche Heer im Weltkrieg 1914/18. Berlin 1934. — STAEHELIN: Die typhösen Krankheiten. Handbuch der inneren Medizin, 3. Aufl. Berlin 1934.

6. Paratyphosen.

Von **K. WALTHER**-Berlin.

Erreger. Unter der Bezeichnung „Paratyphosen" werden eine Reihe klinisch untereinander mehr oder oder weniger sich ähnelnder, bakteriologisch und serologisch verschiedener Krankheitsbilder benannt, die teils als *typhusähnliche* Erkrankungen erscheinen, teils in die Gruppe der *bakteriellen Lebensmittelvergiftungen* gehören. Ihre Erreger, durch die Fortschritte der serologischen Diagnostik scharf untereinander trennbar, bilden innerhalb der Typhus- und typhusähnlichen Bacillen eine größere in einzelne Typen zerfallende Bakteriengruppe. Von den durch sie hervorgerufenen Krankheitszuständen ist sowohl durch die Art der Erreger als auch durch das klinische Bild eine weitere Infektionskrankheit abtrennbar, die lediglich ätiologisch in die Gruppe der durch Lebensmittel bedingten Erkrankungen gehört, der *Botulismus*.

ACHARD und BENSAUDE wandten 1896 den Namen Paratyphusbacillen zum ersten Male an bei zwei Krankheitsfällen, in denen sie typhusähnliche Erreger fanden. SCHOTTMÜLLER bewies in seinen Veröffentlichungen (1899—1903), daß diese Bacillen häufig typhusähnliche Krankheiten oder akute Gastroenteritiden verursachen. BRION und KAYSER trennten die Bacillen in zwei Typen, die KAYSER als Paratyphus A und B bezeichnete. SCHOTTMÜLLER wiederum fand den B-Typ als häufige Ursache von Fleischvergiftungen. Eine andere Erregerart war 1888 von GÄRTNER bei einer Fleischvergiftung entdeckt und nach dem klinischen Bild mit Bac. enteritidis bezeichnet worden. Varianten der Erreger wurden in der Folgezeit an den verschiedensten Orten bei ähnlichen Anlässen gefunden und meist mit dem Entdeckungsort bezeichnet. In den Wirrwar der Unzahl einzelner Typen, die größtenteils mehr serologisches Forscherinteresse bilden, als sie ätiologische und klinische Sonderbedeutung haben, ist durch das Antigenschema von KAUFFMANN-WHITE Ordnung gekommen.

Alle Erreger von Paratyphosen werden in 5 Untergruppen A—E eingeordnet. Im folgenden sollen nur einzelne, auch im *Heer* auftretende Typen aufgezählt werden:

Es gehören zur Gruppe *A*: Paratyphus A, Typ Senftenberg; zu *B:* SCHOTTMÜLLER, Breslau; zu *C*: Suipestifer, Kunzendorf, GLÄSSER, VOLDAGSEN, Newport; und zu *D*: ent. GÄRTNER (Typen Jena, Kiel, Rostock, Moskau). Bakterien der Gruppe *E* wurden bei paratyphösen Erkrankungen im *Heer* noch *nicht* nachgewiesen.

Ätiologisch von Wichtigkeit ist, daß ein großer Teil der Erreger sowoh menschliche als auch tierische Infektionen verursachen. Im Gegensatz zum Typhus, bei dessen alimentärer Entstehung immer die Verschmutzung des Nahrungsmittels durch menschliche Erreger schuld ist, werden menschliche Paratyphosen häufig durch von kranken Tieren stammendes Fleisch verursacht. BERMANN weist darauf hin, daß gerade vom nicht erkennbar kranken Tier Übertragung auf den Menschen erfolgen kann (latente Tierinfektion ?). Trotz aller Vorsichtsmaßnahmen und Vorschriften, die im Abschnitt „Ernährung" schon erläutert wurden (S. 92, 102), kommen neben Erkrankungen einzelner Soldaten außerhalb der Heeresverpflegung auch paratyphöse Krankheitshäufungen in der Trupe vor. Bei der straffen *Überwachung des Verpflegungs- und Küchenbetriebs,* zu der auch die ständige gesundheitliche Kontrolle des Lieferpersonals gehört, sind im normalen Ablauf des militärischen Dienstes Epidemien an Paratyphus selten. In den letzten Jahren sind jedoch einige ätiologisch bemerkenswerte Epidemien an Paratyphus und bakterieller Lebensmittelvergiftung aufgetreten, die erwähnt zu werden verdienen.

1932 erkrankten nach dem Genuß von Konservenleberwurst 162 *Soldaten* eines Reiterregiments an paratyphusähnlichen Erscheinungen, die sich mit hohem Fieber, Erbrechen, starken Durchfällen und Gefäßsymptomen äußerten. In einem Teil der Konserven wurden GÄRTNER- und Suipestifer-Bacillen nachgewiesen. Das lehrt, daß bei der Entstehung derartiger Erkrankungen nicht nur Frischware, sondern unter Umständen auch Konservenwurst eine Rolle spielt (K. WALTHER).

Durch Genuß von *Wasser,* das im Übungsgelände in einem von der betreffenden Ortsbehörde zur Verfügung gestellten Sammelbottich für die Feldküche angefahren wurde, erkrankten 250 Mannschaften an Paratyphus B. Trotzdem das Faß vorher ausgescheuert worden war, konnten in seinem abgekratzten Bodensatz und in Stuhl und Harn der Erkrankten SCHOTTMÜLLER-Bacillen nachgewiesen werden.

Nach dem Genuß von *frischer Wurst* erkrankten 1934 *135* Mann einer Artillerieabteilung an Darmerkrankungen. Auch bei diesen wurden Paratyphus-B-Bacillen nachgewiesen. Als Infektionsquelle wurde ein in der Lieferfleischerei beschäftigter Lehrjunge festgestellt, der sich als B-Bacillenausscheider erwies.

Erreger aus der *Paratyphus-Enteritisgruppe* sind lebhaft bewegliche, kurze Stäbchen, die sich morphologisch und färberisch von den eigentlichen Typhusbacillen nicht unterscheiden lassen. Ihre Differenzierung von diesen und von apathogenen Darmbakterien geschieht außer im serologischen Verfahren der GRUBER-WIDAL-Reaktion durch die sog. „bunte Reihe", eine Serie von flüssigen Nährböden verschiedener Zusammensetzung und Färbung.

In der Art ihrer Wirkung auf den menschlichen Körper unterscheiden sich die eigentlichen Paratyphusbacillen von den Enteritiserregern dadurch, daß jene septicämischen Allgemeininfektionen mit besonderer Darmbeteiligung verursachen, während diese mehr als Giftbildner aufzufassen sind, die, mit dem Nahrungsmittel genossen, akute Darm- oder Magen-Darmkatarrhe auf toxischer Grundlage hervorrufen.

Die Herauszüchtung aus dem Material ist schwierig, weil die spezifischen Kolonien sehr oft durch die Massenansammlungen anderer Darmbakterien überwuchert werden. Außer der sog. fraktionierten Aussaat auf Endo- und Malachitgrünagar sind der Tetrathionatnährboden nach L. MÜLLER, der GASSNERsche Dreifarbennährboden und als Anreicherungsflüssigkeit die Brillantgrünbouillon in der Untersuchungsamtpraxis besonders bevorzugt. BOECKER empfiehlt, schon nach 3—5 Stunden auf Spezialreihe überzuimpfen, aber bei sonders wichtigen Fällen auch nach 48—96 Stunden weitere Überimpfungen vorzunehmen. Dem gelungenen Nachweis kommt sowohl nach dem *Lebensmittelgesetz* als auch für *Schadenersatzansprüche* erhebliche Bedeutung zu.

Für die Beschreibung des *klinischen Bildes* der Paratyphosen kann ich mich darauf beschränken, anzuführen, daß es dem echtem Unterleibstyphus sehr ähnelt, und auf das dort Gesagte verweisen (S. 468). Die durch Enteritisbakterien hervorgerufenen Darmerscheinungen können außerordentlich stürmisch, oft choleraartig verlaufen. Kollapsartige Zustände sind nicht selten.

Nach STAEHELIN werden für das Vorkommen des Paratyphusbacillus als menschlichem Infektionserreger 6 *Krankheitsbilder* unterschieden:

Die von SCHOTTMÜLLER als *Paratyphus abdominalis* B bezeichnete, *typhusähnliche* Erkrankung, bei der die meisten der für Typhus typischen Zeichen (Schüttelfrost, Milzschwellung, Roseolen, Herpes labialis, Diazoreaktion u. a.) auftreten können;

die Gastroenteritis paratyphosa B (Inkubation 8—16—48 Stunden);

die gastroenteritisch-typhöse Mischform;

der abortive Paratyphus B (charakteristisch: 2—3 Tage Fieber bis annähernd 39°, dabei die üblichen Darmerscheinungen, dann rascher Abfall);

die Paratyphusbacillensepsis (dauernde Bacillenaussaat von einem Primärherd aus)

und lokalisierte Organerkrankungen (Meningitis paratyphosa, Pneumoparatyphus, Cholecystitis paratyphosa, Cystopyelitis paratyphosa, Nachweis von Erregern bei Otitis u. a.).

Für das *Entstehen* menschlicher Paratyphosen spielt neben der Übertragung vom Kranken auf den Gesunden die Nahrungsaufnahme als Ursache eine Rolle, wie die angeführten Beispiele beweisen. Die Übertragung von Mensch zu Mensch wird beim Paratyphus A und B als die weitaus häufigste angenommen.

Der *Paratyphus A* ist in Deutschland, überhaupt in Mitteleuropa, selten und beschränkt sich auf wärmere Gegenden. Gelegentliche Fälle, meist von eingewanderten Dauerausscheidern aus den subtropischen oder tropischen Gegenden herrührend, gehen in der gemäßigten Klimazone über Einzelerkrankungen nicht hinaus. Im *Weltkrieg* sind an der Westfront zahlreiche Fälle beobachtet worden. Soweit eine *Schutzimpfung* notwendig wird, z. B. um die Umgebung eines Dauerausscheiders zu immunisieren, wird ein Mischimpfstoff (Typhus + Paratyphus A, Typhus + Paratyphus A + B) verwendet.

Der *Paratyphus B* ist überall anzutreffen. Alle Heere des *Weltkrieges* hatten Paratyphusfälle aufzuweisen. In den deutschen Heeren ist er im Anfang spärlich, später auch häufiger aufgetreten, während in der französischen Armee bei Kriegsbeginn Paratyphusfälle viel häufiger als Typhuserkrankungen nachgewiesen wurden.

Über die allgemeine Häufigkeit läßt sich leider nichts Bestimmtes sagen, da mancherorts Paratyphus und Typhus bei Zählungen zusammengefaßt werden und dort, wo Paratyphus besonders verzeichnet wird, häufig auch Infektionen durch Enteritisbakterien und Intoxikationen durch saprophytäre Erreger statistisch miterfaßt werden. Nach der Völkerbundsstatistik für 1931 entfallen in Deutschland 44 Erkrankungen auf 1000000 Einwohner. Berechnungen, wonach in Deutschland von den gesamten Typhus-Paratyphuserkrankungen $^1/_3$ typhösen, $^2/_3$ paratyphösen Ursprungs sein sollen, dürften der Wirklichkeit ziemlich nahe kommen.

Hauptinfektionsquelle ist nach den meisten Forschern wie beim Typhus der kranke Mensch mit seinen Ausscheidungen. Indessen sind auch aus Muskeln und anderen Organen kranker Schlachttiere und aus der Milch kranker und auch angeblich gesunder Tiere Erreger gezüchtet worden. *Bacillenträger* und *Dauerausscheider* kommen weit seltener als beim Typhus vor. STAEHELIN berichtet ferner von Paratyphuserkrankungen, sog. „Spitalinfektionen" ohne erkennbare äußere Ursache bei Kranken nach längerem Klinikaufenthalt.

Schließlich lassen sich mitunter auch bei Krankheiten anderen Ursprungs Paratyphusbacillen aus dem Blut nachweisen. Die *Diagnose* wird mit Sicherheit nur an Hand der bakteriologischen und serologischen Untersuchung gestellt. Wichtig ist, alle Untersuchungen möglichst frühzeitig vorzunehmen und mehrfach zu wiederholen, um zu einem brauchbaren und einwandfreien Resultat zu kommen. Eine gesondert für *Paratyphus B* anwendbare *Behandlungsart* gibt es nicht. Die therapeutischen Maßnahmen werden sich vielmehr jeweils nach dem klinischen Bild zu richten haben. Bei Massenerkrankungen in großen Wohnungsgemeinschaften (*Kasernen, Lagern,* Ferienheimen usw.) können *Schutzimpfungen* von Wert sein (herzustellen als monovalente Impfstoffe aus dem lokalen Erreger, oder als polyvalente Mischimpfstoffe käuflich).

Die bakteriellen Lebensmittelvergiftungen. Im Vordergrund steht die Intoxikation durch das von den Bakterien schon im Lebensmittel oder durch die Nahrungsaufnahme im Menschenkörper gebildete *Toxin*. Hauptursache ist bei Erkrankungen nach Genuß tierischer Erzeugnisse das infektiöse Tier. Seltener kommen sekundäre Verschmutzungen vor (Keimübertragung durch Bacillenausscheider, Fliegen, Staub). Etwa die Hälfte der Erkrankungen entsteht durch Rindfleisch (GÄRTNER- und Breslau-Bakterien), seltener sind Krankheitsfälle nach Genuß von Pferdefleisch und Kalbfleisch (GÄRTNER-Bacillus Typ JENA). In der Mitte zwischen beiden Gruppen steht die Zahl der Erkrankungen nach Schweinefleischgenuß (B. suipestifer). 80—90% aller Fleischvergiftungsfälle werden durch *Hackfleisch* verursacht. Abgabe in Heeresküchen und -kantinen ist daher verboten. Eine gewisse Gefahr stellen bei allen diesen Erkrankungen Hackklötze, Arbeitstische, wenn sie keine ganz glatte Oberfläche haben, und Wurstmaschinen dar. Kleinste Spuren infektiösen Materials, in Fugen oder Rillen gelangt, können noch nach Tagen einwandfreies Fleisch sekundär infizieren. Man begegnet häufig der Ansicht, daß Kochen oder Backen die Keime zerstöre. Nicht der Vorgang an sich, sondern seine Dauer ist bakterientötend. Auch innerhalb von Bratenstücken, in gekochten und vor allem in geräucherten Würsten und Schinken wurden häufig Bakterien nachgewiesen.

BREKENFELD fordert bei der *Lebensmittelkontrolle* neben den üblichen Untersuchungsmethoden das bakterioskopische Bild des histologischen Schnitts, von dessen Beschaffenheit er sogar Schlüsse auf die hygienische Güte des Schlachterbetriebes zieht.

Auch nach Genuß von Fischen, Austern, Krebsen können paratyphöse (und typhöse) Erkrankungen auftreten. Doch ist dabei ätiologisch das Tier selbst wohl weniger als primärer Krankheitsträger anzusehen, sondern lediglich als Zwischenwirt.

Epidemiologisch interessante Feststellungen haben CARRIEU und PAPPAS gemacht. Sie beschreiben eine Anzahl Epidemien nach Muschel- und Austerngenuß, bei denen sich regelmäßig feststellen ließ, daß die Tiere in Flußbehältern unterhalb von Abwässereinmündungen gehalten wurden. Bei einer Epidemie nach Austerngenuß kamen die Abwässer dicht oberhalb des Austerparkes aus zwei Typhushäusern! In Marseille werden 25% aller Typhus-Paratyphuserkrankungen durch Muschelgenuß verursacht, an der Rhônemündung 15%, in Nizza 6,6% in Cannes 5,7%.

Über schwere Erkrankungen nach dem Genuß von mit *Enteneiern* angerichteten Mayonnaisen und Salaten haben in jüngster Zeit FROMME, WILLFÜHR u. a. berichtet. *Speiseeis*erkrankungen waren eine Zeitlang an der Tagesordnung.

So fanden z. B. GUNDEL und LINDEN bei Untersuchungen einzelner Eissorten fast immer eine Keimzahl über 100000 und stellten 5mal einen Colititer von 0,01 fest. Ähnliche Wahrnehmungen wurden von HOCH gemacht.

Über die gesetzlichen Vorschriften siehe den Abschnitt „Nahrungsmittel".

Über Sekundärinfektionen von Brunnenwasser oder Nahrungsmitteln durch die Ausscheidungen infizierter Mäuse oder Ratten wird da und dort berichtet.

Direkte Übertragung der Erkrankung von Mensch zu Mensch dürfte zu den Seltenheiten gehören; eine sekundäre Übertragung durch die Körperausscheidungen ist aber immer zu befürchten. Auch bei der bakteriellen Lebensmittelvergiftung müssen daher alle die bei Typhus und Paratyphus üblichen Vorsichts-, insbesondere Absonderungsmaßregeln ergriffen werden. Bakterielle Lebensmittelvergiftungen können auch durch sonst apathogene Bakterien hervorgerufen werden, die unter bestimmten Voraussetzungen Toxine bilden, oder in dem günstigen Nährboden sich so massenhaft vermehren, daß die Masse der Bakterienleiber schon an sich giftig wirkt.

Der Botulismus gehört bakteriologisch nicht in die Klasse der Paratyphosen. Wegen seiner Entstehung durch vergiftete Nahrungsmittel sei er aber in diesem Zusammenhang beschrieben. Die Erkrankung tritt auf nach dem Genuß von Lebensmitteln, in denen die dort wuchernden Botulinusbacillen das spezifische, durch Hitze leicht zerstörbare *Gift* gebildet haben. Das Toxin ist eines der für den menschlichen Körper wirksamsten Gifte. BOECKER nennt den Botulismus eine „ausgesprochene Zufallserkrankung", für dessen Entstehen nach dem Genuß von *Konserven, Dauerwurst* usw. „unzweckmäßige Herstellung" oder „unglückliche Zufälle" verantwortlich sind, wenn die in die Wurst- oder Konservenmasse (Fleischkonserven, Gemüsekonserven) durch Verunreinigung eingedrungenen Bacillen oder Sporen den Konservierungsprozeß überdauern und im Nahrungsmittel sich weiterentwickeln können. Wenn auch die zur Zeit gültigen Vorschriften (S. 116 f.) in der Regel Sicherheit gewährleisten, so können durch unsachgemäße Konservierung noch immer ab und zu die Bedingungen für die Entstehung der Infektion gegeben sein. Die meisten Erkrankungen an Botulismus in Deutschland werden durch tierische Dauerwaren verursacht (nach BITTER von 68 Fällen 43mal), doch kommen sie auch nach dem Genuß pflanzlicher Konserven vor, z. B. nach Bohnensalat, hergestellt aus mangelhaften, meist im Haushalt konservierten und ohne nochmaliges Kochen verarbeiteten „grünen" Bohnen. Da der Botulinus überall im Erdboden zu finden ist, wird eine Infektion auch durch Genuß von frischem, ungewaschenem Obst oder bei mangelhaft zubereiteter Rohkost möglich.

Die Krankheit setzt nach einer Inkubationszeit von meist nur wenigen Stunden mit Unwohlsein, Magenbrennen, Brechreiz, Erbrechen, Durchfall ein. Die Erkrankung kann unter Umständen nach Auftreten dieser Zeichen harmlos verlaufen. Meist aber treten schwere *Vergiftungserscheinungen* auf: Xerostomie, Augenmuskellähmungen, *Lähmungen* der Sprach- und Schluckmuskulatur, Respirations- und Zirkulationsstörungen. Späterhin kommt es zu Trockenheit in Mund und Rachen, heftigem Durstgefühl, Schwäche der Halsmuskulatur, Unfähigkeit sich aufzurichten und die Glieder zu bewegen. Urinverhaltung ist häufig. Unter zunehmender Atemnot und Verschlimmerung der geschilderten Krankheitszeichen tritt in vielen Fällen der Tod ein, meist am 3. oder 4. Tag.

Der *Erreger,* Bac. botulinus ist im allgemeinen ein strenger Anaerobier. Er ist nach GRAM färbbar, wenig beweglich, fein begeißelt. Der Bakterienleib enthält sehr widerstandsfähige Sporen. Nach der Toxinart, dem kulturellen Wachstum und dem agglutinatorischen Verhalten werden 3 Typen: A, B, C unterschieden. Das Toxin kann zwar als hitzeempfindlich bezeichnet werden, doch ist die Hitze bei der bei Hausfrauen üblichen Konservierungsart („Einwecken") für seine Zerstörung in der Regel nicht ausreichend.

Die *Diagnose* der Erkrankung kann bei Einzelfällen mitunter schwierig sein, da ihre Anfangserscheinungen auch bei anderen Krankheiten vorkommen können. Es kann sich daher empfehlen, durch Tierversuch (Citratblut einem Meerschweinchen eingespritzt) das Toxin im Blut festzustellen. Wenn ein Bakterienbefund aus den Nahrungsmitteln erhoben werden soll, so müssen sie in luftabgeschlossenen Behältern eingesandt werden. Der kulturelle Nachweis genügt jedoch allein nicht zum Beweis der Nahrungsmittelvergiftung. Es muß immer die Toxizität des Stammes festgestellt werden.

Die gegebene *Behandlungsart* ist das Einspritzen eines *antitoxischem Serums,* möglichst sofort nach Einsetzen der ersten Krankheitszeichen. Man spritzt 20 000—30 000 Einheiten des polyvalenten Serums (I. G. Farben, Höchst) intravenös nach vorheriger Desensibilisierung. Daneben kann im Anfang der Erkrankung versucht werden, durch Magenspülungen und Darmzäpfchen Giftreste zu entfernen. Die auftretende meist schwere Verstopfung wird mit Pituglandol, Prostigmin, Pituitrin und ähnlichen Präparaten behandelt.

Für die *Verhütung* und *Bekämpfung* ist sorgfältige Herstellung der Konserven die wichtigste Maßnahme. Eindringlich muß ferner davor gewarnt werden, nicht einwandfreie Konserven und sonstige Dauerwaren ohne gründliches Kochen zu essen oder zu kosten. Über das Erkennen *verdorbener Konserven* s. S. 124.

Schrifttum.

BITTER: Erg. Path. **19 II** (1921). — BOECKER: GUNDELS Die ansteckende Krankheiten. Berlin 1935. — BOECKER u. KAUFFMANN: Bakterielle Diagnostik, 1931. — BREKENFELD: Z. Unters. Lebensmitt. **4** (1929). — Zbl. Bakter. I Orig. **180** (1931). — Arch. f. Hyg. **107** (1932). — Z. Fleisch- u. Milchhyg. **1934**, H. 15. — Z. Unters. Lebensmitt. **6** (1934). — Z. Med.beamte **1934**, Nr 1. — CARRIEU et PAPPAS: Rev. d'Hyg. **54**, 321 (1932). — GUNDEL u. LINDEN: Münch. med. Wschr. **1930 II**, 1186. — HOCH: Münch. med. Wschr. **1930 II**, 1578. — KAUFFMANN: Erg. Hyg. **15** (1934). — LINDEN: Münch. med. Wschr. **1930 II**, 1187. — STAEHELIN: BERGMANN-STAEHELIN: Handbuch der inneren Medizin, Bd. 1. 1934. — WALDMANN: Feldarzt **1908** (Österr. mil.ärztl. Z.). — WALDMANN: Med. Klin. **1909 I**, 475. — WALTHER: Zbl. Bakter. I Orig. **130** (1933).

7. Ruhr.

Von **K. WALTHER**-Berlin.

Verbreitung. Die Ruhr ist eine der weitverbreitesten Seuchen, der man überall auf der Erde, auch in kalten Zonen begegnet. Zwei Krankheitsarten lassen sich ätiologisch und klinisch streng voneinander trennen: die *Amöbenruhr* und die *Bacillenruhr.* Daraus, daß man diese meist in gemäßigten Klimaten, jene in tropischen und subtropischen Ländern findet (Tropenruhr), kann aber keineswegs gefolgert werden, daß das Auftreten der einzelnen Art klimatisch scharf begrenzt ist. Auch in Mitteleuropa tritt Amöbenruhr nicht selten auf, in Deutschland jetzt häufiger als früher, woraus auf endemische Herde innerhalb unserer Heimat geschlossen werden kann.

Im *Weltkrieg* hat die Ruhr bei allen kriegführenden Heeren gewütet. Im deutschen Heer sind 155376 Mann = 24,4‰ der Kopfstärke an Ruhr in den Lazaretten behandelt worden, von denen 8646 = 5,6% (1,4‰ K.) starben. Der Sanitätsbericht über die deutschen Heere bringt eine anschauliche Übersicht über die „Ruhrgipfel", aus der ersichtlich ist, daß die Ruhr eine Sommerkrankheit ist, deren Ausbruch von Witterungsverhältnissen und hygienischen Einrichtungen eines Landes abhängt. Das Westheer hat am wenigsten, die Truppe in Palästina am meisten unter der Erkrankung gelitten. Heißes Klima, schlechte Unterkunftsverhältnisse, mangelnde Gesundheitspflege der Bevölkerung trugen zur Ausbreitung wesentlich bei. Als „*Sommerkrankheit*" kommt ihr für das Feldheer besondere Bedeutung zu. Der deutsche Sanitätsbericht bemerkt dazu folgendes: „Der Hochsommer und der Herbst sind auch immer strategisch wichtige Zeiten. Die Truppen werden zu Angriff und Abwehr mehr als sonst zusammengezogen, und die Bewegungskämpfe leben auf. Die körperlichen Anstrengungen sind groß, die Ernährung wird naturgemäß unregelmäßig, der Durst entspricht der Hitze und Anstrengung, die Früchte sind noch unreif, die Fliegen vermehren sich oft ins Ungemessene und plagen Gesunde und Kranke. Hitze und Regen, Staub und Schlamm wechseln sich ab. Alle für die Entstehung und Ausbreitung der Ruhr förderlichen Umstände vereinen sich." Auch im *Frieden* ist die Ruhr im Heere als eine ausgesprochene Kontaktkrankheit nicht zu unterschätzen, namentlich in Zeiten, in denen die Truppen auf *Übungsplätzen* in behelfsmäßiger Unterkunft und engerem Raum zusammenliegen. Wie eine Ruhrepidemie um sich greifen kann, beweist die jüngste Epidemie im August/September 1935, bei der von einer Infektionsquelle aus 4 verschiedene, gleichzeitig und nacheinander übende Truppenteile durchseucht wurden.

1. Amöbenruhr.

In Europa ist die Amöbenruhr von beiden Formen die seltenere. Zahlenmäßig häufiger tritt sie im Süden Sowjetrußlands, sowie in Italien einschließlich seiner Inseln und in Griechenland auf. Während des Weltkrieges wurde sie in den deutschen Heeren nur in Palästina beobachtet, wo sie mehr als die Bacillenruhr vorkam.

Die *Inkubationszeit* schwankt zwischen wenigen Tagen bis zu 3 Wochen. Oft wird die Erkrankung durch mehrtägige Übelkeit und leichte Leibschmerzen, Druckgefühl in Leib und leichte Durchfälle eingeleitet. Ein derartig „schleichender" Beginn ist geradezu typisch für Amöbenruhr. Danach kommt es im *akuten Stadium* zu sehr starken Leibschmerzen und Darmkrämpfen mit ständigem Stuhldrang, bei dem sich jedoch nur geringe, schleimig-blutige Mengen oder flüssige Stühle entleeren. Die ständigen Stuhlentleerungen bewirken durch den großen Flüssigkeitsverlust eine rasche Abmagerung, wozu auch die Inanspruchnahme der Körperkräfte durch die häufigen krampfartigen Leibschmerzen mit beiträgt. Aus dem akuten kann sich das *chronische* Stadium entwickeln, wenn die Erreger im Körper bleiben. Es kommt dann in gewissen Zeitabständen auf Jahre hinaus zu leichten, dem akuten Anfall ähnlichen Rückfällen, zu chronischem Darmkatarrh mit Funktionsstörungen, mitunter auch zu Epithelgangrän und Perforationsperitonitis.

Eine der häufigsten *Komplikationen* ist der Leberabsceß, in 15—20% der Fälle mit tödlichem Ausgang.

Der *Erreger* der Krankheit ist die lebhaft bewegliche Entamoeba histolytica. Sie kann in zwei Entwicklungsstadien, der vegetativen und der Dauerform gefunden werden. Die vegetative Form tritt wieder in zwei Arten auf, der großen, parasitischen Tetragenaform in den Blutschleimflocken und Geschwüren des akuten Krankheitsstadiums, und der Minutaform beim allmählichen Übergang ins chronische Stadium. Durch Ausscheiden eines Cystenhäutchens entsteht aus der Minuta die Dauerform.

Den sichersten Beweis für das Bestehen einer Amöbenruhr gilt der *Nachweis der Erreger* aus frischen Schleimflocken, die frisch zwischen Objektträger und Deckgläschen oder fixiert und gefärbt untersucht werden können.

Die Färbung geschieht am besten nach kurzem Fixieren in 60—70° C heißem Sublimatalkohol in folgender Weise: 30 Min. in Jodalkohol und 10 Min. in 0,2—0,5%igen Natriumthiosulfatlösung auswaschen, abspülen mit Aqua destillata, 2 Stunden färben in 5%iger Ferriammoniumsulfatlösung, sorgfältig abspülen, 5 Min. färben in 1%iger alkoholischer Hämatoxylinlösung mit Zusatz (bis zur dunklen Rotfärbung) vor Gebrauch gesättigter wäßriger Lithiumcarbonatlösung, abspülen, entwässern in Alkohol, untersuchen unter Cedernöl (C. Sonnenschein).

Als Hauptansteckungsquelle müssen verunreinigte Trink- und Nutzwasserbrunnen und mit menschlichem Kot gedüngte Gartenerzeugnisse angesehen werden, von denen aus die daran oder darin enthaltenen Cysten bei der

Nahrungsaufnahme in die Verdauungsorgane gelangen. Die Hauptgefahr ist daher der Cystenträger und -ausscheider, von dem auch durch direkten Kontakt Gesunde angesteckt werden können.

Für die *Prognose* ist möglichst frühzeitige und gründliche *Behandlung* ausschlaggebend. Abführmittel (Ricinus oder Kalomel), heiße, trockene Dauerleibumschläge und Bettruhe sind im akuten Stadium besonders wichtig. Als Chemotherapeuticum hat sich das von MÜHLENS eingeführte „Yatren 105“ (in Form von Yatrenpillen) gut bewährt. Bei der chronischen Amöbenruhr sind $^1/_2$%ige Yatreneinläufe mit täglich steigender Wassermenge (1,0 : 200, 1,5 : 300 usw.) bei einer Gesamtmenge von 15—20 g Yatren erfolgreich. Man kann die Yatrenbehandlung mit Emetin kombinieren. Auch Salvarsan mit Emetin, ferner Rivanol und Stovarsol werden empfohlen, ebenso Klysmen mit Opium, Eucalyptusgummi u. ä. „Yatren 105“ wird auch als *Vorbeugemittel* empfohlen (2 bis 3 Pillen zu 0,25 g 2mal wöchentlich an zwei aufeinanderfolgenden Tagen). Das beste Vorbeugungsmittel ist gründliche Sanierung des endemischen Herdes und peinlichste Entseuchung der Umgebung des Kranken und seiner Körperausscheidungen (Einzelheiten s. beim Abschnitt 2).

2. Bacillenruhr.

Die folgende Tabelle (nach SCHITTENHELM) zeigt treffend die Unterscheidungsmerkmale zwischen Amöben- und Bacillenruhr.

	Amöbenruhr	Bacillenruhr
Beginn	Meist schleichend	Meist plötzlich
Fieber	Meist zunächst fehlend	Oft mit Fieber einsetzend
Stuhl	Bei unkomplizierten Fällen leukocytenarmer, gleichmäßig rötlich gegefärbter, durchsichtiger Schleim von „himbeergeleeartigem“ Aussehen. Eosinophile Zellen und CHARKOT-LEYDENsche Krystalle.	Zahlreiche Leukocyten und Eiterflocken, leukocytenreicher, trübopaler Schleim, nicht diffus-blutig, sondern nur mit einzelnen blutigen Streifen. Wenig Eosinophilie, keine Krystalle.
Komplikationen	Metastatische Amöbenerkrankungen (Leber-, Lungen-, Gehirn- usw. Absceß).	Rheumatisch-neuralgische Erkrankungen (Polyarthritis enterica, Neuritiden, Myalgien, Neuralgien usw.).
Bakteriologisch-serologisch	Amöben und Cysten im Stuhl, bei Lungenabsceß im Auswurf, bei den übrigen Abscessen im Absceßeiter und in der Absceßwand.	Dysenteriebacillen im Stuhl. Positive Agglutination des Blutserums gegen KRUSE-SHIGA- oder Pseudodysenteriebacillen vom 8. Erkrankungstag an oder auch später einsetzend.

Die Krankheit beginnt nach einer 2—7tägigen Inkubationszeit meist plötzlich mit Durchfällen und äußerst schmerzhaften Koliken mit quälendem Stuhldrang. Mitunter gehen den akuten Erscheinungen leichte Leib- und Kopfschmerzen, Mattigkeit, Appetitlosigkeit als Vorboten voraus.

Die Zahl der Stuhlentleerungen nimmt in den ersten beiden Krankheitstagen rasch zu (nicht selten bis zu 20 und 30), die jeweils entleerte Menge nimmt mehr und mehr ab und besteht schließlich nur noch aus glasigem Schleim mit Blut, bzw. reinem Blut am Entleerungsschluß („rote Ruhr“) oder Eiter („weiße Ruhr“). Ein charakteristisches Fieberbild ist nicht vorhanden, oft ist die Körperwärme überhaupt nur wenig erhöht. Während der Dauer der Krankheit — 2—5 Wochen — ist der Kranke sehr erschöpft und häufig teilnahmslos. Der Höhepunkt der Erkrankung ist jedoch meist nach etwa 4 Tagen erreicht. Für den Verlauf ist der Allgemeinzustand des Kranken insofern bedeutungsvoll, als bei überanstrengten und erschöpften Menschen (Frontsoldaten im Kriege) häufig schwerste Formen mit tödlichem Ausgang auftreten (toxische Erkrankungen mit Kollapstemperaturen und Herzlähmung). Sekundärinfektionen und Nachkrankheiten sind namentlich bei länger dauerndem Krankheitsprozeß keine Seltenheit. So sind Cystitis, Harnröhrenkatarrh, hämorrhagische Nephritis, Hautblutungen und auch akute Allgemeinsepsis beobachtet worden. Auch über Wurmfortsatzentzündung und perityphlitische Abscesse als Nebenkrankheit wird berichtet. Eine der wichtigsten Nachkrankheiten ist der Ruhrrheumatismus, von SCHITTENHELM an

Hand von 140 Kriegserkrankungen als „Polyarthritis enterica“ bezeichnet. Auch Ödeme, besonders bei kachektischen Kranken an chronischer Ruhr, werden beobachtet. Oft treten nach überstandener Krankheit Störungen im Magen- und Darmchemismus in Form von Subacidität oder Achylie auf. Übergang in chronische Ruhr scheint nach den Kriegserfahrungen nicht allzu häufig vorzukommen. Wo aber das chronische Stadium sich einstellt, muß es als prognostisch ernste Komplikation aufgefaßt werden, bei der lang dauernde spastische Obstipation, Darmatonie, ferner Magen- und Darmgeschwüre auftreten können.

Die *Erreger* der Ruhr sind nach GRAM nicht färbbare, plumpe, unbewegliche Stäbchen. Zwei Typengruppen werden unterschieden: die „*echten*“ Ruhrbacillen, SHIGA-KRUSE-Bacillen, die starke Gifte produzieren (Ekto- und Endotoxine oder Neuro- und Enterotoxine, S. 391) und schwere toxische Krankheitsformen verursachen, und die „*Pseudoruhr*“bacillen.

Hierher gehören die Typen FLEXNER, Y, STRONG, E (KRUSE-SONNE) und SCHMITZ. Die E-Ruhrbacillus ist in den letzten Jahren in Deutschland sehr häufig bei Einzel- und Massenerkrankungen gefunden worden, die unter dem typischen Ruhrbild oder als stürmisch verlaufende Darmkatarrhe auftraten. Die gefundenen Erreger haben häufig nicht alle für sie festgelegten typischen serologischen und biologischen Merkmale. Wegen der vielfachen Varianten ist man geneigt, besondere Gruppierungen vorzunehmen. Doch hat sich bisher weder der Vorschlag KRUSES einer Rasseneinteilung A.-J), noch die Einteilung von SHIGA (Dysenterie-, Metadysenterie-, Paradysenteriebacillen) durchzusetzen vermocht. Die Pseudoruhrbacillen bilden keine echten Giftstoffe.

Da die einzelnen Typen sich morphologisch vollkommen gleichen, werden für die *Bestimmung der Krankheitsform* besondere Unterscheidungsarten angewandt. Neben dem verschiedenartigen Verhalten auf den einzelnen Nährböden ist der *Agglutinationsversuch* besonders wichtig. Agglutination von Pseudostämmen durch Dysenterieserum oder von Dysenteriestämmen durch Pseudoserum kommt selten vor. Dagegen werden innerhalb der Pseudogruppe die einzelnen Rassen auch mit Seren der anderen Gruppenglieder agglutiniert. Eine genaue Austritration der Werte ist daher zur endgültigen Entscheidung der Erkrankungsart unerläßlich. Bei klinisch unklaren, aber ruhrverdächtigen Erkrankungen gilt nach allgemeiner Anschauung eine Agglutination von mindestens 1 : 50 (1 : 100) als beweisend. Hohe Titerwerte werden häufig erst in der Genesung beobachtet. Doch steht SCHITTENHELM auf dem Standpunkt, daß bei vorsichtigem Arbeiten die Agglutinationsprobe auch in Verdünnungen von 1 : 100 während der Erkrankung auftritt und somit gut verwendbar ist.

Der *Nachweis* der Erreger gelingt am besten aus dem frischen Stuhl, möglichst in der Weise, daß direkt *am Krankenbett* aus den Schleimflocken des Stuhls Abstriche auf Nährböden gemacht werden. Postsendungen zur Untersuchungsstelle sind in der Regel ergebnislos. Vereinzelt sind auch im Harn, Blut und inneren Organen Erreger gefunden worden.

Die Ruhr ist, wie schon gesagt, eine ausgesprochene Kontaktkrankheit. Infektionsmaterial sind die Entleerungen des Darmes — nicht der Urin —, in denen auch Jahre nach der Erkrankung noch Bacillen sein können. Nicht nur der kranke Mensch, sondern auch der Dauerausscheider ist darum für die Umwelt eine ständige Gefahr. Übertragung ist auch durch Personen möglich, die durch Berührungen mit Erkrankten oder deren Wäsche, Gebrauchsgegenständen usw. Keime an sich aufnehmen und weitergeben. Dieselbe Gefahr bedeuten die Fliegen, die den Krankheitsstoff auf Lebensmittel verschiedener Art verschleppen können (Schmutzkrankheit). Die Fliegenvertilgung muß daher in Epidemiezeiten mit größter Sorgfalt betrieben werden (S. 436).

Die *Behandlung* der Ruhr besteht in Ruhigstellung des Krankheitsherdes durch Bettruhe und entsprechende Beköstigung, ferner unter Umständen in Anwendung adstringierender und schmerzstillender Mittel, besonders zur Linderung der Tenesmen. Sehr wertvoll ist bei der SHIGA-KRUSE-Ruhr die *Serumtherapie* mit hochwertigem antitoxischem Pferdeserum, mit dem es möglich ist, die Vergiftungserscheinungen günstig zu beeinflussen.

Man spritzt in der Regel als Heildosis 20—50 ccm intramuskulär oder intravenös und wiederholt wenn nötig die Injektion 24 Stunden später. Bieling und Meyer schlagen bei schweren choleraähnlichem Ruhranfall mit Delirien, häufigen Stuhlentleerungen und dadurch starkem Wasserverlust vor, sofort und an den nächsten beiden Tagen je 30 ccm Serum intravenös und 70 ccm intramuskulär zu geben, ferner unter Umständen 500—1000 ccm physiologische Kochsalz- oder Traubenzuckerlösung. Bei den schwersten Fällen ist es angezeigt, neben einer energischen Serumbehandlung stets auch Kochsalz- oder Traubenzuckereingießungen sowie eine Blutübertragung vorzunehmen.

Prophylaxe. Die mannigfachen Übertragungsmöglichkeiten erfordern umfassende und strenge Schutzmaßnahmen. Das ganze Krankenzimmer gilt als Infektionsquelle.

Alle von den Kranken benutzten Gegenstände (Eßgeschirr, Handtuch, Mund- und Nasentücher, Kämme, Bürsten usw.) müssen daher von Krankheitsbeginn an laufend mit den bei allen übertragbaren Krankheiten allgemein gebräuchlichen Mitteln entseucht, Stuhlentleerungen müssen besonders sorgfältig desinfiziert werden. Einzelkranke bedienen sich eines Steckbeckens; sein Inhalt wird mit gleichen Teilen Kalkmilch oder verdünnten Kresolwassers versetzt, das mindestens 2 Stunden lang einwirken muß. Bei Massenerkrankungen in Lagern empfiehlt sich unter Umständen der Bau besonderer Notlatrinen für den Seuchenbezirk, die ständig mit Chlorkalk zu entseuchen sind. Auch das Wasch- und Badewasser der Kranken muß vor dem Weggießen durch Kalkmilch entseucht werden. Wegen der Fliegengefahr hüte man sich, in Epidemiezeiten Lebensmittel offen herumstehen zu lassen. Ihrer Aufbewahrung muß der *Truppenarzt* in solchen Zeiten daher erhöhte Aufmerksamkeit schenken. Vor dem Genuß von Milch, Obst und Gemüsen in rohem Zustand ist während einer Epidemie eindringlich zu warnen. Das Pflegepersonal ist ebenso wie die Kranken vom Verkehr mit der Umwelt abgeschlossen. Bei Epidemien auf *Übungsplätzen,* nach Möglichkeit auch in Kasernen, wird für die Abgesonderten eine besondere Küche eingerichtet, deren Personal mit abzusondern ist. Sorgfältige Händewäsche und -desinfektion des Pflege- und Küchenpersonals ist Pflicht. Auch *Umgebungsuntersuchungen* können bei Beginn einer Epidemie in Betracht kommen.

Zur *Bekämpfung* sind während des Weltkrieges Schutzimpfstoffe angewandt worden, zunächst Vaccinen aus abgetöteten echten Ruhrbacillen, später Mischpräparate aus Bacillen, Gift und Serum. Der bekannteste ist unter dem Namen *Dysbakta* (Boehnke) auch jetzt noch gebräuchlich. Wenn es auf schnelle Wirkung ankommt, werden 0,2, 0,4, 0,6 ccm intravenös nacheinander gegeben. Auch Dysenterie-Anatoxine werden mit Erfolg verwendet. Forschungen über die für die Wehrmacht besonders bedeutungsvolle Ruhrschutzimpfung sind durch die Heeressanitätsinspektion in Gemeinschaftsarbeit mit verschiedenen wissenschaftlichen Instituten eingeleitet. Sie haben unter anderem zum Ziel: Vervollkommnung der Formoltoxoide, Gewinnung eines wirksamen, polyvalenten, antibakteriellen Impfstoffs aus giftarmen Stämmen, Ausbau und Erprobung peroraler Immunisierungsmöglichkeiten. Über diese liegen aus Japan bereits Erfahrungen vor. Die von d'Hérelle angewandte Bekämpfungs- und Behandlungsmethode mit den von ihm in Ruhrstühlen nachgewiesenen Bakteriophagen hat sich nicht allgemein bewährt. Auch die Antivirustherapie nach Besredka hat bisher nur wenig Anhänger.

Soweit bis jetzt gesagt werden kann, scheint der vom Heer vorgeschlagene Weg der Ruhrbekämpfung erfolgversprechend zu sein.

Schrifttum.

Bieling u. Meyer: Heilsera und Impfstoffe in der Praxis. Leipzig: Georg Thieme 1932. — Gross: Gundels Die ansteckenden Krankheiten. Leipzig: Georg Thieme 1935. — Gundel: Die Typenlehre in der Mikrobiologie. Jena: Gustav Fischer 1934. — Jürgens: Spezielle Pathologie und Therapie innerer Krankheiten, Bd. 2. Wien u. Berlin: Urban & Schwarzenberg 1919. — Kruse: Einführung in die Bakteriologie. Berlin-Leipzig: de Gruyter & Co. 1931. — Lentz u. Prigge: Handbuch der pathogenen Mikroorganismen, Bd. 3. 1931. — Sanitätsbericht über die deutschen Heere im Weltkrieg, Bd. 3. — Schittenhelm: Handbuch der inneren Medizin, Bd. 1. Berlin: Julius Springer 1934. — Handbuch der ärztlichen Erfahrungen im Weltkrieg, Bd. 7. Leipzig: Johann Ambrosius Barth 1921. — Sonnenschein: Gundels Die ansteckenden Krankheiten. Leipzig: Georg Thieme 1935.

8. Cholera asiatica.

Von **W. HOFFMANN**-Berlin.

Geschichtliches. Die Cholera asiatica, die ihre eigentliche Heimat im Gangesdelta in Vorderindien hat, ist auch in Europa als gefahrdrohende Seuche für *Volk* und *Heer*, besonders in Kriegszeiten gefürchtet. *Gneisenau* und Feldmarschall *Diebitsch* starben an der Cholera.

1817 wurde eine *englische* Expedition in Indien unter Lord *Hastings* gezwungen, die Unternehmung abzubrechen, die Flußniederungen zu verlassen und eine hochgelegene, als gesund geltende Gegend aufzusuchen, nachdem 7000 von 10000 Kombattanten und 8000 von 80000 Mann des Trosses der Seuche erlegen waren. Im nächsten Jahre wurde die Cholera durch englische Truppen, die von Bombay nach der Ostküste Arabiens transportiert worden waren, auf die dort kriegführenden Stämme verschleppt, wodurch einige nahezu vernichtet worden sein sollen. 1821 drang mit englischen Truppen die Seuche bis nach Bagdad vor, wo das Bagdad belagernde *persische* Heer, von der Cholera in seiner militärischen Widerstandskraft gelähmt, gezwungen wurde, die Belagerung aufzugeben (v. NIEDNER).

Diese Beispiele lassen sich bis in die *Balkankriege* 1912/13 mit gleicher, die kriegerischen Erfolge mindernder oder zum Zusammenbruch führender Auswirkung verfolgen; es sei nur auch an den *Krimkrieg* 1854/56 erinnert.

Im *deutsch-österreichischen Krieg* 1866 verlor die preußische Armee auf dem böhmischen Kriegsschauplatz 4529 = 16,17‰ der Kopfstärke an der Cholera, während nur 3473 ungeachtet der blutigen Schlachten den Tod durch Waffen erlitten. Bei längerer Dauer des Feldzuges und der stärkeren Ausdehnung der Cholera wären wohl auch der siegreichen Heeresleitung bei dem damaligen Stand der Hygiene Schwierigkeiten erwachsen, eine Erwägung, die gegenüber den rein taktischen und politischen Gründen bei der frühzeitigen Annahme der österreichischen Friedensbedingungen wohl ins Gewicht gefallen ist *(O. v. Bismarck)*.

Die Cholera ist nicht nur eine Kriegs-, sondern auch eine *Volksseuche.*

Im Laufe des Jahres 1866 fielen in Preußen 120000 Menschen der Seuche zum Opfer, in Böhmen 30000, in Mähren 50000 und in Ungarn 30000. Es ist auch als erwiesen anzusehen, daß man in Österreich bereits vor dem Ausbruch des Krieges 1866, wenn auch vereinzelt, an der Seuche litt, hatte sich doch die Cholera von Indien seit 1817 pandemieartig über Asien (Rußland), Afrika, Europa und Amerika ausgebreitet; solche Pandemien herrschten 1826/37, 1846/52, 1864/75 und 1883/96. Bekanntlich kam es 1892 zu einem gewaltigen Choleraausbruch in *Hamburg* mit 7611 Todesfällen.

Cholera und Wehrmacht. Der *Weltkrieg* brachte die deutschen und österreichischen Heere in Verbindung mit Rußland, Serbien und der Türkei; damit war die Gefahr, von Cholera befallen zu werden, nahegerückt. Wie später ausgeführt werden wird, hatte die Medizinalabteilung im Kriegsministerium für das deutsche Heer rechtzeitig alle Vorbereitungen getroffen, um die neuzeitlichen Bekämpfungsmaßnahmen der Schutzimpfung durchführen zu können, auf *österreichischer* Seite zögerte man vielleicht zu lange, weil man die Reaktionen für stärker hielt, als sie tatsächlich waren.

So hatte die *österreichisch-ungarische Armee* bei Kriegsbeginn im Vormarsch gegen Wolhynien, Podolien und Serbien größere Verluste durch Cholera, die zumal auch bei der großen Übermacht der Gegner sich ungünstig auswirken mußten. So wurden im 1. Kriegsjahr von *Österreich-Ungarn* 22000 Choleraerkrankungen mit 7672 Todesfällen und vom Juli bis September 1915 26000 Erkrankungen mit 15000 Todesfällen amtlich gemeldet.

Einzelangaben über das Auftreten der Cholera in den *deutschen Armeen* sind in dem Sanitätsbericht über den Weltkrieg 1914/18 enthalten; hier sollen nur die Übersichtszahlen gebracht werden.

Kriegsjahr	Zugang bei dem Feld- und Besatzungsheer			
	bei der Truppe	‰ K.	in die Lazarette	‰ K.
1914/15	1021	0,23	1261	0,26
1915/16	1088	0,16	2170	0,32
1916/17	195	0,03	151	0,02
1917/18	101	0,01	36	0,01
1914/18	2405	0,38	3618	0,57
Nach Ausgleich der Verlegungen			3303	0,52

Die Lazarettzugänge mit 3303 Choleraerkrankungen in den 4 Kriegsjahren auf allen Kriegsschauplätzen stellen nur sicher festgestellte Erkrankungen an Cholera dar, während bei den Zugängen bei der Truppe zunächst nicht immer zuverlässige Diagnosen gestellt werden konnten. Andererseits sind wohl auch Leichtkranke nicht in die Lazarette aufgenommen worden.

Nach obigen Ausführungen ist es erklärlich, daß auf den *östlichen* und den *türkischen* Kriegsschauplätzen die Choleraerkrankungen am zahlreichsten waren, aber auch im *Westen* kamen ganz vereinzelte Erkrankungen vor, die auf Rücktransporte von den anderen cholerabedrohten Fronten zurückzuführen waren; sie blieben dank der hygienischen Maßnahmen aber vereinzelt und gaben nirgends Anlaß zu Besorgnis. Über die besonderen *epidemiologischen* Verhältnisse der Verbreitung und die örtlichen Schwierigkeiten bei der Bekämpfung der Cholera bei dem *Ostheer* habe ich auf der außerordentlichen Tagung des deutschen Kongresses für Innere Medizin in Warschau 1916 eingehend berichtet; auch sei hier auf meine Abhandlung „Cholera" im VII. Band des von v. SCHJERNING herausgegebenen „Handbuchs der ärztlichen Erfahrungen im Weltkrieg" und auf die von HIS über „Die asiatische Cholera" in Band III verwiesen.

Über die Ausbreitung der Cholera unter den *russischen* Truppen sind zuverlässige Berichte nicht erschienen; sie muß aber — auch unter der Bevölkerung in Feindesland — sehr stark gewesen sein; dies wurde vielfach beim Einrücken in Ortschaften bestätigt, wo neben Cholerakranken sich zahlreiche, noch nicht beerdigte Choleraleichen vorfanden. Man hatte aber auch einen Beweis für diese Vermutung in zahlreichen Choleraerkrankungen, die namentlich in den Monaten nach Kriegsausbruch — die ersten Fälle meldete Ulm am 29. 11. 14 — in den *Gefangenenlagern* in Deutschland — neben Fleckfiebererkrankungen — auftraten; viele waren auch schon während des Transportes hinter der Front oder bei der Beförderung auf der Eisenbahn erkrankt und gestorben. Später mußten die Gefangenen erst eine *Quarantäne* im Besatzungsgebiet durchmachen, ehe die Genehmigung gegeben wurde, sie in Gefangenenlager in die Heimat abzutransportieren.

Im ganzen erkrankten 1914 und 1915 an Cholera 1520 *Gefangene* mit 414 = 27,23% Todesfällen. Im Jahre 1916 bis 1918 wurden aus dem oben angegebenen Grund nur noch vereinzelte Cholerafälle beobachtet.

Nicht nur durch die Choleraerkrankungen in den Gefangenenlagern der Heimat, sondern noch mehr durch Urlaub und Transporte der deutschen Heeresangehörigen war auch die *Zivilbevölkerung* gefährdet, wobei hauptsächlich die Gefahr der Übertragung durch Keimträger bestand. Durch solche *Kontaktinfektionen* erklärte sich nach meinen Feststellungen z. B. die Erkrankungen in Schlesien; auch auf dem *Wasserweg* wurden einige Infektionen verbreitet, so durch Weichsel- und Oderwasser. HIS gibt die Zahl der Cholerafälle in der deutschen Zivilbevölkerung auf Grund von Veröffentlichungen des damaligen Ministeriums für Volkswohlfahrt auf 107 an, die sich in 16 Orten ereigneten, und von denen 58 = 52,3% gestorben sind.

Vom *englischen* Heer erkrankten während des Weltkrieges an Cholera in Mesopotamien

1916 :	1918 (11,6‰ K.)	mit 345	Todesfällen
1917 :	208 (0,68‰ K.)	„ 71	„
1918 :	450	„ 194	„

Nach dem Weltkrieg blieben die deutschen Truppen wie die bürgerliche Bevölkerung von der Cholera verschont, obwohl sie in Rußland noch mehrere Jahre an verschiedenen Stellen herrschte, zuletzt noch 1922/23, wo die Cholera sich epidemieartig auch über die Ukraine, Polen, Litauen und Rumänien ausgedehnt hatte. Seitdem ist sie anscheinend in Osteuropa erloschen, dagegen besteht die Seuche in *Indien* und *China* fort mit wechselnder Ausdehnung und Stärke.

Nach den Berichten der *Hygiene-Sektion des Völkerbundes* ist die Cholera in Indien wieder in Zunahme begriffen; so zählte man 1934 (bis November) 225000 Erkrankungen, gegen 97000 und 70000 in den Jahren 1932 und 1933. Die Letalität soll 70% betragen.

Nach diesen Schilderungen wird man im Hinblick auf die auch vor dem Weltkrieg in Deutschland aufgetretenen Choleraepidemien immerhin mit gelegentlich und vereinzelt auftretenden Choleraerkrankungen rechnen müssen, denn neben den örtlichen Übertragungen von Mensch zu Mensch, die zweifellos im Vordergrund stehen, hat sich doch auch im Weltkrieg gezeigt, daß die Cholera dem *Verkehr* besonders auf dem Wasserweg folgt. Wie später ausgeführt wird, ist auch durch internationale Meldungen dafür gesorgt, daß wir rechtzeitig von einer Ausbreitung der Seuche erfahren, um frühzeitig die Maßnahmen ergreifen zu können, die auf Grund der Schilderung von der Entstehung, Verbreitung und Bekämpfung der an sich nicht gefahrlosen Cholera in den folgenden Abschnitten auch in der Zukunft, wie wir hoffen, dazu führen werden, daß ernste Gefahren für *Volk* und *Heer* im Frieden wie im Krieg von der Seuche nicht mehr ausgehen können.

Der **Erreger** der Cholera ist von Robert Koch 1883 entdeckt worden, der ihn nicht nur regelmäßig im Darminhalt der Kranken, sondern auch im Wasser nachweisen konnte, das eine große Zahl der Erkrankten getrunken hatte.

Der *Cholera-Vibrio* ist ein kurzes, leicht gewundenes Stäbchen, dessen Färbung leicht mit den üblichen Anilinfarbstoffen gelingt. In den dünnflüssigen Entleerungen von Cholerakranken aber auch noch im Darminhalt von an Cholera Verstorbenen lassen sich die Kochschen Vibrionen im einfachen Ausstrichpräparat häufig durch ihre charakteristische fischschwarmähnliche Anordnung leicht nachweisen. Allerdings genügt dieser Nachweis — besonders bei den ersten Fällen — nicht; er muß durch das Kulturverfahren noch gesichert werden. Der kulturelle Nachweis wird durch Übertragung von choleraverdächtigem Material in 1%iges *Peptonwasser* erleichtert, in dem die Vibrionen sich sehr schnell vermehren und durch ihre Eigenbewegung und ihr starkes Sauerstoffbedürfnis besonders an der Oberfläche ansammeln. Hier wächst der Krankheitserreger in der ersten Stunde schneller als alle anderen Bakterien, die in dem Untersuchungsmaterial vorhanden sind, so daß sich dieser Nährboden vorzüglich zur Anreicherung eignet. Handelt es sich um feste Stuhlentleerungen mit einer reichen Bakterienflora, welche den Cholera-Vibrio leicht schon nach einigen Stunden überwuchern kann, so kommt man durch eine wiederholte Anreicherung mit Übertragung auf neue Peptonwasserröhrchen nach wenigen Stunden oft zum positiven Ergebnis. Auf die Agarplatte übertragen, wächst der Kochsche Vibrio charakteristisch, so daß es nicht schwer fällt, ihn mit agglutinierenden Seris und anderen spezifischen Reaktionen zu erkennen.

An Stelle von Agarplatten kann man mit Vorteil den von Dieudonné angegebenen Blutalkaliagar verwenden. Bei der Untersuchung der ersten Fälle empfiehlt sich auch, den Pfeifferschen Tierversuch heranzuziehen, was aber im Kriege bei dem Fehlen von Meerschweinchen unterbleiben kann, da die Agglutinationsprüfung mit einem hochwertigen Choleraserum, wie unzweifelhaft festgestellt, mit dem Pfeifferschen Versuch übereinstimmt. Nähere Angaben finden sich in jedem bakteriologischen Lehrbuch und Leitfaden (Hetsch, Hegler, Gundel) und in der amtlichen „Anleitung für die bakteriologische Feststellung der Cholerafälle 1902 und 1915“.

Für *Massenuntersuchungen* bei einer bereits bakteriologisch sicher festgestellten Choleraepidemie, wie sie auch im Krieg sich als notwendig erweisen können und erwiesen haben, empfiehlt sich die Methode von P. Th. Müller, wonach ein Gemisch von Darmentleerungen von 10 Personen untersucht wird; ergibt das Gemisch einen zuverlässigen Befund, so müssen die Proben einzeln untersucht werden, um den Erkrankten oder Vibrionenträger herauszufinden. Hierdurch wird Arbeitszeit und Material gespart, was für militärische Verhältnisse von Wert ist.

Bei der Versendung des *Untersuchungsmaterials* ist darauf zu achten, daß die *Versandgefäße* vorher durch Auskochen oder mit Dampf, nicht etwa durch Anwendung chemischer Desinfektionsmittel sterilisiert sind. Auch muß der Transport auf dem schnellsten Wege von der Truppe oder dem Lazarett in das nächste bakteriologische Laboratorium, z. B. durch Motorräder, Auto u. dgl.

erfolgen, damit die Begleitbakterien die Krankheitserreger nicht überwuchern. Näheres hierüber in der amtlichen „Anweisung zur Entnahme und Versendung choleraverdächtiger Untersuchungsgegenstände" (Veröffentlichung des Reichsgesundheitsamtes 1916).

Im *Weltkrieg* mußte an der Ostfront vereinzelt die erste Choleradiagnose durch die *Sektion* und Untersuchung choleraverdächtiger Leichen von Russen erbracht werden.

In solchen Fällen sollte, abgesehen von dem allein nicht immer beweisenden Sektionsbefund ein 10 cm langes, beiderseits abgebundenes Dünndarmstück oberhalb der Ileocöcalklappe zur bakteriologischen Untersuchung eingesandt werden; das gleiche soll mit dem Inhalt der Gallenblase geschehen, in dem sich häufig auch Krankheitserreger nachweisen lassen.

Die Ausscheidung der Choleravibrionen aus dem infizierten Organismus erfolgt nur durch die Darmentleerungen; sie gehen in dünnflüssigem Stuhl durch Austrocknung verhältnismäßig schnell zugrunde, doch konnten Gildemeister und Baerthlein nachweisen, daß sie auch bis über 30 Tage lebensfähig bleiben können. Wie lange sie sich im fließenden Wasser erhalten können, ist einwandfrei nicht festgestellt, W. Hoffmann konnte sie in einem Aquariumsversuch bis zu 21 Tagen nachweisen.

Übertragung. Der *infizierte Mensch* ist hiernach die Hauptquelle für die Weiterverbreitung des Krankheitsstoffes, sei es, daß die Infektion zu einer klinisch erkennbaren Erkrankung an Cholera führt, sei es daß der infizierte Organismus, ohne selbst zu erkranken, als Träger der Vibrionen diese ausscheidet und andere unmittelbar in seiner Umgebung infiziert *(Kontaktinfektion)*, oder die Erreger mittelbar auf Nahrungsmittel oder Wasser überträgt, bei deren Genuß meist eine größere Anzahl von Menschen erkrankt.

Kontaktinfektionen können durch Berührung mit kotbeschmutztem Boden oder Schuhwerk, durch das Umgehen mit beschmutzter Wäsche oder anderen Gebrauchsgegenständen der Cholerakranken zustande kommen. Nicht desinfizierte Hände bringen dann den Ansteckungsstoff auf Nahrungsmittel oder auch unmittelbar in den Mund. Die Gefahr ist besonders groß in Massenunterkünften (Truppenquartiere, Schiffe). Aus den vielen Kriegsberichten, die über das unerwartete Auftreten von Cholera bei einzelnen Personen oder über massenhafte Erkrankungen genauere Einzelheiten angeben, möchte ich zwei anführen, die Trembur veröffentlichte und die gleichzeitig den Wert der Choleraschutzimpfung veranschaulichen.

Ein Heizer, der 3 Schutzimpfungen gegen Cholera erhalten hatte, wurde abends an einer abseits gelegenen Stelle des Dampfers „General" in schwerem, cholerakrankem Zustand aufgefunden. Er starb nach wenigen Stunden. Er hatte als Mann mit besonders guter Führung die Backschaft bei Unteroffizieren, d. h. er mußte deren Eßgerät in Ordnung halten, Essen holen und austeilen und auch kleine Nebengerichte, wie Salate u. ä., zubereiten. Zum Mittagessen hatte er Gurkensalat angerichtet und um 3 Uhr den Kaffeetisch bereitet. Wie einwandfrei festgestellt ist, hatte er in den letzten 3 Monaten den Dampfer überhaupt nicht verlassen. Unter diesen Umständen muß als sicher gelten, daß *mit Cholerakeimen beschmutzte Eßwaren an Bord des Schiffes gelangt sind,* als recht unwahrscheinlich dagegen, daß nur dieser Mann mit ihnen in Berührung gekommen sein sollte, als wahrscheinlich, daß die meisten der damals etwa 450 Mann starken Belegschaft des „General" der gleichen Infektionsgefahr ausgesetzt waren. Kein anderes Mitglied der Besatzung ist in diesen Tagen an Darmstörungen erkrankt. Bei dieser Sachlage muß angenommen werden, daß der Heizer zu den wenigen Ausnahmen gehört hat, die auf die Schutzimpfungen nicht mit der Bildung von Abwehrstoffen reagieren. Das Ausbleiben von weiteren Cholerafällen auf dem dicht belegten Dampfer ist ein wichtiger Beweis für die Wirksamkeit der Choleraschutzimpfungen.

Am 10. 4. 17 erkrankten plötzlich 17 Mann eines 59 Mann starken deutschen Kraftwagenparkes, der im Gelände einer Gasfabrik untergebracht war, an akutem *Brechdurchfall.* Es folgten weitere 33 Erkrankungen. Am 12. 4. 17 lag das erste bakteriologische Untersuchungsresultat vor, daß in 4 von den bis dahin eingeschickten 10 Stuhlproben *Cholerabakterien* kulturell nachgewiesen waren. Das positive Ergebnis erhöhte sich in der Folgezeit auf 31 und ergab ferner mitlaufende Typhus- und Ruhrinfektionen. Es starben im ganzen 12 Mann. Von ihnen war keiner im letzten halben Jahr vor der Erkrankung gegen Cholera schutzgeimpft. Eine praktische Lehre aus dieser dank der Maßregeln des Truppenarztes KERSTEN lokalisiert gebliebenen *Choleraepidemie* sei hier angeführt. Die Art des Auftretens der Krankheit zwang zur Vermutung einer Infektion durch Wasser. Diese Vermutung wurde bald durch den Nachweis von Choleravibrionen aus Wasserproben bei Anwendung hochwertigen Agglutinationsserums und auch des PFEIFFERschen Versuches zur Gewißheit. Da die Gasfabrik an die Zentralleitung angeschlossen war, lag der weitere Schluß nicht fern, auch eine Verseuchung der städtischen Zentralleitung befürchten zu müssen. Bei der außerordentlichen Tragweite eines solchen Schlusses, der auch wegen Ausbleibens von gehäuften Cholerafällen in der Zivilbevölkerung unrichtig erschien, wurde eine Untersuchung des Wassers aus jeder einzelnen der im Gebiet der Gasfabrik vorhandenen Zapfstellen veranlaßt. Sie führte dann zur Aufdeckung einer durch die Abwässer der großen Kasernen verschmutzten Nebenleitung, von der auch die türkischen Behörden nichts wußten.

Durch *Umgebungsuntersuchungen* müssen die gesund erscheinenden *Vibrionenträger* herausgesucht werden, von denen die Hauptgefahr einer Weiterverbreitung der Cholera ausgeht, während die *Dauerausscheidung* der Krankheitserreger bei den Choleraerkrankten im Gegensatz zum Typhus keine besondere Bedeutung hat; sie verschwinden meist innerhalb von 14 Tagen. Im Kriege konnten an der Front Untersuchungen auf Vibrionenträger in größerem Umfang nicht vorgenommen werden, dagegen fand 1905 R. PFEIFFER bei der damals in Deutschland herrschenden Epidemie 22%, BAERTHLEIN bei Choleraepidemien in Gefangenenlagern während des Weltkrieges 24,8%, DETRE 49% Vibrionenträger ohne Krankheitserscheinungen. Ob bei den letzten Angaben die Choleraschutzimpfung eine Rolle spielte, muß später erörtert werden. Auf das Vorkommen von choleraähnlichen Vibrionen, die sich als solche serologisch leicht erkennen lassen, sei kurz hingeweisen.

Wie bei Cholerakranken tritt auch bei den Keimträgern ein gelegentlich auch hoher Agglutinationstiter auf. Handelt es sich um nicht choleraschutzgeimpfte Personen, so kann man bei Massenuntersuchungen Gesunder in der Umgebung von Cholerakranken sich einen Hinweis verschaffen, bei wem zunächst die bakteriologische Stuhluntersuchung vorgenommen werden soll, auch eine Erleichterung bei Massenuntersuchungen.

Krankheitszeichen. Es erübrigt sich, in einem Lehrbuch der Militärhygiene eine ausführliche Beschreibung der klinischen Erscheinungsformen der Cholera zu geben. Trotzdem muß sich der Sanitätsoffizier die vielfach charakteristischen Erkennungsmerkmale eines Choleraerkrankten verschaffen und festhalten. Es sind nicht in erster Linie die Durchfälle, die auch nicht immer „reiswasserähnlich" sind und die in einem Kriege auch im Verlauf von Typhus, Brechdurchfall, Ruhr u. a. auftreten können, sondern es ist nach meinen Erfahrungen das häufig typische Aussehen der Cholerakranken, wie tiefliegende blau umränderte Augen, spitze Nase, trockene faltige Haut u. a., mit niedriger Temperatur, was beim Besuch der Feld- und Kriegslazarette auffiel. So ist dem geübten Blick nicht selten auf chirurgischen und anderen Stationen eine bis dahin „unverdächtige" Erkrankung aufgefallen, die sich bei bakteriologischer Untersuchung als Cholera erwies, zumal die Inkubationsdauer von einigen Stunden bis zu 3 Wochen dauern kann.

Oft genug stellt sich aber bei Untersuchungen von Krankheitsverdächtigen auch heraus, daß hierbei als bakteriologisch sicher festgestellte Cholerafälle nur mit leichten Krankheitserscheinungen einhergehen, die nicht im geringsten Veranlassung geben, an Cholera zu denken.

Es muß hiernach in Zeiten und Gegenden, wo man mit dem Auftreten von Cholera rechnen muß, jeder, auch ohne Durchfälle verdächtig aussehender Fall bakteriologisch untersucht werden, will man — trotz Schutzimpfung — sich vor Überraschungen sichern. An anderer Stelle ist schon betont worden, daß für eine ausreichende Zahl von bakteriologischen Laboratorien gesorgt sein muß, die eine Choleradiagnose einwandfrei und schnell stellen können.

Für *Kriegsverhältnisse* ist die Beobachtung von Bedeutung, daß *Mischinfektionen* der Cholera mit Ruhr oder Typhus den Verlauf stark verschlimmern; auch muß eine strenge Isolierung solch mischinfizierter Cholerakranker von anderen Cholerakranken — trotz der unausbleiblichen Schwierigkeiten bei dieser Durchführung im Feld — gefordert werden. Das gleiche ist der Fall, wenn zu einer Ruhr- oder Typhuserkrankung eine Cholerainfektion hinzutritt.

Der Prozentsatz der *Sterblichkeit* bei Choleraerkrankungen — auch bei Schutzgeimpften — liegt zwischen 20 und 60%. SCHUMBURG errechnete während der Choleraepidemie 1892/93 in Hamburg in der Zivilbevölkerung an verschiedenen Tagen auf 113 Erkrankungen 46 Todesfälle, auf 1028: 578 und auf 1008: 492 Todesfälle, im ganzen auf 2145 Erkrankungen 1116 Todesfälle = 52,0%. Der Heeressanitätsbericht 1914/18 gibt eine Letalitätsziffer von 51,2% an. Bei Kindern und alten Leuten liegt der Prozentsatz noch höher.

Die **Verhütung** einer Choleraansteckung ist nicht schwer, auch nicht im Krieg, wenn man sich die Möglichkeiten einer Infektion mit Choleraerregern ständig vor Augen hält. In Choleragegenden soll man den Genuß von ungekochten Nahrungs- und Genußmitteln vermeiden, für Desinfektion und Reinigung der Hände vor jeder Mahlzeit und nach jedem Stuhlgang sorgen und eine strenge Kontrolle der Quellen, aus denen die Nahrungsmittel bezogen werden, durchführen. Diese hygienischen Maßnahmen sind in den Abschnitten „Allgemeine und Spezielle Prophylaxe“ besprochen. Die Militärhygiene, wie sie im Frieden im Manöver geübt wird, hat sich im Kriege bewährt und wird es auch künftig beim Auftreten von Cholera tun.

Abgesehen von der Choleraschutzimpfung, die noch besonders behandelt werden wird, sollen hier noch einige Merkmale für die *persönliche Prophylaxe* angegeben werden, die für Mann und Offizier von Wert sind.

Die Choleravibrionen werden durch Säure ungünstig beeinflußt. Es ist deshalb von Bedeutung, daß die Salzsäureabsonderung der Magenschleimhaut erhalten und nicht gestört wird. Eine vernünftige, wie bisher gewohnte *Diät* ist zu befolgen, kein Übermaß von Alkoholgenuß. Eine regelmäßige Stuhlentleerung ist zu beachten, Stopf- und Abführmittel sind nicht zu empfehlen, dafür soll geeignete Diät für eine ungestörte Verdauung sorgen. Personen mit Mangel an Salzsäure im Magensaft können als gefährdet angesehen werden; man muß ihnen Salzsäure oder Azidol-Pepsin-Tabletten verordnen. Alle Nahrungsmittel sollen nur im gekochten oder gebratenen oder gerösteten Zustand genossen werden.

Einwandfreies Trink- und Nutzwasser muß gewährleistet sein, wie für eine hygienische Beseitigung der Abfallstoffe, besonders der Fäkalien gesorgt sein muß.

Die *Choleraschutzimpfung* ist als prophylaktische Maßregel von großer Bedeutung.

Schon bald nach der Entdeckung des Choleraerregers im Jahre 1883 wurden von dem Spanier FERRÁN Schutzimpfungen gegen Cholera am Menschen vorgenommen, aber erst 1895, nachdem die Identität des Cholera-Vibrio allgemein möglich war, führte HAFFKINE in Indien an 40000 Menschen Impfungen aus. Erst durch KOLLE erhielt die Choleraschutzimpfung, wie auch die Immunisierung gegen Typhus, die wissenschaftliche Grundlage durch den Nachweis der gleichen Schutzkörper im Blute bei Choleraerkrankten und mit abgetöteten Choleravibrionen schutzgeimpften Gesunden.

Im großen wurde die Choleraschutzimpfung erst im *Balkankrieg* 1912/13 ausgeführt, nachdem man vorher schon in Rußland und Japan günstige Erfahrungen gesammelt hatte. In der *griechischen* Armee wurden, wie SAVAS berichtet, von 114 803 Mann 92 224 zweimal und 14 543 Mann einmal geimpft. Von den zweimal Geimpften erkrankten 0,7%, von den einmal Geimpften 4,25% und von den Nichtgeimpften 9,29%. Die Mortalität unter den Erkrankten dieser drei Gruppen stellte sich auf 10,2%, 12,2% und 27,5%. In den

„*Beiträgen zur Kriegsheilkunde aus dem Balkankrieg 1912/13*" haben deutsche Ärzte ihre Erfahrungen niedergelegt. Wenn sie auch statistisch nicht recht verwertbar waren, da die Zahlen klein und wohl auch nicht genau genug sind, so stand doch schon damals fest, daß die Choleraschutzimpfung auch unter Kriegsverhältnissen sich ohne wesentliche Störungen durchführen läßt. Babes berichtet ausführlich über seine Erfahrungen in Rumänien.

Bei Ausbruch des *Weltkrieges* wurde sich die *Medizinalabteilung des Kriegsministeriums* über die Notwendigkeit der Durchführung von Choleraschutzimpfungen im Ostheer schlüssig, da bekannt war, daß im Sommer 1914 in den an Galizien angrenzenden russischen Gouvernements Wolhynien und Podolien Choleraerkrankungen beobachtet worden waren; auch in Warschau waren Fälle gemeldet worden.

Zur *Gewinnung des Choleraimpfstoffes* wurden Agarkulturaufschwemmungen bei einer Temperatur von 53—55° C während einer Stunde abgetötet, da bei dieser gegen früher um 3—5° niedrigeren Temperatur geringere Reizerscheinungen, wie auch bei der Typhusschutzimpfung (S. 472) erwartet wurden. Von dem auf diese Weise hergestellten Impfstoff, der bei sachgemäßer Aufbewahrung mindestens ein halbes Jahr unverändert wirksam bleibt, wurden bei der ersten Impfung 0,5 ccm (entsprechend einer Öse Kultur) subcutan injiziert, bei der zweiten, nach 5—7tägigem Abstand folgenden, 1 ccm. Besondere Sorgfalt war bei der Auswahl der Cholerastämme für die Impfstoffbereitung nötig. Es mußten Stämme verwendet werden, die einerseits eine starke immunisierende Wirkung haben, andererseits möglichst geringe Reaktionen hervorrufen. Ungermann und Schwarz haben über die bei der Impfstoffbereitung gesammelten technischen Erfahrungen zusammenfassend berichtet. Um eine vielseitige Wirkung zu erzielen, nahm man mehrere geeignete Stämme und stellte so einen polyvalenten Impfstoff her. Schwarz bevorzugte epidemieeigene Stämme, mit denen man auf dem *kleinasiatischen Kriegsschauplatz* wesentlich bessere Erfolge hatte.

Die Reaktionen nach diesen Impfungen sind, wie die zahlreichen Beobachtungen während des Weltkrieges gelehrt haben, gering. Es traten zwar gelegentlich geringfügige Störungen des Allgemeinbefindens auf, die noch leichter als die Reaktionen nach der Typhusschutzimpfung zu ertragen waren; auch vorübergehende Schwellung und Spannungsgefühl an der Impfstelle wurden beobachtet; bei einzelnen Personen traten auch geringfügige Durchfälle — als Reaktion auf das artfremde Eiweiß — auf. Nirgends kam es zu ernsteren Gesundheitsstörungen, nirgends wurde die Schlagfertigkeit der Truppe irgendwie beeinträchtigt. Die Dauer der Immunität, die durch die Schutzimpfung erzeugt wurde, betrug etwa ein halbes Jahr; dann mußte die Schutzimpfung erforderlichenfalls wiederholt werden. Bei dieser Nachimpfung genügte eine einmalige Injektion von 1 ccm Impfstoff. Eine „*negative Phase*" ist nicht zu befürchten (s. Typhusimpfstoff S. 473 u. 400).

Das Bilivaccin von Besredka, das innerlich genommen werden kann, soll nach Russel dem injizierten Impfstoff überlegen sein. Hierüber liegen jedoch noch nicht ausreichende Erfahrungen vor.

Aus dem *Weltkrieg* hat Kaup über den Wert der Choleraschutzimpfung in einer *österreichischen* Armee auf Grund gut durchgearbeiteten Materials berichtet, wonach von 10 000 einmal Geimpften 15, von 10 000 zweimal Geimpften 1—2, dagegen von 10 000 Ungeimpften 50 an Cholera erkrankten; bei einer anderen Armee stellten sich diese Zahlen auf 3, 1 und 20.

Über die *Auswirkungen der Choleraschutzimpfung* im *deutschen Heere* sind von mir in den früher genannten Berichten eingehende Mitteilungen gemacht worden, auch in dem Kriegssanitätsbericht 1914/18 Bd. III sind zahlreiche Angaben von den einzelnen Armeeärzten niedergelegt worden (s. auch S. 485). Auch sei auf die kritische Stellungnahme von His verwiesen.

Als der sicherste Beweis dafür, daß die Choleraschutzimpfung unzweifelhaft — wenn auch neben den sofort durchgeführten allgemein-hygienischen Maßnahmen — von bestem Erfolge begleitet war, ist die an sich geringe Gesamtzahl von Choleraerkrankungen auf allen deutschen Kriegsschauplätzen trotz der Massierung der

Truppen und das Absinken der Cholerainfektionen in den einzelnen Kriegsjahren nach 1914/15 nach der allgemein durchgeführten Schutzimpfung. Die zuletzt veröffentlichte ausführliche Abhandlung über Cholera ist 1934 von ELIAS und DOERR im Handbuch der inneren Medizin erschienen, in der die Verfasser streng kritisch zu allen bisher veröffentlichten Berichten Stellung nehmen. Auch hier wird festgestellt, daß auch, wie von uns schon früher immer auch bei der Typhusschutzimpfung betont (S. 472), geimpfte Personen an Cholera erkranken und sterben können. Weiter lautet das zusammenfassende Urteil: „Die Morbidität und infolgedessen auch die Mortalität ist bei den Geimpften niedriger als bei ungeimpften Kontrollgruppen. In der Regel wird auch eine Herabsetzung der Letalität registriert, d. h. die Cholera verläuft im allgemeinen milder, der tödliche Ausgang ist prozentuell seltener als bei nicht geimpften Individuen.“ Wenn auch weiter hervorgehoben wird, daß „sich auch Stimmen erhoben haben, welche gegen eine derart abschließende Formulierung des Urteils Stellung nehmen, nicht ohne Begründung“, so wird doch folgendes zugegeben: „*In Anbetracht der gegenwärtigen ungesicherten Sachlage wird man daher bei der Cholerabekämpfung von dem so bequemen Mittel der Impfung in weitem Umfang Gebrauch machen, sich aber vor Augen halten müssen, daß es nicht zulässig ist, die Impfung als einzige prophylaktische oder entseuchende Maßnahme anzuwenden, sondern daß der ganze bisher bewährte Apparat in Funktion zu treten hat.*

Dieser Auffassung über die Zweckmäßigkeit der Choleraschutzimpfung, wie sie 1934 niedergelegt ist, füge ich in Übereinstimmung mit dieser meine 1916 auf dem Kongreß für Innere Medizin in *Warschau* vorgetragene Zusammenfassung über den Wert der Choleraimpfung auf Grund der Kriegserfahrungen ebenfalls im Wortlaut an:

„*Ich hoffe, durch meine Ausführungen dargetan zu haben, daß bei dem Schutz eines Heeres gegen Cholera für die Folge die Choleraschutzimpfung in dem bewährten Rüstzeug im Kampfe gegen diese Seuche nicht fehlen darf!*“

Für die *Zivilbevölkerung* hat das Preußische Ministerium des Innern im Vertrauen auf den Wert der Choleraschutzimpfung in dem Erlaß vom 20 Mai 1919 (Minist. bl. Med. angel. **1919**, Nr. 23, 117) die Choleraschutzimpfung empfohlen und die Regierungspräsidenten ersucht, für die Vornahme der Schutzimpfungen einzutreten.

Zur *Behandlung* von Choleraerkrankungen kann die Anwendung von Choleraimpfstoff oder Choleraserum vorläufig noch nicht empfohlen werden.

Über *Desinfektion* siehe S. 416.

Hinsichtlich der *Absonderung* der Kranken, Krankheitsverdächtigen, Vibrionenträger wird auf die Ausführungen auf S. 413 verwiesen.

Schrifttum.

Beiträge zur Kriegsheilkunde aus dem Balkankrieg. Berlin 1912/13. — ELIAS u. DOERR: Cholera asiatica. Handbuch der inneren Medizin, S. 810. Berlin: Julius Springer 1934. — GUNDEL: Die ansteckenden Krankheiten. Leipzig 1935. — HETSCH: Choleraimmunität und Choleraschutzimpfung. Handbuch der pathogenen Mikroorganismen, 3. Aufl. 1928. — HIS: Die Cholera asiatica. v. SCHJERNINGsches Handbuch der ärztlichen Erfahrungen im Weltkrieg, Bd. 3. Leipzig: Johann Ambrosius Barth 1921. — HOFFMANN, W.: Cholera asiatica. v. SCHJERNINGsches Handbuch der ärztlichen Erfahrungen im Weltkrieg, Bd. 7. Leipzig: Johann Ambrosius Barth. 1922. — Schutz des Heeres gegen Cholera. Verh. außerordentl. Tagg dtsch. Kongr. inn. Med. Warschau **1916**. Wiesbaden: J. F. Bergmann. — KERSTEN: Über eine Choleraepidemie, ihre Bekämpfung und dem Einfluß der Schutzimpfung auf ihren Verlauf. Münch. med. Wschr. **1918**. — KOLLE u. HETSCH: Die experimentelle Bakteriologie und die Infektionskrankheiten. Berlin-Wien 1929. — NIEDNER, v.: Geschichte der Kriegsseuchen. Bibliothek v. COLER-v. SCHJERNING, Bd. 17. — RUSSEL: Trans. fareast. Assoc. trop. Med. Hong-Kong **1927**, 523. — SCHELENZ: Hindenburgs ärztliche Verfahren. Dtsch. med. Wschr. **1935 II**, 1610. — TREMBUR: Vor 20 Jahren ärztliche Tätigkeit in der Türkei bei der Mittelmeerdivision während des Weltkrieges. Dtsch. med. Wschr. **1935 I**, 639.

Sanitätsbericht über das deutsche Heer im Weltkrieg 1914/18.

9. WEILsche Krankheit.
(Ansteckende Gelbsucht.)

Von P. UHLENHUTH-Freiburg i. Br. und W. FROMME-Witten (Ruhr).

Mit 2 Abbildungen.

Geschichtliches. Die im Jahre 1886 von A. WEIL zuerst beschriebene „eigentümliche mit Milztumor, Ikterus und Nephritis einhergehende Infektionskrankheit“ (WEIL*sche Krankheit*) oder „ansteckende Gelbsucht“ wurde in der Vorkriegszeit auch in Deutschland meist epidemisch — wenn auch relativ selten —, besonders unter der *Militärbevölkerung*, und hier nach dem Baden vor allem in verunreinigten Gewässern beobachtet. Sie wurde daher auch zu den *„Armeekrankheiten“* gerechnet (FRÖHLICH). Es sind auch in erster Linie *Militärärzte* gewesen, die durch wertvolle Beiträge unsere Kenntnisse über die Symptomatologie, Klinik und Pathogenese dieser Krankheit bereichert haben.

Hervorgehoben sei die ausgezeichnete, auch in epidemiologischer Hinsicht beachtenswerte Arbeit von v. HECKER und OTTO anläßlich einer Badeepidemie in *Hildesheim* im Jahre 1910, die uns im übrigen auch ein vollständiges Bild der damaligen Kenntnisse über die WEILsche Krankheit vermittelt. Es war jedoch auch v. HECKER und OTTO trotz sorgfältiger Kultur- und Tierversuche nicht gelungen, den *Erreger* der Krankheit aufzufinden. Erst als im Laufe des Weltkrieges unter unseren Truppen — namentlich an der Westfront im Aisne-Gebiet — gehäufte Fälle von WEILscher Krankheit auftraten (1915) und infolge dessen umfangreiche experimentelle und klinische Untersuchungen zum Studium dieser Erkrankung seitens der Militärärzte (UHLENHUTH und FROMME, HÜBENER und REITER) einsetzten, konnte ihr Wesen und ihre Verbreitungsweise weitgehend aufgeklärt und noch während des Krieges der Erreger der Krankheit entdeckt werden (1915), wodurch auch ihre *Bekämpfung* auf eine sichere wissenschaftliche Grundlage gestellt wurde. Als dann auf Grund dieser und gleichzeitig auch durch *japanische* Forscher erzielter ätiologischen Erkenntnisse die Aufmerksamkeit der Ärzte auf die WEILsche Krankheit — deren Krankheitsbild den Ärzten bisher viel zu wenig bekannt war — in erhöhtem Maße gelenkt war, wurden auch nach dem Kriege in zunehmendem Maße Epidemien von WEILscher Krankheit beobachtet; besonders aber wurde über *Einzelfälle,* besonders in *Holland, Deutschland* und dann auch in anderen Ländern berichtet.

Im *Weltkriege* trat die WEILsche Krankheit auch an der Front bei *englischen, französischen* und *belgischen* Truppen auf. Auch auf dem östlichen und südöstlichen Kriegsschauplatz, sowie an der *italienischen* Front und am Isonzo wurde die WEILsche Krankheit beobachtet. In der deutschen Armee wurde die Krankheit besonders im *Westen* und auf dem *Balkan,* vereinzelt im Osten und in der Türkei beobachtet. Von den vom 1. 1. 16 bis 31. 7. 18 gezählten *928* Kranken stammt über die Hälfte von der V. (26,2%), der III. (20%), der I. (3,3%) und der VII. Armee (8,5%) aus dem Maas- und Aisne-Tal. Von den übrigen Armeen des Westens kamen noch die VI. Armee in Nordfrankreich und die Armeeabteilung Gaede am Oberrhein in Betracht.

1916 litten 0,13, 1917 0,06‰ der Kopfstärke an WEILscher Krankheit. Im *englischen* Heere erkrankten im Jahre 1915 in Frankreich 256 (0,43‰ K.), in Mazedonien von Oktober 1915 bis September 1918 1383 (3,4‰ K.). Das *amerikanische* Heer hatte in Europa in der Zeit von April 1917 bis Dezember 1919 786 Erkrankungen. Nach dem Kriege sind in den letzten Jahren Militärepidemien nicht mehr beobachtet worden.

Folgende Zahlen zeigen den *Zu- und Abgang an* WEIL*scher Krankheit* im Heere in der Vor- und Nachkriegszeit (s. Tabelle S. 494).

Die Morbidität soll 0,04‰ K. — ebenso wie in den letzten Jahren vor dem Kriege — betragen haben. H. RUGE fand bei der *Marine* unter 2500 Fällen von *Gelbsucht* aus den Jahren 1919—1929 nur 3mal WEILsche Krankheit.

Krankheitsbild. Nach einer Inkubationszeit von 1—2 Wochen beginnt die Krankheit plötzlich zumeist mit Fieber, Schüttelfrost, Kopfschmerzen und schwerem Krankheitsgefühl, bisweilen auch mit Erbrechen und Durchfall. Charakteristisch sind die meist gleich anfangs auftretenden *Muskelschmerzen,* besonders der Wadenmuskulatur. Schon die geringste Berührung der Waden löst häufig die heftigsten Schmerzen aus. Die Schleimhäute, besonders der Conjunctiva sind gerötet (Episkleritis); die *Augen* weisen einen eigentümlichen Glanz auf. Zwischen dem 2. und 6. Tage stellt sich, wenn auch nicht regelmäßig, *Gelbsucht* ein, meist mit einer Vergrößerung und Druckempfind-

Berichtszeit	Zugang		Abgang			Behandlungstage für jeden Kranken durchschnittlich
	absolute Zahlen	‰ K.	dienstfähig	gestorben	anderweitig	
1905/06	21	0,04	10	1	8	43,0
1906/07	19	0,04	13	—	6	37,1
1907/08	37	0,07	27	1	8	39,7
1908/09	19	0,03	17	1	5	26,1
1909/10	34	0,06	27	—	3	37,9
1910/11	32	0,06	21	1	6	34,8
1911/12	21	0,04	25	—	6	36,7
1912/13	18	0,03	12	—	5	31,2
1922	24	0,26	26	—	—	34
1923			(Statistik	ruhte)		
1924			,,	,,		
1925	4	0,04	4	—	—	46
1926	2	0,02	1	1	—	36
1927	—	—	—	—	—	—
1928	1	0,01	1	—	—	61
1929	—	—	—	—	—	—
1930	2	0,02	2	—	—	38
1931	2	0,02	2	—	—	33
1932	—	—	—	—	—	—
1933	2	0,02	1	1	—	19,5
1934	2	0,01	2	—	—	87,5

lichkeit der Leber. Daneben kommt es nicht selten zu Herpes, masern-, scharlach- oder urticariaähnlichen Ausschlägen, quälendem Hautjucken und Blutungen in die Haut und die Schleimhäute (Nasenbluten, blutiger Auswurf usw.). Die *Temperaturkurve* ist charakteristisch. Sie steigt rasch an und fällt gegen Ende der ersten Woche meist staffelförmig ab. Nach einem fieberfreien Intervall kommt es häufig zu einem neuen Fieberanstieg, der etwa eine Woche dauert. Weitere Fieberwellen können folgen. Der *Puls* ist meist, im Gegensatz zu Typhus — der Temperatur entsprechend —, beschleunigt. Häufig macht sich schon von Beginn der Krankheit an ein Versagen der Vasomotoren durch einen niedrigen Blutdruck bemerkbar; nicht selten werden Herzstörungen (Myo- und Endokarditis) beobachtet. Die *Milz* ist in der Mehrzahl der Fälle — im Gegensatz zu den Beobachtungen von Weil — nicht vergrößert. Im *Urin* ist fast immer Eiweiß nachzuweisen, ferner auch Zylinder und rote Blutkörperchen, sowie Bilirubin und Urobilinogen; die Diazoreaktion ist meist negativ. Der *Stuhl* ist gewöhnlich zunächst nicht entfärbt; bei Auftreten von Ikterus ist er bisweilen acholisch. *Leber-* und gleichzeitig *Niereninsuffizienz* bilden die wichtigsten Komplikationen, wobei der Reststickstoff abnorm erhöht sein kann, häufig unter gleichzeitiger Senkung der Kochsalzwerte des Blutes. Meningismus und Nackenstarre werden häufig beobachtet, was den Verdacht auf Meningitis, besonders bei Fehlen des Ikterus erwecken kann. Es sind auch Fälle von reiner „meningealer Spirochätose" (Troisier und Boquien u. a.) beobachtet. Die Senkungsgeschwindigkeit ist zum Unterschied von anderen Formen des Ikterus — von Anfang an stark beschleunigt [40—60—80 mm (Westergreen)]; ja noch höhere Werte sind nicht selten. Auch Leukocytose mit Vermehrung der neutrophilen polynukleären Leukocyten ist häufig.

Der *Verlauf* ist sehr wechselnd, Man sieht alle Übergänge von abortiven Fällen zu in wenigen Tagen tödlichen schwersten Allgemeininfektionen. Dabei ist der Zustand des Kreislaufs, der Leber und Nieren für das Schicksal des Kranken von entscheidender Bedeutung. Der *Tod* tritt meist plötzlich in der 2. Krankheitswoche ein. Die *Letalität* betrug bei der deutschen Armee im Weltkriege etwa 7,4% (Uhlenhuth und Fromme). Andere Epidemien hatten eine Sterblichkeit von 25%, in Japan über 40%. Von Einzelfällen kamen in Holland 25% (Schüffner), in Freiburg und Umgebung sowie in Hamburg 20% (Uhlen-

HUTH und ZIMMERMANN, KISTER, KNACK) ad exitum. Ältere Personen sind besonders gefährdet. Auch bei günstigem Verlauf zieht sich die Rekonvaleszenz meist lange hin. Blässe der Haut, subikterische Verfärbung, Haarausfall, hochgradige Erschöpfung und leichte Ermüdbarkeit sind besonders auffallend.

Die WEILsche Krankheit hinterläßt eine ausgesprochene langdauernde *Immunität*. Eine wiederholte Erkrankung ist unseres Wissens bisher nicht beobachtet. Im Laufe der Erkrankung treten *Schutzstoffe* sowie *Agglutinine* (Lysine) und *komplementbindende Substanzen* im Serum auf, die sich unter Umständen noch nach vielen Jahren im Serum nachweisen lassen und die für die Therapie bzw. Diagnose von größter Bedeutung sind.

Erreger. HÜBENER und REITER sowie UHLENHUTH und FROMME ist es bei gleichgerichteten und unabhängigen Untersuchungen an der deutschen Front auf dem westlichen Kriegsschauplatz in ihrem Feldlaboratorium gelungen, durch intraperitoneale Verimpfung von Patientenblut aus den ersten Tagen der Erkrankung die WEILsche Krankheit mit dem typischen Befund (Ikterus der Sklera, der Haut, Hämorrhagien besonders in der Lunge) auf Meerschweinchen zu übertragen und die Krankheit in Passagen weiter zu impfen. UHLENHUTH und FROMME konnten nahezu regelmäßig — aber erst bei Dauerfärbung nach GIEMSA — in der Leber der an der Krankheit gestorbenen Meerschweinchen zarte schlanke, flach gewundene Spirochäten von neuartigem Typus feststellen, die sie mit dem Namen *Spirochaeta icterogenes* belegten, und da sie diese auch in der Leber eines an Gelbsucht gestorbenen Soldaten nachweisen konnten, haben sie diese Spirochäten als Erreger der WEILschen Krankheit bezeichnet. HÜBENER und REITER beschrieben zunächst in Präparaten aus der Leber der gestorbenen Meerschweinchen an „Trypanosomen-Geißeln erinnernde" sowie „Kala-azar-ähnliche" (filtrierbare) Gebilde, die sie später auch als Spirochäten erkannten. Unabhängig von diesen im Oktober 1915 veröffentlichten Untersuchungen machten japanische Forscher (INADA, IDO u. a.) in ihrem Lande die gleichen Beobachtungen. Den von ihnen gefundenen Erreger nannten sie *Spirochaeta icterohaemorrhagiae*. Die europäische Bekanntmachung ihrer Forschungsergebnisse erfolgte am 1. März 1916[1], nachdem sie ihre Entdeckung im Januar 1915 in einem — in japanischer Sprache — gehaltenen Vortrag bekanntgegeben hatten. Es ist also diese Entdeckung deutscher und japanischer Forscher, die sie zu weiteren umfangreichen Arbeiten über WEILsche Krankheit führte, völlig unabhängig voneinander gemacht worden.

Die *Spirochaeta icterogenes* ist ein sehr zartes, schwer färbbares, fadenförmiges unregelmäßig gewundenes Gebilde, das aus einem Mittelstück besteht, mit hakenförmig umgebogenen, vielfach knopfartig verdickten Enden, das in seiner Form an „Kleiderbügel" (UHLENHUTH und FROMME) erinnert, weshalb sie von HÜBENER und REITER auch als *Spirochaeta nodosa* bezeichnet worden ist. Im Dunkelfeld, bei geeigneter Färbetechnik und besonders Fixierungsmethoden sieht man einen zentralen Achsenfaden, der von einer eng gewundenen Plasmaspirale umringelt ist. (ZÜLZER.) Im Dunkelfeld sieht man bei Reinkulturen sehr charakteristische rotierende Vorwärtsbewegungen der eng gewundenen Spirochäten, wobei das Mittelstück meist steif und gerade bleibt und die knopfartigen Endstücke eine quirlartige schleudernde Bewegung ausführen (s. Abb. 1 und 2).

Färbung. Die Lebendfärbung erfolgt unter anderem durch Zusatz wäßriger Methylenblaulösung: 1 ccm zu 6 ccm NaCl; Ausstrichpräparate werden feucht mit Osmiumdämpfen fixiert; das lufttrockene Präparat wird 10—30 Minuten mit Methylalkohol gehärtet, mit destilliertem Wasser entsäuert und bei 37° in GIEMSA-Lösung gefärbt. In Schnittpräparaten eignet sich zur Darstellung der Spirochäten die alte Methode nach LEVADITI.

Züchtung. Die Züchtung der Spirochäte gelang zuerst UNGERMANN (1916) in Kaninchenserum, das mit Stückchen von Niere beschickt (NOGUCHI) und mit flüssigem Paraffin überschichtet war. UHLENHUTH benutzte steriles Brunnenwasser mit Zusatz von 10% Kaninchenserum. Das Wachstum der klar und geruchlos bleibenden Kultur erfolgt bei 25—30° nach etwa 6 Tagen.

Gegen äußere Einwirkung (Eintrocknen, Fäulnis, Säure, Sonnenlicht, Desinfizienzien) sind die Spirochäten ziemlich empfindlich und gehen in der *Außenwelt* unter gewöhnlichen Verhältnissen meist schnell zugrunde. Was die Empfänglichkeit für Tiere anbetrifft, so gelingt es, die sehr empfänglichen Meerschweinchen sowie auch Kaninchen mit der Spirochaeta icterogenes unter dem Bild der WEILschen Krankheit zu infizieren. Auch besonders *junge* Hunde sind empfänglich, ebenso Mäuse. Ratten, die unter natürlichen Verhältnissen eine latente Infektion durchmachen (s. unten), lassen sich künstlich relativ schwer infizieren; vielleicht, weil sie zum Teil durch die latente Infektion immun geworden sind; aber auch bei zahmen Ratten gelang die künstliche Infektion nur schwer. Auch Affen sind relativ wenig empfänglich.

[1] J. of exper. Med. Vol. 23.

Die Spirochäten der Weilschen Krankheit finden sich zu Beginn der Krankheit im kreisenden Blut, wie sich durch Verimpfung auf Meerschweinchen beweisen läßt. Später, etwa am 8. Krankheitstage, verschwinden sie aus dem Blut und siedeln sich vor allem in den Nieren an. Sie werden dann vielfach bis in die Rekonvaleszenz — selten noch länger — mit dem Urin ausgeschieden. Dauerausscheider kommen anscheinend nicht vor. Doch wollen Frugoni und Capellani längeres Ausscheiden (Urin) von allerdings avirulenten Weil-Spirochäten bei Personen die mit Weil-Kranken dauernd in Verbindung gestanden hatten, festgestellt haben. Wenn auch in Kulturen der Spirochäte Toxine nicht nachgewiesen werden können, so muß man doch wohl annehmen, daß viele der schweren klinischen Erscheinungen im Körper des Menschen (und auch der Meerschweinchen) auf Giftwirkung zurückzuführen sind.

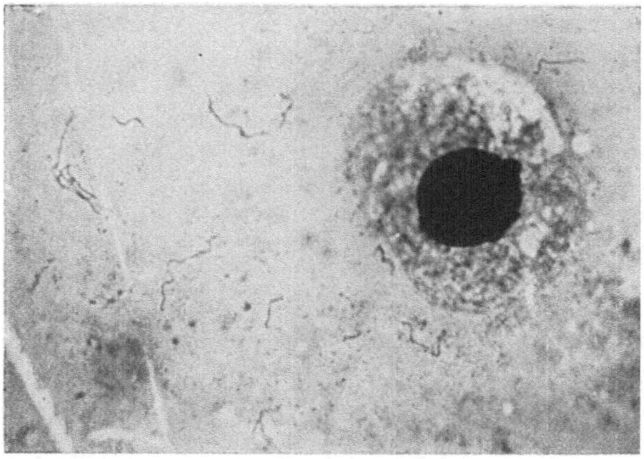

Abb. 1. Spirochaeta-icterogenes-Ausstrich von Meerschweinchenlebern (Giemsa). (Nach Uhlenhuth und Fromme.)

Epidemiologie. Übereinstimmend wird in der älteren Literatur schon angegeben, daß die Krankheit einen streng lokalen Charakter habe, daß sie meist in der warmen Jahreszeit auftritt und mit besonderer Zähigkeit an bestimmten Örtlichkeiten haftet, die sich durch Wasser und Sumpfreichtum (Tümpel, Wallgräben, feuchtes Erdreich) auszeichnen. Es waren z. B. fast immer wieder dieselben *Garnisonen* (Bromberg, Metz, Ulm, Einbeck, Hildesheim, Magdeburg, Braunschweig, Neisse, Hagenau usw.), die von der Krankheit befallen wurden. Hier spielte die Berührung mit verunreinigtem Wasser, besonders das Baden und Schwimmen in solchen Flüssen — sowie auch Pionierarbeiten — usw. eine wichtige Rolle. Es wird berichtet, daß nach dem Badeverbot oder Verlegung der Schwimmanstalt die Krankheit aufhörte. Auch waren es, abgesehen von Soldaten, bestimmte *Berufe*, Metzger, Schlachthofangestellte, Köche, Kanal- und Dränagearbeiter, die besonders häufig erkrankten — selten Frauen und Kinder. Eine *Übertragung* von Mensch zu Mensch ist nicht beob-

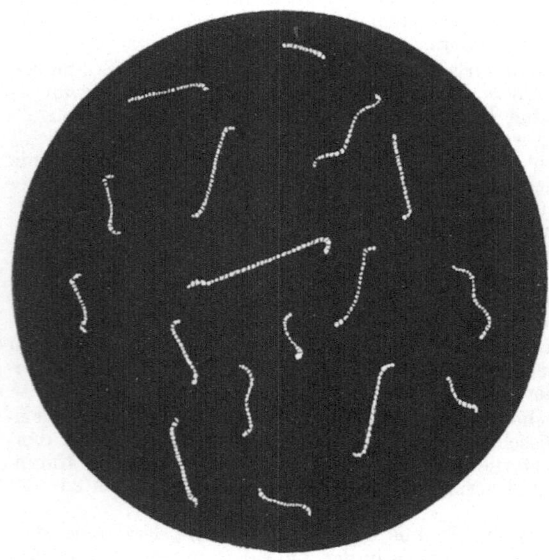

Abb. 2. Gewaschene Kulturspirochäten bei starker Lichtquelle im Leitzschen Dunkelfeld. (Nach dem lebenden Präparat gezeichnet.) (Nach W. Dietrich.)

achtet worden. Es mußte also an eine außerhalb des Menschen liegende Infektionsquelle gedacht werden, und es lag mit Rücksicht auf die gekennzeichneten Beobachtungen nahe, an einen tierischen *Zwischenträger* zu denken, z. B. an stechende Insekten, wie es z. B. v. Hecker und Otto für wahrscheinlich hielten.

Im *Weltkriege* waren es auch immer wieder ganz bestimmte Gegenden, die sich durch Wasser- und Flußläufe auszeichneten, wie z. B. die Aisneniederung und das Maas-Tal in Nordfrankreich, wo wir unsere Untersuchungen angestellt haben. Die Krankheit wurde fast ausschließlich in den vordersten Stellungen, in feuchten Schützengräben, Unterständen und sonstigen Unterkünften beobachtet, zumal wenn die Truppen im Stellungskrieg schon lange den gleichen Standort in sumpfiger Gegend innegehabt hatten (s. Hübener und Reiter, Sick, Harzer, Schumacher, Möllers, Klieneberger u. a.). Bei unserer (VII.) Armee war es besonders das XII. Armeekorps und das Regiment 100, das die meisten (13), aber auf die verschiedensten Kompagnien verteilten Fälle hatte und in besonders sumpfreicher Gegend lag. Unter der *Zivilbevölkerung* — soweit sie noch vorhanden war —, und in Unterkünften weiter hinter der Front und in der Etappe sind Weil-Fälle im allgemeinen nicht beobachtet worden. Die Fälle traten ganz zerstreut auf. Die von uns beobachteten 71 Fälle verteilen sich auf 41 Formationen. Niemals konnten Beziehungen zueinander bzw. Ansteckungen von Person zu Person nachgewiesen werden, trotzdem unter den Feldverhältnissen die beste Infektionsgelegenheit dazu gegeben war, wie z. B. bei Typhus und Ruhr.

Die ungeheuere *Rattenplage,* unter der unsere Truppen gerade in diesen vordersten Stellungen dieser wasserreichen Gegenden zu leiden hatten, zwang uns zu der Vermutung, daß die Übertragung der Krankheit durch Ratten erfolge, während die Insektentheorie (v. Hecker und Otto) keine sicheren Anhaltspunkte ergab. Da wir aber kranke oder tote Ratten nicht auffanden und die in unserem Feldlaboratorium ausgeführten künstlichen Übertragungsversuche an Ratten zunächst negativ ausfielen, konnten tatsächliche Beweise für diese unsere Vermutung nicht erbracht werden.

Während wir mit diesen Untersuchungen noch beschäftigt waren, teilten japanische Forscher (Miyajima u. a.) mit, daß in der Stadt und besonders in den feuchten Kohlengruben von Kyushu, wo unter den Arbeitern Weilsche Krankheit häufig beobachtet wurde, 39,5% (unter 86) der dort gefangenen anscheinend ganz gesunden Ratten mit hochvirulenten Spirochäten der Weilschen Krankheit infiziert waren (1916). Sie fanden die Spirochäten im Urin und in den Nieren, nicht aber in der Leber und dem Blut. Diese wichtigen, an der Front von uns bestätigten Beobachtungen (s. auch Martin und Pettit), sind dann in den meisten Ländern der Welt nachgeprüft worden und haben ergeben, daß überall, auch da wo die Weilsche Krankheit bisher nicht beobachtet war, die Ratten (besonders alte) bis 40% (z. B. in Freiburg nach Kunstein), ja 50% und mehr virulente Spirochäten in den Nieren — wo sie nesterweise in den Tubuli contorti angeordnet sind —, beherbergen und mit dem Urin ausscheiden.

Die Weilsche Krankheit ist eine *primäre Rattenkrankheit.* Die Tiere stecken sich meist in der Jugend unter sich an (durch mit Urin infiziertes Wasser oder Nahrung, Biß, eventuell auch durch den Geschlechtsverkehr), machen scheinbar, ohne zu erkranken, eine latente Infektion durch und werden zu Dauerausscheidern, zu „lebenden Reinkulturapparaten“ der Spirochäten, die, wie auch Tierversuche und Laboratoriumsinfektionen (Adamski, Longworthy, Moore) beweisen, mit den menschlichen identisch sind. So fiel mit einem Male Licht in die dunkle Epidemiologie der Weilschen Krankheit und alle früheren und besonders auch die im Felde gemachten Beobachtungen konnten mit der Rattentheorie in Einklang gebracht werden.

Auch die zahmen Ratten können, besonders wenn sie zu Zuchtzwecken mit wilden zusammengesetzt werden, zu Spirochätenträgern werden, wie durch Verimpfung von Urin und Nierenaufschwemmungen auf Meerschweinchen nachgewiesen werden konnte (Uhlenhuth und Zimmermann). Außer Ratten kommen andere Tiere als Zwischenträger kaum in Betracht. Allerdings können auch *Hunde,* unter natürlichen Verhältnissen evtl. auch als sog. „Stuttgarter Hundeseuche“ die Weilsche Krankheit durchmachen und mit dem Urin noch längere Zeit Spirochäten ausscheiden (Krumbein und Frieling, Uhlenhuth und Fromme u. a.). Es sind aber dann meist ältere Hunde. Ob auch ein bisher nur beim *Hunde* (nicht bei der Ratte) vorkommender Typus, die sog. *„Spirochaeta canicola“* (Schüffner, Klarenbeck, Uhlenhuth und Zimmermann) bei der Infektion des Menschen eine größere Rolle spielen kann, ist noch nicht erwiesen. SCHÜFFNER hat über einige solcher Fälle neuerdings berichtet.

Übertragung. Im allgemeinen fehlt da, wo der Mensch nicht in engste Berührung mit der Ratte kommt, die Gelegenheit zur Infektion. Anders in den Schützengräben und Unterständen sumpfiger Gegenden im Felde, die einen beliebten Aufenthaltsort für die Ratten bildeten, wo die Soldaten mit den Ratten, die ihre Nahrungsmittel anfraßen und verunreinigten, in „Symbiose“ lebten, während in den hinteren Ortsquartieren, wo auch vielfach zahlreiche Ratten vorhanden waren, die intensive Infektionsgelegenheit fehlte. Hier konnten sich die mit dem Rattenurin ausgeschiedenen Spirochäten an den unterirdischen, dunkeln und warmen Orten, im feuchten Erdreich und im Schlamme lange halten und durch die rissige oder unverletzte Haut und Schleimhäute, durch Vermittlung der mit Urin infizierten Nahrungsmittel oder Wasseransammlungen direkt oder indirekt auf den Menschen übertragen werden.

Ähnlich liegen die Verhältnisse in den *Kohlengruben* in Japan (s. oben) sowie nach neueren Beobachtungen auch in *Schottland* (BUCHANAN) und wie wir kürzlich festgestellt haben, auch bei einigen Gruben im *Saargebiet* (UHLENHUTH und ZIMMERMANN, KRAUS). Laboratoriumsinfektionen und Versuche am Meerschweinchen haben nämlich gezeigt, daß die Spirochäten die scheinbar unverletzte Haut und Schleimhaut (Augenschleimhaut) durchdringen können und daß eine Infektion selbst mit geringsten Mengen erfolgen kann. Die Spirochäten dringen außerordentlich schnell in den Körper ein, so daß, wie wir beobachteten, selbst eine sofortige Desinfektion nach einer Infektion mit spirochätenhaltigem Material erfolglos war.

Abgesehen von solchen durch besondere Verhältnisse bedingten seltenen Infektionsgelegenheiten, wie sie besonders im Kriege gegeben sind, und auch sonst unter besonders *unhygienischen Zuständen* bei enger Berührung mit Ratten vorkommen, ist unter Friedensverhältnissen das mit Rattenurin infizierte *Badewasser* wohl als die häufigste Infektionsquelle anzusehen. Im Kriege haben solche Badeepidemien keine Rolle gespielt. Auf diesen Zusammenhang weisen ja auch schon die früheren Beobachtungen (Badeepidemien von Hildesheim usw.) eindringlich hin. Und auch neuerdings sind immer wieder solche Feststellungen gemacht worden (Magdeburg, Hamburg, Holland, Prag, Sumatra usw.). Dafür sprechen auch die *gehäuften* Erkrankungen im Sommer und Herbst. Erfahrungsgemäß halten sich die Ratten mit Vorliebe besonders an wenig hygienisch angelegten Badeplätzen auf. Sie infizieren das Wasser mit ihrem Urin, wobei sich die Spirochäten besonders in stagnierendem Wasser längere Zeit halten und sich eventuell auch vermehren können.

Besonders hat SCHÜFFNER neuerdings mit besonderem Nachdruck auf diesen Zusammenhang in dem wasserreichen Holland mit seinen Grachten und Kanälen immer wieder hingewiesen.

Von seinen in letzter Zeit beobachteten 47 Fällen waren 21 durch *Sturz ins Wasser* — teils durch *Unfall,* teils durch Selbstmordversuch — entstanden. Neuerdings ist es APPELMANN und VAN THIEL gelungen, Meerschweinchen, die am Bauch rasiert und scarifiziert worden waren, durch einen sog. *„Badeversuch“* mit Wasser aus einer Gracht und aus einem Graben in Leiden, wo offenbar eine starke Konzentration und Anreicherung der Spirochäten stattgefunden hatte, mit WEIL zu infizieren und so die WEIL-Spirochäten aus dem Wasser zu isolieren (s. auch SCHÜFFNER und ZÜLZER).

Auch die weiteren zahlreichen und neueren Beobachtungen von WEILscher Krankheit im unmittelbaren Anschluß an einen *Sturz* in verunreinigtes Wasser (Kanalwasser, Abwassergräben) gehören hierher (STIRL, SCHÜRER, MANSON-BAHR, VON GOLDSMIT u. a.), wobei besonders auch auf das Schlucken des infizierten Wassers als Ursache der Krankheit hingewiesen wird.

Auch hier sind die Ratten die primären Infektionsquellen, worauf auch die nach Zunahme der Rattenplage gehäuften WEIL-Erkrankungen unter den *Sielarbeitern* in Hamburg (HEGLER) und London (FAIRLAY) hinweisen. Das gleiche gilt für die Dränagearbeiter in den Plantagen Sumatras (BAERMANN und ZÜLZER) sowie in den mit Fäkalien verunreinigten Grabenwässern der Reisfelder von Japan.

Von besonderem Interesse ist auch eine im Sommer 1931 in *Lissabon* beobachtete *Trinkwasserepidemie* (JORGE), wobei 126 Personen erkrankten und 31 starben. Die Quelle war durch Rattenurin infiziert worden, die Infektion konnte nur per os erfolgt sein, da die Kranken angeblich weder gebadet hatten, noch mit schmutzigem Wasser irgendwie in Berührung gekommen waren. Es ist das besonders auffallend, da der saure Magensaft und die Galle abtötend auf die Spirochäten wirkt und auch beim Meerschweinchen eine intrastomachale Infektion äußerst schwer gelingt. Es kann aber in diesen Fällen auch die Mund- und Rachenschleimhaut als Eintrittspforte für die Spirochäten in Betracht kommen, ein Infektionsweg, auf den MILLER ausdrücklich hinweist.

Auch durch *Rattenbiß* sind zuerst von japanischen Forschern einige Fälle von WEILscher Krankheit beobachtet (nicht zu verwechseln mit der japanischen „Rattenbißkrankheit“ Sodoku). Es gelang auch im Sekret des Maules von Ratten (MIYAJIMA, IDO u. a.) WEIL-Spirochäten nachzuweisen. Nach HARZER, der auf diesen Zusammenhang besonders im Felde geachtet hat, sollen hier Rattenbisse bei der Entstehung der WEILschen Krankheit keine Rolle gespielt haben. Wir selbst (UHLENHUTH und ZIMMERMANN, KRAUSE und WILKEN) haben neuerdings zwei derartige Fälle von WEILscher Krankheit, die im Anschluß an den Biß *zahmer* Ratten bei Angestellten eines Institutes aufgetreten waren, beobachtet, haben aber im Maulsekret zahmer Ratten Spirochäten auch durch den Tierversuch bisher nicht nachweisen können.

So steht also die *Ratte* im Mittelpunkt der Epidemiologie der WEILschen Krankheit und so erklärt es sich auch, daß gerade Personen, die durch ihren Beruf direkt oder indirekt mit Ratten in Berührung kommen, von der Krankheit mit Vorliebe befallen werden. Das trifft für Epidemien zu und auch für Einzelfälle und es wird in vielen derartigen Fällen die Frage einer *Berufskrankheit* bzw. eines versicherungspflichtigen Unfalles zu erörtern sein.

Da die Ratten als „internationale Spirochätenträger“ in der ganzen Welt virulente Spirochäten ausscheiden, muß auch die Krankheit in *allen Erdteilen* verbreitet sein und man findet sie auch, wie neuere Untersuchungen ergeben haben, wenn man nur darnach sucht. Wenn die WEILsche Krankheit trotz des so häufigen Vorkommens bei Ratten, relativ selten ist, so kann das, abgesehen von mangelhafter Diagnose, Virulenzschwankungen verschiedener Disposition des Menschen usw., darauf beruhen, daß die Spirochäten in der Außenwelt (Antrocknung, Fäulnis, Sonnenlicht), besonders auch in *saurem Urin* (UHLENHUTH und ZÜLZER), gewöhnlich schnell zugrunde gehen. Dementsprechend sterben sie auch in saurem *Wasser* (z. B. Moorwasser) bei einem p_H-Gehalt von 6,6—6,8 (ZÜLZER) ab, so daß solches Wasser — ebenso wie das salzhaltige Seewasser — als Infektionsquelle nicht in Betracht kommt.

Lägen die Verhältnisse bei den Ratten ähnlich, wie bei Typhusbacillenträgern, so müßte die WEILsche Krankheit eine außerordentlich weit verbreitete Seuche sein. Aber es fehlt auch meist an der Gelegenheit zur Infektion, da der Mensch unter normalen Verhältnissen nicht in so enge Berührung mit der Ratte kommt, wie z. B. im Kriege.

Immerhin ist die WEILsche Krankheit, seitdem man ihr auf Grund der neuen Forschungen mehr Beachtung geschenkt hat und vor allem imstande ist, sie sicherer zu diagnostizieren, viel häufiger als man bisher annahm (s. Diagnose).

Diagnose. Wenn auch der Verlauf der WEILschen Krankheit häufig sehr charakteristisch ist, so muß doch immer wieder auf die wichtige Tatsache hingewiesen werden, daß viele *atypische Fälle* besonders im Anfang und am Ende einer Epidemie vorkommen, bei denen wichtige Symptome wie Ikterus fehlen können, worauf schon von HECKER und OTTO hingewiesen worden ist. Auch nach neueren Beobachtungen kann der Ikterus in manchen Epidemien und Einzelfällen in 30—40, ja 59% (SCHÜFFNER) der Fälle fehlen. Es ist daher erklärlich, daß in solchen, besonders sporadischen Fällen, die Krankheit nicht diagnostiziert und für Grippe, Typhus, Paratyphus, Nephritis, Meningitis, Sepsis gehalten wird. Auch bei Vorhandensein von Ikterus mit geringem Fieber kann die WEILsche Krankheit mit katarrhalischem Ikterus und bei schweren Erscheinungen auch mit akuter gelber Leberatrophie verwechselt werden. Es wird in solchen Fällen vielfach auch gar nicht an die Möglichkeit einer WEILschen Krankheit gedacht, zumal sehr viele Ärzte Fälle von WEILscher Krankheit nicht selbst beobachtet haben. Von besonderer Bedeutung ist in solch zweifelhaften Fällen die sorgfältige *Anamnese*: Baden und Schwimmen in verunreinigten Gewässern, Pionierarbeiten, Sturz in Kanal- und Grabenwässer, voraufgehende Siel- und

Entwässerungsarbeiten und sonstige berufliche Beziehungen zu Ratten lassen stets den Verdacht auf WEILsche Krankheit aufkommen.

Die *Diagnose* kann in zweifelhaften Fällen auf Grund der neueren Forschungsergebnisse gesichert werden, wie besonders eindrucksvoll auch einige von uns selbst beobachtete Fälle von Laboratoriumsinfektionen ohne Ikterus und für Grippe bzw. Nephritis gehaltene Fälle beweisen (s. GÖBEL, UHLENHUTH und ZIMMERMANN). Solche diagnostische Untersuchungen, wie sie im folgenden beschrieben werden, können aber nur in gut eingearbeiteten Laboratorien und Instituten ausgeführt werden, da sie eine *besondere Technik*, auf die im einzelnen hier nicht näher eingegangen werden kann, erfordern. Es kommen hier folgende Methoden in Betracht.

Der *Tierversuch*. Verimpfung (i.p.) von 2—5 ccm defibrinierten Patientenblutes möglichst aus den ersten Krankheitstagen (nach dem 6.—8. Tag — auch während des Rezidivs — ist ein Erfolg nicht mehr zu erwarten), am besten direkt am Krankenbett auf mehrere 150—250 g schwere Meerschweinchen. Bei Vorhandensein von Spirochäten im Blut sterben die Meerschweinchen in den meisten Fällen an typischem WEIL (Ikterus der Sklera, der Haut, Hämorrhagien in der Lunge und reichlichem Spirochätenbefund in der Leber) frühestens am 4.—5. Tage nach der Infektion. Bei regelmäßiger mikroskopischer Untersuchung (Dunkelfeld) des Peritonealexsudates können die Spirochäten unter Umständen schon vor dem Tode der Tiere am 3. oder 4. Tage nachgewiesen werden, was besonders wichtig ist, da die Meerschweinchen bisweilen auch ohne Ikterus am Leben bleiben und trotzdem einen positiven Spirochätenbefund aufweisen.

Gleichzeitig wird versucht, mit *Blutkulturen* in mit Zusatz von 10% Kaninchenserum versetztem, sterilem Leitungswasser die Erreger zu züchten (UHLENHUTH, UNGERMANN). Unter Umständen können auch im Citratblut mit Hilfe der Zentrifugiermethode die Spirochäten im Sediment (Dunkelfeld) nachgewiesen werden (SCHÜFFNER und SIEBURGH u. a.).

Vom 8. Tage ab sind die Erreger aus dem Blut verschwunden. Das Blutserum enthält dann *Antikörper*, und zwar Schutzstoffe, die durch gleichzeitige Verimpfung von Patientenserum (in fallenden Mengen 1, 0,5, 0,1, 0,01 ccm) und virulenten Spirochätenmaterials (0,5—1 ccm) nachgewiesen werden können. Die Tiere bleiben je nach dem Schutzstoffgehalt des Serums gesund, während Kontrollen mit Normalserum sterben. Durch weitere Versuche läßt sich auch zeigen, daß Meerschweinchen 3 Tage nach der sicher tödlichen Infektion durch bestimmte Mengen von Rekonvaleszentenserum noch gerettet werden können. Auch umgekehrt erweisen sich mit Rekonvaleszentenserum vorbehandelte Meerschweinchen gegen eine nachträgliche Infektion als unempfänglich.

Weiterhin wird ein *Agglutinations-* (Lyse-) Versuch angesetzt. Bei positivem Ausfall beträgt der Titer in WEIL-verdächtigen Fällen 1:200—1:300. Auch die *Komplementbindungsreaktion* und des Flockungsreaktion (GAEHTGENS) kann als zuverlässig empfohlen werden. Ebenso ist unter Umständen der PFEIFFER*sche Versuch*, d. h. Einspritzung von Mischungen von Immunserum und virulenten Spirochäten in die Bauchhöhle des Meerschweinchens zum Nachweis der lytischen Antikörper geeignet.

Diese *Antikörper* können im Blut unter Umständen noch nach Jahren und Jahrzehnten nachgewiesen werden (UHLENHUTH und FROMME u. a.), was diagnostisch zur Vorsicht auffordert, andererseits aber in unklaren Fällen noch nachträglich die Diagnose gestattet. Ein *negativer* Serumbefund bei einer mehrere Jahre zurückliegenden Erkrankung spricht nicht mit Sicherheit gegen eine frühere WEILsche Krankheit (BAERMANN und ZÜLZER). Auch für die Untersuchung auf latente Spirochätenträger bei Ratten und Hunden haben sich diese serologischen Methoden bewährt.

Auch im stark zentrifugierten Urin können die Spirochäten, allerdings meist erst in der 2.—3. Woche, im *Dunkelfeld* bzw. durch den Tierversuch nachgewiesen werden. Für die Untersuchung des Liquors eignet sich am besten (am 7.—10. Tage) der Tierversuch.

So ist man jetzt mit den neuen Forschungsmethoden in der Lage, WEIL-verdächtige, auch *sporadische* Fälle (auch nachträglich) meist restlos aufzuklären und man hat festgestellt, daß die WEILsche Krankheit auch in Ländern und Gegenden, in denen sie bisher wie in Holland und in Dänemark unbekannt war, häufiger vorkommt (SCHÜFFNER, BIJL und KORTHOF, ZÜLZER); auch in Deutschland sind neuerdings von UHLENHUTH und ZIMMERMANN, SCHOTTMÜLLER, HEGLER, KNACK, GAETHGENS, STRASSBURGER und THILL u. a. auf diese Weise zahlreiche Fälle von WEILscher Krankheit nachgewiesen. Es ist daher die Pflicht der Ärzte, von diesen Methoden umfangreichen Gebrauch zu machen.

Therapie. Auf Grund der im Tierversuch festgestellten ausgesprochenen Schutz- und Heilwirkung des Rekonvaleszentenserums (UHLENHUTH und FROMME, HÜBENER und REITER, INADA u. a.) haben wir solches schon während des Weltkrieges mit Erfolg angewandt (s. auch HERBACH, MANN, SICK u. a.). Auch die Japaner sowie BAERMANN und ZÜLZER, MARTIN und PETTIT, KÖRNER haben über günstige Erfahrungen berichtet. Das *Serum* muß nur möglichst frühzeitig und in genügenden Dosen (30—60 ccm i. m.) gegeben werden. Von einer frühzeitigen Diagnose hängt die oft lebensrettende Wirkung des Serums ab, da das Serum mehr ein Schutz- als ein Heilserum ist. Auch in neuester Zeit haben wir uns, wie auch andere Autoren (SCHÜFFNER u. a.), immer wieder von der ausgezeichneten Wirkung besonders auch auf das Allgemeinbefinden überzeugen können. Da aber das Rekonvaleszentenserum nur selten zur Verfügung steht und in vitro nur einige Monate haltbar ist, empfiehlt es sich, die Adressen von WEIL-Rekonvaleszenten aufzubewahren (s. HEGLER) und diese bei frischen Fällen als Blutspender, eventuell auch für direkte Blutübertragung von 300—500—1000 ccm Blut heranzuziehen (HEGLER, SCHOTTMÜLLER).

Das Rekonvaleszentenserum hat seine höchste Wirkung, wenn es am 30.—50. Tage nach Beginn der Erkrankung abgenommen wird. Auch das von *Tieren,* ganz besonders vom Kaninchen (UHLENHUTH und FROMME) gewonnene, länger haltbare Serum, das sich nach unseren Erfahrungen einfach und schnell besonders im Kriegsfalle gewinnen läßt, und das jetzt von den Behring-Werken (I. G. Farbenindustrie) in Marburg hergestellt wird, hat sich ausgezeichnet bewährt. Die Sera müssen natürlich möglichst *hochwertig* sein. Es sollten nur solche Sera Verwendung finden, die zu 0,01, höchstens 0,03 ccm Meerschweinchen 24 Stunden nach der Infektion injiziert, sicher heilen oder einen im allgemeinen dem Schutzwert parallel gehenden Agglutinations- (Lysis-) Titer von 1:20000 besitzen. Solche Sera wirken auch auf ausnahmsweise vorkommende verwandte Varianten der Spirochaeta icterogenes. Bisher ist wenigstens in Deutschland und Holland, ja in Europa (SCHÜFFNER) immer nur der *gleiche Typus* beim Menschen (und der Ratte) gefunden, so daß man vorläufig von der Herstellung polyvalenter Sera, wie das bei den verschiedenen in Sumatra und Japan häufiger vorkommenden Typen notwendig zu sein scheint, hat Abstand nehmen können, zumal die bisher bei uns hergestellten monovalenten Sera sehr gute Erfolge gezeitigt haben. Für europäische Verhältnisse kommt für die Serumherstellung allenfalls noch die Sp. canicola in Betracht (evtl. Schlammfieber). Die Frage bedarf noch weiterer Untersuchung.

Die *Chemotherapie* befindet sich noch im Stadium der experimentellen Prüfung.

Bisher haben sich nur Wismutpräparate als wirksam erwiesen (UHLENHUTH, SAZERAC und NAKAMURA). Unter diesen haben das Trepol (SAZERAC), das Bismuto-Yatren A der I. G. Farbenindustrie (UHLENHUTH und SEIFFERT) sowie noch einige andere (GIEMSA, ROTHMANN) im Meerschweinchenversuch eine gute Wirkung gezeigt. Erfahrungen am Menschen liegen noch nicht vor. Mit Rücksicht auf die bei WEIL allgemein bestehende Albuminurie ist zunächst bei Anwendung von Wismutpräparaten eine gewisse Vorsicht geboten.

Im übrigen ist die Behandlung eine symptomatische. In erster Linie ist auch bezüglich der Diät auf eine eventuelle Leber- und Nierenschädigung zu achten. Bei steigendem Reststickstoff und Sinken der Harnmenge ist mit Rücksicht auf die Möglichkeit einer Salzmangelazotämie Zufuhr größerer Mengen hypertonischer Kochsalzlösung — oder 4%iger Natriumbicarbonicum-Lösung (täglich 200—400 ccm i. v.) — sowie eine Diathermie der Nieren angezeigt.

Prophylaxe. Die allgemeinen Bekämpfungsmaßnahmen richten sich nach den für Seuchen geltenden Grundsätzen. Wenn auch eine Übertragung durch Ansteckung von Mensch zu Mensch nicht beobachtet ist, so ist doch die *Absonderung* der WEIL-Kranken dringend zu empfehlen, zumal die Ausscheidungen der Kranken, bzw. der Rekonvaleszenten virulente Erreger enthalten können. Die Entlassung der Kranken sollte erst erfolgen, wenn durch mikroskopische Untersuchung bzw. den Tierversuch das Fehlen von virulenten Spirochäten im Urin festgestellt ist.

Im übrigen muß während der Krankheit der Urin und die übrigen Ausscheidungen (Nasen- und Bindehautsekret, Auswurf, Erbrochenes, Stuhlgang usw.) fortlaufend desinfiziert werden. Die Entleerungen sind so zu beseitigen, daß eine Berührung mit Ratten und Hunden vermieden wird. Beim Arbeiten mit virulentem WEIL-Material, besonders bei Tierversuchen, ist größte Vorsicht geboten, da die Infektionsgefahr durch Blut, Urin usw. (Einspritzungen, Rattenbisse) sehr erheblich ist, wie zahlreiche, zum Teil tödliche Laboratoriumsinfektionen beweisen. Das Tragen von Gummihandschuhen sowie auch von Schutzgläsern (Infektion der Augenschleimhaut!) ist dringend anzuraten. Auch das Pflegepersonal ist entsprechend eingehend zu belehren.

Besonders zu achten ist auf die *hygienische Anlage* der *Badeanstalten,* die bei Verdacht auf WEIL sofort zu schließen sind. Hier und an anderen Stellen, besonders in Sielen, Kanälen, Schuttabladeplätzen, Schlachthöfen, Markthallen, Bergwerken, wo erfahrungsgemäß sich Ratten mit Vorliebe aufhalten, muß eine wirksame *Rattenbekämpfung* unbedingt gefordert werden. Feuchte Arbeitsstellen (Bergwerke) sind trocken zu legen. Auch das Trinken von Wasser, das verdächtig ist, von Rattenurin infiziert zu sein, muß sorgfältig vermieden werden. Auch *Hunde* müssen als Infektionsquelle überwacht werden.

In Laboratorien, in denen mit den Erregern der WEILschen Krankheit gearbeitet wird, ist hochwertiges Immunserum vorrätig zu halten, das bei versehentlicher Beschmutzung mit infektiösem Material sofort eingespritzt, den Ausbruch der Krankheit verhütet. Eine *aktive Schutzimpfung* mit vorsichtig abgetötetem (Hitze, Carbol) Spirochätenmaterial könnte unter den abnormen Verhältnissen des Krieges, eventuell auch bei Laboratoriums- und Pflegepersonal sowie auch bei Sielarbeitern in Frage kommen. Jedenfalls haben solche Impfungen in den stark verseuchten japanischen Kohlengruben recht günstige Ergebnisse gezeitigt (INADA, WANI u. a.), so daß Neuerkrankungen so gut wie vermieden wurden. Auch BAERMANN und ZÜLZER haben in Sumatra bei Arbeitern, die mit Dränagen beschäftigt waren, durch aktive Immunisierung mit derartigen Impfstoffen gute Erfolge erzielt.

Schrifttum.

Für ein eingehendes Studium der WEILschen Krankheit siehe folgende, zusammenfassende Abhandlungen, in denen sich auch ausführliche Literaturverzeichnisse befinden:

BUCHANAN: Med. Res. Council, Special Rep. **1927**, Nr 113. — FROMME: Erg. Hyg. **4** (1920). — HEGLER: Neue Deutsche Klinik, Erg.-Bd. 2. Berlin u. Wien 1934. — SCHITTENHELM: Handbuch der inneren Medizin, 3. Aufl., Bd. 1. Berlin 1934. — UHLENHUTH u. FROMME: Handbuch der pathogenen Mikroorganismen von KOLLE, KRAUS u. UHLENHUTH, Bd. 7. Berlin u. Jena 1930. — Handbuch der ärztlichen Erfahrungen im Weltkrieg 1914/18 von O. SCHJERNING. Leipzig 1922. — ZÜLZER: Handbuch der pathogenen Protozoen, Bd. 3. Leipzig 1925. — Arb. Reichsgesdh.amt **51** (1918).

Einzelarbeiten neuester Zeit.

APPELMANN u. VAN THIEL: Zbl. Bakter. **135** (1935). — BIJL u. KORTHOF: Arch. f. Hyg. **105**, 29 (1930). — FAIRLEY: Brit. med. J. **1933**, Nr 3835, 10—14. — GAEHTGENS: Klin. Wschr. **1933 I**, 697. — JORGE: Off. internat. Hyg. publ. **24**, 88—117 (1932). — KISTER: Z. Med.beamte **1933**, Nr 2, 399. — KISTER, SCHOTTMÜLLER, HEGLER u. KNACK: Münch. med. Wschr. **1933 I**, 399. — KRAUSE u. WILKEN: Klin. Wschr. **1934 I**, 132. — KUNSTEIN: Z. Immun.forsch. **75**, 173 (1932). — RUGE: Erg. inn. Med. **1** (1925). — *Sanitätsbericht* über das deutsche Heer im Weltkriege 1914—18, Bd. 3. Berlin 1934. — SCHLOSSBERGER: Klin. Wschr. **1935 II**. — SCHOTTMÜLLER: Dtsch. med. Wschr. **1933 I**, 715. — SCHÜFFNER: Arch. f. Hyg. **103**, 349 (1930). — Trans. roy. Soc. trop. Med. **28**, Nr 1 (1934). — SCHÜFFNER u. MOCHTAR: Arch. f. Hyg. **103**, 249 (1930). — STRASSBURGER u. THILL: Klin. Wschr. **1929 II**, 1391. — TROISIER et BOQUIEN: La spirochaetose meningée. Libraires de l'Academie de médecine. Paris 1933. — UHLENHUTH: Münch. med. Wschr. **1930 II**, 2047, 2098. — UHLENHUTH u. ZIMMERMANN: Dtsch. med. Wschr. **1933 I/II**. — Med. Klin. **1934 I**; **1935 I**. — Vortr. mikrobiol. Ges. Berlin **1935**. — Zbl. Bakter. **35**, H. 1/3. — Dtsch. med. Wschr. (im Druck). — WANI: Z. Immun.forsch. **79**, 1—26 (1933). — ZIMMERMANN: Arch. Schiffs- u. Tropenhyg. **33**, Beih. (1929). — Z. Immun.forsch. **68**, 364 (1930). — Med. Klin. **1934 I**. — Med. Klin. **1936 I**. — ZÜLZER: Acta path. scand. (København.) **12**, 4 (1935). — C. f. B. **136**, 3/4 (1936).

10. Trachom.

Von **M. WINTER**-Königsberg i. Pr.

Die Lehre vom Trachom ist heute noch immer viel umstritten. Nach allgemeiner Ansicht der Forscher handelt es sich um eine Infektionskrankheit, deren Erreger jedoch mit Sicherheit noch nicht erkannt ist.

Geschichtliches. Das Trachom wurde von den *napoleonischen Armeen* aus Ägypten eingeschleppt (ägyptische Augenkrankheit) und trat im Jahre 1812/13 zum ersten Male in Deutschland und in der preußischen Armee auf. Besondere Verbreitung der Krankheit erfolgte durch die aus Rußland zurückkehrenden stark verseuchten Heeresteile. Dank der außerordentlichen Bekämpfungsmaßnahmen, der früh einsetzenden Behandlung und der gesetzlichen Verordnungen ist das Trachom in den letzten Jahrzehnten, besonders in Deutschland erheblich zurückgegangen. So weist nach PETERS besonders BIRCH-HIRSCHFELD (1924, 1930 und 1932) darauf hin, daß für Ostpreußen ein erheblicher Rückgang zu verzeichnen sei, nach dem Material der Königsberger Klinik von 15% auf 4%. Im Jahre 1928 wurde das internationale Komitee zur einheitlichen Bekämpfung des Trachoms in den verschiedenen Ländern gebildet, welches genaue Richtlinien für die Bekämpfung herausgab.

Zur Zeit ist das Trachom in Europa noch in den südlichen und östlichen Ländern stark verbreitet — in Rußland sollen in einzelnen Gegenden noch 50% der Bevölkerung trachomkrank sein. — Über die augenblickliche Verbreitung dieser Krankheit in Deutschland gibt neuerdings ROHRSCHNEIDER Aufklärung. Auf Grund umfangreicher Erhebungen hat er festgestellt, daß ein endemisches Vorkommen der Krankheit in erheblichem Grade zur Zeit noch in Ostpreußen und Schlesien beobachtet wird, außerdem in der Grenzmark und in Teilen Hinterpommerns. Geringere Verbreitung zeigt die Krankheit in den übrigen Teilen Pommerns, in Brandenburg, Mecklenburg, Schleswig-Holstein, Rheinprovinz, Thüringen, Freistaat Sachsen und Westfalen. Das Eichsfeld gilt nach Ansicht der verschiedensten Autoren als Trachomherd.

ROHRSCHNEIDER hat bei seinen Erhebungen weiter noch festgestellt, daß bei der Ausbreitung des Trachoms die Familieninfektion eine große Rolle spielt und daß weiter der Einschleppung durch Wanderarbeiter aus den östlichen Grenzgebieten eine erhebliche Bedeutung beizumessen ist.

In den letztverflossenen Jahren hat man auch Untersuchungen darüber angestellt, ob Konstitution und Disposition beim Erwerb von Trachom ein ausschlaggebender Faktor sind. Hierüber sind die Akten noch nicht geschlossen. Einige Autoren behaupten wieder, daß Rassendisposition eine wichtige Rolle spiele. AXENFELDT hat nach genauen Untersuchungen den Schluß gezogen, daß es höchstens eine relativ geringere oder größere Empfänglichkeit, aber nicht einen Schutz gegenüber der Infektion gebe. Es ist oft beobachtet und auffallend gefunden worden, daß einzelne Personen oder sogar ganze Heeresteile in trachomverseuchter Gegend nicht erkrankten, obwohl die Bedingungen außerordentlich günstig waren. Hieraus glaubte man annehmen zu müssen, daß bestimmt eine Immunität vorliege. Nach AXENFELDT ist aber dies kein Beweis. Ob die lymphatische Konstitution zum leichteren Erwerb von Trachom disponieren kann, wie italienische Autoren behaupten, sei dahingestellt. Nach SCHIECK ist eine Disposition zur trachomatösen Infektion durch irgendeine Allgemeinerkrankung und Konstitutionanomalie nicht erwiesen, wohl aber kann die ausgebrochene Erkrankung durch diese Faktoren unter Umständen an Schwere und Hartnäckigkeit gewinnen. Nach den wissenschaftlichen Erfahrungen schützt auch eine einmal durchgemachte Erkrankung nicht vor Neuerkrankung, ja es sind oft mehrere Schübe einer Erkrankung beobachtet worden.

Es muß noch erwähnt werden, daß das Krankheitsbild des Trachoms oft eine derartige Ähnlichkeit mit der KOCH-WEEKS-Conjunctivitis hat, daß Verwechslungen leicht möglich sind. Große Epidemien in ganzen Heeresteilen, von denen ausländische Autoren berichten, brauchen nicht immer Trachominfektionen zu sein, da auch die oben erwähnte Form der Conjunctivitis sehr infektiös ist.

Nach KUTSCHER erkrankten in der preußischen Armee 1813—1821 etwa 25000 Mann an Trachom, von denen 1100 gänzlich oder teilweise erblindeten. In den anderen Heeren sah es damals noch viel trostloser aus. In den späteren Kriegen war dann das Auftreten von Trachom schon erheblich weniger umfangreich und hatte nicht mehr den Charakter einer Seuche.

Im *Weltkriege* 1914/18 traten die Trachomfälle im deutschen Heere nur sporadisch auf, obwohl die deutschen Soldaten tief in trachomverseuchten Gegenden standen. Nach dem „Sanitätsbericht“ über das deutsche Heer im Weltkrieg 1914/18, Bd. III erkrankten im deutschen Millionenheere nur 5728 Mann an infektiösen Augenkrankheiten, das ist 0,90‰

der Iststärke. Zu diesen infektiösen Augenkrankheiten wurden gerechnet: Trachom, Blennorrhöe, Diphtherie, Diplobacillenconjunctivitis. Wieviel Trachomfälle in dieser Zahl enthalten sind, ist nicht zu ersehen; es geht aber aus den Zahlen hervor, daß sie verschwindend gering gewesen sind.

In diesem Bericht wird auch besonders betont, daß die Krankheit in den polnischen Bürgerquartieren in sehr erheblichem Umfange aufgetreten ist. In den *Gefangenenlagern,* in denen viel trachomverseuchte Gefangene eingeliefert wurden, war von einer Weiterverbreitung nichts zu merken. Eine von PETERS bei einer großen Zahl namhafter Autoren angestellte Umfrage ergab, daß keiner ein vermehrtes Auftreten von Trachom in der Kriegs- und Nachkriegszeit beobachten konnte. Nur FEILCHENFELD berichtet aus dem Felde, daß er frisch trachomatös Infizierte in größerer Zahl sah. Nach PETERS kontrastieren seine Beobachtungen aber so erheblich mit denen anderer Autoren, daß gewisse Zweifel berechtigt sind, ob es sich überhaupt um Trachom gehandelt hat. Auch BIRCH-HIRSCHFELD hält die Infektionsgefahr für sehr gering und führt sie besonders auf die Benutzung gleicher Waschgeschirre zurück. Es ist bekannt, daß das Trachomvirus in trockenem Zustande schnell zugrunde geht und die Übertragung in feuchter Form geschehen muß. Gemeinsame Benutzung von Schwämmen, Handtüchern usw. sind also eine günstige Gelegenheit zur Weiterverbreitung der Krankheit. Die Kriegsliteratur ergibt das gleiche Bild wie die Umfrage von PETERS.

Nach HORNICKER wurden im *österreichisch-ungarischen Heere* die Trachomkranken in Trachom- (T-) Formationen zusammengefaßt. Die Mannschaften dieser Formationen bestanden aus größtenteils vorbehandelten oder wenigstens einer relativen Heilung zugeführten Kranken. Diese Soldaten standen dauernd unter augenärztlicher Kontrolle. Die T-Formationen wurden möglichst nur im Stellungskrieg eingesetzt, wo bessere Isolierung möglich war. Auf Gegenden mit staubfreier Luft wurde besonderer Wert gelegt. Wie wenig die Infektionsgefahr zu fürchten ist, wenn nur die Regeln einfachster Sauberkeit beachtet werden, geht nach HORNICKER aus der Tatsache hervor, daß Erkrankungen der den T-Formationen zugeteilten gesunden Soldaten, welche in Sonderstellungen als Techniker usw. verwandt wurden, überhaupt nicht beobachtet wurden.

Man suchte nach Gründen, um die geringe Ansteckung der Truppen in den stark trachomverseuchten Gegenden Rußlands zu erklären. CLAUSEN führt zur Erklärung den Umstand an, daß der Kontakt mit der Zivilbevölkerung nur gering gewesen sei, weil diese sich vor der kämpfenden Truppe zurückgezogen hätte. Sodann hätten die Truppen beim Vormarsch kein Wasser zum Waschen gehabt. Die Erklärung mag vielleicht für die Fronttruppe ihre Richtigkeit haben, bei den im rückwärtigen Gebiet liegenden Truppenteilen trifft sie meiner Ansicht nach bestimmt nicht zu, weil hier die Truppen auf den Dörfern meistens in engster Berührung mit der Zivilbevölkerung untergebracht waren. Hier spielt sicherlich die größere Sauberkeit des deutschen Soldaten und die Aufklärung durch die Truppenärzte eine ausschlaggebende Rolle.

Im *Reichsheer* sind in den Jahren 1921—1931 100 Fälle von Trachom gemeldet, von denen 16 als dienstunfähig entlassen wurden. Die Krankheitsfälle verteilen sich auf verschiedene Wehrkreise, etwa der vierte Teil stammt aus Ostpreußen.

Auf die **Ätiologie,** das Krankheitsbild und die Behandlung des Trachoms kann hier nicht eingegangen werden; sie mögen in den einschlägigen Büchern nachgelesen werden.

Trachom und Wehrmacht. Die Übertragung des Trachoms im *Heere* läßt sich am besten bekämpfen, wenn die erforderlichen hygienischen Maßnahmen streng beachtet werden. v. HIPPEL sagt: „Mag die Ansteckungsfähigkeit des Trachoms früher überschätzt sein, so scheint doch allzu große Sorglosigkeit nicht am Platze.“ Jeder Trachomkranke muß also im Lazarett ein eigenes Waschgeschirr und 2 Handtücher erhalten, von denen eines nur als Gesichtshandtuch benutzt werden darf. Die in der F.S.O. geforderte Unterbringung von Trachomkranken in besonderen Zimmern hat sich nicht immer durchführen lassen. Nachteile sind hierbei nicht beobachtet worden.

Tritt die Erkrankung in den Mannschaftsunterkünften epidemisch auf, so ist hier die Frage der D.B. gemäß H.Dv. 251 Ziff. 41, S. 22 zu bejahen. Hiernach kann sie sogar bejaht werden, wenn dienstliche Verhältnisse die Übertragung verschuldeten, ohne daß eine Epidemie vorlag. Bisweilen wird von den Erkrankten eine äußere Ursache, „Einfliegen von Staub, Insekten usw.“ als Grund der Erkrankung angegeben. Genauere Nachforschungen ergaben in einzelnen dieser Fälle, daß der betreffende Kranke wahrscheinlich schon in der Jugend eine trachomatöse Augenerkrankung durchgemacht hatte, da die Augen in der Schule „gepinselt" wurden (Höllensteinbehandlung). Man muß meines Erachtens auch in diesen Fällen D.B. im Sinne einer Verschlimmerung eines schon vorhandenen Leidens annehmen, da zweifellos durch den ausgeübten Reiz eine vorher latente Krankheit zum Ausbruch gekommen ist.

Bei der *Einstellung* werden die Wehrpflichtigen und Freiwilligen auf das Vorliegen von Trachom untersucht. H.Dv. 251 besagt auf S. 231, daß die Einstellung bei festgestelltem Trachom und bei Trachomverdacht unzulässig ist.

Zur Erkennung dieser Krankheitszustände wird hier für die Untersuchung die Anweisung gegeben, daß die unteren Lider so weit herabzuziehen sind, daß man ihre und des Augapfels Bindehaut genau übersehen kann. Zeigt sich irgend eine krankhafte Veränderung, so sind die oberen Lider umzukehren, am besten mit Hilfe eines dünnen Stäbchens, ohne daß ein Druck auf das Auge ausgeübt wird. Wird die Untersuchung genau nach Vorschrift vorgenommen, so können in jedem Falle Trachomverdächtige erkannt werden.

Trachomkranke sind in jedem Falle den Fachabteilungen zu überweisen. Bei Beobachtung größter Sauberkeit wird eine strenge Isolierung der Kranken nicht für erforderlich gehalten. Nach dem heutigen Stande der Wissenschaft können Trachomkranke so weit geheilt werden, daß sie wieder dienstfähig werden. Für die Entlassung als dienstunfähig kommen nur solche Leute in Frage, bei denen sich durch Pannusbildung Sehstörungen erheblichen Grades bemerkbar machen oder bei denen stark sezernierende oder durch Behandlung schwer beeinflußbare Erkrankungen vorliegen, die erfahrungsgemäß zu Rückfällen neigen.

Schrifttum.

AXENFELDT: Lehrbuch der Augenheilkunde, S. 369. 1920. — CLAUSEN: Sitzgsber. ophthalm. Ges. Heidelberg **1918**, 235. — FEILCHENFELD: Dtsch. med. Wschr. **1915 II**, 1459. — HIPPEL, V.: Lehrbuch für Augenheilkunde von AXENFELDT 1935, S. 262. — HORNICKER: Wien. med. Wschr. **1918 I**. — KUTSCHER: Lehrbuch der Militärhygiene, Bd. 4, S. 355. 1912. — PETERS: 1. Das Trachom. Berlin 1935. 2. Handbuch der ärztlichen Erfahrungen im Weltkriege, Bd. 5, S. 127. 1922. — ROHRSCHNEIDER: Die Verbreitung des Trachoms in Deutschland. Z. Augenheilk. **1934**, 263. — SCHIECK: Kurzes Handbuch der Ophthalmologie, 1931. S. 15.

Sanitätsberichte des Reichsheeres, 1914—1918; Bd. 3 1921—1931.

11. Pocken.

Von G. NERLICH-Berlin.

Geschichtliches. Die Pocken (Blattern, Variola, Variole, Smallpox) waren in früheren Zeiten eine der verheerendsten Seuchen in Krieg und Frieden, die auch in zivilisierten Ländern viele Opfer forderten.

Seit Einführung der Schutzpockenimpfung (EDWARD JENNER 1796) haben sie ihre frühere Bedeutung eingebüßt. Sie nehmen eine besondere Stellung ein, weil sie die einzige Seuche sind, die durch menschliche Einwirkung ihren epidemischen Charakter geändert hat. Das bedeutet nicht nur, daß sie aus Deutschland praktisch verschwunden sind, sondern auch, daß sie ihren Charakter als ausgesprochene Kinderkrankheit bei uns verloren haben.

Sie kommen in Ländern mit gutem Impfschutz nur noch in vereinzelten Fällen vor. In Gegenden mit ungenügendem Impfschutz treten dagegen immer wieder größere oder kleinere Epidemien auf. In unzivilisierten Erdteilen haben sie kaum etwas von ihrem früheren Schrecken verloren.

Als *Variolois* wird eine milde Form mit atypischem und abortivem Verlauf bezeichnet. Sie kommt vorzugsweise bei Menschen vor, die nur in ihrer Jugend und dann meist nicht mehr geimpft worden sind.

Wenn Pocken in eine durchgeimpfte Bevölkerung eingeschleppt werden, können sie sich unerkannt als Variolois weiterverbreiten, bis ein Fall von Variola vera auftritt, der zur Stellung der richtigen Diagnose Anlaß gibt.

Außerdem sind gelegentlich früher schon, wie in den letzten Jahren auch in Europa, Epidemien in anderen Erdteilen aufgetreten, die zu hohen Erkrankungszahlen führten und sich durch ihre Gutartigkeit und die Art ihres Exanthems von den echten Pocken unterschieden, so daß sie als besondere Krankheiten *(Alastrim, weiße, Samoa-, Sanaga-Pocken)* bezeichnet wurden. Die Erfahrung hat gezeigt, daß sie den echten Pocken zuzuzählen sind.

Im *Weltkriege* 1914—1918 spielten die Pocken weder für das Heer noch für die Kriegsmarine eine Rolle. Bei der Marine kamen im ganzen, unabhängig voneinander, 3 Fälle vor. Für das Heer meldet der Kriegssanitätsbericht 459 Fälle im ganzen Kriege, während vom österreichischen Heer, das keinen allgemeinen Impfschutz hatte, bis zum Jahre 1916 43000 Fälle bekannt geworden sind.

Auch die Zivilbevölkerung blieb bis zur zweiten Hälfte des Krieges frei, in der durch wolhynische Rückwanderer eine Epidemie hervorgerufen wurde. Es ist anzunehmen, daß die Ausbreitung der Krankheit infolge der durch die *Hungerblockade* herabgesetzten Widerstandskraft der Bevölkerung begünstigt wurde.

Erreger. Über den Erreger der Pocken sind wir erst in den letzten Jahrzehnten zu größerer Klarheit gekommen. Wir sehen ihn in seiner eigentlichen Virusform in den PASCHENschen Elementarkörperchen, die ihrerseits wieder in Beziehung zu den GUARNIERIschen Körperchen der Haut und Hornhaut stehen. Durch die gelungene Züchtung des Vaccinevirus in überlebendem oder embryonalem Gewebe ist nicht nur die Bedeutung der PASCHENschen Körperchen unterstrichen, sondern auch eine Methode gewonnen worden, die eine beliebige Vermehrung des Virus bei voller bakterieller Sterilität erlaubt (GINS).

Verbreitung. Das Virus wird vorwiegend durch *Tröpfcheninfektion* übertragen. Der Kranke ist am gefährlichsten kurz vor Ausbruch des Pockenexanthems. In dieser Zeit brauchen kaum andere Krankheitserscheinungen zu bestehen. Sehr häufig ist in diesem Stadium eine Pharyngitis, die oft, wie besonders bei dem letzten Pockenauftreten in Holland, das einzige Symptom bleibt: *Pharyngitis variolosa.*

Gegenüber der Tröpfcheninfektion spielt die *Kontaktübertragung* nach neuerer Auffassung eine untergeordnete Rolle. Ebenso ist es mit der Übertragung der Krankheit durch vom Kranken benutzte Gegenstände, durch Staub oder durch Insekten u. a.

Hieraus erhellt, daß die Bekämpfung mit allgemeinen hygienischen Maßnahmen, besonders die Absonderung, in den meisten Fällen zu spät kommen muß. Der einzige sichere Schutz ist eine ausreichende Impfung.

Die *Disposition* für die Erkrankung besteht während des ganzen Lebens. Kinder sind am meisten gefährdet. Vom 40. Lebensjahr an wird eine Abnahme der Disposition angenommen.

Die *Inkubationszeit* beträgt 13—15 Tage. Der Kranke ist vom Ende der Inkubationszeit bis zur Abstoßung der eingetrockneten Pusteln, im ganzen etwa 5—6 Wochen, ansteckend.

Der außerordentlich verschieden schwere Verlauf der Krankheit rechtfertigt die alte Einteilung in Variola vera und Variolois.

Die *Erkrankung* setzt plötzlich mit schwerem Krankheitsgefühl, hohem Fieber und Allgemeinsymptomen ein.

Ein in dem früheren Schrifttum beschriebenes Vorexanthem, der sog. *Rash,* ein flüchtiger, manchmal mehr scharlach-, manchmal mehr masernähnlicher Ausschlag, der am häufigsten am Unterbauch und an der Innenseite der Oberschenkel (Schenkeldreieck) auftritt, wurde bei den letzten Epidemien in Europa nicht mehr als so charakteristisch beobachtet, wie es früher angegeben worden ist.

Im Gegensatz zu anderen Infektionskrankheiten sinkt das Fieber mit dem Auftreten des Pockenexanthems ab. Die Beschwerden gehen zurück und können sogar einer auffälligen Euphorie Platz machen.

Der *Pockenausschlag* beginnt meist im Gesicht als kleine, leicht erhabene rote Fleckchen, die sich unter mäßigem Brennen und Jucken allmählich über Rücken, Brust, Arme bis zu den Beinen ausbreiten. Die Flecken wandeln sich zu Knötchen, dann zu Bläschen und schließlich zu den mehrkammerigen, etwa erbsengroßen, eingedellten Pockenpusteln um. Auch die Schleimhäute werden von Bläschen befallen, die zu starken Beschwerden, ja gelegentlich zu Glottisödem Anlaß geben können. Etwa am 7. Krankheitstage beginnt die eitrige Umwandlung des Pustelinhaltes, die mit einem erneuten Fieberanstieg und Verschlechterung des Allgemeinzustandes einhergeht. In diesem Stadium sind Alkoholiker besonders gefährdet. Die Schwere der Allgemeinerscheinungen und die Höhe des Fiebers hängen meist von der Ausbreitung des Pockenausschlages ab. Durch Konfluieren der Pusteln entstehen große Eiterflächen. Häufig kommt es zu Mischinfektionen, die zu Abscessen und Phlegmonen führen. Nicht selten komplizieren Bronchopneumonie und Mittelohrentzündung des Krankheitsbild.

Etwa vom 11. Krankheitstage ab beginnt die Eintrocknung der Pusteln in derselben Reihenfolge, in der sie aufgetreten waren. Vom 14. Tage ab entfiebert der Kranke und nach weiteren 8—14 Tagen sind die Borken abgestoßen. Anfangs besteht an ihrer Stelle ein pigmentierter Fleck. Da, wo der Papillarkörper eingeschmolzen war, bleibt eine Narbe zurück, die, wenn die Pusteln dicht gestanden haben, besonders im Gesicht eine dauernde schwere Entstellung bedeutet.

Eine besonders schwere Form der Pocken ist die *Variola confluens,* bei der die Bläschen so dicht stehen, daß sie in mehr oder weniger ausgedehnten Bezirken ineinander überfließen. Eine noch schlechtere Prognose bieten die hämorrhagischen Pocken — Purpura variolosa und häufiger die Variola pustulosa haemorrhagica, die *„Schwarzen Blattern“* —, bei denen es zu einer hämorrhagischen Umwandlung der Pusteln und an den Schleimhäuten zu dem Bild einer allgemeinen hämorrhagischen Diathese mit blutigem Auswurf, Urin und Stuhl kommt.

Die *Letalität* dieser schweren Formen ist sehr hoch, während die der echten Pocken mit etwa 15% angegeben wird.

Vor der Einführung der Schutzpockenimpfung waren die Pocken eine der verheerendsten Seuchen. Ihre Sterblichkeit stieg bis zu 20% *aller* Todesfälle.

KISSKALT errechnete, daß im 18. Jahrhundert auf 100 Todesfälle im Durchschnitt 6,84, im Maximum 22,93 Pockentodesfälle kamen.

1740 betrug die Pockensterblichkeit in Berlin rund 16%. Bei der letzten großen Epidemie in Preußen im 18. Jahrhundert fielen etwa 25000 Menschen, meistens Kinder unter 10 Jahren, der Seuche zum Opfer.

Die *Diagnose* der Pocken wird unterstützt durch den Befund der GUARNIERIschen und PASCHENschen Körperchen und durch die PAULsche Methode (Tierversuch).

Die **Behandlung** ist symptomatisch und richtet sich gegen das Auftreten von Komplikationen. Gut bewährt haben sich Pinselung des Körpers mit 5% Kaliumpermanganatlösung oder mit Öl oder Glycerin.

Die Erfahrung, daß das einmalige Überstehen der natürlichen Blattern gegen spätere Pockenerkrankungen schützt, führte schon sehr früh dazu, besonders beim Auftreten leichterer Epidemien, die Gesunden absichtlich der Infektion auszusetzen. JENNER hat das große Verdienst, an die Stelle der Variolation die Vaccination gesetzt zu haben. Das Wesen der *Pockenschutzimpfung* ist eine aktive Immunisierung mit den Krankheitserregern der Variola. Die Vaccine stellt eine Abart des Variolavirus dar, das beim Durchgang durch das Rind die Fähigkeit zur Erzeugung schwerer Allgemeinerkrankung des Impflings eingebüßt hat und dessen Neigung zur Spontaninfektion des Menschen stark verringert ist. Die Immunität ist also eine „artspezifische“ Pockenimmunität. Die Pockenschutzimpfung verleiht einen Schutz, der auf mehrere Jahrzehnte bemessen werden kann und der allmählich abnimmt. Die Wiederholung der Impfung ruft bei der Mehrzahl der Menschen eine dauernde Immunität hervor. Diese Erfahrung führte zur Einführung der *Wiederimpfung* (Revaccination).

Pocken und Wehrmacht. Durch Allerhöchste Kabinettssordre wurde im Jahre 1834 die zwangsweise Schutzpockenimpfung in der *preußischen Armee,* durch das „Reglement für den Schiffssanitätsdienst bei der königlich-preußischen Marine“ im Jahre 1852 in der *Kriegsmarine* eingeführt. Diese Maßnahme hat sich segensreich ausgewirkt. Während in der Zivilbevölkerung Preußens bis zur Einführung des Reichsimpfgesetzes im Jahre 1874 noch immer eine beachtliche Pockensterblichkeit herrschte, trat in der Armee bereits im Jahre 1835 eine auffallende Verminderung besonders der Todesfälle ein. Nur 1870/71 zeigte sich auch im Heere ein deutlicherer Anstieg. Infolge der Unmöglichkeit, die Wiederimpfung der Ersatzmannschaften wegen nicht ausreichender Lymphe und Zeitmangels in genügendem Maße durchzuführen, erkrankten 4991 Soldaten an Pocken, von denen 297 starben. In der *französischen* Armee dagegen, die in derselben Gegend stand und bei der die Schutzimpfung nicht durchgeführt war, fielen allein 23 400 Mann der Krankheit zum Opfer.

Für die *Kriegsmarine* haben die Pocken seit der letzten kleinen Epidemie, die im Winter 1870/71 auf zwei Schiffen der ostasiatischen Station in Japan herrschte, überhaupt keine Rolle gespielt. Wenn man bedenkt, wie zahlreich die Berührungspunkte unserer Kriegsschiffsbesatzungen im Auslande mit pockenverseuchter Bevölkerung sind, wird man die Erfolge der Schutzimpfung nicht hoch genug einschätzen können.

Durch das *Impfgesetz* vom 8. April 1874 ist in Deutschland die Impfung und Wiederimpfung allgemein eingeführt. In der ersten Zeit war die Verwendung von humanisierter Vaccine (Abimpfung von einem Stammimpfling) gestattet. Seit 1899 ist die ausschließliche Benutzung tierischer Lymphe (Kälberlymphe) angeordnet.

Der Impfstoff wird durch staatliche Anstalten geliefert, bei denen auch die Militärbehörden ihren Bedarf decken.

Die Ausführungsbestimmungen zum Reichsimpfgesetz haben sich, entsprechend den im Laufe der Jahre erzielten wissenschaftlichen Fortschritten und praktischen Erfahrungen wiederholt geändert. Zur Zeit gelten die Beschlüsse des Bundesrats vom 22. März 1917 und der Erlaß des Reichsministers des Innern vom 4. April 1934, die auch für die Wehrmacht maßgebend sind. In dem letzteren Erlaß wird die besonders sorgfältige Auswahl der Impflinge angeordnet.

Für die Durchführung der Impfungen gilt in der *Wehrmacht* die Wehrmacht-Sanitäts-Vorschrift Teil 3, VI vom 9. Juni 1934, für die Bekämpfung der Pocken die „Anweisung zur Bekämpfung der Pocken (festgestellt in der Sitzung des Bundesrats vom 28. Januar 1904)".

Das deutsche Heer wurde bei der Mobilmachung 1914 entsprechend der Ziffer 467 der Kriegssanitätsordnung gegen Pocken geimpft. Am 4. März 1917 wurde vom Feldsanitätschef eine allgemeine Wiederholung der Pockenschutzimpfung angeordnet. Sie erstreckte sich auf alle Personen, die nicht in den letzten 4 Jahren Pocken überstanden hatten oder mit Erfolg gegen Pocken geimpft worden waren. Wie richtig diese Maßnahmen waren, geht daraus hervor, daß der Impfschutz des deutschen Soldaten die ungeheuren Belastungen, denen er ausgesetzt war, ausgehalten hat.

Hier nur ein Beispiel dafür. In Ostgalizien wurde 1915/16 ein bis zur Front dicht bevölkertes Gebiet von einer schweren Pockenepidemie heimgesucht. Die Infektionsgefahr war infolgedessen besonders groß. Trotzdem gelang es, die Truppen vor einem seuchenhaften Auftreten der Krankheit zu bewahren.

Erschwerend fielen namentlich bei Kriegsbeginn die Schwächen jeder plötzlichen Massenimpfung ins Gewicht: zu starke Erhitzung der Impfmesser, mangelhafte Verdunstung der Hautdesinfektionsflüssigkeit, zu flache Schnittführung usw. Dazu kam die mangelhafte Übung vieler Ärzte in der Impftechnik. Für eine erfolgreiche Impfung ist Übung und Erfahrung in der Impftechnik Voraussetzung (Abel fand bei Impfung durch Studenten bestenfalls 90% Erfolg, während er 100% hatte). Hinzukam, daß besonders zu Beginn des Krieges die Kontrolle durch Nachschau fehlte.

Mit der Zeit machte sich auch das Nachlassen der Güte des Impfstoffes bemerkbar, und zwar vor allem hinsichtlich des Konservierungs-, Verdünnungs- und Streckungsmittels: des Glycerins. Oft war die Lymphe nicht rechtzeitig umgetauscht oder trotz Vorsicht durch Temperatureinflüsse minderwertig geworden.

Vom *militärhygienischen* Standpunkt ist die Kinderimpfung zu fordern, weil die Impfreaktion im Kindesalter am geringsten, andererseits die Gefährdung durch die Pocken in diesem Alter am größten, und die Reaktion um so stärker, je höher das Lebensalter des Erstimpflings ist. Wenn erst bei Ausbruch eines Krieges geimpft werden sollte, würde das aus den eben dargelegten Gründen eine schwere Beeinträchtigung der Schlagkraft der Wehrmacht bedeuten. Aus diesem Grunde ist auch eine Zwangsimpfung notwendig, denn jeder Nichtgeimpfte bedeutet eine Gefahr für seine Mitmenschen. Das englische Beispiel lehrt, daß bei Einführung der Freiwilligkeit die Zahl derjenigen, die ihre Kinder aus irgendwelchen Gründen nicht impfen lassen (Gewissensklausel), bis zu etwa 50% steigt. Es erübrigt sich hiernach, auf die Einwände der *Impfgegner* einzugehen, die trotz der hervorragenden Erfolge der Pockenschutzimpfung, die praktisch das Verschwinden der Pocken in Deutschland zur Folge hatte, erhoben werden. Wie notwendig es gerade für Deutschland ist, auf der Hut zu sein, hat der Weltkrieg gelehrt. Er hat aber auch gezeigt, daß wir mit unseren Maßnahmen auf dem richtigen Wege sind. — Diese Überzeugung kann nicht dadurch erschüttert werden, daß der normale Verlauf der Impfreaktion in einem geringen Prozentsatz von Fällen gestört sein kann. Es handelt sich hier in erster Linie um sekundäre Infektionen (Erysipel, Staphylokokkeninfektionen), die häufig auf Übertragung durch Familienangehörige oder meist auf unzweckmäßiges Verhalten des Impflings oder seiner Betreuer zurückzuführen sind. Dem Arzt erwächst hieraus die Aufgabe, sich entsprechend den Bestimmungen vor jeder Impfung von dem Gesundheitszustand des Impflings und seiner nächsten, mit ihm zusammenlebenden Familienangehörigen zu überzeugen und Impflinge, bei denen Grund zu Bedenken besteht, zunächst zurückzustellen, um vermeidbare Erkrankungen auszuschließen.

Eine besondere Rolle unter den als *Impfschäden* bezeichneten Krankheiten spielt die Encephalitis post vaccinationem. Diese Krankheit ist erst im letzten Jahrzehnt bekannt geworden und trat zuerst in England und Holland auf, wo die Kinder häufig erst in höherem Lebensalter geimpft werden. Eine Reihe der als Encephalitis bezeichneten Fälle haben sich später als tuberkulöse Meningitis, Miliartuberkulose, Pneumokokkenmeningitis u. a. herausgestellt. Über den Zusammenhang der Encephalitis mit der Impfung kann Endgültiges noch nicht gesagt werden. Es steht fest, daß gelegentlich solche Erkrankungen nach der Impfung auftreten können. Ihre Zahl ist aber sehr gering. Nach den Untersuchungen der deutschen Encephalitiskommission sind höchstens etwa 12 Erkrankungen im Jahre als Encephalitis anzuerkennen. Das entspricht einem Verhältnis von etwa 1 auf 100 000 Geimpfte.

Alle geschilderten Schwierigkeiten, die auch in einem neuen Kriege zu erwarten sind, dürfen nicht vergessen werden. Sie zeigen, wie wichtig eine laufende, gewissenhafte Durchimpfung der Bevölkerung ist, und wie notwendig es ist, eine in Friedenszeiten gut eingespielte Organisation zu haben, die sich im Ernstfalle jeder Belastung gewachsen erweist.

Schrifttum.

ABEL: Veröff. Med.verw. **42**, H. 4 (1934). — BENTMANN: Handbuch der Gesundheitspflege auf Kriegsschiffen, Bd. 2. 1914. — BESSERER: Handbuch der ärztlichen Erfahrungen im Weltkriege 1914—1918, Bd. 3. 1921. — ECKSTEIN: Handbuch der inneren Medizin von v. BERGMANN-STAEHELIN, Bd. 1. 1934. — FRIEDMANN: Handbuch der Pockenbekämpfung 1927. — GINS: GUNDELS Die ansteckenden Krankheiten, 1935. — HEGELER: Praktikum der wichtigsten Infektionskrankheiten, 1934. — HOFFMANN: Die deutschen Ärzte im Weltkriege, 1920. — KISSKALT: Z. Hyg. **93**, 478 (1921). — Kriegssanitätsbericht über die deutsche Marine 1914—1918, Bd. 3 (noch nicht erschienen). — LENTZ: Veröff. Med.verw. **42**, H. 4 (1934). — MÖLLERS: Gesundheitswesen und Wohlfahrtspflege im Deutschen Reiche, 1930. — PASCHEN: Handbuch der pathogenen Mikroorganismen, Bd. 8, Teil 2. 1930. — Wehrmacht-Sanitäts-Vorschrift, Teil 3. 1934. — Sanitätsbericht über das deutsche Heer im Weltkriege 1914/18, Bd. 3. 1934.

12. Fleckfieber (Flecktyphus).

Von R. Otto-Frankfurt a. M.

Mit 3 Abbildungen.

Verbreitung. Das Fleckfieber ist eine seit Jahrhunderten bekannte Kriegsseuche. Als „*Kriegstyphus*" war es in allen früheren Kriegen ein unzertrennlicher Begleiter der Heere, durch die es von Land zu Land verschleppt wurde. Die napoleonische Armee litt 1812 auf ihrem Zuge durch Rußland schwer unter dieser Seuche. Auch ohne Zusammenhang mit kriegerischen Ereignissen stellte sich die Seuche überall dort ein, wo Elend und Verwahrlosung breite Volksschichten ergriffen.

So forderte der „*Hungertyphus*" in Irland nach Millionen zählende Opfer, in Oberschlesien erlagen ihm in den Jahren 1847/48 rund 20000 Menschen. Eine außerordentlich umfangreiche Epidemie herrschte 1918/20 in Sowjet-Rußland.

Zu Anfang des *Weltkrieges* bestanden Fleckfieberzentren in Rußland, Galizien und auf dem Balkan. Der erste schwere Seuchenausbruch erfolgte 1914/15 in Serbien. Im Frühjahr 1917 kam es zu einer schweren Epidemie unter den deutschen Truppen in Rumänien, nachdem schon seit 1915 in den deutschen Ostheeren Krankheitsfälle in Polen und Galizien vorgekommen waren. Diese Erkrankungen bezogen sich in späteren Jahren fast nur auf Etappentruppen. Für die erfolgreiche Abwehr der Seuche — das Westheer blieb völlig frei — kamen die Erfahrungen zugute, welche man seit dem Winter 1914/15 in den deutschen Kriegsgefangenenlagern gemacht hatte *(„Lagertyphus")*. Außerhalb der Gefangenenlager hat das Fleckfieber in Deutschland keine epidemische Ausbreitung gefunden, trotz mehrfacher Erkrankungen in der Nähe der Lager und von Urlaubern aus verseuchten Kriegsgebieten.

In den Heeren der Gegner Deutschlands hat die Seuche, außer im russischen Heere, keine besondere Rolle gespielt. Über die in der russischen Armee durch die Seuche bedingten Verluste liegen keine Angaben vor.

Krankheitsbild. Nach einer Inkubationszeit von 10—14 Tagen und kurzen Prodromalerscheinungen (Kopfschmerzen, Schwindel, Frösteln) zeigt sich plötzlicher Fieberauftritt mit influenzaartigen Beschwerden. Sehr bald folgen schwere Erscheinungen von seiten des Zentralnervensystems, starke Benommenheit (daher der Name, typhos = Umnebelung) und Niedergeschlagenheit. Zwischen dem dritten und siebenten Krankheitstage tritt ein charakteristisches Exanthem, das auch Hand- und Fußflächen befällt, auf. Die Prognose ist nach dem Lebensalter sehr verschieden: bei Kindern 7, Erwachsenen 15—20, älteren Leuten (über 50 Jahre) 50 und mehr Prozent Todesfälle. Fieberabfall in der Regel in 1 bis 2 Tagen nach 12—16tägiger Dauer.

Nach dem „Sanitätsbericht über das deutsche Heer im Weltkriege Monatskranken-

Kriegsjahr	Bei dem Feldheer			
	bei der Truppe	‰ K.	in den Lazaretten	‰ K.
1914/15	76	0,03	141	0,05
1915/16	442	0,11	615	0,15
1916/17	963	0,19	1474	0,30
1917/18	1415	0,28	2287	0,45
1914—18	2896	0,69	4517	1,1
Nach Ausgleich der Verlegungen .	—	—	4617	1,1
Jahresdurchschnitt	724	0,17	1154	0,28

Differentialdiagnose (gegen Unterleibstyphus): Rascher Fieberanstieg mit Schüttelfrost (langsamer, treppenförmiger Anstieg), Fiebercontinua ohne große Remissionen (mit Remissionen bis 1 und mehr Grad), schnelle Entfieberung (langsamer Fieberabfall), Puls nicht besonders beschleunigt, relativ voll, nicht sehr stark erniedrigter Blutdruck (beschleunigter Puls, erniedrigter Blutdruck).

Serologisch. WEIL-FELIX-Reaktion mit X_{19}-Bacillen positiv, in 75% vom 4., in 25% erst vom 6.—7. Krankheitstage ab.

Pathologisch-anatomisch finden sich ganz charakteristische Herde an den Gefäßen der Haut, der peripheren Nerven und der inneren Organe, besonders im Gehirn.

Erreger. Der Erreger des Fleckfiebers ist die *Rickettsia Prowazeki.*

Rickettsien sind kleinste, nur in Gegenwart lebender Zellen in vitro züchtbare Mikroorganismen, die bei den verschiedensten Arten des Fleckfiebers (s. Epidemiologie) gefunden

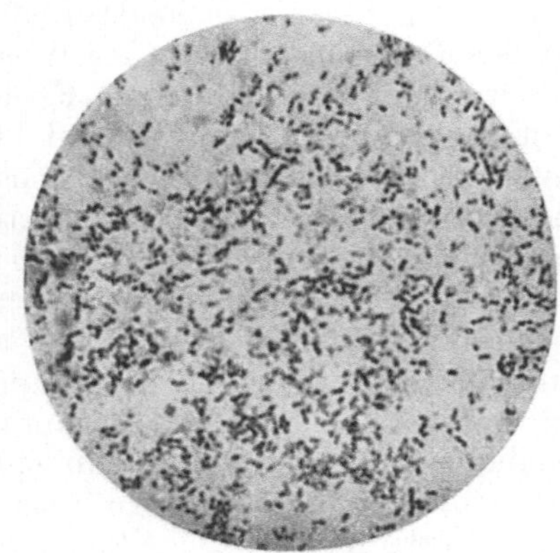

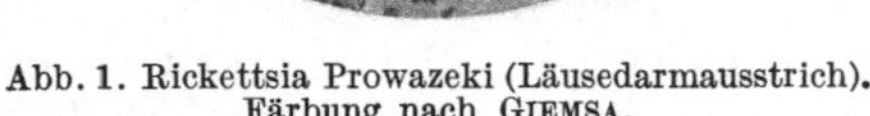

Abb. 1. Rickettsia Prowazeki (Läusedarmausstrich). Färbung nach GIEMSA.

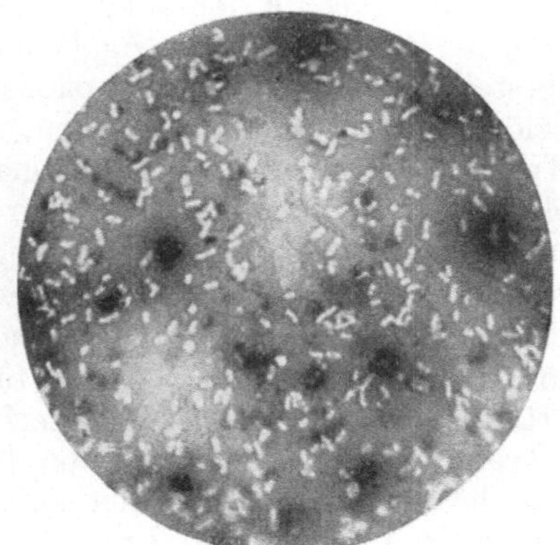

Abb. 2. Rickettsia Prowazeki (Läusedarmausstrich). Cyanochin-Präparat.

werden. Sie wurden zuerst von RICKETTS und WILDER in Amerika später von SERGENT, FOLEY und VIALATTE in Nordafrika, dann von v. PROWAZEK, ROCHA-LIMA, TÖPFER u. a. beim europäischen Fleckfieber gefunden. ROCHA-LIMA erbrachte den Nachweis, daß die Rickettsien sich intracellulär in den Zellen der Magen-Darmwand der Laus vermehren. Eingehende Versuche von WEIGL, sowie neuerdings von MOOSER, PINKERTON, ZINSSER und anderen Autoren stellen die ätiologische Bedeutung der Rickettsien sicher.

Die Proteus-X-Bacillen haben mit der Ätiologie des Fleckfiebers nichts zu tun. Dagegen zeigen sie die wichtige Eigenschaft, daß sie von dem Fleckfieberkrankenserum spezifisch beeinflußt werden (Paragglutinationserscheinung nach R. OTTO u. a.). Ebenso werden auch die Rickettsien spezifisch agglutiniert (R. OTTO und DIETRICH, LEDINGHAM und ARKWRIGHT, WEIGL, KRUKOWSKI u. a.).

1914—1918“ betrug der Zugang von der Truppe nach den Truppen- und rapporten der Lazarette:

Bei dem Besatzungsheer				Bei dem Feld- und Besatzungsheer			
bei der Truppe	‰ K.	in den Lazaretten	‰ K.	bei der Truppe	‰ K.	in den Lazaretten	‰ K.
252	0,14	460	0,25	328	0,07	601	0,14
28	0,01	177	0,07	470	0,07	792	0,12
47	0,02	149	0,07	1010	0,14	1623	0,22
71	0,03	127	0,06	1486	0,21	2414	0,34
398	0,18	913	0,42	3294	0,52	5430	0,85
—	—	1365	0,62	—	—	5982	0,94
100	0,05	341	0,16	824	0,13	1496	0,21

Experimentell läßt sich das Virus auf Affen, Meerschweinchen usw. übertragen, die mit typischem Fieber erkranken. Kaninchen und Ratten zeigen nach der Infektion mit dem Virus kein Fieber; die Kaninchen bilden aber Agglutinine gegen die Rickettsien und geben eine positive WEIL-FELIX-Reaktion. Im Gehirn der Meerschweinchen findet man wie beim Menschen die typischen Herde.

Serologie. Wie bereits erwähnt, agglutinieren die Seren der Fleckfieberkranken die Proteusbacillen und die Rickettsien spezifisch. In der Praxis wird wegen der leichteren Materialbeschaffung die Proteusagglutination (WEIL-FELIX-*Reaktion*) zu diagnostischen Zwecken verwandt, und zwar hauptsächlich der Stamm Proteus X_{19}. Wie WEIL und FELIX festgestellt haben, wachsen diese Bakterien in zwei Formen, einmal in den bekannten Kolonieformen mit *h*auchartigen Ausläufern (H-Form) und zweitens in Kolonieformen *o*hne Hauch (O-Form). Das in der O-Form enthaltene O-Antigen ist für das Fleckfieber spezifisch.

Für die *Technik* der WEIL-FELIX-Reaktion (s. Merkblatt des Feldsanitätschefs) ist wichtig, daß die Agglutination mit den Proteusbacillen in der Weise angestellt werden soll, daß zunächst die Bakterien von der Kultur mit Kochsalzlösung abgeschwemmt werden, und daß man von diesen Emulsionen 1 bis 2 Tropfen zu den Serumverdünnungen hinzusetzt, also daß man nicht, wie es sonst üblich ist, die Kultur mit der Öse in den Röhrchen verreibt. Als Dauerdiagnosticum empfiehlt sich die Verwendung des mit Alkohol hergestellten BIENschen Diagnosticums. Positiver Ausfall der Reaktion bei 1 : 100 spricht für Fleckfieber.

Epidemiologie. R. OTTO hatte auf Grund des Verlaufs des Flecktyphus in den russisch-türkischen Kriegen für dessen Übertragung die Läuse verantwortlich gemacht. Diese Kriegserfahrungen sowie die seit langem bekannte Verbreitung des Fleckfiebers durch vagabundierende Personen und sein epidemisches Auftreten zu Zeiten sozialen Elends, sowie die saisonmäßige Steigerung im Spätwinter und Frühjahr fanden ihre Erklärung, als die *Kleiderlaus* als Übertrager der Seuche festgestellt wurde (NICOLLE). Damit erklärte sich zugleich auch seine hochgradige Ansteckungsfähigkeit und das stärkere Befallenwerden der ärmeren Bevölkerungsschichten.

Außer in der Kleiderlaus kann sich das Virus auch in der Kopflaus vermehren, doch kommt für die Infektionsverschleppung in der Hauptsache der Stich der Kleiderlaus in Frage. Wahrscheinlich gelangen die Rickettsien mit den infektiösen Faeces der Tiere in die kleine Stichwunde, welche die Läuse setzen. Fleckfieberkranke ohne Läuse sind völlig ungefährlich.

In der Kleiderlaus entwickelt sich die Rickettsie sehr schnell. Die Läuse werden 4—5 Tage nach dem Blutsaugen infektiös. Auch Gesunde und speziell Rekonvaleszenten können infizierte Läuse verschleppen. Das Leben der Laus hängt von der Temperatur und von der Ernährung ab. Die Lebensdauer beträgt etwa 50 Tage. Infizierte Läuse gehen meist zugrunde.

Außer dem „Läuse"-Fleckfieber gibt es nun eine Reihe von Fleckfiebern und ihnen nahestehende durch Rickettsien erzeugte Krankheiten, bei denen nicht die Läuse, sondern andere Ektoparasiten die Überträger darstellen, und bei denen nicht der Mensch, sondern bestimmte Nagetiere die Speicher (Reservoire) des Virus sind. Man kann zwei Hauptgruppen unterscheiden: 1. die im Vergleich zum europäischen Flecktyphus relativ gutartigen Fleckfieber, bei denen die Ratten die Reservoire und die Rattenflöhe die Überträger sind; letztere können gelegentlich auch den Menschen befallen, und so kommt es zu sporadisch auftretenden Erkrankungen (endemisches Fleckfieber in Nordamerika (= BRILLsche Krankheit ?), Schiffs-Fleckfieber auf Schiffen und in Seehäfen); 2. die dem Fleckfieber ähnlichen Krankheiten, die wie das amerikanische Felsengebirgsfieber und das Marseiller Fieber (im Mittelmeergebiet) durch Zecken übertragen werden, oder das japanische Tsutsugamushifieber, bei dem die Übertragung durch Milben stattfindet.

Verhütung und Bekämpfung. Die Bekämpfung des „Läuse"-Fleckfiebers beruht auf der Vernichtung der Läuse. Sie hat einmal bei allen Kranken und Verdächtigen, aber auch bei allen denen zu erfolgen, die mit Kranken in Berührung gekommen sind. Die Kranken selbst hat eine läusesichere Absonderung gegen Wiederverlausung zu schützen. In verseuchten Gebieten ist eine systematische Entlausung erforderlich. Zur persönlichen Prophylaxe (für Ärzte, Krankenwärter, Desinfektoren) gehört eine läusesichere Schutzbekleidung. Die vielfach empfohlenen chemischen Schutzmittel sind unsicher.

Die für die systematische Entlausung dienenden *Sanierungsanstalten* müssen so gebaut sein, daß der Entlausungs- und Desinfektionsweg von Personen und Sachen zwangsläufig so ist, daß sanierte Personen und Sachen mit den noch nicht gereinigten nicht in Berührung kommen können (Abb. 3). Für die Sanierung von Sachen kommt am einfachsten heißer Wasserdampf in Frage. Durch ihn werden Läuse bei 60° in einer halben Stunde, Nissen erst in $^3/_4$ Stunden abgetötet. Die Entlausung von Ledersachen geschieht durch Carbolsäurelösung oder Gas.

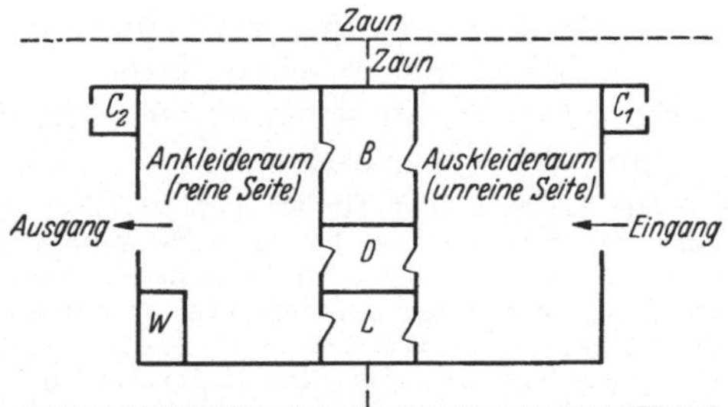

Abb. 3. Schematische Skizze einer Entlausungsanstalt. *B* Baderaum, *D* Desinfektionsapparat, *L* Raum zur Entseuchung von Ledersachen usw., *W* Wäscheschrank, C_1 und C_2 Klosettanlagen.

Für die Sanierung von Wohnungen kommen außer Gas (Blausäuredämpfe, am besten in Form des Zyklon-Verfahrens) in Frage: Aufwaschungen mit Carbolsäurelösung oder Schmierseifenlösung, im Notfalle vier Wochen langes Verschlossenhalten der Wohnung. Sublimatlösungen sind wenig wirksam. Im übrigen s. den Abschnitt „Desinfektion und Entwesung" S. 416f.

Im Felde wurden zur Entlausung der Truppen teils stabile Entlausungsanstalten (z. B. in Fabriken) angelegt, teils wurden hierzu auch mobile Einrichtungen verwandt (Eisenbahnwagen bzw. Eisenbahnzüge, bei denen die Lokomotiven den erforderlichen Heißwasserdampf lieferten). Vielfach mußten auch einfache Sanierungsanlagen, z. B. RIECKsche Entlausungskasten benutzt werden.

Das einmal überstandene Fleckfieber hinterläßt eine deutliche Immunität für Jahre. *Schutzimpfungen* wurden im Kriege mit inaktiviertem Krankenblut ausgeführt. Sie ergaben zwar keinen sicheren Schutz, aber immerhin eine geringere Mortalität der Geimpften. Neuerdings sind vielversprechende Impfstoffe aus Rickettsien hergestellt worden, und zwar einerseits beim europäischen Fleckfieber aus dem Darminhalt infizierter Läuse und andererseits beim amerikanischen Fleckfieber mit Rickettsienemulsionen, die aus intraperitoneal infizierten Meerschweinchen oder Ratten gewonnen wurden. Die Beschaffung dieser Impfstoffe ist recht umständlich. G. BLANC und Mitarbeiter haben deshalb (in Nordafrika) auch versucht, Schutzimpfungen durch Infektion mit einem Virus, das bei Ratten in Casablanca gefunden war, auszuführen; dieses Virus setzte keine tödlichen Infektionen.

Eine Serumtherapie beim Fleckfieber gibt es noch nicht, wenngleich das Rekonvaleszentenserum von verschiedenen Autoren als wirksam bezeichnet wird. Alle bisher geprüften Chemotherapeutika versagten beim Fleckfieber.

Schrifttum.

OTTO, R.: Fortschritte der Fleckfieberforschung. Erg. f. Hyg. **15**, 610 (1934). — Flecktyphus und Fleckfieber. Dtsch. med. Wschr. **1934 II**, 1299. — OTTO, R. u. H. MUNTER: Fleckfieber. Handbuch der pathologischen Mikroorganismen, 3. Aufl., Bd. 8, S. 1107. — SCHJERNING, V.: Handbuch der ärztlichen Erfahrungen im Weltkrieg, Bd. 3, S. 205 u. Bd. 7, S. 403.

13. Lepra.

Von **H. Hetsch**-Homburg v. d. H.

Die in früheren Zeiten weitverbreitete und gefürchtete Lepra (Aussatz) hat heute in den europäischen Kulturstaaten keine besondere Bedeutung mehr. In Deutschland leben nur wenige, genau bekannte Lepröse, die sich sämtlich früher im Ausland infiziert haben.

Die *Krankheit* tritt in verschiedenen Formen auf. Die *Lepra tuberosa* ist durch Bildung von harten Infiltraten und Knoten (Lepromen) charakterisiert, die zuerst meist im Gesicht auftreten. Bei der *Lepra maculo-anaesthetica* stehen im Vordergrund des Krankheitsbildes eigenartige trophische Störungen, Fleckenbildungen, Hautblasen und Veränderungen an den peripherischen Nerven, die Anästhesien, Geschwürsbildungen und Gliedergangrän zur Folge haben. Bei der *Lepra mixta* finden sich sowohl Knoten wie anästhetische Flecken und Nervenveränderungen. Die Infektion, die nach monate- oder unter Umständen jahrelanger Inkubation manifest wird, nimmt einen sehr chronischen Verlauf.

Der *Erreger*, der 1873 von Armauer Hansen entdeckte Leprabacillus, steht morphologisch und in seinem färberischen Verhalten dem Tuberkelbacillus sehr nahe. Seine Züchtung ist bisher nicht einwandfrei gelungen, ebenso die Übertragung auf Versuchstiere.

Die Leprabacillen finden sich in allen leprösen Veränderungen, wenn auch bei den Einzelfällen in sehr verschiedenen Mengen. Die *Eintrittspforte* liegt in der Regel anscheinend in der *Nasenschleimhaut*, die sehr häufig Geschwürsbildung erkennen läßt, ausnahmsweise vielleicht auch in der äußeren Haut und deren Lymphgefäßen. Bei vorgeschrittenen Fällen der tuberösen Lepra enthalten auch die inneren Körperorgane und bei der zeitweise auftretenden Eruption das Blut Leprabacillen.

Die *Übertragung* der Infektion erfolgt durch direkten Kontakt mit Kranken (Nasenschleim, Geschwürssekrete), der aber nach den epidemiologischen Erfahrungen sehr eng sein muß. Möglicherweise spielt auch Ungeziefer (Wanzen, Läuse) eine Rolle.

Zur bakteriologischen *Diagnose* ist in erster Linie die Nasenschleimhaut zu untersuchen. Wenn sich auf ihr Geschwüre finden, sind auf ihrem Grund in Haufen und Bündeln zusammenliegende oder auch in den Zellen aufgenommene säurefeste Bacillen meist unschwer nachzuweisen. Auch im Gewebssaft frischer Hautknoten und -infiltrate gelingt die Feststellung der Erreger leicht, ebenso führt die Schnittuntersuchung kleiner exstirpierter Leprome in der Regel schnell zum Ziel. Bei spärlichem Gehalt der Untersuchungsmaterialien an Leprabacillen kann das Anreicherungsverfahren mit Antiformin den Nachweis erleichtern.

Die *Bekämpfung* der Lepra erfordert die Ermittlung aller Krankheitsfälle, besonders auch der Frühfälle. Eine strenge Isolierung der Kranken ist in einer belehrungsfähigen Bevölkerung nicht nötig, es kommt nur darauf an, sie nach den gesetzlichen Bestimmungen von innigerem und lang dauerndem Verkehr mit ihrer Umgebung fernzuhalten. Sie müssen besondere Zimmer und Betten, eigene, besonders kenntlich gemachte Eß- und Trinkgeschirre, eigene Wäsche haben. Wäsche und Gebrauchsgegenstände sind regelmäßig zu desinfizieren, alle Verbandstoffe zu verbrennen. Alle diese Maßnahmen sind gesundheitspolizeilich laufend zu überwachen. Die in engeren Beziehungen zu den Kranken lebenden Personen müssen als „Ansteckungsverdächtige“ beobachtet und zeitweise untersucht werden. Bei vorgeschrittenen Fällen ist die Überführung in ein Leprosorium angezeigt. Deutschland ist durch einen Vertrag mit Litauen berechtigt, dafür das bei Memel gelegene Lepraheim in Anspruch zu nehmen.

Schrifttum.

Klingmüller: Handbuch der inneren Medizin von v. Bergmann-Staehelin-Salle, 3. Aufl., Bd. 1, S. 1213. Berlin 1934. — Kolle u. Hetsch: Experimentelle Bakteriologie und Infektionskrankheiten, 7. Aufl. Berlin u. Wien 1929.

14. Tollwut.

Von H. HETSCH-Homburg v. d. H.

Übertragung. Die Tollwut (Lyssa, Rabies) ist ihrem Wesen nach hauptsächlich eine Infektionskrankheit der Tiere, die durch ein filtrierbares Virus hervorgerufen wird. Am häufigsten erkranken Hunde und Katzen, Rinder, Pferde, Schweine, Schafe und Ziegen. Durch den Speichel eines wutkranken Tieres kann die Infektion auf den Menschen übertragen werden. Die Häufigkeit der Bißverletzungen durch wutkranke oder wutverdächtige Tiere beim Menschen ist natürlich von der Ausbreitung der Seuche unter den Tieren abhängig, die örtlich (namentlich in den Grenzbezirken des Reiches) und zeitlich Schwankungen zeigt. Bei Heeresangehörigen werden im Frieden solche Verletzungen nur ausnahmsweise beobachtet. Im *Kriege* 1914/18 wurden bei der 9. Armee 29 und bei einigen anderen Armeen vereinzelte Soldaten wegen Tollwutverdachts behandelt.

Die *Krankheit* beginnt beim Menschen nach sehr verschieden langer Inkubationsdauer mit einem 1—2tägigen Prodromalstadium unter unbestimmten Erscheinungen. Es stellen sich dann in typischen Fällen Schlingbeschwerden ein, die sich bald zu schweren reflektorischen Schlingkrämpfen steigern. Allmählich treten Anfälle von Krämpfen der Atmungsmuskulatur und der Muskeln des Rumpfes und der Extremitäten hinzu. Meist besteht starker Speichelfluß. Der Kranke ist in den Anfallszeiten sehr unruhig und bietet Zeichen der sog. *rasenden Wut*; zwischen den Anfällen beherrschen Angstzustände und Delirien das Krankheitsbild. Zuletzt folgt ein Stadium der Lähmungen, in dem der Kranke meist an Herzlähmung stirbt. Außer dieser rasenden Wut gibt es auch Fälle der sog. *stillen Wut,* bei der die Erscheinungen der Erregbarkeit und die Krampfanfälle stark zurücktreten oder ganz fehlen und die Lähmungen sich früher einstellen. Ferner kommen Fälle von *abortiver Lyssa* vor, die nur in mehr oder weniger ausgesprochenen nervösen Erkrankungen ihren Ausdruck finden. Bei Hunden und anderen Haustieren verläuft die Tollwut ebenfalls meist unter dem Bild der rasenden Wut, viel seltener als stille Wut.

Das Krankheitsvirus, das eine besondere Affinität zum Zentralnervensystem hat, wird in der Regel durch Bißverletzungen kranker Tiere übertragen, also in Wunden aufgenommen. Es kann aber schon in ganz oberflächliche Haut- und Schleimhautverletzungen eindringen; so können z. B. Infektionen dadurch zustande kommen, daß Hautabschürfungen oder Kratzwunden an den Händen von Hunden im Anfangsstadium der Wut, in dem sie noch nicht aggressiv sind, beleckt werden. Sitz und Ausdehnung der Wunden sind prognostisch wichtig. Mit einer besonders großen Infektionsgefahr und einer meist kurzen Inkubationszeit muß man bei Verletzungen am Kopf rechnen.

Der **Tollwuterreger** ist durch bakteriendichte Filter filtrierbar und in seinen Eigenschaften dadurch näher erforscht worden, daß man Filtrate von Gehirn- und Rückenmarkaufschwemmungen lyssakranker Kaninchen, in denen er in großen Mengen enthalten ist, untersuchte. Es ergab sich dabei, daß das Virus auf der Höhe der Erkrankung im Zentralnervensystem fast überall, in besonders starker Konzentration im verlängerten Mark zu finden ist. Für die Zuleitung von der Eintrittspforte aus kommen in erster Linie die Lymph- und Blutbahn, daneben wohl auch die Nervenbahnen in Betracht. Weniger regelmäßig und in geringerer Konzentration ist das Virus in den Speicheldrüsen und deren Sekret, in der Milch, der Lymphe, dem Blut und in verschiedenen inneren Organen festzustellen. Die Virulenz wird nach der Zeit bemessen, in der ein mit einer bestimmten Dosis von Marksubstanz subdural infiziertes Kaninchen der Krankheit erliegt. Durch mehrfache Passagen bei Kaninchen läßt sich ein „*Virus fixe*" gewinnen, das eine konstant bleibende 7tägige Inkubationsdauer besitzt und die Grundlage für die Bereitung der Schutzimpfstoffe bildet. Durch Erhitzung und Austrocknung wird das Virus schnell zerstört, in Glycerin ist es längere Zeit konservierbar.

Ätiologisch bedeutungsvoll sind zweifellos die eigenartigen, intracellulär liegenden NEGRIschen *Körperchen,* die in verschiedenen Teilen des Zentralnervensystems bei lyssakranken Menschen und Tieren so gut wie regelmäßig nachweisbar sind. Wahrscheinlich sind die Innenformationen dieser charakteristischen Gebilde als die Tollwuterreger oder wenigstens Entwicklungsstadien derselben anzusehen. Die Körperchen selbst, die eine runde oder ovale Form und einen Durchmesser von 1—27 μ haben, stellen Reaktionsprodukte der Zellen dar. Sie werden von bakteriendichten Filtern zurückgehalten, während die Filtrate der Gehirne, in denen sie enthalten sind, infektiös wirken.

Die **Diagnose** kann in exakter Weise nur durch den biologischen Nachweis des Virus gestellt werden. Am zuverlässigsten ist die subdurale Einspritzung von Aufschwemmungen der verdächtigen Tier- oder Menschenhirne bei Kaninchen, die dann in der Regel in der 3. Woche an Wut verenden, nötigenfalls aber 2 bis 3 Monate beobachtet werden müssen. Auch weiße Ratten sind für diagnostische Impfungen geeignet. Sehr wichtig ist auch die Untersuchung auf NEGRIsche Körperchen, die mindestens bei 90—95% aller Wutfälle gefunden werden. Der Geübte kann sie schon in Zupfpräparaten frischer Gehirne — beim Menschen meist besonders reichlich im Ammonshorn — in ungefärbtem Zustand erkennen, leichter gelingt ihre Feststellung in Schnitten, die nach einem besonderen Differenzierungsverfahren unter Verwendung von Eosin und Methylenblau gefärbt werden.

Die **Bekämpfungsmaßnahmen** müssen sich in erster Linie gegen die Verbreitung der Lyssa unter den Tieren richten (Reichs-Viehseuchen-Gesetz und Ausf.-Best.) Zur Verhütung von Tollwuterkrankungen beim Menschen sind außerordentlich wichtig die von PASTEUR (1885) eingeführten *Schutzimpfungen*, durch die dem Infizierten während der Inkubationszeit durch allmähliche Vorbehandlung mit dem im Kaninchenkörper abgeschwächten Lyssavirus eine aktive Immunität verliehen wird.

Man kann Emulsionen des steril herausgenommenen Rückenmarks von Kaninchen verimpfen, die mit Virus fixe infiziert und in der Agone getötet werden. Das Mark wird getrocknet und je nach Bedarf in bestimmten Mengen in Kochsalzlösung verrieben. In einem längeren, meist 20 Tage dauernden Impfturnus werden zuerst längere, später kürzere Zeit getrocknete Markserien subcutan verimpft, also anfangs geringere, später größere Virusmengen. Man kann aber auch durch stufenweise Verdünnung frischer Markemulsionen regelmäßig zu Verdünnungsgraden gelangen, die in ihrer Virulenz einem Mark von bestimmter Trocknungsdauer entsprechen. Auch durch Erhitzung, durch Äther oder durch Phenol kann die erforderliche Abschwächung des Virus erreicht werden. Die Einzeldosen der nach einem praktisch erprobten Immunisierungsschema verimpften Virus fixe-Mengen schwanken zwischen 1 und 10 mg, die im Verlauf der ganzen Kur verabfolgte Gesamtmenge beträgt etwa 90 mg.

Die Impfungen werden in besonders dafür eingerichteten Instituten ausgeführt. In Deutschland bestehen derartige Wutschutzstationen beim Institut ROBERT KOCH in Berlin und beim Hygiene-Institut der Universität Breslau. Bei sehr schweren Bißverletzungen werden die Kranken von vornherein mit größeren Impfstoffdosen behandelt und später noch einer zweiten, meist abgekürzten Schutzimpfung unterzogen. Die Erfolge der nach der Bißverletzung rechtzeitig eingeleiteten spezifischen Immunisierung sind unbestritten. Die Letalität der Wutinfektionen, die im allgemeinen auf 10—16% berechnet wird, wird durch sie auf weniger als 1% herabgedrückt.

Schrifttum.

HETSCH: Neue Deutsche Klinik, Bd. 10, S. 477. Berlin 1932. — KRAUS-GERLACH-SCHWEINBURG: Lyssa. Berlin u. Wien 1926. — LOMMEL: Handbuch der inneren Medizin von v. BERGMANN-STAEHELIN, 3. Aufl., Bd. 1, S. 1074. 1934.

15. Tetanus und Gasödem.

Von **F. KLOSE**-Kiel.

Mit 2 Abbildungen.

A. Tetanus.

Geschichtliches. Durch die Schriften des Hippokrates ist uns überliefert, daß schon den Ärzten des Altertums das Krankheitsbild des Wundstarrkrampfes gut bekannt war. In fast allen *Kriegen* hat er eine mehr oder minder große Rolle gespielt.

Besonders erschreckend hoch waren nach v. SCHJERNING die Erkrankungen in den Kriegen Friedrichs des Großen und in den Freiheitskriegen, während im amerikanischen Sezessionskrieg 1861—65 von 217000 Verwundeten 505 oder 2‰, im Deutsch-Französischen Krieg 1870/71 von 95000 deutschen Verwundeten nur 350 oder 4,5‰ und in der russischen Donauarmee 1877/78 von 51700 Verwundeten nur 66 oder 1,2‰ an Wundstarrkrampf erkrankten. Im *Weltkrieg* 1914—18 erkrankten an Wundstarrkrampf nach dem Sanitätsbericht über das deutsche Heer 4500 Personen, was 0,8—0,9‰ aller in ärztliche Behandlung gelangten 4814557 Verwundeten ausmachen dürfte. Davon entfallen die zahlreichsten Erkrankungen in die ersten Kriegsmonate auf dem westlichen Kriegsschauplatz. Die 1656 Erkrankungen im Westen von August bis Dezember 1914 bilden bei 431726 Verwundungen dieser Zeit 3,8‰. Dieses Verhältnis entspricht ungefähr dem des Krieges von 1870/71 und dem des englischen Heeres mit 3,7‰ vom 1. 8. bis 31. 12. 15. Im französischen Heer trat in dieser Zeit Wundstarrkrampf mit 5,0‰ etwas häufiger auf. Setzt man alle in den beiden letzten Kriegsjahren in den Lazaretten im Felde und in der Heimat gezählten Wundstarrkranken in Beziehung zu der Zahl der Verwundungen dieser beiden Jahre, so ergeben sich für das deutsche Heer rund je 0,4‰, d. i. der zehnte Teil gegenüber den ersten Kriegsmonaten im Westen und für das französische Heer 0,5‰ der Verwundeten in der Zeit vom 1. 4. bis 30. 9. 18. Das erst in den letzten Kriegsjahren eingesetzte amerikanische Expeditionskorps hatte bei 176132 Verwundeten gar nur 36 = 0,014‰ Tetanuserkrankungen, während das englische Heer auf allen Kriegsschauplätzen bei 1997199 Verwundeten 2549 Fälle von Tetanus = 1,27‰ zu verzeichnen hatte.

Für das *Friedensheer* ist der Tetanus eine sehr seltene Erkrankung. So sind in den Jahren 1881—1902 nur 96 Erkrankungen, davon in 34 Fällen von *Platzpatronenverletzungen,* in der Armee zur Beobachtung gelangt. Nachdem auf Grund der Untersuchungen von MUSEHOLD, LÖSNER und BISCHOFF, die in den Fließpappepfropfen sehr häufig virulente Tetanussporen nachweisen konnten, die zur Ausfüllung der Platzpatronen dienende Fließpappe in den Munitionsfabriken sterilisiert wird, sind Tetanuserkrankungen im Anschluß an Platzpatronenverletzungen nicht wieder aufgetreten.

Als **Erreger** des Wundstarrkrampfes ist im Jahre 1885 von NICOLAIER im Wundeiter von mit Erdproben geimpften, an Tetanus verstorbenen Versuchstieren der schlanke 2—4 μ lange und 0,3—0,5 μ breite begeißelte, häufig mit einer endständigen ring- oder knopfförmigen, äußerst hitze- und austrocknungsbeständigen Spore versehene Tetanusbacillus entdeckt worden, der 1887 von KITASATO in Reinkultur gezüchtet worden ist — er konnte später im Straßenstaub, im gedüngten Ackerboden, in den Darmausscheidungen unserer größeren Haustiere, besonders der Pferde und auch der Menschen, nachgewiesen werden.

Der Tetanusbacillus gehört zu den obligaten, in Reinkultur nur unter Sauerstoffabschluß wachsenden Anaerobiern. Der GRAMschen Färbung gegenüber verhält er sich ungleichmäßig. In Bouillon bildet er im Verlauf von etwa 10 Tagen ein stark wirksames, thermolabiles, gegen Licht und Luftsauerstoff recht empfindliches Toxin, von dem durchschnittlich 0,000002—0,000005 ccm eine Maus von 15 g tötet. Durch Zentrifugieren oder Filtrieren kann das Gift von den Bacillen getrennt werden, aus dem man weiter durch Fällung mit Ammoniumsulfat und Trocknen des Niederschlages ein konzentriertes, haltbares Trockentoxin gewinnen kann. Die Symptome der Toxinwirkung entsprechen beim Versuchstier genau dem Bilde der durch lebende Keime erzeugten Krankheit, bei der die Keime auf die Wunde oder Impfstelle lokal beschränkt bleiben. Ohne Rücksicht auf die Art der Einverleibung dringt das Toxin indirekt durch die Lymphbahnen und das Blut zu den Endapparaten aller anderen motorischen Nerven und direkt auf dem Wege der regionären, peripheren, motorischen Ganglien zum Gehirn und Rückenmark, wo durch Bindung des Giftes die klinischen Symptome zur Auslösung gelangen.

In der überwiegend größten Zahl der *Erkrankungsfälle* ist das erste Anzeichen eines ausbrechenden Tetanus beim Menschen die durch einen tonischen Krampf der Kaumuskulatur hervorgerufene *Kieferklemme* (Trismus), mit der zumeist eine ausgesprochene *Nackensteifigkeit* mit Opisthotonus einhergeht. Durch die krankhaften Veränderungen der Gesichtsmuskulatur tritt ein ungemein charakteristischer, einem schmerzlichen Lächeln ähnlicher Gesichtsausdruck, „Risus sardonicus" bezeichnet, auf. Allmählich bildet sich im weiteren Verlauf eine allgemeine tonische Körperstarre aus, die ein Aufsetzen des Kranken ganz unmöglich macht und die ruckweise durch äußerst schmerzhafte bis zu 40 in einer Stunde auftretende klonische Krampfanfälle unterbrochen wird. Dabei bleibt das Bewußtsein des Kranken vollständig ungetrübt. Jede, schon die leiseste Erschütterung kann die schmerzhaften Krampfanfälle auslösen. Die Krämpfe der Zungen- und Schlundmuskulatur, insbesondere aber der Atemmuskulatur und des Zwerchfells bilden für den Kranken die größte Gefahr für das Leben. Der Tod erfolgt am 2. oder 4. Tag nach Ausbruch an Erschöpfung und Herzschwäche, meist auf der Höhe eines schweren Atmungskrampfes. Außer diesem *akut* verlaufenden Krankheitsbild gelangt beim Menschen auch ein *chronischer,* meist gutartiger Krankheitsverlauf mit einer mehr als Wochen betragenden Inkubationszeit und mit sich langsam im Verlauf von Wochen oder Monaten entwickelnden und hinziehenden Krämpfen und Spasmen in einzelnen Muskelgebieten zur Beobachtung.

Neben diesem das geschilderte Krankheitsbild auslösenden Toxin „Tetanospasmin" enthält das Bouillonfiltrat noch ein weiteres Gift: das hämolytisch wirkende „Tetanolysin", welches für die Praxis keine Rolle spielt. Gegen beide Gifte lassen sich aber durch entsprechende Vorbehandlung von Tieren verschiedene *Antitoxine* gewinnen. Zur Herstellung eines wirksamen Antitoxins gegen das Tetanospasmin wird nach dem Vorgehen von BEHRING und KITASATO in erster Linie das gegen Tetanus außerordentlich empfindliche Pferd benutzt, aber auch von Rindern, Ziegen und Schafen kann ein wirksames Schutzserum gewonnen werden. Die Immunisierung geschieht durch subcutane Einverleibung vorsichtig dosierter, zuerst abgeschwächter Giftdosen im Verlauf von 12—18 Monaten. Die Wertbestimmung des antitoxischen Tetanusserums geschieht durch eine recht komplizierte Auswertung im Tierversuch durch Feststellung der Neutralisierungskraft im Vergleich mit einem im Institut für experimentelle Therapie in Frankfurt a. M. aufbewahrten getrockneten Tetanustestserum. Seit dem 1. Januar 1928 ist eine internationale Wertbestimmung durch Festlegung der Antitoxineinheit-Berechnung durchgeführt (SCHLOSSBERGER).

Als *Eintrittspforte* in den Organismus kommt stets eine *Verletzung* in Frage. Wenn auch Tetanusbacillen in jedem Kulturboden vorkommen können, so haben doch die praktischen Erfahrungen des Krieges von 1870/71 und besonders des Weltkrieges gezeigt, daß in der geographischen Verbreitung des Tetanusbacillus Unterschiede bestehen müssen.

So trat nach STRICKER unter den Verwundeten nach der Schlacht von Colomby, Mars la Tour und Gravelotte in 0,2%, nach der Schlacht von Spichern in 0,57% Tetanus auf. Auch im Weltkrieg spielte der Tetanus auf dem westlichen Kriegsschauplatze, besonders in der Champagne — nach KÜMMEL gilt die Aisnegegend auch in Friedenszeit als ein endemischer Ort für Tetanus —, weniger in der Gegend von Ypern, eine weitaus größere Rolle als Wundinfektion als auf dem östlichen Kriegsschauplatz, wo PRIBRAM schwerere Fälle bei Kämpfen in der Gegend von Lemberg und Warschau beobachten konnte. ZEISSLER und RASSFELD wiesen nach dem Kriege bei der Untersuchung von 200 Erdproben der europäischen Kriegsschauplätze des Weltkrieges, die auf Veranlassung des Sanitätsdepartements des Kriegsministeriums im Gasödemlaboratorium der Kaiser Wilhelm-Akademie im Jahre 1917 gesammelt worden waren, in 52 Erden = 26% Tetanusbacillen nach, ohne daß sich daraus eine ausgesprochene regionale Verteilung in dem Vorkommen des Tetanusbacillus ableiten läßt, wenn auch ein Überwiegen des Tetanusbacillus in den Erdproben des *westlichen Kriegsschauplatzes* nach diesen Untersuchungen in Bestätigung der praktischen Erfahrung wahrscheinlich erscheint.

Auf Grund einer umfassenden Rundfrage in der *Nachkriegszeit* über die Serumprophylaxe des Tetanus glauben LOEWE und HINSTORFF die Verschiedenheit des regionalen Vorkommens des Wundstarrkrampfes in Deutschland festgestellt zu haben, die sie mit der Bodenbeschaffenheit in Beziehung bringen.

Man wird für die Praxis, besonders des Krieges, unbedingt daran festhalten müssen, daß die wichtigste Infektionsquelle für den Tetanus die Erde, besonders gedüngte, ist und man demnach jede mit *Erde* mittelbar oder unmittelbar *infizierte Wunde* als tetanusverdächtig anzusprechen hat. Ein Einfluß der Jahreszeiten auf die Erkrankungshäufigkeit ließ sich bisher auch nach den Erfahrungen im Weltkrieg nicht eindeutig feststellen.

Die *Inkubationszeit* des Tetanus schwankt zwischen einigen Tagen und mehreren Wochen, in der Regel bricht er nach 4—21 Tagen aus. Im Kriege entstanden die meisten Tetanusfälle nach dem 7.—10. Tage.

Prophylaxe. Da der Tetanus des Menschen zwar eine seltene, aber um so qualvollere Erkrankung darstellt, so ist es deshalb nur zu natürlich, daß frühzeitig, schon vor dem Weltkrieg, die größte Aufmerksamkeit der *Prophylaxe* des Tetanus zugewandt wurde.

An erster Stelle steht die primäre chirurgische Wundversorgung jeder tetanusverdächtigen Wunde, die sich zum Ziel zu setzen hat, glatte, übersichtliche Wundverhältnisse zu schaffen, um damit dem Tetanusbacillus und anderen pathogenen Anaerobiern den Boden für ein Wachstum zu entziehen. Als tetanusverdächtig muß nach den Erfahrungen des Weltkrieges grundsätzlich jede Kriegsverletzung angesprochen werden. So waren nach

MADELUNGS Zusammenstellung von 160 Tetanusfällen 80mal Gewehr-, 53mal Granat- und 27mal Schrapnellverletzungen die auslösende Ursache. Im Weltkrieg überwogen die Sprengkampfmittel.

Gleich wichtig ist die rechtzeitige, d. h. möglichst in den ersten 12 Stunden nach der Verletzung vorzunehmende *Schutzimpfung* mit Tetanusantitoxin durch eine einmalige subcutane Injektion von 2,500—3,000 A.E. Da diese Schutzwirkung infolge Verschwindens des Tetanusantitoxins aus dem Blut zeitlich auf ungefähr 10 Tage beschränkt ist, muß die subcutane Schutzimpfung entsprechend dem Vorschlag von KÜMMEL bei ausgedehnten Verletzungen mit starker Gewebsschädigung zur Verlängerung des Serumschutzes vor Ablauf von 8 Tagen wiederholt werden, wobei es zweckmäßig ist, zur Vermeidung von Anaphylaxiererscheinungen eine andere Serumart, z. B. Rinderserum, zu verabfolgen. Die prophylaktische Tetanusantitoxininjektion, zuerst von NOCARD mit Erfolg bei Pferden angewandt, gewährt bei frühzeitiger Anwendung nach Ansicht KÜMMELS einen fast sicheren Schutz gegen Wundstarrkrampf.

Praktische Erfahrungen mit der vorbeugenden Verabreichung von Tetanusserum wurden von der deutschen Armee bei dem *deutschen Expeditionskorps* in Ostasien 1900/01 durch HERHOLD gesammelt, wo durch prophylaktische Behandlung aller Verwundeten mit Tetanusserum in einem deutschen Feldlazarett die sonst in China sehr häufigen Tetanuserkrankungen vermieden werden konnten. Am 30. November 1907 empfahl dann der *Wissenschaftliche Senat* bei der Kaiser Wilhelm-Akademie für das militärärztliche Bildungswesen die besonders vorbeugende Verwendung von Tetanusheilserum. Dementsprechend wurde in der Heeressanitätsausrüstung Serum antitetanicum (800 Flaschen zu 20 A.E.) im *Güterdepot der Sammelstationen* vorgesehen. Im Weltkrieg empfahl der Feldsanitätschef bereits am 4. Oktober 1914 „zur Verhütung des Wundstarrkrampfes allgemein zur vorbeugenden Einspritzung von Tetanusantitoxin überzugehen, und zwar 1. bei jeder grob verunreinigten Wunde, in oder in deren Umgebung Erde, Pferdemist od. dgl. sichtbar sind; 2. bei jeder Wunde, in der Tuchfetzen oder sonstige Fremdkörper zu vermuten sind; 3. bei ausgedehnten flächenhaften Wunden, insbesondere bei Artillerieverletzungen", nachdem bereits am 5. September 1914 der Befehl zum Vorziehen des Tetanusserums aus den Güterdepots bis zu den Feldlazaretten und Sanitätskompanien erteilt war. Endgültig angeordnet wurde die frühzeitige *vorbeugende Einspritzung* von Tetanusserum „allgemein, soweit als irgend ausführbar, grundsätzlich bei sämtlichen Verwundeten" Mitte April 1915. Dieser Anordnung folgte am 27. Juli 1916 eine ergänzende, die bisherigen Erfahrungen berücksichtigende Verfügung, in der an der möglichst frühzeitigen Vornahme der Schutzimpfung festgehalten wurde, darüber hinaus ihre Wiederholung am 7. Tage nach der ersten Schutzimpfung, gegebenenfalls auch eine dritte Einspritzung nach weiteren 8 Tagen, bei Vornahme eingreifender Verbandswechsel oder Operationen anempfohlen wurde, wobei vor einer intravenösen Anwendung im Hinblick auf die Anaphylaxiegefahr ausdrücklich gewarnt wurde. Auch die Lazarett- und Leichtkrankenzüge mußten im Jahre 1918 Tetanusschutzserum mitführen, um verabsäumte Schutzimpfungen während der Fahrt nachzuholen. Die Schutzgabe im deutschen Heer betrug zunächst 20 A.E. (alte Berechnung), sie wurde im Jahre 1918 auf 15 A.E. herabgesetzt, da die Menge sich als ausreichend wirksam erwiesen hatte. Das vorgefundene *französische Serum* enthielt dagegen nur 0,6—0,75 A.E., das *englische* und *amerikanische* dagegen die doppelte Zahl A.E. des deutschen. Auch für die *Reichswehr* war durch Verf. vom 30. August 1922 die vorbeugende Einspritzung von Starrkrampfserum bei jeder beschmutzten Wunde, insbesondere Riß- und Quetschwunden, vorgeschrieben.

In neuerer Zeit ist von RAMON und ZÖLLER für die Tetanusschutzimpfung des Menschen ein aktives, das Auftreten einer Serumkrankheit ausschließendes Immunisierungsverfahren mit Tetanusanatoxin, einem durch Formoleinwirkung ungiftig gewordenen, aber noch immunisatorische Eigenschaft besitzenden Tetanustoxin, das auch von den Behringwerken hergestellt wird, ausgearbeitet worden. Nach der Vorschrift von SCHMIDT wird bei Menschen, die prophylaktisch schutzgeimpft werden sollen, ohne daß eine Verletzung vorliegt, zunächst 1 ccm Anatoxin, nach 1 Monat 2 ccm Anatoxin und weitere 8 Tage danach noch einmal 2 ccm Anatoxin subcutan eingespritzt. Die so erworbene aktive Immunität soll nach den bisherigen Erfahrungen mindestens 3 Jahre andauern. Nach dieser Zeit ist eine einzige nochmalige Anatoxininjektion, z. B. bei Eintritt einer tetanusverdächtigen Verletzung, imstande, den Antitoxintiter des betreffenden Menschen wieder schnell auf die erforderliche Höhe zu bringen, um einen sicheren Schutz vor dem Ausbruch der Erkrankung zu gewähren. Bei weiterer Bestätigung dieser Angaben eröffnet sich hier für die Kriegsmedizin ein neuer aussichtsreicher Weg der Tetanusschutzimpfung großer Menschenmassen.

Auch eine kombinierte aktive und passive Schutzimpfung mit Tetanusanatoxin und Antitoxin ist von RAMON und ZÖLLER empfohlen worden, wenn bereits eine tetanusverdächtige

Verletzung vorliegt. Beide Verfahren werden im Reichsheer nicht angewandt. (Über Tetanusschutzimpfungen bei Soldaten s. R 4 San.O. Teil 3 Ziffer 39.)

Behandlung. Zur *therapeutischen* Verwertung ist bei jedem ausgebrochenen Wundstarrkrampf eine intensive Serumbehandlung mit hohen, öfters wiederholten Dosen bis zu Gesamtmengen von 170000 A.E. angezeigt, die nicht nur lokal als subcutane Einspritzung in die Nachbarschaft der exzidierten Wunde, sondern auch intralumbal und intravenös angewendet werden sollte. Dadurch kann aber nur das im Zentralnervensystem und in den großen Nervenstämmen noch nicht gebundene, noch in der Blut- und Lymphbahn kreisende Toxin beeinflußt und unschädlich gemacht werden.

Daneben muß unterstützend eine sorgsame Wundtoilette und eine symptomatische Allgemeinbehandlung einhergehen, in deren Vordergrund heute der von LÄWEN empfohlene, für Atemzentrum und Herz weniger schädliche Avertinrectaldauerschlaf oder mehrfach wiederholte intramuskuläre Einspritzungen von Pernocton stehen. Auch von einer leichten Chloroformnarkose, der subcutanen, intramuskulären, intravenösen und intralumbalen Anwendung von Magnesium sulfuric., sowie von der Verabreichung von Morphium, Chloralhydrat und Luminal werden günstige Erfolge berichtet. Trotzdem bleibt die Behandlung eines Tetanuskranken auch heute eine sehr ernste Angelegenheit und verlangt die Beherrschung des gesamten therapeutischen Rüstzeugs.

Die Gefahr des Auftretens einer *Serumkrankheit* oder eines akuten Serumshocks darf von der Verwendung des Tetanusserums für die Prophylaxe und Therapie nicht abhalten, da das Auftreten wirklich bedrohlicher Symptome sehr selten ist und somit in keinem Verhältnis zu dem erzielten Nutzen steht. Auch ist es möglich, den Ausbruch der Serumkrankheit durch fraktioniertes Einspritzen oder Beigabe von Calcium zu verhindern.

Schrifttum.

BEHRING, v.: Das Tetanusheilserum. Leipzig: Georg Thieme. — BISCHOFF, HOFFMANN u. SCHWIERING: Lehrbuch der Militärhygiene, Bd. 34. Bibliothek von COBER-SCHJERNING. Berlin: August Hirschwald 1912. — BUZELLO: Der Wundstarrkrampf beim Menschen. Stuttgart: Ferdinand Enke 1929. — GALAMBOS: Kriegsepidemiologische Erfahrungen. Wien u. Leipzig: Alfred Hölder 1917. — IRELAND: The Medical Departement of the United States Army in the World War, Vol. 11. Surgery: Washington 1927. — KOLLE-HETSCH: Die experimentelle Bakteriologie und die Infektionskrankheiten. Jena: Gustav Fischer. — KOLLE, KRAUS, UHLENHUTH: Handbuch der pathogenen Mikroorganismen. Jena-Berlin-Wien: Gustav Fischer und Urban & Schwarzenberg 1929. — LÄWEN: Avertin zur Behandlung des Tetanus. Zbl. Chir. **1927**, Nr 28. — MEIGNON: La service de Santé, Tome 4. — NICOLAIER: Beiträge zur Ätiologie des Wundstarrkrampfes. Inaug.-Diss. Göttingen 1885. — RAMON et ZÖLLER: De la valeur antigène de l'ana toxine Aétanique chez l'homme. C. r. Acad. Sci. Paris **182** (1926). — Sanitätsbericht über das deutsche Heer im Weltkrieg 1914/18, Bd. 3. Berlin: Mittler & Sohn 1934. — SCHJERNING, v.: Über die Bekämpfung des Tetanus der Armee. Veröff. Mil.san.wes. **1903**, H. 23. — SCHMIDT: Die Serumprophylaxe des Tetanus. — WEINBERG et GINSBOURG: Données récentes sur les Microbes anaérobies et leur rôle en Pathologie. Paris: Masson et Co. 1927. — ZEISSLER u. RASSFELD: Die anaerobe Sporenflora der europäischen Kriegsschauplätze 1917. Jena: Gustav Fischer 1928. — ZÖLLER: Zur Immunität gegen Tetanus. Soc. med. d'kopitaux Seauce 18. Nov. 1927.

B. Gasödem.

Durch die Eigenart der modernen Kriegsführung mit dem Vorwiegen des Stellungskampfes und der indirekten Geschoßverletzungen hat die *Wundinfektion* durch menschenpathogene *anaerobe Erdbakterien* im Weltkrieg eine Bedeutung erlangt, wie sie nach den Erfahrungen des Friedens und früherer Kriege wohl niemand vorausgeahnt hatte.

Geschichtliches. RANKE und PIROGOFF beobachteten im Krimkrieg dem Rauschbrand der Rinder ähnliche Gasgangrän bei *Soldaten* und durch die Mitteilungen von THOMAS KIRKLAND im Jahre 1786, von FRÄNKEL, v. HIBLER, GHON, SACHS u. a. waren verschiedene durch anaerobe Erdbakterien verursachte Krankheitsbilder wie Gasbrand, Gasgangrän, malignes Ödem u. a. schon in Friedenszeiten bekannt geworden, die ätiologisch aber wohl zum Teil Reinfektionen mit nur einer Anaerobenart darstellen. Für das Krankheitsbild der anaeroben Wundinfektionen des Weltkrieges hat ASCHOFF die treffende Bezeichnung „*Gasödeme*" geprägt, da sowohl klinisch als auch pathologisch-anatomisch fließende Übergänge zwischen solchen Fällen bestehen, bei denen das Ödem das ganze Bild beherrscht und solchen, bei denen die Gasentwicklung sich überall in den Vordergrund drängt. Wenn ASCHOFF dafür — beeindruckt von der Anschauung CONRADIS und BIELINGS über die Einheit des nach ihrer Ansicht verschiedene Entwicklungsstufen aufweisenden Erregers, der auch er mit seinen Mitarbeitern zuneigte —, den Virulenzgrad des Infektionserregers ausschlaggebend verantwortlich macht, so hat KLOSE demgegenüber als Erklärung für die Verschiedenheit der Krankheitserscheinungen die Tatsache angeführt, daß in dem Wundmaterial von ihm in der Mehrzahl der Fälle nicht nur ein, sondern mehrere Anaerobenarten aufgefunden werden konnten, deren spezifische Einwirkung auf den Organismus zwanglos die klinische und pathologisch-anatomische Verschiedenheit des Krankheitsbildes verständlich macht. Dies findet seine Bestätigung in den Angaben des *amerikanischen* Sanitätsberichtes, wonach im Wundmaterial in 14% der FRÄNKELsche Gasbrandbacillus allein, in 65% dieser Keim und andere Anaerobier und in 21% nur anderer Anaerobier aufgefunden wurden. Daneben findet sich häufig noch eine Reihe aerober Keime, von denen hier nur Streptokokken, Bac. coli und Bac. proteus erwähnt seien.

Besonders häufig war das Auftreten der Gasödeme in der ersten Kriegshälfte an der *Westfront,* wo die Zahl der daran erkrankten Verwundeten von BUSCH mit 1,2%, von FRANZ mit 2%, von RUMPEL mit 2,8% und zur Zeit einer Offensive sogar mit 7% angegeben wird. Nach dem Sanitätsbericht über das *deutsche Heer* im Weltkrieg 1914—18 wurden an der Westfront im Januar, Februar, März 1917 516 = 0,6% Erkrankungsfälle bei allen Verwundeten mit einer Mortalität von 35,8% festgestellt, während in der 11. Armee (Balkan) in der Zeit vom 1. April bis 31. Mai 1917 eine Erkrankungsziffer von 5,9% der den Lazaretten zugegangenen Verwundeten beobachtet werden konnte. Ähnlich hoch waren die Zahlen im *französischen* Heer, die von IVENS mit 6,3%, von CHALIER und CHALIER mit 5,4% und OMBRÉDANNE mit 13% angegeben werden. Auf 12% wurden die Gasödemerkrankungen 1914 während der Marneschlacht und im Ypernbogen im englischen Heer geschätzt, während 1915 im Abschnitt von Béthune 5% und im Frühjahr und Sommer 1918 nur 1% gezählt wurden. *Nach dem Weltkrieg* sind Gasödeme von den verschiedensten Autoren nach Straßenbahn-, Auto-, Eisenbahn-, Maschinenunfällen, Schußverletzungen, aber auch im Anschluß an Kochsalzinfusionen und Einspritzungen von Arzneimitteln beobachtet worden. Zahlreich sind die Mitteilungen über von den weiblichen Genitalorganen ausgehenden Gasödembacilleninfektionen, meist im Anschluß an Abtreibungsversuche.

Eine zweckentsprechende Einteilung der verschiedenen *klinischen* Krankheitsformen des Gasödems hat COENEN gegeben:

1. Die *lokale Gasphlegmone.* Sie ist gutartig und hat keine Neigung zu schrankenloser Ausbreitung, sondern lokalisiert sich oder betrifft nur einzelne Muskelbäuche.

2. Die *fortschreitende Gasphlegmone.* Sie ist bösartig, indem sie sich von der Muskelwunde fortschreitend auf einen ganzen Körperteil verbreitet und meist als Gasbrand endet.

3. Die *Anaerobensepsis.* Sie führt schnell unter schrankenloser Ausbreitung und schweren Allgemeinerscheinungen zum Tode.

Dabei hebt COENEN ausdrücklich hervor, daß man nicht erwarten kann, daß diese Einteilung allen Krankheitsfällen gerecht wird, sondern, daß zwischen diesen Gruppen wechselseitige Übergänge der Krankheitsbilder auftreten.

Man wird LÖHR zustimmen müssen, wenn er ausführt, daß die von THIES vorgeschlagene Unterscheidung der „braunen" Form von der „blauen" Form des Gasbrandes hinsichtlich der Bösartigkeit ihres Verlaufes einerseits und der Ätiologie andererseits nicht mehr aufrechterhalten werden kann, da zweifellos die Färbung auf einer Beimischung von Blut bzw. Blutfarbstoff beruht.

Die lokalen Erscheinungen eines beginnenden Gasödems sind nach COENEN charakterisiert durch eine dunkle, grauschwarze Farbe und eine weiche Konsistenz der die Wunde begrenzenden Muskulatur, die zumeist infolge der Gasbildung beim Druck oder zwischen den Schenkeln einer Pinzette knistert. Die sich an die schwärzlichen Muskelteile anschließenden Bündel sehen wegen der ödematösen Durchtränkung glasig aus. Gasblasen perlen aus dem Wundfleisch. Die Hautränder werden oft nekrotisch, die Umgebung gibt Schachtelton. Entzündungsröte und Hitze, bei reiner Infektion mit Gasödembacillen auch Eiterung, fehlen, dagegen sind eine meist plötzlich distal der Wunde auftretende Schmerz- und Wundschwellung von weißer Farbe infolge des Fehlens der entzündlichen Erscheinungen und des regelmäßig auftretenden kollateralen Ödems vorhanden. Die Bildung von Gas und Ödem sind die eigenartigsten und charakteristischen Symptome des Gasödems, dabei überwiegt in dem einen Fall die vor allem in den Muskeln auftretende Gasbildung, bald das vorwiegend im Bindegewebe des Unterhautzellgewebes, der Muskelinterstitien und Gefäßscheiden lokalisierte, oft sulzige, gelblich oder fleischwasserfarbene Ödem, das bei starker Blutbeimischung bierbraune Färbung annehmen kann. Die wichtigste Lokalerscheinung des Gasödems ist die vom Muskel ausgehende, im weiteren Verlauf auf die äußere Haut übergreifende Gangräne, die in peripherer Richtung schneller als in zentraler fortschreitet und ausgelöst wird durch eine Thrombose oder andere für den ungehinderten

Blutumlauf ungünstige Momente. Die das Gasödem begleitenden Allgemeinerscheinungen entsprechen ganz dem klinischen Bilde einer schweren Vergiftung. Dabei bleibt in den meisten Fällen das Bewußtsein völlig klar erhalten. Von übler Vorbedeutung ist ein gelegentlich mit Erbrechen und Singultus verbundener Ikterus. Der Tod ist in weitaus den meisten Fällen ein Herztod, was FRANZ und BEITZKE richtig betonen.

Als **Erreger** der Gasödeme kommt nicht ein Anaerobier, sondern eine *Gruppe* derselben, die Gasödembacillen, in Frage, die, ebenso wie der Tetanusbacillus, den Erdbakterien angehören und die nach ZEISSLER charakterisiert sind durch Stäbchenform, Bildung von Sporen unter geeigneten Verhältnissen und größere oder geringere Empfindlichkeit gegen Sauerstoff. Nur der FRÄNKELsche Gasbrandbacillus ist unbegeißelt und daher unbeweglich, alle übrigen pathogenen Gasödembacillen tragen peritrische Geißeln und zeigen zum Teil sehr lebhafte Beweglichkeit.

Eine eingehende systematische Bearbeitung haben diese Anaerobier in der Vorkriegszeit nach morphologischen Gesichtspunkten von v. HIBLER und in der Nachkriegszeit von ZEISSLER, nach morphologischen und toxikologischen Gesichtspunkten von WEINBERG und GINSBOURG erfahren, während KLOSE bei seinen größtenteils im Feld durchgeführten Arbeiten für die Herstellung eines polyvalenten *Gasödemserums* ausschlaggebend die Toxin- und Antitoxinbildung berücksichtigte, um dadurch die im Weltkrieg dringendste Aufgabe der bakteriologischen Forschung: ein Schutz- oder Heilserum herzustellen, einer Lösung näherzubringen.

In der verwirrenden Nomenklatur der verschiedenen Anaerobier hat ZEISSLER versucht Klarheit zu schaffen. Er unterscheidet

1. als *pathogene* Vertreter der Gasödembacillen:

a) der FRÄNKELsche *Gasbrandbacillus (B. Welchii),* (Bac. aerogenes, Bac. enteritidis sporogenes, Bac. perfringens, Bac. saccharobutyricus immobilis);

b) der NOVYsche *Bacillus des malignen Ödems (Bac. oedematiens),* (Bac. oedematiens maligni II, Bac. oedematiens);

c) der *Pararauschbrandbacillus (V. septique),* (Vibrio septique, Bac. oedematiens maligni, Bac. septicus, Bradsotbacillus, GHON-SACHSscher Bacillus, Bacillus des malignen Ödems, KITTscher Rauschbrandbacillus, Pararauschbrandbacillus);

d) der *Rauschbrandbacillus (Bac. Chauvoei)* (Bac. sarcophysematos, FOTHscher Rauschbrandbacillus);

e) der *Bacillus histolyticus* (WEINBERG und SÉGUIN); diesen pathogenen Gasödembacillen hat in neuester Zeit ZEISSLER noch den Bacillus gigas (Bac. haemolyticus) hinzugefügt, über den aber weitere Mitteilungen als Erreger menschlicher Gasödeme abgewartet werden müssen. Bei Kriegsverletzten ist dieser Keim bisher nicht aufgefunden worden.

2. Als *apathogene* Anaerobier, häufig zum Teil mit den pathogenen Gasödembacillen vergesellschaftet

a) der *Bacillus putrificus verrucosus (Bac. sporogenes)* (Bac. sporogenes, Paraplectrum foetidum, Uhrzeigerbacillus, Bac. parasporogenes);

b) der *Bacillus putrificus tenuis (Bac. Bifermetans)* (Bac. bifermetans sporogenes, Bac. bifermetans);

c) der *Bacillus multifermetans tenalbus;*

d) der *Bacillus amylobacter (Bac. tertius)* (Bac. amylobacter, Clostridium butyricum, Bac. saccharo butyricus mobilis, Bac. tertius);

e) der *Bacillus sphenoides;*

f) der *Bacillus cochlearius* (COBBROOK) (Bac. Type III);

g) der *Bacillus tetanomorphus (Bac. pseudotetanus)* (Bac. Type IX, Bac. pseudotetanus, Bac. pseudotetanique).

Von den pathogenen Gasödembacillen ist bisher allerdings eine Menschenpathogenität des FOTHschen Rauschbranbacillus nicht erwiesen. Dementsprechend erübrigt sich seine weitere Besprechung in den folgenden Ausführungen.

Was das Vorkommen der pathogenen Gasödembacillen in der *Erde* anbetrifft, so konnte KLOSE 1917 bei der Untersuchung von 12 Erdproben verschiedener Frontabschnitte des Westens und Ostens, die einer auf Veranlassung des Feldsanitätschefs in den Kampfzonen der europäischen Kriegsschauplätze von den Truppenärzten durchgeführten und dem Gasödemlaboratorium der Kaiser Wilhelm-Akademie zugeleiteten Sammlung von 200 Erdproben entstammten, den Nachweis erbringen, daß in allen Erdproben der FRÄNKELsche Gasbrandbacillus vergesellschaftet mit einem oder zwei anderen pathogenen Gasödembacillen vorhanden war. Diese Ubiquität des FRÄNKELschen Gasbrandbacillus wurde von ZEISSLER und RASSFELD durch die nach dem Krieg erfolgte eingehende Bearbeitung dieser Erdproben in vollem Umfang bestätigt. Ihre Ergebnisse fassen sie wie folgt zusammen:

Aus	193	Erdproben ist der Fraenkelsche Gasbacillus (Bac. Welchii)	gewachsen	100%
„	154	Erdproben ist der Bac. putrificus verrucosus (Bac. sporogenes)	„	80%
„	136	Erdproben ist der Bac. amylobacter (Bac. tertius)	„	70%
„	88	Erdproben ist der Novysche Bacillus des malignen Ödems (Bac. oedematiens)	„	45%[1]
„	79	Erdproben ist der Novysche Bacillus des malignen Ödems (Bac. oedematiens) mit vervollkommneter Technik 51mal . .	„	64%
„	52	Erdproben ist der Tetanusbacillus	„	27%
„	39	Erdproben ist der Bac. tetanomorphus	„	20%
„	25	Erdproben ist der Bac. cochlearius	„	13%
„	15	Erdproben ist der Pararauschbrandbacillus (Vibrion septique)	„	8%
„	12	Erdproben ist der Botulinusbacillus	„	6%
„	8	Erdproben ist der Bac. sphenoides	„	4%
„	4	Erdproben ist der Bac. histolyticus	„	2%

Analog den Verhältnissen beim Tetanus kommt als *Eintrittspforte* der Gasödembacillen in den Organismus nur eine Verletzung in Frage. Für die Entstehung eines Gasödems ist neben der Anwesenheit von Gasödembacillen vor allem die Beschaffenheit der Wunde und ihrer Umgebung (Quetschung, Gewebszerstörung) sowie daneben auch ihre Durchblutung und der Allgemeinzustand des Verwundeten ausschlaggebend.

Der Übertritt von Gasödembacillen in die Blutbahn, der für den Fraenkelschen Gasbrandbacillus von Lehnhartz, Schottmüller und Bingold bei Uterusgasbrand nachgewiesen werden konnte, wurde im Weltkrieg von Pribram, Klose, Ernst Fraenkel u. a. bestätigt und dahin erweitert, daß daneben auch noch andere Arten pathogener Gasödembacillen aus dem strömenden Blut gezüchtet werden konnten. Dadurch finden die bei Gasödemerkrankungen von den verschiedensten Autoren beobachteten Metastasen an der Einstichstelle von Kochsalzinfusionen und an Stellen dauernden Druckes und mangelhafter Durchblutung, z. B. der Gesäß- und Schulterblattgegend ihre Erklärung. Die geringste Neigung zum Übergang in die Blutwege zeigt nach Klose der Novysche Bacillus des malignen Ödems, der zumeist auf die Eintrittsstelle beschränkt bleibt.

Wenn in dem Weltkrieg in der Häufigkeit des Auftretens von Gasödemerkrankungen *jahreszeitliche Schwankungen* im Sinne einer Abnahme der Erkrankungen in den Wintermonaten beobachtet werden konnten, so erklärt sich dies zwanglos aus der zu Frostzeiten gegenüber Regenperioden geringeren Verschmutzung der Bekleidungsstücke. Außerdem spielt eine ausschlaggebende Rolle für die Entstehung eines Gasödems die Schnelligkeit und Sorgfalt der ersten *Wundversorgung* und der schnelle und reibungslose *Abtransport.* Die *Inkubationszeit* schwankt nach den Kriegserfahrungen zwischen wenigen Stunden und 8—10 Tagen, doch sind auch Späterkrankungen nach Monaten, ausgehend von eingeheilten, lebensfähige Erreger enthaltenden Fremdkörpern, zur Beobachtung gelangt.

Alle pathogenen Gasödembacillen bilden im Organismus und in Bouillonkulturen *Toxine* verschiedener Stärke, deren Nachweis von einzelnen oder mehreren Stämmen verschiedener Arten durch Grassberger und Schattenfroh, Novy, Klose, Ficker u. a. erbracht wurde und auf deren Bildung ihre Pathogenität beruht.

Den *Toxinen* aller Gasödembacillen ist bei subcutaner und intramuskulärer Einverleibung gemeinsam die Bildung eines verschieden stark ausgeprägten *Ödems,* das von dem Fraenkelschen Gasbrandbacillus, dem Pararauschbrandbacillus und gelegentlich von dem Novyschen Ödembacillus infolge der gleichzeitig gebildeten Hämotoxine einen mehr oder minder blutig gefärbten Charakter aufweisen kann. Diese Hämotoxine sind als Ursache der von verschiedenen Forschern bei Gasödemerkrankten beobachteten Hämoglobinämie, Methämoglobinämie, Hämatinämie und in deren Folge Hämoglobinurie und Methämoglobinurie anzusprechen. Außer der Ödembildung — der einzigen Gewebsveränderung des Toxins des Novyschen Bacillus des malignen Ödems — zeigt das Toxin des Fraenkelschen Gasbrandbacillus noch eine ausgesprochene nekrotisierende Wirkung auf die Muskulatur, die unter seinem Einfluß schließlich in einen flüssigen Brei verwandelt wird, während das Toxin des Bacillus histolyticus nach Weinberg und Séguin infolge proteolytischer Fermente

[1] Der Gesamtuntersuchungen.

alle Gewebe bis auf die Knochen rasch aufzulösen imstande ist. Auch das Toxin des Pararauschbrandbacillus kann, wenn auch sehr selten, einen zundrigen Zerfall der Muskeln herbeiführen. Die bei Gasödemkranken besonders sinnfällige Veränderung der Atmung die ungewöhnlich tief, langgezogen, mühsam wird und schließlich mit Zuhilfenahme sämtlicher Hilfsmuskeln geschieht, muß nach den Ergebnissen der von KLOSE vorgenommenen Versuche an mit Toxin vergifteten Tieren als Toxinwirkung auf das Atemzentrum angesehen werden (Abb. 1). Dazu tritt als weitere Toxinwirkung eine Kollapstemperatur auf, die auch bei schweren menschlichen Gasödemfällen anzutreffen ist. Des weiteren entfalten die Toxine der Gasödembacillen eine, wenn auch verschieden starke, negativ chemotaktische Wirkung auf die Leukocyten, worauf das Fehlen jeder Eiterung und damit Phagocytose bei reiner Gasödembacilleninfektion zurückzuführen ist und wodurch das Ausbleiben einer Erkrankung bei einer Infektion mit gewaschenen, nicht sporenhaltigen Kulturen im Tierversuch seine Erklärung findet. Das Toxin des Pararauschbrandbacillus zeigt weiter nach STRAUB eine digitalisähnliche Wirkung auf das Herz und den biochemischen Adrenalinchemismus, d. h. die Wirkung hängt ab von der Konzentration im Blute, da ein beständiger Zerstörungsprozeß entgegenarbeitet. Bei intravenöser Injektion treten oft nach wenigen Minuten beim Versuchstiere allgemein Krämpfe ein, die Extremitäten sind paretisch, bald tritt unter Krämpfen und Atemstörung der Tod ein (Abb. 2). Im übrigen wird die Toxinwirkung der Gasödembacillen von der Anwesenheit von Begleitbakterien in der Wunde teils hemmend, teils fördernd beeinflußt.

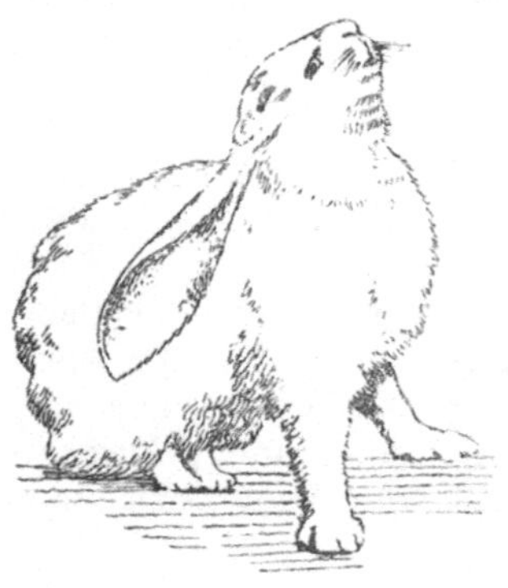

Abb. 1.
(Entnommen aus „Handbuch der ärztlichen Erfahrungen im Weltkriege 1914/18“ Bd. 7. Hygiene KLOSE: Gasödem.)

Prophylaxe und Behandlung. Bei Ausbruch des Weltkrieges stand ein *Schutz- oder Heilserum* gegen die Gasödemerkrankung keinem der kriegführenden Heere zur Verfügung. HEDDAEUS verwandte gegen die Gasödemerkrankung zuerst im *deutschen Heer* im September 1916 an der Westfront ein von KLOSE im Laboratorium des beratenden Hygienikers der V. Armee durch Immunisierung mit dem FRAENKELschen Gasbrandbacillus hergestelltes monovalentes Serum. CONRADI und BIELING versuchten etwa zur gleichen Zeit das Rauschbrand-Sero-Vaccin der Höchster Farbwerke. Weiter wurde im Winter 1916 in einem begrenzten Frontabschnitt vor Verdun ein in Friedenszeiten nach den Angaben von GRASSBERGER und SCHATTENFROH hergestelltes Rauschbrandserum Höchst prophylaktisch gespritzt, das nach den Untersuchungen von KLOSE sich als wirksam gegen den Pararauschbrandbacillus erwiesen hatte. Fußend auf den Untersuchungsergebnissen von ASCHOFF und von KLOSE und mit seiner Unterstützung und seinen Stämmen stellten dann die Höchster Farbwerke, später dann auch die Behringwerke und GANS-Oberursel ein *polyvalentes Gasödemmischserum* her, das zunächst eine Komponente gegen den FRAENKELschen Gasbrandbacillus und den Pararauschbrandbacillus enthielt und dem später entsprechend dem sog. *Gasödemserum K. W. A.* eine Quote für den NOVYschen Bacillus des malignen Ödems hinzugefügt wurde. Auf Grund eines Berichts von RUMPEL empfahl der *Wissenschaftliche Senat* bei der Kaiser Wilhelm-Akademie am 10. April 1917 die Anwendung des Gasödemserums Höchst in der Armee. Seine Anwendung geschah einmal als Schutzserum in der Dosis von 20 ccm, wobei eine Wiederholung der Einspritzung von 10—20 ccm bei Transporten oder weiteren operativen Eingriffen vorgesehen war.

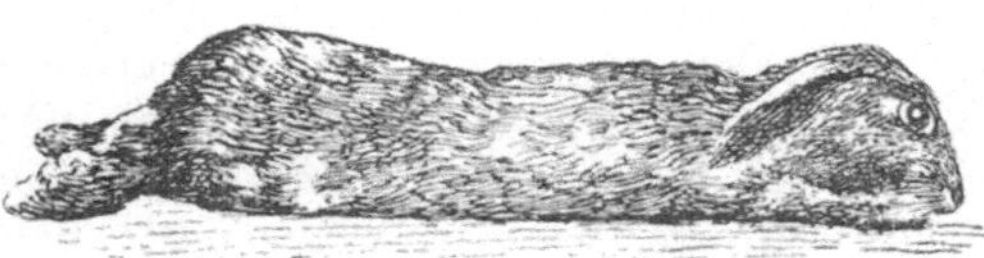

Abb. 2.
(Entnommen aus „Handbuch der ärztlichen Erfahrungen im Weltkriege 1914/18“ Bd. 7. Hygiene KLOSE: Gasödem.)

Bei zwei Armeen wurden dann mit dem Gasödemserum auch Versuche mit der Heilbehandlung gemacht, die am 13. März 1918 dann allen Westarmeen empfohlen wurde. Das

Serum wurde dabei teils nur intravenös in Gaben von 20—60 ccm, teils zugleich örtlich in und um den Erkrankungsherd in Gaben bis zu etwa 150 ccm sofort nach der Operation verabreicht.

Im *französischen Heer* wurde zur Bekämpfung des Gasödems zunächst bei Kriegsbeginn — ebenso wie im deutschen Heer — ein nur gegen den Pararauschbrandbacillus schützendes Serum verwandt. LECLAINCHE und VALLÉE fügten dann bald diesem Serum eine Quote gegen den FRAENKELschen Gasbrandbacillus hinzu. SACQUÉPÉE stellte dann 1917 ein Serum gegen den NOVYschen Ödembacillus dar. Nachdem gegen Ende des Krieges noch WEINBERG und SÉGUIN ein wirksames Serum gegen den Bac. histolyticus gewonnen hatten, wurde im französischen Heer ein *Mischserum* in Anwendung gebracht, das gegen den FRAENKELschen Gasbrandbacillus, gegen den NOVYschen Bacillus des malignen Ödems, gegen den Pararauschbrandbacillus, gegen den Bac. histolyticus Schutzstoffe enthielt.

Für das *englische Heer* bemühte sich das Medical Research Comittee um die Herstellung eines Gasödemserums, wobei von Anfang an der Gedanke leitend war, diesem Serum auch einen prophylaktisch wirksamen Anteil Tetanusserum beizufügen. Ein solches T.-V.-W.-.E.-Serum mit einer Quote gegen den Tetanusbacillus, den Pararauschbrandbacillus, den FRAENKELschen Gasbrandbacillus und den NOVYschen Bacillus des malignen Ödems war aber erst im November 1918 verfügbar. Bis zu dieser Zeit wurde seit Anfang 1918 ein Serum gegen den FRAENKELschen Gasbrandbacillus und den Pararauschbrandbacillus und im Juni 1918 ein Mischserum von Tetanus- und FRAENKEL-Serum angewandt.

Bei der Beurteilung der im *Weltkriege* unternommenen Versuche zur Herstellung eines wirksamen Gasödemserums darf man nicht vergessen, worauf auch das Medical Research Comittee mit Recht hinweist, daß sie zum Teil unter äußerst ungünstigen äußeren Verhältnissen vorgenommen werden mußten und daß keine Zeit war, in die äußerst verworrene Systematik der Anaeroben Klarheit zu bringen, sondern daß das praktische Ziel: die Herstellung eines wirksamen Serums im Vordergrund stehen mußte. *Nach dem Kriege* ist das Gasödemserum in seiner Wirksamkeit verbessert worden. Von den Behring-Werken wird heute ein Gasödemserum als Mischserum eines Anti-Fraenkelserums, eines Anti-Pararauschbrandbacillus-Serums und eines Anti-NOVYschen Ödembacillusserums hergestellt, das für die Therapie in Dosen bis zu 100 ccm vorgesehen ist, während für die Prophylaxe ein Anaerobenserum bestimmt ist, dem außer den drei vorgenannten Sera noch eine prophylaktisch ausreichende Menge Tetanus-Antitoxins zugegeben ist und das in der Dosis von 30—40 ccm subcutan, intramuskulär und möglichst auch intravenös angewandt werden soll.

Für diese Sera ist die Wertbestimmung in neuester Zeit international festgelegt worden, und zwar entspricht

1 internationale Anti-FRAENKEL-Bacillus-Einheit = 20 Behringseinheiten
1 internationale Anti-Pararauschbrandbacillus-Einheit = 3 Behringseinheiten
1 internationale Anti-NOVYsche-Ödembacillus-Einheit = 50 Behringseinheiten

Auch zur Zeit gilt noch für die Anwendung dieser Sera, worauf KLOSE bereits bei Beginn der Serumbehandlung stets hingewiesen hat, daß vor allen chirurgische Maßnahmen eine gründliche und peinliche *Wundtoilette* erfordern und daß die Serumtherapie nur *unterstützend* zur Entgiftung des Organismus herangezogen werden kann. Dabei wird man vor der Verwendung hoher Dosen, auch intravenös, nicht zurückschrecken dürfen, da im Gegensatz zur Tetanusinfektion die Toxinbildung der Gasödembacillen schon wenige Stunden nach der Infektion unter für ihre Entwicklung günstigen Wundverhältnissen beginnen kann, bevor das intramuskulär zugeführte Antitoxin seine volle Wirksamkeit entfalten kann.

Naturgemäß muß die gleichzeitige Vornahme chirurgischer Maßnahmen die Beurteilung der Serumwirksamkeit beeinträchtigen. Dazu kommt noch, daß nicht selten bei den Gasödemen des Krieges *Mischinfektionen,* vor allem auch mit Streptokokken, zur Beobachtung gelangten, in denen nicht die Gasödemerkrankung, sondern die durch diese Keime bedingte Sepsis die Todesursache bildeten.

Auf Veranlassung des *Feldsanitätschefs* wurde in dem letzten Kriegsjahr über jeden Gasödemfall eine Zählkarte ausgestellt, so daß Angaben über 1314 teils mit Serum, teils ohne Serum behandelte Gasödemerkrankungen vorliegen. Dabei ergab sich, daß die *Mortalität* der mit Gasödemserum behandelten mit 42% um 16% hinter den ohne Serum behandelten Fällen mit 58% zurückblieb. Auch HEDDAEUS, RUMPEL, ASCHOFF u. a. berichten über günstige Erfahrungen mit der Serumbehandlung, während SÉGUIN auf französischer Seite beachtenswerte Erfolge mit der Serumtherapie erzielte.

Es ist KOLLE und HETSCH auf Grund der vorliegenden Kriegserfahrungen zuzustimmen, daß im Kriege die Serumschutzimpfung zusammen mit der Tetanusschutzimpfung grundsätzlich schon auf dem *Truppenverbandplatz* vorgenommen werden muß und daß deshalb für diesen Zweck unbedingt ein hochwertiges Gasödemserum zur Verfügung stehen muß. Ob für Heeresangehörige im Kriege vielleicht eine *aktive Schutzimpfung* mit Mischimpfstoffen (Formoltoxoiden) aus den verschiedenartigen Gasbrandkulturen in Betracht kommt und ob eine solche Impfung möglicherweise mit der aktiven Tetanusimpfung verunreinigt werden könnte, bedarf noch weiterer Forschung.

Schrifttum.

COENEN: Ein Rückblick auf 20 Monate feldärztliche Tätigkeit, mit besonderer Berücksichtigung der Gasphlegmone. Bruns' Beitr. **103** (1916). — Die Bösartigkeit des Gasbrandes in manchen Kampfgebieten. Berl. klin. Wschr. **1917 I.** — Der Gasbrand. Berlin: Julius Springer 1919. — CONRADI u. BIELING: Über Gasbrand und seine Ursachen. Berl. klin. Wschr. **1917 I.** — GOODWIN: Surgary in War. London: Churchill 1918. — KLOSE: Die anaerobe Mischinfektion bei der Gasödemerkrankung. Med. Klin. **1918 I.** — Gasödemschutz und Bekämpfung. Bruns' Beitr. **113** (1918). — Bakteriologisch-serologische Grundlagen zur Bekämpfung und Behandlung der Gasödemerkrankungen mittels eines polyvalenten Gasödemserums. Münch. med. Wschr. **1919 I.** — Der Rauschbrand und verwandte Erkrankungen der Tiere. Berl. klin. Wschr. **1919 I.** — Die Herstellung und Prüfung des Gasödemserums. Berl. klin. Wschr. **1919 I.** — Zur Frage der Blutinfektion mit Gasödembacillen bei der Gasödemerkrankung. Z. Hyg. **85.** — Weitere Untersuchungen über Gasödemserum. Veröff. Mil.san.wes. **1918,** H. 68 u. 71. — KNORR: Ergebnisse neuerer Arbeiten über krankheitserregende Anaerobien (Übersichtsreferat). Zbl. Hyg. **4** (1923). — KOLLE u. HETSCH: Die Leistungen der Schutzimpfungen im Weltkriege und deren Nutzanwendung für die Zukunft. Münch. med. Wschr. **1934 II.** — Medical Servius Surgery of the War, Vol. 1. London 1922. — v. SCHJERNINGS Handbuch der ärztlichen Erfahrungen im Weltkrieg 1914—18: Hygiene, Bd. 7. Leipzig: Johann Ambrosius Barth 1922. — The Medical Departement of the United States Army in the World War, Vol. 11/12. Washington 1929. — WEINBERG et GINSBOURG: Données récentes sur les Microbes anaerobies et leur rôle en Pathologie. Paris: Masson & Co. 1927. — ZEISSLER: Die Gasödeminfektionen des Menschen. Handbuch der pathogenen Mikroorganismen von KOLLE und WASSERMANN, Bd. 4. Jena: Gustav Fischer und Wien u. Berlin: Urban & Schwarzenberg 1928. — Infektionen durch anaerobe Bazillen. Klin. Wschr. **1934 I.** — ZEISSLER u. RASSFELD: Die anaerobe Sporenflora der europäischen Kriegsschauplätze 1917. Jena: Gustav Fischer 1928.

16. Staphylo-, Strepto- und Pneumokokkenerkrankungen.

Von W. SCHREIBER-Berlin.

A. Staphylo- und Streptokokkenerkrankungen.

Die Staphylokokken- und Streptokokkenerkrankungen spielen im wesentlichen wegen ihres verhältnismäßig häufigen Auftretens beim *Soldaten* für die Militärhygiene eine sehr bedeutsame Rolle. Ihre Erreger sind überall verbreitet, es sind die Eitererreger schlechthin.

Entstehung. Sobald durch äußere Einflüsse, wie sie der *militärische Dienst* oft mit sich bringt, irgendwelche Schäden gesetzt werden, z. B. kleinste Hautverletzungen, ist für den Eintritt von Staphylokokken und Streptokokken in den Organismus der Weg frei. Sinngemäß gilt das auch für die Erkältung, indem sie die natürliche Resistenz des Körpers herabsetzt und damit den Durchtritt der Mikroorganismen durch die Schleimhäute ermöglicht.

Wenn auch in den weitaus meisten Fällen die Infektionen durch die Wirkung der Abwehrkräfte des Körpers auf ihren primären Herd beschränkt bleiben und dort zur Ausheilung gelangen, besteht doch immer die Möglichkeit, daß eine zunächst vielleicht ganz unscheinbare derartige Erkrankung zur Sepsis führt.

Bei den im wesentlichen an der primären Infektionsstelle oder in deren nächster Umgebung zur Entwicklung kommenden Staphylokokken- und Streptokokkenkrankheiten, der Mandelentzündung, dem Furunkel, der Zellgewebsentzündung und dem Panaritium stellen im alten preußischen Heer die *Rekruten* den Hauptteil der Zugänge. Im Reichsheer kamen auf die Soldaten des 1.—4. Dienstjahres etwa $^1/_3$ mehr an Zugängen als auf die des 5.—8. und doppelt soviel als die des 9.—12. Dienstjahres. Mandelentzündungen und

Furunkel waren in der Nachkriegszeit beim deutschen Soldaten die verhältnismäßig am häufigsten auftretenden Krankheiten, wenn man von den durch äußere Einflüsse bedingten Unfällen absieht.

Die Erfahrungen des *Weltkrieges* haben die Bedeutung der Staphylokokken und Streptokokken als Erreger von Wundinfektionen wieder neu beleuchtet. Während im Frieden diese Infektionen selbst bei schweren Wunden verhältnismäßig selten geworden waren, wurden sie im Kriege wieder häufiger als Folgeerscheinungen der weitgehenden Gewebsschädigungen, wie sie durch Schußverletzungen mit folgender Nekrose, z. B. Granatsplitterverletzungen, hervorgerufen werden.

Erreger. Aus der Tatsache, daß die *Staphylokokken* beim Menschen sehr verschieden schwere Erkrankungen hervorrufen können, daß also Virulenz und Pathogenität der jeweiligen nachweisbaren Stämme sehr verschieden sein müssen, geht hervor, daß es für Heilplan und Krankheitsvorhersage von Wichtigkeit ist, den Charakter des in Frage kommenden Stammes frühzeitig zu erkennen, d. h. den Typ festzustellen.

Viele, nicht alle Staphylokokkenarten bilden unter bestimmten Kulturbedingungen Farbstoffe (Staphylococcus aureus und citreus). Daneben gibt es farblose Arten (Staphylococcus albus). Die farblosen Arten sind im allgemeinen seltener als Krankheitserreger anzusprechen als die Farbstoffbildner. Eine weitere wichtige Eigenschaft der Staphylokkoken ist die Hämolysinbildung, die auf Blutagarplatten erkennbar ist.

Die goldgelben Arten, und zwar die aus Eiterungsprozessen gezüchteten, sowie pyogene Arten von Staphylococcus albus haben die Fähigkeit, Blutplasma von Menschen und Tieren zur Gerinnung zu bringen.

Für die Typendifferenzierung hat man ferner die tierpathogenen Eigenschaften mancher hämolytischen Staphylokokken herangezogen. Lebend in die Haut von Kaninchen eingespritzt verursachen sie je nach dem Grad ihrer Pathogenität verschieden starke Nekrosen (Dold). Die von den Staphylokokken gebildeten Toxine sind als echte Gefäß- und Zellgifte anzusprechen.

Spezifische Therapie. Der Vorgang der Immunisierung sollte durch die *Vaccinebehandlung* unterstützt werden. Die im Handel befindlichen Vaccinen besitzen zwar den Vorteil der schnellen Beschaffbarkeit, doch lassen *Autovaccinen* unbedingt eine günstigere Wirkung erwarten. Man hat bei ihrer Anwendung den Nachteil, daß die Herstellung einige Tage in Anspruch nimmt. Durch vorläufige Anwendung der käuflichen Vaccine ist aber die Verzögerung der spezifischen Behandlung leicht zu vermeiden.

Die Dosierung der Vaccine geschieht so, daß man bei intramuskulärer Verabfolgung mit einer geringeren Keimzahl (etwa 6 Millionen bei Erwachsenen) beginnt und allmählich steigert. Die Pausen zwischen den einzelnen Einspritzungen sollen 2—4 Tage betragen je nach den auftretenden Lokal- und Allgemeinreaktionen. Grundsätzlich soll die Steigerung in der Dosierung individuell sein und sich nach den Reaktionen richten. Diese sind ein Wertmaßstab für die Vaccinebehandlung überhaupt. Intravenöse Verabreichungen sind nur unter größten Vorsichtsmaßnahmen durchzuführen, als Einzelgabe gilt hierbei ein Drittel bis zur Hälfte der für die intramuskuläre Verabfolgung vorgesehenen Keimzahl.

Die Serumtherapie der Staphylokokkenerkrankungen mit hochwertigen antitoxischen Seren gestattet nach H. Gross noch keine Stellungnahme im bejahenden oder verneinenden Sinne, sollte aber doch in geeigneten Fällen häufiger Anwendung finden. Zur Unterstützung der im Vordergrund stehenden operativen Behandlung der Staphylokokken-Osteomyelitis ist die möglichst frühzeitige und wiederholte Anwendung antitoxischer Heilsera zu empfehlen. Neuerdings sind auch von H. Gross Menschensera von Osteomyelitiskranken und Rekonvaleszenten vorgeschlagen worden (Einzeldosis 10—25 ccm).

Die *Widerstandsfähigkeit* der Staphylokokken gegen die gebräuchlichen chemischen Desinfektionsmittel ist größer als die anderer nicht sporenbildender Bakterien. 1‰ Sublimatlösung und 5% Carbolsäure müssen 10 Minuten einwirken, um eine Abtötung der Kokken zu erreichen. Gegen Eintrocknung zeigen sie eine bedeutende Widerstandsfähigkeit. Gegen Lichteinwirkung sind sie nicht sehr empfindlich (s. Desinfektion S. 416f.).

Wie die Staphylokokken können die *Streptokokken* sowohl Erkrankungen allgemeiner Art als auch einzelner Organe und Teile des menschlichen Körpers hervorrufen oder als Mischinfektionserreger auftreten.

Die verschiedenartigen Krankheitserscheinungen, die sie hervorrufen, sind im wesentlichen abhängig von Ansiedlungsort und biologischen Eigenschaften der Keime.

Eine allgemein anerkannte Typeneinteilung, welche die Möglichkeit gäbe, bestimmte Formen mit bestimmten Krankheitsformen in Zusammenhang zu bringen, gibt es noch nicht.

Der eigentliche Entzündungs- und Eitererreger, der *Streptococcus pyogenes haemolyticus,* verursacht die häufigsten und allgemein bekannten Streptokokkeninfektionen. Auch die beim Scharlach auftretenden hämolytischen Streptokokken gehören zu seiner Gruppe.

Der *Streptococcus viridans* ist der Erreger der Endocarditis lenta. Er ist nahe verwandt, aber nicht identisch mit anderen, im Munde und im Darm auftretenden Streptokokken, die ein ähnliches biologisches Verhalten zeigen wie er. Die Bezeichnung viridans sollte nur dem Erreger der Endocarditis lenta bei Züchtung aus der Blutbahn gegeben werden.

Der *Streptococcus lanceolatus* (Pneumococcus) soll wegen seiner großen Bedeutung als Erreger der Lappenpneumonie und anderer schwerer Erkrankungen besonders besprochen werden.

Die *anaeroben Streptokokken* haben eine große pathogene Bedeutung bei Entzündungsprozessen, bei der Puerperalsepsis, bei Infektionen der Tonsillen und des Mittelohrs.

Die sog. Mund- und Darmstreptokokken können bei geeigneten Verhältnissen eine wichtige pathogene Bedeutung gewinnen. Ihre Namen weisen auf den Fundort hin, sagen aber für Biologie und Pathogenese nichts aus.

Die Darmstreptokokken (Enterokokken) sind als Krankheitserreger anerkannt. Sie kommen bei Infektionen der Gallenwege, bei Entzündungen der Harnorgane, bei Herzinnenhautentzündungen sowie Septicämien vor.

Nach L. Aschoff ist die Pathogenese der *Blinddarmentzündung* im wesentlichen in einer Virulenzsteigerung der zur Appendixflora gehörenden Enterokokken zu erblicken (s. auch M. Gundel). Man hat deshalb spezifische Antikörper gegen Enterokokken in die sog. Peritonitissera hineingenommen. In letzter Zeit ist über hervorragende Erfolge mit solchen Seren bei der Mischinfektion der postappendikulären Peritonitis berichtet worden (Gundel und Süssbrich).

Außer den bisher genannten Arten gibt es noch anhämolytische Streptokokken, die vorwiegend im Darm aber auch in Vagina und Mundhöhle als Saprophyten leben und als Erreger der sog. „fluktuierenden Streptokokkeninfektionen" eine Rolle spielen können.

Therapie. Eine aktive Immunisierung kommt bei akuten Streptokokkenerkrankungen nicht in Frage, weil sie eine Mehrbelastung des schwer infizierten und vergifteten Organismus bedeuten würde. Nur bei der chronischen Streptokokkeninfektion schwer erkrankter Mandeln mit Folgekrankheiten wie Rheumatismus, Augen und Nierenschädigungen kann die Impfbehandlung Besserung aller Symptome bringen (R. Bieling und F. Meyer). Ferner kommt sie bei den wandernden Erysipelen in Frage. Kombinierte Behandlung mit passiver (Serum) und aktiver (Streptokokkenimpfstoff) Immunisierung, unter Umständen auch mit Bluttransfusionen (400—500 ccm) wird empfohlen. Über die Anwendung der Autovaccine gilt das an entsprechender Stelle bei den Staphylokokkenerkrankungen Gesagte. Ein im Handel befindlicher Streptokokkenimpfstoff ist das Streptoyatren, eine Aufschwemmung abgetöteter Streptokokken in Yatrenlösung.

Ein *Streptokokkenserum,* das Streptoserin, ist ein Pferdeserum von antitoxischem und antiinfektiösem Charakter. Der Zeitpunkt der Anwendung ist möglichst früh zu wählen, z. B. sobald die Bakteriämie nachgewiesen ist. Als Heildosis werden 50—100 ccm empfohlen. Verabfolgung an 3—4 aufeinanderfolgenden Tagen, wobei die erste Dosis 100 ccm, die folgenden 50 ccm betragen können. 12—24 Stunden vor chirurgischen Eingriffen empfiehlt es sich, das Serum prophylaktisch zu geben. Verzettelung der Serumgaben über einen längeren Zeitraum ist wegen der Gefahr der Anaphylaxie nicht angezeigt.

Im folgenden sollen diejenigen Staphylokokken- und Streptokokkenerkrankungen näher erörtert werden, die wegen ihres verhältnismäßig häufigen Vorkommens bei Soldaten oder wegen ihres ursächlichen Zusammenhanges mit den Verrichtungen des *militärischen Dienstes* von besonderem militärhygienischen Interesse sind: der Furunkel, die Zellgewebsentzündung, das Panaritium und die Mandelentzündung, sowie die Kriegsverletzungen mit ihren Beziehungen zu Staphylo- und Streptokokkeninfektionen. Die septischen Erkrankungen sollen behandelt werden, weil sie immer bei derartigen Infektionen in Rechnung gestellt werden müssen, das Erysipel wegen der von ihm ausgehenden Infektionsgefahr.

Erkrankungen. *1. Furunkel.* Im *preußischen Heer* kamen in dem Jahrfünft von 1882 bis 1887 durchschnittlich jährlich 75‰ der Soldaten mit Furunkeln zur Behandlung. Im Berichtsjahr 1908/09 waren es nur 47‰.

Aus der *Kriegszeit* fehlen Statistiken hierüber, es wird aber berichtet, daß 20% der Hautkranken eines Kriegslazaretts im Frühjahr 1917 an Furunkeln litten. Im Verlauf schwerer Infektionskrankheiten, wie z. B. der Ruhr, kennzeichneten sich, wenn Mischinfektionen vorlagen, diese anscheinend häufig durch das Auftreten von Furunkeln.

Im *Reichsheer* erkrankten in der Zeit von 1922—1932 durchschnittlich 68,3‰ der Soldaten an Furunkeln. Lippenfurunkel machten dabei etwa ein Drittel der Gesamtsumme aus.

Die meisten Zugänge kamen von den berittenen Truppen. Bei ihnen finden sich die Furunkel vorwiegend am Gesäß und an der Beugeseite der Oberschenkel, während sie sonst häufiger am Hals und Nacken sowie an den Unterarmen aufzutreten pflegen. Es ist anzunehmen, daß durch das Scheuern die Erreger, Staphylokokken, in die Haarbalgdrüsen hineingerieben werden.

Der Furunkel, ja selbst die Furunkulose kommt auch bei klinisch völlig gesunden Menschen zur Beobachtung. Neben einer Acne kann man diese Erkrankung bei jungen Soldaten nicht selten finden. Trotzdem muß man stets an andere Grundleiden denken und sollte nie die Urinuntersuchung auf Zucker vergessen. Auch Ekzeme, Scabies und Pediculosis können infolge der Kratzeffekte Anlaß zur Entstehung von Furunkeln bieten.

Prophylaxe. Den Rekruten sind stets nur ungebrauchte neue *Halsbinden* auszuhändigen. Jeder Mann soll mindestens zwei Halsbinden in seinem Besitz haben, von denen jede nach höchstens 3 Tagen Tragezeit zu waschen ist. Beim Auftreten von Furunkeln am Gesäß ist Auswaschen der Beinkleider mit Kresolseifenlösung oder Sagrotan notwendig, außerdem ist auf häufigen Wechsel der Unterwäsche zu achten.

2. Zellgewebsentzündung. Im *preußischen Heer* betrugen die Zugänge an Zellgewebsentzündung in der Zeit von 1882—1909 jährlich durchschnittlich etwa 60,8‰ der Iststärke. Aus der Kriegszeit liegen zahlenmäßige Angaben nicht vor.

Schwere Muskelphlegmonen kamen im *Kriege* als Verwundungsfolgen häufig zur Beobachtung, sie boten aber keine Besonderheiten in ihrem Verlauf gegenüber den im Frieden gemachten Erfahrungen.

Erhöhtes Interesse wandte sich den Streptokokkenphlegmonen zu, weil manche von ihnen Veranlassung zu Verwechslungen mit beginnendem *Gasödem* gegeben haben. Das pralle, rasch entstehende Ödem ergab beim Beklopfen einen eigenartigen Schachtelton. Gas fand sich in diesen Streptokokkenphlegmonen nicht (Aschoff).

Im *Reichsheer* betrug der durchschnittliche jährliche Zugang an Zellgewebsentzündungen in der Zeit von 1922—1932 43,3‰ der Iststärke, wobei er seit 1930 gegenüber den vorhergehenden Jahren etwas zurückgegangen ist.

Verletzungen beim Dienst, Einreißen von Splittern u. dgl. (Pioniere), Wundlaufen (schlecht verpaßte Stiefel), sowie das Durchscheuern beim Reiten und andere Verletzungen beim Dienst bilden häufig die Ursache. Die Zellgewebsentzündung kann sich unmittelbar in der Umgebung der infizierten Verletzung entwickeln oder aber auf hämatogenem Wege fortgetragen werden und als Metastase auftreten, z. B. im Anschluß an ein Panaritium. Mit Vorliebe breitet sich diese Erkrankung in Geweben aus, deren vitale Abwehrkräfte und Gewebswiderstand durch irgendwelche Schäden geschwächt sind, wie Quetschungen, Blutergüsse usw.

Prophylaxe. Beachtung und aseptische Behandlung jeder, auch der kleinsten Wunde. Entsprechende Belehrung, besonders der jungen Soldaten.

3. Panaritiun. Im *preußischem Heer* erkrankten in den Jahren 1902—1909 jährlich durchschnittlich 7,6‰ der Soldaten an Panaritien. In dem Jahrfünft 1882—1887 waren es sogar jährlich durchschnittlich 27,1‰. Die Krankheit hat dauernd stark abgenommen.

Während der *Kriegszeit* betrugen die Zugänge beim Feldheer im Jahresdurchschnitt 10,7‰ der Iststärke, beim Besatzungsheer waren es 9,5‰. Im ersten Kriegsjahr trat die Erkrankung erheblich häufiger auf als in den späteren. Hauptsächlich hat es sich um Leichtkranke gehandelt.

Im *Reichsheer* betrugen die Zugänge an Panaritien in der Zeit von 1922—1932 jährlich durchschnittlich 7,3‰ der Iststärke. Zwischen den Truppengattungen bestehen hinsichtlich der Zugangsziffern kaum Unterschiede.

Sowohl Streptokokken als auch Staphylokokken können diese eitrigen Entzündungen der Finger und Zehen hervorrufen. Wegen ihrer größeren Neigung zur Ausbreitung nimmt die Streptokokkenform im allgemeinen einen ernsteren Verlauf.

Ausgangspunkte der Panaritien sind Verletzungen meist unbedeutender Art, die kaum beachtet werden und bei den verschiedenen dienstlichen Verrichtungen entstehen können, z. B. beim Griffeüben, beim Geschützexerzieren, beim Pferdeputzen oder beim Arbeitsdienst (s. S. 270). Besonders eingedrungene Fremdkörper wie Splitter (Reinigungsarbeiten) und Dornen (Felddienst), auch Tierbisse verursachen gelegentlich schwere Panaritien.

Versteifungen und Verstümmelungen, ja allgemeine Sepsis können die Folgen vernachlässigter und unsachgemäß behandelter Panaritien sein. Deshalb gehört jede derartige Erkrankung alsbald in die Hand des Chirurgen.

4. Mandelentzündung. Im *preußischen Heer* betrug die Zahl der Zugänge an Mandelentzündung in der Zeit von 1882—1909 jährlich durchschnittlich 49,9‰ der Iststärke. Aus der *Kriegszeit* wird vom Feldheer berichtet, daß bei der Truppe im Jahresdurchschnitt 21,4‰ der Soldaten an Mandelentzündungen erkrankten. Beim Besatzungsheer waren es 35,8‰. Zum allergrößten Teil hat es sich um Leichtkranke gehandelt, das geht schon daraus hervor, daß nur weniger als der vierte Teil in den Lazaretten behandelt wurde, der größte Teil wurde schon bei der Truppe und in den Lazaretten im Felde geheilt.

Wenn auch nicht von Bedeutung hinsichtlich der Art der Erreger, so ist der Zusammenhang zwischen den Mandelentzündungen und dem Gelenkrheumatismus doch offensichtlich, in dem Sinne, daß die erkrankten Mandeln in der weit überwiegenden Mehrzahl der Fälle die Eintrittspforte des Erregers der *Polyarthritis* abgeben.

Dorendorff berichtet aus der *Kriegszeit,* daß von den an Polyarthritis erkrankten Soldaten, die er im Beginn oder während des fieberhaften Stadiums untersuchen konnte, 87% eine akute Mandelentzündung gehabt hätten. Sehr viele der Kranken hätten nach ihrer Angabe vorher schon oft an Mandelentzündungen gelitten. Die Angina sei entweder gleichzeitig mit den ersten Gelenkerkrankungen aufgetreten, oder sie sei ihnen gewöhnlich um 3—5 Tage voraufgegangen. Manchmal habe zwischen der Angina und den ersten Gelenkerscheinungen aber auch ein Zwischenraum von 1—3 Wochen gelegen, während dessen die Leute beschwerdefrei gewesen seien. Sehr oft seien die Anginabeschwerden überhaupt nur gering gewesen.

Der Zusammenhang zwischen Mandelentzündungen und der *Herzinnenhautentzündung* bedarf hier keiner näheren Erörterung.

Bei den sog. *Feld- (Kriegs-) Nephritiden* wurden in der Vorgeschichte unter anderem häufiger Anginen und Furunkel angegeben. Die Angina und die Streptokokkendermatosen können in einer Reihe von Fällen als sichere Ursache der Nierenerkrankung angesehen werden.

Im *Reichsheer* stehen die Mandelerkrankungen mit einem durchschnittlichen jährlichen Zugang von 74,28‰ der Iststärke zahlenmäßig an der *Spitze* aller inneren Erkrankungen. Wenn auch in dieser Zahl die Plaut-Vincent-Anginen miteinbegriffen sind, so kommt doch auf die durch Staphylo- und vor allem durch Streptokokken hervorgerufenen Krankheitsformen ein Anteil von sicherlich mehr als 90%. Als Folgeerkrankungen werden Abscesse in etwa 11% der Fälle genannt, Nierenschädigungen leichter und schwerer Art in etwa 2%, dann folgen in sehr weitem Abstand (weniger als 0,1%) der Häufigkeit nach die Herzerkrankungen, der Gelenkrheumatismus und die Sepsis.

Wegen des oft uneinheitlichen Krankheitsbildes können Verwechslungen mit Diphtherie und umgekehrt leicht möglich sein, und aus Gründen der Krankheitsvorhersage ist in jedem Falle die Durchführung der bakteriologischen Untersuchung des Rachenabstriches und die Untersuchung des Blutbildes am Platze.

Die Tatsache, daß die Angina ansteckend ist, daß es zu *Anginaendemien,* ja Epidemien kommen kann, fordert die *Isolierung* jedes Anginakranken.

Prophylaxe. Zweckmäßig erscheint die vernünftig und planmäßig durchgeführte Abhärtung des Körpers.

5. *Die septiko-pyämische Infektion.* Die Zugänge an diesen Erkrankungen waren glücklicherweise im deutschen *Heere* immer sehr gering. Sie betrugen bei der *preußischen Armee* in den Jahren 1873—1909 durchschnittlich 0,06‰ der Iststärke. In dem Jahrfünft von 1873—1878 wurden durchschnittlich jährlich nur 0,02‰ der Iststärke an Zugängen gemeldet, während es 1908/09 0,11‰ waren. In der Zwischenzeit war eine dauernde Zunahme der Erkrankungen zu verzeichnen. Es ist das wohl nur auf die verbesserte bakteriologische Diagnostik zurückzuführen.

Im *Kriege* von 1870/71 waren es die pyämischen und septischen Zustände, welche den Chirurgen und Pathologen am meisten beschäftigten. Die Statistiken des *Weltkrieges* zeigen, daß die septischen Erkrankungen gegen früher zwar sehr erheblich zurückgegangen, aber keineswegs verschwunden sind. Das ist hauptsächlich darauf zurückzuführen, daß die mit schweren Gewebszerreißungen einhergehenden Geschoßsplitter- und Steinschlagsverletzungen, die gegenüber den Gewehrschußverletzungen zahlreicher auftraten, die Disposition für massive Infektionen mit Eitererregern und deren Ausbreitung im Gewebe schufen. Nach L. ASCHOFF glichen die klinischen und pathologisch-anatomischen Bilder der Sepsis und Pyämie ganz denen der *Friedenszeit.* Von 1000 infizierten *Schußwunden* fanden sich als Todesursache 134mal Sepsis und 20mal Pyämie.

Im *Reichsheer* betrug der durchschnittliche jährliche Zugang in der Zeit von 1922—1932 0,14‰ der Iststärke, war also verhältnismäßig sehr gering. Daß auch diese Zahl höher liegt als die Zugangszahl der preußischen Armee aus dem Jahre 1909, hat wohl auch wieder seinen Grund in der verfeinerten diagnostischen Technik.

Von den 75 Fällen, über welche Einzelheiten berichtet werden, sind 28% Mandelentzündungen, bei 30% Furunkel, Zellgewebsentzündungen und Panaritien als Ausgangsstellen angegeben. Fast die Hälfte der Erkrankten starben, etwa ein Drittel wurde wieder dienstfähig. Unter den Truppengattungen stellten die Sanitätsabteilungen verhältnismäßig die meisten Zugänge.

Wenn auch die verschiedensten Erreger septische Allgemeinerkrankungen hervorrufen können, so überwiegen unter ihnen die Streptokokken und Staphylokokken doch weitaus. Vor allem sind es die Streptokokken, die sich auf dem Lymphwege in die Umgebung ausbreiten. Die Staphylokokken haben keine so große Neigung zur Ausbreitung auf die Umgebung, beschreiten so gut wie nie die Lymphwege, sondern werden auf dem Blutwege über den Körper verbreitet. Sie bleiben leichter in den Geweben haften und führen viel häufiger zu Metastasen als andere Aerobier. Auffallend ist die Metastasenarmut bei den anaeroben Streptokokken, obgleich bei solchen Sepsisfällen manchmal eine große Anzahl von Keimen im Blute kreist.

Zum bakteriologischen Nachweis dienen verschiedene Formen von Blutkulturen auf festen und flüssigen Nährböden. Die Blutkultur fällt meist nur positiv aus, wenn sie möglichst zu Beginn des Schüttelfrostes angelegt wird.

Kriegsverletzungen und Rose (Erysipelas). Man glaubte zunächst zu Beginn des *Krieges,* daß die Wundinfektion nicht die große Rolle spielen würde wie in dem Kriege von 1870/71. Im *Frieden* waren selbst bei schweren Wunden die Infektionen mit Staphylokokken und Streptokokken verhältnismäßig selten. Im Kriege wurden sie wieder häufiger als Folgeerscheinung der weitgehenden Gewebeschädigungen, die durch große Geschoßsplitterverletzungen hervorgerufen wurden (lokale Disposition). Die erst nach oft längerer Zeit mögliche Wundversorgung hat dazu sicher ein gut Teil beigetragen.

Die bakteriologische Untersuchung frischer *Kriegswunden* wurde sowohl von deutscher als auch von französischer Seite während des Stellungskrieges in Frankreich in vorgeschobenen Feldlazaretten durchgeführt, denn es war von vornherein anzunehmen, daß jeder Fremdkörper, der die Uniform oder die Haut durchschlägt, Bakterien mit in die Tiefe reißen, die Wunde also primär infizieren muß. Diese primäre Infektion braucht nicht zur Entzündung zu führen, es kann bei der Invasion bleiben. Die Entzündung tritt jedoch um so eher ein, je größer und je verschmutzter eine Wunde ist.

Läwen und Hesse, die bakteriologische Untersuchungen vornahmen, kamen zu dem Ergebnis, daß fast alle Schußwunden wenige Stunden nach der Verletzung bereits bakterienhaltig sind und in einem hohen Prozentsatz Streptokokken, aber auch den Staphylococcus pyogenes aureus beherbergen. Pfeiffer hat in frischen Wunden auch den Staphylococcus citreus nachweisen können.

Nach den Untersuchungen französischer Autoren (Policard und Phélip) beginnt die Entwicklung der Keime erst 9—12 Stunden nach der Verletzung, und zwar gewöhnlich von Stoffasern aus, wobei grampositive Bacillen und Anaerobier zuerst auftreten sollen, erst nach 16—24 Stunden sollen Streptokokken und Staphylokokken nachweisbar sein.

Als zweite, nicht zu unterschätzende Gefahr droht die sekundäre Infektion, das nachträgliche Eindringen von Erregern in ein Wundgebiet von der Außenwelt her. Es ist das die Gefahr, die früher in der Kriegschirurgie die Hauptrolle spielte.

In der Bakteriologie *eiternder Kriegsschußwunden* stehen denn auch Streptokokken und Staphylokokken an erster Stelle, wobei die Frage, welche Bakterienart häufiger auftritt, offen bleiben muß. Es sei erwähnt, daß in einem Feldlazarett auffallend häufig der Staphylococcus citreus gefunden wurde. In der Mehrzahl der Fälle handelt es sich bei den eiternden Wunden um Mischinfektionen. Die geschlossenen Eiterungen (Abscesse, Gelenkinfekte, infizierte Blutergüsse der Brusthöhle nach Brustschüssen) enthalten sehr häufig Staphylokokken oder Streptokokken oder beide gemischt. Der Staphylococcus albus wurde in einem solchen Falle gelegentlich als einziger Erreger festgestellt.

Bei nach Darmschüssen auftretenden freien Blutergüssen in der Bauchhöhle bestand neben Staphylokokken und Streptokokken naturgemäß oft die Mischinfektion mit Colibakterien, wie dabei überhaupt alle Fäulniserreger auftreten können.

An *Wundrose* erkrankten im *preußischen Heer* in dem Jahrfünft von 1882 bis 1887 noch 2,6‰ der Iststärke, in den Jahren 1908—1913 durchschnittlich jährlich nur 0,9‰. Die Erkrankung war allmählich immer seltener geworden.

Aus der *Kriegszeit* wird berichtet (Läwen), daß man das Erysipel in Feldlazaretten als frische Wundkomplikation nicht oft gesehen habe. Im späteren Wundverlaufe, während der langen Eiterung, sei es dann häufiger vorgekommen, z. B. in Kriegs- und mehr noch in Reservelazaretten. Dort sei es auch manchmal in Form von Endemien aufgetreten. Die Gründe für die Seltenheit des Erysipels nach frischen Wunden trotz der häufigen Anwesenheit der Streptokokken sind unbekannt.

Gesichtserysipele ohne Verwundungen sind bei den vorderen Formationen augenscheinlich selten gewesen. Läwen meint, daß vielleicht das dauernde Leben an der Luft, die Wirkung des Tageslichts und die starke Besonnung der Haut gegen solche Infektionen widerstandsfähig gemacht haben.

Aus den Aachener Lazaretten sind *Erysipelepidemien* beschrieben worden, die sich fast über ein Jahr hinzogen. Die Erysipele gingen von granulierenden *Schußwunden* aus. Die Kranken mußten einem besonderen Isolierlazarett überwiesen werden. Auch nektrotisierende Erysipele sind in der Kriegszeit beschrieben worden, besonders bei Leuten, die durch Infektionskrankheiten heruntergekommen waren.

Bei verwundeten *Skorbutkranken* wurde das Erysipel als besonders schwere, in kurzer Zeit zum Tode führende Komplikation beobachtet.

Im *Reichsheer* erkrankten in der Zeit von 1922—1932 durchschnittlich jährlich 0,40‰ der Soldaten an Erysipel. Auf Soldaten der ersten vier Dienstjahre entfallen davon etwa doppelt soviel Erkrankungen als auf Soldaten der zweiten vier Dienstjahre und sechsmal soviel als auf Soldaten des 8.—12. Dienstjahres. Jahreszeitliche Schwankungen bestehen nicht. Die Infanterie ist an der Zahl der Zugänge viel stärker beteiligt als andere Truppengattungen. 75% aller Erysipele des Reichsheeres hatten ihren Sitz am Kopf. Schwere Folgekrankheiten waren verschwindend gering. Ausgangsstellen waren in der Mehrzahl der Fälle kleine Kratzwunden im Gesicht, besonders an der Nase.

Das Erysipel wird durch Streptokokken hervorgerufen, es kommen aber auch Staphylokokken-Erysipele vor, sie sind selten und sollen eine mehr bläuliche Farbe haben.

Ein eigenartiges epidemieartiges Auftreten von *Staphylokokkenerysipel* wird aus dem *russischen Heer* berichtet. Bei einer Fleckfieberepidemie in Wollogda erkrankten im Jahre 1920 487 Soldaten an Staphylokokkenerysipel in der Periode der Abfieberung des Fleckfiebers oder gleich danach. In drei Vierteln der Fälle war das Gesicht befallen. Mangel an

Seife und Desinfektionsmitteln sowie die starke Überfüllung des Lazaretts sollen die Veranlassung zu der epidemieartigen Erkrankung gegeben haben.

Gefährlich als Infektionsüberträger beim Erysipel sind Arzt und Pflegepersonal, wenn sie an den Händen durch Streptokokken erregte Entzündungen haben.

Prophylaxe. Strenge Isolierung jedes Erysipelkranken, strenge Desinfektion. Soldaten, die an häufig wiederkehrenden Erysipelen leiden, sind so frühzeitig wie möglich zu entlassen.

B. Die Pneumokokkenerkrankungen.

Die Pneumokokkenerkrankungen sind in militärhygienischer Hinsicht von Interesse, weil für ihre Entstehung das Vorhandensein einer durch *Erkältungen, Durchnässungen* oder *Anstrengungen* geschaffenen Disposition notwendig ist.

Im *Winter,* besonders in den Frühjahrsmonaten tritt z. B. die Lappenpneumonie bei den Soldaten fast doppelt so häufig auf als in der warmen Jahreszeit. Im *Reichsheere* werden Erkältungen in mehr als der Hälfte der Fälle als auslösende Ursache angegeben. Im *Weltkriege* entfielen auf die kältere Jahreszeit ein Viertel bis ein Drittel mehr Zugänge, als auf die warme, nur im Jahre 1917/18 war es beim Besatzungsheer umgekehrt, es ist das wohl auf die im Sommer 1918 stärker einsetzende *Grippe* zurückzuführen.

In dem durch die Vormärsche besonders strapazenreichen *ersten Kriegsjahre* mit seinen durch mangelhafte Quartiere bedingten Erkältungsmöglichkeiten traten Lungenentzündungen bei den Soldaten des Feldheeres mehr als doppelt so häufig auf als im *letzten Kriegsjahr.*

Der *junge,* noch *nicht genügend abgehärtete Soldat,* der die Anstrengungen der Ausbildung durchmachen muß, wird in viel stärkerem Maße von Pneumokokkenerkrankungen befallen als der alte Soldat.

Im *Reichsheer* kamen die Lappenpneumonien bei den Soldaten der ersten vier Dienstjahre etwa 4mal so häufig zur Beobachtung als bei denen des letzten Jahrvierts der Dienstzeit. Die Infanterie mit ihren größeren körperlichen Anstrengungen war in den meisten Jahren stärker beteiligt als die anderen Truppengattungen.

Im alten *preußischen Heere* betrugen die Zugänge an Lungenentzündungen — die durch Pneumokokken hervorgerufenen sind nicht besonders aufgeführt — in der Zeit von 1902—1909 jährlich 5,2‰ der Iststärke im Durchschnitt. Während des Weltkrieges sind durchschnittlich 5,1‰ der Soldaten des Feld- und Besatzungsheeres in Behandlung gekommen; beim Reichsheer waren es durchschnittlich jährlich nur 2‰. Der scheinbar große Unterschied zwischen der Vor- und Nachkriegszeit ist wohl neben anderem auf die verhältnismäßig viel geringere Rekrutenzahl des Reichsheeres zurückzuführen.

Im *Kriege* wurde fast die Hälfte der Kranken in die *Heimatlazarette* abbefördert. Da die Schwerkranken in den Lazaretten des *Feldheeres* blieben, ist die *Todesziffer* in diesem $2^1/_2$mal so hoch als in den Heimatlazaretten, aber auch hier war sie höher als in der Vorkriegszeit. Das mag wohl auch durch die ganz andersartige Zusammensetzung des Heeres, durch die Kriegsverhältnisse und die Ernährung bedingt gewesen sein, denn im ersten Kriegsjahr war die Todesziffer um 75% niedriger als im letzten.

Im *Osten* war der Zugang an Lungenentzündungen im ersten Kriegsjahr doppelt so hoch als im *Westen.* In den nächsten Jahren glich sich der Unterschied allmählich aus. Der Vormarsch auf dem *Balkan* im zweiten Kriegsjahr brachte einen stärkeren Zugang an Lungenentzündungen. Bei verschiedenen Armeen traten gelegentlich *septische Lungenentzündungen* auf, die bereits innerhalb von 12 Stunden trotz aller Heilmaßnahmen zum Tode führten und mit Komplikationen, wie Gehirnhautentzündungen durch Pneumokokken, Rippenfell- und Herzbeutelentzündungen einhergingen (s. auch Grippe S. 440).

In der *englischen Armee,* in *Frankreich* und in *Flandern* entsprach die Todesziffer der Lungenentzündung der für die deutsche Armee angegebenen.

Lappenpneumonien, auf diese will ich mich beschränken, weil die katarrhalische Lungenentzündung von den verschiedensten Erregern hervorgerufen werden kann, gingen im Reichsheer durchschnittlich jährlich nur in 0,49% der Iststärke zu. Etwa 6% der Erkrankten starben, die häufigste Nachkrankheit war die Rippenfellentzündung, alle anderen Nachkrankheiten stehen bei weitem zurück.

Erreger. In viel höherem Grade als bei den anderen Streptokokkenarten besteht bei den Pneumokokken die Möglichkeit, verschiedene Typen durch serologische Verfahren eindeutig voneinander zu unterscheiden und damit wichtige Fingerzeige für Krankheitsvorhersage und Heilplan zu gewinnen.

Die Typen I und II sind nach GUNDEL und anderen Autoren die Erreger der lobären Pneumonien, der metapneumonischen Empyeme, der primären Infektionen der Meningen, des Peritoneums und des Mittelohrs. Der Typus III, der wegen seines Wachstums in üppigen schleimigen Kolonien den Namen Pneumococcus mucosus führt, ist sehr oft der Erreger der akuten Mittelohrentzündung.

Diesen Typen gegenüber stehen die Pneumokokken der Gruppe X, welche vorwiegend die katarrhalischen Lungenentzündungen, die Bronchitiden, sowie die sekundären Infektionen der Hirnhäute nach Traumen hervorrufen.

In durchschnittlich 80—90% finden sich Pneumokokken der Gruppe X im Nasen-Rachenraum gesunder Menschen, während Pneumokokken vom Typ I und II dort nur in höchstens 1—2% nachweisbar sind (GUNDEL).

Man nimmt an, daß die Erreger der Lappenpneumonie von außen in den Körper gelangen müssen. In der Umgebung Pneumoniekranker sind beispielsweise Pneumokokken vom Typ I und II mit größerer Häufigkeit beobachtet worden als bei Kontrollpersonen.

Das Zustandekommen einer Lappenpneumonie müssen wir uns aus dem Zusammenwirken von im wesentlichen zwei Faktoren erklären, deren einer die Infektion mit Pneumokokken vom Typ I oder II von außen her, deren anderer die Disposition darstellt.

Man nimmt an, daß die gewissermaßen durch Autoinfektion hervorgerufene Herdpneumonie deshalb so sehr viel häufiger ist als die Lappenpneumonie, weil die Pneumokokken der Gruppe X bei Gesunden fast überall verbreitet sind, so daß beim Entstehen der Herdpneumonie die Disposition die größere Rolle spielt.

Epidemische Ausbreitungen von Pneumonien sind auch in Deutschland mehrfach beschrieben worden, bekannt ist das in den *Tropen* und Subtropen nicht seltene Auftreten von Kontaktinfektionen bei der Lappenpneumonie. Es mag das vielleicht daran liegen, daß Menschen, welche aus pneumoniearmen oder pneumoniefreien Gegenden stammen, eine geringere Resistenz besitzen. Manche amerikanischen Feldzugbeobachtungen sprechen dafür.

Spezifische Prophylaxe und Therapie. Die aktive Immunisierung gegen die Pneumokokken wurde unter anderem in *amerikanischen Soldatenlagern* und in größtem Umfang in den südafrikanischen *Minenbezirken* versucht. Die bisher gemachten Erfahrungen ergeben kein ungünstiges Bild.

KREHL hat als erster in Deutschland auf die Bedeutung der Serumbehandlung der Pneumonie nachdrücklichst hingewiesen. Die Wirksamkeit des Serums kann man nicht mehr bestreiten (GUNDEL, OKURA u. a.).

Das *Pneumokokkenserum* wird als polyvalentes, d. h. gegen die Typen I und II zusammen wirksames und als monovalentes Serum hergestellt. Voraussetzung für die Anwendung des monovalenten Serums ist die eindeutige und schnelle Bestimmung des Erregertyps. Bei Pneumonien, welche durch Erreger des Typs III oder der Gruppe X hervorgerufen werden, sind die Sera wirkungslos. Den größten Erfolg verspricht die möglichst frühzeitige Anwendung des spezifischen monovalenten Serums. Über weitere Fragen der Therapie muß auf die vom *Reichswehrministerium* herausgegebenen *Richtlinien* für die Pneumoniebehandlung verwiesen werden.

Schrifttum.

ASCHOFF, L.: Allgemeines über Wundinfektion. Handbuch der ärztlichen Erfahrungen im Weltkriege, Bd. 8. Leipzig 1921. — BAETZNER, W.: Panaritium. Neue Deutsche Klinik. Berlin-Wien 1931. — Phlegmone. Neue Deutsche Klinik. Berlin-Wien 1931. — BIELING, R. u. F. MEYER: Heilsera und Impfstoffe in der Praxis. Leipzig 1932. — BINGOLD, K.: Septische Erkrankungen. Neue Deutsche Klinik. Berlin-Wien 1932. — DENEKE, TH.: Erysipelas. Neue Deutsche Klinik. Berlin-Wien 1929. — DORENDORFF, H.: Sogenannte rheumatische Erkrankungen. Handbuch der ärztlichen Erfahrungen im Weltkriege, Bd. 3. Leipzig 1921. — FINDEL, H.: Streptokokken- und Staphylokokkenerkrankungen. Lehrbuch der Militärhygiene. Berlin 1912. — GROSS, H.: Die Staphylokokkeninfektionen. Die ansteckenden Krankheiten. Leipzig 1935. — GRUMBACH, A.: Die Lehre von der fokalen Infektion. Erg. Hyg. **1934**. — GUNDEL, M.: Die Typenlehre in der Mikrobiologie. Jena 1934. — Streptokokkeninfektionen des Menschen. Die ansteckenden Krankheiten. Leipzig 1935. — Pneumokokkeninfektionen. Die ansteckenden Krankheiten. Leipzig 1935. — HIRSCH, C.: Über Nierenkrankheiten und über Nierenkranke im Felde. v. SCHJERNINGs Handbuch der ärztlichen Erfahrungen im Weltkriege, Bd. 3. Leipzig 1921. — Angina. Neue Deutsche Klinik. Berlin-Wien 1928. — KOLLE, W. u. H. HETSCH: Die experimentelle Bakteriologie und die Infektionskrankheiten. Berlin-Wien 1929. — LÄWEN, A.: Wundinfektion, ihre Verhütung und Behandlung. v. SCHJERNINGs Handbuch der ärztlichen Erfahrungen im Weltkriege, Bd. 1. Leipzig 1922. — LEHMANN, W.: Bakteriologie und Klinik der Streptokokkenerkrankungen. Erg. Hyg. **1930**. — LÖHR, W.: Furunkel und Karbunkel. Neue Deutsche Klinik. Berlin-Wien 1929. — MATTHES, M. u. R. WIEGAND: Lungenentzündungen. Neue Deutsche Klinik. Berlin-Wien 1930. — PENZOLDT, F.: Akute Erkrankungen der Lunge und der Pleura. v. SCHJERNINGs Handbuch der ärztlichen Erfahrungen im Weltkriege, Bd. 3. Leipzig 1921.

17. Übertragbare Genickstarre.

Von **H. HETSCH**-Homburg v. d. H.

Die übertragbare Genickstarre, Meningitis cerebrospinalis epidemica, die sich zeitweise seuchenartig unter Kindern und Jugendlichen, auch vereinzelt im *Heer* ausbreitet, ist eine Infektion mit spezifischen Diplokokken, die vom Nasenrachenraum in das Blut eindringen und mit diesem in die Gehirnhäute verschleppt werden, wo sie eine eitrige Entzündung verursachen.

Die *Krankheitserscheinungen* geben der Infektion ein besonderes Gepräge. Nach einer 2—3tägigen Inkubation und Prodromalerscheinungen, die in allgemeiner Abgeschlagenheit, Kopf- und Gliederschmerzen, eventuell auch Erbrechen bestehen, stellen sich Schüttelfröste, hohes Fieber und Nackenstarre ein; letztere kann durch hochgradige Kontraktur der Wirbelstrecker zu Opisthotonus führen. Sehr konstant findet sich das KERNIGsche Symptom. Von seiten des Nervensystems sind je nach der Ausbreitung des Krankheitsprozesses in den Meningen Schwindel, Hyperalgesien, Muskellähmungen, tonische oder klonische Krämpfe, komatöse oder auch Erregungszustände feststellen. Sehr oft wird *Herpes labialis* oder *facialis* beobachtet. In Haut und Schleimhäuten treten manchmal flohstichartige, seltener masern- oder scharlachähnliche Exantheme auf. Oft, aber keineswegs immer sind bei den Kranken entzündliche Veränderungen an den Rachenorganen nachweisbar. Die starke Abmagerung im Verlauf der Krankheit und die oft beobachtete Polyurie werden auf Giftwirkungen der Erreger zurückgeführt.

Der Krankheitsverlauf kann akut, subakut, seltener auch chronisch sein. In foudroyanten Fällen kann der Tod wenige Stunden nach Auftreten der ersten Symptome unter plötzlich einsetzender Bewußtlosigkeit und hohem Fieber eintreten. In der Regel zieht sich die Krankheit mit mehr oder weniger deutlichen meningitischen Erscheinungen, unregelmäßigem Fieber, frequentem Puls und vielfachen Schwankungen des objektiven und subjektiven Befindens längere Zeit hin. Die *Letalität* schwankt in den einzelnen Epidemien zwischen 20 und 70%. Wenn der meningitische Prozeß überwunden wird, kommt es nachträglich manchmal zur Ausbildung eines Hydrocephalus internus mit seinen Folgeerscheinungen oder zu bleibenden Störungen im Gebiet bestimmter Hirnnerven (Taubheit, Sprachverlust, Erblindung usw.).

Neben den typischen Krankheitsfällen gibt es bei jeder Genickstarreepidemie in wechselnder Zahl leichte und abortive Fälle, bei denen meningitische Symptome und Nackenstarre fehlen können und die mitunter nur eine spezifische Infektion der Rachenorgane erkennen lassen. Wenn die Erreger mit dem Blut nicht in die für ihre Ansiedlung besonders prädisponierten Meningen gelangen, können sie in andere Körperorgane verschleppt werden und z. B. Gelenkaffektionen, Endokarditis, multiple Myositis oder Infektionen des Auges oder des Mittelohrs verursachen. Der *kulturelle Nachweis* der Meningokokken im Blut läßt an der Zugehörigkeit derartiger septischer Fälle zur Epidemie keine Zweifel.

Die *epidemiologischen Erfahrungen* lehren, daß Häufungen von Genickstarrefällen hauptsächlich in der rauhen Jahreszeit auftreten, wenn Erkältungen und Nasenrachenkatarrhe an der Tagesordnung sind. Von wenigen Ausnahmen abgesehen, sind nur Kinder und jugendliche Personen für die Krankheit disponiert, und auch unter diesen bestehen besondere individuelle Unterschiede in der Empfänglichkeit. Im *Heere* erkranken fast stets nur einzelne Angehörige der jüngeren Jahrgänge, oder es kommt höchstens zu einer geringen Häufung von Kontaktfällen. Die Erkrankungshäufigkeit ist natürlich abhängig von der Verbreitung der übertragbaren Genickstarre in der Zivilbevölkerung. In der Vorkriegszeit schwankten die Krankheitszahlen in der preußischen Armee etwa zwischen 0,04 und 0,1 p. M. K. mit 40—56% Todesfällen.

Im *Weltkrieg* war die Krankheit von völlig untergeordneter Bedeutung. Es kamen in den Armeen nur vereinzelte Fälle vor, die meist keine Beziehungen untereinander hatten, gelegentlich auch kleine Gruppenerkrankungen, bei denen eine gemeinsame Ansteckungsquelle höchstens für 2—3 Kranke festzustellen war.

Die *Infektionsquellen* bilden in der Regel *Leichtkranke*, die eventuell nur mit einer spezifischen Angina behaftet sind, oder gesunde *Meningokokkenträger*, die die Kokken längere Zeit (meist 3—4 Wochen) in ihrem Nasenrachenraum beherbergen und in unkontrollierbarer Weise beim Sprechen, Husten usw. in ihrer Umgebung verstreuen. Die Zahl dieser Keimträger wird auf der Höhe der Epidemien auf das 10—20fache der Krankenzahl geschätzt.

In epidemiefreien Zeiten haben MAYER und WALDMANN bei der Untersuchung von 9111 Mann der Münchener Garnison durchschnittlich 1,73% *Genickstarrekeimträger* festgestellt, die regellos in den einzelnen Truppenteilen verteilt waren und auch kein Verhältnis zu der Zahl der früher in den Truppen vorgekommenen Genickstarreerkrankungen erkennen ließen. Der Meningococcus scheint also bis zu einem gewissen Grade (in einem Prozentsatz von etwa 2%) ubiquitär beim Menschen vorzukommen. Die Übertragung des Infektionssstoffes erfolgt wohl stets auf dem Wege des direkten Kontaktes. Infektionen durch Wäsche, Gebrauchsgegenstände usw. kommen wegen des schnellen Absterbens der Meningokokken in der Außenwelt kaum in Betracht. Die Krankheit breitet sich demgemäß mit Vorliebe in *Kasernen*, Pensionaten oder auch in dichtbevölkerten, kinderreichen Gebäudekomplexen aus. Die Ursachen für das oft sprungweise Fortschreiten der Epidemien und die Schwankungen in ihrer örtlichen und zeitlichen Begrenzung sind im einzelnen noch unbekannt, hängen jedenfalls aber mit der Ausdehnung der *Meningokokkenpharyngitis* zusammen.

Der *Erreger*, der 1887 von WEICHSELBAUM entdeckte Diplococcus intracellularis meningitidis oder Meningococcus, ist dem Gonococcus ähnlich. Er ist gramnegativ, unbeweglich und bildet keine Sporen. Sowohl in den Zellen des Lumbalpunktats und des Meningealeiters wie in Ausstrichpräparaten aus Kulturen liegt er zu Paaren angeordnet, die vielfach Tetraden bilden. Charakteristisch ist die Variabilität der Form und Färbbarkeit der Einzelexemplare. Die Züchtung der Kokken aus dem Kranken gelingt nur auf erstarrtem Serum, Serumagar, Placentaagar oder Agar, der mit Ascites oder anderen menschlichen Transsudaten versetzt ist. Ältere Meningokokkenstämme gewöhnen sich auch an das Wachstum auf gewöhnlichem, leicht alkalischem Agar. Die Kulturen müssen aerob bei Körpertemperatur gehalten werden und sind gegen Abkühlung, Belichtung und Austrocknung sehr empfindlich.

Eine sichere *Diagnose* kann nur durch den einwandfreien Nachweis der Meningokokken gestellt werden. Beim Kranken dient als Untersuchungsmaterial in erster Linie der Liquor cerebrospinalis, eventuell auch der Inhalt frischer Hautpetechien und Herpesbläschen. Die *Lumbalpunktion* ergibt unter erhöhtem Druck meist trüben oder eitrigen, seltener klaren Liquor, dessen Leukocyten intracellulär Diplokokken enthalten. Dem mikroskopischen Nachweis (Färbung der Präparate mit gewöhnlichem oder eosinsaurem Methylenblau und nach GRAM) muß unbedingt das Züchtungsverfahren und die Identifizierung der Reinkultur durch ein spezifisch agglutinierendes Meningokokkenserum angeschlossen werden. Bei der Ermittlung von Keimträgern werden Abstriche aus der Gegend der Rachentonsillen kulturell untersucht. Die Abgrenzung mancher harmloser Rachenkeime, die dem Meningococcus morphologisch, färberisch und zum Teil auch kulturell sehr ähnlich sind, ist manchmal durch das Wachstum auf verschiedenen Zuckernährböden, mit Sicherheit aber nur durch die Agglutinationsreaktion möglich.

Bei der *Behandlung* der Kranken haben sich neben allgemeintherapeutischen Maßnahmen wiederholte intralumbale Injektionen von hochwertigem, bactericid und bakteriotrop wirkendem *Meningokokkenserum* bewährt.

Bei der *Bekämpfung* ist in erster Linie für rechtzeitige Isolierung der Kranken und Infizierten und für sachgemäße Desinfektion zu sorgen. Die Absonderung kann aufgehoben werden, wenn der Kranke 14 Tage lang fieberfrei geblieben ist und bei dreimaliger Untersuchung des Nasenrachenabstriches und zweimaliger Untersuchung der Rückenmarksflüssigkeit keine Meningokokken mehr nachgewiesen werden konnten. Für das *Heer* sind die durch den Erlaß des R. K. M. vom 49 r 39 S. Jn (11) 564 2 35 bekanntgegebenen „Richtlinien für die Behandlung der epidemischen Genickstarre“ maßgebend, die eine sofortige Absonderung der Kranken schon bei Verdachtsfällen, sorgfältigste laufende Entseuchung der Ausscheidungen und die sonst erforderlichen Maßnahmen vorschreiben. Wichtig sind beim Auftreten der Genickstarre regelmäßige Gesundheitsbesichtigungen der befallenen Truppenteile, bei denen besonders auf Erkrankungen des Nasenrachenraumes zu achten ist, ferner die Verteilung von keimtötenden Gurgelwässern und möglichst weite Belegung der Unterkunftsräume. Die Personen der näheren Umgebung der Erkrankten sind ebenfalls abzusondern und klinisch und bakteriologisch zu untersuchen. Finden sich gesunde Keimträger, so sind diese für sich zu isolieren und fortlaufend mit keimtötenden Mund- und Nasenrachenspülungen (Jod-, Guajakol-, Permanganat-, Collargol-, Chinosollösungen) zu behandeln, bis sie frei von Meningokokken sind.

Schrifttum.

BLANC, LE: Neue Deutsche Klinik, Bd. 7, S. 346. 1931. — KOLLE u. HETSCH: Experimentelle Bakteriologie und Infektionskrankheiten, 7. Aufl. Berlin u. Wien 1929. — MAYER u. WALDMANN: Münch. med. Wschr. **1910 II**, 1584. — WALDMANN u. G. MAYER: Münch. med. Wschr. **1910 I**, Nr 9. — MORAWITZ: Handbuch der inneren Medizin von v. BERGMANN, STAEHELIN u. SALLE, 3. Aufl., Bd. 1, S. 641. 1934. — Handbuch der ärztlichen Erfahrungen des Weltkrieges, Bd. 3, S. 295. — MAYER, WALDMANN, FÜRST u. GRUBER: Münch. med. Wschr. **1911 I**, Nr 19.

18. Die HEINE-MEDINsche Erkrankung (epidemische Kinderlähmung).

Von **H. HETSCH**-Homburg v. d. H.

Die HEINE-MEDINsche Krankheit, die in der *Wehrmacht* keine größere Rolle als bei Erwachsenen überhaupt spielt, ist eine Infektion, die sich hauptsächlich im Rückenmark lokalisiert und in ihren Erscheinungen und pathologisch-anatomischen Veränderungen vielgestaltig ist. Da ein großer Teil der Fälle ohne Lähmungen verläuft, die Infektion sich nicht immer nur auf Kinder beschränkt und nicht immer in epidemischer Form auftritt, wird durch die synonyme Bezeichnung „epidemische Kinderlähmung“ das Wesen des Krankheitsprozesses nicht richtig charakterisiert. Dasselbe gilt von dem Namen „Poliomyelitis acuta“, weil nicht in allen Fällen eine akute und reine Erkrankung der grauen Vorderhörner vorliegt.

Die Krankheit beginnt nach 3—10tägiger Inkubation meist uncharakteristisch mit Gliederschmerzen, leichter Benommenheit, unregelmäßigem Fieber, Schnupfen, Bronchitis oder Angina, oft auch mit Erscheinungen seitens des Magen-Darmkanals. Sehr bald treten dann bei den typischen Fällen meningitische Erscheinungen auf, stärkere Kopfschmerzen, Nackensteifigkeit, eventuell Erbrechen. Ferner sind Zeichen von motorischer und sensibler Reizung des Zentralnervensystems festzustellen, Schmerzen bei passiven Bewegungen,

Zittern und Zuckungen, Fehlen der Bauchdecken- und Kniereflexe sowie besonders Hyperästhesien und starke Schweiße. Das KERNIGsche Symptom ist positiv. Dieses sog. *präparalytische Stadium* dauert meist nur wenige Tage und geht dann in das *Stadium der Lähmungen* über. In ihrer In- und Extensität sehr verschieden, treten schlaffe Lähmungen auf, die vorwiegend die Gliedmaßen- (hauptsächlich die Bein-) und Rumpfmuskulatur befallen, oft auch allein die Hals- und Nackenmuskeln. Vorübergehend kommt es nicht selten zu Blasen- und Mastdarmstörungen. Das Bewußtsein bleibt ungetrübt. Die Lähmungen gehen bei den meisten Fällen nach und nach ganz oder teilweise zurück. Ist das nicht der Fall, so verfallen die gelähmten Muskeln bald einer schlaffen Atrophie mit Entartungsreaktion, und es schließen sich Veränderungen am Knochen- und Gelenkapparat an, die zu den schwersten Krankheitsbildern führen. Manche Fälle der HEINE-MEDINschen Krankheit haben einen rein meningealen Charakter, andere zeigen wieder mehr die Erscheinungen einer akuten Encephalitis. Besonders schwere Erkrankungen, namentlich bei Erwachsenen, verlaufen unter dem Bild der LANDRYschen Paralyse mit mannigfachen Bulbärerscheinungen und enden durch Atmungslähmung tödlich.

Sehr häufig finden sich neben den ausgesprochenen Erkrankungen grippeähnliche *Abortivformen,* bei denen nicht einmal die Symptome des präparalytischen Stadiums (s. oben) voll ausgebildet sind, bei denen vielleicht nur ein leichtes Steifhalten der Wirbelsäule, Gliederschmerzen und eine Ataxie der Extremitätenbewegungen auffallen und bei denen alle Krankheitserscheinungen in kurzer Zeit wieder verschwinden.

Zur *Epidemiologie* ist zu bemerken, daß sporadische Fälle und Gruppenerkrankungen leichterer Natur viel häufiger vorkommen, als früher angenommen wurde. Unter welchen Umständen es zu einer größeren Häufung der Krankheitsfälle kommt, ist unbekannt. Jedenfalls übertrifft in Epidemiezeiten die Zahl der ganz leichten oder abortiven Erkrankungen, die meist gar nicht zur ärztlichen Beobachtung kommen, bei weitem die Zahl der mit Lähmungen einhergehenden Fälle. Eine epidemische Ausbreitung fällt (im Gegensatz zur Genickstarre und zur epidemischen Encephalitis) meist in die Sommermonate. Den bei weitem größten Prozentsatz der Kranken bilden in den Städten Kinder von 1—4 Jahren, auf dem Lande ältere Kinder. Es können aber Personen jeden Lebensalters, selbst alte Leute, erkranken.

Die Eintrittspforte des Erregers in den Körper bildet in der Regel der Nasenrachenraum. Die *Übertragung* erfolgt hauptsächlich durch Kontakt- (Tröpfchen-) Infektion, und zwar meist durch Erwachsene, die Virusträger sind. Die Verfolgung der Infektionswege ist dadurch außerordentlich erschwert. Man muß damit rechnen, daß das Krankheitsvirus sich bei Leichtkranken und Genesenen wochen- oder monatelang im Nasenrachenraum infektionstüchtig erhält. Nach Ansicht mancher Autoren können unter Umständen auch infizierte Lebensmittel und Gebrauchsgegenstände als Infektionsquellen in Betracht kommen.

Einmaliges Überstehen der Infektion, auch der abortiven Form, hat eine lang dauernde *Immunität* zur Folge. Daher bleiben, wenn die Krankheit in kürzerer Zeit wiederholt in einem Lande auftritt, die früher stärker befallenen Bezirke später mehr oder weniger verschont. Allmählich werden, namentlich in den Städten, weite Bevölkerungskreise latent durchseucht.

Der *Erreger* ist noch unbekannt. Er gehört zu den filtrierbaren Virusarten und findet sich nach Versuchen an Affen hauptsächlich im Rückenmark, verlängerten Mark und in der Hirnrinde, ferner in den der Infektionsstelle nahe gelegenen Lymphdrüsen und im Nasenrachenschleim. Gegen Erhitzung ist er empfindlich, gegen Austrocknung und Kälte aber sehr resistent. In Glycerin aufbewahrt hält sich das Virus lange infektionstüchtig. Die Kultur soll in anaerob gehaltener, mit Kaninchenorganstückchen beschickter Ascitesflüssigkeit möglich sein.

Die klinische *Diagnose* ist im präparalytischen Stadium, wenn nicht gerade in Epidemizeiten den ersten Symptomen besondere Beachtung geschenkt wird, sehr schwierig. Wichtig ist die Vornahme einer *Lumbalpunktion.* Die Untersuchung des unter normalem Druck stehenden, klaren oder nur leicht getrübten Liquors ergibt eine Vermehrung der Zellen, zunächst der Neutrophilen, später auch der Lymphocyten, eine leichte Erhöhung des Zuckergehaltes und eine positive PANDYsche Reaktion. Erst das Auftreten typischer Lähmungserscheinungen läßt gewöhnlich die Krankheit mit Sicherheit erkennen.

Die *Prophylaxe* und *Bekämpfung* erfordert die möglichst frühzeitige Feststellung aller Krankheitsfälle und die Absonderung der Kranken und möglichst weitgehend auch der Krankheitsverdächtigen für mehrere Wochen. Die Desinfektionsmaßnahmen haben sich auf den Nasen- und Rachenschleim, die Darmentleerungen, das Erbrochene, den Harn und alle Gegenstände zu erstrecken, die mit diesen Ausscheidungen in Berührung gekommen sind, besonders auf die Leib- und Bettwäsche. Gurgeln mit desinfizierenden Lösungen ist auch den Personen in der Umgebung der Kranken vorzuschreiben. *Therapeutisch* wird die intralumbale, intravenöse oder intramuskuläre Injektion von *Rekonvaleszentenserum* empfohlen, das in Krankenhäusern und Krüppelheimen gesammelt und von den größeren Serumfabriken vorrätig gehalten wird; es wirkt aber nur im präparalytischen Studium. In Ermangelung eines solchen Serums soll sofort einstweilen Erwachsenen-(Eltern-)blut intraglutäal eingespritzt werden.

Schrifttum.

MORAWITZ: Handbuch der inneren Medizin von v. BERGMANN, STAEHELIN u. SALLE, 3. Aufl., Bd. 1, S. 600. Berlin 1934. — ZAPPERT: Neue Deutsche Klinik, Bd. 5, S. 464. 1930.

19. Milzbrand.

Von **K. WALTHER**-Berlin.

Der *Milzbrand (Anthrax)* ist hauptsächlich eine Tierkrankheit. Sie kann unter dem Vieh als Seuche auftreten und von ihrem Ausgangsort (meist Flußniederungen) ganze Länder befallen. Epidemien großen Umfangs sind mehrfach beschrieben worden. Auch Menschen zählen zu ihren Opfern. Im allgemeinen jedoch sind menschliche Milzbranderkrankungen ziemlich selten. Sie treten in der Regel als Berufskrankheit bei Personen auf, die mit kranken Tieren oder ihren Abfallstoffen in Berührung kommen (Hirten, Stallpersonal, Fleischer, Leder- und Bürstenarbeiter). Übertragung von Mensch zu Mensch oder durch mit Milzbrand infizierte Insekten kann vorkommen. Für die *Wehrmacht* hat der Milzbrand so gut wie keine Bedeutung. In den *Heeres- und Marinesanitätsberichten* ist seit 1920 nur ein Fall von Milzbrand erwähnt. Auch im *Weltkrieg* ist Milzbrand im Heer nur ganz vereinzelt vorgekommen (Meldung über 1 Fall, Fachbericht über weitere 5 Erkrankungen an Darmmilzbrand).

Die Krankheit tritt in drei *Erscheinungsformen* auf: Haut-, Lungen- und Darmmilzbrand. Am häufigsten ist die Erkrankung der *Haut* (Milzbrandkarbunkel, Milzbrandödem). Der Milzbrandkarbunkel erscheint nach einer Inkubationszeit von etwa 2—3 Tagen (mitunter auch schon nach einigen Stunden) als kleine Papel mit einem zunächst serös, später blutig-wäßerig gefüllten Bläschen, das allmählich zu schwarzem Schorf eintrocknet. Am Rand bilden sich kranzartig neue Bläschen, die wiederum blauschwarz verschorfen. Der Schorf dehnt sich in die Tiefe und Breite aus, die Umgebung fühlt sich derb an. Nach 8—10 Tagen stößt sich der Schorf ab und hinterläßt ein Geschwür, das unter Granulation abheilt. Bei schweren ausgedehnten Fällen, bei denen das Lymphgefäßsystem mitbeteiligt ist, kann es zur Bacillenaussaat ins Blutkommen. Die leichteren Fälle verlaufen meist ohne Fieber und subjektive Beschwerden. Der Milzbrandkarbunkel kann, namentlich im Gesicht und an den Schleimhäuten, ohne scharfe Grenze in ein teigig-weiches, hell- oder dunkelrotes, bisweilen auch weißliches Ödem übergehen. Gegenüber dem örtlichen Krankheitsbild des Hautmilzbrandes sind *Lungen-* und *Darmmilzbrand* schwere Allgemeinerkrankungen. Beim Lungenmilzbrand kommt es nach Kopfschmerzen, Mattigkeit und Schüttelfrost unter hohem Fieber rasch zu einer pneumonischen Infiltration mit Atemnot, Husten und schaumigem (blutigem) Auswurf (mitunter bacillenhaltig), die rasch zum Tode führt. Auch der *Darmmilzbrand,* gekennzeichnet durch völlige Appetitlosigkeit, heftiges Erbrechen, serös-blutige Entleerungen, Meteorismus u. a., endet meist tödlich (Perforationsperitonitis, toxischer Kollaps).

Die *Diagnose* läßt sich unter Zuhilfenahme der Vorgeschichte beim Hautmilzbrand oft schon aus dem typischen Aussehen ermitteln. Sicherheit bringt in allen Fällen der Nachweis der *Erreger*:

Diese, zuerst 1849 von POLLENDER im Blut milzkranker Tiere gefunden, von R. KOCH als Ursache der Erkrankung 1876 nachgewiesen, wachsen auf den üblichen Nährböden. Die großen unbeweglichen Stäbchen mit abgerundeten Ecken sind nach GRAM färbbar. Nach Färbung mit sog. rotstichigem Methylenblau ist um den blaugefärbten Bakterienleib eine rote Kapsel zu erkennen. Eigentümlich ist die Bildung langer Fäden, die aus vielen, bambusstockartig aneinandergelegten Bacillen bestehen. Außerhalb des Tierkörpers verwandeln sich die Milzbrandbacillen in Dauerformen (Sporen), die sehr hitzebeständig sind und gegenüber chemischen Entseuchungsmitteln so widerstandsfähig sein können, daß ihre Abtötung mit den üblichen Lösungen erst nach Stunden gelingt. Zum mikroskopischen Nachweis ist Blut, Gewebesaft, Pustelinhalt, bei Sektionen Organmaterial einzusenden. Milzbrandähnliche Bacillen können unter Umständen ein dem Hautmilzbrand ähnliches Krankheitsbild hervorrufen.

RICHTER und WALTHER beschrieben einen Fall, in dem es sogar gelang, durch Autoinokulation von dem kranken auf den gesunden Arm der Patientin das gleiche Krankheitsbild hervorzurufen. In solchen Fällen ist genaue bakteriologische Differentialdiagnose besonders wichtig.

Die *Bekämpfung* des Milzbrandes und seine Weiterverbreitung erfordert einwandfreie Vernichtung jeglichen Krankheitsmaterials unter peinlicher persönlicher Vorsicht und Sauberkeit, weitgehende gesetzliche Sicherheitsmaßnahmen bei der Einfuhr tierischer Rohstoffe, strenge gewerbehygienische Vorschriften in den mit tierischem Material arbeitenden Betrieben.

Bei der *Behandlung* steht die *Serumanwendung* an erster Stelle. Für ihren Wert spricht die verminderte Sterblichkeit gegenüber nicht mit Serum behandelten Fällen. Antibakterielle Seren werden von der I. G. Farben A.G. und der Firma Merck-Darmstadt hergestellt. Die Serumtherapie, die beim Hautmilzbrand die Infektionsausbreitung verhindert, ist beim Lungen- und Darmmilzbrand und bei der Milzbrandsepsis das wirksamste Heilverfahren, vorausgesetzt, daß sie in den ersten Krankheitstagen und in großen Dosen (50—200 ccm, unter Umständen wiederholt) intravenös oder intramuskulär angewandt wird. Auch zur örtlichen Behandlung der Milzbrandkarbunkel (Umspritzung, feuchte Serumverbände) ist das Serum mit Erfolg angewandt worden. BECKER empfiehlt intravenös Neosalvarsan $3 \times 0{,}6$ g in zweitägigen Zwischenräumen, BIERBAUM eine kombinierte Serum-Salvarsanbehandlung. Von einigen Untersuchern werden Argochrom und Elektrargol als chemotherapeutische Mittel, von anderen Pepton zur intramuskulären Einspritzung angegeben.

Schrifttum.

BERGMANN V.-STAEHELIN: Handbuch der inneren Medizin, 3. Aufl., Bd. 1. — BIERBAUM: Dtsch. med. Wschr. **1912 II**, 2012. — GUNDEL: Die ansteckenden Krankheiten, 1935. — KOLLE-HETSCH: Die experimentelle Bakteriologie und die Infektionskrankheiten, 1929. — KOLLE-KRAUS-UHLENHUTH: Handbuch der pathogenen Mikroorganismen, 3. Aufl., 1930. Weiteres Schrifttum s. daselbst. — RICHTER u. WALTHER: Dtsch. med. Wschr. **1929 I**.

20. Rotz.

Von H. HETSCH-Homburg v. d. H.

Der Rotz (Malleus) ist eine auf den Menschen übertragbare tierische Infektionskrankheit, von der in erster Linie Pferde, Esel und Maultiere, gelegentlich auch Raubtiere, Ziegen und Katzen befallen werden. In den meisten europäischen Kulturstaaten ist der Rotz der Tiere durch planmäßige Bekämpfungsmaßnahmen allmählich stark zurückgegangen, zum Teil ganz erloschen; nur *Rußland* ist noch stark verseucht. *Deutschland* ist seit 1926 praktisch rotzfrei.

Für den *Rotz des Menschen* bilden immer tierische Erkrankungen die Infektionsquelle; es sind also in erster Linie Pfleger rotzkranker Pferde, Tierärzte usw. gefährdet.

In Deutschland waren schon in der *Vorkriegszeit,* als es noch Pferderotz gab, menschliche Infektionen, speziell auch im *Heere,* sehr selten.

Im *Weltkriege* kamen, obwohl nach dem Kriegsveterinärbericht auf allen Kriegsschauplätzen Rotz nicht gerade selten war, zusammen nur etwa 6 Infektionen bei Angehörigen des Heeres vor.

In ihren Erscheinungen ist die *Krankheit* dem tierischen Rotz ähnlich. Zu unterscheiden sind lokale und lokal bleibende Rotzherde in der Haut oder der Nase und die pyämische Allgemeininfektion mit ihren sekundären Lokalisationen. Im Gegensatz zum tierischen Rotz, der in etwa 90% der Fälle chronisch verläuft, bildet beim Menschen die akut einsetzende, zur Allgemeininfektion führende Erkrankung die Regel. Lokal bleibende Formen werden viel seltener beobachtet. Die Inkubationsdauer beträgt gewöhnlich 3—5 Tage. Der *Verlauf* der Krankheit kann sehr verschieden sein. In den meisten Fällen kommt es nach uncharakteristischen Prodromalerscheinungen von den oft versteckt liegenden Primäraffekten aus zu einer Generalisierung der Infektion. Wann diese stattfindet, hängt von der Menge und Virulenz der Erreger und der natürlichen Widerstandskraft des Organismus ab. Es gibt Fälle, die schon am dritten Krankheitstage die Symptome einer Allgemeininfektion bieten und wenige Tage später unter den schwersten Erscheinungen der Septicämie zum Tode führen, und andererseits auch Fälle, bei denen sich erst nach mehreren Wochen auf eine Rotzinfektion hinweisende Krankheitszeichen bemerkbar machen. Als Ausdruck der Allgemeininfektion entsteht ein über den ganzen Körper verbreitetes Exanthem. Ferner treten auf der Haut *Pusteln* auf und in der Haut und den Muskeln kleine teigige *Rotzknoten,* die meist rasch vereitern. Der akute Nasenrotz führt zu Pusteln, Erosionen und Geschwüren der Nasenschleimhaut und geht sehr oft auf Gaumen, Kehlkopf und Bronchien über. Wenn es von den Bronchien aus zu einer Mitbeteiligung der Lungen kommt (Lungenrotz), entwickeln sich unter dem Bild bronchopneumonischer Herde eitrige Infarkte; der Auswurf ist dann himbeerfarbig, eitrig-schaumig, manchmal jauchig übelriechend. Es gibt kein Körperorgan, in dem nicht durch die mit dem Blut verbreiteten Rotzbacillen Rotzknoten und nach deren Zerfall Entzündungsherde oder Geschwüre entstehen könnten. Als Prädilektionsstellen für die sekundäre Ansiedlung der Erreger seien noch die Gelenke und Sehnenscheiden besonders erwähnt. Der chronische Rotz, bei dem wiederum in der Regel die Nase vorwiegend beteiligt ist, ist im allgemeinen gutartiger als die akute Infektion und kann sich über Jahre hinziehen. Von den zerfallenden Rotzherden kann aber jederzeit ein schubweiser Einbruch der Rotzbacillen in die Blutbahn erfolgen und bei gestörter Allgemeinresistenz zum Tode führen.

Die *Übertragung* der Krankheit auf den Menschen findet — abgesehen von Laboratoriumsinfektionen beim Arbeiten mit Rotzkulturen und Versuchstieren — fast stets durch direkten Kontakt mit kranken Tieren statt. Als Infektionsquellen sind am gefährlichsten die leicht oder chronisch verlaufenden Rotzfälle bei Pferden, die als solche nicht erkannt sind. Mehrfach ist auch über Rotzerkrankungen bei Gerbern, Kürschnern usw. berichtet worden, die Felle rotziger Tiere verarbeiteten. Daß der Rotz des Menschen auch bei größeren Epizootien im Vergleich zur Häufigkeit des Pferderotzes eine so seltene Erkrankung ist, liegt hauptsächlich daran, daß der Mensch für das Krankheitsvirus viel weniger empfänglich ist.

Die *Eintrittspforten* der Erreger bilden in den weitaus meisten Fällen kleine Wunden der Haut oder der Schleimhäute. Die Kontinuitätstrennung braucht nur sehr gering zu sein. Oft ist die Infektionsstelle beim Ausbruch der Krankheitserscheinungen nicht mehr feststellbar, manchmal sind Pusteln auf der Haut oder an den Nasenöffnungen oder der Bindehaut als Primäraffekte anzusprechen. Ob Rotzbacillen auch die intakte Haut und Schleimhaut durchdringen können, ist noch nicht entschieden. In seltenen Fällen können die Respirationsschleimhäute den Sitz der primären Ansiedlung der Erreger bilden (Stäubcheninfektion), ausnahmsweise vielleicht auch die Schleimhäute des Magendarmkanals (Genuß rohen Fleisches von rotzkranken Tieren nach Erfahrungen in Rußland). Möglich ist ferner die Übertragung des Rotzes durch den Geschlechtsverkehr. Im allgemeinen sind aber Ansteckungen von rotzkranken

Menschen aus trotz der oft recht späten Erkennung des Leidens und des späten Einsetzens von Verhütungsmaßnahmen sehr selten.

Der *Erreger* der Krankheit, der 1886 von LÖFFLER und SCHÜTZ entdeckte Rotzbacillus, ist ein kleines, morphologisch variables Stäbchen, das geißellos und unbeweglich ist und keine Sporen bildet. Er zeigt bei Anwendung entsprechender Färbungsmethoden in der Regel deutliche Polfärbung und außerdem stark gefärbte Körnchen im Innern des Bacillenleibes; dem GRAM-Verfahren gegenüber erweist er sich als negativ. Zur Kultur dienen hauptsächlich Glycerinagar, Kartoffeln und Glycerinbouillon. Die erste Züchtung aus dem infizierten Organismus bietet mitunter Schwierigkeiten; nach mehrfachen Nährbodenpassagen gelingt die Fortzüchtung leicht. Die Resistenz der Bacillen gegen äußere Schädigungen (Erhitzung, Desinfektionsmittel) ist gering, wenn sie nicht in Eiter oder Blut vor Austrocknung geschützt sind. Zu Tierversuchen sind besonders Meerschweinchen geeignet, die hochempfänglich sind und bei den verschiedenartigsten Infektionsmethoden der Allgemeininfektion erliegen.

Die *Diagnose* erfordert unter allen Umständen den Nachweis der Rotzbacillen. Da die Krankheitsprodukte in der Regel bacillenarm sind, genügt die mikroskopische Untersuchung nicht. Man muß von vornherein das Kulturverfahren heranziehen, bei dem der Inhalt frischer Hautpusteln, der Punktionssaft geschwollener Drüsen oder exstirpierte Drüsen, später eventuell Eiter und Milzknötchen der infizierten Versuchstiere als Untersuchungsmaterial dienen. Auch die intraperitoneale Infektion von männlichen Meerschweinchen führt zum Ziel, wenn sich in charakteristischer Weise ein entzündlicher Prozeß in der Tunica vaginalis der Hoden (sog. STRAUSssche Reaktion) entwickelt. Die gewonnenen Reinkulturen müssen durch spezifische Serumreaktionen (Agglutinations-, Präcipitations- und Komplementbindungsreaktion) identifiziert werden.

Die *Therapie* des Rotzes ist vorwiegend chirurgisch durchzuführen. Eine wirksame Serum- oder Chemotherapie gibt es nicht. Auch die therapeutische Anwendung des diagnostisch in der Veterinärmedizin sehr bewährten Malleins versagt. Aussichtsvoller erscheint die Vaccinetherapie, besonders die Injektion von Autovaccinen.

Die *Bekämpfung* der Seuche ist in erster Linie Aufgabe der Veterinärbehörden (Reichs-Viehseuchengesetz). Bei Erkrankungen des Menschen sind Meldepflicht, Isolierung und die erforderlichen Desinfektionsmaßnahmen vorgeschrieben. Beim Umgang mit rotzkranken und -verdächtigen Tieren ist größte Vorsicht geboten, besonders Händedesinfektion und sorgsamste Abdeckung etwaiger Wunden und Schrunden. Für experimentelles Arbeiten mit Rotzerregern, das nur bestimmten Laboratorien vorbehalten ist, bestehen strenge Sondervorschriften.

Schrifttum.

HETSCH: Neue Deutsche Klinik, Bd. 9, S. 424. 1932. — LOMMEL: Handbuch der inneren Medizin von v. BERGMANN, STAEHELIN u. SALLE, 3. Aufl., Bd. 1, S. 1046. 1934. — LÜHRS: Handbuch der pathogenen Mikroorganismen, 3. Aufl., Bd. 6, S. 1. 1929.

21. Malaria.

Von **H. ZIEMANN**-Berlin.

Mit 4 Abbildungen.

In den Kriegen und in der Geschichte der Völker hat die Malaria stets eine außerordentliche Rolle gespielt. Sie in erster Linie hemmt noch jetzt die hygienische Eroberung der Tropen.

Die Parasiten der Malaria. Das Wesen der Malaria besteht bekanntlich darin, daß die *nur* durch den Stich *bestimmter weiblicher Mücken* (Anophelinen, s. Abb. 3) in den Körper eindringenden Sichelkeime oder Sporozoiten schließlich die roten Blutkörperchen befallen, um dann in diesen, anfangs als kleine Ringe oder Scheibchen heranwachsend, unter Bildung von Malariapigment sich zu vermehren. Durch die Malariatoxine gehen aber auch viele nicht infizierte rote Blutkörperchen zugrunde. Beim Zerfall der Parasiten kommt es dann zu typischen Fiebererscheinungen, oft mit Schüttelfrost, immer mit Hitze und Schweiß. Neben den *ungeschlechtlichen* Formen der Parasiten unterscheiden wir auch die *Geschlechtsformen,* die männlichen und die weiblichen Gameten, welche sich im Körper nicht teilen, daher auch kein Fieber machen können (vgl. Abb. 1).

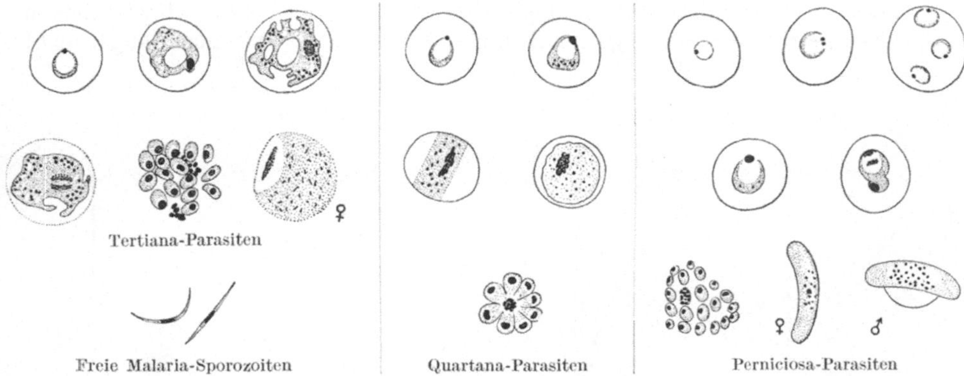

Abb. 1. Malaria-Parasiten.

Im Magen der Malariamücken bilden die männlichen Formen Geißelfäden (Mikrogameten), welche die weiblichen Formen (Makrogameten) befruchten, unter Umbildung in die würmchenförmigen Ookineten. Diese durchbohren bei mindestens 17° C Durchschnittstemperatur die Magenwand der Mücke, um an der Außenwand derselben, bei durchschnittlich 18—24° C in 10—20 Tagen zu den sog. Oocysten heranzuwachsen. Diese bilden die schon obenerwähnten Sichelkeime (Sporozoiten), welche nach Zerfall der Oocysten in alle Organe der Mücke eindringen können, um schließlich in die Speicheldrüsen derselben zu gelangen, von wo aus sie wieder durch den Stich der betreffenden Anophelinen in den menschlichen Organismus gelangen. (Eine Infektion der Anophelineneier durch die Sporozoiten findet nicht statt.) Damit ist der Kreislauf geschlossen. *Andere Wirte als Mensch und Anophelinen gibt es also für die Malariaparasiten nicht.*

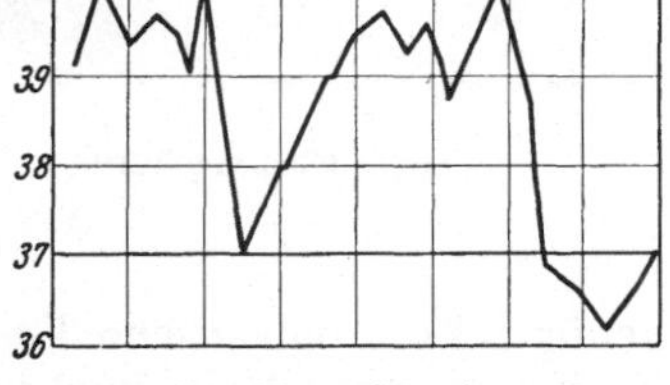

Abb. 2. Perniciosa- (Tropica-) Kurve.

Praktisch kommen hier nur in Frage:

1. *Die Tertianaparasiten,* Entwicklung in 2 × 24 Stunden unter *Abblassung, Aufblähung* und gleichzeitigem Auftreten SCHÜFFNERscher Tüpfelung der infizierten roten Blutkörperchen. Schließlich Zerfall der Parasiten in 16 Teilstücke (Merozoiten). Bei Infektion durch 2 Tertiana-Generationen kommt es zu Tertiana-duplicata = Quotidiana.

2. *Die Quartanaparasiten,* Entwicklung in 3 × 24 Stunden. Infizierte rote Blutkörperchen *nicht abgeblaßt, nicht aufgebläht,* schließlich zerfallend in 8 Merozoiten. Bei 2 oder 3 Parasitengenerationen Quartana-duplicata oder triplicata. Die Quartanaparasiten im ganzen weit seltener vertreten als die Tertianaparasiten und auch im einzelnen Falle spärlicher. Dauer der Anfälle bei Tertiana und Quartana durchschnittlich (bei Neuerkrankungen) etwa 8—10 Stunden.

3. *Die Perniciosa- (Tropica-) Parasiten* mit 24—48stündiger Entwicklung, Zerfall in 16—24 Merozoiten. Besonders charakteristisch die kleinen, zierlichen Ringformen und die halbmondförmigen Gameten.

Während Tertiana- und Quartanaparasiten ihre ganze Entwicklung auch im peripheren Blut durchmachen, verschwinden die Perniciosa- (Tropica-) Erreger nach Erreichung des Siegelringstadiums aus dem peripheren Blute, um nun in den Capillarbezirken innerer Organe zu sporulieren. Sie sind dadurch imstande, die gefährlichsten klinischen Erscheinungen, z. B. in Hirn, Nieren, Darm, Lunge usw. zu bedingen. Dies alles erklärt auch das weit länger dauernde, unregelmäßigere Fieberstadium (vgl. Abb. 2), bei dem auch bei absinkender Temperatur oft nicht die normale Grenze wieder erreicht wird. Um die Perniciosa- (Tropica)- Kurve mit der ziemlich charakteristischen Perturbatio critica zu erhalten, muß auch nachts gemessen werden.

Eine *genaue Diagnose der Parasiten* ist schon wegen etwaiger späterer *Kriegsrentenansprüche* dringend notwendig, leider aber im letzten Kriege oft genug nicht richtig gestellt worden.

Wir sehen hier ab von den selteneren Typen des *Plasmodium ovale,* des *Plasmodium vivax varietas minuta Emin* und dem von mir in Westafrika aufgestellten *Plasmodium perniciosum.*

Man hat bisher mit Recht die obigen drei häufigsten und praktisch wichtigsten Spezies scharf voneinander getrennt, innerhalb derselben aber noch längst nicht

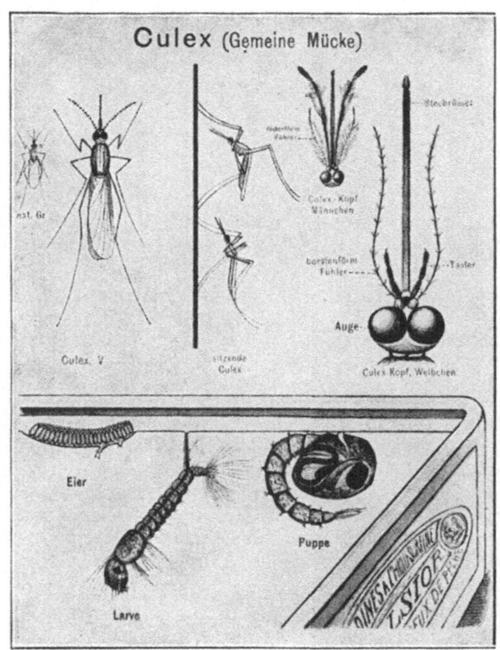

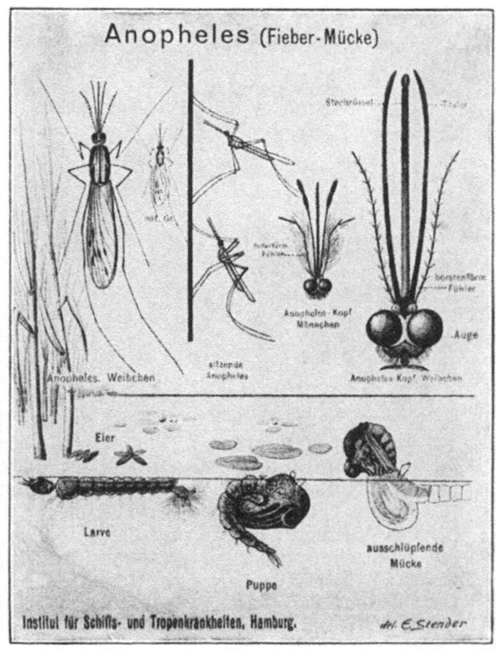

Culex (Gemeine Mücke). *Anopheles* (Malaria-Mücke).

Abb. 3. *Malaria-Mücken* (Anophelinen).

genügend die biologische *Variabilität,* nach Rassen, nach Virulenz und relativer Resistenz gegen Heilmittel betont. Begründet doch gerade dieser Umstand die *unter Kriegsverhältnissen dringend notwendige Individualisierung bezüglich Therapie und Prophylaxe.* Selbstverständlich ist auch der infizierte Mensch von Wichtigkeit.

Die Abbildungen zeigen die Unterschiede zwischen *Anopheles* und *Culex.* Besonders charakteristisch ist für Anopheles die gestreckte Haltung, für Culex die gekrümmte.

Die Entwicklungsbedingungen der Anophelinen sind je nach der betreffenden Art ganz außerordentlich verschieden. Manche, wie z. B. in Syrien und Palästina, legen ihre Eier in die Zisternen der betreffenden Häuser, die meisten aber in kleine, ruhige, flache, gegen Sonne, Wind und äußere Feinde geschützte Wasseransammlungen in der Nähe der Häuser. Die Eiablage erfolgt in Mittel- und Nordeuropa in den wärmeren Tagen des Frühlings. Die Zahl der Eier beträgt bei der etwa 4mal im Jahr erfolgenden Brutablage je etwa 250 bis 350. Durchschnittlich rechnet man auf das Stadium der Eier bei einer Temperatur von $24-27^0$ etwa 2 Tage, der Larven 10—12, der Nymphen 2 Tage. Kühleres Wetter verlangsamt stets die Entwicklung. Im gemäßigten Klima überwintern die weiblichen Anophelinen meist in geeigneten Kellern und Ställen (Anopheles superpictus auch im Ei- oder Larvenstadium im feuchten Laube), in warmem Klima in dunklen, geschützten Ritzen.

Malariaepidemiologie. Im ganzen sind die *Malarianeuerkrankungen* gebunden an die *wärmsten und regenreichsten Zeiten* der betreffenden Gegenden, während in anderen Gegenden, auch in der Trockenzeit, falls nur genügende Wasseransammlungen bei genügender Temperatur vorhanden sind, eine weitere Vermehrung der Anophelinen und damit der Malaria möglich ist.

Die Beziehungen der Anophelinen zu der Malaria sind gerade in allerletzter Zeit weitgehender geklärt worden und damit auch das Problem des *Anophelismus ohne Malaria.* Die Grundursache dürfte in der Neigung der übertragenden Anophelesart zu erblicken sein, sich in mehrere lokale Rassen aufzuspalten.

So haben z. B. E. MARTINI und HACKETT bei Anopheles maculipennis jetzt 5 verschiedene Rassen unterscheiden gelehrt, von denen außer An. maculipennis atroparvus, der besonders in Brakwassergegenden gefährlich ist, Anopheles labranchiae und elutus den Menschen infiziert, während die anderen mehr zoophil, d. h. auf Tierblut eingestellt sind.

Die Malariaverbreitung erfolgt a) durch infizierte *Anophelinen,* b) durch *Parasitenträger.*

ZIEMANN selber sah im Sommer 1918 bei Aman im Ost-Jordanlande, wie durch Automobile Dutzende von Anopheles superpictus stundenweit auf sehr erhebliche Strecken mitgeschleppt wurden. In Ägypten hat man seinerzeit (1919) in Chartoum am Nil immer erneute Einfuhr infizierter Anophelinen auf Flußbooten und Eisenbahnen beobachtet. In Zukunft wird man in dieser Beziehung auch *Flugzeuge* und *Dampfer* zu überwachen haben.

Die *Kriegsverhältnisse* haben gezeigt, daß, selbst wenn Malaria-Sichelkeime in Anophelinen überwintern könnten, dieses praktisch keine Bedeutung haben dürfte, zumal die Infektionsfähigkeit der Sichelkeime 55 Tage kaum überschreitet.

Für das Zustandekommen der Malaria in einer Gegend ist jedenfalls notwendig das Vorhandensein von genügend stark infizierten Menschen mit genügend zahlreichen männlichen und weiblichen Parasiten *(völlig ausgereiften Gameten),* bestimmter zur Malariaübertragung fähiger Anophelinen, einer nötigen Temperatur, die auch für die Stechlust der Anophelinen von Wichtigkeit ist, eines gewissen Grades von Feuchtigkeit während der Reifung der Oocysten, vielleicht noch anderer klimatischer Faktoren, die von Einfluß sind auf die Oocysten bzw. auf die Entwicklung der Anophelinen selber, z. B. Helligkeit, Winde, elektrische Spannung der Luft, Viehhaltung usw.

Herrscht die Malaria in einer Gegend das ganz Jahr hindurch, haben wir eine *endemische Malaria* vor uns; tritt die Malaria aber nur in bestimmten Jahreszeiten auf, in denen die Bedingungen für das Zustandekommen derselben gegeben sind, sprechen wir von einer *Saisonmalaria.* Zu einer *Malariaepidemie oder -pandemie* kann es kommen bei:

1. Vorhandensein besonders vieler geeigneter Anophelinen,

2. besonders vieler Parasitenträger,

3. längere Zeit dauerndem Vorhandensein besonders günstiger Umstände für die Verbreitung der Anophelinen an sich, sowie für die Entwicklung der Oocysten und Sporozoiten,

4. Verminderung der Widerstandsfähigkeit der Bevölkerung durch Eintritt von Hungersnot, *Kriege,* besonders starke Dichtigkeit der Bevölkerung, Seßhaftigkeit, Mangel an geeigneten Medikamenten, Befallensein der Bevölkerung durch andere Erkrankungen, z. B. Ankylostomiasis u. a.,

5. Fehlen von endemischer Malaria bzw. Verlust einer, wenn auch nur relativen und schwachen Immunität gegen Malaria.

So finden wir auch eine Erklärung für die ungeheure Verbreitung der Malaria in *Rußland* in den Jahren 1922—1924, sowie im Jahre 1935 auf *Ceylon.* Kriegszeiten begünstigen Malariaepidemien auch dadurch, daß die besten Arbeitskräfte zum Kriegsdienst eingezogen werden, wodurch der Ackerbau, die Ernährung der Bevölkerung und die Resistenz derselben leiden müssen. Der *Weltkrieg* begünstigte auch durch das vermehrte Auftreten von

Parasitenträgern die Entstehung vermehrter sporadischer Fälle in den Großstädten; z. B. wurden in Deutschland damals über 70 Fälle von Perniciosa beobachtet, von denen nur 17 im Felde gewesen waren.

Ziemann beobachtete während des Weltkrieges auch eine Malariaepidemie im früher malariafreien Libanongebirge, die nach geeigneten Maßnahmen wieder verschwand.

Die jahreszeitlichen Kurven der Malaria sind von Bedeutung. Wir haben hier zu unterscheiden zwischen *Neuerkrankungen* (im nördlichen und mittleren Europa mit einem Gipfel im August/September, nach dem die Durchschnittstemperaturen, die für die Entwicklung der Oocysten usw. notwendig sind, eine gewisse Höhe und Dauer erreicht haben) und den allmählich ansteigenden *Rezidivkurven* im Frühling, bei denen es im Sommer/Herbst des vorhergehenden Jahres nicht zum klinischen Ausbruch der Infektion kam und die Malaria im Latenzstadium blieb. Gerade der Weltkrieg hat für die Richtigkeit dieser Auffassung eine überwältigende Menge von Beispielen gebracht.

Selbstverständlich können auch im *Winter* unter Umständen Neuerkrankungen auftreten, wenn unter Schaffung eines künstlich erzeugten warmen Klimas in den Quartieren die nötigen Bedingungen zu Oocystenbildung (hohe Temperatur, Feuchtigkeit usw.) gegeben sind. Jedenfalls beginnt das Maximum der Neuinfektion immer im Anschluß an die heißesten und mückenreichsten Tage des Jahres. In denjenigen Gegenden, wo alle 3 Parasitenarten vorkommen, wie z. B. in Mazedonien im Weltkriege, begann die Tertiana (als Rezidivepidemie) als erste im Frühling, die Perniciosa im Sommer, begleitet von einer zweiten Welle der Tertiana (Neuinfektion), woran sich im Spätherbst die Quartana anschloß.

Das **klinische Bild** muß als bekannt vorausgesetzt werden (vgl. Schriftum Nr. 1—5).

Bezüglich des *Blutbildes* sei erneut daran erinnert, daß bei Perniciosa (Tropica) während der Sporulation in den inneren Organen die Parasiten im peripheren Blut fehlen können [1], daß daher bei *negativem Befunde die Untersuchung* nach einigen Stunden zu *erneuern* ist.

Da gerade bei Perniciosa (Tropica) die Sporulation zuweilen mit besonderer Vorliebe in den Capillargefäßen des *Zentralnervensystems* stattfindet, ergibt sich schon daraus eine außerordentliche Mannigfaltigkeit schwerer Hirnschäden bzw. sogar Psychosen, wie sie gerade auch an der englischen Front in Mazedonien beobachtet wurden.

Mischinfektionen der verschiedenen Parasitenarten kommen natürlich vor. Meist löst aber die eine Art die andere ab. Mischinfektionen, meist *Typhus abdom.* speziell *Paratyphus* wurden relativ häufig, namentlich in Mazedonien und im Orient beobachtet, wobei im allgemeinen die eine Infektion die andere ablöste. Mischinfektionen mit *Dysenterie* und Recurrens sind gerade für geschwächte Individuen gefährlich. Dasselbe trifft zu für die *Grippe*. Dagegen hat die *Tuberkulose* praktisch weniger eine Rolle gespielt, da ja tuberkulös Verdächtige im allgemeinen wohl nicht ins Feld gelangten.

Latenzstadium und Rezidive. Wir haben schon oben erwähnt, daß unter Umständen das Latenzstadium monatelang dauern kann, vom Spätsommer bzw. Frühherbst an durch den ganzen Winter hindurch bis zum Frühjahr. Während dieser Zeit können die Parasiten im Blute gänzlich fehlen. Wir sprechen dann von einer *inaktiven* (latenten) Malaria. Es können aber auch gelegentlich Parasiten gefunden werden, ohne daß es dabei zum typischen Fieber kommt, da in diesem Falle die Immunkräfte des Organismus sich gegenüber den Parasiten behaupten *(Parasitenträger)*.

Die Rezidive können durch alle möglichen, die Resistenz des Organismus, schädigenden Momente ausgelöst werden, z. B. durch andere Krankheiten, Erkältungen, ungewohnte Hitze, Kälte, plötzliche Anstrengungen usw. Die Häufigkeit der Rezidive wird auch weitgehend abhängig sein von der Energie und den Medikamenten, mit denen die ersten Neuinfektionen bekämpft werden.

Im allgemeinen klingt die Malaria nach Überstehen des ersten akuten, fieberhaften Stadiums allmählich immer mehr ab, um dann im Laufe einiger Jahre

[1] Hier sei bemerkt, daß bei großen *Strapazen* und *Entbehrungen* wie beim Rückzug der deutschen Truppen 1918 im Jordantal in Palästina auch Sporulationsformen (als Ausschwemmungserscheinungen) im peripheren Blut auftreten können.

allmählich zu verschwinden, in der Mehrzahl der Fälle nach spätestens 4 bis 6 Jahren.

Ziemann beobachtete bisher als längste Dauer der Malariainfektion nach dem Kriege eine solche von 11 Jahren.

Der Verlauf der Rezidive ist, je nach Alter, Beruf, Klima, Parasitenart, Disposition und Resistenz des betreffenden Individuums bald leicht, bald schwer; bald verlaufen sie im Typus einer schweren Neuinfektion, bald in Form von 1 oder 2 leichten Anfällen, im allgemeinen häufiger intermittierend als unregelmäßig. Bei diesen Latenzstadien der Malaria wird man eventuell Milztumor, Monocytose und deutliche Urobilinogenurie als malariaverdächtig betrachten können.

Jedenfalls zeigte sich, daß mit jedem Jahre *nach Kriegsschluß* die Möglichkeit zu Rezidiven geringer wurde, und daß nach dem 10. Jahre mit an Sicherheit grenzender Wahrscheinlichkeit angebliche Malariafälle als *Kriegsfolgen* abzulehnen sind. Es zeigte sich ferner:

1. Daß nur die Perniciosa (Tropica) praktisch an sich imstande sein kann, bleibende organische Veränderungen innerer Organe zu ermöglichen, daß also von größter Wichtigkeit ist, aus den Krankenpapieren festzustellen, welche Parasitenart vorgelegen hat.

2. Daß nach vielfacher klinischer Erfahrung bei den Rezidiven im allgemeinen dieselben Organsysteme von den Parasiten bevorzugt werden, die schon beim ersten Fieber besonders betroffen wurden, daß es also äußerst unwahrscheinlich wäre, wenn bei einem Rezidiv Hirnsymptome in den Vordergrund treten, die beim ersten Fieber nicht beobachtet wurden. (Wichtig für spätere Gutachten.)

3. Daß nach tausendfacher klinischer Erfahrung die Rezidive klinisch fast stets leichter verlaufen als die Erstlingsfieber.

Bei diesen Richtlinien ist natürlich Voraussetzung, daß schon beim ersten Fieber energische Behandlung stattfand, daß auch die Rezidive richtig behandelt werden, und daß nicht die Immunitätsverhältnisse des Organismus ganz plötzlich stark verändert werden. Sonst könnte natürlich ein Halbverhungerter bei einem Rezidiv schwerere klinische Erscheinungen darbieten als bei einer Neuerkrankung.

Differentialdiagnostisch dürfte gerade unter Kriegsverhältnissen die *Pyelitis* wichtig sein, die bezüglich der Fieberkurve, Frost-, Hitze- und Schweißstadium ganz ähnliche Bilder schaffen kann.

Malaria und Wehrmacht. *Bei Kriegsbeginn* strömten viele Kriegsteilnehmer aus malariaverseuchten Ländern in die Heimat zurück. Anfangs war die Diagnose noch nicht so wie später gesichert. Manche Kranke meldeten sich wegen eines einfachen Fiebers nicht krank, sondern taten unter Selbstbehandlung mit einigen Chinindosen Dienst.

Ein stärkerer Anstieg an Malariakrankmeldungen erfolgte erst im Frühjahr 1916 auf dem östlichen Kriegsschauplatz, während auf dem Balkan die Kurve schon im August/September 1915 anstieg. Im weiteren Verlauf des Krieges war dann auch im Westen eine Zunahme der Malaria zu bemerken infolge der Verwendung von farbigen Truppen und dadurch, daß auch bei früher im Osten und Süden verwendeten deutschen Truppen die Bedingungen für die Malariaverbreitung günstiger wurden.

Monatlich erfolgte der Gesamtzugang beim deutschen Feldheer 1916 mit einem stumpfen Gipfel im Juli/August/September/Oktober, 1917 unter allmählichem Ansteigen bereits im April/Mai (Rezidive) mit einem etwas spitzeren Gipfel im August/September (Neuerkrankungen) und 1918 mit einem steileren Gipfel im Mai/Juni. Es handelte sich hier zum Teil um Rezidive, zum Teil um Neuerkrankungen. Jedenfalls hatte ich in Syrien schon im Mai unzweifelhaft bereits Neuerkrankungen festgestellt. Beim Vergleich der Verhältnisse auf dem Balkan und dem türkischen Kriegsschauplatze ergab sich, daß die Malariaerkrankungen auf dem türkischen Kriegsschauplatze von $651{,}2\,^0/_{00}$ im 3. Jahre (bei zum Teil allerdings sehr energischer Chininprophylaxe) auf $183{,}7\,^0/_{00}$ herabsanken, auf dem Balkankriegsschauplatz dagegen von $92{,}6\,^0/_{00}$ im 3. Jahre auf $232{,}4\,^0/_{00}$ anstiegen. Die Bedingungen für das Zustandekommen der Malaria waren im Westen am meisten gegeben in dem wasserreichen Flandern in der Aisne-Niederung, in der oberrheinischen Ebene; aber auch dort war ein vermehrter Zugang erst zu erkennen durch Truppen, die aus dem östlichen Kriegsschauplatz dorthin kamen. Auf dem östlichen Kriegsschauplatz war vor allen Dingen die Donauniederung in Rumänien betroffen, wo sich ein starkes Befallensein der Eingeborenen fand, bei Kindern bis zu 14 Jahren zum Teil bis zu 80%, ferner Albanien, Serbien, Mazedonien, Griechenland und die Türkei.

Nach dem Sanitätsbericht über den Weltkrieg sind im ganzen $120781 = 19{,}0\,^0/_{00}$ Kranke wegen Malaria im Lazarett behandelt worden. Davon wurden $98909 = 81{,}9\,^0/_{00}$ wieder dienstfähig, $452 = 0{,}37\,^0/_{00}$ starben und $1488 = 1{,}2\,^0/_{00}$ wurden anderweitig dienstunbrauchbar entlassen.

Es erkrankten an Wechselfieber:

im Kriegsjahr	im Westen	im Osten	auf dem Balkan	in der Türkei
1914/15	288 = 0,15‰ K	134 = 0,20‰ K		
1915/16	391 = 0,14‰ K	2344 = 1,8‰ K	1623 = 14,5‰ K	122 = 89,2‰ K
1916/17	1320 = 0,44‰ K	10275 = 5,5‰ K	9417 = 92,6‰ K	2819 = 651,2‰ K
1917/18	9223 = 2,6‰ K	17199 = 12,8‰ K	21648 = 232,4‰ K	1822 = 183,7‰ K (ohne Juli 1918)

Es darf aber hierbei nicht vergessen werden, daß aus den schon erwähnten Gründen in Wirklichkeit die Erkrankungszahl sicher höher gewesen ist, und vor allen Dingen, daß sehr viele Infektionen aus dem Sommer/Herbst 1918 erst im Frühjahr 1919 zum Ausbruch kamen, wo sie wegen des Kriegsendes statistisch nicht mehr erfaßt werden konnten.

An der *englischen Salonikifront* gab es nach PHEAR (1920) in den Jahren 1916—1918 161150 Malariazugänge in den Hospitälern, und zwar 1916 331‰, 1917 353‰; in allen 3 Jahren eine Morbidität von 1053‰ an Malaria. Die Malariamortalität betrug in den Jahren 1916 0,02‰, 1917 1,17‰, 1918 1,69‰; sie war nach WENYON (1921) fast 9mal geringer als bei den *Franzosen*. Interessant ist, daß in Ostafrika bei den englischen Truppen 1916 von Juni bis Dezember 50768 = 1039,1‰ an Malaria erkrankten, 1917 72141 = 1422,8‰. Die Sterblichkeit war dort 1916 5,4‰ und 1917 9,8‰.

Betreffs der *italienischen* und *französischen* Malariastatistik im Weltkriege verweise ich auf das Schrifttum.

Im italienischen Kriege gegen Abessinien kam es nach persönlicher Mitteilung von ILVENTO (Ital. Kolonial. Minister. 1935) bei Anwendung von Chinin und mechanischer Prophylaxe sowie der sogenannten kleinen Sanierung in Erythrea und Somaliland bei Soldaten, Arbeitern und Eingeborenen nur zu 6401 Malariaerkrankungen mit *sehr* wenigen Todesfällen. Ganz genaue Zahlen fehlen noch.

Angebliche Kriegsfolgen nach Malaria in den inneren Organen. Bei perniziöser Anämie, Leukämie, Polyglobulie und Lymphogranulom ist ein direkter Zusammenhang mit dem Überstehen einer *Kriegsmalaria* durchaus abzulehnen.

Herzerkrankungen infolge von Malaria, bei denen Kriegsdienstbeschädigung anerkannt wurde, wurden mehrfach beschrieben, z. B. Arrhythmie, Extrasystolen, länger andauernde Tachykardie und Angina pectoris, ebenso Hypertonie. Endokarditis und Endarteriitis, welche die Franzosen mehrfach als Folgeerscheinungen der Malaria in Algier beschrieben, habe ich nicht zu sehen bekommen. Natürlich kann es bei marantischen Kriegsmalarikern infolge von Blutdrucksenkung zu Venenthrombose kommen.

Chronische Nierenerkrankungen dürften mit großer Vorsicht als Kriegsfolgen beurteilt werden. In der übergroßen Mehrzahl der Fälle verschwindet eine leichte fieberhafte Albuminurie bald wieder.

Die wichtige Frage der *Lebercirrhose* als evtl. Folge chronischer Kriegsmalaria (überhaupt nur diskutierbar als evtl. Folge von häufig rezidivierender Perniciosa) ist öfter erörtert worden. Gewiß können frische Perniciosaerkrankungen schwere Leberschädigungen bedingen; kommt aber dann die Malaria zur Heilung, geht auch die Leberaffektion nach vielfacher Erfahrung zurück.

Chronische *Lungenerkrankungen* sind als Kriegsmalariafolgen ebenfalls abzulehnen. Vgl. bezüglich dieser Fragen auch die Sammlung ärztlicher Gutachten, Heft 17 aus der Reichsversorgung. Berlin: Reimar Hobbing 1931.

Das ungeheure Heer der *vasomotorischen Neurosen* wird in Deutschland vom Gericht nicht mehr als Kriegsmalariafolge anerkannt. Die Kranken behaupten häufig, erst durch die Kriegsmalaria wäre ihr Leiden entstanden. Die Versorgungsgerichte erklären jetzt, daß alle diese nervösen Erscheinungen als Reaktionsfolgen der Malaria längst abgeklungen sein müßten, und daß, wenn jetzt noch solche Störungen zu beobachten wären, sie als Reaktionsfolgen des modernen Kampfes ums Dasein zu betrachten seien, entstanden auf der Basis einer neuropathischen Disposition.

Folgerungen für die speziellen Verhältnisse bei Malariaerkrankungen im Felde.

1. Notwendigkeit einer genauen Diagnose auf Grund klinischer Untersuchung, genaues Messen der Temperatur, Messen möglichst alle 3 Stunden.

2. Sicherung einer *genauen Blutdiagnose,* Kenntnis der Anfertigung, Härtung und Färbung von Ausstrichen und dicken Tropfenpräparaten nötig. Härtung der gleichmäßigen Ausstriche etwa 3 Minuten in Methylalkohol.

Für die *Kriegsverhältnisse,* d. h. für *Massenuntersuchungen,* empfiehlt sich die ROMANOWSKY-ZIEMANN*sche Färbemethode* nach folgender Vorschrift:

Methylenblau pur. Höchst 1,0, Borax (pur.) 2,5, Aq. dest. 100 = Lösung A. Durch 5—7 Tage langes Stehen und mehrfaches leichtes Anwärmen und Schütteln gereift. Eosin (Höchst) Ba oder A g (Höchst) 1:1000 = Lösung B (Stammlösung 1:100 vorrätig halten). 1 Teil filtrierter Lösung A gut gemischt mit 4 Teilen Lösung B, aufgegossen auf das Präparat ergibt meist bereits in 5 Minuten kräftige Chromatinfärbung.

Färbung gelungen, wenn die Leukocytenkerne kräftige Carminfärbung zeigen. Kräftiges Abspülen in Wasser und, nach Bedarf, nach kurzem Differenzieren mit verdünntem Alkohol und erneutem Abspülen, Trocknen zwischen Fließpapier.

Die obige Lösung kann wochenlang hintereinander benutzt werden, was bei *Massenbetrieb im Laboratorium* unter Kriegsverhältnissen am billigsten und praktischsten ist. Die später veröffentlichten Methoden und die jetzt verbreitete GIEMSA-Färbung dauern etwas länger.

GIEMSA - Färbung: 1 Fläschchen weißes Original-Puffersalzgemisch wird in 1 Liter gewöhnlichen Wassers gelöst. Auf je 1 ccm dieses Gemisches 1 Tropfen GIEMSA-Lösung (HOLBORN). Die gehärteten Präparate mit dieser Lösung übergießen. Dauer der Färbung 25—30 Minuten.

3. Es ist notwendig, daß sämtliche *Militärärzte* die *Diagnose* der Parasiten genau beherrschen.

Wie im Weltkriege wird man auch künftig bei jedem Malariaverdächtigen zwei dicke Tropfen und zwei Ausstrichpräparate machen müssen.

Die Verwendung der von HENRY angegebenen Seroflokkulation zur Diagnose der *latenten Malaria* dürfte an der Front und dicht dahinter wohl nicht in Frage kommen, auch nicht *Provokation* durch die üblichen Provakationsmethoden (Impfung mit Typhusimpfstoff, Eiweißkörpern, Adrenalinlösung 1 : 1000, kalte Duschen, Bestrahlungen usw.), wohl aber *Heißluftbäder,* um die Parasiten im peripheren Blut dem spezifischen Mittel zugänglicher zu machen. Die obigen Maßnahmen bleiben besser Kriegs- und Etappenlazaretten vorbehalten.

Therapie. Wenn nicht Gefechte vorliegen, können Neuerkrankte auch sehr wohl während der ersten Tage in Ortskrankenstuben oder Feldlazaretten behandelt werden. Aus den schon früher angedeuteten Gründen wird man von Anfang an möglichst den Stuhlgang zu regeln und damit auch die gerade bei Malaria so wichtige Funktion der Leber, ferner durch Verhütung und Behandlung von Darmstörungen, die Resorption der eventuellen Medikamente zu sichern suchen.

ZIEMANN empfiehlt bei starkem Erbrechen Chloroform, Gummi arabici, Sacchari $\overline{aa}$ ad 10,0, Aq. dest. ad 200, M. f. ad emulsionem, S. zunächst 1 Eßlöffel, eventuell nach 1 bis 2 Stunden ein weiterer.

Ganz besonders wertvoll erwiesen sich gleich im Anfange systematische *hohe Darmeinläufe* mit dem Gummidarmrohr. Es ist geradezu erstaunlich, wie das subjektive Wohlbefinden dadurch gesteigert wird. Bei sehr schweren nervösen Störungen eventuell eine kleine Eukodalinjektion. Bei Störungen des Kreislaufs und der Atmung Anwendung der modernen Analeptica (Hexeton, Lobelin, Cardiazol, Coramin, Icoral). Man kann auch versuchen, durch Sympatol liquid. (3 mal tägl. 25 Tr.), welches gleichzeitig auch den Blutdruck hebt, die Parasiten aus den inneren Organen in die periphere Zirkulation zu treiben und sie dadurch der medikamentösen Behandlung zugänglich zu machen.

Als *spezifische Malariaheilmittel* für militärische Verhältnisse kommen *Chinin* und die deutschen synthetischen Präparate *Atebrin* und *Plasmochin* in Frage. Während des *Weltkrieges* hat man sich mit dem Chinin allein begnügen müssen. Ohne Chinin hätte das deutsche Heer in Mazedonien und im Orient sicher eine Katastrophe erlebt.

Folgender schematischer Überblick am Beispiel der Perniciosa (Tropica) läßt die spezifischen Angriffspunkte von Chinin, Atebrin und Plasmochin auf die einzelnen Stadien der Parasiten deutlich erkennen.

Chinin und Atebrin wirken bei Perniciosa nur auf die ungeschlechtlichen Formen (Schizonten) und sind wirkungslos gegen die Geschlechtsformen (Gameten) und Sporozoiten. Plasmochin besitzt eine ausgesprochene Wirkung auf die Geschlechtsformen, eine geringe Schizontenwirkung und ist wirkungslos gegen die Sporozoiten. Bei der Tertiana und Quartana haben alle drei Präparate eine Schizonten- und Gametenwirkung, jedoch fehlt hier ebenfalls die Wirkung auf die Sporozoiten.

Das *Chinin* wird meist in der Form des Chininhydrochlorid gebraucht. Seine Verträglichkeit wird durch die Chininprobe bestimmt (1 g Chinin, also die therapeutische Dosis) als Test für *Tropendienstfähigkeit.*

Therapeutisch wird das *Chinin* verabreicht:

1. Nach der Nocht*schen Methode:* in Dosen von 4mal 0,3 g pro die bis zum Abfall des Fiebers, dann noch 5 Tage, dann 4tägige Pause, 3 Tage Chinin usw., dies 5—6 Wochen lang. Bei Perniciosa ist es notwendig, an den beiden ersten Tagen größere Dosen bis zu 2 g pro die per os oder 1,2 g per os und 0,8 g intramuskulär zu geben.

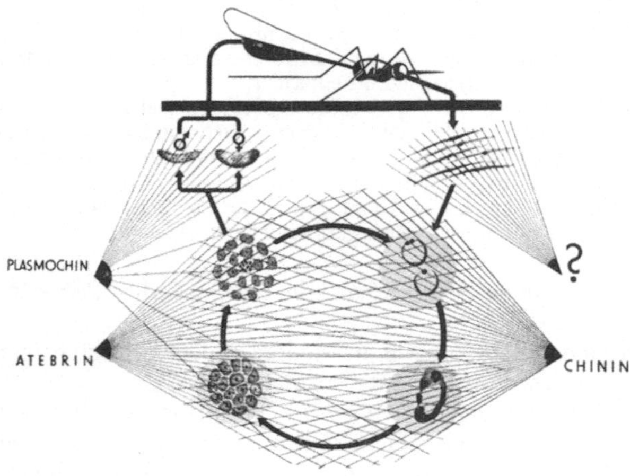

Abb. 4. Übersicht über die Wirkungen von Chinin, Atebrin, Plasmochin (speziell bei Perniciosa tropica). (Nach Schulemann.)

2. Nach der Ziemann*schen Methode:* bei allen Neuerkrankungen möglichst, bei Perniciosa stets, an den ersten 3 Tagen pro die 2 g, entweder in Dosen von 2mal 1 g (1 g möglichst 5—6 Stunden *vor* dem Fieberanfall) oder verteilt auf 4mal 0,5 g pro die, bei zu erwartender Störung der Resorption 1 g intramuskulär, dann 1 g pro die bis zur Entfieberung, dann noch 8 Tage dito, dann 14 Tage jeden 2. Tag, dann jeden Mittwoch und Sonnabend 1,0, verteilt auf 2mal 0,5 g pro die noch 2 Monate.

Die Ziemannsche Methode ermöglicht, daß Chinin stets in steigenden und fallenden Mengen im Blut kreist, und die Gefahr der Reinzüchtung chininresistenter Parasiten bei kleinen Chinindosen vermindert wird.

In Fällen, bei denen die perorale Behandlung schwer durchzuführen ist, z. B. bei Diarrhöe und starkem Erbrechen, kann man entweder das Chinin in Form des Chininurethan (1:4 mit Aq. dest. verdünnt) oder die schmerzlose Chininlösung Bayer oder das Solvochin geben. Bei Malariakoma und ganz schwerem Krankheitsverlauf ist 0,5 g Chinin intravenös angezeigt.

Kinder erhalten entsprechend weniger Chinin. Säuglinge und Kinder bis zu 2 Jahren 0,05—0,1 g pro Tag, ältere Kinder von 4—16 Jahren immer die Hälfte der Jahresalter in Dezigrammen.

Die *intramuskulären Injektionen* werden stets in den oberen äußeren Quadranten des Musculus glutaeus maximus injiziert.

Gegen die Nebenwirkungen des Chinins, bestehend in Händezittern, Ohrensausen, Angstzuständen (zuweilen sogar in Urticaria, Erythemen, Blutungen) empfehle ich Bromkali in gleicher Dosis wie das Chinin.

Außer diesen Nebenwirkungen ist der bittere Geschmack des Chinins ein Nachteil. Ferner wird unter Umständen durch Chinin eine akute Hämolyse, das *Schwarzwasserfieber,* aktiviert.

Selbst bei einer optimalen Chininkur, unter Umständen von mehreren Wochen, sind Rezidive in größerer Zahl nicht zu vermeiden. Bei der Tertiana betragen sie durchschnittlich 50—70%.

Dem Chinin als Schizontenmittel überlegen ist das *Atebrin.*

Ebenso wie das Chinin wirkt das Atebrin auf alle Entwicklungsstadien der Tertiana und Quartanaparasiten und auf die Schizonten der Perniciosa, ist aber unwirksam gegen die Gameten der Perniciosa.

Unter militärischen Verhältnissen gibt man Atebrin oral Erwachsenen und Kindern über 8 Jahren 3mal 0,1 g pro die 7 Tage lang (sonst 5 Tage lang). Kinder erhalten in den ersten Monaten 0,05 g vom 1.–4. Lebensjahr 0,1 g als Tagesgabe, ältere Kinder 0,2 g. Auch im Chaco-Kriege (Bolivien-Paraguay) gab V. BOETTNER 0,1 Atebrin, 3–4mal tgl., möglichst 7 Tage lang, mit bestem Erfolge. Im italienisch-abesssinischen Kriege kam nach persönlicher Mitteilung von ILVENTO anfangs nur Chinin zur Anwendung.

Bei der peroralen Verabreichung ist zu beachten, daß das Atebrin nie auf leeren Magen, am besten nach dem Essen, unter reichlicher Flüssigkeitszufuhr gegeben wird.

Bei komatösen und schweren Fällen muß es in Form des Atebrin pro injectione (Di-Methansulfonat) parenteral gegeben werden. Bei intramuskulärer Injektion ist die Dosierung wie bei der peroralen Einnahme, also 0,3 g Atebrin pro die. Nach meiner Erfahrung werden am besten nicht mehr als 0,2 g Atebrin auf ein und derselben Stelle injiziert. Bei endovenöser Injektion soll die einmalige Dosis von 0,1 g nicht überschritten werden; sie ist langsam durchzuführen und praktisch nur in Ausnahmefällen anzuwenden.

Bei therapeutischen Atebrindosen kann eine leichte Gelbfärbung der Haut und der Schleimhäute eintreten, die mit Blutveränderungen nicht das geringste zu tun hat, sondern auf Ablagerung des gelben Farbstoffes im Gewebe zurückzuführen ist. Es ist meines Erachtens daher zweckmäßig, dem Patienten schon vorher die starke Färbenatur des Atebrins auf der Haut praktisch vorzuführen[1].

Die Chinin- bzw. Atebrinbehandlung wird zweckmäßig ergänzt durch die Kombination mit *Plasmochin,* das eine spezifische Wirkung auf die Gameten der Perniciosa hat und darüber hinaus in diesen Kombinationen die Rezidivrate wesentlich herabsetzt.

Will man das Chinin mit Plasmochin kombinieren, so eignet sich hierfür am besten das *Chinoplasmin* (Tabletten à 0,3 g Chinin + 0,01 Plasmochin). Es werden 3—4 Tabletten täglich 3 Wochen kontinuierlich gegeben.

Für die Kombination von Atebrin mit Plasmochin ist die gleichzeitige Anwendung von Atebrin und Plasmochin nicht zu empfehlen, da Leibschmerzen auftreten können. Die Mittel werden zweckmäßig nacheinander gegeben: also 7 Tage 0,3 g Atebrin pro die, im Anschluß daran 5 Tage 0,03 g Plasmochin pro die. Höhere Plasmochindosen sind zu vermeiden, da sonst unangenehme Leibschmerzen und Cyanose auftreten können. Die Plasmochindosen für Kinder betragen: Säuglinge 0,005 g Plasmochin täglich, Kinder von 1—5 Jahren 0,01 g, von 6—10 Jahren 0,01—0,02 g Plasmochin.

Jedes Rezidiv muß wie eine Neuinfektion behandelt werden.

Durch die Kombinationen wird die Rezidivrate stark herabgesetzt (bei Tertiana auf etwa 5%).

Prophylaxe. Man wird zu unterscheiden haben zwischen *Stellungs- und Bewegungskrieg.* Bei letzterem wird natürlich vorwiegend nur die *medikamentöse* Prophylaxe in Frage kommen, bei ersterem *daneben auch die mechanische.* Zunächst ist für allgemeine Belehrung über Wesen und Bekämpfung der Malaria durch Wort, Bild und Merkblätter (auch der Eingeborenenbevölkerung) zu sorgen. Beim *Stellungskriege* hat man vor allem den systematischen *Kampf gegen die Anophelinen* zu beginnen.

Vernichtung der Anophelineneier und -larven, im Sommer durch Petroleum, Saprol bzw. Schweinfurtergrün[2], Beseitigung von Tümpeln und zutage tretendem Grundwasser durch Drainage, mit Hilfe besonderer Sanitätskolonnen, im Winter in den Kellern und Ställen durch Verstäuben von pulverisiertem Dalmat, inzwischen Insektenpulver (Blatton) bzw. Abflammen der Wände durch Petroleumfackeln, Anzünden von Schwefel, Abspritzen der Wände mit 5%iger Insecticidlösung, Überwachung von Regenfässern und sonstiger, auch kleinster, etwaiger Brutstätten für Anophelinenlarven.

Wie schon MÜHLENS seinerzeit in Bulgarien zeigte und ZIEMANN auf dem langen Etappenwege vom Taurusgebirge nach Palästina, muß man natürlich vor allen Dingen die Ortsunterkünfte selbst und die Etappenwege mit den Bahnstationen sanieren, da sich hier viele Parasitenträger unter den Flüchtlingen zusammenballen können.

[1] Sollte Atebrin mal nicht vertragen werden, gehe man zum Chinin bzw. Chinoplasmin über.

[2] Man verstäubt Mischung von 1 g Schweinfurtergrün (Paris-Green) mit 100 g gewöhnlichen Straßenstaubes auf 10 qm Wasseroberfläche. Dadurch Anopheleslarven abgetötet.

Die *Engländer* mußten seinerzeit in Mesopotamien, um den sehr gefährlichen Anopheles-Stephensi zu bekämpfen, das Berieselungssystem der Dattelpalmen entfernen.

Mechanischer Schutz im Weltkriege. In allen Heeren wurde im Weltkriege zwar ein mechanischer Schutz gegen Mücken vorgeschrieben, aber man sah bald, daß der Moskitoschutz (Handschuhe und Moskitonetze) wegen der damit verbundenen Unbequemlichkeiten entweder gar nicht oder nur fehlerhaft zur Anwendung gelangte. Dagegen bewährten sich auf dem Balkan, in der Türkei, Syrien und Palästina gut die leichten Moskitostiefel und -gamaschen.

Bekanntlich nützen Einreibungen mit den bisher bekannten, angeblich mückenvertreibenden Salben nichts. Massenversuche mit den später bekannt gewordenen Mitteln Flit (Deutsch-Amer. Petrol.-Gesellschaft, Hamburg) und Noral (I. G. Farbenindustrie A. G.) haben während des Krieges noch nicht stattgefunden.

Auf einem Kriegsschauplatze, der für Malaria in Frage kommt, wird man rechtzeitig auf Grund genauerer Erhebungen über Art und Verbreitung der Malaria und der malariaübertragenden Mücken einen genauen Kampfplan aufstellen, unter individualisierender Kombination aller Methoden, mit Unterstützung der Truppenführer und vor allem der leitenden Truppenärzte.

1918 hatten die *Engländer* eine glänzende ärztliche Organisation, während deutscherseits viele Rücksichten auf die Eingeborenen in der Türkei genommen werden mußten.

Medikamentöse Prophylaxe. Hier haben wir uns klar zu machen, daß wir eine eigentliche *kausale Prophylaxe* noch nicht haben, also eine Abtötung der Sporozoiten gleich im Beginne der Infektion zur Zeit noch nicht möglich ist. Dagegen kann man durch eine energische systematisch durchgeführte medikamentöse *klinische Prophylaxe* hinsichtlich der Erkrankungszahl sehr gute Erfolge erzielen.

Die erste systematische Chininprophylaxe wurde von Ziemann an Bord S.M.S. „Hyäne" an der westafrikanischen Küste erfolgreich durchgeführt.

Die von Ziemann empfohlene Prophylaxe, Mittwoch und Sonnabend je 1 g Chinin, die sich in der Praxis außerordentlich bewährt hat, beruht auf den Überlegungen, daß immer eine bestimmte Menge Chinin im Körper vorhanden sein muß, und daß das Chinin therapeutisch in Wellenform auf die Parasiten wirken muß, um die Gefahr der Heranzüchtung chininresistenter Parasiten zu vermeiden.

Bereits früher hatte Ziemann vergeblich gegen die täglichen Dosen von Chinin à 0,3 g im Sinne der Franzosen und Engländer gearbeitet, da dadurch im Sinne der Mendelschen Theorie die chininempfindlichen Parasiten nur allein abgetötet werden könnten, während die resistenten Formen reingezüchtet würden. In der Tat hat sich diese, zuerst von Baur, dann von Rodenwaldt geäußerte Befürchtung nur allzu gerechtfertigt erwiesen, da gerade auf dem Balkan und anfangs auch in Syrien/Palästina später viel *chininresistente* Fälle beobachtet wurden.

Die allgemeinen *deutschen Richtlinien der Chininprophylaxe im Weltkriege* waren folgende: Die *Frontsoldaten* erhielten (um Augen und Ohr möglichst vor der Chininwirkung zu schützen) täglich 0,3 g Chinin. Die in der *Etappe* befindlichen Truppen nach Vorschrift von Ziemann Mittwochs und Sonnabends oder Sonntags 1—1,2 g (zuletzt 0,5 bzw. 0,6 um 5 Uhr nachmittags), den Rest abends vor dem Schlafengehen). Die Chininprophylaxe mußte bis mindestens 8 Wochen nach dem Verlassen der Malariagegend fortgesetzt werden.

Bezüglich der *englischen Methoden* vgl. das Schrifttum.

Unter Wegfall der früheren Richtlinien vom April 1917 gab das *englische Kriegsministerium* folgende Richtlinien heraus. „Jeder Fall von Malaria erhält Chinin (vorzugsweise Ch. sulfuricum), entweder in einer Menge von 10 grains (etwa 0,6 g) täglich an 6 Tagen der Woche oder 15 grains (etwa 0,9 g) täglich an 4 Tagen oder 20 grains (etwa 1,2 g) täglich 3mal in der Woche, oder 30 grains (etwa 1,8 g) täglich an 2 Tagen der Woche, bis der Betreffende wenigstens 60 Tage fieberfrei gewesen ist." Es wurden also durchschnittlich 60 grains (etwa 3,6 g) in der Woche gegeben. Diese Richtlinien sind aber für die militärischen Verhältnisse etwas zu schwankender Natur.

In Albanien versagte nach Eugling bei den *Österreichern* die Chininprophylaxe mit täglich 0,25 g, gegenüber Perniciosa mit 0,5 g.

Französische Kriegserfahrungen in Mazedonien (PAISSEAU): Die Franzosen gaben dort 0,4 g täglich. Es ist aber bemerkenswert, daß SERGENT 1917 im Juni bei Beginn der Prophylaxe die Urinproben mit Chinin nur in 5% positiv fand, erst in späteren Monaten zu 80—100%. Bezüglich der französischen Erfahrungen auf dem Balkan vgl. Bull. Soc. Path. exot. Paris **1918**, 456f.

Die *Italiener* gaben nach SCHIASSI (1922) den Parasitenträgern 6 Tage 1,6, 14 Tage täglich 0,8, 2 Monate täglich 0,4 g, ferner Arsen, meist in Verbindung mit Eisen. Prophylaktisch wurde täglich 0,4 g gegeben, in schwer verseuchten Gegenden im Sommer 0,8 g. Nach PH. RHO erwies sich die Chininprophylaxe bei täglich 0,6—0,8 g doch erfolgreich. 1916 waren 97% Malariazugänge, 1917 25%, 1918 nur noch 9,0%.

Auf Grund der bisherigen Erfahrungen scheint die *Atebrinprophylaxe* der Chininprophylaxe überlegen zu sein.

Die Atebrinprophylaxe kann folgendermaßen durchgeführt werden: *entweder* 1. täglich 0,05 g Atebrin für Erwachsene und Kinder über 8 Jahren, 0,025 g für Kinder von 4—8 Jahren, 0,035 jeden zweiten Tag für Kinder von 0—4 Jahren, *oder* 2. in sinngemäßer Fortführung der ZIEMANNschen Prophylaxe, Mittwochs und Sonnabend für Erwachsene und Kinder über 8 Jahren je 0,2 g, für Kinder von 4—8 Jahren je 0,15 g, für Kinder von 2—4 Jahren je 0,1 g, unter 4 Jahren je 0,05 g Atebrin[1].

Natürlich ist bei Verlassen einer Malariagegend auch die Atebrinprophylaxe etwa 8 Wochen fortzusetzen.

Sanierung. Diese kommt in Frage für die möglichst *dauernde* Befreiung einer Gegend von der Malaria. Die *medikamentöse Sanierung* baut sich auf der gametoziden Eigenschaft des *Plasmochins* auf. Nach Tagesdosen von durchschnittlich 0,01—0,03 g Plasmochin verschwinden die Gameten der Perniciosa in wenigen Tagen aus dem Blut. Zwei wöchentliche Dosen von nur 0,02 g Plasmochin machen die Gameten für eine weitere Entwicklung in den Anophelinen sicher unfähig.

Die Sanierung wird im Anschluß an eine Behandlung sämtlicher Malariakranker und Parasitenträger durchgeführt; sie wird zweckmäßig mit einer medikamentösen Prophylaxe verbunden.

Will man die Sanierung mit einer *Chininprophylaxe* verbinden, so eignet sich hierfür das *Chinoplasmin.* Ich empfehle hierfür Mittwoch und Sonnabend 3—4mal 1 Tablette (0,3 g Chinin + 0,01 g Plasmochin) am praktischsten so, daß 1—2 Tabletten um 5 Uhr nachmittags gegeben werden, der Rest vor dem Schlafengehen, um die mangelnde Chininwirkung möglichst zu vermeiden.

In Verbindung mit einer *Atebrinprophylaxe* empfiehlt sich für Erwachsene zweimal wöchentlich 0,02 g Plasmochin und einmal wöchentlich 0,2 g Atebrin.

Bei der Sanierung ist natürlich Voraussetzung, daß sämtliche etwa neu hinzukommenden Parasitenträger ebenfalls im obigen Sinn kontrolliert und behandelt werden. Die Erfahrungen mit der Chininprophylaxe haben schon gezeigt, daß eine derartige Überwachung bei einer fluktuierenden Bevölkerung recht schwer sein kann, aber leicht in lokal festabgegrenzten Gegenden, speziell auf Inseln ist. Unter Kriegsverhältnissen wird eine solche Kontrolle leichter sein.

Schwarzwasserfieber.

Diese gefährliche, in akuter „Hämolyse" bestehende, oft zum Tode führende, früher meist durch Chinin „aktivierte" Komplikation einer akuten oder latenten Malariainfektion ist dadurch, daß uns jetzt im *Atebrin* ein wirksames, nicht Hämolyse bedingendes Mittel zur Verfügung steht, in ihrer Bedeutung sehr weit zurückgedrängt worden. Wir werden selbstverständlich, wenn trotz der Hämolyse sich noch Parasiten finden, nur Atebrin geben, im übrigen aber durch Kontrolle des Herzens und kräftige Durchspülung die früher so häufige Anurie bekämpfen.

[1] Nach den neuesten praktischen Erfahrungen wird es vielleicht notwendig werden, die Dosen für Kinder zu erhöhen. Die oben angegebenen Dosen für Erwachsene und ältere Kinder erscheinen aber ausreichend.

Allgemein ist noch hinzuzufügen, daß wir im Weltkrieg erlebten, welch ungeheure Schwierigkeiten durch den *Mangel an Chinin* entstehen können. Für die Zukunft besteht keine Gefahr mehr, selbst wenn Deutschland von der Chininzufuhr völlig abgeschnitten wird. Durch die synthetisch hergestellten Malariamittel *Atebrin* und *Plasmochin* sind wir von *Chinin* unabhängig geworden und können mit den neuen Produkten nicht nur denselben, sondern sogar noch größere Erfolge als früher mit Chinin allein erzielen.

Schrifttum.

Bischoff, Hoffmann u. Schwiening: Lehrbuch der Militärhygiene, 1. Aufl., Bd. 2, Bd. 4. Berlin: August Hirschwald 1910—1912. — Boettner, V.: Arch. Schiffs- u. Tropenhyg. **1936**, H. 3. — Byam, W. and R. G. Archibald: The practice of Medicine in the Tropics, Vol. 2 and 3. London: Henry Frowde and Hodder & Stoughton 1923. Abschn. Malaria. — Castellani, A. and A. J. Chalmers: Manual of Tropical Medicine. London: Baillière, Tindall and Cox 1919. — Derrieu, G.: Contribution à l'étude du Paludisme à l'Armée d'Orient. Alger 1918. — Fülleborn: Die Malariaklinik und die Bekämpfung der Malaria im Felde auf Grund der im Sommer 1916 bei deutschen Truppen in Mazedonien gemachten Erfahrungen. Gedruckt 1917 für den Dienstgebrauch. — Hoffmann, Wilhelm: Hygiene. Handbuch der Ärztlichen Erfahrungen im Weltkriege 1914/18. Leipzig: Johann Ambrosius Barth 1922. — James, S. P.: Trans. roy. Soc. trop. Med. a. Hyg. **24**, 777 (1930/31); **26**, 105 (1932). — Kikuth u. Giovannola: Zur Frage der medikamentösen Malariaprophylaxe auf Grund der experimentellen Untersuchungen bei der Vogelmalaria. Riv. Malariol. **12**, H. 4, 657 (1933). — Landrieu, M. et G. Senevet: Le paludisme à Mytilène. Relation de l'épidémie qui atteignit le corps d'occupation de cette île en 1916. Arch. Inst. Pasteur **3**, H. 2 (1925, Juni). — Lille, P. Amand de, P. Abramani, G. Paisseau et Henry Lemaire: Le Paludisme macédonien. Paris: Masson 1917. — Macpherson, Herringham, Elliot and Balfour: Diseases of the War[1]. — Memoranda on Medical Diseases in Tropical and Sub-Tropical Areas. London: His Majesty's Stationery Office 1930. — Missiroli, A.: Le grandi bonifiche nei riguardi della biologia e dell' igiene. — Supplemento alla Riv. Malariol. 1930. — Mühlens, P.: Die Plasmodiden. v. Prowazeks' Handbuch. Leipzig: Johann Ambrosius Barth 1930. — Nocht, B. u. Mayer: Malaria. Berlin: Julius Springer 1920. — Rodenwaldt, E.: Seuchenkämpfe. Heidelberg: Karl Winter 1921. — Ruge, R.: Malaria. Handbuch der pathogenen Mikroorganismen, 3. Aufl., Bd. 7, Lief. 42. 1930. — Ruge, Mühlens, zur Verth: Krankheiten und Hygiene der warmen Länder; ein Lehrbuch für die Praxis, 3. Aufl. Leipzig: Georg Thieme 1931. — Schiassi, F.: La reviviscenza delle zone malariche considerata nei fattori causali e nelle modalità di svolgimento. Arch. Pat. e Clin. med. **3**, No 3, 213—224 (1924). — Sergent, Edm. et Et.: L'hydre du Vardar. Rev. franço-macédon., Juli-Aug. **1917**, 62—65. — La prophylaxie antipaludique d'une armée en campagne. Bull. Soc. Path. exot. Paris **11**, 10. Juli 1918. — Organisation de la lutte antipaludique à l'Armée d'Orient en 1917 et en 1918. Arch. Inst. Pasteur Algérie **1**, 285—323 (1921, Sept.). — Paludisme et Armée d'Orient en 1917, Notes macédoniennes. Mercure de France, 15. Febr. 1931, p. 48—81. — L'Armée d'Orient délivrée du paludisme. Préface du Dr. Roux. Paris: Masson & Co. 1931. — Le péril paludéen à l'Armée d'Orient (1916—1917). Arch. Inst. Pasteur Algérie **10**, 317—336 (1932). — Rev. des Balkans, Jan./März **1932**, 108—123. — Soesilo, R., Gilbert, A. u. I. G. S. Bagindo: Geneesk. Tijdschr. Nederl.-Indië **1933**, 153. — Wolter, Fr.: Die Malaria in Rußland in ihrer Abhängigkeit von Boden und Klima. Pettenkofer-Gedenkschrift, Bd. 11. München: J. F. Lehmann 1930. — Ziemann, H.: Malaria und Schwarzwasserfieber, 3. Aufl. Leipzig: Johann Ambrosius Barth 1924. — Ziemann, H.: Hämatologisches Praktikum. Berlin: S. Karger 1927.

22. Fünftagefieber oder Wolhynisches Fieber.

Von **H. Ruge**-Kiel.

Mit 4 Abbildungen.

Geschichtliches. Nach Werner ist das Fünftagefieber bereits im Altertum und Mittelalter wohl bekannt gewesen. So heißt es in dem Tiergedicht „Meister Isengrimus“ aus dem 12. Jahrhundert: „aut habet aut finget quintanae frigora febris.“ Dann geriet die

[1] Official History of the Great War. Medical Services. Vol. 1. Imperial House, Kingsway, London. W. C. 2 and 28 Abingdon Street, London SW. 1.

Erkrankung in Vergessenheit — abgesehen von einer ebenfalls vergessenen Beschreibung von DEHIO aus dem russisch-türkischen Krieg, der diese Erkrankung als „wallachisches oder Moldaufieber" bezeichnet. Sie wurde erst 1916 von HIS und WERNER wieder beschrieben.

HIS hat die ersten Fälle — Erkrankungen, die sich durch periodisches Fieber und ein neuralgisch-rheumatisches Syndrom kennzeichnen — bei *russischen Kriegsgefangenen* in Ostpreußen im April 1915 beobachtet. SCHITTENHELM sah dieselben Krankheitsbilder Mitte Dezember in einem Feldlazarett in der Nähe von Baranowitschi. Zu der gleichen Zeit beschrieb HIS bei der Nachbararmee mit den Befunden SCHITTEHELMS übereinstimmende und dort gehäuft auftretenden Krankheitsfälle als „*Wolhynisches Fieber*". Im weiteren Verlaufe des *Krieges* mehrten sich die Berichte über diese bisher unbekannte Erkrankung und sie erhielt die verschiedensten Namen wie Ikwafieber, Influenza polonica, russisches Wechselfieber; im Westen hieß sie *Maasfieber*. Die *Engländer* und *Amerikaner* setzten 1917 einen Ausschuß zur Erforschung dieser von ihnen als „*Trenchfever*" bezeichneten Krankheit ein.

Nach allen vorliegenden Berichten ist das Wolhynisches oder auch als Fünftagefieber bezeichnete Krankheitsbild in größerem Maße eigentlich nur im Osten und anscheinend hier in den mehr südlich gelegenen Frontabschnitten (Wolhynien, Galizien) aufgetreten.

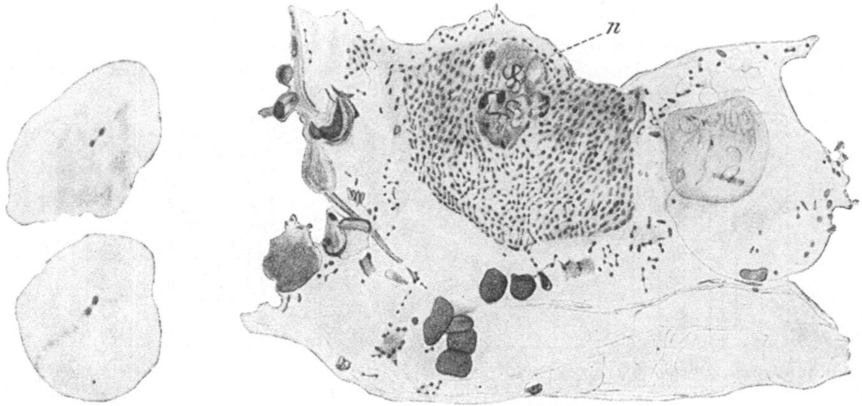

Abb. 1. Rickettsia Wolhynica. Abb. 2. Rickettsia im Läusemagen.
(Beide Abbildungen aus JUNGMANN: Das Wolhynische Fieber. Berlin: Julius Springer 1919.

Immerhin bewegten sich die auf das ganze Jahr berechneten Ausfälle in bescheidenen Grenzen, nach SCHITTENHELM beliefen sie sich für eine im Osten stehende Armee auf 1 bis $2^0/_{00}$, mit einem Februar- und Mai-Junigipfel.

Leider liegen keine zusammenfassenden Berichte vor, so daß man sich kein Bild über die Gesamtzahl der Fälle und ihre Verteilung auf die verschiedenen Kriegsschauplätze usw. machen kann. Bei der *Marine* sind keine Fälle beobachtet wurden.

Anscheinend wird das Fünftagefieber jetzt nur noch im Osten (Wolhynien, Galizien, Ukraine) angetroffen.

Offenbar handelt es sich bei diesem Fieber um eine fast ausschließlich im *Kriege* vorkommende Erkrankung, deren Verbreitung durch die massenhafte Anhäufung von Menschen begünstigt wird. Zur Zeit findet man nur noch vereinzelte Mitteilungen aus Rußland über das Fünftagefieber.

Der *Erreger* ist unbekannt. Die von JUNGMANN, WERNER u. a. gefundenen Spirochäten sind nicht bestätigt worden. Vielleicht handelt es sich ähnlich wie beim Fleckfieber um eine *Rickettsia* (Abb. 1 u. 2).

Ich selbst habe mehrfach in Blutausstrichen von diesen Kranken zarte, etwa $1-2\,\mu$ große, mit GIEMSA-Lösung rötlich gefärbte hantelartige Gebilde gesehen, die von manchen als Erreger angesprochen wurden. Allerdings bestreiten ebensoviel Autoren ihren spezifischen Charakter.

Daß es sich um eine übertragbare Krankheit handelt, bewiesen die gelungenen Impfversuche mit Menschenblut auf Menschen, Meerschweinchen, graue und weiße Mäuse. Beim Meerschweinchen trat wellenförmiges Fieber auf, während die Menschen die typischen Fieberanfälle bekamen. Das Virus läßt sich außerdem noch im Auswurf und ziemlich lange im Harn nachweisen. Mit Krankenblut geimpfte Mäuse gingen nach 8 Tagen unter allgemeiner Abmagerung ein. In den Ausstrichen von Leber und Milz der geimpften Mäuse ließen sich die gleichen Erreger nachweisen wie im Magen der Läuse. Nach SCHITTENHELM gelang die Züchtung der Erreger bis zur dritten Kultur.

Überträger. Ebenso unbekannt ist der *Überträger*; man vermutet ihn in der *Laus.* Der Erreger soll *auf* den Epithelzellen des Läusemagens sitzen, im Gegensatz zu dem Erreger des Fleckfiebers, der *in* den Epithelzellen angetroffen wird. Aber alle diese Befunde bedürfen noch einer endgültigen Bestätigung. Bisher spricht sehr viel dafür, daß die Laus das Virus beherbergt. Besonders die Ergebnisse der Amerikaner stützen diese Annahme. Ihnen gelang die Infektion von Menschen durch Biß von vorher sicher nicht kranken Läusen, die an Kranken gesogen hatten. Die *Epidemiologie* des Fünftagefiebers weicht anscheinend nicht sehr von der des Fleckfiebers ab. Es kamen die meisten Fälle in den Herbst- und Wintermonaten zur Beobachtung, in denen die Läuseplage bekanntlich sehr zunimmt. So sind auch Infektionen von Bett zu Bett in läusefreien Lazaretten zustande gekommen. MUNK fand allerdings bei der Verteilung der Krankheitsfälle in den einzelnen Kompanien eine auffallende Übereinstimmung mit dem Befall von Malaria.

Das *Krankheitsbild* ist nicht einheitlich, so daß MUNK sogar an dem Krankheitsbild selbst zweifelt. Die Inkubationszeit ist unbekannt. Beim Menschenversuch belief sie sich auf drei

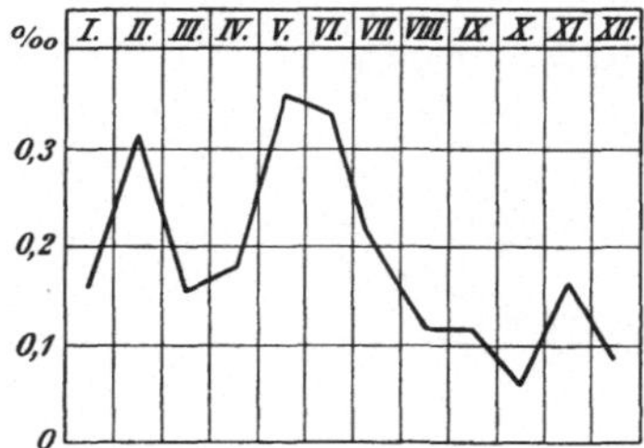

Abb. 3. Jahreszeitlicher Verlauf des Wolhynischen Fiebers nach SCHITTENHELM (Handbuch der inneren Medizin, Bd. 1, 3. Aufl.).

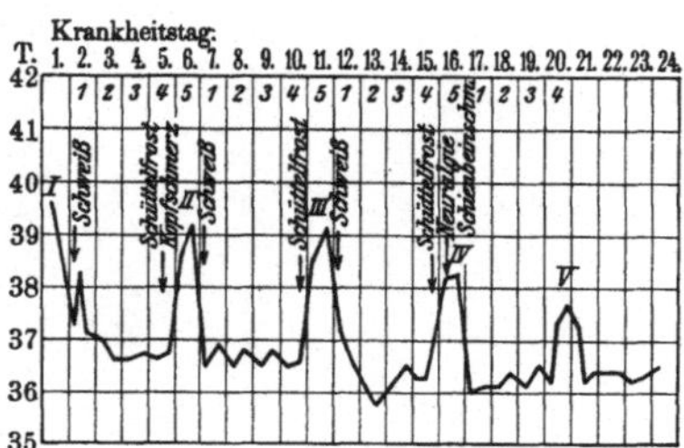

Abb. 4. Fieberkurve bei Wolhynischem Fieber nach SCHITTENHELM (Handbuch der inneren Medizin, Bd. 1, 3. Aufl.).

Wochen. Das Kennzeichnende sind in vielen Fällen die meist einige Stunden dauernden Fieberanfälle, die etwa alle 4—6 Tage auftreten und mit einem Schüttelfrost beginnen. Nach 3—6 Anfällen bleibt die Körperwärme, von einigen gelegentlichen Schwankungen abgesehen, regelrecht. Bei manchen Kranken schließt sich indessen ein längeres subfebriles Stadium an. Es besteht ein allgemeines Krankheitsgefühl, ohne daß zunächst außer dem Fieber besondere Abweichungen zu erkennen wären. Sehr häufig wird über ziehende Schmerzen in den Unterschenkeln (Schienbein und Wade) geklagt, hierbei sind gelegentlich im Röntgenbild Zeichen von Knochenhautentzündungen festgestellt worden. Dazu gesellen sich Muskelschmerzen in wechselnder Stärke — als besonders druckempfindlich werden Zwischenrippen und Lendenmuskulatur angegeben — Stiche und Schmerzen in Brust und Bauch. Manchmal finden sich leichte Lähmungen, Schmerzhaftigkeit an den Nervenaustrittsstellen und leichte Störungen der Gefäßnerven (Schweißausbrüche, kalte Hände und Füße). Am Kreislauf ist eine Pulsbeschleunigung nachzuweisen, an den Lungen treten katarrhalische Geräusche und gelegentlich krampfartiger Husten auf. Die Milz ist meist vergrößert, die Leber dagegen unverändert. Darmerscheinungen fehlen. Nur ausnahmsweise sieht man eine Nephrose im Gefolge des Fünftagefiebers, wohl aber die durch Fieber bedingte Eiweißausscheidung. Roseolen sind nur ganz vereinzelt beobachtet. Ebenso sind uncharakteristisch die Veränderungen des Blutes. Während der Anfälle sieht man manchmal eine Vermehrung der weißen Blutkörperchen bis zu 30000. Die Segmentkernigen sind im Anfall vermehrt, später kommt es zu einem Überwiegen der Lymphocyten. Im Laufe der Anfälle kann sich eine gewisse Blutarmut entwickeln. Agglutinations- und sonstige serologische Untersuchungen sind bisher ergebnislos verlaufen. Die Dauer der Erkrankung schwankt in weiten Grenzen von 10—14 Tagen bis zu 2 und 3 Monaten. MUNK faßt sein — meines Erachtens nicht ganz berechtigtes — Urteil über das Krankheitsbild folgendermaßen zusammen: „Der ganze klinische Symptomenkomplex beim Wolhynischen Fieber entspricht daher lediglich dem subjektiv und objektiv wahrnehmbaren Ausdruck und den Folgen einer Allgemeininfektion im Organismus. Es handelt sich um Infektionserscheinungen ohne irgendeinen bestimmten klinischen Charakter.“ SCHITTENHELM unterscheidet einen paroxysmal-undulierenden und einen neuralgisch-rheumatischen Typ und betrachtet das Fünftagefieber als eine ausgesprochene Kriegskrankheit.

Verwechslungen mit Rückfallfieber und Malaria lassen sich durch den *mikroskopischen Befund* ausschließen, Typhus und Maltafieber durch den Widal. Grippe pflegt meist in anderen Jahreszeiten aufzutreten. Im dicken Tropfen und in *Blutausstrichen* lassen sich manchmal spärliche Rickettsien nachweisen. Der Krankheitsverlauf ist stets günstig. Todesfälle sind nicht beobachtet. Die *Behandlung* ist rein symptomatisch.

Bekämpfung und Verhütung können sich vorläufig nur auf die Vernichtung von Kleiderläusen und deren Brut erstrecken. Schrifttum s. S. 569.

23. Pappatacifieber, Gelbfieber, Dengue.

Von **H. RUGE**-Kiel.

Mit 1 Abbildung.

A. Pappatacifieber.

Geschichtliches. Das Pappatacifieber war als solches schon lange Jahre bekannt, wurde aber meist mit den dengueähnlichen Fiebern verwechselt und nicht als Fieber eigener Art betrachtet. 1908 stellten die *österreichischen Militärärzte* DOERR, FRANZ und TAUSSIG als erste dieses Krankheitsbild als eigene Erkrankung auf und trennten es von den anderen kurzfristigen Fiebern der warmen Länder ab. In der Herzogowina trug es den Namen „*Soldatenfieber*“, weil fast jeder dort in Garnison neuhinkommende Soldat von ihm befallen wurde. Auch an den Standorten der Adria war es als jahrelang auftretende Sommerplage bekannt. Ebenso erwähnen es die *englischen Marinesanitätsberichte* aus dem Mittelmeer als „simple continued fever“. Zwischen den Jahren 1910—1914 waren die britischen und indischen Truppen in Indien in den Sommermonaten teilweise bis zu 75% befallen. Ferner finden sich in der englischen Flotte in den späteren Jahren vorzugsweise Fälle in Ostasien. Nach WHITTINGHAM macht *nach dem Kriege* das Pappatacifieber etwa die Hälfte aller Fieber der englischen Streitkräfte im Mittelmeer und in Ostasien aus. In den *Sanitätsberichten der deutschen Marine* sind seit 1910 vereinzelte Fälle von Pappataci erwähnt. Während des Krieges sind in Mazedonien einmal zwei Kompagnien eines Jägerbataillons schlagartig befallen worden, anscheinend sind auch bei den in der Türkei befindlichen *Marinetruppen* derartige Erkrankungen aufgetreten. Eine größere Rolle hat das Fieber nirgends gespielt. *Nach dem Kriege* sind bisher nur zwei Fälle auf dem Kreuzer „Berlin“ 1928 in Ostasien in Behandlung gekommen.

Die *geographische Verbreitung* deckt sich mit der der Dengue. Der *Erreger* ist wahrscheinlich ein filtrierbares Virus. Mit dem Blut Kranker läßt sich bei Gesunden die Erkrankung hervorrufen. WHITTINGHAMs Spirochäten auf Malta sind bisher nicht bestätigt worden.

Als einziger *Überträger* kommt der Phlebotomus pappataci in Betracht (Pappataci — ital. — = stiller Fresser); in ihm macht das Virus eine bestimmte Entwicklung durch, so daß er nach dem Saugen nicht vor dem 8. Tage die Krankheit weiter verbreiten kann.

Krankheitsbild. Die Inkubation beträgt 3—6 Tage, dann kommt es meist ohne deutlichen Schüttelfrost zu erhöhter Körperwärme. Die Kranken klagen über außerordentlich heftige Gelenk-, Muskel- und Augenschmerzen. Bezeichnend für die Krankheit sind die streifig geröteten Augen. Auch das Gesicht ist gerötet und gedunsen. Je nach der Epidemie sieht man Verstopfung oder blutig-schleimige Durchfälle. Die Befallenen machen meist einen schwerkranken Eindruck. Schleimhautblutungen kommen vor. Das Blutbild entspricht dem der Dengue. Die Genesung ist oft verzögert. Neurasthenische Nachkrankheiten treten auf, Rückfälle sind beobachtet, die Immunität ist von kurzer Dauer.

Für die *Erkennung* kommen differentialdiagnostisch in Frage Dengue, akuter Magen- und Darmkatarrh, Malaria und Grippe. Gegenüber Dengue fehlt der Hautausschlag, auch ist die Pulsbeschleunigung bei Dengue stärker ausgesprochen. Im übrigen vergleiche „Dengue“. Die *Behandlung* ist rein symptomatisch. Der *Verlauf* unbedingt günstig. Die Letalität ist gleich Null. — *Bekämpfung und Verhütung* gestalten sich sehr schwierig, da die kleine Mücke durch die Maschen eines gewöhnlichen Mückennetzes hindurchkommt. Es empfiehlt sich Sprayen mit Flit oder dem GIEMSAschen Formalin-Seifengemisch. Die Vernichtung der Larven ist schwierig, da die Brutplätze sehr versteckt liegen.

B. Gelbfieber.

Geschichtliches. Das Gelbfieber stammt wahrscheinlich aus Westafrika. Von dort ist es mit dem Sklavenhandel zusammen mit der übertragenden Mücke im 16. Jahrhundert nach Westindien verschleppt worden. In den folgenden Jahrhunderten drang es im Norden bis Canada vor und im Süden bis Peru und Südbrasilien. Auch nach Südeuropa griff die Krankheit durch den Schiffsverkehr begünstigt über und sogar bis London gelangte das Gelbfieber, ohne jedoch dort festen Fuß zu fassen.

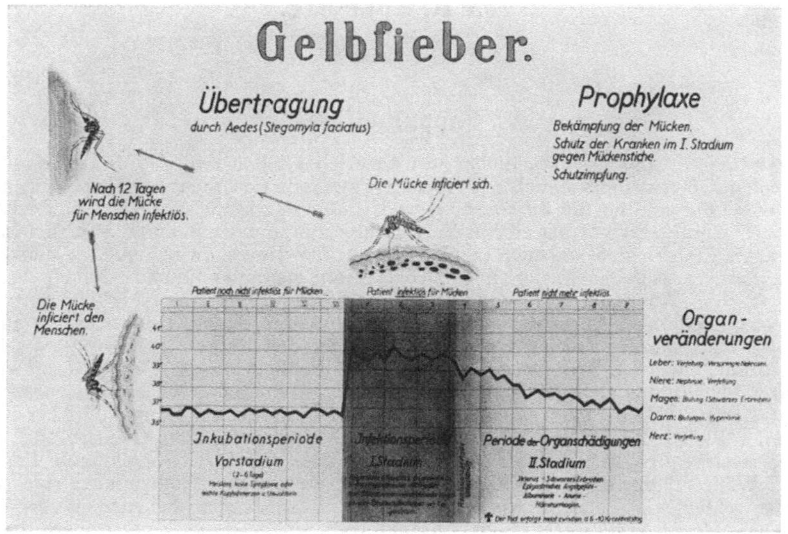

Abb. 1. Nach einer Tafel aus dem Institut für Schiffs- und Tropenkrankheiten, Hamburg.

Seine geographische *Verbreitung* ist beschränkt auf die Tropen und Subtropen Amerikas und Westafrikas. Bemerkenswerterweise findet sich das Gelbfieber auf der östlichen Halbkugel nicht, obgleich die dort lebenden Aedesmücken, wie Versuche erwiesen haben, das Virus genau so gut übertragen können.

Der *Erreger* des Gelbfiebers ist unbekannt. Allem Anschein nach handelt es sich um ein filtrierbares Virus. NOGUCHI, der die Leptospira icteroides als Erreger ansah, fiel einer Täuschung durch Fälle von WEILscher Krankheit (S. 493) zum Opfer. Der Bacillus hepatodystrophicus von KUCZYNSKI ist von MANTEUFEL und HERZBERG als das Bacterium renale des Kaninchens entlarvt worden. Die Bedeutung der von TORRES bei gelbfieberinfizierten Affen regelmäßig in großer Menge gefundenen Einschlüsse in den Leberzellen ist noch nicht klar. Beim Menschen ließen sich diese Einschlüsse nur in einzelnen Fällen nachweisen. Möglicherweise sind sie den NEGRIschen Körperchen bei Wut gleichzustellen. Das Virus ist übertragbar auf Affen und weiße Mäuse.

Überträger. Als alleiniger *Überträger* kommt das Weibchen der Stechmücke Aedes aegypti in Frage. Die Mücke gehört in die Gruppe der Culiciden. Typisch ist die schwarz-weiße Fleckung der Beine (daher der Name „Preußenmücke") und eine lyraähnliche Zeichnung — weiß auf dunklem Grunde — auf dem Rücken. FINLAY bezeichnete als erster diese Mücke als Überträger. Ihre Rolle wurde einwandfrei durch Selbstversuche der *amerikanischen Militärärzte* REED, CARROL u. a. bestätigt. Eine Übertragung des Virus auf die Eier kommt nicht vor.

Um Gelbfieber übertragen zu können, muß die Mücke während der ersten drei Krankheitstage an einem Gelbfieberkranken saugen. Denn nur während dieser Zeit kreist das Virus im peripherischen Blut. Später zerstören die Abwehrstoffe des Kranken das Virus anscheinend völlig. Keimträger oder Dauerausscheider gibt es nicht. Ein Aufflackern von alten Seuchenherden erfolgt stets nur beim Zustrom neuer empfänglicher Menschen (große Einwanderungen, Revolution). „Dauernd vermag sich die Mücke nur dort zu halten, wo das Nachtmittel nicht unter 22° heruntergeht und wo die mittlere Tageswärme über 25° bleibt, d. h. in den Tropen" (W. H. HOFFMANN). Unter natürlichen Bedingungen erkranken *Tiere* anscheinend nicht an Gelbfieber.

Krankheitsbild. Nach einer Inkubationszeit von 3—6 Tagen kommt es für 2—5 Tage zu hohem Fieber. Bei den Kranken ist außer den durch Fieber bedingten Allgemeinerscheinungen nichts Besonderes nachzuweisen. Mit Rückkehr der Körperwärme zur Norm kann auch die Erkrankung überwunden sein. Meist kommt es jedoch unter Verschlechterung des Allgemeinbefindens und unter Entwicklung einer mehr oder weniger schweren Leber- und Nierenschädigung (stärkste Gelbsucht, Urobilin +, Verminderung der Harnmenge bis zum völligen Versiegen, Eiweiß bis 15‰, Zylinder, Epithelien) zu einem zweiten Fieberanstieg, dem die Kranken je nach der Schwere der Epidemie bis zu 100% erliegen können. Bei schweren Fällen stellen sich Erbrechen (Vomito negro) sowie Darm- und Hautblutungen ein. Dazu gesellt sich neben Leber- und gelegentlicher Milzschwellung eine Entartung des Herzmuskels. Der Puls sinkt trotz hochbleibenden Fiebers verhältnismäßig rasch (FAGETsches Zeichen). Ebenso sinkt der Blutdruck (Nebennierenschädigung). Das Blut zeigt infolge Eindickung vermehrte Werte für Hämoglobin und rote Blutkörperchen. Das Komplement verschwindet. Die weißen Blutkörperchen nehmen unter Bildung einer deutlichen Monocytose ab. In der Rückenmarksflüssigkeit treten Eiweiß- und Zellvermehrung und Druckerhöhung auf. Gelegentlich kommt es zu Delirien und Erregungszuständen. Diese Erkrankungen nehmen in der Mehrzahl zwischen dem 6.—10. Tage einen tödlichen Verlauf. Bei denjenigen, welche die Krankheit überstehen, tritt oft verhältnismäßig rasch völlige Genesung ein. Die Erkrankung hinterläßt meist dauernde Immunität. Es handelt sich beim Gelbfieber um eine schwere Vergiftung die durch die Zerfallsprodukte, der von dem Virus angegriffenen Zellen verursacht wird. Einer dieser Giftstoffe ist ein guanidinartiger Körper (W. H. HOFFMANN).

Die *Diagnose* ausgesprochener Fälle und die Erkennung von Fällen bei einer Epidemie ist meist einfach. Dagegen kann die Diagnose von sog. abortiven und sporadisch auftretenden Erkrankungen zunächst zu außerordentlichen Schwierigkeiten führen. Hier sind Verwechslungen mit Grippe, Dengue und WEILscher Krankheit möglich. Malaria und Schwarzwasserfieber, Arsen- oder Phosphorvergiftung lassen sich im allgemeinen durch eine genaue Vorgeschichte ausschließen. Wichtig ist der Tierversuch.

Impft man Mäuse mit einer Mischung von Gelbfiebervirus und Serum des Kranken in die Bauchhöhle, so kommt es bei Gelbfieber durch Vorhandensein der entsprechenden Schutzkörper nicht zur Erkrankung der Maus. Auch die Komplementbindung muß herangezogen werden. Ferner läßt sich histologisch nachträglich aus den Leberveränderungen die Diagnose mit Sicherheit stellen, unter Umständen eine wichtige Tatsache für die Entdeckung neuer Herde.

Eine spezifische *Behandlung* des Gelbfiebers gibt es noch nicht. Vielleicht wirken große Gaben von Immunserum, wenn sie innerhalb der ersten drei Tage verabfolgt werden, während derer das Virus im Blute kreist. Neben Herzmitteln (Coffein, Campher, Digitalis, Strophantin) ist strenge Bettruhe angezeigt. Morphium und Alkohol sind zu vermeiden. Nutzen stiften Traubenzuckereinläufe und Insulin. Die *Letalität* schwankt zwischen 30 und 100%.

Die *pathologische Anatomie* ist für diese Tropenkrankheit bedeutungsvoll. Haut, Fettgewebe, Muskulatur und die serösen Häute sind deutlich citronengelb verfärbt. Gehirn, Herz und Lungen zeigen Blutpunkte und gelegentlich Stauung. Das gleiche gilt von den Magen- und Darmwänden und dem Bauchfell. Das Herz ist schlaff und brüchig. Im Magen findet sich oft schwärzlich geronnenes Blut, und im Zwölffingerdarm blutig gefärbter Inhalt, der in den folgenden Abschnitten des Darmes gallig durchtränkt ist. Die Leber ist meist normal groß, weich und graugelb. Ihre Schnittflächen sind trocken, brüchig und sehr stark fetthaltig. Die rosaroten Läppchen treten sehr deutlich hervor. Milz und Bauchspeicheldrüse entsprechen der Norm. Das Nierengewebe quillt beim Abziehen der Kapsel hervor und ist blaurot und blutreich. Die Rinde zeigt trübe Schwellung, die Pyramiden sind dunkelrot. Im Nierenbecken kommen Blutungen und Stauungen vor, ebenso in den Nebennieren und der Gebärmutter. Mikroskopisch lassen sich in der Leber neben der stets bestehenden hochgradigen Verfettung sog. „versprengte Nekrosen" (ROCHA LIMA) nachweisen. Meist ist das ganze Leberläppchen beteiligt, wobei die Zellen in der Umgebung der Zentralvene und am Rande häufig besser erhalten sind als die der Zwischenzone. „Eigentümlich für Gelbfieber ist die unregelmäßige, wahllose Verteilung der nekrotischen

Zellen zwischen den wenigen leidlich erhaltenen und vielen entarteten und geschwollenen Leberzellen, die das Läppchen zusammensetzen" (W. H. Hoffmann). Stellenweise kommt es zur Neubildung von Leberzellen. Das Bindegewebe bleibt gut sichtbar und zeigt gelegentlich Rundzellenanhäufungen. Nach der Leber ist die Niere am stärksten beteiligt. Es handelt sich hier um eine schwere Nephrose mit unregelmäßig verteilter Verfettung und entzündlichen Herden zwischen den Harnkanälchen. Hinzu treten Blutungen und Stauung. In $^{9}/_{10}$ der Fälle kommt es zur Bildung von Kalkzylindern, ähnlich denen, die man bei Sublimatvergiftung beobachtet (Leberzelleinschlüsse s. „Erreger").

Bekämpfung und Verhütung. Jede verdächtige Erkrankung ist sofort abzusondern und mückensicher unterzubringen, auch tagsüber, da diese Mücke auch am Tage sticht. Zum Schutz der Nichtimmunen kommen umfassende Schutzmaßnahmen in Frage, wie Vertilgung der Mücken durch Ausräuchern, Vernichtung der Brutstätten, Mückennetze, Vermeidung von Eingeborenenhäusern, Moskitobrigaden und Quarantäne. Durch sie sind Mittel- und Südamerika heute praktisch gelbfieberfrei gemacht worden. Für besonders Gefährdete (Laboratoriumsarbeiter) hat sich eine kombinierte Schutzimpfung — Virus aus Mäusegehirn + Menschenimmunserum — an einer kleinen Zahl von Impflingen bewährt.

C. Dengue.

Geschichtliches. Sicher zurückverfolgen läßt sich die Dengue bis zum Jahre 1779 oder 1780, wo sie zum erstenmal explosionsartig in *Batavia* auftrat. Von dieser Zeit an sind in allen Erdteilen zahlreiche Epidemien bekannt geworden. Die letzte große Massenerkrankung herrschte in Griechenland 1928. Die gleichen Beobachtungen sind auch unter Truppenteilen gemacht. Nach Malta wurde die Dengue angeblich durch indische Truppen 1878 verschleppt. In Kalkutta verbreitete sich die Seuche 1908 von einer Schiffsepidemie ausgehend auf die benachbarten Truppenteile und kam in den folgenden Jahren 1909—1911 wieder. Mehrfach finden sich Epidemien auf Schiffen, z. B. auf einem *spanischen Geschwader,* das 1828 vor Curaçao ankerte, erkrankten von einem Schiff über 900 Mann. Ähnliches berichten die *Franzosen,* hier finden sich Massenerkrankungen auf Schiffen von Tahiti 1847 und 1848, Westafrika 1868, Marseille 1870 und Westafrika 1928. Desgleichen verzeichnen die *englischen Marinesanitätsberichte* für die in den östlichen Gewässern stationierten Schiffe zum Teil eine recht beträchtliche Anzahl von Erkrankungen. Auch die in fremdländischen Gewässern befindlichen *deutschen Kriegsschiffe* sind von Dengue nicht verschont geblieben. In den 70er und 80er Jahren werden diese dengueartigen Fieber meist als „rheumatoide Fieber" bezeichnet. Nach den Berichten tritt die Dengue vorzugsweise in Ostasien und in der Südsee auf. Während des *Weltkrieges* ist die Dengue wohl vereinzelt bei der Marine in der Türkei und 1916 bei den Alliierten auf Gallipoli, aber anscheinend nicht beim Heer beobachtet worden. *Nach dem Kriege* ist 1928 auf dem Kreuzer „Berlin" in Ostafrika über die drei ersten Erkrankungen an Dengue wieder berichtet worden.

Die Dengue ist auf die wärmeren Ländern beschränkt (Mittelmeerstaaten, Nordafrika, subtropisches Asien, Südamerika, Australien und pazifischer Ozean).

Der *Erreger* ist vermutlich ein filtrierbares Virus. Es läßt sich mit Blut auf den Menschen übertragen, auch Affen sind empfänglich. Die von Couvy u. a. gefundenen Spirochäten sind bisher noch nicht bestätigt worden.

Der *Überträger* ist die Stechmücke Aedes aegypti (s. Gelbfieber). Da Gelbfieber und Dengue durch das gleiche Insekt übertragen werden, hat man die Vermutung aufgestellt, daß beide Erkrankungen verwandt und vielleicht sogar durch ein und denselben Erreger bedingt seien. Die entsprechenden Tierversuche haben bisher diese Auffassungen nicht bestätigt.

Epidemiologisch ist von Interesse, daß die Erkrankung explosionsartig, z. B. in Städten auftritt und innerhalb kürzester Zeit den größten Teil der Bewohner, unter ihnen hauptsächlich die Zugewanderten befällt. Das Virus kreist nur zwei bis drei Tage im Blut. Die Sterblichkeit ist für gewöhnlich außerordentlich gering, etwa 1%.

Krankheitsbild. Die Inkubation beträgt 6—8 Tage. Die Erkrankung setzt plötzlich mit grippeähnlichen Erscheinungen ein. Hinzu kommen rheumatische Schmerzen besonders in den Kniegelenken, die bei dem Kranken einen eigenartig steifen, gezierten Gang verursachen (daher auch der Name „Dandy Fever"). Nach 2—3 Fiebertagen fällt die Körperwärme unter Schweißausbruch für 1—2 Tage etwa zur Norm ab. In dieser Zeit tritt ein masernähnlicher Ausschlag auf, der sich vorzugsweise auf Unterarme, Brust, Rücken, Handteller und Fußsohlen erstreckt. Er verschwindet innerhalb 48 Stunden unter kleienförmiger Abschuppung. Danach erfolgt ein neuer Fieberanstieg. Die Fieberkurve bildet also eine Art Sattel. Aus diesem Grunde bezeichnet der Engländer die Dengue auch als Saddleback Fever. Einige Tage später tritt endgültige Entfieberung ein. Mit der Erkrankung können allerlei Komplikationen verbunden sein, wie Gelbsucht, Magen- und Hautblutungen, Lähmungen, Regenbogenhaut- und Lungenentzündungen u. a. Die Haut wird gegenüber Infektionen mit Eitererregern sehr empfindlich; die Genesung ist meist langwierig. Häufig sind wochenlang dauernde nervöse Erschöpfungen, Rückfälle kommen vor. Die Immunität gewährt keinen langen Schutz. Im Blutbild sieht man eine Verminderung der weißen Blutkörperchen mit verhältnismäßig viel Lympho- und Monocyten.

Die *Erkennung* kann bei vereinzelt auftretenden Fällen außerordentlich schwer sein, zumal da auch mikroskopisch nichts Charakteristisches festzustellen ist. Verwechslungen kommen vor mit Grippe — hier jedoch Fehlen des Ausschlages — Maltafieber, Malaria, Typhus, Gelenkrheumatismus, abortiven Fällen von WEILscher Krankheit und nicht zuletzt mit Pappatacifieber. Vom Gelbfieber unterscheidet sie sich durch die hohe Pulszahl. Die Auseinanderhaltung von Dengue und Pappataci — wenigstens im Mittelmeer — ist durch die Jahreszeiten gegeben. Denn die Dengue tritt Anfang Herbst auf, Pappatacifieber dagegen Ende Frühjahr und im Sommer. Ferner kann Dengue verwechselt werden mit Röteln, Masern und Scharlach. Der eigenartige süßliche Mundgeruch und das Fehlen von KOPLIKschen Flecken helfen auf den richtigen Weg.

Behandlung und *Voraussage* s. Pappatacifieber.

Der pathologische *Befund* zeigt Ähnlichkeit mit dem der Grippe. Es finden sich trübe Schwellung und Hyperämien in Nieren und Leber, Blutung unter die Herzinnenhaut, Schwellungen und Blutungen der Hirnhäute und des Gehirns selbst. Geweblich beherrschen das Bild: Haargefäßblutungen in Magen und Darm, Endothelveränderungen der Haargefäße, Entartung der Ganglienzellen der grauen Substanz im Gehirn und eine Reizung des blutbildenden Systems.

Bekämpfung und Verhütung bestehen in Vernichtung der Mücken. Aktive oder passive Schutzimpfungen haben sich bisher als unwirksam erwiesen.

Schrifttum s. S. 569.

24. Rückfallfieber, Trypanosomenerkrankungen, Leishmaniosen.

Von **H. RUGE**-Kiel.

Mit 5 Abbildungen.

A. Rückfallfieber.

Geschichtliches. Als erster beschrieb wohl RUTTY 1739 das Rückfallfieber in England. Nach der Entdeckung des Erregers durch OBERMEIER, Berlin, 1874 fand der Charakter vieler Epidemien seine richtige Deutung. Dank umfassender Gesundheitsmaßnahmen ist das Rückfallfieber aus Deutschland verschwunden. Polen, Serbien und Rumänien wurden während des *Krieges,* Rußland vor allem in der Revolution von verheerenden Seuchenzügen heimgesucht. Von außereuropäischen Ländern hat *Afrika* (Kongo, französischer Sudan, Westafrika) besonders in dem letzten Jahrzehnt unter schweren Ausbrüchen zu leiden gehabt.

Das Rückfallfieber ist eine kosmopolitische Krankheit und bis weit in die gemäßigte Zone verbreitet.

Die *Erreger* sind Spirochäten. Die einzelnen Arten lassen sich nicht an ihrer Form unterscheiden, wohl aber durch Immunitätsversuche. An Läuse angepaßte Spirochäten lassen sich nicht durch Zecken übertragen und umgekehrt. Züchtung und Tierversuch (Affe, weiße Maus) sind erfolgreich.

Als *Überträger* sind zu unterscheiden Kleiderläuse und Zecken. Die ersteren sind die Überträger in Europa — mit Ausnahme von Spanien — ferner in Palästina, Indien, China, Japan, den Philippinen, dem malaiischen Archipel und der Mandschurei. Die Zecken verbreiten das Rückfallfieber in Zentralrußland, Persien, Anatolien, Afrika und ganz Amerika. Fast alle Zecken des Genus *Ornithodorus* kommen hierfür in Frage. In Afrika, Süd- und Mittelamerika sind es vorzugsweise O. moubata, venezuelensis und talaje. Läuse und Zecken bleiben während des ganzen Lebens übertragungsfähig. Bei den Zecken dringen die Spirochäten auch in die Eierstöcke ein und infizieren damit die nächste Generation. — Wanzen spielen bei der Übertragung nur eine ganz untergeordnete Rolle.

Das *Auftreten* des Rückfallfiebers beobachtet man meist bei einer gesundheitlich geschädigten Bevölkerung, es ist als *Kriegs-* und *Hungerseuche* gefürchtet. In Rußland, Rumänien und Serbien wütete es im Weltkriege mit dem Fleckfieber zusammen (Läuse). In Afrika kam es 1926 im Verlauf derartiger Massenerkrankungen zu einer beträchtlichen Virulenzsteigerung des Erregers. Die Letalität stieg dort bis zu 60%.

Krankheitsbild. Nach einer Inkubationszeit von 3—7 Tagen kommt es unter Schüttelfrost ohne sonstige Vorläufer zu einem steilen Fieberanstieg. Das Fieber bleibt im ersten Anfall meist 3—4 Tage unter geringem (0,5—1°) morgendlichem Rückgang auf der gleichen Höhe, um dann unter Schweißausbruch bis unter die Norm abzufallen. In manchen Fällen schließt sich ein Kollaps an, dem besonders geschwächte Kranke erliegen können. Übersteht der Kranke den Anfall, so schließt sich an ihn eine fieberfreie Pause von 4—6 Tagen an. Dann folgt wieder ein kürzerer Anfall. Im weiteren Verlauf werden im allgemeinen die fieberfreien Zwischenräume immer länger und die Anfälle immer milder, so daß es schließlich durch die im Körper unterdessen gebildeten Abwehrstoffe zum spontanen Erlöschen der Krankheit kommt. Das Rückfallfieber kann in der Art seiner Anfälle außerordentlich wechselnd sein. An Komplikationen finden sich Gesichtsnervenlähmungen, Regenbogenhaut- und Rippenfellentzündungen, Gelenkerkrankungen u. a. Nicht selten sind Mischinfektionen mit Malaria, Fleckfieber oder Typhus. Hier wird meist die eine Erkrankung bis zum Ablauf der anderen zurückgedrängt. Eine sehr bösartige Form ist das von Griesinger in Ägypten zuerst beschriebene „Biliöse Typhoid“. Es handelt sich hier um eine Erkrankung mit sofortiger stärkster Beteiligung der Leber (Gelbsucht, Leberschwellung), die fast ausnahmslos zum Tode führt. — Die einzelnen Formen der verschiedenen Rückfallfieber unterscheiden sich grundsätzlich nicht sehr wesentlich voneinander. Das Blutbild zeigt beim einfachen Rückfallfieber eine leichte Vermehrung der weißen Blutkörperchen mit geringer Linksverschiebung. Nach dem Anfall tritt eine Lymphocytose und Vermehrung der Einkernigen ein. Die Immunität ist ziemlich kurzdauernd, immerhin verlaufen etwa später auftretende Erkrankungen milder.

Die *Erkennung* ist im allgemeinen nicht schwer. Verwechslungen mit Maltafieber bzw. Hodgkinscher Krankheit sind kaum möglich, eher läßt der akute Beginn mit Schüttelfrost an eine Malaria oder Grippe denken. Das *Blutpräparat* (dicker Tropfen) schafft hier meist Klarheit. Zu bedenken ist allerdings, daß sich in manchen Fällen im ersten Anfall nur schwer oder gar nicht Spirochäten nachweisen lassen. Daher sind wiederholte Untersuchungen anzustellen. Der Erreger findet sich auf der Höhe der Fieberanfälle, in der fieberfreien Zwischenzeit erhält man im allgemeinen nur durch den Tierversuch ein positives Ergebnis.

Die *Behandlung* erfolgt am besten auf der Höhe des Fieberanfalls mit 0,6 g Neosalvarsan i. v. Man kann mit 2—5% Versagern rechnen, diese betreffen hauptsächlich geschwächte Personen. Das biliöse Typhoid ist durch Salvarsan kaum zu beeinflussen. Immerhin muß auch hier ein Versuch gemacht werden. In der fieberfreien Zeit Salvarsan zu spritzen, ist zwecklos. Spirozid ist unsicher. Bei Impfrecurrens entfaltet auch Solganal gute Wirkung. Beim Fehlen von Salvarsan kann man Genesenen-Serum versuchen, Gabe 10—20 ccm.

Der jeweilige *Verlauf* hängt im weitgehenden Maße von den epidemiologischen Verhältnissen und dem körperlichen Zustand des Kranken ab. Die Schwere des Krankheitsbildes braucht nicht durch die Menge der kreisenden Spirochäten bedingt zu sein. Bei rechtzeitiger Einspritzung von Salvarsan ist der Verlauf in der Mehrzahl der Fälle durchaus günstig, abgesehen vom biliösen Typhoid und heruntergekommenen Kranken.

Bei der *Sektion* zeigt sich folgendes. Die kapselverdickte Milz und Leber sind geschwollen, bei dem biliösen Typhoid sind diese Erscheinungen noch stärker ausgesprochen. Hinzutreten eine allgemeine schwere Gelbsucht, Blutungen auf dem Herzbeutel, in den Darm u. a.

Mikroskopisch finden sich diffus entzündliche Veränderungen in Herz, Milz und vorzugsweise in der Leber mit gelegentlichen Nekrosen, fettiger Entartung, Blutaustritten und Schwund der Lipoide. In den Gefäßlichtungen von Leber, Milz, Niere und im Knochenmark lassen sich Spirochäten nachweisen.

Zur *Bekämpfung und Verhütung* dieser Infektionskrankheit sind die Unterkünfte und Kleider auf Ungeziefer nachzusehen und zu entwesen. In den Gegenden, in denen das Rückfallfieber durch Zecken übertragen wird, empfiehlt es sich, in einigem Abstand von den sog. Übernachtungshütten zu lagern.

B. Trypanosomenerkrankungen.

1. Schlafkrankheit.

Geschichtliches. Die Krankheit ist seit Jahrhunderten bekannt. Ihre erste Erwähnung findet sie in dem arabischen Geschichtswerk von IBN CHALDÛN (766 Tod eines Sultans an Schlafkrankheit). Vom 18. Jahrhundert ab wird sie hauptsächlich von *Marineärzten* erwähnt. Ende des 19. Jahrhunderts setzten systematische Forschungen ein. Der *Erreger* wurde 1901 zuerst von FORDE gesehen und von DUTTEN am Gambia als Trypanosom erkannt. Aber erst der *englische Militärarzt* BRUCE wies 1903 seine ursächliche Bedeutung nach. Bis *vor dem Kriege* war in den *deutschen Kolonien* die Schlafkrankheit durch mustergültige Bekämpfung auf einige Herde beschränkt worden. Infolge des *Krieges* und der teilweise immer noch sehr mangelhaften ärztlichen Versorgung in den sog. *Mandatsgebieten* hat sich die Schlafkrankheit wieder stark ausbreiten können.

Die Schlafkrankheit ist ausschließlich auf das tropische Afrika beschränkt. Nach Westindien sind durch den Sklavenhandel Fälle verschleppt worden. Infolge Fehlens der Überträger hat sich die Seuche dort nicht halten bzw. ausbreiten können.

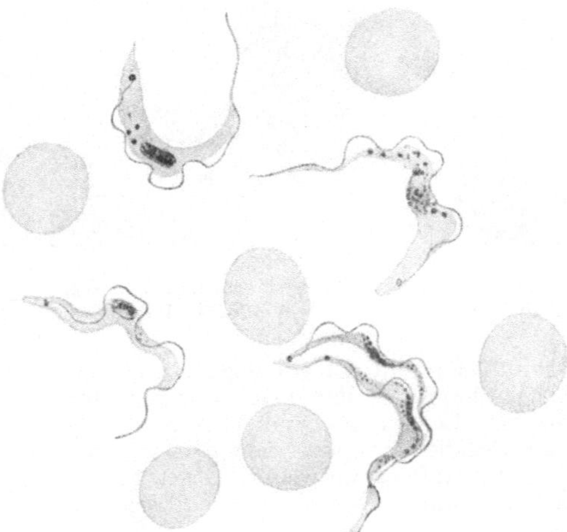

Abb. 1. Trypanosoma gambiense. (Nach HEGLER und NAUCK. Handbuch der inneren Medizin, Bd. 1, 3. Aufl.)

Der von dem englischen *Militärarzt* BRUCE in seiner pathogenen Bedeutung erkannte *Erreger* ist das Trypanosoma gambiense. Der Versuch, für die verschiedenen Schlafkrankheitsgegenden verschiedene Arten von Trypanosomen aufzustellen, kann nicht als gelungen angesehen werden.

Die Parasiten vermehren sich im Blut durch Zweiteilung. Sie sind etwa 20 μ groß, haben einen spindelförmigen Protoplasmakörper, in dessen Mitte der Hauptkern und dahinter der Geißelkern (Blepharoblast) liegt. Von diesem entspringt der Geißelfaden, dessen Rand den Körper entlangziehend die undulierende Membran bildet und der als freie Geißel endigt. Die Trypanosomen lassen sich züchten. Versuchstiere sind weiße Maus und Affe.

Die *Übertragung* erfolgt durch die *Glossina palpalis, Gl. swynnertoni* und auch durch die *Gl. morsitans* (Tsetsefliege). Die Überträger sind etwas größer als unsere Stubenfliegen.

Wahrscheinlich 2—3 Wochen nach dem Stich wird die Fliege für ihr ganzes Leben infektiös, nachdem die Trypanosomen vorher einen Entwicklungsgang in ihr durchgemacht haben. Die Fliege, deren Flug lautlos ist, sticht meist im hellen Sonnenschein. Die Gl. palpalis findet sich im Ufergebüsch von Seen und Flüssen, die Gl. morsitans in der Steppe, wo sie auch Tiertrypanosomen (Tsetse) überträgt. Die Fliege bringt im Jahr etwa 8—16 lebendige Larven zur Welt.

Epidemiologisch ist von Bedeutung, daß der Wirt des Trypanosomen der Kranke selbst ist. Durch das Vorhandensein der geeigneten Überträger wird die Seuche weiter verschleppt. In den neubefallenen Gebieten entwickeln sich zunächst schwere Epidemien. Allmählich flaut die Heftigkeit der Seuche ab —

wahrscheinlich teilweise bedingt durch das Aufkommen einer gewissen Immunität der Befallenen und teilweise verursacht durch Veränderungen der Erreger —, so daß an die Epidemie anschließend endemische Herde entstehen, von denen die Seuche weitergetragen wird.

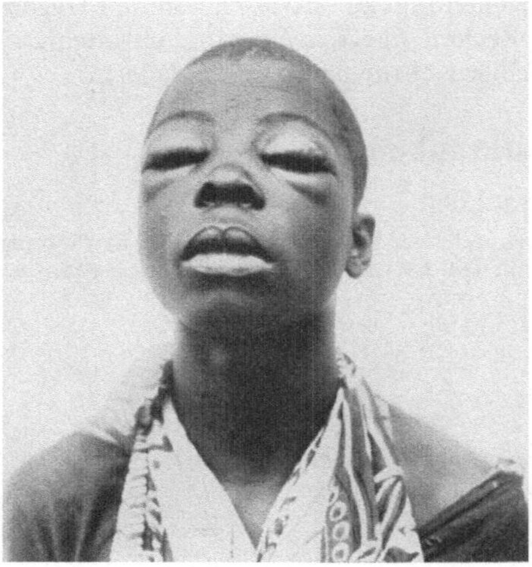

Abb. 2. Schwellung der Lider bei schlafkrankem Neger. Aufnahme Prof. KÜLZ. Sammlung Tropeninstitut.

Das *Krankheitsbild* beim Europäer beginnt schon 24 Stunden nach dem Stich mit Schüttelfrost. In der entzündeten Bißstelle lassen sich nach weiteren 24 Stunden Trypanosomen nachweisen, die nach 4 Tagen bereits im Blute kreisen. Weitere klinische Erscheinungen fehlen zunächst. Im ersten Stadium finden sich als erste sichtbare Zeichen Lymphdrüsenschwellungen, die sich hauptsächlich auf die Nackendrüsen beschränken. Dabei herrscht völliges Wohlbefinden. Das zweite Stadium ist gekennzeichnet durch allgemeines Unwohlsein und gelegentliche Fieberschübe, die gewöhnlich unter Schweißausbruch enden. Erscheinungen, die durch Zeiten scheinbarer Gesundheit abgelöst werden. Ferner finden sich flüchtige Schwellungen an Gesicht und Rumpf, Überempfindlichkeit der Muskulatur und rasch vorübergehende Hautrötungen. Daneben besteht eine gewisse Anämie, die Einkernigen sind vermehrt. Bezeichnend ist die Selbstverklumpung der *roten Blutkörperchen.* Im weiteren Verlauf treten Sehstörungen aller Art auf. Es stellt sich ein allgemeiner Kräfteverfall ein, der zum dritten Stadium überleitet. Im Vordergrunde der Erscheinungen stehen ausschließlich der Befall des *Zentralnervensystems,* Bewegungs- und Gemütsstörungen. Die Kranken werden lässig, gleichgültig oder verfallen in epileptische oder maniakalische Zustände. Dabei schreitet der körperliche Verfall unaufhaltsam weiter. Gegen Ende geraten die Befallenen in einen *Schlafzustand,* in dem sie schließlich unter meningitischen Erscheinungen und völliger Entkräftung zugrunde gehen. — Das *weiße Blutbild* bietet nichts besonderes.

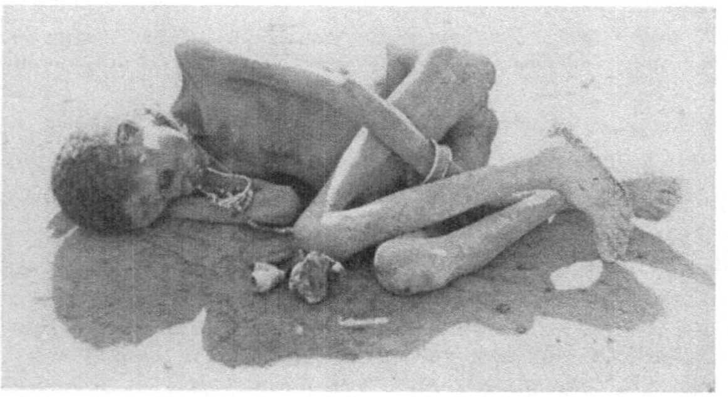

Abb. 3. Schlafkrankheit, letztes Stadium. (Originalphoto NOCHT.)

Im ersten Stadium kann die *Diagnose* lediglich durch das Mikroskop gestellt werden. Die Trypanosomen finden sich nur während der Fieberanfälle im Blut. Ferner lassen sich die Erreger in den geschwollenen Lymphdrüsen und später in der auch sonst veränderten Rückenmarksflüssigkeit nachweisen. Die Untersuchungen müssen bei negativem Befund mehrfach wiederholt werden. Differentialdiagnostisch kommt vor allen Dingen Malaria in Betracht. Drüsenschwellungen können auch durch Filarien bedingt sein.

Bei der *Behandlung* im ersten Stadium wirkt *Germanin* (Bayer 205) fast ausnahmslos heilend. Man spritzt i.v. jeden Tag 1 g, bis 5 g erreicht sind. Im zweiten Stadium muß man zu Antimon- und Arsenpräparaten greifen (Antimosan, Tryparsamide). Tryparsamide erzeugten gelegentlich Erblindungen. Im dritten Stadium ist eine Heilung kaum noch möglich. Das Trypanosoma rhodesiense wird durch Arsenpräparate anscheinend weniger günstig beeinflußt.

Es lassen sich im ersten Stadium fast 100% Heilung erzielen, später nimmt die Wahrscheinlichkeit einer völligen Heilung sehr stark ab.

Entsprechend dem Krankheitsbild findet sich bei der *Sektion* eine mehr oder weniger ausgeprägte Encephalomeningitis; dazu treten Entzündungserscheinungen in allen Körperorganen. Mikroskopisch sind die encephalitischen Veränderungen noch deutlicher. Sehr bezeichnend sind die Zellinfiltrate an den Hirnhäuten und um die Gefäßmäntel. Den entzündlichen Erscheinungen folgen Entartungen an den nervösen Zellelementen. Die Lymphangitis um die Gefäße ist eine Folge des Verschwindens der Trypanosomen aus der Blutbahn und des Freiwerdens von Giftstoffen.

Die *Bekämpfung* besteht in Vernichtung der Fliegen durch Abbrennen des Unterholzes, Sammlung sowie Behandlung der Schlafkranken in Lagern und in Sperrung der Grenzen. *Vorbeugend* gibt man den in besonders gefährdeten Gebieten Arbeitenden 1,0 g Germanin i.v. Eine derartige Einspritzung muß etwa alle 3 Monate wiederholt werden.

2. CHAGAS-Krankheit.

(Amerikanische Trypanosomenkrankheit.)

Geschichtliches. 1907 entdeckte CHAGAS im Innern Brasiliens zunächst den Überträger, dann den Erreger und schließlich ließ sich der Zusammenhang mit einer unter der dortigen Bevölkerung endemisch herrschenden Erkrankung sicherstellen. Die Krankheit kommt in größeren Herden nur im Innern Brasiliens vor. Aus Nordargentinien und Venezuela sind vereinzelte, aus Mittelamerika häufigere Fälle beschrieben worden.

Der *Erreger* ist das *Schizotrypanum cruzi.* Es ist nur 15 μ groß und hat einen sehr großen Blepharoblasten, der ganz am Hinterende liegt. Die Vermehrung geschieht in der Weise, daß die Erreger in die Gewebe eindringen, dort ganze Nester bilden, und sich dann in leishmaniaähnliche, geißellose Gebilde umwandeln. Hier kommt es zur Teilung mit nachheriger Rückwandlung in geißeltragende Trypanosomen.

Die *Übertragung* erfolgt anscheinend durch den Kot einer blutsaugenden *Wanze* aus der Gattung Triatoma (T. megista, dimidiata u. a.), der beim Stich mit abgesetzt wird und durch Kratzen in die Stichwunden gelangt. Im Darm der Triatoma macht der Erreger anscheinend einen ähnlichen Entwicklungsgang durch, wie das Tryp. gambiense in der Glossine. — Die Wanze findet sich in den rissigen Lehmwänden alter Lehmhütten und kommt nur nachts zum Blutsaugen.

Die Erkrankung kommt nur dort vor, wo Wanzen sind, andererseits gibt es auch große wanzenverseuchte Landstriche, in denen die CHAGAS-Krankheit nicht nachzuweisen ist. Als Herberge für den Erreger kommt neben Hunden und seltener Katzen das Gürteltier in Frage. Von ihm nimmt die Wanze den Erreger auf und überträgt ihn nach dem oben geschilderten Entwicklungsgang auf den Menschen.

Das *Krankheitsbild* läßt eine akute und eine chronische Form erkennen. Die erste Form tritt fast nur bei kleinen Kindern auf (intrauterine Infektion ?). Innerhalb von 10—30 Tagen endet in der Hälfte der Fälle die Erkrankung tödlich unter dem Bilde einer Gehirnentzündung, auf der anderen Seite geht die Krankheit in einen chronischen Zustand über, der durch hohes anhaltendes Fieber, Milz-, Leber- und Lymphdrüsenschwellung gekennzeichnet ist. In der Fieberzeit kreist der Erreger im Blut. Sehr charakteristisch sind die Schwellung und Gedunsenheit des Gesichts, die mit myxödematösen Zuständen verbunden sind. Auch hier kann der Tod unter encephalitischen Erscheinungen eintreten. Die chronische Form teilt CHAGAS ein in die Herz-, Nebennieren-, dystrophische und nervöse Gruppe. Wahrscheinlich bestehen auch noch Beziehungen zwischen der CHAGAS-Krankheit und dem endemischen Kropf. Der Urin ist unverändert.

Die *Erkennung* ist nur durch Blutuntersuchung oder Tierversuch (Meerschweinchen) möglich. Die Komplementablenkung ist nicht immer spezifisch. Die Unterscheidung gegenüber Malaria, Hakenwurmkrankheit und Nierenentzündung bietet keine Schwierigkeiten.

Eine spezifische *Behandlung* gibt es bisher nicht. Der *Verlauf* ist bei allen Fällen mit nervösen Erscheinungen schlecht. Zu einer vollständigen Selbstheilung kommt es nie.

Bei akuten Fällen sieht man bei der *Sektion* eine allgemeine Drüsenvergrößerung, Flüssigkeitsansammlung im Bauch, Herz- und Schilddrüsenvergrößerung, Schwellung von Leber und Milz. Geweblich finden sich hauptsächlich in der quergestreiften und in der Herzmuskulatur kleinere und größere Ansammlungen von Parasitenhaufen. Auch im

Reticuloendothel, Hoden, Gehirn u. a. sieht man derartige Bilder. Eine Reaktion des umgebenden Gewebes kommt erst durch auswandernde oder zerfallende Parasiten zustande. Ferner treten außerdem an den Stellen, wo das im Blute kreisende Gift die Zellen unmittelbar angreifen kann, allgemein entzündliche Erscheinungen auf. Ebenso lassen sich in anderen Organen ähnliche Veränderungen nachweisen. Bei den chronisch verlaufenden Fällen sind die Unterlagen für eine allgemeine Darstellung noch nicht groß genug. Die Herzmuskulatur bietet Zeichen einer schweren interstitiellen Entzündung.

Zwecks *Bekämpfung und Verhütung* sind die Wanzen zu vernichten und die Häuser entsprechend instandzusetzen. Auf Hunde und Katzen, die durch Wanzen ebenfalls angesteckt werden können, ist zu achten. Das Gürteltier, ein gefährlicher Virusträger, sollte in der Umgebung menschlicher Wohnungen ausgerottet werden.

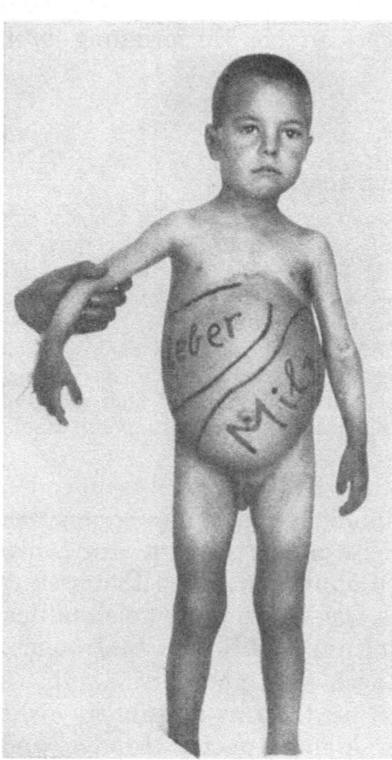

Abb. 4. Kindes-Kala-Azar, Sardinien. Eigene Aufnahme.

3. Kala-Azar.

Geschichtliches. Die Krankheit tritt seit Jahrhunderten — gelegentlich in großen Epidemien — in Indien auf und heißt dort „schwarze Krankheit“. Sie kommt in China, Indien und in den Küstenländern des Mittelmeeres vor.

Der *Erreger* wurde 1903 von Leishman und Donovan beschrieben; er gehört zu den Trypanosomen. Er findet sich als eiförmiges, 2—4 μ langes und 1,5—2 μ breites Gebilde mit einem größeren rundlichen und einem zweiten schwärzlichen punkt- oder stabförmigen Kern — dem Blepharoblasten — vorzugsweise und oft in großen Massen in den Einkernigen von Milz, Leber und Knochenmark. Auf Kulturen entwickeln sich die Erreger zu Flagellaten mit typischer Geißel. Versuchstiere sind Affen, Hunde, Ratten, Mäuse und besonders Hamster.

Wahrscheinlich kommt als *Überträger* eine *Sandfliege* — Phlebotomus — in Frage. In diesen Insekten ließ sich eine starke Vermehrung der Erreger und Weiterentwicklung zu Flagellaten der beim Saugen an infizierten *Hamstern* aufgenommenen Parasiten nachweisen. Übertragungsversuche mit Flöhen u. a. verliefen erfolglos.

Die *Epidemiologie* ist noch nicht geklärt. Man hat bei Hunden in zahlreichen Gegenden, in denen Kala-Azar vorkommt, ein Befallensein mit Leishmania canina nachgewiesen und die Hunde wegen des Auftretens von Haus- und Familieninfektion als Virusträger angesprochen. Von ihnen sollten dann durch irgendwelche Insekten die Erkrankungen auf den Menschen übertragen werden können. Auf der anderen Seite fehlen aber häufig dort, wo reichlich Kala-Azar auftritt, die infizierten Hunde, so z. B. in Indien. Auch ist das jahreszeitliche Auftreten der Hundeleishmaniose von dem der Kala-Azar verschieden. Eine wechselseitige deutliche Abhängigkeit der beiden Erkrankungen voneinander läßt sich also bisher nicht feststellen.

Die *Inkubation* beträgt anscheinend einen bis mehrere Monate. Danach zeigt das *Krankheitsbild* hohes Fieber, das den Allgemeinzustand zunächst ziemlich unbeeinflußt läßt. Es erinnert an Maltafieber und kann sich über Monate hinziehen. Sehr bald kommt es dann zur Beteiligung des Herzens, später schwellen Leber und Milz. Dazu tritt eine deutliche *Dunkelfärbung der Haut* („Schwarze Krankheit“). Nach einer Reihe von Fieberschüben beginnt nach etwa einem halben Jahr das zweite Stadium. Das Fieber ist weniger hoch. Der Kranke magert ab trotz guten Appetits, flüchtige Ödeme stellen sich ein. Im Gegensatz zu der skeletförmigen Abmagerung des Körpers steht der durch manchmal gewaltige Milz- und Leberschwellung aufgetriebene Bauch. Die Haut wird glanzlos, die Haare brüchig, es gesellen sich starke Blutarmut, Haut- und Schleimhautblutungen hinzu. Dieser Zustand kann sich über Monate hinziehen. Im allgemeinen stirbt der Kranke an interkurrenten Erkrankungen. 90% der Fälle enden durch Ruhr, die vielleicht zu dem Krankheitsbild selbst gehört.

Gelegentlich findet eine Aussaat der Leishmanien auf dem Blutwege statt und führt zu dem sog. Hautleishmanoid. Nach einem dem Leucoderma syphiliticum ähnlichen Vorstadium entwickeln sich lepraähnliche Hautknötchen, die massenhaft den Erreger enthalten.

Die im Mittelmeerbecken zahlreich auftretende *Splenomegalia infantum*, die sich durch einen ähnlichen Krankheitsverlauf auszeichnet, gehört ebenfalls hierher.

In endemischen Gebieten ist die *Erkennung* leicht. Sonst bereitet sie Schwierigkeiten. Verwechslung mit Malaria, Typhus, Maltafieber, Hakenwurm kommen vor (dicker Tropfen, Blutbild und Agglutination). Der Nachweis der Erreger wird durch Leber- oder Knochenmarkspunktion erbracht. Milzpunktion führt gelegentlich zu Kapselrissen und tödlicher Blutung! Im Blut sind die Leishmanien meist spärlich.

Besondere Bedeutung beansprucht die Formaldehydprobe (1 ccm Serum + 1 Tropfen 30%iger Formalinlösung. Mischung nach 1 Minute trübe, nach 3—20 Minuten geronnen, nach 24 Stunden schokoladenbraun) und die Antimonprobe (Fällung des Krankenserums durch Zusatz einer wäßrigen Lösung einer 5wertigen Antimonverbindung). Nachweis durch Kultur führt gelegentlich zum Ziel.

Bis zur Einführung des Brechweinsteins war die *Behandlung* selten von Erfolg, 98% der Fälle endeten tödlich. Eine wesentliche Verbesserung bedeuten die zuerst von Deutschen hergestellten organischen Antimonpräparate (Antimosan, Stibosan, Neostibosan, Stibenyl). Mit etwa 4—7% Versagern muß man heute noch rechnen, das gilt besonders für heruntergekommene Kranke.

Die *Vorhersage* war früher unbedingt schlecht, jetzt wird in 93% der Fälle Heilung erzielt.

Leber und besonders Milz erweisen sich bei der *Sektion* beträchtlich geschwollen, derb und ihre Kapseln verdickt. Die Milz zeigt Stauung, die Leber den Beginn einer Stauung und Verfettung (Muskatleber). Im Darm finden sich Geschwüre, die Lymphdrüsen der Bauchhöhle sind geschwollen, das Knochenmark zeigt rote Farbe. Massenhaft Parasiten trifft man in den großen Einkernigen von Milz, Leber und Knochenmark. Auch in anderen Organen gelingt der Nachweis der Parasiten. Die Leber bietet das Bild beginnender zirrhotischer und atrophischer Veränderungen, die Milz zeigt Erweiterung der Sinus und Gefäßneubildungen.

Da man den Überträger noch nicht sicher kennt, sind *Bekämpfungsmaßnahmen* schwierig. Zunächst wird man auf die Vernichtung der mutmaßlichen Überträger abkommen. Hinzu treten Überwachung der Hunde und Sauberhaltung der Unterkünfte, da die Erkrankung als eine Hausinfektion erscheint.

C. Leishmaniosen.

1. Orientbeule.

Geschichtliches. Die Orientbeule ist etwa seit der Mitte des 18. Jahrhunderts bekannt. Die Orientbeule kommt vor in allen Mittelmeerländern, Transkaukasien, Arabien, Mesopotamien und Indien.

Der *Erreger* wurde 1898 von dem russischen *Militärarzt* BOROWSKY gefunden, aber nicht richtig erkannt. Da die Veröffentlichung in russischer Sprache erfolgte, blieb die Entdeckung in der großen ärztlichen Welt unbekannt. Erst 1931 machte PAWLOWSKY auf diese Arbeit aufmerksam. Der Erreger wurde 1903 von WRIGHT entdeckt und als L. tropica bezeichnet. Er unterscheidet sich von dem der Kala-Azar nur kulturell. Als Versuchstier dient die weiße Maus.

Der *Überträger* ist wahrscheinlich der Phl. pappataci (s. Pappatacifieber). Übertragung von Mensch zu Mensch kommt vor (Wäsche).

Städter erkranken häufiger als Landbewohner, Kinder häufiger als Erwachsene. Die Beulen finden sich nur an der unbedeckten Haut. Hauptsächlich der Mensch beherbergt die Keime. In wieweit Hunde und vielleicht auch Katzen, die an Leishmaniose erkrankt sind, an der Übertragung der L. tropica beteiligt sind, müssen noch weitere Untersuchungen lehren.

Die *Inkubation* schwankt zwischen Wochen und Monaten. Zuerst entwickelt sich als Beginn des *Krankheitsbildes* ein kleiner roter Fleck. Aus ihm entsteht eine Papel, die sich im weiteren Verlauf zu einem geschwürig zerfallenden Knötchen ausbildet, das mit einer Eiterkruste bedeckt ist. Diese Geschwüre sind oft vielfach vorhanden. Gelegentlich kommt es zur Aussaat auf dem Blutwege. Die Beulen können Jahre, selbst Jahrzehnte bestehen und allmählich unter Narbenbildung von selbst abheilen. Bei Selbstheilung entsteht lebenslängliche Immunität.

Der *Nachweis der Parasiten* aus dem noch nicht geschwürig zerfallenen Rand des Knötchens oder der Beule und in manchen Fällen der Erfolg einer etwaigen spezifischen Behandlung sichern die Diagnose. Verwechslung mit Tuberkulose, Hautkrebs und Lues ist möglich. Die Komplementbindung liefert in etwa 80 bis 85% brauchbare Ergebnisse.

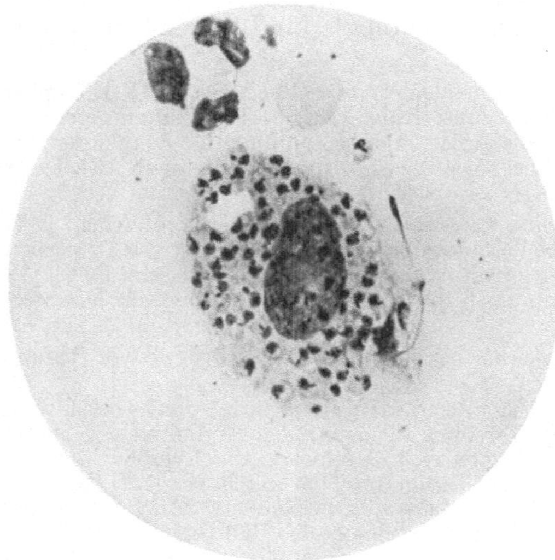

Abb. 5. Orientbeule. Erreger in großer einkerniger Zelle. Eigene Aufnahme.

Durch *Behandlung* mit Antimonpräparaten läßt sich nur eine Anzahl von Fällen rasch zur Abheilung bringen. Gute Erfolge sieht man auch nach Vereisung mit CO_2-Schnee, Elektrokoagulation oder Röntgenbestrahlung (1 HED in 2 Sitzungen). Auch kann man Ätzpasten oder Einspritzung von Berberinsulfat (Orisol) in das Geschwür versuchen. Die besten kosmetischen Ergebnisse zeitigt die Elektrokoagulation unter gründlicher Zerstörung der Geschwürsränder.

Trotz des manchmal recht hartnäckigen Heilverlaufs ist die Erkrankung im allgemeinen als gutartig zu bezeichnen.

Es handelt sich bei der Orientbeule um ein Infektionsgranulom. Unter dem neugebildeten Granulationsgewebe finden sich reichlich Makrophagen, die zahlreiche Erreger beherbergen. In der Tiefe liegen Riesenzellen. Allmählich wird das Granulationsgewebe von Bindegewebe durchzogen und durch dieses ersetzt, so daß es zur Narbenbildung kommt.

Neben Vernichtung bzw. Fernhaltung der Überträger und Beaufsichtigung von Hunden und Katzen ist Sauberkeit zur *Bekämpfung und Verhütung* von Erkrankungen die Hauptsache. Schutzimpfungen mit abgetöteten Kulturen hatten bisher keinen Erfolg.

2. Amerikanische Leishmaniose (Espundia).

Geschichtliches. Bildern auf alten Tongefäßen nach zu schließen, müssen bestimmte Geschwüre der Haut- und Schleimhäute schon seit langem in Südamerika bekannt sein. Mit Ausnahme von Chile und Ecuador sind anscheinend alle südamerikanischen Staaten sowie Mittelamerika in bestimmten Bezirken befallen.

LINDENBERG und gleichzeitig CARINI und PARANHOS entdeckten 1909 den Erreger: die Leishmania tropica var. americana. Sie ist nur durch die Kultur und serologisch von den anderen Leishmanien zu unterscheiden. Wahrscheinlich sind auch hier Phlebotomen die *Überträger*. Übertragung von Mensch zu Mensch ist möglich.

Vielleicht spielen auch Hunde bei der Übertragung eine Rolle.

Meist beginnt die *Erkrankung* ähnlich wie bei der Orientbeule, greift dann mit Vorliebe auf die Mund- und Nasenschleimhaut über und verursacht hier tiefgehende Geschwüre, die sogar zur Zerstörung des knorpligen und des knöchernen Nasenanteils und des Gaumens führen. Die Dauer der Krankheit beläuft sich manchmal auf Jahrzehnte. Neben sehr milden Fälle kommen auch wieder sehr bösartige Fälle vor, die durch Mischinfektion (Sepsis, Lungenentzündung, Wundrose) rasch zum Tode führen. Gelegentlich heilen die Geschwüre auch unter Narbenbildung von selbst ab. WEISS-LIMA unterscheidet im Verlauf drei Stadien. Anscheinend kommen auch vereinzelte Fälle vor, bei denen innere Organe (Leber, Milz) mitergriffen werden.

Differentialdiagnostisch sind bei der *Erkennung*: Framboesie, Blastomykose Coccidioidiose, Lues und Tuberkulose in Betracht zu ziehen. Der manchmal schwierige Nachweis der Parasiten und der Erfolg der Behandlung sichern die Diagnose. Hautreaktionen mit Leishmaniaauszügen sind noch nicht ganz zuverlässig.

Bei der *Behandlung* wirken im allgemeinen Antimonpräparate spezifisch. Bei chirurgischen Eingriffen müssen die Geschwüre zur Vermeidung von Rückfällen weit im Gesunden umschnitten werden. Bei entsprechender Behandlung läßt sich die Leishmaniose fast immer zur Abheilung bringen.

Makroskopisch ähnelt bei Untersuchungen das Bild der L. americana dem der L. tropica, nur finden sich bei der L. americana mehr papillomatöse Wucherungen. Im Schnitt hat man chronisch entzündliches Granulationsgewebe vor sich, das teilweise tuberkuloiden Charakter aufweist. Es ähnelt damit tuberkulösen und syphilitischen Krankheitsvorgängen. Der Nachweis der Erreger ist nicht immer zu erbringen. Sie sind viel weniger zahlreich als bei der Orientbeule. Die Schleimhautveränderungen setzen sich nach KLOTZ und LINDENBERG zusammen aus lymphocytärer Infiltration der Submucosa, Plasma- und Endothelialzellen, Endothelialknoten um die Gefäße, Gefäßverschluß und Vorhandensein der Erreger in den endothelialen Zellen während der ganzen Dauer der Krankheit.

Bekämpfung und Verhütung s. Orientbeule.

Schrifttum.

Arch. Schiffs- u. Tropenhyg. **1930/35**. — Beiträge zur Kriegsheilkunde aus dem Balkankrieg. Berlin 1912/13. — BERGMANN v.-STAEHELIN: Handbuch der inneren Medizin, 3. Aufl., Bd. 1. Berlin 1934. — JUNGMANN: Das Wolhynische Fieber. Berlin 1919. — KRAUS-BRUGSCH: Spezielle Pathologie und Therapie innerer Krankheiten, Bd. 2/3. — MENSE: Handbuch der Tropenkrankheiten. Leipzig 1924/29. — MUNK: Wolhynisches Fieber. Berlin 1923. — Rotkreuz-Bericht, Balkankrieg 1912. — RUGE, MÜHLENS u. ZUR VERTH: Krankheiten und Hygiene der warmen Länder. Leipzig 1930. — Sanitätsbericht des Weltkrieges, Bd. 3. Berlin 1934. — SCHJERNING, v.: Handbuch der ärztlichen Erfahrungen aus dem Weltkriege, Bd. 7. Leipzig 1922. — Tropical Diseases Bulletin. London 1930/35.

25. Brucellosis.

(Maltafieber und BANGsche Krankheit.)

Von **K. WALTHER**-Berlin.

Unter dem Sammelnamen „Brucellosis" werden neuerdings zwei Krankheitsbilder zusammengefaßt, deren Erreger als verschiedene Typen einer einzigen Bakterienart in erster Linie Tierseuchen hervorrufen, aber auch für den Menschen mehr oder weniger pathogen sein können. Das *Maltafieber* ist als menschliche Erkrankung schon seit langem bekannt (1861 zuerst von MARSTON beschrieben). Über die BANG*sche Krankheit* des Menschen wurde erst vor wenigen Jahren erstmalig berichtet.

1887 züchtete BRUCE anläßlich einer Fieberepidemie unter der *englischen Garnison auf Malta* den „Micrococcus melitensis" aus Milz, Leber und Nieren von Kranken, die der Krankheit zum Opfer gefallen waren. 1896 gelang dem Dänen BANG regelmäßig der Nachweis eines Erregers im Vaginalsekret, der Milch und den Foeten an seuchenhaftem Verkalben leidender Rinder. 1918 bewies Miß A. EVANS in vergleichenden Untersuchungen eine in den Eigenschaften außerordentliche Ähnlichkeit beider Erreger. In dem Bestreben nach einheitlicher Benennung sind für die einzelnen Erregertypen die Bezeichnungen Brucella melitensis und Brucella abortus vorgeschlagen worden, wozu als dritte Abart die Brucella suis hinzutritt. Eine einheitliche Namensbezeichnung hat sich noch nicht durchgesetzt.

Auch für das menschliche Krankheitsbild beider Erkrankungen wird im Ausland neben den Einzelbezeichnungen noch häufig die Sammelbezeichnung „undulant fever“ angewandt nach dem Hauptkrankheitszeichen, einem undulierenden Fieber benannt.

Das *Malta- (Mittelmeer-) Fieber* kann in allen Ländern mit tropischem und subtropischem Klima vorkommen. Einzelerkrankungen nördlich des 45. Grades nördlicher Breite beruhen in der Regel auf einer in den Tropen erworbenen Infektion. Erkrankungen des Menschen an BANG*scher Krankheit* stehen nach unseren bisherigen Kenntnissen mit dem Auftreten des *seuchenhaften Verkalbens der Rinder* in ätiologischem Zusammenhang. Sie können also überall da, wo diese Tierseuche herrscht, beobachtet werden. In Deutschland gelten dafür Schleswig-Holstein, Pommern, Schlesien und Ostpreußen als Hauptbefallsgebiete. In der deutschen *Wehrmacht* sind bisher trotz des Hauptersatzes aus ländlichen Gegenden nur ganz vereinzelte Fälle echter BANG-Krankheit vorgekommen; über latente Durchseuchung liegen (zur Zeit noch unveröffentlichte) Beobachtungen von K. WALTHER vor. Über Maltafieber ist im deutschen Kriegssanitätsbericht keine Mitteilung enthalten. Der *amerikanische* Sanitätsbericht 1932 erwähnt 5 Erkrankungen an Maltafieber, der *französische* Bericht von 1932 führt 12 Erkrankungen an undulierendem Fieber an. Zur Bewertung ihrer Bedeutung für das Militärsanitätswesen sind Feststellungen epidemiologischer Forschung aber immerhin von Wichtigkeit. Es kann danach als feststehend gelten, daß die Erreger beider Erkrankungen eine für den Menschen ganz verschiedene Infektiösität besitzen, und zwar der Bac. melitensis eine sowohl percutan als auch peroral außerordentlich hohe, während der Bac. abortus in der Regel percutan nicht immer und peroral nur nach langer Einwirkungszeit großer Mengen infektiös ist. Mund und Haut sind also die Eintrittspforten der Brucellenkrankheit, der Genuß infizierter Milch und die Berührung der äußeren Bedeckung mit infektiösem Material die Entstehungsquelle.

Von besonderer Bedeutung für den Seuchenschutz einer *Wehrmacht* ist die Tatsache, daß das Maltafieber auch durch *Kontakt* mit kranken Menschen und deren Ausscheidungen, insbesondere Harn, übertragbar ist. Auch gesunde Bacillenträger, die besonders mit dem Harn Bacillen ausscheiden, sind eine Gefahrenquelle. Infolge einer erheblichen Widerstandsfähigkeit gegen Austrocknung sind die Keime auch nach langer Zeit noch wirksam und können z. B. mit dem Straßenstaub an Südfrüchten anhaftend durch Ansiedlung auf der Schleimhaut der Verdauungsorgane zur Infektion führen.

Übertragung der BANG-*Krankheit* von Mensch zu Mensch ist bisher mit Sicherheit noch nicht festgestellt worden. Man ist daher geneigt, die Erkrankung in epidemiologischer Hinsicht im allgemeinen als harmlos anzusehen, ohne indessen zu verkennen, daß eine Virulenzsteigerung des Erregers bei menschlicher Infektion jederzeit möglich ist. Die Ansichten mancher Autoren, daß die BANGsche Krankheit die Erkrankung der Zukunft sei, verdienen dabei Beachtung.

Vorderhand wird nur von Einzelfällen echter Erkrankung berichtet, meist bei Personen im Alter von 20—40 Jahren, die beruflich mit infizierten Tieren zu tun hatten (Tierärzten, Stallpersonal, Melkern usw.) oder die durch den Genuß roher Milch die Keime in sich aufgenommen haben.

Die *Inkubationszeit* beider Erkrankungen ist nicht mit Sicherheit festzulegen. Sie schwankt beim Maltafieber zwischen 5—14, bei der BANGschen Krankeit zwischen 6 bis 20 Tagen. Das bei beiden Erkrankungen ähnliche *klinische Bild* zeigt als Hauptsymptom ein undulierendes Fieber, das bis zu 40° C ansteigen kann mit morgendlichen oft unter Schweißausbruch einhergehenden Remissionen. Bei BANGscher Krankheit besteht trotz des Fiebers häufig ein subjektives Wohlbefinden ohne Krankheitsgefühl, soweit nicht Nebenerkrankungen und Komplikationen auftreten. Das Blutbild weist eine Leukopenie auf mit basophiler Mononucleose und mittelstarker Lymphozytose. Die Senkungsgeschwindigkeit der roten Blutkörperchen ist beschleunigt. Zu Beginn der Erkrankung bzw. beim Fieberanstieg kann eine Hoden- und Nebenhodenentzündung auftreten. Auch arthritische Erscheinungen und Abdominalbeschwerden, die an Typhus oder Paratyphus denken lassen, werden im Verlauf der Krankheit beobachtet. Von einigen Berichterstattern wird Druckschmerz am MACBURNEYschen Punkt oder in der Gallenblasengegend erwähnt. Mitunter tritt als einziges Krankheitszeichen eine Dermatitis auf, namentlich bei Kontagion mit Krankheitsstoffen, oder es entwickelt sich aus anfänglichen Eiterpusteln ein schweres, dem Erythema multiforme ähnliches Krankheitsbild. Neben leichten Erkrankungen, lediglich durch das typische Fieber gekennzeichnet, werden schwerste Krankheitsbilder mit Darmblutungen, Blutbrechen, Gelbsucht beobachtet, die mitunter unter septischen Allgemeinerscheinungen zum Tode führen können. Die Dauer der Erkrankung kann zwischen 2—3 Wochen und $1^1/_2$ Jahren schwanken. Die mittlere Dauer beträgt 3—4 Monate.

Der *Erreger* der Erkrankungen, das Bact. melitense bzw. der Bac. abortus BANG — gemeinsam mit „Brucella" bezeichnet — ist ein rundlich-ovales, kokkenähnliches, unbewegliches kapsel- und sporenloses, nach GRAM nicht färbbares Stäbchen. Eine Unterscheidung beider Typen ist nur durch komplizierte Kulturmethoden und mit Hilfe von Untersuchungen über den Verwendungsstoffwechsel möglich. Im Gegensatz zum Bact. melitense, dessen Kultur bei 37^0 auf dem gebräuchlichen Nährboden leicht gelingt, zeichnet sich der Bac. abortus BANG durch sein geringes Sauerstoffbedürfnis aus. Seine Züchtung gelingt daher am besten auf Blutagar in einer 10%igen CO_2-Atmosphäre.

Die *Diagnose* kann unter Umständen schwierig sein, da die klinischen Zeichen nicht immer vorhanden zu sein pflegen. Bei ätiologisch unklaren Fieberzuständen sollte man immer an eine Brucelleninfektion denken, zumal dann, wenn nach der Vorgeschichte eine solche nicht sicher auszuschließen ist.

Ein Beweis ist immer der Nachweis der Brucellabakterien durch den Kulturversuch, der aber nicht immer gelingt, oder durch Meerschweinchenimpfung, deren Ergebnis allerdings erst nach Wochen feststeht. Mit serodiagnostischen Methoden kann zum mindesten bewiesen werden, daß eine Infektion vorgelegen hat. Hohe Titerwerte (1:1000 und mehr, bis 1:5000) sprechen für frische Infektion. Niedrige Werte deuten auf überstandene oder latente Infektion hin. Solche „ruhenden" Infektionen werden oft bei Personen aus gefährdeten Berufskreisen gefunden, die durch häufigen Kontakt mit infektiösem Material viele Antikörper besitzen. Nach den bisherigen Anschauungen gilt eine Agglutination in einer Verdünnung von mindestens 1:200 und eine Komplementbindung mit Hämolysehemmung in 0,02 Serum als Beweis für eine Infektion. Auch durch Flockungsreaktion ist unter Umständen eine Diagnose möglich (MEINICKE). So wichtig der eindeutige Ausfall serologischer Methoden für die Bestätigung der Erkrankung und den möglichen Ausschluß anderer Infektionen auch ist, so muß doch vor Überbewertung gewarnt werden. So hält z. B. POPPE eine einseitige Bewertung der serodiagnostischen Methoden ohne entsprechenden klinischen Befund nicht ausreichend für die Diagnose. Es gelingt jedoch, auch zweifelhafte, latente Fälle durch Auswertung serologischer und klinischer Untersuchungsmethoden zu klären (K. WALTHER[1]). Auch die Intracutanprobe ist unter Umständen diagnostisch verwertbar.

Für die *Behandlung* läßt sich ein typisches Schema wie bei manchen anderen Infektionskrankheiten nicht aufstellen. Neben symptomatischer Behandlung mit den verschiedensten Fiebermitteln (Pyramidontherapie nach KREHL) werden chemotherapeutische Präparate (Elektrokollargol, Fulmargin, Solganal, Trypaflavin, Thionin, Pyronin u. a.) mitunter erfolgreich gegeben, ebenso Neosalvarsan, steigend von 0,075—0,3 g (SCHITTENHELM). Auch Röntgenbestrahlung der Milz soll günstig wirken. Zur spezifischen Therapie werden Sera und Impfstoffe benutzt. Mit der Serumtherapie hat man bisher aber höchstens in Verbindung mit chemotherapeutischen Mitteln Erfolg gehabt. Dagegen scheint die Vaccinetherapie günstig zu sein, namentlich dann, wenn durch sie starke Allgemein- und Lokalreaktionen hervorgerufen werden können. Die einzuspritzenden Dosen sind daher verhältnismäßig hoch. Beginn zunächst intracutan mit 0,5 bis 1 Million Keimen (Reaktionsbereitschaft!), dann Steigerung in 2—3tägigen Intervallen bis zu 100—500 Millionen Keimen.

Als *Impfstoffe* dienen abgetötete Brucellabakterien, zum Teil als Mischvaccine hergestellt, die auf verschiedenste Art gewonnen werden (z. B. Lysate). Auch Autovaccinen sind erfolgversprechend. Wegen der längeren Dauer ihrer Herstellung beginnt man während ihrer Fertigstellung zunächst mit handelsüblichen Mischvaccinen (Impfstoff der I.G. Farben A.G.: stark = 1000 Mill., schwach = 50 Mill. Keime je Kubikzentimeter). Auch über Vaccinetherapie kombiniert mit antipyretischer Behandlung (Na. salic.) wird günstig berichtet.

Die *Verhütung* menschlicher Erkrankungen steht mit der *Bekämpfung* der Tierseuchen im engsten Zusammenhang. Für die *Wehrmacht* muß zur Vermeidung latenter Erkrankungen nachdrücklich gefordert werden, daß *Milch* in den Kantinen nur pasteurisiert oder, soweit sie roh angeliefert wird, nur abgekocht

[1] Die Arbeit wird demnächst veröffentlicht.

zum Ausschank gelangt. Ganz wird sich die Brucellosis auch in der Wehrmacht, namentlich in ländlichen Ersatzbezirken, nicht vermeiden lassen.

Schrifttum.

HABS: Erg. inn. Med. 34 (1928). — Zbl. Hyg. 28 (1933). — GUNDELs Die ansteckenden Krankheiten, 1935. — POPPE: Handbuch der pathogenen Mikroorganismen, 3. Aufl., Bd. 6. 1929. — Wissenschaftliche Woche Frankfurt a. M., Bd. 3. 1935. — SCHITTENHELM: BERGMANN-STÄHELINs Handbuch der inneren Medizin, Bd. 1. 1934. — Weiteres Schrifttum bei HABS, POPPE und SCHITTENHELM.

26. Pest.

Von **H. HETSCH**-Homburg v. d. H.

Die im Orient heimische *Pest,* die noch im Mittelalter auch in Europa in Form größerer Epidemien auftrat und in *Kriegszeiten* auch als Heeresseuche eine wichtige Rolle spielte, hat für die europäischen Länder durch die modernen Abwehrmaßnahmen ihre Schrecken verloren. Nur äußerst selten kommt es heute noch zu einer Einschleppung der Seuche in die Häfen der westlichen Kulturstaaten durch den Schiffsverkehr. Im *Weltkrieg* sind keine Pesterkrankungen beobachtet worden.

Erscheinungen und Verlauf der Krankheit sind verschieden je nach der Ansiedlung der Erreger. Am häufigsten ist die *Drüsenpest.* Geringfügigste Verletzungen der Epidermis genügen zum Eindringen des Pestbacillus in Haut und Schleimhäute, selbst auf völlig gesunder Haut kann eine intensivere Verreibung pestinfizierten Materials durch schmutzige Finger, Kleider usw. zur Infektion führen. Die primär infizierte Hautstelle bleibt meist unverändert, Zeichen von Lymphangitis fehlen in der Regel. Die Pestbacillen dringen zu den regionären Lymphdrüsen vor und führen zur Bildung eines entzündlichen Bubo. Die Bubonen, die meist in der Leistenbeuge entstehen, sind teigig und sehr schmerzhaft. Die Allgemeinerscheinungen sind durch hohes Fieber mit Schüttelfrösten und frühzeitige, durch die Endotoxine der Erreger verursachte Herzschwäche charakterisiert, ferner durch Kopfschmerzen, Schwindelgefühl, Erbrechen und Benommenheit, die bald in völlige Somnolenz übergeht. In leichten Fällen können sich die Bubonen rasch zurückbilden, gewöhnlich kommt es aber durch nekrotisierende Prozesse zur Erweichung und zur Gangrän der darüberliegenden Haut mit Durchbruch des Buboneneiters. Vom primären Bubo dringen die Pestbacillen vielfach in benachbarte Drüsengruppen (sekundäre Bubonen) und in die Blutbahn ein. Die *Pestsepticämie,* bei der sich die Erreger außer im Blut selbst in allen Organen des Körpers vermehren, ist meist tödlich. Klinisch wird sie durch schnelle Bildung eines bedeutenden Milztumors, Auftreten von Blutungen in Haut und Schleimhäuten und auffällige Verschlechterung des Allgemeinbefindens offenbar.

Ebenso wie von der äußeren Haut kann die Pestinfektion auch von *Schleimhäuten,* besonders denen der Mund-, Nasen- und Rachenhöhle, ausgehen; ziemlich häufig bilden die Tonsillen die Eintrittspforte *(Tonsillarpest).*

Die *Hautpest* ist durch mehr oder weniger ausgedehnte Blutungen und durch Bildung von Pusteln und Karbunkeln charakterisiert, die wohl stets hämatogene Metastasen darstellen.

Die *primäre Lungenpest* entsteht dadurch, daß feinste, mit Pestbacillen behaftete Hustentröpfchen von Pestkranken oder bacillenhaltige Stäubchen in die Luftwege gelangen. Es entsteht unter Schüttelfrost und steilem Temperaturanstieg eine katarrhalische Pestpneumonie, die fast stets unter dem Bilde der Septicämie zu schnellem Tode führt. Sekundäre Pneumonien oder Bronchitiden sind bei Pest häufig und können sich an jeden Fall von Bubonenpest anschließen.

Für die *Epidemiologie* ist wichtig, daß die Pest vorzugsweise eine Krankheit der *Ratten* ist. Das Virus wird von den Ratten auf den Menschen entweder direkt durch die bacillenhaltigen Exkremente (Kot und Harn) oder indirekt durch Vermittlung der Rattenflöhe übertragen. Außerdem kann natürlich der pestkranke Mensch mit seinen Krankheitsprodukten (Eiter, Auswurf) zur Quelle weiterer Infektionen werden. In pestverseuchten Ländern sind die

Epidemien von Beulenpest und Lungenpest deutlich voneinander unterscheidbar. Erstere breiten sich langsam aus, erreichen ihren Höhepunkt im Spätsommer und gehen zurück, sobald die Rattenpest erlischt. Lungenpestepidemien entwickeln sich nur in der kalten Jahreszeit, wenn viele Menschen in unhygienischen Umständen enggedrängt zusammenleben; hier erfolgt die Ausbreitung der Seuche nicht durch die Ratten, sondern durch Tröpfcheninfektion.

Der *Erreger*, der 1894 von KITASATO und YERSIN entdeckte Pestbacillus, ist ein kleines plumpes Stäbchen mit abgerundeten Enden, gramnegativ, unbegeißelt und unbeweglich, besonders gekennzeichnet durch die Polfärbung und die Bildung verschiedenartigster Involutionsformen. Er ist auf leicht alkalischen Nährböden aerob züchtbar, am besten bei 25—30^0 C. Die Agar- und Gelatinekolonien zeigen eine charakteristische Randbildung. In Bouillon sieht man Oberflächenhäutchen und stalaktitenförmiges Wachstum. Die in Bouillon und im Kondenswasser des Agars gewachsenen Bacillen bilden lange Ketten. Die Resistenz des Pestbacillus gegen Austrocknung und Hitze ist ziemlich groß, ebenso die Pathogenität für Versuchstiere. Für diagnostische Untersuchungen eignen sich am besten Meerschweinchen und Ratten, die nach Impfung mit frischen Stämmen bei jeder Infektionsweise (Einspritzung, Inhalation, Verfütterung, percutane Einreibung auf der rasierten Bauchhaut) an Pestsepticämie zugrunde gehen und in allen Organen große Mengen der Erreger erkennen lassen.

Die *Diagnose* der Pest erfordert in jedem Fall die bakteriologische Feststellung der Pestbacillen. Als Untersuchungsmaterial dienen in erster Linie der durch Punktion gewonnene Saft frisch geschwollener Drüsen, ferner Gewebssaft etwaiger Hautpusteln und Karbunkel, Blut und bei Lungenpest der gewöhnlich außerordentlich bacillenreiche blutigseröse Auswurf. Der mikroskopische Nachweis polgefärbter Stäbchen genügt allein nicht, stets ist die kulturelle Untersuchung und die Prüfung der angelegten Agar-Reinkulturen durch ein spezifisch agglutinierendes Immunserum nötig. Auch Tierversuche sind unerläßlich.

Die *Bekämpfung* und *Prophylaxe* der Pest ist durch die Bestimmungen des Reichsseuchengesetzes geregelt. Der Verbreitung der Seuche von ausländischen Seuchenherden aus wirken international vereinbarte Abmachungen entgegen. Die einzelstaatlichen Maßnahmen bestehen in der Beobachtung und Entrattung der aus verseuchten Häfen einlaufenden Schiffe, etwaigen Quarantänen usw. Besondere Aufmerksamkeit ist den Ratten zu widmen, die in den Hafenstädten durch infizierte Schiffsratten oft angesteckt werden und dann die Krankheit verbreiten können. Jeder Pestkranke ist streng zu isolieren, seine Körperse- und -exkrete, Wäsche, Verbandstoffe, Gebrauchsgegenstände usw. sind zu desinfizieren. Zu beachten ist, daß Rekonvaleszenten oft noch längere Zeit nach Ablauf der Krankheit Pestbacillen im Auswurf ausscheiden. Beim Vorliegen von Lungenpest müssen Ärzte und Pfleger Schutzmasken tragen. Eine Schutzimpfung kommt nur für besonders Bedrohte (Ärzte, Pfleger, Desinfektoren) in Betracht. Sie kann passiv durch Einspritzung von Pestserum (10—20 ccm) erreicht werden; der Impfschutz tritt sogleich ein, hält aber nur etwa 2 Wochen an. Eine aktive Immunisierung mit längerer Schutzwirkung läßt sich durch Injektionen von Aufschwemmungen abgetöteter oder abgeschwächter Pestbacillen erzielen. Hochwertiges, an Tieren gewonnenes Serum ist, in großen Mengen wiederholt gegeben, auch therapeutisch wirksam, wenn es noch nicht zu einer Allgemeininfektion gekommen ist; bei Lungenpest versagt die Serumtherapie. Um Laboratoriumsinfektionen zu verhüten, sind für das Arbeiten mit Pesterregern besonders strenge Vorschriften erlassen.

Schrifttum.

DIEUDONNÉ u. OTTO: Handbuch der pathogenen Mikroorganismen von KOLLE, KRAUS u. UHLENHUTH, 3. Aufl., Bd. 4, S. 179. Jena u. Berlin 1928. — HEGLER: Handbuch der inneren Medizin von v. BERGMANN, STAEHELIN u. SALLE, 3. Aufl., Bd. 1, S. 1231. 1934. — HETSCH: Neue Deutsche Klinik, Bd. 8, S. 765. 1931.

27. Geschlechtskrankheiten.

Von C. JAECKEL-Berlin.

Geschlechtskrankheiten werden meist durch den Geschlechtsverkehr erworben. Jede Geschlechtskrankheit kann gelegentlich auf eine andere Art erworben werden und zunächst außerhalb der Geschlechtsorgane lokalisiert sein. Am häufigsten ist dies bei der Lues zu beobachten, aber auch der Tripper befällt nicht immer, wie z. B. bei der Blennorrhöe, die Geschlechtsorgane. Während wir es früher nur mit drei Geschlechtskrankheiten, dem *Tripper,* der *Syphilis* und dem *weichen Schanker* zu tun hatten, haben neuere Beobachtungen uns die Erkenntnis einer vierten Geschlechtskrankheit, nämlich des sog. *Lymphogranuloma inguinale,* gebracht.

Geschichtliches und Statistik. Die Kenntnis von den Geschlechtskrankheiten geht bis in die ältesten Zeiten zurück. Man hatte bereits in früheren Jahrhunderten erkannt, daß der Tripper von den anderen Geschlechtskrankheiten zu trennen sei und sein therapeutisches Handeln danach eingerichtet. Mit dem Einbruch der Syphilis in Europa am Ende des 15. Jahrhunderts trat mit der Identitätslehre, d. h. der Auffassung aller Geschlechtskrankheiten als syphilitisch, wieder eine Verwirrung der Begriffe ein. Anfang des 19. Jahrhunderts konnte RICORD durch seine folgerichtigen Beobachtungen und Untersuchungen diese Lehre weitgehend erschüttern. Aber erst die Entdeckung des Trippererregers durch NEISSER 1879, des Streptobacillus als Ursache des weichen Schankers durch DUCREY 1889, der Syphilisspirochäten durch SCHAUDINN und HOFFMANN 1905, der Nachweis der Übertragbarkeit der Syphilis auf den Affen durch METSCHNIKOFF und ROUX und endlich die Einführung der serologischen Reaktionen, insbesondere der WASSERMANNschen, ermöglichten eine klare Trennung der drei Geschlechtskrankheiten.

In den Vorkriegszeiten war die Zahl der geschlechtskranken *Soldaten* entgegen mancher zweckbestimmter Presseangriffe nicht sehr hoch. Sie betrug z. B. in den Jahren 1908—1913 etwa 20,4‰ der Kopfstärke. Nach dem Sanitätsbericht 1914—1918 nahmen die Geschlechtskrankheiten beim *Feldheere* entsprechend ihres Anstiegs in der Zivilbevölkerung erst im letzten Kriegsjahre wesentlich zu (25,6‰ K.). In den ersten drei Kriegsjahren lagen die Zahlen unter denen der letzten Friedensjahre.

Das *Besatzungsheer* hatte von Beginn des Krieges an höhere Erkrankungszahlen als im Frieden (27,4‰).

Nach dem Kriege gingen mit der Rückkehr geordneter Verhältnisse und dem Schwinden der unnatürlichen und demoralisierenden Einflüsse der Revolution auch die Geschlechtskrankheiten zahlenmäßig zurück. Der Höchststand der Zugänge wurde 1922 mit 78,9‰ verzeichnet. Seitdem ist ein langsamer, gleichmäßiger Abfall eingetreten, so daß 1931 der Gesamtzugang 33,9% betrug.

Ähnlich liegen die Verhältnisse bei den *ausländischen Heeren.* So war in der *französischen* Armee (effectiv présent) von 1925—1931 ein Abfall von 40‰ auf 34,7‰ zu verzeichnen; bei der *englischen* Armee (Gesamtzugang und Gesamtarmee) von 1921—1931 von 74‰ auf 32,2‰, bei der *amerikanischen* (Heer) von 1922—1931 von 70,32‰ auf 35,6‰.

Geschlechtskrankheiten und Wehrmacht. Die früher so häufig erhobene Beschuldigung, daß die Angehörigen der Armee eine bedeutende Infektionsquelle für die Geschlechtskrankheiten seien, hat bereits SCHWIENING widerlegt. Seit dem Bestehen des 100000 Mann-Heeres ist die Übertragung einer Geschlechtskrankheit durch einen Soldaten weitgehendst ausgeschaltet, weil alle Geschlechtskranken nach Anordnung der Heeressanitätsinspektion in Lazaretten *bis zur Ausheilung,* soweit dies ärztliche Kunst vermag, zum mindesten bis zur Beseitigung der ansteckenden Erscheinungen, behandelt werden müssen. Die Kenntnis dieser Tatsache ist schon verbreitet, so daß man gelegentlich bei der Nachforschung nach Infektionsquellen von Mädchen die Erklärung hört, sie suchten sich ihren „Bräutigam" nur beim Militär, weil sie genau wüßten, daß die Soldaten, die frei umhergehen, nicht geschlechtskrank seien!

Die vier Geschlechtskrankheiten spielen beim Militär eine große Rolle. Machen sie doch auch jetzt noch den bei weitem größten Anteil aller Erkrankungen in der *Wehrmacht* aus! Gleiche Verhältnisse liegen bei der *Zivilbevölkerung* vor. Tripper- und Syphiliserkrankungen überwiegen, während der weiche Schanker und noch mehr das Lymphogranuloma inguinale von untergeordneter Bedeutung sind.

1. Der Tripper.

Die stärkste Belastung für die Truppe sind die Tripperkranken, und zwar deshalb, weil diese Kranken durchweg lange Zeit dem Dienst entzogen werden. Die durchschnittliche Behandlungszeit eines Tripperfalles liegt zwischen zwei und drei Monaten. Der wechselvolle Verlauf und die lange Dauer widersprechen der vielfach verbreiteten Unterschätzung der Krankheit.

Die Erkrankungen an Tripper sind im *Heere* nicht wie bei den anderen Geschlechtskrankheiten im Rückgang begriffen, sondern stiegen bis 1931 noch an. So entfielen vor dem Kriege 65,2% der Zugänge an Geschlechtskrankheiten auf den Tripper; während der ersten drei Kriegsjahre 66,3%, 1921 62,2%, 1931 80,1%.

Der Tripper wird durch einen Diplococcus, den *Gonococcus* hervorgerufen. Als besonders charakteristisch ist seine fast konstante Form, die Lagerung der Kokken zueinander und zu den Zellen, sowie seine Gruppierung. Ganz im Beginn der Erkrankung liegen die kaffeebohnenartigen Erreger extracellulär oder auf Epithelien, mit fortschreitender Entzündung phagocytiert in den Leukocyten. Gesichert wurde die Bedingtheit des Trippers durch die Gonokokken erst durch die Züchtung der Erreger (1881) und die Hervorrufung des Krankheitsbildes mit den Kulturen durch BOCKHART, später durch BUMM (1883).

Die *Übertragung der Krankheit* erfolgt durch Berührung einer gesunden mit einer kranken Schleimhaut, in der Regel durch den Geschlechtsverkehr. Die außergeschlechtlichen Infektionen sind äußerst selten. Hierbei kann der Tripper durch Gebrauchsgegenstände, wie Wäschestücke, Thermometer, Irrigatoransätze, Instrumente, Schwämme usw., ferner durch mit gonokokkenhaltigem Eiter beschmutzte Finger erworben werden, und zwar im Bereich der Genital- und anderen Schleimhäute, wie After, Auge, Mund, Nase. Die häufigste Art der Infektion der Augenbindehäute erfolgt beim Durchtritt des Säuglings durch die gonokokkenhaltigen Geburtswege.

Sinnfällig wird die akute Infektion nach einer Inkubationszeit von etwa 2—5 Tagen. Es muß aber betont werden, daß Inkubationen von 1—2 Wochen keine Seltenheit sind, und daß manchmal der Zeitraum ein längerer sein kann.

Besonders hervorzuheben ist die Bedeutung der allerersten Anzeichen der Erkrankung — Verklebtsein der vorderen Harnröhrenmündung, Brennen beim Urinlassen usw. — als Anhalt für den günstigsten Zeitpunkt zur Einleitung der *Abortivkur.*

Der Wert der *Schnellbehandlung* ist in Facharztkreisen umstritten, vorwiegend wohl deshalb, weil wirklich einwandfreie Ergebnisse großer Untersuchungsreihen fehlen. Sicher ist, daß bei richtiger Indikationsstellung eine gewisse Zahl von Tripperkranken von ihrem Leiden befreit werden können. Und wenn die Zahl der Geheilten auch noch so klein wäre, so ist die Abortivkur des Einsatzes wert, wenn man sich über die lange Dauer der Gonorrhöeerkrankung und ihrer möglichen Komplikationen im klaren ist!

Die Krankheitserreger breiten sich im Anfang auf der Oberfläche der Schleimhaut aus und können so in höher gelegene Teile über benachbarte Organe vordringen. Das Auftreten stärkerer entzündlicher Erscheinungen begünstigt den Einbruch in die aufgelockerten Gewebsspalten, sowie in die Lymph- und Blutgefäße. Die Ausführungsgänge der LITTRÉschen, COWPERschen Drüsen und der Prostata, bei der Frau der BARTHOLINIschen und SKENEschen Drüsen bilden beliebte Schlupfwinkel für die Gonokokken, wo sie schwer angreifbar sind und lang dauernde Komplikationen zur Folge haben. Besonders die Erkrankung der *Prostata* ist als die häufigste und äußerst hartnäckige Folgekrankheit und als ein gefährlicher Ausgangspunkt für eine weitere Ausbreitung der Infektion anzusehen. Durch Weiterwuchern der Erreger bzw. Verschleppung auf dem Blutwege entstehen beim Manne die *Nebenhodenentzündung,* die, wenn sie beide Seiten ergreift, zur Unfruchtbarkeit führen kann; weiterhin die Samenblasenentzündungen. Weniger häufig sind beim Manne Erkrankungen der *Blase,* der Harnleiter und Nierenbecken. Bei den Frauen sind durch das Aufsteigen der Gonokokken, besonders zur Zeit der Menstruation, die Keimdrüsen und Eileiter in Gefahr. Erkrankung in diesem Bereich hat häufig dauernde Sterilität zur Folge.

Der Einbruch der Erreger in die *Blutbahn* kann zur Verschleppung in ferner gelegene Organe führen. Hierbei werden bevorzugt der *Bewegungs-* und *Kreislaufapparat*. Beim Bewegungsapparat stehen im Vordergrund die Erkrankung der Gelenke, und zwar der großen und vielfach solcher, die am meisten beansprucht werden. Seltener werden Muskeln, Sehnenscheiden und Knochen befallen. Besondere konstitutionelle Verhältnisse können bei Generalisation von Bedeutung sein für die Lokalisation in bestimmten Organen, wie dies GOTTRON kürzlich bezüglich der Gelenke gezeigt hat. Auch ich konnte beobachten, daß bei ein und demselben Kranken im Verlauf häufig erfolgter Neuinfektionen bei Trippergelenkentzündungen nicht selten die gleichen Gelenke erkranken.

Bei Beteiligung des Kreislaufs haben wir es vornehmlich mit einer Endokarderkrankung zu tun, die sich hauptsächlich an den Klappen abspielt. Gelegentlich können wir die Erkrankung des Gefäßapparates durch die Wahrnehmung einer Purpura an der Hautdecke feststellen.

Die Miterkrankung des Lymphgefäßsystems und die Ausbildung einer gonorrhoischen *Lymphdrüsenentzündung* ist von mir und anderen in den letzten Jahren häufiger gesehen worden als früher.

Dienstunfähigkeit infolge von Tripper ist am häufigsten bedingt durch Versteifung befallener Gelenke, seltener durch äußerst chronischen Verlauf und mangelnde therapeutische Beeinflussung des Trippers, insbesondere der erkrankten Anhangsorgane. *Tödlicher Ausgang* ist bei gonorrhoischer Sepsis sehr selten. An der Universitäts-Hautklinik Berlin wurden im Verlauf von 15 Jahren 4 Fälle beobachtet. Gelegentlich kann sich aber eine Mischinfektion mit tödlichem Ausgang hinzugesellen, was ich nur einmal an dem großen Trippermaterial im Standortlazarett Berlin zu beobachten Gelegenheit hatte.

Die *Feststellung* eines Trippers gelingt im akuten Stadium unschwer. Der Nachweis der Gonokokken erfolgt durch Färbung des Objektträgerausstriches mit wäßriger oder LÖFFLERscher Methylenblaulösung. Zur Differenzierung dient die GRAM*sche Methode,* durch die die Gonokokken entfärbt werden. Sie ist für die Erkennung eines Trippers von besonderem Wert. In zweifelhaften Fällen wendet man das *Kulturverfahren* auf Ascites- oder Blutagar an. Die Ansichten über die größere diagnostische Ausbeutung mit diesem Verfahren sind nicht einheitlich.

In den ersten Anfängen der Erkrankung ist die sichere *Erkennung der Erreger* nicht immer ganz einfach, besonders wenn sie noch spärlich vorhanden und mit anderen Kokken, die gelegentlich gramnegativ sein können, vergesellschaftet sind. Das gleiche gilt für das Endstadium des Trippers, bei dem man nicht selten im Zweifel sein kann, ob nicht Degenerationsformen der Gonokokken vorliegen, die ein verändertes färberisches Verhalten zeigen.

Erhebliche Schwierigkeiten können die durch Komplikationen chronisch oder latent gewordenen Krankheitsfälle verursachen. Unerläßlich für deren Erfassung ist die Beherrschung der von PICKER propagierten topischen Diagnostik.

In den letzten Jahren hat man die *immunisatorischen Vorgänge* beim Tripper für dessen Erkennung in stärkerem Maße herangezogen. Der Nachweis der Immunkörper durch die Komplementbindungsreaktion kann unter Umständen bei der Erfassung unklarer Erkrankungen fördernd sein. Die Ergebnisse der Komplementbindungsreaktion in ihrer jetzigen Ausführung sind aber bisher nicht so sicher, daß sie für das Vorhandensein eines noch bestehenden Trippers, insbesondere auch für die Feststellung der Heilung, von ausschlaggebender Bedeutung sein könnten. Es muß darauf hingewiesen werden, daß die Komplementbindungsreaktion auch nach Ausheilung des Trippers noch lange Zeit positiv sein kann. Die Immunität ist keine echte wie bei anderen Infektionskrankheiten. Sie verhütet nicht die Neuansteckung. Ob es eine natürliche Immunität gegen den Gonococcus gibt, ist nicht bewiesen. Vielleicht besteht aber eine lokale Immunität; so scheinen wenigstens einige von mir gemachte Beobachtungen zu deuten zu sein.

Bei Mißbildungen der Harnröhre, Verengerungen und sonstigen Komplikationen geben Röntgendurchleuchtungen nach Kontrastfüllungen oft gute topisch diagnostische Aufschlüsse.

Die örtliche *Behandlung* des Trippers wird, wie seit Jahrzehnten gebräuchlich, mit antibakteriellen und adstringierenden Mitteln durchgeführt. Einige neuere Silberverbindungen bieten gewisse Vorteile, überragen die älteren Silberpräparate aber keineswegs. Auch Chemotherapeutica, wie kolloidale Silberpräparate und Acridinfarbstoffe brachten nicht den erhofften Erfolg. Sind die Erreger für die Chemikalien nicht immer erreichbar, so bedient man sich gewisser Methoden, welche den Zweck verfolgen, die Abwehrkräfte des Körpers zu steigern. Zur Anwendung kommen spezifische und unspezifische *Vaccine* abgetöteter Erreger, Lebendvaccine, fiebererzeugende Mittel (Pyrifer, Malaria). Auch die physikalischen Methoden, Bäder, Diathermie, Kurzwellen usw. streben an, durch eine stärkere Durchblutung des Gewebes die Heilkräfte anzuregen und die Gonokokken zum Verschwinden zu bringen. Die instrumentale Behandlung kommt für bestimmte Komplikationen in Betracht.

Ziel unserer Therapie muß die *völlige Ausheilung* der Tripperkranken sein, die bei sachgemäßer Behandlung und der nötigen Ausdauer beim Manne nahezu hundertprozentig gelingt.

Die soviel verbreitete Ansicht, daß die Frau die Hauptschuld an den so zahlreichen Gonorrhöeerkrankungen trage, ist sicherlich nicht ganz richtig. Ohne Zweifel kann eine tripperkranke Frau mit wechselndem Verkehr ein Herd für viele Neuerkrankungen sein. Aber meist doch nur deshalb, weil der Krankheitszustand sich bei ihr in einem chronischen oder latenten Stadium befindet und sie guten Glaubens handelt und des weiteren, weil die anatomischen Verhältnisse für die Erfassung der Erreger und für die Ausheilung denkbar ungünstige sind. Anders beim Manne. Die Krankheitserscheinungen sind sinnfälliger und mahnen zur Zurückhaltung. Die Aussichten für eine Heilung sind erfahrungsgemäß selbst in komplizierten Fällen wesentlich günstiger. Der oberste Grundsatz des therapeutischen Handelns muß also lauten: saniert den Mann, dann kann die Frau nicht mehr zur Quelle der Weiterverbreitung des Trippers werden.

2. Die Syphilis.

Der Streit bezüglich der *Einschleppung der Syphilis* nach *Europa* geht immer noch nach zwei Richtungen. Die eine vertritt die Auffassung, daß die Krankheit amerikanischen Ursprungs ist. Kolumbusfahrer sollen sie nach Europa gebracht haben. Von Spanien aus soll sie dann durch Söldnerheere weiter verbreitet worden sein. In ungeheuerem Ausmaße trat sie nach dem Einbruche des Heeres Karls VIII. in Italien 1494 in Erscheinung. Von dort soll die Krankheit in die nord- und osteuropäischen Staaten verschleppt worden sein. Demgegenüber glaubt die andere Richtung an Hand von Aufzeichnungen und alten Bildwerken den Beweis erbringen zu können, daß die Syphilis schon von alters her in unseren Breiten heimisch gewesen sei. Vorderhand ist es nicht möglich, den Streit der Meinungen nach der einen oder anderen Richtung zu entscheiden.

Förderlich für die Erkenntnis des biologischen Geschehens im Ablauf der Lues war die Übertragung der Krankheit auf den Affen durch METSCHNIKOFF und ROUX, sowie auf das Kaninchen durch PAROTTI, in Deutschland durch UHLENHUT und MULZER. Dies gab EHRLICH die Möglichkeit, seine experimentellen Studien aufzubauen, die zur Entdeckung des Salvarsans führten. Die Auffindung des Erregers, der *Spirochaeta pallida,* gelang SCHAUDINN und HOFFMANN 1905.

Im *Reichsheer* gehen die Syphiliserkrankungen von Jahr zu Jahr zurück. In der Vorkriegszeit betrug die Zahl der Neuerkrankungen in der Zeit von 1908/13 26% des Zugangs an Geschlechtskrankheiten, in den drei ersten Kriegsjahren 29,3%, 1921 32,3%, 1931 19,3%.

Die Syphilis zeigt im Gegensatz zu den anderen Geschlechtskrankheiten von vornherein Merkmale der chronischen Infektionskrankheiten. Ihr *Erreger,* die Spirochaeta pallida, gelangt vorwiegend von außen in den Körper durch unmittelbare oder mittelbare Berührung der Haut oder Schleimhaut mit Krankheitsherden. Im Gegensatz zu den anderen Geschlechtskrankheiten ist die extragenitale Ansteckung nicht so selten (Lippen, Mundorgane, Brustwarzen, Finger usw.) und an jeder anderen Körperstelle gelegentlich einmal beobachtet. Sie ist für die Weiterverbreitung besonders gefährlich, weil sie schwierig erkennbar ist und oft verkannt wird. So ist ein extragenitaler Primäraffekt mitunter Ausgang einer Gruppenerkrankung. Seltener ist die Übertragung der Krankheit durch unmittelbaren Einbruch der Spirochäten in die Blut- und Lymphbahnen (Syphilis d'embleé). Die Krankheit kann auf placentarem Wege von der Mutter auf das Kind übergehen (kongenitale Syphilis).

Die *Erreger* sind in den Krankheitsprodukten der Primär- und Sekundärperiode meist massenhaft vorhanden. Dementsprechend erfolgt in der Hauptsache von diesen aus, wenn sie erodiert sind, die Weiterverbreitung. In den Erscheinungen der Tertiärperiode sind sie schwieriger und nur selten aufzufinden. Auch im strömenden Blut, in Körpersekreten und in Gewebsschnitten, selbst bei tertiären und quartären Stadien (Tabes und Paralyse), ist der Nachweis gelungen.

Die *Spirochaeta pallida* ist ein korkzieherartiges, fadenförmiges Gebilde mit 8—20 gleichmäßig steilen Spiralwindungen. An den Enden finden sich feine Geißeln. Die lebenden Spirochäten führen meist recht lebhaft rotierende Bewegungen aus und zeigen dabei unter dem Mikroskop bis zu gewissem Grade typische Knick- und Ringfiguren. Die deutlichsten Bilder gibt das Dunkelfeldpräparat, das die Erreger als helleuchtende Spiralen auf dunklem Grund hervortreten läßt. Zur färberischen Darstellung eignet sich am besten die GIEMSA-Färbung. Für die Darstellung im Gewebe liefert die Silberimprägnation nach LEVADITI gute Bilder. Auch die Darstellung im Tuschepräparat nach BURRI ist zur schnellen Feststellung der Diagnose von Vorteil.

Über die Natur der Spirochaeta pallida besteht noch keine absolute Klarheit. SCHAUDINN rechnete sie zu den Protozoen. Nach anderer Auffassung sollen Knoten und Knospen im Spirochätenkörper, die als Sporen angesehen werden, für die pflanzliche Natur der Erreger sprechen.

Die *klinischen* Erscheinungen der Syphilis seien nur kurz gestreift. Die Erreger dringen bei der ektogenen Übertragung durch feinste Haut- oder Schleimhautrisse ein. Intakte Haut schützt vor Ansteckung. Nach etwa drei Wochen (erste Inkubationsperiode) entsteht der Primäraffekt. Von dort dringen die Spirochäten vor allem auf dem Lymphwege gegen die regionären Lymphdrüsen vor, die anschwellen und nicht wesentlich schmerzhaft sind. Vom Primärherd aus erfolgt aber auch schon frühzeitig auf dem Blut- und Lymphwege die Verschleppung der Erreger in fernere Körperteile. Sie rufen im Anfang keine sichtbaren Veränderungen hervor, sind aber bereits als Zeichen der Allgemeininfektion des Organismus anzusehen. Erst nach Verlauf von etwa 9 Wochen (zweite Inkubationsperiode) vom Infektionstermin an gerechnet treten an der Haut die bekannten Erscheinungen auf, die als sekundäre bezeichnet werden. Spätfolgen der Syphilis zeigen sich erst nach Ablauf eines nicht sicher abzugrenzenden Zeitraumes. Sie sind bekannt an der Haut als knotige, zum Zerfall neigende Granulationsgebilde — Gummata —, die in gleicher Weise an den inneren Organen vorkommen, sowie als Veränderungen mit degenerativem Ausgang, die zu schwersten, lebensbedrohenden und -beendenden Schädigungen am Gefäß- und Nervensystem führen. Es ist wenig bekannt, daß die Syphilis nicht immer mit einem Primäraffekt beginnt, sondern daß häufig gleichzeitig oder bald hintereinander eine größere Anzahl von Primäraffekten in Erscheinung treten kann. So konnte ich auch einen Fall beobachten, der klinisch 11 Primäraffekte aufwies.

Vielfach wird neuerdings betont, daß sich das Gesicht der Syphilis im Laufe der letzten 20 Jahre geändert hat. Man begründet dies damit, daß im Sekundärstadium die papulösen Exantheme, besonders die hypertrophischen, vielfach an seborrhoischen Prädilektionsstellen lokalisierten, so gut wie gänzlich verschwunden sind. Die schweren Gewebszerstörungen der äußeren Bedeckungen der Tertiärperiode werden nur noch selten beobachtet, desgleichen die gummösen Veränderungen an den Knochen, Hoden usw.

Jede auch noch so unbedeutend anzusehende Erosion an den Geschlechtsteilen muß so lange als luesverdächtig angesehen werden, bis das Gegenteil bewiesen ist. Dies ist besonders bei den *reitenden Truppen* zu beachten, bei denen Durchscheuerungen an Eichel und Vorhaut häufig sind und in ihrer gelegentlichen Bedeutung als Ausdruck einer syphilitischen Efflorescenz vielfach verkannt werden. Von ausschlaggebender Bedeutung für die Diagnose ist bei frischer Erkrankung neben der Erfassung des klinischen Erscheinungsbildes der *Nachweis der Erreger*. Wesentlich gefördert wird bei längerer Bestandsdauer, d. h. von etwa der 6. Woche ab, die Erkennung der Syphilis durch die *serologischen Reaktionen*, von denen die bekannteste, die WASSERMANN*sche Reaktion*, zwar nicht streng spezifisch, aber doch, insbesondere in unseren Breiten, als in hohem Grade charakteristisch anzusehen ist. Sie beruht nach neueren Auffassungen darauf, daß die im Blut und sonstigen Körperflüssigkeiten von den syphilitischen Krankheitsprozessen erzeugten Reaktionsprodukte, die Lipoidantigene, in einem hämolytischen System das Komplement binden. Als *Ergänzung der Wa.R.* haben in den letzten Jahren die Trübungs-, Flockungs-, Ballungs- und Klärungsreaktionen besondere Bedeutung erlangt, welche ohne Komplementbindung arbeiten und auf der Fähigkeit des Syphilitikerserums beruhen, mit alkoholischen Herzextrakten Fällungen zu erzeugen, die nach verhältnismäßig kurzer Zeit mit dem bloßen Auge oder der Lupe (Makromethode) oder unter dem Mikroskop (Mikromethode) abgelesen werden können.

Weitgehende Übereinstimmung der Ergebnisse der Wa.R. und der Flockungsreaktion ist erwiesen. Letztere geben schneller ein positives Resultat als die Wa.R. und fallen beim Umschlag zum Negativen langsamer ab. *Unspezifische* Ausschläge kommen bei allen serologischen Reaktionen, ausgelöst durch verschiedenartige Krankheiten, wie Malaria, Scharlach, gelegentlich auch Tuberkulose und Kachexie usw., vor. Eine absolute Spezifität kommt keiner dieser Methoden zu.

Ein negatives Resultat spricht nach dem Ausgeführten selbstverständlich nicht in der primären, aber auch nicht in der tertiären, äußerst selten auch in der sekundären Periode nicht gegen das Vorliegen einer Lues. Der positive Ausfall ist für die Diagnose von größerem Wert. Es ist jetzt allgemein üblich, zur Einengung der Fehlerquellen in jedem Falle neben der Wa.R. ein bis zwei Flockungsreaktionen anzustellen.

Die Syphilis kann von jedem Menschen, in jedem Alter, erworben werden. Eine natürliche Immunität ist nach der heutigen Auffassung wohl auszuschließen. Dahingehende Beobachtungen finden wahrscheinlich in angeborenen anatomischen und erworbenen Eigentümlichkeiten der Haut und Schleimhäute ihre Erklärung. Dagegen ist die Reaktionsfähigkeit auf den Syphiliserreger, die in der verschiedenartigen Form und Intensität der Krankheitserscheinungen in den einzelnen Stadien zum Ausdruck kommt, individuell verschieden. Eine Umstimmung des Gesamtorganismus in dem Sinne, daß nach Ablauf der ersten Infektion eine zweite Ansteckung unmöglich ist, wird durch Überstehung der Krankheit nicht erzeugt. Der sog. „Infektionsimmunität" kommt nach neueren Forschungen nicht mehr die Bedeutung zu, die man ihr früher gab. *Re- und Superinfektionen* sind auch in diesem Stadium möglich, wenn auch unter abweichenden klinischen Erscheinungen. Auch die frühere Annahme, daß die Mütter syphilitischer Kinder immun seien, ist seit der Entdeckung der Wa.R. nicht mehr haltbar. Alle diese Mütter sind syphilitisch.

Selbstheilung der Syphilis ist möglich, aber selten. Ziel der *Behandlung* muß die Heilung und die schnelle Beseitigung der ansteckenden Erscheinungen sein, um damit die Möglichkeit der Übertragung auf ein Minimum herabzudrücken. Selbst wenn in dem einen oder anderen Fall, der auf die Heilmittel nicht anspricht, die Spirochäten nach „innen gedrängt" werden sollen, wie das die Salvarsangegner zu Unrecht behaupten, so ist dies wenig bedeutungsvoll gegenüber dem unbestreitbaren Erfolge, durch Beseitigung der ansteckenden Erscheinungen, die Gefahr der Weiterverbreitung der Spirochäten verhindert zu haben. Die Behandlung ist erst einzuleiten nach gesicherter Diagnose. Verdächtige Veränderungen sollen vorher nicht mit Pulver oder Salben lokal behandelt werden, weil dadurch die Diagnose erschwert und wertvolle Zeit für die Therapie verlorengeht. Nur Kochsalzumschläge!

Die Behandlung der Lues ist in der Hauptsache eine medikamentöse. Die heute allgemein üblichen Mittel zur Bekämpfung der Lues sind Salvarsan, Wismut, Quecksilber und in der dritten Periode, neben den vorher genannten, das Jod. Das mächtigste Antisyphiliticum ist das *Salvarsan.* Es wird allgemein auch im Heer, meist in Kombination mit Wismut oder Quecksilber verwendet. Dabei ist eine laufende genaue Kontrolle des Kranken, insbesondere der Nierenfunktion, notwendig, da man nicht selten gerade beim Soldaten Frühschädigungen in Form von Epithel-, Zylinder- und erst viel später Eiweißausscheidungen im Urin beobachtet. Dies ist wohl auf die stärkere körperliche Belastung im Dienst (Nachtmärsche, Nachtritte!) zurückzuführen.

Neuerdings wird als das wirksamste Salvarsanpräparat das Altsalvarsan wieder stärker propagiert, dagegen das Neosalvarsan als weniger wertvoll dargestellt. Dem widerspricht, daß der rapide Rückgang der Lues in eine Zeit fällt, in der fast ausschließlich Neosalvarsan gespritzt worden ist.

Der Einfluß des Salvarsans auf den rein zahlenmäßigen Rückgang der Lues ist unverkennbar. Mögen epidemiologische oder sonstige Momente, wie bei den übrigen Infektionskrankheiten, das Auftreten der Lues bis zu einem gewissen Grade beeinflussen. Sicher ist, daß keine Infektionskrankheit so entscheidend durch ein Arzneimittel in ihrer Frequenz herabgedrückt worden ist als die Syphilis durch das Salvarsan. Dank der weitgehenden Erfassung der Syphilis in allen europäischen Ländern ist, abgesehen von einigen schwer zugänglichen endemischen Herden, der Groß- und Hafenstädte, diese Krankheit zur Seltenheit geworden. Diese merkbare Einengung der Syphilis gab es vor der Salvarsanära nicht.

3. Weicher Schanker.

Der weiche Schanker (Ulcus molle) ist eine übertragbare Geschlechtskrankheit, die durch den Streptobacillus Ducrey hervorgerufen wird.

Die Lehre von der einheitlichen Ursache aller Geschlechtskrankheiten wurde für den weichen Schanker erst mit der Entdeckung des Erregers durch Ducrey 1889 durchbrochen.

Männer erkranken bedeutend häufiger als Frauen. Letztere scheinen widerstandsfähiger gegen die Infektion zu sein. Mehrfach wurden Bacillenbefunde im Scheidensekret erhoben, ohne daß Ulcerationen vorhanden waren.

Der weiche Schanker findet sich häufig bei Personen, insbesondere Prostituierten, die es an der nötigen Sauberkeit fehlen lassen. Diese Beobachtung und das vermehrte Auftreten während des *Krieges* unter denkbar ungünstigen hygienischen Verhältnissen gab Veranlassung, das Ulcus molle unter die „Schmutzkrankheiten" zu rechnen. Es ist nicht von der Hand zu weisen, daß die mangelnde Reinlichkeit bei der Entstehung und Übertragung von Bedeutung sein kann. Setzt man aber kurvenmäßig die Gesamtzahl der Ulcus molle-Kranken zur Krätze, so ergibt sich ein Gegensatz, was zur Ablehnung des weichen Schankers als „Schmutzkrankheit" führen muß. Andererseits weisen die akuten Ausbrüche, die vielfach regionär begrenzt sind und manchmal zu bestimmten Jahreszeiten auftreten, auf den epidemiologischen Charakter dieser Krankheit hin. Die Häufigkeit des Ulcus molle ist oft in Parallele zum Anstieg und zum Abfall der anderen Geschlechtskrankheiten gebracht worden. Dem widerspricht aber die Feststellung, daß das Ulcus molle zur Zeit in Deutschland, abgesehen von kleineren örtlichen Epidemien, geradezu eine Seltenheit geworden ist, während Syphilis und Tripper, besonders letzterer, noch recht häufig vorkommen.

In der *Armee* hat der weiche Schanker nie eine große Rolle gespielt. Vor dem Kriege ist für die Zeit von 1908—1913 ein Prozentsatz von 8,8 der Gesamtzugänge an Geschlechtskranken errechnet worden. In den ersten drei Kriegsjahren betrug er 4,5 der Geschlechtskranken. 1921 wurden noch 9,4% gezählt. Von 1925—1930 hielt sich der Prozentsatz zwischen 1,1 und 1,8; 1931 ging er sogar auf 0,6% zurück.

Die *Ansteckung* erfolgt durch den Geschlechtsverkehr. Weniger häufig extragenital und dann gar nicht so selten am Finger. Voraussetzung ist ein Epitheldefekt. Nach einer kurzen Inkubationszeit von 1—3 Tagen entwickeln sich auf lebhaft geröteter Basis Pusteln. Nach Platzen der Pusteln kommt es durch Zerfall des Gewebes zur Bildung eines, meist mehrerer ausgestanzter, kraterförmiger, schmerzhafter, meist blutender Geschwüre mit zernagten, unterminierten Rändern und reichlichem eitrigem Belag. Wo Hautfalten sich berühren, können „Abklatschgeschwüre" entstehen. Die Ulcera haben im Anfang die Neigung zum Fortschreiten. Wir haben es fast stets mit Krankheitsveränderungen am Orte des Eindringens der Erreger unter Miterkrankung der regionären Lymphdrüsen zu tun. Erst neuerdings ist es bekannt geworden, daß ganz außerordentlich selten eine Ausbreitung erfolgen kann unter Ausbildung von Erythemen oder Erythema exsudativumartigen Erscheinungsformen. Andere bekanntere Formen des Ulcus molle sind das Ulcus molle elevatum, bei dem der Geschwürsgrund wuchert. Hierbei ist der Nachweis der Erreger schwierig. Ferner das Ulcus molle miliare, kleine, an die Follikel gebundene entzündliche Knötchen mit zentralen Geschwürchen.

Der *Krankheitsprozeß* ist im allgemeinen ein akuter, nur in Ausnahmefällen geht er in ein chronisches Stadium über. In langsamer Ausdehnung überschreiten die Geschwüre dann die Geschlechtsgegend und breiten sich über größere Teile des Körpers aus. Dabei kommt es fast immer zu zentraler flächenhafter Vernarbung, während die Ulcerationen in der Peripherie sehr akute Entzündungserscheinungen aufweisen. Diese Form wird als Ulcus molle serpiginosum bezeichnet. Seine Ausgangspunkte sind oft die Ränder eines durchgebrochenen Bubos. Die Identität mit dem Ulcus molle ist durch den Nachweis der Erreger und die positive Verimpfung erwiesen. Das Auffinden der Streptobacillen gelingt ungleich schwieriger als in den primären Läsionen.

Unbedingt zu trennen vom Ulcus molle sind der phagedänische Schanker oder gangränöse Ulcerationen, die, wenn auch selten, bei Soldaten beobachtet werden. Akut entstehende, mit hohem Fieber und heftigen Allgemeinerscheinungen einhergehende, schwere, destruktive Prozesse, deren bakterielle Befunde häufig denen der Angina Plaut Vincent ähneln.

Die häufigste *Komplikation* des weichen Schankers ist die Erkrankung der regionären Lymphdrüsen: *Bubo;* meist ohne sichtbare Miterkrankung der zuführenden Lymphgefäße. Sind letztere mit ergriffen, so können sich an den Lymphschaltstationen kleinere Abscesse (Bubonuli) entwickeln. Die Lymphdrüsenschwellungen, die ein- oder beiderseitig vorkommen, können die Größe eines Hühnereies erreichen, massig einschmelzen, durchbrechen und zur Ulceration kommen oder sich, ohne zu erweichen, zurückbilden.

Die *Feststellung der Krankheit* erfolgt durch den Nachweis der Erreger, der im Eiter oder besser noch in Gewebsteilchen, die vom Geschwürsrande abgekratzt und auf dem Objektträger fein verrieben werden, aufzufinden sind. Färbung mit Methylenblau, besser nach UNNA-PAPPENHEIM, mit Methylgrün-Pyronin oder nach GRAM. Sie sind *gramnegativ*. Die *Streptobacillen* sind feine, kurze Stäbchen, die teils intracellulär, in der Mehrzahl in mehrgliedrigen, parallel verlaufenden Ketten „fischzugartig" zwischen den Zellen bzw. Gewebsfasern angeordnet liegen. Sie wachsen auf Agar mit Blutzusatz. Die Kultur ist schwierig. Die künstlich gezüchteten Streptobacillen sind für Mensch und Tier pathogen.

Immunisatorische Vorgänge sind während des Ablaufes der Krankheit nachzuweisen. Dies gelingt durch die Intracutanreaktion mit einer Suspension von Streptobacillen in Kochsalzlösung oder mit verdünntem Eiter aus erweichten Bubonen. Die Immunität ist nur schwach ausgeprägt. Sie verhütet nicht die Neuinfektion und die Weiterverimpfung während der Erkrankung. Die Komplementbindungsreaktion hat noch keine greifbaren Erfolge gezeitigt. Ein hoher Prozentsatz positiver Ausfälle ist zu erzielen bei Personen, die mit Vaccinen vorbehandelt sind.

Die *Behandlung* bereitet meist keine Schwierigkeiten. Das wirksamste örtlich anzuwendende Mittel ist immer noch das Jodoform. Unterstützend sind Carbolsäureätzungen. Die desodorierten Ersatzpräparate wirken weniger gut. Erweichte Bubonen werden durch Stichincision eröffnet. Unspezifische Reizkörperbehandlung, besser noch die spezifische Vaccinebehandlung, insbesondere das von den Franzosen angegebene Präparat „Dmelcos", das intravenös injiziert hohes Fieber und heftige Allgemeinerscheinungen erzeugt, sind von Nutzen.

4. Lymphogranuloma inguinale.

Das Lymphogranuloma inguinale (L. i.) konnte in den letzten Jahren mit fortschreitender Sicherheit als selbständige Geschlechtskrankheit aus der Gruppe der Geschlechtskrankheiten erfaßt werden. Die Bezeichnung L. i. stammt von den Franzosen NICOLAS, FAVRE, DURAND. Sie hat mit anderen ähnlich lautenden Krankheitsbezeichnungen, wie der Lymphogranulomatosis PALTAUF-STERNBURG nichts zu tun. Das L. i. wird auch vierte Geschlechtskrankheit genannt. Es handelt sich um eine infektiöse Geschlechtskrankheit, über deren Erreger vorläufig noch nichts Bestimmtes ausgesagt werden kann. Dieses L. i. ist nach FREI, HELLERSTRÖM u. a. identisch mit dem klimatischen Bubo und mit dem strumösen Bubo, der früher meist als eine tuberkulöse Erkrankung angesehen wurde. Es gelang den Beweis zu erbringen, daß das L. i. auch für das Ulcus chronicum vulvae et ani und die Rectalstrikturen, welch' letztere man früher als gonorrhoisch oder luetisch bedingt ansah, als bedeutender ätiologischer Faktor anzusehen ist.

Die Kenntnis dieser Krankheit geht bis auf die Mitte des vorigen Jahrhunderts zurück. Die ersten Mitteilungen darüber verdanken wir dem Franzosen CHASSEIGNAC (1859) und VELPEAU (1865). Ohne Zweifel ist sie früher in den verschiedensten Ländern, unter anderem auch in Deutschland vorgekommen. Sicherlich war sie aber sehr selten, denn man kann nicht annehmen, daß ältere diagnostisch erfahrene Ärzte dieses eindrucksvolle Krankheitsbild übersehen hätten.

NICOLAS u. a. haben im Jahre 1913 zum ersten Male auf den geschlechtlichen Charakter und die Kontagiosität dieser Erkrankung hingewiesen.

Die Krankheit ist örtlichen und zeitlichen Schwankungen unterworfen. Sie kommt vorwiegend bei Männern, seltener bei Frauen vor und befällt nach den bisherigen Beobachtungen nur Personen im geschlechtsreifen Alter. Diese Feststellung und das Vorkommen von Partnerfällen sind neben der Lokalisation der Erkrankung besonders beweiskräftig für deren geschlechtlichen Ursprung.

Außergeschlechtliche Übertragungen sind erwiesen durch Erkrankungen von Chirurgen nach Operationsverletzungen an der Hand mit Achseldrüsenschwellungen (KLOTZ, HELLERSTRÖM usw.) und durch Schwellungen im Bereich der Kiefer- und Nackendrüsen nach Infektion von den Mundschleimhäuten aus.

In den *Sanitätsberichten* über die deutsche Armee finden sich in der Vorkriegszeit und während des Krieges keine Mitteilungen über das L. i. 1930 konnte ich zum ersten Male über 18 Fälle berichten, die in der Zeit von 1928—1930 beobachtet wurden. In den letzten Jahren ist das L. i. wieder recht selten geworden.

Die *Primärläsionen* an den Genitalien (Chancre lymphogranulomateux) sind uncharakteristische Erosionen oder Ulcerationen. Sie heilen schnell und spontan ab und sind deshalb oft nicht aufzufinden. Vielfach sind sie überhaupt nicht vorhanden, anscheinend wegen der größeren Affinität des Virus zum Drüsengewebe. Leichte Urethritis als Anfangserscheinung ähnlich der bei Herpes urethralis ist beschrieben, desgleichen Mischinfektion mit Ulcus molle und durum. Die Primärläsionen treten einige Tage bis Wochen nach dem Verkehr auf.

Die für die Krankheit charakteristischen *Lymphdrüsenschwellungen* entwickeln sich 2—4 Wochen nach der Ansteckung. Oft vergehen viele Wochen und Monate, ehe es zur Drüsenanschwellung kommt. Vorwiegend werden die Leistendrüsen ein- oder beiderseitig befallen. Die häufige Miterkrankung der Iliacaldrüsen soll für die Erkennung der Krankheit von Bedeutung sein. Auch die subinguinalen Schenkel-, Ano-, Rectaldrüsen können gleichzeitig befallen sein. Dringen die Krankheitserreger an anderen Körperstellen ein, so erkranken, wie oben erwähnt, die regionären Drüsen. Französische Autoren wollen generalisierte Drüsenschwellungen beobachtet haben.

Die Drüsen erkranken einzeln. Es besteht keine Neigung zur Verschmelzung. Die Schwellungen können Faustgröße erreichen. Spontanrückgang ist möglich. In der Regel entwickelt sich eine Periadenitis, die Haut wird adhärent und nimmt eine bläulich, düsterrote Farbe an. Die darunterliegenden Drüsen erweichen und es bilden sich eine Reihe von Einzelabscessen. Diese können sich spontan zurückbilden, brechen aber meist nach außen durch. Der Eiter ist anfangs zäh, rahmig, später dünnflüssig. Damit tritt die Krankheit in das chronische Stadium, das sich über viele Monate und Jahre erstrecken kann. Die eitrige Einschmelzung geht im allgemeinen nur an den Inguinal- und Schenkeldrüsen vor sich, die Iliacaldrüsen vereitern fast nie.

Allgemeinerscheinungen, die sich mit Kopfschmerzen, Fieber, großer Schwäche, Gewichtsabnahme, rheumatismusähnlichen Gelenkschmerzen u. a. äußern und in ihrer Stärke sehr wechselnd sein können, kommen vor. Dabei sind Milzschwellungen, seltener Leberschwellungen festzustellen. An der Haut werden Erscheinungen nach Art eines Erythema exsudativum multiforme oder Erythema nodosum, die auf metastatischen Wegen entstehen sollen, beobachtet.

Die Blutsenkungsgeschwindigkeit ist erhöht. Das Blutbild bietet außer erhöhten Leukocytenwerten nichts Besonderes. Spezifische Antikörper im Blut waren bisher nicht nachzuweisen.

Die Krankheit kann sich über viele Monate und Jahre erstrecken, nur eine kleine Zahl braucht kürzere Zeit. Die Abheilung erfolgt bei Vereiterung unter Bildung tief eingezogener Narben.

Pathologisch-anatomisch stellen die Drüsen dunkelrote, succulente, höckerige Gebilde dar. Die Schnittfläche läßt zahlreiche miliare, sternförmige Abscesse erkennen. Histologisch findet sich eine verdickte, infiltrierte Kapsel. Das Granulationsgewebe enthält ein buntes Gemisch von Plasmazellen, Lymphocyten, Fibroblasten und Leukocyten. In den Abscessen liegen runde oder hantelförmige Gebilde zu Gruppen zusammen, die GAMNA für Parasiten hielt. Die Mehrzahl der Untersucher sieht sie nach ihrem färberischen Verhalten als Kerntrümmer an. Die Umgebung der Abscesse weist epitheloide und Riesenzellen (LANGHANSsche und STERNBERGsche) auf.

Verimpfung auf Tiere (Affen, Meerschweinchen, Mäuse) ist gelungen; neuerdings auch die Rückübertragung vom Tier auf den Menschen. Damit ist der Beweis für die *Selbständigkeit* dieser Krankheit als Infektionskrankheit erbracht (HELLERSTRÖM und WASSÉN).

Die *Erkennung* des L. i. ist nicht immer leicht. Es müssen alle Krankheiten ausgeschaltet werden, die mit einer ähnlichen Drüsenschwellung einhergehen. Für die Diagnose hat die Freische *Reaktion* eine besondere Bedeutung erlangt.

Man geht von der Erkenntnis aus, daß die Krankheit eine hohe Überempfindlichkeit der Haut hervorruft, die im Stadium der Absceßbildung am stärksten ausgeprägt ist. Das Antigen besteht aus verdünntem sterilisiertem Eiter, der aus Drüsenabscessen gewonnen wird. Intracutan injiziert, entwickelt sich, am 2. Tage am deutlichsten, eine gerötete zentrale Papel mit einem hellroten Hof. Die Reaktion wird jetzt allgemein als spezifisch angesehen.

In der *Behandlung* hat man neben allgemeinen Maßnahmen, wie kräftige Nahrung, Ganzbestrahlungen mit Höhensonne, örtliche Wärme, Röntgenstrahlen angewendet. Chemotherapeutica sind in großer Zahl versucht worden. Antimon- und Goldpräparate sind von gewissem Wert. Behandlung mit unspezifischen Reizkörpern und Fieber erzeugenden Mitteln sollen von Vorteil sein. Neuerdings sind Versuche mit intravenöser Verabfolgung von *Frei-Antigen* nicht ungünstig ausgefallen. Bei Absceßbildung wird man ohne Incidierung, breite Abtragung der Absceßhautlappen oder chirurgische Drüsenausräumung selten auskommen.

Bekämpfung und Verhütung der Geschlechtskrankheiten. Die Geschlechtskrankheiten sind hinsichtlich ihrer Zahl, besonders aber in ihrer Auswirkung auf die Einzelorgane und den Gesamtorganismus gleichzustellen der Tuberkulose und dem Alkoholismus. Besonders gilt dies für den Tripper und die Syphilis, deren schädigenden Folgen für den Kranken selbst und für die Volksgesundheit weit stärker sind, als es die Statistik bisher aufdecken konnte. Ist doch der Tripper die häufigste Infektionskrankheit der Erwachsenen! Bei den Maßnahmen zur Bekämpfung und Verhütung der Geschlechtskrankheiten handelt es sich deshalb um Fragen, die nicht allein das Wohl des einzelnen, sondern in höchstem Maße das des *Volksganzen* angehen.

Nach der Geschlechtskrankenzählung des letzten Jahres haben Spiethoff und Gottschalk durch statistische Erhebungen festgestellt, daß sich für Deutschland bevölkerungspolitisch die Unfruchtbarkeit durch den Tripper dahin auswirkt, daß die jährliche Verminderung der Geburtenzahl 35—40000 beträgt. Die Folgekrankheiten der Syphilis betragen in inneren Kliniken und Krankenhäusern bis zu 5% der Kranken. Bei der Annahme von nur 2% der Durchseuchung der erwachsenen Bevölkerung würde dies eine Gesamtzahl von 900000 Syphiliskranken ausmachen. 4000 Kinder mit angeborener Syphilis sind 1934 in Behandlung gekommen. Die wirkliche Zahl luischer Kinder ist bedeutend höher.

Der Mensch ist in der Hauptsache die Quelle für die Übertragung der Geschlechtskrankheiten, weil die Erreger innerhalb des menschlichen Körpers ihre höchste Lebenskraft erhalten. Außerhalb des Organismus sind sie nicht lange lebensfähig, so daß die mittelbare Übertragung nur eine untergeordnete Rolle spielt. Dementsprechend müssen wir fast ausschließlich die im Menschen gegebene Infektionsquelle ausschalten.

Die Maßnahmen zur *Bekämpfung* und *Verhütung* der Geschlechtskrankheiten im *Reichsheer* sind im allgemeinen die gleichen, wie sie von zivilen Gesundheitsbehörden gehandhabt werden. Sie können in der Armee straffer gefaßt und durchgeführt werden als in anderen Bevölkerungsschichten.

Der *Wehrmacht* ist die Möglichkeit gegeben, eine der wirksamsten Waffen im Kampfe gegen die Geschlechtskrankheiten anzuwenden. Alle Geschlechtskranken werden grundsätzlich in Lazarette aufgenommen und dort bis zur Heilung bzw. Beseitigung der ansteckenden Erscheinungen behandelt. Der Wert dieser stationären Behandlung liegt einmal darin, daß die Weiterverbreitung der Krankheiten durch die erkrankten Militärpersonen praktisch ausgeschaltet wird, zum zweiten, daß die Geschlechtskranken in ihrer Gesamtheit statistisch erfaßt und laufend bis zur Heilung verfolgt oder im Falle der Nichtausheilung, was im zukünftigen stehenden Heere infolge der kurzen Dienstzeit besonders zu beachten sein wird, in die Fürsorge der zuständigen Gesundheitsbehörden überführt werden können.

Die Hauptinfektionsquelle für den Soldaten ist die geheime und die Gelegenheitsprostitution. Die gewerbsmäßige bedeutet für ihn eine geringere Gefahr. Ansteckungen aus diesen Kreisen sind äußerst selten. Nach meinen Erfahrungen etwa 1% der Zugänge. Die Soldaten werden angehalten, sich die Namen und Anschriften der Mädchen, mit denen sie Verkehr gehabt haben, zu merken. Durch Zusammenarbeit mit den örtlichen Gesundheitsbehörden werden auf diese Weise zahlreiche Krankheitsträgerinnen festgestellt und der Behandlung zugeführt.

Die Forderungen des Gesetzes zur Bekämpfung der Geschlechtskrankheiten, soweit sie den Soldaten angehen, sind im Reichsheere restlos erfüllt.

Zur Verhütung der Geschlechtskrankheiten im Reichsheer sind infolge der Weitmaschigkeit dieses Problems eine Reihe von Methoden persönlicher und allgemeiner Art in Anwendung. Die Versuche, den Hauptangriff gegen die Geschlechtskrankheiten von der ethischen Seite her anzusetzen, sind zu begrüßen. Es ist auch wahrscheinlich, daß im Laufe der Zeit, durch straffere Erfassung des Menschen schon in seiner frühen Jugend, das sittliche und moralische Niveau auf eine beachtliche Höhe gebracht wird, und daß dadurch und durch eine frühzeitige Anerziehung der Achtung vor der Frau, eine Eindämmung der Geschlechtskrankheiten zu erzielen sein wird. Es darf dabei aber nicht vergessen werden, daß es nicht leicht gelingt, durch einen Federstrich oder mit Versuchen zur Hebung der Moral, den mächtigsten aller menschlichen Triebe, den Geschlechtstrieb, ohne weiteres in die gewünschten Bahnen zu lenken. Auch die Ehegemeinschaft, die in erster Linie geschaffen sein sollte, die sexuellen Empfindungen zu zügeln, bietet nach vielfachen Erfahrungen keinen genügenden Schutz gegen eine geschlechtliche Infektion.

Wenn man sich diesen Tatsachen nicht verschließt, so muß man zu der Überzeugung kommen, daß wir dem, der sich der Gefahr aussetzt, Mittel und Wege zur Verhütung der Ansteckung zeigen, um ihn selbst vor der Geschlechtskrankheit und die Allgemeinheit vor der Weiterverbreitung zu schützen. Neben der ethischen wird dabei die technische Seite ihre Geltung behalten.

Als *Selbstschutz* wird den Soldaten der bewährte Gummicondom empfohlen, den er bei Verlassen der Kaserne bei sich haben soll. In den Unterkünften sind, meist in Anlehnung an ein Krankenrevier, Sanierungsstellen eingerichtet, die Tag und Nacht besetzt sind. Unter Leitung eines Sanitätsdienstgrades werden hier nach einer aushängenden Vorschrift gründliche Seifen- und Sublimatwaschungen vorgenommen, zum Schutze gegen den Tripper eine Silberlösung in die vordersten Anteile der Harnröhre eingeträufelt und gegen die Syphilis Sublimatsalbe zur Anwendung gebracht.

Die käuflichen Selbstschutzpackungen „Samariter“, „Dublosan“ usw. bieten nicht die gleiche Sicherheit wie der Condom. Sie sollen nur außerhalb des Standortes, Urlaub, Manöver usw. zur Mitnahme empfohlen werden.

Der Schwerpunkt der *allgemeinen Prophylaxe* liegt in der Erziehung und Aufklärung des Soldaten. Ausgangs- und Mittelpunkt dieser Aktion ist der Truppenarzt. Er ist auch für dieses Gebiet der Vertrauensarzt des Truppenführers, vor allem aber auch des einfachen Soldaten. In vorgeschriebenen regelmäßigen Belehrungen werden in erschöpfender Weise alle Fragen der Verhütung, des Verlaufs und der Folgen der Geschlechtskrankheiten behandelt. Ferner ist auf die Gefahren des Alkoholmißbrauches und seiner Beziehungen zu den Geschlechtskrankheiten hinzuweisen. Darüber hinaus müssen vor allem die Führer, und zwar die, welche in erster Linie mit den Soldaten dienstlich und außerdienstlich am engsten zusammenkommen — also vom Kompanie- usw. -Führer bis zum Gruppenführer abwärts — für diesen Kampf gewonnen werden.

In Vorträgen, die vorteilhaft mit Diskussionen verbunden werden, sollen diesen Führern Richtlinien gegeben werden, wie sie sich in zweckmäßigster Weise in die Prophylaxe der Geschlechtskrankheiten einschalten. Ganz besonders soll in den Besprechungen diesen berufenen Erziehern der Soldaten das Problem der Geschlechtskrankheiten vom psychologischen Standpunkte aus näher gebracht werden.

Als besonders wertvoll für die Aufklärung der Soldaten gelangen von Zeit zu Zeit einschlägige Filme zur Vorführung.

Die Überwachung des Lesestoffs sowie die Einrichtung von Mannschaftsbüchereien und Lesestuben verfolgen den Zweck, durch Hebung des geistigen Niveaus, eine idealere Einstellung des Einzelnen zum Leben selbst und damit auch zu dem Problem des sexuellen Verkehrs zu erzielen.

Schrifttum.

Annual Report of the Surgeon general U.S.Army 1922—1932. — BERGSTRAND: Zbl. Hautkrkh. **29**, 221. — BISCHOFF, HOFFMANN u. SCHWIENING: Lehrbuch der Militärhygiene, Bd. 4. Berlin 1912. — CEDERKREUTZ: Zbl. Hautkrkh. **31**, 151. — DRIGALSKI, v.: Handbuch der ärztlichen Erfahrungen im Weltkriege, Bd. 7. Leipzig 1922. — FREI: Berl. klin. Wschr. **1925 II**; **1927 I**, 153; **1929 II**; **1930 I**. — ARZT u. ZIELER: Die Haut- und Geschlechtskrankheiten, Bd. 5. Berlin-Wien 1934. — FREI u. HOFFMANN: Arch. f. Dermat. **153** (1927). — FRÜHWALD: ARZT u. ZIELERs Die Haut- und Geschlechtskrankheiten, Bd. 5. Berlin-Wien 1933. — GAMNA, CARLO: Zbl. Hautkrkh. **31**, 249. — GRÜTZ: ARZT u. ZIELERs Die Haut- und Geschlechtskrankheiten, Bd. 5. Berlin-Wien 1933. — HAUCK: ARZT u. ZIELERs Die Haut- und Geschlechtskrankheiten, Bd. 5. Berlin-Wien 1933. — HELLERSTRÖM: Zbl. Hautkrkh. **29**, 417; **40**, 705. — HELLERSTRÖM u. WASSÉN: 8. internat. Kongr. Dermat. Kopenhagen 1930. — Dtsch. med. Wschr. **1935 II**. — JADASSOHN: E. LESSERs Lehrbuch der Haut- und Geschlechtskrankheiten, 14. Aufl. Berlin 1927. — KLOSE: Die Geschlechtskrankheiten. GUNDELs Die ansteckenden Krankheiten. Berlin 1935. — LÖHE: ARZT und ZIELERs Die Haut- und Geschlechtskrankheiten, Bd. 4. Berlin-Wien 1933. — Reichsgesdh.bl. **1935**, Nr 3 (Beih. 1) u. Nr 28. — Report on the Health of the Army, 1921—1932. — Sanitätsbericht über das Deutsche Heer (Deutsches Feld- und Besatzungsheer) im Weltkriege 1914—1918, Bd. 3. Berlin 1934. — Sanitätsberichte über das Reichsheer für die Jahre 1921—1931. — SCHOENFELD: ARZT u. ZIELERs Die Haut- und Geschlechtskrankheiten, Bd. 4. Berlin-Wien 1933. — Sozialhygiene der Geschlechtskrankheiten, 1935. Nr. 1/2. — SPIETHOFF u. GOTTSCHALK: Dermat. Wschr. **1935 I**, 465. — Statistique Médicale: De L'armée Metropolitaine, 1925—1932. — STÜHMER: ARZT u. ZIELERs Die Haut- und Geschlechtskrankheiten, Bd. 4. Berlin-Wien 1933. — STÜMPKE: JADASSOHNs Handbuch der Haut- und Geschlechtskrankheiten, Bd. 21. Berlin 1927.

28. Mykosen.

Von C. JAECKEL-Berlin.

In Vorkriegszeiten spielten die Pilzerkrankungen in Deutschland keine große Rolle; auch in der *Armee* nicht.

Große Kliniken zählten unter ihren Gesamtzugängen etwa 0,6—0,8% Pilzkrankheiten. Gehäuftes Auftreten oder gar Epidemien waren selten. Sie machten dann nie mehr als 7—8% der Gesamthauterkrankungen aus.

Parallel mit dem vermehrten Vorkommen in der Zivilbevölkerung stieg in der *Kriegszeit* die Zahl der Hautpilzerkrankungen in der Armee gewaltig an, so daß sie auf großen Hautstationen bis zu 40% aller Hautkranken ausmachten. Bei der V. Armee betrug sie im Jahre 1916/17 34%. Von militärischer Seite wurden *Merkblätter* zur Verhütung und Behandlung der Pilzkrankheiten verbreitet. Empfohlen wurde: regelmäßige Belehrungen, Selbstrasieren (Beschaffung von Rasierapparaten aus Kantinenfonds!), häufige Entseuchung von Halsbinden, Übungsgasmasken, Wachmänteln; Meiden von Friseurstuben außerhalb der Kasernen, zwangsweiser Aushang von Verordnungen zur Bekämpfung der Bartflechte in Barbierstuben, die auf auffälligem Papier gedruckt waren. Sogar völliges Rasierverbot und Kurzhalten des Bartes mit der Schere wurde erwogen, mußte aber mit Rücksicht auf das Tragen der Gasmaske fallengelassen werden. Kurse für *Truppenärzte* wurden im Kriegsgebiet und in der Heimat abgehalten.

Nach *Beendigung des Krieges* gingen die Pilzerkrankungen wesentlich zurück. Die Zahlen liegen aber immer noch höher als vor dem Kriege. In einigen Gegenden Deutschlands glaubt man in den letzten Jahren wieder einen Anstieg zu vermerken. So wurde aus der Univ.-Hautklinik in Münster berichtet, daß 10% aller Hautkrankheiten durch Pilze hervorgerufen waren. Nicht ohne Bedeutung für die vermehrte Feststellung dieser Erkrankungen scheint die fortschreitende Erkenntnis von der ätiologischen Bedeutung der Pilze für früher anders gedeutete Hauterkrankungen.

Im *Reichsheere* wird die Dienstfähigkeit durch Pilzerkrankungen zur Zeit nicht wesentlich beeinträchtigt. In der Zeit von 1921—1931 wurden insgesamt 326 Haut-Pilzerkrankungen, darunter 269 Trichophytien klinisch behandelt, d. h. etwa 0,2—0,6% der Jahreszugänge an Erkrankungen der „Haut und des Unterhautgewebes“, wobei mir die Zahlen aber nicht unbedingte Gewähr für die Sicherheit der Diagnose aus dem oben angeführten Grunde bilden. Die Mehrzahl der Fälle wird ambulant behandelt. Statistische Erhebungen darüber liegen dementsprechend nicht vor.

In der *amerikanischen Armee* hat nach neueren Berichten die Epidermophytie stark zugenommen. Bei einer Abteilung von 464 Mann wurden nach einer dreiwöchigen Übung 96,5% pilzkranke Füße festgestellt.

Unter Mykosen, besser Dermatomykosen, versteht man durch Fadenpilze hervorgerufene Erkrankungen der Hautdecke und ihrer Anhangsorgane, vornehmlich der Haare und Nägel.

Seit SCHÖNLEINS Entdeckung aus dem Jahre 1839 sind wir darüber unterrichtet, daß es durch derartige pflanzliche Gebilde bedingte Krankheiten gibt. Sie treten bei Menschen und Tieren auf und sind übertragbar. Die *Ansteckung* erfolgt durch Kleidungsstücke, Wäsche, *Halsbinden,* andere Gegenstände und direkte Berührung mit erkrankten Menschen und Tieren (Hund, Rinder, Katze, Pferd).

Zur Gruppierung der Pilze hat sich bisher nur das sog. SABOURAUDsche System bewährt, d. h. eine Einteilung der Pilze je nach der Wachstumsart auf künstlichem Nährboden.

Für den Arzt erscheint eine Gruppierung am bewährtesten, die die Pilzkrankheiten einteilt einmal in solche, die nicht nur die Hautdecke an sich, sondern auch die Anhangsorgane befallen, d. h. die Nägel und Haare und in Pilzkrankheiten, bei denen in der Regel die Anhangsorgane verschont bleiben.

Die erste Gruppe umfaßt den *Favus,* die *Mikrosporie* und *Trichophytie.*

Die zweite Gruppe die *Epidermophytie,* die *Pityriasis versicolor* und das *Erythrasma.*

Als seltenere Mykosen wären noch zu erwähnen: Die *Soormykose,* die *Blastomykose, Sporotrichose.*

Neuerdings wird auch die *Pityriasis rosea* unter den Pilzerkrankungen besprochen (FUHS) wegen der Ähnlichkeit ihrer klinischen Erscheinungen mit der oberflächlichen Trichophytie. Der sichere Beweis bezüglich ihrer mykotischen Bedingtheit ist bisher nicht erbracht.

Alle Pilze rufen zunächst am Orte der Infektion Krankheitserscheinungen hervor. Von hier aus kann es, und dies ist fast nur bei tiefer Trichophytie der Fall, aber zu einer Resorption und Verschleppung auf dem Blutwege kommen, so daß dann embolisch in generalisierter Aussaat wiederum an der Hautdecke zur Entwicklung kommen können die sog. Mykoside, die man im allgemeinen nach der ätiologischen Bedingtheit als Trichophytide, Mikrosporide, Favide bezeichnet. Im Innern des Organismus gehen diese im Blut kreisenden Pilze nicht an. Bei Pilzerkrankungen kann es zu einer veränderten Reaktionsfähigkeit kommen. Diese tritt besonders deutlich bei den tiefen Formen in Erscheinung, während sie bei den oberflächlichen Formen gar nicht oder nur unvollkommen zur Entwicklung kommt. Der allergische Zustand geht meist parallel dem Verlauf der Erkrankung und ist am deutlichsten ausgeprägt, wenn die entzündlichen Erscheinungen ihren Höhepunkt erreicht haben. Dieser allergische Reaktionszustand wird entsprechend der PIRQUETschen Reaktion bei Tbc. nach Verabfolgung von Trichophytin feststellbar.

Das Überstehen einer tiefen Trichophytie führt weiterhin im allgemeinen zu einer dauernden Unempfänglichkeit für Neuansteckung.

Der *Nachweis der Pilze* erfolgt in den Schuppen mit 20—30% wäßriger Kalilauge unter vorsichtiger Erwärmung bis zum Kochen.

1. Der Favus.

Der Favus ist weitgehend in Deutschland ausgerottet.

Es gibt nur noch vereinzelte endemische Bezirke, in denen Favus beobachtet wird, die vielfach an den Grenzen des Reiches, überspringend von favusreicheren Nachbarländern liegen, so aus Holland am Niederrhein und an den Ostgrenzen, wo die früher deutschen Grenzgebiete stärker mit Favus verseucht waren. Im Reich selbst gibt es nur vereinzelte Bezirke, in denen noch Favus vorkommt: In Oberbayern, Niederlausitz, Pommern. Die Zahl der dort beobachteten Fälle ist gering. 1919—1934 wurden an der Universitäts-Hautklinik Berlin 56 Fälle gezählt, d. h. 0,87% aller dort beobachteten Mykosen. Als Erreger überwiegt von den humanen Stämmen das *Achorion Schönleinii,* von den animalen das *Achorion Quinckeanum.*

Klinisch ist der Favus in der Hauptsache gekennzeichnet durch die auf der Haut sich entwickelnden schildchenförmigen Gebilde — scutulä —, die durch die schwefelgelbe Farbe charakterisiert sind.

Durch Benetzung mit Alkohol tritt die Färbung deutlicher hervor. Die Scutulä bestehen aus einem Geflecht von Pilzen. Vornehmlich ist der behaarte Kopf Sitz dieser Krankheit, und zwar im ganzen mit Ausnahme der peripheren Anteile. Unter der Wirkung der Reaktionsprodukte der Pilze kommt es meist zu narbigem Haarausfall, womit endgültig Ausheilung erfolgt. Das Zustandekommen des narbigen Haarausfalls beruht wohl auf einem Zugrundegehen des Follikels durch Toxinwirkung. Das Haar selbst wird nicht in dem Maße durch die Pilze geschädigt wie bei Trichophytie und Mikrosporie, und zwar deshalb, weil es nur von einzelnen Mycelfäden durchsetzt wird. Es kommt dementsprechend nicht zum Abbrechen des Haares wie bei der Trichophytie und Mikrosporie. Zwischen den sich entwickelnden Närbchen bleiben büschelförmig einzelne Haare erhalten. Neben dem behaarten Kopf kann auch die Haut des Körpers, wenn auch weit seltener, Sitz des Favus sein. Dieses ist bei Abarten des SCHÖNLEINschen Pilzes häufiger der Fall als bei der durch diesen selbst bedingten Erkrankung. Es sind dies Pilzvarietäten, die vom Tier auf den Menschen übertragen werden. Am häufigsten sind es Mäuse und Katzen, weit seltener Hühner, von denen aus die Übertragung erfolgt. So bekommt man auch hierzulande gelegentlich sog. Mäusefavus zu sehen, deren Infektion meistens vermittels der Katzen erfolgt, was wir wiederholt bei *Kasernenbewohnern* beobachtet haben.

2. Trichophytie und Mikrosporie.

Weit wichtiger als der Favus sind für das *Militär* die Trichophytie, in geringem Umfange die Mikrosporie.

Die *Trichophytie* untergruppieren wir am besten nach dem Verhalten des Wachstums der Pilze zum Haar, und zwar in solche, die nur im Haarschaft — Endothrixform — und solche, die nur in der Haarscheide wachsen. Erstere finden sich fast ausschließlich beim Menschen. Letztere, die sog. Ektrotrixformen, sind im allgemeinen gleichbedeutend mit vom Tier auf den Menschen übertragene und diese sind es vornehmlich, die die sog. tiefe Trichophytie bedingen. Als Tierinfektionsquelle kommen vor allem Pferde und Rinder in Frage, womit die Bedeutung für *Militärpersonen* gegeben ist.

Die *Trichophytie* und *Mikrosporie* kommen an behaarter und nicht behaarter Haut vor. Die für die Allgemeinbevölkerung bedeutungsvolle Pilzerkrankung des behaarten Kopfes spielt für die Militärpersonen keine Rolle, da in der Regel jenseits der Pubertät eine Infektion mit Pilzen im Bereich des behaarten Kopfes nicht mehr angeht, bzw. wenn sie auf dem behaarten Kopf vorhanden war, mit Eintritt der Pubertät abheilt. Bei *Militärpersonen* ist dementsprechend vornehmlich mit Trichophytie der behaarten Gesichtsregionen oder sonstiger Hautteile, wie vor allem des Handrückens und der Unterarme zu rechnen. Letztere sind insbesondere bei Soldaten zu erwarten, die mit Tieren zu tun haben.

Nach dem klinischen Erscheinungsbild teilt man die durch Trichophytiepilze bedingten Krankheitsveränderungen ein in die nicht follikuläre epidermidale und in die follikuläre Trichophytie. Bei der nicht follikulären haben wir es mit scharf begrenzten, vielfach kreisrunden, peripherwärts fortschreitenden, schuppenden Erythemen bzw. mit im allgemeinen gleichgestalteten Krankheitsherden zu tun, die sich von den vorgenannten nur unterscheiden, durch die höhere Akuität in der Peripherie, die in der Entwicklung von dichtstehende Bläschen und Pusteln gegeben ist. Diese Erscheinungsbilder nannten die Alten

Herpes tonsurans. Sie finden sich vorwiegend auf unbehaarter bzw. auf Lanugo-behaarter Haut. Auch die follikuläre Trichophytie beginnt als epidermidale. Erst im Verlauf der Erkrankung werden die Follikel und Haare ergriffen. Dabei kann, wie bereits erwähnt, das Pilzwachstum mehr im Haarschaft oder in der Haarscheide erfolgen. Beim Wachstum in der Haarscheide sind die Entzündungserscheinungen in der Umgebung des Follikelapparates akuter und es kann dabei unter hochgradiger Steigerung zu knotigen Granulomen kommen, die man von alters her, insbesondere beim Sitz auf dem behaarten Kopf Kerion Celsi nennt. Mehr oder minder gleichgestaltete Veränderungen treten in der Bartregion auf und mit diesen haben wir es vornehmlich bei Erwachsenen, also auch bei Soldaten zu tun, während das Kerion Celsi des behaarten Kopfes fast ausschließlich bei Kindern auftritt. Diese akute Form in der Bartgegend führt klinisch die Bezeichnung *Sycosis parasitaria.* Sie wird häufig beobachtet bei Personen, die mit Pferden in Kontakt kommen. Je akuter und je knotiger die Erscheinungen sind, um so besser ist die Prognose, weil die Epilation der Haare, die als Träger der Infektionserreger anzusehen sind, leichter gelingt. Neben den akuten Formen ist hinzuweisen auf die mehr chronische am Follikelapparat sich abspielende Trichophytie. Bei diesen von Mensch zu Mensch erfolgenden Infektionen haben wir es mit Pilzkrankheiten zu tun, bei denen die Pilze im Haarschaft wuchern und bei denen die entzündlichen Reaktionserscheinungen geringgradiger sind. Diese Formen von Trichophytie waren es, die *im Krieg und in den unmittelbaren Nachkriegsjahren* durch die *ungeheure Verbreitung* und durch die schwierige Beeinflußbarkeit viel zu schaffen machten. Der Infektionsort für diese ist in der Regel die *Rasierstube.*

Besonders hartnäckig ist die Erkrankung der Nägel. Letztere sind mißfarben, grau, gerillt, brüchig, krallenartig gekrümmt. Zwischen Nagelplatte und Nagelbett bildet sich eine dicke hornartige, asbestähnliche, spröde Masse aus. Die entzündliche Komponente tritt zurück und ist selten in der Umgebung der Nägel deutlich.

Das Ziel bei all diesen follikulären Trichophytieformen ist *Beseitigung der Pilze.* Diese kann neben einer Desinfektion der Haut mit verdünnter Jodtinktur; 5—10% Salicyl-Alkohol, 5—10% Chrysarobinsalben erfolgen mit einer gleichzeitig durchzuführenden Epilation, die ihrerseits mit der Hand und durch Röntgenstrahlen zu erreichen ist. Die Behandlung der Nagelpilzerkrankung ist schwierig und erfordert viel Sorgfalt und große Geduld von seiten des Arztes und des Kranken.

An *Mikrosporie,* verursacht durch Mikrosporonstämme, erkranken Erwachsene äußerst selten. Sie tritt bei diesen fast nur als sog. Körper-Mikrosporie, d. h. als geringgradig entzündliche, kleienförmig schuppende, scheibenförmige, zart erythematöse Krankheitsherde auf. Die Mikrosporie ist hauptsächlich eine Kinderkrankheit und befällt meist die behaarte Kopfhaut.

3. Die Epidermophytien.

Während die Trichophytien seltener geworden sind, wenigstens bei der Großstadtbevölkerung (an der Universitäts-Hautklinik Berlin betrug die Zahl der Fälle 1919: 1770, im Jahre 1934: 47), kann man dies nicht von der *Epidermophytie* behaupten. (Die Vergleichszahlen der Universitäts-Hautklinik Berlin betragen für 1919 $6^1/_2$% aller Dermatomykosen, 1932 84%), sei es, daß sie wirklich in gehäufter Anzahl auftritt, sei es, daß man heute mehr als früher darüber unterrichtet ist von der Bedingtheit vieler an der Haut auftretenden Krankheitsveränderungen durch die Pilze, die früher als Ekzem bezeichnet worden waren.

Wissen wir doch seit längerem, daß das sog. *Eczema marginatum,* das sich hauptsächlich in den Beugen der großen Gelenke und hier vornehmlich in den Inguinalbeugen findet, durch einen Epidermophytonpilz, das Epidermophyton inguinale, bedingt ist. Die Wärme und der Schweiß infolge innigen Kontaktes der Scrotal- mit der Schenkelhaut schaffen durch Maceration der obersten Hautschichten Bedingungen, die förderlich sind für die Entwicklung dieser Krankheit. So ist es zu verstehen, daß diese Erkrankung bei *Soldaten* sehr *häufig* ist. Die Übertragung scheint beim Manne verhältnismäßig leicht zu erfolgen und in geschlossenen Formationen, wie sie auch der einzelne Truppenteil darstellt, beobachtet man mitunter kleine Epidemien.

Es handelt sich um verhältnismäßig schnell fortschreitende, meist runde Herde die zentral abheilen unter Hinterlassung einer feinen Schuppung. Peripherwärts werden sie umsäumt von schmalbandigen Bezirken, in deren Bereich es zum Aufschießen von kleinen knötchenförmigen Gebilden kommt. Die Haare werden so gut wie nie befallen.

Das Eczema marginatum ist vorwiegend eine Krankheit des Mannes. Übertragung auf Frauen ist selten. Die Abheilung erfolgt meist unter verdünnter Jodtinktur, im Reizzustand erfordert sie eine gewisse therapeutische Erfahrung. Rückfälle sind häufig.

Von praktischer Bedeutung ist auch für den *Soldaten* die sog. dysidrotische Form der Epidermophytie. Diese findet sich an den Händen und in weit höherem Maße an den Füßen. Hier sitzt sie vor allem in der Hohlfußgegend, aber auch in den Interdigitalfalten. Vorhanden sind meist gruppenweise stehende, stecknadelkopfgroße, sagoförmige Bläschen, die von einem blaßroten Hof umsäumt werden. Nach Platzen der Bläschen, kommt es zur Entwicklung von lamellös abschuppenden Bezirken, die infolge Dichterstehens und Zusammenfluß der Bläschen zur flächenhaften Ausdehnung der Krankheitsherde führen können. Diese Formen der Epidermophytie sind heutzutage von großer epidemiologischer Bedeutung. Treten sie doch mit Vorliebe bei der *sporttreibenden* männlichen Bevölkerung auf. Man darf sich nicht mehr begnügen mit einer Behandlung der erkrankten Hautanteile, sondern man muß durch Entseuchung jener Gegenstände, die die Übertragung vermitteln können, die Krankheit einzudämmen suchen. Als solche Gegenstände kommen vor allem Strümpfe, Schuhwerk, Matten im Zimmer, vor allem in Badeanstalten, in Frage.

Als dritte Erscheinungsform der Epidermophytie ist die sog. intertriginoide Form, die sich hauptsächlich als Erosio interdigitalis darstellt, zu erwähnen. Gekennzeichnet ist diese Form vornehmlich durch ihre Lokalisation und ihr Erscheinungsbild. An den Händen ist sie keine Seltenheit. Hier findet sie sich in der Hauptsache im 3. Interdigitalraum, dem Orte der stärksten Wärmebildung. Häufiger tritt sie an den Zehenzwischenräumen auf unter Bevorzugung des 3. und 4. Andere Hautfalten werden weniger häufig befallen. Morphologisch handelt es sich um scharf begrenzte, dunkelrote Bezirke, die sich auf die Hautfalte und die angrenzenden Hautanteile erstrecken. Im Bereich dieser Erytheme ist die Epitheldecke entweder stark durchfeuchtet, grauweiß maceriert oder zur Ablösung gekommen, was Entwicklung einer oberflächlichen Erosion zur Folge hat. Ganz selten kann auch die Epidermophytie als Nagelerkrankung auftreten.

Praktisch gesehen unterscheidet sich aber die Epidermophytie von der Trichophytie dadurch, daß sie die Anhangsorgane, Haare und Nägel, nicht befällt. Ob dieses biologischen Verhaltens hat SABOURAUD den ursprünglich von Trichophyton nicht unterschiedenen Pilz als besonderen Krankheitserreger abgetrennt und ihm die Bezeichnung Dermophyton gegeben, wobei er in dieser Bezeichnung das Wachsen auf der Epidermis zum Ausdruck bringen wollte.

An die Epidermophytie sind anzureihen zwei weitere Pilzkrankheiten, die gleichfalls die Anhangsorgane der Haut nicht ergreifen. Es handelt sich um die für die betroffenen wenig bedeutungsvolle *Pityriasis versicolor* und das *Erythrasma.*

Die erstere, hervorgerufen durch das *Microsporon furfur,* kann am Stamm und an den Beugen der Gelenke zur Ausbildung bald mehr bräunlich gelblichen, bald mehr weißlichen, geringgradig schuppenden Krankheitsherden führen. Das *Erythrasma,* dessen Erreger das *Microsporon minutissimum* ist, findet sich vor allem in den Inguinalbeugen als ganz zartschuppende Krankheitsherde von rötlich brauner Farbe. Die Kontagiosität ist gering. Da bei beiden Erkrankungen der Pilz nur in den oberflächlichen Hornschichten wuchert, kann man sie therapeutisch durch Ablösung dieser mit Hilfe von salicylhaltigen, keratolytischen, spirituösen Lösungen oder Salben usw. angehen. Die Erfolge der Behandlung sind meist nur vorübergehender Natur. Es besteht große Neigung zu Rückfällen.

4. Soor, Blastomykose, Sporotrichose.

Gar nicht so selten wird das bereits erwähnte Erscheinungsbild der Erosion interdigitales auch durch Hefepilze, insbesondere durch *Soor* und *Blastomyces* bedingt. Es ist erst eine Erkenntnis der letzten Jahre, daß der Soor auch auf der Hautdecke Krankheitsveränderungen verursachen kann. Mit dem seit langen bekannten Mundveränderungen des Soors haben wir es bei *Militärpersonen* kaum zu tun, da davon nur Säuglinge und ältere Menschen mit zahnlosem Mund oder Kachexie ergriffen werden.

Die Sporotrichose, die in der Hauptsache zu gummösen Veränderungen führt, noch weniger die Blastomykose spielen in unseren Breiten und damit auch für das *Reichsheer* praktisch keine Rolle.

5. Aktinomykose.

Auf die cutane Form der Aktinomykose sei kurz hingewiesen. Die Haut kann entweder Eingangspforte oder Austrittspforte sein. Das letztere sieht man bei Infektionen von der Mundhöhle aus, und zwar im Bereich des Gesichts und der seitlichen Halspartien. Es handelt sich um mehr oder weniger gruppiert stehende bretttharte Knoten, die langsam zur Vereiterung führen, durchbrechen und alsdann aus den Fisteln ein graugelbliches, krümeliges Sekret entleeren, in dem sich die Pilze nachweisen lassen. Die Übertragung auf den Menschen (Kavalleristen, Pferdepfleger) erfolgt entweder durch das Tier, in der Hauptsache durch Kühe, viel häufiger aber durch Kauen an Gräsern und Getreidehalme.

Therapeutisch kommt in Frage innerliche Verabfolgung von Jodkali und lokal Röntgenbestrahlung.

Schrifttum.

Aldick, W.-Kiel: Arch. f. Dermat. **170** (1934). — Bruhns, C. u. A. Alexander: Jadassohns Handbuch der Haut- und Geschlechtskrankheiten, Bd. 11, 1. Aufl. Berlin 1928. — Fuhs, H.: Arzt und Zielers Die Haut- und Geschlechtskrankheiten, Bd. 3. Berlin-Wien 1933. — Hruszek: Münch. med. Wschr. **1935 I**. — Jesionek: Rieckes Lehrbuch der Haut- und Geschlechtskrankheiten, 6. Aufl. Jena 1921. — Kronke: Diss. Berlin 1935. — Loos H. O.: Arch. f. Dermat. **170** (1934). — Meirowsky: Münch. med. Wschr. **1918 I**. — Mielcher, G.: Jadassohns Handbuch der Haut- und Geschlechtskrankheiten, Bd. 11, 1. Aufl. Berlin 1928. — Sanitätsberichte über das Reichsheer für die Jahre 1921—1931. — Scholz: Münch. med. Wschr. **1918 I**. — Scholz, U.: Dermat. Wschr. **1934 II**. — Stein, R. O.: Die Fadenpilzerkrankungen des Menschen, 2. Aufl. München 1930. — Zieler-Jacobi: Lehrbuch und Atlas der Haut- und Geschlechtskrankheiten, 2. Aufl. Berlin-Wien 1928.

Fünfter Abschnitt.

Nichtinfektiöse Krankheiten.

A. Hitzschlag.

Von S. HANDLOSER-Dresden.

Der Hitzschlag kann nach wie vor als eine „*Soldatenkrankheit*" bezeichnet und gewertet werden, da er, wenigstens in unserem Klima, am häufigsten unter militärischen Verhältnissen zur Beobachtung kommt. Nicht nur bei uns, sondern auch bei den Heeren anderer Länder werden die Entstehungsbedingungen durch die besonderen Eigenarten des militärischen Dienstes gefördert. Bis zurück auf die Kreuzfahrer lassen sich die Verluste verfolgen, die marschierende, fahrende und kämpfende Truppen durch Hitzschläge erlitten haben.

„Der größte Feind der *marschierenden Truppe* ist die *Hitze*. Die Anstrengungen, die sie namentlich der Infanterie auferlegt, deren Reihen sie in kurzer Zeit lichten kann, verlangen wohlbedachte Vorsichtsmaßregeln. Jede Maßnahme ist gerechtfertigt, welche die Gefahr für Gesundheit und Leben der Truppe abwenden kann." Dieser Leitsatz, der einer *Truppenvorschrift des alten Heeres* entnommen ist, hat auch heute noch restlose Gültigkeit.

Ursache und Wesen des Hitzschlages. Der menschliche Organismus verfügt über eine Anzahl empfindlicher *Regelungsvorrichtungen* zur Einhaltung seiner *normalen Körpertemperatur*, die in der Abhandlung über „Wärmeregelung" (S. 30) eingehend erörtert wurden. Der Körper kann sich das unter regelrechten Verhältnissen bestehende Wärmegleichgewicht dadurch erhalten, daß automatisch eine drohende Überhitzung des Körpers mit einer vermehrten Wärmeabgabe beantwortet wird. Die Wärme*abgabe* erfolgt auf dreifache Weise, durch *Leitung*, *Strahlung* und *Wasserverdunstung*.

Wissenswert ist hierbei, daß durchschnittlich abgegeben werden, durch *Wasserverdunstung* 20,66%, durch *Leitung* 30,85% und durch *Strahlung* 43,74% der Gesamtwärme. Die einzelnen Faktoren sind je nach den wechselnden klimatischen Verhältnissen sehr variabel und können einander zum Teil vertreten. Je niedriger die Lufttemperatur und je rascher die Windbewegung ist, um so größer kann die durch *Leitung* abgegebene Wärmemenge sein. Durch *Strahlung* wird Wärme an die Luft und an die Gegenstände der näheren Umgebung nur abgegeben, falls deren Temperatur niedriger ist als die der Körperhaut bzw. der Kleideroberfläche. Die *Wasserverdunstung* ist abhängig von der Luftbewegung und dem Feuchtigkeitsgehalt der Luft. Bei lebhaftem Wind kann viel mehr Wasserdampf abgegeben werden als bei Windstille, an trockene Luft viel mehr als an feuchte.

Wird der Mensch längere Zeit übermäßiger Hitze ausgesetzt und treffen gleichzeitig noch andere Schädigungen zusammen, insbesondere Schwüle und körperliche Anstrengungen, wobei dann einerseits die Wärmeproduktion abnorm gesteigert, andererseits die Wärmeabgabe erschwert ist, so kann es zu einer *Störung des Wärmeausgleiches* und damit zu einer Überhitzung kommen. Die Wärmeregelungsvorrichtungen kämpfen anfangs mit allen verfügbaren physiologischen Mitteln gegen die Steigerung der Körperwärme an, bald aber ermüden sie und die Körpertemperatur beginnt zu steigen.

Können die schädigenden äußeren Umstände, Hitze und Luftfeuchtigkeit, sowie die körperliche Anstrengung nicht bald ausgeschaltet werden, so kommt es bei fortschreitender Temperatursteigerung zu einer *Erschöpfung des Wärmeregelungszentrums* und schließlich zum völligen Versagen desselben. Die infolge der Hitzeschädigung dieses und anderer wichtiger Zentren des Gehirns und des verlängerten Marks auftretenden Krankheitserscheinungen von seiten des *Zentralnervensystems,* des *Kreislaufes* und der *Atmung* werden zusammengefaßt als „*Hitzschlag*“ bezeichnet. Es besteht noch keine völlige Klarheit und keine Einigkeit darüber, wie der Anteil der thermischen, aktinischen, toxischen, chemischen und anderen Komponenten ursächlich und in der Auswirkung zu bewerten ist. Zur Klärung dieser Fragen sind im In- und Auslande lebhafte Forschungen im Gange. Fest steht aber, daß der *Sonnenwärme* bei der Entstehung des Hitzschlages überragende Bedeutung zukommt und daß sich die wesentlichsten Veränderungen im Gehirn abspielen.

Von der vielfach gemachten scharfen Trennung zwischen *Hitzschlag* und *Sonnenstich* ist man im allgemeinen abgekommen, da sie sich weder nach physiologischen, noch biologischen, noch pathogenetischen oder klinischen Gesichtspunkten grundsätzlich aufrecht erhalten läßt. Auch die Ergebnisse der Tierversuche, wonach sowohl die Zufuhr von erwärmtem Blut zum Gehirn, als auch eine *allgemeine* Überhitzung des ganzen Körpers, als auch eine *lokale* Überhitzung des Kopfes symptomatisch ähnliche Wirkungen auslösen, sprechen gegen eine prinzipielle Scheidung.

Ausgesetzt sind dem Hitzschlag in unserem Klima in erster Linie

a) die *Arbeiter* in Bergwerken, Eisengießereien, Glasbläsereien und anderen Fabrikationsbetrieben, daneben das Personal in Schiffs- und anderen Heizanlagen (S. 370).

Hier kann und wird im Sinne des hygienischen Gewerbeschutzes unter Ausnützung aller technischen Fortschritte durch Verbesserung der Maschinen- und Heizanlagen, sowie durch moderne Ventilations- usw. Einrichtungen die Gefahr der Hitzeschädigung mit *mechanisch-technischen* Mitteln bekämpft und eingeschränkt.

b) die an heißen und schwülen Tagen unter Gepäckbelastung anstrengende Fußmärsche und Gefechtshandlungen ausführende *Truppe.* Hier müssen an die Stelle der maschinellen Abwehr wohldurchdachte und umfassende *Fürsorgemaßnahmen* der *Truppenärzte* und *Truppenführer* treten.

Begünstigt wird das Auftreten des Hitzschlages — abgesehen von den ursächlichen Faktoren, und zwar der hohen Außentemperatur, der Steigerung der inneren Wärme durch Muskelarbeit und der schwülen Luft — durch: unvermittelten Eintritt heißer Witterung, geringe Gewöhnung an Hitze, Mißverhältnis zwischen Anforderung und körperlicher Leistungsfähigkeit, ungeeignete Kleidung, ungenügenden Ersatz der durch Schweiß u. a. ausgeschiedenen Körperflüssigkeit, ungenügenden Schlaf, Alkohol- und Tabakmißbrauch und andere Ausschweifungen.

Gefährdet sind: körperlich Schwache oder durch Krankheit Geschwächte, Alkoholiker, Fettleibige, Nichteinmarschierte, Nervöse. Darüber hinaus muß betont werden, daß die Widerstandsfähigkeit des Menschen gegen Hitze individuell und rassenmäßig überhaupt sehr verschieden ist. Der Unterschied liegt vor allem in der verschiedenen Erholungsfähigkeit des Wärmeregelungsapparates.

Verlauf der Hitzschlagerkrankungen. Ausführliche Darstellungen und Einzelheiten müssen den klinischen Lehrbüchern und Zeitschriften überlassen bleiben. Insbesondere wird als entbehrlich davon Abstand genommen, die verschiedenen Typen der Erkrankung zu schildern. Der Hitzschlag verläuft zwar unter den mannigfaltigsten Formen und Erscheinungen. Dem zeitlichen Ablauf und der Schwere nach gibt es aber vom leichtesten „Schlappwerden“ bis zum schwersten Zusammenbruch alle Übergänge ohne klare Grenzen. Wohl tritt in einer ganzen Reihe von Fällen die theoretische Einteilung des Verlaufes in Vorstadium, Anfall und Erholungsperiode auch praktisch in Erscheinung, man muß aber trotzdem grundsätzlich auf die verschiedenartigsten Abweichungen und Überraschungen gefaßt sein; der anscheinend leichteste Fall kann in Kürze in einen schwer lebensbedrohten übergehen.

Im *Vorstadium* treten Blutandrang zum Kopf, Kopfschmerzen, Übelkeit, Erschöpfungsgefühl, Schwere der Beine, Augenflimmern, Gähnen, Schwindel und Taumeln auf. Während die Körperwärme steigt, werden Puls und Atmung beschleunigt. Bei schneller und geeigneter Hilfe und Entlastung in diesem Stadium kann noch eine Rückbildung der Erscheinungen und schnelle Erholung möglich sein.

Der eigentliche „*Hitzschlaganfall*" kann verschieden einsetzen und verlaufen. Neben dem *schlagartigen* Zusammenbruch unter dem Fortbestehen der ursächlichen Schädigungen ist auch wiederholt beobachtet worden, daß die schweren Erscheinungen erst bis zu *6 Stunden nach Fortfall der Hitzeeinwirkung* und nachdem bereits die Unterkunft erreicht und zur Ruhe übergegangen war, aufgetreten sind.

Im Vordergrund stehen während des Anfalls die durch die Schädigung des Gehirns ausgelösten Erscheinungen, insbesondere die *Bewußtseinstörung*. Von der einfachsten Somnolenz bis zum tiefsten Koma können alle Zwischenstufen auftreten, isoliert oder verbunden mit anderen zentralen Erscheinungen, kontinuierlich oder mit Unterbrechungen, die durch Dämmerzustände ausgefüllt sein können. In etwa der Hälfte der Fälle treten *Krämpfe* vom Typ des epileptischen Anfalles auf. In etwa $^1/_4$ der Fälle werden *Delirien* beobachtet. Es überwiegen dabei Wut- und Angstaffekte; auch Selbstmordabsichten können auftreten. Die deliranten Formen sind prognostisch ungünstig. Lähmungen und Sprachstörungen sind nicht selten. — Von disziplinarem Interesse können Dämmerzustände sein: Bewußtseinsstörungen mit Ausfallserscheinungen, Verwirrtheit, Amnesie.

Die *Temperatur* kann 42° und mehr erreichen; sie hat häufig mit Eintritt der Bewußtseinsstörung ihren Höhepunkt schon erreicht oder überschritten. Der Puls ist meist stark beschleunigt, die Atmung ist gestört, unregelmäßig, teils extrem beschleunigt, teils extrem verlangsamt. Die Harnabsonderung ist spärlich, oft erlischt sie völlig. Erbrechen und Durchfälle sind häufige Erscheinungen.

Für den jeweiligen Ausgang der Erkrankung ist erklärlicherweise eine Summe von „endogenen" und „exogenen" Momenten maßgebend.

Das wesentlichste Zeichen der *Erholung* ist die Wiederkehr des Bewußtseins. Bis zum völligen Wohlbefinden und bis zur restlosen Gesundung kann längere Zeit vergehen. Nachschübe mit erneutem Koma und anderen Erscheinungen kommen vor.

Nachkrankheiten, wie Hysterie, Neurosen, Demenz, Labilität der Vasomotoren, Zuckungen der Extremitäten u. a. sind nicht ganz selten.

Pathologische Anatomie. Übereinstimmend wird in der Literatur angegeben, daß der Leichenbefund bei Hitzschlag wenig Charakteristisches bietet, so daß daraus allein die Diagnose kaum zu stellen ist, um so weniger, als die Leichen aus naheliegenden Gründen sehr rasch zu faulen pflegen. Es muß also auf die Anamnese und auf die Festlegung der äußeren — insbesondere auch der meteorologischen — Umstände besonderer Wert gelegt werden. Dies spielt auch insofern eine Rolle, als manchmal infolge der Art der Erkrankung und der Begleitumstände zunächst der Verdacht einer Vergiftung naheliegen kann. Immerhin bietet heute bei der Obduktion die Feststellung von flüssigem Blut, als Zeichen des unter den Erscheinungen des Atemstillstandes erfolgten Todes, von Hyperämie der weichen Hirnhäute, von flächenhaften Blutsugillationen bis zu umfangreichen Hämatomen zwischen harter und weicher Hirnhaut, von Hyperämie der Hirnsubstanz und vor allem von multiplen *punktförmigen Blutungen* in derselben beim Fehlen anderer, für den Tod verantwortlich zu machender Organerkrankungen und bei negativem Ausfall der auf eine Vergiftung fahndenden Untersuchungen genügenden Anhalt, um bei einschlägiger Vorgeschichte einen Hitzschlag als Todesursache anzunehmen. Allerdings wird diese Feststellung — wo irgend möglich — dem Fachpathologen vorbehalten bleiben müssen.

Vorbeugung und Behandlung. Aus dem Wesen, dem Verlauf und den Folgen des Hitzschlages ergibt sich zwangsläufig die Erkenntnis, daß der Schwerpunkt aller Maßnahmen auf der Vorbeugung liegen muß. Vor dem Weltkriege, im Kriege und in der Nachkriegszeit ist mit Erfolg hiernach gehandelt worden. Die trotzdem immer wieder auftretenden Ausfälle durch Hitzschläge und die eindrucksvollen Todesopfer beweisen zur Genüge, daß an *Abwehr* und *Fürsorge* nie genug getan werden kann. Eindeutige, straffe Verfügungen müssen die planmäßige Belehrung der Truppe, sowie die Schulung der Sanitätsoffiziere und des Sanitätspersonals in Vorbeugung, Hilfeleistung und Behandlung regeln. Alle einschlägigen truppen- und sanitätsdienstlichen Druckvorschriften müssen entsprechende Anweisungen enthalten. Regelmäßige praktische Übungen der Krankenträger und des Sanitätspersonals sorgen für Auffrischung und Verbesserung der Kenntnisse und Fertigkeiten auf dem Gebiete der praktischen Vorsorge und Hilfeleistung. Wie in Krieg und Frieden die Verteilung von Merkblättern über übertragbare Krankheiten sich eingebürgert und bewährt hat, so bewährt sich im *deutschen Heere* mit erkennbarem Erfolg seit langem auch eine *Druckschrift über den Hitzschlag*[1], die sich in Händen jeder Kompanie usw. und jeder Sanitätsdienststelle befindet. Wiederholte Bekanntgabe dieses Merkblattes vor Eintritt der Truppen in die Sommerübungen ist vorgeschrieben.

Die Richtlinien der *Vorbeugung gegen Hitzschlag* lassen sich nicht besser zur Darstellung bringen, als durch Anführen der in diesem Merkblatt gegebenen Hinweise, ergänzt durch Zusätze aus neuesten Verfügungen der *Heeres-Sanitäts-Inspektion*.

Verhalten jedes einzelnen.

Grundsatz: Selbst sorgen, nicht alle Fürsorge und Verantwortung dem Führer zuschieben!

1. Vor Marschtagen ausgiebige Nachtruhe, keinerlei Ausschweifungen. Ausgiebige Körper- und Fußpflege, Strümpfe und Schuhzeug nachsehen.

2. Beim Wecken sofort aufstehen, damit ohne Hast und ausgiebig gefrühstückt werden kann. Außerdem festes Frühstück mitnehmen.

3. Feldflasche mit Kaffee oder Tee füllen.

4. Während anstrengender Märsche nicht rauchen. Beim Sport wird auch nicht geraucht! Alkoholgenuß vor und während des Marsches muß unterbleiben.

5. Wird unterwegs Trinkwasser bereitgestellt, dann zuerst die Feldflasche nachfüllen. Nicht auf einmal viel trinken, besser wenig und öfter.

6. Während des Marsches auf den Nebenmann achten! Fängt er an, teilnahmslos zu werden oder gar zu taumeln, dann aufgepaßt! Zunächst Zuspruch; geringe Erleichterung, wie Gewehrabnehmen, kann schon helfen; tritt keine Besserung ein, dann Meldung an den Führer. Nicht zu lange damit warten.

7. Jeder einzelne Vorgesetzte bis zum Rekrutengefreiten muß Ursache der Gefahr, erste Anzeichen und Vorbeugungsmaßnahmen kennen.

Maßnahmen des Truppenführers.

Grundsatz: Je rechtzeitiger die Maßnahmen einsetzen, um so sicherer ist ihr Erfolg!

1. Systematisches Training der Truppe mit allmählicher Steigerung der Marschleistungen. Keine Gewaltmärsche, bevor nicht Gewöhnung an Hitze und Strapazen erzielt ist.

2. Keine Kranken oder Genesenden zu anstrengenden Märschen mitnehmen. Truppenarzt anhören.

3. Frühzeitiges Wecken. Abmarschzeit möglichst so früh legen, daß das Marschziel vor Eintritt der Mittagshitze erreicht wird. Truppe vor Abrücken und Wegtreten nicht unnötig lange herumstehen lassen.

4. Abstände innerhalb der Truppe vergrößern, beide Straßenseiten benutzen.

5. Bei Ausmärschen an heißen Tagen frühzeitig mit Marscherleichterungen beginnen. (Öffnen der Feldbluse, Stahlhelm ab, gegebenenfalls ohne Gepäck marschieren lassen.)

6. Häufige kurze Marschpausen, von Zeit zu Zeit längere Rast im Schatten einlegen. Leute nicht mit Gepäck stehen lassen.

7. Getränke bereitstellen. Rasten zum Trinken (nicht zu große Mengen auf einmal).

8. Auf dem Marsche immer wieder die Leute beobachten; die ersten Fälle von Schlappwerden sind Alarmsignale.

9. Für eine bereits ermüdete Truppe sind enge Wald- und Hohlwege, Talkessel mit sandigem Boden und Straßen zwischen engen, hohen Häuserreihen besonders gefährlich.

10. Bei zu großer Hitze, durch die oft auch der Nachtschlaf beeinträchtigt wird, kann es nötig werden, den Dienstplan zu ändern.

Der *Truppenarzt* unterstützt den Truppenführer in der Überwachung der richtigen und rechtzeitigen Durchführung der jeweils angeordneten Maßnahmen und macht nötigenfalls noch weitere Vorschläge. Besonderer Wert ist auf ein gut geschultes Sanitätspersonal zu legen, zumal dieses häufig auf selbständiges Handeln angewiesen ist.

In Anbetracht der Bedeutung, die für die Verhütung des Hitzschlages einer zweckmäßigen *Bekleidung* zukommt, ist unter anderem die Einführung der neuen deutschen

[1] Früher „Belehrung über Hitzschlag“ 1904, jetzt „*Merkblatt über Hitzschlag*“ 1923; Neubearbeitung im Gange.

Feldbluse (S. 49), die nach Stoffart und Sitz vor allem eine Erleichterung der Wärmeabgabe in der heißen Jahreszeit bezweckt, sehr zu begrüßen.

Full und Wenzig sind in der Frage „Welchen Einfluß übt das *Nacktsein* bei den *Sportübungen* auf die Leistungsfähigkeit des in Uniform und mit voller Ausrüstung marschierenden Soldaten unter besonderer Berücksichtigung des *Wärmehaushaltes* aus?“ zu dem Schluß gekommen, „daß durch den *Nacktsport* an sich eine Leistungssteigerung durch Verbesserung der Hautfunktionen erwartet werden kann und daß eine Leistungsminderung des Nacktsportlers durch Veränderung des Wärmehaushaltes nicht eintritt“.

Trotz dieser Feststellung dürfte es für Truppenärzte und Truppenführer angezeigt sein, dieser Frage während eines längeren Zeitabschnittes besondere Aufmerksamkeit zu schenken und weitere praktische Erfahrungen zu sammeln. Es scheint festzustehen, daß beim Menschen die Wärmeregulierung „übbar“ ist. Es ist aber unbedingt notwendig, diese „Übungen“ nicht nur nacktsportlich, sondern in genügendem Maße auch unter derjenigen Bekleidungs- usw. Belastung durchzuführen, die bei Märschen und im Felddienst getragen und ertragen werden muß. Es fehlt nicht an Sportlern, die zwar im Sportanzug vorzügliche Sportleistungen vollbringen, aber beim Marsch mit Belastung in der geschlossenen Formation, namentlich bei Hitze, versagen.

Die *erste Hilfeleistung* muß auf Ausschaltung der schädigenden Momente und auf Schaffung möglichst günstiger Bedingungen für die Erholung gerichtet sein. Die Einzelheiten — Abnahme des Gepäcks, Öffnen der Kleidung, Lagerung im Schatten bei frischer, nötigenfalls künstlich bewegter Luft, kühle Waschungen, schluckweises Trinken kühler Flüssigkeit falls Bewußtsein vorhanden u. a. — müssen als bekannt vorausgesetzt werden. Künstliche Atmung kann von Vorteil sein; bei unruhigen Kranken, oder wenn etwa gar Krämpfe auftreten, hat sie zu unterbleiben.

Wie schon früher betont, können anscheinend leichteste Fälle *plötzlich* bedrohlichste Krankheitsformen annehmen. Sofortige *Benachrichtigung des Arztes* bei *jedem* Hitzschlagfall muß daher dem Sanitätspersonal und der Truppe als zwangsläufige Notwendigkeit in Fleisch und Blut übergehen.

Ärztliche Behandlung. Es gibt weder ein Schema, noch ein spezifisches Heilmittel. Neben absoluter körperlicher Ruhe als grundsätzlicher Vorbedingung für eine Erholung muß alles geschehen, um *Kreislauf* und *Atmung* wieder in Gang zu bringen oder zu kräftigen. Sauerstoffzufuhr, Aderlaß, Einläufe, Kreislaufmittel, Lumbalpunktion u. a. kommen je nach dem Befund in Frage.

Von der Anordnung „*10 ärztliche Gebote bei Hitzschlag*“, die im Juli 1935 von der *Heeres-Sanitäts-Inspektion* allen Sanitätsoffizieren bekanntgegeben und besonders ans Herz gelegt worden sind, seien einige als richtunggebend herausgegriffen:

a) Schwache Atmung in Gang bringen (künstliche Atmung!), Sauerstoff zuführen.

b) Aderlaß, außerdem unter Umständen intravenös Traubenzucker.

c) Erlahmte Herztätigkeit anregen: Campher, Coffein, Strophantin, Lobelin, Digipurat, Cardiazol.

d) Keine Zaghaftigkeit bei Anwendung von Kreislaufmitteln (bei schwersten Fällen, z. B. Cardiazol bis zu 5 ccm intravenös).

e) Anfängliche Besserung trügt oft. Daher dauernde Beobachtung von Atmung und Puls. Mit nochmaligen Gaben von Arzneimitteln nicht sparen.

Der Hitzschlag ist eine heimtückische Erkrankung. Der Arzt muß zunächst jeden Hitzschlagkranken als *Schwerkranken* ansehen; nur dann wird er genügende und vor allem rechtzeitige Maßnahmen ergreifen. Hitzschlagkranke bedürfen der Lazarett- bzw. Krankenhausbehandlung und nach ihrer Entlassung zur Truppe der ärztlichen Überwachung.

Statistisches. Bei Durchsicht der statistischen Literatur, bei Berücksichtigung des Wesens des Hitzschlages und seiner ursächlichen Faktoren, der individuell und rassenmäßig verschiedenen Disposition, der unterschiedlichen klimatischen Verhältnisse und noch anderer Gesichtspunkte muß man zu der Feststellung kommen, daß gerade beim „Hitzschlag“ die zahlenmäßigen Angaben nur sehr wenig Möglichkeit zu wirklichen Vergleichen und Schlußfolgerungen bieten, weil eben die inneren und äußeren Momente, unter denen die

Hitzschläge zustande kommen, zu ungleich sind. Dazu kommt noch, daß die Verrechnung der Hitzeerkrankungen in den einzelnen Heeren sehr unterschiedlich gehandhabt wird, und daß ferner einerseits zweifellos eine ganze Reihe von Erkrankungen als Hitzschläge gebucht werden, die gar keine sind, während andererseits manche leichten Fälle nicht als Hitzschläge geführt, sondern unter anderer Bezeichnung verrechnet werden.

Die Zahl der Zugänge an Hitzschlägen, die Schwere der Erkrankungen und ihr Ausgang sind aus leicht verständlichen Gründen keiner Regel und keiner Norm unterworfen.

Als Beispiel dafür mögen folgende Tatsachen dienen: In der *Vorkriegszeit* (1879—1909) betrug bei durchschnittlich 0,21‰ Zugängen die Sterblichkeit an Hitzschlag im deutschen Heere 5,17—8,96%. In der *Nachkriegszeit* sind bei gleichen und höheren ‰ = Zugangszahlen in 10 Jahren (1922—1931) überhaupt nur 2 Todesfälle an Hitzschlag in den Sanitätsberichten verzeichnet, und zwar je einer 1923 und 1928. Wiederum sind im Gegensatz hierzu in *jüngster Zeit* allein in einem Monat 6, in einem anderen Monat sogar 15 *Todesfälle* an Hitzschlag vorgekommen. Dabei muß betont werden, daß die Vorbeugungs- und Hilfsmaßnahmen nach Art, Zeit und Umfang durchaus planmäßig einsetzten und abliefen. Bei der Schwierigkeit einer vergleichenden Auswertung wird bewußt davon Abstand genommen, an dieser Stelle statistische Einzelheiten des eigenen oder fremder Heere aus der Vor- und Nachkriegszeit aufzuführen.

Dagegen soll nicht darauf verzichtet werden, die deutschen Hitzschlagzahlen aus dem *Weltkriege* hier wiederzugeben, da die Beteiligung der einzelnen Kriegsjahre und das Verhältnis zwischen Feldheer und Besatzungsheer manches Bemerkenswerte bieten, abgesehen davon, daß den Erfahrungen des Weltkrieges grundsätzlich besondere Bedeutung zukommt.

Kriegsjahr	bei dem Feldheer				bei dem Besatzungsheer				bei dem Feld- und Besatzungsheer			
	bei der Truppe	‰ K.	in die Lazarette	‰ K.	bei der Truppe	‰ K.	in die Lazarette	‰ K.	bei der Truppe	‰ K.	in die Lazarette	‰ K.
1914/15	2928	1,1	720	0,28	945	0,51	3812	2,0	3872	0,87	4532	1,0
1915/16	809	0,20	258	0,06	337	0,13	257	0,10	1146	0,17	515	0,08
1916/17	660	0,13	360	0,07	233	0,10	162	0,07	893	0,12	522	0,07
1917/18	451	0,09	147	0,03	86	0,04	62	0,03	837	0,12	209	0,03
1914/18	4848	1,2	1485	0,36	1601	0,73	4293	2,0	6449	1,0	5778	0,91
Nach Ausgleich der Verlegungen	—	—	783	0,19	—	—	4182	1,9	—	—	4965	0,78
Jahresdurchschnitt	1212	0,29	196	0,05	400	0,18	1045	0,48	1612	0,25	1241	0,19

	Offiziere und Mannschaften einschl. Marine (absol. Zahlen)	Davon				
		Offiziere	Marine	Unteroffiziere und Mannschaften		
				Weiße	Farbige	Nicht festgestellte
Hitzeschäden . .	3977	78	19	3623	210	47
Kopfstärke in ‰	0,96	0,38	0,53	1,01	0,73	—
Behandlungstage .	31532	629	84	28093	2166	580
Todesfälle (absolute Zahlen) . . .	4	—	—	3	1	—
Dienstunfähige (absolute Zahlen) .	18	—	—	18	—	—

Im August 1914 sind nach dem Sanitätsbericht 1914/18 allein 39% aller Erkrankungen an Hitzschlag vorgekommen. Von 6449 Kranken sind 4965 in Lazaretten behandelt worden, davon wurden 90,7% *dienstfähig,* 1,0% starben, 5,7% wurden anderweitig entlassen.

Die Todesziffer der bei der Truppe an Hitzschlag Gestorbenen ist nicht bekannt.

Bei der deutschen *Marine* sind im Weltkrieg insgesamt 25 Hitzschläge = 0,02‰ vorgekommen, davon an Land 12, an Bord 13; dienstfähig wurden 22, gestorben sind 3.

Aus der Statistik der fremden Heere erscheint vorstehende Zusammenstellung der *amerikanischen* Ausfälle durch „übermäßige Hitze" beachtenswert. Sie umfaßt Heer und Marine im Zeitraum vom 1. 4. 17 bis 31. 12. 19, und zwar in Amerika, in fremden Ländern und auf Schiffen (einschließlich Transportschiffen).

Die *Todesfälle* sind nicht bei den in Europa kämpfenden, sondern bei den in den Vereinigten Staaten befindlichen Truppen vorgekommen.

Einige beachtenswerte neuere Feststellungen und Maßnahmen. BRODKIN (England) hat bei einem Infanterie-Regiment nach anstrengenden Marschübungen im Sommer 3 Gruppen von Soldaten unterscheiden können: solche, die nach 40 km körperlich und geistig noch frisch waren, solche, die müde aussahen, und nur verzögert und leise antworteten, und Soldaten, die vor dem Zusammenbruch standen, blaß aussahen und nur mit Widerstreben und Anstrengung antworteten.

Er konnte feststellen, daß die erste Gruppe nur wenig Flüssigkeit und diese nur schluckweise auf dem Marsch zu sich genommen hatte, die zweite wesentlich mehr getrunken hatte und die dritte Gruppe viel und jeweils schnell getrunken hatte.

Schlußfolgerung. Starke Flüssigkeitszufuhr bedingt starkes Schwitzen. Hierbei gehen große Salzmengen mit dem Schweiß verloren. Austrocknung und Salzverarmung bedingen aber Shock oder Kollaps. Er ließ daher nur mäßig trinken, und zwar Salzwasser (1 Teelöffel Salz auf die Feldflasche) und konnte bei diesem Verfahren ein Nachlassen der Hitzeerschöpfungen feststellen.

GLOVER-Amerika hat durch Verabreichung von Kochsalz prophylaktische und therapeutische Erfolge bei Hitzekrämpfen erzielt. Er hat daraufhin mit Erfolg veranlaßt, daß in amerikanischen Industriebetrieben hitzegefährdeten Arbeitern Kochsalztabletten verabreicht werden.

MILLAN-England hat auf Grund der jeweiligen Körperwärme und der hauptsächlichsten Krankheitserscheinungen bei einer größeren Zahl von Hitzegeschädigten 4 unterschiedliche Arten feststellen können:

a) Hitzeerschöpfungen. 91 Fälle, sämtlich fieberfrei; im Vordergrund Shock und Kollaps, sowie gastrische Störungen. Kein Todesfall.

b) Kranke *mit mäßigem Fieber* (37,5—40° C), 53 Fälle, Kopfschmerzen, trockene Haut, allgemeine Erschöpfungsbeschwerden ohne bestimmte Merkmale. Kein Todesfall.

c) *Zunächst kein Fieber;* Übelkeit, stets Erbrechen, Schwindel; Veränderung des psychischen Verhaltens als auffallendstes Symptom; Bewußtseinsstörungen verschiedener Grade. Allmähliches Ansteigen der Körperwärme (38,2—43,2° C). 16 Fälle, davon 9 Todesfälle. Nicht die Höhe, sondern die *Dauer des Fiebers* beeinflußten dabei den Verlauf.

d) Nur *ganz kurze fieberfreie* Phase. Erscheinungen wie bei Gruppe c, aber leichter. 25 Fälle, davon 2 Todesfälle.

Schlußfolgerung. Verzögerter Temperaturanstieg verschlechtert die Prognose. Starkes Erbrechen und Veränderung der Psyche sind ungünstige Anzeichen. Verabreichung von isotonischer Zuckerlösung oder physiologischer Kochsalzlösung hat sich bewährt. Häufig wird Obstipation beobachtet; ihre Beseitigung ist wichtig.

HALL und WAKEFIELD (Amerika) haben experimentell nachgewiesen, daß bei Hitzschlag die Alkalireserve in allen Fällen deutlich vermindert, einmal sogar bis 10,7 Vol.-% gesunken war.

WALINSKI hat bei gesunden, nichttrainierten Menschen eine Alkalireserve von durchschnittlich 57, bei guttrainierten Leuten von 69 Vol.-% festgestellt. Die erfolgreichsten Sportleute hatten die größte Alkalireserve.

Der wahrscheinliche Zusammenhang zwischen Leistungsfähigkeit und Alkalireserve und die Möglichkeit der Steigerung beider durch Training dürfte die Forderung nach systematischem Gewöhnen an gesteigerte Marschleistungen gerade auch hinsichtlich der Hitzschlagverhütung unterstützen.

Schrifttum.

BERGMANN, v.: Lehrbuch der inneren Medizin, Bd. 2. Berlin 1934. — BRUNS u. THIEL: Die Wiederbelebung. Berlin-Wien 1930. — BRODKIN: Mil. Surgeon **74**, H. 6 (1934). — BUSCH: Veröff. Mil.san.wes. **1904**, H. 26. — CAMP, DE LA: MERINGS Lehrbuch der inneren Medizin, 16. Aufl. Jena 1929. — DRESEL: Lehrbuch der Hygiene. Berlin-Wien 1928. — EUGLING: Grundzüge der Hygiene, 3. Aufl. Berlin-Wien 1934. — FLECK u. HÜCKEL: Dtsch. Z. Nervenheilk. **117/119**, 113—137 (1931). — FULL u. WENZIG: Veröff. Heeressan. wes. **1930**, 30/60 H. 84. — GERBIS: Arch. Gewerbepath. **3**, H. 5. 823—829 (1932). — GLOVER: J. ind. Hyg. **13**, 347 (1931). — GROBER: Dtsch. med. Wschr. **1914 I**, 1. — HALL and WAKEFIELD: J. amer. med. Assoc. **89**, Nr 3, 177/182 (1927). — HILLER: a) Der Hitzschlag auf Märschen. Berlin 1902. b) Wesen und Behandlung des Hitzschlags. Dtsch. med. Wschr. **39**, 1185 (1913). — LEGER: Rev. prat. Mal. Pays Chauds **8**, No 1 (1928). — LUTZ: Gewerbehygiene. Stuttgart 1932. — MARTINECK: Lehrbuch der Militärhygiene, Bd. 4. Berlin 1912. — MILLAN: J. Army med. Corps **62**, Nr 2 (1934). — MOMBURG: VILLARET-PAALZOWS Sanitätsdienst und Gesundheitspflege im deutschen Heere, S. 752. Stuttgart 1909. — MOREIRA: Handbuch der Tropenkrankheiten, Bd. 4. Leipzig 1926. — NOACK: Zbl. Hyg. **28**, 1/20 (1933). — NONNENBRUCH: Neue deutsche Klinik, Bd. 3. Berlin-Wien 1929. — PICK: Handbuch der ärztlichen Erfahrungen im Weltkrieg, Bd. 8. Leipzig 1921. — PORTA: Ateneo parm. **4**, H. 3 (1932). — SCHWAB: Schweiz. med. Wschr. **1925 I**, 33/38. — SCHUMBURG: VILLARET-PAALZOWS Sanitätsdienst und Gesundheitspflege im deutschen Heere, S. 354. Stuttgart 1909. — SCHWIENING: Lehrbuch der Militärhygiene, Bd. 5. Berlin 1913. — SMITH: U. S. nav. med. Bull. **26**, Nr 3, 479/502 (1928). — SONNENBURG: Deutsche Chirurgie, Lief. 14, S. 69/76. 1879. — STAEHELIN: MOHR-STAEHELIN, Bd. 4, Teil II. Berlin 1927. — STERN: Z. Neur. **148**, 55/82 (1933). — STIGLER: Naunyn-Schmiedebergs Arch. **152**, 68/90 (1930). — WAKEFIELD and HALL: J. amer. Assoc. **89**, Nr 2, 92/95 (1927). — WALINSKI: Veröff. Heeressan.wes. **1925**, H. 78, 37/61. — WOHLWILL u. STRAUSS: KRAUS-BRUGSCH, Bd. 10, Teil 2. Berlin-Wien 1924. — ZANGGER u. BAADER: Ärztl. Sachverst.ztg **1934**, 315/321.

Weitere Literatur ist noch in großem Umfange bei den meisten der angeführten Arbeiten verzeichnet.

Dienstliche Druckvorschriften und Veröffentlichungen.

Belehrung über Hitzschlag und Erfrierung. Kriegsministerium 1904 (D.V.E. Nr. 15). — Merkblatt über Hitzschlag und Erfrierung. Reichswehrministerium 1923. — Sanitätsberichte über das Reichsheer 1921—1931. — Herausgegeben vom Reichswehrministerium, Heeres-Sanitäts-Inspektion Berlin: August Hirschwald 1921/24. Berlin: Mittler & Sohn 1925/28. Berlin: Verlag Offene Worte 1929. Berlin: Mittler & Sohn 1930/31. — Sanitätsbericht über das deutsche Heer im Weltkriege 1914/18, Bd. 3. Berlin: Mittler & Sohn 1934. — Kriegssanitätsbericht über die deutsche Marine 1914/18, Bd. 2. Berlin: Mittler & Sohn 1934. — The Medical Departement of the United States Army in the World War. Washington: Governement Printing Office 1925.

B. Erfrierungen.

Von W. OSTERLAND-Stuttgart.

Die vier Weltkriegswinter haben Erfrierungen in so beträchtlicher Anzahl nicht nur auf Seiten unserer Gegner, sondern auch bei uns gezeitigt, daß sie auch weiterhin als Schrecken der Winterkriege anzusehen sind. Das gilt zunächst von *Allgemeinerfrierungen*, wenn auch über sie aus dem Weltkriege nicht berichtet worden ist. Ihre Opfer starben außerhalb ärztlicher Beobachtung und aus den Truppenkrankenrapporten war die Todesursache nicht festzustellen. Bei einer

1920 in einem Wehrkreis gehaltenen Rundfrage wurden mir über 40 Fälle von *Erfrierungstod* gemeldet, ohne daß hierbei Verwundete miteingerechnet waren; es handelte sich hier um Unverletzte, die, wenn auch nicht immer, sich als Einzelperson der Einwirkung der Kälte ausgesetzt hatten. In Friedenszeiten sind bei uns nur noch Hochgebirgssportler der Gefahr des weißen Todes ausgesetzt. Sie ist daher bei den Gebirgstruppen besonders zu beachten (S. 351). Daß auch eine übergroße Zahl von Verwundeten, bevor es gelang, sie zu bergen, durch Erfrierung umgekommen ist, dürfen wir annehmen und ist dem Beobachter winterlicher Schlachtfelder der Ostfront geläufig. Selbstverständlich waren diese durch Blutverlust, Shock, Unmöglichkeit sich zu bewegen, Mangel an Schutzkleidung oder Nahrung der Gefahr besonders ausgesetzt.

Weit an Zahl überwiegend und von ungleich größerer Bedeutung sind die *örtlichen Erfrierungen* im Kriege gewesen, in allererster Linie unter ihnen naturgemäß die *Fußerfrierungen,* die zeitweise so gehäuft auftraten, daß die Truppengefechtsstärke erhebliche Einbuße erleiden mußte, vorwiegend im Osten, aber auch auf dem westlichen Kriegsschauplatz. Wohl waren es in der Regel leichtere und gut abheilende Schäden. Oft genug wurden jedoch auch tiefgehende Schäden, die zu Blasenbildungen, Geschwüren und selbst Gliedverlust führten, gesehen. Die Vorbeugung der Erfrierungen bleibt somit eine wichtige militärhygienische Aufgabe, die an Bedeutung gegenüber früher nach den Erfahrungen des Krieges nicht verloren hat.

Auskühlung und Aufhören des Blutumlaufs (Stase) bilden die Grundlage der örtlichen Erfrierungen. Je nach dem Anteil von Kälte und Nässe an ihrer Entstehung lassen sich an den Füßen 3 Unterarten unterscheiden:

1. Die durch Kälte allein bewirkten reinen *Kälteschäden.*
2. Die durch Kälte in Verbindung mit Nässe verursachten *Kälte-Nässe-Schäden.*
3. Die durch Nässe allein verursachten (ischämischen) *Nässeschäden.*

Die *reinen Kälteschäden* wurden im Weltkriege gehäuft nur bei hoher Kälte, im Osten z. B. Frühjahr 1917 im Nordabschnitt der Ostfront, wo aufgezwungener Kampf die Kälteschutzmaßnahmen verhinderte, beobachtet.

Die *Kälte-Nässeschäden* haben im Weltkriege wie in den früheren Kriegen weit größere Ausfälle gebracht. Die Zeit der Schneeschmelze war stets gefährlich für eine kämpfende Truppe. Im Weltkriege bestand eine besondere Gefahr zu Erfrierungen, wenn im Anschluß an Kämpfe die im Regen durchnäßte Truppe von Frost überfallen wurde, oder wenn, wie in den Karpathen, eine Truppe tagsüber in nassen Gräben stand, nachts unabgelöst bei scharfer Kälte auszuharren hatte. Es sei hierbei hervorgehoben, daß eine Eisbildung in dem Gewebe erst bei einer Gewebstemperatur von unter 4⁰ eintritt und diese Temperatur für gewöhnlich weder bei Kälte-Nässeeinwirkung noch bei reinem Kälteeinfluß erreicht wird.

Die *Nässeschäden* entstanden vielfach bei Temperaturen weit über dem Nullpunkt infolge tagelangen Stehens im Wasser und Schlamm der Schützengräben, oder dann, wenn die durchnäßte Fuß- und Unterschenkelbekleidung, die oft aus mehreren Schichten bestand, weiter getragen wurde und sich zusammenzog, so daß Auskühlung mit gefäßabsperrendem Druck zusammen die Schäden veranlaßten, die den Kälteschäden bis zu den schwersten Erscheinungen genau glichen. Namentlich wurden die im Kriege viel gebrauchten Wickelgamaschen als Vermittler von Nässeschäden, natürlich auch Kälte-Nässeschäden, angeschuldigt.

Bei den schwersten Formen von Brand der unteren Gliedmaßen, über die besonders aus den Balkankriegen berichtet wurde (*Nässegangrän*), wurden Infektionskrankheiten als mitwirkend angeschuldigt. Diese schwersten Formen von Nässebrand sind bei uns nur selten zur Beobachtung gekommen, während die leichteren und leichten Schäden immerhin an Zahl erheblich waren, wenn auch nicht so hoch, wie die Kälte- und Kältenässeschäden.

Zur *Verhütung* der Erfrierungen ist Kenntnis der Gefahr für die bedrohte Truppe, ihre ständige Belehrung daher entscheidend. In Merkblättern wurde während des Krieges immer wieder auf die Gefahr hingewiesen und zugleich die wichtigsten Vorbeugungsmaßnahmen mitgeteilt. Oft entschlossen sich Truppenführer in Zeiten der Gefahr auf den Rat ihrer Ärzte, zweckmäßige Maßnahmen zu befehlen, z. B. das Wecken der Mannschaft in kaltem Nachtquartier und Reiben sowie Bewegen der Gliedmaßen auf Kommando, in Berücksichtigung dessen, daß Schlaf in Stiefeln besonders gefährlich war. Lassen sich die Anforderungen an die Truppe, wie in Friedenszeiten, der Wetterlage anpassen, werden auch im Kriege die Erfrierungen nicht bedeutend sein. Weil es aber im Kriege nicht möglich war, bedeutete in ihm die Vorbeugung der Erfrierungen zugleich den Kampf gegen Kälte und Nässe, im Bewegungskampf wie im Stellungskampf. Er konnte nur mit umfangreichsten Vorbereitungen durchgeführt werden. Hierzu gehörte der Bau von beheizbaren Unterständen, in zweiter Linie von Blockhäusern, wo Einquartierung nicht möglich war; ferner reichliche Ausstattung der Truppe mit warmer Unterkleidung, Pelzen und Decken, regelmäßige warme Mahlzeiten und Getränke, Trockenlegung der Gräben mit Holzrosten und Reisig, häufiges Erneuern der Stiefel u. dgl. mehr.

Da die Verhütung des Schadens *nach erfolgter Erstarrung* durch eine sachgemäße Behandlung von größter Wichtigkeit ist, sei hier darauf hingewiesen. Der Grundsatz langsamer Wiedererwärmung unter Vermeidung weiterer Auskühlung ist hierbei maßgebend geblieben. Er gilt für allgemeine Erstarrung wie für die örtliche. Nur bei den reinen Nässeschädigungen erscheint die schnelle Anwendung von Wärmereizen zur Beseitigung der Blutumlaufstörung unbedenklich.

Gelingt es mit der ersten Hilfeleistung, die für gewöhnlich dem Sanitäts-Unterpersonal zufällt, nicht, die Wiederbelebung eines Körperteils nach Lösung seiner Erstarrung zu erlangen, so ist das in den meisten Fällen unter möglichst unverzüglich aufgenommener ärztlicher Bemühung noch möglich. Insbesondere haben sich zur Verhinderung des Gewebsbrandes *Einschnitte* auch in die Gewebstiefe hinein bewährt, die dem meist reichlich vorhandenen Ödem Abfluß verschaffen und den schädlichen Gewebsinnendruck beseitigen. Hierzu ist baldige Überführung ins Lazarett, bei gehäuften Zugängen auch auf geeignete Verbandplätze notwendig. Sanitätsdienstliche Vorbereitungen können hierfür dann unerläßlich werden, deren Ziel nur unter Mitwirkung eines aufgeklärt gehaltenen und verantwortungsbewußten Sanitätspersonals zu erreichen ist.

Schrifttum.

OSTERLAND: Allgemeine und örtliche Erfrierungen im Kriege. Veröff. Heeressan.wes. **1923**, H. 77.

C. Äußere Heereskrankheiten.

Von **W. OSTERLAND**-Stuttgart.

Die möglichste Verhütung der zahlreichen Verletzungen, die nun einmal bei der Ausübung des Dienstes sich nicht ganz vermeiden lassen, gehört mit zu den Aufgaben der militärischen und militärärztlichen Vorgesetzten.

Während es in ständiger Bemühung dank genauer Vorschriften gelungen ist, *Sportunfälle* auf ein erträgliches Maß zu beschränken (S. 325 u. 336), sind die Aussichten bezüglich der *Kraftfahrunfälle* bei der zunehmenden Fahrgeschwindigkeit nicht besonders günstig. Selbstverschuldete Kraftfahrunfälle sind bei der Truppe infolge Erziehung des Soldaten wesentlich geringer an Zahl als außerhalb des Heeres. Das erlassene Alkoholverbot für Kraftwagenführer hat sich hierbei günstig ausgewirkt (S. 342).

Sportschäden an Gliedmaßen (BAETZNER) ohne unmittelbare ursächliche Beziehung zu Verletzungen, die bei der heutigen Verbreitung des Sports im Mittelpunkt vieler wissenschaftlicher Erörterungen stehen, werden bei Soldaten nicht beobachtet. Die strenge Befolgung des sporthygienischen Grundsatzes im *Heer*, die allgemeine körperliche Ausbildung der Truppe unter Vermeidung von Spitzenleistungen durchzuführen, läßt sie anscheinend nicht aufkommen.

Die Mitwirkung des Sanitätsoffiziers kann bei der Verhütung äußerer Krankheiten von besonderem Wert sein. Zahlreiche kleine Verletzungen gewinnen erst Bedeutung durch die *Folgezustände*, wenn unzweckmäßige Wundversorgung erfolgt oder diese aus Unachtsamkeit ganz unterlassen wird.

Den ständigen Bemühungen, die Truppe über die Gefahren auch kleinerer Verletzungen und im Zusammenhang hiermit über die Notwendigkeit der Sorge für Reinlichkeit des Körpers und der Bekleidungsstücke aufzuklären, wird es allein gelingen, die Wundinfektionen in Zahl und Schwere einzuschränken.

Statistik. Daß beim *Feldheer* des Weltkriegs die Krankheitsziffer der äußeren Bedeckungen in der Reihenfolge unmittelbar nach derjenigen der Kampfeinwirkungen und Magen-Darmkrankheiten gekommen ist (San.-Bericht 14/18), verdient hervorgehoben zu werden, wenngleich auch andere Hauterkrankungen zum Teil hierunter aufgeführt sind, die hier nicht weiter besprochen werden.

Auf die Bekämpfung der *Panaritien* richteten sich besonders Bestrebungen der Ärzteschaft und Sanitätsbehörden, die wenigstens zu einer geringen Einschränkung der Erkrankungen führten.

Im *Reichsheer* wurde unter den verbesserten hygienischen Lebensbedingungen, insbesondere durch Schaffung von Badegelegenheiten in den Unterkünften, ein bemerkenswerter Fortschritt in der Fernhaltung von Wund-Infektionskrankheiten erzielt. Die in früherer Zeit besonders verbreitet gewesene *Kragenrandfurunkulose* hat sich durch Einführung zweckmäßigerer Uniformkragen stark vermindert.

Die günstigen Erfahrungen mit der Starrkrampf-Schutzimpfung der *Schußverletzten* gaben schon frühzeitig im Kriege Veranlassung, die Schutzimpfung bei allen Wunden, bei denen eine Verunreinigung und damit Infektionsgefahr angenommen war, anzuwenden. In Verfolg dieser Vorschrift ist es gelungen, auch das Heer der Nachkriegszeit so gut wie völlig frei von Wundstarrkrampf zu halten (S. 518).

Die einzelnen Krankheiten.

Unter der großen Menge der äußeren Verletzungen, die im *militärischen Leben* vorkommen, nehmen dank ihrer Häufigkeit und infolge der Eigenart des militärischen Dienstes einige eine besondere Stellung ein. Bei ihnen sind hygienische Gesichtspunkte weitgehend zu erörtern:

Schweißfuß, Wundlaufen, Wundreiten. Pflege der Füße ist von jeher ein wichtiger Gegenstand der Truppenhygiene gewesen. Steigerung der Marschleistungen zur erforderlichen Höhe ist ohne sie nicht erreichbar. So sind auch die unerhörtesten Marschleistungen der Geschichte, welche von unseren aktiven Mannschaften und ihren Ergänzungen aus der Reserve im Weltkriege ausgeführt wurden, zu einem großen Teil auf ihre Erziehung zur Fußpflege zurückzuführen, mochte deren Durchführung auch oft sehr erschwert gewesen sein.

Zu den Zuständen, welche die Fußpflege einerseits sehr erschweren, ihre strenge Durchführung andererseits verlangen, gehört der *Schweißfuß*. Die übermäßige Schweißabsonderung begünstigt durch Aufweichung der obersten Hautschichten an der Beugeseite der Zehen und zwischen ihnen das Wundlaufen, ganz abgesehen davon, daß sie für den damit Behafteten in hohem Grade beschwerlich, für die Umgebung infolge des üblen Geruchs sehr lästig werden kann. Die Vorbeugung der Schweißfußfolgen ist mit Fußpflege zu erreichen, besonders muß die Zersetzung des Schweißes verhindert werden. Salicylsalben und -puder werden von jeher in reichlichem Maße zur Verfügung gestellt; auf ihre Verwendung wird andauernd hingewirkt.

Wundlaufen kommt auch ohne Schweiß als Folge schlechten Sitzes der Stiefel und Strümpfe, durch Hineingeraten von Sand und kleinen Steinchen in den Stiefel, auch durch Einnässung von oben nicht selten vor. In dieser Beziehung glaubte man von der Einführung eines *neuen Marschstiefels*, eines Schnürschuhs mit weichem Schaft, der sich durch seitlich angebrachte Schnallen verengen läßt, einen Vorteil gegenüber dem alten Marschstiefel erwarten zu können. Da er sich wenig bewährt hat, wurde er wieder abgeschafft. Wie gegen Schweißfuß, ist auch gegen das Wundlaufen das häufige Waschen, öfterer Wechsel von Strümpfen oder Fußlappen zu fordern. Die regelmäßige Fußbesichtigung nach größeren Märschen ist eine wichtige sanitätsdienstliche Maßnahme, welche zur Einschränkung der Wundlauf-Infekte im Heer wesentlich beigetragen hat.

Das *Wundreiten* entsteht durch den Druck schlechtpassender oder schlecht geflickter Reithosen und Unterhosen, durch Flicken am Sattel, ferner durch schlechten Sitz von noch ungeübten Reitern. Begünstigt wird das Wundreiten durch Mangel an Reinlichkeit des Körpers und der Unterkleider. Damit sind auch die Vorbeugungsmaßnahmen angedeutet: Sorge für guten Sitz und Reinhaltung der Kleidungsstücke, körperliche Reinlichkeit, namentlich auch regelmäßiges Waschen der Gesäßgegend und der Oberschenkel. Dadurch wird zugleich der Wundinfektion mit ihren oft recht unangenehmen Eiterausbreitungen auf der Haut vorgebeugt. Um Verschlimmerung zu verhüten, ist auch Fernhaltung des Betreffenden von der Reitausbildung bis zur Heilung, sowie ärztliche Belehrung des Aufsichtspersonals von großer Bedeutung.

Marsch- und Exerzierschäden der Gliedmaßen. Zum weit überwiegenden Teil haben wir hierunter diejenigen Knochenverletzungen zu verstehen, welche durch Überbeanspruchung im militärischen Dienst bei ungeübten und meist jungen Soldaten mit unzureichender Knochenfestigkeit hervorgerufen werden.

Die größte Bedeutung unter ihnen hatte von jeher der *Mittelfuß-Knochenschaden,* der am 2. oder 3., seltener auch am 4. Fußstrahl beobachtet wird und den man als Fuß- oder Marschgeschwulst von altersher bezeichnet hat. Nach dem Röntgenbefund wurden bei ihm drei Unterarten unterschieden: Derjenige mit *Bruch,* mit *Knochenhautentzündung* und derjenige *ohne Knochenveränderungen.*

Der Bruch war eindeutig, wenn frisch entstanden und zugleich bei den ersten Krankheitszeichen festgestellt. Weil er für gewöhnlich als Folge von Überbelastung ohne besonderen Verletzungsvorgang oder im Anschluß an einen geringfügigen entstand, wurde er auch als Spontanfraktur bezeichnet. Die Periostitis, welche fast immer in späterem Verlauf und dann aus Callus mit oder ohne Fissur diagnostiziert wurde, blieb viel umstritten. Während einige wenige daran festhielten, daß auch bei ihr ein primärer Bruch vorliege, erklärten andere sie als Zweckreaktion, später auch als primäre Umbauzone mit nachfolgender schleichender Fraktur.

Gegen diese Auffassung wurde eingewandt (OSTERLAND), daß bei Soldaten die Schäden unmittelbar an die Überbeanspruchung in oft so kurzen Zeitabschnitten sich entwickelten, daß es zu Umbauzonenbildung nicht erst kommen konnte, ferner, daß der Umbau im Röntgenbilde fast ausnahmslos erst erkennbar wurde, wenn klinisch nahezu völlige Heilung eingetreten war. Andererseits spricht für vorausgehende Knochenverletzung als Grundlage der Exerzier- und Marschschäden, daß vermittels heutiger besserer Röntgentechnik mehr und mehr primäre Feinbrüche gesehen wurden und daß man heute weniger Bedenken hat, bei Callusbildung auch am andern Ort die Mikrofraktur anzunehmen.

Der Vergleich mit Beobachtungen am überbeanspruchten Metall, das Veränderungen im Krystallsystem als Vorstufe zur Gefügesprengung zeigte, erwies sich als sehr geeignet, die Entstehung der Schäden verständlich zu machen, insbesondere auch, als es gelang (HENSCHEN), ganz gleichartige Gefügelockerungen in der Krystallanordnung des überbelasteten toten Knochens mittels der röntgenographischen Analyse, wie bei Werkstoffen, festzustellen.

In der Annahme einer rein mechanischen Entstehung von Gewebetrennung als Grundlage der Überbeanspruchungsschäden haben wir demnach als nur gradweise verschieden zu unterscheiden zwischen primärer Fraktur, sekundärem Callus mit und ohne sekundäre Spaltung und solchen, bei denen sich jenseits der Wahrnehmbarkeit durch Röntgenbild oder Mikroskop die Schäden entwickelt haben.

Schienbeinschäden. Nach den Mittelfußknochen sind zahlenmäßig am meisten die Schienbeine aus gleichem Anlaß durch einen unseres Erachtens wesensgleichen Verletzungsschaden betroffen, den man früher als „Schienbeinhautentzündung" bezeichnet und auf eine Überanstrengung der Muskelansätze zurückgeführt hat. Sind bei dem Mittelfußschaden die Mehrzahl auf Überanforderungen von Marschleistung mit oder auch ohne Gepäck, so ist der Schienbeinschaden im Gegensatz hierzu für gewöhnlich auf anstrengenden Exerzierdienst zurückzuführen.

Entsprechend der größeren Festigkeit der Schienbeine ist der Eintritt der ersten Erscheinungen meist nach längerer Beanspruchung zu erwarten. Schrittweiser Fortgang der

Zusammenhangstrennung erfolgt bei ihm durch Fortsetzung der Belastung, dann aber in der Regel in Verbindung mit inzwischen entstandenen Regenerationserscheinungen. Vollständige Querschnittsspaltung und -brüche sind selten beobachtet worden. Ausnahmsweise nur tritt auch nach kurzen Überbeanspruchungszeiten unmittelbar und plötzlich Feinspaltung bis zum groben Bruch des ganzen Schaftes im Sinne einer Spontanfraktur auf, die schlecht anders als aus einer vorausgehenden Änderung des atomaren Feinbaues zu erklären sind, wie bei den Mittelfußknochen.

An den *Wadenbeinen* ist Bruch und Einbruch wieder weit häufiger als am Schienbein. Die Röntgenaufnahmen ergeben bei ihnen ähnliche Bilder wie am Mittelfuß. Für die Vorbeugung ist es von Wichtigkeit, daß die Ursache sehr oft eine Überanforderung von Kniebeugen und Übungen aus der Hockstellung gewesen ist und weit weniger der Exerziermarsch. Muskelzug (Biceps und Peronaei) ist oft als Vermittler der Fraktur und Subfraktur anzusprechen.

An sonstigen Knochenverletzungen sind noch *Oberschenkelbrüche* infolge übermäßigen Exerzierens und *Oberarmfrakturen* der Handgranatenwerfer zu erwähnen, die in ganz ähnlicher Weise entstanden zu denken sind.

Auch sei auf die Frakturen von Dornfortsätzen der unteren Hals- und oberen Brustwirbel, welche infolge Schaufelns und Schippens bei arbeitsungewohnten Notstandsarbeitern und im Arbeitsdienst beobachtet worden sind (MAGNUS, BOFINGER), hingewiesen.

Für die so wichtige *Vorbeugung* der Exerzierschäden an den Knochen lassen sich bestimmte Maßnahmen kaum angeben. Es kann nur im allgemeinen auf die Vermeidung von Überanstrengungen, namentlich im Beginn der Ausbildungszeit hingewiesen werden. Bei richtiger Anpassung an die Kräfte der Mannschaften nach Dauer und Art und bei öfterer Abwechslung in den Übungen wird mancher Knochenschaden sich verhüten lassen. Marschanforderungen werden stets die Ermüdungsgrenze der Truppe berühren müssen; das gelegentliche Überschreiten derselben wird sich nie ganz verhüten lassen, ebensowenig auch die Entstehung der Marschschäden.

„Ebenso wenig werden die *sonstigen Marsch- und Exerzierkrankheiten* zu vermeiden sein, die in gleicher Weise infolge Überanstrengung entstehen, an Bedeutung aber den Knochenschäden erheblich nachstehen". In erster Linie sind hier Gelenkschäden an Fuß und Bein anzuführen, die sich in Gelenkschwellungen mit und ohne Erguß äußern und meist rasch, zuweilen aber auch langsam sich zurückbilden. Ferner gehören hierzu Verstauchungen, Sehnenzerrungen, Sehneneinrisse, Sehnenscheidenentzündungen, Schleimbeutelverdickungen, auch Muskelrisse, für welch letztere ein ganz gleicher Entwicklungsgang wie für die Knochenschäden angenommen werden kann.

Eine als Überbeanspruchungsfolge aufzufassende Erkrankung ist der Riß oder Einriß der *langen Strecksehne* des *linken Daumens* bei Trommlern, die man früher als „*Trommlerlähmung*" bezeichnete.

Das Leiden beginnt mit Schmerzen, die bald heftig und plötzlich, bald langsam und zunehmend sich einstellen, vom linken Daumen zum linken Unterarm hin ausstrahlend. Schließlich kann das Endglied nicht mehr bewegt werden. Die größere Inanspruchnahme des linken Daumens, wenn der Trommelstock in der supinierten Hand zwischen Daumen und Zeigefinger festgehalten und bewegt werden muß, so daß die Strecksehne eine besondere Belastung erfährt, veranlaßt ihre Verletzung, welche zum völligen Riß überleitet. Für die Entstehung ist der Verlauf der Sehne in ihrem Fach unter dem Ligt. carp. dors. entscheidend. Infolge dieser Einbettung wird sie von ihrem geraden Verlaufe abgelenkt. Durch Druck und Reibung am starren Band entsteht der Sehnen- und Sehnenscheidenschaden (WÜRTH VON WÜRTHENAU). Gleichartig entstandener Sehnenriß wird als Berufskrankheit bei Glasbläsern und Kellnern beobachtet (z. VERTH).

Zur Vorbeugung des Trommlerschadens ist es nötig, bei Auftreten der ersten Schmerzen den Daumen ruhigzustellen, für später den einmal Betroffenen auch nach leichten Krankheitserscheinungen vom Trommeldienst abzulösen.

Muskelknochenbildung (Myositis ossificans circumscripta). Die umschriebene Knochenbildung einiger besonders anscheinend hierzu veranlagten Muskeln hatte in der preußischen Armee ihre besondere Bedeutung, als noch durch die Übung des Einschiebens des Gewehrs nach alter Art „*Exerzierknochen*“ im Brustmuskel und medialen Teil des Deltamuskels verursacht wurden. Mit Änderung der alten Gewehrübungsvorschriften wurden sie nicht mehr beobachtet, so daß vor dem Kriege in der Hauptsache noch 3 Ursachen der Muskelknochenbildung verblieben:

1. *Übungen mit dem Fechtgewehr,* bei denen die Quetschungen des ungeschützten linken Oberarms zu Verknöcherungen im M. brachialis, seltener im M. triceps Anlaß gaben *(Bajonettierknochen).* Die große Verknöcherungsneigung des Brachialis nach Ellbogenverrenkung ist ja eine allgemeine Beobachtung. Heute, nach Aufgabe des Gewehrfechtens, findet sich naturgemäß keine Gelegenheit mehr dazu.

2. *Der Hufschlag* in dem Bereich des M. quadriceps femoris, von welchem besonders der M. rectus femoris und der M. vastus lateralis der Verknöcherung anheimfallen. Heute im Zeitalter des Sports bringen stumpfe Verletzungen des Muskels, insbesondere beim Fußball, Verknöcherungen vermehrt zur Beobachtung.

3. *Das Reiten,* welches insbesondere bei Ungeübten in der Ausbildung Verknöcherungen des M. adductor longus (zuweilen auch des M. pectineus) zur Folge hat.

Während bei den ersten beiden genannten Knochenbildungen wohl stets ein einmaliges oder wiederholtes gröberes Unfallereignis als ursächlich beschuldigt werden konnte, gab der Reitknochen im Gegensatz dazu Veranlassung, dann, wenn Unfallangaben seitens des Betroffenen fehlten, eine chronische Schädigung des Reitmuskels ohne besondere Verletzung als Ursache der Verknöcherung zu unterstellen. Auf die Unwahrscheinlichkeit dieser Annahme wies Küttner hin, indem er meinte, daß „Schmerzen einer oder mehrerer Muskelrisse im Reitweh der Rekruten untergingen“. Auch spricht dagegen die Erfahrung, daß vor der Reitmuskelverknöcherung ein ursächlicher Verletzungsvorgang, der zu Zerrung und Riß des Muskels zu führen geeignet war, in der Mehrzahl von dem Betroffenen angegeben werden kann. Die wiederholte Verletzung entsteht, wenn, wie gewöhnlich, bald von neuem geritten wird, bis dann Monate nach der ersten Verletzung die Verknöcherung des Muskels und auch seiner Sehne, die meist mitverknöchert, erkennbar wird.

Die von jeher strittige Frage, ob eine rein muskuläre Knochenbildung oder aber diese im Anschluß an Verlagerung von Knochen- und Knochenhautteilen erfolgt, ist auch heute nicht völlig geklärt. Doch dürfte nach dem heutigen Stand der Erfahrungen nur ganz ausnahmsweise die Knochenbildung von Knochen und Knochenhaut ausgehen (Liebig). In der großen Mehrzahl erfolgt der Krankheitsvorgang in einem knochenfernen Muskel. Nur selten sind zum Knochen hinüberführende knöcherne Brücken vorhanden, von denen nicht feststeht, ob sie vom Knochen oder Muskel ursprünglich ausgehen.

Bekanntlich setzt die Knochenbildung im Muskelbindegewebe ein, dessen Zellen die besondere knochenbildende Fähigkeit aufweisen. Ob die Zellen versprengte Osteoblasten oder unentwickelt liegengebliebene Keime sind, oder ob sie sich, wie die Mehrheit der Forscher annimmt, aus undifferenzierten jugendlichen Zellen metaplastisch zu Knochenbildnern entwickeln, wird solange unentschieden bleiben müssen, als sicherer tierexperimenteller Beweis nicht geführt werden kann. Ebensowenig läßt sich daher bis heute beantworten, über die Annahme von Veranlagung hinaus, warum nur in einem kleinen Bruchteil der vielen stumpfen Muskelverletzungen, und weiter, weshalb nur in wenigen ausgewählten Muskeln die Knochenbildung erfolgt.

Die allgemeine fortschreitende Muskelverknöcherung hier eingehender zu besprechen, besteht keine Veranlassung, da sie zum militärischen Dienst in keinem ursächlichen Zusammenhang steht und auch nur außerordentlich selten bei Soldaten beobachtet wird.

Die Verhütung der Verknöcherungen, soweit einmalige Verletzung ihre Ursache ist, geht für gewöhnlich mit der Unfallverhütung einher und wird sich daher nie ganz erreichen lassen. Den Einfluß wiederholter Verletzung gilt es hingegen durch frühzeitige Erkennung und Verordnung von Ruhe unter

Ausschaltung der Bewegungsreize zu bekämpfen, da diese Maßnahme das einzige Mittel zu sein scheint, das geeignet ist, die Knochenbildung zu hemmen. Weil aber erfahrungsgemäß die Muskelquetschungen und -risse, wie oben schon gesagt, oft nur wenig Beschwerden bereiten, ist es um so wichtiger, das Sanitätspersonal über die Gefahr unterrichtet zu halten und auch auf Belehrung des militärischen Aufsichtspersonals hinzuwirken.

Leistenbrüche. Die operative Beseitigung der Leistenbrüche hat eine bedeutende Abnahme der Bruchträger bei der Musterung und eine entsprechende Zunahme der durch die Operation tauglich Gewordenen zur Folge gehabt. Die Rückfallgefahr und Bildung eines sog. Bauchbruches durch Erschlaffung des Narbengewebes ist nach Radikaloperation bei den Jugendlichen als äußerst gering zu erachten, sofern eine angemessene Zeit, $^1/_4$ Jahr gemäß H. Dv. 252, bis zur Einstellung nach der Operation verstrichen ist. In welch hohem Maße wegen Leistenbruch operierte Soldaten wieder voll dienstfähig werden, ergibt eine Zusammenstellung von mir der von 1923—1927 ausgeführten Radikaloperationen, an im ganzen 1286 Soldaten, von denen 1250 (97,2%) wieder voll dienstfähig wurden und blieben (OSTERLAND). Dies günstige Resultat spricht zugleich gegen die Ansicht, daß der Heeresdienst die Entstehung von Leistenbruch infolge seiner besonderen Anforderungen begünstige.

Da aber auch in Zukunft mit der Einstellung von *Bruchanlageträgern,* ganz gleich, ob man diese erkennen kann oder nicht, zu rechnen sein wird, behält auch der Leistenbruch für den Militärarzt seine besondere Bedeutung. Die Feststellung von Leistenbruchanlage, die von bestimmten anatomischen Vorbedingungen der Erweiterung des äußeren Leistenrings abhängt, ist für die Beurteilung auf Tauglichkeit nicht belanglos, wie früher behauptet. Die Schwierigkeiten der Erkennung im Jugendalter auf der einen Seite, die Erfahrung auf der anderen, daß in vielen Fällen bei Bruchanlage ein Leistenbruch nicht zur Entwicklung kommt, haben in früherer Zeit zu eingehender Erforschung Anlaß gegeben.

Eine sehr wertvolle Aufstellung verdanken wir SCHWIENING. Nach ihm bekamen von 197416 Untersuchten mit Bruchanlage Leistenbruch 3129 = 15,9‰, von 1051170 jedoch ohne Bruchanlage Leistenbruch nur 2925 = 2,8‰. Die Zahl der Brüche war also bei den mit Bruchanlage eingestellten erheblich größer. Auch konnte ein Überwiegen der Leistenbrüche auf der Seite der Bruchanlage gleichzeitig festgestellt werden. Im ganzen ergab sich jedoch, daß die Zahl der Brüche, die zur Beobachtung kamen, recht gering waren und deshalb nahezu unberücksichtigt bleiben konnte. Dementsprechend sind heute Bruchanlageträger als tauglich (A 51) zu bezeichnen.

Es sei hier an die Bestimmung aus früherer Zeit, daß als Spielleute nur Anwärter, welche frei von Erweiterung des äußeren Leistenrings befunden wurden, auszuwählen waren, erinnert. Heute ist es von besonderem Wert, bei der Untersuchung der zu den Lehrgängen für Leibesübungen kommandierten Offiziere, Unteroffiziere und Mannschaften, im Einklang mit Ziffer 150 D.A.Df. (H.Dv. 251), besondere Aufmerksamkeit der Beschaffenheit der *Bruchpforten* zuzuwenden und zu prüfen, ob in bezug auf sie der zu Untersuchende den körperlichen Anforderungen des Dienstes gewachsen sein wird.

Bruchbänder werden heute nur ganz ausnahmsweise verordnet, wenn das Weiterdienen gestattet worden ist. Von jeher ist gegen sie eingewendet worden, daß sie den Träger behindern, zu Muskelschwund im Bruchbereich führen und wegen Erschwerung der Sauberhaltung und Reibens zu Ekzemen Anlaß geben. Dennoch ist in der Erinnerung festzuhalten, daß im Kriege Bruchbandträger in beträchtlicher Zahl den Anforderungen des Frontdienstes gewachsen gewesen sind. Andererseits wurde auch in der Kriegszeit die Leistenbruch-Radikaloperation in größerem Umfange ausgeführt, nicht immer mit dem wünschenswerten Resultat. Aus welchen Gründen, sei hier nicht weiter ausgeführt.

Plattfuß. Die gewaltige Verbreitung des Plattfußes im Volke bringt es mit sich, daß eine erhebliche Zahl von Plattfußträgern auch bei der Fußtruppe eingestellt werden muß. Da sie im militärischen Dienst erfahrungsgemäß oft

Beschwerden bekommen, ist Vorbeugung derselben eine wichtige militärhygienische Angelegenheit. Gute und passende Fußbekleidung ist für die Vorbeugung naturgemäß von grundlegender Bedeutung.

Auf die Bewährung des Hinkelschen *Fußschoners* im Kriege bei den damaligen Marschstiefeln ist hier zu verweisen. Aber auch *Stützeinlagen* wurden während der Kriegszeit in großem Umfange verordnet, sowohl fabrikmäßig hergestellte als auch Fußmodelleinlagen, die in mehr oder minder behelfsmäßig ausgestatteten orthopädischen Feldwerkstätten angefertigt wurden. Auch in der Nachkriegszeit ist im Heer an der Verordnung von fertigen Fabrikeinlagen festgehalten worden, aus der Erfahrung heraus, daß eine beträchtliche Zahl von Plattfußkranken damit beschwerdefrei wird. Ist das nicht der Fall oder von vornherein nicht zu erwarten, werden Einlagen nach Modell zugewiesen.

Plattfußentstehung und Verschlimmerung eines Plattfußes durch das militärische Üben von *Stillstehen* und *Marschieren* mit nach außen gesetzten Füßen ist oft zu Unrecht als zu Plattfuß führend angeschuldigt worden. Die auch heute noch umstrittene Frage hat an Bedeutung verloren, wo der Exerzierdienst gegenüber früherer Zeit viel weniger geübt wird. Beim Übungsmarsch bleibt es jedem einzelnen überlassen, die Füße nach seiner Gewohnheit aufzusetzen, so daß die behauptete schädigende Wirkung in Fortfall kommt.

Schrifttum.

Baetzner: Sportschäden am Bewegungsapparat. Berlin: Urban & Schwarzenberg 1927. — Bofinger: Über Dornfortsatzbrüche und deren Ursache. Münch. med. Wschr. **1933 I**. — Henschen: Chir. Kongr. **1934**. — Küttner: Myositis ossificans circumscripta. Erg. Chir. **1910**. — Liebig: Myositis ossificans circumscripta. Erg. Chir. **1929**. — Magnus: Über Dornfortsatzbrüche. Mschr. Unfallheilk. **40**, 199 (1933). — Osterland: a) Ergebnisse der Leistenbruch-Radikaloperationen in Heereslazaretten von 1923—27. Veröff. Heeressan.wes. **1930/31**, H. 84. b) Spontanfrakturen bei Soldaten nach Reichsheerbeobachtungen. Arch. f. Chir. **179**, H. 4. — Schwiening: Über Leistenbrüche in der Armee. Ärztl. Sachverst.ztg. **1902**, Nr 22/23. — Würth v. Würthenau: Dtsch. militärärztl. Z. **1908**, 673.

D. Gelenkschäden.

Von **W. Asal**-Dresden.

Der Begriff „Gelenkschaden“ entspringt neuzeitlichen pathophysiologischen Betrachtungen über die Einwirkung *übermäßiger Sportleistungen* und besonders gearteter schwerer *Berufsarbeit.*

Durch umfangreiche Untersuchungen und Beobachtungen, die wir Baetzner, Andreesen, Tobler u. a. verdanken, ist festgestellt, daß die Gelenke bei überphysiologischer Dauerbeanspruchung allmählich krankhafte Veränderungen erleiden in Form von Entartung des Knorpelgewebes, Knochen- und Knorpelauswüchsen an den Gelenkenden, Randwulstbildungen an den Knorpel-Knochengrenzen, Auftritt freier Gelenkkörper, chronischen Entzündungen, Verdickungen und Verknöcherungen der Gelenkkapsel, Vermehrung der Gelenkflüssigkeit u. a. Diese zum Teil sehr schweren Umformungen der Gelenke entsprechen dem Bild der chronisch deformierenden Arthrose und sie haben wie diese mehr oder weniger erhebliche Funktionsstörungen zur Folge.

Nach Baetzner ist es vor allem der auf Höchstleistung abzielende einseitige und übertriebene *Sport,* der zum Gelenkschaden führt. Natürliche, außerhalb der Gelenkmechanik liegende Bewegungen und Übermüdungen mit Störung der nervösen, regulierenden Einflüsse spielen dabei eine Hauptrolle und erklären die Tatsache, daß die überbeanspruchten Gelenke ganz besonderen Zug- und Druckwirkungen, Stößen, Prellungen und chronischen Erschütterungsreizen ausgesetzt sind. Am häufigsten werden solche schädigende Einflüsse beim Fußballspiel und Boxen beobachtet und die volkstümlichen Ausdrücke „Fußballknie“ und „Boxergelenk“ kennzeichnen treffend die Entstehungsursachen dieser weitverbreiteten Gelenkschäden.

Neben den Sportschäden kennen wir auch typische *Berufskrankheiten* der Gelenke, die hinsichtlich ihrer Entstehungsart und ihrer Erscheinungsformen mit jenen durchaus übereinstimmen. Am bekanntesten sind die Veränderungen, die nach anstrengender Dauerarbeit mit Preßluftwerkzeugen an den Gelenken der oberen Gliedmaßen entstehen und die Kniegelenkschäden, die die in langdauernder Hockstellung tätigen Bergarbeiter erleiden. Bei ihnen kommt es auch ebenso wie bei Fußballspielern und Anhängern anderer Laufsportarten zum vorzeitigen Auftritt degenerativer Veränderungen in den Bandscheiben, welche infolgedessen funktionell geschwächt werden und zu Selbstrissen neigen.

Die Frage, ob und in welchem Ausmaße Gelenkschäden im Sinne vorstehender Ausführungen auch im *Heere* vorkommen, ist schwer zu beantworten. Die militärärztliche Berichterstattung gibt darüber keinen sicheren Aufschluß, da sämtliche Gelenkerkrankungen ausgenommen Tuberkulose, akuter Gelenkrheumatismus und Tripper unter der Sammelnummer 171 rapportiert werden. Auch in den Krankenblättern der Lazarette findet man Gelenkschäden nach den neuzeitlichen ätiologischen Gesichtspunkten kaum je unterschieden. Die Dienstbeschädigungsfrage lenkt von vornherein das Augenmerk auf traumatische, zeitlich umschriebene Einwirkungen und die vielen Möglichkeiten, die der Militärdienst in dieser Hinsicht bietet, kommen diesem bestimmten Kausalitätsbedürfnis meist irgendwie — ob mit Recht oder Unrecht sei dahingestellt — zu Hilfe. WISSEMANN bezweifelt die ausschließlich traumatische Genese in seinem Bericht über Sportverletzungen im Reichsheer vom Jahre 1928, indem er schreibt: „bei einem Teil der Kniegelenksverletzungen, besonders bei Fußballspielern, hat man den Eindruck, daß die als ursächlich angegebene Verletzung von nachgeordneter Bedeutung ist gegenüber chronischen Schädigungen infolge übertriebenen Fußballspiels.“ Auch der Sanitätsbericht 1932 läßt mit der Feststellung, daß 10% aller Gelenkmäuse einer nachweisbaren Entstehungsursache entbehren, vielleicht das Vorliegen typischer Gelenkschäden bei einem Teil dieser Fälle vermuten.

Demgegenüber lehrt die eigene Erfahrung, die sich auf die 10jährige Leitung einer chirurgischen Lazarettabteilung stützt, daß übermäßige sportliche bzw. berufliche Dauerleistungen beim *Militärdienst* nur ganz ausnahmsweise als Ursache von Gelenkerkrankungen in Betracht kommen.

Aus dem eigenen Material sind nur 2 Fälle von operativ behandelter Chondropathie der Patella und 2 chronisch deformierende Arthrosen des Ellenbogengelenks mit freien Gelenkkörpern zu nennen, die als typische Sportschäden anzusprechen waren. Die beiden ersterwähnten Kranken hatten sich ihr Leiden schon vor Diensteintritt durch übermäßiges Fußballspiel zugezogen; für die Ellenbogengelenkserkrankungen waren in einem Falle außerdienstlicher Boxsport, im anderen Geräteturnen ursächlich in Betracht zu ziehen. Bemerkenswert ist noch eine gelegentliche Beobachtung von einigen Rekruten derselben Kompanie, die Gelenkergüsse aufwiesen, nachdem ihnen zur Schulung für den Einzelmarsch methodisch durch gewaltsame ruckartige Überstreckung im Sinne des Genu recurvatum die Beine „gerade gebogen“ worden waren. Es können solche unzweckmäßigen Maßnahmen, wenn sie nicht rechtzeitig abgestellt werden, zweifellos zur Entwicklung von chronischen Gelenkschäden führen.

Im allgemeinen ist die Ausbildungszeit jedoch so kurz und der Militärdienst im ganzen betrachtet so vielseitig und abwechslungsreich, daß es kaum zu einer zum Dauerschaden sich auswirkenden langfristigen überphysiologischen Beanspruchung einzelner Gelenke kommen kann. Diese Annahme entspricht auch der allgemeinen klinischen Erfahrung, daß die chronisch deformierenden, den Gelenkschäden ähnlichen Arthritiden unserer Soldaten sich mit verschwindenden Ausnahmen erst nachträglich auf dem Boden einer schweren oder verspätet bzw. unzureichend behandelten Gelenkverletzung entwickeln.

Auch SCHUM machte bei dem gleichgearteten Material der Polizeitruppen die Feststellung, daß 95% aller chronisch deformierenden Arthrosen rein traumatisch bedingt sind.

Eine Bestätigung dieser Ermittlungen ergab sich aus der einheitlichen Bearbeitung aller *Bandscheibenverletzungen des Heeres,* die seit einem Jahr im Gange ist. Wie bereits erwähnt, sollen ja auch die Meniscusläsionen nach neueren Untersuchungen an Sportleuten und Bergarbeitern (Baetzner, Andreesen) in der Hauptsache Erscheinungen typischer Gelenkschäden darstellen in Form von Selbstrissen in einem durch chronische Überbeanspruchung vorzeitig degenerierten und funktionell geschwächten Knorpelgewebe. Das Heeresmaterial scheint jedoch anders geartet zu sein. Eingehende pathologisch-anatomische Untersuchungen an bisher 42 operativ entfernten Bandscheiben haben unter Auswertung der anamnestischen und klinischen Feststellungen die Tatsache ergeben, daß 32mal (= 76%) die Verletzungen rein traumatisch im gesunden Gewebe entstanden waren, während bei nur 10 Kranken (= 24%) degenerative Veränderungen angetroffen wurden, die möglicherweise das Auftreten des Bandscheibenrisses begünstigt haben konnten. Aber selbst bei diesen lag mit Ausnahme von 2 Fällen ein erhebliches Trauma vor, während besondere funktionelle Überlastungen als Ursache für die Entartungserscheinungen nicht zu ermitteln waren.

Demnach spielt im Heere beim Zustandekommen der Meniscusverletzungen wie bei der Pathogenese der chronisch deformierenden Arthrose das *Trauma* die entscheidende Rolle. Eine berufliche Disposition für diese Erkrankungen und die ihnen verwandten Gelenkschäden etwa auf Grund übermäßiger einseitiger Dauerbeanspruchung einzelner Gelenke beim Exerzieren oder infolge häufigen Knieens am Maschinengewehr oder auch auf Grund übersteigerter sportlicher Betätigung kann kaum in Frage kommen, wenn die *Anforderungen in der Ausbildungszeit* entsprechend den Dienstvorschriften allmählich gesteigert und willkürliche einseitige Übertreibungen durch die truppenärztliche Aufsicht unterbunden werden.

Schrifttum.

Andreesen: Dtsch. med. Wschr. **1933 I**, 611. — Zbl. Chir. **1934**, Nr. 21, 1235. — Asal: Veröff. Heeressan.wes. **1935**, H. 98, 53. — Baetzner: Sportschäden am Bewegungsapparat. Wien u. Berlin: Urban & Schwarzenberg 1927. — Zbl. Chir. **1935**, Nr 14, 815. — Bircher: Schweiz. med. Wschr. **1929 II**, 1309, 1359, 1366. — Hellström u. Nielsen: Zbl. Chir. **1934**, Nr 7, 410. — Mandl: Dtsch. Z. Chir. **1933**, 239, 580. — Zbl. Chir. **1930**, Nr 33, 2064. — Röllgen: Dtsch. Z. Chir. **211**, 195 (1928). — Schmidt, M. B.: Schweiz. med. Wschr. **1935 I**, 180. — Schum: Zbl. Chir. **1935**, Nr 14, 815. — Tobler: Arch. klin. Chir. **177**, 483 (1933). — Zbl. f. Chir. **1930**, Nr 13, 811; **1933**, Nr 24, 1424. — Wissemann: Bericht über Sportschäden und Sportverletzungen beim Reichsheer, 1928.

E. Alkohol und Wehrmacht.

Von **W. Kittel**-Berlin.

Die Physiologie und Pathologie der Alkoholwirkung ist so bekannt, daß auf sie hier nicht näher eingegangen zu werden braucht.

Chronischer Alkoholismus. Was die Alkoholfrage zu einem Problem für die Völker hat werden lassen, ist nicht der gelegentliche Rausch, das regelmäßig getrunkene Glas Wein, sondern die Folgezustände, die der dauernde Alkoholmißbrauch auf den einzelnen ausübt — Abnahme der Leistungsfähigkeit, Vertrottelung, Absinken auf der sozialen Stufenleiter, Verlust sittlicher und moralischer Qualitäten, vorübergehende oder dauernde geistige Störungen — die Rückwirkung auf die Allgemeinheit — Berufsstörungen, Heilversuche, vorzeitiger Verlust der Arbeitsfähigkeit, Unterstützungsbedürftigkeit, Vernachlässigung der Pflichten gegen die Familie, Unfallhäufigkeit, vermehrte Kriminalität, Steigerung des asozialen Verhaltens —, vor allem aber die Gefahr der Rauschgiftsucht, zu der das überall leicht greifbare narkotische Gift nicht gefestigte Charaktere verführt. Ob ein Volk solche Verfallserscheinungen in größerem oder geringerem Umfang zeigt, ist für seine Wehrkraft nicht gleichgültig. Denn die Wehrkraft eines Volkes stellt die Summe aller körperlichen, psychischen, wirtschaftlichen und moralischen Kräfte dar, die es aufzubringen vermag, wenn es durch einen Krieg vor die Schicksalsfrage gestellt wird, ob es wert ist, bestehen zu bleiben oder unterzugehen.

Sterilisierung. Da süchtig nur wird, wer eine Veranlagung dazu mitbringt, hat man die schweren Alkoholisten in das Sterilisierungsgesetz mit einbezogen, wobei es nötig ist, nicht allzu lange mit der Unfruchtbarmachung zu zögern, um nicht erst eine Anzahl von Kindern entstehen zu lassen, die doch nur ein Opfer abnormer Veranlagung oder schlechter Erziehung und bösen Beispiels zu werden bestimmt sind. Ob durch den Alkoholismus das Erbgut so geschädigt wird, daß eine größere allgemeine Lebensschwäche oder bestimmte Einzeldefekte (Schwachsinn, Epilepsie) bei den Nachkommen auftreten, ist noch immer umstritten. Der Alkoholismus entsteht nicht auf dem Boden eines bestimmten Erbtypus. Die Erfahrung der Praxis lehrt aber, daß er nie bei einwandfreien familiären Gesundheitsverhältnissen auftritt, sondern daß man in der Abstammung und in den Seitenlinien der schweren Alkoholiker eine Mustersammlung belasteter Menschen, Psychopathen, Schwachsinnige, Zurückgebliebene, Kriminelle, Asoziale, Fürsorgezöglinge, Prostituierte, Epileptiker der verschiedensten Art, Hysteriker und Geisteskranke findet. Es ist also nur folgerichtig, den Volkskörper von Nachkommen zu befreien, die eine solche Auslese von krankhaften Anlagen in sich tragen und deren Aufzucht und Lebensführung die Allgemeinheit mit ungeheuren Summen belasten. BANDEL hat auch nachgewiesen, daß die allgemeine Sterblichkeit der Alkoholiker so erheblich erhöht ist, daß dadurch die durchschnittliche Sterblichkeit der ganzen männlichen Bevölkerung ungünstig beeinflußt wird.

Kriminalität. Mit der Bekämpfung des Alkoholismus muß untrennbar die Bekämpfung der im Rausch begangenen Verbrechen Hand in Hand gehen. Hier ist lange die Gesetzgebung des Heeres führend gewesen. Das Militärstrafgesetz bedrohte Trunkenheit im Dienst oder nach Befehligung zum Dienst mit Strafe, sah dabei in der selbstverschuldeten Trunkenheit keinen Strafmilderungsgrund und erklärte im Kriege als Feigheit vor dem Feind, wenn sich jemand durch Trunkenheit zu Kampfhandlungen unfähig machte. Erst im Jahre 1933 ist die Zivilstrafgesetzgebung gefolgt. Jetzt gilt der Rausch nicht mehr als Freibrief. Wer im Rausch, auch wenn er dadurch nicht zurechnungsfähig ist, eine strafbare Handlung begeht, wird bestraft, wenn er sich vorsätzlich oder fahrlässig in den Rauschzustand versetzt hat. Als nicht fahrlässig wird man nur den ersten Rausch ansehen können, wenn der Betreffende nicht wissen konnte, wieviel Alkohol er verträgt. Im allgemeinen kann man von jedem Erwachsenen diese Kenntnis voraussetzen. Das gilt nicht nur für den gewöhnlichen, sondern auch den sog. pathologischen Rausch, gilt für die Alkoholintoleranz ebenso, wie für das, was man im Volksmund einen „schlechten Rausch" nennt. Gerade in diesen Zuständen kommt es besonders häufig zu Straftaten, und ein solcher Rauschzustand wäre nur dann eine Entschuldigung, wenn der Täter glaubhaft nachweisen kann, daß er z. B. noch niemals vorher einen pathologischen Rausch gehabt hat. Vor einer allzu freigiebigen Verwendung der Diagnose „pathologischer Rausch" kann nicht eindringlich genug gewarnt werden. Es ist eine psychotische Reaktion von epileptoider oder deliranter Färbung und läßt sich genügend scharf gegenüber den Variationen der üblichen Alkoholwirkung abgrenzen. Sorgen wir Ärzte dafür, daß die guten Absichten des Gesetzgebers nicht durch eine laxe Auffassung beim Begutachten durchkreuzt werden.

Es liegt auf der Hand, was diese gesetzgeberischen Maßnahmen für die Wehrmacht bedeuten. Das enge Zusammenleben, die besonderen Anforderungen, die an Auftreten, Haltung und Lebensführung gestellt werden, lassen viele Handlungen straffällig werden, die im Zivil unbeachtet bleiben. Das innere Gefüge der Wehrmacht kann straffer Zucht und Ordnung nicht entbehren, verlangt unbedingtes Aufrechterhalten der Manneszucht, kann eine Gefährdung der Disziplin nicht dulden, sollen nicht ihre Grundfesten erschüttert werden. Hier ist der Alkohol so gefährlich, weil er durch Beschränkung der klaren Überlegung überhaupt erst den Entschluß reifen läßt, sich gegen den Vorgesetzten aufzulehnen, und weil ein schlechtes Beispiel nur zu schnell kritiklose Nachahmung findet. Die Statistik zeigt, daß die Mehrzahl der Vergehen der Gehorsams-, der Achtungsverletzung, des tätlichen Angriffs gegen Vorgesetzte unter Alkoholwirkung begangen werden. Im Jahre 1899 wurden von allen *Verfehlungen gegen die militärische Unterordnung* unter Alkoholwirkung im Heer 28,5%, in der Marine 45,7% begangen, in der Nachkriegszeit im Jahre 1925: 20%, 1926: 28%, 1927: 37%, 1928: 20%, 1929: 34%, 1930: 24%, 1931: 22%. Dabei sind es gerade die schweren Delikte, die überwiegend in der Trunkenheit begangen werden.

Erschütternder aber noch als die Zahlen ist das Einzelschicksal. Sind es doch oft durchaus brauchbare und tüchtige Soldaten, die sich im Rauschzustand vergessen und durch schwere Straftaten unglücklich machen.

Wirkung kleiner Alkoholmengen. Zur Verbreitung des Alkoholmißbrauchs tragen eine Reihe von Schlagworten bei, die den Alkohol nicht als das hinstellen, was er wirklich ist, nämlich ein Genußmittel, das in kleinen Mengen euphorisierend, in großen aber narkotisch wirkt. So hört man immer wieder, daß der Alkohol ein Nährstoff sei. Gewiß wirkt der Alkohol im Körperhaushalt fettsparend und wärmeerzeugend, aber doch nur in so geringen Mengen, daß seine Giftwirkung stets überwiegt und von irgendeinem Nutzen als Nahrungsmittel nicht die Rede sein kann.

Ferner wird behauptet, daß der Alkohol die *Leistungsfähigkeit* steigere.

Die Alkoholwirkung — auch bei kleinen Mengen — beginnt mit dem Gefühl der Angeregtheit, die Stimmung wird heiter und rosig, mit Neigung zu hochfliegenden Plänen. Die Redeweise wird lebhaft, der Ablauf des Gedankenganges beschleunigt bis zur Ideenflucht, Hemmungen und Bindungen, die sonst das Tun und Lassen zu bestimmen pflegen, fallen fort. Man wird lebhafter, unbekümmerter, mutiger, fühlt sich sorgloser, ungebundener, spricht und handelt freimütiger, aber auch rücksichtsloser. Durch diese Steigerung und leichtere Auslösung der Willensantriebe erscheint die Kraft und die Leistungsfähigkeit subjektiv erhöht.

Dieses subjektive Gefühl besserer Leistung hält einer objektiven Prüfung aber nicht stand. Durch die *Schießversuche* von KRAEPELIN, die später in der schwedischen Armee fortgesetzt wurden, wissen wir, daß alle Schützen, die Alkohol — in geringen Mengen ohne Trunkenheitserscheinungen — genossen hatten, schlechter schossen.

Die Einbuße an Treffsicherheit betrug 5 Minuten nach dem Alkoholgenuß 1,9%, nach 20 Minuten 3,1%, nach 40 Minuten 2,5%. Für die heutige Kampfweise, bei der dem Einzelschützen als Träger einer schnellfeuernden Maschinenwaffe eine ausschlaggebende Rolle zufällt, ist besonders wichtig, daß nach den schwedischen Feststellungen die Ergebnisse beim Schnellfeuer besonders schlecht waren. Das Verhältnis der Fehlschüsse mit und ohne Alkohol war 27 : 7. Dabei hatten die meisten der schlechter schießenden Schützen die Überzeugung, besser geschossen zu haben.

Auch die *allgemeine Leistungsfähigkeit* wird herabgesetzt. MALLWITZ stellte bei dem *Gepäckmarsch* über 100 km in Kiel fest, daß von den Alkoholabstinenten 92% das Ziel erreichten, von den anderen Teilnehmern nur 46%.

Nach JAECK setzten sich von den *Olympiakämpfern* 1924 und 1928 die den Alkohol meidenden Wettkämpfer in der Siegergruppe in größerer Zahl durch, als nach der allgemeinen Beteiligung zu erwarten war. WIESNER ließ Soldaten des *Reichsheeres* mit und ohne Alkohol (100 ccm 52% Alkohol) einen sportlichen Lauf über 100, 400, 1500 und 5000 m machen. Der Alkoholgenuß führte zu Erhöhung der Pulszahl, Steigerung des Blutdrucks, Verminderung der Leistung bei Lang- und Kurzstreckenläufern, zunehmender Ermüdung und Behinderung der Atmung bei den Langstreckenläufern. Schon immer war den Militärärzten bekannt, daß bei größeren Märschen die Soldaten zuerst schlapp machten, die Alkohol genossen hatten. Experimentell wurde das vor dem Kriege bei einem bayerischen Regiment festgestellt; von 2 Kompanien, die vor dem Ausmarsch Alkohol erhalten hatten, fielen 20 bzw. 28 Soldaten als marschunfähig aus, von der 3. Kompanie, die keinen Alkohol erhalten hatte, nur einer. Tritt zu der körperlichen Anstrengung noch Hitze hinzu, so macht sich die Alkoholwirkung doppelt unangenehm bemerkbar. Hitzschlag, dieser gefährlichste Feind einer marschierenden Truppe, tritt nach Alkoholgenuß besonders häufig auf.

Alkohol ist eben ein Reizmittel. Er kann zwar auf kurze Zeit die Auslösung von Bewegungs- und Willensantrieben beschleunigen, doch folgt stets Leistungsminderung, auch beim Alkoholgewohnten (MEYER). Die Exaktheit aller Bewegungen wird vermindert, die Auffassung erschwert, Schnelligkeit und Schärfe der Beobachtung und des Entschlusses herabgesetzt. Es sind nicht nur die großen Alkoholgaben, die das zuwege bringen, sondern auch kleine. Waren das in früheren Zeiten lediglich interessante wissenschaftliche Experimente, so gewinnen sie in der Zeit der Motorisierung praktische Bedeutung. Denn der *Kraftfahrer* handelt schon normalerweise nicht nach bestimmten festliegenden Regeln, sondern muß Wahlreaktionen treffen: Bedienung der Kupplung, der Bremse, des Steuers, des Gashebels und der Warnungssignale. Im Moment der Gefahr wird verlangt, daß er sie richtig und der jeweiligen Situation angepaßt in Sekundenschnelle ausführt. Wer unter Alkoholwirkung steht, ist dazu nicht imstande, wozu noch erschwerend die Steigerung der Unternehmungslust, des Draufgängertums und die mangelnde Selbstkritik durch den Alkoholgenuß hinzukommt. COLLA gibt an, daß von 272 Entziehungen des Fahrscheins 101mal der Grund Alkoholgenuß war.

Im *Kriege* ist die Frage erörtert worden, ob der Soldat die für ihn günstige Wirkung des Alkohols ausnutzen solle, das „Mut antrinken", den Wegfall der Hemmungen, den gesteigerten Tätigkeitsdrang, die Hintansetzung aller Rücksicht auf die eigene Person. Wir haben es bei unseren Gegnern, namentlich bei ihren farbigen Truppen erlebt, daß sie vor dem Angriff unter Alkohol gesetzt wurden. Die deutsche Heeresleitung hat es weder befohlen noch angeraten. Die Erfahrungen haben ihr recht gegeben. Als 1918 unsere von jahrelanger Entbehrung zermürbte Truppe auf die unversehrten Vorräte des Feindes stieß, griff sie wahllos nach allem, was sie fand, Kleidung und Ausrüstung, Eßbarem und Trinkbarem. Was an manchen Stellen ihren Schwung lähmte, war die Alkoholwirkung, war der Rausch. Kein Führer wird es wagen können, seiner Truppe vor dem Angriff Alkohol zu geben, denn niemals weiß er, ob nicht die Erschlaffung, die dem Alkohol folgt, die Truppe gerade im entscheidenden Moment versagen läßt. Nach dem gelungenen Angriff ist die Truppe schon normalerweise durcheinander gekommen, der Befehlsmechanismus ist gestört, Verbindungen zum Nachbarn sind abgerissen, die Truppe ist nach den vorangegangenen Anstrengungen erschöpft. Der Gegner wird diesen Zeitpunkt meist zu einem Gegenstoß ausnutzen, den nur eine Truppe abfangen kann, die sich klaren Blick, kühle Besonnenheit, rasches Erfassen der Lage und entschlossenes, zielbewußtes Handeln bewahrt hat. Bei der heutigen Gefechtsweise werden diese Fähigkeiten nicht nur von dem Führer, sondern von jedem Stoßtruppführer, jedem M.-G.-Schützen verlangt.

Maßnahmen gegen den Alkohol im Heer. Im deutschen *Heer* wurde die Gefahr des Alkohols frühzeitig erkannt. Schon 1862 wurde die tägliche Branntweinportion in der Verpflegung gestrichen und durch Kaffee ersetzt. Es wurde verboten, bei anstrengenden Märschen Alkohol in der Feldflasche mitzuführen oder Alkohol durch die Zivilbevölkerung verabfolgen zu lassen, bei der *Marine* wurde die Mitnahme von Alkohol an Bord der Kriegsschiffe streng überwacht, der Verbrauch von alkoholfreien Getränken wurde gefördert. Jeder *Rekrut* erhielt ein Merkblatt, das ihn auf die Gefahren des Alkohols aufmerksam machte.

Der letzte Kaiser trat in einer Ansprache an die Seekadetten für die Enthaltsamkeitsbestrebungen ein, und ein unbefangener Beobachter wird feststellen müssen, daß in der Vorkriegszeit nicht mehr Alkohol in der Armee getrunken wurde, als sonst in der Masse des Volkes, aus dem es sich rekrutierte. Vielleicht wurde bei manchen Anlässen schärfer getrunken, aber sicher nicht regelmäßiger. 1914 wurde der Alkoholausschank während der Mobilmachung und den Aufmarschtransporten verboten. Diese Maßnahme hat sich bestens bewährt, und es ist nirgends zu den unliebsamen Zwischenfällen gekommen, die sich früher bei Rekruten- oder Reservistentransporten ereigneten.

Auf diesem Wege wurde auch in der *Nachkriegszeit* bewußt weitergegangen. Durch Belehrungen und Vorträge der mannigfachsten Art wurde für Aufklärung gesorgt, der Ausschank nicht alkoholhaltiger Getränke in den Kantinen gefördert. Immer wieder ließ sich die Heeresleitung Warnungen vor Unmäßigkeit angelegen sein und schritt gegen Übertretungen ein. Während in früheren Vorschriften bei schlechtem Trinkwasser oder zur Vorbeugung gegen Kälte und Nässe die Verabfolgung von Wein oder Schnaps empfohlen wurde, traten an deren Stelle andere Getränke, z. B. Teeaufgüsse, zu denen im Einzelfall eine Rumportion vom Arzt verordnet werden konnte. Denn diese kann z. B. bei drohender Erkältung nur dann wirken, wenn der Soldat sich nicht mehr der Nässe auszusetzen braucht und die Wärme, die der Alkohol erzeugt, durch warme Einwicklungen erhalten bleibt. Sonst wird durch die Erweiterung der Hautgefäße nur noch ein größerer Wärmeverlust erzeugt.

Durch den zunehmenden *Sport* wurden häufigere oder gar regelmäßige Alkoholexzesse immer seltener. Klar und knapp sagt die Vorschrift für Leibesübungen: Wer unregelmäßige Lebensführung, Alkohol- und Tabakgenuß nicht aufgibt, ist von jedem Wettbewerb und Training auszuschließen.

Den *Kraftfahrzeugführer* verpflichten die Bestimmungen, sich vor und während einer Fahrt geistiger Getränke ganz zu enthalten oder doch nur in geringem, unzweifelhaft nicht schädlichem Maße zu sich zu nehmen. Hat er diese Grenze überschritten, so muß er auf die Führung des Kraftfahrzeuges verzichten. Zur Ermittlung schuldiger Fahrzeugführer wurde die Alkoholprobe im Blut nach Widmark eingeführt.

Dank dieser zielbewußten Fürsorge spielen denn auch *Alkoholerkrankungen* im Reichsheer fast keine Rolle mehr. Die jährlichen Zugangszahlen (1923—1932) schwanken zwischen 0,06—0,19‰ der Kopfstärke, obwohl bei dem kleinen Reichsheer auch geringe absolute Zahlen sich in stärkerem Maße bei der Berechnung hätten auswirken müssen, als in großen Armeen. Als Vergleich sei gebracht, daß die *amerikanische Armee* im gleichen Zeitraum bei ihren weißen Truppen 8—11‰ Zugänge an Alkoholismus aufwies.

Der Standpunkt der Heeresleitung kam nirgends besser zum Ausdruck als in der Ziffer 416 der *Kriegssanitätsordnung,* die deshalb im Wortlaut hier angeführt sei: Der Alkohol wirkt zwar anfangs belebend, beim Genusse größerer Mengen bald erschlaffend. Die Erfahrung lehrt, daß enthaltsame Soldaten den Kriegsstrapazen am besten widerstehen. Auch verführt der Alkoholgenuß leicht zu Unmäßigkeiten und zur Lockerung der Manneszucht. Alkoholische Getränke sind daher nur mit größter Vorsicht zu gewähren und auf dem Marsch ganz zu vermeiden. Bei Kälte Alkohol zur Erwärmung zu genießen, ist gefährlich. Seine wärmende Wirkung ist trügerisch. Dem Beschränken des Alkoholgenusses ist von allen Dienststellen fortgesetzt die ernsteste Aufmerksamkeit zuzuwenden.

Wehrmacht und Alkohol. Der *neuen Wehrmacht,* die sich wieder auf die allgemeine Wehrpflicht, auf das ganze Volk stützen kann, erwächst auch in der Alkoholfrage eine große *erzieherische Aufgabe.* Je breiter die Basis im Volke ist, auf der die Wehrmacht beruht, um so mehr werden seine Tugenden und

Laster sich in ihr wiederfinden. Durch ihre Einheitlichkeit und Geschlossenheit kann die Wehrmacht aber sowohl den einen wie den anderen gesteigerte Auswirkung verschaffen, sie kann also sowohl die Weiterverbreitung von Trinksitten fördern als auch der Schrittmacher von Mäßigkeitsbestrebungen werden. Von jeher schienen Kriegertum und Trunkfreudigkeit zusammen zu gehören. Das Leben des Soldaten fließt meist nicht so ruhig dahin, wie das des Bürgers. Schon im Frieden wechseln Zeiten intensiver Beanspruchung aller Kräfte des Leibes und der Seele mit eintönigeren Wochen in einer oft abgelegenen Garnison. Im Kriege aber schwankt erst recht das Dasein des Soldaten zwischen völliger Entbehrung, Hintansetzen aller Rücksicht auf das eigene Leben und dem Hingegebensein an das dem überall lauernden Tode abgewonnene Leben. Da schien der Alkohol das Mittel, um die Erinnerung an die erlebten Schrecknisse vergessen zu lassen und die Befürchtungen über die noch kommenden zum Schweigen zu bringen, um das gesteigerte Lebensgefühl, das die Stunden vor dem Kampf nicht minder erfordern als die Zeiten der Ruhe, zu wecken und zu erhalten. Mannhaftigkeit und Trunkfestigkeit verschmolzen so zu einem Begriff. Das war nicht etwa ein spezifisch deutscher Vorgang; er findet sich in allen Heeren und zu allen Zeiten. Und war es nicht der Alkohol, so war es Fasten, Gebet oder religiöse Ekstase, mit der sich die Krieger die Schrecknisse der Schlacht zu erleichtern suchten. Nur ein Sektierer oder ein Fanatiker wird darum den Soldaten tadeln, der die Schrecknisse der Materialschlacht im Alkohol zu vergessen sucht, oder der im Kreise von Kameraden einen frisch-fröhlichen Trunk tut. Man kann ein Genußmittel einem Volk nicht verbieten, ohne daß es sich ein anderes, vielleicht noch schlimmeres, sucht. Es ist der bessere Weg, seine angenehmen Eigenschaften den Menschen zu erhalten und seine Nachteile soweit als möglich zu verhindern. Wirkungsvoller als alle dienstlichen Maßregeln ist, die Einsicht und das Verständnis für die Alkoholgefahr bei jedem einzelnen Mann zu wecken. Er muß wissen, daß der Alkohol kein Nährstoff ist, daß er die Leistungsfähigkeit nicht steigert, keine erhöhte Widerstandsfähigkeit gegen Anstrengungen oder Krankheiten verleiht. Dem Soldaten muß anerzogen werden, daß er auch der Verführung zu widerstehen lernt, daß er Herr über den Alkohol bleibt und nicht sein Sklave wird, daß die Rücksicht auf das Ehrenkleid, das er trägt, es ihm verbietet, sich sinnlos zu betrinken. Die engen kameradschaftlichen und die disziplinaren Verhältnisse im Heere erfordern, daß niemand die Grenze dessen, was er verträgt, überschreitet. Es ist falsch, grundsätzlich und unter allen Umständen das Trinken von Alkohol zu verlangen; wer eine schwierige körperliche oder geistige Arbeit vor sich hat, soll nicht gezwungen werden, sich durch stärkeren Alkoholgenuß künstlich weniger leistungsfähig zu machen. Es ist ebenso falsch, Belastungsproben anzustellen, oder durch Trinkzwang jemanden das nötige „Benehmen in der Trunkenheit“ beizubringen. Wem auf andere Weise nicht beigebracht werden kann, seine Affekte zu beherrschen und sich fest in der Hand zu halten, dem wird man das auch durch den Alkohol nicht anerziehen. Totalabstinent aber soll sein, wer nicht gefestigt genug ist, um den Gefahren des Alkohols widerstehen zu können, und wer auf den Alkohol abnorm reagiert oder Gefahr läuft, seine Mitmenschen zu gefährden. Das beste Erziehungsmittel war stets das Beispiel. Auf die Wehrmacht und ihr Beispiel blickt das ganze Volk, in der Wehrmacht aber blickt man auf die Führer. Alle großen *Feldherren* waren mäßig im Alkoholgenuß, so Friedrich der Große, Napoleon, Gneisenau, Moltke und die großen Führer des Weltkrieges. Handeln wir nach ihrem Vorbild, so wird uns der Alkohol den Genuß vermitteln, den die Menschheit in ihm gesucht hat. Er wird uns über manches Quälende hinweghelfen, wird uns froh sein lassen im frohen Kreise und den Genuß am Leben mehren.

Schrifttum.

Literaturangaben finden sich in den Arbeiten von POHLISCH, vor allem in seinem Referat im Verein für Psychiatrie 1932 in Bonn und seinen Übersichtsreferaten in den Fortschritten der Neurologie und Psychiatrie. Viel Material bringt die Zeitschrift „Die Alkoholfrage".

BANDEL: Alkoholismus und Sterblichkeit im Lichte der Bevölkerungsstatistik. Wissenschaftliche Arbeiten zur Alkoholfrage, 1935, H. 11. — BONNE: Nüchternheit und Verkehrssicherheit. Hamburg 1926. — COLLA: Ärztliches zur Alkoholfrage im neuen Reich. Berlin 1935. — GÜTT-RÜDIN: Verhütung erbkranken Nachwuchses. München 1934. — HERING: Sport und Alkohol, Leibesübungen, 1927. H. 8. — JAECK: Gesamterziehung und körperliche Leistungsfähigkeit. Pädagogisches Magazin, H. 1200. — KANKELEIT: Alkohol und Verbrechen. Berlin 1926. — KITTEL: Die Begutachtung von Trunkenheitszuständen im Reichsheer. Veröff. Heeressan.wes. **1930**, H. 84. — KRAEPELIN: Psychologische Arbeiten und Lehrbuch der Psychiatrie, Bd. 2. Leipzig 1910. — MALLWITZ: Alkoholgenuß und Sporttüchtigkeit. Die Alkoholfrage, 1921. — MEYER, FRITZ: Energieumsatz und Wirkungsgrad des Alkoholgewohnten unter dem Einfluß von Alkohol. Z. Arb.physiol. **1931**, 433. — WIESNER: Einfluß von Alkohol und Nikotin auf die sportliche Leistungsfähigkeit. Veröff. Heeressan.wes. **1925**, H. 78.

F. Hygiene des Rauchens.

Von **W. KITTEL**-Berlin.

Über Wert oder Unwert des Rauchens stehen sich die Ansichten schroff gegenüber, von begeisterten Lobreden bis zur abgrundtiefen Verdammnis gibt es alle Zwischenstufen. Ist ein Arzt bei der Debatte zugegen, soll er meist Schiedsrichter sein. Denn die Entscheidung, ob das Rauchen gesundheitsschädlich ist oder nicht, läßt alle Gründe oder Gegengründe sofort in anderem Licht erscheinen.

Toxikologie. Was enthält der Tabakrauch an schädigenden Stoffen?

Außer dem allbekannten Nicotin ist *Kohlenoxyd* am wichtigsten. Es entsteht durch unvollständige Verbrennung. EHRISMANN und ABEL fanden beim Zigarettenrauch 17,25 ccm (= 2,5—3 Vol.-%) CO pro Gramm Tabak. Diese Mengen wirken bei sofortiger Ausatmung des Rauches nicht toxisch; in geschlossenen Räumen und bei schlechter Ventilation gewinnen sie jedoch Bedeutung, und zwar auch für die nichtrauchenden Personen.

Ammoniak und die *Pyridinbasen* gelten als Ursache der lokalen Reizungen des Tabakrauchs, des sog. Raucherkatarrhs. NEUBERG hat das Vorkommen von *Methylalkohol* und seine fermentative Entstehung aus dem Pektin des Tabaks untersucht. Es wurde errechnet, daß bei 10 Zigaretten 42 mg Methylalkohol in den Körper aufgenommen werden. Ob aber durch ihn irgendwelche Vergiftungserscheinungen ausgelöst werden, ist noch strittig. Die zahlreichen sonst noch gefundenen Bestandteile des Tabakrauches spielen praktisch keine bedeutsame Rolle, so z. B. Blausäure (0,02%).

Nicotinwirkung. So bleibt also als wirksamster Bestandteil des Tabakrauchs das *Nicotin*. Versuche von TOURNADE und MALMEYAC ergeben bei Hunden, daß die Wirkungen von Tabakrauch und Nicotin gleich waren.

Das Nicotin gehört zu den Alkaloiden mit erregender Wirkung auf das Nervensystem. Es wird durch die Schleimhäute resorbiert, am stärksten am Zungenrücken. Im Körper zirkuliert es ohne wesentliche Veränderung, die Entgiftung des Körpers erfolgt durch die Leber. Im Urin ist es schon nach 2 Stunden nachzuweisen; es soll verhältnismäßig schnell, etwa nach 20 Stunden ausgeschieden sein. Die Gehirnwirkung besteht bei kleinen Dosen in Erregung, später Lähmung. BINET hat auch eine kongestionierende Wirkung festgestellt. Ermüdungserscheinungen sollen günstig beeinflußt werden. Als Rückenmarksgift erhöht das Nicotin die Reflexerregbarkeit. In der Medulla oblongata werden alle Lebenszentren stark gereizt, Vagus- und Vasomotorenzentrum werden erst erregt, dann gelähmt. Die Gefäße, und zwar sowohl die zentralen wie die peripheren, zeigen eine Vasokonstriktion; SIMICI und MARCU haben während und nach dem Rauchen eine Erhöhung der Gefäßspannung um 2—3 mm Hg nachgewiesen. Von vielen Untersuchern sind Gefäßwandveränderungen im Sinne einer Arteriosklerose behauptet worden. Im Tierexperiment wiesen sie KOSDOBA, RONNI und KUSCHNIR nach, behaupteten aber, daß sie hauptsächlich von der individuellen Veranlagung der Tiere abhängig seien, und sich ebenso, wenn nicht sogar noch häufiger durch Adrenalinwirkung hervorrufen ließen. Dieser Befund ist wichtig, da das Nicotin die Nebennieren stark beeinflußt und zur Adrenalinausschüttung ins Blut führt. Viele Autoren erklären die Gefäßwandschädigungen als sekundär. Von den Veränderungen werden vorzugsweise die Coronargefäße, in geringerem Grade die Nierengefäße betroffen. Die Anpassungsfähigkeit der Gefäße soll schon nach einigen Monaten starken Rauchens leiden. Die Herzaktion wird durch die Vaguswirkung des Nicotins beeinflußt. Es kommt zu Extrasystolen, Arrhythmie, Bradykardie. Im Tierversuch erwiesen sich kleinste Nicotindosen noch wirksam auf das Herz.

Für die gesamte glatte Muskulatur ist das Nicotin ein tetanisches Krampfgift. Nach Rauchen und Inhalieren einer mittleren Zigarre ist eine über einstündige Lähmung der Contractilität des Magens beobachtet worden, kleinere Menge scheinen eine kontraktionserregende Wirkung zu haben. Daher das Erbrechen, mit dem fast jeder den ersten Nicotingenuß büßen muß. Durch Reizung der Darmganglien kommt es zu erhöhter Peristaltik, die Absonderung der Verdauungssekrete wird durch kleine Dosen vermehrt.

Auf dem Wege über das vegetative Nervensystem werden auch die innersekretorischen Drüsen beeinflußt, auf deren Ganglienzellen das Nicotin erregend einwirkt. Die Wirkung auf die Nebenniere ist schon erwähnt. Bezüglich der Schilddrüse ist wichtig, daß Basedowkranke vielfach eine auffallende Intoleranz gegen Nicotin aufweisen, und daß SCHLUMM eine Erhöhung des Grundumsatzes eintreten sah, die nach Rauchverbot verschwand. Über die Wirkung auf die Genitalorgane gehen die Ansichten sehr auseinander. Kleine Mengen sollen bei jugendlichen Menschen stimulierend wirken. Es wird aber auch Abnahme der Potenz behauptet und Auftreten von Veränderungen am Follikelapparat des Ovars bei starken Raucherinnen. Die Follikelreifung soll durch Nicotin gehemmt werden. Wichtig ist auch, daß das Nicotin in die Frauenmilch übergeht, auf den Säugling ist es anscheinend aber erst von Einfluß, wenn 15 und mehr Zigaretten am Tage geraucht werden.

Nicotingehalt und Resorption des Tabakrauches. Ob und welche der geschilderten Wirkungen des Nicotins beim rauchenden Menschen in Erscheinung treten, hängt davon ab, wieviel Nicotin der Tabakrauch enthält, und was davon resorbiert wird.

DIXON fand, daß der Rauch von 100 g Tabak 1,165 g Nicotin, 0,146 g Pyridinbasen, 0,08 g Blausäure, 0,36 g Ammoniak und 410 ccm Kohlenoxyd enthält. Von diesem Rauch kommt nur ein Teil in den Mund des Rauchers. Den Anteil des Gesamtrauches, der in den Mund gelangt, schätzt man im Durchschnitt auf 60% (sog. Hauptstrom). Außer dem Nicotin, was nicht in den Hauptstrom gelangt, wird noch ein Teil durch den Verbrennungsvorgang an der Glimmstelle zerstört, ein weiterer Teil schlägt sich im Stummel (letztes Drittel) nieder. Die Resorption des im Hauptstrom enthaltenen Nicotins unterliegt erheblichen Schwankungen. Sie ist abhängig von der Stärke des Einsaugens, Häufigkeit der Züge und der Pausen, Mund-, Nasen-, Lungenrauchen, locker oder fest gestopfter Zigarre oder Zigarette. Gewöhnliche Züge aus einer mittelstark gestopften Zigarre ergeben 40 bis 50 ccm Rauch, während für Lungenzüge aus Zigaretten das volle Atemvolumen herangezogen wird, also etwa 400—500 ccm. Da das Nicotin von den Schleimhäuten resorbiert wird, ist beim Inhalieren des Rauches die Menge des im Körper zurückgehaltenen Nicotins beträchtlich höher, sie soll das 4fache, nach manchen Autoren das 8fache wie beim Mundrauchen betragen. Bei dünnen Zigaretten geht nur halb so viel Nicotin in den Hauptstrom als bei dicken, festes Stopfen und höherer Wassergehalt verringern ebenfalls den Übergang von Nicotin. Trotzdem wir also mit vielen variablen Faktoren rechnen müssen, wird man als Anhalt doch gewisse Zahlen nennen müssen; so soll im Durchschnitt aus 1 g Tabak etwa 8 mg Nicotin in den Hauptstrom gelangen und davon etwa 2,3 mg resorbiert werden. 1 Zigarette enthält durchschnittlich 1 g Tabak, 1 Zigarre etwa 5 g. Die toxische Dosis des Nicotins für den Menschen ist 0,06 g, das entspräche also etwa 25 Zigaretten oder 5 Zigarren.

Nun gibt es noch eine variable Größe bei allen diesen Berechnungen, das ist der Nicotingehalt der verschiedenen Tabaksorten, der weitgehend von Klima, Bodenverhältnissen, Art und Zeitpunkt der Ernte, Bewässerung, züchterischer Reinheit abhängig ist.

Der Nicotingehalt der Pflanzen ist erblich. Es ist bereits gelungen, eine größere Anzahl von Stämmen mit niedriger Nicotinkonstante zu züchten.

Bei der weiteren Verarbeitung wird der Tabak einem Fermentationsprozeß unterworfen und außerdem mit einer Reihe von aromatischen Stoffen imprägniert. Es wird essigsaures oder salpetersaures Kali oder Chlor zugesetzt, um die Glimmfähigkeit zu beeinflussen, er wird gefärbt, ausgelaugt, die verschiedensten Tabaksorten werden miteinander gemischt usw.

Von besonderer hygienischer Bedeutung ist die Kontrolle des Tabaks auf schädigende Substanzen, die von außen in den Tabak gelangen. So fand REMINGTON erheblichere Mengen Arsen, die von der Behandlung der Tabakpflanzen mit Schädlingsbekämpfungsmitteln herrührten. LICKINS erwähnt eine Bleivergiftung, herrührend von bleihaltigem Verpackungsmaterial. Schlecht gelagerte Tabake werden oft geschwefelt, um den muffigen Geruch zu vertreiben. Der Schwefelgehalt soll am metallischen Geschmack zu erkennen sein und besonders heftigen Brechreiz hervorrufen (Wagner).

Krankheitserscheinungen bei dem Tabakraucher. Da sich die experimentellen Untersuchungen auf viele variable Größen stützen müssen, ist ausschlaggebend, was die empirischen Feststellungen und die klinischen Beobachtungen an rauchenden Menschen ergeben haben. Die Literatur hierüber ist recht umfangreich; denn für die fanatischen Nichtraucher gibt es kaum eine Krankheit, bei der nach ihrer Ansicht das Nicotin nicht irgendeinen mitwirkenden oder auslösenden Faktor darstellt. Es soll daher im folgenden nur von Krankheitszuständen die Rede sein, bei denen das Nicotin ätiologisch die Hauptrolle spielt.

Die akute *Nicotinvergiftung* äußert sich in Übelkeit, Erbrechen, Schwindelgefühl, Kolikschmerzen und Durchfall, Schwäche und Hinfälligkeit, tiefer Blässe des Gesichts, Schweißausbruch auf der blassen, kalten Haut, Beklemmung, Herzklopfen und Atemnot. In besonders schweren Fällen kann unter Ohnmachtsanfällen und Krämpfen der Tod eintreten.

Eine akute Nicotinvergiftung macht fast jeder bei den ersten Rauchversuchen durch. Auch nach Gewöhnung treten aber selbst bei alten Rauchern gelegentlich akute, häufiger aber mehr protrahierte Vergiftungserscheinungen auf. Sie beginnen mit Unruhe, Muskelzittern, anhaltender Schlaflosigkeit; dazu kommen reichliche Speichelabsonderung, Verminderung des Appetits, Unregelmäßigkeit der Darmfunktion. Manchmal beginnt die Erkrankung mit Sehstörungen: Herabsetzung der Sehschärfe bis zur Amblyopie, Einengung des Gesichtsfeldes, Empfindlichkeit der Netzhaut gegen helles Licht, Beeinträchtigung der Farbenwahrnehmung. Solche Zustände werden meist durch besonders starke Exzesse ausgelöst, können aber auch bei starken Rauchern durch plötzlichen Wechsel der gewohnten Marke hervorgerufen werden.

Neben diesen toxischen Zuständen finden sich beim Raucher noch eine Reihe chronischer, langsam sich entwickelnder Krankheitserscheinungen.

Die Störungen der *Atmungsorgane* beruhen auf direkter Reizung durch den Tabakrauch, sie sind meist harmlos: chronische Katarrhe des Rachens, Kehlkopfs und der Luftröhre. Der Zigarettenrauch soll auch den Nasenschleimhaut angreifen. Für die tieferen Teile der Atmungsorgane beschreibt Hildebrand drei Krankheitsbilder: chronischer Bronchialkatarrh mit Hustenreiz und Auswurf, Neigung zu Bronchospasmen, Erweiterung und Parese der Bronchien. Ein fieberloser Bronchialkatarrh, der keine Neigung zur Lösung zeigt, ist im allgemeinen auf Raucherkatarrh verdächtig. Auf den Verlauf der Lungentuberkulose hat das Rauchen durch die geschilderten Reizzustände, die es am Respirationstrakt hervorruft, einen höchst ungünstigen Einfluß. Die eigentliche Entstehung einer *Lungentuberkulose* kann aber wohl dem Rauchen nicht zur Last gelegt werden. Die Reizzustände begünstigen lediglich das Haften einer Infektion.

An den *Verdauungsorganen* werden die Schädigungen durch den Nicotinmißbrauch einmal lokalen Einwirkungen auf die Wände, Veränderungen der Verdauungssäfte, Motilitätsstörungen und trophischen Störungen auf dem Umweg über das Nervensystem zur Last gelegt. Der Rhodangehalt des Speichels ist erhöht, wodurch die Pepsinverdauung des Albumins und Caseins verlangsamt wird, im Magen soll die Eiweißverdauung verzögert werden. Gastrosuccorrhöe, chronische Gastritis sind oft beschrieben; Appetitlosigkeit ihre häufige Folge. Die Motilitätsstörungen äußern sich in kolikartigen Schmerzen, die bis zum Bild der tabischen Krise führen können, und Spasmen jeder Art mit wechselnden Durchfällen und Verstopfung.

Auf dem Gebiet der *inneren Sekretion* sind umschriebene Krankheitsbilder kaum bekannt. Man kann wohl nur allgemein sagen, daß durch Nicotinabusus innersekretorische Störungen verstärkt werden. Alle Menschen, deren vegetatives Nervensystem sich in einem labileren Zustand befindet, sind besonders nicotinempfindlich. Das trifft hauptsächlich auf die Zeiten der Generationsphasen und ganz allgemein auf die Frauen zu.

Erwähnt wurden schon die *Augenstörungen* (Amblyopie und retrobulbäre Neuritis). Sie können bei Intoleranten schon bei geringem Tabakgenuß auftreten; meist sollen Pfeifenraucher betroffen sein. In der Literatur sind mehrere tausend Fälle von Erblindung beschrieben. Weniger häufig sind *Hörstörungen* durch Acusticusveränderung.

Störungen des *Nervensystems* sind schon bei den Vergiftungen beschrieben, Zittern, Schlaflosigkeit stehen im Vordergrund. Oft hat man von einer Nicotinsucht gesprochen, denn es gibt zweifellos Menschen, die dem Tabakgenuß ebenso verfallen scheinen wie anderen Giften. Doch besteht ein Unterschied. Bei allen anderen Giftsüchtigen beobachten wir neben einer Steigerung der Toleranz typische körperliche und charakterologische Verfallserscheinungen und deutliche Abstinenzerscheinungen, die durch erneute Zufuhr des Mittels schlagartig beseitigt werden können. Beim Nicotinmißbrauch sehen wir das nicht. Der Nicotinmißbrauch erwächst ebenso wie andere neurotische Symptome aus dem gemeinsamen Mutterboden einer gewissen Willensschwäche und man kann nur von einer allgemeinen süchtigen Anlage sprechen, bei der das übermäßige Rauchen eine erste Stufe darstellt und z. B. über die Zigarette zum Morphium, Cocain usw. führt.

An erster Stelle unter den Nicotinschädigungen stehen aber zweifellos die Erkrankungen der *Kreislauforgane*. Pulsbeschleunigung, Blutdruckerhöhung, Extrasystolen, Arrhythmien werden als erste, meist noch leicht zu beseitigende Symptome genannt. Bei der Arteriosklerose ist das Nicotin wohl nur einer der vielen ätiologischen Faktoren. Eindeutiger dagegen ist dem Nicotinabusus das Auftreten spastischer Erscheinungen am Gefäßsystem zuzuschreiben. LESCHKE und KÜLBS geben an, daß etwa 15% aller starken Raucher an Angina pectoris erkranken. Eine besonders eindrucksvolle Krankheitsgeschichte veröffentlichte SIEBECK, der bei einem 28jährigen Arzt Angina pectoris mit einer Blutdrucksteigerung auf 180—190 mm Hg auftreten sah. Meist sind die Anginanfälle leichter Natur, Nicotinabstinenz führt oft zu schlagartiger Besserung. Es kann aber auch zu Herzinfarkten, oft ohne anatomische Veränderung der Kranzgefäße, und zum tödlichen Anginaanfall kommen. Die Spasmen des peripheren Gefäßsystems führen zu dem bekannten Krankheitsbild des intermittierenden Hinkens und zu trophischen Störungen, deren leichteste Grade Parästhesien und Krampfzustände, deren schwerste gangränöse Prozesse im Gefolge haben, so daß die Amputation nicht zu umgehen ist. Für das intermittierende Hinken kann der Nicotinabusus nahezu als pathognomonisch gelten.

Nicotintoleranz. Die alltägliche Erfahrung lehrt, daß keineswegs alle Menschen durch Tabakgenuß erkranken. Unzweifelhaft erleidet die Mehrzahl der Menschen, die ihren Tabakgenuß in normalen Grenzen hält, keinerlei wesentliche Gesundheitsschädigungen. Im Übermaß genossen führt er wohl ausnahmslos zu mehr oder weniger ausgesprochenen Krankheitszuständen. Was „Übermaß", was „normal" ist, hängt von dem Zustand der Einzelpersönlichkeit ab. Die *Toleranz* ist sehr verschieden. Frauen sind im allgemeinen empfindlicher als Männer. Auch eine Gewöhnung an das Nicotin findet statt, sie besteht nach KIONKA aber nur in einer rascheren Zerstörung des Nicotins im Körper, nicht in einer Immunität gegenüber dem Gift.

Ob das Rauchen das Leben verlängert oder verkürzt, ist viel umstritten worden. PFLÜGER fand in seiner Statistik der Hundertjährigen nur einen einzigen Raucher, v. NOORDEN behauptete, am Ende der 80er Jahre raucht man nicht mehr; die alltägliche Erfahrung lehrt aber, daß doch so viel individuelle Faktoren hier hineinspielen, daß man die Frage sicher nicht mit einem einfachen Ja oder Nein beantworten kann.

Tabak als Genußmittel. Wir finden also nicht nur experimentell, sondern auch klinisch allerhand Krankheitserscheinungen als Folge des Tabakgenusses, so daß man mit Recht fragen wird, warum denn überhaupt geraucht wird. Denn eine Modetorheit würde sich doch nicht durch die Jahrhunderte hindurch in vielfach abgewandelter Form erhalten haben, trotzdem man mit staatlichen Verboten und Strafen nicht sparsam gewesen ist, trotzdem eine Fülle von geistreichen Büchern gegen das Rauchen geschrieben sind, und trotzdem es selbstverständlich nicht an Bestrebungen gefehlt hat, die Nicotinabstinenz auch zum Gegenstand einer Weltanschauung zu machen. Der Tabak rechnet unter die Genußmittel, die eine erregende Wirkung haben. Er vermag Erregungen des Gehirns in eigentümlicher Weise zu übertönen oder in andere Bahnen zu lenken. Die Ermüdung des geistigen Arbeiters wird, wenn auch nur auf kurze Zeit, behoben, das Zentralnervensystem erhält einen Anreiz, auch das Gefühl der Muskelermüdung wird günstig beeinflußt, Mißempfindungen nach intensiver Arbeit werden gelöst, das Gefühl des Behagens wird gesteigert. Deshalb behaupten auch oft nervöse Menschen, daß sie durch Rauchen ruhiger werden. Im Gegensatz zu betäubend wirkenden Mitteln wird durch das Nicotin das Bewußtsein nicht getrübt und die körperliche und geistige Leistungsfähigkeit nicht beeinträchtigt. Ein die Leistungsfähigkeit steigerndes Mittel ist das Nicotin freilich nicht. Die Erfahrungen der Sportsleute beweisen, daß es auf sportliche Leistungen nachteilig wirkt (S. 331), und es wird mit Recht beim *Training* Enthaltsamkeit von Nicotin gefordert.

Über diese Wirkungen hinaus beruht der Wert des Tabakgenusses wie bei allen Genußmitteln auf Imponderabilien, die sich nicht erschöpfend erklären lassen. Das Gefühl der Ablenkung, der Entspannung, der Erleichterung, besonders nach Anstrengungen, starken Beanspruchungen, Aufregungen, das der Raucher in mannigfachen Variationen als Vorzug seiner Zigarre oder Zigarette preist, gehört letzten Endes hierher. Der Versuch, die Genußmittel überhaupt aus dem menschlichen Leben ausschalten zu wollen, ist sicher zum Fehlschlagen verurteilt. Denn immer wird die Menschheit nach einem Mittel verlangen, das ihr hilft, innere Spannungen zu lösen, die sie aus eigener Kraft nicht überwinden kann.

So wenig wie bei allen Genußmitteln läßt sich beweisen, ob der Tabak notwendig ist oder nicht. Entscheidend ist, ob er ein relativ harmloses, wohltuendes Genußmittel ist, und ob sich seine Schädigungen in Grenzen halten lassen, daß einem gesunden Menschen ein ernsthafter Schaden nicht erwächst. Die erste Frage läßt sich wohl bejahen, und für die zweite stehen uns zwei Wege offen: die *Beschränkung des Nicotins* im Tabak und allgemeine *hygienische Vorschriften* für den Raucher.

Entnicotinisierung. An Versuchen zur Entfernung des Nicotins hat es nicht gefehlt und die empfohlenen Mittel sind zahllos. Drei Gruppen lassen sich bei ihnen unterscheiden.

Die erste Gruppe bedient sich der *Filtration* des Rauches durch ein im Mundstück der Zigarette oder einer Spitze angebrachtes Wattefilter, das noch mit verschiedenen Chemikalien getränkt sein kann, z. B. Eisenchlorid, Tannin, Weinsäure, Citronensäure. Nach Storp beruht die Wirksamkeit vorwiegend auf Kondensation, weniger auf chemischer Bindung. Er fand, daß durch ein 5—6 cm großes Wattefilter der Rauch schwerster Zigarren um 50% entnicotinisiert wurde. Diese Verfahren sind recht einfach anzuwenden, jeder Raucher kann sich ihrer je nach Belieben bedienen und sie leisten praktisch recht viel. Eine Geschmacksbeeinträchtigung bleibt allerdings nicht aus.

Das Prinzip der zweiten Gruppe ist die *Zerstörung* des Nicotins durch chemische oder andere Mittel. Ein Teil wird erst der fertigen Zigarre oder Zigarette zugesetzt. Es sind meist Lösungen von Eisenchlorid, Tannin, Ferroammonsulfat bzw. -nitrat. Vielgenannt ist das Bonicotverfahren. Die Untersuchungen über seine Wirksamkeit weichen erheblich voneinander ab, viele schreiben die Wirksamkeit hauptsächlich der suggestiven Anwendungsweise zu. Nach der anfänglichen Begeisterung scheint es jetzt immer stiller um dieses Mittel zu werden. Skepsis ist bei allen diesen Mitteln am Platz. Die Literatur berichtet über viele völlig wertlose Präparate und betrügerische Machenschaften.

Andere Verfahren wollen das Nicotin im Rohtabak selbst vernichten, so daß der Raucher schon ein nicotinarmes Fertigfabrikat vorfindet. Denn die Nachfrage nach solchen Rauchwaren ist in den letzten Jahren stark gestiegen, der Konsum nicotinarmer Zigaretten soll auf 1% des gesamten Verkaufs gestiegen sein. In Deutschland gibt es über 50 Patente zur Herstellung nicotinarmer Fabrikate. Das Verfahren zur Entnicotinisierung besteht meist in Verdunstung, Destillation, Extraktion und Oxydation. Auch hier wurde die Konjunktur gewissenlos ausgenutzt, und es ist sehr zu begrüßen, daß auch die Tabakwaren in das *Lebensmittelgesetz* miteinbegriffen und die Begriffsbestimmung der *Nicotinarmut* gesetzlich geregelt wurde. Die daraufhin vorgenommenen zahlreichen Untersuchungen ergaben, daß die meisten als nicotinarm angepriesenen Erzeugnisse fast die gleichen Nicotinwerte aufweisen wie die unbehandelten. Also auch diesen Präparaten gegenüber ist Skepsis am Platz. Alle chemischen Behandlungsmethoden verändern den Tabak so stark, daß der Geschmack darunter leidet.

Es bleibt also als aussichtsreichstes Verfahren, *nicotinarme Tabakpflanzen* zu züchten und ihren Tabak entweder allein zu verwenden oder mit anderen Tabaksorten so zu mischen, daß Nicotinarmut mit Reinheit, Aroma und Brennbarkeit vereinigt wird.

Hygiene des Rauchens. Aufgabe der Hygiene ist es, aus den Forschungsergebnissen und Erfahrungen Schlußfolgerungen zu ziehen, um den einzelnen und die Gesamtheit vor Schaden zu bewahren. Dazu gehört eine Gesetzgebung, die dem Raucher ein einwandfreies und richtig bezeichnetes Tabakerzeugnis liefert, die den Tabakarbeiter vor Schaden bewahrt, und außerdem gehören hierher die Richtlinien, die man dem einzelnen Raucher für einen vernunftgemäßen

Gebrauch geben wird. Den *Sanitätsoffizier* geht vor allem das letzte an, denn keinem anderem Arzt ist so wie ihm die Möglichkeit gegeben, auf einen großen Kreis von Menschen, und durch ihn auf das ganze Volk, in hygienischer Hinsicht belehrend und erzieherisch einzuwirken.

Was soll man rauchen: Pfeife, Zigarre oder Zigarette? Das Experiment entscheidet für die Zigarette. Denn die gleiche Menge Tabak mit der gleichen Geschwindigkeit verraucht, läßt bei der Zigarette weniger Nicotin ($^1/_4$) als bei der Pfeife oder bei der Zigarre ($^1/_2$) in den Mund des Rauchers gelangen.

In der Praxis freilich verkehrt sich dieser Vorteil meist in das Gegenteil. Eine Zigarre raucht man im allgemeinen langsam, eine Zigarette schnell. Es ist ja gerade die Hast und der Mangel an Zeit, die den Raucher zur Zigarette greifen lassen. Je schneller aber geraucht wird, um so mehr Nicotin wird aufgenommen. Der Zigarrenrauch wird wegen seines hohen Ammoniakgehalts fast niemals inhaliert, der der Zigarette fast immer, was wiederum, wie oben ausführlicher dargelegt, die Menge des aufgenommenen Nicotins vervielfacht. Die Zigarette verleitet viel eher zum *Kettenrauchen* als die Zigarre. So ist es also der Raucher selbst, nicht das Fabrikat, das den Grad der Schädlichkeit bestimmt. Kraß gegenübergestellt wird also aus einer ungünstigen Zigarette (nicotinreich, breites Format, lose Stopfung) weniger Nicotin resorbiert, wenn man langsam ohne Lungenzüge raucht und das letzte Drittel wegwirft, als wenn man eine günstige Zigarette (nicotinarm, dünn, feste Stopfung) in aller Hast durch Lungenzüge, womöglich noch morgens nüchtern aufraucht. Es hängt wohl überhaupt von der Persönlichkeit ab, welche Art des Genusses sie im Rauchen sucht. Die lange Pfeife setzt eine Art des Genießens voraus, die wir uns heute nur noch bei Großvätern vorstellen können. Auch die Zigarre verlangt, um zu ihrem vollen Genuß zu kommen, eine Behaglichkeit, die der jüngeren Generation immer fremder zu werden scheint, zugunsten der Zigarette, mit der man sich eher den Anstrich des modernen, vielbeschäftigten und auf Tempo bedachten Menschen geben kann. Aus der gierigen, hastigen Art, mit der eine Zigarette geraucht, eine an der anderen angesteckt wird, kann man mit Sicherheit auf die innere Unruhe und Unausgeglichenheit des Rauchers schließen, die durch diese Art des Rauchens nur noch mehr gesteigert wird. Es ist die große Gefahr des Zigarettenrauchens, daß es zu einer Art des Rauchens, bei der besonders viel Nicotin dem Körper zugeführt wird, und zum Vielrauchen verleitet.

Wieviel man rauchen darf, hängt von der Art des Rauchens und von der persönlichen Toleranz ab. Trotzdem wird man um die Angabe von Zahlen nicht herumkommen. Als gesundheitlich unschädlich kann man eine Tagesmenge von 5—6 Zigaretten, 2—3 leichten Zigarren mittleren Formats oder 8—10 g Rauchtabak ansehen.

Verbieten wird man den Tabakgenuß vor allem bei Angina pectoris und intermittierendem Hinken, bei Tuberkulose, bei Erkrankungen des Sehnerven, bei Magengeschwür, bei akuten Erkrankungen der oberen Luftwege. Eine *Einschränkung* ist geboten, sobald sich die ersten Anzeichen einer Nicotinschädigung bemerkbar machen, an erster Stelle stehen auch hier alle Patienten mit Kreislaufstörungen.

Diese Einschränkung wird sich oft schon durch eine Regelung der Art des Rauchens und den Übergang zu wirklich nicotinarmen Fabrikaten erreichen lassen. Ferner ist es zweckmäßig, eine *rauchfreie Periode*, z. B. im Urlaub, einzuschalten oder einen rauchfreien Tag in der Woche, rauchfreie Stunden am Tage, z. B. eine 12stündige Rauchpause an jedem Tag. Man kann damit dem Organismus schon eine fühlbare Erleichterung verschaffen. Verbote soll man durchaus individuell dosieren. Bei dem einen Patienten wird man durch Gewähren einiger Zigarren besseres erreichen als mit einem absoluten Verbot, während bei dem anderen nur die totale Abstinenz, oft der ganzen Familie zum Ziele führt. Mit allzu häufigen und rigorosen Verboten sei man vorsichtig. Den Übergang zur Abstinenz kann man durch kleine Mittelchen, wie Mentholzigarette, Kaffee, Tee, kaugummiartige Präparate, Mundwässer mit Silbernitrat, die den Geschmack am Rauchen verderben, zu erleichtern suchen. Alle anderen vielangepriesenen Mittel sind recht problematisch. Eigentliche Abstinenzerscheinungen gibt es beim Nicotin nicht. Was dafür ausgegeben wird, ist die psychische Abwehr eines Schwächlings, der sich um einen Genuß oder eine als unentbehrlich betrachtete Gewohnheit gebracht sieht.

Eine wichtige hygienische Forderung ist es auch, für gute *Lüftung geschlossener Räume* zu sorgen, weil hierbei nicht nur das Nicotin des in der Luft befindlichen Tabakrauchs, sondern auch das Kohlenoxyd eine Rolle spielt, und zwar für alle im Raum befindlichen Personen, einschließlich der Nichtraucher. Für unsere *Kasernenstuben* ist es besonders wichtig, den Tabakrauch zu entfernen, ehe die Mannschaften schlafen. Hierzu die Soldaten zu erziehen, ist eine dankbare Aufgabe.

Als *hygienische Raucherregel* hat also zu gelten: langsam, „trocken" rauchen, nicht durch die Lunge, das letzte Drittel wegwerfen, nicht morgens nüchtern rauchen, nicht vor dem Essen, nicht bei körperlicher Arbeit, nicht beim Marsch oder beim Sport, fest gestopfte, gut brennende Fabrikate wählen, rauchfreie Intervalle einschalten. Jeder hat es damit in der Hand, ob der Tabak ein Genuß für ihn ist oder ein Gift.

Schrifttum.

Eingehende Literaturangaben finden sich in den Übersichtsreferaten von KIEFER und EHRISMANN im Zbl. Hyg. **2**, H. 6, 7, 8; **26**, H. 6; **35**, H. 3. Außerdem finden sich Literaturübersichten in folgenden Werken:

BRESLER: Tabakologia medicinalis, 1913. — EHRISMANN u. ABEL: Z. Hyg. **116**, 4. — HOFSTÄTTER: Virchows Arch. **244**, 212. — Die rauchende Frau. Wien 1924. — KIENKA: Vom Trinken und Rauchen. Berlin 1931. — KISSLING: Handbuch der Tabakkunde, 5. Aufl. 1925. — STORP: Veröff. Heeressan.wes. **1930**, H. 84.

Sechster Abschnitt.

Militärsanitätsstatistik.

Vorbemerkung[1].

Statistik ist eine Forschungsweise, die Massenbeobachtungen in Zahlenreihen vergleicht, um Gruppenmerkmale zu finden. Sie ist keine Wissenschaft für sich, sondern sie dient der Wissenschaft. Die Bevölkerungsstatistik, von der die Heeressanitätsstatistik einen Zweig bildet, sucht durch zahlenmäßige Massenbeobachtung nicht nur die gesellschaftlichen Erscheinungen im Staate festzustellen, sondern strebt auch durch bestimmte Anordnung und durch Vergleich die Ursachen und Folgen der Erscheinungen zu ergründen.

Die statistische Arbeitsweise hilft der Heilkunde und der Gesundheitspflege die gesundheitsfördernden oder -hemmenden Erscheinungen des menschlichen Lebens von der Geburt an bis zum Tode zu beobachten.

Die *Heeressanitätsstatistik* (Rekrutierungs- und Krankheitsstatistik) nimmt eine besondere Stellung in der medizinischen Statistik ein. Die Heere als geschlossene, nach Lebensalter, Beschäftigung und der gesamten Lebensweise gleichartige Massen eignen sich vorzüglich für Massenbeobachtungen, wie man es sonst kaum in gleicher Weise findet. Die ärztlichen Untersuchungen bei dem Heeresergänzungsgeschäft, die dauernde ärztliche Überwachung der Heeresangehörigen und die straffe Mannszucht gewährleisten eine die weitestgehenden Ansprüche erfüllende, sichere Berichterstattung und Sammlung der Zahlen, die in gesundheitlicher Hinsicht wertvolle Einblicke in die *Wehrkraft des Volkes* geben und zahlenmäßige Unterlagen für die gesundheitliche Betreuung des *Heeres* liefern.

Eine zu wissenschaftlichen Zwecken verwertbare *Heeressanitäts-* und *Rekrutierungsstatistik* gibt es in den meisten Staaten erst seit dem Anfang des XIX. Jahrhunderts; in Preußen sind Krankenrapporte seit dem Jahre 1820 erhalten. Ihre Ergebnisse sind nur auszugsweise in einzelnen Vorträgen oder Zeitschriften veröffentlicht worden. Eine wesentliche Förderung erhielten die Heeressanitäts- und Rekrutierungsstatistik erst durch den V. Internationalen statistischen Kongreß in Berlin im Jahre 1863, auf dem Rudolf Virchow über diesen Gegenstand sprach und im einzelnen wertvolle Anregungen gab, die angenommen wurden. Zu gleicher Zeit hatte der Direktor des Preußischen Statistischen Bureaus dem Kongreß eine heeressanitätsstatistische Abhandlung auf Grund militärischer Rapporte des preußischen Heeres vorgelegt und die Einrichtung eines medizinalstatistischen Bureaus für das Heer als eine unbedingte Notwendigkeit vorgeschlagen.

Der erste statistische Sanitätsbericht über das preußische Heer, umfaßte das Jahr 1867 und erschien 1870. Im Jahre 1873 kamen die Sanitätsberichte für die Jahre 1868 und 1869 heraus. 1876 erschien dann ein die Zeit vom 1. 1. 1870—31. 3. 1873 (ausschließlich des Kriegsjahres 1870/71) umfassender Sanitätsbericht, dem dann regelmäßig weitere Berichte folgten. Bis 1899 wurden diese Sanitätsberichte in der Medizinalabteilung des Preußischen Kriegsministeriums selbst bearbeitet. Im Jahr 1899 wurde eine eigene „*Sanitätsstatistische Abteilung* bei der *Kaiser Wilhelms-Akademie* für das militärärztliche Bildungswesen“ eingerichtet. Sie fand in der Aufstellung der Jahressanitätsberichte, in der Auswertung der Rekrutierungsstatistik und in vielen Einzelerhebungen ein wertvolles Tätigkeitsfeld, das sich besonders im Weltkriege außerordentlich vergrößerte.

[1] Von Fr. Jungblut-Berlin.

Auch eine *internationale Heeressanitätsstatistik* hatte sich vor dem Weltkriege trotz vieler Schwierigkeiten durchgesetzt, indem bei mehreren Staaten den jährlichen Heeressanitätsberichten nach vereinbartem Muster internationale Tabellen beigefügt wurden. Der Krieg hat diese Einrichtung, die noch in der Entwicklung begriffen war, zerstört. Nach dem Kriege haben einzelne Staaten die auf dem Gebiete der internationalen Militärsanitätsstatistik vorhandenen Schwierigkeiten zu überwinden gesucht, ein internationales Krankheits- und Todesursachenverzeichnis aufgestellt und Richtlinien für eine gleichmäßige Kriegssanitätsstatistik zu gewinnen versucht, ohne zu einem abschließenden Ergebnis zu kommen; Deutschland war dabei nicht beteiligt.

A. Rekrutierungsstatistik*.

Von **Fr. Jungblut**-Berlin.

I. Die Rekrutierungsstatistik von den Freiheitskriegen bis zum Jahre 1862.

Eine einheitliche, das gesamte Reichsgebiet umfassende Statistik des Heeres-Ergänzungsgeschäfts gibt es erst seit der Gründung des Deutschen Reichs 1871. Aus der weiter zurückliegenden Zeit sind lückenhafte Angaben von einzelnen deutschen Ländern vorhanden, unter denen sich die preußischen am besten zum Vergleich mit den Zahlenangaben für das Deutsche Reich nach 1871 (Abschnitt II) eignen.

Die Grundlage der ersten Aushebungsvorschriften bildete das Gesetz vom 3. 9. 1814, wonach jeder Eingeborene, sobald er das 20. Jahr vollendet hatte, zur Verteidigung des Vaterlandes verpflichtet war (allgemeine Wehrpflicht). Die Übersichten, die seit 1832

Tabelle 1. Aushebungsergebnisse in Preußen in den Jahren 1847—1862.

Es waren	1847/50	1851/54	1855/58	1859	1860/62
1. Bleibend unfähig: ganz unbrauchbar und	13062	14628	12873	16357	18584
2. Bleibend unfähig: nur zum Felddienst unfähig	13781	10160	8215	6960	
3. Der Ersatzreserve überwiesen nach dreimaliger Zurückstellung	37652	34804	54794	49740	72131[1]
4. Zur Ableistung der Militärpflicht durch Arbeit bestimmt	444	296	157	186	564[2]
5. Aus Berücksichtigungsgründen zurückgestellt (Taugliche)	4882	4279	3499	4775	4395
6. Freiwillige	10722	11481	14079	16546	19573
7. Ausgehoben	44235	41606	40571	70460	61454 495[3]
8. Summe der Abgefertigten	124778	117253	134186	165024	177196
9. Zeitig unfähig wegen körperlicher Schwäche usw. und Mindermaß (ausschließl. 3.)	176741	190794	227433	242917	235711
10. Aus Berücksichtigungsgründen zeitlich zurückgestellt (ausschließlich 3.)	13008	10555	9043	10071	
11. Disponibel	28193	23965	18989	9680	7992
12. Summe der Zurückgestellten	217943	225315	255464	262668	243702
13. Gesamtsumme	342720	342567	389649	427692	420899

* In dieser Abhandlung bedeuten eingeklammerte fette Zahlen Hinweise auf das Schrifttum S. 672.

[1] Einschließlich der zum Train bestimmten.

[2] Als moralisch unfähig aus den Listen gestrichen.

[3] Als disponibel nach fünfmaliger Konkurrenz zur Ersatzreserve überwiesen.

alljährlich über die Ergebnisse des Ersatzgeschäfts aufzustellen waren, ermöglichen nur die Zahl der endgültig Abgefertigten als Grundzahl zu verwenden, nicht die der insgesamt Vorgestellten, und zwar vom Jahre 1847 ab. In der Tabelle 1 sind von 1847—1858 die vierjährigen Durchschnittszahlen angegeben; die Zahlen für 1859 und der dreijährige Durchschnitt für 1860—1862 stehen gesondert, weil Änderungen in den Ersatzvorschriften einen unmittelbaren Vergleich nicht gestatten. Man kann bei der unsicheren Vergleichsgrundlage nur eine Zunahme der Vorgestellten ersehen, nicht aber ihr Verhältnis zur Gesamtbevölkerung eindeutig festlegen.

Von je 100 männlichen Einwohnern Preußens sind beim Aushebungsgeschäft untersucht (abgefertigt und zurückgestellt) worden:

1847/50	1851/54	1855/58	1859	1860/62
4,2	4,1	4,5	4,8	4,6

Diese Bezugszahlen verhalten sich ähnlich wie die reinen Zahlen der Abgefertigten Spalte 13. Über den Altersaufbau der preußischen Bevölkerung in dieser Zeit liegen keine ausreichenden Angaben vor. Einen ungefähren Anhalt für die Zahl der Vorgestellten, die aus den Altersklassen vom 20.—24. Lebensjahr, im wesentlichen aber aus dem 20. stammen, gibt die Zahl der 20 Jahre vorher geborenen Knaben. Auf 1000 Einwohner kamen im Durchschnitt der Jahre an Knabengeburten:

1827/30	1831/34	1835/38	1839	1840/42
40,6	40,7	41,2	41,2	41,2

Dabei schwanken die einzelnen Jahreszahlen erheblich. Noch mehr schwankt der Überschuß der männlichen Geburten über die Gestorbenen, der von 10,1 auf 1000 Einwohner im Jahre 1827 auf 1,8 im Jahre 1831 sinkt, dann wieder auf 10,1 im Jahre 1834 sich erhebt, um darauf mit Schwankungen auf 12,8 im Jahre 1842 zu steigen.

Betrachtet man weiter das Verhältnis, in dem die Abgefertigten und die zeitlich Zurückgestellten stehen (Tabelle 2, Spalte a—b), so zeigt sich hier eine weitgehende Regelmäßigkeit.

Von 1847—1858 sind alljährlich rund 65% der vorhandenen Militärpflichtigen zurückgestellt und nur über rund 35% ist endgültig entschieden worden. Im Jahre 1859 verschiebt sich das Verhältnis etwas zugunsten der Abgefertigten, die von 1860 ab weiter zunehmen, weil die von da ab gültigen Rekrutierungsvorschriften, namentlich über die Überweisung der mit geringeren Fehlern behafteten Leute zur Ersatzreserve bzw. zum Train, genauere Bestimmungen enthielten.

Tabelle 2.
Aushebungsergebnisse in Preußen in den Jahren 1847—1862 (Prozentzahlen).

	1847/50	1851/54	1855/58	1859	1860/62
Von 100 Vorgestellten wurden					
a) Zeitlich zurückgestellt	63,6	65,7	65,6	61,4	57,9
b) Endgültig abgefertigt	36,4	34,2	34,4	38,6	42,1
Von 100 endgültig Abgefertigten waren					
1. Ausgemustert als ganz unbrauchbar	10,4	12,5	9,6	9,9	10,5 (1.–2.)
2. Ausgemustert als felddienstunfähig	11,0	8,7	6,1	4,2	
Summe der Ausgemusterten	21,4	21,2	15,7	14,1	10,5
3. Der Ersatzreserve überwiesen	30,2	29,7	40,8	30,1	40,7
4. Zur Ableistung der Militärpflicht als Arbeitssoldaten bestimmt bzw. als moralisch unfähig gestrichen	0,4	0,3	0,1	0,1	0,3
5. Wegen häuslicher Verhältnisse der Ersatzreserve überwiesen (Taugliche)	3,9	3,6	2,6	2,9	2,5
6. Freiwillige	8,6	9,8	10,5	10,0	11,0
7. Ausgehoben	35,4	35,5	30,2	42,7	34,7
8. Als disponibel der Ersatzreserve überwiesen					0,3
Summe der Tauglichen (5—8)	47,9	48,9	43,3	55,6	48,5

Setzt man die Zahlen der *Abgefertigten* wieder in Beziehung zu der Gesamtzahl der männlichen Bevölkerung jedes Jahres, so kamen auf 100 männliche Einwohner Preußens Abgefertigte:

1847/50	1851/54	1855/58	1859	1860/62
1,5	1,4	1,5	1,8	1,9

Der Anteil der Abgefertigten an der männlichen Einwohnerzahl schwankt bis 1855 nur wenig, steigt dann aber nicht unbeträchtlich an und bleibt nach 1870/71 ungefähr auf dieser Höhe (s. S. 626).

Man hat allgemein festgestellt, daß in der Regel, d. h. bei gleichbleibendem Rekrutenbedarf, sich die Zahl der Abgefertigten ungefähr mit der Zahl der jüngsten Altersklasse deckt, hier also mit den überhaupt lebenden 20jährigen. Denn wenn die Zahl der Abgefertigten die Zahl der jüngsten Altersklasse überschritte, so würde sich die Zahl der Zurückgestellten dauernd vermindern und umgekehrt bei Unterschreitung ansteigen.

Die älteren preußischen Volkszählungsergebnisse enthalten leider nur zusammengefaßt die Altersklasse von über 19—24 Jahren. Durch Teilung durch 5 kann man die ungefähre Zahl der 20jährigen berechnen und feststellen, daß sie etwa 1,7—1,9% der gesamten männlichen Einwohnerzahl ausgemacht haben. Bis 1858 ist offenbar der Hundertsatz der Abgefertigten hinter dem Hundertsatz der 20jährigen zurückgeblieben.

Man erkennt, wie schwer eine richtige Beurteilung der die Grundlagen der Rekrutierungsstatistik bildenden Zahlenangaben ist.

Betrachtet man unter den einzelnen Gruppen, aus denen sich die Abgefertigten zusammensetzen, die wegen Untauglichkeit Ausgemusterten, so erkennt man, daß sie von 1854 an stetig abnehmen; in den letzten 3 Jahren beläuft sich die Zahl der Ausgemusterten nur noch auf die Hälfte der ersten Jahre. Es ist leicht zu erkennen, daß hieran nicht eine tatsächliche Abnahme der Untauglichkeitsgründe schuld ist, sondern eine veränderte Auffassung über den Einfluß mancher Fehler auf die Diensttauglichkeit oder eine andersartige Verrechnung zahlreicher für den aktiven Dienst nicht völlig tauglicher Leute vorliegen wird. Denn im wesentlichen nehmen nur die leichteren Untauglichkeitsgründe ab, die nur die *Felddienstfähigkeit* ausschließen, aber die *Garnisondienstfähigkeit* noch gestatten. Seit Mitte der fünfziger Jahre wurden Leute mit derartigen Fehlern in zunehmender Häufigkeit nicht völlig ausgemustert, sondern noch der *Ersatzreserve* überwiesen, die entsprechend zunahm. Leider lassen sich aus den Unterlagen nicht die Krankheiten und Gebrechen ersehen, die an dieser Verschiebung beteiligt sind.

Daß unter den der Ersatzreserve Überwiesenen zahlreiche Leute sich befunden haben, die nach heutigen Anschauungen noch voll diensttauglich sein würden, kann als sicher angenommen werden. Die Fülle des vorhandenen Ersatzes im Vergleich zu dem verhältnismäßig geringen Bedarf an Rekruten erlaubte es, nur die *tauglichsten* Militärpflichtigen heranzuziehen. So gelang es im Jahre 1859 ohne weiteres 30000 mehr als im Vorjahre aufzubringen, und zwar im wesentlichen durch eine geringere Überweisung an die Ersatzreserve.

Der Hundertsatz der Ausgehobenen an den Abgefertigten ist nur klein. Rechnet man die Freiwilligen hinzu, deren Anteil an den Abgefertigten wahrscheinlich erheblich zu hoch mit rund 10% berechnet ist (die Zahl der Einjährig-Freiwilligen ist nach den Meldungen, nicht nach den wirklichen Einstellungen angegeben), ferner die aus Berücksichtigungsgründen (als Söhne von Witwen usw.) nach dreimaliger Vorstellung von der Aushebung Befreiten und der Ersatzreserve Zugeteilten und dann von 1860 ab noch diejenigen, die nach fünfmaliger Konkurrenz verfügbar blieben, so ergibt sich eine Tauglichkeitsziffer, die sich fast stets unter 50% der Abgefertigten hält. Es bedarf keiner Begründung, daß diese Tauglichkeitsziffer die tatsächliche Tauglichkeit der damaligen militärpflichtigen Jugend Preußens wohl nicht erschöpft haben wird.

Man kann unverbindlich schließen, daß die körperliche Tüchtigkeit der militärpflichtigen Jugend Preußens in der Mitte des vorigen Jahrhunderts — gemessen an der Militärtauglichkeit — nicht erheblich größer oder kleiner als in späterer Zeit gewesen sein wird.

Da über die Untauglichkeitsgründe keine einwandfreien Aufstellungen und Vergleiche gegeben werden können, so sollen nur einige Mindermaße berücksichtigt werden.

In *Preußen* bestanden in der damaligen Zeit 2 Mindermaße, das eine von 5′ = 156,9 cm, das andere von 5′ 2″ = 162,1 cm; und zwar sollte in der Regel das letztere von rund 162 cm zugrunde gelegt und auf Leute bis zu 157 cm nur dann zurückgegriffen werden, wenn sie einen vorzüglich kräftigen Körperbau hatten. Die Zahl der wegen Mindermaßes Zurückgestellten war sehr groß, durchschnittlich $^1/_4$ aller Vorgestellten.

In *Bayern* betrug das Mindestmaß 5′ 4″ bayerischen Maßes = 155,5 cm, also erheblich weniger als in Preußen.

In *Sachsen* scheinen die Vorschriften über das Mindermaß nicht einheitlich gewesen zu sein. Es wird teilweise auf 67 Dresdener Zoll = 158,09 cm, teilweise auf $66^1/_2$, ja selbst auf 66 Zoll = 155,75 cm angegeben.

In *Kurhessen* betrug das Mindermaß 5′ 2″ rheinisches Maß = 162,155 cm; entsprach somit dem preußischen Mindermaß.

II. Die Rekrutierungsstatistik des Deutschen Reichs von 1875 bis zum Weltkrieg.

A. Grundlagen der deutschen Rekrutierungsstatistik.

Die in dem Anhang gebrachten Ergebnisse des Heeresergänzungsgeschäfts im Deutschen Reich gründen sich auf die alljährlich von den Oberersatzkommissionen nach dem Muster 14 zu § 79 W.O. (Wehrordnung) für das vorhergehende Jahr aufgestellten Übersichten.

Die zusammengefaßten Ergebnisse des Heeresergänzungsgeschäfts wurden dem Reichskanzler vorgelegt und bis zum Jahre 1877 in den Drucksachen des Reichstags bekannt gegeben. Seit 1878 wurden sie auch in abgekürzter Form in den Statistischen Jahrbüchern für das Deutsche Reich veröffentlicht, dessen I. Jahrgang (1881) auch eine kurze Übersicht über die zurückliegenden Jahre von 1873 an enthält. Von 1902—1915 wurden sie auch ausführlicher in den Vierteljahrsheften zur Statistik des Deutschen Reichs gebracht.

Außer diesen das gesamte Ersatzwesen betreffenden, von den Ersatzbehörden selbst aufgestellten zahlenmäßigen Berichten wurden noch gemäß § 10 H.O. (Heerordnung) von den zum Oberersatzgeschäft kommandierten Sanitätsoffizieren nach einem im Muster 2 H.O. enthaltenen Vordruck Tabellen über die *Körperbeschaffenheit der Militärpflichtigen* aufgestellt, die genaue Angaben über die vorgefundenen Krankheiten, Fehler und Gebrechen enthalten.

Zunächst werden nur die erstgenannten, von den Oberersatzkommissionen aufgestellten Tabellen besprochen.

Dabei ist es nötig, darauf aufmerksam zu machen, daß die Tabellen der Oberersatzkommissionen mehrfach geändert worden sind. Auf einige Änderungen ist in den Anmerkungen des Anhangs hingewiesen; ferner waren mit dem Jahre 1903 die Angaben über die Zahl der alljährlich als zeitlich untauglich Zurückgestellten fortgefallen und nur noch die Summen der endgültig Abgefertigten mitgeteilt worden. Der Anhang, der einen Auszug aus den Tabellen bildet, enthält daher für die ganze Zeit nur die endgültig Abgefertigten, nicht die Gesamtzahl der überhaupt verfügbaren Militärpflichtigen. Bis zum Jahre 1888 bestanden Ersatzreserve I, II und Seewehr II, von da ab Ersatzreserve bzw. Marineersatzreserve und Landsturm. Nur der Vollständigkeit wegen sei noch mitgeteilt, daß Angaben über die anderwärts gestellungspflichtig gewordenen, über die ohne Entschuldigung Ausgebliebenen und die als unermittelt in den Restantenlisten Geführten fortgelassen sind, weil diese seit 1903 nicht mehr angegeben worden waren und für die Abgefertigtenzahl nicht in Betracht kommen.

B. Die Zahl der abgefertigten Militärpflichtigen.

1. Die Militärpflichtigen nach Aushebungsjahrgängen.

Tabelle 3. Es wurden endgültig abgefertigt:

Aushebungs-jahr			Aushebungs-jahr			Aushebungs-jahr		
1875	348063		1886	418119		1901	507997	
1876	384169		1887	407254		1902	501554	
1877	359902	373058	1888	404111	419339	1903	493493	502935
1878	368903		1889	430849		1904	508213	
1879	380956		1890	436364		1905	503417	
1880	396357		1891	424343		1906	510735	
1881	397851		1892	431644		1907	530337	
1882	387771		1893	475045	461274	1908	539504	537900
1883	384008	389353	1894	485949		1909	550326	
1884	383389		1895	489388		1910	558597	
1885	393694		1896	494553		1911	565520	
			1897	503415		1912	572168	
			1898	508484	505414	1913	622360	
			1899	515203				
			1900	507936				

Die Zahlen zeigen eine erhebliche Zunahme, wie ja auch die Bevölkerung des Deutschen Reichs zugenommen hat.

Auf das heutige Reichsgebiet berechnet, betrug die Zahl der Gesamtbevölkerung am 1. 12. 71 36323000, am 1. 12. 10 58451000 und Mitte 1913 60687000, sie hat also um 60,8 bzw. 67% zugenommen[1].

Es betrug die Zahl der *männlichen* Bewohner des damaligen Reichsgebiets:

		Auf 100 männliche Bewohner kommen Abgefertigte			Auf 100 männliche Bewohner kommen Abgefertigte
1875	20986701	1,7	1895	25661250	1,9
1880	22185433	1,8	1900	27737247	1,8
1885	22933664	1,7	1905	29884681	1,7
1890	24230832	1,8	1910	32040166	1,7

1910[1] (im gleichen Reichsgebiet wie 1925)	28489846
1925[1]	30196823
1933[1]	31685562

Die Zunahme von 1875—1900 betrug 32,2%, bis 1910 52,7%, während die Abgefertigten von 1875—1900 um 45,9%, bis 1910 um 60,5% und bis 1913 um 78,8% zunahmen. Dieses stärkere Ansteigen der Abgefertigten war mit dadurch bedingt, daß gerade die dem militärpflichtigen Alter entsprechende Altersklasse besonders stark zugenommen hatte; es betrug nämlich die Zahl der männlichen Einwohner im damaligen Reichsgebiet im Alter von 20 bis unter 25 Jahren:

1875	1734561 =	8,3%	der männlichen Einwohner
1880	1901515 =	8,6%	„ „ „
1885	1949216 =	8,5%	„ „ „
1890	2104931 =	8,7%	„ „ „
1900	2539720 =	9,2%	„ „ „
1910	2805563 =	8,8%	„ „ „
1910[1] (im gleichen Reichsgebiet wie 1925)	2481054 =	8,8%	„ „ „
1925[1]	3064728 =	10,2%	„ „ „
1933[1]	3093883 =	9,8%	„ „ „

Die Zahl der 20—25jährigen hat sich hiernach von 1875—1900 um 46,4%, bis 1910 um 61,7% vermehrt, also nicht unbeträchtlich stärker als die Gesamteinwohnerzahl; die Zahl der jährlich abgefertigten Leute hat gleichen Schritt gehalten.

[1] Die Zahlen sind für spätere Betrachtungen hier vorweggenommen.

2. Die Zahl der Abgefertigten nach Geburtsjahren.

Die Zahlen der Tabelle 3 geben die in einem Aushebungsjahr endgültig abgefertigten Militärpflichtigen an, d. h. Leute aus *mehreren* Geburtsjahrgängen. Es ist aber besonders wichtig zu wissen, wieviel Leute aus *einem* Geburtsjahrgang sich im Laufe der Zeit gestellt haben, doch ist diese Feststellung nur annähernd möglich.

Erstens weiß man nicht, zu welchen Jahresklassen die vor dem militärpflichtigen Alter eingetretenen Freiwilligen gehören; sie sind bis zum Jahre 1888 wahrscheinlich bei der jüngsten Altersklasse verrechnet worden. Da sich der hierdurch bedingte Fehler aber alle Jahre wiederholt, gleicht er sich bis zu einem gewissen Grade aus und fällt nicht allzuschwer ins Gewicht. Deshalb sind auch in der nachfolgenden Übersicht nach 1888 diese Freiwilligen zu der jüngsten Altersklasse desjenigen Aushebungsjahres hinzugezählt worden, in dem sie eingetreten sind. Aus ähnlichen Gründen sind die nach dem 3. Pflichtjahr zur Gestellung gekommenen „älteren" Leute zu dem 4 Jahre zurückliegenden Geburtsjahrgang hinzugerechnet worden; zu welcher Altersklasse sie eigentlich gehören, ist eben nicht bekannt.

Hiernach ergibt sich z. B. für den Geburtsjahrgang 1870, der 1890 zur Gestellung kam: Es sind von den dazugehörigen Leuten (siehe Anhang)

als 20jährig im Jahr 1890 endgültig abgefertigt	131096
„ 21 „ „ „ 1891 „ „	72085
„ 22 „ „ „ 1892 „ „	204756
„ ältere „ „ 1893 „ „	14457
dazu die „ „ 1890 freiwillig vor dem militärpflichtigen Alter eingetretenen Leute	12645
Summe	435039

Es ist dies eine Annäherungszahl, denn es fehlen noch die unermittelt Gebliebenen, die ohne Entschuldigung Ausgebliebenen und die während der Gestellungszeit vor einer endgültigen Entscheidung Gestorbenen.

Leider ließen sich auf diese Weise die *Geburtsjahrgänge* aus den Ergebnissen des Heeresergänzungsgeschäftes nur bis 1899 berechnen. Sie steigen erheblich an (Tabelle 4, Spalte 2). Die Zahl der zu einer Jahresklasse gehörigen Militärpflichtigen hängt in erster Linie von der Zahl der männlichen Lebendgeborenen 20 Jahre vorher ab; in der Tabelle 4 sind daher neben die Zahlen der einzelnen Jahresklassen die der je 20 Jahre vorher lebendgeborenen Knaben gestellt worden. Leider sind diese erst seit 1872 für das gesamte Reichsgebiet bekannt. Für die vorhergehende Zeit sind als Stichproben die von BURGDÖRFER (2) angegebenen Zahlen der vom Statistischen Reichsamt errechneten Knabengeburten (Spalte 6) und ferner sind aus der gleichen Quelle die Zahlen der bei den Volkszählungen festgestellten 20jährigen Männer beigefügt worden (Spalte 4). Der *Wanderungsverlust und -gewinn* sind ebenfalls angegeben, obwohl sie hier von untergeordneter Bedeutung sind. Was bereits oben gesagt ist, daß unter normalen Rekrutierungsverhältnissen die Zahl der endgültig Abgefertigten eines Jahres ungefähr der Zahl der zur jüngsten Altersklasse gehörigen Leute gleichkommen müsse, das bestätigt ein Vergleich der Zahlen für die Abgefertigten mit denen der einzelnen Jahresklassen. Verfolgt man nun die weiteren Zahlen der *Abgefertigten* von 1900 ab, so halten sie sich einige Jahre etwa auf gleicher Höhe, steigen aber von 1905 ab dauernd erheblich an, obwohl die Geburtenziffer seit 1876 im Verhältnis zur Einwohnerzahl stetig sinkt (Spalte 7). Das kommt daher, daß die reine Zahl der Knabengeburten bis 1901 noch ständig anstieg und bis 1909 sich noch auf etwa gleicher Höhe hielt, ehe sie abfiel (s. S. 664), daß ferner die Sterblichkeit im Säuglings- und Jugendalter abnahm und auch die Abwanderung nachließ, sogar während einiger Jahre sich ins Gegenteil verkehrte.

Die sehr wichtige Frage, wieviele von den in einem Jahre Geborenen nach 20 Jahren überhaupt noch für die Gestellung und Aushebung in Frage kommen, kann nur für wenige Jahre beantwortet werden (Tabelle 4, Spalte 9 und 10).

Ta-

Zur Jahresklasse	gehörten		Jährlich wurden endgültig abgefertigt		Zahl der lebenden 20jährigen (2)	Im Jahr	wurden Knaben lebend geboren
1	2		3		4	5	6
					(1871) 360021 (2)	1851	670600 (2)
1875	343284		348063			1855	
1876	356729		384169			1856	
1877	381637		359902			1857	
1878	394062		368903			1858	
1879	404180		380956			1859	
1880	393015		396357		406490 (2)	1860	701500 (2)
1881	385374		397851			1861	
1882	388131		387771			1862	
1883	405052		384008			1863	
1884	404085		383389			1864	
1885	402171		393694		404599 (2)	1865	763900 (2)
1886	421929		418119			1866	
1887	411754		407254			1867	
1888	419099		404111			1868	
1889	441099		430849			1869	
1890	435039		436364		447753 (2)	1870	805200 (2)
1891	392951		424343			1871	
1892	465433		431644			1872	834058
1893	476644		475045			1873	845119
1894	485390		485949			1874	863880
1895	500399		489388			1875	886800
1896	513191	449043	494553	487960		1876	904024
1897	520068		503415			1877	894191
1898	513669		508484			1878	878660
1899	517547		515203			1879	890164
1900			507936		515421 (2)	1880	870366
1901			507997			1881	861684
1902			501554			1882	873781
1903			493493			1883	863594
1904			508213			1884	885701
1905			503417	519282		1885	887374
1906			510735			1886	895277
1907			530334			1887	900056
1908			539504			1888	903210
1909			550326			1889	908450
1910			558597		589172 (2)	1890	903045
1911			565520			1891	944886
1912			572168			1892	922709
1913			622360			1893	957351
1914			*613370* *			1894	943646
1915			*625697* *			1895	962610
1916			*638075* *			1896	981654
1917			*642274* *			1897	988114
1918			*654636* *			1898	1007132
1919			*660218* *			1899	1015720
1920			*666218* *			1900	1024948

Einerseits ist, wie bereits erwähnt, die Zahl der im Gebiet des Deutschen Reichs lebendgeborenen Knaben erst seit 1872 unmittelbar gezählt worden, andererseits kann man die Zahl der zu einer Jahresklasse gehörigen Militärpflichtigen, deren Gestellung und Untersuchung erwiesen ist, mit einiger Sicherheit nur bis 1899 berechnen.

* Nach dem Ergebnis von 1913 *angenommene* Zahlen (65% von Spalte 6).

belle 4.

Auf 1000 Einwohner kommen		Von 100 der 20 Jahre vorher geborenen Knaben (Spalte 6) lassen sich berechnen noch als			
lebendgeborene Knaben	Wanderungsverlust (+ = Wanderungsgewinn)	Angehörige der Jahresklassen (Spalte 2)		endgültig Abgefertigte (Spalte 3)	
7	8	9		10	
	2,5				
		56,2		56,6	
	2,2	52,7		51,7	
		54,1		54,2	
	3,3				
20,5		55,8		51,8	
20,3	1,6	56,4		56,2	
20,6		56,2		56,3	
20,9		56,4	57,1	55,2	55,8
20,8		56,8		54,7	
20,5		58,2		56,3	
19,9	1,7	58,5		57,9	
19,9		58,1		57,9	
19,3				58,4	
19,0				59,0	
19,1				57,4	
18,8	4,3			57,1	
19,1				57,4	
19,0				56,7	58,6
19,0				57,0	
18,9				58,9	
18,8	1,4			59,7	
18,6				60,5	
18,5				61,8	
19,0				59,9	
18,3				62,0	
18,9	1,8			65,0	
18,4					
18,5					
18,6					
18,4				*65,0*	
18,5	+ 0,3				
18,4					
18,3					

In den neunziger Jahren des vorigen Jahrhunderts waren, wie aus der Tabelle 4 Spalte 9 zu ersehen ist, rund 56—58% der in den siebziger Jahren geborenen Knaben zur Gestellung und Untersuchung gekommen.

Nimmt man für die Zeit nach 1900 die Zahlen der jährlich Abgefertigten, die zwar etwas geringer als die bis 1899 errechneten Zahlen der Gestellungspflichtigen sind, aber — wie eine Gegenüberstellung in der Tabelle 4 Spalte 2 und 3 zeigt —

nicht erheblich abweichen, so zeigt sich vom Jahre 1907 an ein erhebliches Ansteigen des Hundertsatzes an endgültig Abgefertigten aus der Zahl der 20 Jahre vorher geborenen Knaben.

Nach den allgemeinen deutschen *Sterbetafeln* in abgekürzter Form erreichten von den im Zeitraum 1871—1880 lebendgeborenen Knaben 59287 (von 100000) das 20. Lebensjahr, d. h. von 100 Lebendgeborenen waren noch 59,3 im 20. Lebensjahr vorhanden. Diese Zahl stimmt mit den berechneten Verhältniszahlen von Spalte 9 gut überein. Ersetzt man die fehlenden Zahlen der aus einem Geburtsjahrgang stammenden Militärpflichtigen für die folgenden Jahre durch die mit diesen, wie oben festgestellt, annähernd übereinstimmenden Zahlen der in diesen Jahren Vorgestellten (Spalte 3 und 10), so findet man, daß von den im Zeitraum 1881—1890 lebendgeborenen Knaben im Zeitraum 1901—1910 noch etwa 58,6% zur Gestellung und Untersuchung gekommen sein müssen. Nach den Sterbetafeln lebten von den 1881—1890 lebendgeborenen Knaben 20 Jahre später noch 61,0%, was wiederum gut mit der errechneten Zahl übereinstimmt. Nun ist die Zahl der Abgefertigten nur noch bis 1913 bekannt, durchschnittlich 586683, das sind 62,3% der 20 Jahre vorher geborenen Knaben (durchschnittlich 941649). Das stimmt wiederum mit der Tatsache überein, daß nach den Sterbetafeln von den 1891—1900 geborenen Knaben 20 Jahre später noch 65,0% lebten. Die Geburtsjahrgänge 1894—1900 sind in den Kriegsjahren 1914—1918 gemustert und ausgehoben worden (s. S. 658).

C. Die Tauglichkeitsverhältnisse der Militärpflichtigen.

1. Allgemeine Bestimmungen und Überblick.

Maßgebend für das Ersatzgeschäft waren vom Jahr 1875 ab die Ersatzordnung und die Rekrutierungsordnung, die im Jahr 1888 wegen Änderungen der Wehrpflicht durch die Wehrordnung und Heerordnung ersetzt wurden; die Heerordnung wurde im Jahr 1904 neubearbeitet. Für die ärztliche Untersuchung beim Aushebungsgeschäft war bis zum Jahr 1877 die „Instruktion für Militärärzte vom 9. 12. 1858, das militärärztliche Untersuchungsgeschäft betreffend", gültig und von da ab die „Dienstanweisung zur Beurteilung der Militärdienstfähigkeit und zur Ausstellung von Attesten", die in den Jahren 1894, 1904 und 1909 neubearbeitet wurde.

Bis zum Jahr 1887 lauteten die endgültigen Entscheidungen nur auf *tauglich, bedingt tauglich* und *dauernd untauglich*. Von den bedingt Tauglichen wurden die, deren Leistungsfähigkeit nur gering beeinträchtigt war, der Ersatzreserve I. Klasse zugeteilt; im Bedarfsfall konnten sie aber auch ohne weiteres zur Ableistung der aktiven Dienstpflicht herangezogen werden.

Außerdem wurden der Ersatzreserve I. Kl. überwiesen: alle überzählig Tauglichen, ferner die wegen häuslicher Verhältnisse vom Dienst Befreiten und die wegen zeitlicher Dienstunbrauchbarkeit vom Militärdienst im Frieden Befreiten, deren Kräftigung während der nächstfolgenden Jahre in dem Maße zu erwarten war, daß sie voraussichtlich zum Kriegsdienst eingezogen werden konnten. Der Ersatzreserve I. Kl. waren aber nur so viele Mannschaften zuzuteilen, daß mit 5 Jahrgängen der Bedarf für die Mobilmachung des Heeres gedeckt war. Der Überschuß kam zur Ersatzreserve II. Kl., für die ferner solche Leute bestimmt wurden, die an bleibenden körperlichen Gebrechen litten, die die Leistungsfähigkeit in erheblicherem Grade beschränkten, ohne daß sie dadurch dauernd untauglich waren. Die dauernd Untauglichen hießen „Ausgemustert". Außerdem enthielten die Listen noch Angaben über die wegen Unwürdigkeit vom Heeresdienst „Ausgeschlossenen".

Die Mindermäßigen wurden nach dem Reichs-Militärgesetz vom Jahr 1874 bis zum Ablauf des dritten Dienstpflichtjahres vorläufig zurückgestellt und dann der Ersatzreserve überwiesen. Der § 9,3 der Rekrutierungsordnung vom 28. 9. 1875 enthielt jedoch die Vorschrift, daß Mindermaß (unter 157 cm) im dritten Militärpflichtjahr zum Dienst mit der Waffe dauernd untauglich mache. Als dann das Wehrgesetz vom 6. 5. 1880 die Übungspflicht der Ersatzreservisten I. Kl. einführte, bestimmte eine A.K.O. vom 26. 8. 1880, daß Militärpflichtige, die auch in ihrem dritten Militärpflichtjahr wegen Mindermaßes nicht zur Aushebung geeignet waren, wohl aber ihrer Gesundheit und ihrem Körperbau nach den

Anforderungen des Dienstes gewachsen erschienen, „als wegen eines geringen körperlichen Fehlers bedingt tauglich“ vorzugsweise der Ersatzreserve I. Kl. zu überweisen seien.

Im Jahre 1887 wurde die Friedenssollstärke erhöht (Tabelle 5). Im Jahr 1888 änderte das Gesetz vom 11. Februar die Wehrpflicht, die Wehr- und Heerordnung ersetzten die bisherigen Vorschriften. Für die Ersatzreserve II. Kl. trat der Landsturm ein. Diesem wurden auch noch Leute mit solchen Fehlern zugeteilt, die seither Untauglichkeit bedingt hatten; andererseits wurden auch die Grenzen der Tauglichkeit zum aktiven Dienst auf Kosten der Ersatzreserve erweitert. In eben diesen Richtungen der erweiterten Auslese wurden im Jahr 1893 die Bestimmungen weitergefaßt und das Mindestmaß von 157 auf 154 herabgesetzt. Wesentliche Änderungen brachte dann erst wieder der Weltkrieg. Bis zu diesem lauteten somit die Entscheidungen: 1. tauglich (zum Dienst im stehenden Heer), 2. bedingt tauglich (zum Dienst in der Ersatzreserve), 3. zeitlich untauglich, 4. zum Dienst im stehenden Heer zwar untauglich, aber noch im Landsturm verwendungsfähig oder 5. dauernd untauglich. Für die endgültigen Entscheidungen kam die Beurteilung als zeitlich untauglich nicht in Betracht, sondern nur die Gruppen 1, 2, 4 und 5.

Die eigentliche Zahl der Tauglichen ist erst seit 1903 zu ersehen, da bis dahin die überzählig Tauglichen sowie die wegen bürgerlicher Verhältnisse vom Dienst Befreiten lediglich bei der Ersatzreserve verrechnet wurden, ohne besonders hervorgehoben zu werden; bis 1902 bezeichnen also die Zahlen der Tauglichen nur die wirklich Ausgehobenen einschließlich der freiwillig Eingetretenen. Die Zahl der Ausgehobenen hängt natürlich in erster Linie von dem Bedarf an Rekruten und damit von der jeweiligen Stärke des Heeres ab.

Die Etatsstärke (Sollstärke) ist in der Tabelle 5 angegeben.

Die *Sollstärke des Heeres* und damit der *Rekrutenbedarf* ist, wie bereits gesagt, im Lauf der Jahre mehrfach erheblich angestiegen, am stärksten in den Jahren 1893 und 1913. Da mit dem Jahr 1893 gleichzeitig die zwei- statt der dreijährigen Dienstzeit für die unberittenen Truppen eingeführt wurde, erhöhte sich dadurch naturgemäß der Rekrutenbedarf noch mehr, indem jetzt jährlich etwa die Hälfte der Sollstärke aufgebracht werden mußte, während bei der dreijährigen Dienstzeit jährlich nur etwa ein Drittel der Heeresstärke ausgehoben zu werden brauchte.

Die Tabelle 5 läßt den zeitlichen Verlauf der Tauglichkeit und Untauglichkeit seit 1875 erkennen. Dabei sind unter „Tauglichen“ stets die für das Landheer mit und ohne Waffe und für die Marine Ausgehobenen sowie die freiwillig Eingetretenen zusammengefaßt. Die unbedingten Zahlen sind in Klammern beigefügt, während sie im einzelnen auszugsweise in dem Anhang enthalten sind. Die Gesamtzahl der Abgefertigten ist in den Tabellen 3 und 4 angegeben, die Tabelle 5 enthält die Bezugszahlen auf 100 der Abgefertigten.

Zur Erleichterung des Verständnisses sind je 5 Jahre nach Jahresdurchschnitten zusammengefaßt (Tabelle 6).

Der starke *Abfall der Ausgemusterten* von 23,3% der Abgefertigten im Zeitabschnitt 1875—1880 auf 18,2% im Abschnitt 1881—1885 und andererseits der gleichzeitige *Anstieg bei der Ersatzreserve I* erklärt sich im wesentlichen dadurch, daß die Mindermäßigen von Ende 1875—1880 ausgemustert, vor- und nachher aber bei der Ersatzreserve I verrechnet wurden. Das Gesetz vom Jahre 1888 und die daraufhin neueingeführte W.O. und H.O. brachten dann einen abermaligen Abfall bei den Ausgemusterten, einen nicht ganz so großen Abfall bei der Ersatzreserve und ein erhebliches *Ansteigen der dem Landsturm überwiesenen Militärpflichtigen,* zu denen viele Leute mit solchen Fehlern kamen, die bisher Untauglichkeit bedingt hatten.

Ta-

Jahr	Etats-(Soll-) Stärke des deutschen Heeres			Von je 100 Ab-	
	Unteroffiziere	Mannschaft.	Summe	als tauglich ausgehoben	darunter überzählig Taugliche
1875				(151160) 43,3	—
1876				(150074) 39,1	—
1877				(149565) 41,6	—
1878	54352	347307	401659	(151183) 41,0	—
1879				(149714) 39,3	—
1880				(159308) 40,2	—
1881				(160686) 40,4	—
1882	57699	369575	427274	(161662) 41,7	—
1883	57700	369574	427274	(162122) 42,2	—
1884	57704	369570	427274	(162491) 42,4	—
1885	57705	369569	427274	(163337) 41,5	—
1886	57541	369533	427274	(182261) 43,6	—
1887	61811	406598	468409	(181575) 44,6	—
1888	61867	406542	468409	(189182) 45,7	—
1889	62011	406498	468409	(185224) 43,0	—
1890	62155	406454	468409	(208147) 47,7	—
1891	65106	421877	486983	(198497) 46,8	—
1892	65130	421853	486983	(200213) 46,4	—
1893	65320	421663	486983	(268173) 56,4	—
1894	77883	479229	557112	(273155) 56,2	—
1895	77981	479228	557210	(266709) 54,5	—
1896	78054	479229	557276	(266625) 53,9	—
1897	78217	479229	557500	(269120) 53,5	—
1898	78217	479229	557500	(267916) 52,7	—
1899	78217	479229	557500	(274114) 53,2	—
1900	80556	491136	574993	(282581) 55,6	—
1901	80642	494351	574993	(280521) 55,2	—
1902	80985	495500	576485	(277548) 55,3	—
1903	81079	495500	576579	(281850) 57,1	(14495) 2,9
1904	81958	495500	577458	(286748) 56,4	(14192) 2,8
1905	82582	497576	580158	(283419) 56,3	(9401) 1,9
1906	83966	499378	583344	(285416) 55,9	(10013) 2,0
1907	84712	500864	585376	(291177) 54,9	(10403) 2,0
1908	85166	501990	587156	(294111) 54,5	(11106) 2,1
1909	85480	503705	589185	(294711) 53,6	(12157) 2,2
1910	85226	504446	589672	(296081) 53,0	(10626) 1,9
1911	86442	507253	593695	(302242) 53,4	(10087) 1,8
1912	90416	531004	621420	(317591) 55,5	(8679) 1,5
1913	104377	647811	752188	(395534) 63,6	(12739) 2,0
1914	105856	655582	761438	—	—

Die bedeutende *Heeresvermehrung* im Jahre 1893 gibt sich in der Steigerung der Zahl der Ausgehobenen im Durchschnitt der Jahre 1891—1895 zu erkennen; gleichzeitig war das Mindestmaß von 157 auf 154 cm herabgesetzt worden. Und ferner wurden die Leute mit Fehlern der Anlage 1 der H.O. (sog. Schönheitsfehlern) ohne weiteres für tauglich erklärt. Seit 1903 sind die überzählig Tauglichen und wegen bürgerlicher Verhältnisse vom Dienst Befreiten besonders namhaft gemacht worden; sie waren vorher zum überwiegenden Teil bei der Ersatzreserve verrechnet worden.

Die letzte Spalte der Tabelle 5 zeigt, wie sich die Zahl der als tauglich Ausgehobenen der jeweiligen Sollstärke des Heeres anpaßten. Bis zum Jahre 1893, dem Wechsel von der 3- zur 2jährigen Dienstzeit, ist rund ein Drittel, 1893 selbst fast zwei Drittel und später rund die Hälfte der Sollstärke jährlich aufzubringen

belle 5.

gefertigten sind				Auf je 100 der Sollstärke der Mannschaft. sind als tauglich ausgehoben	
der Ersatzreserve I überwiesen	der Ersatzreserve II oder der Seewehr II überwiesen	als dauernd untauglich ausgemustert	als unwürdig ausgeschlossen		Ohne überzählig Taugliche
(74982) 21,5	(66605) 19,1	(54360) 15,6	(956) 0,3	durchschnittlich jährlich 44,1	
(63941) 16,6	(68382) 17,8	(100809) 26,2	(963) 0,3		
(63105) 17,5	(56740) 15,8	(89272) 24,8	(1220) 0,3		
(71701) 19,4	(57985) 15,7	(86820) 23,5	(1214) 0,3		
(73077) 19,2	(62610) 16,4	(94274) 24,8	(1281) 0,3		
(78997) 19,9	(61258) 15,5	(95681) 24,1	(1113) 0,3		
(96152) 24,2	(61676) 15,5	(77947) 19,6	(1390) 0,3		
(94996) 24,5	(56679) 14,6	(73057) 18,8	(1377) 0,4	43,7	
(97230) 25,3	(54829) 14,3	(68475) 17,8	(1352) 0,3	43,9	
(99360) 25,9	(52477) 13,7	(67780) 17,7	(1281) 0,3	44,0	
(104922) 26,7	(57317) 14,6	(66893) 17,0	(1225) 0,3	44,2	
(100296) 24,0	(64511) 15,4	(69851) 16,7	(1200) 0,3	49,3	
(96741) 23,8	(64777) 15,9	(62901) 15,4	(1260) 0,3	44,7	
Ersatzreserve	Landsturm				
(86612) 20,9	(91524) 22,1	(45548) 11,0	(1245) 0,3	46,5	
(102928) 23,9	(109939) 25,5	(31569) 7,3	(1189) 0,3	45,6	
(86131) 19,8	(110170) 25,2	(30680) 7,0	(1236) 0,3	51,2	
(88194) 20,8	(109116) 25,7	(27291) 6,4	(1245) 0,3	47,1	
(81796) 18,7	(118312) 27,4	(30043) 7,0	(1280) 0,3	47,5	
(84728) 17,8	(90217) 19,0	(30496) 6,4	(1431) 0,3	63,6	
(81068) 16,7	(97028) 20,0	(33303) 6,8	(1395) 0,3	57,0	
(81549) 16,7	(103271) 21,1	(36574) 7,5	(1285) 0,2	55,7	
(83520) 16,9	(104950) 21,2	(38191) 7,7	(1267) 0,3	55,6	
(84487) 16,8	(108167) 21,5	(40431) 8,2	(1210) 0,2	56,1	
(87764) 17,3	(109953) 21,6	(41639) 8,2	(1212) 0,2	56,0	
(83809) 16,3	(112839) 21,9	(43196) 8,4	(1245) 0,2	57,2	
(82116) 16,2	(102723) 20,2	(39345) 7,8	(1171) 0,2	57,5	
(84854) 16,7	(100071) 19,7	(41332) 8,1	(1219) 0,3	56,7	
(82773) 16,5	(98651) 19,7	(41245) 8,2	(1337) 0,3	56,0	
(72613) 14,7	(96035) 19,5	(41828) 8,5	(1167) 0,2	56,9	54,0
(79254) 15,6	(96158) 20,9	(34961) 6,9	(1092) 0,2	57,9	55,0
(74110) 14,7	(110740) 22,0	(34172) 6,8	(976) 0,2	57,0	55,1
(75039) 14,7	(116032) 22,7	(33327) 6,5	(921) 0,2	57,2	55,1
(79863) 15,1	(122632) 23,1	(35802) 6,7	(860) 0,2	58,2	56,1
(81780) 15,2	(128647) 23,8	(34133) 6,3	(836) 0,2	58,6	56,4
(82057) 14,9	(137812) 25,0	(34890) 6,3	(856) 0,2	58,5	56,1
(82822) 14,8	(144737) 25,9	(34067) 6,1	(890) 0,2	58,7	56,6
(85193) 15,1	(141759) 25,1	(35500) 6,3	(826) 0,1	59,6	57,6
(82056) 14,3	(137394) 24,0	(34211) 6,0	(916) 0,2	59,8	58,1
(77242) 12,4	(117435) 18,9	(31223) 5,0	(926) 0,1	61,8	59,1
—	—	—	—	—	—

gewesen; dabei war der Zuschlag für Abgang von Dienstuntauglichen und -unbrauchbaren vor 1893 bei 3 Jahrgängen verhältnismäßig höher als später bei zwei Jahrgängen.

Als Hauptergebnis ist festzustellen, daß die gesamte Entwicklung der *Heeresergänzung,* soweit sie sich in der Statistik wiederspiegelt, in erster Linie von den jeweiligen gesetzlichen Vorschriften und behördlichen Verordnungen abhängig gewesen ist; dabei setzen die Gesetze die Heeresstärke fest, während die sonstigen Vorschriften den dieser Heeresstärke entsprechenden jährlichen Ersatz, die Art der Verrechnung der verschiedenen Grade der Tauglichkeit oder Untauglichkeit, bis zu einem gewissen Grade auch den Begriff der Tauglichkeit selbst festlegen. Jedenfalls können die Rekrutierungszahlen allein keinen völlig sicheren Maßstab für die körperliche Tüchtigkeit der militärpflichtigen Jugend abgeben.

Tabelle 6.

Aus-hebungs-jahr	Von je 100 Angefertigten sind					
	als tauglich ausgehoben	darunter Überzählige	der Ersatz-reserve I überwiesen	der Ersatz-reserve II bzw. der Seewehr II überwiesen	als dauernd untauglich ausgemustert	als un-würdig ausge-schlossen
1	2	3	4	5	6	7
1875/80	(151834) 40,7	—	(70967) 19,0	(62263) 16,7	(86869) 23,3	(1125) 0,3
1881/85	(162060) 41,6	—	(98532) 25,3	(56596) 14,5	(70830) 18,2	(1325) 0,3
			ab 1888 Ers.-Reserve	Landsturm		
1886/90	(189278) 44,9	—	(96542) 22,9	(88184) 20,9	(48110) 11,4	(1226) 0,3
1891/95	(241349) 52,3	—	(83467) 18,1	(103589) 22,5	(31541) 6,8	(1327) 0,3
1896/00	(272071) 53,8	—	(84339) 16,7	(107726) 21,3	(40560) 8,0	(1221) 0,2
1901/05	(282017) 56,1	(12684) 2,5	(78721) 15,7	(100331) 19,9	(38708) 7,7	(1158) 0,2
1906/10	(292299) 54,3	(10861) 2,0	(80312) 14,9	(129972) 24,2	(34444) 6,4	(873) 0,2
1911	(302242) 53,4	(10087) 1,8	(85193) 15,1	(141759) 25,1	(35500) 6,3	(826) 0,1
1912	(317591) 55,5	(8679) 1,5	(82056) 14,3	(137394) 24,0	(34211) 6,0	(916) 0,2
1913	(395534) 63,6	(12739) 2,0	(77242) 12,4	(117435) 18,9	(31223) 5,0	(926) 0,1

Wie wurde die Zahl der Tauglichen aufgebracht? Zunächst sollte die *Musterung* einen Überblick geben über die Gesamttauglichkeit der in einem Bezirk vorhandenen Militärpflichtigen. Diese sollten dann auf Grund ihrer bei der körperlichen Vormusterung festgestellten Körperbeschaffenheit und der dieser entsprechenden militärischen Verwendungsmöglichkeit in gewisse Gruppen (tauglich, bedingt tauglich usw.) geordnet werden. Bei der Musterung sollte somit der Bedarf an Rekruten zunächst gar keine Rolle spielen, erst auf Grund der in einem Bezirk *bei der Musterung gefundenen Tauglichen* einerseits und des *Gesamtbedarfs an Rekruten* andererseits wurde für jeden Bezirk bestimmt, *wieviel Rekruten er aufzubringen hatte* (W.O. § 52, I).

Wenn also die Musterung erst die Zahl der von einem Bezirk aufzubringenden Rekruten ergeben sollte, so hätte die ärztliche Untersuchung völlig davon unabhängig sein müssen, wieviele Militärpflichtige zu untersuchen waren. Waren aber sehr zahlreiche Militärpflichtige vorhanden und waren diese zudem noch durchschnittlich kräftig und gesund, so kam es vor, daß der Untersucher die Ansprüche an den einzelnen etwas höher stellte und schon geringe Fehler schärfer beurteilte, als wenn er weniger zahlreiche und vielleicht weniger kräftige Leute zu untersuchen hatte. Es konnte sich ereignen, daß mit der zunehmenden Zahl der Militärpflichtigen die Zahl der Tauglichen scheinbar nicht Schritt hielt oder daß umgekehrt eine Heeresvermehrung, die eine größere Zahl von Rekruten forderte, Anlaß gab, den Begriff der Tauglichkeit etwas weiter zu fassen, wodurch der Anteil der Tauglichen scheinbar höher wurde. Auch bei der Aushebung selbst kam es nicht selten vor, daß, nach Deckung des Bedarfs an Rekruten, alle weiteren, für tauglich befundenen Leute des dritten Jahrgangs der Ersatzreserve oder dem Landsturm zugeteilt wurden, anstatt sie als „überzählig" den Tauglichen zuzuführen. Dadurch wurde natürlich das Ergebnis der Aushebung ungünstiger gestaltet als es der Wirklichkeit entsprach.

Der *Begriff der Tauglichkeit* ist in den Vorschriften zwar allgemein durch die Forderung des gesunden kräftigen Baues des Körpers und seiner Organe umrissen, im einzelnen aber von der verneinenden Seite her eingeschränkt, von der Aufzählung der Fehler angefangen, die völlige Untauglichkeit bedingen, bis zu den sog. Schönheitsfehlern hin. Es kommt nur darauf an, wieweit man die Grenzen vorsteckt. Die in den Vorschriften festgelegten Weisungen sind dem Wandel der Zeiten unterworfen und haben sich stets den Anforderungen an die

Leistungsfähigkeit des Soldaten und den wissenschaftlichen Anschauungen über die Bedeutung der einzelnen Gesundheitsstörungen für diese Leistungsfähigkeit anzupassen, auch können sie die verschiedenen persönlichen Auffassungen der untersuchenden Ärzte in dieser Hinsicht niemals vereinheitlichen. So ergibt sich aus allen diesen Erörterungen die Unmöglichkeit, aus dem einfachen Zahlenverhältnis der als tauglich Ausgehobenen zu den Abgefertigten einen sicheren Schluß auf die wirkliche Tauglichkeit, ihre Zu- und Abnahme von Jahr zu Jahr oder gar auf die körperliche Beschaffenheit der ganzen Bevölkerung zu ziehen.

Das gleiche trifft natürlich für die einfachen Bezugszahlen der Untauglichen, der noch für den Landsturm und die Ersatzreserve Tauglichen zu. Selbst die Zahlen der dauernd Untauglichen können noch, wie wir gesehen haben, wesentlich durch Änderung der Aushebungsvorschriften beeinflußt werden; immerhin herrscht bei den Untersuchern über die hier in Betracht kommenden Fehler wohl noch am ehesten Übereinstimmung. Bei gleichbleibenden Vorschriften wird man aber einen gewissen Anhalt über das Vorkommen ernsterer Gesundheitsstörungen in der militärpflichtigen Bevölkerung in den Zahlen der dauernd Untauglichen besitzen.

2. Zeitlicher Verlauf der Tauglichkeit und Untauglichkeit nach Altersklassen.

Die Tabelle 7 soll erläutern, wie sich in jeder *Altersklasse* die Verhältnisse der *Tauglichen* und *Untauglichen* gestaltet haben. Die aus den Ergebnissen des Heeresergänzungsgeschäfts errechneten reinen Zahlen sind der besseren Übersichtlichkeit wegen beigefügt, dagegen sind die freiwillig Eingetretenen fortgelassen, da, wie oben angegeben, bis 1888 die Zahl der vor dem militärpflichtigen Alter freiwillig Eingetretenen nicht bekannt ist und seit 1903 die Verteilung der Freiwilligen auf die einzelnen Altersklassen überhaupt nicht mehr gemeldet ist.

Die Durchschnittszahlen sind entsprechend der Jahresgliederung wie in Tabelle 6 angegeben.

Der *Ersatzreserve* wurden durchweg in den beiden ersten Gestellungsjahren verhältnismäßig nur wenige Leute überwiesen; zum überwiegenden Teil wurde die Ersatzreserve aus der dritten Altersklasse ergänzt, handelte es sich doch entweder um Taugliche, die im dritten Jahre überzählig blieben, oder um Leute mit geringeren Gesundheitsstörungen, deren Beseitigung in den ersten beiden Jahren noch erwartet werden konnte, so daß ihre endgültige Abfertigung bis zum dritten Jahre verschoben werden konnte.

Größer war der Anteil der ersten beiden Altersklassen bei den der *Ersatzreserve II. Kl.* bzw. *dem Landsturm* Überwiesenen. Für diese Entscheidungen waren ja zum Teil Fehler und Gebrechen maßgebend, die ihrer Natur nach von vornherein jede Aussicht auf Besserung bis zur Diensttauglichkeit ausschlossen. Den größten Hundertsatz weisen aber auch hier die dritte und die höheren Jahresklassen auf, indem auch mit der endgültigen Zuweisung zum Landsturm in der Mehrzahl der Fälle gewartet wurde, bis die dritte Untersuchung des Mannes jeden Zweifel über seine Untauglichkeit zum aktiven Dienst oder in der Ersatzreserve beseitigt hatte.

Ausgemusterte fanden sich am zahlreichsten unter den Angehörigen des ersten und der höheren Jahrgänge.

Bei den *Ausgeschlossenen* entfiel stets der höchste Hundertsatz auf die höheren Altersklassen, weil über sie erst nach Erledigung des Strafverfahrens, jedoch spätestens im 5. Pflichtjahre, entschieden wurde.

Wenn man nun in den gleichen Jahresdurchschnitten die *Tauglichen* bzw. die *Ausgehobenen* betrachtet (Tabelle 8), so muß man bedenken, daß ein unmittelbarer Vergleich der einzelnen Altersklassen eines gleichen Zeitabschnitts (d. h. in waagerechter Richtung) deshalb nicht möglich ist, weil jede folgende Altersklasse immer die bei der Auslese der vorhergehenden zurückgestellten Leute enthält. Da aber die Tabellen 7 und 8 nur die endgültigen Entscheidungen enthalten, so ist es klar, daß bei den ersten beiden Jahresklassen sich die höchsten Hundertsätze an tauglich Ausgehobenen befinden müssen, weil bei den älteren Altersklassen sich die Mindertauglichen ansammeln. Dagegen läßt sich jede Altersklasse

Ta-

Aus-hebungs-jahr	Von je 100 Abgefertigten der I., II., III.,							
	der *Ersatzreserve* I bzw. der Ersatzreserve überwiesen				der Ersatzreserve II bzw. dem *Landsturm* überwiesen			
	I	II	III	höher	I	II	III	höher
1875/80	6967	5196	56538	2267	7031	4961	47518	2413
	6,0	8,6	33,6	21,2	6,0	8,2	28,3	22,7
1881/85	7427	5719	82884	2502	6818	4173	43475	1728
	6,5	9,5	44,9	26,9	6,0	6,9	23,5	18,6
1886/90	6223	5169	80395	2755	12377	7665	64600	3541
	5,3	7,9	39,5	24,5	10,5	11,8	31,8	31,5
1891/95	5557	4234	70984	2692	18633	11915	68307	4734
	4,0	5,6	35,0	23,0	13,5	15,8	33,7	40,4
1896/1900	4781	3375	73134	3049	19210	13070	70350	5096
	3,2	4,3	33,7	23,5	12,7	16,6	32,4	39,2
1901/05	6043	4382	65028	3267	15331	11451	69954	5595
	4,3	5,8	29,6	23,8	10,9	15,2	31,8	28,5
1906/10	7073	5627	64070	3543	15454	12370	94535	7613
	5,0	7,1	26,6	23,2	10,8	16,0	39,2	49,9
1911	6511	5212	69647	3823	16669	13903	102322	8865
	4,4	6,7	27,4	22,6	11,2	17,8	40,2	52,4
1912	6272	4990	66832	3962	15022	12366	100959	9047
	4,2	6,2	26,3	22,8	9,9	15,3	39,8	52,0
1913	5755	4754.	62887	3846	12825	10371	86360	7879
	3,6	4,7	23,4	23,4	8,0	10,3	32,2	47,8

für sich in den aufeinanderfolgenden Zeitabschnitten, also in senkrechter Anordnung, ohne weiteres vergleichen.

Dabei zeigt es sich, daß die durch die Heeresvermehrung bedingte Zunahme der Ausgehobenen alle Altersklassen in ziemlich gleichem Grade trifft.

Tabelle 8.

Aus-hebungs-jahr	Von je 100 Abgefertigten der I., II., III. höheren Altersklasse waren								
	ausgehoben					überzählig tauglich			
	I	II	III	höhere	Summe	I	II	III	höhere
1875/80	64256	35015	34893	1695	134750				
	55,0	58,0	20,8	16,0					
1881/85	64963	37782	37566	1703	142013				
	56,7	62,6	20,3	15,0					
1886/90	75182	44015	43899	2019	165214				
	63,9	67,7	21,5	18,0					
1891/95	97308	54089	54420	2161	207978				
	70,5	71,5	26,9	18,4					
1896/00	107876	55851	60140	2253	226119				
	71,4	70,9	27,8	17,3					
1901/05[1]	100779	53353	64059	2170	220360	22	31	12392	239
	71,8	71,0	29,1	15,8		0,02	0,04	5,7	1,8
1906/10	102504	53872	61625	1946	219946	22	18	10657	163
	71,9	69,6	25,5	12,7		0,02	0,02	4,4	1,1
1911	106249	53185	62510	1981	223925	15	37	9869	166
	71,9	68,0	24,6	11,7		0,01	0,05	3,9	1,0
1912	112624	57757	67261	2075	239717	—	—	8492	187
	74,6	71,6	26,5	11,9				3,3	1,1
1913	125001	80767	97371	2536	305675	—	—	12447	292
	78,0	79,8	36,4	15,4				4,7	1,8

[1] Für die überzählig Tauglichen nur 1903/05.

belle 7.

höheren Altersklasse wurden

ausgemustert				ausgeschlossen				Summe der endgültig Abgefertigten ohne Freiwillige			
I	II	III	höher	I	II	III	höher	I	II	III	höher
37981	14939	30087	3863	263	252	251	359	116839	60362	168179	10595
32,5	24,7	17,9	36,5	0,2	0,4	0,1	3,4				
34731	12415	20334	3350	303	294	284	444	114242	60382	184700	9185
30,4	20,6	11,0	36,1	0,3	0,5	0,2	4,8				
23572	7973	14148	2416	245	241	243	497	117698	65062	203286	11229
20,0	12,3	7,0	21,5	0,2	0,4	0,1	4,4				
16315	5067	8572	1588	256	266	261	544	138068	75571	202524	11719
11,8	6,7	4,2	13,6	0,2	0,4	0,1	4,6				
18959	6251	13273	2067	221	208	265	527	151047	78762	217162	12992
12,6	7,9	6,1	15,9	0,1	0,3	0,1	4,1				
17985	5700	13023	2000	170	195	240	554	140320	75099	219739	13730
12,8	7,6	5,9	14,6	0,1	0,3	0,1	4,0				
17498	5394	10082	1520	102	119	167	485	142603	77400	241136	15269
12,2	7,0	4,2	10,0	0,1	0,2	0,1	3,2				
18312	5758	9839	1591	79	105	162	480	147835	78200	254349	16906
12,4	7,4	3,9	9,4	0,1	0,1	0,1	2,9				
17044	5414	10177	1576	92	119	179	526	151054	80646	253900	17373
11,3	6,7	4,0	9,1	0,1	0,1	0,1	3,0				
16586	4935	8295	1407	99	121	205	501	160266	100948	267565	16461
10,3	4,9	3,1	8,6	0,1	0,1	0,1	3,0				

Die *Heeresvermehrungen* 1893 und 1913 machen sich bei allen Jahresklassen, besonders aber bei den Angehörigen des dritten Jahrgangs bemerkbar.

3. Anteil der einzelnen Altersklassen an der Zahl der Tauglichen.

Die Tabelle 9 gibt den bisher fehlenden Aufschluß über den Anteil der einzelnen Altersklassen an den Ausgehobenen bzw. Tauglichen, dessen Kenntnis Rückschlüsse auf die Altersverhältnisse der ganzen Armee und damit auf den Gesundheitszustand und die Leistungsfähigkeit des Heeres gestattet.

Tabelle 9.

Von 100 insgesamt Ausgehobenen waren tauglich				
Aushebungsjahr	20jährig	21jährig	22jährig	ältere
1875/80	47,8	26,0	25,9	1,3
1881/85	45,7	26,6	26,4	1,2
1886/90	45,5	26,7	26,6	1,2
1891/95	46,8	26,0	26,2	1,0
1896/00	47,7	24,7	26,6	1,0
1901/05	45,7	24,2	29,1	1,0
1906/10	46,6	24,5	28,0	0,9
1911	47,5	23,7	27,9	0,9
1912	47,0	24,1	28,0	0,9
1913	40,9	26,4	31,9	0,8

Man erkennt sofort, daß der Anteil der verschiedenen Altersklassen an der Gesamtzahl der jährlich Ausgehobenen nur in verhältnismäßig sehr engen Grenzen schwankt. Nur die Heeresvermehrung 1913 hat den Anteil der 21- und 22jährigen stark ansteigen lassen. Durchschnittlich entfallen 46,4% auf die 20jährigen; sinkt deren Anteil, so steigt besonders der der 22jährigen, während die älteren Leute mit rund 1% gleichbleibend vertreten sind. Es besteht dabei auch eine gewisse Abhängigkeit von der Stärke der einzelnen Jahrgänge.

Ein erfreuliches Ergebnis war es, daß fast die Hälfte aller Ausgehobenen aus 20jährigen jungen Leuten bestand. Darin konnte man ein Zeichen für die körperliche Tüchtigkeit erblicken, denn wenn auch einerseits reichlicher Ersatz vorhanden war, so wurde andererseits von der Bestimmung viel Gebrauch gemacht, alle zweifelhaften und auf der Grenze der Tauglichkeit stehenden Militärpflichtigen bis zur weiteren Kräftigung zurückzustellen. In volkswirtschaftlicher Beziehung hat die frühzeitige Einberufung den großen Vorteil, daß viele junge Leute auch frühzeitig wieder in ihren bürgerlichen Beruf zurückkehren.

4. Anteil der Tauglichen an den einzelnen Geburtsjahrgängen.

Wieviel Leute eines Geburtsjahrgangs im Lauf der Zeit als tauglich ausgehoben bzw. für tauglich erklärt wurden, ist ebenso wie die frühere Feststellung, wieviel Leute eines Geburtsjahrgangs zur Gestellung kamen, leider nur bis 1900 möglich, weil von da ab die Altersgliederung der Freiwilligen unbekannt ist. Die Berechnungen, die hier nicht näher aufgeführt zu werden brauchen, ergeben nun für die Jahre 1888—1899, daß sich die Gesamtzahl der Ausgehobenen und freiwillig Eingetretenen auf rund 46—55% eines Geburtsjahrgangs beläuft, daß also nur wenig mehr als die Hälfte aller einem Geburtsjahrgang angehörenden Militärpflichtigen zur Erfüllung ihrer Dienstpflicht gelangte. Man darf aber diese Zahl nicht mit der tatsächlichen Tauglichkeit verwechseln. Denn es fehlen die überzählig Tauglichen ganz, zweitens enthielten sicher die der Ersatzreserve Überwiesenen zahlreiche Leute, die ohne wesentliche Herabminderung der Anforderungen an die Körperbeschaffenheit hätten als tauglich bezeichnet werden können und nur angesichts des reichlich vorhandenen Ersatzes wegen irgend kleiner Fehler für die Ersatzreserve bestimmt worden sind.

Von den 46—55% Tauglichen eines Geburtsjahrgangs traten durchschnittlich etwa 3,4% vor dem militärpflichtigen Alter ein, 22,2% wurden als 20jährige ausgehoben, 12,0 bzw. 12,6% als 21- und 22jährige und 1% als Ältere. Bei vorsichtiger Schätzung wird man annehmen dürfen, daß die Zahlenverhältnisse bis zum Kriege bis auf kleine Änderungen dieselben geblieben sind, die Freiwilligen haben sich auf etwa 5% vermehrt.

D. Die Rekrutierungsergebnisse nach Herkunft und Beruf.

1. Die Aushebungsergebnisse nach Korpsbezirken.

Bis zum Jahr 1902 enthielten die amtlichen Zählungen nur die Angaben über die Ergebnisse der *Aushebung nach den Gestellungsorten.* Wenn nun auch wohl die Mehrzahl der Militärpflichtigen in dem Gebiet zur Gestellung kommt, in dem diese geboren sind, so wird doch ein erheblicher Teil von ihnen infolge wirtschaftlicher oder persönlicher Gründe verzogen und in anderen Gebieten zur Musterung und Aushebung gekommen sein. Untersuchungen über die Tauglichkeit aber werden durch die verschiedene Gebürtigkeit der in einem Gebiet gemusterten Leute mehr oder weniger in ihren Ergebnissen getrübt. Seit dem Jahre 1903 beziehen sich die bekanntgegebenen Zahlen auf die *in einem Gebiet geborenen Militärpflichtigen* ohne Rücksicht darauf, wo sie untersucht worden sind. Dabei ist wiederum zu bedenken, daß der Einfluß des Ortes auf die Tauglichkeit in seinen mannigfaltigsten Beziehungen (Stadt, Land, Klima, Boden usw.) sich nur dann bemerkbar machen wird, wenn der Militärpflichtige ganz oder wenigstens größtenteils dort aufgewachsen ist. Solche Fehlerquellen sind aber unvermeidbar.

Bei Betrachtung kleinerer Gebietsteile ist es notwendig, den Durchschnitt eines mehrjährigen Zeitabschnitts zugrundezulegen. Die Zahlen für das ganze Reich zeigten nur verhältnismäßig geringe Schwankungen von Jahr zu Jahr, dagegen weisen die Zahlen für die kleineren Gebiete in den einzelnen Jahren teilweise erhebliche Unterschiede auf, so daß aus den Verhältniszahlen nur eines Jahres sich leicht gewisse Ungenauigkeiten ergeben.

In der Tabelle 10 sind die Verhältniszahlen für die verschiedenen Tauglichkeits- bzw. Untauglichkeitsgruppen nach *Korpsbezirken* angegeben. Dem

Tabelle 10.

Armeekorpsbezirk		Zahl der endgültig Abgefertigten				Von je 100 Abgefertigten waren im Durchschnitt										
						freiwillig eingetreten	überzählig tauglich	ausgehoben	tauglich insgesamt		nur tauglich für die Ersatzreserve		noch tauglich für den Landsturm		dauernd untauglich	
1905/09	1913	1905/09	% zur Gesamtzahl	1913	% zur Gesamtzahl	1905/09	1905/09	1905/09	1905/09	1913	1905/09	1913	1905/09	1913	1905/09	1913
1	2	3	4	5	6	7	8	9	10	11	12	13	14	15	16	17
I.		20126	3,8	15790	2,5	12,2	1,7	50,6	64,5	68,6	11,8	11,2	17,2	14,8	6,3	5,4
II.		23434	4,4	25936	4,2	9,9	1,6	45,8	57,3	66,7	17,0	12,4	19,6	16,0	6,0	4,9
III.		38480	7,3	47185	7,6	19,4	1,3	29,8	44,5	55,2	11,4	7,6	37,5	31,8	6,3	5,4
IV.		28373	5,4	33243	5,3	16,9	1,6	39,9	58,4	64,3	16,9	13,5	19,2	17,7	5,3	4,5
V.		24536	4,7	27872	4,5	9,6	0,98	46,1	56,7	63,3	13,7	11,4	23,5	20,3	5,9	5,0
VI.		34672	6,6	40730	6,5	9,7	1,4	40,7	51,8	60,1	13,3	8,1	27,8	26,2	6,8	5,6
VII.		46727	8,9	57176	9,2	13,1	3,2	40,2	56,5	67,4	6,0	6,4	30,0	21,2	7,4	5,0
VIII.		33895	6,4	32332	5,2	8,5	4,0	42,2	54,7	64,4	18,3	13,4	19,9	17,1	7,0	5,1
IX.		31742	6,0	36387	5,8	14,6	1,1	34,7	50,4	66,1	13,5	13,0	28,2	15,6	7,8	5,3
X.		28683	5,4	33937	5,5	17,3	2,2	37,0	56,5	61,5	15,2	14,0	21,6	19,3	6,6	5,2
XI.		24742	4,7	29894	4,8	13,9	2,8	37,9	55,6	64,8	17,0	15,4	20,5	15,3	6,7	4,5
XII. S.		14388	2,7	19193	3,1	8,8	0,60	41,8	51,2	59,2	15,5	14,4	27,2	21,3	5,9	5,1
XIII. W.		20616	3,9	23332	3,7	6,3	0,83	48,6	55,7	66,1	19,3	15,4	18,2	13,6	6,7	4,9
XIV.		20603	3,9	24145	3,9	10,3	2,1	44,3	56,7	66,3	19,0	13,8	17,6	15,2	6,5	4,7
XV.		7292	1,4	5910	0,9	17,3	4,2	45,1	66,6	68,1	13,4	12,6	13,5	13,4	6,4	6,0
XVI.		2747	0,5	4859	0,8	13,3	5,5	41,2	60,0	66,6	17,5	15,1	15,2	13,0	7,3	5,3
XVII.		19300	3,7	17425	2,8	7,5	1,2	53,9	62,6	68,8	13,5	11,2	18,1	14,5	5,6	5,5
XVIII.		24292	4,6	18196	2,9	12,7	3,7	37,7	54,1	59,3	17,1	18,5	21,5	17,1	7,2	5,1
	25. Hess. Div.			11242	1,8					58,7		17,5		18,1		5,7
XIX. S.		24670	4,7	28704	4,6	8,4	0,55	41,6	50,6	56,2	13,0	11,9	30,4	26,7	5,8	5,2
	XX.			12103	1,9					68,2		9,4		17,2		5,2
	XXI.			10431	1,7					72,8		13,0		9,6		4,6
I. B.		18187	3,4	21773	3,5	5,2	2,0	46,0	53,2	63,0	19,3	16,7	20,7	14,3	6,9	6,0
II. B.		16793	3,2	17884	2,9	5,6	2,4	48,8	56,8	64,4	20,6	18,6	15,8	11,2	6,7	5,8
III. B.		22563	4,3	26681	4,3	6,3	2,3	49,2	57,8	66,3	20,8	15,8	15,2	12,8	6,0	5,1
Deutsches Reich		526864	100	622360	100	11,1	2,0	41,9	55,0	63,6	14,9	12,4	23,3	18,9	6,5	5,1

Durchschnitt der Jahre 1905—1909 sind in einzelnen Spalten die Zahlen des Jahres 1913 gegenübergestellt. Dies geschah trotz der oben genannten Gegengründe, weil zwar die Zahlen für 1910—1912 dem Durchschnitt von 1905—1909 annähernd entsprechen, aber die des Jahres 1913 wegen der Heeresvermehrung, d. h. der zwei neuhinzugekommenen Korps, besondere Beachtung verdienen.

Die Tabelle 10 zeigt zunächst, daß die einzelnen Korpsbezirke in außerordentlich verschiedener Weise an der Aufbringung des Ersatzes beteiligt waren. Das war in erster Linie durch ihre verschiedene Größe und ihre Bevölkerungsdichte bedingt. Man erkennt, daß das aus Teilen des I. (Königsberg) und des XVII. (Danzig) Armeekorps neugebildete XX. (Allenstein) A.K. (1913, Sp. 6) die fehlenden Anteile dieser Korps (Sp. 4) und das XXI. (Saarbrücken) A.K. (Sp. 6) entsprechend vom XV. (Straßburg) A.K. und VIII. (Koblenz) A.K. (Sp. 4) erhalten hat.

Was nun die *Gesamtzahl der Tauglichen* (Sp. 10 und 11) betrifft, so sieht man im Durchschnitt 1905—1909 ein Schwanken zwischen 44,5% im III. (Brandenburg) A.K. und 66,6% im XV. (Straßburg) A.K. Unter dem Reichsdurchschnitt von 55,0% stehen außer dem schon genannten III. A.K. das VI. (Breslau), VIII. (Koblenz), IX. (Altona), XII. Sächs. (Dresden), XVIII. (Frankfurt a. M.), XIX. Sächs. (Leipzig) und das I. Bayer. (München) A.K., im ganzen nur 8 von 22 Armeekorps. Alle früheren Ausführungen über die Abhängigkeit der Verhältniszahl der Tauglichen von der Höhe des Rekrutenbedarfs werden durch die Gegenüberstellung des Jahres 1913 mit seiner großen Heeresvermehrung bestätigt. Die Gesamtzahl der endgültig Abgefertigten 1913 stieg um 95496 = 18,1% gegenüber dem Durchschnitt von 526864 in dem Zeitraum 1905—1909 und die Tauglichkeitsziffer stieg von 55,0 auf 63,6%, d. i. um 15,6%.

Die vorgenannte mittlere Tauglichkeitsziffer im Zeitraum 1905—1909 von 55,0% ist im Jahre 1913 in allen Korpsbezirken überschritten worden. Die Tauglichkeitsziffern schwanken im Jahr 1913 zwischen 55,2% und 72,8%. Unter dem Reichsdurchschnitt von 63,6% liegen wieder 8 Armeekorpsbezirke von der um 2 auf 24 erhöhten Zahl der Armeekorps. Wieder sind das III., VI., die beiden sächsischen und das I. bayerische Armeekorps darunter, während das VIII. und IX. durch das V. (Posen) und X. (Hannover) Armeekorps abgelöst worden sind. Es ist nicht möglich, die Gründe für den niedrigen Tauglichenanteil bei einzelnen Korps anzugeben. Die Tatsache, daß auch diese Korpsbezirke den erhöhten Ersatz, wie ihn das Jahr 1913 forderte, aufbrachten und dabei den Tauglichenanteil an den Abgefertigten teilweise außerordentlich erhöhten, spricht doch für eine fast zwangsläufige Abhängigkeit des Tauglichkeitsbegriffs von der Zahl des geforderten Ersatzes. Im Nordosten (I., XVII., XX. A.K.) und im Südwesten (XV., XXI. A.K.) Deutschlands sind die Gebiete des höchsten Tauglichenanteils, während nach der Mitte der Verbindungslinie dieser beiden Gebiete hin der Tauglichenanteil abfällt.

Die Armeekorpsbezirke sind im allgemeinen zu groß und in der Verteilung der Bevölkerung auf Stadt und Land, Industrie, Handel und Ackerbau zu ungleichmäßig, als daß man aus ihrer mittleren Tauglichkeitsziffer weitere Schlüsse ziehen könnte. An Versuchen hat es nicht gefehlt, hier aufzuklären, insbesondere die Frage zu lösen, ob die Stadt- oder die Landbevölkerung in erster Linie an der Aufbringung der Wehrfähigen beteiligt sei.

2. Die Grundlagen der deutschen Wehrkraft.

Bereits ARISTOTELES hat in seiner Politik, VI, 4, darauf hingewiesen, „daß Bevölkerungen, die überwiegend sich mit Ackerbau beschäftigen, sowie Hirtenvölker, deren Lebensberuf die dem Ackerbau verwandte Viehzucht sei, zum Kriegsdienst am geschicktesten seien. Alle übrigen Berufsarten kämen in dieser Beziehung weit hinter den oben erwähnten zu stehen". Ähnlich äußerte sich M. PORTIUS CATO in seinem Werk „De re rustica präf., cap. 4."

Erst die *Einführung der allgemeinen Wehrpflicht* ließ die Frage in Preußen wach werden, welche *Bevölkerungsschichten* die tauglichsten Leute liefere, doch verhinderte die Art der Listenführung ihre Auswertung in dieser Hinsicht. Besonders war es die mit der zunehmenden Entwicklung der Großstädte wachsende Ausdehnung der *Industrie*, die die Befürchtung laut werden ließ, daß die

Tauglichkeit der preußischen Bevölkerung für den Militärdienst abzunehmen beginne. Die ersten statistischen Arbeiten aus dem Anfang der sechziger Jahre des vorigen Jahrhunderts konnten die Frage nicht beantworten. Die glänzenden Erfolge der preußischen und deutschen Truppen in den *Kriegen* 1864, 1866 und 1870/71 hatten erkennen lassen, daß die *Wehrkraft des Volkes* doch noch zu gewaltigen Leistungen fähig sei, und der ungeahnte *Anstieg der Geburten* in den siebziger Jahren konnte den Gedanken an einen etwaigen Mangel an wehrpflichtigen Leuten für die weitere Zukunft kaum aufkommen lassen. Als dann die Industrie aufblühte und dadurch der Aufbau der Bevölkerung sich mannigfach änderte, kamen die volkskundlichen und rekrutierungsstatistischen Forschungen wieder in Fluß.

Wir erkennen heute, daß in der im Jahre 1889 erschienenen Studie von HANSEN viel Wahres enthalten war, wenn es auch statistisch nicht einwandfrei belegt wurde. In dieser Schrift, betitelt „*Die drei Bevölkerungsstufen*", verfocht HANSEN den Gedanken, daß die *städtische* Bevölkerung dauernd zurückgehe und nur durch *Zuzug vom Lande* her sich erhalten und zunehmen könne. Nach wenigen Geschlechterfolgen stürben die Familien der stadtgeborenen Bürger aus oder verarmten, weil ihnen der Rückhalt, den der Bauer an seinem Besitztum habe, in ihrem steten Kampf ums Leben fehle. Der dauernde Fortzug der kräftigsten Leute *vom Lande in die Stadt* schwäche aber das Land in erheblichem Maße und bringe die Gefahr einer Entvölkerung des platten Landes und damit das Versagen der Quelle der Volkskraft in greifbare Nähe.

An diese Ausführungen schlossen sich teilweise mit großer Heftigkeit geführte Aussprachen über die Grundlagen der deutschen Wehrkraft an. Zunächst wurde die *überwiegende Militärtauglichkeit der ländlichen Bevölkerung* behauptet, so 1891 von IDEL, 1892 von einem Unbekannten, von SERING (3) und von AMMON (4), 1894 von HEINRICH SOHNREY (5). Die erste amtliche Statistik hatte die bayerische Regierung für das Ersatzjahr 1896/97 angeordnet. Ihre Ergebnisse waren jedoch nicht einwandfrei, einmal hatten in diesem Jahr in Bayern die Angehörigen von Industrie und Gewerbe in reinen und auf Hundert der Abgefertigten bezogenen Zahlen mehr Taugliche geliefert als die in der Land- und Forstwirtschaft Beschäftigten, während die dem *Handel und Verkehr* angehörigen Militärpflichtigen wesentlich geringere Tauglichkeitsziffern zeigten, aber zu geringe Grundzahlen für den Aufbau sicherer Ergebnisse boten. Zum zweiten waren die Aushebungsergebnisse in den Bezirksämtern, also im wesentlichen dem platten Lande, erheblich günstiger als in den unmittelbaren Städten.

Im Jahre 1897 stellte dann LUJO BRENTANO (6) in seinem Aufsatz „die heutige Grundlage der deutschen Wehrkraft" sich gegen die bisher allgemein als richtig angesehene Auffassung, daß die *industrielle* Entwicklung die Wehrkraft schädige. Er behauptete im Gegenteil sogar, daß der Übergang vom *Agrar*- zum *Industriestaat* die Kriegstüchtigkeit des deutschen Volkes gesteigert habe. Ein heftiger Meinungsstreit folgte, der leider bald von der rein wissenschaftlichen Höhe abglitt und stellenweise parteipolitisch ausgenutzt wurde. Daß die Industriegegenden schlechthin mehr Rekruten lieferten als das weniger bevölkerte platte Land, war nicht angreifbar, andererseits auch nicht die Tatsache, daß dieses im Verhältnis höhere Tauglichkeitsziffern aufwies als die Städte, wenn auch die Überlegenheit zum Teil bei weitem nicht so groß war, wie früher behauptet wurde [hierher gehören Arbeiten von KUCZYNSKI (7), SERING (7), BALLOD (7), BINDEWALD (8), ELBEN (9), KRUSE (10), WELLMANN (11)].

Der Letztgenannte hatte ausgeführt, daß die unbedingte Zahlenüberlegenheit der industriellen Aushebung, wie sie BRENTANO nachgewiesen hatte, nicht die Frage aus der Welt schaffen konnte, ob die *Industrie* die Kosten dieser Überlegenheit aus sich selbst heraus bestritt, oder ob die *Landbevölkerung* durch ihre Menschen die verbrauchten Kräfte der *Großstadt* und *Industrie* ergänzte und auffrischte. In dieser Hinsicht hatte RÖSE (12) 1905 aus seinen Untersuchungen geschlossen, daß solche Leute, deren Eltern bereits in der Stadt geboren waren, nur halb soviel Soldaten lieferten als die landgeborenen Städter. ABELSDORFF (13) hatte durch Fragebogen in mehreren Gewerben (Buchdrucker, Tapezierer und

Metallarbeiter) bei zwei Geschlechterfolgen als Ergebnis festgestellt, daß Herkunft und Aufenthaltsort sich bis zum Eintritt in die Erwerbsfähigkeit innerhalb zweier Geschlechterfolgen zugunsten der Großstädte verschoben hatten. Er fand, daß die Untauglichkeit mit zunehmender Größe des Geburtsorts zunahm und bei der zweiten Generation nicht unerheblich größer war als bei der ersten.

Inzwischen hatte die deutsche Reichsleitung angeordnet, daß von 1902 ab in den amtlichen Berichten über die Ergebnisse des Heeresergänzungsgeschäfts die Vorgestellten getrennt werden sollten in *Stadt-* und *Landgeborene,* und daß in jeder dieser beiden Gruppen weiter unterschieden werden sollte, ob der Mann in der Land- und Forstwirtschaft oder anderweitig (Industrie, Handel und Verkehr) beschäftigt wäre.

Wenn hiermit auch den Wünschen des Reichstags und anderer berufener Körperschaften, so des deutschen Landwirtschaftsrates, nicht völlig entsprochen worden war, auch die dazu erlassenen Ausführungsbestimmungen nicht alle Zweifel hinsichtlich der Verrechnung der einzelnen Leute nach Stadt und Land usw. ausschlossen (Näheres bei Kuczynski), so bedeutete die Erweiterung der amtlichen Rekrutierungsstatistik doch eine erhebliche Verbesserung.

3. Ergebnisse der amtlichen Statistik über die Tauglichkeit nach Herkunft und Beschäftigung.

Die schlichten Zahlen der Ergebnisse der Heeresergänzung, getrennt nach Herkunft und Beruf, als Grundlagen der Berechnungen, gibt die Tabelle 11.

Tabelle 11. Die Zahl der Abgefertigten betrug bei den

Aus-hebungs-jahr	I. Landgeborenen				II. Stadtgeborenen				Summe
	landwirtschaftl. Beschäftigten		anderweitig Beschäftigten		landwirtschaftl. Beschäftigten		anderweitig Beschäftigten		
		%		%		%		%	
1902	123252	24,6	183128	36,5	17611	3,5	177563	35,4	501554
1903	131934	26,7	166849	33,8	16928	3,4	177728	36,0	493493
1904	133834	26,3	174864	34,4	16681	3,3	182834	36,0	508213
1905	130346	25,9	171897	34,1	16305	3,2	184869	36,7	503417
1906	128063	25,1	178059	34,9	15486	3,0	189127	37,0	510735
1907	129571	24,4	185772	35,0	15624	2,9	199367	37,6	530334
1908	127131	23,6	187976	34,8	16490	3,1	207910	38,5	539507
1909	130206	23,7	188196	34,2	17832	3,2	214092	38,9	550326
1910	130198	23,3	188280	33,7	18445	3,3	221674	39,7	558597
1911	130766	23,1	187401	33,1	18748	3,1	228605	40,0	565520
1912	132147	23,1	188666	33,0	19491	3,4	231864	40,5	572168
1913	139268	22,4	207416	33,3	18543	3,0	257133	41,3	622360

Faßt man die Zahlen in je dreijährige Abschnitte zusammen, so waren von den Abgefertigten

	land-geboren %	*stadt-geboren* %
1902/04	60,8	39,2
1905/07	59,8	40,1
1908/10	57,8	42,2
1911/13	56,0	44,0
(1913)	(55,7)	(44,3)

Unter den Abgefertigten haben die auf dem Lande geborenen stetig ab- und die in der Stadt geborenen zugenommen. Man rechnet zu den Landgeborenen alle aus Orten unter 2000 Einwohnern Gebürtigen. Ein völlig zutreffendes Bild der tatsächlichen Verteilung auf Stadt und Land ist aber durch diese Einteilung deshalb nicht gegeben, weil sicherlich zahlreiche Orte mit mehr als 2000 Einwohnern in ihren gesamten Lebensverhältnissen rein ländlichen Charakter haben, während es andererseits auch Ortschaften mit weniger als 2000 Einwohnern gibt, deren Lebensbedingungen von städtischen Einflüssen beherrscht werden.

Betrachtet man aber die *Beschäftigung* der Abgefertigten, so stellen sich die Dinge anders dar. Es waren beschäftigt (s. nebenstehende Tabelle)

	in der *Landwirtschaft* usw.	*anderweitig*
	%	%
1902/04	29,3	70,7
1905/07	28,2	71,8
1908/10	26,7	73,3
1911/13	26,1	73,9
(1913)	(25,4)	(74,6)

Hier zeigt sich das gewaltige und fortschreitende *Überwiegen von Industrie und Handel* ohne weiteres; gingen doch fast drei Fünftel aller *Landgeborenen* zu einer derartigen Beschäftigung über, während sich nur rund 7% der *Stadtgeborenen* der *Landwirtschaft* usw. zuwanden. Als Beruf sollte die Beschäftigung eingetragen werden, die der Abgefertigte nach Verlassen der Schule die längste Zeit ausgeübt hatte. Die Schwierigkeiten der Berufsgliederungen dürfen nicht gering eingeschätzt und müssen vor Augen gehalten werden.

Wie verhalten sich nun diese einzelnen Gruppen hinsichtlich ihrer *Tauglichkeit?*

Die Tabelle 12 zeigt die schlichten Zahlen der Tauglichen (Ausgehobene, Freiwillige, überzählig Taugliche) in der gleichen Anordnung wie bei Tabelle 11.

Tabelle 12.

Aushebungsjahr	Tauglich waren								Summe
	landgeborene				stadtgeborene				
	landwirtschaftl. Beschäftigte		anderweitig Beschäftigte		landwirtschaftl. Beschäftigte		anderweitig Beschäftigte		
		%		%		%		%	
1902	75606	25,7	110389	37,6	10697	3,6	97263	33,1	293955
1903	79130	28,1	98791	35,0	9826	3,5	94103	33,4	281850
1904	79122	27,6	101700	35,5	9674	3,4	96252	33,6	286748
1905	78476	27,7	100603	35,5	9420	3,3	94920	33,5	283419
1906	77073	27,0	103766	36,4	9080	3,2	95497	33,5	285416
1907	76100	26,1	106783	36,7	8874	3,0	99420	34,1	291177
1908	74617	25,4	107082	36,4	9289	3,2	103123	35,1	294111
1909	75407	25,6	104261	35,4	10110	3,4	104933	35,6	294711
1910	75777	25,6	103811	35,1	10376	3,5	106117	35,8	296081
1911	76017	25,2	103997	34,4	10345	3,4	111883	37,0	302242
1912	79960	25,2	109128	34,4	10825	3,4	117678	37,1	317591
1913	93388	23,6	136444	34,5	12028	3,0	153674	38,9	395534

Die Verhältniszahlen beziehen sich auf die jeweilige Gesamtzahl der Tauglichen; dabei ist zu bemerken, daß für das Jahr 1902 nur die überzählig Tauglichen, nicht die wegen bürgerlicher Verhältnisse Befreiten mit verrechnet sind. Doch dürfte dies keinen wesentlichen Einfluß auf die Verhältniszahlen haben.

Faßt man wieder dreijährige Gruppen zusammen, so entfielen von den Tauglichen auf die

	Landgeborenen	*Stadtgeborenen*
	%	%
1902/04	63,2	36,8
1905/07	63,1	36,9
1908/10	61,2	38,8
1911/13	59,0	41,0
(1913)	(58,0)	(42,0)

Der Anteil der *Landgeborenen* an den Tauglichen ist also etwas größer, dagegen der *Stadtgeborenen* etwas geringer, als es ihrem Anteil an der Gesamtzahl der Abgefertigten entspricht. Ihrer Herkunft nach stammt die Mehrzahl der Tauglichen zwar noch von den Landgeborenen ab, aber der Vorsprung der Landgemeinden hat sich immer mehr verringert.

Legt man die Einteilung nach *Berufen* zugrunde, so waren von je 100 Tauglichen

	landwirtschaftlich beschäftigt %	*anderweitig* beschäftigt %
1902/04	30,6	69,4
1905/07	30,1	69,9
1908/10	28,9	71,1
1911/13	27,8	72,2
(1913)	(26,6)	(73,4)

Der Anteil der landwirtschaftlich Beschäftigten und ebenso der anderweitig Beschäftigten von den Tauglichen ist ihrem entsprechenden Anteil an den Abgefertigten angenähert, weil die höhere Tauglichkeit der Landgeborenen und die geringere Tauglichkeit der Stadtgeborenen bei der Vermischung nach dem Beruf sich teilweise aufheben. Den erheblich erhöhten Rekrutenbedarf des Jahres 1913 brachten zu fast drei Viertel die anderweitig Beschäftigten auf.

Wenn also auch die Mehrzahl der Tauglichen noch vom *Lande* stammte, so ist doch nur der kleinere Teil in der *Landwirtschaft* beschäftigt gewesen; die anderweitig Beschäftigten stammen fast zur Hälfte (im Jahr 1913 47%) vom Lande und der größte Teil der Landgeborenen (1913 = 59,5%) war anderweitig beschäftigt.

Einen besonders lehrreichen Überblick über die Tauglichkeit gewinnen wir, wenn wir in der nachfolgenden und der in je 3 Jahresgruppen zusammengefaßten Tabelle 13 sehen, wieviel Taugliche bei den 4 Gruppen auf 100 ihrer Abgefertigten kamen.

	Landgeborene		*Stadtgeborene*	
	landwirtschaftlich Beschäftigte %	anderweitig Beschäftigte %	landwirtschaftlich Beschäftigte %	anderweitig Beschäftigte %
1902	61,3	60,3	60,7	54,8
1903	60,0	59,2	57,9	52,9
1904	59,1	58,2	58,0	52,6
1905	60,2	58,5	57,8	51,3
1906	60,2	58,3	58,6	50,5
1907	58,7	57,5	56,8	49,9
1908	58,7	57,0	56,3	49,6
1909	57,9	55,4	56,7	49,0
1910	58,2	55,1	56,3	47,9
1911	58,1	55,5	55,2	48,9
1912	60,5	57,8	55,5	50,8
1913	67,1	65,8	64,9	59,8

Diese Aufstellung erweckt den Anschein, als ob die Landgeborenen, insbesondere die landwirtschaftlich Beschäftigten unter ihnen, und dann die landwirtschaftlich beschäftigten Stadtgeborenen in erster Linie militärtauglich wären und die anderweitig beschäftigten Stadtgeborenen erst in weitem Abstand folgten. Ferner könnte man meinen, daß bei allen 4 Gruppen die Tauglichkeit vom Jahre 1902 an bis etwa zum Jahre 1910 erheblich abgenommen habe, besonders bei der Hauptmasse der Stadtgeborenen. Das ist seinerzeit auch in der Presse geäußert worden und wird gelegentlich heute noch behauptet. Demgegenüber hatte der Generalstabsarzt der Armee darauf hingewiesen, daß man aus dem verminderten Hundertsatz der Tauglichen keineswegs Rückschlüsse auf eine begonnene Entartung des deutschen Volkes und auf eine Verminderung seiner Wehrkraft schließen dürfe, der Begriff „tauglich" sei fließend und von Angebot und Nachfrage abhängig. Die *Musterungsergebnisse* bei der *Heeresvermehrung 1913* haben ihm Recht gegeben und der Weltkrieg hat dazu den vollgültigen Beweis erbracht.

Besonders wertvoll sind die Zahlen von 1913 bei der Gegenüberstellung mit den vorhergehenden Jahren oder auch mit dem Durchschnitt mehrerer Jahre; sie sind deshalb bisher schon immer in Klammern beigefügt worden.

Die Tabelle 13 zeigt in der Gliederung in 4 Hauptgruppen und in dreijährigen Abschnitten die schlichten Zahlen der Abgefertigten, der Tauglichen und die Verhältnisziffern der Tauglichen nebeneinander; ferner sind darunter noch der leichteren Übersicht wegen die Steigerungs- oder Verminderungszahlen gegenüber dem als Ausgangsstellung mit 100 angesetzten Durchschnitt der ersten 3 Jahre 1902/04 eingeschrieben worden.

Dabei zeigt sich nun folgendes:

Die Abnahme der Militärtauglichkeit bis zum Jahre 1910 war tatsächlich nur scheinbar, sonst wäre nicht im Durchschnitt der drei folgenden Jahre 1911—1913 die Tauglichkeitsziffer der 9—11 Jahre zurückliegenden Zeit ohne weiteres wieder erreicht, ja, wie das Jahr 1913 zeigt, ganz erheblich bei allen Beschäftigtengruppen überschritten worden. Die Steigerung des Angebots (der Abgefertigten) betraf hauptsächlich die anderweitig Beschäftigten, sowohl Land- als auch Stadtgeborenen, sie deckten dementsprechend auch in erster Linie die stark erhöhte Nachfrage nach den Tauglichen. Die Steigerung der Tauglichkeit vom Durchschnittsjahr 1902—1904 bis zum Jahre 1913 war bei allen vier Gruppen fast gleich, 10—12%.

Während im Jahre 1913 die anderweitig beschäftigten Landgeborenen von allen 622360 Abgefertigten 33,3% stellten und von allen 395534 Tauglichen 34,5%, also ein wenig (1,2%) mehr Taugliche und die landwirtschaftlich beschäftigten Landgeborenen 22,4% aller Abgefertigten und 23,6% aller Tauglichen stellten, also ebenfalls 1,2% mehr, brachten dagegen die anderweitig beschäftigten Stadtgeborenen 41,3% Abgefertigte und 38,9% Taugliche, also 2,4% Taugliche weniger auf. Die letzteren haben bei ihrem erheblich größeren Angebot schärfer sieben können als die beiden anderen Gruppen; man beachte, daß ihre Tauglichkeitsziffer 1913 von 59,8% die der landwirtschaftlich beschäftigten Landgeborenen in den Durchschnittsjahren 1905 bis 1907 von 59,7% und 1908—1910 von 58,3% übertrifft.

Die Aufstellung beweist mithin klar, daß die Tauglichkeit in erster Linie von der Menge des Ersatzes und von der Zahl der aufzubringenden Rekruten

Tabelle 13.

	Summe			Landgeborene						Stadtgeborene					
				landwirtschaftlich Beschäftigte			anderweitig Beschäftigte			landwirtschaftlich Beschäftigte			anderweitig Beschäftigte		
	Abgefertigte	Taugliche	%	Abgefertigte	Taugliche	%	Abgefertigte	Taugliche	%	Abgefertigte	Taugliche	%	Abgefertigte	Taugliche	%
1902/04	501087	287518	57,4	129673	77953	60,1	174947	103627	59,2	17091	10066	58,9	179375	95873	53,4
	100,0	100,0	100	100,0	100	100,0	100,0	100,0	100,0	100,0	100,0	100,0	100,0	100,0	100,0
1905/07	514829	286671	55,7	129327	77216	59,7	178576	103717	58,1	15805	9125	57,7	191121	96612	50,6
	102,7	99,7	97,0	100,0	99,1	99,3	102,1	100,1	98,1	92,5	90,7	98,0	106,5	100,8	94,8
1908/10	549477	294968	53,7	129175	75267	58,3	188151	105051	55,8	17589	9925	56,4	214559	104724	48,8
	109,7	102,6	93,6	100,0	96,6	97,0	107,5	101,4	94,3	102,9	98,6	95,8	119,6	109,2	91,4
1911/13	586683	338456	57,7	134060	83122	62,0	194494	116523	59,9	18927	11066	58,5	239201	127745	53,4
	117,1	117,7	100,5	103,4	106,6	103,2	111,2	112,5	101,2	110,7	109,9	99,3	133,4	133,2	100,0
(1913)	622360	395534	63,6	139268	93388	67,1	207416	136444	65,8	18543	12028	64,9	257133	153674	59,8
	124,1	137,5	110,8	107,4	119,8	111,7	118,6	131,7	111,2	108,8	119,5	110,4	143,3	160,3	112,0

abhängig war. Ob daneben doch die körperliche Rüstigkeit der landgeborenen Männer durchschnittlich höher zu bewerten war und ist als die der stadtgeborenen, ist aus den bisherigen Musterungsergebnissen nicht einwandfrei beweisbar. Das würde, vielleicht auch nicht ganz einwandfrei, nur durch eine völlig unabhängig vom Bedarf an Rekruten durchgeführte Musterung aller Gestellungspflichtigen nach scharf umgrenzten Tauglichkeitsforderungen (s. S. 668) annäherungsweise festzustellen sein.

4. Tauglichkeit nach Herkunft und Beruf in den einzelnen Korpsbezirken.

Die Betrachtung der Tauglichkeitsverhältnisse nach der Herkunft — aus der Stadt oder vom Lande — bei den Armeekorps bestätigt ebenfalls die bisherigen Ergebnisse.

Die Tabelle 14 zeigt im Vergleich zwischen dem Jahresdurchschnitt 1906—1909 und dem Jahre 1913, wie sich die Tauglichkeitsziffer auf je 100 Abgefertigte bei den einzelnen Korps gesteigert hat. In der erläuternden Tabelle 15 sind die einzelnen Korps in jeder Gruppe nach der Höhe der Tauglichkeitsziffern geordnet; die Korps, die 1913 ihre Stellung gegenüber dem Durchschnitt geändert haben, sind schräg gedruckt.

Tabelle 14.

Von je 100 Abgefertigten waren tauglich im Durchschnitt der Jahre 1906/09 und 1913 von den

Armeekorps	I. Landgeborenen				II. Stadtgeborenen			
	a) landwirtschaftlich beschäftigt		b) anderweitig beschäftigt		a) landwirtschaftlich beschäftigt		b) anderweitig beschäftigt	
	1906/09	1913	1906/09	1913	1906/09	1913	1906/09	1913
I.	67,6	73,4	63,6	69,0	62,8	70,1	54,1	58,3
II.	59,4	69,7	58,3	69,8	56,8	63,4	50,7	60,3
III.	57,7	67,6	53,0	65,6	53,3	65,1	36,6	48,8
IV.	61,5	67,3	60,3	67,6	59,9	60,6	54,4	61,2
V.	58,9	67,2	57,6	64,7	55,9	60,6	48,4	56,7
VI.	55,3	61,1	53,4	63,5	57,8	55,4	47,1	56,1
VII.	59,2	70,9	56,0	67,3	58,7	68,0	55,1	66,7
VIII.	55,9	67,3	55,5	65,5	55,5	66,0	52,7	61,6
IX.	55,6	70,0	53,9	68,2	51,7	68,9	45,6	63,3
X.	56,6	62,0	57,9	63,8	57,3	60,3	53,9	59,0
XI.	57,0	66,6	57,6	67,1	54,3	66,7	51,9	61,4
XII.	57,5	64,1	51,6	60,4	57,6	67,8	47,6	56,3
XIII.	55,3	65,1	57,0	67,6	59,6	71,5	53,6	64,4
XIV.	58,9	66,7	58,5	67,6	61,2	69,4	53,7	64,3
XV.	71,0	71,1	65,9	65,5	69,7	67,9	63,5	68,6
XVI.	58,2	62,5	60,5	71,9	57,3	42,5	58,6	62,6
XVII.	65,4	71,3	62,3	69,8	60,5	64,8	54,7	63,2
XVIII.	54,2	61,7	55,7	61,6	47,8	55,7	50,9	56,2
25. I. D.	55,5	63,8	55,8	59,7	48,2	57,7	51,2	55,6
XIX.	61,1	68,9	53,0	56,6	59,2	68,5	47,6	54,2
XX.		68,4		68,5		74,7		65,6
XXI.		72,0		71,2		82,9		74,8
K. B. I.	55,3	63,6	55,9	65,3	54,7	66,1	43,7	60,2
K. B. II.	58,0	64,1	57,9	65,5	59,1	62,7	53,7	63,6
K. B. III.	58,3	67,6	60,7	68,5	57,8	65,6	54,0	62,1
Reich	58,9	67,1	57,0	65,8	57,1	64,9	49,7	59,8

Die durchgreifende Änderung der Tauglichkeitsziffer durch die Ergebnisse des Jahres 1913 springt in die Augen.

Während 1906—1909 nur ein Korps eine Tauglichkeitsziffer über 70%, und zwar nur bei der Gruppe Ia erreichte, sind 1913 bei allen Gruppen solch hohe Tauglichkeitsziffern festgestellt worden: in Gruppe Ia bei 6, Ib bei 2, IIa bei 4 und IIb bei 1 Korps. Eine

Tabelle 15.

Von je 100 Abgefertigten waren tauglich bei den einzelnen Armeekorps (römische Zahlen) im Durchschnitt der Jahre 1906/09 und 1913 von den

I. Landgeborenen								*II. Stadtgeborenen*								*Militärpflichtigen überhaupt*			
a) landwirtschaftlich beschäftigt				b) anderweitig beschäftigt				a) landwirtschaftlich beschäftigt				b) anderweitig beschäftigt							
1906/09		1913		1906/09		1913		1906/09		1913		1906/09		1913		1906/09		1913	
XV.	71,0	I.	73,4	XV.	65,9	XVI.	71,9	XV.	69,7	XXI.	82,9	XV.	63,5	XXI.	74,8	XV.	66,6	XXI.	72,8
I.	67,6	XXI.	72,0	I.	63,6	XXI.	71,2	I.	62,8	XX.	74,7	XVI.	58,6	XV.	68,6	I.	64,5	XVII.	68,8
XVII.	65,4	XVII.	71,3	XVII.	62,3	XVII.	69,8	XIV.	61,2	XIII.	71,5	VII.	55,1	VII.	66,7	XVII.	62,6	I.	68,6
IV.	61,3	XV.	71,1	III. B.	60,7	I.	69,0	XVII.	60,5	I.	70,1	XVII.	54,7	XX.	65,6	XVI.	60,0	XX.	68,2
XIX. (S.)	61,1	VII.	70,9	XVI.	60,5	II.	68,9	IV.	59,9	XIV.	69,4	IV.	54,4	XIII(W.)	64,4	IV.	58,4	XV.	68,1
II.	59,4	*IX.*	*70,0*	IV.	60,3	XX.	68,5	XIII.	59,6	*IX.*	*68,9*	I.	54,1	XIV.	64,3	III. B.	57,8	VII.	67,4
VII.	59,2	II.	69,7	XIV.	58,5	III. B.	68,5	XIX.	59,2	XIX.	68,5	III. B.	54,0	*IX.*	*63,3*	II.	57,3	II.	66,7
V.	58,9	XIX.	69,0	II.	58,3	*IX.*	*68,2*	II. B.	59,1	VII.	68,0	X.	53,9	II. B.	63,3	II. B.	56,8	XVI.	66,6
		XX.	68,4																
XIV.	58,9	*III. B.*	*67,6*	X.	57,9	XIII.	67,6	VII.	58,7	XV.	67,9	XIV.	53,7	XVII.	63,2	V.	56,7	XIV.	66,3
		III.	*67,6*	II. B.	57,9	XIV.	67,6	VI.	57,8	XII.	67,8	II. B.	53,7	XVI.	62,6	XIV.	56,7	III. B.	66,3
		IV.	67,3	V.	57,6	IV.	67,6	III. B.	57,8	*XI.*	*66,7*	XIII.	53,6	III. B.	62,1	VII.	56,5	XIII.	66,1
III. B.	58,3	*VIII.*	*67,3*	XI.	57,6	*VII.*	*67,3*	XII.	57,6	*I. B.*	*66,1*	VIII.	52,7	VIII.	61,6	X.	56,5	*IX.*	*66,1*
XVI.	58,2	V.	67,2	XIII.	57,0	XI.	67,1	X.	57,3	*VIII.*	*66,0*	XI.	51,9	XI.	61,4	XIII.	55,7	XI.	64,8
II. B.	58,0					*XV.*	*65,6*	XVI.	57,3	III. B.	65,6	25. I. D.	51,2	IV.	61,2	XI.	55,6	*VIII.*	*64,6*
III.	57,7	*XIV.*	*66,7*			VIII.	65,5			*III.*	*65,1*	XVIII.	50,9	II.	60,6			II. B.	64,4
XII. (S.)	57,5	XI.	66,6	VII.	56,0	III.	65,5			XVII.	64,8	II.	50,7	*I. B.*	*60,2*			IV.	64,3
XI.	57,0	XIII.	65,1	I. B.	55,9	*II. B.*	*65,5*	II.	56,8	II.	63,4			X.	*59,0*	VIII.	54,7	*V.*	*63,3*
X.	56,6	II. b.	64,1	25. I. D.	55,8	I. B.	65,2	V.	55,9	*II. B.*	*62,7*			I.	*58,3*	25. I. D.	54,4	I. B.	63,0
VIII.	55,9	XII.	64,1	XVIII.	55,7	*V.*	*64,7*	VIII.	55,5	V.	60,6	V.	48,4	V.	56,7	XVIII.	54,1	*X.*	*61,5*
IX.	55,6	25. I. D.	63,7	VIII.	55,5	*X.*	*63,8*	I. B.	54,7	*IV.*	*60,6*	XII.	47,6	XII. (S.)	56,3	I. B.	53,2	VI.	60,1
25. I. D.	55,5	I. B.	63,1	IX.	53,9	VI.	63,5	XI.	54,3	*X.*	*60,3*	XIX.	47,6	*XVIII.*	*56,2*	VI.	51,8	XII.	59,8
XIII. (W.)	55,3	XVI.	62,5	VI.	53,4	XVIII.	61,6	III.	53,3	25. I. D.	57,5	VI.	47,1	VI.	56,1	XII.	51,2	XVIII.	59,3
I. B.	55,3	X.	62,0	III.	53,0	XII.	60,4	IX.	51,7	XVIII.	55,7	IX.	45,6	*25. I. D.*	*55,6*	XIX.	50,6	25. I. D.	58,7
VI.	55,3	XVIII.	61,7	XIX.	53,0	25. I. D.	59,7	25. I. D.	48,2	*VI.*	*55,4*	I. B.	43,7	XIX (S.)	54,2	IX.	50,4	XIX.	56,2
XVIII.	54,2	VI.	61,1	XII.	51,6	XIX.	56,6	XVIII.	47,8	*XVI.*	*42,5*	III.	36,6	III.	48,8	III.	44,8	III.	55,2
Reich	58,5		67,1		57,0		65,8		57,1		64,7		49,7		59,8		55,0		63,6

Tauglichkeitsziffer von 60% und darüber hatten 1906—1909 in Gruppe Ia nur 5, Ib = 6, IIa = 4, IIb = 1 Korps, dagegen standen 1913 alle 25 Korps bei Gruppe Ia über 60%, bei Gruppe Ib = 23 Korps, bei IIa = 21 und bei IIb = 16 von den 25 Korps.

Die Landgeborenen, besonders die in der Landwirtschaft beschäftigten, stehen an der Spitze. Man muß hiernach wohl doch den günstigen Einfluß des Landes auf die Ertüchtigung des Körpers anerkennen, wenn auch aus früher genannten Gründen die Zahlen vorsichtig zu bewerten sind.

Einige Korpsbezirke (Tabelle 15) stehen in allen 4 Gruppen in den Vergleichsjahren an der Spitze. Dazu gehören im Südwesten des Reichs das XV. A.K. und das diesem benachbarte neue XXI. A.K. und im Nordosten das I., XVII. und das dazwischen neuerrichtete XX. A.K. Auffallend sind beim XXI. A.K. die hohen Tauglichkeitsziffern der Gruppe IIb im Jahr 1913, die Gruppe IIa hatte zwar eine noch höhere Tauglichkeitsziffer, aber so niedrige Grundzahlen, daß Zufälligkeiten nicht auszuschließen sind (117 Abgefertigte, davon 97 tauglich), während die Gruppe IIb mit 2925 Tauglichen reichlich $^1/_3$ aller Tauglichen des Korps umfaßte.

Die Steigerungen der Tauglichkeitsziffer in den beiden Vergleichsjahren und die Verschiebungen der Korps in der Rangordnung dieser Jahre zwingen zu starker Zurückhaltung in der Beurteilung der Tauglichkeitsziffern, da diese sicherlich nicht in erster Linie in einer Änderung der Körperbeschaffenheit begründet sind.

Man beachte z. B. das IX. A.K., Schleswig-Holstein, das früher immer ungünstige Ziffern aufwies und 1913 bei allen 4 Gruppen hoch über dem Durchschnitt steht und dabei etwa zur Hälfte stadt- und landgeborene Taugliche hatte.

Die Angleichungen der Durchschnittslinien bei den 4 Gruppen im Jahre 1913 darf man wohl mit einer gleichmäßigeren Durchmusterung und Auslese der Tauglichen erklären.

Tabelle 16.

	Von je 100 in jedem Korpsbezirk geborenen Abgefertigten waren im Durchschnitt der Jahre 1907/08 und 1913 tauglich					
	Landgeborene		*Stadtgeborene*		Auf 100 *landgeborene* kamen *stadtgeborene Taugliche*	
	1907/08	1913	1907/08	1913	1907/08	1913
XV.	67,3	67,7	64,7	68,4	96	101
I.	65,9	71,3	56,2	59,4	85	83
XVII.	63,9	69,2	54,7	63,4	86	92
Bayer. III.	60,0	68,0	53,4	62,3	89	92
IV.	59,9	67,4	54,2	61,2	91	91
Bayer. II.	59,9	64,9	55,6	63,3	93	98
XIV.	59,8	67,3	55,1	64,7	92	96
XVI.	58,8	69,2	59,5	60,9	101	88
V.	58,0	65,0	49,3	58,0	85	89
II.	57,7	69,3	50,9	61,1	88	88
XI.	57,3	69,0	50,5	63,8	88	94
XVIII.	56,8	61,6	51,6	56,3	91	91
VII.	56,7	68,2	55,6	66,8	98	98
X.	56,5	63,0	53,7	59,0	95	94
XIII.	56,4	66,7	53,4	64,8	95	97
Bayer. I.	56,0	64,3	45,5	60,6	81	94
VIII.	55,5	66,7	53,3	61,9	96	93
III.	55,3	66,3	37,4	49,6	68	75
XIX.	55,1	59,3	48,2	54,7	88	94
VI.	54,6	62,7	47,6	56,0	88	89
IX.	54,3	69,0	45,5	63,8	84	93
XII.	53,2	61,3	47,6	57,0	90	93
XX.		68,5		67,6		99
XXI.		71,4		75,0		105
Im ganzen	57,9	66,3	50,3	60,2	87	91

Um den Unterschied der *Tauglichkeit* der Militärpflichtigen nach der Herkunft — nach *Stadt* und *Land* — noch deutlicher erkennbar werden zu lassen, betrachtet man unabhängig von der Berufsgliederung die *Gebürtigkeit* nach Stadt und Land.

Die Tabelle 16 zeigt unter Benutzung einer von KUCZYNSKI (**14**) für die Jahre 1907/08 aufgestellten Berechnung die Gegenüberstellung mit den Ergebnissen von 1913.

Man sieht, daß im Jahre 1913 die *Tauglichkeit der Stadtgeborenen* gegenüber früheren Jahren erheblich aufgeholt hat. Nur im I. Korps ist die Tauglichkeit der Stadtgeborenen gegenüber den *Landgeborenen* noch etwas gefallen. Dagegen ist im Südwesten des Reichs, wo 1907/08 die Stadtgeborenen eine höhere Tauglichkeit beim XVI. Korps aufwiesen, 1913 das XV. und das XXI. Korps an dessen Stelle getreten; das XVI. Korps zeigt in diesem Jahre ein erhebliches Überwiegen der Landgeborenen. Im wesentlichen sind es also das Saargebiet und Teile von Elsaß-Lothringen, in denen die Stadtgeborenen eine höhere Tauglichkeitsziffer in den Vergleichszeiten aufweisen.

5. Tauglichkeit nach der Größe der Geburtsgemeinden.

Der Verband deutscher Städtestatistiker hat besondere Erhebungen über die Militärtauglichkeit (**15**) für alle deutschen Städte mit über 50000 Einwohnern anstellen lassen, deren Hauptergebnisse KUCZYNSKI veröffentlichte. Aus der zusammenfassenden Betrachtung der Jahre 1907/08, 1909/10, 1911/12 sei hier mitgeteilt, daß die Tauglichkeitsziffer im ganzen in den kleinsten Orten am höchsten und in den größten am niedrigsten war. Es zeigte sich aber, daß die Großstädte im ganzen nicht in dem Maße, wie früher vielfach angenommen worden war, mit ihrer Tauglichkeitsziffer hinter den kleineren Orten zurückblieben.

Setzte man den Reichsdurchschnitt gleich 100, so erschienen die Landgeborenen (1907—1912) mit einer Tauglichkeit von 106, die Stadtgeborenen von 92 und insbesondere bei

	Städten mit über 50000 Einwohnern	Städten mit über 100000 Einwohnern
1907/08	83	80
1909/10	86	83
1911/12	86	85

Dabei hatten zahlreiche Großstädte eine höhere Tauglichkeitsziffer als die Landgemeinden, während andere Großstädte durch besonders niedrige Tauglichkeitsziffern auffielen. Es schien weder die Volkszahl der Großstädte noch auch das Vorherrschen einer bestimmten Industrie von ausschlaggebender Bedeutung zu sein. Bei der Gegenüberstellung der einzelnen Städte für die Jahre 1907—1912 ergaben sich teilweise so starke Schwankungen von Jahr zu Jahr, daß es ausgeschlossen schien, sie auf entsprechende Unterschiede in der körperlichen Tauglichkeit der abgefertigten Mannschaften zurückführen zu können. So fiel z. B. für Brandenburg die Tauglichkeitsziffer von 54,0% im Jahr 1907 auf 36,6% im Jahr 1912 und stieg im gleichen Zeitraum für Aachen von 36,7% auf 63,0% an.

Es erübrigt sich daher auf diese Verhältnisse näher einzugehen, weil die verschiedenen Verrechnungsarten der Tauglichen in der Ausführung des Aushebungsgeschäfts, besonders die Überweisungen der Tauglichen zur Ersatzreserve, wahrscheinlich das Ergebnis der Tauglichkeitsziffern erheblich beeinflußten.

6. Die Reichsstatistik über die Herkunft der deutschen Soldaten vom 1. 12. 06.

Die alljährlich dem Reichstag vorgelegten Tabellen über die Ergebnisse des Heeresergänzungsgeschäfts gaben, einschließlich der Unterlagen dazu, keine allen wissenschaftlichen Ansprüchen genügende Auskunft; es fehlten z. B. Angaben über die Herkunft der Militärpflichtigen, den eigenen und den Elternberuf. Eine Änderung der Listen hätte erst in späterer Zeit ein verwertbares

Ergebnis erwarten lassen. Deshalb riet ein zur Prüfung der Fragen der Rekrutierungsstatistik berufener Ausschuß, eine einmalige Erhebung durch Zählkarten zu veranstalten bei allen Truppenteilen über alle am 1. 12. 06 dem aktiven Dienststande angehörenden Unteroffiziere und Mannschaften. Das preußische statistische Landesamt bearbeitete die Zählkarten, sein Präsident G. Evert (16) veröffentlichte das Ergebnis.

Man errechnete aus sicher bekannten Zahlen der Bevölkerungsbewegung einen Maßstab, wieviel Dienstpflichtige ein bestimmter Landesteil hätte liefern sollen und stellte demgegenüber, wieviel Soldaten er tatsächlich geliefert hat. Im großen und ganzen stimmte das Ergebnis mit dem der allgemeinen Tauglichkeit nach Korpsbezirken überein. Zu berücksichtigen war, daß die Zählung nur ein Jahr umfaßte.

Setzte man das „Soll" der Rekruten gleich 100, so stellte es sich zum „Ist" in den Gemeinden:

mit weniger als	2000	Einwohnern	wie	100:114
„ 2000 bis	5000	„	„	100: 91
„ 5000 „	20000	„	„	100: 86
„ 20000 „	100000	„	„	100: 83
„ 100000 und	bis mehr	„	„	100: 65

Je größer also die Gemeinde, desto mehr blieb das „Ist" hinter dem „Soll" zurück, um bei den Großstädten nicht mehr als zwei Drittel davon zu erreichen. Die Abnahme der Tauglichkeitsziffer bei größerer Auswahl spricht natürlich hierbei mit und außerdem noch die Tatsache, daß mit zunehmender Einwohnerzahl der Geburtsorte die Rekrutenergiebigkeit abnimmt, weil in großen und mittleren Städten im Verhältnis weniger Kinder geboren werden als in den kleineren Städten und auf dem platten Lande.

Evert bemerkt, daß die schlichten Zahlen neben den Verhältniszahlen immer ihre Bedeutung behalten. „Ist die Zahl der geborenen Berliner unter unseren Soldaten auch verhältnismäßig sehr gering, so würde, wenn Berlin nicht wäre, das Tauglichkeitsverhältnis im Reich zwar viel günstiger, der Bestand unseres Heeres aber geringer sein; denn die geborenen Berliner fehlen. Eine wenig ergiebige Rekrutenquelle ist immer noch besser als gar keine. Unsere Ziffern besagen nicht, daß es für unsere Wehrkraft besser wäre, wenn die Großstädte überhaupt nicht vorhanden wären; wohl aber lassen sie uns erkennen, welchen günstigen Einfluß auf die verhältnismäßige wie die unbedingte Wehrkraft es haben würde, wenn es gelingen sollte, unsere Bevölkerung durch Hebung der Landwirtschaft, Anlegung von Gartenstädten, Übersiedelung der Fabriken auf das Land usw. wieder mehr zu dezentralisieren."

Aus dem im Schrifttum umstrittenen Ergebnis hinsichtlich des *Berufs* der Militärpflichtigen und ihrer *Väter* sei folgendes mitgeteilt. Die landwirtschaftlich beschäftigten Väter hatten die meisten Soldaten gestellt, fast ein Fünftel mehr als ihrem sonstigen Anteil an der Bevölkerung entsprach. Ihnen sehr nahe standen die Angehörigen der Freiluftgewerbe (Angehörige des Baugewerbes, Zimmerer, Glaser, Schiffer usw.). Über dem Durchschnitt standen noch Bergbau und Salinenwesen, während das Hüttenwesen sich am ungünstigsten verhielt. Von beruflich selbständigen Vätern stammten mehr Soldaten als von unselbständigen.

E. Die Krankheiten und Gebrechen, die Untauglichkeit bedingen.

Über die tieferen Gründe für die örtliche Verschiedenheit der Tauglichkeitsziffern haben die bisherigen Betrachtungen keine nähere Auskunft geben können. Nur allgemeine Vermutungen über den gesundheitsfördernden Einfluß der landwirtschaftlichen Beschäftigung, des Landlebens überhaupt, sind ausgesprochen worden. Man hätte auch an *Rassen- und Stammeseigentümlichkeiten* denken können, ohne dafür Beweise bringen zu können, weil sichere Grundlagen dafür damals fehlten. Erst die Kenntnis der Untauglichkeitsgründe, ob in der körperlichen Anlage begründete Erkrankungen oder ob mehr zufällige, auf äußeren Einflüssen beruhende Gebrechen vorlagen — hätten die erforderlichen Grundlagen schaffen können für die Bewertung der allgemeinen Tauglichkeits- und Untauglichkeitsziffern, besonders auch als Maßstab für den allgemeinen Gesundheitszustand der militärpflichtigen Bevölkerung überhaupt. Leider enthält die amtliche Rekrutierungsstatistik darüber keine Mitteilungen. Jedoch mußten die zur Aushebung kommandierten Sanitätsoffiziere alljährlich nach einem in der Heerordnung vorgeschriebenen Muster Übersichten über die Körperbeschaffenheit der Militärpflichtigen nach Brigadebezirken — in diesen wieder nach den Aushebungsbezirken (Kreisen) geordnet — aufstellen. Wenn man auch hieraus gewisse Schlüsse ziehen kann, so soll doch hier aus mehreren wichtigen Erwägungen nicht auf die Korps- oder Brigadebezirke eingegangen werden. Die Vergleichsmöglichkeiten sind sehr gering. Bis zum Jahr 1888 enthielten die Übersichten nur die bei den dauernd Untauglichen vorgefundenen Fehler in 9—10 großen Gruppen nach Körpergegenden zusammengefaßt, im Jahr 1888 wurde das Muster wesentlich erweitert und danach mehrfach geändert (s. S. 630 f.). Dadurch wurde die Vergleichsmöglichkeit äußerst erschwert und nur annäherungsweise möglich. Bedenkt man dann noch, daß auch die Einteilung nach Brigadebezirken mehrfach, zuletzt 1907, 1910 und 1913 geändert wurde, und daß ferner alle früher genannten Gründe für die Unsicherheit der Tauglichkeitsziffern in Geltung bleiben, besonders die Abhängigkeit der Tauglichkeitsziffer von der Menge des Ersatzes und der Zahl der aufzubringenden Rekruten sowie die verschiedenen ärztlichen Ansichten über den Einfluß mancher körperlicher Fehler auf die Tauglichkeit, so ist es zweckmäßig, die Untauglichkeitsgründe nur im Hinblick auf die Gesamtzahl der Abgefertigten und in ihrem zeitlichen Verlauf näher zu betrachten. Hierzu sollen die Tabellen 17 und 18 dienen.

Die Tabelle 17 bringt die Gesamtdurchschnittszahlen der Jahre 1904—1908, und zwar nur die Verhältniszahlen, die mit den entsprechenden Zahlen des Jahres der Heeresvermehrung 1913 verglichen werden sollen. Um aber auch gleichzeitig zu erkennen, um wieviel Rekruten es sich tatsächlich handelt, sind auch die schlichten Zahlen des Jahres 1913 eingesetzt und ferner die Zahlen von 1911 dazwischengestellt worden, weil diese Zahlen annähernd mit denen von 1904—1908 übereinstimmen, die leider nicht mehr vollständig vorhanden sind oder nur durch eine völlig neue Durchrechnung aller Einzelzahlen wieder hätten gewonnen werden können.

Wenn man nun die einzelnen *Krankheiten* und *Gebrechen* zu einigen großen Gruppen zusammenfaßt, so ergibt sich, daß von 100 Abgefertigten im gesamten Reich untauglich waren wegen

	1904/08	1913
1. Allgemeiner Schwächlichkeit	19,3	13,7
2. Innerer usw. Krankheiten	7,2	7,6
3. Augen- und Ohrenleiden	4,6	4,2
4. Äußerer Leiden	11,9	8,6
5. Mindermaßes	0,82	0,51
6. Sonstiger Leiden	5,2	5,1
Summe	49,0	39,7

Es zeigt sich, daß die *allgemeine Schwächlichkeit* und die *äußeren Fehler* und Gebrechen in erster Linie die Untauglichkeit bedingen. Sie sind es aber auch, bei denen der Spielraum für die ärztliche Beurteilung, ob tauglich oder nicht, am größten ist.

Die Tabelle 18 macht es verständlich, daß man in Versuchung geraten konnte, die Zunahme der allgemeinen Schwächlichkeit von 1904—1910 um reichlich $^1/_5$ als ein bedenkliches Zeichen *abnehmender Wehrfähigkeit der Jugend* zu betrachten. Man hätte dann aber

Tabelle 17. Gegenüberstellung der im Durchschnitt der Jahre 1904/08 und in den Jahren 1911 und 1913 vorgefundenen Krankheiten und Gebrechen.

Von je 100 Abgefertigten waren untauglich zum aktiven Dienst im stehenden Heer wegen

Art der Krankheit, Gebrechen und Fehler	Nummer der Anl. I H.O.	1904/08 %	1911	%	1913	%
1. Allgemeine Schwächlichkeit .	D 1 u. 46, § 8 der H.O.	19,3	104439	20,6	81548	13,7
2. Krankheiten des Herzens und der großen Gefäße	D 49, E 49	3,0	20311	4,0	20353	3,4
3. Krankheiten der Lungen . .	D 47, E 47	1,0	6428	1,3	6730	1,1
4. Asthma	D 48, E 48	0,04	193	0,04	202	0,03
5. Krankheiten des Kehlkopfs	D 42, E 42	0,03	155	0,03	167	0,03
6. Krankheiten der Nase, des Gaumens, der Zunge und des Rachens	D 33—37, E 33—38	0,18	1074	0,21	959	0,16
7. Geisteskrankheiten und geistige Beschränktheit	E 15	0,74	4793	0,94	4901	0,82
8. Epilepsie	E 16	0,34	1665	0,33	1688	0,28
9. Andere Gehirn- und Nervenkrankheiten	D 18, E 17 und E 18	0,19	1493	0,30	1628	0,28
10. Stottern	D 40	0,15	868	0,17	748	0,13
11. Stummheit u. Taubstummheit	E 40	0,09	443	0,09	524	0,09
12. Kropf	D 41, E 41	0,41	1836	0,36	1485	0,25
13. Fettleibigkeit	D 2, E 2	0,14	991	0,20	731	0,12
14. Schlechte Zähne	B 39, D 39, E 39	0,21	2511	0,50	2694	0,45
15. Chronische Unterleibsleiden	D 52, 53, E 43, 52, 53	0,11	737	0,15	676	0,11
16. Krankheiten der Harn- und Geschlechtsorgane	D 54, 58, E 54, 58	0,42	1360	0,27	899	0,18
17. Sonstige Allgemeinleiden . .	E 4, 5, 8, 9, 10, 11, 12, 13, 14	0,17	902	0,18	689	0,12
18. Summe 2.—17.		7,2	45760	9,07	45074	7,6
19. Augenfehler	D 25, 26, E 25	2,0	9796	1,93	9634	1,62
20. Blindheit	D 27, E 27	0,62	2946	0,58	2982	0,50
21. Andere Augenkrankheiten . .	B 23, D 20, 22, 23, E 20, 23, 29	0,47	2351	0,46	2435	0,41
22. Ohrenkrankheiten	B 31, D 30—32, E 31, 32	1,5	8495	1,67	9999	1,68
23. Summe 19.—22.		4,6	23588	4,64	25050	4,21
24. Verkrüppelungen, Mißbildungen	E 1, 44, 45, 46, 50	1,5	7683	1,51	6105	1,03
25. Verbiegungen der Wirbels. .	D 45	0,30	1834	0,36	1314	0,22
26. Chronische Knochenleiden .	D 19, E 6, 19	0,24	1123	0,22	898	0,15
27. Hautkrankheiten	D 3, E 3	0,21	1402	0,28	939	0,16
28. Narben	D 7, E 7	0,76	3783	0,75	3377	0,57
29. Krampfadern	D 73, E 73	1,7	7362	1,44	5720	0,96
30. Plattfuß	D 75, E 75	2,1	10322	2,04	7903	1,32
31. Unterschenkelgeschwür . . .	D 74, E 74	0,05	185	0,04	193	0,03
32. Andere Krankheiten usw. an den Gliedmaßen	B 72, D 59, 62, 65, 66—70, 72, 76, 77, 78, E 59—62, 65, 66, 70, 71, 76—78	2,9	14802	2,91	14020	2,35
33. Unterleibsbrüche	B 51, D 51, E 51	2,1	9496	1,87	10833	1,83
34. Summe 24.—33.		11,9	57992	11,42	40469	8,62
35. Mindermaß	§ 7, 3 H.O.	0,82	3592	0,70	3069	0,51
36. Alle übrigen Fehler	a) Anl. I A der H.O. Anm. 1 und 2	3,0	18351	3,61	15869	2,66
	b) Anl. I B 42, 45, 56, 64, 66, 70, 71, 75, 77, 78	1,8	7929	1,56	8206	2,3
	c) nach Anl. I D und E 58	0,34	833	0,16	622	0,10
Deutsches Reich		49,0	262484	51,76	219907	39,7

Tabelle 18.

Von je 100 Abgefertigten waren untauglich										
wegen	1904	1905	1906	1907	1908	1909	1910	1911	1912	1913
1. Allgemeiner Schwächlichkeit	18,2	18,9	19,8	19,5	20,1	21,0	22,3	20,6	19,8	13,7
2. Krankheiten des Herzens und der großen Gefäße	2,7	2,7	3,1	2,8	3,2	3,5	3,8	4,0	4,3	3,4
3. Krankheiten der Lungen	0,92	0,91	1,0	1,1	1,2	1,2	1,4	1,3	1,3	1,1
4. Asthma	0,04	0,04	0,04	0,04	0,07	0,03	0,05	0,04	0,05	0,03
5. Krankheiten des Kehlkopfes	0,03	0,03	0,03	0,03	0,02	0,03	0,03	0,03	0,01	0,03
6. Krankheiten der Nase, des Gaumens, der Zunge und des Rachens	0,16	0,16	0,19	0,24	0,19	0,21	0,25	0,21	0,24	0,16
7. Geisteskrankheiten und geistiger Beschränktheit	0,61	0,65	0,72	0,77	0,81	0,81	0,86	0,94	0,96	0,82
8. Epilepsie	0,32	0,35	0,36	0,34	0,32	0,35	0,34	0,33	0,33	0 28
9. Anderer Gehirn- und Rückenmarksleiden	0,14	0,16	0,18	0,19	0,21	0,24	0,28	0,30	0,32	0,28
10. Stottern	0,17	0,23	0,21	0,24	0,24	0,14	0,14	0,17	0,15	0,13
11. Stummheit, Taubstummheit	0,10	—	—	—	—	0,08	0,09	0,09	0,08	0,09
12. Kropf	0,31	0,31	0,26	0,27	0,24	0,24	0,24	0,36	0,37	0,25
13. Fettleibigkeit	0,14	0,14	0,13	0,14	0,15	0,16	0,17	0,20	0,20	0,12
14. Schlechter Zähne	0,34	0,32	0,35	0,39	0,33	0,41	0,47	0,50	0,51	0,45
15. Chronischer Unterleibsleiden	0,12	0,11	0,11	0,11	0,11	0,14	0,12	0,15	0,16	0,11
16. Krankheiten der Harn- und Geschlechtsorgane	0,48	0,42	0,40	0,44	0,41	0,35	0,42	0,27	0,25	0,18
17. Sonstiger Allgemeinleiden	0,19	0,19	0,16	0,16	0,15	0,15	0,14	0,18	0,17	0,12
18. Summe 2.—17.	6,79	6,72	7,24	7,26	7,65	8,04	8,80	9,07	9,40	7,60
19. Augen(Brechungs-)fehler	2,2	2,2	2,1	2,0	2,1	2,1	2,0	1,93	1,79	1,62
20. Blindheit	0,63	0,63	0,61	0,60	0,60	0,60	0,59	0,58	0,57	0,50
21. Anderer Augenkrankheiten	0,50	0,49	0,51	0,51	0,53	0,48	0,53	0,46	0,54	0,41
22. Ohrenkrankheiten	1,4	1,4	1,5	1,6	1,6	1,7	1,9	1,67	1,89	1,68
23. Summe 19—22.	4,73	4,72	4,72	4,71	4,83	4,88	5,02	4,64	4,79	4,21
24. Verkrüppelungen, Mißbildungen	1,4	1,6	1,5	1,6	1,4	1,5	1,4	1,51	1,42	1,03
25. Verbiegungen der Wirbelsäule	0,32	0,33	0,27	0,33	0,32	0,33	0,33	0,36	0,33	0,22
26. Chronischer Knochenleiden	0,25	0,22	0,23	0,24	0,21	0,19	0,23	0,22	0,20	0,15
27. Hautkrankheiten	0,24	0,22	0,24	0,23	0,23	0,26	0,25	0,28	0,24	0,16
28. Narben	0,82	0,81	0,77	0,80	0,82	0,82	0,84	0,75	0,70	0,57
29. und 31. Krampfadern und Folgezustände	2,2	2,0	1,8	1,8	1,7	1,6	1,6	1,44	1,30	0,99
30. Plattfuß	2,4	2,4	2,3	2,3	2,3	2,2	2,4	2,04	1,91	1,32
32. Anderer Krankheiten der Gliedmaßen	3,0	3,0	3,0	2,9	2,9	3,0	3,1	2,91	2,91	2,35
33. Unterleibsbrüche	2,2	2,0	1,9	2,0	2,0	1,8	2,0	1,87	1,88	1,83
34. Summe 24.—33.	12,83	12,58	12,01	12,20	11,88	11,70	12,15	11,42	10,89	8,62
35. Mindermaßes	0,73	0,74	0,76	0,68	0,70	0,65	0,61	0,70	0,71	0,51
36. Aller übrigen Fehler:										
a) nach Anl. I A	2,9	2,6	2,8	3,3	3,4	3,5	3,5	3,61	3,59	2,66
b) nach Anl. I B	2,2	1,9	1,6	1,9	1,7	1,6	1,6	1,56	1,41	2,3
c) nach Anl. I D und I E	0,40	0,44	0,41	0,44	0,44	0,2	0,28	0,16	0,14	0,10
Im ganzen	48,7	48,6	49,2	50,0	50,8	51,6	54,3	51,8	50,7	39,7

auch, nach den Ergebnissen der Folgejahre, besonders von 1913, schließen müssen, daß die allgemeine *Kräftigung der Jugend* in den letzten 3 Jahren, besonders aber im letzten Jahre, so außerordentliche Fortschritte gemacht habe, daß sie sich um fast $^1/_5$ über den Anfangsstand von 1904 gehoben habe. Das ist trotz der einige Jahre vor dem Kriege begonnenen *Jugendertüchtigungsbewegung* (Pfadfinder usw., s. S. 667) völlig unwahrscheinlich.

Zerlegt man die *allgemeine Schwächlichkeit* in ihre Einzelteile, so erkennt man, daß alle Teile die Schwankungen weitgehend mitmachen, bis auf die noch nicht abgelaufenen Krankheiten (§ 8, I c). Es wurden von je 100 Abgefertigten überwiesen:

	1904	1905	1906	1907	1908	1909	1910	1911	1912	1913
a) der Ersatzreserve										
nach H.O. § 8, Ia und b	5,1	5,2	5,5	5,3	5,2	5,8	5,2	4,4	4,2	3,4
„ H.O. § 8, Ic . . .	4,2	4,6	4,3	4,0	4,1	3,9	4,7	5,7	5,7	3,8
Summe b)	9,3	9,8	9,8	9,3	9,3	9,7	9,9	10,1	9,9	7,2
b) dem Landsturm										
nach H.O. § 8, Ia und b	0,81	1,2	1,3	1,2	1,4	1,4	1,3	0,9	0,9	0,64
„ H.O. § 8, Ic . . .	0,74	0,45	0,52	0,67	0,77	0,58	1,0	1,2	1,1	0,61
„ H.O. Anl. I D I . .	5,4	5,6	6,7	6,9	6,8	8,1	8,6	7,3	7,3	4,7
„ H.O. Anl. I D 46. .	2,1	1,8	1,4	1,5	1,8	1,3	1,5	1,1	0,7	0,5
Summe b)	9,0	9,1	9,9	10,3	10,8	11,4	12,4	10,5	10,0	6,4
Gesamtsumme	18,3	18,9	19,7	19,6	20,1	21,1	22,3	20,6	19,9	13,7

Es bedeutet H.O. § 8, Ia: Zurückgebliebene körperliche Entwicklung — ohne sonstige Fehler;

§ 8, 1b: Entkräftung oder Schwäche des Körpers oder einzelner Körperteile nach unlängst überstandenen Krankheiten oder Verletzungen;

§ 8, 1c: Nicht sehr bedeutende Krankheiten oder Gebrechen, die beseitigt oder doch so vermindert werden können, daß vollkommene oder bedingte Tauglichkeit eintritt;

H.O. Anl. 1 D 1: Schwacher Knochen- und Muskelbau oder allgemeine Körperschwäche, sowie derartig verminderte Leistungsfähigkeit und Abgestumpftheit, daß den Anforderungen des Dienstes im stehenden Heere oder in der Ersatzreserve nicht genügt werden kann;

H.O. Anl. 1 D 46: Schwache Brust; auffallende Formveränderungen.

Man erkennt, daß trotz der starken Auslese im Jahre 1913 noch weit über die Hälfte der Schwächlichen (8,5% der Abgefertigten) nur geringere Grade von Schwächlichkeit aufwiesen oder an Folgezuständen von jüngst überstandenen Krankheiten litten, die zwar zeitlich untauglich machten, bei denen aber nach ärztlichem Urteil noch Besserung zu erwarten war; obwohl sie eigentlich nur zeitlich untauglich waren, hatten sie endgültig abgefertigt und der Ersatzreserve oder dem Landsturm überwiesen werden müssen, weil sie sich bereits im 3. Militärpflichtjahre befanden.

Es bleiben die wegen Schwächlichkeit von vornherein nur landsturmtauglich beurteilten Militärpflichtigen immer noch mit 5,2% der Abgefertigten an der Spitze aller Untauglichkeitsgründe. Die Forderung nach *Ertüchtigung der Jugend*, besonders der schulentlassenen, behielt also nach wie vor ihre Berechtigung. Die örtliche Verbreitung dieser Fehlergruppe nach Brigadebezirken entspricht im umgekehrten Verhältnis der Höhe der Tauglichkeit.

An zweiter Stelle aller einzelnen Untauglichkeitsgründe stehen die *Krankheiten des Herzens und der großen Gefäße* mit 3,4% aller Abgefertigten im Jahre 1913.

Aber bis auf den kleinen Bruchteil von 0,18% (1083) aller Abgefertigten, die ausgemustert wurden, sind von den 3,41% wegen Herzkrankheiten Untauglichen 3,23% (19270) noch nach Anl. I D 49 landsturmtauglich gewesen. Es kann sich also wohl bei der Mehrzahl der Untauglichen nicht um einen ausgesprochenen Herzfehler, sondern um funktionelle oder nervöse Störungen gehandelt haben. Die Beurteilung dieser Störungen der Herztätigkeit in bezug auf die Dienstfähigkeit setzt große Erfahrung voraus. Betrachtet man auch hier wieder die Zahlen der einzelnen Jahre, so kann man nicht von einer eigentlichen Zunahme der Herzerkrankungen sprechen.

Von je 100 Abgefertigten waren untauglich										
Nach	1904	1905	1906	1907	1908	1909	1910	1911	1912	1913
H.O. Anl. I D 49	2,0	2,2	2,6	2,4	2,9	3,1	3,5	3,7	4,0	3,2
H.O. Anl. I E 49	0,71	0,54	0,43	0,42	0,33	0,37	0,29	0,29	0,31	0,18
Summe . . .	2,70	2,7	3,0	2,8	3,2	3,5	3,8	3,99	4,31	3,38

Die schwereren, mit Allgemeinerscheinungen verbundenen *Herzkrankheiten* sind jedenfalls nicht angestiegen, eher zurückgegangen; eine etwas größere Vorsicht in der Auswahl der Leute mit nicht ganz regelrechtem Herzbefunde mag die Gesamtzahl etwas erhöht haben.

Es folgen dann mit 2,66% aller Abgefertigten *die geringeren Fehler nach der H.O. Anl. I A, gem. Anm. 1 und 2.* Es sind das solche Fehler, die in stärkerem Grade oder zu mehreren gleichzeitig vorhanden sein müssen, wenn sie die Tauglichkeit für den aktiven Dienst aufheben sollen; sie gestatten ohne weiteres den Dienst in der Ersatzreserve, geben sicher auch, wie der Jahresvergleich zeigt (Tabelle 18) bei erhöhtem Bedarf viele auch für die Waffe Taugliche ab.

Fast gleich hoch mit 2,35% aller Abgefertigten sind dann noch die *Fehler und Gebrechen der Gliedmaßen* an der Untauglichkeit beteiligt. Es handelt sich in der Mehrzahl bei dieser Gruppe um Folgen von äußeren Verletzungen, Unfällen, Krankheiten usw., die erhebliche Bewegungsstörungen ganzer Gliedmaßen oder einzelner Teile von ihnen hinterlassen haben. Man kann hieraus kaum auf einen besonders ungünstigen Körperzustand schließen. Doch muß in dieser Gruppe rund die Hälfte ausgemustert werden, während die andere Hälfte noch landsturmtauglich ist. Im Lauf der Jahre behält daher diese Gruppe ihren Anteil an den Untauglichen fast unverändert bei.

Die *unter Nr. 36 b angeführte Gruppe* betrifft mit 2,3% aller Abgefertigten zumeist die geringeren Fehler an den Gliedmaßen, die noch den Dienst in der Ersatzreserve und vielfach auch mit der Waffe zulassen. Man erkennt das besonders an ihrem schwankenden Anteil an den Untauglichen in den einzelnen Jahren (Tabelle 18).

Von erheblicher zahlenmäßiger Bedeutung sind danach noch bei den äußeren Fehlern und Gebrechen, die wegen *Plattfuß* Untauglichen (1913 = 1,32% der Abgefertigten). Von ihnen waren 1913 noch 1,16% (6938) landsturmtauglich und 0,16% (965) wurden ausgemustert.

Wenn man bedenkt, daß es sich bei den mit diesem Körperfehler behafteten Leuten zumeist um besonders kräftig gebaute Menschen handelt, so nimmt es nicht wunder, wenn bei dem erhöhten Rekrutenbedarf 1913 viele von ihnen noch für tauglich zum Waffendienst ausgewählt wurden. Bei der Untersuchung der örtlichen Verteilung des Plattfußes nach Brigadebezirken nach den Ergebnissen der Jahre 1904—1908 fand man diesen Fehler in der Ebene häufiger als im Gebirge. Es würde diese Tatsache dafür sprechen, daß die Anstrengungen der Füße beim Bergsteigen alle Muskeln und Sehnen des Fußes kräftigen und das zweckmäßige Zusammenspiel von Knochen, Gelenken, Muskeln und Sehnen fördern. Unzweckmäßiges Schuhwerk, wie sie die in der Ebene vielfach gebrauchten flachen, mit Lederkappen versehenen Holzplatten darstellen, sind schädlicher als Barfußgehen.

Der *Sport der Jugend* wird seine günstige Wirkung gerade in der Zurückdrängung dieses Fehlers zeigen. Je weniger die ärztliche Wissenschaft die Gründe für das Vorkommen solcher Körperfehler nur in dem wohl niemals völlig aufzuhellenden Dunkel der Vererbung sieht, mit um so größerem Erfolg wird sie die zwar langsam, aber sicher wirkenden gesundheitsfördernden Maßnahmen gekrönt sehen.

In gewisser Beziehung gilt dies auch für die *Unterleibsbrüche*, die 1913 mit 1,83% (10833) aller Abgefertigten, einen gegen frühere Jahre zwar verminderten, aber immer noch erheblichen Anteil an den Untauglichkeitsgründen stellen.

Im Jahr 1913 waren, wie in den Vorjahren im gleichen Verhältnis, 1,7% (9872) gleich $^9/_{10}$ der mit Brüchen Behafteten für die Ersatzreserve tauglich und $^1/_{10}$ zum größten Teil noch landsturmtauglich; zu diesen letzteren wurden die Leute mit doppelseitigen, durch Bruchband zurückzuhaltenden Brüchen gerechnet. Der größte Teil der wegen Leistenbruchs für untauglich Erklärten würde ohne Schaden für die Gesundheit für tauglich zum aktiven Dienst mit der Waffe erklärt werden können.

Unteroffiziere, Einjährig-Freiwillige und Fahnenjunker wurden trotz eines Bruches im Dienst behalten oder auf Wunsch eingestellt.

Die *Fehler an den Sinnesorganen* (Augen und Ohren) machten 1913 zusammen 4,21% (25050) aller Abgefertigten untauglich.

Es gilt für diese Gruppe, wie für alle anderen Körperfehler, die Tatsache zu beachten, daß sie nicht alle mit solchen Fehlern behafteten Vorgestellten umfassen, sondern daß auch z. B. Leute, die wegen innerer Krankheiten für untauglich erklärt sind, außerdem noch solche Organfehler aufweisen können. Auch war bei dem Ersatzgeschäft in vielen Fällen der genaue Grad der Sehleistung nicht immer einwandfrei festzustellen, so daß erst die Untersuchung bei der Einstellung Untauglichkeit ergab. Die Gruppe der Augen- und Ohrenkranken hat sich in allen Jahren ziemlich gleichhoch gehalten, wenn auch 1913 bei den Augen-, insbesondere den Augenbrechungsfehlern ein Rückgang festzustellen war.

Allein die *Augenbrechungsfehler* haben bis zum Jahre 1911 alle Ohrenkrankheiten an Zahl übertroffen (Tabelle 18). Die einzelnen Arten der in dieser Gruppe zusammengefaßten Augenbrechungsfehler läßt die folgende Übersicht erkennen.

Von 100 Abgefertigten waren untauglich nach	1904/08	1913
H.O. Anl. I D 25 wegen Herabsetzung der Sehschärfe auf beiden Augen, wenn sie auf dem besseren Auge nur die Hälfte oder weniger, aber mehr als $^1/_4$ der normalen beträgt (nach Ausgleich etwaiger Brechungsfehler)	1,2	0,99 (5919)
H.O. Anl. 1 E 25 wegen Herabsetzung der Sehschärfe auf dem besseren Auge auf $^1/_4$ der normalen und darunter (nach Ausgleich etwaiger Brechungsfehler)	0,47	0,29 (1714)
H.O. Anl. 1 D 26 wegen Kurzsichtigkeit, ausgleichbar durch Hohlgläser von stärkerer Brechkraft als 6,5 Meterlinsen, solange die Sehschärfe auf dem besseren Auge mehr als $^1/_4$ der normalen beträgt	0,33	0,34 (2001)
Summe:	2,0	1,62 (9634)

$^3/_5$ aller Augenbrechungsfehler entfielen auf die geringeren Grade der Herabsetzung der Sehschärfe, die noch den Dienst im Landsturm ermöglichten. Die Zahl aller überhaupt gefundenen Augenfehler ist natürlich wesentlich höher, da die leichten Grade gemäß H.O. Anl. 1 A 25 und 26 den Dienst mit der Waffe gestatteten; 1913 waren dies 0,55% (3280) der Abgefertigten.

Wesentlich geringer war die Zahl der *übrigen Augenkrankheiten* einschließlich *Blindheit* mit nur 0,9% der Abgefertigten.

Sie umfaßten:	1904/08	1913
1. Krankheiten der Lider, Bindehäute, Tränenwege, Augenmuskeln und der tieferen Gebilde des Auges mit	0,47%	0,41% (2435)
2. Blindheit eines Auges, sofern die Sehleistung auf dem anderen Auge (ohne Ausgleich etwaiger Brechungsfehler) mehr als $^1/_2$ der normalen beträgt, mit	0,50%	0,41% (2442)
3. Blindheit beider Augen oder eines Auges, sofern die Sehleistung des anderen nur $^1/_2$ der normalen oder weniger beträgt, mit .	0,12%	0,09% (540)
Summe:	1,9%	0,91% (5417)

Von den Krankheiten der Augenschutzorgane war die *Körnerkrankheit* (Trachom) besonders beachtenswert, weil sie im Osten Deutschlands damals viel vorkam. Die *Augenbrechungsfehler* waren am stärksten im Nordwesten Deutschlands, in Hessen und in Württemberg verbreitet.

Als *blind* war nach der Vorschrift D.A.Mdf. ein Auge dann anzusehen, wenn mit ihm nach Ausgleich etwaiger Brechungsfehler nur große Gegenstände in allernächster Nähe wahrgenommen werden konnten oder nur Hell von Dunkel unterschieden werden konnte, oder wenn das Gesichtsfeld so beschränkt war, daß bei dem Sehen nur mit diesem Auge ein Zurechtfinden auf der Straße unmöglich war. Diese Bestimmung war zwar nur für die Gewährung der Verstümmelungszulage vorgeschrieben, sie ist sicher aber auch bei der Aushebung angewandt worden. Die Fehlergruppe der Blindheit hat im Laufe der Jahre an Zahl erheblich abgenommen.

Die *Krankheiten der Atmungsorgane,* d. h. der Lungen, des Brustfells, des Kehlkopfs und asthmatische Zustände, sind nur mit 1,16% der Abgefertigten vertreten; sie haben sich die Jahre hindurch auf gleicher Höhe gehalten. Der Hauptteil entfiel auf die Krankheiten der Lungen und des Brustfells.

Von diesen betrafen wiederum	1904/08	1913
gem. H.O. Anl. I D 47. Chronische Krankheiten der Atmungsorgane, bei denen der allgemeine Körperzustand nicht wesentlich leidet	0,64%	0,88% (5242)
gem. H.O. Anl. I E 47. Chronische Krankheiten der Lungen, und des Brustfells, die wesentliche Störungen des Atmens bedingen oder einen schlechten Einfluß auf den allgemeinen Körperzustand ausüben	0,37%	0,25% (1472)

Die schweren Lungenkrankheiten, zu denen wohl auch alle Erkrankungen an *Lungentuberkulose* zu rechnen sind, haben nur einen sehr geringen Anteil an den Militärpflichtigen, selbst wenn manche Fälle unter allgemeiner Schwächlichkeit oder schwacher Brust usw. versteckt sein mögen.

Eine Untersuchung über die örtliche Verbreitung der wegen Lungenleiden Untauglichen nach Brigadebezirken 1904—1908 hat gezeigt, daß der Westen und Südwesten des Reichs die meisten Erkrankungen aufweist.

Die *Krankheiten des Nervensystems,* zu denen man die Geisteskrankheiten, die geistige Beschränktheit, Epilepsie und die übrigen Gehirn- und Nervenkrankheiten zusammenfassen kann, machten zusammen im Jahr 1913: 1,38% der Abgefertigten untauglich.

Der aus Tabelle 18 erkennbare Anstieg der Geisteskrankheiten war bedingt durch die behördlichen Anordnungen, die den Leitern der Heilanstalten Meldungen an die Ersatzkommissionen über alle, auch die bereits entlassenen Kranken auferlegten, über deren Militärverhältnis noch keine Entscheidung gefällt war; ebenso waren die Hilfsschüler namhaft zu machen. Aus der örtlichen Verteilung dieser Krankheiten nach Brigadebezirken lassen sich keine allgemeinen Schlüsse ziehen.

Von den übrigen Krankheiten und Körperfehlern, die alle für sich unter 1% der Abgefertigten betragen, waren noch bemerkenswert durch ihre verhältnismäßig große Zahl die schlechten *Zähne,* der *Kropf* und in geringem Grade auch die *Fettleibigkeit.*

Die *schlechten Zähne* bildeten 0,45% der Untauglichkeitsgründe bei den Abgefertigten 1913. Sie haben im Lauf der Jahre an Zahl zugenommen. Aus der örtlichen Verbreitung nach Brigadebezirken läßt sich keine Regel ableiten. Die Zahlen sind in Wirklichkeit höher anzunehmen, insofern auch bei Leuten, die wegen anderer Leiden untauglich waren, schlechte Zähne vorhanden sein konnten. Auf dem Gebiet der Mund- und Zahnpflege, besonders aber der Übung und Erhaltung des Gebisses durch geeignete Ernährung und Anforderungen an das Kauen und Beißen werden sich Fortschritte erzielen lassen.

Der *Kropf,* an dem 1913 nur 0,25% der Abgefertigten litten, von denen 0,23% noch landsturmtauglich waren, nimmt nach dem Süden Deutschlands hin, an Zahl zu. In Sachsen, Thüringen, dem Mittelgebirge, kam Kropf etwas häufiger vor, besonders zahlreich aber war er in Württemberg und Bayern, vornehmlich in Südbayern.

Das *Mindermaß* (unter 1,54 m) machte zum aktiven Dienst ungeeignet, ließ aber den Dienst ohne Waffe, in der Ersatzreserve und im Landsturm I zu, wenn Körperbau und Gesundheit dies gestatteten.

Die bisherigen Ausführungen haben erkennen lassen, daß die Wehrkraft des deutschen Volkes *vor dem Weltkrieg* nicht nachgelassen hatte, daß sie vielmehr nicht voll ausgeschöpft worden war. Die Erhöhungen der Heeresstärke, besonders die im Jahre 1913 um 130768 Mann, d. i. um $^1/_5$, hatten den Bedarf an Rekruten entsprechend vermehrt, und ohne jede Schwierigkeit waren die Anforderungen an militärtauglichen jungen Männern erfüllt worden. Es wurde lediglich der Begriff „tauglich“ etwas weniger eng gefaßt, weniger oft von dem Sammelbegriff der allgemeinen Schwächlichkeit Gebrauch gemacht, wenn die eingehende ärztliche Untersuchung dies zuließ, Plattfüße, Krampfadern, Narben, kurz das ganze Heer der körperlichen Fehler etwas mehr nach der tatsächlichen Leistung als nach dem anatomischen Untersuchungsbefund beurteilt, wobei man noch nicht einmal den weitergehenden Maßstab anzuwenden brauchte, wie er z. B. bei der Beurteilung zum einjährig freiwilligen Dienst gestattet war. Je größer die Erfahrung des untersuchenden Sanitätsoffiziers war, die er einerseits bei Musterungen und Aushebungen und andererseits bei den Entlassungen eingestellter Mannschaften gewonnen hatte, um so sicherer wurde sein Urteil „tauglich“. Vor dem Kriege war es in einzelnen Korpsbezirken üblich, daß der Korpsarzt die Ergebnisse der Entlassungen der im letzten Herbst eingestellten Mannschaften nach Ersatzbezirken zusammenstellte und sie den musternden Sanitätsoffizieren an wissenschaftlichen Abenden bekanntgab. Mancherlei Anregungen konnten dabei gewonnen, manche Lehren für die Beurteilung von Grenzfällen gezogen werden, doch durfte die Verantwortungsfreudigkeit nicht vermindert werden. Denn einmal gibt es kaum einen idealen, fehlerfreien menschlichen Körper und zum anderen ist mancher Mensch mit größeren körperlichen Mängeln leistungsfähiger als ein anderer mit einem unbedeutenden Körperfehler. Es ist der Geist, der den Körper beherrscht. Die Sanitätsinspekteure hatten ferner die Aufgabe, Musterungen und Aushebungen beizuwohnen und auf Gleichmäßigkeit im Untersuchungsverfahren und militärärztlichen Urteil hinzuwirken.

Um die Beurteilung der Tauglichkeit zu schärfen, hatte das Kriegsministerium im letzten Jahre vor dem Kriege die Begriffe „tauglich 1“ und „tauglich 2“ eingeführt. Zusammenfassende Ergebnisse hierüber liegen jedoch nicht vor.

III. Erfahrungen über den Ersatz während des Weltkrieges.

Im Weltkrieg haben nach den Berechnungen des Reichsarchivs 13387000 deutsche Soldaten unter den Fahnen gestanden. Der deutsche Kriegssanitätsbericht 1914—1918 berechnet bis Ende Juli 1918 ihre Zahl auf 13123011. Es ist nun sehr lehrreich, auf Grund der bisherigen Ausführungen die Zusammensetzung dieser Kriegsteilnehmerzahl nachzuprüfen. Vorausgeschickt sei noch, daß die durchschnittliche jährliche Iststärke in den 4 Kriegsjahren betrug: beim Feldheer 4183000 Mann und beim Besatzungsheer 2189410, zusammen 6372509.

Die fortgeschriebene mittlere Bevölkerungszahl im Deutschen Reiche betrug 1914: rund 68 Millionen, davon 33,6 Millionen männliche Einwohner, und darunter — nach Burgdörfer — rund 15,6 Millionen aus den Geburtsjahrgängen 1870—1899, das sind für 1914—1918: 15—48 Jahre alte Männer. Die Gesamtfriedensstärke des deutschen Heeres betrug 1913/14 = 808280, wovon 107794 Unteroffiziere, 647793 Gefreite und Gemeine und rund 16000 Einjährig-Freiwillige waren. Die Zahl war nicht ganz erreicht worden. Die Gesamtkopfstärke des Heeres machte 5,18% der männlichen Altersklassen von 15,6 Millionen aus. Im ganzen standen 10494700 dienstpflichtige Männer = 67,1% der wehrpflichtigen Bevölkerung von 15,6 Millionen zur Verfügung.

Die Zahl von 10494700 entspricht nach den Ergebnissen der Aushebungen der Summe der in den Jahren 1889—1913 (Tabelle 5) ausgehobenen Tauglichen (6847423), der Ersatzreserve Überwiesenen (2067746) und dem Landsturm Überwiesenen (2824788) = 11739957, wenn man hiervon noch 15,9% als gestorben (Sterbetafel 1901/10) abrechnet. Nimmt man die im Kriege gemusterten 7 Jahrgänge 1914—1920 mit rund je 600000 Vorgestellten an, so wird, einschließlich der Offiziere, der nicht mehr wehrpflichtigen freiwilligen, älteren gedienten Leute die Gesamtzahl der 13387000 Kriegsteilnehmer, mit einem gewissen Spielraum, erreicht, denn leider ist weder die Tauglichkeitsziffer noch überhaupt ein Gesamtmusterungsergebnis eines Kriegsjahrgangs bekannt.

Wichtig ist hiernach die Feststellung, daß im Weltkriege nicht nur die als tauglich mit der Waffe Ausgehobenen und die der Ersatzreserve Überwiesenen, sondern auch der weitaus größte Teil des ungedienten Landsturms für den Kriegsdienst ausgebildet worden ist. Dies war dadurch ermöglicht worden, daß im Februar 1915 die im Frieden maßgebenden Grundsätze für die Begriffe „tauglich, felddienstfähig, garnisondienstfähig“ vom Kriegsministerium den Kriegsbedürfnissen entsprechend geändert und später in einer Dienstvorschrift „Anleitung für die militärärztliche Beurteilung der Kriegsbrauchbarkeit beim Kriegsmusterungsgeschäft, bei den Bezirkskommandos und der Truppe“ (K. M. Anl.) zusammengefaßt und erläutert wurden.

Im Frieden waren als felddienstfähig nur die Tauglichen angesehen worden, einschließlich der mit Fehlern nach Anlage I A. der H.O. Behafteten. Die Anl. IB der H.O., die für den Begriff „tauglich zum Dienst ohne Waffe und zur Ersatzreserve“ maßgebend gewesen war, hatte bei den ausgebildeten Soldaten die Felddienstfähigkeit aufgehoben; Leute mit solchen Fehlern waren nur noch garnisondienstfähig gewesen. Die Anl. IL der H.O. enthielt die Fehler, die die Tauglichkeit zum aktiven Dienst ohne Waffe und im Landsturm im allgemeinen zugelassen und bei ausgebildeten Leuten nur dann auch die Garnisondienstfähigkeit aufgehoben hatten, wenn es sich um erhebliche Fehler und Gebrechen gehandelt hatte, die in der Aufstellung gesperrt gedruckt waren. Die Anlage IU der H.O. enthielt die Fehler und Gebrechen, nach denen die Vorgestellten ausgemustert und die ausgebildeten Soldaten für garnisondienstunfähig erklärt worden waren.

Nach der *Kriegsmusterungsanleitung* wurden während des Krieges das Aushebungs- mit dem Musterungsgeschäft zum sog. „Kriegsmusterungsgeschäft“ vereinigt. Neu eingeführt wurden die Begriffe „*kriegsbrauchbar*“ und „*kriegsunbrauchbar*“; jener umfaßte die Kriegsverwendungsfähigen (k.v.), die — zeitlich oder dauernd — Garnisonverwendungsfähigen (g.v.) und Arbeitsverwendungsfähigen (a.v.), dieser die — zeitlich oder dauernd — Kriegsunbrauchbaren (k.u.). „*Kriegsverwendungsfähig*“ bedeutete ausschließlich die Geeignetheit zur Verwendung im Dienst mit der Waffe im Felde.

Die *Garnisonverwendungsfähigen* mußten den militärischen Dienst in der Heimat oder der Etappe ausüben können, die Arbeitsverwendungsfähigen zu militärischen Dienstleistungen, die ihrem bürgerlichen Beruf entsprachen, geeignet sein.

Die mannigfachen Anforderungen, die im Felde und in der Heimat an die Soldaten gestellt wurden, bedingten, daß die verschiedenen Begriffe der Verwendungsfähigkeit sich überdeckten; einigermaßen sicher zu umgrenzen waren nur die Fehler und Krankheitszustände, die dauernd kriegsdienstunbrauchbar machten. Dauernde Kriegsunbrauchbarkeit durfte nur dann ausgesprochen werden, wenn Krankheiten und Fehler vorlagen, die auch zu stetigen allgemeinen oder dem bürgerlichen Beruf entsprechenden militärischen Dienstleistungen unfähig machten, und deren Beseitigung in absehbarer Zeit mit Sicherheit als ausgeschlossen angesehen werden konnte. Solche Leute schieden damit aus der militärischen Kontrolle.

Zu den Musterungen kommandierte der Chef des Feldsanitätswesens aktive Sanitätsoffiziere vom Feldheer in die Heimat. Die Vorgestellten wurden eingehend, erforderlichenfalls durch Fachärzte oder durch Ausschüsse untersucht, um die militärische Leistungsfähigkeit festzustellen. Von versuchsweisen Einstellungen und längeren Beobachtungen in Lazaretten wurde Gebrauch gemacht. Operationen zur Herbeiführung der Kriegsbrauchbarkeit durften ohne Zustimmung des Mannes nicht vorgenommen werden. So sehr es darauf ankam, möglichst alle Gestellungspflichtigen, die zu irgendeiner vorgesehenen militärischen Verwendung geeignet waren, auch wirklich zum Kriegsdienst heranzuziehen, so mußte andererseits vermieden werden, daß offenbar kranke und körperlich oder geistig unzulängliche Personen ausgehoben und dadurch sie selbst und der Dienst benachteiligt wurden.

Eine wesentliche *Änderung in den Musterungsbestimmungen* brachte im Kriege das Gesetz vom 4. September 1915. Dieses Gesetz ermöglichte die Musterung aller Männer, die im Frieden wegen körperlicher und geistiger Gebrechen als dauernd dienstunbrauchbar befunden und bisher von jeder weiteren Gestellung vor den Ersatzbehörden befreit worden waren. Das Ergebnis dieser Musterung der in den Jahren 1876—1895 geborenen Dienstunbrauchbaren in Preußen ist nachstehend ersichtlich.

	Zahl der Gemusterten	Von den Gemusterten wurden erklärt									
		kriegsbrauchbar						kriegsunbrauchbar			
		k.v.	%	g. v.	a. v.	Summe	%	zeitlich	dauernd	Summe	%
Ausgebildete .	144814	35246	24,3	35032	19583	89861	62,1	10674	44279	54953	37,9
Unausgebildete	676237	148896	22,0	102042	129480	380418	56,3	34942	260877	295819	43,7
Insges.	821051	184142	22,4	137074	149063	470279	57,3	45616	305156	350772	42,7

Danach war $^1/_5$—$^1/_4$ der Untersuchten kriegsverwendungsfähig und im ganzen über die Hälfte kriegsbrauchbar.

Aus den Berichten der musternden Ärzte, der Kriegssanitätsinspekteure und der Beratenden Inneren geht hervor, daß viele körperliche Fehler früher überschätzt worden waren. Leute, die früher wegen allgemeiner Schwächlichkeit für untauglich erklärt worden waren, hatten sich überraschend gekräftigt; besonders im Alter von 30 Jahren. Nervöse Herzstörungen, gelegentliche Herznebengeräusche oder unregelmäßiger Puls hatten oft zur Annahme einer organischen Herzkrankheit geführt, die später nicht mehr festgestellt werden konnte. Man hatte beobachtet, daß einfache Herzfehler, wie Mitralinsuffizienz, Aorteninsuffizienz nicht syphilitischer Herkunft auch bei mehrmonatiger Feldverwendung oft genug keinerlei Beschwerden gemacht hatten und anläßlich einer Verwundung erst entdeckt wurden. Andere Untersuchte mit Plattfüßen konnten wiedereingestellt werden, ebenso Leute mit schlechten Zähnen, wenn sie ein künstliches Gebiß erhalten hatten usw. Oft bereiteten auch die Entscheidungen über die Kriegsverwendungsfähigkeit außerordentliche Schwierigkeiten trotz aller neuzeitlichen Hilfsmittel bei der Untersuchung.

Durch die Erfolge der ärztlichen Kranken- und Verwundetenbehandlung, durch die Tätigkeit der in den Korpsbereichen der Heimat gebildeten ständigen Korpsmusterungskommissionen, durch *Generalmusterungen* aller Truppen, Lazarette und Betriebe in der Heimat und in der Etappe, sowie in den besetzten Gebieten ist es im Laufe des Krieges gelungen, über die Hälfte des Gesamtausfalls an Toten, Vermißten, Dienstunbrauchbaren und für längere Zeit durch Verwundung und Krankheit ausgefallenen Soldaten durch die aus Heimatlazaretten dienstfähig zur Front zurückkehrenden Soldaten zu ersetzen.

Die Sorge über den ungünstigen Einfluß, den der Krieg auf die Volks- und Wehrkraft Deutschlands ausübte, veranlaßte den Chef des Feldsanitätswesens Ende 1917, der Obersten Heeresleitung in einer Denkschrift die Wege zu einer *Wiederherstellung und Vermehrung unserer Volks- und Wehrkraft* nach dem Kriege aufzuzeigen und sie um Anregung der notwendigen Gesetze und Verordnungen zu bitten. In der Denkschrift hieß es, „der Krieg entscheidet sich — in der Hauptsache — nicht am Tage des Friedensschlusses; Deutschlands Zukunft hängt vielmehr davon ab, in welcher Zeit und in welchem Umfang es seine Verluste, vor allem die an Menschen, wieder ausgeglichen haben wird. Schlimmer noch als durch den Krieg ist die Abnahme unserer Bevölkerung durch den Niedergang unserer Geburtenziffer. Hieraus droht die größte Gefahr. Die Kriegsverluste an Geburten werden voraussichtlich die Verluste an Gefallenen übersteigen“. Der Feldsanitätschef hat hierin richtig vorausgesehen, denn BURGDÖRFER berechnet den durch den Weltkrieg verursachten Geburtenausfall für das heutige Reichsgebiet auf rund 3 Millionen, für das frühere Reichsgebiet auf $3^1/_4$ Millionen Lebendgeborene. Dabei hat er angenommen, daß sich der Geburtenrückgang vor dem Weltkrieg auch in den Jahren 1915—1919 in gleicher Weise fortgesetzt haben würde.

Hier soll ein Urteil über die Wirkung des Weltkrieges auf die deutsche Bevölkerung (17) eingeschaltet werden.

„Der Weltkrieg hatte einen gewaltigen Aderlaß zur Folge. Zwei Millionen Männer fielen auf dem Felde der Ehre oder sind ihren Kriegswunden und Krankheiten erlegen, über $^3/_4$ Millionen Zivilpersonen sind der Hungerblockade usw. zum Opfer gefallen, 3—$3^1/_2$ Millionen Kinder, deren Geburt unter normalen Verhältnissen in der Zeit von 1915—1919 zu erwarten gewesen wäre, blieben ungeboren, und endlich wurden $6^1/_2$ Millionen Reichsangehörige durch den Friedensschluß von Versailles dem Reich entrissen. So schließt die Bevölkerungsbilanz des Weltkrieges für das Deutsche Reich mit einem *Verlust* von rund 12 bis 13 *Millionen Menschen* ab.

Das Tempo der Bevölkerungszunahme hat sich nach dem Kriege erheblich verlangsamt."

Der *Chef des Feldsanitätswesens* wies hin auf den Rückgang der deutschen Volks- und Wehrkraft: die *Geburtenziffer* war seit 1901 rascher gesunken als die *Sterblichkeitsziffer*. Es müßten bekämpft werden die gewollte Beschränkung der Kinderzahl, der Rückgang der Ehen, die Abtreibung keimenden Lebens, die Unfruchtbarkeit infolge Geschlechtskrankheiten, die hohe Zahl der unehelichen Geburten. Grundsätzlich müsse die Staatsleitung Ehepflicht fordern und dazu die Schließung der Ehe bis zum 27. Lebensjahr erleichtern, die Heiratsmöglichkeit der im Staatsdienst Stehenden müsse im 25. bis spätestens 35. Lebensjahr gegeben sein. Verheiratete müßten steuerlich bevorzugt behandelt und bei Beförderungen begünstigt werden, Unverheiratete mit Steuern stärker belastet werden, ebenso auch die Hinterlassenschaft der Kinderlosen. Die Lebenshaltung müsse vereinfacht, Vorurteilslosigkeit durch Vorbild der Führenden gefördert werden. Ehebruch sei scharf zu bestrafen, Vertrieb empfängnisverhütender Mittel zu verbieten. Die Rückwanderung zum Lande sei zu fördern durch Siedlung, Stärkung der Landwirtschaft, Ausbau der ländlichen Wohlfahrtspflege. Die Stadtwohnungen seien zu verbessern. Ein Reichswohngesetz als Rahmengesetz solle Reichswohnungsinspektoren schaffen, die Bebauungspläne, das Bauordnungswesen, Ansiedlung und Eingemeindung, Umlage- und Enteignungsverfahren, Steuer- und Verkehrsfragen regeln. Er schlug Eltern- und Mutterschaftsversicherungen vor, Förderung des Sparzwangs Jugendlicher. Durch weitere Bekämpfung der Sterblichkeit der Säuglinge und vor allem der Unehelichen, Kinderfürsorge im Spielalter, Schulgesundheitspflege, Schulärzte, Schulzahnärzte könne viel gewonnen werden. Die Kinder müßten in der Entwicklungszeit zur Ehrfurcht und Frömmigkeit erzogen, ihr Gefühlsüberschwang in rechte Bahnen geleitet, in körperlichen Übungen und Wettkämpfen ihre Kräfte gestählt, die der Mädchen durch Schonung und Sammlung gehoben werden. Die schulentlassene Jugend müsse staatlich betreut, ihr Möglichkeit zum Wandern, zu Turn- und Bewegungsspielen usw. gegeben werden. Der Feldsanitätschef wies auf ein Wehrschulgesetz für die männlichen Altersklassen von 17—22 Jahren hin. Wehr- und Heerordnung müßten auf Grund der Kriegserfahrungen geändert werden durch *Arbeitsdienst* neben dem Militärdienst. Für die Behebung der Kriegsschäden und die Förderung der Arbeitsgelegenheiten auf allen Wirtschaftsgebieten gab er wertvolle Anregungen.

IV. Die Rekrutierungsstatistik des Deutschen Reichs in der Zeit nach dem Weltkrieg.

Auf die Kriegszeit mit der höchstmöglichen Anspannung der Wehrkraft des deutschen Volkes folgte die Herabsetzung des deutschen Heeres auf eine Stärke von 100000 Mann und an Stelle der allgemeinen Wehrpflicht die *Werbung von Freiwilligen.* Dementsprechend besagte das Wehrgesetz vom 23. 3. 21 „die Wehrmacht der deutschen Republik ist die *Reichswehr.* Sie wird gebildet aus dem Reichsheer und der Reichsmarine, die aus freiwilligen Soldaten und nicht im Waffendienst tätigen Militärbeamten gebildet und ergänzt werden" und ferner „alle Angehörigen der Wehrmacht müssen die deutsche Staatsangehörigkeit besitzen. Die allgemeine Wehrpflicht ist im Reiche und in den Ländern abgeschafft".

In die Zahl von 100000 war die Höchstzahl von 4000 Offizieren und im Offizierrang stehenden Militärbeamten eingeschlossen. 300 Sanitäts- und 200 Veterinäroffiziere traten noch hinzu. Die Reichsmarine bestand aus 15000 Offizieren, Beamten und Soldaten.

Wer in die Reichswehr eintreten wollte, mußte sich auf *12 Jahre* zum ununterbrochenen Dienst verpflichten. Nach § 20 des Wehrgesetzes konnten jährlich vor Ablauf der Dienstverpflichtung höchstens 5% je der Höchststärke der Offiziere und der im Offizierrang stehenden Militärbeamten sowie der Unteroffiziere und Mannschaften entlassen werden. Die Altersgrenze für die anzuwerbenden Soldaten lag zwischen dem vollendeten 17. bis 21. Jahre; jedoch sollte der Bedarf hauptsächlich mit Leuten im Alter von 19—20 Jahren gedeckt und über 21 Jahre alte Freiwillige sollten nur ganz ausnahmsweise angeworben werden. Die Freiwilligen wurden zumeist 2mal untersucht, bei der Annahme und bei der Einstellung ins Heer; selten fielen beide Untersuchungen zusammen. Jedoch sollte die Annahmeuntersuchung so gründlich sein, daß nur in besonderen Fällen die Einstellungsuntersuchung Untauglichkeit ergeben durfte. Das Urteil hatte zu lauten: tauglich, zeitlich untauglich, untauglich. Die Tauglichkeit für den Dienst im Heere war der geforderten hohen Leistungsfähigkeit und der Länge der Dienstzeit entsprechend streng zu bewerten. Das Mindestmaß war auf 165 cm heraufgesetzt worden. Außerdem wurden alle Bewerber für die Nachrichten- und Kraftfahrtruppen noch einer psychologischen Prüfung unterworfen. Diese war gegen Kriegsende eingeführt und in der Reichswehr beibehalten worden.

Bedenkt man, daß der Ersatzbedarf des 100000 Mann-Heeres außerordentlich gering war, daß der bis zu 5% mögliche vorzeitige Abgang nicht eintrat, daß also jährlich nur wenige Tausende neuer Ersatz einzustellen war, so konnten die Anforderungen an die Tauglichkeit so hoch gestellt werden, daß ein Vergleich der Tauglichkeitsziffern aus dieser Zeit mit der vorhergehenden nicht möglich ist. Dabei war der Andrang zur militärischen Laufbahn sehr stark. Von den für tauglich Erklärten 40% der Untersuchten der Nachkriegszeit wurde nur die Hälfte tatsächlich eingestellt. Dienstunfähig wurde im Verhältnis zur Vorkriegszeit nur ein Bruchteil, unter der Hälfte gegenüber früher, entlassen. Es meldeten sich eben zur Reichswehr in der Nachkriegszeit nur solche Leute, die so kräftig waren, daß sie eine gewisse Aussicht auf Anstellung hatten.

Ein Vergleich mit den Freiwilligen des alten Heeres ist deshalb nicht möglich, weil an deren Tauglichkeit oft geringere Anforderungen gestellt werden durften als an die der übrigen Militärpflichtigen. So hatte man bei einer Sonderuntersuchung (18) über Einjährig-Freiwillige eine Tauglichkeitsziffer von 65% gefunden, während die allgemeine Tauglichkeitsziffer der Wehrpflichtigen zu gleicher Zeit nur zwischen 56 und 57% sich bewegt hatte. Zur Aufklärung über die Verschiedenheit der Tauglichkeitsgründe zwischen Freiwilligen und sonstigen Militärpflichtigen der Vorkriegszeit seien noch folgende Zahlen des Hauptuntauglichkeitsgrundes angegeben. Von je 100 Abgefertigten waren untauglich gewesen 1904—1906 wegen allgemeiner Schwächlichkeit bei den zum einjährig-freiwilligen Dienst Berechtigten 12,8, bei den sonstigen Militärpflichtigen 19,0; aber bei diesen waren es im letzten Musterungsjahr 1913, als die Heeresvermehrung zu Mehreinstellungen nötigte, auch nur 13,7.

Die Gründe der Untauglichkeit sind in den Nachkriegsjahren nicht zahlenmäßig gebucht worden.

V. Ausblick auf die Rekrutierungsergebnisse nach Wiedereinführung der allgemeinen Wehrpflicht.

Betrachtet man zunächst die Wehrkraft des deutschen Volkes, wie sie sich nach dem Kriege entwickelt hat, so hat man die *Zahl* und die *Güte* der jungen Männer im Wehrpflichtalter ins Auge zu fassen. Beide stehen insofern in inniger Verbindung zueinander, als die Güte von um so entscheidender Bedeutung ist, je kleiner die Zahl wird. Sowohl die Zahl als auch die Güte der *Wehrkraft des deutschen Volkes* zu erhöhen, hat sich die nationalsozialistische Regierung zur Aufgabe gestellt.

Wenn auch die *lebendgeborenen Knaben* in Deutschland (Tabelle 4 und 19) bereits vor dem Weltkrieg in schlichten Zahlen noch von 886800 im Jahre 1875 auf 943733 im Jahr 1913 zunahmen, so sieht man doch bei der Berechnung auf 1000 der jeweiligen Einwohner, daß sie von 20,9 im Jahr 1875 auf 14,1 im Jahr 1913 abgenommen haben. Der Wendepunkt der reinen Geburtenzahlen trat erst 1908 bei der Zahl 1034173 ein. Bis zum Jahre 1913 fielen sie auf 943733, dann aber erheblich und rasch im Kriege und — nach einer vorübergehenden Steigerung in den Jahren 1919—1920 — von dieser Zeit an, und zwar bis auf 7,7 auf 1000 der Einwohner im Jahre 1932 (504100) und auf 493100 = 7,6 vom 1000 der Einwohner 1933. Diese stark *abfallenden Knabengeburten* würden auf die Zahl der 20 Jahre später wehrpflichtig werdenden Männer noch erheblicher einwirken, wenn nicht auch die *Todesfälle in den ersten 20 Lebensjahren* außerordentlich stark abgefallen wären. Denn es hat sich die *Säuglingssterblichkeit,* wie die nachfolgende Übersicht ergibt, in der Zeit von 1881—1890 und 1924—1926 um 52,3% vermindert und die Absterbezahl aller Knaben von 0 bis zu 20 Jahren ist in der gleichen Zeit nach den Sterbetafeln um 36,6% gesunken.

Nach den allgemeinen deutschen Sterbetafeln erreichten von 100000 Knaben das 20. Lebensjahr in den nachfolgenden Zeiträumen:

1881/90	1891/00	1901/10	1910/11	1924/26
60970 *1000*	65049 *1067*	70647 *1159*	73832 *1211*	83268 *1366*

In diesen Zeiträumen betrug die Säuglingssterblichkeit auf 100000 lebendgeborene Knaben:

1881/90	1891/00	1901/10	1910/11	1924/26
24169 *1000*		20234 *837*		11538 *477*

und in dem Jahre

1930	1931	1932
9333 *386*	9054 *375*	8638 *357*

Setzt man nach Rott (**21**) die Sterblichkeit an Verdauungskrankheiten für das Jahr 1903, das etwa dem Beginn planmäßiger Fürsorgearbeit für den Säugling entspricht = 100, so starben bei den Säuglingen männlichen Geschlechts 1903 = 100,0, 1913 = 82,6, 1918 = 40,3, 1925 = 35,6, 1930 = 23,6, 1932 = 20,1. Wenn die Gesamtsterblichkeit der Säuglinge jedoch $^2/_5$ der Sterblichkeit von 1903 betrug, trotz der Verminderung der Sterblichkeit an Ernährungs- und Pflegeschäden, so lag dies an der Sterblichkeit infolge anderer Krankheiten (angeborene Lebensschwäche, Grippeerkrankungen usw.).

Inwieweit innerhalb der ersten 20 Lebensjahre sich die einzelnen Altersklassen an dem Abfall der Sterbeziffern beteiligten, zeigt die nachfolgende Tabelle 20.

Man erkennt, daß die Sterblichkeit bei den über einjährigen Knaben in den Jahren 1924—1932 erheblich weniger als die Säuglingssterblichkeit abgenommen hat. Die Sterbeziffern sinken bis zum 3. Lebensjahrfünft zum niedrigsten Stande stark ab und steigen dann allmählich bei zunehmendem Lebensalter an.

Tabelle 19[1].

Zur Jahresklasse	gehörten durchschnittlich jährlich	Aus ihr wurden durchschnittlich jährlich abgefertigt	Zahl der lebenden 20jährigen	In den Jahren	kamen auf 1000 Einwohner Lebendgeborene (19) überhaupt	wurden Knaben lebend geboren	kamen auf 1000 Einwohner: lebendgeborene Knaben	kamen auf 1000 Einwohner: Wanderungsverlust + -gewinn
1	2	3	4	5	6	7	8	9
1875/80	378818	373658	(1880) 406490 (2)	1851/60	35,3	(1860) 701500[13]		2,5
1881/90	411373	404341	(1885) 404599 (2)	1861/70	37,2	(1805) 763900[13]		2,2
1891/95	464163	461274	(1890) 447753 (2)	1871/75	38,8	857464	20,5	1,6
1896/99	516119	505414		1876/80	39,3	887481	20,1	1,7
1900		507936	(1900) 515421 (2)					
1901/05		502935		1881/85	37,0	875427	19,0	4,3
1906/10		537890	(1910) 589172 (2)	1886/90	36,5	902008	18,7	1,4
1911/13		586683		1891/95	36,3	(1891/93) 941649		
						(1891/95) 946240	18,6	1,8
1914/18[6]	schätzungsweise über	600000		1896/1900	36,0	1003514	18,5	+ 0,3
1921/25			(1925)[12] 622395	1901/05	34,3	1031114	17,6	+ 0,2
1926/30				1906/10	31,7	1020284	16,2	0,5
1931			599000	1911	28,6	838573[8] 960565	14,7	—
1932			630600	1912	28,3	839631[8] 961777	14,6	—
1933			607412	1913	27,5	824302[8] 943733	14,1	—
1934			595900[7]	1914	26,8	815581[8] 934228	13,8	—
1935			464500	1915	20,4	619681[8] 709829	10,5	—
1936			350900	1916	15,2	463610[8] 531054	7,8	—
1937			313700	1917[1]	13,9	421811[9] 471297	7,0	—
1938			326300	1918[1]	14,3	429289[9] 479652	7,2	—
1939			485000	1919[2]	20,0	609110 654364	10,4	—
1940			636300	1920[3]	25,9	799316 827455	13,4	—
1941			618000	1921[4]	25,3	788281 807687	12,9	—
1942			571200	1922[5]	23,0	725687 725687	11,7	—
1943			541900	1923	21,1	670024	10,7	—
1944			538000	1924	20,5	656271	10,4	—
1945			552300	1925	20,7	666667	10,6	}
1946			526100	1926	19,5	632370	9,9	}
1947			505500	1927	18,4	597765	9,3	}
1948			515700	1928	18,6	609052	9,5	}
1949			500300	1929	17,9	591159	9,1	} 0,5
1950			497800	1930	17,5	580328	8,9	}
1951			450000	1931	16,0	531501	8,1	}
1952			431000	1932	15,1	504100	7,7	}
1953			410600	1933	14,7	493100[10]	7,6[10]	}
1954			502000	1934		602900[10, 11]		

Tabelle 20. Sterbeziffern für fünfjährige * Altersstufen.

Altersstufen in Jahren	Auf 1000 Lebende vorstehenden Alters kamen Sterbefälle					
	Männlich					
	1924/26	1928	1929	1930	1931	1932
1 bis unter 5 * . . .	7,5	5,9	6,9	5,7	4,9	4,8
5 „ „ 10 . . .	1,8	2,0	2,2	2,1	1,8	1,8
10 „ „ 15 . . .	1,4	1,4	1,4	1,3	1,2	1,2
15 „ „ 20 . . .	2,9	2,6	2,7	2,5	2,4	2,3

Vergleicht man die Ergebnisse der Volkszählung vom 1. 12. 10 bei den männlichen gegenüber den weiblichen Altersstufen, so erkennt man, daß der natürliche *Knabenüberschuß* von der Geburt an noch bis zum 22. Altersjahr angehalten hat, dagegen nach der Zählung vom 16. 6. 25 nur noch bis zum 19. Altersjahr. Die vor dem Krieg (22) auf Grund der weiter zurückliegenden Sterbetafeln und der Volkszählung 1910 festgestellte stärkere Abnahme der Sterblichkeit männlichen Geschlechts als die des weiblichen bis zu dem Alter von 23 Jahren ist nach dem Kriege durch eine geringe Zunahme der Knabensterblichkeit abgelöst worden, die zu einem Überholen der Zahl des männlichen durch die des weiblichen Geschlechts bereits in der 19. Altersklasse führte. Dabei hat sich in der Kriegszeit und einige Jahre nach Kriegsschluß die Zahl der lebendgeborenen Knaben gegenüber den Mädchen vermehrt und fiel dann wieder auf das Vorkriegsverhältnis zurück, wie die nachstehende Aufstellung zeigt.

Auf 100 lebendgeborene *Mädchen* kamen *Knaben* (23):

1907	1908	1909	1910	1911	1912	1913	1914	1915	1916	1917	1918	1919
106,3	106,1	105,9	105,9	106,1	106,5	106,0	106,2	106,0	*107,1*	*107,3*	*107,7*	**108,5**

1920	1921	1922	1923	1924	1925	1926	1927	1928	1929	1930	1931	1932
107,7	*107,8*	*107,0*	106,8	106,8	106,5	106,2	106,0	106,2	106,3	106,1	106,2	106,3

Die Zahl der *Mehr*überlebenden von je 100000 männlichen Geschlechts bis zu dem Altersjahr, in dem die Zahlen weiblichen Geschlechts die des männlichen überholen, also 1910 das 22. und 1925 das 19. Altersjahr, ist nach den Sterbetafeln nach dem Kriege (Sterbetafeln 1924—1926 = 83592 männliche Überlebende) im Verhältnis zu den vor dem Kriege (Sterbetafeln 1901—1910 = 70989

* Die erste Altersstufe (1 bis unter 5) umfaßt nur 4 Jahre.

[1] Ohne Elsaß-Lothringen.

[2] Ohne Elsaß-Lothringen und die abgetretenen Gebiete der Provinz Posen.

[3] Wie vor 2 und ohne Memelgebiet, Danzig und die an Tschechoslowakei, Dänemark und Belgien abgetretenen Gebiete.

[4] Wie vor 3 und Saarland.

[5] Ab 1922 jetziger Gebietsstand des Deutschen Reiches ohne Saargebiet.

[6] Im Kriege wurden auch die mit vollendetem 17. Lebensjahr wehrpflichtig Gewordenen gemustert, also im ganzen 7 Jahrgänge (1894—1900).

[7] Diese Zahl und die folgenden der 20jährigen sind auf Grund der Sterbetafeln 1924 bis 1926 errechnet (2).

[8] Das sind 87,3% der Lebendgeborenen im Vorkriegsgebiet (rechtsstehende Zahlen) des Deutschen Reichs (wie 1913).

[9] Das sind 89,5% wie unter 8., jedoch ohne Elsaß-Lothringen.

[10] Die Gesamtzahl der Lebendgeborenen wurde nach dem Geschlecht gegliedert wie im Jahr 1932 (106,3 Knaben auf 100 Mädchen).

[11] Schätzung (20).

[12] Heutiger Gebietsstand ohne Saarland (2).

[13] Die Gesamtzahl ist nach dem Verhältnis der Geschlechter bei den Geburten von 1872—1880 (105,4 Knaben auf 100 Mädchen) aufgegliedert worden (2).

männliche Überlebende), also 12603 = 17,8% *Mehr*überlebende bei den unter 1—19jährigen genau um das Doppelte gestiegen gegenüber der Zahl der Mehrüberlebenden unter 1—23jährigen von 5670 = 8,9% nach den Sterbetafeln 1901—1910 = 69582 männlichen Überlebenden, zu denen von 1891—1900 = 63912 männliche Überlebende. Diesem erheblichen Fortschritt in der Lebenserhaltung bei den Knaben und Jünglingen steht leider die starke Geburtenabnahme gegenüber. Diese wirkt sich in den reinen Zahlen dahin aus, daß die unter 1—20jährigen nach der Zählung vom 16. 6. 33 gegenüber der Zählung dieser männlichen Altersklasse vom 16. 6. 25 um 1237982 = 10,8% und gegenüber der Zählung vom 1. 12. 10 um 2430137, d. h. um 19,3%, von 12619316 auf 10189179 vermindert sind. Dabei fehlen bei den aus den Kriegsjahren 1915—1918 stammenden 14—18 Jahre alten Jünglingen im ganzen 927260, also nicht ganz eine Million, gegenüber den 23 Jahre früher vorhandenen gleichalterigen Jünglingen. Gemessen am Mittel- und Oberbau der gegenwärtigen Alterszusammensetzung des deutschen Volkes fehlen uns am Unterbau heute nach Burgdörfer (2) rund 4,5 Millionen Knaben unter 14 Jahren.

Leider läßt sich die Sterbeziffer für die 5jährigen Altersstufen nicht mit der Vorkriegszeit ohne weiteres vergleichen, da in den Veröffentlichungen sowohl die Altersstufen verschieden zusammengefaßt sind, als auch die Todesursachen anders gegliedert sind. Seit 1928 werden die *Todesursachen* in den statistischen Jahrbüchern veröffentlicht, und zwar nach den Altersklassen bis 1 Jahr, 1 bis unter 5, 5 bis unter 15 und 15 bis unter 30 Jahren usw.

Sucht man nun festzustellen, welche Todesfälle bis zum Wehralter nach menschlichem Ermessen künftig noch vermindert werden könnten, so sind es in erster Linie die durch *äußere Einflüsse* bedingten, die bei den männlichen Altersklassen bis zum 30. Lebensjahre eine erhebliche Rolle spielen.

So sind 1932 in den Altersklassen vom 5. bis unter 30. Lebensjahre von rund 13,9 Millionen Lebenden 32925 gestorben. Von diesen 32925 Gestorbenen sind 10534 = 32,0% durch äußere Einwirkungen ums Leben gekommen, und zwar 6110 = 8,5% durch Unglücksfall, 1689 durch *Kraftwagen* (976) und *Krafträder* (710) verunglückt, 1918 *ertrunken* und die übrigen durch *elektrische* und sonstige Unfälle, Vergiftungen usw. getötet.

Ob den Bemühungen der ärztlichen Wissenschaft eine weitere *Verminderung der Säuglingssterblichkeit* gelingen wird, muß die Zukunft zeigen.

Die nationalsozialistische Regierung hat eine Fülle von Gesetzen und Verordnungen erlassen, die eine *Ertüchtigung* und *Vermehrung* des *Volksnachwuchses* erstreben. Dahin gehört das Gesetz zur Vereinheitlichung des Gesundheitswesens, der Ausbau der Säuglings- und Kleinkindfürsorge sowie der Schulgesundheitspflege, steuerliche Vergünstigungen für Kinderreiche, stärkere Belastung der Kinderlosen und Unverheirateten, Ehestandsdarlehen, Ehrenpatenschaften. Das Erbhofgesetz sucht der Landflucht zu steuern und ein gesundes, rassereines, bodenständiges Bauerntum als die beste Quelle unserer Volkskraft zu schaffen. In gleichem Sinne wirkt die Begünstigung der Siedlung einschließlich der Stadtrandsiedlung. Nach der letzten Volkszählung von 1933 hat die sog. *Landflucht* bis zu diesem Jahre angehalten:

Tabelle 21. Verteilung der Bevölkerung auf Stadt und Land (24) (im *jetzigen* Reichsgebiet ohne Saarland).

Es wohnten	in Landgemeinden (bis 2000 Einwohner)		in Klein- und Mittelstädten (2000 bis 100000 Einwohner)		in Großstädten (über 100000 Einwohner)		Summe
1875	22,000 Mill.	59,3%	12,441 Mill.	33,5%	2,666 Mill.	7,2%	37,107 Mill.
1900	22,048 „	44,0%	19,346 „	38,6%	8,712 „	17,4%	50,106 „
1925	22,219 „	35,6%	23,480 „	37,6%	16,711 „	26,8%	62,410 „
1933	21,481 „	32,9%	23,935 „	36,7%	19,802 „	30,4%	65,218 „

Besonders lehrreich ist ein Vergleich zwischen 1871 (**24**), nach dem *früheren* Reichsgebiet, und **1933**, nach dem heutigen Reichsgebiet.

Es wohnten	in Gemeinden mit weniger als 2000 Einwohner		in Gemeinden mit 2000 Einwohner und darüber	
1871	26219352	63,9%	14790798	36,1%
1933	21481501	32,9%	43736960	67,1%

Während 1871 nahezu $^2/_3$ der damaligen Bevölkerung von 41 Millionen in *ländlichen* Gemeinden wohnten und $^1/_3$ in *Städten*, hat sich bis 1933 das Verhältnis zwischen Stadt und Land bei 65 Millionen Bewohnern genau ins Gegenteil gewandelt. Nun hat die schlichte Zahl der Landbevölkerung nach der obigen Aufstellung sich seit den siebziger Jahren kaum vermindert. Es ist also der *Bevölkerungsüberschuß* in die Städte, und zwar hauptsächlich in die Großstädte abgewandert. Dabei spielt der Gebietsverlust rein ländlicher Bezirke im Osten an Polen eine erhebliche Rolle, ebenso die Verschiebungen in den Größenklassen der Städte durch Eingemeindungen. Dementsprechend hat auch die Zahl der in Land- und Forstwirtschaft Beschäftigten immer mehr sich verkleinert und der im öffentlichen Dienst sowie im Handel und Verkehr Beschäftigten vermehrt:

Berufsgliederung des deutschen Volkes (25). Faßt man die hauptberuflich Erwerbstätigen und die von ihnen unterhaltenen Angehörigen ohne eigenen Haupterwerb zusammen, so entfallen auf:

Tabelle 22.

	Land- und Forstwirtschaft		Industrie und Handwerk		Handel und Verkehr		Öffentlicher Dienst, freie Berufe, Sonstige		Summe
1882	15939000	40,0%	14080000	35,4%	3877000	9,7%	5938000	14,9%	39834000
1907	14918000	27,1%	22443000	40,8%	8180000	14,9%	9450000	17,2%	54991000
1925	14373300	23,0%	26207000	42,0%	10506000	16,8%	11694100	18,2%	62410000
1933	13658000	21,9%	25327000	38,8%	11043000	16,9%	15190000	23,3%	65218000

Abhilfen können hier nur gestreift werden, so die Verlegung der Industrie aufs Land, die ganz besondere gesundheitliche Schutzmaßnahmen erfordert, ferner die Vorsorge, daß die Landerzeugnisse in erster Linie auch der Landbevölkerung und ihren Kindern zugute kommen und nicht in die Sammelverwertungsstellen (Molkereien, Dauerwarenfabriken) fast restlos abgeführt werden usw.

Die *Ertüchtigung der Jugend* (26), insbesondere der schulentlassenen, war vor dem Weltkriege vielfach angeregt, aber nicht allgemein durchgeführt worden.

Der 1891 gebildete Zentralausschuß zur Förderung der Volks- und Jugendspiele hatte eine besondere Abteilung zur Förderung der Wehrkraft durch Erziehung erhalten. 1896 entstand in Berlin eine *Jugendwehr*. 1898 kam die *Wandervogel-*, 1899 die *Pfadfinderbewegung* auf, letztere nach dem Vorbild der im belagerten Mafeking gebildeten; sie hatte einen starken militärischen Einschlag. 1909 gründeten junge aktive Offiziere in München den „Bayerischen Wehrkraft-Verein", der die Jugend mit militärischem Geist, ohne militärische Formen, erfüllen sollte. 1911 wurde im Einverständnis mit dem Kaiser der Jungdeutschlandbund unter Vorsitz von v. d. Goltz-Pascha gebildet, um die Jugend wehr- und wahrhaft zu machen, sie körperlich und seelisch zu kräftigen. In der Thronrede vom 10. 1. 11 erklärte der Kaiser, die Staatsregierung habe sich entschlossen, die Jugendpflege planmäßig auszugestalten, um die körperlichen und sittlichen Kräfte der schulentlassenen Jugend zu entwickeln (**27**). Während des Weltkrieges wurde die Jugend in *Jugendkompanien* (Jungmannen) ausgebildet. Nach dem Weltkriege entstanden allerorten Jugendverbände, die durch Geländesport, Wanderungen usw. ertüchtigend wirkten.

Einen Markstein von überragender Bedeutung bildete jedoch in dieser Entwicklung das *Reichsarbeitsdienstgesetz* vom 26. 6. 35, das den Arbeitsdienst als *Ehrendienst* am deutschen Volke zur gesetzlichen Pflicht für Deutsche beiderlei

Geschlechts innerhalb des 18.—25. Lebensjahres erklärte. Die Dienstzeit wurde auf $^{1}/_{2}$ Jahr festgesetzt.

Die Befürchtung, daß die *deutsche Jugend* durch die *Kriegsernährung* nachhaltig geschädigt worden sei, hat sich nicht als stichhaltig erwiesen (28).

Man konnte durch große Untersuchungsreihen feststellen, daß die Schuljugend in den letztvergangenen Jahren früher und rascher gewachsen ist als unmittelbar nach dem Kriege, daß die erreichte Körpergröße aber nicht wesentlich höher ist als vor diesem. Die Wachstumsgeschwindigkeit wurde weniger auf Sport und Leibesübungen als auf die Wirkung der Sonne auf den unbekleideten Körper zurückgeführt; sie nötige dazu, dem jugendlichen Körper genügend Ruhe (9 Stunden Schlaf) zu gönnen und ihn vor Überanstrengungen zu schützen.

Durch das *Wehrgesetz vom 21. 5. 35* ist die *Wehrpflicht,* als *Ehrendienst* am deutschen Volke, für alle Männer vom vollendeten 18. Lebensjahr bis zu dem auf die Vollendung des 45. Lebensjahres folgenden 31. März festgesetzt worden. Das Wehrgesetz und die Verordnungen über das Erfassungswesen vom 22. 5. 35 sowie über Musterung und Aushebung 1935 (vom 29. 5. 35) ermöglichen, im Gegensatz zu den Bestimmungen der Vorkriegszeit die Tauglichkeitsverhältnisse eines Jahrgangs bis auf die Freiwilligen, die nicht nach Geburtsjahren zusammengestellt werden, zu erfassen. Unabhängig von der Zahl der zum aktiven Dienst einzustellenden Soldaten muß jeder Wehrpflichtige militärärztlich untersucht und beurteilt werden. So ist es möglich geworden, ein sicheres Urteil über die volle Zahl aller Tauglichen eines Jahrgangs zu erhalten.

Dadurch, daß der Begriff „tauglich" in 2 Grade eingeteilt ist, hat man, wie überhaupt bei der Einteilung des militärärztlichen Urteils (s. S. 273), in 6 verschiedene Grade, die Erfahrungen der Vorkriegs- und Kriegszeit berücksichtigt.

Die Gegenüberstellung des Tauglichkeitsurteils 1935 mit den entsprechenden Bestimmungen der Vorkriegszeit ergibt folgendes Bild:

Vorkriegszeit	1935
Fehlerfrei oder Fehler nach Spalte A tauglich zum aktiven Dienst im stehenden Heer	tauglich 1 und 2
„ „ B Ersatzreserve I	bedingt tauglich
„ „ L Landsturm	beschränkt tauglich
„ „ U dauernd untauglich (ausgemustert)	U = untauglich für Wehrdienst vU = völlig untauglich

So umfassen die unter *„tauglich 1"* gezählten Militärdienstpflichtigen alle Leute, bei denen früher ein strenger Maßstab an die Körperbeschaffenheit gestellt wurde, während unter *„tauglich 2"* die Leute geführt werden, die man bisher bei erhöhtem Bedarf an Rekruten etwas weniger streng beurteilt hat, wenn geringe körperliche Fehler vorlagen, die die Tauglichkeit trotzdem nicht einschränkten. Es war vorauszusehen, daß die Summe der Tauglichen 1 und 2 die im Jahre 1913 festgesetzte Höchstzahl der Vorkriegszeit von 63,6% noch überschreiten würde. Die *„bedingt Tauglichen"* entsprechen der früheren Ersatzreserve und enthalten eine große Anzahl Taugliche und solche Leute, die ohne Beeinträchtigung ihrer Gesundheit so leistungsfähig sind, daß sie ohne weiteres bei Bedarf zum Waffendienst herangezogen werden können. Sie werden deshalb heute alle ausgebildet. Man kann im Gegensatz zur Vorkriegszeit sagen, daß der Begriff der Tauglichkeit stärker hervorgehoben wird als der der Untauglichkeit; dieser wird durch jenen eingeschränkt und nicht umgekehrt. In der

Vorkriegszeit wurde über die Ergebnisse der *Aushebung* berichtet, jetzt über die der *Musterung*. Früher stand im Vordergrund, durch die Aushebung den Ersatz zu ermitteln. War der Ersatz gedeckt, so wurden Wehrpflichtige, über die endgültig entschieden werden mußte, der Ersatzreserve oder dem Landsturm überwiesen, auch wenn sie ihrer körperlichen Beschaffenheit nach zum Dienst im stehenden Heer tauglich gewesen wären.

Tabelle 23.

Es waren	1913	1935	
		ohne Freiwilligen	mit Freiwilligen
a) tauglich 1 und 2	63,6%	75,91%	77,02%
b) bedingt tauglich	12,4%	6,23%	6,03%
c) beschränkt tauglich	18,9%	8,47%	8,08%
d) untauglich für Wehrdienst	5,0%	2,04%	1,89%
e) völlig untauglich	—	1,17%	1,06%
f) zeitlich untauglich	—	6,18%	5,92%

Nach den *Ergebnissen der Musterung 1935* (Tabelle 23)[1] des Jahrgangs 1914 waren 39,32% der Wehrpflichtigen tauglich 1; das entspricht etwa der Tauglichkeitsziffer nach der strengen Auswahl bei den Freiwilligen des Reichsheeres von rund 40%. Tauglich 2 waren 36,59%. Die Grenze zwischen tauglich 2 und der nächsten Gruppe, den bedingt Tauglichen, ist sicher unscharf. Auch die als bedingt tauglich der Ersatzreserve Überwiesenen können bei Bedarf zum aktiven Dienst herangezogen werden. Faßt man diese 3 Gruppen (tauglich 1 und 2, bedingt tauglich) zusammen, so ergeben sie im Jahre 1935: 82,14% der Wehrpflichtigen (ohne Freiwillige). Dieser Gruppe entsprechen 1913 die tauglich Erklärten (63,6%) und die der Ersatzreserve Überwiesenen (12,4%), die zusammen 76,0% ergaben.

Aus dem starken Überwiegen der Landsturm-Tauglichen 1913 gegenüber den beschränkt Tauglichen von 1935 läßt sich die Schwäche des Vergleichs zwischen den beiden Jahren erkennen. Dazu kommt, daß vielen der 1935 musternden Ärzten eine Musterungserfahrung fehlte, daß ferner die Kriegserfahrung das Urteil der Tauglichkeit erweitert hat und daß 1913 und früher mehrere Jahrgänge gemischt waren. Man muß daher noch das Ergebnis weiterer Musterungen abwarten, ohne die bindende Schlüsse nicht gezogen werden dürfen.

Das Musterungsergebnis des Jahrgangs 1914 beweist noch nicht, daß die *Wehrkraft des Deutschen Volkes,* am Tauglichkeitsgrad gemessen, sich gegen die Vorkriegszeit gebessert hat. Man müßte dann ebenso annehmen, daß die Steigerung der Tauglichkeit im Jahre 1913 auf 63,6% gegenüber 55,5% des Vorjahres ebenfalls eine Besserung der Wehrkaft des Deutschen Volkes bewiesen hätte. Das ist aber im vorstehenden bereits (s. S. 654) zurückgewiesen. An der Erhaltung, Festigung und Hebung der körperlichen und gesundheitlichen Beschaffenheit der Jugend muß weiter gearbeitet werden. Im Vertrauen auf die natürlichen guten Anlagen des deutschen Volksstammes ist die naturgemäße Ausreifung des Körpers der Jugend dadurch zu fördern, daß man bei allen körperlichen und geistigen Übungen der Ruhe und Erholung genügend Raum gewährt. Die ernsten Mahnungen, die durch den Rückgang des deutschen Nachwuchses — dessen Zahl sich erst in letzter Zeit langsam hebt — hervorgerufen und im vorstehenden niedergelegt sind, bleiben auf weite Zeit hinaus die ernste Sorge für die Wehrkraft unseres Volkes.

[1] Weitere, während der Drucklegung erschienene Zahlen bringt der *Anhang* S. 743.

Anhang. Ergebnisse des Heeresergänzungsgeschäftes im Deutschen Reich. 1875—1913. (Auszug.)

Aushebungsjahr	Jahresklasse	Endgültige Entscheidungen der Ersatzbehörde						Freiwillig eingetreten		Summe der Tauglichen (Ausgehobene, Freiwillige und Überzählige[3])	Summe der endgültig Abgefertigten
		Ausgeschlossen	Ausgemustert	Der Ersatzreserve II bzw. dem Landsturm I. Aufgebots überwiesen	Der Ersatzreserve bzw. Marineersatzreserve überwiesen	Als überzählig tauglich oder wegen bürgerlicher Verhältnisse der Ersatzreserve oder dem Landsturm überwiesen[1]	Ausgehoben	im militärpflichtigen Alter	vor Beginn des militärpflichtigen Alters[2]		
1875	20jährig	278	25998	3140	3371	—	64794	11228	—	76022	108809
	21 ,,	223	9822	1766	2396	—	33711	2117	—	35828	50035
	22 ,,	231	15522	57952	65763	—	34721	1287	—	36008	175476
	älter	224	3018	3747	3452	—	1865	1437	—	3302	13743
	Summe	956	54360	66605	74982	—	135091	16069	—	151160	348063
1880	20jährig	234	40939	7305	6917	—	64824	13646	—	78470	133865
	21 ,,	263	16163	5129	5646	—	37711	1686	—	39397	66598
	22 ,,	265	34804	47031	64504	—	36504	1226	—	37730	184334
	älter	351	3775	1793	1930	—	1502	2209	—	3711	11560
	Summe	1113	95681	61258	78997	—	140541	18767	—	159308	396357
1888	20jährig	241	22108	10481	6132	—	74524	7771	—	82295	121257
	21 ,,	219	7157	6124	5389	—	40467	2648	—	43115	62004
	22 ,,	243	13881	71173	72449	—	44141	1765	—	45906	203652
	älter	542	2402	3746	2642	—	2115	2646	—	4761	14093
	Summe	1245	45548	91524	86612	—	161247	14830	13105	189182	414111
1890	20jährig	228	16260	18621	5813	—	83860	6314	—	90174	131096
	21 ,,	264	4824	11770	4966	—	49643	2573	—	52216	74040
	22 ,,	227	8047	74990	72783	—	47298	1525	—	48823	204870
	älter	517	1549	4789	2569	—	2035	2254	—	4289	13713
	Summe	1236	30680	110170	86131	—	182836	12666	12645	208147	436364
1891	20jährig	235	13674	16767	5055	—	69217	6107	—	75324	111055
	21 ,,	246	4558	11537	4461	—	48516	2767	—	51283	72085
	22 ,,	258	7603	76040	76087	—	52774	1801	—	54575	214563
	älter	506	1456	4772	2591	—	2008	2394	—	4402	13727
	Summe	1245	27291	109116	88194	—	172515	13069	12913	198497	424343
1892	20jährig	246	16391	20153	6232	—	84943	7810	—	92753	135775
	21 ,,	241	4463	11407	4397	—	38131	2671	—	40802	61310
	22 ,,	270	7723	81462	68771	—	44786	1744	—	46530	204756
	älter	523	1466	5290	2396	—	1970	2435	—	4405	14080
	Summe	1280	30043	118312	81796	—	169830	14660	15723	200213	431644
1893	20jährig	272	16275	18517	6105	—	108359	8723	—	117082	158251
	21 ,,	311	4986	11945	4718	—	66131	3434	—	69565	91525
	22 ,,	239	7657	55148	71017	—	57994	1857	—	59851	193912
	älter	609	1578	4607	2888	—	2201	2574	—	4775	14457
	Summe	1431	30496	90217	84728	—	234685	16588	16900	268173	475045
1902	20jährig	210	18410	15172	4809	—	100560	18390	—	118950	157551
	21 ,,	236	5765	11073	3549	—	55054	6497	—	61551	82174
	22 ,,	257	14682	66961	70935	—	62560	3111	—	65671	218506
	älter	634	2388	5445	3480	—	2384	3695	—	6079	18026
	Summe	1337	41245	98651	82773	—	220558	31693	25297	277548	501554

[1] Bis 1902 sind die überzählig Tauglichen usw. nicht besonders aufgeführt, sondern in
[2] Bis 1887 ist die Zahl der vor dem militärpflichtigen Alter freiwillig Eingetretenen
[3] Bis 1902 ausschließlich der überzählig Tauglichen usw.

Anhang. Ergebnisse des Heeresergänzungsgeschäftes im Deutschen Reich. 1875—1913. (Auszug.) Fortsetzung.

Aushebungsjahr	Jahresklasse	Endgültige Entscheidungen der Ersatzbehörde: Ausgeschlossen	Ausgemustert	Der Ersatzreserve II bzw. dem Landsturm I. Aufgebots überwiesen	Der Ersatzreserve bzw. Marineersatzreserve überwiesen	Als überzählig tauglich oder wegen bürgerlicher Verhältnisse der Ersatzreserve oder dem Landsturm überwiesen	Ausgehoben	Freiwillig eingetreten: im militärpflichtigen Alter	vor Beginn des militärpflichtigen Alters	Summe der Tauglichen (Ausgehobene, Freiwillige und Überzählige)	Summe der endgültig Abgefertigten
1903	20jährig	191	17933	14914	4786	53	98884	—	—	—	—
	21 „	187	6128	11492	3715	64	53097	—	—	—	—
	22 „	232	15564	64743	61047	14116	60777	—	—	—	—
	älter	557	2203	4886	3065	226	2026	—	—	—	—
	Summe	1167	41828	96035	72613	14459	214784	30377	22230	281850	493493
1904	20jährig	152	17554	15363	8427	10	101626	—	—	—	—
	21 „	179	5556	12207	6320	19	51903	—	—	—	—
	22 „	218	10228	72720	61244	13863	63451	—	—	—	—
	älter	543	1623	5868	3263	300	1982	—	—	—	—
	Summe	1092	34961	96158	79254	14192	218962	30704	22890	286748	508213
1908	20jährig	99	17421	15279	7374	5	102723	—	—	—	—
	21 „	117	5490	12604	6015	12	55833	—	—	—	—
	22 „	165	9703	93180	64863	10907	61347	—	—	—	—
	älter	455	1519	7584	3528	182	1949	—	—	—	—
	Summe	836	34133	128647	81780	11106	221852	35629	25515	294111	539504
1909	20jährig	98	17369	16048	6980	30	100721	—	—	—	—
	21 „	100	5589	13091	5586	20	54078	—	—	—	—
	22 „	170	10410	100782	65680	11945	61734	—	—	—	—
	älter	488	1522	7891	3811	162	2008	—	—	—	—
	Summe	856	34890	137812	82057	12157	218541	37253	26760	294711	550326
1910	20jährig	89	17243	16548	6307	7	101215	—	—	—	—
	21 „	119	5372	14402	5637	34	53228	—	—	—	—
	22 „	172	9926	104936	67122	10428	60071	—	—	—	—
	älter	510	1526	8851	3756	157	1795	—	—	—	—
	Summe	890	34067	144737	82822	10626	216309	39960	29186	296081	558597
1911	20jährig	79	18312	16669	6511	15	106249	—	—	—	—
	21 „	105	5758	13903	5212	37	53185	—	—	—	—
	22 „	162	9839	102322	69647	9869	62510	—	—	—	—
	älter	480	1591	8865	3823	166	1981	—	—	—	—
	Summe	826	35500	141759	85193	10087	223925	39531	28699	302242	565520
1912	20jährig	92	17044	15022	6272	—	112624	—	—	—	—
	21 „	119	5414	12366	4990	—	57757	—	—	—	—
	22 „	179	10177	100959	66832	8492	67261	—	—	—	—
	älter	526	1576	9047	3962	187	2075	—	—	—	—
	Summe	916	34211	137394	82056	8679	239717	40413	28782	317591	572168
1913	20jährig	99	16586	12825	5755	—	125001	—	—	—	—
	21 „	121	4935	10371	4754	—	80767	—	—	—	—
	22 „	205	8295	86360	62887	12447	97371	—	—	—	—
	älter	501	1407	7879	3846	292	2536	—	—	—	—
	Summe	926	31223	117435	77242	12739	305675	46472	30648	395534	622360

den Zahlen der dem Landsturm bzw. der Ersatzreserve Überwiesenen mit enthalten.
nicht gesondert angegeben, sondern in der Gesamtzahl der Freiwilligen mit enthalten.

Schrifttum.

(1) Wirtschaft und Statistik, 1935, S. 112. — (2) BURGDÖRFER: Wissen und Wehr, 1935, H. 6. — (3) SERING: Archiv des deutschen Landwirtschaftsrates, 1892. — (4) AMMON, O.: Die natürliche Auslese beim Menschen. Auf Grund der Ergebnisse der anthropologischen Untersuchungen der Wehrpflichtigen in Baden und anderen Materialien. Jena 1892. — (5) SOHNREY, HEINRICH: Der Zug vom Lande und die soziale Revolution. Leipzig 1894. — (6) BRENTANO, LUJO: Die heutige Grundlage der deutschen Wehrkraft. Nation vom 30. 10. 97. — (7) KUCZYNSKI, R.: Ist die Landwirtschaft die wichtigste Grundlage der deutschen Wehrkraft? Volkswirtschaftliche Streitfragen, H. 213/14. Berlin 1905. Hier auch weitere Schrifttumangaben über die Arbeiten von SERING, BALLOD usw. — (8) BINDEWALD: Eine Untersuchung über den Unterschied der Militärtauglichkeit ländlicher und städtischer Bevölkerung. Conrads Jb. Nationalökon. u. Statist., III. F. **15** (1898). — (9) ELBEN: Einige Bemerkungen über die Militärtauglichkeit in Württemberg in den Jahren 1889—1898. Württemberg. Jb. Statist. u. Landeskde **1900**, H. 1. — (10) KRUSE: Physische Degeneration und Wehrfähigkeit bei europäischen Völkern. Zbl. allg. Gesdh.pfl. **17** (1898). — (11) WELLMANN, E.: Abstammung, Beruf und Heeresersatz in ihren gesetzlichen Zusammenhängen. Leipzig 1907. — (12) RÖSE: Beruf und Tauglichkeit. Polit. u. anthropol. Rev. **4**, Nr 3 (1905). — (13) ABELSDORFF, WALTER: Die Wehrhaftigkeit zweier Generationen mit Rücksicht auf Herkunft und Beruf. Berlin 1905. — (14) KUCZYNSKI, R.: Heeresergänzungsgeschäft in den Jahren 1907/08. Statistisches Jahrbuch der deutschen Städte. Breslau 1910. — (15) Statistisches Jahrbuch der deutschen Städte, Jg. XVII, XVIII, XX. Breslau: Gotth. Korn. — (16) EVERT, G.: Die Herkunft der deutschen Unteroffiziere und Soldaten am 1. 12. 06. Ergänzungshefte Nr. 25 der Zeitschrift des Preuß. Stat. Landesamts. Berlin 1908. — (17) Erbkunde, Rassenpflege, Bevölkerungspolitik von KÜHN, STAEMMLER, BURGDÖRFER. Herausgeber Dr. WOLTERECK. Berlin 1935. Leipzig: Quelle und Meyer. — (18) SCHWIENING: Über die Körperbeschaffenheit der zum einjährig-freiwilligen Dienst berechtigten Wehrpflichtigen Deutschlands. Veröff. Mil.san.wes. **1909**. — (19) Statistisches Jahrbuch für das Deutsche Reich, 1934. — (20) Wirtsch. u. Statist. **1935**, Nr 2. — (21) Reichsgesdh.bl. **1935**, Nr 31. — (22) Med.-statist. Mitt.ksl. Gesdh.amt **18**, 3 (1915). — (23) Statistische Jahrbücher für das Deutsche Reich. — (24) Statistik des Deutschen Reichs, Bd. 401, III. — (25) Statistisches Jahrbuch für das Deutsche Reich, 1934. — (26) Reichsverband deutscher Offiziere. Amtl. Z. **1935**, Nr 16. — (27) Veröff. Mil.san.wes. **1911**, Nr 49. — (28) KOCH, E. W.: Wachstumskrise der deutschen Nachkriegsjugend. Arch. soz. Hyg. **1933/34**, H. 6. — (29) SCHWIENING: Militärsanitätsstatistik. Lehrbuch der Militärhygiene von BISCHOFF, HOFFMANN u. SCHWIENING, Bd. 5.

B. Krankheitenstatistik.

Von **H. MÜLLER**-Berlin.

Mit 43 Abbildungen.

Einführung in die Krankheitenstatistik.

Als mit Einführung der *Allgemeinen Wehrpflicht* im Jahre 1814 das Interesse am Gesundheitszustande der Heeresangehörigen reger wurde, wurden dem Generalstabsarzt der Armee, später dem Medizinalstabe monatliche Krankenrapporte eingereicht, die jedoch nur kurze Angaben über den Zu- und Abgang an Kranken brachten und allein über die Todesfälle und ihre Ursachen eingehendere Mitteilungen enthielten.

Diese Krankenrapporte wurden jedoch nur dienstlich ausgewertet und nicht bekannt gegeben. Der Medizinalstatistiker J. L. CASPER hat 1843, vor nunmehr fast 100 Jahren zum Stiftungsfest des damaligen Friedrich Wilhelm-Institutes in seiner Festrede über die Sterblichkeitsverhältnisse der Armee in den Jahren 1829—1838 berichtet. Berechtigtes Aufsehen erregte diese erste auf amtliche Unterlagen gestützte Mitteilung. Aber erst vom Jahre 1860 an erfuhr die Öffentlichkeit durch Abhandlungen in der Preußischen militärärztlichen Zeitschrift mehr über die Gesundheitsverhältnisse in der Armee. Es konnte jedoch zunächst nur über die Sterblichkeit berichtet werden. 1870 erschien der erste statistische Sanitätsbericht über das preußische Heer; er umfaßte das Jahr 1867. Durch den Krieg 1870/71 wurde die Herausgabe unterbrochen und erst im Jahre 1873 mit dem Sanitätsbericht über das Jahr 1868 und 1869 wieder aufgenommen. Im Jahre 1876 erschien der Bericht vom 1. Januar 1870 bis 31. März 1873 (ausschließlich der Kriegsjahre 1870/71). Er war gegenüber den vorher herausgegebenen Berichten wesentlich umgestaltet und trug den veränderten wissenschaftlichen Anforderungen weit mehr Rechnung als seine Vorläufer. Seit 1873 sind in dem preußischen Sanitätsbericht auch die Berichte des XIII. (Württembergischen) Armeekorps mit enthalten, während die Berichte der sächsischen Armeekorps erst seit dem Jahre 1882/83 mit den preußischen vereinigt sind. Über die bayerischen Armeekorps wurden bis zum Beginn des Weltkrieges eigene Berichte herausgegeben. Den Weltkrieg behandelt der im Jahre 1934 fertiggestellte III. Band des „Sanitätsberichtes über den Weltkrieg 1914—1918".

1921 wurde die Krankheitenstatistik wieder aufgenommen. Angelehnt an die Berichterstattung der Vorkriegszeit, sind manche Änderungen vorgenommen, auf die wir noch später näher eingehen werden.

Die Krankheitenstatistik im Heer fußt auf der monatlichen und jährlichen Krankenberichterstattung. In dem Lehrbuch der Militärhygiene von Bischoff, Hoffmann-Schwiening hat Schwiening in ausführlichster Weise in vorbildlich anschaulicher Form die geschichtliche Entwicklung geschildert und die Ergebnisse bis zum Jahre 1909 veröffentlicht.

Da es in diesem Rahmen nicht annähernd möglich ist, in gleicher Weise in alle Einzelheiten einzudringen und eine Krankheitenstatistik der letzten 100 Jahre zu geben, soll versucht werden, einen kurzen Überblick über die wichtigsten Ergebnisse der letzten Jahrzehnte der Vorkriegszeit, des Weltkrieges und der Nachkriegszeit zu geben. Trotz dieser Begrenzung des Stoffes können auch nur wichtigste Ergebnisse dargestellt und behandelt werden, zumal schon in anderen Kapiteln dieses Buches bei verschiedenen Krankheiten ausführliche Zahlenangaben mitgeteilt sind.

I. Der Krankenzugang von 1873 bis zum Weltkrieg.

A. Der Gesamtkrankenzugang.

Will man den Gesamtkrankenzugang über Jahre hinaus verfolgen oder in den einzelnen Jahren vergleichen, so ist zunächst zu prüfen, ob stets nach den gleichen Vorschriften berichtet wurde.

In Preußen bestand bis zum Jahre 1881/82 die Einrichtung der *Schonungskranken*, die beim Gesamtzugang nur summarisch neben Lazarett- und Revierkranken in Erscheinung traten. Diese Schonungskranken waren nicht nach einzelnen Krankheiten getrennt.

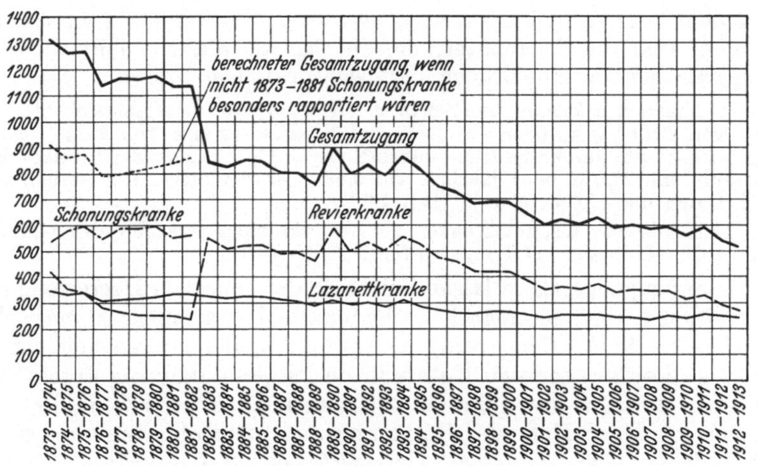

Abb. 1. Gesamtzugang in den Jahren 1873/74—1912/13 in ‰ K.

Seit dem Jahre 1882/83 werden alle Soldaten, die unter teilweiser oder ganzer Befreiung vom Dienst in *militärärztliche Behandlung* kommen, ohne in *Lazarettverpflegung* aufgenommen zu sein, bei den Revierkranken verrechnet. Im Jahre 1896 wurde das Rapportjahr, das bis dahin vom 1. April bis 31. März lief, abgeändert und auf die Zeit vom 1. Oktober bis 30. September verlegt.

Unseren weiteren Betrachtungen liegen im allgemeinen die Zahlen über die preußischen (einschließlich der sächsischen und württembergischen) Armeekorps zugrunde. Wenn die gesamte deutsche Armee in Tabellen oder Abbildungen berücksichtigt wird, ist besonders darauf hingewiesen.

In der Tabelle 1 und Abb. 1 fällt im Jahre 1882/83 der steile Abfall im Gesamtzugang auf und der Anstieg der Revierkranken, bedingt durch den Fortfall der Schonungskranken. Wenn trotzdem die Gesamtzahl des Zuganges erheblich sank, so erklärt sich dies ohne weiteres daraus, daß ein großer Teil der bisherigen Schonungskranken nur kurzer Schonung im Dienst, aber keiner militärärztlichen Behandlung bedurfte. Da nach v. Schjerning in den Jahren nach 1882/83 lange Zeit ziemlich konstant das Verhältnis von Lazarettkranken zu Revierkranken wie 1:1,6 war, würde die Kurve des Gesamtzugangs auch in

Tabelle 1. Der Gesamtzugang in den Jahren von 1873/74—1912/13 auf 1000 Mann der Kopfstärke (K.).

Im Jahre	schonungs-krank	revier-krank	lazarett-krank[1]	ins-gesamt
1873/74	541,7	421,0	349,1	1311,8
1874/75	576,2	352,6	332,9	1261,6
1875/76	592,6	336,5	337,8	1267,0
1876/77	548,4	283,7	305,8	1137,9
1881/82	561,6	239,6	334,3	1135,5
1882/83	—	524,0	325,6	849,6
1887/88	—	496,8	307,2	804,1
1892/93	—	505,9	288,0	794,0
1897/98	—	422,6	260,0	682,5
1902/03	—	363,7	256,2	619,9
1907/08	—	348,0	240,4	588,4
1910/11	—	331,7	259,3	591,0
1911/12	—	297,0	250,9	548,0
1912/13	—	273,7	244,1	517,8

den Jahren 1873—1882 etwa auf gleicher Höhe liegen, wie in späteren Jahren, wenn man die Schonungskranken außer Betracht läßt.

Bei einem Vergleich des *Gesamtzugangs* werden zweckmäßig nur die 3 Jahrzehnte von 1883 an betrachtet, da die bis zu diesem Jahr aufgeführten *Schonungskranken* die einheitliche Vergleichsgrundlage stören.

Vergleicht man den Zugang im Zeitraum der 30 Jahre, so ergibt sich bis 1913 eine Abnahme von 331,8‰ K. oder von 39% des Krankenzugangs von 1883; also in dem 30 jährigen Zeitraum durchschnittlich jährlich um 1,3%. Die *Lazarettkranken* haben in dem Zeitraum um 25,0% oder jährlich um 0,83% abgenommen, die *Revierkranken* im ganzen Zeitraum um 47,0% oder jährlich 1,6%.

Das Verhältnis von Lazarettkranken zu Revierkranken verschob sich von 1:1,6 im Jahrfünft 1882—1887 auf 1:1,4 im Jahrfünft 1905—1910.

Die Gesamtzugangszahlen lassen innerhalb der einzelnen Heeresteile (Armeekorps, Divisionen usw.) beträchtliche Unterschiede erkennen; klimatische Einflüsse, Heeresersatz, Waffengattungen, En- und Epidemien machen sich hierbei geltend. Da diese territorialen Unterschiede im Gesamtzugang durch Faktoren bedingt sind, die zum Teil jährlich wechseln können, sind Schlußfolgerungen aus der verschiedenen Höhe des Gesamtzugangs nicht ohne weiteres zu ziehen. Aufschlußreicher sind derartige *Untersuchungen bei einzelnen Krankheiten* (s. S. 681f.).

B. Der Krankenzugang nach Dienstaltersklassen.

Um den Krankenzugang nach Dienstaltersklassen zu ermitteln, müssen die Iststärken dieser verschiedenen Altersklassen bekannt sein. Während in den

[1] Unter lazarettkrank sind auch diejenigen Soldaten mit verrechnet, die im Sanitätsbericht jedes Jahres unter der besonderen Rubrik „im Lazarett und Revier" aufgeführt wurden.

ersten Jahrzehnten der Krankenberichterstattung nur die Iststärke des gesamten Heeres mitgeteilt wurde, sind seit dem Rapportjahr 1903/04 die Iststärken getrennt nach dem Dienstalter angegeben.

Diese Einzelstärken weichen in den 10 Rapportjahren 1903/04—1912/13 nur wenig voneinander ab. Es entfielen im Durchschnitt:

auf das *1. Dienstjahr*	41 %	der Iststärke des gesamten Heeres
„ „ *2.* „	37 %	„ „ „ „ „
„ höhere Dienstjahre	22 %	„ „ „ „ „
Summe	100 %	
auf *Mannschaften*	81 %	„ „ „ „ „
„ *Unteroffiziere*	14 %	„ „ „ „ „
„ *Einjährig-Freiwillige*	2 %	„ „ „ „ „
„ Mannschaften des *Beurlaubtenstandes*	3 %	„ „ „ „ „
Summe	100 %	

In dem Jahrfünft 1904/05—1908/09 kamen im Durchschnitt auf je 1000 der betreffenden Iststärke in Zugang:

Unteroffiziere	397,4	*Einjährig-Freiwillige*	906,0
Mannschaften	633,3	Mannschaften des *Beurlaubtenstandes*	547,6

Von den Mannschaften im 1. und 2. Dienstjahr und mit mehr als 2 Dienstjahren erkrankten auf je 1000 der betreffenden Iststärke (Abb, 2).

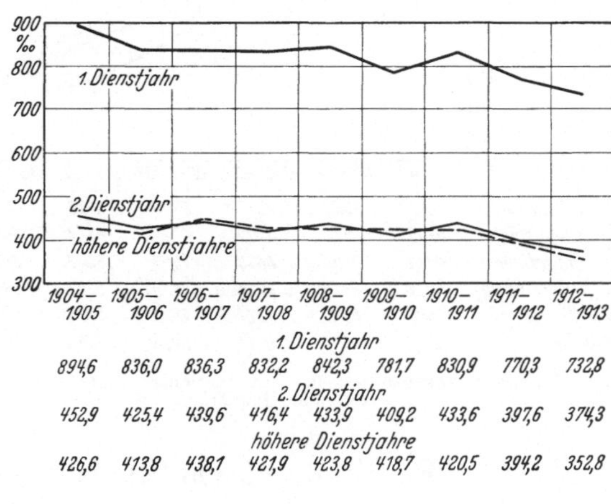

Abb. 2.

Mannschaften im *1. Dienstjahr* erkrankten genau *doppelt so häufig,* als die *älteren Jahrgänge.* Die Zugänge im 2. Dienstjahre und in höheren Dienstjahren weichen kaum voneinander ab.

C. Der Krankenzugang nach Monaten.

Die Kurve in Abb. 3 zeigt in den einzelnen Monaten recht verschiedene Höhe und spiegelt deutlich die Einwirkung äußerer Einflüsse wider.

Im Monat *Januar* liegt bei beiden Kurven der Gipfelpunkt. Nach einem verhältnismäßig niedrigen Krankenstand während der Sommermonate steigt der Zugang im *Oktober* erheblich an, um im Dezember wieder zum Tiefpunkt abzufallen. Die Witterungseinwirkung und die Einstellung des neuen Ersatzes (Oktober) zeichnen sich deutlich ab. Im letzten Drittel des Monats Dezember ruht die Ausbildung, der Dienst ist daher weniger anstrengend. Hierin und im Weihnachtsurlaub, auf den der Soldat naturgemäß nur im äußersten Notfall bei ernster Erkrankung verzichtet, dürfte der Grund für den Tiefpunkt der Zugangskurve in diesem Monat zu suchen sein.

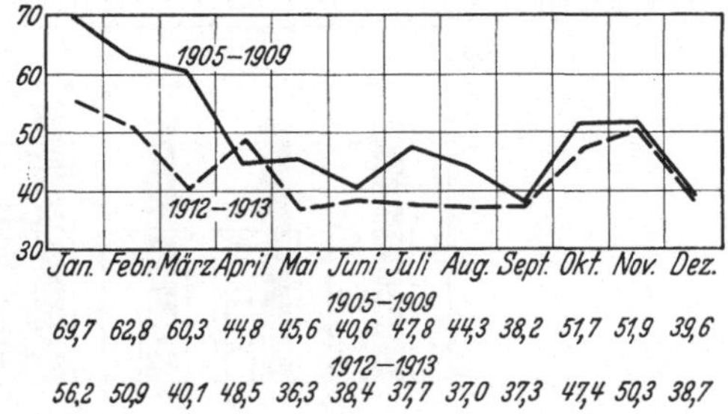

Abb. 3.

D. Der Krankenzugang nach Waffengattungen.

Über den Zugang bei den Waffengattungen, nach Jahrfünften berechnet, gibt die Abb. 4 Auskunft.

Am günstigsten steht in dem 30jährigen Zeitraum die Infanterie. Die meisten Zugänge hat der Train zu verzeichnen. Mitbegründet ist diese Erscheinung dadurch, daß die Dienstzeit beim Train nur 1 Jahr betrug. Von den Mannschaften im 1. Dienstjahr erkrankten aber fast doppelt soviel wie in den höheren Dienstjahren (s. Abb. 2). Ferner kommt noch hinzu, daß der Ersatz für den Train vielfach aus Rekruten bestand, die für andere Waffengattungen nicht tauglich waren. Es ist daher wohl berechtigt, bei dem Ersatz für den Train eine gewisse körperliche Minderwertigkeit im Vergleich zu an deren Waffengattungen anzunehmen. Die verhältnismäßig hohen Krankenzugänge bei den Pionieren sind durch die Besonderheiten des Dienstes bedingt; bei den Erkältungskrankheiten und mechanischen Verletzungen stehen die Zugangszahlen ganz erheblich über denen der anderen Waffengattungen.

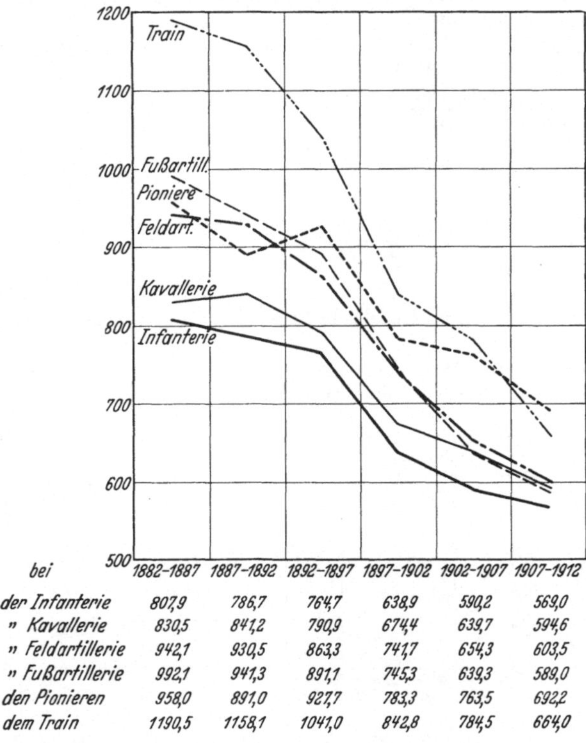

bei	1882–1887	1887–1892	1892–1897	1897–1902	1902–1907	1907–1912
der Infanterie	807,9	786,7	764,7	638,9	590,2	569,0
„ Kavallerie	830,5	841,2	790,9	674,4	639,7	594,6
„ Feldartillerie	942,1	930,5	863,3	741,7	654,3	603,5
„ Fußartillerie	992,1	941,3	891,1	745,3	639,3	589,0
den Pionieren	958,0	891,0	927,7	783,3	763,5	692,2
dem Train	1190,5	1158,1	1041,0	842,8	784,5	664,0

Abb. 4. Der Krankenzugang bei den Waffengattungen in ‰ der betreffenden Iststärke.

E. Die durchschnittliche Behandlungsdauer.

a) Die durchschnittliche Behandlungsdauer für jeden Kranken. Aus der Abb. 5 sehen wir, daß die durchschnittliche Behandlungsdauer eines jeden Kranken im Laufe der 3 Jahrzehnte von 1882—1912 zugenommen hat.

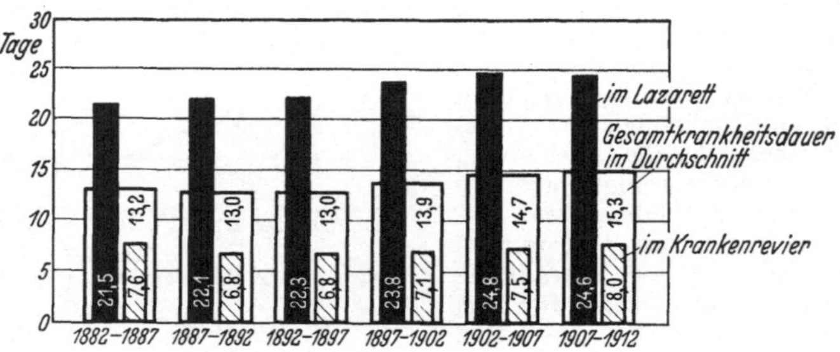

Abb. 5. Durchschnittliche Behandlungsdauer für jeden Kranken in Tagen.

Die Zahl der Behandlungstage im Lazarett ist in den 30 Jahren um 3,1 angestiegen. Dieser Anstieg dürfte in einer erhöhten *Fürsorge* für die Erkrankten, in dem Bestreben nach deren völligen Wiederherstellung vor der Entlassung als dienstfähig, sowie in der vermehrten Anwendung der neu hinzugekommenen Behandlungsmöglichkeiten (physikalisch-diätetisch, Massage, Heilgymnastik usw.) zu suchen sein.

b) Ausfall an Diensttagen für jeden Mann der Kopfstärke. Für jeden *Truppenführer* ist es von Bedeutung zu erfahren, wie die Erkrankungsfälle sich auf den Ablauf des Dienstes auswirken. Wir haben gesehen, daß jeder Krankheitsfall im Durchschnitt etwa 15 Tage Dienstausfall bedingt. Die Umrechnung der Krankheitstage auf jeden Mann der Iststärke ergibt Tabelle 2.

Trotz Zunahme der Behandlungstage eines jeden Kranken (Abb. 5), ist durch Abnahme des Gesamtkrankenzugangs (Tabelle 1, Abb. 1) der Ausfall an Diensttagen ausgeglichen.

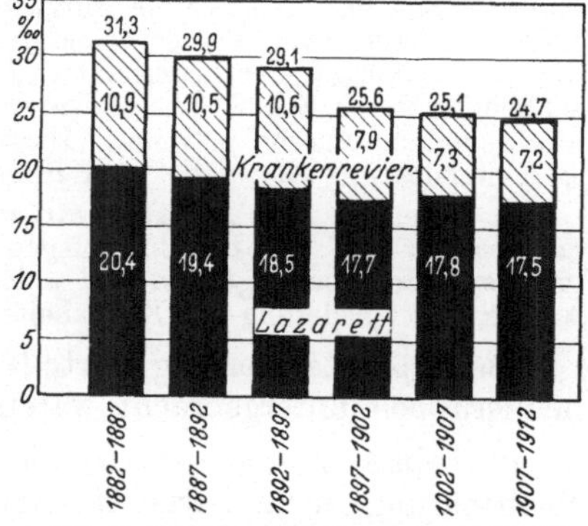

Abb. 6. Täglicher Krankenstand in ‰ K.

c) Der durchschnittliche tägliche Krankenstand. Um den durchschnittlichen täglichen Krankenstand zu errechnen, d. h. um zu erfahren, wieviel Soldaten im Durchschnitt täglich in Behandlung gewesen sind, muß man die Zahl der Gesamtbehandlungstage durch die Zahl der Tage des betreffenden Jahres (365 oder 366) dividieren.

In Abb. 6 ist zum Ausdruck gebracht, wieviel auf 1000 der Kopfstärke durchschnittlich krank sind.

Tabelle 2. Es entfielen auf jeden Mann der Iststärke

im Jahr	Krankheitstage		
	im Revier	im Lazarett	zusammen
1882/87	4,0	7,5	11,5
1887/92	3,9	7,1	11,0
1892/97	3,9	6,8	10,7
1897/1902	2,9	6,5	9,4
1902/07	2,7	6,5	9,2
1907/12	2,5	6,4	9,1

In dem 30jährigen Zeitraum ist der *tägliche Krankenstand* im letzten Jahrfünft um 6,6 niedriger als im ersten Jahrfünft. Bei den Revierkranken 3,7; bei den Lazarettkranken 2,9. In absoluten Zahlen betrug der tägliche Krankenstand in der preußischen Armee *in den letzten 20 Jahren der Vorkriegszeit* etwa 13000 = *etwa* $^1/_2$ *Armeekorps.*

F. Über den Gesamtkrankenzugang nach Krankheitsgruppen.

Den bisherigen Ausführungen lag nur der *Gesamtzugang* zugrunde, er war in einzelnen Zusammenstellungen nach Revier- und Lazarettkranken getrennt. Die Art der Berichterstattung spielte für diese Berechnungen eine untergeordnete Rolle. Anders ist es, wenn wir die einzelnen Krankheitsgruppen über einen längeren Zeitraum und untereinander vergleichen wollen.

Verhältnismäßig einfach ist natürlich ein Vergleich *einzelner Krankheiten,* die in ihrer wissenschaftlichen Deutung im Laufe der Jahrzehnte keinem Wandel unterworfen waren. So ist es ohne weiteres möglich, die Zugangszahlen an Tripper ohne irgendwelche Vorbehalte über einen langen Zeitraum zu vergleichen, da seit der Entdeckung des Gonococcus im Jahre 1879 die Diagnose des Trippers gesichert war. Gleich liegen die Verhältnisse bei zahlreichen anderen einzelnen Krankheiten und Verletzungen. Schwieriger ist es aber, die Zugänge nach einzelnen *Krankheitsgruppen* zu verfolgen. Die Zuteilung zu dieser oder jener Gruppe ist bei zahlreichen Krankheiten in erster Linie abhängig vom Stande der jeweiligen wissenschaftlichen Erkenntnisse, ferner sind bis zu einem gewissen Grade auch Zweckmäßigkeitsgründe maßgebend. Die für die Krankenberichterstattung der Vorkriegszeit maßgebende Dienstvorschrift ist wiederholt geändert. Im Jahre 1896 wurden außer der Umstellung des Berichtsjahres auf den 1. Oktober bis 30. September durch die neue Vorschrift einzelne Krankheiten zu anderen Gruppen zugeteilt. So wurde z. B. „Fußgeschwulst" nicht mehr unter den Krankheiten der „äußeren Bedeckungen", sondern unter den Krankheiten „der Bewegungsorgane" verrechnet. Am 1. Oktober 1905 wurde die

Rapportanweisung nochmals geändert. Hierbei wurde z. B. die übertragbare Gelbsucht (WEILsche Krankheit) neu aufgenommen; für Vergiftungen durch Nahrungsmittel, die bisher unter „Vergiftungen durch andere Gifte" verrechnet wurden, wurde eine besondere Nummer eingeführt. Über die Entzündung des Blinddarms wird besonders berichtet, die vorher eingeschlossene Darmentzündung ist fortgefallen. Bei den Augenkrankheiten werden die „Erkrankungen der Lederhaut", „des Glaskörpers" und „die Augenverletzungen (ausschließlich durch Schuß)" besonders verrechnet. Die Erkrankungen des Ohres werden in akute und chronische getrennt. Diese „Anweisung zur militärärztlichen Rapport- und Berichterstattung (Rapp.A.)" war bis zum Weltkriege maßgebend.

In Tabelle 1 Abb. 1 hatten wir gesehen, daß der *Gesamtkrankenzugang* beträchtlich *abgenommen* hat. Um ein Bild zu gewinnen, in welcher Weise die einzelnen Krankheitsgruppen hieran beteiligt sind und welche Schlußfolgerungen sich daraus ergeben, müssen wir uns die Gliederung der Krankheiten in der Berichterstattung vergegenwärtigen.

Die Rapportanweisung führte 198 Krankheitsnummern auf, die in XIV Krankheitsgruppen untergebracht waren. Näheres hierüber wäre dort nachzulesen.

In Tabelle 3 sind die Gruppen XIII (andere Krankheiten) und XIV (zur Beobachtung) nicht berücksichtigt.

Tabelle 3.
Krankenzugang nach Krankheitsgruppen in $^0/_{00}$ K. im Jahresdurchschnitt.

In der Gruppe	1882 bis 1887	1887 bis 1892	1892 bis 1897	1897 bis 1902	1902 bis 1907	1907 bis 1912	Unterschied zwischen 1882/87 und 1907/12 in %
I Übertragbare Krankheiten und allgemeine Erkrankungen	46,2	54,5	34,7	29,7	27,0	29,0	—37,2
II Krankheiten des Nervensystems	5,0	5,1	5,3	5,4	6,7	7,9	+58
III Krankheiten der Atmungsorgane	84,3	93,3	97,3	82,7	80,7	66,9	—20,6
IV Krankheiten der Kreislauforgane und des Blutes . .	14,0	13,6	14,9	13,5	13,1	12,5	—10,7
V Krankheiten der Ernährungsorgane	154,3	141,0	140,9	102,5	88,4	81,5	—47,2
VI Krankheiten der Harn- und Geschlechtsorgane ausschließlich der venerischen	7,0	6,6	6,4	5,1	5,5	6,4	— 8,6
VII Venerische Krankheiten .	32,7	27,0	28,0	19,1	19,4	19,9	—39,1
VIII Augenkrankheiten	32,8	27,5	23,5	17,1	14,4	12,0	—63,4
IX Ohrenkrankheiten	11,2	11,8	12,7	12,0	11,8	11,2	0,0
X Krankheiten der äußeren Bedeckungen	215,9	212,8	212,1	189,3	160,5	128,8	—40,3
XI Krankheiten der Bewegungsorgane	46,7	50,3	51,6	43,2	42,4	60,5	+29,6
XII Mechanische Verletzungen	177,8	166,2	151,1	133,6	130,7	130,8	—26,4

Ist schon aus den in Tabelle 3 aufgeführten Zahlen die Struktur des Gesamtzugangs im Durchschnitt der 6 Jahrfünfte ersichtlich, so geben die Abb. 7a, b und 8a, b ein noch anschaulicheres Bild über die Unterschiede in den ersten und in den letzten 5 Jahren des Berichtsraumes. In Abb. 7a u. b entspricht die Kreisfläche 1000$^0/_{00}$ K. In Abb. 8a u. b stellt sie den jeweiligen durchschnittlichen Gesamtkrankenzugang der beiden Jahrfünfte dar und zeigt, in welcher Weise die *einzelnen Krankheitsgruppen* am *Gesamtzugang* beteiligt waren.

Berechnet man, wie hoch die *prozentuale Abnahme* bzw. Zunahme der *Zugangszahlen* der Jahre 1907—1912 im Vergleich zu den Zahlen der Jahre 1882—1887 ist, und ordnet die Gruppen nach der Höhe der gewonnenen Prozente (s. Tabelle 3, letzte Spalte), so ergibt sich folgende Reihenfolge:

Es betrug die Abnahme bzw. Zunahme (+) in der

Gruppe	VIII	(Augenkrankheiten)	63,4%
„	V	(Krankheiten der Ernährungsorgane)	47,2%
„	X	(Krankheiten der äußeren Bedeckungen)	40,3%
„	VII	(Venerische Krankheiten)	39,1%
„	I	(Übertragbare und allgemeine Krankheiten)	37,2%
„	XII	(Mechanische Verletzungen)	26,4%
„	III	(Krankheiten der Atmungsorgane)	20,6%
„	IV	(Krankheiten der Kreislauforgane)	10,7%
„	VI	(Krankheiten der Harn- u. Geschlechtskrankorgane außer Gruppe VII)	8,6%
„	IX	(Ohrenkrankheiten)	0,0%
„	XI	(Krankheiten der Bewegungsorgane)	+29,6%
„	II	(Krankheiten des Nervensystems)	+58,0%

Den höchsten Zugang hätten in beiden Vergleichsabschnitten die *Krankheiten der äußeren Bedeckungen* (Gruppe X), wenn nicht die Fußgeschwulst seit dem Berichtsjahre 1895/96

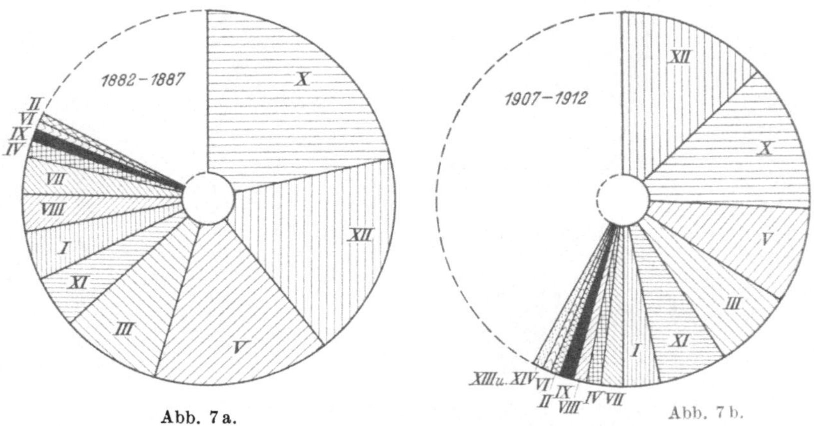

Abb. 7a. Abb. 7b.

Abb. 7a und b. Der Gesamtkrankenzugang, aufgegliedert nach Krankheitsgruppen in ‰ K.

aus dieser Gruppe herausgenommen und bei den Krankheiten der Bewegungsorgane (Gruppe XI) verrechnet wäre. Hierdurch sind im letzten Jahrfünft die *mechanischen Verletzungen* (Gruppe XII), die 1882—1887 an 2. Stelle standen, mit geringem Vorsprung an die 1. Stelle gerückt. Es folgen die Krankheiten der *Ernährungsorgane,* die auch 1882—1887 an 3. Stelle standen. In beiden Jahrfünften schließen sich die Erkrankungen der *Atmungsorgane* an. Dann kommen die Krankheiten der *Bewegungsorgane,* die durch Hinzurechnen der Fußgeschwulst zugenommen haben und von der 5. an die 4. Stelle gerückt sind. Die *übertragbaren und allgemeinen Erkrankungen* stehen in beiden Vergleichsabschnitten an 6. Stelle. Im ersten Jahrfünft folgten dann die Augenkrankheiten (Gruppe VIII) im letzten Jahrfünft sind sie durch das seltenere Vorkommen von Trachom erst an 9. Stelle zu finden. Den 7. Platz nehmen im letzten Jahrfünft die *venerischen Krankheiten* (Gruppe VII) ein, die früher an 8. Stelle standen. An 8. Stelle stehen 1907—1912 die Krankheiten der *Kreislauforgane* und des Blutes. Es folgen nach den an 9. Stelle stehenden *Augenkrankheiten,* an 10. Stelle die *Ohrenkrankheiten* (Gruppe IX), die auf dem gleichen Stand wie 30 Jahre vorher stehen. Die beiden letzten Gruppen haben ihren Platz in den beiden Vergleichsabschnitten gewechselt, und zwar stehen an vorletzter Stelle im letzten Jahrfünft die Krankheiten des *Nervensystems* (Gruppe II) und an letzter Stelle die Krankheiten der *Harn- und Geschlechtsorgane ausschließlich der venerischen* (Gruppe VI). In Abb. 8b sind im Diagramm über 1907—1912 noch die inzwischen hinzugekommenen Krankengruppen „andere Krankheiten" und „zur Beachtung" *eingesetzt.* Erstere würden hinter den Ohrenkrankheiten einzureihen sein, während die *Beobachtungsfälle* den Schluß bilden.

Der Krankenzugang wird also in erster Linie von äußeren Krankheiten beherrscht, in zweiter Linie von solchen, die im allgemeinen auf Witterungseinflüsse und die Besonderheiten des militärischen Dienstes zurückzuführen sind. Zu den Erkrankungen der Ernährungsorgane zählt auch die Mandelentzündung, deren Auftreten trotz infektiöser Natur wohl auch durch Erkältungsschädigungen begünstigt wird. Die Tabelle 3, letzte Spalte, zeigt, daß nicht alle Erkrankungen einen erheblichen Rückgang der Zugangsziffern aufweisen. Während die Krankheiten der *Atmungsorgane um* $^1/_5$ *niedriger* sind, haben die Krankheiten der *Kreislauforgane* und des Blutes nur *um etwa 10% abgenommen.* Der Zugang an *Ohrenkrankheiten* ist *gleich geblieben,* während die Krankheiten des *Nervensystems* eine *beträchtliche Zunahme* der Zugänge aufweisen.

Am erfreulichsten ist die *Abnahme der übertragbaren und Allgemeinerkrankungen.* Das Absinken tritt noch krasser in Erscheinung, wenn wir noch ein Jahrzehnt weiter zurückblicken. Der Zugang fiel von $75{,}6\,^0/_{00}$ K. in den Jahren 1872—1877 auf $29{,}0\,^0/_{00}$ in den Jahren 1907—1912. Da wir den Rückgang an Trachom auch dem Absinken der übertragbaren Krankheiten zurechnen können,

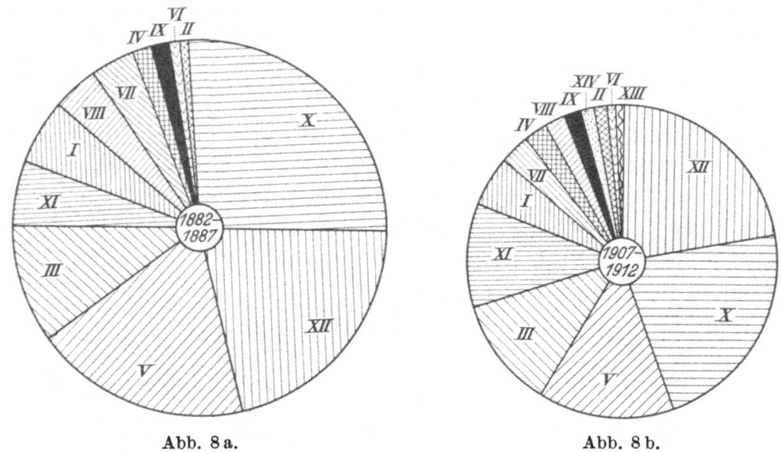

Abb. 8a. Abb. 8b.

Abb. 8a und b. Anteil der Krankheitsgruppen am Gesamtzugang.

so haben diese *im Zeitraum von 40 Jahren um weit mehr als* $^2/_3$ ihrer Anfangszahl abgenommen. Diese Abnahme fällt um so mehr ins Gewicht, als in der Gruppe der *übertragbaren Krankheiten* seit dem Jahre 1896/97 z. B. auch die Tuberkulose mit verrechnet wird, die früher in anderen Gruppen ihren Platz hatte. Dieser gewaltige Erfolg ist in erster Linie den Fortschritten der Hygiene zu verdanken, die erst neue Wege wies und das Rüstzeug zu vorbeugenden Maßnahmen brachte. Mit einem Rückgang der übertragbaren Erkrankungen in der Gesamtbevölkerung wurde die Gefahr des Einschleppens von Seuchen in das Heer geringer, bei festgestellten Krankheitsherden konnte einer Ausbreitung leichter vorgebeugt werden. Auch bei den Erkrankungen der *Ernährungsorgane* spielen infektiöse Vorgänge oft eine Rolle. Den Fortschritten auf dem Gebiete der Hygiene ist es zweifellos auch mit zu danken, daß die Zugänge im Verlauf von 30 Jahren um *fast 50% gesunken* sind. Verbesserungen in der Beköstigung, erhöhte Beaufsichtigung der Küchenbetriebe usw. haben gewiß auch das ihre beigetragen. Wenn ferner die Zahl der *Krankheiten der äußeren Bedeckungen um 40,3% gesunken* ist, so ist das zweifellos nicht nur der Herausnahme der Fußgeschwulst aus dieser Gruppe zuzuschreiben, sondern auch hier sehen wir die erfolgreiche Auswirkung allgemein hygienischer Maßnahmen, die in erster Linie in einer erhöhten Körperhygiene (Baden usw.) bestanden haben werden. Denn ein großer Teil dieser Erkrankungen beruht auf der Infektion kleiner unbemerkter Hautwunden. Erhöhte Fürsorge und Beaufsichtigung im Truppendienst hat trotz gesteigerter Anforderungen an die körperliche Leistungsfähigkeit und Ausdauer die Zahl der mechanischen Verletzungen um mehr als $^1/_4$ sinken lassen.

1. Die Infektionskrankheiten.

Von jeher beanspruchten die übertragbaren Krankheiten in der Heeresgesundheitspflege besondere Beachtung (S. 389—590). Denn trotz der großen Fortschritte auf dem Gebiete der Hygiene kann jeder Einzelfall einer ansteckenden Krankheit Ausgangspunkt größerer Epidemien werden. Nehmen wir aus der Krankheitsgruppe I die Allgemeinkrankheiten heraus, so bleiben die eigentlichen übertragbaren Erkrankungen. Die Zusammensetzung hat sich allerdings im Laufe der Jahre dadurch geändert, daß 1896/97 die tuberkulösen Erkrankungen, die Grippe, die übertragbare Ohrspeicheldrüsenentzündung und der Starrkrampf neu hinzugekommen sind. Um eine möglichst brauchbare Vergleichsgrundlage zu bekommen, sind in der Tabelle 4 diese Krankheiten herausgenommen und werden besonders besprochen.

Es erscheinen danach noch in der Gruppe der *übertragbaren Krankheiten:* Pocken, Windpocken, Scharlach, Masern (Röteln), Diphtherie (Croup), Rose, Karbunkel (Milzbrand), Hospitalbrand, Pyämie, Septicämie, Unterleibstyphus (früher auch gastrisches Fieber), Flecktyphus, Rückfallfieber, Wechselfieber, Ruhr, asiatische und einheimische Cholera und übertragbare Genickstarre.

Tabelle 4. Von den eigentlich ansteckenden Krankheiten kamen von 1000 Mann der Iststärke in Zugang:

Rapportjahr	‰ K.	Rapportjahr	‰ K.	Rapportjahr	‰ K.	Rapportjahr	‰ K.
1873/74	62,7	1883/84	28,4	1893/94	9,9	1903/04	4,0
1874/75	52,6	1884/85	28,5	1894/95	7,9	1904/05	4,2
1875/76	47,9	1885/86	23,6	1895/96	7,9	1905/06	4,0
1876/77	41,1	1886/87	20,0	1896/97	5,8	1906/07	3,6
1877/78	45,2	1887/88	16,5	1897/98	6,8	1907/08	3,6
1878/79	44,3	1888/89	14,2	1898/99	5,4	1908/09	4,6
1879/80	35,2	1889/90	11,2	1899/00	5,7	1909/10	3,6
1880/81	36,4	1890/91	11,6	1900/01	6,3	1910/11	6,5
1881/82	38,3	1891/92	10,1	1901/02	4,7	1911/12	3,0
1882/83	34,4	1892/93	10,4	1902/03	4,2	1912/13	4,2

Der Zugang an den genannten Krankheiten ist also von 62,7‰ K. im Jahre 1873/74 auf 4,2‰ K. im Jahre 1912/13 zurückgegangen. Das bedeutet eine *Abnahme* um 58,5‰ K. oder 93% = 2,4% im jährlichen Durchschnitt.

Die *Pocken* haben nach dieser Tabelle in 40 Jahren nur 24 Erkrankungen gebracht, von denen 13 auf das erste Jahrzehnt entfallen. Auch die *Windpocken,* deren Zahl von Jahr zu Jahr gesunken ist, sind keine Gefahr für das Heer. *Scharlach* und *Masern* zeigen gleichfalls abfallende Neigung und sind von untergeordneter Bedeutung. Der deutliche Rückgang der *Diphtherie* am Ende der achtziger und Anfang der neunziger Jahre dürfte wohl zum Teil durch die bessere, auf den bakteriologischen Nachweis des Erregers begründete Diagnosestellung zurückzuführen sein. In dem weiteren Absinken um die Jahrhundertwende spiegelt sich die Auswirkung der von v. Behring entdeckten und ausgiebiger angewendeten Behandlung mit Heilserum wieder. Die Zugänge an *Rose* sind zwar stark gesunken, betragen aber auch noch im letzten Vergleichsabschnitt 0,90‰ K. Karbunkel (Milzbrand) sind in den letzten Jahren nur noch ganz vereinzelt verzeichnet. Umgekehrt weisen dagegen die Zugänge an *Pyämie* und *Septicämie* trotz kleiner Gesamtzahlen eine konstante Zunahme auf. Man muß sich hierbei aber vergegenwärtigen, daß die Einreihung dieser Zugänge den geänderten Anschauungen über das Wesen dieser Erkrankungen entsprechend nicht gleichartig und daher nicht ohne weiteres vergleichbar ist. *Fleckfieber* und *Rückfallfieber* sind in den letzten Jahren des Berichtabschnitts nicht mehr aufgetreten.

Die *asiatische Cholera* hatte nur im Jahre 1873/74 weitere Ausbreitung gefunden (497 = 1,7‰ K.). Im Cholerajahr 1892/93 sind im Heer nur 22 Erkrankungen (darunter 18 in Hamburg) vorgekommen. Auch im Jahre 1904/05, das in der Zivilbevölkerung der östlichen Provinzen zahlreiche Choleraerkrankungen aufwies, war die Zahl der Zugänge im

Tabelle 5. Anteil der einzelnen Infektions-

Im Durchschnitt der Jahre	Pocken[1]	Windpocken	Scharlach	Masern (Röteln)	Diphtherie (Krupp)	Rose	Karbunkel (Milzbrand)
1873/78	7	0,06	0,62	0,82	1,1	3,0	0,35
1878/83	6	0,05	1,3	0,88	1,4	2,2	0,39
1883/88	1	0,02	0,88	1,1	1,1	2,5	0,39
1888/93	1	0,04	0,90	1,0	0,74	1,8	0,23
1893/98	3	0,03	0,86	0,93	0,84	1,5	0,12
1898/03	1	0,03	0,72	0,91	0,46	1,2	0,04
1903/08	2	0,01	0,70	0,57	0,57	0,98	0,01
1908/13	3	0,01	0,85	0,57	1,09	0,90	0,01

[1] Wegen der Kleinheit der entsprechenden Verhältniszahlen sind nur absolute Zahlen
497 Fälle, 1874/75 4 Fälle, 1892/93

Heer auf 4 beschränkt. Die Zahlen der übertragbaren *Genickstarre* müssen unter dem Vorbehalt gewertet werden, daß die Steigerung in den letzten Jahrfünften wahrscheinlich durch die bessere bakteriologische Diagnose bedingt ist, und mancher hierhergehörige Krankheitsfall in den weiter zurückliegenden Jahren als einfache oder tuberkulöse Hirnhautentzündung verrechnet wurde.

Noch nicht erwähnt sind das *gastrische Fieber, Typhus, Malaria* und *Ruhr*. Diese vier Krankheiten standen im Anfang des Berichtsraumes bei weitem an erster Stelle der übertragbaren Krankheiten. Sie bestimmten die Höhe der Kurve der gesamten Infektionskrankheiten. Dem gewaltigen Rückgang dieser vier Krankheiten ist auch der steile Abfall der Gesamtkurve (Tabelle 4) zu danken. Die Ruhr stand im Anfang des Berichtsraumes an letzter Stelle der vier „Heeresseuchen". Die Verminderung ist in den 40 Jahren beträchtlich. Noch bedeutender ist der Rückgang des Wechselfiebers, welches im ersten Jahrfünft die höchste Zugangsziffer aller Infektionskrankheiten aufwies. Die Abnahme beträgt 99,85%. Ob alle unter dieser Diagnose geführten Einzelfälle aus früherer Zeit der heutigen Diagnostik standhalten würden, mag dahingestellt bleiben. Auf jeden Fall bleiben noch genügend zahlreiche echte Fälle von Wechselfieber übrig, um das fast völlige Schwinden auch im Heer als besonders erfreulich erscheinen zu lassen. Über den Rückgang an *Unterleibstyphus* und *gastrischem Fieber* braucht nicht viel gesagt zu werden. Die Schwierigkeiten in der richtigen Diagnostik lassen wohl Zweifel an der Zuverlässigkeit der statistischen Angaben aus den ersten Jahrzehnten einer geregelten Berichterstattung aufkommen. Den fortschreitenden diagnostischen Erkenntnissen entsprechend ist dann auch im Jahre 1900/01 die besondere Rapportnummer „Gastrisches Fieber" in Fortfall gekommen.

Daß die Häufigkeit der Typhuserkrankungen in der Armee von äußeren Einflüssen, wozu auch engerer Kontakt mit der *Zivilbevölkerung* gehört, stark beeinflußt wird, zeigt die Tatsache, daß in den Monaten (Tabelle 6) der größeren Übungen außerhalb des Standortes die Kurve stets bedeutend ansteigt und ihren Höhepunkt zur Zeit der großen *Herbstmanöver* bzw. in den nachfolgenden Wochen erreicht. In den übrigen Monaten ist der Zugang während aller Jahre so gering, daß er gegenüber den Manövererkrankungen kaum ins Gewicht fällt.

Tabelle 6.
Monatliche Erkrankungen an Typhus in $^0/_{00}$ K. der monatlichen Iststärke.

	Okt.	Nov.	Dez.	Jan.	Febr.	März	April	Mai	Juni	Juli	Aug.	Sept.
1878/83	0,97	0,47	0,38	0,47	0,34	0,33	0,22	0,24	0,32	0,54	0,69	1,12
1883/88	0,72	0,33	0,24	0,29	0,30	0,20	0,20	0,21	0,26	0,44	0,64	0,87
1888/93	0,42	0,25	0,17	0,16	0,18	0,12	0,10	0,12	0,14	0,23	0,34	0,62
1893/98	0,28	0,10	0,06	0,09	0,14	0,04	0,04	0,07	0,14	0,15	0,23	0,32
1898/03	0,31	0,10	0,04	0,05	0,07	0,04	0,03	0,03	0,04	0,09	0,23	0,24
1903/08	0,39	0,12	0,06	0,07	0,06	0,04	0,04	0,05	0,09	0,13	0,37	0,08
1908/13	0,09	0,02	0,09	0,02	0,01	0,01	0,01	0,01	0,02	0,05	0,06	0,07

Tuberkulose, Grippe, Ohrspeicheldrüsenentzündung, Starrkrampf, die erst seit 1896 bei den übertragbaren Krankheiten verrechnet wurden, sind noch nicht erwähnt, um bei den bisherigen Erörterungen einen Vergleich über die weiter zurückliegende Zeit zu ermöglichen.

krankheiten an dem Zugang in ‰ K.

Pyämie, Septicämie	Gastrisches Fieber	Unterleibstyphus	Flecktyphus, Rückfallfieber	Wechselfieber	Ruhr	Asiatische Cholera[1]	Einheimische Cholera	Übertragbare Genickstarre
0,02	5,8	7,7	0,10	26,0	3,5	501	0,12	0,02
0,03	3,3	6,0	0,12	20,4	1,6	—	0,02	0,03
0,03	2,1	4,8	0,02	9,5	0,71	—	0,02	0,06
0,04	1,1	2,9	0,01	2,6	0,20	22	0,02	0,04
0,06	0,57	1,7	—	0,62	0,29	2	0,01	0,08
0,07	0,25	1,2	—	0,26	0,34	—	—	0,04
0,08	—	0,62	—	0,09	0,15	5	—	0,08
0,10	—	0,47	—	0,04	0,76	—	—	0,03

angegeben. Die Zugänge an asiatischer Cholera verteilen sich wie folgt auf die Jahre 1873/74 22 Fälle, 1894/95 2 Fälle und 1904/05 4 Fälle.

Bis zum Jahre 1895/96 bestanden zwei Rapportnummern „katarrhalisches" und „rheumatisches Fieber", die wohl zum großen Teil unter ihren Zugangszahlen die jetzt unter *Grippe* verrechneten Erkrankungen enthalten.

Unter dieser Annahme betrug der Zugang an *Grippe*:

Rapportjahr	‰ K.	Rapportjahr	‰ K.	Rapportjahr	‰ K.	Rapportjahr	‰ K.
1873/77	11,3	1885/89	4,3	1895/1900	13,6	1905/10	10,5
1877/81	6,2	1889/90	108,8	1900/05	9,0	1910/13	12,5
1881/85	5,6	1890/95	14,3				

Nach der stetigen Abnahme bis zum Jahre 1889 brachte das Jahr 1889/90 die gewaltige *Grippeepidemie,* die fast 11% des gesamten Heeres ergriff. Seitdem ist zwar wieder ein erheblicher Rückgang zu verzeichnen, doch schwanken die Zugangszahlen in den einzelnen Jahren beträchtlich. So weist das Jahr 1892/93 nur 4,7‰ K. Zugänge auf gegenüber 22,9‰ K. im Jahre 1891/92 (s. S. 437f.).

Die Erkrankungen an übertragbarer *Ohrspeicheldrüsenentzündung* sind bis zum Jahre 1896/97 zahlenmäßig nicht zu schätzen, da sie bis zu diesem Jahr unter Speicheldrüsenerkrankungen mit verrechnet wurden. Seit 1896/97—1912/13 schwanken die Zugänge um 0,65‰ K. und 1,4‰ K. Den niedrigsten Zugang hatte das Jahr 1911/12 mit 0,59‰ K., den höchsten das Jahr 1901/02 mit 1,4‰ K.

Tabelle 7. Der Zugang an Ohrspeicheldrüsenentzündung betrug:

Rapportjahr	‰ K.	Rapportjahr	‰ K.	Rapportjahr	‰ K.	Rapportjahr	‰ K.
1896/97	0,65	1901/02	1,4	1905/06	0,82	1909/10	0,79
1897/98	1,1	1902/03	0,66	1906/07	0,88	1910/11	0,89
1898/99	0,98	1903/04	0,69	1907/08	0,90	1911/12	0,59
1899/00	0,85	1904/05	1,1	1908/09	0,86	1912/13	1,3
1900/01	0,84						

Starrkrampf ist im Frieden in der Armee eine sehr seltene Krankheit. Über den Tetanus als „Wundinfektionen" wurde er meist summarisch mit anderen Wundinfektionen verrechnet; sichere Zahlen lassen sich daher nicht angeben (S. 516f.).

Tuberkulose. Erst nach Entdeckung des Tuberkelbacillus im Jahre 1882 durch ROBERT KOCH wurde in den Rapporten die Bezeichnung Tuberkulose eingeführt, bis dahin erschienen diese Krankenzugänge unter der Rapportnummer „Lungensucht, Lungenschwindsucht oder Phthise". Die Tuberkulose hat von jeher besondere Beachtung im Heeressanitätswesen gefunden. Der langjährige Generalstabsarzt der Armee v. SCHJERNING und andere Sanitätsoffiziere haben in zahlreichen Arbeiten die *Tuberkulose im Heer* und die sich daraus ergebenden Fragen behandelt.

Die folgende Tabelle bringt den Zugang an Lungentuberkulose.

Tabelle 8. Zugang an Lungentuberkulose (einschließlich der ersten Luftwege).

Rapport-jahr	‰ K.	Rapport-jahr	‰ K.	Rapport-jahr	‰ K.	Rapport-jahr	‰ K.
1882/83	2,0	1890/91	2,9	1898/99	1,5	1906/07	1,4
1883/84	2,3	1891/92	2,9	1899/00	1,8	1907/08	1,4
1884/85	2,1	1892/93	2,2	1900/01	1,7	1908/09	1,3
1885/86	2,3	1893/94	2,0	1901/02	1,7	1909/10	1,4
1886/87	2,3	1894/95	2,1	1902/03	1,6	1910/11	1,4
1887/88	2,3	1895/96	2,2	1903/04	1,5	1911/12	1,4
1888/89	2,4	1896/97	1,9	1904/05	1,6	1912/13	1,3
1889/90	2,4	1897/98	1,7	1905/06	1,5		

Die Zugangszahlen zeigen im Laufe der Jahre eine deutliche Verminderung. In Abb. 9 sind die Verluste an Lungentuberkulose vom Jahr 1900 an zusammengestellt. Die Zahlen

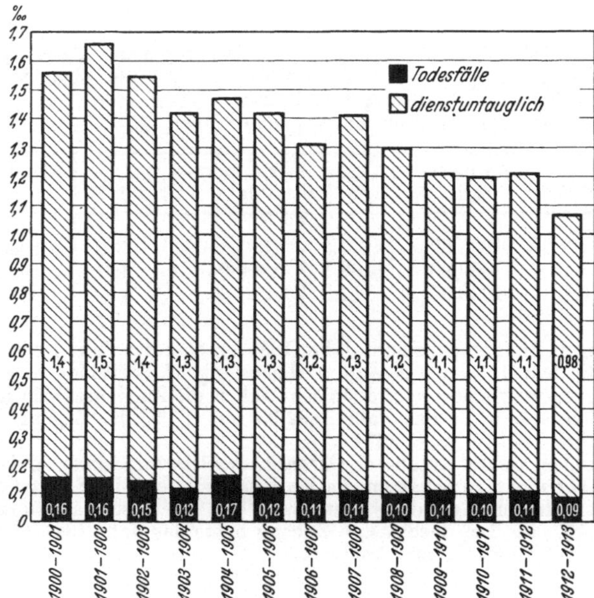

Abb. 9. Die Verluste infolge von Lungentuberkulose in ‰ K.

sind entweder den Zugangszahlen gleich oder liegen dicht unter ihnen. Hierdurch kommt zum Ausdruck, daß nur *ein geringer Teil* der an Tuberkulose Erkrankten *dienstfähig* zur Entlassung kam.

Über die *Tuberkulose* anderer Organe (akute Miliartuberkulose, Tuberkulose der Knochen, Gelenke, Drüsen usw.) liegen erst seit 1896 zuverlässige Angaben vor (Tabelle 9).

Tabelle 9. Zugang an Tuberkulose anderer Organe.

Rapport-jahr	‰ K.	Rapport-jahr	‰ K.	Rapport-jahr	‰ K.	Rapport-jahr	‰ K.
1896/97	0,28	1901/02	0,36	1905/06	0,38	1909/10	0,47
1897/98	0,23	1902/03	0,34	1906/07	0,40	1910/11	0,30
1898/99	0,23	1903/04	0,38	1907/08	0,40	1911/12	0,30
1899/00	0,36	1904/05	0,37	1908/09	0,41	1912/13	0,48
1900/01	0,35						

Die *Zunahme* im Lauf der Jahre dürfte nicht an letzter Stelle den Fortschritten in der Diagnostik zu danken sein.

Über die Verbreitung der Lungentuberkulose nach *Korpsbezirken* gibt Abb. 10 Auskunft. Der Sitz der damaligen Generalkommandos ist zugefügt, um ein Orientieren nach territorialem Vorkommen zu erleichtern.

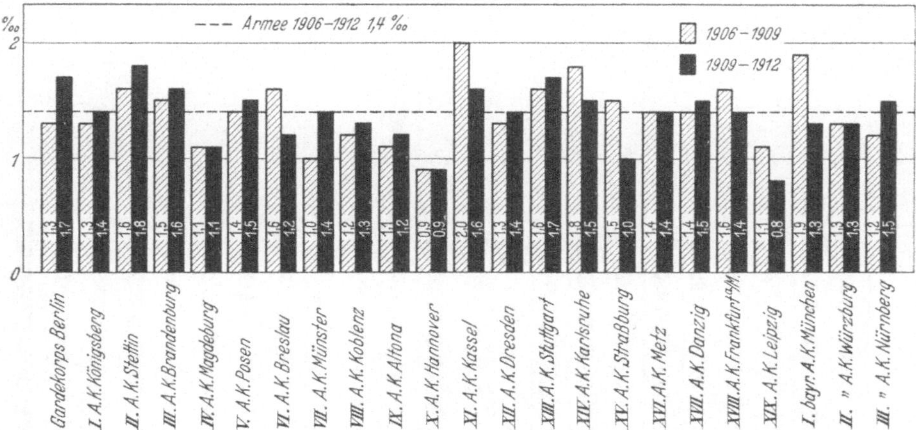

Abb. 10. Zugang an Lungentuberkulose nach Armeekorps in ‰ K.

Verfolgt man die *Höhe des Zugangs an Lungentuberkulose* nach *Monaten*, so ergibt sich aus dem Durchschnitt der Jahre 1905—1909 und 1909—1913 folgendes Bild.

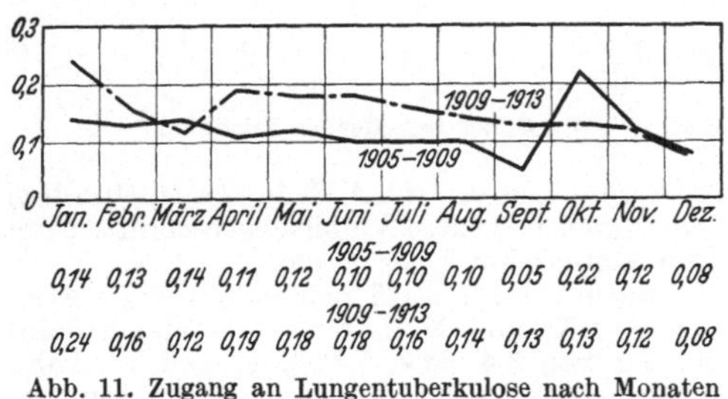

Abb. 11. Zugang an Lungentuberkulose nach Monaten in ‰ K.

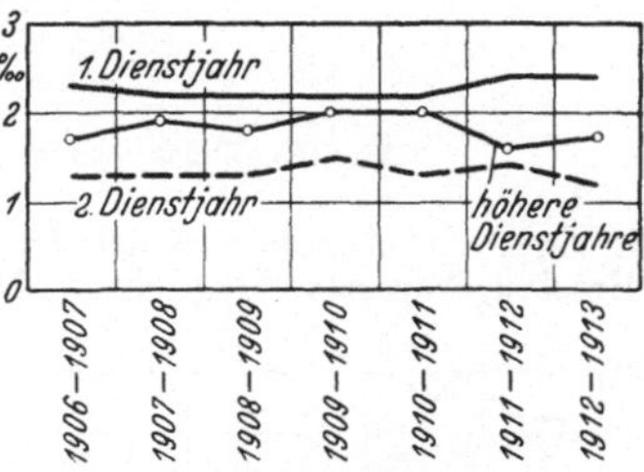

Abb. 12. Gesamtzugang an Lungentuberkulose nach Dienstjahren von je 1000 der betreffenden Iststärke.

Schlußfolgerungen lassen sich hieraus nicht ziehen. Aufschlußreicher ist es dagegen, die Beteiligung der *Dienstaltersklassen* zu untersuchen. Das 1. Dienstjahr zeigt nach Abb. 13 die meisten Zugänge, ihm folgen die höheren Dienstjahre und dann erst das 2. Dienstjahr. Im 1. Dienstjahr wird erklärlicherweise eine bis dahin unerkannte Tuberkulose bald durch die eingehende ärztliche Überwachung der Rekruten festgestellt. Auch ist es erklärlich, daß durch die ungewohnten Anstrengungen und Einwirkungen des militärischen Dienstes eine latente Tuberkulose manifest und der Diagnostik leichter zugänglich wird. Die häufigeren Erkrankungen in den höheren Dienstjahren lassen vermuten, daß auch die längere Einwirkung der genannten Ursachen das Entstehen oder Manifestwerden einer Tuberkulose begünstigt.

2. Akuter Gelenkrheumatismus.

Im Anschluß an die eigentlichen Infektionskrankheiten wird in der Krankheitsgruppe I unter dem Sammelbegriff der „allgemeinen Erkrankungen“ auch über den Gelenkrheumatismus berichtet.

Tabelle 10. Zugang.

Rapportjahr	‰ K.	Rapportjahr	‰ K.	Rapportjahr	‰ K.	Rapportjahr	‰ K.
1873/78	6,0	1883/88	9,6	1893/98	8,2	1903/08	7,0
1878/83	6,9	1888/93	9,3	1898/03	8,2	1908/13	6,5

Die Armeekorps zeigen im Durchschnitt der Jahre 1904/09 und 1909/13 erhebliche Unterschiede, die in Abb. 13 dargestellt sind. Die meisten Zugänge haben die A.K.

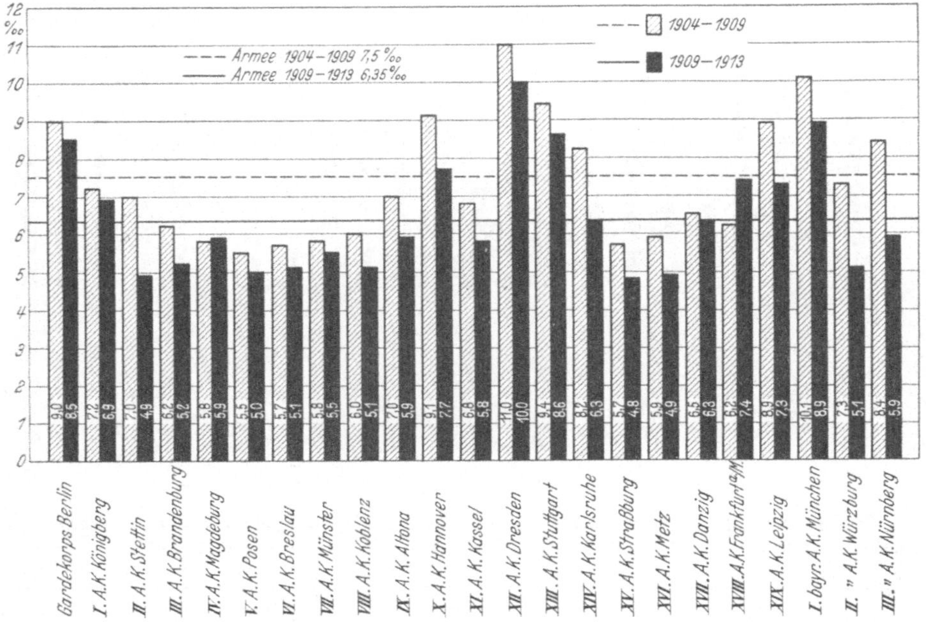

Abb. 13. Zugang an Gelenkrheumatismus in ‰ K. der betreffenden Iststärke.

in Dresden, München, Stuttgart, Hannover, Berlin, Leipzig; die A.K. in Posen, Straßburg, Breslau, Münster, Magdeburg, Metz, Koblenz liegen in beiden Vergleichsabschnitten unter dem Durchschnitt der Armee.

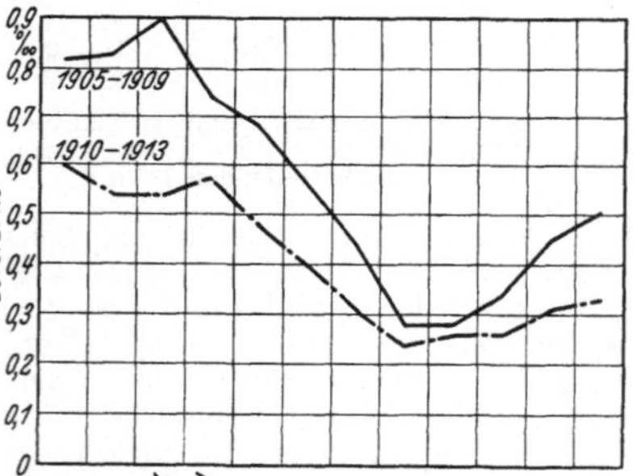

Die im Jahre 1913 neu aufgestellten Armeekorps (XX. und XXI. A.K.) mit einem Jahreszugang von 3,4 bzw. 5,3‰ K. sind in Abb. 13 nicht berücksichtigt. Die Zugänge sind im Laufe der Jahre sichtbar zurückgegangen.

Abb. 14 bestätigt die Erfahrung, daß der Gelenkrheumatismus vorwiegend in der kalten Jahreszeit auftritt. Der Höhepunkt liegt im Monat *März*. Die stärkere Inanspruchnahme der Rekruten bei der Ausbildung zur Rekrutenbesichtigung und die größere Neigung zu Erkältungskrankheiten dürfte mitbestimmend für den Ablauf der Kurve der monatlichen Zugänge sein. Die meisten Zugänge weisen die Winter- und Frühjahrsmonate auf.

	Jan.	Febr.	März	April	Mai	Juni	Juli	Aug.	Sept.	Okt.	Nov.	Dez.
1905–1909	0,82	0,83	0,90	0,74	0,68	0,56	0,44	0,28	0,28	0,34	0,45	0,50
1910–1913	0,60	0,54	0,54	0,57	0,48	0,40	0,31	0,24	0,26	0,26	0,31	0,33

Abb. 14. Zugang an Gelenkrheumatismus nach Monaten in ‰ K.

Die stärkere *Anfälligkeit der jüngeren Soldaten* kommt auch in der Verteilung auf die verschiedenen *Dienstaltersklassen* bei dem Zugang mit Gelenkrheumatismus deutlich zum Ausdruck. So erkrankten im Durchschnitt der Jahre 1904—1909 Mannschaften des 1. Dienstjahres 10,1‰ der betreffenden Iststärke, des 2. Dienstjahres 5,2‰ und höherer Dienstjahre 4,5‰ der betreffenden Iststärke. Die *Behandlungsdauer* betrug im Durchschnitt der Jahre 1905—1909 41,3 Tage, im Durchschnitt der Jahre 1909—1913 43,5 Tage.

3. Krankheiten des Nervensystems.

Abb. 7a, b und 8a, b sowie Tabelle 3 zeigen die stetige *Zunahme der Krankheiten des Nervensystems.*

Das meiste Interesse beanspruchen die *Geisteskrankheiten.*

Tabelle 11.
Zugang an Geisteskrankheiten (einschließlich geistiger Beschränktheit).

Rapportjahr	‰ K.	Rapportjahr	‰ K.	Rapportjahr	‰ K.	Rapportjahr	‰ K.
1873/74	0,39	1883/84	0,34	1893/94	0,50	1903/04	0,92
1874/75	0,21	1884/85	0,33	1894/95	0,48	1904/05	1,1
1875/76	0,24	1885/86	0,35	1895/96	0,47	1905/06	1,1
1876/77	0,22	1886/87	0,33	1896/97	0,46	1906/07	1,3
1877/78	0,26	1887/88	0,38	1897/98	0,52	1907/08	1,3
1878/79	0,25	1888/89	0,37	1898/99	0,52	1908/09	1,3
1879/80	0,28	1889/90	0,35	1899/00	0,60	1909/10	1,4
1880/81	0,32	1890/91	0,40	1900/01	0,63	1910/11	1,5
1881/82	0,34	1891/92	0,42	1901/02	0,70	1911/12	1,6
1882/83	0,36	1892/93	0,51	1902/03	0,84	1912/13	1,6

Das Bild, das man aus den Zugangszahlen gewinnt, ist aus verschiedenen Gründen verwaschen. So wurden z. B. Soldaten mit leichteren *Schwachsinnszuständen,* die nach der Einstellung festgestellt wurden, von der Truppe unmittelbar wieder entlassen, ohne als krank in Zugang gekommen zu sein. Ein Teil der *Geistesgestörten* entgeht der Statistik dadurch, daß die Kranken *Selbstmord* verüben. Ein klareres Bild werden daher die *Entlassungszahlen* geben.

Tabelle 12.
Entlassungen wegen Geisteskrankheit in ‰ K.

Rapportjahr	Dienstunbrauchbar ohne Versorgung — Das Leiden hat schon vor der Einstellung bestanden	Dienstunbrauchbar ohne Versorgung — Das Leiden hat sich während der Dienstzeit entwickelt	Summe	Dienstunbrauchbar mit Versorgung
1879/84	0,36	0,11	0,47	0,02
1884/89	0,44	0,10	0,54	0,03
1889/94	0,46	0,12	0,58	0,05
1894/99	0,64	0,13	0,77	0,05
1899/04	0,81	0,17	0,98	0,10
1904/09	1,4	0,22	1,6	0,12

Beim Hauptteil der Entlassenen bestand das Leiden nach *Tabelle 12* schon *vor der Dienstzeit.* Die Entlassungen finden im letzten Abschnitt des Berichtsraumes überwiegend in den ersten Monaten des Dienstjahres statt, also bald nach Einstellung der Rekruten. Von 100 dienstunbrauchbar entlassenen Geisteskranken entfielen im Durchschnitt 1903—1908 auf

den 1.—6. Dienstmonat	7.—12. Dienstmonat	das 1. Dienstjahr	höhere Dienstjahre
59,3	21,7	81,0	19,0

Über den Zugang an *Neurasthenie* und *Hysterie* liegen erst seit dem Jahre 1896/97 Zahlen vor. Wie Tabelle 13 zeigt, ist im Laufe der Jahre eine *erhebliche Zunahme* dieser Erkrankungen zu verzeichnen.

Tabelle 13. Zugang an Neurasthenie und Hysterie in ‰ K.

Rapportjahr	Im ganzen	Darunter wegen Neurasthenie	Darunter wegen Hysterie	Rapportjahr	Im ganzen	Darunter wegen Neurasthenie	Darunter wegen Hysterie
1896/97	0,53	0,30	0,23	1905/06	1,8	1,0	0,68
1897/98	0,68	0,39	0,29	1906/07	1,9	1,1	0,76
1898/99	0,64	0,38	0,26	1907/08	2,1	1,2	0,89
1899/00	0,78	0,44	0,34	1908/09	2,1	1,2	0,90
1900/01	0,80	0,47	0,33	1909/10	2,6	1,3	1,3
1901/02	1,0	0,58	0,45	1910/11	2,8	1,5	1,3
1902/03	1,2	0,62	0,54	1911/12	2,6	1,3	1,3
1903/04	1,3	0,76	0,58	1912/13	2,5	1,3	1,2
1904/05	1,5	0,91	0,61				

Inwieweit das Ansteigen der Zahlen dem tatsächlich erhöhten Zugang oder zum Teil einem *vermehrten Gebrauch der Diagnose* „Neuasthenie und Hysterie“ zuzuschreiben ist, läßt sich nicht sagen. Schwiening nahm die gesteigerten dienstlichen Anforderungen und eine allgemeine Verbreitung der „Nervosität" als eine der Ursachen für das Steigen der Zahlen an.

Im monatlichen Verlauf des Zugangs beider Krankheiten liegt nach Tabelle 14 der Höhepunkt der Kurve im *Oktober* und *November*.

Tabelle 14. Es erkrankten 1905—1909 in ‰ K. der monatlichen Iststärke

an	Jan.	Febr.	März	April	Mai	Juni	Juli	Aug.	Sept.	Okt.	Nov.	Dez.
Neurasthenie . .	0,10	0,09	0,09	0,07	0,08	0,08	0,08	0,09	0,06	0,14	0,13	0,08
Hysterie	0,08	0,07	0,06	0,05	0,05	0,05	0,05	0,04	0,02	0,15	0,13	0,08

Auch hier spiegelt sich die *Rekruteneinstellung* wider. Die Zunahme ist bei den Zugängen an Hysterie sehr viel deutlicher als bei der Neurasthenie. Wenn die Berichte auch keine Verteilung der Zugänge auf die Dienstaltersklassen bringen, so ist oft in den Sanitätsberichten betont, daß die *Neurasthenie* vorwiegend bei *älteren*, die *Hysterie* häufiger bei *jüngeren* Soldaten beobachtet wurde.

4. Fallsucht.

An *Fallsucht* erkrankten in ‰ K. im Durchschnitt der Jahre:

1889/94 = 0,87 1894/99 = 0,82 1899/04 = 0,73 1908/13 = 0,63

Die *Abnahme* wird dadurch bedingt sein, daß schon bei der Musterung mehr und mehr angestrebt wurde, durch Vorlage einwandfreien Beweismaterials Epileptiker rechtzeitig zu erkennen und nicht auszuheben.

5. Krankheiten der Atmungsorgane.

a) Bronchialkatarrh und obere Luftwege. Nach Tabelle 3 und Abb. 7a, b und 8a, b gehören die Erkrankungen der Atmungsorgane mit zu den häufigsten

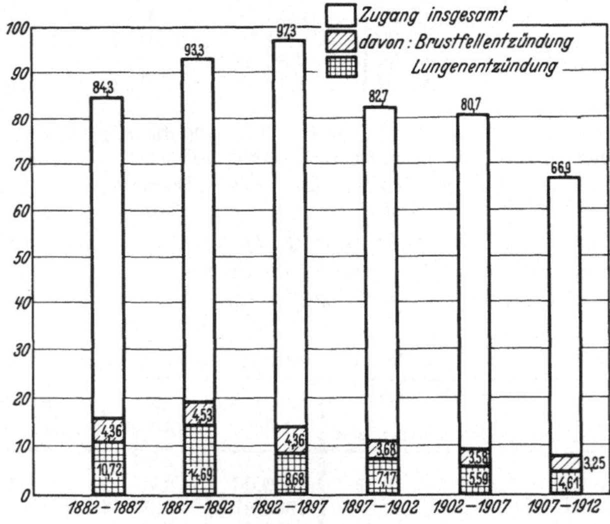

Abb. 15. Durchschnittlicher Zugang an Erkrankungen der Atmungsorgane in ‰ der durchschnittlichen Iststärke.

Erkrankungen im Heer. Die Erklärung ist in der Eigenart des militärischen Dienstes gegeben, der naturgemäß oft die Möglichkeit zu Erkältungen bringt. Erst im letzten Jahrfünft des 30jährigen Berichtsraumes zeigt auch diese Krankheitsgruppe eine deutlich sichtbare *Abnahme*. Den weitaus größten Teil der Zugänge machen Erkrankungen der ersten Atmungswege und Bronchialkatarrhe aus.

Abb. 15 zeigt den Zugang an Erkrankungen der Atmungsorgane insgesamt im Durchschnitt der betreffenden Jahrfünfte und darin enthalten besonders gekennzeichnet die Erkrankungen an Lungenentzündung und Brustfellentzündung in Promille der Iststärke.

Während der *tödliche Ausgang* der schwereren Erkrankungen innerhalb von 20 Jahren fast auf 1/4 der Anfangsziffern *gesunken* ist, zeigen die Zahlen der dienstunbrauchbar Entlassenen erst im letzten Jahrfünft eine Abnahme, die auch in einem erheblichen Sinken des Gesamtabganges an Lungenerkrankungen sichtbar zum Ausdruck kommt.

In diesen Zahlen ist auch der Verlust infolge Tuberkulose (s. Abb. 9) mit berücksichtigt.

Der Verlust betrug:

	durch Tod ‰ K.	durch Dienstunbrauchbarkeit ‰ K.	Summe ‰ K.
1889/94	1,0	6,6	7,6
1894/99	0,65	6,7	7,3
1899/04	0,50	6,8	7,3
1904/09	0,41	6,6	7,0
1909/13	0,27	4,90	5,17

b) Lungenentzündung. Einen beachtlichen *Rückgang* zeigen (Abb. 15) die Erkrankungen an Lungenentzündung.

Über den Zugang nach Monaten gibt Tabelle 15 Auskunft.

Tabelle 15. Es erkrankten an Lungenentzündung in ‰ der monatlichen Iststärke im Jahresdurchschnitt 1905—1909:

Jan.	Febr.	März	April	Mai	Juni	Juli	Aug.	Sept.	Okt.	Nov.	Dez.
0,90	0,72	0,56	0,56	0,52	0,31	0,22	0,18	0,20	0,30	0,36	0,28

Es kann nicht wundernehmen, daß auch bei dieser Erkrankung der *Höhepunkt* der Kurve in den *Winter-* und *Frühjahrsmonaten* liegt. Auf die Gründe für die Sonderstellung des Monats Dezember ist schon bei der Erörterung des Gesamtkrankenzugangs nach Monaten näher eingegangen.

Wichtig ist bei der Lungenentzündung das *Dienstalter* der Soldaten.

Es erkrankten im *Durchschnitt* der Jahre .... in ‰ der jeweiligen durchschnittlichen Iststärke

	1904/09	1909/13
im 1. Dienstjahr	8,2	6,4
im 2. „	3,9	3,3
in höheren Dienstjahren . .	2,2	1,8

Die Zahlen bedürfen keiner weiteren Erläuterung. Die *Sterblichkeit* der an Lungenentzündung Erkrankten hat sich in dem 30jährigen Berichtsraum nicht erheblich geändert.

Von 100 an Lungenentzündung Behandelten starben im Durchschnitt im Jahre:

1882/87	4,6	1892/97	3,7	1902/07	4,2
1887/92	4,1	1897/02	3,7	1907/12	4,5

Die durchschnittliche *Behandlungsdauer* einer Lungenentzündung betrug:

1882/87	33,2 Tage	1897/02	36,8 Tage
1887/92	32,1 „	1902/07	37,2 „
1892/97	34,1 „	1907/12	38,6 „

c) Brustfellentzündung. Ein ähnliches Verhalten wie die Lungenentzündung zeigt auch die Brustfellentzündung. Abb. 15 zeigt die *Abnahme* innerhalb des 30jährigen Berichtsraumes. Hinsichtlich des verschiedenen Krankenzugangs in den einzelnen Monaten und der häufigeren Erkrankungen im 1. Dienstjahr liegen die Verhältnisse ebenso wie bei der Lungenentzündung.

6. Krankheiten der Kreislauforgane und des Blutes.

a) Krankheiten des Herzens. Über den Zugang nach Jahren und innerhalb dieser Jahre nach Monaten gibt Tabelle 16 Auskunft.

Die *Zunahme* der Erkrankungen des Herzens am Anfang des Jahrhunderts kann durch mehrere Ursachen bedingt sein. SCHWIENING glaubte in den erhöhten Zugangszahlen nach der Einstellung der Rekruten seine Vermutung bestätigt zu sehen, daß Herzschädigungen bei der wehrpflichtigen Jugend zugenommen haben. Hinzu kommt ferner die durch fortschreitende wissenschaftliche Kenntnisse *verbesserte Diagnostik.* Wenn nun im letzten Jahrfünft wieder ein Rückgang zu verzeichnen ist, so geht man wohl nicht fehl, wenn man hierin die ausgiebigere Verwendung der Röntgenstrahlen zur Diagnose mit verantwortlich macht. Nachdem im Zeitalter der Blüte der sozialen Gesetzgebung in mancher Hinsicht das Gegenteil des beabsichtigten Zweckes erreicht war, hielt seinerzeit schon v. SCHJERNING einen Teil der Herzkranken für „Rentenjäger". Gerade in dieser Hinsicht konnte aber durch Anwendung aller verfügbaren diagnostischen Hilfsmittel bei der Untersuchung,

Tabelle 16. Zugang an Herzkrankheiten nach Monaten in $^0/_{00}$ K.

Jahre	Gesamtzugang an Herzkrankheiten in $^0/_{00}$ K.	Es betrug der Zugang auf je 1000 der monatlichen Kopfstärke											
		Jan.	Febr.	März	April	Mai	Juni	Juli	Aug.	Sept.	Okt.	Nov.	Dez.
1889/93	2,3	0,21	0,18	0,15	0,17	0,20	0,21	0,21	0,17	0,16	0,27	0,38	0,22
1894/98	3,0	0,23	0,21	0,18	0,17	0,18	0,22	0,24	0,20	0,19	0,65	0,37	0,22
1899/03	3,1	0,25	0,20	0,21	0,19	0,19	0,20	0,22	0,19	0,12	0,80	0,44	0,24
1904/08	3,5	0,28	0,23	0,20	0,19	0,18	0,21	0,24	0,19	0,21	0,85	0,46	0,23
1909/13	3,0	0,27	0,21	0,18	0,18	0,16	0,17	0,19	0,18	0,20	0,64	0,34	0,18

bestimmt nicht zum Nachteil der Untersuchten, manches „Herzleiden" als „psychogen bedingt" geklärt werden.

Über die Verbreitung nach Korpsbezirken gibt Abb. 16 Auskunft.

Gliedert man die A.K. nach der Häufigkeit der Zugänge, so finden wir, daß im Durchschnitt der beiden Jahrfünfte die Reihenfolge stark voneinander abweicht, wenn auch in

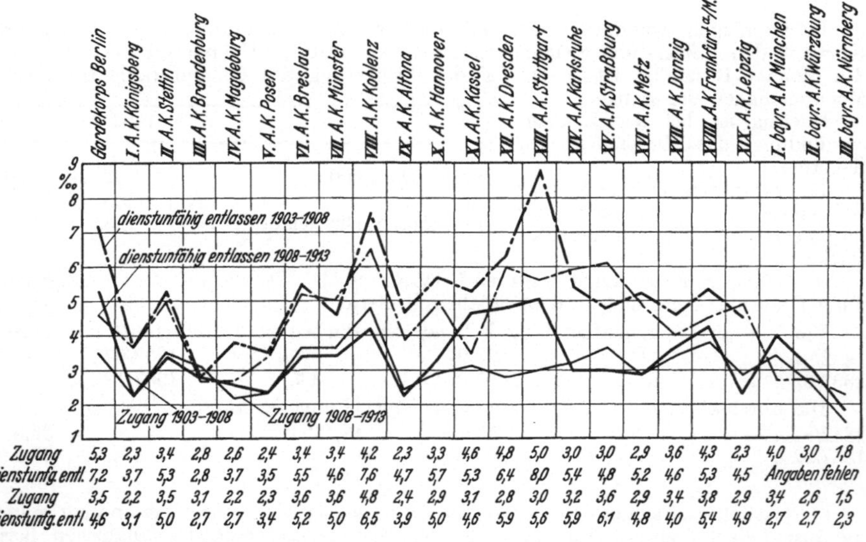

Abb. 16. Zugang und dienstunfähig Entlassene wegen Herz- und Kreislaufkrankheiten im Jahresdurchschnitt der Jahrfünfte 1903–1908 und 1908–1913 in ‰ der Iststärke.

beiden Zahlenreihen einige A.K. hohe Zugänge haben. Am besten steht in beiden Jahrfünften das III. bayer. A.K. (Nürnberg).

Im allgemeinen sind bei den Korps mit hohen Zugangszahlen die Zahlen der wegen Herzkrankheiten dienstunfähig Entlassenen auch entsprechend hoch.

Diese Entlassenen verteilen sich im Durchschnitt der Jahre 1904—1909 auf die einzelnen Dienstjahre in $^0/_{00}$ der jeweiligen Kopfstärke folgendermaßen:

1. Dienstjahr . . . . 9,5 $^0/_{00}$ K.
2. „ . . . . 1,7 $^0/_{00}$ K.
höhere Dienstjahre . . . . 2,9 $^0/_{00}$ K.

Auffallend hoch war der Anteil der *Einjährig-Freiwilligen,* die 1904—1909 wegen Herzkrankheiten als dienstunbrauchbar mit und ohne Versorgung entlassen wurden:

von den Einjährig-Freiwilligen . . . . 14,6 $^0/_{00}$ K.
„ „ übrigen Mannschaften . . . . 4,9 $^0/_{00}$ K.

Erwähnt sei hierbei, daß nach den Aushebungsergebnissen 1904/06 von je 100 Abgefertigten wegen Herzkrankheit untauglich waren: *Einjährig-Freiwillige* = 5,1; *sonstige Militärpflichtige* = 2,8.

b) Die übrigen Krankheiten der Kreislauforgane und des Blutes. Unter diesen Erkrankungen, zu denen auch die Entzündungen der Lymphdrüsen gezählt wurden, machen neben diesen die Erkrankungen an Hämorrhoiden und Krampfadern den Hauptanteil aus.

Während die Krankheiten der Lymphgefäße und -drüsen von 11,1‰ K. (1882—1887) auf 7,7‰ K. (1902—1907) gesunken waren, hatten Hämorrhoiden und Krampfadern in den gleichen Berichtsjahren von 1,3‰ K. auf 1,7‰ K. zugenommen.

7. Krankheiten der Ernährungsorgane.

An der bedeutenden *Abnahme* der Gesamtzugangszahlen dieser Krankheitsgruppe um fast 50% (Tabelle 3 und Abb. 7a, b und 8a, b) im Zeitraum von 30 Jahren sind in erster Linie beteiligt: Krankheiten des Mundes und der Zähne, Mandelentzündung, akuter und chronischer Magen- und Darmkatarrh, katarrhalische Gelbsucht. *Unterleibsbrüche* zeigen eine geringe, *Blinddarmentzündung* eine recht erhebliche *Zunahme,* die in der Vorkriegszeit wiederholt in eingehenden Abhandlungen erörtert ist. VILLARET glaubte aus der gleichzeitigen Abnahme der übrigen Krankheiten der Verdauungsorgane eine tatsächliche Zunahme der Blinddarmentzündungen ablehnen zu müssen und suchte die Erklärung in der genaueren Diagnostik. Dieser Auffassung schloß sich SCHWIENING an.

a) Blinddarmentzündung. Der Zugang innerhalb der einzelnen Armeekorps ist recht verschieden, wie Tabelle 17 zeigt.

Tabelle 17. Im deutschen Heer betrug der Zugang an Blinddarmentzündung im Jahresdurchschnitt 1908—1912

im	‰ K.	im	‰ K.
Gardekorps (Berlin)	7,6	XVII. A.K. (Danzig)	4,4
IX. A.K. (Altona)	7,1	XVI. A.K. (Metz)	4,4
XII. A.K. (Dresden)	6,5	XIV. A.K. (Karlsruhe)	4,4
IV. A.K. (Magdeburg)	5,7	VIII. A.K. (Koblenz)	3,9
XI. A.K. (Kassel)	5,0	X. A.K. (Hannover)	3,9
XVIII. A.K. (Frankfurt a. M.)	5,0	XIII. A.K. (Stuttgart)	3,9
II. A.K. (Stettin)	4,9	III. bayer. A.K. (Nürnberg)	3,9
VII. A.K. (Münster)	4,9	XV. A.K. (Straßburg i. E.)	3,8
II. bayer. A.K. (Würzburg)	4,9	V. A.K. (Posen)	3,7
III. A.K. (Prov. Brandenburg)	4,8	I. A.K. (Königsberg)	3,7
I. bayer. A.K. (München)	4,7	VI. A.K. (Breslau)	2,6
XIX. A.K. (Leipzig)	4,6	Armee	4,7

b) Unterleibsbrüche. Die mitgeteilten Zahlen geben nicht das Gesamtvorkommen an Unterleibsbrüchen, bei denen die *Leistenbrüche* den größten Anteil ausmachten, wieder. Im Jahre 1904—1909 stand einem Zugang von 2,0‰ K. ein Abgang von 3,8‰ K. gegenüber.

Es wurden im Jahre 1904—1909 wegen Unterleibsbruch entlassen:

Dienstunbrauchbare ohne Versorgung, deren Leiden nachweislich schon vor der Einstellung bestanden hat . . . . . 1,9‰ K.
Dienstunbrauchbare ohne Versorgung, bei denen das Leiden während der Dienstzeit entstanden ist . . . . . 0,48‰ K.
Dienstunbrauchbare mit Versorgung . . . . . 1,4‰ K.

Zahlenangaben über die im ganzen beobachteten Unterleibsbrüche finden sich nur in dem Sanitätsbericht 1901/02, und zwar war hiernach die Gesamtzahl 2154, davon 2076 Leistenbrüche. Als krank kamen davon jedoch nur in Zugang 993 = 1,8‰ K. (Tabelle 19).

Die Zugangszahlen sind in den Sanitätsberichten nicht aufgegliedert nach der Art des Bruches (Leistenbruch, Schenkelbruch, Nabelbruch usw.), es darf aber mit Sicherheit angenommen werden, daß der allgemeinen Erfahrung entsprechend und auf Grund der mitgeteilten Zahlen aus dem Jahre 1901/02 mindestens 95% aller Unterleibsbrüche *Leisten- oder Schenkelbrüche* gewesen sind. Unter besonderer Nummer wurde im Krankenrapport über die eingeklemmten Leistenbrüche berichtet; diese sind in Tabelle 19 nicht aufgeführt. Ihre Zugangszahlen waren in absoluten Zahlen:

1901/02 = 29	1904/05 = 35	1907/08 = 33	1910/11 = 32
1902/03 = 24	1905/06 = 30	1908/09 = 30	1911/12 = 32
1903/04 = 31	1906/07 = 34	1909/10 = 38	1912/13 = 25

Tabelle 18. Krankheiten

Zugang an Krankheiten der

Rapport-jahr	Krankheiten der Zähne, des Mundes, Rachens, der Speicheldrüsen, Speiseröhre	Mandel-ent-zün-dung	Akuter Magen-katarrh	Chroni-scher Magen-katarrh	Akuter Darmkatarrh einschließlich Brechdurch-fall*	Chroni-scher Darm-katarrh**	Unter-leibs-bruch
1882/87	19,2	54,8	48,6	2,0	20,7	1,1	1,7
1887/92	18,5	55,6	41,6	1,8	15,6	1,1	1,9
1892/97	16,0	60,0	35,0	1,5	20,3	0,92	2,1
1897/02	10,8	47,0	22,1	0,82	15,5	0,15	1,7
1902/07	8,6	43,2	14,7	0,64	13,9	0,16	2,0
1907/12	7,9	39,7	10,3	0,35	13,4	0,14	2,4

* Brechdurchfall ist im Jahre 1896/97 aufgenommen worden. ** Der starke Abfall

Tabelle 19 zeigt, daß von Jahr zu Jahr die *chirurgische Behandlung zunahm*. Von den in Zugang gekommenen Leisten- und Schenkelbrüchen (95% des Zugangs an Brüchen) wurden im Jahre 1901/02 nur 2,72%, 1906/07 wurden 10,07%, also das 4fache operiert;

Tabelle 19. Zugang an Unterleibsbrüchen.

Jahr	Zugang		Davon wurden dienstfähig entlassen		Vom Zugang Spalte 2 wurden wegen *Leisten-* oder *Schenkelbruch operiert*	Von den Operierten (Spalte 6) wurden dienstfähig entlassen	
	absolute Zahl	‰ K.	absolute Zahl	% Spalte 2		absolute Zahl	% Spalte 6
1	2	3	4	5	6	7	8
1901/02	993	1,8	217	21,5	16[1]	12	—
1902/03	1028	2,0	226	21,9	32[1]	25	—
1903/04	1008	1,9	241	23,9	40[1]	33	—
1904/05	967	1,8	242	25,0	59[1]	52	—
1905/06	1039	2,0	294	28,3	77[1]	67	—
1906/07	1102	2,1	347	31,5	112	108	96,4
1907/08	1159	2,1	401	34,5	216	208	96,3
1908/09	1191	2,2	497	41,7	302	291	96,3
1909/10	1386	2,5	625	45,1	424	412	97,2
1910/11	1443	2,6	686	47,5	560	544	97,2
1911/12	1527	2,8	787	51,5	586	572	97,6
1912/13	1698	3,0	929	54,7	777	761	97,9

im Jahre 1912/13 wurden 45,76% operiert. Die *Operationserfolge* hinsichtlich der Wiederherstellung der Dienstfähigkeit sind aus der letzten Spalte der Tabelle 19 zu ersehen. Während im Jahre 1912/13 von den Leisten- und Schenkelbrüchen ohne Operation 18,2% dienstfähig zur Entlassung kamen, wurden *von den Operierten 97,9% dienstfähig* entlassen. Die Zahlen sprechen auch ohne weitere Ausführungen für sich. Die Zahl der früher verausgabten Bruchbänder kann nicht mehr festgestellt werden. Der Verbrauch dürfte wesentlich zurückgegangen sein.

8. Geschlechtskrankheiten.

Zahlreiche Veröffentlichungen beschäftigen sich in der Vorkriegszeit mit den venerischen Krankheiten (S. 574). Im Jahre 1907 hat SCHWIENING in Heft 36 der Veröffentlichungen aus dem Gebiete des Militär-Sanitätswesens in einer umfangreichen statistischen Arbeit die Verbreitung der Geschlechtskrankheiten in den europäischen Heeren, sowie in der militärpflichtigen Jugend Deutschlands behandelt. Durch zahlreiche übersichtliche Karten ist diese Arbeit bereichert und gibt ein überaus anschauliches Bild der Verhältnisse auf diesem Gebiet in der *Vorkriegszeit.*

[1] Da die absoluten Zahlen kleiner als 100 sind, sind Prozentzahlen nicht eingesetzt.

der Ernährungsorgane.

Ernährungsorgane in ‰ K.

Eingeklemmter Bruch, innerer Darmverschluß	Blinddarmentzündung	Bauchfellentzündung	Katarrhalische Gelbsucht	Krankheiten der Leber	Krankheiten des Mastdarms	Eingeweidewürmer	Andere Krankheiten der Ernährungsorgane
0,04	0,85	0,30	2,3	0,14	0,15	1,7	0,16
0,05	0,99	0,26	1,4	0,13	0,14	1,6	0,13
0,03	1,3	0,18	1,3	0,11	0,15	1,3	0,12
0,07	1,6	0,14	1,1	0,10	0,12	1,1	0,20
0,08	2,7	0,10	0,90	0,12	0,13	1,2	0,15
0,09	4,6	0,09	0,83	0,16	0,13	1,07	0,14

1897—1902 ist durch eine Änderung der Rapporteinteilung bedingt.

Tabelle 20. Zugang an venerischen Krankheiten.

Rapportjahr	Insgesamt	Davon Tripper	Davon Syphilis	Rapportjahr	Insgesamt	Davon Tripper	Davon Syphilis
1882/83	38,2	19,2	10,2	1898/99	19,9	12,9	4,3
1883/84	34,5	18,7	8,7	1899/00	18,5	11,9	4,1
1884/85	32,6	17,0*	7,3*	1900/01	17,8	11,7	3,6
1885/86	29,7			1901/02	18,3	12,0	4,0
1886/87	28,6			1902/03	19,4	12,8	4,1
1887/88	26,3			1903/04	19,8	12,9	4,4
1888/89	26,7	16,2	5,9	1904/05	19,4	12,6	4,4
1889/90	26,7	15,9	5,4	1905/06	19,4	12,3	4,7
1890/91	27,2	16,3	5,4	1906/07	19,1	12,3	4,5
1891/92	27,9	17,8	5,7	1907/08	18,8	12,2	4,4
1892/93	29,6	17,9	7,1	1908/09	19,4	12,7	4,7
1893/94	32,9	18,6	7,6	1909/10	20,8	13,6	5,1
1894/95	29,9	16,9	6,8	1910/11	20,0	12,9	5,4
1895/96	25,5	15,4	5,9	1911/12	20,5	13,4	5,5
1896/97	21,9	13,8	4,7	1912/13	21,2	14,1	5,3
1897/98	21,0	13,5	4,4				

Tabelle 21.

Jahr	Gesamtzugang an venerischen Krankheiten in ‰ K.	Davon waren			Demnach Zahl der während der Dienstzeit erstmalig Erkrankten in ‰ K.
		krank eingestellte Leute % des Gesamtzugangs	Rückfälle % des Gesamtzugangs	Summe v. H. des Gesamtzugangs	
1896/97	21,4	15,0	4,6	19,6	17,2
1897/98	20,6	15,1	6,5	21,6	16,2
1898/99	19,5	16,5	6,2	22,7	15,0
1899/00	18,3	17,6	6,8	24,4	13,7
1900/01	17,1	17,5	6,1	23,6	12,9
1901/02	17,7	17,1	6,4	23,5	13,6
1902/03	18,9	15,9	6,4	22,3	14,6
1903/04	19,8	16,5	6,0	22,5	16,5
1904/05	19,4	18,0	6,5	24,5	14,6
1905/06	19,4	16,8	6,5	23,3	14,8
1906/07	19,1	17,9	7,0	24,9	14,3
1907/08	18,9	17,0	6,5	23,5	14,4
1908/09	19,4	17,4	7,0	24,3	14,7
1909/10	20,8	16,0	6,6	22,6	16,1
1910/11	20,0	15,6	6,1	21,7	15,6
1911/12	20,5	16,7	6,1	22,8	15,8
1912/13	21,2	16,2	4,9	21,1	16,7

* Einzelne Angaben für die Jahre sind in den Sanitätsberichten nicht enthalten.

In diesem Rahmen können nur einzelne Angaben gebracht werden, die vornehmlich dartun sollen, welche Rolle diese Erkrankungen in der Armee spielen.

Die *Gesamtzugänge* sind nach Tabelle 20 in dem 30jährigen Berichtsraum um 45% gesunken. Man muß sich bei den Zahlen aber vergegenwärtigen, daß in den Zahlen des

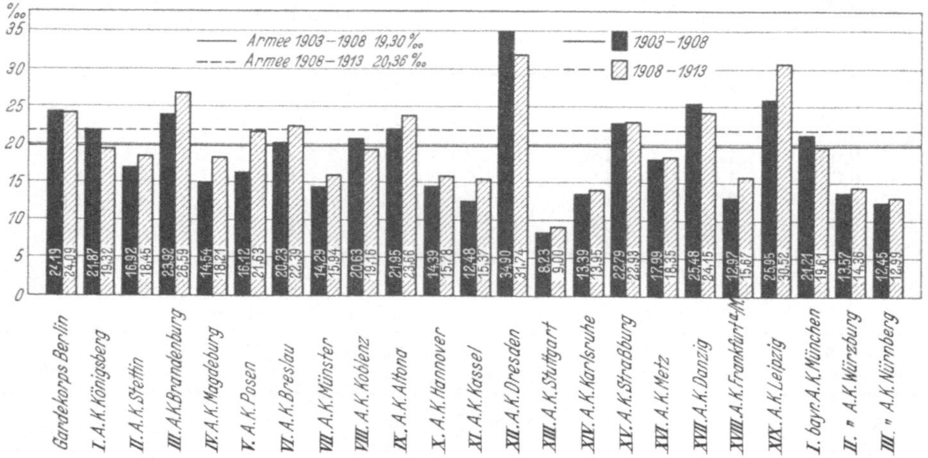

Abb. 17. Zugang an Geschlechtskrankheiten in der Armee und bei den einzelnen Armeekorps im Durchschnitt der Jahre 1903–1908 und 1908–1913.

Gesamtzugangs die *krank eingestellten* Leute und die *Rückfälle* enthalten sind. Erst nach Abzug dieser beiden Gruppen erhält man ein klares Bild über die Zahl der während der Dienstzeit erstmalig Erkrankten.

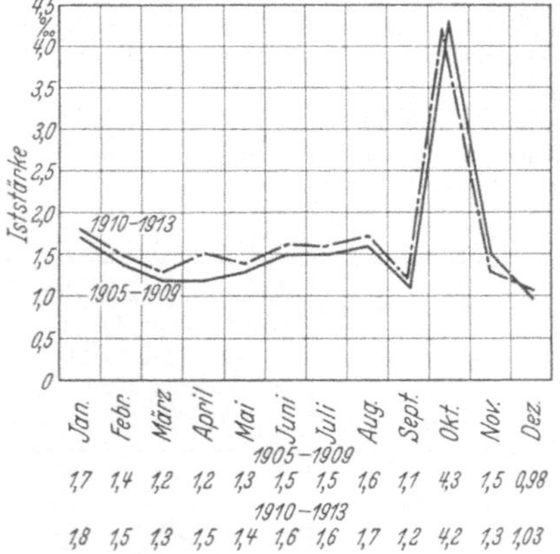

Abb. 18. Zugang an Geschlechtskrankheiten nach Monaten in ‰ K. der monatlichen Iststärke im Durchschnitt der Jahre 1905–1909 und 1910–1913.

Der Anteil der *krank eingestellten* Leute zuzüglich der *Rückfälle* machte stets einen beträchtlichen Anteil des jährlichen Gesamtzugangs an Geschlechtskranken aus und schwankte in den einzelnen Jahren nur unwesentlich. Im Durchschnitt der 17 Jahre entfielen auf die krank eingestellten Leute 16,2%, auf die rückfälligen Erkrankungen 6,2% des Zugangs, Nach Abzug dieser beiden Gruppen verringert sich der Gesamtzugang im Durchschnitt um 4,4‰ K.

Abb. 17 zeigt eine sehr *verschiedene Häufigkeit* der Geschlechtskrankheiten in den *Armeekorps*. In beiden Jahrfünften sind in den A.K. im Durchschnitt der Jahre 1908–1913 die Zahlen mit Ausnahme weniger A.K. höher als im Jahrfünft 1903/1908. Der Gesamtzugang in der Armee stieg von 19,3‰ (1903/1908) auf 20,4‰ K. (1908/1913). Es fällt in der Tabelle auf, daß die Armeekorps bezüglich der Zahl der Zugänge mit geringen Verschiebungen an gleicher Stelle stehen. Erheblich unter dem Durchschnitt der Armee liegen nach Tabelle 19 die A.K. in Stuttgart, Kassel, Nürnberg, Karlsruhe, Frankfurt a. M., Würzburg, Magdeburg, Hannover, Münster. Beträchtlich über dem Armeedurchschnitt liegt Dresden, Leipzig, Danzig, Prov. Brandenburg, Berlin, Altona, Straßburg. Bei weitem am besten steht in beiden Jahrfünften das XIII. A.K. in Stuttgart, am ungünstigsten das XII. A.K. in Dresden. Der ganze Süden hat mit Ausnahme von München und Straßburg i. E. wesentlich weniger Zugänge als die übrigen Gebietsteile des Reiches, von denen das frühere Königreich Sachsen am ungünstigsten dasteht.

Ein Blick auf die Abb. 18 genügt, um den *gewaltigen Anstieg* zur Zeit der *Rekruteneinstellung* im Oktober zu erklären. Dem Abfall im Dezember (Weihnachtsfest) folgt ein Anstieg im Januar durch die geschlechtskrank zurückgekehrten Urlauber. Bis zum Beginn des Sommers fällt die Kurve wieder ab, um in den Sommermonaten wieder anzusteigen.

Die größere Bewegungsfreiheit und Übungen außerhalb des Standortes und den dadurch bedingten engeren Kontakt mit der Zivilbevölkerung drücken sich auch hierin aus.

Zugang nach Dienstalter und Dienstgrad, Größe des Standortes und Waffengattungen. Über den Einfluß der Dienstzeit auf die Häufigkeit der venerischen Erkrankungen sind erst seit dem Jahre 1903/04 sichere Berechnungen möglich, da die Iststärke nach Dienstaltersklassen erst von diesem Jahr an mitgeteilt ist.

Tabelle 22. Zugang in ‰ K. der Iststärke jeder Dienstaltersklasse

Berichtsjahr	im 1. Dienstjahr	im 2. Dienstjahr	in höheren Dienstjahren	Berichtsjahr	im 1. Dienstjahr	im 2. Dienstjahr	in höheren Dienstjahren
1903/04	20,7	17,8	22,3	1908/09	20,2	17,1	21,8
1904/05	20,6	17,3	20,7	1909/10	20,7	18,9	24,1
1905/06	19,7	17,2	22,7	1910/11	19,5	17,7	24,6
1906/07	19,7	17,2	21,2	1911/12	20,8	18,1	23,8
1907/08	19,4	16,8	21,6	1912/13	21,6	19,2	23,6

Zieht man aber von den im 1. Dienstjahr Erkrankten die *krank eingestellten* Rekruten ab, so ergibt sich ein wesentlich anderes Bild. Es erkrankten dann während des 1. Dienstjahres nur

1903/04 . . . . 2727 = 12,6‰ K. dieser Altersklasse
1904/05 . . . . 2653 = 12,2‰ K. „ „
1905/06 . . . . 2579 = 11,8‰ K. „ „
1906/07 . . . . 2495 = 11,4‰ K. „ „
1907/08 . . . . 2572 = 11,6‰ K. „ „
1908/09 . . . . 2680 = 12,0‰ K. „ „
1909/10 . . . . 2840 = 12,6‰ K. „ „
1910/11 . . . . 2633 = 11,8‰ K. „ „
1911/12 . . . . 2772 = 12,3‰ K. „ „
1912/13 . . . . 3138 = 13,3‰ K. „ „

Die Zahl der Erkrankungen in „*höheren Dienstjahren*“ ist fast *doppelt so groß* als im *1. Dienstjahr,* dazwischen liegen die Erkrankungen im 2. Dienstjahr.

Die *Größe des Standortes* hat auf die Häufigkeit der venerischen Erkrankungen einen sehr wesentlichen Einfluß. Es betrug der Zugang in ‰ K. in Standorten mit einer Kopfzahl von

	30 bis 400	401 bis 1000	1001 bis 3000	3001 bis 5000	5001 bis 10000	über 10000
1905/10	7,6	13,6	15,9	19,5	19,8	26,8

Je größer die Kopfstärke des Standortes, um so höher auch der ‰ K.-Zugang an Geschlechtskranken. Es ist dabei aber auch zu berücksichtigen, daß die Standorte mit einer hohen Iststärke oft, aber nicht immer, gleich bedeutend waren mit Großstädten.

In der Verteilung auf *Waffengattungen* (Tabelle 23) steht die Infanterie und Feldartillerie am besten.

Tabelle 23. Gesamtzugang an venerischen Erkrankungen in ‰ K. bei

Jahre	der Infanterie	der Kavallerie	der Feldartillerie	der Fußartillerie	den Pionieren	den Verkehrstruppen	dem Train
1905/09	18,0	21,0	18,9	27,0	24,9	28,5	19,3
1909/13	19,8	22,8	19,6	27,9	25,6	29,7	22,6

Die Behandlungsdauer. Da die Geschlechtskranken von jeher einen beachtlichen Teil des jeweiligen Gesamtkrankenstandes des Heeres ausmachen und die erkrankten Soldaten durch die vorgeschriebene Lazarettbehandlung lange Zeit dem Dienst entzogen werden, sollen in Tabelle 24 die Behandlungszeiten für die einzelnen Geschlechtskrankheiten mitgeteilt werden.

Die Behandlungsdauer des Trippers hat sich wesentlich verlängert.

Die krank eingestellten Rekruten nach ihrer Herkunft. Tabelle 22 gab Aufschluß über den Anteil der Rekruten am Gesamtzugang an venerischen Krankheiten. Es ist aber besonders lehrreich zu erfahren, wie viele von der Gesamtzahl der eingestellten Rekruten geschlechtskrank waren und wo sie herkamen, denn hieraus lassen sich Rückschlüsse ziehen auf die Häufigkeit der Geschlechtskrankheiten bei der militärpflichtigen Jugend und bis zu einem gewissen Grade auf ihre regionale Verteilung.

Tabelle 24. Durchschnittliche Lazarettbehandlungsdauer in Tagen.

Jahre	Tripper	Weicher Schanker	Syphilis	Im ganzen
1882/86	24,9	28,9	33,9	28,2
1886/91	27,2	29,2	34,8	29,3
1891/96	28,8	28,4	34,3	30,0
1896/01	33,4	28,8	38,2	33,8
1901/06	37,1	28,6	39,0	36,1
1906/11	39,2	27,7	37,1	37,5

Im Durchschnitt der Jahre 1903 bis 1910 waren *von 1000 eingestellten Rekruten 7,3 geschlechtskrank.* Die einzelnen Jahre schwanken nur unbedeutend um diese Durchschnittszahl von 7,0—7,6.

Ein Vergleich mit Abb. 17 zeigt, daß auch die entsprechenden Zugangszahlen der Armeekorps annähernd parallel laufen mit den in Tabelle 25 mitgeteilten Zahlen, d. h. daß unzweifelhaft eine Abhängigkeit der Erkrankungshäufigkeit in der bürgerlichen Bevölkerung und im Heer besteht. Je größer der Herkunftsort, um so häufiger sind die Rekruten krank. Unter den Großstädten stehen Berlin, Hamburg (Altona), Kiel, Köln, Danzig, Breslau an erster Stelle.

Tabelle 25. Von 1000 aus jedem Korpsbezirk stammenden Rekruten waren im Jahresdurchschnitt geschlechtskrank

Korpsbezirk	1903/05	1906/09	Korpsbezirk	1903/05	1906/09
III.	20,9	19,7	V.	5,6	6,6
XII.	14,6	15,2	XVIII.	5,3	5,0
XIX.	13,1	13,2	XV.	4,8	5,0
IX.	12,4	12,7	X.	4,7	5,2
VI.	8,4	7,5	XVI.	4,5	7,7
IV.	7,8	7,5	III. bayer.	3,9	—
I. bayer.	6,6	—	VII.	3,9	4,7
VIII.	6,5	6,8	II. bayer.	3,5	—
XVII.	6,0	6,0	XI.	3,3	3,9
I.	5,9	4,5	XIII.	3,3	3,8
II.	5,6	4,4	XIV.	3,0	3,8

9. Krankheiten der Augen.

Unter den nicht übertragbaren Augenkrankheiten stehen die der Lider, Bindehäute und Tränenorgane bei weitem an erster Stelle. Erkrankungen an *Trachom* sollen besonders besprochen werden.

Tabelle 26. Zugang in $^0/_{00}$ K.

Jahr	Krankheiten der Lider, Bindehäute und Tränenorgane	Krankheiten der Augenmuskeln	Krankheiten der Hornhaut	Krankheiten der inneren Augenteile	Verletzungen des Auges (ausschließl.) durch Schuß)	Andere Augenkrankheiten	Summe der nicht übertragbaren Augenkrankheiten
1882/87	26,1	0,05	1,9	1,2	—	0,22	29,5
1887/92	22,5	0,05	1,7	0,95	—	0,27	25,5
1892/97	19,0	0,07	1,9	0,97	—	0,23	22,2
1897/02	13,8	0,06	1,8	0,77	—	0,09	16,5
1902/07	11,0	0,10	1,7	0,71	0,55	0,24	14,0
1908/13	8,28	0,10	1,48	0,77	0,57	0,05	11,24

Die entzündlichen äußeren Augenerkrankungen stehen, wie nicht anders zu erwarten, weitaus an erster Stelle, haben aber in dem 30jährigen Berichtsraum beträchtlich abgenommen.

Dank des allgemeinen Rückgangs der Erkrankungen an *Trachom* in der Zivilbevölkerung, hat diese Erkrankung im Verlauf der 40 Jahre von 1873—1913 den stärksten Rückgang erfahren und den Charakter einer sehr verbreiteten und gefürchteten Heereskrankheit verloren (s. S. 503).

Tabelle 27. Trachom.

Jahre	Gesamtzugang in $^0/_{000}$K.	Es betrug der Zugang auf je 10000 der monatlichen Kopfstärke											
		Okt.	Nov.	Dez.	Jan.	Febr.	März	April	Mai	Juni	Juli	Aug.	Sept.
1873/78	71,0	9,3	7,3	4,4	3,6	3,4	3,8	4,5	4,8	5,5	7,0	5,2	11,8
1878/83	51,0	5,6	5,1	4,2	3,4	4,0	3,1	3,5	3,8	3,1	3,7	3,6	6,8
1883/88	28,0	3,1	3,5	3,0	1,6	1,7	1,6	1,9	2,4	1,7	2,0	2,1	3,2
1888/93	18,0	1,9	3,5	1,2	1,2	0,9	1,0	1,2	1,2	1,4	1,2	1,2	1,9
1893/98	12,0	4,2	1,2	0,7	0,8	0,7	0,6	0,6	0,6	0,7	0,6	0,5	0,7
1898/03	5,6	2,7	0,6	0,3	0,4	0,3	0,3	0,3	0,3	0,2	0,2	0,3	0,2
1903/08	3,8	1,7	0.4	0,2	0,2	0,25	0,2	0,2	0,2	0,1	0,2	0,15	0,15
1908/13	2,44	1,2	0,32	0,10	0,18	0,16	0,16	0,08	0,10	0,08	0,08	0,08	0,08

Dem allgemein bekannten endemischen Vorkommen des Trachoms entsprechend standen die östlichen Armeekorps stets an der Spitze. I. A.K. (Königsberg), XVII. A.K. (Danzig), II. A.K. (Stettin), V. A.K. (Posen), VI. A.K. (Breslau).

10. Krankheiten der Ohren.

Im Durchschnitt des 30jährigen Berichtsabschnittes von 1882—1913 hat der Zugang an Krankheiten der Ohren unwesentlich geschwankt.

Betrachtet man die Krankenzugangszahlen nach Monaten, so ergibt sich, daß durchweg der Monat der Rekruteneinstellung (bis 1892 der November, seit 1893 der Oktober) die höchsten Zugangszahlen aufweist. An zweiter Stelle steht der Januar und bringt den Zusammenhang zwischen Grippe und Ohrenerkrankungen zum Ausdruck. Eine sehr hohe Zugangszahl zeigt auch der Juli. Scholz machte schon 1902 darauf aufmerksam, daß die Badeperiode hierfür verantwortlich zu machen sein dürfte, nachdem durch Vfg. vom 22. 5. 82 Trommelfelldurchlöcherung nicht mehr als Dienstuntauglichkeitsgrund angesehen wurde. Diese Zunahme im Hochsommer ist in den letzten Jahren der Vorkriegszeit kaum noch in Erscheinung getreten. Sorgfältigere Untersuchung und Schonung Gefährdeter beim Schwimmdienst wurde von Schwiening als Ursache angenommen. Die wenigsten Zugänge bringt der September.

In den Jahren 1904—1909 erkrankten:
im 1. Dienstjahr . . . . . 17,4‰ der betreffenden Iststärke
„ 2. „ . . . . . 8,2‰ „ „ „
in höheren Dienstjahren . 6,3‰ „ „ „

Im dem gleichen Zeitraum erkrankten in ‰ K. bei den Waffengattungen:

Infanterie	Kavallerie	Feldartillerie	Fußartillerie	Pionieren	Verkehrstruppe	Train
11,6	11,2	10,0	12,7	15,8	9,9	11,6

11. Krankheiten der äußeren Bedeckungen.

Die hierunter verrechneten Krankheiten sind aufgeführt in allen Sanitätsberichten des Heeres und wären dort nachzuschlagen. Der Gesamtzugang in dieser Gruppe weist den *höchsten Stand* unter allen Krankheitsgruppen auf. Er wird nur im Jahre 1907 bis 1912 unbedeutend von der Gruppe XII (Abb. 7a, b und 8a, b) übertroffen, nachdem die Fußgeschwulst dieser Gruppe zugerechnet wurde.

Tabelle 28. Zugang.

Rapportjahr	Panaritium ‰ K.	Zellgewebsentzündung ‰ K.	Furunkel ‰ K.	Summe ‰ K.
1882/87	27,1	50,7	75,7	153,5
1887/92	25,2	55,1	75,3	155,6
1892/97	18,7	66,9	74,6	160,2
1897/02	12,9	70,5	60,8	144,2
1902/07	9,0	63,2	48,5	120,7
1907/12	6,5	58,6	45,2	110,3

Panaritium, Zellgewebsentzündung, Furunkel. Diese Erkrankungen bilden den *Hauptanteil* der Zugänge der Gruppe X.

Panaritium und Furunkel haben beträchtlich *abgenommen,* während die Zellgewebsentzündung zunächst einen ebenso bedeutenden konstanten Anstieg aufweist, der aber im letzten Jahrzehnt wieder gesunken ist. Zum Teil mag die Zunahme der Zellgewebsentzündung mit der Abnahme der Panaritien in gewisser Beziehung stehen, zumal die Abgrenzung beider Krankheitsprozesse schwierig sein kann.

Tabelle 29. Zugang nach Monaten.

Jahr	Jan.	Febr.	März	April	Mai	Juni	Juli	Aug.	Sept.	Okt.	Nov.	Dez.
1905/09	10,9	10,4	11,4	9,4	9,1	7,7	8,8	8,6	8,0	9,1	11,6	9,2

Tabelle 30. Zugang in ‰ K. nach Waffengattungen im Jahre 1904—1909.

Krankheit	Infanterie	Kavallerie	Feldartillerie	Fußartillerie	Pioniere	Verkehrstruppen	Train
Panaritium	6,7	11,2	9,0	7,9	9,3	5,3	12,3
Zellgewebsentzündung	61,6	57,2	58,8	62,3	73,7	54,4	69,7
Furunkel	41,8	57,6	57,0	43,9	60,0	48,6	74,5
Summe	110,1	126,0	124,8	114,1	143,0	108,3	156,5

Tabelle 31. Behandlungsdauer in Tagen.

Jahr	Panaritium	Zellgewebsentzündung	Furunkel
1882/87	14,5	13,7	8,6
1904/09	20,7	12,0	9,2

Die Zeit der Rekrutenausbildung bringt die meisten Erkrankungen an Zellgewebsentzündungen usw. Die Übungen mit Gewehr, am Geschütz, beim Reiten usw. sind häufig Anlaß zu kleinen Verletzungen, auf deren Boden sich dann die Erkrankungen entwickeln.

12. Krankheiten der Bewegungsorgane.

Die Rapportänderung im Jahre 1896 macht sich in dieser Gruppe besonders bemerkbar, es sollen daher in der Tabelle 32 nur die Zahlen seit 1896 wiedergegeben werden.

Tabelle 32. Zugang in ‰ K.

Jahr	Krankheiten der Knochenhaut und der Knochen	Krankheiten der Gelenke	Fußgeschwulst	Plattfüßigkeit und andere Verbildungen des Fußes	Muskelrheumatismus und andere Krankheiten der Muskeln	Exerzier- und Reitknochen	Krankheiten der Sehnen und Schleimbeutel
1896/01	7,9	5,4	28,5	1,0	17,0	0,05	12,6
1901/06	10,0	4,9	24,1	1,6	13,0	0,10	12,4
1906/11	10,6	3,2	22,8	1,8	10,20	0,34	12,7
1911/12	11,3	3,1	19,6	2,3	7,8	0,30	13,3
1912/13	10,6	2,7	20,3	2,0	6,8	0,28	12,3

Die *Zunahme* der Zugänge bei den *Exerzier-* und *Reitknochen* dürfte dadurch zu erklären sein, daß sie in früheren Jahren vielfach bei den gutartigen Geschwülsten verrechnet wurden. Die auffallende Zunahme der Zugänge an Krankheiten der Knochenhaut und der Knochen suchte SCHWIENING mit erhöhten Anforderungen an die Marschleistung und geänderter Auffassung über die Art mancher Krankheitsbilder zu erklären, indem namentlich die nach anstrengenden Märschen aufgetretenen Schmerzen und Beschwerden in den Unterschenkeln als Folgen einer Knochenhautentzündung erkannt und verrechnet wären (s. S. 602).

a) Mechanische Verletzungen. Die Krankheitsgruppe der mechanischen Verletzungen stand nach Tabelle 3 sowie Abb. 7a, b und 8a, b im ersten Jahrfünft des 30jährigen Berichtsraumes (1882—1887) an zweiter Stelle hinter den Krankheiten der äußeren Bedeckungen. Im letzten Jahrfünft (1907—1912) nimmt die Gruppe die erste Stelle ein. In geringem Abstand folgen die Erkrankungen der äußeren Bedeckungen.

In Tabelle 33 sind die Zugangszahlen bei den einzelnen Untergruppen aufgeführt. Weil sich infolge der Rapportänderung im Jahre 1896 bei den Quetschungen, Zerreißungen, Hieb-, Stich-, Schnitt- und Bißwunden eine Trennung der einzelnen Arten nicht in der wünschenswerten Weise für die ganze Berichtszeit durchführen ließ, sind diese in einer Untergruppe zusammengefaßt.

Tabelle 33. Zugang in $^0/_{00}$ K.

Jahre	Wundlaufen, Wundreiten	Knochenbrüche	Verrenkungen	Verstauchungen	Schußwunden	Quetschungen, Zerreißungen, Wunden durch Hieb, Stich, Schnitt, Biß	Verbrennungen	Frostschäden
1	2	3	4	5	6	7	8	9
1882/87	36,5	2,7	1,1	38,0	0,46	87,1	3,7	6,1
1887/92	26,4	2,9	1,1	36,5	0,57	87,8	3,7	7,0
1892/97	21,6	3,2	1,1	37,7	0,59	82,9	3,6	4,4
1897/02	13,9	5,8	1,1	35,8	0,53	71,2	3,1	2,2
1902/07	10,3	6,9	1,2	38,5	0,52	68,5	2,9	2,1
1907/12	9,9	7,2	1,3	42,6	0,46	62,8	2,8	1,7

Eine *starke Abnahme* ist bei den Erkrankungen *Wundlaufen* und *Wundreiten* festzustellen. Fortschritte in der Hygiene der allgemeinen Körperpflege dürften neben der größeren Beachtung geeigneter Fußbekleidung hierfür die Ursache sein. 1888 wurde Chromsäure, 1906 Formalin als wirksames Mittel zur Bekämpfung des Fußschweißes eingeführt.

Wesentlich geringer ist die Abnahme der in Spalte 7 Tabelle 33 aufgeführten Quetschungen usw. Es handelt sich hierbei größtenteils um Schädigungen, die bei der Eigenart des militärischen Dienstes unvermeidlich sind.

Die *Schußverletzungen* zeigen in dem 30jährigen Berichtsraum nur geringe Schwankungen.

Die *Verstauchungen* und *Verrenkungen* zeigen im letzten Jahrzehnt eine geringe *Zunahme*. Es kann auf Grund der Angaben in den Sanitätsberichten jedoch nicht entschieden werden, ob es sich um eine tatsächliche Zunahme handelt oder der wenig erhöhte Zugang dem Bestreben zuzuschreiben ist, auch leichteste Verletzungen in Behandlung zu nehmen, um dem Auftreten von Folgeerscheinungen vorzubeugen und damit etwaige Rentenansprüche möglichst zu verhüten.

Tabelle 34. Zugang in $^0/_{00}$ K. der einzelnen Waffengattung (1904—1909).

Art der Verletzung	Infanterie	Kavallerie	Feldartillerie	Fußartillerie	Pioniere	Verkehrstruppen	Train
Quetschungen	24,8	77,5	74,4	49,0	41,3	40,9	72,0
Stichwunden	1,5	4,5	2,2	2,1	3,0	2,5	2,3
Riß- und Quetschwunden	13,1	37,4	34,3	22,7	25,9	26,9	35,9
Bißwunden	0,14	1,9	2,4	0,37	0,06	0,21	4,4
Summe	14,7	43,8	38,9	25,2	29,0	29,6	42,6
Verstauchungen							
Obere Gliedmaßen . .	9,1	13,2	12,5	8,7	13,2	7,4	14,5
Untere Gliedmaßen. .	34,2	18,2	25,4	30,5	44,9	28,1	23,4
Summe	43,3	31,4	37,9	39,2	58,1	35,5	37,9
Verbrennungen . . .	1,59	0,55	0,34	0,15	0,07	0,05	0,06
Erfrierungen	2,4	1,5	2,9	4,1	2,6	2,0	1,1
Summe	3,99	2,05	3,24	4,25	2,67	2,05	1,16

b) Beteiligung der Waffengattungen an einigen Verletzungen. Die Quetschungen sind bei den *berittenen Waffengattungen* am häufigsten, ebenso wie die verschiedenen Arten der Wunden.

Bei den Verstauchungen besteht ein beachtlicher Unterschied je nachdem, ob es sich um Verstauchungen an den oberen oder unteren Gliedmaßen handelt. Verstauchungen der oberen Gliedmaßen sind auch wieder bei den berittenen Waffen und den Pionieren häufiger. Bezüglich der Verstauchungen der unteren Gliedmaßen stehen die Pioniere und Infanterie weit über dem Durchschnitt. Bei weitem am meisten Verstauchungen überhaupt weisen die Pioniere auf.

Tabelle 35. Zugang an Knochenbrüchen in $^0/_{00}$ K.

Rapport-jahr	Gesamt-zugang an Knochen-brüchen	Diese verteilen sich auf											
		Arme	Hand	Ober-schenkel	Unter-schenkel	Fuß	Kopf	Schlüssel-bein	Schulter-blatt	Rip-pen	Wirbel-säule	Bek-ken	Knie-scheibe
1873/78	2,7	0,67	0,29	0,11	0,80	0,09	0,18	0,46	0,03	0,07	0,01	0,02	—
1878/83	2,5	0,54	0,28	0,10	0,74	0,10	0,19	0,37	0,02	0,08	0,01	0,01	—
1883/88	2,7	0,59	0,31	0,10	0,83	0,12	0,22	0,42	0,02	0,10	0,01	0,01	—
1888/93	3,0	0,62	0,33	0,12	0,92	0,17	0,28	0,40	0,02	0,12	0,01	0,01	—
1893/98	3,3	0,61	0,37	0,13	0,96	0,40	0,31	0,36	0,02	0,12	0,01	0,02	—
1898/03	6,5	0,77	0,70	0,15	1,1	2,7	0,40	0,42	0,03	0,16	0,02	0,02	0,05
1903/09	6,7	0,94	1,0	0,17	1,4	1,8	0,42	0,45	0,02	0,19	0,03	0,03	—
1908/13	7,52	1,10	1,26	0,17	2,02	1,62	0,45	0,50	0,02	0,18	0,03	0,05	0,08

c) Knochenbrüche. Eine ganz *beträchtliche Zunahme* ist in den letzten 15 Jahren des Berichtabschnittes eingetreten. Ein großer Teil dieser Zunahme ist zweifellos der ausgiebigeren Verwendung der *Röntgenaufnahmen* zuzuschreiben. Besonders gestützt wird diese Mutmaßung durch die Tatsache, daß die Vermehrung hauptsächlich durch mehr Zugänge an Knochenbrüchen des Fußes, der Hand und des Kopfes bedingt ist, kurz an Körperteilen, an denen sehr häufig das Feststellen einer Fraktur ohne Röntgenaufnahme unmöglich ist. Der Rückgang an Knochenbrüchen des Fußes in dem letzten Jahrzehnt ist dadurch erklärt, daß alle Brüche des Mittelfußes unter dem Bilde der Fußgeschwulst unter einer anderen eigenen Rapportnummer verrechnet sind.

Im Durchschnitt der Jahre 1904—1909 betrafen je 100 Knochenbrüchen:

Unterschenkel. . .	24,6	Kopf	6,4	Kniescheibe	2,3
Unterarm	13,3	Oberschenkel . . .	2,7	Wirbelsäule	0,43
Schlüsselbein . . .	7,2	Oberarm	2,3	Andere Knochen . .	41,9

Recht erhebliche Unterschiede zeigen die Zahlen der Knochenbrüche bei den verschiedenen Waffengattungen.

Tabelle 36. Zugang in $^0/_{00}$ K. der jeweiligen Waffengattung.

Jahr	Knochenbrüche	Infanterie	Kavallerie	Feldartillerie	Fußartillerie	Pioniere	Verkehrstruppen	Train
1904/09	des Kopfes	0,14	1,3	1,0	0,31	0,29	0,27	1,2
	des Ober-, Unterarms und der Hand . .	1,6	3,4	3,2	1,9	2,7	2,3	3,7
	des Ober-, Unterschenkels, der Kniescheibe und des Fußes	2,6	4,1	4,6	4,4	4,7	4,3	3,6
	der übrigen Knochen	0,51	1,7	1,1	0,59	0,76	0,45	1,0
	Insgesamt	4,9	10,5	9,9	7,2	8,5	7,4	9,5

Es nimmt nicht wunder, daß nach dieser Tabelle der *Reit- und Fahrdienst* die meisten Knochenbrüche zeitigt.

d) Verrenkungen. Die Verrenkungen weisen die niedrigsten Zugangszahlen unter den mechanischen Verletzungen auf. Die berittenen Waffen liefern die Mehrzahl der Zugänge. Die Infanterie hat die niedrigsten Zugangszahlen.

Im Durchschnitt der Jahre 1904—1909 entfielen von 100 Verrenkungen auf

die oberen Gliedmaßen	86,1
die unteren Gliedmaßen	12,7
andere Gelenke	1,2

G. Krankenabgang.

1. Abgang durch Tod.

Im Gegensatz zum Gesamtzugang und Zugang bei den verschiedenen Krankheitsgruppen liegen über den Krankenabgang schon vom Anfang des vorigen Jahrhunderts Angaben vor. Die Zahlen aus den Jahren 1820—1873 hierüber sind von SCHWIENING in dem Lehrbuch der Militärhygiene BISCHOFF-HOFFMANN-SCHWIENING Bd. V übersichtlich zusammengestellt. In diesem Rahmen soll nur der Abgang seit dem Jahre 1873 behandelt werden.

Die *Gesamtsterblichkeit* ist nach Tabelle 37 bzw. Abb. 19 ebenso wie der *Krankenzugang* (Tabelle 1) in dem 40jährigen Berichtsraum *beträchtlich gesunken.* Will man Krankenzugang und Abgang durch Tod miteinander vergleichen, so wird sich zuerst der Blick auf die an Krankheit Gestorbenen richten. Von seltenen Ausnahmen abgesehen, starben nur Lazarettkranke.

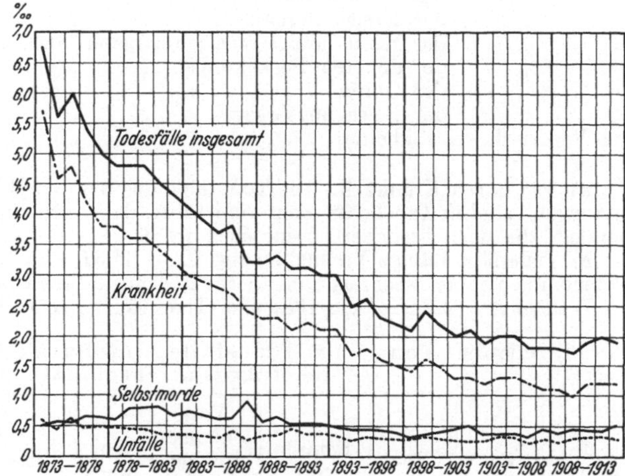

Abb. 19. Gesamtsterblichkeit in ‰ der Iststärke von 1873—1913.

Der Zugang an Lazarettkranken sank innerhalb von 40 Jahren um 105‰ K. oder 30%. Die Zahl der an Krankheit Verstorbenen fiel in dem gleichen Zeitraum um 4,4‰ K. oder 77,3%. Die Verminderung ist in erster Linie dem Absinken des Krankenzugangs, aber auch zu einem erheblichen Teil der Besserung der ärztlichen Behandlungserfolge zu danken.

Tabelle 37. Es starben von 1000 Mann der Iststärke an:

Rapportjahr	Krankheit	Unglücksfall	Selbstmord	Insgesamt	Rapportjahr	Krankheit	Unglücksfall	Selbstmord	Insgesamt
1873/74	5,7	0,60	0,50	6,7	1893/94	2,1	0,34	0,48	3,0
1874/75	4,6	0,46	0,57	5,6	1894/95	1,7	0,28	0,46	2,5
1875/76	4,8	0,60	0,55	6,0	1895/96	1,8	0,32	0,45	2,6
1876/77	4,2	0,51	0,65	5,4	1896/97	1,6	0,30	0,44	2,3
1877/78	3,8	0,51	0,64	5,0	1897/98	1,5	0,27	0,40	2,2
1878/79	3,8	0,47	0,60	4,8	1898/99	1,4	0,31	0,32	2,1
1879/80	3,6	0,48	0,76	4,8	1899/00	1,6	0,34	0,36	2,4
1880/81	3,6	0,46	0,79	4,8	1900/01	1,5	0,31	0,42	2,2
1881/82	3,4	0,37	0,79	4,5	1901/02	1,3	0,27	0,44	2,0
1882/83	3,2	0,36	0,68	4,3	1902/03	1,3	0,26	0,50	2,1
1883/84	3,0	0,36	0,74	4,1	1903/04	1,2	0,25	0,37	1,9
1884/85	2,9	0,34	0,66	3,9	1904/05	1,3	0,32	0,39	2,0
1885/86	2,8	0,32	0,61	3,7	1905/06	1,3	0,30	0,39	2,0
1886/87	2,7	0,41	0,63	3,8	1906/07	1,2	0,25	0,32	1,8
1887/88	2,4	0,31	0,88	3,2	1907/08	1,1	0,27	0,44	1,8
1888/89	2,3	0,34	0,56	3,2	1908/09	1,1	0,24	0,40	1,8
1889/90	2,3	0,35	0,64	3,3	1909/10	1,0	0,30	0,44	1,7
1890/91	2,1	0,45	0,54	3,1	1910/11	1,2	0,32	0,43	1,9
1891/92	2,2	0,37	0,54	3,1	1911/12	1,2	0,31	0,41	2,0
1892/93	2,1	0,38	0,53	3,0	1912/13	1,2	0,30	0,48	1,9

In welchem Anteil die Krankheitsgruppen zur Sterblichkeit beitrugen, zeigt die nachstehende Tabelle 38.

Tabelle 38. Tod im Jahresdurchschnitt in ‰ K.

Krankheitsgruppe	1904/09	1909/13
1. Übertragbare Krankheiten und allgemeine Erkrankungen . . .	0,54	0,46
2. Krankheiten der Atmungsorgane	0,28	0,27
3. „ der Verdauungsorgane	0,17	0,17
4. „ des Nervensystems	0,07	0,08
5. „ der Kreislauforgane	0,06	0,03
6. „ der Harn- und Geschlechtsorgane (ausschl. 10) . .	0,05	0,03
7. „ der äußeren Bedeckungen	0,02	0,02
8. „ der Ohren	0,01	0,02
9. „ der Bewegungsorgane	0,01	0,01
10. Venerische Krankheiten	0,005	0,01

a) Tod durch Krankheit. Die Todesfälle aus der Krankheitsgruppe „mechanische Verletzungen“ sind in Tabelle 38 nicht aufgeführt, da es sich zum großen Teil um *Unglücksfälle* handelt, die noch besonders besprochen werden.

b) Todesfälle infolge Verunglückung. Tabelle 37 zeigt, daß diese Todesfälle zwar auch abgenommen haben, aber nicht annähernd in dem gleichen Umfange wie Tod durch Krankheit.

Welche *Art von Unglücksfällen* zum Tode führte, zeigt Tabelle 39.

Tabelle 39. Von je 100 Todesfällen infolge Verunglückung entfielen im Jahresdurchschnitt auf:

Jahre	Ertrinken	Ersticken	Schußverletzungen	Verletzungen infolge von Fall, Stoß, Schlag	Verbrennen	Blitzschlag	Erfrieren	Hitzschlag	Vergiftung	andere oder unbekannte Ursachen
1904/09	36,6	2,5	7,2	49,8	0,27	1,1	0,40	0,40	1,1	0,67
1909/13	34,62	3,42	5,79	51,71	1,19	1,19	0,45	—	0,59	1,04

Die Mehrzahl der *Todesfälle durch Verunglückung* entfällt in den 9 Berichtsjahren auf Verletzungen infolge von Fall, Schlag (Hufschlag) und Ertrinken.

Von den *Waffengattungen* stehen im Durchschnitt der Jahre 1904—1909 die Pioniere mit 0,77‰ K. an der Spitze. Es folgt die Kavallerie mit 0,55‰ K. Am weitaus besten steht die Infanterie mit 0,17‰ K.

Bei den einzelnen Dienstaltersklassen oder Dienstgraden bestehen keine wesentlichen Unterschiede.

c) Todesfälle durch Selbstmord. Die Selbstmordhäufigkeit ist zu allen Zeiten auch beim Heer von militärischen und militärärztlichen Stellen häufig erörtert worden.

Ein Blick auf Tabelle 37 zeigt die erheblichen Schwankungen besonders in der ersten Hälfte des 40jährigen Berichtsraumes. Oft ist der Selbstmord als Problem behandelt. Die Ergebnisse wurden in der verschiedensten Richtung „ausgewertet“. Die zwangsläufig immer wieder gestellte Frage „warum?“ wird in vielen Fällen nie völlig beantwortet werden können.

Als nächstliegend drängt sich ein Vergleich mit der *Zivilbevölkerung* auf, doch scheitert dieser schon an rein äußeren Umständen. Die Selbstmorde in der Zivilbevölkerung sind bestenfalls nach Altersklassen von 5 zu 5 Jahren zusammengefaßt. Nach v. Mayr zeigte aber auch in der Zivilbevölkerung das Lebensalter von 20—25 Jahren höhere Ziffern als das Alter von 25—30 Jahren. Er suchte diese Erscheinung dadurch zu erklären, daß es sich um Lebenszeitstrecken handelt, in denen sich in verstärktem Maße gewisse Lebenskrisen, insbesondere dauernde Aufenthaltsveränderungen und der Eintritt in schärfer gebundene Lebensstellungen geltend machen.

v. Schjerning wies darauf hin, daß die Zahlen für die Zivilbevölkerung sowohl die Selbstmorde in den Städten als auch auf dem Lande enthalten, letzteres sich aber durch eine erheblich niedrigere Selbstmordhäufigkeit auszeichnet. Die militärischen Standorte gehören aber durchweg zu den Städten. Es kommt noch hinzu, daß die Selbstmordziffern unter den Ledigen, zu denen der größte Teil der Soldaten zählt, immer erheblich höher waren als die der Verheirateten. Ferner ist noch zu berücksichtigen, daß die Selbstmordziffern in der Zivilbevölkerung Minimalzahlen darstellen, da eine gewisse Anzahl sich der Aufdeckung entzieht oder bewußt nicht als Selbstmorde gemeldet werden. Dagegen können die Zahlen des Heeres einen erheblich höheren Anspruch auf Zuverlässigkeit machen. Denn unter den Bedingungen des militärischen Lebens wird die Entscheidung, ob Selbstmord oder Unglücksfall vorliegt, sehr viel seltener zweifelhaft sein. Schließlich weist Schwiening mit Recht darauf hin, daß die Zahl der Selbstmorde auch mit davon abhängig sei, in wieviel Fällen ein Selbstmordversuch nicht zum Ziel führt, sei es, daß der Versuch vereitelt wird oder daß es gelingt, das Leben zu erhalten. Zuverlässige Angaben über die Selbstmordversuche in der Zivilbevölkerung fehlen zwar. Soweit das vorhandene Material Aufschluß gibt, waren nach Schwiening die nicht zum Ziele führenden Selbstmordversuche in der Zivilbevölkerung höher als im Heer. Diesen Punkt muß man also beim Vergleich der Selbstmord*neigung* beider Bevölkerungsgruppen beachten.

Nach diesen Ausführungen ist es nur mit gewissem Vorbehalt möglich, Zahlen zu vergleichen.

In *Preußen* starben durch *Selbstmord* von je 1000

Männern im Alter von 20—25 Jahren		Heeresangehörigen	
1883/87	0,36	1883/88	0,70
1888/92	0,34	1888/93	0,56
1893/97	0,33	1893/98	0,46
1898/02	0,22	1898/03	0,39
1903/07	0,32	1903/07	0,39
		1907/12	0,42

Nach einer nur für das Jahr 1906 möglichen Zusammenstellung ergab sich nach v. Schjerning, daß auf je 1000 lebende Männer in Preußen im Alter von 20—25 Jahren durch Selbstmord starben:

in den *Städten*	3,5
auf dem *Lande*	2,4
auf 1000 *Mannschaften des Heeres*	3,0

Würden dieser Berechnung nur die *ledigen* Städter zugrunde gelegt, so würde sich der Unterschied noch mehr zugunsten des Heeres verschieben.

Die Gründe für die zum Teil recht erheblichen Differenzen sind häufig in der Fachliteratur erörtert. Konfessionelle Gründe sind wohl als eine der Ursachen anzusprechen. Nach v. Schjerning kamen im Durchschnitt der Jahre 1903 bis 1907 auf 1 katholischen 2,1 evangelische Soldaten. Unter den Selbstmördern kamen auf 1 Katholiken 4,8 Evangelische. Ähnlich lagen auch die Verhältnisse in der Zivilbevölkerung. Mit Recht weist aber schon Schwiening darauf hin, daß hierin nicht der einzige Grund zu sehen sei, sondern daß zweifellos in *Stammeseigenschaften,* die Volk und Heer gemeinsam sind, ein weiterer wichtiger Grund zu suchen ist.

Von großem Einfluß auf die Selbstmordhäufigkeit ist der *Dienstgrad* und das *Dienstalter*.

Es starben im Durchschnitt der Jahre 1904—1913 von je 1000 Mann der betreffenden Iststärke

durch Selbstmord	1904/09	1909/13
Unteroffiziere	0,80	0,74
Mannschaften	0,35	0,56

Bei den Mannschaften entfielen auf je 1000 der betreffenden Iststärke Selbstmorde

	1904/09	1909/13
im 1. Dienstjahr	0,47	0,53
im 2. Dienstjahr	0,20	0,28
in höheren Dienstjahren	0,59	0,56

Tabelle 40. Es starben durch Selbstmord von je 10000

männlichen Lebenden im Alter von 15—30 Jahren	1906/09	1910/13*	Heeres-angehörigen	1903/08	1908/13
Königreich Sachsen	4,3	6,0	XII. A.K.	7,3	5,3
Provinz Sachsen	4,0	4,9			
Herzogtum Anhalt	5,0	6,8	IV. A.K.	6,6	7,6
„ Sachsen-Altenburg	3,5	6,5			
Königreich Sachsen	4,3	6,0	XIX. A.K.	6,3	5,7
Provinz Hessen-Nassau	3,3	4,1			
Großherzogtum Sachsen-Weimar	3,1	5,9			
Herzogtum Sachsen Meiningen	3,1	5,3			
„ „ Coburg-Gotha	4,4	5,9			
Fürstentum Schwarzburg-Sondershausen	2,3	3,9	IV. A.K.	4,9	6,7
„ Schwarzburg-Rudolstadt	3,9	5,4			
„ Waldeck	0,75	4,5			
„ Reuß ä. L.	3,5	5,1			
„ Reuß j. L.	3,4	6,3			
Provinz Brandenburg	4,2	5,6	III. A.K.	4,9	4,5
Königreich Württemberg	2,7	3,6	XIII. A.K.	4,6	3,9
Großherzogtum Hessen	3,1	4,0	XVIII. A.K.	4,4	3,9
Provinz Hannover	2,9	4,0			
Großherzogtum Oldenburg	2,4	3,9	X. A.K.	4,2	5,2
Herzogtum Braunschweig	3,7	6,0			
Provinz Schleswig	3,9	5,6			
Großherzogtum Mecklenburg-Schwerin	2,5	3,8			
„ Mecklenburg-Strelitz	3,0	4,5	IX. A.K.	4,1	4,9
Hansastadt Lübeck	3,9	6,0			
„ Bremen	5,3	6,9			
„ Hamburg	4,8	6,7			
Provinz Posen	1,7	1,9	V. A.K.	4,0	4,9
Königreich Bayern r. d. Rh.	2,1	2,8	III. bayer. A.K.	3,9	3,9
Provinz Schlesien	2,7	4,3	VI. A.K.	3,8	4,9
„ Ostpreußen	2,3	2,9	I. A.K.	3,6	3,5
Königreich Bayern r. d. Rh.	2,1	2,8	II. bayer. A.K.	3,6	3,7
„ „ l. d. Rh.	2,5	1,9			
Großherzogtum Baden	2,9	4,2	XIV. A.K.	3,4	3,4
Provinz Westpreußen	1,9	2,3	XVII. A.K.	3,3	4,0
„ Rheinland	1,9	2,5	VIII. A.K.	3,3	3,4
„ Pommern	2,0	2,9	II. A.K.	3,2	3,2
Elsaß-Lothringen	1,6	2,9	XVI. A.K.	2,9	4,2
			XV. A.K.	2,6	3,7
Berlin	4,1	5,8	Gardekorps	2,5	4,1
Königreich Bayern r. d. Rh.	2,1	2,8	I. bayer. A.K.	2,5	3,1
Provinz Westfalen	1,7	2,5			
Fürstentum Schaumburg-Lippe	2,1	2,7	VII. A.K.	2,4	3,8
„ Lippe	0,90	2,3			

Die allgemein bekannte Erscheinung, daß die Selbstmorde auch im Heer am häufigsten im Frühjahr sind, zeigt Abb. 20.

Eine große Gleichmäßigkeit zeigt die *Ausführungsart* der Selbstmorde (Tabelle 41). Während im Heer der Selbstmord durch *Erschießen* weitaus an erster Stelle steht, ist in der Zivilbevölkerung das *Erhängen* die häufigste Art.

Hinsichtlich der *Ursachen* ist man oft nur auf Mutmaßungen angewiesen. Die Angaben hierüber in den Sanitätsberichten sind nur sehr allgemein gehalten. So wurde im Durchschnitt der Jahre 1904—1909 von 100 Selbstmorden 49,0mal „Furcht vor Strafe“ als Ursache angegeben. v. SCHJERNING wies aber schon darauf hin, daß die angegebenen dienstlichen Gründe vielfach nur den äußeren Anlaß zum Selbstmord bilden, und daß ein Teil dieser Leute auch in bürger-

* Gesamte männliche Bevölkerung.

lichen Verhältnissen das Leben fortgeworfen hätte, wenn ihnen dort ein Mißgeschick begegnet wäre oder wenn sie auf Schwierigkeiten in ihrem Fortkommen gestoßen wären. Die soldatische Ausbildung und Erziehung verlangt oft eiserne

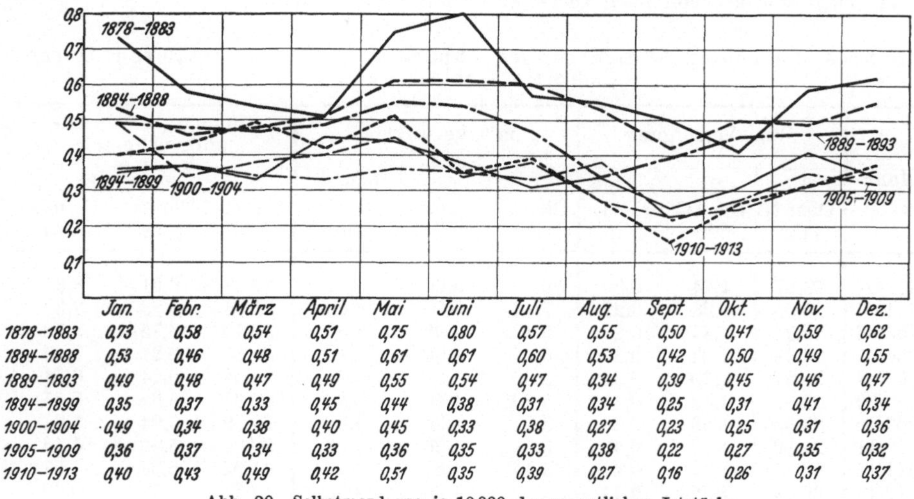

	Jan.	Febr.	März	April	Mai	Juni	Juli	Aug.	Sept.	Okt.	Nov.	Dez.
1878–1883	0,73	0,58	0,54	0,51	0,75	0,80	0,57	0,55	0,50	0,41	0,59	0,62
1884–1888	0,53	0,46	0,48	0,51	0,61	0,61	0,60	0,53	0,42	0,50	0,49	0,55
1889–1893	0,49	0,48	0,47	0,49	0,55	0,54	0,47	0,34	0,39	0,45	0,46	0,47
1894–1899	0,35	0,37	0,33	0,45	0,44	0,38	0,31	0,34	0,25	0,31	0,41	0,34
1900–1904	0,49	0,34	0,38	0,40	0,45	0,33	0,38	0,27	0,23	0,25	0,31	0,36
1905–1909	0,36	0,37	0,34	0,33	0,36	0,35	0,33	0,38	0,22	0,27	0,35	0,32
1910–1913	0,40	0,43	0,49	0,42	0,51	0,35	0,39	0,27	0,16	0,26	0,31	0,37

Abb. 20. Selbstmord pro je 10000 der monatlichen Iststärke.

Energie und Härte jedes Soldaten gegen sich selbst. Für manche Fehler und Nachlässigkeiten, die im bürgerlichen Leben kaum besonders beachtet werden, muß der Soldat einstehen und unter Umständen Folgen tragen. Daß bei dieser

Tabelle 41. Von je 100 Selbstmördern töteten sich durch:

Bevölkerungsgruppe		Jahre	Erschießen	Erhängen	Ertränken	Überfahrenlassen	Stich und Schnitt	Sturz aus der Höhe	Vergiften	auf andere Weise
Preußen (einschließlich Sachsen und Württemberg)	Heer	1873/83	46,0	29,9	16,2	4,3	1,8	0,50	1,4	0,1
		1883/93	44,6	30,3	15,9	4,0	2,1	1,0	1,9	—
		1893/03	46,3	30,3	13,9	4,8	1,5	1,4	1,7	0,12
		1903/13	52,94	25,89	10,19	5,48	1,0	1,95	2,56	0,40
	Männliche Gesamtbevölkerung	1906/10	19,9	56,4	11,8	2,9	2,0	1,3	5,6	—

notwendigen Erziehung zur Härte weiche und schwache Naturen eher aus dem an sich schon schwankenden Gleichgewicht gebracht werden können, ist naheliegend.

2. Abgang infolge von Dienstunbrauchbarkeit.

Die Zahl der Entlassungen infolge Dienstunbrauchbarkeit hat im Laufe der Jahre beträchtlich zugenommen (Tabelle 42).

Tabelle 42. Es schieden als dienstunbrauchbar aus in $^0/_{00}$ K.:

Rapportjahr	ohne Versorgung	mit Versorgung	Summe	Rapportjahr	ohne Versorgung	mit Versorgung	Summe
1873/78	20,9	7,5	28,4	1893/98	24,1	17,0	41,1
1878/83	20,7	6,8	27,5	1898/03	23,6	13,3	41,9
1883/88	20,8	10,2	31,0	1903/08	25,8	19,1	44,9
1888/93	21,0	13,8	34,8	1908/13	27,06	13,58	40,64

Einen Rückgang zeigen erst wieder die letzten Jahre. Der Hauptanteil der Zunahme entfällt auf die *mit* Versorgung dienstunbrauchbar Entlassenen. Die weitaus größte Zahl der dienstunbrauchbar Entlassenen gehört dem 1. Dienstjahr an. In der Tabelle 43 konnten erst die Zahlen vom Jahre 1903/04 wiedergegeben werden, da erst von diesem Zeitpunkt an die Iststärken getrennt nach Dienstjahren mitgeteilt wurden.

Tabelle 43. Es schieden dienstunbrauchbar in $^0/_{00}$ K. der gesamten Durchschnitts-Iststärke aus:

Jahr	ohne Versorgung			mit Versorgung			Summe der Dienstunbrauchbaren		
	1. Dienstjahr	2. Dienstjahr	höhere Dienstjahre	1. Dienstjahr	2. Dienstjahr	höhere Dienstjahre	1. Dienstjahr	2. Dienstjahr	höhere Dienstjahre
1903/04	23,67	1,24	0,30	6,57	5,66	8,01	24,57	6,91	8,31
1904/05	24,53	1,28	0,27	7,12	5,55	8,06	31,64	6,83	8,33
1905/06	23,94	1,34	0,28	6,19	4,96	8,30	30,13	6,75	8,58
1906/07	24,38	1,23	0,30	6,27	4,88	7,15	30,65	6,21	7,45
1907/08	27,97	1,39	0,32	5,99	4,85	6,21	30,52	6,24	6,54
1908/09	23,81	1,42	0,35	5,80	4,40	5,20	29,61	5,82	5,55
1909/10	23,88	1,58	0,31	5,21	4,36	4,50	29,09	5,94	4,81
1910/11	24,80	1,70	0,40	5,29	4,26	4,06	30,09	5,95	4,46
1911/12	26,77	1,77	0,44	5,15	4,27	4,23	31,92	6,04	4,67
1912/13	26,04	1,56	0,44	4,27	3,63	3,36	30,31	5,19	3,79

In Tabelle 42 fällt der Anstieg der Zahlen vom Jahre 1893 auf. Im Herbst 1893 wurde die 2jährige Dienstpflicht eingeführt. Mit diesem Jahr haben sich die Iststärken der verschiedenen Dienstaltersklassen wesentlich verschoben. Machten bis zu diesem Jahre die Mannschaften des 1. Dienstjahres etwa $^1/_3$ der gesamten Mannschaftsstärke aus, so entfällt vom Jahre 1893 ab etwa die Hälfte aller Mannschaften auf das 1. Dienstjahr. Hierdurch allein ist schon die Tatsache eines Anstiegs der Dienstunbrauchbaren auf $^0/_{00}$ K. der Gesamtiststärke bezogen, bedingt; die Entlassungen im 1. Dienstjahr brauchen gar nicht häufiger geworden zu sein.

Bei dem weitaus größeren Teil der ohne Versorgung dienstunfähig Entlassenen hat das Leiden, das zur Entlassung führte, bereits bei der Einstellung bestanden, mag es erst zwischen Aushebung und Einstellung aufgetreten oder unter der Einwirkung des Dienstes erst richtig in Erscheinung getreten oder dermaßen verschlimmert sein, daß es eine weitere Verwendung im aktiven Dienst unmöglich machte.

An die Tatsache der Zunahme der dienstunbrauchbar Entlassenen wurde in der Vorkriegszeit wiederholt die Schlußfolgerung geknüpft, daß die körperliche Tüchtigkeit der wehrfähigen Bevölkerung bedenklich zurückgeht. Vornehmlich sollte diese Mutmaßung durch die Tatsache gestützt werden, daß gerade der Teil der *mit* Versorgung Entlassenen auch beachtlich angestiegen war. Aber schon SCHWIENING hat nachgewiesen, daß z. B. im Durchschnitt der Jahre 1904—1909 auf 1000 Unteroffiziere 37,2, auf 1000 Mannschaften 15,3 dienstunbrauchbar *mit* Versorgung entlassen wurde. Dieser Anstieg bei den Unteroffizieren kann aber nicht einem weniger wehrtüchtigen Heeresersatz zur Last gelegt werden. v. SCHJERNING wies auch schon darauf hin, daß es nicht haltbar ist, die Zunahme der Entlassungen als dienstunbrauchbar ohne weiteres als ein Zeichen schlechteren Ersatzes zu werten.

Man müsse sich immer vor Augen halten, daß die Zunahme der Entlassungen durch folgende Punkte mitbedingt sei: Erhöhung der dienstlichen Anforderungen in körperlicher und geistiger Hinsicht, größere Vorsicht zweifelhaften gesundheitlichen Zuständen gegenüber, Änderung in der Anschauung manchen Krankheitszuständen gegenüber, mildere Auffassung im Urteil über das Vorliegen von Dienstbeschädigung, Änderung in der Ansicht über die Rückwirkung dienstlicher Einflüsse auf manche Krankheitszustände und Bestrebung mancher Soldaten aus den geringsten körperlichen Schäden pekuniäre Vorteile zu ziehen *(Rentensucht)*.

Da nach unterschiedlichen Übersichtsmustern berichtet wurde, je nachdem, ob es sich um Dienstunbrauchbare ohne und mit Versorgung und bei letzteren wieder um Felddienstunfähige und Garnisondienstunfähige handelte, soll in der Tabelle 44 nur gezeigt werden, wie sich die Dienstunbrauchbaren mit und ohne Versorgung auf verschiedene Fehler und Krankheiten verteilen.

Tabelle 44. Es wurden in der preußischen Armee als dienstunbrauchbar entlassen in ‰ K.:

infolge von [1]	Art der Dienstunbrauchbarkeit [2]	1878 bis 1883	1883 bis 1888	1888 bis 1893	1893 bis 1898	1898 bis 1903	1903 bis 1908	1908 bis 1913
allgemeiner Schwächlichkeit, schwacher Knochenbau und Muskelbau usw. Nr. 1	o. V.	0,81	1,0	0,95	1,1	0,98	1,1	0,96
	m. V.	0,31	0,37	0,33	0,29	0,51	0,53	0,11
	Summe	1,1	1,4	1,3	1,4	1,4	1,6	1,15
Krankheiten der Atmungsorgane Nr. 47 u. 48	o. V.	4,2	3,6	3,1	2,6	2,4	2,6	2,01
	m. V.	1,5	2,6	3,5	4,0	4,4	4,2	2,92
	Summe	5,7	6,2	6,6	6,6	6,8	6,8	4,93
Herzkrankheiten Nr. 49	o. V.	1,3	1,6	2,0	2,7	2,6	2,9	2,95
	m. V.	0,19	0,47	1,0	1,8	1,9	2,3	1,89
	Summe	1,5	2,1	3,0	4,5	4,5	5,2	4,84
Krankheiten des Nervensystems (ausschließlich Geisteskrankheiten) Nr. 15	o. V.	0,95	1,0	1,1	1,2	1,5	1,8	2,09
	m. V.	0,16	0,25	0,31	0,47	0,53	0,85	0,83
	Summe	1,1	1,3	1,4	1,7	2,0	2,7	2,92
Geisteskrankheiten und geistige Beschränktheit Nr. 15	o. V.	0,45	0,55	0,54	0,73	0,91	1,5	1,86
	m. V.	0,02	0,03	0,04	0,04	0,04	0,08	0,11
	Summe	0,47	0,58	0,58	0,77	0,95	1,6	1,97
chronischen Leiden der Unterleibsorgane Nr. 52	o. V.	0,28	0,30	0,36	0,41	0,43	0,48	0,51
	m. V.	0,60	1,2	1,7	2,3	1,3	1,1	0,50
	Summe	0,88	1,5	2,1	2,7	1,7	1,6	1,01
Krankheiten der Augen (einschließlich Brechungsfehler) Nr. 25 u. 26	o. V.	2,5	3,2	3,0	3,1	2,4	1,8	1,50
	m. V.	0,24	0,27	0,30	0,30	0,28	0,25	0,23
	Summe	2,7	3,5	3,3	3,4	2,7	2,1	1,73
Krankheiten der Ohren Nr. 31	o. V.	2,1 [3]	1,3 [4]	1,5	2,2	2,5	2,7	2,75
	m. V.	0,23 [3]	0,17 [4]	0,28	0,34	0,42	0,53	0,52
	Summe	2,3 [3]	1,5 [4]	1,8	2,5	2,9	3,2	3,27
Unterleibsbrüchen Nr. 51	o. V.	1,9	2,0	2,0	2,5	2,6	2,8	2,75
	m. V.	0,83	1,3	1,7	1,8	1,8	1,7	0,97
	Summe	2,7	3,3	3,7	4,3	4,4	4,5	3,72
Krankheiten und Fehler der Gliedmaßen und Gelenke Nr. 65—72, 75—78	o. V.	3,5	3,7	3,2	3,7	3,7	4,3	3,87
	m. V.	2,0	2,5	3,1	3,8	4,5	4,7	3,50
	Summe	5,5	6,2	6,3	7,5	8,2	9,0	7,37
Krampfadern und Folgezustände Nr. 73 u. 74	o. V.	0,43	0,44	0,39	0,45	0,49	0,44	0,40
	m. V.	0,21	0,33	0,40	0,48	0,73	0,67	0,24
	Summe	0,64	0,77	0,79	0,93	1,2	1,1	0,64

II. Der Weltkrieg 1914—1918.

Es ist keine leichte Aufgabe, auf knappem Raum auch nur einen Einblick, geschweige denn Überblick über die Zahlen an Verwundungen und Krankheiten während des Weltkrieges zu geben. Im III. Band des *Sanitätsberichts über das deutsche Heer im Weltkriege* sind im Jahre 1934 die Ergebnisse der in jahrelanger Arbeit gesichteten und ausgewerteten Krankenrapporte der Truppen und Lazarette des Feld- und Besatzungsheeres veröffentlicht. Die von den Truppenärzten in Feld und Heimat eingereichten Truppenkrankenrapporte waren nach

[1] Die in dieser Spalte eingesetzten Nummern entsprechen der Anl. 1 D. A. Mdf.
[2] o. V. = ohne Versorgung, m. V. = mit Versorgung. [3] Nur 1878—1882. [4] 1882—1888.

völlig anderen Gesichtspunkten angelegt als die monatlichen Krankennachweise im Friedensheer. Diese 10tägigen Truppenkrankenrapporte des Feldheeres wurden am 1., 11. und 21. jeden Monats aufgestellt und gelangten über den Feldsanitätschef an die Medizinalabteilung des Preuß. Kriegsministeriums. Beim Besatzungsheer wurden monatliche Truppenkrankenrapporte gleichfalls der Medizinalabteilung vorgelegt. Unabhängig von den Truppenärzten berichteten die Sanitätsformationen des Feldheeres über ihre Tätigkeit am Schluß jedes Monats und bei der Auflösung. Am 1., 6., 11., 16., 21. und 26. jeden Monats wurden von diesen Sanitätsformationen Tabellen über alle neu aufgenommenen oder ausgeschiedenen Kranken und Verwundeten des deutschen Heeres sowie fremder Heere, unmittelbar an das Zentralnachweisebüro beim Preußischen, Bayerischen, Sächsischen und Württembergischen Kriegsministerium gesandt. In gleicher Weise berichteten die Reserve- (Festungs-) usw. Lazarette im Deutschen Reich.

Über 4 volle Kriegsjahre, d. h. vom 2. August 1914 bis 31. Juli 1918 konnte das vorhandene Zahlenmaterial ausgewertet werden. Die im Verlauf der weiteren Ausführungen gebrachten Übersichten sind dem Kriegssanitätsbericht entnommen und zum Teil in graphischer Darstellung wiedergegeben.

A. Die Menschenverluste des deutschen Landheeres.

Tabelle 45[1]. (Nach Mitteilungen des Zentralnachweiseamts für Kriegerverluste und Kriegergräber.)

Auf Grund der amtlichen Verlustlisten	Tote (Gefallene, an Wunden und infolge von Krankheit Gestorbene)			Verwundungen[1], soweit sie *nicht tödlich* verlaufen sind (Zahl der Fälle, nicht Zahl der Verwundeten)			Gefangene und Vermißte, *ohne die* als in der Kriegsgefangenschaft *gestorbenen* Festgestellten (bei den Toten mitenthalten)		
	Offiziere	Unteroffz. u. Mannschaften	zusammen	Offiziere	Unteroffz. u. Mannschaften	zusammen	Offiziere	Unteroffz. u. Mannschaften	zusammen
bis 31. 12. 14	5 847	136 655	142 502	11 519	529 199	540 718	908	153 682	154 590
„ 31. 12. 15	16 921	611 524	628 445	29 030	1 566 376	1 595 406	3 191	316 963	320 154
„ 31. 12. 16	24 910	938 591	963 501	45 587	2 425 568	2 471 155	6 245	495 012	501 257
„ 31. 12. 17	33 272	1 238 301	1 271 573	61 093	3 117 743	3 178 836	9 659	656 745	666 404
„ 31. 12. 18	46 946	1 574 088	1 621 034	88 888	4 014 931	4 103 819	14 698	846 692	861 390
„ 31. 12. 19	50 555	1 668 053	1 718 608	92 310	4 123 285	4 215 595	18 607	1 061 648	1 080 255
„ 31. 12. 20	52 024	1 711 955	1 763 979	92 358	4 122 221	4 214 579	18 143	1 047 089	1 065 232
„ 30. 9. 21	52 673	1 740 160	1 792 833	92 384	4 122 435	4 214 819	18 985	1 031 436	1 049 421
„ 31. 10. 22	53 229	1 768 693	1 821 922	92 441	4 123 057	4 215 498	18 103	1 019 809	1 037 912
„ 30. 6. 23	53 386	1 781 138	1 834 524	92 458	4 123 315	4 215 773	18 042	1 012 032	1 030 074
„ 31. 3. 26	53 461	1 788 998	1 842 459	92 464	4 123 290	4 215 754	18 040	1 007 147	1 025 187
„ 30. 9. 26	53 465	1 789 059	1 842 524	92 464	4 123 291	4 215 755	18 040	1 007 166	1 025 206
„ 30. 9. 27	53 482	1 789 826	1 843 308 [2]	92 463	4 123 290	4 215 753	18 040	1 007 008	1 025 048 [2]
„ 31. 12. 28	53 714	1 800 102	1 853 816 [2]	92 388	4 124 319	4 216 707	18 051	1 001 761	1 019 812 [2]
„ 31. 12. 29	53 767	1 803 976	1 857 743	92 770	4 124 124	4 216 694	18 027	998 876	1 016 903
„ 31. 12. 32	53 936	1 843 750	1 897 686	92 566	4 123 237	4 215 803	17 883	959 847	977 730
„ 31. 12. 33	53 966	1 846 910	1 900 876	92 564	4 123 098	4 215 662	17 868	957 109	974 977

B. Der Verwundeten- und Krankenzugang in militärärztliche Behandlung.

Während der 4 Kriegsjahre behandelten die Truppenärzte nach den Truppenkrankenrapporten im Felde und in der Heimat *27185240 Verwundungen und Erkrankungen,* davon im Felde 19471917 = 716‰ und in der Heimat 7713323 =

[1] Personen und Fälle können nicht gesondert angegeben werden.

[2] Es ist anzunehmen, daß ein großer Teil der noch Vermißten schätzungsweise rd. 100000 Mann tot ist. Die Zahl der Toten wird sich daher um diese Zahl noch erhöhen.

284‰ aller Verwundungen und Erkrankungen. Von allen *Kriegsteilnehmern (13123011)* war durchschnittlich jeder 2mal in ärztlicher Behandlung, und zwar kamen auf 100 Kriegsteilnehmer 164 Erkrankungen und 43 Verwundungen. Von 1000 der 27,18 Millionen Gesundheitsschädigungen (Verwundungen und Erkrankungen) waren 209 Verwundungen und 791 Erkrankungen. Von den 27185240 Verwundungen und Erkrankungen kamen 13403131 in die Lazarette im Feld und in der Heimat, d. h. etwa die Hälfte aller ärztlich behandelten Soldaten. Wenn diese Zahl, die die Gesamtzahl aller auf 4 Kriegsjahre berechneten Kriegsteilnehmer (13123011) wenig überragt, so kann daraus natürlich nicht gefolgert werden, daß jeder Kriegsteilnehmer einmal in den 4 Kriegsjahren in ein Lazarett aufgenommen war, da eine große Zahl mehrfach den Lazaretten zuging.

Abb. 21 und Tabelle 46 zeigen den *Gesamtkrankenzugang* bei den Truppen des *Feldheeres,* berechnet auf 1000 Mann der durchschnittlichen Iststärke.

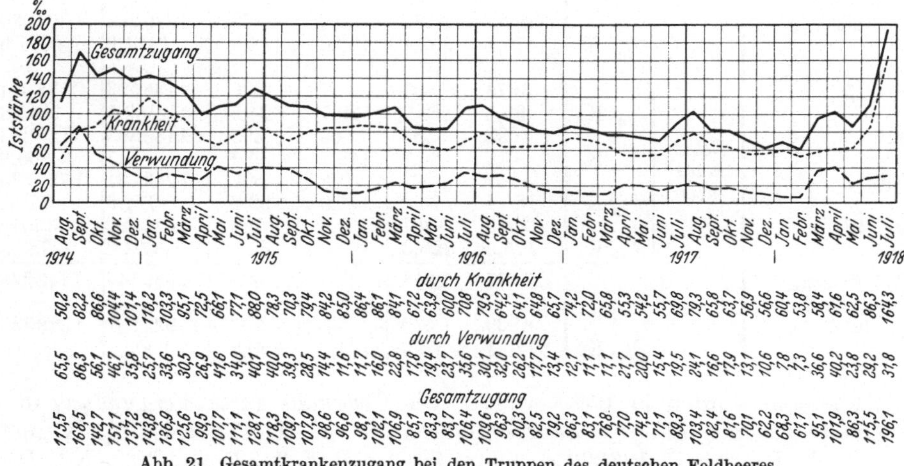

Abb. 21. Gesamtkrankenzugang bei den Truppen des deutschen Feldheeres.

C. Der Gesamtkrankenabgang.

In den Truppen- (Revier-) Krankenstuben (Sanitätsunterständen) des *Feld*heeres und in allen Lazaretten im Feld und in der Heimat gingen in den 4 Kriegsjahren 11054195 (aus truppenärztlicher Behandlung) + 12709023 (aus Lazaretten) ab. Insgesamt also 23763218. (Der Bestand am Ende des 4. Kriegsjahres und die aus den Truppenkrankenstuben des Besatzungsheeres dienstfähig Entlassenen sind hierbei unberücksichtigt.) Hiervon wurden 22457611 = 94,5% dienstfähig, 407926 = 1,7% starben und 897681 = 3,8% gingen anderweitig (dienstunbrauchbar, beurlaubt, fahnenflüchtig usw.) ab.

Von allen 27185240 ärztlich behandelten Verwundeten und Kranken im Feld- und Besatzungsheer sind in Truppenkrankenstuben und Lazaretten *95,8% dienstfähig* geworden.

a) Der Gesamtabgang durch Tod *(Verwundung, Unglücksfall, Krankheit und Selbstmord)* **innerhalb und außerhalb militärärztlicher Behandlung.** Nach den Rapporten vom 2. August 1914 bis 31. Juli 1918 starben:

an Verwundung (gefallen)	58,9	80,9‰ aller Kriegsteilnehmer
an Verwundung bei der Truppe . .	4,7	
an Verwundung in Lazaretten . .	17,3	
durch Unglücksfall	1,0	
„ Selbstmord	0,27	
an Krankheit	9,4	
zusammen	91,6‰	aller Kriegsteilnehmer.

Tabelle 46.
Krankenzugang nach Dienstgraden nach den Truppenkrankenrapporten.

Kriegsjahr			Offiziere	Sanitätsoffiziere	Veterinäroffiziere	Beamte, obere, untere	Unteroffiziere, Mannschaften	Summe
1914/15	*Feldheer*		40132	4414	301	2206	3906504	3953557
		‰ S.	622,6	434,3	211,7	156,9	1448,9	1418,9
1915/16			41718	4628	450	2338	4866529	4915663
		‰ S.	469,0	347,3	171,2	121,4	1248,2	1221,9
1916/17			45604	4705	740	2501	4990180	5043730
		‰ S.	374,7	277,6	185,3	103,8	988,8	967,5
1917/18			70179	7259	851	2836	5477842	5558967
		‰ S.	483,2	377,5	184,1	94,2	975,4	955,9
1914/18 zus. . .			197633	21006	2342	9881	19241055	19471917
Jahresdurchschnitt . . .			49408	5252	586	2470	4810264	4867980
		‰ S.	470,1	352,1	185,0	112,9	1114,9	1091,6
1914/15	*Besatzungsheer*		2674	207	7	200	2135593	2138681
		‰ K.	95,4	60,0	29,7	24,5	1169,1	1145,8
1915/16			4098	533	69	395	2183893	2188988
		‰ K.	94,8	80,9	142,0	39,4	877,7	858,9
1916/17			5167	697	99	692	1743981	1750636
		‰ K.	128,4	96,0	171,0	62,8	792,8	775,0
1917/18			7538	881	124	795	1625680	1635018
		‰ K.	175,5	125,3	191,7	65,3	803,2	783,5
1914/18 zus. . .			19477	2318	299	2082	7689147	7713323
Jahresdurchschnitt . . .			4869	580	75	521	1922287	1928332
		‰ K.	126,1	95,3	154,0	50,3	900,5	880,5

Außerdem wurden 771659 vermißt. Die *Todesfälle durch Verwundung* insgesamt betrugen 1061740 = Jahresdurchschnitt von 265431 = 41,7‰ K. und die durch Krankheit 123300 = Jahresdurchschnitt 30825 = 4,8‰ K. *Die Todesfälle an Verwundungen sind demnach fast 9mal so groß als die durch Krankheiten.* Nach SCHWIENING kamen in früheren Kriegen auf 1 Todesfall durch Waffen 1,3—5,6 Todesfälle durch Krankheit. 1870/71 überwogen schon die Todesfälle durch Waffen. Das Verhältnis war 1 : 0,53.

Die Zahl der *tödlichen Unfälle* beim *Feldheer* war reichlich doppelt so hoch als im *Friedensheer* (jährlich 0,65‰ K. : 0,29‰ K.).

Die *Selbstmorde* waren im *Kriege* erheblich *seltener* als in der *Friedensarmee*. Im Durchschnitt der Jahre 1908/13 betrug die Selbstmordziffer 0,43‰ K., im Feldheer 0,11‰ K.

b) Abgang durch Dienstunbrauchbarkeit. Die Gesamtzahl der vom 2. August 1914 bis 31. Juli 1918 dienstunbrauchbar Entlassenen betrug 702778 = 110,3‰ K., davon mit Versorgung 503713 = 79‰ K., ohne Versorgung 199065 = 31,2‰ K. *Im Jahresdurchschnitt* wurden danach als *dienstunbrauchbar* entlassen 175695 = *27,6‰ K.* Von den aus *Krankheitsgründen* oder wegen anderer körperlicher und geistiger Gebrechen entlassenen Soldaten war *bei 55,6%* (also mehr als die Hälfte) das Dienstunbrauchbarkeitsleiden *nicht durch den Kriegsdienst entstanden* oder verschlimmert. *Von 100* aller *Dienstunbrauchbaren* wurden *71,6 mit Versorgung* und *28,4 ohne Versorgung* entlassen.

Von den infolge Kriegsdienstbeschädigung als kriegsunbrauchbar bis zum 31. Juli 1918 Entlassenen waren 89760 verstümmelt = 17,8% der 503713 mit Versorgung Entlassenen oder 12,8% der 702778 dienstunbrauchbar Entlassenen. Tabelle 47 enthält nähere Einzelheiten. An der Gesamtzahl der Verstümmelten waren die 74630 an den Gliedmaßen Verstümmelten mit 83,1% beteiligt. Sie machten 14,8% aller mit Versorgung Entlassenen aus.

Tabelle 47.
Dienstunbrauchbare und auf Grund von Kriegsdienstbeschädigung als verstümmelt anerkannte Heeresangehörige.

In der Zeit vom 2. August 1914 bis Ende Juli 1918 wurden	Offiziere (einschl. Sanitätsoffiziere, Veterinäroffiziere und Obere Beamte	‰ Soll-stärke	Offizier-Stellvertreter, Feldwebel (einschl. Unterärzte, Unterveterinäre, Unterbeamte), Sergeanten, Unteroffiziere	‰ Soll-stärke	Mannschaften	‰ Soll-stärke	Summe	‰ Soll-stärke
A. von den *Verwundeten* aus dem Heere entlassen als dienstunbrauchbar *mit* Versorgung . . .	1090	5,8	28293	40,9	315193	54,6	344576	51,8
außerdem aus dem Heere entlassen als dienstunbrauchbar *mit* Versorgung	550	2,9	12906	18,7	145681	25,2	159137	23,9
Summe . . .	1640	8,7	41199	59,6	460874	79,9	503713	75,7
Außerdem wurden aus dem Heere entlassen als dienstunbrauchbar *ohne* Versorgung	964	5,1	10263	14,9	187838	32,6	199065	29,9
Gesamtsumme A. . . .	2604	13,8	51462	74,5	648712	112,4	702778	105,7
B. Heeresangehörige auf Grund von *Kriegs*dienstbeschädigung als verstümmelt anerkannt[1]								
1. wegen Verlustes der oberen Gliedmaßen								
links. . .	35	0,19	726	1,1	7034	1,2	7795	1,2
rechts . .	29	0,15	751	1,1	6545	1,1	7325	1,1
beiderseits	10	0,05	42	0,06	331	0,06	383	0,06
2. wegen Verlustes der unteren Gliedmaßen								
einseitig .	119	0,63	2125	3,1	21049	3,6	23293	3,5
beiderseits	6	0,03	64	0,09	792	0,14	862	0,13
3. wegen Störung der Bewegungs- und Gebrauchsfähigkeit einer Hand, eines Armes, eines Fußes oder eines Beines, wenn sie so hochgradig ist, daß sie dem Verlust des Gliedes gleichzuachten ist,								
a) obere Gliedmaßen links. . .	27	0,14	1079	1,6	13123	2,3	14229	2,1
rechts . .	24	0,13	977	1,4	11098	1,9	12099	1,8
beiderseits	1	0,01	44	0,06	472	0,08	517	0,08

Tabelle 47 (Fortsetzung).

In der Zeit vom 2. August 1914 bis Ende Juli 1918 wurden	Offiziere (einschl. Sanitätsoffiziere, Veterinäroffiziere und Obere Beamte	‰ Soll-stärke	Offizier-Stellvertreter, Feldwebel (einschl. Unterärzte, Unterveterinäre, Unterbeamte), Sergeanten, Unteroffiziere	‰ Soll-stärke	Mannschaften	‰ Soll-stärke	Summe	‰ Soll-stärke
b) untere Gliedmaßen einseitig .	25	0,13	623	0,90	6768	1,2	7416	1,1
beiderseits	3	0,02	56	0,08	652	0,11	711	0,11
4. wegen Verlustes der Sprache	2	0,01	20	0,03	208	0,04	230	0,03
5. wegen Verlustes des Gehörs auf beiden Ohren	1	0,01	56	0,08	1001	0,17	1058	0,16
6. wegen Verlustes oder Erblindung beider Augen	15	0,08	136	0,20	1294	0,22	1445	0,22
7. wegen Verlustes oder Erblindung eines Auges im Falle nicht völliger Gebrauchsfähigkeit des anderen Auges	19	0,10	272	0,39	3117	0,54	3408	0,51
8. wegen Geisteskrankheit	7	0,04	296	0,43	3652	0,63	3955	0,59
9. wegen anderer schwerer Gesundheitsstörungen, wenn sie fremde Pflege und Wartung nötig machen	9	0,05	415	0,60	4610	0,80	5034	0,76
Summe B. . .	332	1,8	7682	11,1	81746	14,2	89760	13,5
Von den in „Summe Abschnitt B" Aufgeführten sind verstümmelt:								
einfach	297	1,6	7240	10,5	77531	13,4	85068	12,8
zweifach	35	0,19	404	0,58	3914	0,68	4353	0,65
dreifach	—	—	32	0,05	256	0,04	288	0,04
vierfach	—	—	5	0,01	38	0,01	43	0,01
fünffach und mehrfach	—	—	1	0,001	7	0,001	8	0,001
Außerdem sind entlassen infolge Verlustes oder Erblindung eines Auges bei völliger Gebrauchsfähigkeit des anderen	13	0,07	578	0,84	6395	1,1	6986	1,1

[1] Lagen bei einem Verstümmelten mehrere Arten von Verstümmelung vor, so war er *nur einmal*, und zwar der *Hauptverstümmelungsart* nach zu verrechnen.

D. Verwundungen.

Die *Gesamtzahl aller Verwundungen* ergibt sich aus der Zahl der Gefallenen und des Zugangs an Verwundeten bei der Truppe des *Feldheeres*. Hierbei müssen die Vermißten mit berücksichtigt werden, die nach Bd. III des Kriegssanitätsberichtes (S. 25f.) zur Hälfte als tot anzunehmen sind.

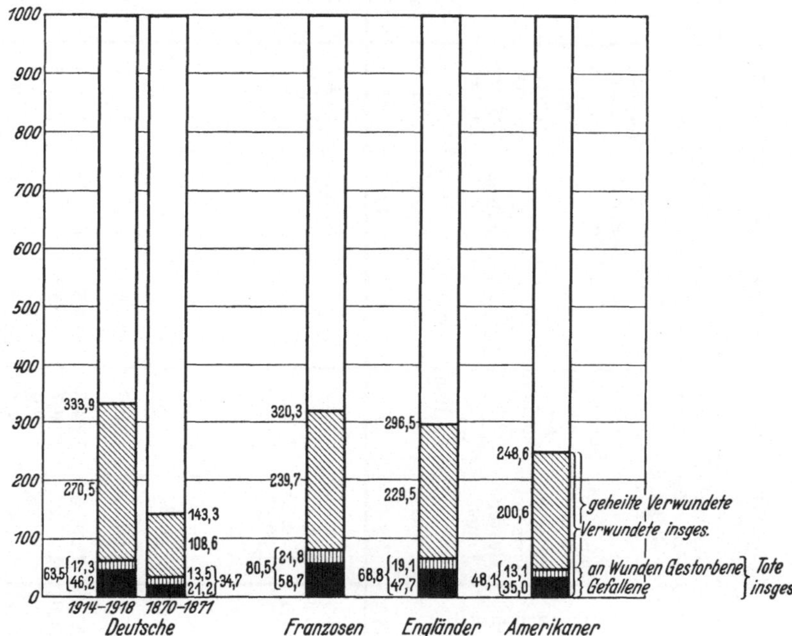

Abb. 22. Kriegsverluste der deutschen Armee und fremder Heere.

Tabelle 48.
Gesamtzahl aller Gefallenen, Verwundeten, Vermißten des Feldheeres.

	Insgesamt	Jahresdurchschnitt 1914/18	‰ K.	‰ der Spalte 2a
Durchschnitts-Iststärke des Feldheeres	—	4183099	—	—
1. Gefallen sind	772687	193172	46,2	138,3
2. Beim Feldheer gingen Verwundete zu	4814557	1203639	287,7	861,7
2a. Summe 1 + 2	5587244	1396811	333,9	1000,0
3. Vermißt wurden	771249	192812	46,1	—
4. Bei der Truppe (Feldheer) sind gestorben.	61704	15426	3,7	11,0
5. In den Lazaretten des Feldheeres starben Verwundete	181817	45454	10,9	39,7
6. In den Reserve- usw. Lazaretten des Besatzungsheeres starben Verwundete	45532	11383	2,7	8,1
6a. Summe 5 + 6	227349	56837	13,6	40,7
6b. Summe 4 + 5 + 6	289053	72263	17,3	51,7
6c. Summe 1 + 4 + 5 + 6	1061740	265435	63,5	190,0
7. Verwundete wurden dienstfähig entlassen:				
a) aus den Lazaretten des Feldheeres	689726	172432	41,2	123,4
b) aus den Reserve- usw. Lazaretten des Besatzungsheeres	2687805	671951	160,6	481,1
Summe 7 a) + b)	3377531	844383	201,9	604,5
8. Von den Verwundeten wurden dienstunbrauchbar entlassen	344576	86144	20,6	61,7

Tabelle 49. Verhältnis der Gefallenen, der später an Wunden Gestorbenen, der überhaupt Gestorbenen und der Geheilten zur Gesamtzahl der Verwundeten in verschiedenen Kriegen.

Bezeichnung des Krieges	Armee	Gesamtzahl der Verwundeten	Von 100 des Gesamtverlustes				Es verhält sich die Zahl der Gefallenen zu		Es verhält sich			Von 100 ärztlich behandelten Verwundeten (d. h. nach Abzug der Gefallenen)	
									die Zahl der später Gestorbenen zur Zahl der		der Gesamtverlust an Toten zur Zahl der Geheilten		
			fielen auf dem Schlachtfelde	starben später	Summe 4 + 5	wurden geheilt	der Zahl der später an Wunden Gestorbenen wie	der Summe der später an Wunden Gestorbenen und Geheilten wie	Gefallenen wie	Geheilten wie	wie	wurden geheilt	starben
1	2	3	4	5	6	7	8	9	10	11	12	13	14
Weltkrieg 1914/18 ...	Deutsche	5587244	13,8	5,2	19,0	81,0	1 : 0,37	1 : 6,2	1 : 2,7	1 : 15,7	1 : 4,2	94,0	6,0
„ 1914/18 ...	Französ.	3675000	18,4	6,8	25,2	75,3	1 : 0,37	1 : 4,4	1 : 2,7	1 : 11,0	1 : 3,0	91,7	8,3
„ 1914/18 ...	Englische	2576058	16,1	6,5	22,6	77,4	1 : 0,40	1 : 5,2	1 : 2,5	1 : 12,0	1 : 3,4	92,3	7,7
„ 1917/18 ...	Amerik.	260783	14,1	5,2	19,3	80,7	1 : 0,37	1 : 6,1	1 : 2,7	1 : 15,4	1 : 4,2	93,9	6,1
											Durchschnitt	93,0	7,0
Deutsch-Französischer Krieg 1870/71	Deutsche	116821	14,8	9,4	24,2	75,8	1 : 0,64	1 : 5,8	1 : 1,6	1 : 8,0	1 : 3,1	88,9	11,0
Krieg in Böhmen 1866	Preuß.	16284	15,7	8,9	24,6	75,4	1 : 0,57	1 : 5,4	1 : 1,8	1 : 8,4	1 : 3,1	89,4	10,7
Deutsch-Dänischer Krieg 1864	Preuß.	2443	17,3	12,9	30,2	69,8	1 : 0,75	1 : 4,8	1 : 1,3	1 : 5,4	1 : 2,3	84,4	15,6
Krieg in Italien 1859.	Französ.	19590	12,9	15,1	28,1	71,9	1 : 1,2	1 : 6,7	1 : 0,86	1 : 4,8	1 : 2,6	82,6	17,4
Krimkrieg 1854/56 ...	„	50108	20,4	19,9	40,4	59,6	1 : 0,98	1 : 3,9	1 : 1,0	1 : 3,0	1 : 1,5	74,9	25,1
„ 1854/56 ...	Englische	14849	18,6	12,4	30,9	69,1	1 : 0,67	1 : 4,4	1 : 1,5	1 : 5,6	1 : 2,2	84,8	15,2
Sezessionskrieg 1861/65	Amerik.	328293	13,5	10,6	24,1	75,9	1 : 0,79	1 : 6,4	1 : 1,3	1 : 7,2	1 : 3,2	87,7	12,3
											Durchschnitt	84,7	15,3

Von den *behandelten Verwundeten* wurde $^1/_3$ *wieder dienstfähig* ohne in die Heimat zurückgeschickt zu werden (davon $^2/_3$ bei der Truppe und $^1/_3$ in den Lazaretten des Feldheeres). $^1/_3$ der Gesamtzahl der Verwundeten kehrte aus den Reservelazaretten der Heimat *dienstfähig zur Front* zurück und $^1/_3$ wurde entweder nur für die Heimat dienstfähig oder dienstunbrauchbar oder starb.

Tabelle 49 und Abb. 22 zeigen, wie sich in früheren Kriegen und in dem Weltkriege die Verluste durch Verwundungen und die Wiederherstellung der Dienstfähigkeit bei den verschiedenen kriegführenden Staaten verhielten.

Abb. 22 zeigt, daß die Verluste an Gefallenen und später an Wunden Gestorbenen im Hinblick auf die Gesamtzahl der Verluste durch Kampfeinwirkung am niedrigsten bei dem deutschen Feldheer waren.

Ein Vergleich mit früheren Kriegen ergibt, daß die unmittelbar tödliche Waffenwirkung im Weltkriege gegenüber früheren Kriegen im allgemeinen nicht zugenommen hat. Beim deutschen Heer war sie im Weltkrieg fast völlig gleich der im Kriege 1870/71.

Tabelle 49 und Abb. 22 veranschaulichen deutlich den gewaltigen *Fortschritt und Erfolg der ärztlichen Heilkunst* insbesondere der *chirurgischen* Tätigkeit, der es gelang, mehr als der doppelten Zahl von Verwundeten das Leben zu retten im Vergleich zu früheren Kriegen.

Die Wirkung der einzelnen Waffenarten auf den menschlichen Körper. Die Verwundungen durch blanke Waffen waren im Verhältnis zu den Schußwunden gering und verminderten sich von Jahr zu Jahr. 1870/71 kamen auf eine Verwundung durch blanke Waffen 53,7 Schußwunden. Im 1. Kriegsjahr 1914/15 war das Verhältnis annähernd das gleiche (1:54,7). Im 2. Kriegsjahr 1:125,9, im 3. Kriegsjahr 1:201,3 und im letzten Kriegsjahr 1:318,3.

Während 1870/71 die Verwundungen durch Gewehrschüsse das 10fache der Verwundungen durch Artilleriegeschosse ausmachte, so überwogen im Weltkrieg die Verwundungen durch Artilleriegeschosse und standen im Jahre 1917 im Verhältnis von 3:1. Aus der im Kriegssanitätsbericht mitgeteilten Aufzählung der Wirkung der einzelnen Waffenarten auf die verschiedenen Körperteile soll nur erwähnt werden, daß fast $^2/_3$ aller in Behandlung gekommenen Verwundungen auf die Gliedmaßen entfallen. Kopf und Rumpf sind an der Gesamtzahl mit 14,4% und 14,6% fast gleichmäßig vertreten, während die Verwundungen des Halses mit 1,5% den geringsten Anteil aufweisen.

E. Erkrankungen.

Für die Bearbeitung der Verwundungen dienten im Kriegssanitätsbericht die Truppenkrankenrapporte in erster Linie als Grundlage und die Lazarettkrankenrapporte nur als wertvolle Ergänzung. Für die Beurteilung der *Erkrankungen* waren die Lazarettrapporte die wichtigeren Unterlagen. Erklärt ist diese Tatsache unter anderem daraus, daß manche Anfangsdiagnosen erst während der Lazarettbehandlung richtiggestellt und so für die Bewertung der Seuchen und Kriegskrankheiten besonders bedeutungsvoll wurden.

Nur in den beiden ersten Kriegsmonaten übersteigen die Verwundetenzahlen die der Krankheiten. Mit Beginn des Stellungskrieges hatte im Westen und im Osten die Zahl der Erkrankungen bald die doppelte Zahl der Verwundungen erreicht.

Den *Gesamtkrankenzugang* im Durchschnitt der 4 Kriegsjahre getrennt nach Feld- und Besatzungsheer zeigt Abb. 23. Im Durchschnitt überragen beim *Feldheer* die ansteckenden Krankheiten und Krankheiten der Verdauungswerkzeuge weit die entsprechenden Zahlen des *Besatzungsheeres*. Im Besatzungsheer dagegen überwogen die Geschlechtskrankheiten, Nerven- und Herzkrankheiten und Krankheiten der Atmungsorgane. Das Besatzungsheer hatte trotz niedrigerer Verhältniszahl der Gesamtzugänge an ansteckenden Krankheiten mehr Zugänge als das Feldheer an Masern, Diphtherie und Scharlach. Da die Erkrankungsziffern außer von den Kampfhandlungen auch von Jahreszeit, Witterungs- und Bodenverhältnissen sowie von den gesundheitlichen Verhältnissen eines Landes wesentlich beeinflußt werden, so zeigen die im Kriegssanitätsbericht mitgeteilten Zugangskurven auch deutliche Unterschiede nach Jahreszeit und Kriegsschauplätzen. Nach den Truppenkrankenrapporten machten die Grippeerkrankungen 84,5% aller übertragbaren Erkrankungen in den 4 Kriegsjahren aus. In Lazaretten wurden jedoch nur knapp 1/4 der Grippekranken aufgenommen. Lehrreich ist es, die übertragbaren Krankheiten in verschiedenen Kriegen und Kriegsschauplätzen zu vergleichen (Tabelle 50). Nähere Angaben sind im Kriegssanitätsbericht bei den Abhandlungen der einzelnen Krankheiten mitgeteilt.

Über die *Geschlechtskrankheiten* im Weltkriege wurden schon im Jahre 1923 Zahlen der Öffentlichkeit übergeben, nachdem 1922 im Ausland hierüber falsche Angaben verbreitet wurden, um das deutsche Heer zu verunglimpfen.

Tabelle 50. Zugang an übertragbaren Krankheiten (Rapp. Nr. 1—11) in verschiedenen Feldzügen in ‰ der Durchschnitts-Iststärke (=K.) auf ein Jahr berechnet.

Lfd. Nr.	Armee, Feldzug	‰ K.
1	Russische Kaukasusarmee im türkischen Krieg 1877/78	1307,3
2	Russische Armee im turkmenischen Feldzug 1880/81	966,1
3	Unionsarmee (Weiße) im amerikanischen Rebellionskrieg 1861/66	638,5
4	Russische Donauarmee im türkischen Krieg 1877/78	354,4
5	Englische Armee im südafrikanischen Krieg 1899/1902	346,7
6	Schutztruppe im südwestafrikanischen Feldzug 1904/07	231,7
7	Japanische Armee im chinesischen Feldzug 1894/95	214,4
8	Deutsche Armee im französischen Feldzug 1870/71	170,8
9	Österreichische Armee in der Herzegowina 1882	159,4
10	Ostasiatisches Expeditionskorps 1900/01 . .	92,9
11	Deutsches Heer im Weltkrieg 1914/18 . . .	85,2
12	„ „ „ Westen 1914/15	38,3
13	„ „ „ „ 1915/16	50,2
14	„ „ „ „ 1916/17	55,5
15	„ „ „ „ 1917/18	188,6
16	„ „ „ Osten 1914/15	65,3
17	„ „ „ „ 1915/16	72,2
18	„ „ „ „ 1916/17	47,7
19	„ „ „ „ 1917/18	68,6
20	„ „ auf dem Balkan 1915/16 .	91,6
21	„ „ „ „ „ 1916/17 .	145,3
22	„ „ „ „ „ 1917/18 .	319,4
23	„ „ in Italien 1917/18.	40,6
24	„ „ „ der Türkei 1915/16 . .	309,3
25	„ „ „ „ „ 1916/17 . .	872,1
26	„ „ „ „ „ 1917/18 . .	277,6
27	Amerikanisches Heer in Frankreich (nur weiße Truppen) 1917/18 (Aug. 17 bis Juli 18) .	194,1

Im ganzen wurden 713491 = 112,0‰ K. *Geschlechtskranke* in den Lazaretten behandelt. Von allen in den Lazaretten behandelten Soldaten machten die Geschlechtskranken 5,3% aus. Die Zugänge waren beim *Besatzungsheer* höher als beim *Feldheer*. Für die Zeit vom 2. 8. 14 bis 31. 7. 17 hatte der *Feldsanitätschef* durch Zählkarten die Geschlechtskranken auch nach Art der Erkrankung zählen lassen. Auf Grund dieser Zählkarten sind die im Kriegssanitätsbericht mitgeteilten Tabellen 51 und 52 zusammengestellt. Die Altersklassen sind an den Zugangszahlen (Ersterkrankungen und krank Eingestellte) in folgender Weise beteiligt: 20jährige = 1,3%; 21—25jährige = 24,9%; 26—30jährige = 33,2%; 31—35jährige = 20,0%; 36—40jährige = 11,3%; 41—45jährige = 6,8%; 46—50jährige = 2,0%; der Rest verteilt sich auf jüngere und vereinzelt ältere Altersklassen.

Tripper und weicher Schanker haben etwas abgenommen, Syphilis hat etwas zugenommen.

Kampfgaserkrankungen. Nach den Angaben des Kriegssanitätsberichtes kamen auf 100 Ausfälle (durch Verwundung und Kampfgas) folgende Gaskranke:

1914/15 =	0,01 (Westen)	0,29 (Osten)
1915/16 =	0,85 „	0,01 „
1916/17 =	2,2 „	0,18 „
1917/18 =	4,6 „	0,17 „

Die Gesamtzahl der Kampfgaserkrankungen betrug etwa 80000, sie waren nach Abb. 24 und 25 erheblich geringer als beim Feinde. Die Todeszahlen lassen sich nur schätzungsweise angeben. Unter dieser Einschränkung starben von Gaskranken beim deutschen Heer und beim Gegner annähernd der gleiche Teil.

Bei den Blasangriffen 9% der Kranken, beim Gasartillerieschießen etwa 6%, beim Gasminenschießen 12% (je nach der Überraschung durch gemischtes Feuer), beim Gelbkreuz 2—3%. Nach Einzelberichten ist im Kriegssanitätsbericht der Grad der Gasschädigung folgendermaßen angegeben: $^1/_5$ schwer, $^1/_5$ mittel und $^3/_5$ leicht gaskrank.

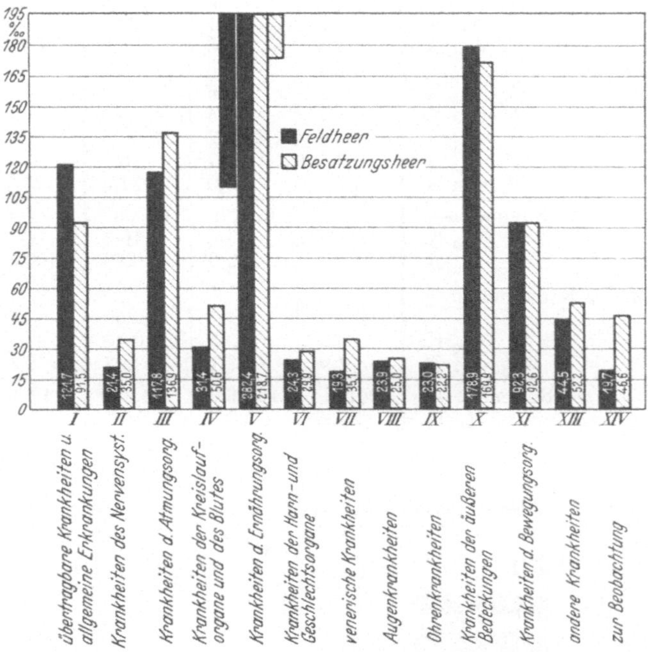

Abb. 23. **Gesamtkrankenzugang im Durchschnitt der vier Kriegsjahre 1914—1918 bei den Truppen des deutschen Feld- und Besatzungsheeres nach Krankheitsgruppen auf 1000 aller Erkrankungen.**

Tabelle 51. Verhältnis der Geschlechtskrankheiten zueinander im deutschen und in fremden Heeren.

Nach den Zählkarten im Kriege.

Deutsches Feld- und	2. 8. 14 bis 31. 7. 17	341945	226571	15249	100125	—	—	—
Besatzungsheer %		100,0	66,3	4,5	29,3	16,2	67,5[1]	32,5
Amerikanisches Heer insgesamt %	1. 4. 17 bis 31. 12. 19	—	76,8	2,8	20,4	—	—	—
Amerikanisches Heer in Europa %		—	57,2	21,7	21,1	—	—	—
Englisches Heer %	Aug. 14 bis Mai 18	—	66,0	10,0	24,0	—	—	—
Französisches Heer in Frankreich %	1916—1918	—	63,8	13,1	23,1[2]	—	—	—
Französische Rheinarmee %	1920—1929	—	52,1	8,5	39,4[3]	—	—	—

Hiermit sollen die *statistischen Angaben über den Weltkrieg* abgeschlossen werden. Aus der Fülle des im Kriegssanitätsbericht gegebenen Stoffes konnte nur ein kleiner Bruchteil herausgenommen werden. Bei der Absicht, in kürzester Form ein abgeschlossenes Bild zu geben, mußten die *Gesamtzahlen* in den Vordergrund gestellt werden. Nur ein Studium des Kriegssanitätsberichtes kann das

[1] Bezogen auf 210275 Ersterkrankte und 26690 krank Eingestellte.
[2] Nur syphilis „primaire“.
[3] Ensemble de la syphilis, darunter 16,5 syphilis primaire.

Tabelle 52. Die Geschlechtskrankheiten im Verhältnis zueinander und in ‰ K.

Krankheit	Kriegsjahr 1.	2.	3.	Zugangszeit unbekannt	Summe
Vom Gesamtzugang litten an:					
a) Tripper	62493	87488	75786	804	226571
‰ K.	14,1	13,1	10,5	—	37,0
% von A.	68,3	66,6	64,2	68,3	66,3
b) weicher Schanker	4315	5775	5087	72	15249
‰ K.	0,97	0,86	0,70	—	2,5
% von A.	4,7	4,4	4,3	6,1	4,5
c) Syphilis	24676	38032	37115	302	100125
‰ K.	5,6	5,7	5,1	—	16,3
% von A.	27,0	29,0	31,5	25,6	29,3
A. Summe a—c	91484	131295	117988	1178	341945
‰ K.	20,6	19,6	16,3	—	55,8
% A.	100,0	100,0	100,0	100,0	100,0
d) an mehreren der Krankheiten unter a, b, c	2747	4235	3250	25	10257
‰ K.	0,62	0,63	0,45	—	1,7
‰ von B.	2,9	3,1	2,7	2,1	2,9
B. Summe a—d	94231	135530	121238	1203	352202
‰ K.	21,2	20,3	16,7	—	55,3

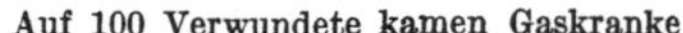

Auf 100 Verwundete kamen Gaskranke

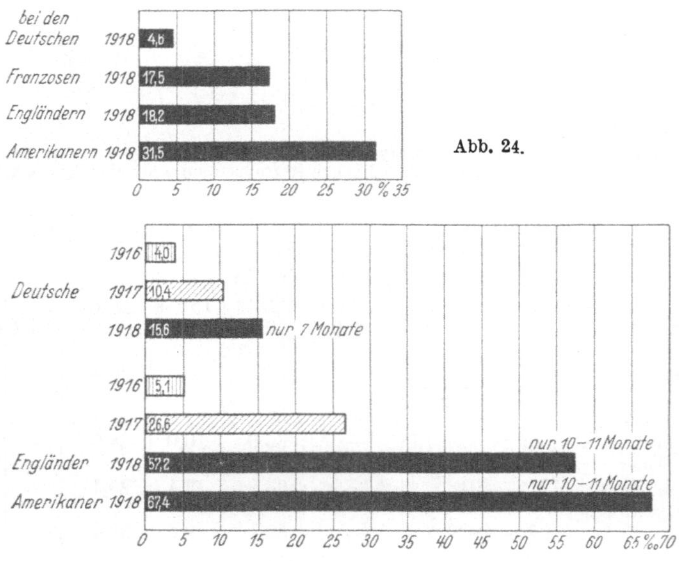

Abb. 24.

Abb. 25. Gaskranke in ‰ K.

hier entworfene Bild vervollständigen. Die aufgeführten Zahlen stellen keine Verlustabrechnung des Weltkrieges dar und sollen mehr sein als Einzelglieder einer statistischen Betrachtung. *Mit ihrer unumstößlichen Beweiskraft sollen sie für alle Zeit Zeugnis ablegen vom opferbereiten Heldentum des deutschen Soldaten und von der erfolgreichen Tätigkeit des deutschen Arztes in dem gewaltigen Ringen.*

III. Reichsheer.

1921—1934.

Die in der Vorkriegszeit vorgeschriebene eingehende Krankenberichterstattung konnte 1919 und 1920 nicht durchgeführt werden. Die Umbildung des Heeres war im Fluß. Erst allmählich wurden die Lazarette aus dem Bereich der Versorgungsbehörden wieder in die Hand der Wehrmacht gegeben. Sanitätsoffizieren und Sanitätsunterpersonal fehlte es zunächst jedoch an der für die Berichterstattung notwendigen Erfahrung und Übung.

Aus diesen Gründen wurden in den ersten Jahren der Nachkriegszeit nur vereinfachte „vorläufige Monatskrankenrapporte" aufgestellt, deren Auswertung nur mit Vorbehalt möglich war. Nachdem 1921 die ersten Schritte zu einer einheitlichen Berichterstattung getan waren, konnte diese im Jahre 1922 wieder aufgenommen werden. Doch schon 1923 mußte sie mit der zunehmenden Geldentwertung aus Ersparnisgründen wieder stark eingeschränkt und 1924 aufgegeben werden. Erst vom Jahre 1925 an wurden die Krankennachweise wieder regelmäßig aufgestellt und ausgewertet. Eine besondere sanitätsstatistische Abteilung stand der Heeres-Sanitätsinspektion nicht mehr zur Verfügung.

Der Forderung nach Vereinfachung mußten manche berechtigten Wünsche geopfert werden. An die Stelle der Rapportanweisung der Vorkriegszeit, die außer Kraft gesetzt wurde, trat im Jahre 1922 die H.Dv. 112 „Militärärztliche Berichtanweisung für das Reichsheer" (B.A.H.). Diese brachte folgende grundlegende Änderungen gegenüber der Vorschrift der Vorkriegszeit. Die Berichtszeit wurde vom Ausbildungsjahr auf das Kalenderjahr umgestellt. Im Gegensatz zur Vorkriegszeit wurde auch über Offiziere berichtet. Zu Übungen eingezogene Reservisten gab es im Reichsheer nicht mehr. Hinsichtlich der Verteilung der Erkrankungen auf die einzelnen Dienstjahre wurden sie der 12jährigen Dienstzeit entsprechend für die 3 Gruppen 1.—4., 5.—8. und 9.—12. Dienstjahr angegeben. Eindeutige Schlußfolgerungen wären doch nicht berechtigt gewesen, wenn über die Rekruten im 1. Dienstjahr oder gar in den ersten 6 Monaten getrennt berichtet worden wäre, denn die örtlichen Verhältnisse, Verschiedenartigkeit des Dienstes und Zufallserscheinungen spielten im Vergleich zur geringen Zahl des Heeresersatzes eine zu große Rolle. Manche grundlegende Änderung brachte die B.A.H. auch hinsichtlich der Eingruppierung der verschiedenen Erkrankungen usw. Das Bestreben nach Vereinfachung einerseits und Anpassen an neuzeitliche Forderungen andererseits war richtunggebend.

Im Jahre 1926 wurde von der Heeres-Sanitätsinspektion *der erste Sanitätsbericht des Reichsheeres* veröffentlicht. Dieser brachte eine Zusammenstellung über die Jahre 1921 bis 1924. Einen vollständigen Jahresbericht enthält er jedoch nur über das Jahr 1922. Im Anhang dieses Sanitätsberichtes sind die grundlegenden Änderungen in der Gruppierung der Krankheitsgruppen aufgeführt. Ein Blick in diese Übersicht zeigt, aus welchen Gründen ein Vergleich mit den Krankheitsgruppen der *Vorkriegszeit* nicht ohne weiteres möglich ist. In der Vorkriegszeit gab es 14 Krankheitsgruppen, die in der B.A.H. zunächst auf 12 Gruppen verringert wurden. Es kann nicht wundernehmen, daß mancher berechtigte Wunsch nicht erfüllt werden konnte, wenn Vereinfachung gebieterisch gefordert wurde. Mußte dieser Nachteil bei Wiederaufnahme der Berichterstattung mit in Kauf genommen werden, so blieb doch das Ziel, ein möglichst lückenloses Urteil des Gesundheitszustandes im Heer zu gewinnen. Denn nur hierdurch kann der Weg gewiesen werden, den militärische und militärärztliche Stellen beschreiten müssen, um ändernd und bessernd einzugreifen.

10 Jahre nach Bestehen des Reichsheeres war es möglich auch auf dem Gebiet der Berichterstattung einen weiteren Schritt vorwärts zu tun. Mit dem 1. 1. 31 wurden durch ein neues Krankheitenverzeichnis die bisherigen 12 Krankheitsgruppen zu 18 Gruppen umgegliedert. Ein wesentlicher Unterschied sei besonders hervorgehoben. Während bisher die Zugänge der Gruppe *„Äußere Einwirkungen" nach Ursachen* aufgeführt wurden, wurden sie von nun an *nach Art der Verletzung* aufgeführt, während die Ursache besonders erläutert wurde. Am 19. 10. 31 entstand in Teil 8 der Reichswehr-Sanitätsvorschrift eine neue Berichtsanweisung (B.A.), nach der ab 1. 1. 32 berichtet wurde. 1934 wurde das Krankheitenverzeichnis nochmals umgearbeitet und als Beiheft zu Teil 8 der Reichswehr-Sanitätsvorschrift am 1. 1. 35 in Kraft gesetzt. Trotz einschneidender Änderungen, z. B. bei den Krankheiten der Verdauungsorgane, blieb eine Vergleichsmöglichkeit seit Bestehen des Reichsheeres wenigstens im großen Rahmen gewährleistet. Von 1925—1931 gab eine besondere Berichterstattung Aufschluß über die *Sportverletzungen.* Seit dem Jahre 1931 wird jährlich der *Gesundheitsindex* des Heeres ermittelt.

Wenn wir bei den weiteren Erörterungen auch häufig einen *Rückblick auf die Vorkriegszeit* tun werden, so dürfte genügend erläutert sein, aus welchen Gründen die *Krankheitenstatistik des Reichsheeres* gesondert und in mancher Hinsicht anders als die Abhandlung der Vorkriegszeit dargestellt werden mußte. Den weiteren Betrachtungen sollen im allgemeinen die *Ergebnisse vom Jahre 1925 bis 1934* zugrunde gelegt werden. Da der zur Verfügung stehende Rahmen weitgehende Beschränkung erfordert, können nur die wichtigsten Zahlen gebracht werden. Die Sanitätsberichte des Reichsheeres werden jedem, der ausführlichere Auskunft sucht, Aufschluß geben.

A. Der Gesamtkrankenzugang.

Beim Gesamtzugang, der in Abb. 26 dargestellt ist, muß zunächst erwähnt werden, daß bestimmungsgemäß jeder Soldat, der, wenn auch noch so kurze Zeit, ganz oder teilweise auf ärztliche Anordnung vom Dienst befreit war, als Krankenzugang verrechnet werden muß. Diese Bestimmung bestand zwar in der Vorkriegszeit auch, wurde aber weitherziger gehandhabt als im Reichsheer.

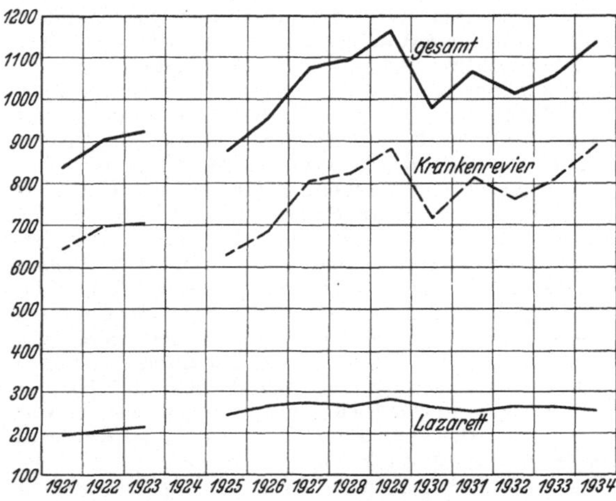

	1921	1922	1923	1924	1925	1926	1927	1928	1929	1930	1931	1932	1933	1934
Gesamtzugang	837,0	902,0	922,0		876,64	952,49	1075,64	1093,94	1164,63	981,91	1068,50	1012,00	1055,99	1136,76
Krankenrevierzugang	642,0	698,3	708,0		629,99	684,24	801,70	825,79	882,08	718,63	813,84	767,86*	809,57*	894,08*
Lazarettzugang	195,0	203,7	214,0		246,65	268,25	273,94	268,16	282,55	263,28	254,66	264,96*	264,54*	253,55*

* Vom Jahre 1932 an sind nur die Zahlen der Gesamtbehandelten (Bestand und Zugang im Revier und Lazarett) mitgeteilt

Abb. 26. Der jährliche Gesamtzugang in $^0/_{00}$ K. der Jahre 1921 bis 1934 (für 1924 sind Angaben nicht vorhanden).

Von dem durchweg hohen und fast von Jahr zu Jahr ansteigenden Gesamtzugang entfällt der größte Teil auf die *Revierkranken*. Die *Lazarettzugänge* erheben sich nicht wesentlich über den Durchschnitt der Vorkriegszeit, der im Durchschnitt 1908—1913 250$^0/_{00}$ K. betrug. Allerdings darf nicht unerwähnt bleiben, daß das Reichsheer längst nicht in allen Standorten eigene Lazarette hatte. Es wurden daher die Revierkrankenstuben, die vorübergehend als Truppenkrankenstuben bezeichnet wurden, an Standorten ohne Lazarett reichhaltiger ausgestattet (erweiterte Truppenkrankenstuben), so daß hier auch Kranke untergebracht und behandelt werden konnten, die andernfalls ins Lazarett aufgenommen wurden. Schwerkranke wurden jedoch auch nicht in den „erweiterten Truppenkrankenstuben" behandelt, sondern einem *Zivilkrankenhaus* zugeführt. Unter diesen Gesichtspunkten dürfte zu den Lazarettzugängen noch manch einer der als revierkrank rapportierten Zugänge seiner Art nach hinzuzunehmen sein, so daß sich unter dieser Voraussetzung die Zahl der Lazarettkranken noch etwas erhöhen würde. Trotzdem muß die Zahl der Revierkranken aber noch als recht hoch angesehen werden. Hierin dürfte ein typischer Unterschied zwischen *Berufsheer* und *Wehrpflichtheer* zum Ausdruck kommen, der sich im Verlauf der weiteren Ausführungen noch wiederholt zeigen wird.

Verfehlt wäre es auf jeden Fall, wollte man aus dem erhöhten Krankenzugang ohne weiteres auf einen schlechteren Gesundheitszustand schließen. Es ist wohl psychologisch verständlich, daß ein Soldat während seiner 12jährigen Dienstverpflichtung eher dazu geneigt ist, auf Grund auch harmloser Beschwerden ohne besonderen Krankheitswert den Arzt aufzusuchen, um den Dienst durch einige Tage Revieraufenthalt zu unterbrechen. Für den Arzt ist es nicht immer möglich, bei einer einmaligen Untersuchung sofort zu einer klaren Diagnose zu kommen. Der Kranke wird also oft zur Beobachtung ins Krankenrevier aufgenommen werden müssen.

B. Der Krankenzugang nach Dienstgraden und Dienstaltersklassen.

Über den Krankenzugang nach *Dienstgraden* sind über die Jahre 1921, 1923 und 1924 keine Zahlenangaben vorhanden. Über die Verteilung der Krankenzugänge nach *Dienstjahren,* in Gruppen zu je 4 Jahren zusammengefaßt, liegen nur Angaben für die Jahre 1922 und 1925 bis 1927 vor. Seit 1928 wurde diese Aufgliederung aufgegeben, um auch hierdurch die Berichterstattung zu vereinfachen. Die Tabellen 53 und 54 bedürfen keiner näheren Erläuterung.

Tabelle 53. Krankenzugang nach Dienstgraden in ‰ der betreffenden Iststärke.

Jahr	Offiziere	Unteroffiziere	Mannschaften
1925	320,0	514,8	1002,0
1926	399,5	604,9	1074,5
1927	487,9	738,3	1062,6
1928	465,0	797,2	1206,8
1929	541,0	850,0	1283,0
1930	443,0	707,0	1086,0
1931	494,0	764,0	1182,0
1932	412,8	748,0	1118,0
1933	451,6	724,8	1181,0
1934	322,5	585,9	1022,8

Tabelle 54. Krankenzugang der Mannschaften im ... Dienstjahr in ‰ der betreffenden Iststärken.

Jahr	1.—4. Dienstjahr	5.—8. Dienstjahr	9.—12. Dienstjahr
1921	—	—	—
1922	1134,4	933,5	725,3
1923	—	—	—
1924	—	—	—
1925	1105,3	901,0	679,2
1926	1212,6	931,1	791,2
1927	1339,6	1051,6	995,8

C. Der Krankenzugang nach Monaten.

Der graphischen Darstellung, die in dieser Art auch im Reichsgesundheitsamt angewendet wird, sind die Jahre 1922—1933 (ohne 1924), also 11 Jahre zugrunde gelegt.

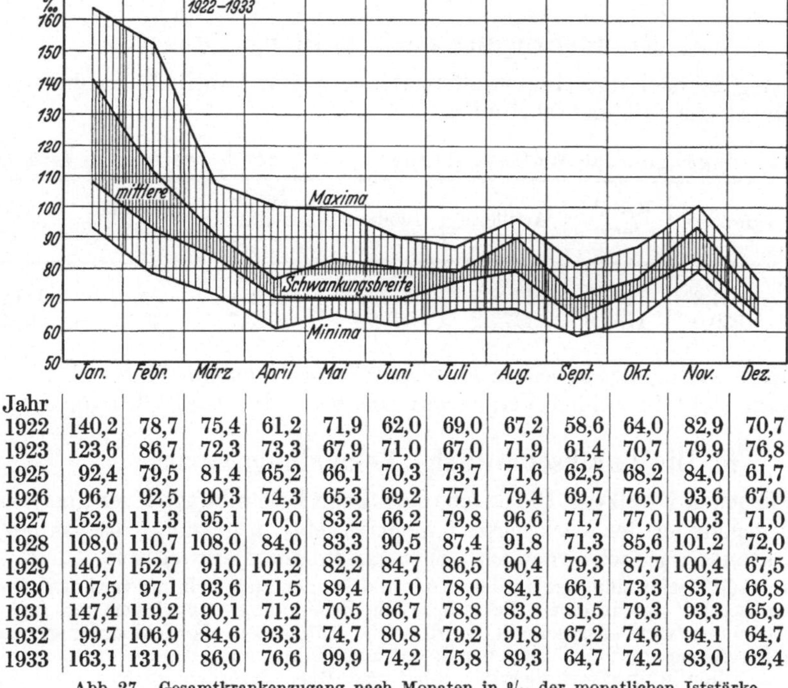

Jahr												
1922	140,2	78,7	75,4	61,2	71,9	62,0	69,0	67,2	58,6	64,0	82,9	70,7
1923	123,6	86,7	72,3	73,3	67,9	71,0	67,0	71,9	61,4	70,7	79,9	76,8
1925	92,4	79,5	81,4	65,2	66,1	70,3	73,7	71,6	62,5	68,2	84,0	61,7
1926	96,7	92,5	90,3	74,3	65,3	69,2	77,1	79,4	69,7	76,0	93,6	67,0
1927	152,9	111,3	95,1	70,0	83,2	66,2	79,8	96,6	71,7	77,0	100,3	71,0
1928	108,0	110,7	108,0	84,0	83,3	90,5	87,4	91,8	71,3	85,6	101,2	72,0
1929	140,7	152,7	91,0	101,2	82,2	84,7	86,5	90,4	79,3	87,7	100,4	67,5
1930	107,5	97,1	93,6	71,5	89,4	71,0	78,0	84,1	66,1	73,3	83,7	66,8
1931	147,4	119,2	90,1	71,2	70,5	86,7	78,8	83,8	81,5	79,3	93,3	65,9
1932	99,7	106,9	84,6	93,3	74,7	80,8	79,2	91,8	67,2	74,6	94,1	64,7
1933	163,1	131,0	86,0	76,6	99,9	74,2	75,8	89,3	64,7	74,2	83,0	62,4

Abb. 27. Gesamtkrankenzugang nach Monaten in ‰ der monatlichen Iststärke.

Die oberste Kurve gibt die jeweils höchsten, die unterste die niedrigsten Monatswerte an. Die mittlere Schwankungsbreite wird begrenzt durch die vierthöchsten und viertniedrigsten Werte. Die Tabelle zeigt eine ausgiebige Schwankungsbreite und besonders entfernt liegende Maximalwerte in den Winter- und Frühjahrsmonaten. In der übrigen Jahreszeit liegen mit einer gewissen Regelmäßigkeit Maximal- und Minimalwerte nicht weit von der mittleren Schwankungsbreite entfernt.

D. Gesamtkrankenzugang nach Wehrkreisen im Jahresdurchschnitt in Promille der betreffenden Iststärke.

Die Reihenfolge der Wehrkreise ist nach Abb. 28 in den beiden Vergleichsabschnitten sehr verschieden. Während im Durchschnitt 1925—1928 Wehrkreis V,

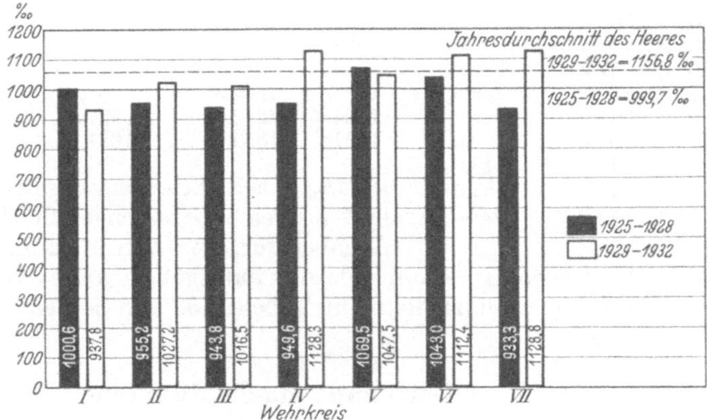

Abb. 28. Krankenzugang nach Wehrkreisen in ‰ K.

VI und I, letzterer nur ganz unerheblich, über dem Heeresdurchschnitt liegt, haben im Berichtsraum 1929—1932 Wehrkreis VII, IV und VI die höchsten Zahlen.

E. Krankenzugang nach Waffengattungen.

Den Zugang nach den Hauptwaffengattungen gibt Tabelle 55 wieder für den Durchschnitt der beiden Jahrfünfte.

Tabelle 55. Zugänge nach Waffengattungen in ‰ der betreffenden Iststärke.

Jahre	Infanterie	Kavallerie	Artillerie	Pioniere	Nachrichtentruppe	Kraftfahrer	Fahrtruppe
1925/29	1031,8	1108,2	1128,5	1179,5	1152,1	941,2	1111,5
1930/34	1039,0	1165,6	1127,2	1198,1	1003,7	971,2	1084,5

Die meisten Zugänge haben im Jahresdurchschnitt der Jahrfünfte die Pioniere. Am besten steht in beiden Vergleichsabschnitten die Kraftfahrtruppe.

F. Die durchschnittliche Behandlungsdauer.

a) Für jeden Kranken. Die durchschnittliche Behandlungsdauer „*insgesamt*" hat sich gegenüber der Vorkriegszeit nicht wesentlich geändert, sie ist bei den Lazarettkranken jedoch erheblich höher als in der Vorkriegszeit.

Die Gründe hierfür sind verschiedener Art und können zum Teil nur vermutet werden. Es ist naheliegend, daß in einem Berufsheer alle Behandlungsmaßnahmen und -möglichkeiten bis zum letzten ausgeschöpft wurden, ehe Entlassung als dienstunfähig erfolgte. Denn im Berufsheer soll möglichst jeder Soldat zum Führer ausgebildet werden. Ist diese Ausbildung schon weiter fortgeschritten, hat das Heer natürlich auch ein besonderes

Interesse, die Soldaten zu behalten. Aber auch dem Berufssoldaten brachte ein vorzeitiges Ausscheiden mehr Nachteile als dem Wehrpflichtigen der Vorkriegszeit. Die häufig angewendeten Bade- und Heilstättenkuren drückten ebenfalls die „Lazarettbehandlungstage" in die Höhe. Die zunehmende sportliche Betätigung und schwerere Unfallfolgen, die im Zeitalter der fortschreitenden Motorisierung allgemein beobachtet werden, bedingten auch häufig eine sehr lange Behandlungszeit. Die Geschlechtskranken (Tripper) wurden nicht eher aus der Lazarettbehandlung entlassen, als bis sie nach Überstehen mehrerer Reizproben als geheilt angesehen werden konnten. Schließlich wird man auch die psychologische Einstellung manches langdienenden Soldaten dem „Kranksein" gegenüber als Faktor einsetzen müssen, der bisweilen die Dauer der Lazarettbehandlung oder -beobachtung verlängerte.

Tabelle 56.
Die Durchschnittliche Behandlungsdauer eines jeden Kranken nach Jahrfünften.

Jahre	im Lazarett	im Revier	insgesamt
1908/13	24,6	8,1	15,5
1925/29	33,5	8,3	15,1
1930/34	30,5	8,6	14,0

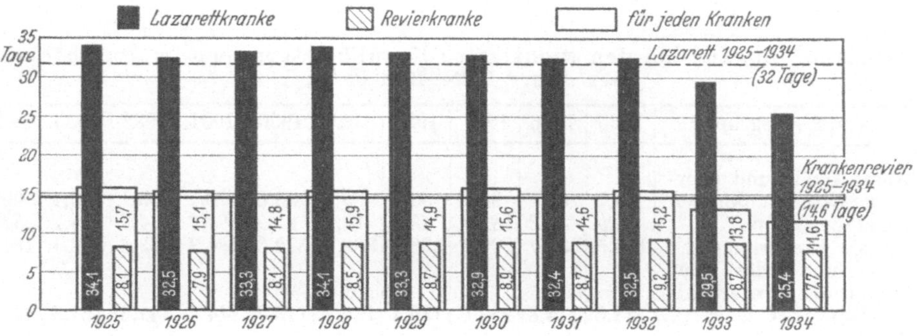

Abb. 29. Die durchschnittliche Behandlungsdauer in den einzelnen Jahren.

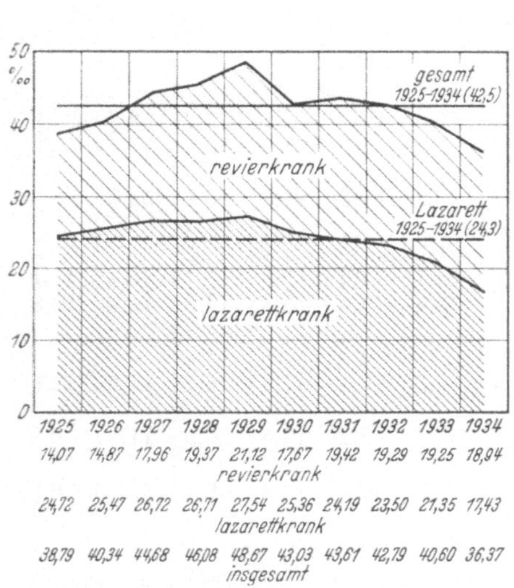

Abb. 30. Von 1000 Mann der Iststärke waren täglich krank, unterteilt nach Lazarett- und Revierkranken.

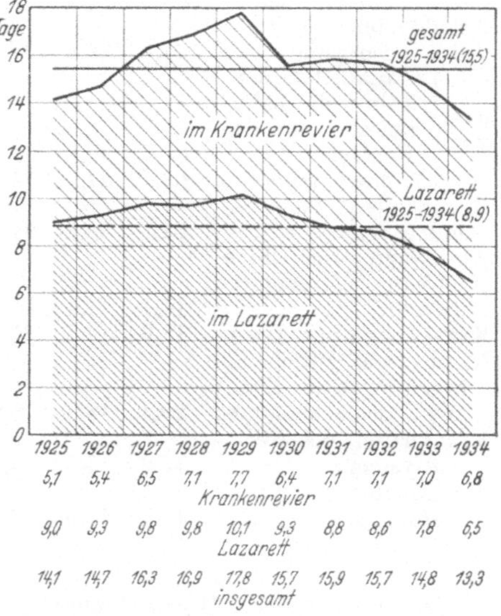

Abb. 31. Der Ausfall an Diensttagen für jeden Mann der Iststärke.

b) Der durchschnittliche tägliche Krankenstand. Im Durchschnitt 1908—1913 war der tägliche Krankenstand: Im Lazarett = 17,5‰ K.; im Revier = 7,0‰ K.; insgesamt = 24,5‰ K. Entsprechend dem beträchtlich gestiegenen Gesamtkrankenzugang ist auch der durchschnittliche tägliche Krankenstand im Reichsheer wesentlich höher als in der Vorkriegszeit. Er zeigt jedoch im letzten Jahrfünft besonders bei den Lazarettkranken deutliches Sinken, während der tägliche Revierkrankenstand wesentlich höher ist als in der Vorkriegszeit. Auch hierin kommt wieder zum Ausdruck, daß in der Art der Rapportierung über Leichtkranke ein erheblicher Unterschied im Reichsheer und Vorkriegsheer bestand.

c) Der Ausfall an Diensttagen für jeden Mann der Iststärke. Die entsprechenden Zahlen im Durchschnitt 1908—1913 waren: im Lazarett = 6,5; im Revier = 2,4; insgesamt = 6,5. Die auf jeden Mann entfallenden Krankheitstage sind gleichbedeutend mit dem Ausfall an Diensttagen. Dieser ist ebenfalls beträchtlich höher als in der Vorkriegszeit, hat aber 1934 bezüglich der Lazarettkranken den Stand der Vorkriegszeit erreicht.

G. Der Krankenzugang nach Krankheitsgruppen.

In der Tabelle 57 und der Abb. 32 ist angegeben, welchen Anteil die wichtigsten Krankheitsgruppen am Gesamtzugang in den Jahren 1925—1934 hatten.

Tabelle 57. Zugang bei den wichtigsten Krankheitsgruppen im Durchschnitt der Jahre 1925—1934 in ‰ K.

Krankheitsgruppe	1925	1926	1927	1928	1929	1930	1931	1932	1933	1934
Ansteckende und übertragbare Krankheiten	45,7	62,1	94,6	50,8	85,0	33,6	106,1	53,1	119,1	69,6
darunter Grippe . . .	*38,9*	*54,2*	*87,4*	*43,3*	*79,0*	*27,9*	*100,6*	*44,9*	*113,7*	*51,8*
Äußere Einwirkungen .	184,5	230,7	290,1	336,9	362,0	322,0	384,3	393,5	389,1	431,6
Krankheiten der Haut und des Unterhautzellgewebes.	148,6	175,8	182,8	186,4	184,7	173,2	144,4	147,3	161,3	217,1
Krankheiten der Knochen und der Bewegungsorgane	83,0	63,1	61,6	64,5	58,0	52,2	48,9	47,4	45,7	54,9
Geschlechtskrankheiten	53,6	47,3	47,3	43,3	41,3	39,6	33,9	33,8	26,2	16,4
Krankheiten der Verdauungsorgane . . .	174,5	182,4	190,6	209,6	219,2	194,1	177,8	187,3	176,5	221,7
davon Krankheiten der Zähne, des Zahnfleisches und des Rachens	*26,6*	*30,9*	*37,5*	*40,2*	*46,3*	*29,8*	*28,1*	*23,8*	*22,4*	*23,9*
davon Mandelentzündung	*62,1*	*64,3*	*67,1*	*81,3*	*95,5*	*84,9*	*77,7*	*80,2*	*81,1*	*113,7*
Krankheiten der Atmungsorgane	82,1	88,1	94,9	86,3	98,8	66,3	81,3	63,1	58,9	56,9
Krankheiten der Ohren und des Warzenfortsatzes	14,1	14,4	14,9	14,7	14,7	11,6	13,6	11,7	10,4	11,1
Krankheiten der Augen	18,9	19,7	21,8	23,8	20,4	17,4	15,1	14,6	11,9	10,8
Nicht geschlechtliche Erkrankungen der Harn- und Geschlechtsorgane	20,4	18,8	18,6	17,4	18,6	17,3	17,4	16,7	14,5	12,6
Krankheiten des Nervensystems.	14,2	13,4	15,4	14,6	15,4	13,2	13,4	12,5	11,8	9,8
Krankheiten der Kreislauforgane	17,4	17,6	20,3	21,9	21,7	17,9	10,9	9,8	8,3	6,3

Auf die eigentlichen Organerkrankungen entfällt nur ein kleiner Teil des Gesamtzugangs. Unter den Erkrankungen der Verdauungsorgane machen Mandelentzündung und Erkrankungen der Zähne in den 10 Berichtsjahren mehr als die Hälfte aus. Die „äußeren Erkrankungen" nehmen weitaus den breitesten Raum ein und hierunter wieder die Verletzungen *(äußere Einwirkungen)*. Die von Jahr zu Jahr steigenden Zugangszahlen sind zum Teil der zunehmenden Betätigung auf allen Gebieten des *Sportes* einschließlich *Motorradfahren* zuzuschreiben. Unter den *ansteckenden Krankheiten* spielt die *Grippe* die Hauptrolle, die entsprechend den gehäuften Grippeerkrankungen in der Zivilbevölkerung in den

Jahren 1931 und 1933 sehr hohe Zugangsziffern zeigt. Die ernsteren Infektionskrankheiten machten erfreulicherweise in den Berichtsjahren nur einen geringen Anteil des Gesamtzuganges aus.

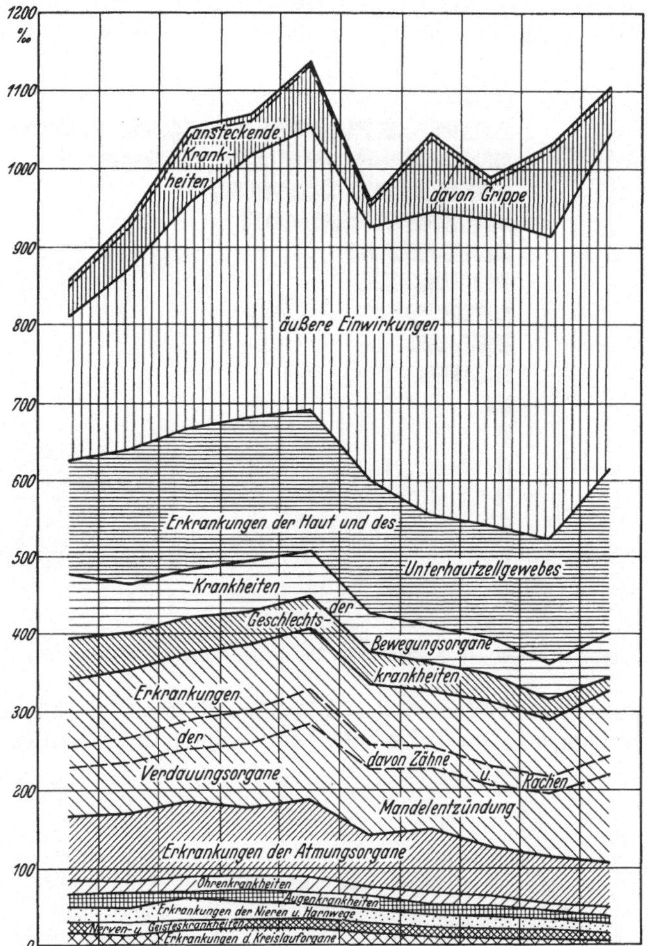

Abb. 32. Durchschnittlicher Jahreszugang bei den wichtigsten Krankheitsgruppen in $^0/_{00}$ K.

1. Infektionskrankheiten.

Die hier zur Erörterung kommenden Infektionskrankheiten sind der Höhe nach geordnet in Abb. 33 zusammengestellt.

2. Tuberkulose.

Es betrug der Zugang an Lungentuberkulose in $^0/_{00}$ K.

1908/13	1925	1926	1927	1928	1929	1930	1931	1932	1933
1,35	3,19	2,92	3,12	3,27	2,70	2,46	2,26	1,99	1,92

Die Sterblichkeit an Lungentuberkulose in $^0/_{00}$ K. war in den Jahren:

1908/13	1925	1926	1927	1928	1929	1930	1931	1932	1933
0,19	0,26	0,20	0,14	0,19	0,09	0,21	0,12	0,09	0,06

Während sich der Zugang an Lungentuberkulose noch bis zum Jahre 1928 auf der gleichen Höhe hält, beginnt im Jahre 1929 der Abfall, der nur im Jahre 1930 durch einen Anstieg unterbrochen wird. Die Tuberkulose steht unter den inneren Krankheiten, die beim Soldaten zur *Dienstunfähigkeit*

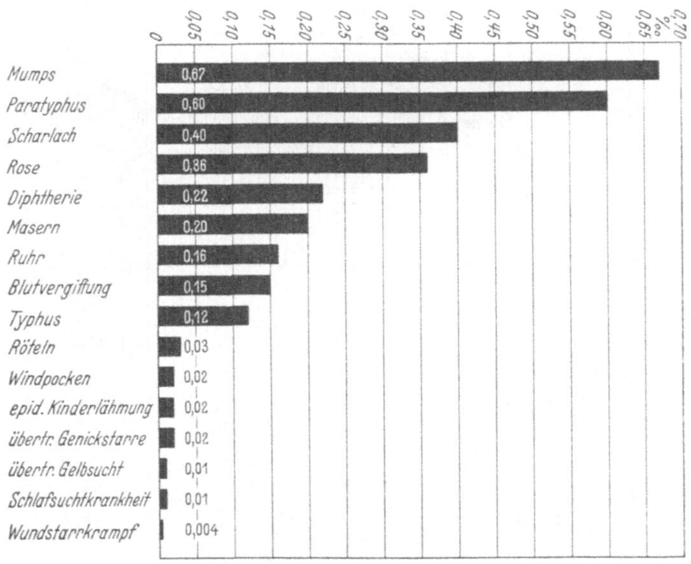

Abb. 33. Zugang an Infektionskrankheiten im Durchschnitt der Jahre 1925—1934 in ‰ K.

führen, bei weitem an erster Stelle. Die Mortalität ist die höchste an allen inneren Erkrankungen. Um Tuberkulöse im eigenen Interesse des Erkrankten

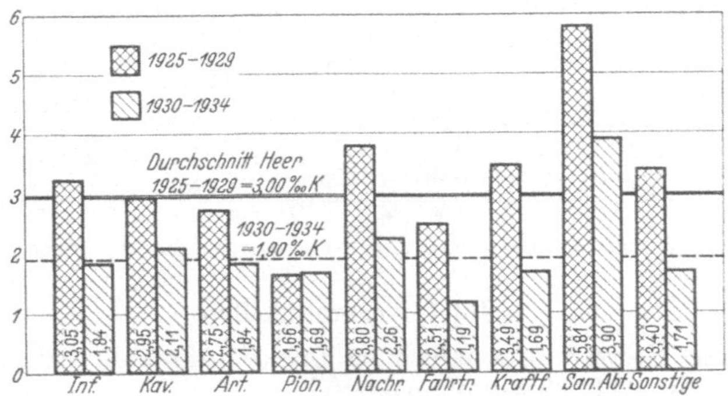

Abb. 34. Zugang an Tuberkulose der Atmungsorgane nach Waffengattungen in ‰ K.

und des Heeres möglichst frühzeitig herauszufinden, wurden am 1. 4. 31 *Reihenröntgenuntersuchungen* angeordnet. Die Ergebnisse vom 1. 4. 31 bis 31. 3. 32 sind von Generaloberstabsarzt Franz und mir veröffentlicht. Bei 38 000 Untersuchten wurden

64 aktive Tuberkulosen = 1,68‰ der Untersuchten
66 inaktive „ = 1,74‰ „ „

ermittelt. Unter den aktiven Tuberkulosen waren 34 offen = 0,89‰ der Untersuchten.

Die hohen Zugangszahlen in den Anfangsjahren sind zum Teil sicher auch der fortschreitenden *besseren Diagnostik* zuzuschreiben. Die Maßnahmen zur Ermittlung Tuberkulöser wurden im Laufe der Jahre erweitert. Wenn trotzdem die Zugangszahlen sich dem Stand der Vorkriegszeit nähern, so dürfte diese erfreuliche Tatsache im Sinne einer allgemeinen Abnahme und in einem Ausmerzen der Ansteckungsquellen durch die besonderen Maßnahmen im Heere gedeutet werden können.

Aufschlußreich ist das Vorkommen nach *Waffengattungen* (Abb. 34).

Hier stehen in beiden Jahrfünften die *Sanitätstruppen* bei weitem an erster Stelle. Die Erklärung dürfte in erhöhter Ansteckungsmöglichkeit bei der Krankenpflege zu suchen sein. Auffallend hoch sind auch die Zugänge bei der Nachrichtentruppe.

Eine erhöhte Ansteckungsmöglichkeit beim Bedienen des Fernsprechgeräts ist nicht von der Hand zu weisen. Die Vorschrift, daß das Nachrichtengerät besonders in regelmäßigen Abständen zu entseuchen ist, dürfte besonders berechtigt sein. Da sich unter „Sonstige" im wesentlichen Büropersonal höherer Stäbe befindet („Stubenhocker"), sind die relativ hohen Zugangszahlen erklärlich. Am besten stehen die Pioniere. Es ist möglich, daß bei der Auswahl des Ersatzes für die Pioniere nur besonders kräftige Freiwillige eingestellt wurden, die wohl auch zum großen Teil durch schwere körperliche Arbeit ihres vormilitärischen beruflichen Werdegangs widerstandsfähiger waren.

3. Grippe.

Im Durchschnitt 1908—1913 betrug der Zugang an Grippe 11,49$^0/_{00}$ K. Es ist jedoch anzunehmen, daß ein Teil der Kranken, die jetzt unter der Diagnose Grippe geführt werden, in früheren Jahren bei den fieberhaften Erkrankungen der oberen Luftwege verrechnet wurden.

Den *Gesamtzugang an Grippe* vom Jahre 1925 an zeigt Tabelle 57. Die Jahre 1931 und 1933 spiegeln die allgemein gehäuften Grippeerkrankungen wieder.

Auf 1000 der Iststärke erkrankten in den einzelnen Monaten im Durchschnitt der Jahre:

	Jan.	Febr.	März	April	Mai	Juni	Juli	Aug.	Sept.	Okt.	Nov.	Dez.
1925/29	16,9	13,1	8,0	4,1	2,3	1,8	1,7	2,0	2,2	2,3	3,2	3,1
1930/34	23,4	16,4	7,1	3,4	2,1	1,7	1,4	2,0	2,0	2,2	3,6	4,4

Die höchsten Zugangszahlen liegen im *Januar,* sehr niedriger Stand während der Sommermonate, Zunahme der Erkrankungen im *November.*

Zugänge an Grippe nach *Waffengattungen* in $^0/_{00}$ der betreffenden Iststärke.

	Infanterie	Kavallerie	Artillerie	Pioniere	Nachrichtentruppe	Fahrtruppe	Kraftfahrtruppe	San.-Abtlg.	Sonstiges	Heer
1925/29	52,1	73,7	63,4	49,3	58,0	71,1	51,9	57,9	29,6	59,6
1930/34	64,4	82,1	67,1	69,7	61,1	76,0	75,3	66,6	41,8	67,8

Die Kavallerie zeigt im Durchschnitt beider Jahrfünfte die höchsten Zugangszahlen, es folgen die Fahrtruppen. Die niedrigsten Zugangszahlen hat die Infanterie.

4. Geschlechtskrankheiten.

Bevor wir uns den Zugängen an Geschlechtskrankheiten zuwenden, müssen wir uns vergegenwärtigen, daß in den Zahlen des Gesamtzuganges die Neuerkrankungen und Rückfälle, sowie die Fälle von Lues latens enthalten sind. Es besteht die Bestimmung, daß bei jeder Lueswiederholungskur der Kranke mindestens 3 Tage krank geführt werden muß. Die Zahlen des Gesamtzugangs liegen daher beträchtlich über den Zahlen der Zugänge an Neuerkrankungen.

Tabelle 58. Zugang an Geschlechtskrankheiten in ‰ K.

	1908/13	1925	1926	1927	1928	1929	1930	1931	1932	1933	1934
Tripper											
(Neuerkrankungen)	13,3	32,2	30,6	31,9	32,0	31,3	30,3	25,0	23,6	18,4	12,3
(Rückfall)[1]		—	—	—	—	—	—	1,5	1,7	1,2	0,6
(Folgekrankheit)		1,5	1,1	1,0	1,1	1,1	0,8	0,7	0,5	0,4	0,2
Weicher Schanker	1,8	0,6	0,6	0,5	0,5	0,5	0,7	0,2	0,3	0,14	0,16
Bubo		0,1	0,1	0,1	0,2	0,1	0,03	0,03	0,02	0,02	0,01
Syphilis											
(Neuerkrankungen)	5,2	8,3	5,2	3,7	2,6	3,2	3,0	2,5	2,6	2,1	1,3
(latens)		10,9	9,7	10,1	6,9	5,2	4,8	4,6	5,1	3,9	1,9
Summe	20,4	53,6	47,3	47,3	43,3	41,4	39,6	33,9	33,8	26,2	16,5

Tabelle 58 zeigt den *ständigen Rückgang* der Geschlechtskrankheiten und gibt Aufschluß, welch großen Anteil besonders in den ersten Jahren des Berichtsraumes die Fälle von Lues latens hatten.

In Abb. 35 sind nur die *Neuerkrankungen* an Tripper und Syphilis in den 10 Berichtsjahren miteinander verglichen. Die wenigen Erkrankungen an Ulcus molle fallen nicht ins Gewicht.

Tabelle 59. Von je 100 Zugängen an Geschlechtskrankheiten entfielen auf:

	1908/13	1925	1926	1927	1928	1929	1930	1931	1932	1933	1934
Tripper und Folgekrankheiten . .	65,2	62,7	67,0	69,4	76,5	78,3	78,4	80,1	76,4	76,5	79,7
Weicher Schanker und Bubo . . .	8,8	1,4	1,4	1,2	1,6	1,4	1,9	0,6	1,0	0,6	1,0
Syphilis (Neuerkrankungen und latent)	26,0	35,9	31,6	29,4	21,9	20,3	19,7	19,3	22,6	22,9	19,3

Die Zahlen bedürfen keiner weiteren Erläuterung, sie liegen im Jahre 1934 *unter* den entsprechenden *Durchschnittszahlen* der *Vorkriegszeit.*

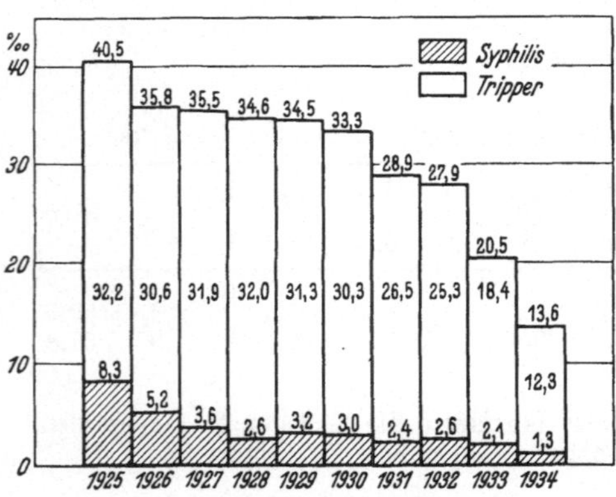

Abb. 35. Zugang an Tripper und Syphilis in ‰ K. der Jahre 1925—1934.

Die Zugangszahlen bei der Kavallerie stehen in beiden Jahrfünften über dem Durchschnitt des Heeres.

Grundsätzlich werden die Geschlechtskranken, sofern es sich nicht um Lueswiederholungskuren handelt, ins Lazarett aufgenommen. Das Bestreben, den Kranken erst nach endgültiger Heilung wieder zur Truppe zu entlassen, erklärt die verhältnismäßig lange Behandlungsdauer beim Tripper. Im Hinblick auf die militärische Ausbildung eines Geschlechtskranken ist diese lange Behandlungsdauer naturgemäß besonders unerwünscht, doch wird dieser Nachteil durch die gesundheitlichen Vorteile für den einzelnen Kranken und das Volksganze aufgewogen.

Zugang nach Wehrkreise. Wehrkreis V, VI, VII liegen in beiden Berichtsabschnitten unter dem Heeresdurchschnitt, letzterer steht bei weitem am besten. Die höchsten Zugangszahlen hat Wehrkreis IV, es folgt Wehrkreis I, II und III.

[1] Rückfall wurde bis zum Jahre 1931 nicht getrennt berichtet.

Die *lange Behandlungsdauer* wirkt sich naturgemäß auch bei der Gesamtzahl der Lazarettbehandlungstage aller kranken Soldaten (nicht nur Geschlechtskranker) sehr stark aus.

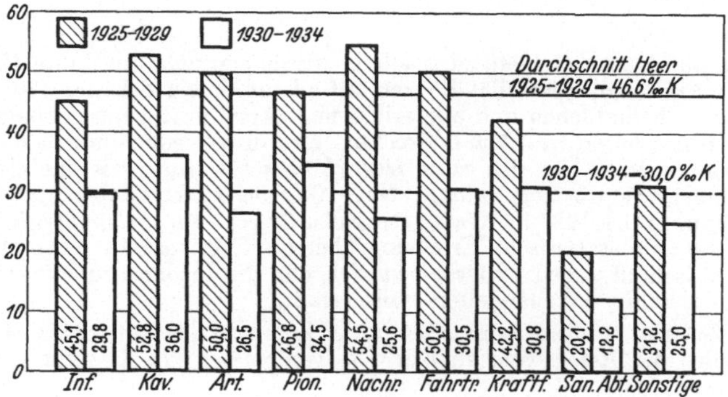

Abb. 36. Gesamtzugang an Geschlechtskrankheiten nach Waffengattungen im Durchschnitt der Jahre 1935 bis 1929 und 1930—1934 in ‰ K.

Tabelle 60.
Lazarettbehandlungstage für jeden Geschlechtskranken durchschnittlich.

	1925	1926	1927	1928	1929	1930	1931	1932
Tripper (Neuerkrankung) . . .	61	60	65	63	62	63	65	64
Syphilis (Neuerkrankung) . . .	39	39	42	42	36	41	40	37
Geschlechtskranke überhaupt. .	54	56	61	61	59	60	62	60

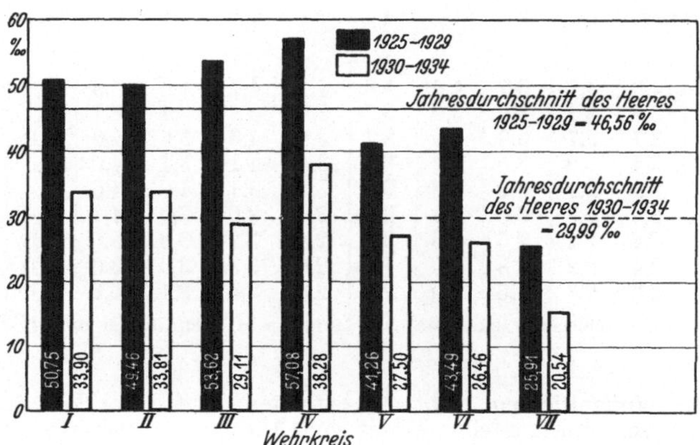

Abb. 37. Geschlechtskrankenzugang nach Wehrkreisen im Durchschnitt der Jahre 1925—1929 und 1930—1934 in ‰ K.

Nach den in den Sanitätsberichten veröffentlichten Zahlen waren von je 100 belegten Lazarettbetten durch Geschlechtskranke belegt:

1925 = 19,7	1927 = 17,1	1929 = 14,4	1931 = 14,1
1926 = 17,5	1928 = 15,9	1930 = 16,1	1932 = 13,2

Das Sinken ist bedingt durch die von Jahr zu Jahr fallende Zahl der Zugänge.

Die mittlere Schwankungsbreite wird begrenzt durch die dritthöchsten und drittniedrigsten Monatswerte. Die höchsten Zugänge bringt der Januar durch die erkrankten Weihnachtsurlauber. Der Anstieg in den Sommer- und Herbstmonaten bestätigt die alten Erfahrungen in der Vorkriegszeit.

Vergleich mit den Geschlechtskrankheiten in der Zivilbevölkerung. Die Geschlechtskrankheiten sind in Deutschland nicht wie in manchen anderen Ländern (Norwegen, Schweden, Dänemark, Schweiz, Tschechoslowakei) meldepflichtig.

Um Zahlen auf diesem Gebiete zu erhalten, wurde erstmalig im Jahre 1900 in *Preußen* eine *statistische Erhebung* angestellt, die sich auf alle an einem Stichtag (30. April) in ärztlicher Behandlung befindlichen und alle seit dem 1. April in Zugang gekommenen und am 30. April noch behandelten Kranken erstreckte. Es wurden jedoch nur 63,5 der versandten Fragebogen beantwortet. Für das *ganze Deutsche Reich* wurde 1919 eine gleichartige Zählung vorgenommen, die die Zeit vom 15. November bis 14. Dezember umfaßte. Über die ersten Auswirkungen des 1927 in Kraft getretenen *Gesetzes zur Bekämpfung der Geschlechtskrankheiten* sollte eine statistische Erhebung über die Zeit vom 15. November bis 14. Dezember 1927 Aufschluß geben. Hierbei wurden nur die in der Erhebungszeit in Zugang gekommenen, bis dahin unbehandelten Fälle erfaßt.

Die letzte *Zählung* fand im Jahre 1934 in der Zeit vom 15. Januar bis 14. Februar 1934 statt. Die Zahlen der Reichswehr sind in den Ergebnissen, die DORNEDDEN mit BALAND

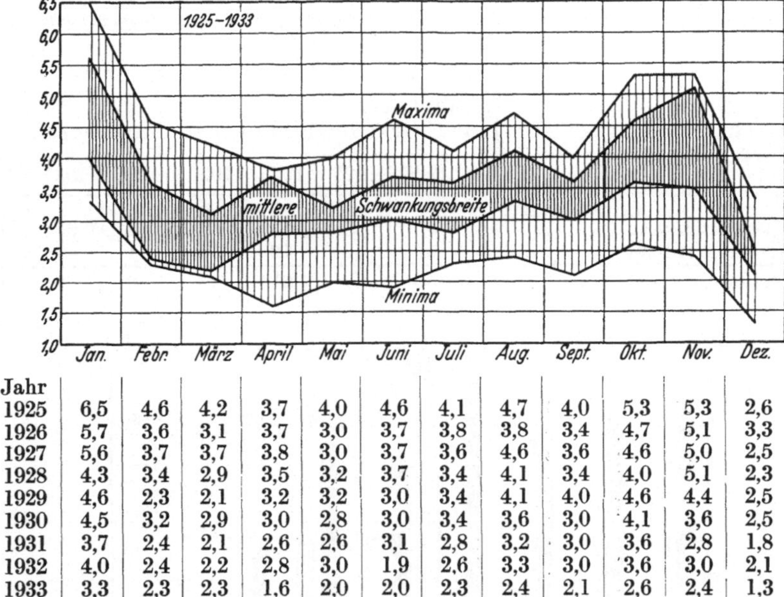

Jahr	Jan.	Febr.	März	April	Mai	Juni	Juli	Aug.	Sept.	Okt.	Nov.	Dez.
1925	6,5	4,6	4,2	3,7	4,0	4,6	4,1	4,7	4,0	5,3	5,3	2,6
1926	5,7	3,6	3,1	3,7	3,0	3,7	3,8	3,8	3,4	4,7	5,1	3,3
1927	5,6	3,7	3,7	3,8	3,0	3,7	3,6	4,6	3,6	4,6	5,0	2,5
1928	4,3	3,4	2,9	3,5	3,2	3,7	3,4	4,1	3,4	4,0	5,1	2,3
1929	4,6	2,3	2,1	3,2	3,2	3,0	3,4	4,1	4,0	4,6	4,4	2,5
1930	4,5	3,2	2,9	3,0	2,8	3,0	3,4	3,6	3,0	4,1	3,6	2,5
1931	3,7	2,4	2,1	2,6	2,6	3,1	2,8	3,2	3,0	3,6	2,8	1,8
1932	4,0	2,4	2,2	2,8	3,0	1,9	2,6	3,3	3,0	3,6	3,0	2,1
1933	3,3	2,3	2,3	1,6	2,0	2,0	2,3	2,4	2,1	2,6	2,4	1,3

Abb. 38. Zugang an Geschlechtskrankheiten nach Monaten in Promille der monatlichen Iststärke.

im *Januar* 1935 veröffentlichten, nicht mit enthalten. Auf dieser Veröffentlichung fußt eine übersichtlich zusammengestellte Arbeit von AUGUSTIN. Hiernach verteilen sich in den beiden Vergleichsjahren von 100 Zugängen an Neuerkrankungen in der Zivilbevölkerung die einzelnen Erkrankungsarten folgendermaßen:

Jahr	Frischer Tripper	Chronischer Tripper	Blennorrhöe	Weicher Schanker	Syphilis, Primäraffekt	Sekundäre Syphilis mit kleinen Erscheinungen	Lues latens	Angeborene Syphilis
1927	67,8	7,3	0,4	2,0	5,4	8,1	7,1	1,9
1934	70,8	6,7	0,3	1,4	4,5	7,1	7,4	1,8

Vergegenwärtigen wir uns, daß der Begriff der „Neuerkrankungen“ in vorstehender Übersicht gleichzusetzen ist mit „neu in Behandlung genommenen

Kranken", so können wir die Zahlen der *Zivilbevölkerung* mit den in Tabelle 59 wiedergegebenen Zahlen des *Heeres* in Beziehung setzen. Danach entfielen auf 100 Zugänge an Geschlechtskrankheiten:

		Tripper	Weicher Schanker	Syphilis
1927	Zivilbevölkerung	75,5	2,0	22,5
	Heer	69,4	1,2	29,4
1934	Zivilbevölkerung	77,8	1,4	20,8
	Heer	79,7	1,0	19,3

Im Jahr 1934 ist der Anteil der drei Geschlechtskrankheiten am Gesamtzugang bei Heer und Zivilbevölkerung annähernd gleich.

Die Erkrankungshäufigkeit im Jahre 1934 beträgt in der Zivilbevölkerung beim männlichen Geschlecht nur 56,0%, beim weiblichen Geschlecht 63,7 von der des Jahres 1927. *Beim Heer* war der Zugang 1934 nur noch 34,9% von dem des Jahres 1927.

Die frischen Tripperfälle sind von 1927—1934 in der *männlichen Zivilbevölkerung* um 42,4%, beim *Heer* um 59,7% zurückgegangen. Da beim Heer 1927 nicht getrennt über Tripperrückfall berichtet wird, ist er auch 1934 zur Berechnung des prozentualen Rückgangs der Erkrankungen an Tripper den frischen Erkrankungen zugezählt. Es kann wohl angenommen werden, daß „chronischer Tripper" in der Zivilstatistik dem „Tripperrückfall" beim Heer gleichgesetzt werden kann. Von 100 männlichen Geschlechtskranken waren 1927 = 72,7% ledig, 1934 = 69,5%. Zahlen über den Familienstand geschlechtskranker Soldaten enthalten die Sanitätsberichte nicht.

Aufschlußreicher ist eine Übersicht über die Erkrankungshäufigkeit der einzelnen Krankheitsformen in den verschiedenen Altersklassen, die der Arbeit von AUGUSTIN entnommen ist.

Tabelle 61. **Auf 100 männliche Behandlungsfälle der betreffenden Altersklasse trafen im Jahre 1934 Erkrankungen an:**

Lebensalter Jahre	frischem Tripper	chronischem Tripper	Blennorrhöe	weichem Schanker	primärer Syphilis	sekundärer Syphilis mit kleinen Erscheinungen	Lues latens	angeborener Syphilis
1—14	13,7	—	2,1	1,1	—	6,3	4,2	72,6
15—19	84,9	1,7	—	3,7	4,3	2,9	0,6	1,9
20—24	86,9	3,5	—	1,9	4,2	2,1	1,0	0,4
25—29	82,7	4,3	—	2,2	5,5	2,9	2,2	0,2
30—34	79,5	3,8	—	1,6	5,3	4,9	4,8	0,1
35—39	71,9	3,8	—	1,2	6,3	7,0	9,8	—
40—49	62,6	4,1	—	1,6	7,3	10,2	13,9	0,3
50 und mehr	46,1	3,1	—	2,9	8,6	16,9	22,4	—

Von 100 Geschlechtskranken der verschiedenen Altersklassen entfallen die meisten Fälle von frischem *Tripper* auf das *Alter von 20—24 Jahren.* Rechnen wir den chronischen Tripper hinzu, machen die Erkrankungen rund 90% der behandelten Geschlechtskranken dieser Altersklasse aus. Von geschlechtskranken Soldaten beträgt der Anteil der an Tripper erkrankten im Jahre 1934 etwa 80%. Es muß dabei erwähnt werden, daß jeder an Lues erkrankte Soldat auch ohne sein Zutun zur Wiederholungskur herangezogen wird und als Krankenzugang vielleicht häufiger erscheint wie manch säumiger Zivilkranker.

Es würde zu weit führen, die lehrreichen und wichtigen Einzelzahlen über das Vorkommen der Geschlechtskrankheiten nach Gemeindegrößenklassen aufzuführen. Es soll nur erwähnt werden, daß der Jahreszugang an männlichen Geschlechtskranken auf 10000 Lebende betrug:

	in Gemeinden			
	über 100000	20—100000	10—20000	unter 10000
1927	166,2	104,2	70,3	56,3
1934	82,9	64,8	36,0	21,6

Bei einem *Reichsdurchschnitt* von 34,58 auf 10000 Einwohner im Jahre 1934 waren die entsprechenden Zahlen in folgenden Ländern: Hamburg = 96,2; Lübeck = 76,6; Bremen = 62,1; Mecklenburg = 51,2; Anhalt = 45,9; Sachsen = 44,3.

Im Reichsdurchschnitt entfielen jährlich auf 10000 Einwohner an Neuerkrankungen:

	1927	1934	Rückgang 1934 gegenüber 1927
Insgesamt	58,1	34,6	rund 40%
Tripper	43,8	26,9	„ 39%
Lues I und II . .	11,9	6,6	„ 45%
Angeborene Lues .	1,2	0,6	„ 50%

Nach der Arbeit von DORNEDDEN und BALAND treffen auf je 100 *männliche* Personen im Verlauf des 15. bis 49. Lebensjahres 25, auf je 100 *weibliche* Personen 12 Fälle von behandelten Geschlechtskrankheiten. Tripper 20,5 und 8,5; Lues 3,7 und 3,3.

Es kamen auf je 10000 ledige Männer im Alter von 20—29 Jahren Erkrankungsfälle an frischem Tripper im Jahre 1927 = 275,0; 1934 = 126,9, d. h. ein Rückgang von rund 54%.

Vergleich der Zugänge an Geschlechtskrankheiten beim Heer im Jahre 1927 und 1934.

	Zugang 1927	In $^0/_{00}$ K. 1934	Rückgang 1934 gegenüber 1927
Insgesamt	47,3	16,5	rund 65%
Tripper und Folgekrankheiten .	32,9	13,1	„ 60%
Weicher Schanker	0,6	0,17	„ 72%
Syphilis, Neuerkrankungen . . .	3,7	1,3	„ 65%
Lues latens	10,1	1,9	„ 81%

5. Kreislaufkrankheiten.

Durch die mehrfache Umgliederung der Krankheitsgruppen und einzelnen Krankheiten hat sich das Bild besonders dieser Krankheitsgruppe wesentlich geändert. Ein Vergleich war nur dadurch möglich, daß die in anderen Gruppen untergebrachten Krankheiten der Kreislauforgane herausgezogen wurden.

Hiernach war der Zugang in $^0/_{00}$ K.

1925	1926	1927	1928	1929	1930	1931	1932	1933	1934
17,5	17,7	20,3	21,9	21,7	18,0	14,6	13,3	13,0	13,6

Die Durchsicht der Sanitätsberichte zeigt, daß die eigentlichen organischen Herzerkrankungen nur einen kleinen Bruchteil der Kreislauferkrankungen ausmachen. Den Hauptteil der Zugänge in dieser Gruppe stellen Krankheiten der Lymphdrüsen und des Lymphgefäßsystems dar, ferner Hämorrhoiden und Krampfadern.

Die Zugänge an Kreislaufkrankheiten verteilen sich auf die Waffengattungen in $^0/_{00}$ der betreffenden Iststärke:

	Infanterie	Kavallerie	Artillerie	Pioniere	Nachrichtentruppe	Kraftfahrtruppe	Fahrtruppe	Sanitätsabteilung	Sonstige
1925/29	20,1	19,1	19,3	17,7	20,8	18,4	19,9	11,0	9,2
1930/34	15,3	14,9	13,5	14,3	12,8	12,3	12,1	9,6	9,3

Die Unterschiede bei den Hauptwaffengattungen sind gering.

6. Augenkrankheiten.

Der Zugang an Augenkrankheiten betrug im Jahresdurchschnitt 1925—1929 = 20,95$^0/_{00}$ K., 1930—1934 = 13,97$^0/_{00}$ K. Im Jahresdurchschnitt 1908—1913 betrug der Zugang an nicht übertragbaren Augenerkrankungen 11,24$^0/_{00}$ K. Die Zahl wurde im Jahre 1933 mit 11,89$^0/_{00}$ K. annähernd wieder erreicht (s. Tabelle 57).

Die Kraftfahrtruppen haben im Jahresdurchschnitt 1930—1934 mit 17,78‰ K. die meisten Zugänge. Die niedrigsten Zugänge hat im gleichen Zeitraum von den Hauptwaffen die Kavallerie mit 13,04‰ K. Die Winter-, Frühjahrs- und Herbstmonate zeigen durchschnittlich höhere Krankenzugänge als die Sommermonate.

7. Ohrenkrankheiten.

Der Zugang an Ohrenkrankheiten zeichnet sich unter allen Krankheitsgruppen, wie auch in der Vorkriegszeit, durch eine auffallende Regelmäßigkeit aus.

Ohrenkrankheiten kamen in Zugang in ‰ K.

1925	1926	1927	1928	1929	1930	1931	1932	1933	1934
14,1	14,4	14,9	14,7	14,7	11,6	13,1	11,7	10,6	11,1

Im Jahresdurchschnitt 1930—1934 hatten die Pioniere mit 15,98‰ K. die höchsten Zugangszahlen. Von Hauptwaffen stand die Nachrichtentruppe mit 8,87‰ K. am besten. Die meisten Zugänge bringt der Januar, es folgt Februar und März. Ein deutlicher Anstieg ist wieder in den Sommermonaten sichtbar, der im September und Oktober abflaut. Der November hat wieder höhere Zahlen.

8. Krankheiten der Atmungsorgane.

Die harmlosen Erkrankungen der oberen Luftwege und Bronchialkatarrhe bilden die Hauptmasse der Krankenzugänge in dieser Gruppe.

Lungenentzündung und Brustfellentzündung. Ernstere Bedeutung unter den Erkrankungen der Atmungsorgane haben die Lungen- und Brustfellentzündung.

Tabelle 62. Zugang an Lungenentzündung (katarrhalische und kruppöse) und Brustfellentzündung im Jahres- bzw. Monatsdurchschnitt der Jahre 1925—1929 und 1930—1934 in ‰ der betreffenden Iststärke.

		Jahresdurchschnitt	Monatsdurchschnitt											
			Jan.	Febr.	März	April	Mai	Juni	Juli	Aug.	Sept.	Okt.	Nov.	Dez.
1925/29	Lungenentzündung	1,83	0,29	0,18	0,19	0,19	0,13	0,09	0,09	0,10	0,08	0,14	0,12	0,18
	Brustfellentzündung	3,29	0,30	0,34	0,19	0,24	0,24	0,26	0,25	0,31	0,28	0,30	0,31	0,16
1930/34	Lungenentzündung	1,73	0,22	0,19	0,18	0,22	0,15	0,11	0,10	0,09	0,09	0,09	0,14	0,15
	Brustfellentzündung	2,19	0,23	0,23	0,15	0,21	0,16	0,18	0,17	0,22	0,18	0,17	0,18	0,13

Während im Jahresdurchschnitt der *Rückgang* an Lungenentzündung im Berichtsraum 1930—1934 gegenüber 1925—1929 = 5,5% beträgt, macht er bei Brustfellentzündung 33,4% aus. Der Monat Januar und Februar weist bei beiden Erkrankungen die höchsten Zugangszahlen auf, doch stehen auch andere Monate ohne bestimmte Regel in kurzem Abstand. Die Verteilung der Zugänge nach *Waffengattungen* ist in beiden Berichtsabschnitten verschieden und berechtigt nicht zu irgendwelchen Schlußfolgerungen.

9. Krankheiten der Verdauungsorgane.

a) Mandelentzündung. Die Bedeutung der Mandelentzündung in dieser Krankheitsgruppe zeigt Tabelle 57. Die Zugänge in den einzelnen Jahren schwanken erheblich und haben 1934 die Höchstzahl in dem 10jährigen Berichtsraum erreicht. Es erkrankte in diesem Jahre durchschnittlich jeder 9. Soldat.

Tabelle 63. Zugänge an Mandelentzündung (im Durchschnitt der Jahrfünfte) nach Monaten in ‰ der Iststärke.

	Jan.	Febr.	März	April	Mai	Juni	Juli	Aug.	Sept.	Okt.	Nov.	Dez.
1925/29	8,5	7,5	6,8	5,8	4,8	4,7	4,7	5,5	5,3	6,6	7,9	6,1
1930/34	9,3	8,4	7,7	7,6	6,9	6,4	6,1	7,0	6,4	7,4	8,4	7,0

Wenn auch die Winter-, Frühjahrs- und Herbstmonate höhere Zugangszahlen zeigen, so ist der Unterschied zu den Sommermonaten doch längst nicht so auffallend, wie bei den eigentlichen Erkältungskrankheiten. Die Beteiligung der verschiedenen *Waffengattungen* zeigt keine charakteristischen Besonderheiten.

Einen beachtlichen Anteil an den Zugängen in dieser Gruppe bilden auch die Erkrankungen der Zähne, des Zahnfleisches und des Rachens, die jedoch zum weitaus größten Teil meist nur ambulante Behandlung im Revier erfordern.

b) Eingeweidebrüche. Die Zugänge an Leistenbrüchen, Schenkelbrüchen, epigastrischen Hernien, Nabelbruch, Bauchnarbenbruch haben im Lauf der 10 Jahre *beträchtlich abgenommen.*

Es kamen in ‰ K. in Zugang:

1925	1926	1927	1928	1929	1930	1931	1932	1933	1934
4,5	4,9	4,0	3,7	3,4	3,4	3,4	3,0	2,3	2,3

Betrachten wir die Zugänge bei den Hauptwaffengattungen, so ergibt sich im Durchschnitt der Jahrfünfte folgendes Bild:

Tabelle 64. Zugang an Eingeweidebrüchen in ‰ der betreffenden Iststärke.

Jahr	Infanterie	Kavallerie	Artillerie	Pioniere	Nachrichtentruppe	Kraftfahrtruppe	Fahrtruppe
1925/29	4,2	4,6	4,3	5,0	3,0	3,8	3,4
1930/34	2,9	3,2	2,6	2,1	2,7	2,4	3,6

Die Kavallerie steht in den Zugangszahlen in beiden Jahrfünften weit über dem Durchschnitt und wird im ersten Jahrfünft nur von den Pionieren, im zweiten Jahrfünft von den Fahrtruppen übertroffen. Auf eine Arbeit von OSTERLAND, die die Ergebnisse der Leistenbruchradikaloperation behandelt, wird besonders hingewiesen.

10. Nerven- und Geisteskrankheiten.

Die Erkrankungen des Nervensystems hatten in der Vorkriegszeit von Jahr zu Jahr zugenommen und im Jahresdurchschnitt 1907—1912 7,9‰K. erreicht. Die Zugänge im Reichsheer zeigt Tabelle 57.

Von besonderem Interesse ist es nun festzustellen, in welcher Weise die Gesamtzugänge dieser Gruppe sich auf die einzelnen Erkrankungen oder Krankheitszustände verteilen. Da jedoch auch an dieser Krankheitsgruppe die mehrfache Umgliederung nicht spurlos vorübergegangen ist, ist es leider nicht möglich, die Zahl der Zugänge vom Jahre 1925 an einwandfrei zu verfolgen.

Unverändert ist die Gliederung der Krankheiten vom Jahre 1931—1934 geblieben.

Tabelle 65. Zugang an Nerven- und Geisteskrankheiten in ‰ der Iststärke.

	Exogena (äußere) Nervenschwäche	Endogena (innere) Nervenschwäche	Psychogene Reaktion	Psychopathische Konstitution im engeren Sinne	Pathologische Entwicklungen auf konstitutioneller Basis	Manisch depressives Irresein	Geistige Beschränktheit u. angebor. Schwachsinn	Schizophrenie	Genuine Epilepsie	Symptomatische Psychosen	Neuralgie	Erkrankungen der peripheren Nerven u. Muskeln (ausgenommen Neuralgie)	Andere Nerven- u. Geisteskrankheiten
1931	1,95	0,76	0,46	1,15	0,01	0,16	0,19	0,17	0,12	0,02	2,59	4,54	0,26
1932	1,51	0,51	0,48	0,93	—	0,08	0,20	0,12	0,15	0,01	2,92	4,58	0,20
1933	1,16	0,71	0,56	1,00	0,01	0,07	0,08	0,18	0,33	—	2,81	4,01	0,20
1934	1,09	0,40	0,45	0,41	0,01	0,05	0,11	0,15	0,23	—	2,49	3,49	0,17

Tabelle 65 zeigt, daß die Masse der Zugänge auf die Erkrankungen der peripheren Nerven und Neuralgie entfällt. Die eigentlichen *Geisteskrankheiten* machen nur einen kleinen Bruchteil am Gesamtzugang aus.

Besondere Beachtung verdienen die Zugänge an psychogener Reaktion und psychopathischer Konstitution, die im Jahre 1934 einen Rückgang aufweisen, aber im Jahre 1933 mit 1,56‰ K. Zugänge nicht übersehen werden können. Man muß sich vor Augen halten, daß es sich hierbei um anlagemäßige Zustände handelt, die erst durch die hohen Anforderungen des militärischen Dienstes sichtbar in Erscheinung treten. Erklärlich ist es auch, daß hin und wieder bei einem langdienenden Berufssoldaten Enttäuschungen, z. B. über eine ausbleibende Beförderung, die Lust am Beruf mindern und als Reaktion, die bis dahin verborgen gebliebene psychopathische Konstitution sichtbar in Erscheinung treten lassen.

Nicht im Rahmen einer Heeressanitätsstatistik können die sich aufdrängenden Fragen beantwortet werden. Man muß die im Laufe der Jahre der Wandlung unterworfene Beurteilung dieser Zustände berücksichtigen, die, wie wohl kaum eine andere „Krankheit“ fließende Übergänge vom *Normalen* zum *Krankhaften* bietet.

11. Erkrankungen der Haut und des Unterhautzellgewebes.

Tabelle 57 u. Abb. 32 zeigen den breiten Raum, den die Zugänge dieser Gruppe im Gesamtkrankenzugang einnehmen. Während die Zugänge in den einzelnen Monaten kein regelmäßiges Bild zeigen, das bemerkenswerte Rückschlüsse zuläßt, ist die Höhe der Zugänge bei den einzelnen *Waffengattungen* doch sehr verschiedenartig.

Tabelle 66. Zugang an Erkrankungen nach Waffengattungen im Jahresdurchschnitt in ‰ der betreffenden Iststärke.

Jahr	Heer	Waffengattungen						
		Infanterie	Kavallerie	Artillerie	Pioniere	Nachrichtentruppe	Kraftfahrtruppe	Fahrtruppe
1925/29	175,7	171,0	188,9	194,9	210,4	176,1	139,0	167,9
1930/34	168,8	166,9	195,4	184,4	203,9	157,2	147,9	152,3

Pioniere, Artillerie und Kavallerie stehen in beiden Jahresabschnitten mit Zugangszahlen an der Spitze. Am besten steht die Kraftfahrtruppe.

Wichtigste Krankheiten dieser Gruppe sind von jeher *Furunkel, Zellgewebsentzündung* und *Panaritium* gewesen. Diese Zugänge zeigt Tabelle 67.

Tabelle 67. Zugang im Jahresdurchschnitt für das Heer und nach Waffengattungen in ‰ der betreffenden Iststärke.

Art der Krankheit	Jahr	Heer	Waffengattungen						
			Infanterie	Kavallerie	Artillerie	Pioniere	Nachrichtentruppe	Kraftfahrtruppe	Fahrtruppe
Furunkel	1925/29	70,5	65,8	87,4	85,8	84,7	74,9	56,5	73,4
	1930/34	72,4	65,6	100,3	86,6	82,9	68,7	63,4	68,8
Zellgewebsentzündung	1925/29	45,6	47,6	45,6	47,3	64,3	41,4	36,7	39,7
	1930/34	45,1	47,5	45,3	44,5	61,2	40,5	37,7	39,3
Panaritium	1925/29	6,4	6,5	7,1	6,4	6,7	5,6	6,5	6,4
	1930/34	13,2	13,2	13,3	15,2	16,6	11,3	14,0	9,8

Die Kraftfahrtruppe, Fahrtruppe und Infanterie stehen durchweg günstig da. Während an Furunkel die Kavallerie, Artillerie und Pioniere die höchsten Zugangszahlen haben, stehen bei der Zellgewebsentzündung die Pioniere weitaus an der Spitze.

Bei den Zugängen an *Panaritium*, dessen Zugangszahlen allgemein im letzten Jahrfünft von Jahr zu Jahr erheblich gestiegen sind, sind die Unterschiede nicht so erheblich, wenn auch die Zugangszahl von 16,6$^0/_{00}$ K. bei den *Pionieren* Beachtung verdient.

12. Krankheiten der Knochen und Bewegungsorgane.

Im Jahresdurchschnitt 1925—1929 kamen 66,1$^0/_{00}$ K., 1930—1934 = 49,8$^0/_{00}$ K. in Zugang. Die höchsten Zugangsziffern haben Pioniere und Infanterie. 1925—1929 = 72,6$^0/_{00}$ bzw. 71,7$^0/_{00}$; 1930—1934 = 55,6$^0/_{00}$ bzw. 53,2$^0/_{00}$. Den niedrigsten Zugang hat 1925—1929 die Kraftfahrtruppe mit 51,9$^0/_{00}$ K. Unter ihrer Zahl von 46,9$^0/_{00}$ K. im Durchschnitt 1930—1934 liegt noch die Kavallerie mit 46,2$^0/_{00}$ K. und Nachrichtentruppe mit 45,7$^0/_{00}$ K. In beiden Abschnitten haben die Monate Januar und Februar die meisten Zugänge, September, Oktober, Dezember die wenigsten Zugänge.

Einen nicht unerheblichen Teil dieser Zugänge stellen die Erkrankungen an *Muskelrheumatismus*. Das besondere Augenmerk des Militärarztes richtete sich außerdem auf die im Laufe der Jahre oft umstrittene *Fußgeschwulst*. OSTERLAND beschäftigt sich in einer erst kürzlich erschienenen Arbeit eingehend mit dieser Erkrankung.

Tabelle 68. Zugang an Muskelrheumatismus und Fußgeschwulst in $^0/_{00}$ der betreffenden Iststärke.

		Jahres-durch-schnitt	Monatsdurchschnitt											
			Jan.	Febr.	März	April	Mai	Juni	Juli	Aug.	Sept.	Okt.	Nov.	Dez
Muskel-rheu-matismus	1925/29	25,7	2,9	2,8	2,4	1,9	1,7	1,7	1,8	1,9	1,6	2,1	2,9	1,9
	1930/34	22,5	2,7	2,6	2,2	1,5	1,6	1,6	1,5	1,8	1,5	1,6	2,2	1,6
Fuß-geschwulst	1925/29	2,4	0,20	0,19	0,18	0,16	0,24	0,24	0,30	0,21	0,30	0,14	0,14	0,0[illegible]
	1930/34	1,8	0,03	0,05	0,05	0,13	0,25	0,48	0,26	0,18	0,13	0,06	0,01	0,0[illegible]

Tabelle 69. Zugang an Fußgeschwulst nach Hauptwaffengattungen in $^0/_{00}$ der betreffenden Iststärke.

		Infanterie	Kavallerie	Artillerie	Pioniere	Nachrichtentruppe	Kraftfahrtruppe	Fahrtruppe
Fußgeschwulst	1925/29	3,6	0,7	1,1	1,9	1,9	1,2	0,9
	1930/34	2,7	0,3	0,8	2,4	0,7	0,6	0,4

Die Zugangszahlen bei den Fußtruppen beherrschen naturgemäß das Bild.

13. Äußere Einwirkungen.

Wie aus Tabelle 57 u. Abb. 32 hervorgeht, nehmen die Erkrankungen durch äußere Einwirkungen in allen Jahren den breitesten Raum im Bild der Gesamtkrankenzugänge ein. Richtiger würden wir statt „Erkrankungen“ „Verletzungen“ sagen. Die Eigenheiten des militärischen Dienstes werden stets gehäufte Zugänge in dieser Gruppe bringen. Auf die Ursache für die von Jahr zu Jahr steigenden Zahlen werden wir bei den weiteren Ausführungen kurz zurückkommen.

Es kamen in Zugang im Durchschnitt 1925—1929 = 280,8$^0/_{00}$ K., 1930—1934 = 372,3$^0/_{00}$ K. Ein Bild über die Verschiedenartigkeit der Zugänge bei den Hauptwaffengattungen zeigt Abb. 39.

Während im ersten Jahrfünft die Zugänge bei den Pionieren an erster Stelle stehen, werden sie im zweiten Jahrfünft noch von denen der Kavallerie wenig überschritten. Die wenigsten Zugänge haben Infanterie und Kraftfahrer in beiden Vergleichsabschnitten.

Der *Zugang nach Monaten* läßt keine besonderen Schlußfolgerungen zu. Im ersten Jahrfünft hat der September mit 18,2‰ K. den niedrigsten, der Februar mit 28,5‰ K. den höchsten Zugang. 1930—1934 zeigt der Dezember mit 25,2‰ K. den niedrigsten, der Juni mit 37,3‰ K. den höchsten Zugang. Grundlegend hat sich in dieser Gruppe die Änderung in der Berichterstattung ausgewirkt. Bis zum Jahre 1930 hatten wir eine „*Ursachenstatistik*", erst seit dem 1. 1. 31 wird über die Art der Gesundheitsschädigung berichtet, die Ursachen werden besonders erläutert. Tabelle 70 enthält die Zahlen der an den verschiedenen Verletzungen Behandelten.

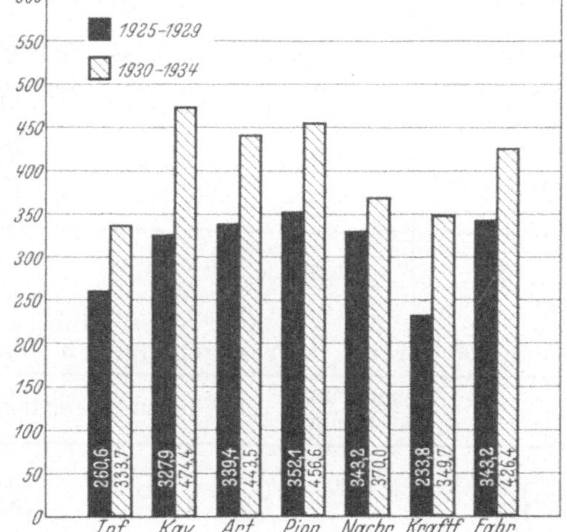

Abb. 39. Zugang an Erkrankungen durch äußere Einwirkungen nach Waffengattungen in ‰ K.

Wenn die steigenden Zugangszahlen durch die zunehmende Motorisierung mit beeindruckt sein mag, so dürfte hierin nicht der Hauptgrund zu suchen sein, denn die Kraftfahrtruppe steht mit der Infanterie mit ihren Zugangszahlen an niedrigster Stelle. Eine größere Rolle spielt zweifellos der im Dienst und auch außer Dienst sehr ausgiebig gepflegte Sport, der naturgemäß sehr häufig zu irgendwelchen Schädigungen führt.

Die Verletzungen sind zwar erfreulicherweise meist geringfügig, erscheinen aber als Krankenzugang, auch wenn sie z. B. nur für einen Tag eine teilweise Dienstbefreiung erfordern. Lazarettbehandlung erfordern

Tabelle 70. Es wurden im Jahresdurchschnitt in ‰ K. behandelt an:

Jahr	Wunden		Quetschung und Prellung		Zerrung u. Zerreißung ohne äuß. Verletzung		Verstauchung		Verrenkung		Verletzung des Knochengerüstes	
	insgesamt	davon im Lazarett	insgesamt	davon im Lazarett	insgesamt	davon im Lazarett	insgesamt	davon im Lazarett	insgesamt	davon im Lazarett	insgesamt	davon im Lazarett
1931	86,4	6,5	134,9	17,3	35,8	2,8	95,9	11,6	3,5	1,4	19,3	13,2
1932	89,3	6,4	134,2	17,3	36,5	2,2	96,3	11,9	3,6	1,3	20,9	13,3
1933	93,8	7,8	128,4	15,5	36,5	2,7	94,8	13,2	3,4	1,4	21,2	13,6
1934	130,6	7,8	123,0	13,2	42,3	2,3	99,2	9,7	3,2	1,3	20,6	13,3

nach Tabelle 70 weitaus am häufigsten die Verletzungen des Knochengerüstes, bei denen es sich häufig um Knochenbrüche handelt.

14. Sportverletzungen und Sportschäden.

Vom Jahr 1925—1931 wurden über die Sportschäden besondere Berichte vorgelegt. Nur einige Zahlen sollen aus dem reichhaltigen statistischen Material angeführt werden.

An Sportschäden kamen in Zugang:

1925 = 24,4‰ K.	1929 = 62‰ K.
1926 = 32,5‰ K.	1930 = 58,3‰ K.
1927 = 40,2‰ K.	1931 = 73‰ K.
1928 = 52,7‰ K.	

Von der Gesamtzahl der Sportschäden entfielen auf außerdienstlichen Sport:

1928 = 9,89% 1929 = 12,30% 1931 = 13,40%.

Von 100 des Gesamtkrankenzugangs waren Sportschäden:

1926 = 3,40% 1929 = 5,35%
1927 = 3,37% 1930 = 5,83%
1928 = 4,82% 1931 = 6,89%.

Ursache der Sportschädigung im Jahresdurchschnitt 1926—1931.

Bei 100 Sportschäden lag die Ursache an					
dem Gerät	der Hilfsstellung	der Bodenbeschaffenheit	einem Verstoß gegen die Vorschriften	eigener Ungeschicklichkeit	Sonstigem
0,85	1,84	21,66	1,49	58,95	15,21

Tabelle 71.
Von 100 der im Heer zugegangenen Verletzungen entstanden durch Sport:

	Quetschung und Prellung	Wunden	Verstauchung	Verrenkung	Verletzung des Knochengerüstes
1926	12,0	—	19,0	11,9	11,0
1927	11,3	—	16,1	22,2	11,2
1928	12,0	—	16,1	13,1	9,9
1929	13,1	—	19,8	26,9	21,3
1930	11,9	—	21,1	23,2	20,0
1931	17,3	6,7	30,8	34,5	22,0

Zugänge der Sportschäden nach Wehrkreisen im Jahresdurchschnitt 1926—1931 in ‰ der betreffenden Iststärke:

Wehrkreis	I	II	III	IV	V	VI	VII
	47,0	53,6	43,5	53,3	67,0	53,5	60,8

Zugänge der Sportschäden nach *Waffengattungen* (der Höhe nach geordnet) im Jahresdurchschnitt 1926—1931 in ‰ der betreffenden Iststärke:

Infanterie	Pioniere	Artillerie	Kraftfahrtruppe	Fahrtruppe	Nachrichtentruppe	Kavallerie
66,5	63,3	36,1	29,5	28,2	23,7	18,5

Tabelle 72. Verteilung der Sportschäden nach Sportarten.

Von 100 Sportschäden entfielen auf				
Sportart	1928	1929	1930	1931
Fußball	18,7	13,8	12,1	10,6
Handball	20,6	20,3	24,5	21,5
Kampf- und Völkerball	1,5	1,0	1,7	1,5
Faust- und Schlagball	0,4	0,5	0,2	0,3
Medizinball	2,2	2,6	1,7	1,6
Streckenlaufen	3,0	5,0	5,6 (Streckenlaufen und Geländelauf zusammen)	2,8
Geländelauf	4,8	1,6		3,2
Hoch- und Weitsprung	9,4	8,7	7,9	6,3
Pferdeturnen	9,4	11,1	12,6	9,9
Barrenturnen	4,7	3,3	3,7	2,8
Reckturnen	5,6	5,6	5,3	4,5
Kugelstoßen und -werfen	2,9	3,3	0,8	2,2
Skilaufen	7,2	10,8	5,5	9,3
Boxen	0,3	0,7	0,6	2,3
Ringen	0,2	0,4	0,6	0,7
Bodengymnastik	—	1,9	0,5	9,6

In den Wehrkreisen besteht im allgemeinen kein großer Unterschied in der Häufigkeit der den Schaden auslösenden Sportart.

Erheblich ist der Unterschied nur bei den Schäden, die durch *Skilaufen* verursacht wurden, eine Sportart, die mehr oder weniger an den landschaftlichen Charakter gebunden ist. Bei dem hochalpinen Skilauf im Wehrkreis VII sind die Gefahren naturgemäß am größten.

Es entfielen auf 100 Sportschäden durch Skilauf im Jahre 1931 (der Höhe nach geordnet):

Wehrkreis VII	IV	V	III	VI	I	II
26,5	10,7	8,6	7,9	6,3	3,6	1,1

Entsprechend der Zunahme sportlicher Betätigung (dienstlich und außerdienstlich) haben auch die ernsteren Verletzungen in ihren absoluten Zahlen zugenommen.

An *Knochenbrüchen* infolge *Sportverletzung* kamen in Zugang:

	% vom Gesamtzugang an Sportverletzungen		% vom Gesamtzugang an Sportverletzungen
1926 = 106	3,39	1929 = 232	3,89
1927 = 137	3,54	1930 = 293	5,21
1928 = 144	2,83	1931 = 332	2,35

Die Hauptmasse der Knochenbrüche entfällt im Jahre 1931 auf:

Handball. . . . . = 57
Skilauf . . . . = 44
Fußball . . . . = 43
Bodenübungen . . . . = 35
Turnen am Pferd . . . . = 27
Hochsprung . . . . = 15
Boxen. . . . . = 14
Barrenturnen. . . . . = 10
Reckturnen . . . . = 9

Bei der Heeressportschule *Wünsdorf* kamen im Jahre 1931 nur 66 Sportschäden in Zugang gegenüber 123 im Jahre 1928 und 84 im Jahre 1929. Die Schäden waren meistens leichter Art. Die erhebliche Abnahme im Laufe der Jahre zeigt deutlich die Erfolge der *fachmännischen Leitung.*

H. Krankenabgang.

In diesen kurzen Ausführungen über den Krankenabgang sollen nur erfaßt werden Abgang durch *Tod* und Abgang als *dienstunbrauchbar.*

a) Abgang durch Tod. Abb. 40 enthält die Zahlen aufgegliedert nach *Krankheit, Unfall, Selbstmord.*

Die Gesamtkurve, die infolge des Weserunglücks im Jahre 1925, bei dem 80 Soldaten den *Tod durch Ertrinken* bei einer Pionierübung fanden, hoch beginnt, fällt im Laufe der Jahre von 1925—1933 ab. Einen Anstieg bringt das Jahr 1934 durch vermehrte Todesfälle durch Krankheit. Der Gesamtabgang durch Tod liegt jedoch auch 1934 unter dem Durchschnitt des 10jährigen Berichtsraumes.

Die *Selbstmorde* haben im Jahre 1934 den niedrigsten Stand erreicht[1]. Die entsprechenden Zahlen für Selbstmorde waren:

$$1910/11 = 0{,}43;\ 1911/12 = 0{,}41;\ 1912/13 = 0{,}48‰\ \text{K.}$$

BINGLER hat in seinen „statistischen Betrachtungen über den Selbstmord im Reichsheer“ ausführlich hierüber berichtet.

[1] Selbstmordversuche mit nicht tödlichem Ausgang:
1925 = 0,38‰ 1926 = 0,41‰ 1927 = 0,54‰ 1928 = 0,38‰ 1929 = 0,25‰
1930 = 0,31‰ 1931 = 0,12‰ 1932 = 0,26‰ 1933 = 0,20‰ 1934 = 0,37‰.

Durch *Unglücksfall* starben im Jahresdurchschnitt 1925—1929 = 0,85‰ K; 1930—1934 = 0,64‰ K.

Die Ursachen gibt Tabelle 73 wieder.

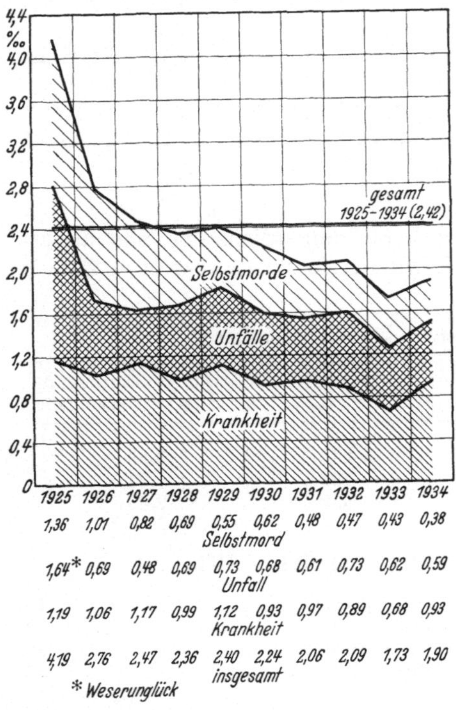

Abb. 40. Sterblichkeit im Reichsheer in ‰ K.

Bei den Ausführungen über *Tuberkulose* war schon erwähnt, daß diese die höchste Sterblichkeitsziffer unter den Erkrankungen hat. Hinsichtlich der sonst an Krankheiten Verstorbenen muß auf die Angaben in den Sanitätsberichten verwiesen werden.

b) Abgang als dienstunfähig. Im Durchschnitt 1908—1913 schieden jährlich 40,64‰ K. (Tabelle 44) Soldaten dienstunbrauchbar aus dem Heer aus. Abb. 41 zeigt, daß die Zahl der Dienstunbrauchbaren im Reichsheer von Beginn an erheblich niedriger war und von Jahr zu Jahr abnahm.

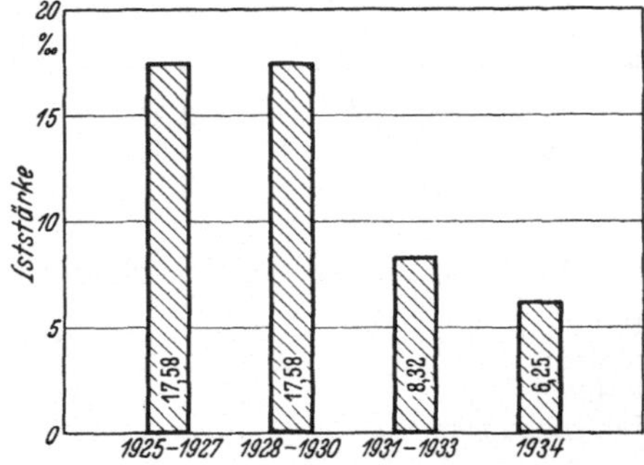

Abb. 41. Dienstunfähig Entlassene ohne und mit Versorgung im Jahresdurchschnitt in ‰ K.

Tabelle 73. Durch Unfall starben in ‰ K. im Jahresdurchschnitt:

Jahr	Ursache														
	Verbrennen	Ersticken	Ertrinken	Ertrinken durch außerdienstliche Veranlassung	Feuerwaffen	Unfall mit Verkehrsmitteln	Unfall mit Verkehrsmitteln, davon durch Kraftfahrzeuge	Überfahren	Überfahren, davon durch Kraftfahrzeuge	Hufschlag	Sturz beim Exerzieren, Reiten oder Fahren	Turnen, Leibesübung, Spiel usw.	Mord	Sonstige	Insgesamt
1925/29	—	0,02	0,41	0,17	0,06	0,12	0,09	0,06	0,04	0,02	0,07	0,02	0,01	0,06	0,85
1930/34	0,01	0,04	0,10	0,05	0,06	0,28	0,27	0,03	0,02	0,03	0,04	0,02	0,01	0,06	0,64

Die Zahlen zeigen deutlich den großen Unterschied eines *Wehrpflichtheeres* und eines *freiwilligen Berufsheeres,* das sich unter einem großen Angebot von Bewerbern den *hochwertigsten Ersatz* kritisch auswählen konnte.

I. Der Gesundheitsindex.

Die statistischen Ausführungen sollten ein Bild geben, wieviel „Krankheitsfälle" in einem bestimmten Berichtsraum in Zugang kamen. Vergleiche sind natürlich nur möglich, wenn eine gemeinsame Vergleichsbasis geschaffen ist. Diese ist darin gegeben, daß alle Zahlen in ihrem Verhältnis zu 1000 der Kopfstärke (Promille K.) wiedergegeben sind. Der Fernstehende wird jedoch erstaunt sein, wenn wir z. B. einen Gesamtzugang von 1086‰ K. haben. In solchen Zahlen zeigt sich deutlich, daß es sich um eine Statistik von Krankheitsfällen handelt. Diese Zahlen sagen uns also an sich noch nichts darüber aus, wieviel Soldaten tatsächlich krank gewesen sind. Denn es wird ein Teil der Soldaten im Jahre überhaupt nicht krank sein, ein anderer Teil dafür mehrmals. Durch diese Art der Berichterstattung, die nicht nur im deutschen Heer, sondern auch in allen ausländischen Heeren und auch bei der Krankheitenstatistik über die Zivilbevölkerung in gleicher oder ähnlicher Weise erfolgt, gewinnen wir nur ein negatives Bild, das zwar auch wichtige Rückschlüsse in positiver Richtung zuläßt. Es wurde aber als eine Lücke empfunden, daß die Zahl der gesundgebliebenen Soldaten nicht bekannt wurde.

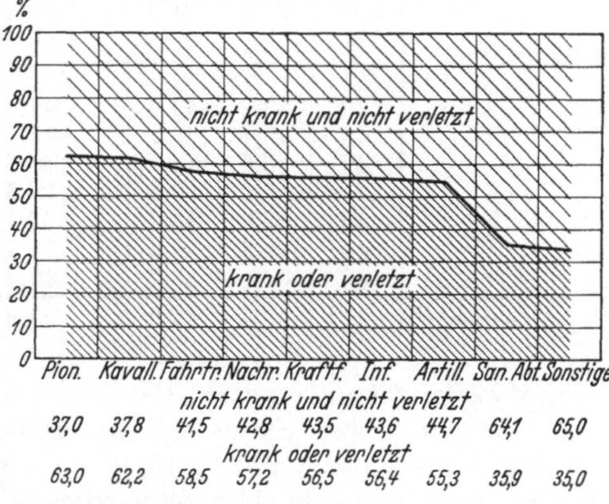

Abb. 42. Heeresgesundheitsindex in % der ein Jahr lang beobachteten Soldaten im Durchschnitt der Jahre 1931—1933 nach Waffengattungen.

Angeregt durch die Arbeiten von Rössle wurde ein Weg gesucht, auf dem bei geringster Arbeitsbelastung unter Ausnutzung der vorhandenen Unterlagen der „*Gesundheitsindex*", d. h. das *Verhältnis der Gesunden zur Beobachtungsmasse* ermittelt werden konnte. Erstmalig wurde der Gesundheitsindex für das Jahr 1931 festgestellt. Die Ergebnisse wurden seinerzeit vom Generaloberstabsarzt Franz und mir veröffentlicht. Es werden nur die Soldaten berücksichtigt, die ein ganzes Jahr beobachtet sind. Wenn auch bei Krankheiten, aber auch hierbei nur bis zu einem gewissen Grade, Schlußfolgerungen auf die Konstitution und den biologischen Wert der Erkrankten zulässig sein mögen, so ist das keinesfalls bei den Verletzungen möglich, da diesen jeder Mensch in gleicher Weise ausgesetzt ist, mag er von kräftigster oder ausgesprochen schwächlicher Konstitution sein. Neben der Zahl der „Nichtkranken", „1mal krank", „mehrmals krank" wurde daher die „Unfallhäufigkeit" festgestellt. Die Ergebnisse, die bis zum Jahre 1933 ausgewertet sind, zeigen die Tabelle 74 sowie die Abb. 42 und 43.

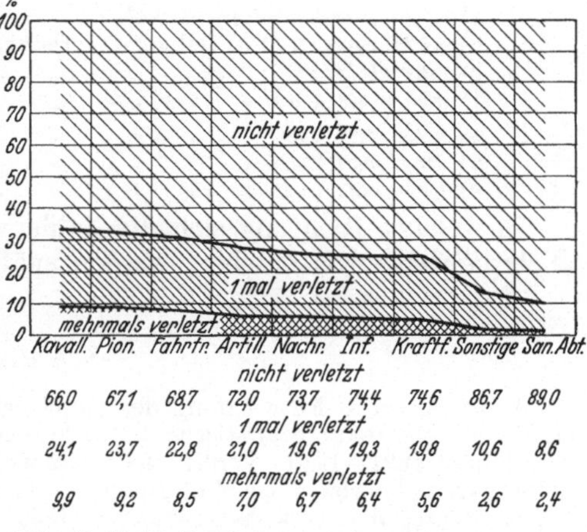

Abb. 43. Verletztheitsindex in % der ein Jahr lang beobachteten Soldaten im Durchschnitt der Jahre 1931—1933 nach Waffengattungen.

Tabelle 74 zeigt, in welcher Weise die einzelnen Wehrkreise von den Durchschnittszahlen abweichen; Wehrkreis I steht mit 60,7% „Nicht*kranken*" am besten; Wehrkreis IV steht mit nur 51% „Nichtkranken" am tiefsten unter dem Durchschnitt des Heeres. Im Wehrkreis IV ist etwa jeder fünfte Soldat „mehrmals krank" gewesen, im Wehrkreis I etwa jeder neunte. Von den

Tabelle 74. Individuelle Krankheitshäufigkeit nach Wehrkreisen im Durchbeobachteten

Wehrkreis	Heeresgesundheitsindex nicht krank und nicht verletzt				Biologischer Gesundheitsindex nicht krank			
	1931 %	1932 %	1933 %	Durchschnitt 1931/33	1931 %	1932 %	1933 %	Durchschnitt 1931/33
I	49	48,3	44,6	47,3	62	62,4	57,7	60,7
II	45	45,1	45,2	45,1	56	57,3	56,7	56,7
III	49	46,6	44,7	46,8	61	59,2	58,8	59,7
IV	41	36,8	40,6	39,5	53	48,8	51,3	51,0
V	43	43,0	43,3	43,1	57	58,1	58,7	58,0
VI	44	42,8	38,2	41,7	59	59,1	51,1	56,4
VII	40	40,9	39,7	40,2	55	59,0	56,6	57,0
Reichsheer	45	43,7	42,6	43,8	58	57,8	56,1	57,3

Hauptwaffengattungen steht die Artillerie mit 44,7% „nicht krank und nicht verletzt", an erster Stelle und die Pioniere mit 37,0% an letzter Stelle.

Die Zahlen über „nicht *verletzt*", „1mal verletzt", „mehrmals verletzt" nach Waffengattungen gibt Abb. 43 wieder. Von den Hauptwaffen haben Kavallerie und Pioniere die meisten Verletzungen; am wenigsten Infanterie und Kraftfahrer.

Die Masse der in den 3 Jahren beobachteten Soldaten ist natürlich nicht die gleiche geblieben. Man kann also nach diesen Ergebnissen nur allgemein sagen:

Von Soldaten des Reichsheeres, die 1 Jahr lang beobachtet wurden, waren *im Durchschnitt* 1931—1933.

I. a) *nicht krank und nicht verletzt* . . . = **43,8%** **Heeresgesundheitsindex**
b) *nicht krank* (zum Teil aber verletzt) = **57,3%** **Biologischer Gesundheitsindex**
c) *einmal krank* . . . . = 28,1% einfache Morbidität
d) *mehrmals krank* . . . . = 14,6% mehrfache Morbidität

II. a) *nicht verletzt* . . . . = 72,73%
b) *1mal verletzt* . . . . = 20,14%
c) *mehrmals verletzt* . . . . = 7,13%

In welcher Richtung sich die Zahlenwerte in den einzelnen Gruppen beim *Wehrpflichtheer* verschieben, werden spätere Ermittlungen zeigen.

Schrifttum.

AUGUSTIN: Die Entwicklung der Geschlechtskrankheiten. Dtsch. Ärztebl. **65**, H. 17 (1935). — BINGLER: Statistische Betrachtungen über den Selbstmord im Reichsheer in den Jahren 1921—1929. Veröff. Heeressan.wes. **1930**, H. 84. — BISCHOFF, HOFFMANN u. SCHWIENING: Lehrbuch der Militärhygiene, Bd. 5. Berlin 1911. — DORNEDDEN u. BALAND: Reichszählung der Geschlechtskranken 1934. Reichsgesdh.bl. **1935**, Nr 3, Beih. 1. — FRANZ u. MÜLLER: Ein Jahr Reihenröntgenuntersuchungen im Reichsheer. Dtsch. med. Wschr. **1932 I.** — Der Gesundheitsindex des Heeres. Dtsch. med. Wschr. **1932 II.** — HOFMANN: Über das Eindringen von Psychopathen ins Heer. Veröff. Heeressan.wes. **1927**, H. 81. — Statistische Betrachtungen über die innere Struktur des Reichsheeres und deren Auswirkung auf das Psychopathenproblem in den Jahren 1921—1926. Veröff. Heeressan.wes. **1931**, H. 85. — KITTEL: Über das Eindringen von Psychopathen ins Reichsheer. Veröff. Heeressan.wes. **1927**, H. 81. Wissen u. Wehr **1926**, H. 9. — MILARK: Die höchste Zahl der Dienstunfähigen und den Toten des Reichsheeres findet sich unter den inneren Krankheiten bei der Tuberkulose der Atmungsorgane. Veröff. Heeressan.wes. **1932**, H. 87. — OSTERLAND: Die Ergebnisse der Leistenbruchradikaloperationen in Heereslazaretten von 1923—1927. Veröff. Heeressan.wes. **1930**, H. 84. — Spontanfrakturen bei Soldaten nach Reichsheerbeobachtungen. Arch. klin. Chir. **179**, H. 4 (1934). — SCHJERNING, v.: Sanitätsstatistische Betrachtungen über Volk und Heer. Bibliothek von COLER, Bd. 28. Berlin 1910. — SCHOLZE: Der Zugang an Ohrenkrankheiten in der deutschen Armee. Dtsch. Mil.ärztl. Z. **31**, H. 4 (1902). — SCHWIENING: Beiträge zur Kenntnis der Verbreitung der venerischen Krankheiten in den europäischen Heeren, sowie in der militärpflichtigen schnitt der Jahre 1931—1933 in $^0/_{00}$ der vom 1. Januar bis 31. Dezember d. J. Soldaten.

1 mal krank				mehrmals krank			
1931 %	1932 %	1933 %	Durchschnitt 1931/33	1931 %	1932 %	1933 %	Durchschnitt 1931/33
27	26,4	29,0	27,4	11	11,2	13,4	11,9
29	28,4	29,4	28,9	15	14,4	13,9	14,4
26	27,0	26,9	26,6	13	13,9	14,3	13,7
29	28,6	27,8	28,5	18	26,6	20,9	20,5
28	28,4	29,0	29,0	15	12,7	12,3	13,0
28	28,5	33,4	30,0	13	12,4	15,5	13,6
28	25,9	26,9	27,0	17	15,1	16,4	16,0
28	27,5	28,8	28,1	14	14,6	15,1	14,6

Jugend Deutschlands. Veröff. Heeressan.wes. **1907**, H. 36. — VILLARET u. PAALZOW: Sanitätsdienst und Gesundheitspflege im deutschen Heer. Stuttgart 1909.

Sanitätsbericht über die Kgl. Preußische Armee (einschließlich Kgl. Sächsische und Kgl. Württembergische Armeekorps) und Kgl. Bayerische Armee von 1882—1913. — Sanitätsbericht über das Reichsheer. — Sanitätsbericht des deutschen Heeres im Weltkrieg 1914—1918, Bd. 3. Berlin 1934.

Druckvorschriften: Anweisung zur militärärztlichen Rapport- und Berichterstattung (Rapp.A.) D.V.E. Nr. 112. — Militärärztliche Bericht-Anweisung für das Reichsheer (B A.H.) H.Dv. 112. — Wehrmacht-Sanitäts-Vorschrift, Teil 8. Ärztliche Bericht-Anweisung (B.A.) H.Dv. 193/8. — Krankheitenverzeichnis H.Dv. 193/8, Beiheft.

Anhang.

Weitere Musterungsergebnisse von 1935[1].

Unter Hinweis auf die Ausführungen (S. 669) über die Schwierigkeiten des Vergleichs der *Musterungsergebnisse von 1935* mit denen der Vorkriegszeit wird noch die während der Drucklegung bekanntgegebene Übersicht (Tabelle 23a) über die vorgefundenen Krankheiten und Gebrechen gebracht. Sie läßt in Spalte 1 auch die Nummern und Buchstaben der Fehlertabelle nach der neuen am 15. 4. 1936 in Kraft gesetzten Untersuchungsvorschrift (Heeresdruckvorschrift 252/1) erkennen, die sich eng an die frühere Fassung der Anlage 1 der H.O. (Tabelle 17) anlehnt.

Es bleibt zu beachten, daß 1913 alle Vorgestellten zweimal (bei der Musterung und Aushebung) untersucht wurden, 1935 *nur* einmal (bei der Musterung). Im Jahre 1913 wurden 20—22jährige und ältere Leute vorgestellt, von denen die 21jährigen und älteren auch schon in den Jahren vorher untersucht worden waren; im Jahre 1935 wurden nur zwei Jahresklassen gemustert (Geburtsjahrgang 1914 und 1915).

Früher wurden aus den 20jährigen nur die ohne weiteres tauglichen Leute ausgehoben, die sicher untauglichen ausgemustert und die übrigen zurückgestellt; bei den 21jährigen verfuhr man ähnlich (s. S. 635 und Tabelle 8), die 22jährigen und älteren bestanden dann aus den von den vorhergehenden Musterungen übriggebliebenen Männern, über die entschieden werden mußte. Aus ihnen wurden die tauglichen und die überzählig tauglichen, soweit Bedarf vorlag, ausgehoben, die anderen zur Ersatzreserve oder dem Landsturm bestimmt, auch wenn sie tauglich waren, oder sie wurden ausgemustert. Somit bestanden (Tabelle 9, S. 637) die tauglichen bei dem Musterungsjahrgang 1913

[1] Von F. JUNGBLUT-Berlin.

Tabelle 23a.

Art bzw. Sitz des Fehlers und Nummer der Fehlertabelle der Anlage 1 der H.Dv. 252	Aushebung 1913	Musterung 1935						
	Von je 100 endgültig Abgefertigten waren untauglich zum aktiven Dienst im stehenden Heer	Anteil der Fehler, die das Urteil bedingten, berechnet auf je 100 gemusterte Dienstpflichtige						bei je 100 gemusterten Dienstpflichtigen wurden unabhängig vom Tauglichkeitsurteil die in Spalte 1 angegebenen Krankheiten und Fehler wie oft festgestellt?
		tauglich 2	bedingt tauglich	zeitlich untauglich	beschränkt tauglich	untauglich für Waffendienst	völlig untauglich	
1	2	3	4	5	6	7	8	9
Allgemeine Körperschwäche, Nr. 1	13,7	2,12	0,06	2,61	0,68	0,04	0,09	7,32
Krankheiten des Herzens und der großen Gefäße, Nr. 49	3,4	3,07	0,08	0,39	0,67	0,08	0,02	7,77
Fehler und Gebrechen der Gliedmaßen, Nr. 59—72, 76—78	2,4	2,58	1,11	0,28	0,77	0,53	0,24	19,60
Ohrenkrankheiten, Nr. 30—32	1,68	0,27	1,00	0,20	1,00	0,13	0,03	3,95
Augenbrechungsfehler, Nr. 25	1,6	4,96	1,19	0,04	0,66	0,17	0,01	11,53
Krampfadern und Folgezustände, Nr. 73 und 74	0,96	1,21	0,05	0,03	0,43	0,03	0,003	5,95
Plattfuß, Knickfuß usw., Nr. 75	1,32	10,03	0,38	0,03	1,08	0,13	0,01	24,08
Krankheiten des Nervensystems, Nr. 15—18	1,38	0,29	0,01	0,12	0,56	0,24	0,41	2,60
Verkrüppelungen und Formfehler der Wirbelsäule, Nr. 44—46 und 50	1,2	2,92	0,47	0,04	0,37	0,19	0,14	17,55
Schlechte Zähne, Nr. 39	0,45	2,18	0,06	0,34	0,61	0,02	0,003	15,19
Andere Augenkrankheiten einschließlich Blindheit, Nr. 20, 22—24, 27 und 29	0,41	0,32	0,34	0,07	0,37	0,08	0,03	3,19
Krankheiten der Atmungsorgane, Nr. 42, 43, 47 und 48	1,19	0,17	0,18	0,33	0,20	0,10	0,05	1,59
Unterleibsbrüche, Nr. 51	1,8	1,01	0,25	0,52	0,02	0,02	0,003	4,91
Hautkrankheiten, Narben, Nr. 3 und 7	0,73	0,81	0,19	0,12	0,24	0,04	0,02	12,51
Chronische Erkrankungen der Knochen, Nr. 6 und 19	0,15	0,32	0,15	0,09	0,19	0,05	0,02	2,27
Chronische Leiden der Verdauungsorgane, Nr. 52 und 53	0,11	0,70	0,18	0,19	0,08	0,01	0,004	4,77
Krankheiten der Harn- und Geschlechtsorgane, Nr. 54h und 58	0,18	0,33	0,03	0,33	0,05	0,03	0,01	1,63
Kropf, Nr. 41	0,25	1,18	0,24	0,06	0,08	0,01	0,002	5,07
Stottern, Stummheit, Nr. 40	0,22	0,10	0,11	0,004	0,12	0,03	0,03	0,78
Krankheiten der Nase, Zunge und des Gaumens, Nr. 33—38	0,16	0,43	0,02	0,06	0,06	0,04	0,01	3,73
Allgemeinleiden (Rheumatismus, Gicht), Nr. 5, 8 bis 14	0,12	0,12	0,02	0,07	0,06	0,04	0,01	0,95
Fettleibigkeit, Nr. 2	0,12	0,02	0,004	0,004	0,09	0,02	0,004	0,21

zu 40,9% aus den kräftigsten Leuten unter den 20jährigen, zu 26,4% aus den im Jahre 1912 zurückgestellten tauglichen oder inzwischen tauglich gewordenen der jetzt 21jährigen, zu 31,9% aus den 1911 und 1912 zurückgestellten tauglichen oder tauglich gewordenen der jetzt 22jährigen und zu 0,8% aus den älteren Männern. Diese insgesamt 63,6% aller im Jahre 1913 gemusterten 622360 Leute bestanden also aus 20—22jährigen und älteren, *die tauglichen der im Jahre 1935 gemusterten nur aus 20- und 21jährigen Männern.* Die Freiwilligen sind in der Tabelle 23a 1913 und 1935 nicht enthalten. 1913 wurden die tauglichen dem Bedarf entsprechend aus der Masse der vorgestellten Leute ausgewählt. *1935* wurden alle auf Tauglichkeit gleichmäßig durchgemustert ohne Rücksicht auf den Bedarf. Man konnte bei der starken Heeresvermehrung 1913 noch aus den 22jährigen abzufertigenden (Tabelle 8 und 9, S. 636f.) 37,4% (30110) taugliche mehr herausholen als 1912 ausgehoben wurden, während man aus den 20jährigen, dem jüngsten Jahrgang, nur 4,6% (2377) mehr Taugliche musterte als 1912. Ähnlich war es bei der Heeresvermehrung 1893, wie man aus den Durchschnittszahlen der Tabelle 8 ersehen kann. Wurden also mehr Soldaten benötigt, so konnte man zunächst aus dem zum letzten Male der Musterung unterworfenen Jahrgang noch eine erhebliche Anzahl Taugliche heraussuchen, die sonst, wie in früheren Jahren, nicht unter die Rubrik „Taugliche“ gekommen wären.

So ist, um nur zwei Hauptarten der Untauglichen 1913 hervorzuheben, bereits S. 651 und 654 gesagt, daß von den 13,7% Schwächlichen 8,5% nur geringe Grade von Schwächlichkeit aufwiesen und von den 3,4% mit Krankheiten des Herzens und der Gefäße 3,2% noch zu den Landsturm-, wenn nicht überhaupt zu den für die Waffe Tauglichen zu rechnen waren. Ähnliche Verhältnisse liegen bei den anderen Fehlern vor. Der Weltkrieg hat ja gezeigt (s. S. 659), daß aus diesen Leuten eine erhebliche Menge tapferer Kämpfer hervorging.

Sehr erfreulich ist der *hohe Hundertsatz an Tauglichen* bei der *Musterung 1935.* Die Ausführungen über das Aushebungsergebnis von 1913 sollten nur den Unterschied und die Schwierigkeit bei dem Vergleich des Urteils „tauglich und untauglich“, sowie bei der Bewertung der Körperfehler zwischen Vorkriegs- und Jetztzeit hervorheben. Weitere und ausführliche Mitteilungen über die Statistik nach Wiedereinführung der Wehrpflicht hat MÜLLER im Allgemeinen Statistischen Archiv Bd. 26, S. 1 f. gegeben; dort ist auch die Tabelle 23a veröffentlicht.

Wertvoller als der Vergleich der Untauglichkeitsklassen, bei denen 1935 auch die zeitlich Untauglichen aufgeführt sind, die 1913 fehlen, ist die letzte Spalte der Tabelle 23a. Diese Spalte 9 ist eine *Neuerung der Rekrutierungsstatistik,* die dankbar zu begrüßen ist. Sie gibt, unabhängig von dem Tauglichkeitsurteil, über alle *Körperfehler der Jugend* Aufschluß, sie gestattet einen *Einblick in den Gesundheitszustand der männlichen Jugend, so vollständig wie bei keiner anderen Gelegenheit,* und sie zeigt die Wege an, wo die *Gesundheitsführung der Jugend* und damit *der ganzen Bevölkerung* ein *dankbares Feld der Tätigkeit* findet. Möge diese gemeinsame Friedensarbeit bei *Volk* und *Heer* reiche Früchte zeitigen!

Sachverzeichnis[1].

[1] Bearbeitet von W. HOFFMANN-Berlin.